SEMIOLOGIA DO ADULTO

Diagnóstico Clínico Baseado em Evidências

SEMIOLOGIA DO ADULTO

Diagnóstico Clínico Baseado em Evidências

EDITOR

Waldo Mattos

Coeditores

Arlete Hilbig

Cristiane Valle Tovo

Erika Laurini de Souza Meyer

Mara Rúbia André Alves de Lima

Nilton Brandão da Silva

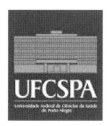

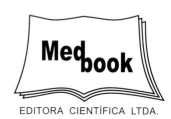

EDITORA CIENTÍFICA LTDA.

SEMIOLOGIA DO ADULTO – Diagnóstico Clínico Baseado em Evidências
Direitos exclusivos para a língua portuguesa
Copyright © 2017 by
MEDBOOK – Editora Científica Ltda.

Nota da editora: Os organizadores desta obra verificaram cuidadosamente os nomes genéricos e comerciais dos medicamentos mencionados; também conferiram os dados referentes à posologia, objetivando fornecer informações acuradas e de acordo com os padrões atualmente aceitos. Entretanto, em virtude do dinamismo da área da saúde, os leitores devem prestar atenção às informações fornecidas pelos fabricantes para que possam se certificar de que as doses preconizadas ou as contraindicações não sofreram modificações, principalmente em relação a substâncias novas ou prescritas com pouca frequência. Os organizadores e a editora não podem ser responsabilizados pelo uso impróprio nem pela aplicação incorreta de produto apresentado nesta obra.

Apesar de terem envidado esforço máximo para localizar os detentores dos direitos autorais de qualquer material utilizado, os organizadores e a editora estão dispostos a acertos posteriores caso, inadvertidamente, a identificação de algum deles tenha sido omitida.

Editoração Eletrônica e Capa: Adielson Anselme

CIP-BRASIL. CATALOGAÇÃO NA PUBLICAÇÃO
SINDICATO NACIONAL DOS EDITORES DE LIVROS, RJ

S474

    Semiologia do adulto: diagnóstico clínico baseado em evidências/editores
Waldo Mattos ; coeditores Arlete Hilbig ... [et. al.]. -- 1. ed. -- Rio de Janeiro : Medbook, 2017.
848 p. : il. ; 28 cm.

    ISBN: 9788583690269

    1. Semiologia Médica. I. Mattos, Waldo. II. Hilbig, Arlete.

17-39839   CDD: 869.93
                                                          CDU: 869.134.3(81)-3

17/02/2017   17/02/2017

Reservados todos os direitos. É proibida a duplicação ou reprodução deste volume, no todo ou em parte, sob quaisquer formas ou por quaisquer meios (eletrônico, mecânico, gravação, fotocópia, distribuição na Web ou outros), sem permissão expressa da Editora.

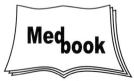

MEDBOOK – Editora Científica Ltda.
Rua Professora Ester de Melo, 178 – Benfica – Cep 20930-010 – Rio de Janeiro – RJ
Telefones: (21) 2502-4438 e 2569-2524 – www.medbookeditora.com.br
contato@medbookeditora.com.br – vendasrj@medbookeditora.com.br

Agradecimentos

Aos professores e funcionários do Departamento de Clínica Médica da Universidade Federal de Ciências da Saúde de Porto Alegre (UFCSPA) pela colaboração durante a organização deste livro.

Aos acadêmicos em medicina da UFCSPA, alguns dos quais se tornaram colegas no transcurso deste projeto com a colaboração na preparação das fotografias, desenhos e figuras que ilustram este livro: Ary Alves, Érico Pereira Cadore, Fabio Muradás Girardi, Fernanda Chede Leifer Nunes, Flávio Makisgi Rodrigues, Gabriel Siebiger, Glauco Kody Nagata, Luis Eduardo Salles, Luiza Dalmás Fitarelli, Olga Gaio Milner, Rafael Batista Gallo, Rafael Pupe Geiger, Sergio Siepko Junior e Vinicius Bilhar; e pela organização do glossário: Cristina do Amaral Gazeta, Daniel Luccas Arenas, Larissa Vargas Cruz, Matheus Vanzin Fernandes e Tainá Ramos Athayde.

Além disso, agradecemos aos grandes mestres da Santa Casa de Misericórdia de Porto Alegre, uma instituição que presta serviços à comunidade desde 1803, integrada ao Curso de Medicina da UFCSPA desde sua aula inaugural em 1961, pelo exemplo e incentivo a várias gerações.

Colaboradores

Adalberto Sperb Rubin
Médico Pneumologista. Professor na FAMED da UFCSPA.

Adriana Sayuri Matsudo Nakamatsu
Acadêmica do Curso de Medicina da UFCSPA.

Airton Tetelbom Stein
Professor Titular de Saúde Coletiva da UFCSPA. Professor Adjunto de Saúde Coletiva da Ulbra. Coordenador do Núcleo de Avaliação em Tecnologia do Grupo Hospitalar Conceição.

Ajacio Bandeira de Mello Brandão
Doutor em Ciências Médicas pela UFRGS. Coordenador do Programa de Pós-Graduação em Hepatologia da UFCSPA. Grupo de Transplante Hepático da Irmandade da Santa de Misericórdia de Porto Alegre.

Alexandre Balzano Maulaz
Médico Neurologista. Responsável pelo Ambulatório de Doenças Cerebrovasculares do Complexo Hospitalar Santa Casa de Porto Alegre.

Alexandre de Araujo
Mestrado e Doutorado em Gastroenterologia/Hepatologia na UFRGS. Médico da equipe de Hepatologia e Transplante Hepático do Hospital de Clínicas de Porto Alegre.

Alice Costa Brito
Professora Adjunto da Disciplina de Reumatologia da UFCSPA.

Almiro Gerzson de Britto
Ortopedista e Traumatologista. Membro da Sociedade Brasileira de Ortopedia e Traumatologia.

Ana Carolina Foscarini
Técnica em Biotecnologia ETC UFRGS. Acadêmica do Curso de Medicina da UFCSPA. Bolsista de Iniciação Científica PIBIC CNPq – IC-FUC.

Ana Clara Garcia Silva
Acadêmica do Curso de Medicina da UFCSPA.

Ana Elisa Kiszewski Bau
Dermatologista. Doutora em Patologia pela UFCSPA. Professora Adjunta de Dermatologia da UFCSPA.

Ana Luiza Maia
Professora Associada de Medicina. Chefe do Setor de Tireoide, Serviço de Endocrinologia, Hospital de Clínicas de Porto Alegre – UFRGS.

Ana Luiza Schneider Moreira
Professora Adjunta de Pneumologia e Semiologia UFCSPA. Médica Pneumologista do Pavilhão Pereira Filho – Santa Casa POA. Doutora em Pneumologia – UFRGS.

Analuiza Camozzato de Padua
Médica Psiquiatra. Professora Adjunta de Psiquiatria do Departamento de Clínica Médica da UFCSPA. Mestre e Doutora em Clínica Médica – UFRGS.

André Borsatto Zanella
Endocrinologista. Doutorando do Programa de Pós-Graduação em Ciências Médicas: Endocrinologia da UFRGS. Serviço de Endocrinologia do Hospital São Lucas da PUCRS.

Andrea Ribeiro de Souza
Professora de Gastroenterologia da PUC-PR. Mestre em Hepatologia pela UFCSPA e pela Universidade de Barcelona (UB).

Anelise Schaeffer da Silveira
Médica Residente do Programa de Medicina Intensiva do Hospital São Lucas da PUCRS.

Angela Zanonato
Médica Neurofisiologista pelo Complexo Hospitalar Santa Casa de Porto Alegre. Médica Neurologista pela Sociedade Brasileira de Neurologia.

Colaboradores

Angélica Fragomeni Veríssimo
Médica Residente em Ginecologia e Obstetrícia pela UFCSPA.

Angelo Alves de Mattos
Professor Titular da Disciplina de Gastroenterologia e do Curso de Pós-Graduação em Hepatologia da UFCSPA.

Ângelo Zambam de Mattos
Doutorando do Curso de Pós-Graduação em Hepatologia da UFCSPA. Médico Gastroenterologista do Serviço de Gastroenterologia do Hospital Nossa Senhora da Conceição e do Serviço de Gastroenterologia Clínica e Cirúrgica da Irmandade Santa Casa de Misericórdia de Porto Alegre.

Antonio Nocchi Kalil
Professor Associado-Doutor do Departamento de Cirurgia da UFSCPA. Chefe do Serviço de Cirurgia Oncológica do Hospital Santa Rita da Santa Casa de Porto Alegre.

Antônio Severo
Ortopedista e Traumatologista. Cirurgião da Mão e Microcirurgia. Doutorando pela Universidad Pablo Olavide, Sevilla – Espanha. Mestre em Biomecânica pela Universidade do Estado de Santa Catarina (UDESC-SC). *Fellow* em Cirurgia da Mão e Microcirugia pelo Christine Kleinert Institute for Hand and Microsurgery, Louisville – EUA. Membro do Serviço de Cirurgia da Mão e do Membro Surperior do IOT de Passo Fundo – RS.

Ariel Tavares
Acadêmico do Curso de Medicina da UFCSPA. Bolsista da Disciplina de Oftalmologia.

Arlete Hilbig
Professora Associada de Neurologia do Departamento de Clínica Médica da UFCSPA. Doutora em Medicina: Clínica Médica, UFRGS. Pós-Doutorado: University College London.

Átila Varela Velho
Professor Adjunto do Departamento de Cirurgia – UFCSPA. Regente da Disciplina de Medicina de Urgência e Trauma da UFCSPA. Doutorado em Cirurgia pelo Programa de Pós-Graduação em Cirurgia da Faculdade de Medicina da UFRGS. "State Faculty" do Programa "Advanced Trauma Life Support – ATLS, do American College of Surgeons". Coordenador do Programa de Extensão Liga do Trauma da UFCSPA.

Augusto Berton Bettiol
Acadêmico do Curso de Medicina da UFCSPA.

Auri Ferreira dos Santos
Professor Adjunto da Disciplina de Nefrologia da UFCSPA.

Bruna Pasqualini Genro
Bióloga, Mestre em Neurociências e Doutora em Medicina: Ciências Médicas, Pesquisadora do Laboratório de Pesquisa em Bioética e Ética na Ciência do Hospital de Clínicas de Porto Alegre, Consultora em Bioética Clínica.

Carla Flores Braga
Médica Infectologista e Residente do Programa de Medicina Intensiva do Hospital São Lucas da PUCRS.

Carlos A. M. Gottschall
Professor de Medicina. Membro Titular das Academias Sul-Rio-Grandense e Nacional de Medicina. Presidente de Honra da Associação Gaúcha de História da Medicina.

Carlos Roberto de Mello Rieder
Professor Adjunto de Neurologia do Departamento de Clínica Médica da UFCSPA. Doutor em Neurologia pela Universidade de Birmingham, Inglaterra.

Carlos Roberto Schwartsmann
Mestre e Doutor. Professor da Cadeira de Ortopedia e Traumatologia da UFCSPA. Chefe do Serviço de Ortopedia e Traumatologia da ISCMPA.

Carolina Blaya
Mestrado, Doutorado e Pós-Doutorado em Ciências Médicas: Psiquiatria pela UFRGS. Professora Adjunta de Psiquiatria da UFCSPA. Pesquisadora do Hospital de Clínicas de Porto Alegre. Preceptora da Residência Médica em Psiquiatria da UFCSPA no Hospital Materno-Infantil Presidente Vargas (HMIPV). Coordenadora do Ambulatório de Terapia Cognitivo-Comportamental e Coordenadora do Ambulatório de Ansiedade da UFCSPA/HMIPV.

Carolina Garcia Soares Leães
Professor Adjunto-Doutor em Endocrinologia da UFCSPA. Professora do Centro de Neuroendocrinologia da Santa Casa de Porto Alegre – UFCSPA. Chefe do Serviço de Endocrinologia da Santa Casa de Porto Alegre.

Caroline Saltz Gensas
Acadêmica do Curso de Medicina da UFCSPA.

Cassiano Teixeira
Médico Intensivista do CTI-Adulto do Hospital Moinhos de Vento e da UTI-Central do Complexo Hospitalar da Santa Casa de Porto Alegre. Professor Adjunto de Clínica Médica da UFCSPA. Doutor em Medicina pela UFRGS.

Catarine Benta Lopes dos Santos
Acadêmica do Curso de Medicina da UFCSPA.

Cátia Maria Scherer Hoppen
Acadêmica do Curso de Medicina da UFCSPA.

Cezar Vinícius Würdig Riche
Médico Residente de Infectologia do HNSC.

Charles Kohem
Professor Adjunto das Disciplinas de Semiologia Geral e Reumatologia da UFCSPA. Reumatologista do Hospital de Clínicas de Porto Alegre.

Claudio Augusto Marroni
Professor Associado da UFCSPA-PPG-Hepatologia. Hepatologista do Grupo de Transplante Hepático de Adultos ISCMPA. Gastroenterologista – FBG.

Cléber Ribeiro Álvares da Silva
Mestre e Doutor em Neurologia pela FMRP da USP. Professor Associado IV em Neurologia da UFCSPA. Coordenador da Residência Médica em Neurologia Infantil da UFCSPA – Hospital da Criança Santo Antônio.

Cristiane Kopacek
Médica Especialista em Pediatria pela SBP e em Endocrinologia Pediátrica – Área de Atuação pela SBP e pela SBEM. Mestre em Endocrinologia pela UFRGS. Preceptora do Programa de Residência em Endocrinologia Pediátrica da UFCSPA.

Cristiane Magno Nunes
Médica Oftalmologista e Preceptora do Programa de Residência Médica do Serviço de Oftalmologia da Santa Casa de Misericórdia de Porto Alegre.

Cristiane Valle Tovo
Professora Adjunta de Gastroenterologia da UFCSPA. Médica do Serviço de Gastroenterologia do Hospital Nossa Senhora da Conceição – HNSC. Doutora em Hepatologia. Livre-Docente em Gastroenterologia.

Cristiano Brum
Preceptor do Programa de Residência em Psiquiatria – UFCSPA. Mestre em Ciências da Saúde – UFCSPA.

Cristina do Amaral Gazeta
Acadêmica do Curso de Medicina na UFCSPA.

Cynthia Keitel da Silva
Nefrologista da ISCMPA. Mestranda da UFCSPA.

Daniel Luccas Arenas
Acadêmico do Curso de Medicina na UFCSPA.

Débora Felicio Costa
Acadêmica do Curso de Medicina da UFCSPA.

Dimas Alexandre Kliemann
Médico Infectologista do Serviço de Infectologia do Hospital Nossa Senhora Conceição – HNSC – e da ISCMPA. Mestre em Pneumologia pela UFRGS.

Domingos Vitola
Médico do Instituto de Cardiologia do RS – Fundação Universitária de Cardiologia (IC-FUC). Mestre em Ciências da Saúde – Cardiologia IC-FUC. Professor de Cardiologia da UFCSPA.

Eduardo de Oliveira Fernandes
Médico Internista. Coordenador do Programa de Residência Médica em Saúde da Família do Hospital Nossa Senhora da Conceição – HNSC – de Porto Alegre. Doutor em Medicina pela UFRGS.

Eduardo Garcia
Pneumologista e Geriatra. Doutor em Medicina pela UFRGS. Professor Adjunto do Departamento de Clínica Médica – Pneumologia e Geriatria – da UFCSPA. Professor Regente de Pedagogia e Prática Médica da Pós-Graduação da UFCSPA.

Eduardo Grossmann
Professor Associado do Instituto de Ciências Básicas da Saúde. Responsável pela Disciplina de Anatomia Humana Aplicada à Odontologia da UFRGS. Diretor do Centro de Dor e Deformidade Orofacial – CENDDOR – Porto Alegre-RS. Professor Orientador do Curso de Pós-Graduação em Ciências Cirúrgicas da UFRGS.

Eimi Nascimento Pacheco
Acadêmica do Curso de Medicina da UFCSPA.

Elizabeth Araújo
Médica Especialista em Otorrinolaringologia. Mestrado e Doutorado na UFRGS.

Elizete Keitel
Professora Adjunta da Disciplina de Nefrologia da UFCSPA.

Eric Schwellberger Barbosa
Acadêmico do Curso de Medicina na UFCSPA.

Erika Laurini de Souza Meyer
Doutora em Endocrinologia pela UFRGS. Professora Adjunta do Departamento de Clínica Médica da UFCSPA. Preceptora da Residência Médica em Endocrinologia, Serviço de Endocrinologia, Irmandade da Santa Casa de Misericórdia de Porto Alegre.

Fábio Yoshihiro Matsumoto

Ortopedista e Traumatologista. Membro da Sociedade Brasileira de Ortopedia e Traumatologia. Membro da Sociedade Brasileira de Ombro e Cotovelo.

Fabíola Costenaro

Endocrinologista e Mestre em Endocrinologia pela UFRGS.

Felipe Aubin

Médico Residente do Programa de Residência Médica em Reumatologia da UFCSPA.

Felipe Weinmann de Moraes

Médico Cardiologista e Ecocardiografista do Instituto de Cardiologia do Rio Grande do Sul.

Fernanda Branco

Mestre e Doutora em Hepatologia pela UFCSPA. Ecografista do Hospital Santa Rita da Irmandade Santa Casa de Misericórdia de Porto Alegre – ISCMPA. *Fellow* do Serviço de Tumores de Fígado – BCLC – e de Ecografia do Hospital Clínic de Barcelona-Espanha.

Fernanda da Silva Bettega

Médica Intensivista Titulada pela AMIB. Coordenadora Técnica da UTI Geral do Hospital São Lucas da PUCRS.

Fernanda de Quadros Onófrio

Médica do Serviço de Gastroenterologia da UFCSPA/Santa Casa de Porto Alegre.

Fernando Carlos Mothes

Ortopedista e Traumatologista. Membro da Sociedade Brasileira de Ortopedia e Traumatologia. Membro da Sociedade de Ombro e Cotovelo.

Fernando Gustavo Stelzer

Médico Neurologista. Mestre em Neurologia pela Universidade de São Paulo de Ribeirão Preto. Orientador do Ambulatório de Epilepsia da Santa Casa de Misericórdia de Porto Alegre.

Fernando Kowacs

Professor Adjunto de Neurologia do Departamento de Clínica Médica da UFCSPA. Mestre e Doutor em Ciências Médicas pela UFRGS. Membro Titular da Academia Brasileira de Neurologia.

Flávia Kessler Borges

Médica Internista. Professora Adjunta de Clínica Médica da UFCSPA. Doutora em Medicina pela UFRGS.

Gabriela Perdomo Coral

Médica Gastroenterologista. Professora Adjunta da Disciplina de Gastroenterologia da UFCSPA. Professora Convidada do Curso de Pós-Graduação em Hepatologia da UFCSPA.

Gabriella Rejane dos Santos Dalmolin

Farmacêutica e Mestre em Medicina: Ciências Médicas, Pesquisadora do Laboratório de Pesquisa em Bioética e Ética na Ciência do Hospital de Clínicas de Porto Alegre. Consultora em Bioética Clínica.

Geraldo Druck Sant'Anna

Doutor em Otorrinolaringologia pela UNIIFESP. Professor da Disciplina de Otorrinolaringologia da UFCSPA. Chefe do Serviço de Otorrinolaringologia do Complexo Hospitalar Santa Casa de Porto Alegre.

Geraldo Schuck

Mestre em Cirurgia pela UFRGS. Membro Titular da Sociedade Brasileira de Ortopedia e Traumatologia. Membro Titular da Sociedade Brasileira de Cirurgia do Joelho. Membro Titular da Sociedade Brasileira de Artroscopia. Membro Titular da International Society of Arthroscopy, Knee Surgery and Orthopaedic Sports Medicine. Fellow do Patellofemoral Travelling Fellowship. Membro do Patellofemoral Study Group. Chefe do Grupo do Joelho do Serviço de Ortopedia e Traumatologia da Santa Casa de Porto Alegre.

Giovana Caroline Marx

Acadêmica do Curso de Medicina da UFCSPA.

Gisa Moraes Muratt

Médica Residente do Programa de Residência Médica em Reumatologia da UFCSPA.

Gisele Meinerz

Nefrologista da ISCMPA. Mestranda da UFCSPA.

Guilherme Mariante Neto

Mestre em Hepatologia pela UFCSPA. Gastroenterologista pela Fundação Faculdade Federal de Ciências Médicas de Porto Alegre. Especialista em Endoscopia Digestiva pela Associação Médica Brasileira e Sociedade Brasileira de Endoscopia Digestiva.

Gustavo Faller

Cirurgião Crânio-Maxilo-Facial.

Gustavo Glotz de Lima

Mestre e Doutor em Cardiologia pelo Curso de PG do Instituto de Cardiologia do Rio Grande do Sul. Eletrofisiologista pelo Montreal Heart Institute. Professor Adjunto do Departamento de Clínica Médica da UFCSPA. Professor do Curso de Pós-Graduação do Instituto de Cardiologia do Rio Grande do Sul. Chefe dos Serviços de Eletrofisiologia e Holter do Instituto de Cardiologia do Rio Grande do Sul. *Fellow* do American College of Cardiology.

Gustavo Py Gomes da Silveira

Professor Titular de Ginecologia da UFCSPA. Título de Especialista em Mastologia pela SBM/CFM. Líder do Grupo de Pesquisa em Ginecologia Oncológica (UFCSPA/CNPq).

Henrique Alencastro Puls

Acadêmico do Curso de Medicina da UFCSPA.

Hugo Cheinquer

Professor Associado de Gastroenterologia e Hepatologia da UFRGS. Professor Adjunto de Gastroenterologia e Hepatologia da UFCSPA. Mestrado e Doutorado em Gastroenterologia/Hepatologia na UFRGS. Especialista em Hepatologia pela Universidade de Miami, Flórida, EUA.

Idílio Zamin Júnior

Mestre e Doutor em Hepatologia pela UFCSPA. Médico do Serviço de Endoscopia da Santa Casa de Porto Alegre. Médico Responsável pelo Laboratório de Motilidade Esofágica da Santa Casa de Porto Alegre.

Isabel Cristina de Oliveira Netto

Médica. Especialista em Clínica Médica. Mestrado e Doutorado em Medicina – Pneumologia – UFRGS. Professora Associada IV, Disciplina de Semiologia e Clínica Médica da Faculdade de Medicina da Universidade Federal do Rio Grande.

Ivan Sidney Batista Silva

Acadêmico do Curso de Medicina da UFRGS.

Jackeline Larissa Mendes de Sousa

Médica ex-Residente de Medicina Interna e Pneumologia da UFCSPA.

Jacqueline Rizzolli

Mestre em Endocrinologia pela UFRGS. Endocrinologista do Serviço de Endocrinologia e do Centro de Obesidade e Síndrome Metabólica do Hospital São Lucas da PUCRS.

João Carlos Goldani

Chefe do Serviço de Nefrologia da Santa Casa de Porto Alegre. Professor de Nefrologia do Departamento de Clínica Medica da UFCSPA. Coordenador do Curso de Medicina da UFCSPA.

João Marcos Rizzo

Médico Anestesiologista com Área de Atuação em Dor pela AMB/SBA. Coordenador da Clínica de Dor do Hospital Moinhos de Vento de Porto Alegre/RS. Membro da IASP – International Association for the Study of Pain.

João Pedro Passos Dutra

Médico Cardiologista e Internista. Residente em Ecocardiografia no Instituto de Cardiologia do Rio Grande do Sul.

Jonatas da Fonseca Conterno

Cirurgião Geral. Residente em Cirurgia Oncológica do Hospital Santa Rita da Santa Casa de Porto Alegre.

Jorge Olavo Pitta Pinheiro

Mestre em Hepatologia pela UFCSPA. Membro Titular da SOBED. Membro Titular da FBG.

José Carlos Haertel

Professor Assistente da Disciplina de Cardiologia – UFCSPA. Mestre em Cardiologia pela UFRGS. Cardiologista e Ecocardiografista do Instituto de Cardiologia do Rio Grande do Sul e da Prevencor – Hospital Mãe de Deus.

José da Silva Moreira

Médico Pneumologista do Pavilhão Pereira Filho – Santa Casa de Porto Alegre. Professor de Pós-Graduação em Ciências Pneumológicas na UFRGS.

José Geraldo Vernet Taborda (*In memoriam*)

Psiquiatra Clínico e Forense. Professor Associado de Psiquiatria, Departamento de Clínica Médica – UFCSPA. Diretor Zonal, Associação Mundial de Psiquiatria (Board Member, World Psychiatric Association). Coordenador, Secção de Psiquiatria Forense, Associação Mundial de Psiquiatria (Chairman, Section of Forensic Psychiatry, World Psychiatric Association). Membro Titular, Cadeira 56, Academia Sul-Rio-Grandense de Medicina.

José Gonçalves de Sales Júnior

Acadêmico do Curso de Medicina da UFCSPA.

José Miguel Dora

Médico Endocrinologista. Doutor em Endocrinologia pela UFRGS. Assessoria de Operações Assistenciais e Setor de Tireoide – Hospital de Clínicas de Porto Alegre.

José Roberto Goldim

Biólogo. Mestre em Educação e Doutor em Medicina: Clínica Médica. Pesquisador Responsável do Laboratório de Pesquisa em Bioética e Ética na Ciência do Hospital de Clínicas de Porto Alegre e Chefe do Serviço de Bioética do HCPA.

José Vinícius Cruz

Médico Coloproctologista. Doutor em Medicina (Clínica Cirúrgica) pela USP. Professor Titular da Disciplina de Coloproctologia e Chefe do Programa de Residência Médica em Coloproctologia da Fundação Universidade Federal de Ciências da Saúde de Porto Alegre.

Júlia Fernanda Semmelmann Pereira-Lima

Professora Adjunta-Doutora de Endocrinologia da UFCSPA. Professora do Centro de Neuroendocrinologia da Santa Casa de Porto Alegre – UFCSPA. Professora Orientadora do Programa de Pós-Graduação em Patologia da UFCSPA.

Juliana Dada

Acadêmica do Curso de Medicina da UFCSPA. Bolsista da Disciplina de Oftalmologia.

Juliana Fernandes Tramontina

Professora Adjunta do Departamento de Clínica Médica – Psiquiatria da UFCSPA. Mestrado e Doutorado em Psiquiatria pela UFRGS. Preceptora da Residência Médica em Psiquiatria da UFCSPA no Hospital Materno-Infantil Presidente Vargas (HMIPV). Coordenadora do Ambulatório de Transtornos do Humor e do Ambulatório de Transtornos de Humor no Puerpério UFCSPA/HMIPV. Coordenadora do Serviço de Eletroconvulsoterapia do Hospital Mãe de Deus.

Juliana Pereira Passaglia

Médica Endocrinologista do Serviço de Endocrinologia da Santa Casa de Porto Alegre. Especialista pela Sociedade Brasileira de Endocrinologia. Preceptora de Endocrinologia Pediátrica do Centro de Neuroendocrinologia da Santa Casa de Porto Alegre – UFCSPA.

Júlio Carlos Pereira Lima

Professor Adjunto da Disciplina de Gastroenterologia da UFCSPA. Médico do Serviço de Gastroenterologia – UFCSPA/Santa Casa de Porto Alegre.

Larissa Vargas Cruz

Acadêmica do Curso de Medicina da UFCSPA.

Leandro de Freitas Spinelli

Assistente do Serviço de Ortopedia e Traumatologia da ISCMPA.

Lenara Golbert

Doutora em Endocrinologia pela UFRGS. Médica do Serviço de Endocrinologia da Irmandade da Santa Casa de Misericórdia de Porto Alegre. Perita Médica Previdenciária do INSS.

Lenita Pereira Ferraz

Acadêmica do Curso de Medicina da UFCSPA.

Liana Ferreira Corrêa

Acadêmica do Curso de Medicina da UFCSPA.

Liana Lisboa Fernandez

Professora Adjunta – UFCSPA. Mestre em Gerontologia Biomédica – PUCRS. Doutora em Biologia Molecular e Celular – PUCRS.

Liogi Iwaki Filho

Professor Associado do Departamento de Odontologia da Universidade Estadual de Maringá – PR. Coordenador da Residência em Cirurgia e Traumatologia Buco-Maxilo-Facial do DOD – UEM – PR. Professor Orientador do Curso de Pós-Graduação em Clínica Odontológica do DOD – UEM – PR.

Liselotte Menke Barea

Professora Adjunta de Neurologia do Departamento de Clínica Médica da UFCSPA. Mestre e Doutora em Farmacologia pela UFCSPA. Coordenadora da Residência Médica em Neurologia da UFCSPA.

Lívia Silveira Mastella

Endocrinologista. Serviço de Endocrinologia do Hospital São Lucas da PUCRS.

Lucas Lentini H. de Oliveira

Acadêmico do Curso de Medicina da UFCSPA.

Magda Blessmann Weber

Dermatologista. Doutora em Medicina: Pediatria pela UFRGS. Professora Adjunta da Dermatologia – UFCSPA.

Maira Zoldan

Acadêmica do Curso de Medicina da UFRGS.

Mara Rúbia André Alves de Lima

Médica. Especialista em Pneumologia pelo Pavilhão Pereira Filho/UFCSPA. Mestrado e Doutorado em Pneumologia – UFRGS. Professora das Faculdades de Medicina da UFCSPA e da UFRGS. *Research Fellow*, University of Toronto. *Clinical Fellow*, Asthma Centre, Toronto General Hospital. Especialização em Mídias na Educação – UFRGS/Ministério da Educação e Cultura (MEC).

Marcela Fontoura Ferrão

Residência Médica em Endocrinologia pela UFCSPA e ISCMPA.

Marcella Garcia

Acadêmica do Curso de Medicina da UFCSPA.

Marcelo de Alencastro Caballero

Cirurgião Geral. Residência em Cirurgia Oncológica do Hospital Santa Rita da Santa Casa de Porto Alegre.

Marco Yanez

Médico Residente do Programa de Ortopedia e Traumatologia do CHSCPA – UFCSPA período 2011-2013.

Marcus Vinicius de Almeida Ramos Filho

Acadêmico do Curso de Medicina da UFCSPA.

Marcus Vinicius Martins Collares

Professor Adjunto do Departamento de Cirurgia, Faculdade de Medicina – UFRGS. Doutor em Medicina y Cirurgia – Universidad de Barcelona. Chefe do Serviço de Cirurgia Plástica e Coordenador da Unidade de Cirurgia Cranio-Maxilo-Facial do Hospital de Clínicas de Porto Alegre – UFRGS. Professor Orientador do Curso de Pós-Graduação em Ciências Cirúrgicas – UFRGS.

Maria José Borsatto Zanella

Mestre em Clínica Médica pela PUCRS. Professora Adjunta do Departamento de Medicina Interna da Faculdade de Medicina – PUCRS. Endocrinologista do Serviço de Endocrinologia do Hospital São Lucas – PUCRS.

Mariana Fernandez Simão

Acadêmica do Curso de Medicina da Universidade Luterana do Brasil – ULBRA.

Marilice Magroski Gomes da Costa

Médica. Especialista em Pediatria e Neonatologia. Mestrado em Educação Ambiental – FURG. Professora Adjunta I, Disciplina de Pediatria e Estágio em Pediatria da Universidade Federal do Rio Grande do Sul.

Marina Zottis de Deus Vieira

Médica Residente do Serviço de Otorrinolaringologia do Complexo Hospitalar Santa Casa de Porto Alegre – UFCSPA.

Marisa da Silva Santos

Médica Epidemiologista. Coordenadora do Mestrado Profissional em Avaliação de Tecnologias em Saúde do Instituto Nacional de Cardiologia.

Maristela Winkler

Médica Cardiologista e Ecocardiografista do Instituto de Cardiologia do Rio Grande do Sul e da Prevencor – Hospital Mãe de Deus.

Marlise de Castro Ribeiro

Professora da Disciplina de Neurologia da UFCSPA.

Marne de Freitas Gomes

Cardiologista. Presidente do Conselho Diretor, Chefe da Unidade de Ensino e Coordenador dos Programas de Residencia Médica do IC/FUC RS. Professor Regente da Disciplina de Cardiologia da UFCSPA.

Matheus Magalhães

Acadêmico do Curso de Medicina da UFCSPA. Monitor da Disciplina de Oftalmologia.

Matheus Nardi Rios

Acadêmico do Curso de Medicina da UFCSPA.

Matheus Vanzin Fernandes

Acadêmico do Curso de Medicina da UFCSPA.

Michele de Lemos Bonotto

Médica do Serviço de Gastroenterologia da UFCSPA/Santa Casa de Porto Alegre.

Miriam da Costa Oliveira

Doutora pela UFRGS. Livre-Docente em Endocrinologia pela UFCSPA. Professora Associada de Endocrinologia da UFCSPA. Coordenadora do Centro de Neuroendocrinologia da ISCMPA.

Moacyr Christopher Garces Gamarra Salem

Acadêmico de Medicina da UFCSPA. Cirurgião-Dentista pela Universidade Estadual de Ponta Grossa – UEPG – Ponta Grossa, Paraná.

Nathan Hermenegildo Lisboa

Acadêmico do Curso de Medicina da UFCSPA.

Nilton Brandão da Silva

Professor Adjunto do Departamento de Clínica Médica da UFCSPA.

Olga Gaio Milner

Acadêmica do Curso de Medicina da UFCSPA.

Paulo Henrique Ruschel

Ortopedista e Traumatologista. Cirurgião da Mão e Microcirurgia. *Fellow* em Cirurgia da Mão pelo Robert Jones Orthopaedic Hospital Oswestry e Royal National Orthopaedic Hospital, Londres – Inglaterra (1994-1995). Membro do Serviço de Ortopedia e Traumatologia da Santa Casa de Porto Alegre – Chefe do Grupo de Mão e Cotovelo. Sócio-Fundador da Clínica da Mão de Porto Alegre – RS.

Paulo José Zimermann Teixeira

Médico Pneumologista. Professor Adjunto da FAMED na UFCSPA. Professor Titular na Universidade Feevale.

Paulo Renato Petersen Behar

Médico Infectologista. Professor Adjunto 2, Responsável pela Disciplina de Infectologia da UFCSPA. Chefe do Serviço de Infectologia da Irmandade Santa Casa de Misericórdia de Porto Alegre.

Paulo Roberto Ott Fontes

Professor Livre-Docente em Cirurgia. Professor Associado IV. Mestre, Doutor e Livre-Docente em Cirurgia. Titular do Colégio Brasileiro de Cirurgia Digestiva – CBCD. Titular do Colégio Brasileiro de Cirurgiões – CBC – Universidade Federal de Ciências da Saúde de Porto Alegre – UFCSPA. Chefe do Departamento de Cirurgia da UFCSPA; Transplante Hepático da UFCSPA e ISCMPA – Santa Casa de Porto Alegre.

Priscila Helena Araújo Oliveira

Acadêmica do Curso de Medicina da UFCSPA.

Rafael Alencastro Brandão Ostermann

Professor Assistente da Disciplina de Cirurgia do Trauma da Faculdade de Medicina da Universidade do Extremo Sul Catarinense – UNESC. Especialista em Cirurgia Geral pela UFCSPA. Instrutor do Programa "Advanced Trauma Life Support – ATLS" do American College of Surgeons. Membro Titular do Colégio Brasileiro de Cirurgiões – CBC – e do Colégio Brasileiro de Cirurgia Digestiva – CBCD. Membro Associado da Sociedade Brasileira de Endoscopia Digestiva – SOBED.

Rafael Selbach Scheffel

Médico Endocrinologista, Serviço de Medicina Interna e Setor de Tireoide, Hospital de Clínicas de Porto Alegre. Aluno de Doutorado do Programa de Pós-Graduação em Ciências Médicas: Endocrinologia, Faculdade de Medicina – UFRGS.

Raphael Baptista Gallo

Acadêmica do Curso de Medicina da UFCSPA.

Renan Rangel Bonamigo

Dermatologista. Doutor em Medicina: Ciências Médicas pela UFRGS. Professor Associado e Regente da Dermatologia da UFCSPA.

Renata Felipe

Residente de Psiquiatria da UFCSPA.

Ricardo Gallicchio Kroef

Chefe do Serviço de Cirurgia de Cabeça e Pescoço do Hospital Santa Rita da ISCMPA. Preceptor Chefe da Residência de Cirurgia de Cabeça e Pescoço da UFCSPA.

Ricardo Halpern

Professor Associado de Pediatria da UFCSPA. Professor Adjunto de Saúde Coletiva da ULBRA.

Ricardo Mörschbächer

Professor Adjunto de Oftalmologia da UFCSPA.

Roberta Borges

Acadêmica do Curso de Medicina da UFCSPA.

Rodrigo Pereira Duquia

Dermatologista. Doutor em Saúde e Comportamento pela UFPel. Professor Adjunto da Dermatologia da UFCSPA.

Rosana Mussoi Bruno

Nefrologista do Serviço de Nefrologia e Transplante Renal da Santa Casa de Porto Alegre. Professora Adjunta de Nefrologia do Departamento de Clínica Médica da UFCSPA.

Roselaine Pinheiro de Oliveira

Médica Rotineira da UTI Central do Complexo Hospitalar Santa Casa Médica. Rotineira do CTI Adulto do Hospital Moinhos de Vento. Professora do Curso de Medicina da UFCSPA.

Samantha Castro

Médica Residente do Serviço de Otorrinolaringologia da UFCSPA.

Sandro Antunes da Silva

Acadêmico do Curso de Medicina da UFRGS.

Sérgio de Vasconcellos Baldisserotto

Professor Adjunto de Clínica Médica na UFCSPA. Professor Adjunto de Clínica Médica na Escola de Medicina da PUCRS. Médico Intensivista titulado pela AMIB e Pneumologista titulado pela SBPT. Doutor em Ciências Pneumológicas pela UFRGS. Intensivista da Área 2 do Hospital Conceição. Diretor Técnico do Hospital São Lucas da PUCRS.

Sérgio Lerias de Almeida

Professor do Departamento de Medicina Interna da Faculdade de Medicina da PUCRS – Serviço de Endocrinologia do Hospital São Lucas da PUCRS.

Sérgio Pedro Hattge Junior

Acadêmico do Curso de Medicina da UFCSPA.

Sérgio Roithmann

Professor Assistente da Disciplina de Hematologia – UFCSPA. Chefe do Serviço de Oncologia do Hospital Moinhos de Vento de Porto Alegre.

Sergio Siepko Junior

Acadêmico do Curso de Medicina da UFCSPA.

Sérgio Zylbersztejn

Professor Assistente da Disciplina de Ortopedia e Traumatologia da UFCSPA.

Sibele Klitzke

Médica Residente em Ginecologia e Obstetrícia pela UFCSPA.

Sirlei Dittrich

Mestre em Hepatologia – UFCSPA. Doutora em Gastroenterologia – UFRGS. Médica do Serviço de Gastroenterologia Clínica e Cirúrgica da Irmandade Santa Casa de Misericórdia de Porto Alegre.

Suzana Arenhart Pessini

Ginecologista. Professora Adjunta do Departamento de Ginecologia e Obstetrícia da UFCSPA. Doutora em Patologia e Mestre em Ciências Médicas pela UFCSPA.

Tainá Ramos Athayde

Acadêmica do Curso de Medicina da UFCSPA.

Talita Vila Martins

Médica Coloproctologista. Especialista em Endoscopia Digestiva Alta e Baixa pela Fundação Riograndense Universitária de Gastroenterologia.

Themis Zelmanovitz

Professora Adjunta do Departamento de Medicina Interna da Faculdade de Medicina – UFRGS. Médica do Serviço de Endocrinologia do Hospital de Clínicas de Porto Alegre.

Tiago Luiz Luz Leiria

Mestre e Doutor em Cardiologia pelo Curso de PG do Instituto de Cardiologia do Rio Grande do Sul. Eletrofisiologista pela Universidade de Montreal. Professor do Curso de Pós-Graduação do Instituto de Cardiologia do Rio Grande do Sul. Eletrofisiologista do Instituto de Cardiologia do Rio Grande do Sul.

Túlio M. Graziottin

Professor Adjunto de Urologia na UFCSPA. Mestre e Doutor em Patologia pela UFCSPA. Professor da Pós-Graduação em Patologia da UFCSPA. "Ex-*fellow*" no Departamento de Urologia na University of California at San Francisco.

Uirá Fernandes Teixeira

Especialista em Cirurgia Geral e Cirurgia do Aparelho Digestivo. Mestrando do Programa de Pós-Graduação em Medicina (Hepatologia) pela UFCSPA.

Victor Macedo Dezotti

Doutorando da UFCSPA.

Victória Bernardes Guimarães

Acadêmica do Curso de Medicina da UFCSPA.

Virgilio Zanella

Cirurgião de Cabeça e Pescoço do Hospital Santa Rita da ISCMPA.

Waldo Luís Leite Dias de Mattos

Doutor em Pneumologia pela UFRGS e Jefferson Medical College – Filadélfia. Pós-Doutor em Pneumologia pelo Imperial College School of Medicine & Royal Brompton Hospital – Londres. Professor Adjunto das Disciplinas de Semiologia Geral e Pneumologia do Departamento de Clínica Médica da UFCSPA. Regente da Disciplina de Semiologia Geral da UFCSPA. Pneumologista do Pavilhão Pereira Filho e do Grupo Hospitalar Conceição. Preceptor do Programa de Residência Médica em Pneumologia da UFCSPA – Pavilhão Pereira Filho. Consultor em Pneumologia no Instituto de Cardiologia do RGS.

William Brasil de Souza

Doutorando da UFCSPA.

Ygor Arzeno Ferrão

Mestrado em Medicina: Ciências Médicas pela UFRGS e Doutorado em Psiquiatria pela USP. Professor Adjunto de Psiquiatria da UFCSPA e Médico Psiquiatra Preceptor no Hospital Materno-Infantil Presidente Vargas. Coordenador do Ambulatório de Ansiedade da UFCSPA/HMIPV. Professor Colaborador no Curso de Pós-Graduação em Ciências da Saúde e Ciências da Reabilitação da UFCSPA. Membro do Consórcio Brasileiro de Pesquisa em Transtornos do Espectro Obsessivo-Compulsivo (CTOC).

Yuri Thomé Machado Strey

Acadêmico do Curso de Medicina da UFCSPA.

Apresentação

Do ponto de vista semântico, *semiologia* vem do grego σημειολογία (*semeîon*, sinal + *lógos*, tratado, estudo) e consiste na ciência dos modos de produção, funcionamento e recepção dos diferentes sistemas de sinais de comunicação entre indivíduos ou coletividades. Nesses termos, é também chamada de semiótica.

Na medicina, especificamente, é a ciência que trata dos sinais e sintomas das doenças, e esse universo, como se pode presumir, é imenso, plural e, às vezes, camaleônico.

Como se atribui à semiologia a possibilidade diagnóstica de 80% das doenças que podem afetar um indivíduo, é fácil percebê-la como a ciência médica mais importante para um desempenho profissional competente e qualificado.

Porta de entrada obrigatória para o entendimento do que está ocorrendo com determinado paciente, a semiologia, mesmo desnuda dos modernos requintes técnicos, sempre se apresentou como a ciência médica em seu estado mais puro.

A capacidade do médico de, a partir de sinais e sintomas, elaborar um diagnóstico operacional ou definitivo é o desafio intelectual que se repete cotidianamente e começa com o uso da palavra, sua arma semiológica mais poderosa.

A palavra que expressa o sentimento sofrido do enfermo torna possível que o médico, juntando os pedaços de suas queixas, construa a anamnese, termo derivado do grego e que significa a antiamnésia, o que não se esquece, a recordação.

A festejada capacidade de perceber detalhes da história clínica que permitam intuir diagnósticos menos óbvios e a perspicácia em antecipar a evolução e com isso prever desfechos – o que há décadas se convencionou chamar de "olho clínico" – sempre fará a diferença entre profissionais igualmente treinados.

No entanto, é inevitável reconhecer o quanto a tecnologia nivelou os médicos, não para equipará-los, porque isso seria impossível, visto que dependeria de dotes pessoais intransferíveis, mas para torná-los funcionalmente mais parecidos.

Por outro lado, se usarmos como laboratório de experimentação os estudantes de medicina egressos de escolas de alta qualificação, será nítida a disparidade de desenvoltura e afirmação profissional entre eles, ainda que todos tenham um ponto de partida comum.

O que fará com que esses jovens tenham desempenho e reconhecimento díspares no futuro? A capacidade de interação com o portador daqueles sinais e sintomas, que podem se equiparar na fachada, mas serão sempre diferentes na repercussão.

Cabe ao médico o exercício de sensibilidade para perceber que o significado dos mesmos sinais e sintomas divergirá de acordo com a condição emocional do portador e que o melhor médico é aquele que trata o paciente com sua doença e não apenas a doença de um pobre paciente.

A participação do psiquismo na fortaleza ou depauperação de nossas defesas é muito evidente em processos infecciosos, especialmente nas doenças virais.

Um evento gripal, por exemplo, se coincidir com a euforia de se ter ganho na Mega Sena, será solenemente ignorado, e até um simples vasoconstritor nasal será considerado desnecessário.

Transfira-se o mesmo episódio a um chefe de família de meia-idade que acabou de ser demitido depois de 30 anos de trabalho e uma pneumonia estará a caminho com consequências potencialmente devastadoras.

Apesar dos decantados progressos da medicina moderna, instalou-se um paradoxo: os pacientes idosos com frequência falam com nostalgia dos médicos de antigamente. Como os medos e as fantasias dos pacientes são os mesmos de sempre, impôs-se a consciência de que em algum momento perdemos o compasso da interação com o paciente e o velho *glamour* da sempre festejada relação médico/paciente.

Não por acaso as melhores faculdades de medicina do mundo estão acrescentando em seus currículos disciplinas de humanidades com a clara intenção de compensar a frieza atrelada a uma tecnologia que, desprovida de generosidade e afeto, mais assusta do que consola.

A maturidade profissional se alcança quando se dá razão a Carl Jung, que escreveu: *"Conheça todas as teorias, domine todas as técnicas, mas, ao tocar uma alma humana, seja apenas outra alma humana."*

José J. Camargo
Professor de Cirurgia Torácica da UFCSPA
Diretor do Centro de Transplantes da Santa
Casa de Porto Alegre – RS
Doutor em Ciências Pneumológicas pela UFRGS
Membro Titular da Academia Nacional de Medicina

Prefácio

Este livro representa parte de um projeto de valorização do que é a essência do exercício da medicina. Uma avaliação detalhada, meticulosa e qualificada de cada paciente é um dos melhores caminhos possíveis para melhor construir o papel que a figura do médico deve representar para a sociedade, e isto deve ocorrer harmônica e sinergicamente com os avanços tecnológicos que sempre continuaremos incorporando. Tivemos a oportunidade de participar, em conjunto com boa parte do corpo docente de nossa universidade, de uma significativa reestruturação do ensino da semiologia na UFCSPA. Essa transformação tem-se dado tanto na ampliação da estrutura e dos conteúdos da disciplina de semiologia geral como na mobilização dos professores.

Parece-nos fundamental ensinar que a emoção e o afeto são imprescindíveis a toda relação humana, como a que se estabelece em nossa prática, mas na medida certa para não ocupar o espaço da curiosidade insaciável em desvendar o mistério que está por trás de cada sintoma e o racional que sempre deve conduzir a elaboração diagnóstica e todo o processo das decisões no atendimento de cada paciente. E é disso que trata este livro. Foi estruturado de modo a valorizar o conhecimento sobre propedêutica acumulado durante séculos, oferecer uma interpretação contemporânea baseada na evidência científica, no que for possível, mas também reafirmar que nossa prática é e sempre será artesanal, o que resulta em um combustível inesgotável para a satisfação de cada um em cumprir tão relevante função social.

A obra se divide em 15 seções. As primeiras revisam os princípios gerais que norteiam o atendimento médico e a anamnese. A seguir, o exame físico é detalhado em partes, segundo a região anatômica ou o sistema orgânico do corpo humano. Discutimos separadamente duas situações especiais, a do idoso e a do paciente criticamente enfermo, uma vez que o exame clínico tem características peculiares. Na seção XIV elaboramos uma lista de sinais, sintomas ou síndromes, escolhidos por sua relevância ou prevalência, e os autores discutem as bases do diagnóstico clínico para cada uma delas. Ao final, apresentamos as principais orientações que cada paciente deve receber para aconselhamento e promoção de saúde. Esperamos que este livro traga informações úteis ao estudante, aos jovens médicos que se iniciam na profissão e também àqueles que desejam encontrar o sentido mais pleno de nossa profissão.

Waldo Mattos
Professor das Disciplinas de Semiologia e
Pneumologia da UFCSPA
Professor Regente da Disciplina de Semiologia da UFCSPA
Doutorado em Pneumologia pela UFRGS/
Jefferson Medical College, Filadélfia, EUA
Pós-Doutorado em Pneumologia pelo Imperial College
School of Medicine, Londres, Inglaterra

Sumário

SEÇÃO I – INTRODUÇÃO AO ENSINO DA SEMIOLOGIA, 1

Capítulo 1
História da Semiologia – A Arte de Examinar o Paciente, 3
Carlos A. M. Gottschall

Capítulo 2
Relação Médico-Paciente, 13
Juliana Fernandes Tramontina

Capítulo 3
Aplicação da Epidemiologia Clínica no Ensino da Semiologia, 17
Airton Tetelbom Stein, Marisa da Silva Santos e Ricardo Halpern

Capítulo 4
Estratégias para o Diagnóstico em Medicina, 24
Nilton Brandão da Silva

Capítulo 5
Bioética e Semiologia – O Foco no Paciente, 32
Bruna Pasqualini Genro, Gabriella Rejane dos Santos Dalmolin e José Roberto Goldim

Capítulo 6
Laboratório de Habilidades na Formação Médica, 40
Átila Varela Velho e Rafael Alencastro Brandão Ostermann

SEÇÃO II – ANAMNESE, 45

Capítulo 7
Estrutura da Anamnese, 47
Mara Rúbia André Alves de Lima, Eimi Nascimento Pacheco, Nathan Hermenegildo Lisboa e Yuri Thomé Machado Strey

Capítulo 8
Técnicas de Anamnese, 55
Mara Rúbia André Alves de Lima e Eimi Nascimento Pacheco

Capítulo 9
Situações Especiais, 61
Ygor Arzeno Ferrão e Carolina Blaya

Capítulo 10
Prontuário Médico, 67
Isabel Cristina de Oliveira Netto e Marilice Magroski Gomes da Costa

SEÇÃO III – ESTADO MENTAL E COMPORTAMENTO, 73

Capítulo 11
Exame do Estado Mental, 75
José Geraldo Vernet Taborda (in memoriam) e Ygor Arzeno Ferrão

Capítulo 12
Alterações do Humor, 84
Juliana Fernandes Tramontina e Carolina Blaya

Capítulo 13
Ansiedade, 90
Carolina Blaya, Ygor Arzeno Ferrão e Renata Felipe

Capítulo 14
Demência e *Delirium*, 95
Analuiza Camozzato de Padua, Liana Lisboa Fernandez e Cristiano Brum

SEÇÃO IV – EXAME FÍSICO GERAL, 101

Capítulo 15
Definições e Roteiro de Exame, 103
Lenara Golbert e Erika Laurini de Souza Meyer

Capítulo 16
Dor e Sinais de Sofrimento, 114
João Marcos Rizzo

Capítulo 17
Avaliação Clínica do Volume de Líquido Extracelular, 119
João Carlos Goldani

Capítulo 18
Estado de Nutrição, 121
Themis Zelmanovitz, Maira Zoldan e Sandro Antunes da Silva

Capítulo 19
Peso e Medidas Antropométricas, 127
Themis Zelmanovitz, Sandro Antunes da Silva e Maira Zoldan

Capítulo 20
Desenvolvimento Físico e Sexual, 131
Júlia Fernanda Semmelmann Pereira-Lima, Cristiane Kopacek e Carolina Garcia Soares Leães

Capítulo 21
Exame da Pele e Fâneros – Estrutura, Técnica de Exame, Lesões Elementares, Exame das Unhas e dos Cabelos, 137
Ana Elisa Kiszewski Bau e Renan Rangel Bonamigo

Capítulo 22
Linfonodos, 145
Sérgio Roithmann

SEÇÃO V – SINAIS VITAIS, 149

Capítulo 23
Pressão Arterial, 151
Domingos Vitola, Ana Carolina Foscarini e Eric Schwellberger Barbosa

Capítulo 24
Frequência e Ritmos Cardíacos, 155
Gustavo Glotz de Lima, Matheus Nardi Rios e Caroline Saltz Gensas

Capítulo 25
Frequência e Ritmos Respiratórios, 159
Waldo Mattos, Gustavo Glotz de Lima, Caroline Saltz Gensas e Mariana Fernandez Simão

Capítulo 26
Temperatura Corporal, 162
Nilton Brandão da Silva, Giovana Caroline Marx, Henrique Alencastro Puls, Ivan Sidney Batista Silva, Lenita Pereira Ferraz e Sérgio Pedro Hattge Junior

SEÇÃO VI – CABEÇA E PESCOÇO, 165

Capítulo 27
Exame da Cabeça, 167
Marcus Vinicius Martins Collares, Gustavo Faller e Eduardo Grossmann

Capítulo 28
Olhos, 170
Ricardo Mörschbächer, Cristiane Magno Nunes, Ariel Tavares e Juliana Dada

Capítulo 29
Nariz e Seios Paranasais – Anatomia, Fisiologia e Roteiro de Exame, 181
Geraldo Druck Sant'Anna, Marina Zottis de Deus Vieira e Liana Ferreira Corrêa

Capítulo 30
Laringe, 194
Geraldo Druck Sant'Anna, Marina Zottis de Deus Vieira e Liana Ferreira Corrêa

Capítulo 31
Orelhas – Anatomia, Fisiologia, Roteiro de Exame e Otoscopia, 204
Geraldo Druck Sant'Anna, Marina Zottis de Deus Vieira e Liana Ferreira Corrêa

Capítulo 32
Cavidade Bucal, 217
Eduardo Grossmann e Marcus Vinicius Martins Collares

Capítulo 33
Pescoço, 223
Ricardo Gallicchio Kroef, Virgilio Zanella e Erika Laurini de Souza Meyer

SEÇÃO VII – TÓRAX E SISTEMA RESPIRATÓRIO, 231

Capítulo 34
Anatomia e Fisiologia, 233
Waldo Mattos

Capítulo 35
Roteiro de Exame – Inspeção, Palpação, Percussão e Ausculta, 236
Waldo Mattos e Sergio Siepko Junior

Capítulo 36
Sons Pulmonares, 247
Waldo Mattos

Capítulo 37
Síndromes Pleuropulmonares, 252
Waldo Mattos

SEÇÃO VIII – SISTEMA CARDIOVASCULAR, 263

Capítulo 38
Anatomia e Fisiologia Cardiovascular, 265
Marne de Freitas Gomes, Olga Gaio Milner e Raphael Baptista Gallo

Capítulo 39
Roteiro do Exame Físico Cardiovascular, 270
Marne de Freitas Gomes, Marcus Vinicius de Almeida Ramos Filho e Catarine Benta Lopes dos Santos

Capítulo 40
Bulhas Cardíacas, 273
José Carlos Haertel, Felipe Weinmann de Moraes e Maristela Winkler

Capítulo 41
Ritmos Anormais do Coração, 280
Tiago Luiz Luz Leiria, Gustavo Glotz de Lima e Caroline Saltz Gensas

Capítulo 42
Sopros e Outros Sons Anormais, 284
José Carlos Haertel, João Pedro Passos Dutra e Maristela Winkler

Capítulo 43
Exame do Sistema Vascular Periférico – Artérias e Veias, 302
Domingos Vitola, Lucas Lentini H. de Oliveira e Marcella Garcia

SEÇÃO IX – ABDOME – SISTEMA DIGESTÓRIO, 311

Capítulo 44
Anatomia e Fisiologia do Aparelho Digestório, 311
Átila Varela Velho e Rafael Alencastro Brandão Ostermann

Capítulo 45
Roteiro de Exame – Inspeção, Ausculta, Palpação e Percussão, 316
Cristiane Valle Tovo

Capítulo 46
Exame do Fígado e do Baço, 324
Andrea Ribeiro de Souza e Cristiane Valle Tovo

Capítulo 47
Exame do Paciente com Ascite, 329
Angelo Alves de Mattos e Ângelo Zambam de Mattos

Capítulo 48
Exame da Parede Abdominal – Hérnias, 333
Antonio Nocchi Kalil, Marcelo de Alencastro Caballero e Jonatas da Fonseca Conterno

SEÇÃO X – SISTEMA LOCOMOTOR, 337

Capítulo 49
Anatomia e Fisiologia do Sistema Locomotor, 339
Charles Kohem e Felipe Aubin

Capítulo 50
Roteiro de Exame – Articulações, Músculos e Outras Estruturas, 342
Charles Kohem e Gisa Moraes Muratt

Capítulo 51
Mão, 346
Paulo Henrique Ruschel e Antônio Severo

Capítulo 52
Exame do Ombro, 363
Almiro Gerzson de Britto, Fábio Yoshihiro Matsumoto e Fernando Carlos Mothes

Capítulo 53
Quadril, 372
Carlos Roberto Schwartsmann, Leandro de Freitas Spinelli, Victor Macedo Dezotti e William Brasil de Souza

Capítulo 54
Joelho, 380
Geraldo Schuck

Capítulo 55
Coluna, 396
Sérgio Zylbersztejn, José Gonçalves de Sales Júnior e Marco Yanez

SEÇÃO XI – SISTEMA GENITURINÁRIO, 405

Capítulo 56
Sistema Urinário – Anatomia, Fisiologia e Exame dos Rins, Bexiga e Urina, 407
Auri Ferreira dos Santos, Elizete Keitel e João Carlos Goldani

Capítulo 57
Genitália Masculina – Anatomia, Fisiologia e Exame do Pênis, Bolsa Escrotal e Próstata, 419
Túlio M. Graziottin e Moacyr Christopher Garces Gamarra Salem

Capítulo 58
Genitália Feminina – Anatomia, Fisiologia e Exame Ginecológico, 430
Suzana Arenhart Pessini, Angélica Fragomeni Veríssimo e Sibele Klitzke

SEÇÃO XII – SISTEMA NEUROLÓGICO, 435

Capítulo 59
Anatomia e Fisiologia, 437
Arlete Hilbig e Cléber Ribeiro Álvares da Silva

Capítulo 60
Nível de Consciência, 443
Alexandre Balzano Maulaz

Capítulo 61
Funções Cognitivas, 445
Liana Lisboa Fernandez e Arlete Hilbig

Capítulo 62
Nervos Cranianos, 451
Arlete Hilbig e Angela Zanonatto

Capítulo 63
Exame da Motricidade, 461
Arlete Hilbig e Carlos Roberto de Mello Rieder

Capítulo 64
Sensibilidade, 469
Liselotte Menke Barea

Capítulo 65
Sinais Meningorradiculares, 472
Marlise de Castro Ribeiro

Capítulo 66
Roteiro para o Exame Neurológico, 473
Arlete Hilbig

Capítulo 67
Quadros Sindrômicos, 475
Arlete Hilbig e Alexandre Balzano Maulaz

SEÇÃO XIII – SITUAÇÕES ESPECIAIS, 479

Capítulo 68
Semiologia do Idoso, 481
Eduardo Garcia, Roberta Borges, Débora Felicio Costa e Adriana Sayuri Matsudo Nakamatsu

Capítulo 69
Semiologia do Paciente Crítico, 492
Sérgio de Vasconcellos Baldisserotto, Roselaine Pinheiro de Oliveira, Fernanda da Silva Bettega, Anelise Schaeffer da Silveira e Carla Flores Braga

SEÇÃO XIV – SINAIS, SINTOMAS E SÍNDROMES, 523

Capítulo 70
Abdome Agudo, 525
Paulo Roberto Ott Fontes e Uirá Fernandes Teixeira

Capítulo 71
Acromegalia, 530
Fabíola Costenaro, Carolina Garcia Soares Leães e Miriam da Costa Oliveira

Capítulo 72
Anemias, 533
Sérgio Roithmann

Capítulo 73
Alopecias, 535
Rodrigo Pereira Duquia, Ana Elisa Kiszewski Bau e Renan Rangel Bonamigo

Capítulo 74
Artrites e Artropatias, 537
Nilton Brandão da Silva

Capítulo 75
Cefaleia, 542
Liselotte Menke Barea e Fernando Kowacs

Capítulo 76
Constipação Intestinal, 550
Talita Vila Martins e José Vinícius Cruz

Capítulo 77
Crises Epilépticas, 553
Fernando Gustavo Stelzer

Capítulo 78
Desnutrição, 559
Maria José Borsatto Zanella e Jacqueline Rizzolli

Capítulo 79
Diarreia, 565
Dimas Alexandre Kliemann, Cezar Vinícius Würdig Riche e Cristiane Valle Tovo

Capítulo 80
Disfagia, 571
Gabriela Perdomo Coral e Cristiane Valle Tovo

Capítulo 81
Disfonias, 574
Geraldo Druck Sant'Anna, Samantha Castro e Augusto Berton Bettiol

Capítulo 82
Dispneia e Cianose, 580
Mara Rúbia André Alves de Lima e Paulo José Zimermann Teixeira

Capítulo 83
Diplopia, 584
Angela Zanonato e Arlete Hilbig

Capítulo 84
Dor Abdominal, 589
Claudio Augusto Marroni

Capítulo 85
Dor Lombar, 595
Rosana Mussoi Bruno, Cynthia Keitel da Silva e Gisele Meinerz

Capítulo 86
Dor Torácica, 599
Mara Rúbia André Alves de Lima, Adalberto Sperb Rubin, Eric Schwellberger Barbosa e Daniel Luccas Arenas

Capítulo 87
Eczemas, 604
Renan Rangel Bonamigo, Magda Blessmann Weber e Ana Elisa Kiszewski Bau

Capítulo 88
Edema, 607
Rosana Mussoi Bruno e João Carlos Goldani

Capítulo 89
Exantemas, 612
Ana Elisa Kiszewski Bau, Rodrigo Pereira Duquia e Renan Rangel Bonamigo

Capítulo 90
Febre, 616
Nilton Brandão da Silva, Giovana Caroline Marx, Henrique Alencastro Puls, Ivan Sidney Batista Silva, Lenita Pereira Ferraz e Sérgio Pedro Hattge Junior

Capítulo 91
Hemoptise, 621
Mara Rúbia André Alves de Lima, Eduardo Garcia, Cátia Maria Scherer Hoppen e Victória Bernardes Guimarães

Capítulo 92
Hemorragia do Aparelho Digestório, 625
Júlio Carlos Pereira Lima, Fernanda de Quadros Onófrio e Michele de Lemos Bonotto

Capítulo 93
Hipertensão Portal, 630
Sirlei Dittrich, Fernanda Branco e Cristiane Valle Tovo

Capítulo 94
Hipertireoidismo, 636
José Miguel Dora, Rafael Selbach Scheffel e Ana Luiza Maia

Capítulo 95
Hipoacusia, 639
Geraldo Druck Sant'Anna, Samantha Castro e Augusto Berton Bettiol

Capítulo 96
Hipocratismo Digital, 645
Mara Rúbia André Alves de Lima, Ana Luiza Schneider Moreira, Eric Schwellberger Barbosa e Daniel Luccas Arenas

Capítulo 97
Hipotireoidismo, 648
Marcela Fontoura Ferrão e Erika Laurini de Souza Meyer

Capítulo 98
Hipovitaminoses, 652
André Borsatto Zanella, Lívia Silveira Mastella e Sérgio Lerias de Almeida

Capítulo 99
Hirsutismo, 656
Júlia Fernanda Semmelmann Pereira-Lima, Juliana Pereira Passaglia e Carolina Garcia Soares Leães

Capítulo 100
Icterícia, 661
Hugo Cheinquer e Alexandre de Araujo

Capítulo 101
Exame do Paciente em Insuficiência Cardíaca, 667
Marne de Freitas Gomes, Ana Clara Garcia Silva e Priscila Helena Araújo Oliveira

Capítulo 102
Exame do Paciente com Insuficiência Hepática, 672
Ajacio Bandeira de Mello Brandão e Guilherme Mariante Neto

Capítulo 103
Insuficiência Respiratória, 677
Ana Luiza Schneider Moreira, Jackeline Larissa Mendes de Sousa e José da Silva Moreira

Capítulo 104
Doenças da Língua, 681
Eduardo Grossmann, Marcus Vinicius Martins Collares e Liogi Iwaki Filho

Capítulo 105
Massas Cervicais, 688
Geraldo Druck Sant'Anna, Samantha Castro e Augusto Berton Bettiol

Capítulo 106
Movimentos Involuntários, 693
Carlos Roberto de Mello Rieder e Arlete Hilbig

Capítulo 107
Nistagmo, 699
Angela Zanonato e Arlete Hilbig

Capítulo 108
Nódulo de Mama, 704
Gustavo Py Gomes da Silveira

Capítulo 109
Obstrução Nasal, 707
Geraldo Druck Sant'Anna, Samantha Castro e Augusto Berton Bettiol

Capítulo 110
Diagnóstico Diferencial de Olho Vermelho, 712
Ricardo Mörschbächer, Cristiane Magno Nunes e Matheus Magalhães

Capítulo 111
Olho – Manifestações nas Doenças Sistêmicas, 717
Ricardo Mörschbächer, Cristiane Magno Nunes, Ariel Tavares e Juliana Dada

Capítulo 112
Pirose e Regurgitação, 725
Idílio Zamin Júnior, Jorge Olavo Pitta Pinheiro e Cristiane Valle Tovo

Capítulo 113
Prostatismo – Sintomas do Trato Urinário Inferior (STUI), 728
Túlio Meyer Graziottin e Moacyr Christopher Garces Gamarra Salem

Capítulo 114
Prurido, 731
Magda Blessmann Weber, Renan Rangel Bonamigo e Ana Elisa Kiszewski Bau

Capítulo 115
Pupilas Anormais, 734
Angela Zanonato e Alexandre Balzano Maulaz

Capítulo 116
Sepse, 739
Paulo Renato Petersen Behar

Capítulo 117
Síndrome de Cushing, 746
Carolina Garcia Soares Leães e
Miriam da Costa Oliveira

Capítulo 118
Síncope, Vertigem e Tontura, 751
Nilton Brandão da Silva, Giovana Caroline Marx,
Henrique Alencastro Puls, Ivan Sidney Batista Silva,
Lenita Pereira Ferraz e Sérgio Pedro Hattge Junior

Capítulo 119
Tamponamento Cardíaco, 756
Nilton Brandão da Silva, Giovana Caroline Marx,
Henrique Alencastro Puls, Ivan Sidney Batista Silva,
Lenita Pereira Ferraz e Sérgio Pedro Hattge Junior

Capítulo 120
Tosse e Expectoração, 760
Mara Rúbia André Alves de Lima e Elizabeth Araújo

Capítulo 121
Doenças das Unhas, 766
Magda Blessmann Weber, Renan Rangel Bonamigo e
Ana Elisa Kiszewski Bau

SEÇÃO XV – PROMOÇÃO DE SAÚDE E ACONSELHAMENTO, 769

Capítulo 122
Evidências e Recomendações, 771
Cassiano Teixeira, Flávia Kessler Borges e
Eduardo de Oliveira Fernandes

Glossário, 779
Alice Costa Brito, Arlete Hilbig, Cristiane Valle Tovo,
Cristina do Amaral Gazeta, Daniel Luccas Arenas,
Erika Laurini de Souza Meyer, Larissa Vargas Cruz,
Matheus Vanzin Fernandes, Nilton Brandão da Silva,
Renan Rangel Bonamigo, Ricardo Mörschbächer,
Sérgio Roithmann, Tainá Ramos Athayde, Waldo Mattos e
Ygor Arzeno Ferrão

Índice Remissivo, 799

SEÇÃO I

Introdução ao Ensino da Semiologia

História da Semiologia –
A Arte de Examinar o Paciente

CAPÍTULO 1

Carlos A. M. Gottschall

INTRODUÇÃO

Embora o paciente seja o sujeito da medicina e o tratamento, o objetivo, é o diagnóstico o pilar central, sem o qual os outros dois não adquirem coerência. É o diagnóstico que revela se existe doença ou se os males do paciente são imaginários, nesta situação também apontando para um tratamento em caso de distúrbio psicossomático. Em caso de doença orgânica, novamente será o diagnóstico a passagem para a indicação do tratamento específico.

Atualmente, o processo diagnóstico costuma fazer-se por meio das queixas do paciente (anamnese), do exame físico (observação, palpação, percussão, auscultação) e de exames complementares (bioquímicos, microbiológicos, radiológicos, anatomopatológicos, funcionais, eletro e magnetodiagnósticos), cujas especificidades, indicações e integração dependerão do conhecimento e da experiência do médico. Somente quando a semiologia – o estudo dos sintomas e sinais – passou a obedecer ao método científico a medicina começou também a ser científica. Este entendimento representa o ápice de um longo caminho que percorreu milênios.

DIAGNÓSTICO MÍTICO

Na maior parte da existência dos seres humanos sobre a Terra houve desencontros entre queixas, sintomas e sinais do paciente e diagnóstico e tratamento. A primeira teoria sobre doenças, apanágio dos sistemas primitivos, pré-históricos, é a *teoria dos espíritos*. Sonhando, o homem primitivo via aparecer-lhe pessoas ou animais distantes ou mortos, mas, quando acordava, não mais os enxergava. Se fugiam, é porque se moviam e, portanto, seriam seres vivos, porém irreais, espíritos capazes de se mover e penetrar nos corpos, deslocando os espíritos originais. Se fossem bons espíritos, trariam felicidade e saúde; se fossem maus, trariam desgraça e doenças. Assim explicavam delírio, consunção, loucura, todas as doenças.

Baseava-se o diagnóstico em consulta a outros espíritos (adivinhação): sinais nos voos das aves, vísceras de animais sacrificados, figuras em terra, água ou céu, búzios, às vezes interrogações ao paciente, ligando o mau espírito do peixe podre aos vômitos e à diarreia. Nasce aqui a anamnese para abrir caminho em direção ao esclarecimento do aparecimento da doença ou de sua origem.

A terapêutica lógica seria a derrota do mau espírito para que o espírito original pudesse voltar ao corpo, o que era conseguido com o auxílio dos deuses, intermediado por íntimos com eles, que praticavam a retirada dos espíritos malignos; trepanações, exorcismos, oferendas, penitências, preces, sacrifícios, calor, água, massagens, curativos, prescrições e danças terríveis eram usados para afastá-los. Assim surgiu a figura do feiticeiro, o primeiro médico. Havendo apenas constatação da anormalidade – uma etiologia imaginária – curavam-se somente os indivíduos com doenças psicológicas ou autolimitadas, bem como alguns reconhecimentos empíricos apontavam para uma erva eficaz. Resquícios dessa época permanecem como atribuições a "mau olhado", "gato preto", "possessão pelo demônio", "culpa" ou "castigo" imaginários, benzeduras e amuletos.

Depois da pré-história, ainda baseados no sobrenatural, os sistemas arcaicos de medicina (babilônico, egípcio, hebraico, grego pré-hipocrático) originaram-se de uma evolução civilizacional em que ganhou força a relação entre causa material e efeito, embora, na maioria das vezes, continuando a exibir uma relação mágica. Teve início a sistematização dentro de uma medicina teocrática. É característica dos sistemas arcaicos o começo do vislumbre de uma relação material entre causa e efeito.[1,2]

No Egito, apareceram os primeiros tratados de medicina, os papiros de Eberth e de Smith, versando sobre clínica e cirurgia, e o primeiro médico conhecido, Imhotep (2980-2900 a.C.), grão-vizir do faraó, um misto de curador, encantador, poeta, geômetra, matemático e arquiteto. Os egípcios antigos cultivavam regras higiênicas e praticavam a circuncisão. Encantamento e magia faziam parte do sistema médico, mas a relação entre causa e efeito, para buscar um tratamento, tornou-se mais aparente.

Na Babilônia, a medicina era teocrática, assentada em adivinhações feitas sobre vísceras de animais. Em geral, a doença se devia à ruptura de um tabu, significava um castigo, e a terapêutica era ditada por sacerdotes e exercida por meio da santidade (conduta de vida), da lei (obediência social), da palavra (aconselhamento), das ervas (plantas medicinais) e da faca (cirurgias). Interessante é a origem da palavra santidade que, antes de sua conotação religiosa, significou vedação de uma vida promíscua e formação de preceitos higiênicos, como lavar-se para entrar nos templos ou evitar contato com adúlteras, condições para bloquear doenças transmissíveis. Começou aí a saúde pública. Depois, as religiões, principalmente o cristianismo, adotaram essa conduta como virtude religiosa. Trata-se de uma clara evidência de preceitos sanitários influenciando a religião. A medicina babilônica muito influenciou a hebraica.

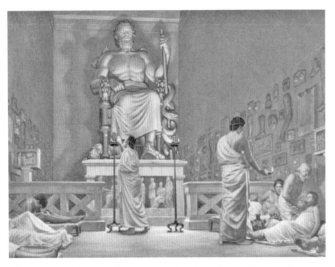

Figura 1.1 Na medicina mítica dos templos pré-hipocráticos, os pacientes eram induzidos a sonhos hipnóticos decifrados pelos sacerdotes que orientavam o tratamento.

Na Grécia pré-hipocrática, a medicina continuou teocrática. Desenvolveu-se o curandeirismo em templos, em lugares aprazíveis, comparáveis a *spas* modernos, rodeados de belos jardins e fontes de águas, em que, depois de um sono hipnótico, o deus Asclépio aparecia aos pacientes e lhes dava conselhos sobre saúde, depois interpretados pelos sacerdotes. Os pacientes, melhorados e recuperados, deixavam recompensas aos curadores. Não se admitiam doentes graves, para não comprometer a reputação do médico, e não se faziam partos ou cirurgias nesses templos, e o cirurgião continuava sendo considerado inferior ao médico (Figura 1.1).

DIAGNÓSTICO RACIONAL

Sistemas pré-hipocráticos

Nos sistemas racionais de medicina pré-hipocráticos, a racionalidade, ainda que baseada em premissas imaginárias, anulou a magia e criou a dedução. Surgiram evidências que pretendiam nortear diagnóstico e tratamento. Começou a aparecer a relação entre causa e efeito, e a terapêutica passou a ser subsidiada pela razão, ainda não pela indução científica. São exemplos desses sistemas as medicinas chinesa, indiana e grega pré-hipocrática. Essas medicinas explicavam as doenças por alterações de forças que atuariam sobre o organismo. Em torno do século V a.C. surgiram, na Grécia, filósofos médicos que explicavam as doenças como provenientes de causas naturais, porém originando-se de premissas arbitrárias.

Caracteristicamente, nas medicinas primitivas, arcaicas e racionais pré-hipocráticas, geralmente a relação entre causa e efeito estava ausente e a terapêutica era subsidiada pela magia ou baseada em dedução. A doença, como visto, ou dependia da invasão de um demônio, de maus espíritos tomando conta do organismo doente, de castigo devido ao rompimento de um tabu, ou baseava-se em explicações arbitrárias, desvinculadas de uma base anatômica ou fisiológica. A relação entre causa e efeito era imaginária, mas o objetivo dos tratamentos visava eliminar as supostas causas. Essas medicinas dispensavam exame físico sistematizado porque não associavam doença a uma localização específica no organismo.

Sistema hipocrático

O sistema médico racional por excelência é o da escola hipocrática, cuja figura principal é Hipócrates de Cós (460-375 a.C.). A medicina hipocrática evoluiu a partir da medicina empírica tradicional, descartando o sobrenatural, de princípios assírio-babilônicos e egípcios e do pitagorismo. Segundo Pitágoras de Samos (cerca de 580 a.C.), todas as coisas são números e a natureza busca limites, ordem e proporção, tanto na esfera física como moral, e por isso a saúde (*krasis*) é uma mistura harmônica e proporcional de forças opostas. Nessa fase começaram a ser buscadas, pelos médicos, explicações das doenças baseadas em causas naturais, e observações de anormalidades corpóreas serviram para explicar a causa da enfermidade.

Em uma época de medicina teocrática e de médicos adivinhos, Hipócrates de Cós separou a ideia do fato, ou seja, a filosofia da ciência, e baseou a medicina nas evidências observáveis e no método indutivo, ou seja, em observar fenômenos, agrupar comportamentos e criar projeções, estabelecendo relação entre causa e efeito (determinismo). Revolucionou a medicina, ao ensinar que o lugar do médico é à beira do leito (*klinós*) e que o paciente deve ser examinado pelo médico e os dados anotados, daí surgindo o prontuário médico. Nasceu assim um sistema integrado de diagnóstico, prognóstico e tratamento, com base em supostas causas e efeitos, e o aprendizado pela experiência, o início da sistematização da medicina, a ideia de restauração das forças naturais (poder curativo do clima, da água, da dieta, do equilíbrio emocional e da moderação dos costumes) como base da terapêutica. Hipócrates consagrou o princípio da beneficência, a honorabilidade médica, o sigilo médico e o respeito aos pacientes e aos colegas como sustentáculo da ética médica. Os hipocráticos não conheciam a existência de micróbios, genética ou hereditariedade, nem sabiam que o sangue circula, mas observavam e, ao relacionar as doenças com causas naturais e melhorar o conhecimento pela experiência, começaram a fazer ciência (Figura 1.2).

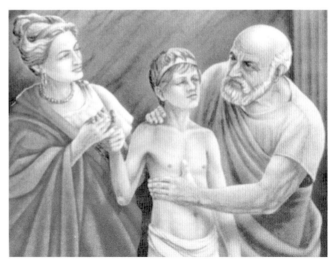

Figura 1.2 O exame clínico baseado em evidências começou com Hipócrates procurando explicar doenças por meio de sintomas e sinais objetivos.

A ciência da época de Hipócrates era a chamada filosofia natural e consistia em observação, classificação e conclusão baseada em deduções, nada de experimentação, validação matemática ou prova, algo como "observe e explique como pensa que é". O metabolismo era visto como cocção dos alimentos e produção do calor natural; a circulação como um movimento de vai e vem em que o sangue seria consumido na periferia e transformado em suor; a respiração e os pulmões como foles para esfriar o coração, o órgão mais quente do corpo, porque se agita. A filosofia natural via o mundo como constituído por quatro elementos – ar, água, terra e fogo – que, misturados em várias proporções, junto com as quatro qualidades – calor, frio, umidade e secura – formavam toda a matéria existente. Era a química da época. A autoridade de Aristóteles (384-322 a.C.) validou esses conceitos por dois mil anos. O número quatro a tantos seduziu, que logo foram enumerados os quatro órgãos principais do corpo – coração, cérebro, fígado e baço. Como já se reconheciam as quatro estações – primavera, verão, outono e inverno – e as quatro posições – norte, sul, leste e oeste –, a vida humana também foi fracionada em quatro idades – infância, juventude, maturidade e velhice – e surgiram as quatro virtudes – prudência, justiça, temperança e fortaleza. O conceito dos "quatro" permaneceu na medicina pelo menos até o século XVII, e muitos desses termos são usados ainda hoje.[3]

Decorrente da visão dos "quatro", o equilíbrio orgânico também dependeria de quatro humores – sangue (quente e úmido), flegma (frio e úmido), bile amarela (quente e seca) e bile negra ou atrabile (fria e seca). Doença significava discrasia, desarmonia, provocada por alteração dos humores. Por exemplo, flegma correspondia à secreção clara e fria do crânio esfacelado ou vertida pela boca, vias aéreas e olhos, identificava-se com o inverno, que é frio e úmido e provocava coriza, tosse, expectoração ou corrimento genital; o verão, que é quente e seco, exacerbava a bile amarela e provocava doenças intestinais, diarreia ou vômito; a atrabile, mais rara, manifestava-se como sangue semidigerido das hematêmeses, melenas, colúrias, hematúrias e hemoglobinúrias ou pelo sangue armazenado no baço, mais escuro que o venoso; o sangue aparecia em qualquer corte, mas vertia-se por hemoptise, epistaxe ou sangramento hemorroidal ou genital.

Excesso ou carência de humores constituía as doenças e firmava diagnósticos. Os humores estavam espalhados, tanto que uma mesma via servia para escoar humores diversos. A razão dos desbalanços situava-se na ingestão excessiva ou escassa de algum alimento ou líquido, na aspiração de odores maléficos (miasmas), na influência de calor, frio, chuva, vento, habitação, desregramento sexual, emoções ou repressões. Essas interpretações tornaram o detalhamento minucioso da anamnese a principal arma semiológica, relegando o exame físico a um papel secundário, apenas confirmatório.

Embora já fossem conhecidos muitos detalhes anatômicos, suas alterações (patologia) não eram relacionadas com causas de doenças, mas apenas as alterações dos humores. Racionalmente, a terapêutica devia buscar o reequilíbrio por meio de eméticos, catárticos, sangrias, punções, cataplasmas ou sanguessugas. Entretanto, a terapêutica hipocrática pouco intervinha e apostava mais na força curativa da natureza, tentando ajudá-la.[4,5]

Apesar de a teoria dos humores ser uma construção intelectual dedutiva, sem base experimental e, portanto, sem comprovação científica, a racionalidade observacional e dedutiva hipocrática consagrou constatações que, milênios depois, a ciência atual vem confirmando, como: a saúde depende de ar puro, água limpa, dieta equilibrada e frugal, exercício moderado, tranquilidade, pais sadios, avós longevos, e a cura depende da restauração das forças naturais. A ideia de restauração das forças naturais é um dos pilares da mais avançada medicina, como quando, durante um infarto do miocárdio – que foi tratado só com repouso e uma miríade de medicamentos ineficazes até metade do século XX –, constatava-se que a restauração do fluxo sanguíneo por uma angioplastia seria a única medida curativa.

Aspectos que descartam interpretação e dependem apenas de observação correta do mundo natural constituem o legado perene da medicina hipocrática. Alguns exemplos de aforismos formulados por Hipócrates e sua escola: as pessoas que sempre foram gordas têm maior probabilidade de morrer cedo do que as magras (epidemiologia atual); deve-se observar se as dores nos lados do corpo, nos seios e em outros lugares diferem muito entre si (ênfase no diagnóstico diferencial); nos casos de icterícia, é mau sinal quando o fígado fica endurecido (surgimento de cirrose); quando diminuem os seios de uma mulher grávida, ela terá um aborto (alteração hormonal); para tratar queimor no estômago, deve-se evitar alimentos ocres e fazer uma viagem pelo Mediterrâneo (dieta sadia e receita antiestresse). Entretanto, os aforismos hipocráticos enfatizam mais o prognóstico e pouco o diagnóstico e a terapêutica, o que já acontecia em outras épocas e outros lugares, porque, sendo a maioria das doenças graves incuráveis, um mau prognóstico salvava a reputação do médico.

Como consequência do método indutivo e da busca de causa e efeito, as grandes armas semiológicas da medicina hipocrática foram a anamnese e a observação, esta a primeira etapa do método científico. A prática exercida nesse momento contemplava, além da anamnese e da inspeção (é clássica a descrição da fácies hipocrática), palpação para a febre e para frêmito torácico; exame do pulso; identificação de hepato ou esplenomegalia em maláricos; sucussão para detecção de líquido dentro do tórax e, ocasionalmente, auscultação de ruídos torácicos. Significativo da materialidade hipocrática é a descrição de uma pleurisia: "quando os pulmões tocam nas costelas e há tosse, o paciente sente dores no tórax e ouve-se um som semelhante à fricção de duas peças de couro." Completamente atual. Enfim, Hipócrates inaugurou o uso sistemático dos cinco sentidos para examinar o paciente, porém sempre com o fim de encontrar a causa da alteração humoral.

A obra hipocrática é monumental porque passa do mítico para o racional. Entretanto, apesar de basear-se em indução (a base da ciência), o diagnóstico hipocrático, assentado na teoria dos humores, era desfocado em relação à fisiopatologia científica atual, visando apenas a uma "confirmação" da teoria dos humores. Sintomas e sinais só serviam para evidenciar as anormalidades humorais e não se relacionavam com alterações anatomopatológicas, que desconheciam. Por isso, a terapêutica consequente assentava-se em premissas falsas.

Depois do período hipocrático, no século IV a.C., o centro da civilização grega passou para Alexandria, após a fundação da famosa Biblioteca. Começaram os estudos anatômicos e fisiológicos de Herófilo e Erasístrato, os quais abriram caminho para melhor compreensão do corpo humano. Cláudio Galeno (c. 130-210 d.C. – Figura 1.3), um médico grego radicado em Roma que tratou de vários imperadores romanos, aproveitou esses conhecimentos e, ele mesmo médico de gladiadores, observando destroços de corpos, criou um sistema de fisiopatologia, também dedutiva, para explicar achados dentro da teoria dos humores.

Entretanto, avançou muito ao reconhecer que a cada lesão anatômica corresponde um sintoma. Cunhou o termo "faculdades" para expressar funcionamento de diversos órgãos. Embora não tendo dissecado humanos, só animais, mas sendo médico de gladiadores, pôde observar corretamente o efeito de lesões anatômicas nas funções orgânicas. Fiel à teoria dos "quatro", é dele a classificação dos tipos psíquicos em quatro comportamentos, usada até hoje – sanguíneo, colérico, fleumático e melancólico –, cada um potencialmente associado a certo estado mórbido, como apoplexia, tuberculose, depressão e outros.

A teoria médica de Galeno, depois estendida à era medieval, formou um conjunto autônomo de concepções, atitudes e habilidades coerentes com o conhecimento da época – capaz de apontar, de maneira inteligível, lógica e flexível, saúde e doença –, que propunha explicações para os sintomas e permitia deduzir uma terapêutica plausível. Galeno foi mais que um hipocrático puro. Nele já se nota certo abandono de uma total racionalidade em favor de incipiente relação anatomia-função e certo apelo a explicações de doenças, baseadas em alterações da fisiologia orgânica, embora teleológicas.[1,2]

Métodos semióticos herdados de Hipócrates continuaram constituindo as bases do diagnóstico galênico. O exame físico passou a ter mais importância do que para Hipócrates: por exemplo, o exame do pulso adquiriu extrema complicação classificatória dentro de cinco características: frequência, regularidade, amplitude, igualdade e dureza. Palpava o abdome e examinava excreções, que eram inspecionadas, cheiradas e provadas. Manteve a doutrina de Hipócrates da força curativa da natureza, mas intervinha muito mais. Galeno permaneceu incontestado e idolatrado até o século XVI, quando Vesálio o negou. Explica-se sua permanência por tanto tempo: Galeno foi um teleologista, acreditando que tudo fora feito por um Deus único para particular e determinado fim, o que atendia aos ditames do cristianismo.

DIAGNÓSTICO MEDIEVAL: RETORNO AO MÁGICO-RELIGIOSO

A medicina medieval ocidental foi marcada pela influência totalitária do cristianismo e representou um retorno ao mágico-religioso. O enfermo deixou de ser um pecador e tornou-se eleito pela divindade, pois seu sofrimento era uma imitação do sofrimento de Cristo. Surgiu nova norma nas relações humanas, movida pelo amor agapético, isto é, dar sem pedir nada em troca, como atendimento a incuráveis, assistência médica como obrigação, até com risco próprio, e criação dos hospitais. Devido ao extremado misticismo, os hospitais medievais eram mais antessalas para uma morte cristã misericordiosa do que centros de tratamento. Homens e mulheres, submetidos a uma assistência precária, ocupavam leitos em duplas ou trios. Misturavam-se doentes contagiosos com crônicos não infectantes. Na verdade, não havia um sistema de medicina medieval, mas um estilo de comportamento. Entretanto, na Idade Média, as medicinas hipocrática e galênica e outras regrediram a um ponto rudimentar.

Para a mentalidade cristã medieval, milagres reuniam mais força curativa do que médicos e remédios. Cristo curava com o olhar ou com o toque. Santos humilham os médicos. Pestes, doenças, epidemias e catástrofes eram castigos divinos, ideia herdada da Babilônia pela cultura judaico-cristã. Para combatê-los, nada melhor do que preces, penitências, procissões, jejuns, abstinências ou expiações coletivas. Além disso, as chagas das pestes, as diarreias das epidemias, as expectorações, as hemoptises, melenas e hematúrias não necessitavam mais do que ligeira observação para se imaginar um diagnóstico. Para buscar sinais físicos, apenas palpação (febres de todas as origens, exame do pulso para estabelecer a gravidade) e a uroscopia, a grande arma semiológica medieval.

O clínico medieval diagnosticava fundamentalmente baseado na inspeção, no exame do pulso e da urina, mesmo à distância do paciente. Pelo exame de urina fazia qualquer diagnóstico, até de castidade. Além dos complicados sistemas de avaliação uroscópica, há referências de aquecimento da urina do paciente sob uma escala que reproduzia sua altura: onde chegasse o vapor, lá estaria a doença, no púbis, no ventre, no tórax, na cabeça! Assim é que na Idade Média surgiu o primeiro instrumento símbolo da medicina: o urinol, mas a utilidade dos diagnósticos continuava fantasiosa e sem relação com a patologia orgânica (Figura 1.4).

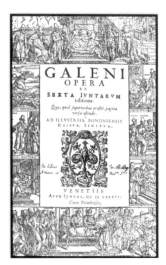
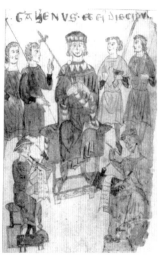

Figura 1.3 Como exemplo do absolutismo medieval, a autoridade de Galeno foi incontestável, aqui retratado como um rei. Seu livro teve cerca de 600 edições.

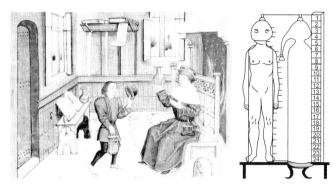

Figura 1.4 Mensageiro traz frasco de urina de paciente distante para clínico medieval examinar. À direita, no nível a que chegasse o vapor da urina aquecida, lá estava a doença, no ventre, no tórax ou na cabeça.

Por volta do ano 1000 fundaram-se a Escola Médica de Salerno, que incorporou princípios de salubridade herdados dos gregos e romanos, e depois as Universidades, que trouxeram um sopro de renovação à medicina, mas sem sair da teoria dos humores. Os sistemas medievais de medicina utilizavam fundamentalmente conhecimentos dos mestres do passado, diga-se Hipócrates, Galeno e outros, cristalizando-se nos sistemas médicos de mestres árabes, principalmente Avicena, todos baseados em alguma observação de fenômenos porém, mais que tudo, no argumento da autoridade.[4]

Nada ilustra melhor o predomínio do argumento da autoridade e o ensino engessado medieval do que a gravura que mostra uma aula de anatomia nos idos de 1400, em que o professor entronizado em uma cátedra lê o livro de Galeno para o assistente, que aponta o que o dissecador deve mostrar. Quando não havia coincidência entre o livro e o cadáver, quem estava errado era o cadáver. O argumento da autoridade provém, principalmente, da predominância da filosofia platônica sobre o pensamento medieval, segundo a qual a perfeição, a verdade, só poderia ser atingida pelo raciocínio, por dedução, e não por observação ou experimentação, já que os sentidos seriam intrinsecamente enganadores, e também da tendência medieval de considerar o saber uma dádiva divina e não uma conquista humana, e seus intérpretes, iluminados incontestáveis. Esse pensamento atrasou a eclosão do método científico por mais de mil anos.[5-7]

No entanto, ao lado de alguns progressos, houve na Idade Média a introdução de mapas astrológicos para fixar diagnósticos, condutas e destinos, cuja influência psicológica certamente condicionou atitudes que depois seriam reconhecidas como confirmações das previsões, o que acontece até hoje, ou seja, condicionamentos influenciando desfechos.

O COMEÇO DO DIAGNÓSTICO CIENTÍFICO

Raramente o progresso dá um salto sobre paradigmas. Em geral, é gradual e contínuo. Para sair da teoria dos humores, que, diga-se, formava uma concepção unitária, foi preciso que a Renascença voltasse o espírito humano para a natureza e a vida e não para a leitura do passado. O início da medicina científica situa-se no século XVII. A introdução da ciência na medicina teve início depois da Revolução Científica desencadeada por Copérnico (1473-1543), que repudiou o paradigma vigente e disse que a Terra gira em torno do Sol; por Vesálio (1514-1564), que corrigiu arraigados erros anatômicos de Galeno, que nunca dissecara humanos, só animais, e mostrou a real estrutura do corpo humano (*De Humani Corporis Fabrica Libri Septem*); por Galileu (1564-1642), que criou o método científico baseado em observação, experimentação análise e conclusão, e por Harvey (1578-1657), que o aplicou pela primeira vez na fisiologia e na medicina e provou que o sangue circula impulsionado pela bomba cardíaca (*De Motu Cordis et Sanguinis in Animalibus*), em 1628. Paris, o último bastião do galenismo, negou até 1673 a circulação do sangue, o que só foi admitido depois de um decreto real de Luís XIV. Posteriormente, a teoria das ideias de John Locke (1632-1704) estatuiu que o conhecimento entra pelos sentidos e é elaborado no cérebro, subsidiando a observação, a experimentação, a análise dos dados e a conclusão fatual – e não a dedução – como os únicos caminhos a seguir em ciência.[8,10]

Depois da Renascença e da introdução do método galileano de medida na fisiologia, por Harvey, surgiram os primeiros instrumentos de medição em medicina: relógio de pêndulo para contar pulsação e movimentos respiratórios, termômetro de água, que tomava 20 minutos para medir a temperatura corporal, e o microscópio, para enxergar o que os olhos não viam. Entretanto, esses instrumentos mostraram-se pouco úteis, tanto por imobilidade de conceitos baseados no argumento da autoridade e comodismo como pelo fato de os clínicos considerarem complicado usar instrumentos, além de ignorância em fisiologia, o que os impedia de estabelecer correlações (Figura 1.5).

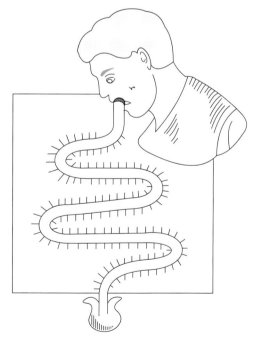

Figura 1.5 O termômetro de água, inventado por Santorio no século XVII, foi o primeiro instrumento a representar um sinal clínico por um número, mas foi negligenciado pelos médicos por ser complicado de usar e por não saberem fazer correlações.

SISTEMAS NOSOLÓGICOS

Impulso importante para a classificação das doenças e estímulo para sua identificação clínica foi dado pelos sistemas nosológicos, cuja origem remonta a Thomas Sydenham (1624-1689). Médico prático e pragmático como os ingleses sabem ser, desconsiderando as construções intelectuais escolásticas e platônicas e influenciado pelo empirismo de seu amigo John Locke, investiu na observação clínica detalhada à beira do leito, viu que as doenças tinham uma história natural, propôs classificá-las como fizera Lineu com as espécies vegetais e criou o conceito de enfermidade. Abalando o hipocratismo galênico, abriu caminho para a medicina nosológica, que surgiria um século depois. O holandês Herman Boerhaave (1668-1738), seguidor de Sydenham, enfatizou o ensino à beira do leito, popularizou a termometria – difundindo o primeiro instrumento auxiliar da semiologia – e criou uma classificação de doenças em sólidas, orgânicas, circulatórias e mistas que, apesar de estranha, não deixava de demonstrar certo pendor para uma visão anatomopatológica. Ambos, o inglês e o holandês, são veículos e precedem a introdução de palavras correntes na medicina, como clínica, diagnóstico e nosologia.

Nos séculos XVIII e XIX surgiram vários sistemas classificatórios de doenças, sintomas e sinais (febres, tosses, pulsos) sem validade anatomopatológica, que se tornava o novo padrão-ouro. Apesar de confusas, as classificações de doenças tiveram o mérito de estimular o exame clínico para diagnosticá-las e individualizá-las, o que ajudou a difundir a semiologia clínica, a qual, a essa altura, já contava sistematicamente com as eternas anamnese, inspeção, palpação, percussão e auscultação, cujos alcances semióticos não pararam de refinar-se pelas contínuas correlações com a anatomopatologia das necropsias.

A medicina nosológica promoveu o diagnóstico diferencial e referencial de condições mórbidas como premissa necessária para classificação e ordenação das doenças, abrindo caminho para conceitos de individualidade e especificidade dessas doenças. Uma doença passou a se caracterizar por um quadro clínico integrado, se possível com base anatomopatológica indicando lesões específicas, e não por sintomas genéricos, nem se transformava em outra, como era admitido antes da consagração da anatomopatologia. O grande clínico Armand Trousseau (1801-1867) afirmou que, desde o começo do século XIX, as "doenças têm todas as suas características como específicas, absolutas e invariáveis, que as distinguem nitidamente umas das outras, qualquer que seja sua gravidade".[11-13]

DIAGNÓSTICO ANATOMOPATOLÓGICO

Até o século XVIII, o diagnóstico físico se limitava à inspeção de fácies, língua, pele e excreções; percepção do cheiro de necrose, amônia ou açúcar; palpação; exame do pulso, da urina, da respiração irregular, ou constatação de alguma visceromegalia, mas a doença continuava sem uma localização precisa em órgãos. Foi o italiano Giovanni Battista Morgagni (1682-1771) que, dissecando mais de dois mil corpos de doentes, no mesmo anfiteatro onde 200 anos antes Vesálio criara a anatomia normal, e correlacionando os achados anatomopatológicos com as histórias clínicas em vida, fundou a moderna anatomia patológica, localizando as causas dos sintomas em alterações dos diversos órgãos. Esse foi o mais poderoso golpe na teoria dos humores: as doenças passaram a ter sede em perceptíveis alterações orgânicas. Foi o sinal para a era das necropsias e o estudo anatomopatológico das doenças que caracterizou a medicina do século XIX. Estava aberto o caminho para a procura de sinais físicos na superfície do corpo, sinais esses indicativos de doenças internas.

A visão orgânica das doenças por Morgagni estendeu-se para os tecidos por meio dos estudos macroscópicos de Marie-François-Xavier Bichat (1771-1802), cuja identificação de 21 tipos de tecidos no corpo humano serviu de base para a afirmação de que as doenças começavam pelos tecidos, antes de estender-se para os órgãos. A coerência que o método anatomopatológico propiciou à explicação pós-morte dos sintomas e sinais levaria ao desenvolvimento da escola anatomoclínica, permitindo um estágio diagnóstico em vida.

Depois da Revolução Francesa – que procurou esquecer todo o passado –, laboratórios para estudos científicos foram implantados nas novas escolas de medicina, e os estudantes aprendiam à beira do leito conforme o método indutivo de Sydenham. Jean-Nicolas Corvisart (1755-1821) tornou-se um expoente como médico e professor no novo regime. Costumava apelar à necropsia para estudar as modificações orgânicas impostas pelas doenças. Como seus antecessores Hipócrates e Sydenham, Corvisart usava fundamentalmente os sentidos para fazer diagnósticos, acrescidos de um relógio para contar a pulsação. Ele descobriu que um médico vienense chamado Leopold Auenbrugger (1722-1809) publicara, em 1761, um livro de 95 páginas, *Inventum Novum Ex Percussione Thoracis Humani*, sobre novo método de diagnóstico, chamado percussão, sem despertar interesse e sendo até ridicularizado. Auenbrugger introduziu a percussão na medicina, usando o processo visto, quando criança, na vinícola de seu pai, para determinar a exata altura do vinho nos barris.

Usando esse método, Auenbrugger batia com um dedo no outro sobre o tórax ou abdome do paciente e ouvia sons refletidos, que informavam sobre a densidade dos órgãos internos (som claro, maciço, submaciço, ressonante, hiper-ressonante), podendo estabelecer limites das respectivas estruturas e reconhecer sons normais ou provenientes de vários tipos de alterações, como asma, enfisema, derrame pleural, pneumonia, massas expansivas, de acordo com a localização e a extensão, e correlacionando os achados com necropsias. Foi a primeira novidade sobre o exame físico do tórax, desde Hipócrates. Apesar de uma segunda edição aumentada em 1775, o trabalho de Auenbrugger ficou praticamente desconhecido até 1808. Mas, como nem tudo na ciência é saber e o comportamento humano subjuga-se a poder e prestígio, o método de Auenbrugger só foi amplamente aceito depois de Corvisart, já médico de Napoleão, popularizá-lo e ampliá-lo por meio de outra publicação traduzida para o francês, na qual acrescentou observações próprias. Assim, 47 anos após a primeira edição, o trabalho de Auenbrugger ganhou popularidade e a percussão sobre os órgãos entrou no armamentário semiológico para ficar.

MEDICINA HOSPITALAR

Entretanto, os médicos práticos do século XIX, geralmente atendendo em suas casas ou nas dos pacientes, utilizavam história clínica, palpação, percussão, auscultação, exame do pulso e termômetro para fazer diagnósticos. Exames laboratoriais engatinhavam; raios X e eletrocardiografia inexistiam. Nas classes altas, a prática do exame clínico era limitada por pudores, principalmente em mulheres. Sir James Reid, médico da rainha Vitória por 20 anos, surpreendeu-se, após sua morte, em 1901, ao saber que ela portava uma hérnia abdominal, pois nunca fizera exame clínico completo na soberana.

Embora desde os gregos a atuação do cirurgião tenha sido considerada inferior à do clínico – o clínico eminentemente dedutivo e filosófico –, a atividade manual do cirurgião o colocava em contato com uma miríade de manifestações patológicas internas e externas e o levou a desenvolver manobras semióticas não usadas pelos clínicos. Isso muito auxiliou o crescimento da semiologia, quando as duas profissões foram equiparadas na França, em 1794, e abriu caminho para o desenvolvimento da medicina anatomoclínica no século XIX.

O cenário estava pronto para a explosão da Clínica. Paris era a capital do mundo. Corvisart, incluindo a percussão no exame físico, clamava por sua exatidão. As guerras do período revolucionário e napoleônicas e a Revolução Industrial criaram movimentos migratórios dos campos para as cidades e uma legião de miseráveis. Para tratá-los criou-se uma medicina hospitalar muito diferente da medieval: os médicos desenvolveram a anatomopatologia e as técnicas semiológicas tornaram possível uma melhor identificação das doenças. A medicina hospitalar possibilitou o desenvolvimento de diagnósticos e comparações, com posterior confirmação na sala de necropsias. Surgiram os primeiros estudos clínicos, como o de Pierre-Charles-Alexandre Louis (1787-1872), em 1828, que, por meio de comparação estatística com grupo de controle, mostrou que a sangria, usada há milênios, prejudicava os doentes, em vez de ajudá-los. Estava fundada a moderna medicina baseada em evidências.[6]

Desde Hipócrates, os médicos ocasionalmente auscultavam o tórax dos pacientes, mas precisavam encostar suas orelhas na pele dos doentes, muitas vezes malcheirosos, suarentos, com doenças cutâneas e obesos. Além disso, a orelha sobre uma grande região nem sempre localiza de onde vêm os sons. Por outro lado, só depois de Morgagni começou a tornar-se clara a correlação entre sons ouvidos e alterações patológicas dos órgãos. Corvisart morreu em 1821, mas os princípios que ensinou não foram esquecidos por seus discípulos.[9,10]

O ESTETOSCÓPIO DE LAENNEC

René-Théophile-Hyacinthe Laennec (1781-1826), aluno de Corvisart, percebeu que percussão e auscultação podiam expressar achados próprios de um mesmo fenômeno e passou a correlacioná-los. Certa vez, Laennec mal conseguia ouvir os sons do coração de uma jovem cardiopata obesa sob seus cuidados. Além da obesidade, as coisas também ficavam difíceis com mulheres envergonhadas. Em 1816, aos 35 anos, caminhando pelos jardins do Louvre em direção ao hospital, notou um grupo de crianças brincando sobre uma pilha de tábuas. Uma delas colocou o ouvido em uma extremidade, enquanto outra batia na ponta oposta. Laennec percebeu que a primeira ouvia o som transmitido. No mesmo instante, teve um estalo e dirigiu-se apressado para o Hospital Necker e para sua paciente. Diz na introdução do seu grande livro:

> Enrolei um pedaço de papel em uma espécie de cilindro e apliquei uma extremidade dele na região do coração e a outra no meu ouvido, e não foi sem certa surpresa e com prazer que verifiquei que podia perceber com aquilo a ação do coração de uma maneira muito mais clara e distinta do que eu tinha sido capaz pela imediata aplicação da orelha. A partir desse momento, imaginei que as circunstâncias poderiam fornecer meios para permitir-nos determinar o caráter não somente da ação do coração, mas de cada espécie de som produzido pelo movimento de todas as vísceras torácicas e, consequentemente, para a exploração da respiração, da voz, dos roncos (estertores) e talvez mesmo da flutuação do fluido extravasado na pleura ou pericárdio. Com essa convicção comecei decididamente, no Hospital Necker, uma série de observações, a partir das quais tenho sido capaz de deduzir um conjunto de novos sinais de doenças do tórax.

Estava criado o revolucionário instrumento até hoje visto como símbolo da medicina clínica, o estetoscópio (Figura 1.6).

A invenção logo foi aceita por conveniência técnica e higiênica dos médicos. Empolgado, Laennec seguiu experimentando vários tipos de instrumentos, aos quais chamou de estetoscópios. Primeiro tentou com um rolo compacto de papel, depois com um cilindro com uma abertura central e outra em forma de funil na extremidade aplicada ao paciente. Finalmente, decidiu-se por um instrumento cilíndrico de madeira leve, com uma polegada e meia de diâmetro e um pé de comprimento, perfurado longitudinalmente por um canal de um quarto de polegada, aberto sobre a forma afunilada para aplicação. O instrumento era dividido em duas porções de igual comprimento, podendo deslizar uma sobre a outra ou serem aparafusadas, versão que podia ser carregada mais facilmente na maleta ou, quando desejado, usar um instrumento de um

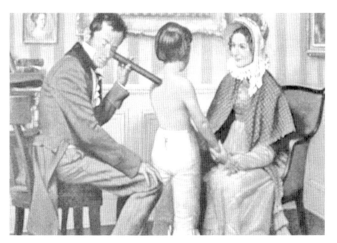

Figura 1.6 Com o estetoscópio inventado por ele, Laennec introduziu na medicina o mais revolucionário instrumento diagnóstico desde Hipócrates, sendo capaz de evidenciar múltiplas doenças internas, principalmente pulmonares e cardíacas.

só segmento. Variantes continuaram em uso até a introdução do atual modelo biaural, desenvolvido pelo doutor George Cammann em Nova York, em 1855.

Nos próximos 3 anos, de 1816 a 1819, Laennec continuou estudando sons com o estetoscópio e, como Auenbrugger, correlacionando achados com as necropsias de pneumotórax, bronquiectasias, enfisema, edema, gangrena, abscesso e tuberculose pulmonares; estudou atributos da transmissão da voz pelo tórax ("pectorilóquia"), considerada sinal de tuberculose avançada, e apresentou relatos de todos esses achados à *Societé de l'École* e à *Académie des Sciences*. Em 1819, publicou seu *Tratado de Doenças do Tórax e de Auscultação Mediata* (*Traité de l'Auscultation Médiate*) em dois grossos volumes. Nesse livro, Laennec explica e localiza os sons que ainda ouvimos: sopros valvulares e broncopulmonares, estertores, murmúrios, pectorilóquia, ego e broncofonia. A frase "todo diagnóstico deve ser baseado nos sinais físicos das doenças" sintetiza o pensamento da época e indica um caminho.

Laennec usou seu instrumento revolucionário mais para o diagnóstico de moléstias pulmonares do que cardíacas. Embora suas noções sobre a auscultação cardíaca divergissem da fisiopatologia atual, no referente à pulmonar ainda se usam interpretações e termos cunhados por ele. Era a época do Romantismo e da tuberculose, que acometia metade dos hospitalizados e que, ironia do destino, depois acabou matando-o. Realizando mais de mil necropsias, aprendeu muito sobre a tuberculose, exceto sobre sua causa. Ele e o estudante Boyle mostraram que a doença pode espalhar-se para qualquer parte do corpo como pequenos nódulos, que chamaram de tubérculos; daí a denominação tuberculose. Mais de meio século se passou até que o alemão Robert Koch mostrasse, em 1882, que os tubérculos são causados por um bacilo.

A arte médica de diagnosticar doenças pela anamnese e exame físico do paciente – inspeção, palpação, percussão e auscultação – refinou-se no século XIX e atingiu, por esse meio, o máximo da capacidade de correlacionar sintomas e sinais com os achados anatomopatológicos que se mostrariam depois nas necropsias, ainda que a etiologia da maioria das doenças permanecesse indefinida. Completando-se o alcance do exame físico externo ao corpo em sua capacidade de detectar patologia interna, os próximos passos seriam a observação no interior do corpo vivo e a busca da verdadeira causa da doença.[9,10]

AS BASES DA MEDICINA ATUAL ESTÃO NO SÉCULO XIX

No século XIX firmaram-se os fundamentos da medicina atual. Claude Bernard (1813-1878) introduziu a pesquisa animal experimental e descobriu como se completa a digestão nos intestinos, a glicogenólise, a regulação da vasodilatação e da vasoconstrição, as bases da secreção interna e da hormonologia, a ação de certos venenos e muito mais. Dele é o conceito de meio interno e sua invariabilidade, origem dos estudos sobre equilíbrio hidroeletrolítico, o que levou à necessidade de determinações bioquímicas paralelas à clínica. Faltava identificar as alterações invisíveis a olho nu, o que começou a ser feito com o aperfeiçoamento dos microscópios. A teoria celular das doenças enunciada por Rudolph Carl Virchow (1821-1902), em 1859, afirmando que a doença começa nas células e depois se estende para tecidos e órgãos, abriu o campo para as biópsias e a histopatologia. Em 1857, Louis Pasteur (1822-1895) descobriu os micróbios e, duas décadas depois, Robert Koch (1843-1910) estabeleceu a teoria infecciosa das doenças, criando a necessidade de apoio microscópico ao diagnóstico clínico e abrindo o caminho para a microbiologia, a imunologia e as vacinas.[13]

A teoria celular das doenças – das mais fecundas da medicina e base de sua compreensão – estimulou estudos laboratoriais e microscópicos, chegando ao microscópio eletrônico, à moderna genética, à biologia molecular e ao genoma humano. No século XIX, a mentalidade anatomoclínica culminou em Jean-Martin Charcot (1825-1893) que, clínico, ocupou a cátedra de Anatomia Patológica da Universidade de Paris. Mentalidade anatomoclínica e teoria celular da doença foram passos decisivos para o estabelecimento da medicina científica (Figura 1.7).

Apesar de todos os avanços na medicina ocorridos no século XIX, quase até o fim desse século os médicos diagnosticavam usando, além da história clínica, inspeção, palpação e uroscopia – o que já era feito desde Hipócrates –, contagem do pulso e termometria, criados por Santorio, percussão, introduzida por Auenbrugger e Corvisart, e a auscultação com o estetoscópio inventado por Laennec. Graças a Morgagni, a anatomia patológica já nascera, mas diagnósticos laboratoriais não constavam na rotina clínica. O século XIX foi o século da construção da fisiologia, mas os avanços ainda não haviam sido transferidos para técnicas de diagnóstico ou de tratamento. Entretanto, o progresso da medicina tornar-se-ia inseparável dos progressos da física, da química e de toda a ciência que despertava. Em 1895 surgiu o mais revolucionário dos métodos diagnósticos na História da Medicina, os raios

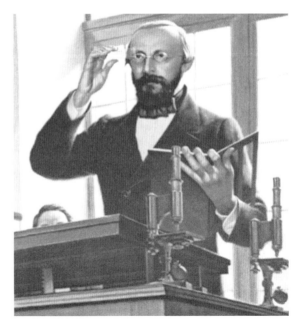

Figura 1.7 A teoria celular das doenças, enunciada por Virchow, definiu o diagnóstico anatomopatológico como oriundo das células e consagrou o microscópio como o instrumento símbolo da patologia.

X, descobertos por um físico e não por um médico, o que confirma novamente o caráter dependente da medicina clínica de outras ciências. Se no século XVII o termômetro e o pêndulo de Santorio para contar a pulsação cardíaca haviam sido negligenciados, os raios X entraram em uso 1 mês depois de sua descoberta.

No século XIX começaram a surgir, principalmente na Alemanha, explicações fisiopatológicas para fenômenos orgânicos normais e alterados, como curvas febris típicas, doenças renais e hepáticas, desvios metabólicos e sua repercussão em produtos de excreção. Apareceram explicações fisiopatológicas para pulso paradoxal, respiração de Kussmaul e sopros cardíacos. Surgiram a primeira prova da glicosúria alimentar e provas funcionais hepáticas, renais, cardíacas e pulmonares. A instrumentação possibilitou registros de pulso e intracardíacos. Ao dominar a cena médica, a fisiopatologia uniu etiologia, anatomia, fisiologia e diagnóstico. O fim do século XIX foi coroado com a descoberta dos raios X por Wilhelm Conrad Röntgen, que mudou todos os paradigmas diagnósticos e tornou possível ver dentro do corpo humano, em vida, a anatomia normal e patológica, desbravando o terreno para todos os métodos de imagem atuais (Figura 1.8).

A partir da segunda metade do século XIX, como resultado dos avanços e da Revolução Industrial, a medicina se instrumentalizou. Permaneceu o "cebolão" para contar pulsações, que já vinha do século anterior. Surgiram o estetoscópio, o termômetro de mercúrio, a seringa hipodérmica, o espirômetro, o oftalmoscópio, o esfigmomanômetro, o laboratório de dosagens e outros instrumentos. Os métodos diagnósticos auxiliares ou confirmatórios do exame clínico usados podem ser agrupados em cinco categorias: (1) instrumentos que possibilitam ver o interior do corpo: espéculo vaginal, oftalmoscópio, citoscópio, laringoscópio; (2) instrumentos capazes de registrar fenômenos fisiológicos: plessimetria, termometria, espirometria, esfigmomanometria, cateterismo; (3) instrumentos laboratoriais para análise e mensuração de componentes bioquímicos do organismo e alterações: primeiro sinal lesional laboratorial de caráter clínico, a albuminúria, provas funcionais hepáticas e renais; (4) microscópio: identificação de germes causadores de doenças, histopatologia microscópica; (5) aparelhos para captar imagens no interior do corpo: raios X e outros métodos de visualização.[3]

No começo do século XX, Einthoven inventou o eletrocardiógrafo e Forssmann introduziu o cateterismo cardíaco. A valorização dos métodos anatomopatológico, fisiopatológico e laboratorial continuou pelos séculos XX e XXI com o aperfeiçoamento da visão interna das lesões por meio de raios X, escopias, ecografia, ultrassom, tomografia, ressonância magnética, cirurgia exploradora e exames laboratoriais de todo tipo. A partir desses desenvolvimentos, firmou-se o diagnóstico moderno. O registro gráfico de fenômenos físicos, elétricos e ondulatórios, a obtenção de imagens digitais, o emprego de isótopos radioativos, colorações imuno-histoquímicas, exames de detecção de ácidos nucleicos de micro-organismos e uma crescente pletora de exames bioquímicos têm suas origens mais ou menos remotas naqueles estudos e descobertas do século XIX. Esses métodos procuram compensar a pouca sensibilidade e a reduzida especificidade dos meios desarmados de exame clínico, atendendo às necessidades progressivamente maiores de um detalhamento diagnóstico.

PERENIDADE DO EXAME FÍSICO

Sinais e síndromes clássicos correspondem à evolução completa de uma doença, mostrando todos os seus aspectos e complicações, o que se vê cada vez menos. Aquele modelo anatomoclínico estabelecido no século XIX não parece preencher todas as necessidades de precocidade da medicina atual, que substitui o exame clínico e passa a valorizar mais dados objetivos, obtidos por meios complementares. No entanto, convém não esquecer que é a partir de anamnese e exame clínico meticuloso que surgem as melhores pistas para a solicitação dos exames complementares mais adequados. Isso evita excesso de manipulações, tratamentos inúteis e prescrições excessivas. O cuidado com a saúde e o acesso a médicos e exames, mesmo estando o paciente assintomático, levam muitos diagnósticos a serem estabelecidos em fase pré-clínica.

Mesmo na ausência de manifestações clínicas, toda uma nova série de investigações sofisticadas começa a ser desenvolvida, visando à prevenção de doenças ou seu tratamento. Entretanto, é necessário considerar que todo esse progresso precisa cercar-se de estrita vigilância ética e que o espaço clínico precisa ser preservado, mantendo o contato do médico com o paciente, pois medicina não é só técnica de cura e prevenção, mas, antes de tudo, cuidado humanizante. Além disso, a experiência e o raciocínio clínico saberão julgar a necessidade desse ou daquele exame, diferenciando-o de simples modismo.

Guiar-se só por "medicina baseada em evidências" nem sempre é correto, pois essa conduta pode anular a escolha baseada na experiência do médico. Muitos estudos mostram que o tirocínio médico (experiência, analogia, extrapolação, heurística, compaixão) por vezes atende melhor às necessidades dos pacientes no mundo real do que condutas engessadas, como rotas

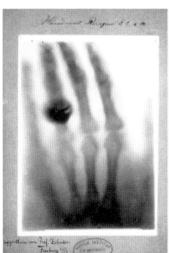
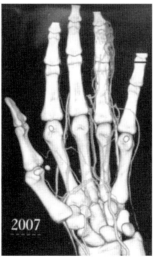

Figura 1.8 Primeira radiografia registrada na história, por Wilhelm Röntgen, em 1895, na qual se vê a aliança de sua mulher no dedo anular da mão esquerda. Ao lado, a sofisticação alcançada pelos métodos de imagem um século depois.

diagnósticas, rotinas e protocolos fixos de atendimento. Ainda, muitas "evidências" podem ser incompletas, insuficientes ou contraditórias. Assim é que a relação médico-paciente continua fundamental e é a base de tudo o que se faz na medicina, sendo necessário descartar a automação do pensamento médico, o empobrecimento do raciocínio diagnóstico e a banalização do encontro clínico, que, para o paciente considerado, é único no tempo e no espaço.

Referências

1. Garrison F. An introduction to the history of Medicine. Philadelphia and London: WB Saunders, 1960.
2. Entralgo P. Historia de la Medicina. Barcelona: Masson, 1978.
3. Lopes Piñero J. Ciencia y enfermedad en el siglo XIX. Barcelona: Peninsula, 1985.
4. Gordon R. A assustadora história da Medicina. Rio de Janeiro: Ediouro, 1995.
5. Jacques-Marin S. Médecines curieuses d'autrefois. Condé-Sur--Noireau: Charles Corlet Éditions, 1996.
6. Morabia A. Pierre-Charles-Alexandre Louis and the birth of clinical epidemiology. J Clin Epidemiol 1996; 49:1327-33.
7. Galbraith J. Doctors and discoveries. Lives that created today's Medicine. Boston, New York: Houghton Miffin Co, 2002.
8. Jacques-Marin S. L'Esprit des médecines anciennes. France: Cheminements, 2005.
9. Gottschall C. Pilares da Medicina. A construção da Medicina por seus pioneiros. São Paulo, Rio de Janeiro, Ribeirão Preto, Belo Horizonte: Editora Atheneu, 2009.
10. Gottschall C. O nascimento da clínica. In: Guilhermano L, Schwartsmann L, Serres J, Lopes M (eds.) Páginas da história da Medicina. Porto Alegre: EDIPUCRS, 2010:42-53.
11. Gottschall C. O sangue entra e sai do corpo. Revista da Associação Médica do Rio Grande do Sul, Edição Histórica 2011:61-9.
12. Ramos Filho C. Da arte do diagnóstico. In: Lima M, Valle J, Alves J. A semiologia e a clínica no tempo dos exames complementares. Rio de Janeiro: Academia Nacional de Medicina, Ministério da Saúde, Fundação Oswaldo Cruz, 2012:41-91.
13. Gottschall C. Sistemas de Medicina. In: Lopes M, Guilhermano L, Schwartsmann L (eds.) Encontros com a história da Medicina, 2013:335-63.

CAPÍTULO 2

Relação Médico-Paciente

Juliana Fernandes Tramontina

*"A personalidade do médico geralmente
exerce mais efeito na doença
do que o medicamento prescrito.[1]"*
Ferenczi

INTRODUÇÃO

Neste capítulo será abordado o fundamento da entrevista médica que pode ser considerado o cerne da clínica: a relação médico-paciente. Veremos as diferentes facetas que estão implícitas em cada entrevista, pois médicos, pacientes e duplas terapêuticas diferem entre si, contudo algumas situações se repetem, às quais devemos estar atentos para tornar cada consulta a melhor possível.

O médico, no momento da entrevista, representa um ouvinte neutro a quem o paciente aguarda para poder expressar e contar todas as angústias que o levaram até aquela consulta. Ao estabelecer uma postura não julgadora e de ouvinte ativo, o médico reforça seu papel de confidente e sua ação de escuta terapêutica.

A entrevista médica é uma situação única, pois, diferentemente de outras entrevistas profissionais, o médico encontra o paciente em um momento de vida em que seu objetivo é aliviar algum sofrimento. Essa característica faz com que o paciente sinta no médico a possibilidade de mudança de sua situação e assim lhe conceda diversas informações, o que não seria possível em outras situações. Quando se dirige ao paciente, o entrevistador não deve focar a entrevista na doença, mas no ser humano, pois, se a narrativa permanecer centrada na doença, a consulta transforma-se apenas em algumas perguntas que objetivam descobrir doenças e não o doente em questão. O médico deve lembrar, nesse momento, que está tratando de pessoas que apresentam as doenças. Esse aspecto deve ser ressaltado no próprio discurso sobre o paciente (por exemplo, deve-se fazer referências à paciente Maria, que tem tuberculose, e não à tuberculosa, ou ao paciente que tem esquizofrenia, e não ao "esquizofrênico").[2,3]

As características peculiares de cada paciente devem ser observadas, as quais podem ser negligenciadas quando se procede a uma anamnese tipo "receita de bolo".

Atualmente, alguns fatores têm modificado a relação médico-paciente. Dentre esses fatores, encontram-se o acesso à informação pela internet, a presença de convênios e suas normas no tratamento do paciente, a diminuição da autonomia médica mediante o assalariamento progressivo, a interferência das políticas de saúde na dinâmica do mercado e os avanços tecnológicos.[4]

Apesar disso, a entrevista clínica e a relação médico-paciente continuam sendo fundamentais a uma boa prática médica, pois influenciam não apenas o sentimento subjetivo de satisfação do paciente, mas também a acurácia diagnóstica, a adesão ao tratamento e o entendimento da doença. Quanto mais à vontade o paciente estiver para expor seus dados, seus sentimentos e suas dúvidas, maior será sua contribuição no fornecimento de dados para elaboração do raciocínio clínico do médico. Quanto mais dados o médico tiver sobre o paciente, maior será sua capacidade de formular uma boa hipótese diagnóstica e obter um bom entendimento do paciente como um todo. Em outras palavras, no processo médico de diagnóstico e tratamento a familiaridade, a confiança, a colaboração e o respeito estão altamente implicados no resultado da arte médica.[3,4]

No momento atual, o médico deve conseguir contrabalançar os avanços tecnológicos e as dificuldades estruturais da saúde com a manutenção de uma boa entrevista clínica e um relacionamento médico-paciente íntegro. A medicina aspira pela manutenção de uma imagem profissional responsável pela efetiva promoção da saúde, ao considerar o paciente em sua integridade física, psíquica e social. O entendimento do paciente como um todo e da relação médico-paciente pode auxiliar o processo terapêutico.[3,4]

OS ESTUDOS DE BALINT

O estudo da relação médico-paciente tem como um de seus principais autores o psiquiatra húngaro do século XX Michael Balint, que estudou profundamente as relações entre médicos e pacientes e o contexto institucional dessas relações. Muitos de seus trabalhos eram focados na realização de grupos de reflexão na prática clínica e objetivaram promover a dimensão psicológica na formação médica.

A teoria de Balint foi precursora de estudos posteriores, que ressaltaram a relevância psicológica da relação médico-paciente. Nessa época foram introduzidos os conceitos de transferência e contratransferência. Esses termos são relativamente subjetivos e ajudam a entender certas ocorrências no relacionamento médico-paciente que podem ser problemáticas e comprometer o cuidado adequado.[3,4]

Entende-se por *transferência* o processo no qual são trazidos para o relacionamento atual sentimentos e conflitos originários de relacionamentos com pessoas importantes no início da vida. Em outros termos, é a repetição de sentimentos do passado no presente com inadequação à relação atual. Trata-se de um fenômeno psicológico que, por vezes, desperta emoções intensas ou irracionais na relação médico-paciente. Essas emoções, muitas vezes, não podem ser explicadas com base em situações de vida atuais em virtude de sua característica de trazer para o presente sensações do passado. A busca da satisfação nunca é completa em razão do caráter de substituição da relação verdadeira. Por vezes, são atribuídos ao médico aspectos que não lhe dizem respeito necessariamente, mas que estão relacionados com uma figura importante do passado do paciente. Algo dessa experiência leva o paciente a "transferir", inconscientemente, o sentimento pregresso para o médico. A transferência pode ser positiva ou negativa. Em geral, a transferência em relação ao médico é positiva. A transferência positiva, apesar de envolver expectativas irrealistas a respeito do médico, quando bem identificada e administrada, pode constituir um dos ingredientes do relacionamento médico-paciente com efeito benéfico no tratamento. Em alguns casos, contudo, as reações à doença produzem uma situação regressiva e podem trazer à tona, na mente do paciente, o aspecto realista e adulto do relacionamento médico-paciente. Pode acontecer, por exemplo, de um paciente atribuir ao médico, de maneira involuntária, o sentimento de um relacionamento passado, considerando o médico frio, distante, ameaçador, carinhoso, animado ou até mesmo sedutor.[2,3,5,6]

Assim, a transferência do paciente para com o médico também pode ser negativa. Nesses casos, o paciente mostra sentimentos negativos, podendo envolver desconfiança, inveja, desprezo ou irritação. Pode apresentar-se sob a forma de escassez de informações ou pouca disposição em cooperar durante o tratamento.[4] Apesar disso, a presença desses sentimentos, quando bem identificados, pode auxiliar o médico a identificar conflitos reais e imaginários do paciente. A identificação da transferência auxilia o entendimento da relação médico-paciente e o dimensionamento dos sentimentos do paciente.

Segue o exemplo de uma situação que envolve o fenômeno da transferência:

M.S, 68 anos, marca consulta com seu médico após a morte de seu filho em um acidente de trânsito. Logo na primeira consulta, a senhora passa a admirar pequenas semelhanças entre o médico e seu filho falecido, como a idade, a cor dos cabelos e a estatura. A paciente passa a marcar duas consultas por semana. Além disso, a senhora faz ligações semanais para o médico com intuito de resolver pequenos problemas do cotidiano, como leves dores de cabeça, desentendimentos superficiais com os vizinhos ou problemas escolares do neto.

A *contratransferência*, por sua vez, é um processo que envolve os movimentos afetivos do médico em relação ao paciente, ou seja, é a resposta psicológica do médico ao paciente. O médico inconscientemente projeta emoções de seu passado na personalidade do paciente. Pode ocorrer tanto a expressão de um conflito não resolvido como a gratificação de suas próprias necessidades pessoais, como necessidade de amor e aprovação, curiosidade ou agressão.[2,3,5,6]

Desse modo, a contratransferência também pode ser positiva ou negativa. A contratransferência é sensível a inúmeros fatores, provenientes tanto do paciente (idade, sexo, situação social, apresentação e comportamento) como do próprio médico (estado de cansaço, irritação, situação conjugal, social e de trabalho). Deve-se atentar para o fato de que reações contratransferenciais podem levar à ocorrência de seleção de pacientes, como, por exemplo, determinada faixa etária, gênero e características físicas ou psicológicas.

Quando negativa, a contratransferência pode se manifestar por atitudes que ocultam rejeição ou agressividade inconscientes, como, por exemplo, recusa a ouvir o paciente, por pressa ou falta de tempo, ou atos falhos, como esquecimento do horário de atendimento.[4]

Segue o exemplo de uma situação que envolve o fenômeno da contratransferência:

J.S., 33 anos, neurologista, atende C.L., 24 anos, com hemiplegia direita e parestesia em membro inferior direito, com quadro evoluindo para piora progressiva, impedindo o paciente de realizar suas atividades diárias, como estudar, correr, jogar futebol e namorar. Diversos exames são realizados e o diagnóstico não é feito. Preocupado com o prognóstico do rapaz, J.S. passa noites em claro, pesquisando sobre doenças neurodegenerativas e similares, em busca de uma solução para o caso. O médico tem um irmão com a mesma idade do paciente e se sente muito envolvido com o sofrimento do rapaz e da família. Com isso, passa a sofrer diariamente com a nova situação, desmarcando compromissos com amigos e congressos.

Tanto a transferência como a contratransferência acabam ocorrendo, em graus de intensidade emocional diferentes, mais cedo ou mais tarde na profissão médica. Dificilmente pode ser impedida a ocorrência desses fenômenos, mas eles devem ser identificados. Sua identificação é fundamental para auxiliar a melhor condução dos sentimentos tanto do paciente como do médico, com consequente melhora do atendimento ao paciente, uma vez que esses elementos podem ser úteis para a compreensão do indivíduo.

O poder das palavras e ações médicas vai muito além do lugar-comum, em virtude das características únicas dessa relação, como vimos anteriormente. O modo como determinado médico se comporta tem efeito direto sobre as reações emocionais e físicas dos pacientes. Um bom exemplo disso seria uma situação em que um indivíduo se apresenta com a pressão arterial mais elevada que o normal devido à aferição feita por um médico específico, que o paciente identifica como frio, prepotente e insensível, mas sua pressão se mostra normal quando aferida por um médico considerado afetuoso, carinhoso e compreensivo.[2]

Além das questões inerentes aos fenômenos psicológicos de médicos e pacientes, suas relações podem ser caracterizadas como nos seguintes modelos.

MODELOS DA RELAÇÃO MÉDICO-PACIENTE

Os modelos a seguir descrevem características puramente didáticas para o entendimento de diferentes maneiras que a relação médico-paciente pode assumir, pois, em razão das diferentes características dos pacientes, médicos e formas de atendimento, esses exemplos são intercambiáveis. Trata-se de situações que podem ocorrer com médicos diferentes, mas também com o mesmo médico ao atender diferentes pacientes, e até mesmo com o mesmo paciente em momentos diversos. O amadurecimento profissional aumenta a sensibilidade de percepção e leva o médico a usar abordagens distintas com o mesmo paciente, à medida que o tempo passa e as circunstâncias médicas mudam.[7,8]

A classificação apresentada aborda questões éticas da relação médico-paciente, além de representar o modo como se pode estabelecer essa interação de acordo com a maneira de fazer perguntas, transmitir informações e conduzir o tratamento (Quadro 2.1).

O modelo sacerdotal ou paternalista

Nesse modelo, o médico segue a tradição hipocrática e assume que sabe o que é melhor para o paciente. Em outras palavras, o médico assume uma postura paternalista, podendo definir tratamentos ou ocultar informações, quando acreditar que essa decisão é o melhor para o paciente, e segue o princípio da benevolência. A decisão médica não leva em conta os desejos, as crenças ou as opiniões do paciente. Esse modelo pode ser desejável em alguns ambientes, como, por exemplo, em uma situação de emergência, na qual o médico deve assumir o controle. Em geral, contudo, esse modelo de poder médico pode ocasionar conflitos de valores na abordagem ao paciente.[3,7,8]

O modelo do engenheiro ou informativo

Nesse modelo, todo o poder de decisão encontra-se nas mãos do paciente, e o objetivo do médico é fornecer as informações relevantes e executar as intervenções selecionadas pelo paciente. O médico preserva sua autoridade, mas abre mão do poder, que é exercido pelo paciente. O médico é factual, desconsiderando seu juízo de valor. Esse modelo promove pouco envolvimento e a abdicação de responsabilidades, o que pode ser percebido pelo paciente como distância e frieza O paciente é visto como um cliente que demanda a prestação de serviços médicos. Por exemplo, o médico apenas cita dados estatísticos reconhecidos em artigos, sem sugerir nada, sendo o paciente responsável pela decisão a partir dessas informações. Esse modelo identifica o médico com uma ação puramente técnica e uma postura impessoal em relação ao paciente.[3,7,8]

O modelo colegial

Pode ser visto como um meio-termo entre o modelo sacerdotal e o do engenheiro. Nesse modelo, o médico não exerce sua autoridade como profissional, e o poder entre médico e paciente é equiparado. A decisão é tomada mediante um processo democrático e ativo compartilhada de maneira igualitária. A grande crítica a esse modelo é a perda da finalidade da relação médico-paciente, pois ambos são considerados indivíduos iguais. Existe uma falsa ideia de igualdade.[3,7]

O modelo contratualista

Nesse modelo, o médico preserva sua autoridade enquanto detentor de conhecimentos e habilidades específicas, assumindo a responsabilidade pela tomada de decisões técnicas. O paciente também participa ativamente no processo de tomada de decisões, exercendo seu poder de acordo com o estilo de vida e valores morais e pessoais. Direitos e deveres são entendidos por ambas as partes. Efetua-se um contrato como em um casamento, mantendo algumas premissas, como liberdade, dignidade, justiça e confiança.[3,7]

Alguns autores subdividem o modelo contratualista em *modelo interpretativo* e *modelo deliberativo*. O modelo interpretativo subentende que o médico que conhece os valores de seus pacientes terá a capacidade de fornecer orientações que levem em conta as características peculiares de cada um deles. O médico tem por objetivo elucidar os valores do paciente e identificar seus desejos e aspirações mais associados aos exames e tratamentos disponíveis. Nesse modelo, o médico não abre mão da responsabilidade pela tomada de decisão, mas é flexível e está disposto a considerar críticas e sugestões alternativas. No modelo deliberativo, por sua vez, o médico atua como professor ou amigo. Ele apresenta as informações e as defende deliberadamente. O paciente é convidado, por meio do diálogo, a considerar questões alternativas de saúde, suas implicações e validades. Algumas críticas a esses modelos identificam que eles são uma forma de modelo sacerdotal ou paternalista e que os médicos não devem fazer juízo de valor em relação a seus pacientes.[3,7,8]

Após a avaliação dos diferentes modelos da relação médico-paciente, formula-se a questão: afinal, qual seria o melhor modelo a seguir? Inicialmente, devemos ter em mente que diferentes circunstâncias clínicas exigem modelos diferentes. Em uma sala de emergência, onde o atraso na decisão terapêutica para obtenção de um consentimento informado pode custar a vida de um paciente, o modelo sacerdotal ou paternalista é corretamente utilizado para guiar a relação médico-paciente.

Além disso, algumas dificuldades na relação se devem a uma postura rigidamente fixa quanto a determinada estratégia assumida pelo médico, em vez de uma maneira mais flexível de abordar os pacientes.

Ao longo da entrevista clínica, é prioritário estabelecer uma relação efetiva com o paciente. O médico deve tentar saber o motivo real da visita do paciente naquele momento, durante a entrevista. Ao identificar o problema clínico, o médico deve adotar uma conduta de compartilhamento de decisão, sem esquecer de atitudes fundamentais, como contato

Quadro 2.1 Modelos de relação médico-paciente	
Modelo sacerdotal ou paternalista	
Modelo do engenheiro ou informativo	
Modelo colegial	
Modelo contratualista	Modelo deliberativo Modelo interpretativo

visual, empatia e uso do toque. Acrescente-se a isso o interesse genuíno do médico no paciente. O médico que ao longo dos anos desenvolve uma boa prática de relação médico-paciente é aquele que sabe valorizar suas próprias qualidades e faz aquilo que o deixa confortável. Com o passar dos anos, cada médico acaba por realizar a entrevista de seu jeito e sentir-se mais confortável com isso. Muitas vezes, o aprendizado dessa característica só se dá na prática diária à beira do leito.[3,7,8]

Segundo Emanuel, "a essência do exercício da medicina é uma construção de conhecimento, entendimento, ensino e ação, na qual o médico integra as condições médicas do paciente com seus valores relacionados à saúde".[8]

A ALIANÇA TERAPÊUTICA

Outro aspecto importante da relação médico-paciente é a aliança terapêutica, que envolve expectativas racionais e irracionais e sem a qual os pacientes não conseguem revelar seus sentimentos mais íntimos. A aliança terapêutica é a parte racional e intencional do paciente no tratamento, envolvendo a motivação em superar a doença e contribuindo para que o paciente siga as orientações médicas. O médico respeita e aceita o sistema de valores do paciente em uma boa aliança terapêutica, estabelecendo um vínculo duradouro e eficaz com esse paciente. O vínculo melhora tanto a adesão ao tratamento como a sensação subjetiva de satisfação do paciente em relação ao tratamento proposto.[5,6]

Algumas situações específicas podem ocorrer nesse processo. A *resistência* é um fenômeno psicológico que reflete quaisquer atitudes ou comportamentos opostos aos objetivos terapêuticos do tratamento. A resistência assume muitas configurações, como pedidos de favores a médicos e equipe, esquecimento de consultas ou de tratamentos essenciais à melhora e comportamento competitivo com o médico.[2,3,6]

Os médicos têm princípios éticos bem claros e não podem divulgar qualquer informação fornecida em consulta médica, exceto quando a vida do paciente estiver em risco.

É importante ressaltar que nem sempre as satisfações desejadas pelos pacientes serão atendidas pelo médico. Às vezes, não será possível curar a doença ou impedir a morte ou o sofrimento, mesmo que o médico tenha sido exaustivamente competente e esforçado. Assim, um médico deve aprender a aceitar que, embora possa desejar controlar tudo no cuidado a um paciente, esse desejo pode nunca ser totalmente realizado. O médico deve ter autoconhecimento suficiente para saber identificar suas sensibilidades, peculiaridades, qualidades e limitações.[5]

Referências

1. Ferenczi S. La psychanalyse au service de l'omni-praticien. In: Présentation abrégée de la psychanalyse (ouvrage posthume). Psychanalyse IV, Payot, Paris, 1982.
2. MacKinnon RA, Michels R, Buckley PJ. A entrevista psiquiátrica na prática clínica. 2. ed. Porto Alegre: Artmed, 2008.
3. Sadock BJ, Sadock VL. Compêndio de psiquiatria: ciência do comportamento e psiquiatria clínica. 9. ed. Porto Alegre: Artmed, 2007.
4. Nogueira-Martins LA, Nogueira-Martins MCF. O exercício atual da Medicina e a relação médico-paciente. Rev Bras Clin Terap 1998; 24(2):59-64.
5. Cordioli AV. Psicoterapias – abordagens atuais. 3. ed. Porto Alegre: Artmed, 2008.
6. Hales R, Yudofsky SC. Tratado de psiquiatria clínica. 4. ed. Porto Alegre: Artmed, 2006.
7. Goldim JR, Francisconi CF. Modelos de relação médico-paciente. Disponível em: http://www.bioetica.ufrgs.br/relacao.
8. Emanuel EJ, Emanuel LL. Four models of the physician-patient relationship. JAMA 1992; 267(16):2221-6.

Aplicação da Epidemiologia Clínica no Ensino da Semiologia

CAPÍTULO 3

Airton Tetelbom Stein • Marisa da Silva Santos • Ricardo Halpern

CASO CLÍNICO

Paciente de 55 anos de idade, branco, casado e balconista de uma loja de departamento. Na lista de problemas apresenta doença pulmonar obstrutiva crônica (DPOC), participa do grupo de cessação de tabagismo e está sem fumar há 5 anos. Durante a consulta, refere que se sente triste com seu dia a dia e não tem vontade de executar as atividades que mais lhe dão prazer. Nega fadiga importante. Refere insônia e diminuição do apetite. Ao ser questionado em relação às questões a seguir, negou apresentar os sintomas descritos: concentração e atenção reduzidas, baixa autoestima e autoconfiança reduzida, ideias de culpa e inutilidade, visões desoladas e pessimistas do futuro, ideias ou atos autolesivos ou suicídio. Refere que está preocupado com a tristeza e apresenta dificuldade em seu trabalho e na relação com a companheira.

Após o atendimento, identificam-se três perguntas que serão revisadas antes da reconsulta desse paciente:

1. **Qual a frequência da depressão como comorbidade de um problema como a DPOC?**
   - A DPOC é causa de morbidade e mortalidade crônica e os sintomas levam à diminuição da qualidade de vida.
   - Os pacientes com condição médica de longo prazo mais provavelmente terão depressão maior do que aqueles que não apresentem essas condições. A associação entre condições médicas e depressão maior não está restrita àquelas condições ligadas à depressão por meio de mecanismos fisiológicos. Pessoas jovens com longo período de sintomas clínicos têm prevalência elevada de depressão maior. Uma das limitações à interpretação dessas informações se deve ao fato de as informações, na maioria das vezes, terem sido adquiridas a partir de estudos transversais, o que não possibilita a definição da causalidade. Um estudo mostrou que pacientes com DPOC apresentam prevalência de 11,7% de depressão maior, com intervalo de confiança de 95% entre 8,8 e 14,6. Os pacientes com DPOC têm 2,7 vezes mais probabilidade de apresentar depressão maior (razão de chances [RC] = 2,7; IC95%: 2,0 a 3,6).[1]

2. **Quais são os critérios diagnósticos de depressão?**
   - A prevalência de depressão maior varia de 4,8% a 8,6% na Atenção Primária.[2] No Brasil, um estudo multicêntrico mostrou prevalência de 5,8% em 1 ano e de 12,6% ao longo da vida.[3] Outro estudo mostrou grande variação entre as regiões, com prevalência entre 3% (São Paulo e Brasília) e 10%.[4]
   - O risco de depressão aumenta 1,5 a 3,5 vezes em caso de doença clínica crônica, síndrome dolorosa crônica, mudanças ou estresses recentes, autoestima baixa e sintomas inexplicáveis.
   - Os critérios diagnósticos de episódio depressivo, segundo a CID-10 (OMS), são apresentados como sintomas fundamentais (humor deprimido, perda de interesse e fatigabilidade) e acessórios (concentração e atenção reduzidas, autoestima e autoconfiança reduzidas, ideias de culpa e inutilidade, visões desoladas e pessimistas do futuro, ideias ou atos autolesivos ou suicídio, sono perturbado e apetite diminuído). Considera-se um episódio leve quando o paciente apresenta dois sintomas fundamentais e dois acessórios, um episódio moderado quando o paciente apresenta dois sintomas fundamentais e três a quatro acessórios, e um episódio grave quando o paciente apresenta três sintomas fundamentais e mais de quatro sintomas acessórios.[5]

3. **Vale a pena realizar o rastreamento de depressão em todos os pacientes no nível ambulatorial?**
   - Para responder essa pergunta deve ser realizada uma busca em bases de dados, como a Biblioteca Cochrane (Figuras 3.1 e 3.2).

   Veja a seguir o passo a passo de como realizar essa busca: (a) acesse a BIREME no endereço http://www.bireme.br/php/index.php; (b) clique no *link* "Colaboração Cochrane"; (c) digite DECS na caixa de busca.

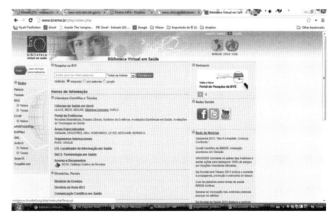

Figura 3.1 Biblioteca Cochrane – disponível no *site* www.bireme.br.

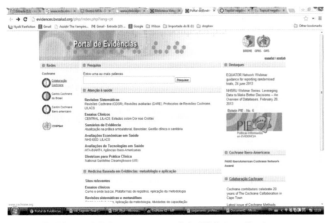

Figura 3.2 Acesso ao portal da Biblioteca Cochrane.

Para a tomada de decisões deve ser identificada a robustez da evidência (veja a pirâmide das evidências na Figura 3.3).[6]

As pessoas com depressão ocupam mais tempo de seus médicos durante a consulta e também utilizam os serviços de saúde com mais frequência.[1] Encontram-se disponíveis instrumentos validados de rastreamento para essa condição. O rastreamento para identificação de sintomas depressivos em todos os pacientes atendidos na Atenção Primária tem pequeno impacto na detecção, no manejo e nos desfechos da depressão, de acordo com estudo realizado pela Colaboração Cochrane.[7] Em síntese, recomenda-se submeter à triagem pacientes que pertençam a grupos sabidamente de risco para depressão, como, por exemplo, com história familiar e história pregressa de depressão, estressor psicossocial presente, uso exagerado de serviço de saúde, doenças crônicas (doença cardiovascular, diabetes e doença neurológica), puerpério, sintomas físicos sem explicação, dor crônica, fadiga, insônia, ansiedade e uso excessivo de substâncias.[8]

Muitas doenças, como diabetes e doença coronariana, podem apresentar sintomas comuns à depressão. Nesse contexto, recomenda-se que o médico aperfeiçoe o tratamento da doença clínica, reavalie as condições do paciente e trate a depressão maior como doença independente, caso ainda esteja presente.

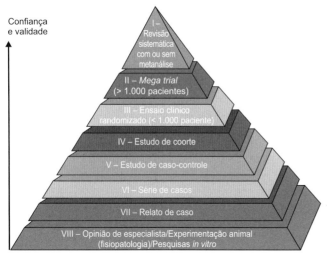

Figura 3.3 Pirâmide da hierarquia de evidência. (Adaptada de Sackett.[9])

O uso de antidepressivos parece ser efetivo e seguro em pacientes com doenças clínicas.[9] O uso de alguns medicamentos, como benzodiazepínicos, betabloqueadores, narcóticos e esteroides, pode desencadear sintomas depressivos.

Uma avaliação rápida e validada de depressão pode ser composta de duas questões:[10]

1. Durante o último mês você se sentiu incomodado por estar "para baixo", deprimido ou sem esperança?
2. Durante o último mês você se sentiu incomodado por ter pouco interesse ou prazer em fazer as coisas?

O critério diagnóstico é apresentado pela resposta "sim" às duas questões, com sensibilidade de 96% a 97% e especificidade de 57% a 67%.[10]

Outras doenças clínicas fortemente associadas à depressão são: enxaqueca (RC: 2,6), esclerose múltipla (RC: 2,3), problemas de coluna (RC: 2,3), câncer (RC: 2,3), epilepsia (RC: 2,0), asma (RC: 1,9), acidente vascular encefálico (RC: 1,7), doença tireoidiana (RC: 1,4), diabetes (RC: 1,4) e doença cardíaca (RC: 1,4).[1]

A combinação de variáveis pode prover um prognóstico mais preciso do que cada uma das variáveis avaliada isoladamente. Uma regra de predição clínica estima a probabilidade de desfechos (tanto prognóstico como diagnóstico) de acordo com as características do paciente, definidas pela história, exame físico e testes laboratoriais. Em geral, pode-se afirmar que os pacientes apresentam um efeito cumulativo de risco ao qual, além das variáveis diretamente relacionadas com o quadro clínico, costumam também se associar fatores sociodemográficos que agravam as condições da doença.

Atenção: as regras de predição clínica devem ser vistas com cautela, pois muitas não têm validação externa e os achados podem não ser reprodutíveis na população de interesse.[11]

SÍNTESE DO RESULTADO DO CASO CLÍNICO

O paciente apresenta 2,7 vezes mais chances de ter depressão maior, em razão do diagnóstico de DPOC, em comparação com pacientes sem esse diagnóstico. De acordo com o quadro clínico, o paciente apresenta-se com episódio leve de depressão maior, considerando que tem dois sintomas fundamentais e dois acessórios.

O atendimento ambulatorial caracteriza-se pela identificação precoce do diagnóstico e a escolha de estratégias efetivas para a tomada de decisões clínicas e promove a ênfase na prevenção e, quando necessário, na solução do problema de saúde. Valorizam-se os estudos que abordem desfechos como morte, morbidade e qualidade de vida. Esses desfechos são chamados de estratégia POEM (*Patients Oriented Evidence that Matters* [evidências orientadas para assuntos relevantes aos pacientes]). Ao apresentar artigos em que o desfecho se caracteriza por níveis bioquímicos e funcionamento de órgãos, convencionou-se identificá-los como DOE (*Disease Oriented Evidence* [evidência orientada pela doença]). O médico deve enfocar o objetivo de proporcionar intervenções que propiciem longevidade e qualidade de vida, identificadas como desfechos POEM.

Quadro 3.1 Exemplos de desfechos POEM e DOE

	POEM	Intermediário	DOE
Diminuição do colesterol	Diminuição da mortalidade por todas as causas	Redução de eventos cardíacos	Diminuição do colesterol
Redução de placas ateroscleróticas	Diminuição da mortalidade por todas as causas	Redução de frequência de episódios de angina	Melhora do fluxo sanguíneo cardíaco na angiografia
Consumo de dieta com baixo teor de gordura	Melhora da expectativa de vida	Melhora da autoestima	Diminuição do colesterol sérico

O Quadro 3.1 apresenta exemplos de desfechos POEM, desfechos intermediários e DOE que devem ser identificados na avaliação dos estudos.[12]

Os eventos mais importantes na prática clínica são os desfechos em saúde dos pacientes (desconforto e/ou insatisfação), incapacidade temporária ou permanente, doença e morte. Esses desfechos são centrados no paciente e representam situações clínicas com as quais o paciente de fato se importa. Os médicos devem tentar entender, predizer, interpretar e mudar esses desfechos quando o paciente está sendo cuidado. A epidemiologia é a ferramenta utilizada para o estudo desses eventos.

O uso de desfechos substitutos, como exames laboratoriais, pode ocasionar riscos. O exemplo mais citado consiste no uso profilático de lidocaína após infarto agudo do miocárdio. O desfecho inicialmente usado foi ausência de arritmias no monitor. Quando o desfecho óbito (centrado no paciente) foi avaliado por uma metanálise, observou-se que o medicamento aumentava o risco de morte, sendo abandonado na prática clínica.[13]

A literatura médica é muito extensa, e parte significativa das informações disponíveis apresenta problemas metodológicos (chamados de vieses, que se caracterizam por deformações sistemáticas ou erros sistemáticos que comprometem o resultado das pesquisas). Portanto, em primeiro lugar, estruturamos determinado problema clínico de modo a identificar as informações das quais precisamos. Ao identificarmos a informação que responde a pergunta clínica, procuramos analisar para garantir que esta é válida. Após essa etapa, necessitamos saber como aplicá-la no atendimento.

No Quadro 3.2 estão apresentadas as três etapas para caracterização de uma abordagem baseada em evidências.

Os gestores, pacientes, pesquisadores e profissionais de saúde são inundados com uma quantidade muito grande de informação, e as revisões disponibilizadas na Colaboração Cochrane respondem a esses desafios identificando, analisando e sintetizando a evidência baseada em pesquisas com qualidade metodológica e apresentando-a de uma maneira acessível.[14]

A estimativa da probabilidade de uma condição é essencial na descrição da plausibilidade de determinada doença em dado paciente. A definição pelo médico da probabilidade de uma doença antes da solicitação de um exame diagnóstico (probabilidade pré-teste) o ajudará a fazer uma estimativa final da doença (probabilidade pós-teste) – Quadro 3.3. Os estudos de acurácia de teste diagnóstico promovem informações sobre a probabilidade pré-teste, o que também é denominado prevalência.

Para ser efetivo em detectar ou excluir uma doença específica, o teste é influenciado pela probabilidade pré-teste de uma doença (ocorrência de casos de doenças em determinada população), o que não costuma ser útil quando a probabilidade pré-teste é muito baixa ou muito alta. Isso se deve a duas razões: raramente será útil para modificar o manejo do paciente, e há o risco de resultados falso-positivos (quando houver uma frequência baixa de doença) e falso-negativos (quando houver uma frequência alta de doença). Em outras palavras, existe uma "área de indicação" para o teste entre esses extremos de probabilidade pré-teste. Por exemplo, testes com especificidade moderada não são úteis para o rastreamento em uma população assintomática (com baixa probabilidade pré-teste) porque apresenta alto risco de resultados falso-positivos.

O motivo mais importante para solicitação de um exame complementar é a redefinição da probabilidade de uma doença, ou seja, a decisão de realizar um teste pressupõe que os resultados irão modificar de modo relevante a probabilidade de que a doença esteja presente ou ausente.[15]

Com a definição do limiar diagnóstico é possível identificar quando a probabilidade pré-teste é útil, ou seja, indicar o teste (probabilidade intermediária – entre 25% a 75%), ou e menos útil (probabilidade pré-teste baixa – < 25% – ou alta – > 75%) (Figura 3.4).

O médico deve avaliar as características da pessoa que está sendo atendida, assim como o contexto clínico, para determinar a pertinência de um problema de saúde, o que pode incluir o diagnóstico diferencial, as decisões de tratamento ou o prognóstico. O médico deve definir a dúvida, a partir dessa primeira avaliação, e propor uma pergunta que possibilitará, ao final, a tomada de uma decisão embasada em evidências.

Quadro 3.2 Como realizar uma abordagem baseada em evidência

Validade – Posso considerar verdadeira a informação?

Importância – A informação verdadeira leva a um impacto clínico?

Aplicabilidade – A informação pode ser aplicada?

Tipo de estudo preferencial – Revisão sistemática

Quadro 3.3 Definição de probabilidade pré-teste e probabilidade pós-teste

Probabilidade pré-teste – a probabilidade de uma condição estar presente antes do resultado de um teste diagnóstico ser conhecido

Probabilidade pós-teste – a probabilidade de uma condição estar presente depois do resultado de um teste ser conhecido

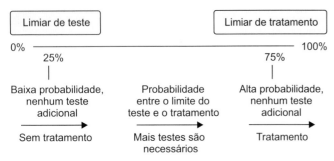

Figura 3.4 Zonas de decisão no espectro de probabilidades.

Primeira etapa – Formular uma questão que possa ser respondida

O primeiro passo consiste em esclarecer os temas-chave do quadro clínico do paciente e desenvolver uma questão clínica focada (diagnóstico, tratamento, prognóstico ou etiologia). É essencial contar com perguntas bem elaboradas para que se possa encontrar uma resposta que oriente as ações.

Uma abordagem útil para formatação de uma questão clínica envolve uma questão com vários elementos-chave e inclui quatro componentes para cada questão, que se caracterizam como PICO:

- **P – Paciente, população ou problema de saúde:** este componente delimita a população (por exemplo, por idade, sexo, comorbidades, local de atendimento [atenção primária]).
- **I – Intervenção ou indicador:** terapêutica ou medida diagnóstica que se deseja estudar.
- **C – Comparação:** outra medida que já se tenha como uso comum ou padrão de comparação.
- **O –** *Outcome* **(desfecho):** objetivo ou resultado que se espera com a implementação da medida.

No *site* http://go.usa.gov/xF0 encontra-se um aplicativo para celular, *smartphones* e computadores tipo *tablet*, com o qual o médico pode consultar a literatura médica atual a partir do Medline.

Segunda etapa – Busca da melhor evidência científica

A partir de uma questão clínica bem definida, o próximo passo consiste em encontrar a evidência na literatura. Muitos recursos estão disponíveis, devendo ser aprendidas as vantagens e desvantagens de cada estratégia para determinação de quando e qual aplicar. O primeiro passo para a busca de evidências deve ser a identificação dos DECS (descritores da saúde – em inglês MESh [*Medical Subject Heading*]), que podem ser obtidos no *site* www.bireme.br, disponível em português. A estratégia de busca com um filtro mais efetivo na base de dados do Medline deve ser realizada utilizando o MESh.

No Quadro 3.4 encontram-se endereços eletrônicos úteis, nos quais se pode encontrar boa literatura, bem como ferramentas como calculadoras eletrônicas e cursos presenciais e à distância.

Quadro 3.4 Endereços eletrônicos para a busca de evidências

Instituição	Site
Center for Evidence-Based Medicine – University of Oxford	www.cebm.net
Bireme	www.bireme.br
PubMed/MEDLINE	www.pubmed.com
EMBASE	www.embase.com
Center for Evidence-Based Medicine – University of Toronto	www.cebm.utoronto.ca/
McMaster University Health Information Research Unit	http://hiru.mcmaster.ca/hiru
ACP Journal Club	www.acpjc.org
Evidence-Based Medicine	www.ebm.bmjjournals.com
POEMs (Patient Oriented Evidence That Matters)	www.infopoems.com
Centro Cochrane em São Paulo	www.centrocochranedobrasil.org.br/
Revisões sistemáticas no *site* do DARE	www.york.ac.uk/inst/crd/welcome.htm
Sum Search da Universidade do Texas	http://sumsearch.uthscsa.edu/
UptoDate	www.updtodate.com
Clinical Evidence	www.cinicalevidence.com
Tripdatabase	www.tripdatabase.com
Dynamed	www.dynamed.com/home
Clinical Key – Elsevier	https://www.clinicalkey.com/

Terceira etapa – Avaliar criticamente a evidência

A medicina baseada em evidências enfatiza a avaliação crítica, estando disponíveis vários recursos para auxiliar esse processo de avaliação.

Quarta etapa – Aplicar a evidência

Cada tomada de decisão no manejo do paciente exige um julgamento. No entanto, é necessário considerar como se devem aplicar os resultados da literatura ao paciente. Deve-se levar em conta se os critérios de inclusão dos pacientes, bem como as intervenções, são compatíveis com o local de atendimento e com os recursos disponíveis.

Portanto, o processo decisório atual, que leva em conta os princípios básicos da medicina baseada em evidências, deve enfocar três aspectos: estudos com validade científica, experiência clínica individual e preferências do paciente.

O PROCESSO DIAGNÓSTICO

A elaboração do diagnóstico diferencial, a definição da escolha dos testes diagnósticos mais adequados, assim como a interpretação dos resultados de acordo com o cenário clínico são elementos-chave para os médicos e essenciais no ensino da semiologia aos estudantes de medicina:

1. Deve-se utilizar a informação a partir da história e do exame físico, analisar dados preliminares e, então, definir a hipótese que identifica a causa mais provável do problema do paciente. Em outras palavras, a partir das informações obtidas na história e no exame físico, decide-se qual diagnóstico tem a mais alta probabilidade de ser a verdadeira causa do problema do paciente.
2. Devem-se coletar mais dados para apoiar ou refutar a hipótese, ou seja, decidir qual teste será útil para definir (*rule in*) ou afastar (*rule out*) o diagnóstico.
3. Devem-se analisar os resultados e decidir se são necessários mais dados, ou se há necessidade de reformulação da hipótese.

De modo a evitar o que se convencionou chamar de sobrediagnóstico (em inglês *overdiagnosis*), deve-se definir quando é necessária a realização de mais exames complementares para definição do diagnóstico, após o anamnese e o exame físico.

As perguntas relevantes no processo diagnóstico são:

1. O exame diagnóstico define a doença? Já é possível iniciar o tratamento?
2. O exame diagnóstico apoia o diagnóstico, mas ainda se caracteriza como incerto? É necessário realizar outro teste diagnóstico?
3. O exame diagnóstico afasta o diagnóstico e deve ser considerado um diagnóstico alternativo?

Os testes diagnósticos não são necessários quando a doença é clinicamente evidente, assim como naquelas situações em que é muito pouco provável. Nessas circunstâncias, não é necessária a solicitação de um exame diagnóstico.[16,17]

Quando um médico solicita um exame para auxiliá-lo no diagnóstico, ele quer saber o quanto esse exame pode ajudá-lo na tomada de decisão, seja esse teste uma pergunta particular na anamnese, seja uma manobra específica no exame físico ou um exame complementar de laboratório ou imagem. Para avaliação da qualidade de um teste diagnóstico, é necessário saber sobre validade e precisão.

Um teste diagnóstico deve ser capaz de discriminar os doentes dos não doentes, ajudando a confirmar ou refutar o diagnóstico. Quando é positivo em indivíduos doentes, o teste é considerado verdadeiro-positivo, e quando negativo em indivíduos sem a doença, é denominado verdadeiro-negativo. Contudo, a maioria dos testes está sujeita a erro, de modo que o resultado pode ser normal em um indivíduo doente (falsonegativo) e anormal em um indivíduo hígido (falso-positivo) (Quadro 3.5).

A partir desse quadro podem ser definidas as características de desempenho de um teste.

A sensibilidade é a proporção de testes positivos em pacientes realmente doentes. A especificidade e a sensibilidade são características próprias de cada teste diagnóstico e não

Quadro 3.5 Relação entre os resultados de um teste diagnóstico e a ocorrência da doença.

	Doentes	Não doentes
Teste positivo	Verdadeiro-positivos A	Falso-positivos B
Teste negativo	Falso-negativos C	Verdadeiro-negativos D

variam conforme a população onde o teste é aplicado. Portanto, a sensibilidade torna-se mais útil quando seu resultado é negativo, porque fortalece a ideia de que o indivíduo realmente não tem a doença. O acrônimo SnNout (*Sensitive test, Negative result, rules out disease*) é usado para caracterizar essa informação, ou seja, em um teste altamente sensível, um resultado negativo pode afastar a possibilidade da doença.

Um teste de alta especificidade raramente classificará uma pessoa como portadora da doença quando ela não apresenta essa condição. O acrônimo *SpPin* (*Specific test, Positive test, rules in disease*) é utilizado para o teste específico; caracterizado como um teste altamente específico; quando o teste é positivo, define-se a doença.

Ao receber o resultado, o médico deve levar em conta a probabilidade de o paciente apresentar o diagnóstico. Quando o resultado do teste é positivo, é usada a expressão *valor preditivo positivo* (ou probabilidade pós-teste), e quando o resultado é negativo, usa-se a expressão *valor preditivo negativo*.

INTEGRANDO AS INFORMAÇÕES

Quando se encontram disponíveis a prevalência (probabilidade pré-teste) e a razão de probabilidades, pode-se estimar facilmente a probabilidade pós-teste da doença, utilizando um nomograma como o apresentado na Figura 3.5 (para mais informações, consulte o Capítulo 4). Nesse sentido, o nomograma representa uma ferramenta que pode ser utilizada cotidianamente.

Para a utilização de um nomograma é traçada uma reta que parte de probabilidade pré-teste e cruza a razão de probabilidades. Estendendo essa reta até a próxima coluna, obtém-se a probabilidade pós-teste.

Podem ser identificados dois tipos de investigação diagnóstica: estratégia em série e em paralelo. A investigação com testes em série (solicitação de um novo teste ao receber o resultado de um teste anteriormente solicitado) aumenta a especificidade da estratégia, enquanto a estratégia em paralelo (solicitação de vários testes simultaneamente, como em um serviço de emergência) caracteriza-se por aumentar a sensibilidade. No Quadro 3.6 são apresentadas orientações gerais sobre testes diagnósticos. Deve-se observar que mesmo testes com boas sensibilidade e especificidade, quando aplicados indiscriminadamente a populações de baixo risco (rastreamento ou *screening*), podem resultar em grande número de falso-positivos, ocasionando gastos desnecessários de recursos e ansiedade nos indivíduos. O uso excessivo de rastreamento, como o PSA para câncer de próstata, tem sido questionado na literatura.[16]

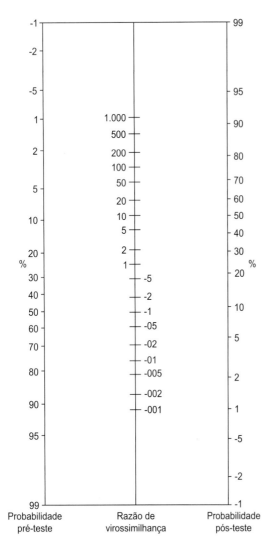

Figura 3.5 Nomograma para estimativa da probabilidade pós-teste.

Quando se avaliam aspectos relacionados com a semiologia, a lista de checagem deve consistir nos seguintes itens:

- **Os resultados são válidos?**
  - Houve uma comparação cega com um padrão-ouro independente aplicado de modo semelhante para o grupo de tratamento e o grupo de controle?
  - Os resultados do teste sob avaliação influenciaram a decisão de realizar o padrão de referência?
- **Quais são os resultados?**
  - Quais razões de probabilidade foram associadas à variação dos resultados de testes possíveis?
- **Como é possível aplicar os resultados ao cuidado com o paciente?**
  - A reprodutibilidade e a interpretação dos resultados do teste serão satisfatórias para o ambiente clínico?
  - Os resultados são aplicáveis ao paciente individualmente?
  - Os resultados alterarão a estratégia de manejo?
  - Os pacientes ficarão melhores em decorrência dos resultados do teste?

Outra estratégia para análise do problema consiste em entender o teste diagnóstico com uma intervenção e procurar estudos randomizados (utilidade clínica do teste diagnóstico), em que os indivíduos são divididos em dois grupos, com ou sem a aplicação dos testes, e observar se o teste modifica desfechos importantes para o paciente, como sobrevida ou qualidade de vida.[17]

A informação deve identificar os fatores em estudo, os desfechos clínicos, o foco do estudo e o tipo de delineamento (Quadro 3.7).

Para cada tipo de pergunta deve ser escolhido um tipo de estudo, como mostra o Quadro 3.8.

Em síntese, uma tarefa fundamental de todos os profissionais da saúde consiste em identificar dúvidas ao atender um paciente e selecionar as perguntas relevantes, utilizando o formato PICO, fazer uma busca na literatura e desenvolver habilidades para avaliar criticamente os artigos relevantes, de modo a responder a pergunta identificada no início do processo.

Este capítulo destacou a importância da epidemiologia e da medicina baseada em evidências para a semiologia, o que possibilita que o médico e o estudante de medicina utilizem esses instrumentos para uma prática embasada no melhor nível de evidência científica. O capítulo apresentou estratégias para a realização de uma avaliação crítica e como aplicar uma informação com o objetivo de efetuar a tomada de decisão.

Quadro 3.6 Orientações gerais sobre os testes diagnósticos

O principal motivo para a solicitação de exames complementares é a redefinição da probabilidade de doença
Os testes também podem ser utilizados para melhor estimativa do prognóstico de uma doença já diagnosticada
Os valores preditivos negativos e positivos dependem da probabilidade pré-teste da doença para dado paciente; por este motivo, é importante conhecer a prevalência da doença em questão
Um teste deve ser solicitado quando o resultado determina conduta diferente
Testes em série privilegiam a especificidade, enquanto testes em paralelo aumentam a sensibilidade em detrimento da especificidade
Quando o teste é altamente sensível, considera-se que o resultado negativo pode ser afastado do diagnóstico diferencial (*SnNout*)
Quando o teste é altamente específico, considera-se que o resultado positivo pode definir o diagnóstico (*SpPin*)

Quadro 3.7 Fator em estudo e desfecho clínico em alguns enfoques de pesquisa clinicoepidemiológica

Enfoque	Fator de risco	Desfecho
Etiológico	Fator de risco para o desenvolvimento da doença	Doença
Diagnóstico	Teste diagnóstico	Doença ou padrão-ouro
Prognóstico	Doença ou fator prognóstico	Evolução da doença
Intervenção	Tratamento ou ação preventiva	Evolução da doença ou prevenção

Quadro 3.8 Tipo de delineamento para cada enfoque clínico	
Enfoque	**Tipo de delineamento**
Etiologia	Coorte ou de caso-controle
Diagnóstico	Estudo de acurácia
Tratamento/enfoque preventivo	Ensaio clínico randomizado
Prognóstico	Coorte

Referências

1. Patten SB, Beck CA, Kassam A, Williams JV, Barbui C, Metz LM. Long-term medical conditions and major depression: strength of association for specific conditions in the general population. Canadian Journal of Psychiatry (Revue Canadienne de Psychiatrie) 2005 Mar; 50(4):195-202.
2. U.S. Department of Health and Human Service. Depression guideline Panel. Depression in Primary Care: Volume 1. Detection and Diagnosis: Clinical Practice Guideline N 5. Rockville, MD, 1993.
3. Andrade L, Caraveo-Anduaga JJ et al. The epidemiology of major depressive episodes: results from the International Consortium of Psychiatric Epidemiology (ICPE) Surveys. International Journal of Methods in Psychiatric Research 2003; 12(1):3-21.
4. Almeida-Filho N, Mari J de J, Coutinho E et al. Brazilian multicentric study of psychiatric morbidity. Methodological features and prevalence estimates. Brit J Psychiatr 1997 Dec; 171:524-9.
5. OMS. Classificação de transtornos mentais e de comportamento da CID – 10: descrições clínicas e diretrizes diagnósticas. Artmed, 1993.
6. Sackett DL. Evidence-based medicine: how to practice and teach EBM. 2. ed. Edinburgh-New York: Churchill Livingstone, 2000. xiv, 261 p.
7. Gilbody S, House AO, Sheldon TA. Screening and case finding instruments for depression. The Cochrane Database of Systematic Reviews, 2005; (4):CD002792.

8. Patten SB, Kennedy SH, Lam RW et al. Canadian Network for Mood and Anxiety Treatments (CANMAT) clinical guidelines for the management of major depressive disorder in adults. I. Classification, burden and principles of management. Journal of Affective Disorders 2009 Oct; 117 Suppl 1:S5-14.
9. Gill D, Hatcher S. Antidepressants for depression in medical illness. The Cochrane Database of Systematic Reviews, 2000; (4):CD001312.
10. Anderson IM, Ferrier IN, Baldwin RC et al. Evidence-based guidelines for treating depressive disorders with antidepressants: a revision of the 2000 British Association for Psychopharmacology guidelines. Journal of Psychopharmacology 2008 Jun; 22(4):343-96.
11. Steyerberg EW. Clinical prediction models: a practical approach to development, validation, and updating. New York: Springer, 2009. xxviii, 497 p.
12. Shaughnessy AF SD, Bennet JH. Becoming an information master: A guidebook to the medical information jungle. J Fam Pract 1994; 39:11.
13. Sadowski ZP, Alexander JH, Skrabucha B et al. Multicenter randomized trial and a systematic overview of lidocaine in acute myocardial infarction. American Heart Journal 1999 May; 137(5):792-8.
14. Higgins JPT, Green S (eds.) Cochrane handbook for systematic reviews of interventions version 5.1.0 [updated March 2011]. The Cochrane Collaboration, 2011. Disponível em www.cochrane-handbook.org.
15. Richardson WS, Wilson MC, Guyatt GH, Cook DJ, Nishikawa J. Users' guides to the medical literature: XV. How to use an article about disease probability for differential diagnosis. Evidence-Based Medicine Working Group. JAMA 1999 Apr 7; 281(13):1214-9.
16. Andriole GL, Crawford ED, Grubb RL et al. Mortality results from a randomized prostate-cancer screening trial. New Engl J Med 2009; 360(13):1310-9.
17. Guyatt GH, Tugwell PX, Feeny DH, Haynes RB, Drummond M. A framework for clinical evaluation of diagnostic technologies. CMAJ 1986 Mar 15; 134(6):587-94.

CAPÍTULO 4

Estratégias para o Diagnóstico em Medicina

Nilton Brandão da Silva

> *"Os três objetivos principais de um médico clínico são o diagnóstico, o prognóstico e o tratamento. Desses três, o diagnóstico é, de longe, o mais importante, pois dele depende o sucesso dos outros dois objetivos."*
> J. A. Ryle –
> Oxford School of Medicine (1948)[1]

INTRODUÇÃO

A habilidade em diagnosticar a doença é uma competência fundamental em medicina. Para desenvolver essa habilidade precisamos, antes de tudo, saber ouvir as queixas de nossos pacientes, pois, por ser o ato iniciador de todo processo médico, é principalmente no ouvir que valorizamos a relação médico-paciente. Para alcançar esse objetivo, precisamos saber quais perguntas fazer a partir dos problemas apresentados pelo paciente, saber determinar e reconhecer a presença ou a ausência de sinais clínicos relevantes e decidir, de modo racional, quais testes complementares, quando necessários, solicitar.[2,3] Embora o raciocínio diagnóstico seja uma atividade fundamental e crítica para a prática clínica, o modo como os médicos raciocinam e tomam suas decisões não é um processo muito bem definido e conhecido.

O diagnóstico "é o processo de reconhecimento das doenças pelos seus sintomas e sinais" e se inicia pela coleta de dados e informações por meio da anamnese, seguida pelo exame clínico, sendo completado pela investigação complementar.[4] Muitas teorias têm sido formuladas para descrever as várias maneiras como os médicos chegam ao diagnóstico, mas, progressivamente, métodos mais objetivos para a utilização das informações clínicas vêm sendo desenvolvidos a partir do raciocínio probabilístico, que propõe o discernimento quanto à contribuição de cada elemento clínico para o refinamento do processo diagnóstico.

Este capítulo procura enfatizar as várias etapas da construção do raciocínio diagnóstico, alicerçadas tanto pelos aspectos intuitivo-dedutivos, lapidados pela experiência do médico, como pela plicação de protocolos metodológicos da base probabilística que ressaltam com maior objetividade a contribuição de cada elemento clínico utilizado na construção do processo diagnóstico.

O OBJETIVO (PROPÓSITO) DO DIAGNÓSTICO

Quando estabelecemos um diagnóstico, tratamos de incluir nosso paciente em uma categoria de situações clínicas que possam, de algum modo, ser reunidas por suas características similares. Por exemplo, quando categorizamos como portador de asma um paciente que respira com dificuldade, ou uma cefaleia como enxaqueca, o rótulo diagnóstico atua como uma via rápida na cabeça do médico que, em consequência, provê uma informação sobre o prognóstico provável e seus efeitos sobre o tratamento. Desse modo, o rótulo atribuído nos auxilia a tomar decisões de impacto terapêutico, como a urgência ou não de tratamento imediato, ou de impacto social, como a permissão para o paciente trabalhar ou repousar. É importante lembrar, entretanto, que os diagnósticos podem sofrer modificações com o tempo, tendo em vista que o conhecimento sobre as doenças varia com a evolução dos conhecimentos, não sendo rara a necessidade de modificarmos nossas classificações (categorizações) e também as condutas atuais.[5]

Tomemos como exemplo o modo como definimos o infarto do miocárdio (IAM), situação que tem sido modificada nos últimos 100 anos. A incidência do IAM variou desde a primeira metade do século até os dias atuais, sobretudo em virtude da maior disponibilidade da prática diária de novos testes capazes de detectar a doença, como o eletrocardiograma, a contagem leucocitária e os marcadores de inflamação (velocidade da sedimentação globular). À medida que foram introduzidos novos testes diagnósticos, como a dosagem da troponina como marcador do infarto do miocárdio, o espectro de doentes diagnosticados com IAM sofreu alterações. Existem agora novas categorias de IAM, como o infarto sem elevação do segmento ST ao eletrocardiograma (NSTEMI), com troponina elevada, que tem prognóstico e tratamento diferentes dos pacientes que se apresentam com a forma clássica do infarto com elevação do segmento ST (STEMI) No caso do IAM, essa categorização cria, consequentemente, diferentes formas de abordagem e manejo do paciente. Do mesmo modo, existem doenças cujo conhecimento das definições fisiopatológicas vem mudando constantemente ao longo tempo, e esses novos conhecimentos possibilitaram novo detalhamento diagnósticos e novas estratégias de tratamento, como nos cânceres de próstata e de mama, que foram classificados com novos critérios e categorias nos últimos anos em razão da introdução de novos testes diagnósticos para detecção das doenças.[5]

Ao longo do tempo, nosso entendimento sobre os mecanismos das doenças e as novas formas de classificação dos pacientes influenciaram a utilização do raciocínio indutivo para determinação do manejo clínico, com a experiência individual atuando na predição da história natural e nos benefícios e riscos do tratamento. Um diagnóstico torna possível a categorização dos pacientes e a elaboração de proposições como uma etapa intermediária para a tomada de decisões. De qualquer modo, o diagnóstico é uma etapa importante na decisão quanto ao planejamento de um manejo clínico correto para um paciente, sendo o caminho necessário a partir do qual todas as demais etapas do processo médico são implementadas.

COMO OS MÉDICOS ESTABELECEM O DIAGNÓSTICO DAS DOENÇAS?

O processo clínico, iniciado pela coleta de dados do paciente (queixas atuais) e que evolui até o diagnóstico, é surpreendentemente complexo e permanece pouco compreendido. Os médicos costumam usar processos alternativos e formas variadas de proceder, dependendo da experiência e da familiaridade com os problemas clínicos que se apresentam, os quais incluem:[4]

- **Reconhecimento de categorias e formas com características próprias:** atua quando o médico tem familiaridade e experiência com a maior prevalência de certas doenças em sua região (por exemplo, malária em regiões endêmicas, tuberculose, doenças do trabalho).
- **Raciocínio hipotético-dedutivo:** elaboração da lista de informações que geram, a seguir, o raciocínio para a tomada de decisões e soluções relativamente estruturadas dentro de uma linha determinada, mais útil em doenças bem conhecidas e frequentes, como, por exemplo, a pneumonia comunitária ou o *diabetes mellitus*. Em casos mais complicados e desafiadores, o médico atua tecendo hipóteses que se baseiam nas informações obtidas, que sofrem novos incrementos a partir da evolução da doença ou dos resultados de novos testes. Esses novos testes, por sua vez, aumentam ou diminuem a probabilidade da hipótese original ou determinam a necessidade de formulação de novas hipóteses, reestruturando a lista inicial, de modo a cruzar o reconhecimento da doença com seus próprios modelos mentais (por exemplo, quadros de sepse clínica e doenças oncológicas).
- **Agrupamento de informações e construção de algoritmos:** dependem muito da experiência do médico em poder agrupar as informações em um padrão ou modelos reconhecíveis e em formular questionamentos (nós de decisão) sobre as soluções que podem discriminar se o paciente tem ou não determinada doença. Mais úteis quando o médico trabalha em equipe com outros profissionais, utiliza recursos tecnológicos frequentes na investigação complementar, ou quando tem menor familiaridade com determinadas doenças ou síndromes (por exemplo, síndromes isquêmicas agudas e tromboembolismo pulmonar).

Em todo esse processo, vale mais a experiência do médico na situação apresentada. Nos casos em que se apresentam situações clínicas menos familiares ao médico, a boa anamnese e o refinamento do exame físico são os elementos que mais podem contribuir e ajudar na elaboração do diagnóstico correto. Nesse sentido, a *qualidade dos dados* e das informações obtidas é mais útil do que a *quantidade extensiva* desses dados e informações, como a realização excessiva de exames laboratoriais, pois o acúmulo tem mais chance de levar ao estabelecimento de diagnósticos inacurados.

A QUESTÃO DOS ERROS DIAGNÓSTICOS

Erros diagnósticos estão entre os fatores que mais contribuem para a determinação da qualidade da assistência médica, representando aproximadamente, 28% de todos os erros de processos médicos reportados no Reino Unido e que resultaram em algum prejuízo ao paciente.[6]

Os erros diagnósticos podem ser classificados em:[7]

- Má geração de hipóteses ou a dificuldade em elaborar hipóteses pertinentes a partir dos dados existentes.
- Dificuldade em formular hipóteses alternativas, quando o médico insiste em ficar com uma hipótese inicialmente malformulada.
- Dificuldade ou inexperiência em agrupar e processar informações, como desconhecer a prevalência das doenças, ou na correta interpretação dos dados clínicos e laboratoriais.
- Erros na aplicação de axiomas clínicos e na tomada de decisão, quando decide tomar um rumo de ação desconsiderando outras alternativas.
- Erros de verificação, quando a doença segue seu curso ao longo do tempo, variando as apresentações clínicas.
- Erros em reconhecer padrões atípicos de doença que não seguem o padrão habitual.

MÉTODOS PARA MELHORAR O RACIOCÍNIO DIAGNÓSTICO – RACIOCÍNIO PROBABILÍSTICO[5,8-10]

O raciocínio probabilístico é um método usado para aumentar a acurácia diagnóstica dos sinais clínicos e exames complementares. A teoria do raciocínio probabilístico baseia-se no teorema de Bayes, formulado pelo reverendo inglês Bayes, no século XVIII, que desenvolveu uma fórmula matemática para calcular como avaliar a probabilidade de um evento em função das informações obtidas.[5]

No processo de elaboração diagnóstica, a presença de um sinal clínico característico do diagnóstico a ser prospectado é considerada um *achado positivo*, que aumenta a probabilidade de sucesso. Da mesma maneira, a ausência do sinal é considerada um *achado negativo* desse processo, pois torna menos provável o diagnóstico suspeitado. De que modo o resultado positivo ou negativo modifica essa probabilidade difere para cada sinal clínico. Assim, a positividade de certos sinais ou achados pode ter grande impacto em aumentar a probabilidade do diagnóstico, enquanto outros sinais ou achados são mais úteis quando negativos, na medida em que sua ausência praticamente exclui a doença. A acurácia do teste ou do sinal clínico diagnóstico pode ser estimada quando é possível descrever probabilisticamente, de forma numérica, o quanto a presença ou a ausência do sinal clínico ou do resultado do teste corresponde verdadeiramente ao diagnóstico que está sendo testado. Para entender como estabelecer a acurácia diagnóstica, é necessário descrever os conceitos de probabilidade pré-teste, sensibilidade, especificidade e razão de verossimilhança (LR – do inglês *likelihood ratio*). Esses conceitos são empregados tanto para estimar o valor de um sinal do exame clínico como para determinar a pertinência da aplicação dos exames complementares para refinamento ou testagem da presença ou não da doença.

A probabilidade é sempre uma estimativa que vai de 0 a 100. Desse modo podemos, por exemplo, dividir a probabilidade em intervalos ou quartis: 0 a 25% (categoria do improvável), de 25% a 50% (probabilidade baixa), de 50% (categoria neutra), de 50% a 75% (categoria do provável) e > 75% (probabilidade alta) (Figura 4.1). Como em biologia ou em medicina a obtenção de 100% de certeza é uma situação muitíssimo rara, trabalhamos sempre com as estimativas intermediárias, dentro do mundo real da doença.

Probabilidade pré-teste

Também chamada de *prevalência*, a probabilidade pré-teste é a probabilidade de haver doença antes da aplicação dos resultados de um sinal ou achado clínico. É o ponto de partida de todas as decisões clínicas. Por exemplo, se a presença de um sinal positivo isolado inicial nos indica que ele pode aumentar em 40% a probabilidade da doença, sua utilidade necessita ser aplicada ao raciocínio diagnóstico, conhecendo também a prevalência da mesma doença no contexto do paciente em questão. Se a prevalência é baixa (em torno de 10%), a presença do sinal eleva a mesma probabilidade em 10% + 40% = 50%. Nesse caso, permanecemos quase na mesma incerteza anterior à aplicação do teste (50%), ou seja, a presença do sinal não permite avançar no diagnóstico. Se, no entanto, a prevalência inicial da doença é de 50%, o sinal sendo positivo aumenta significativamente a probabilidade pós-teste (50% + 40% = 90%), situação que torna possível confirmar a doença.[9]

A prevalência das doenças é conhecida por meio de publicações e relatórios epidemiológicos oficiais ou da literatura médica, que a estipula dentro de um cenário clínico determinado. Por exemplo, um paciente com febre alta atendido na Região Sul do Brasil tem como prováveis causas doenças diferentes daqueles pacientes com febre alta no Norte no país, onde é alta a prevalência da malária, devendo ser sempre considerada no processo diagnóstico, diferentemente da Região Sul, onde é rara. Na estimativa da probabilidade pré-teste são levados em consideração fatores que influenciam a construção do diagnóstico, como a presença de questões ambientais, socioeconômicas, exposição a risco, profissão, câncer, infecção pelo HIV, comorbidades, internação hospitalar prévia, procedimentos cirúrgicos etc. Esses contextos clínicos são reconhecidos por meio de uma boa anamnese e pelas informações existentes sobre o paciente, fundamentais na construção do raciocínio diagnóstico.

Sensibilidade e especificidade

Esses atributos descrevem o poder discriminatório dos sinais clínicos. A *sensibilidade* é a proporção de pacientes com o diagnóstico (doença) que têm o sinal clínico positivo, sendo também denominada "positivo em doença". A *especificidade* é a proporção de pacientes sem a doença (diagnóstico) que não apresentam o sinal clínico, ou seja, achado negativo, sendo também denominada "negativo em saúde".[9,10]

Para a elaboração diagnóstica, a aplicação de um teste clínico ou laboratorial promove sempre um resultado qualitativo binário (sim/não ou positivo/negativo) que é confrontado com a probabilidade da doença (presente ou ausente), o que acarreta quatro possibilidades de combinações colocadas em uma tabela 2×2 de modo a se obter o cálculo da sensibilidade e da especificidade do teste. Na tabela 2×2 existem duas colunas verticais, uma para doença presente e a outra para doença ausente, confrontadas com duas linhas horizontais, uma para o sinal/teste positivo e a outra para o negativo. A tabela assim constituída torna possível verificar quatro casas (Figura 4.2) que expressam as quatros possibilidades: casela "A" para os denominados *verdadeiro-positivos*, quando a doença e o sinal são positivos; casela "B" para os *falso-positivos*, quando o sinal é positivo, mas a doença está ausente; casela "C" para os *falso-negativos*, quando o sinal está ausente na presença da doença; e casela "D" para os *verdadeiro-negativos*, ou seja, doença e sinais ausentes.

A Figura 4.3 representa os resultados de um estudo hipotético de 100 pacientes com insuficiência cardíaca congestiva, cuja etiologia seria uma lesão reumática da válvula mitral, causando regurgitação e congestão pulmonar. O médico

Tabela 2x2

	Com doença	Sem doença	
Teste +	A Verdadeiro-positivos	B Falso-positivos	(A+B) Total de positivos
Teste –	C Falso-negativos	A Verdadeiro-positivos	(C+D) Total de negativos
	(A+C) Total dos doentes	(B+D) Total dos não doentes	A+B+C+D Total de pacientes
	("Teste Ouro")		

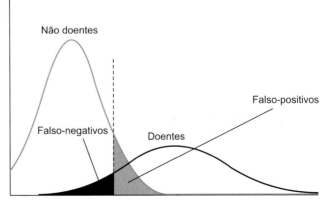

Figura 4.2 Construção da tabela 2×2 seguindo o teorema de Bayes, confrontando os casos com a doença presente ou ausente com o resultado do teste/sinal clínico positivo ou negativo.

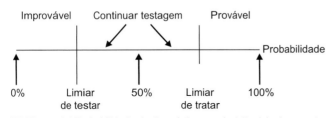

Figura 4.1 Probabilidade do diagnóstico e a decisão dela decorrente.

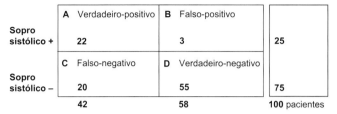

Sensibilidade: A/A+C ou 22/42 = 0,52
Especificidade: D/B+D ou 55/58 = 0,95
Probabilidade pós-teste do sopro positivo: A/A+B ou 22/25 = 0,88
Probabilidade pós-teste do sopro negativo: C/C+D ou 20/75 = 0,25
LR+: sensibilidade/1 – especificidade: 52,4%/5,2% = 10,1
LR–: 1 – sensibilidade/especificidade: 47,6%/95% = 0,5

Figura 4.3 Estudo de 100 pacientes com insuficiência cardíaca causada por cardiopatia reumática para verificar a acuidade do sopro holossistólico em identificar a presença de regurgitação mitral.

deseja saber o valor e a acurácia diagnóstica de um sopro holossistólico no quinto espaço intercostal esquerdo para estabelecer o diagnóstico de insuficiência mitral. No estudo, 42 pacientes têm regurgitação mitral comprovada por ecocardiografia (soma da coluna 1) e 58 não apresentam regurgitação (soma da coluna 2). No exemplo atual, a sensibilidade do sopro holossitólico é a proporção de pacientes com regurgitação mitral e sopro característico (verdadeiro-positivos = "A") em relação ao total de pacientes com regurgitação mitral (colunas "A" + "C"): 22/42 = 0,52, ou seja, 52%.

A especificidade do sopro holossistólico é a proporção de pacientes sem regurgitação mitral e sem o sopro (verdadeiro-negativos = "D") em relação ao total de pacientes sem regurgitação mitral (soma das colunas "B" + "D"): 55/58 = 0,95, ou 95%.

Por outro lado, o médico deseja também saber se a presença ou a ausência de um sopro holossistólico é acurada para discriminação dos pacientes com ou sem regurgitação mitral. Na Figura 4.3, a primeira linha inclui os 25 pacientes com sopro (sinal positivo), 22 dos quais têm regurgitação mitral comprovada e três não; desse modo, a probabilidade de regurgitação mitral, quando o sopro está presente, é de 22/25, ou seja, 88%; esse dado também é chamado de *probabilidade pós-teste*. A segunda linha inclui todos os 75 pacientes sem o sopro, 20 dos quais têm regurgitação mitral; assim, a probabilidade pós-teste de regurgitação mitral, se o sopro estiver ausente, é de 20/75 = 27%.

Juntando os dados dessa experiência, sabemos que a probabilidade pré-teste de regurgitação mitral é de 42% (42/100). A presença do sopro muda a probabilidade pós-teste de 42% para 88% e a ausência de sopro a muda para 27%. Este exemplo ilustra uma propriedade importante dos sinais clínicos com *alta especificidade*, pois, quando presentes, aumentam muito a probabilidade da doença e, na maioria das vezes, a confirmam. Por outro lado, e consequentemente, sinais clínicos de *alta sensibilidade*, quando ausentes, diminuem muito a probabilidade da doença, podendo até excluí-las. No caso em questão, o sopro tem alta especificidade (95%), mas sensibilidade moderada (52%), o que significa que à beira do leito o resultado positivo (sopro presente) tem maior importância diagnóstica, e praticamente confirma a doença, do que sua ausência, que é menos útil, pois alguns pacientes com insuficiência mitral podem não apresentar o sopro.

Razão de probabilidade (LR = *likelihood ratio* na literatura em inglês), também denominada razão de verossimilhança[3,9,10]

Assim como a sensibilidade e a especificidade, a LR também descreve o poder discriminatório dos sinais clínicos. Sua aplicação tem muitas vantagens, entre as quais a possibilidade de ser usada de maneira simples e rápida para determinação da probabilidade pós-teste.

A LR de um teste ou sinal clínico consiste na proporção de pacientes com a doença que apresentam o sinal clínico (ou seja, a sensibilidade), dividida pela proporção de pacientes sem a doença que apresentam o mesmo sinal clínico (complemento da especificidade). Os adjetivos positivo e negativo indicam o quanto a LR se refere à presença de um sinal clínico (resultado positivo) ou à ausência do sinal (resultado negativo).

Desse modo, *LR positivo = sensibilidade/1 – especificidade*.

No estudo supracitado, a proporção de pacientes com regurgitação mitral que têm o sopro foi de 52% (sensibilidade) e a proporção de pacientes sem regurgitação mitral que têm o sopro foi de 3/58 = 5,2% (1 – especificidade). A LR positiva foi então de 10,1. Este número significa que os pacientes com regurgitação mitral apresentem 10 vezes mais probabilidade de terem um sopro sistólico do que os pacientes sem regurgitação mitral.

De maneira similar, a LR negativa é a proporção de pacientes com doença que não apresentam o sinal clínico (1 – sensibilidade), dividida pela proporção de pacientes sem doença e sem apresentar o mesmo sinal (especificidade).

Desse modo: *LR negativo = (1 – sensibilidade)/especificidade*.

No estudo em questão, a proporção de pacientes com regurgitação mitral sem o sopro foi de 20/42, ou 47,6%, e a proporção de pacientes sem regurgitação mitral sem sopro foi de 94,8% (especificidade). A LR negativa foi 47,6/94,8 = 0,5. Este número significa que os pacientes com regurgitação mitral apresentam probabilidade 0,5 vez menor de não terem sopro do que os sem regurgitação mitral ou, na de modo inverso, talvez mais claro, os pacientes sem regurgitação mitral têm probabilidade duas vezes maior de não terem sopro do que aqueles com regurgitação.

Sinais físicos e exames que apresentam LR > 1 aumentam a probabilidade da doença, e quanto maior a LR, maior a certeza a favor da presença da doença. Aqueles com LR entre 1 e 0 diminuem a probabilidade da presença da doença, e quanto mais perto de zero, mais convincente o argumento contra a doença. A LR negativa descreve o quanto a probabilidade muda quando o sinal está ausente.

As LR são também apresentadas em gráficos e nomogramas. Os gráficos descritivos são também denominados curvas ROC (*Receiver Operating Characteristic*) – veja a curva ROC (Figura 4.5).

LR = 1 situa-se exatamente na diagonal entre os dois eixos (aqui as duas probabilidades, pré e pós-teste, são iguais, ou seja, o teste não discrimina entre a presença e a ausência da doença). Quanto mais positiva a LR, mais a curva se desloca para a metade superior esquerda do gráfico e argumenta cada vez mais a favor da presença da doença. Sinais clínicos com LR negativa, ou seja, contra a presença da doença, deslocam a curva para a metade inferior direita do gráfico (Figura 4.5).

Vantagens da LR[10]

- **Simplicidade**n: converte o sinal clínico em um número mais fácil de entender, ou seja, a LR positiva aumenta a probabilidade pós-teste da doença, e os valores < 1 servem para excluir a doença.
- **Acurácia:** é mais útil do que entender os valores da sensibilidade e da especificidade do sinal/teste complementar e tem acurácia superior.
- **Pode ser usada em combinação:** testes diagnósticos diferentes, quando usados para testar uma mesma doença, têm cada um LR próprias, quando positivos, cujas LR+ somadas (LR1 + LR2+ LR3 + ... = LR total) permitem que a soma dos resultados positivos aumente ainda mais a probabilidade da doença ou, ao contrário, se forem negativos, aumente a probabilidade de exclusão da doença. Tomemos como exemplo um quadro de dor torácica em um homem de 65 anos de idade, no qual desejamos identificar uma síndrome isquêmica cardíaca aguda. A LR+ da angina de peito típica é = 7; quando somada com o resultado positivo da dosagem da troponina no soro, que tem LR+ = 10, a soma das duas LR+ eleva a probabilidade pós-teste de infarto agudo do miocárdio para 7 + 10 = 17, valor que serve como evidência suficiente ou comprovação do diagnóstico.

COMO PROCEDER QUANDO UM TESTE PRODUZ UM RESULTADO QUANTITATIVO?

Usemos como exemplo a taxa sérica de glicose para identificação do *diabetes mellitus*. A precisão do teste diagnóstico quantitativo, assim como sua validade, é medida por meio do coeficiente de correlação intraclasse, que estima a correlação entre duas medidas em um mesmo sujeito. Sua fórmula compara a "variância" biológica verdadeira com a "variância" correspondente do teste (instrumento) de medida, sendo o coeficiente de correlação a proporção entre as variabilidades totais em cada caso. Quanto maior for esse coeficiente (por exemplo, ≥ 0,80), mais confiável será o resultado obtido. No caso de um resultado quantitativo para o fenômeno aferido, a distinção do teste "positivo" ou "negativo" se faz pela escolha de um *limiar* de referência. Quando o resultado do teste excede esse limiar, é considerado *positivo*; quando o resultado do teste é inferior ao limiar estabelecido, é considerado *negativo*. Da mesma maneira, a valorização (confiança) do teste se estabelece pelo cálculo da sensibilidade e da especificidade do limiar escolhido.[4]

Tomando como exemplo o caso do nível sérico da glicose para identificar a presença ou não de diabetes, considera-se como limiar diagnóstico o valor de 110mg/dL. Entretanto, alguns pacientes com diabetes podem apresentar valores pontuais entre 100 e 110mg/dL, o que significaria uma perda de sensibilidade do teste glicêmico. Se, entretanto, o limiar diagnóstico (ponto de corte) for baixado para 100mg/dL, na tentativa de aumentar a sensibilidade do teste e não perder nenhum caso de diabetes, teremos como consequência um maior número de casos falso-positivos, ou seja, pacientes não diabéticos serão incluídos ou mal diagnosticados. Do mesmo modo, se aumentarmos o limiar crítico para 120mg/dL, com intenção de aumentar a especificidade e assegurar que todos os pacientes testados são efetivamente diabéticos, aumentaremos os casos de falso-negativos e muitos pacientes diabéticos não serão reconhecidos. Nesse sentido, em consequência da escolha de um limiar sobre os valores da sensibilidade e da especificidade, sempre que desejarmos aumentar a sensibilidade, teremos como consequência uma perda em especificidade, e vice-versa, dependendo da maior ou menor interseção entre a distribuição na população de indivíduos sadios e aqueles com doença (Figura 4.4).

Em geral, a sensibilidade e a especificidade são características difíceis de conciliar, sendo complicado aumentar a sensibilidade e a especificidade de um teste ao mesmo tempo.

As *curvas ROC* constituem uma maneira de representar a relação, normalmente antagônica, entre a sensibilidade e a especificidade de um teste diagnóstico quantitativo, ao longo de um contínuo de valores de pontos de corte (*cutoff points*). Essas curvas são muito utilizadas na literatura médica para demonstrar a acurácia de um novo teste diagnóstico ou de sinais ou conjunto de sinais clínicos que está sendo proposto para um diagnóstico.

Para a construção de uma curva ROC, traça-se um diagrama que represente a sensibilidade em função da proporção de falso-positivos (1 – Especificidade) para um conjunto de valores de pontos de corte (Figura 4.5).

As curvas ROC descrevem a capacidade discriminativa de um teste diagnóstico para determinado número de valores limiares (*cutoff point*), o que põe em evidência os valores para os quais existe maior otimização da sensibilidade em função da especificidade. O ponto em uma curva ROC onde isso acontece é aquele que se encontra mais próximo do canto superior esquerdo do diagrama (veja na Figura 4.5 o ponto B da curva 2).

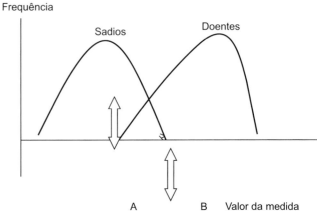

▼ **Figura 4.4** Limiares para testes com valores quantitativos, efeitos da variação do limiar na sensibilidade e especificidade do teste.

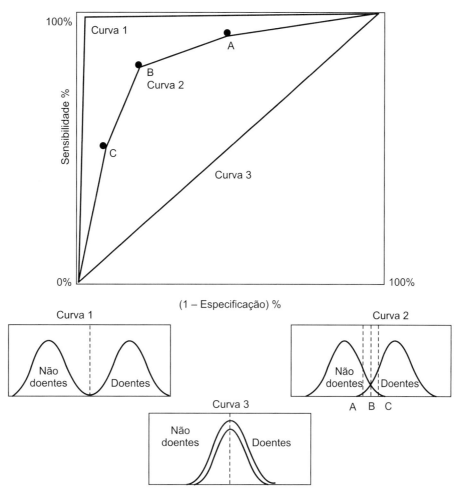

Figura 4.5 Curva ROC. Com uma curva ROC, pode-se observar como a especificidade e a sensibilidade de cada um dos exames se relacionam em função da variação do valor de corte. Quanto mais a curva se aproxima do ponto (0,1), melhor o exame. O exame demonstrado pela curva 1 é melhor do que o da curva 2 ou 3, pois discrimina melhor os pacientes com doença dos sem a doença.

Desse modo, as curvas ROC tornam possível quantificar a exatidão de um teste diagnóstico, a qual é proporcional à área que fica delimitada sob a curva ROC, isto é, quanto maior for a área, mais a curva se aproxima do canto superior esquerdo do diagrama e maior é a exatidão do teste. Com isso em mente, a curva será útil, também, na comparação entre dois ou mais testes diagnósticos: quanto maior for a área sob a curva ROC, maior será a exatidão do teste (Figura 4.5).

A avaliação da validade (capacidade do instrumento de aferição de medir o que se destina medir) constitui uma etapa fundamental para o desenvolvimento de um teste diagnóstico. Desse modo, na avaliação de desempenho de um teste e determinação de seu limiar discriminativo para o diagnóstico, ele sempre deverá ser confrontado com um método de referência, chamado padrão-ouro (*gold standard*) para a situação existente, o qual corresponde ao melhor padrão existente de reconhecimento da doença. A escolha ou a existência do padrão-ouro é fruto de um estudo crítico que estabelece, para cada doença, o melhor critério de comprovação de sua existência, como são, por exemplo, os exames anatomopatológicos, que têm alta especificidade (com capacidade de confirmar ou excluir a doença).[3,4] Entretanto, a obtenção do resultado anatomopatológico nem sempre é viável na clínica diária, e será necessário o uso de outro padrão de referência para confrontar a validade de testes intermediários. Por exemplo, na doença das artérias coronárias, não é possível a execução de testes histopatológicos, mas utiliza-se a angiografia das artérias coronárias (que determina a anatomia coronária) como padrão-ouro na comparação de testes antecipativos, como ergometria ou cintilografia coronária, para estabelecer sua acuidade diagnóstica de reconhecimento da doença cardíaca isquêmica.

NOTAS REFLEXIVAS SOBRE O PROCESSO DIAGNÓSTICO

O diagnóstico é um processo de reconhecimento das doenças a partir de seus sintomas e sinais. É o elemento fundamental de toda ação médica, pois envolve, e tem em sua dependência, toda a sequência de procedimentos ulteriores relacionados com o prognóstico e as decisões terapêuticas.[4]

O processo diagnóstico é sempre iniciado pelo exame clínico, que é seguido pela investigação complementar. Desse modo, o exame clínico permanecerá sempre como o ponto de partida para o diagnóstico e é a partir dele, e não o inverso, que o médico irá estabelecer a pertinência da testagem de exames complementares laboratoriais. A escolha adequada dos exames complementares para cada caso clínico é da responsabilidades do médico, assim como sua interpretação para o diagnóstico. A exclusão do exame clínico mediante o uso indiscriminado de exames complementares, além de ser uma prática abusiva que desperdiça os parcos recursos da saúde, acarreta erro ao se tentar interpretar o resultado sem considerar o contexto clínico e epidemiológico do paciente.

Com esse objetivo, o processo diagnóstico compreende as seguintes etapas:

- A geração de hipóteses diagnósticas.
- O processo de confirmação dessas hipóteses.
- O processo de decisão sobre os pontos-chave (*nós de decisão*) diante da divergência interrogatória dos fluxogramas construídos (*Sim – Não*), quando existente, e a necessidade de decisões intermediárias.
- A conclusão do processo pela confirmação ou negação da hipótese. A geração de hipóteses diagnósticas está sob a dependência de uma elaboração mental mais ou menos intensa, variável de um médico para outro, e do engajamento existente entre este e o paciente. Esse processo demanda, mais frequentemente, um reconhecimento das formas de apresentação (síndromes clínicas) ou um raciocínio probabilístico generalista não quantitativo, como no caso de um período de epidemia.

A expressão *hipótese diagnóstica* é consagrada por seu uso rotineiro, e sua confirmação é um procedimento pragmático individual. O fornecimento da prova, ou mais frequentemente a aceitação da hipótese, refere-se aos processos de reconhecimento, como coerência (validade) interna do raciocínio utilizado, concordância sobre relações causais e conformidade com os mecanismos fisiopatológicos.

Nas últimas décadas, procedimentos diagnósticos de raciocínio probabilístico, métodos informatizados e de ciências cognitivas têm sido elaborados a fim de reduzir a incerteza dos procedimentos usuais pragmáticos precedentes, considerados pouco rigorosos.

O raciocínio probabilístico se faz por dois níveis principais:

- Para a geração de hipóteses, faz-se de maneira pragmática e não quantitativa.
- Para a confirmação de hipóteses, usa a quantificação das propriedades métricas (raciocínio probabilístico) que ajuda a discernir os sinais e os testes mais importantes. Os progressos são mais nítidos com o domínio da gestão/utilização dos exames complementares. O conhecimento do rendimento diagnóstico desses exames em cada contexto clínico auxilia a escolha de quais serão utilizados.
- Desse modo, quando se encontram disponíveis todos os elementos quantitativos necessários e os meios de cálculo adequados, é possível avaliar a probabilidade pré-teste e, utilizando a revisão bayesiana, estabelecer a probabilidade pós-teste, por levar em conta as propriedades métricas (sensibilidade, especificidade e razão de probabilidades) dos testes disponíveis.

A utilização de algoritmos construídos por consenso de especialistas, tendo em conta o conhecimento atual da ciência médica, foi proposta para melhorar a geração e a exploração das hipóteses. Esses algoritmos têm a vantagem de pôr em evidência situações que poderiam ser esquecidas ou não estar presentes na cabeça do médico no momento oportuno e fornecem um caminho a seguir para sua inclusão no processo de raciocínio. No entanto, só são válidos quando se consideram a capacidade e a competência dos estudos clínicos que os construíram, os quais podem apresentar falhas ou vieses em sua construção, decorrentes da inserção de dados incorretos. Por outro lado, devemos pensar que os algoritmos e protocolos são formas limitadas e restritoras do raciocínio individual, inventivo e pragmático de um médico experiente (Figuras 4.6 e 4.7).

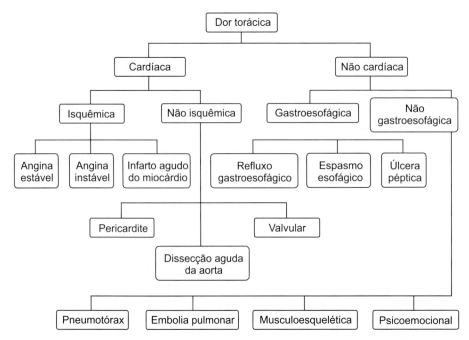

▼ **Figura 4.6** Exemplo de fluxograma diagnóstico de doenças cardíacas que se manifestam com dor torácica. (Sociedade Brasileira de Cardiologia.)

Avaliação da Probabilidade Pré-teste

Modelo para estimar a
probabilidade clínica de TEP

Escore de Wells

Variáveis	Nº de pontos
Sinais e sintomas de TVP	3,0
Outros diagnósticos são menos prováveis que o TEP	3,0
Frequência cardíaca > 100bpm	1,5
Imobilização ou cirurgia nas últimas 4 semanas	1,5
Episódio prévio de TEP ou TVP	1,5
Hemoptise	1,0
Câncer (atual ou nos últimos 6 meses)	1,0
Probabilidade clínica	
Baixa	<2,0
Intermediária	2,0 a 6,0
Alta	>6,0

◥ **Figura 4.7** Modelo de índice preditivo (*clinical prediction rules*) para tromboembolismo pulmonar – escore de Wells,[1] utilizando somente os elementos clínicos observados à beira do leito. (TEP: tromboembolismo pulmonar; TVP: tromboembolismo venoso profundo.)

Com esses aspectos em mente, com o auxílio da utilização de algoritmos bem construídos e validados (mais raros) em lugar dos aforismos de antigamente e válidos por um certo período, parece pouco provável que vejamos uma boa hipótese ser "soprada" de início a um médico com dificuldade de raciocínio e de ideias. Quanto à conclusão do diagnóstico, ela envolve tão completamente a figura do médico, que é pouco provável que uma fórmula universal possa substituí-la.

O processo diagnóstico não é um procedimento linear. Ele remete às diversas etapas sucessivas que passam por muitos "nós" de decisão. A esses nós decisionais correspondem de-cisões a tomar na escolha de um ou outro sinal ou de usar este ou outro teste diagnóstico, assim como a melhor manobra terapêutica.

Quanto à conclusão de todo o processo diagnóstico, o diagnóstico deve ter a maior precisão possível e não se podem perder de vista os imperativos de decisão pragmática. Para o paciente é vital que certas decisões sejam tomadas mesmo se a prova (certeza) do diagnóstico não pôde ser ainda encontrada. Nas decisões a tomar, devem ser relevadas as considerações econômicas, éticas, deontológicas e legais, não se fixando somente em uma decisão estritamente científica, e essas questões devem ser sempre levadas em consideração. A decisão final destaca, assim, um julgamento e uma decisão que engaja totalmente o médico.

Referências

1. Ryle JA. The natural history of disease. 2. ed. London: Oxford University Press, 1948.
2. Couleham J, Block M. A entrevista médica. Porto Alegre: Artes Médicas, 1989.
3. Tierney Jr LM, Henderson MC. The patient history. Evidence--based approach. New York: Lange Medical Books/McGraw-Hill, 2005.
4. Paolaggi J-B, Coste J. Le raisonnement medical de la science a la pratique clinique. Paris : Éditions Estem, 2001.
5. Del Mar C, Doust J, Glasziou P. Clinical thinking. Evidence, communication and decision-making. Oxford, UK: BMJ Books, Blackwell Publishing, 2006.
6. Vincent C, Neale G, Woloshynowych M et al. Adverse events in British Hospitals. BMJ 2001; 322:517-9.
7. Leappe LL. Errors in medicine. JAMA 1994; 272:1851-7.
8. McGee S. Evidence-based physical diagnosis. London: W.B. Saunders Company, 2001.
9. Sackett DL, Haynes RB, Guyatt GH, Tugwell P. Clinical epidemiology. A basic science for clinical medicine. 2. ed. Boston, Toronto, London: Little & Brown, 1991.
10. Sackett DL, Strauss SE, Richardson WS, Rosenberg W, Haynes RB. Evidence-based medicine. How to practice and teach EBM. 2. ed. Edinburg: Churchill Livingstone, 2000.

CAPÍTULO 5

Bioética e Semiologia – O Foco no Paciente

Bruna Pasqualini Genro • *Gabriella Rejane dos Santos Dalmolin* • *José Roberto Goldim*

INTRODUÇÃO

Este capítulo se divide em três partes: a primeira é dedicada a uma revisão dos conceitos e elementos fundamentais para uma reflexão bioética adequada; a segunda abordará os itens relativos à semiologia e sua relação com a bioética; finalmente, a terceira e última parte será dedicada a algumas questões específicas no relacionamento com os pacientes.

BIOÉTICA

A ideia da bioética como uma ponte surgiu em um período histórico de enormes avanços tecnológicos e científicos, os quais levantaram novas questões acerca de como os valores humanos poderiam dar respaldo às novas possibilidades de intervenção. Potter propõe o termo bioética como forma de enfatizar os dois componentes mais importantes para se atingir uma nova sabedoria extremamente necessária: conhecimento biológico e valores humanos.[1]

Onora O'Neall coloca a bioética não como uma nova disciplina que surge, mas como uma área de interseção de várias disciplinas, discursos e organizações que suscitam novas questões com os avanços da ciência.[2]

Outra forma de definição de bioética a caracteriza como o estudo sistemático das dimensões morais – incluindo visão moral, decisões, conduta e políticas – das ciências da vida e atenção à saúde, utilizando uma variedade de metodologias éticas em um cenário interdisciplinar.[3]

Uma das abordagens possíveis da bioética se dá por meio da bioética complexa, uma reflexão complexa, compartilhada e interdisciplinar sobre a adequação das ações que envolvem a vida e o viver.[4] Essa reflexão pode ser considerada complexa, pois inclui uma diversidade de aspectos envolvidos na situação analisada; é interdisciplinar, devido à possibilidade de contar com conhecimentos oriundos de diferentes áreas do saber, cada uma das quais podendo contribuir substancialmente para uma melhor visão do problema; e é compartilhada por utilizar as diferentes interfaces entre esses saberes para estabelecer diálogos mutuamente enriquecedores.

A reflexão busca verificar a adequação das ações e suas consequências associadas, considerando as circunstâncias e os múltiplos aspectos envolvidos. A reflexão bioética não busca fazer julgamentos morais acerca das ações propriamente ditas. As ações, que são o objeto dessa reflexão, envolvem tanto a vida como o viver, usando a distinção feita por Agambem com base na diferença existente na língua grega dos significados das palavras relativas à vida: *zoe* e *bios*.[5] *Zoe* se refere à vida natural, biológica, ao estar vivo, enquanto *bios* é a vida política, é o bem-viver, é o estar no mundo. A maior parte das reflexões bioéticas se refere às questões derivadas da palavra *bios*, envolvendo o viver e a qualidade de vida associada.[6]

Esse modelo, proposto com base na definição de bioética profunda de Potter,[7] é integrador por buscar uma aproximação através do diálogo dos diferentes referenciais teóricos possíveis, como o *principialismo*, os *direitos humanos*, as *virtudes* e a *alteridade*, incluindo também os casos paradigmáticos. A complexidade se dá diante dos inúmeros aspectos envolvidos, que devem ser considerados na reflexão proposta, e se baseia nos pressupostos da teoria da complexidade.[8,9]

A bioética complexa é um modelo que visa auxiliar a tomada de decisão, que é a situação decorrente de quando um dilema, conflito ou desconforto ético, aqui chamado problema, é identificado.

Platão, citando Sócrates, propôs um paradoxo sobre a existência ou não de problemas. Dizia que não se pode procurar soluções para um problema, pois ou sabemos o que estamos procurando e, portanto, não há problema, ou não sabemos o que estamos procurando e, portanto, não reconhecemos um problema quando nós o encontramos. Este paradoxo, em vez de desanimar, deve ser utilizado para ressaltar ainda mais a importância da relação entre o problema e sua solução.

A queixa trazida pelo paciente deve servir de base para estabelecer que tipo de problema será enfrentado: direto, inverso ou convergente.

O problema direto é o que estabelece um prognóstico, isto é, são conhecidos os dados iniciais e os processos envolvidos. O problema consiste em avaliar as possíveis consequências dessa situação. Esse é o tipo de problema que preserva a relação causa-efeito.

O problema inverso busca estabelecer um diagnóstico, pois são conhecidos os processos envolvidos e sua situação atual, mas se desconhecem as causas. Esse tipo de problema parte do efeito em busca de suas possíveis causas. É o mais frequentemente enfrentado nas situações de busca por atendimento na área da saúde.

O problema convergente consiste, igualmente, no estabelecimento de um diagnóstico. Nesse problema são conhecidas as causas e as consequências ou estado atual, e os processos envolvidos são objeto de estudo. Esse tipo de problema talvez seja o mais desafiador, pois parte de dois estados, inicial e final, ou anterior e atual, buscando estabelecer uma relação coerente entre ambos.[10]

A abordagem do problema engloba os fatos e as circunstâncias em que ele emergiu e delimitarão a situação real que está sendo abordada. A descrição dos fatos envolve as evidências e informações disponíveis e as circunstâncias detalham e contextualizam o fato, permitindo vislumbrar suas peculiaridades. Na descrição das circunstâncias, devem ser levados em conta os diferentes aspectos morais, legais, religiosos, sociais, econômicos, culturais, psicológicos, biológicos, assistenciais e científicos, entre outros.[11] Os fatos e as circunstâncias, dentro da perspectiva da semiologia, podem ser entendidos como os sinais e sintomas referidos ou constatados.

A partir do problema, são formuladas diferentes alternativas possíveis, com suas respectivas consequências, que devem ser ponderadas na tomada de decisão, pois se somos responsáveis pelo que fazemos, também somos responsáveis pelas consequências previsíveis de nossos atos.[12]

A abordagem do problema também envolve os diferentes referenciais teóricos e os casos pregressos que podem ser relacionáveis já descritos na literatura, e que se assemelham à situação em questão. Os casos tornam possível descrever situações em que fatos semelhantes tiveram seus desdobramentos, sendo possível verificar as consequências que determinadas opções geraram, aumentando, assim, a previsibilidade das ações. Os casos e os referenciais teóricos são ferramentas que não devem limitar, mas orientar o raciocínio no processo de tomada de decisão.

Os referenciais teóricos utilizados no *modelo da bioética complexa* incluem os *princípios*, os *direitos humanos*, as *virtudes* e a *alteridade*. Todos esses referenciais podem ser utilizados como elementos de fundamentação para as justificativas e argumentação.

As virtudes dão base para comportamentos individuais esperados e tidos como adequados, ou seja, constituem uma proposta baseada em características próprias do indivíduo,[13] sendo esse mesmo conceito aplicado às próprias características do médico. A virtude é um traço de caráter que é valorizado socialmente, uma virtude moral é um traço que tem valor moral associado. Esse referencial é baseado nas ideias de Aristóteles e na tradição ética grega.

As principais virtudes valorizadas em um profissional médico estão relacionadas com essa adequação esperada no atendimento ao paciente:

- **Temperança:** é comedimento, o adequado entendimento do que é necessário e do que é extraordinário ou supérfluo. Não visa superar nossos limites,[14] mas sim entendê-los de maneira adequada. A temperança é que dá a adequação ao uso de recursos.
- **Coragem:** é a capacidade de lidar com os próprios medos. A coragem está entre a covardia, que paralisa, e a temeridade, que é impensada.[14] Ter coragem é realizar aquilo que deve ser feito naquele conjunto de circunstâncias.
- **Justiça:** quando falamos em justiça como virtude, nos referimos à justiça como valor e não como um fato atrelado

à legalidade de nossas ações.[14] A evidência associada à virtude da justiça é a não discriminação.

- **Prudência:** é o que poderíamos chamar de bom senso, a serviço de um fim, quando alcançado por meios adequados.[14] A prudência não deve ser confundida com a simples evitação de perigos, que é a cautela. A prudência é razão prática, identifica o que é necessário e determina que as escolhas sejam feitas sob essa perspectiva.[15] O que for considerado extraordinário merece atenção e consideração especiais no processo de tomada de decisões.
- **Tolerância:** é saber conviver com o diferente, com aquilo que não é comum ao nosso referencial. Isso não significa passividade; ao contrário, a tolerância é ativa, pois exige reconhecer e respeitar valores.[14] Justamente por isso, algumas práticas, mesmo com base em hábitos validados localmente, podem ser consideradas intoleráveis por não resistirem a essa avaliação com base em valores universais. A tolerância não é um relativismo moral, onde tudo se justifica, mas um exercício ativo de reconhecimento de valores.
- **Humildade:** é a consequência apropriada que se segue à afirmação "posso estar errado" e exige a responsabilidade de aprender com as experiências e os conhecimentos disponíveis.[7]

A utilização do *referencial dos princípios* como meio de reflexão é uma abordagem clássica e extremamente difundida na bioética. Os princípios devem orientar o raciocínio e não ser apenas um elemento taxonômico para os dilemas.[16] Possibilitam identificar e verificar conflitos entre diferentes direitos e deveres, sempre tomados como *prima facie*, isto é, princípios que podem ser priorizados ou ponderados.[17]

William Frankena, em 1963, propôs que os princípios, vistos como deveres *prima facie*, são tipos de ação corretos ou obrigatórios. O *princípio da beneficência* é o que estabelece que devemos fazer o bem aos outros, independentemente de desejá-lo ou de merecimentos. Segundo Frankena, "o princípio da beneficência não nos diz como distribuir o bem e o mal. Só nos manda promover o primeiro e evitar o segundo".[18] O *princípio da justiça* é a busca de como será realizada essa distribuição de maneira adequada. A Justiça é um princípio moral, enquanto o Direito o realiza no convívio social, sendo então a Justiça mais ampla que o Direito.

No Relatório Belmont, foi estabelecido o uso sistemático de princípios na abordagem de dilemas bioéticos. Esse documento utilizou três princípios básicos como referencial para suas considerações éticas: o *respeito às pessoas*, a *beneficência* e a *justiça*.[19]

Os princípios estão relacionados com os deveres do médico para com o paciente, dentro do contexto da semiologia. O respeito às pessoas pode então ser entendido como os deveres de respeito à autonomia, à veracidade e à confidencialidade, envolvidos na relação médico-paciente.

O princípio do respeito às pessoas pode ser dividido em duas exigências morais separadas: a exigência do reconhecimento da autonomia e a exigência de proteger aqueles com autonomia reduzida.[19] Ainda que não se concorde com a decisão do paciente, a tolerância às decisões autônomas deve estar presente, mas dentro de alguns limites. Esses limites podem vir a justificar que determinada conduta não seja obrigatória por parte do profissional.[20] Além das questões envolvendo a autonomia e a autodeterminação, o princípio do respeito às pessoas também inclui a questão de como lidar com informações especialmente em termos de veracidade e confidencialidade.

A *veracidade* é uma das bases sobre as quais se estabelece a relação médico-paciente, sendo a garantia recíproca de comunicar a verdade e de não ser enganado. A única justificativa moralmente aceitável, em caráter de excepcionalidade, para que o médico omita a verdade é a de que o bem maior para o paciente, naquela circunstância específica, envolve não ter acesso a uma dada informação.[21]

A *confidencialidade*, tradicionalmente, é entendida como a garantia do resguardo das informações dadas pessoalmente, em confiança, e a proteção contra sua revelação não autorizada. Atualmente, o conceito de confidencialidade se amplia, sendo considerada o dever de resguardar todas as informações que dizem respeito a uma pessoa, isto é, sua privacidade. Do ponto de vista do profissional, todas as informações obtidas com um paciente são assumidas como privilegiadas, ou seja, confidenciais. A confidencialidade é o dever associado à preservação das informações, privadas ou íntimas, reconhecidas pelos pacientes como informações sensíveis.[22]

O uso dos princípios na abordagem de dilemas e problemas bioéticos foi consagrado pelo principialismo, proposto por Tom Beauchamp e James Chidress em 1978.[23] Esses autores consideravam quatro princípios: beneficência, não maleficência, justiça e autonomia. Nesse referencial, o princípio da justiça foi mantido. Esses autores desdobraram, ao contrário do entendimento dos demais autores, o princípio da beneficência em beneficência propriamente dita, entendida como fazer o bem, e não maleficência, no sentido de evitar o mal. Finalmente, reduziram o princípio do respeito às pessoas apenas à autonomia, referindo-se ao dever de respeitar a autodeterminação das pessoas. Mantendo a nova perspectiva ética associada aos princípios, também os entenderam como deveres *prima facie*.

O referencial dos *direitos humanos* justifica as ações que devem ser realizadas no sentido de garantir o seu cumprimento e eficácia. A Declaração Universal sobre Bioética e Direitos Humanos da UNESCO consagrou esse referencial teórico em 2005. Ao consagrar a bioética entre os direitos humanos internacionais, e ao garantir o respeito pela vida dos seres humanos, a Declaração reconhece a interligação existente entre ética e direitos humanos no domínio específico da bioética.[24]

O modelo dos direitos humanos busca analisar as questões bioéticas a partir da perspectiva dos direitos e não dos deveres associados, mudando a perspectiva do principialismo. Nos atendimentos realizados na área da saúde, os direitos humanos abrangem tanto os direitos do paciente quanto os direitos do médico.

Os direitos do paciente, assim como de todas as pessoas, incluem o direito à privacidade e o direito à não discriminação. Ambos são garantidos, desde 1988, pela Constituição da República Federativa do Brasil em seu "Capítulo I – Dos Direitos e Deveres Individuais e Coletivos".[25]

O direito à privacidade é a limitação do acesso às informações de uma dada pessoa e à própria pessoa, é a liberdade que o paciente tem de não ser observado sem autorização. Esse direito está garantido no Inciso X do Artigo 5º da Constituição brasileira, quando afirma que são invioláveis a intimidade, a vida privada, a honra e a imagem das pessoas.[25]

Nesse mesmo artigo da Constituição brasileira, todas as pessoas, independentemente de qualquer outra característica, são consideradas iguais perante a lei. Esta é base legal para o exercício do direito de não discriminação.[25]

O Código de Ética Médica, além de seu caráter deontológico predominante, também estabelece direitos para o médico em seus artigos iniciais.[26] Dentre eles, pode-se destacar o direito de exercer a medicina sem ser discriminado por questões de religião, etnia, sexo, nacionalidade, cor, orientação sexual, idade, condição social, opinião política ou de qualquer outra natureza. O direito de recusar-se a realizar atos médicos que sejam contrários a sua consciência também é um dos direitos garantidos aos médicos nos artigos iniciais do Código de Ética Médica.[26]

O referencial da alteridade inclui a discussão da copresença ética e da corresponsabilidade, sempre presente nas ações humanas, e parte do pressuposto básico de que todo o homem social interage e interdepende do outro.[27]

Em vez de o indivíduo agir diante do outro como gostaria de ser tratado, o que deveria ser uma norma universal, é a descoberta do outro que impõe a conduta adequada. Cada pessoa é constantemente confrontada com a presença do próximo.[28]

Essa proposta muda a perspectiva autonomista e individual para remetê-la a uma visão de rede social. Deixa de ter sentido a máxima "a minha liberdade termina quando começa a dos outros", sendo substituída pela proposta de que minha liberdade é garantida pela liberdade dos outros. A negação da neutralidade também é um aspecto contemplado,[29] relacionada com a ideia de que nenhuma das partes envolvidas é neutra por definição, embora o profissional tenha sempre de buscar ser o mais imparcial possível em suas ações.

A alteridade, no contexto de assistência, pode ser entendida como o exercício de empatia e compaixão, que possibilite dar uma abrangência de integração aos demais referenciais teóricos já abordados. Ao incluir o outro como objeto de suas atenções, esta pessoa desenvolve suas virtudes e identifica os deveres e direitos associados a si e ao outro. Tudo passa por esse reconhecimento, que rompe com a lógica da reciprocidade, ao pensar na responsabilidade associada a essa relação interpessoal.

Ainda no modelo de bioética complexa, também estão envolvidos na tomada de decisão outros elementos, como a *afetividade* e os *sistemas de crenças e valores*.

A afetividade inclui os *vínculos* e *desejos* presentes no processo. Os vínculos interferem na tomada de decisão, na medida em que podem ocasionar dificuldade na avaliação das pessoas que mantêm algum tipo de relação pessoal. Quando há um vínculo pessoal, é necessário reconhecer que não existe a mesma imparcialidade no processo de avaliação. Os desejos podem ser um fator de minimização ou maximização de consequências associadas que, no atendimento, podem interferir diretamente, por exemplo, no entendimento dos fatores associados a seu estado de saúde quando da comunicação de uma notícia que altere sua perspectiva de futuro.

Os sistemas de crenças e valores também devem ser considerados nessa perspectiva e incluem as *tradições* e os *interesses* presentes. A assistência à saúde deve pautar-se pela consideração e pelo respeito à diversidade de culturas, crenças, valores e convicções individuais e coletivas, considerando as características de uma sociedade pluralista e tolerante. O grande desafio reside na busca dos profissionais da saúde por uma maneira de conduta que não agrida as diferentes concepções morais.[20]

A tradição é um passado presente, uma referência do passado que atua no presente.[6] As tradições culturais e religiosas podem ocasionar algumas dificuldades tanto no entendimento das justificativas como em termos de privacidade e pudor. Questões relacionadas com a privacidade e o pudor exigem uma abordagem cuidadosa em busca do respeito e do conforto do paciente. Um exemplo desse tipo de interferência de tradição, entendida como o passado interferindo sobre o presente, é o caso das mulheres ciganas. Essas mulheres têm dificuldade em realizar exames ginecológicos com a mesma periodicidade das demais mulheres em razão do extremo pudor associado a essa região do corpo. Nessas situações de maior exposição, quando da realização de exames, o profissional da saúde deve ser preferencialmente da concordância da paciente, visando evitar constrangimentos. Durante a realização dos procedimentos, outra pessoa deve acompanhar o processo, seja um profissional da saúde, seja alguém indicado pela própria paciente, no sentido de evitar qualquer situação posterior de constrangimento para o médico.[30]

Os interesses reduzem as alternativas de solução ao restringirem o foco de atenção. Em muitos casos, embora os interesses do profissional estejam aliados aos melhores interesses do paciente, pode haver algum tipo de restrição das possibilidades, tanto de encaminhamentos como de exames e tratamentos. Mesmo que identificada a necessidade e reconhecendo benefícios claros para o paciente, podem ocorrer impossibilidades de acesso por restrições do próprio sistema de saúde. Os exames genéticos moleculares mais sofisticados, embora possam representar um ganho real na prevenção e no tratamento, muitas vezes, por interesses econômicos, não são disponibilizados para os pacientes pelos gestores do sistema de saúde.

Todos esses elementos teóricos devem servir para orientação da reflexão sobre situações práticas, como as apresentadas pela semiologia.

SEMIOLOGIA E BIOÉTICA

Para uma anamnese bem realizada, é imprescindível uma boa relação médico-paciente. Com o início da investigação de sinais e sintomas, surgem dúvidas e conflitos no momento da entrevista do paciente, pois será necessária a abordagem de assuntos delicados e relacionados com sua vida íntima. O próprio paciente, muitas vezes, imagina que será questionado sobre assuntos de saúde e doenças pregressas, mas pode não antecipar o grau de invasão de privacidade de alguns questionamentos, que podem, em um primeiro momento, parecer não relacionados com sua condição.

Para conduzir esse processo de maneira adequada, o médico deve atentar para alguns aspectos. Em geral, o paciente procura assistência porque reconhece alguma necessidade ou apresenta algum problema já identificado. Em virtude disso, pode estar fragilizado e angustiado com as incertezas de seu quadro. Essa situação exige paciência e atenção redobrada do profissional, pois é necessário disponibilizar um tempo adequado, dentro do possível, e suficiente para os questionamentos necessários e outras necessidades que possam surgir durante o atendimento. O processo de escuta ativa do paciente é essencial, não bastando apenas ouvi-lo. Mesmo que exista um roteiro de perguntas previamente estabelecido, é fundamental deixar o paciente à vontade para fazer suas próprias considerações. O roteiro deve servir como uma lista de checagem, e não como um limitador de interação.

Todas as informações compartilhadas pelo paciente devem ser sempre levadas em consideração, evitando desvalorizar o que foi dito. Muitas vezes, informações entendidas como irrelevantes acabam, posteriormente, sendo úteis no esclarecimento de situações clínicas.

Entender adequadamente a contratransferência do profissional em relação ao paciente ou aos conteúdos por ele apresentados é também fundamental. Isso ocorre quando não há uma identidade de valores entre profissional e paciente. O médico deve manter-se imperturbável diante dessas situações, ou seja, deve desenvolver a capacidade de não deixar que revelações desagradáveis ou inesperadas afetem seu comportamento ante o paciente. Isso implica entender e diferenciar os conceitos de *empatia* e *compaixão*.

A empatia é olhar com o olhar do outro, é considerar a possibilidade de uma perspectiva diferente da sua.[31] Assim, a imperturbabilidade não deve ser confundida com falta de empatia, que, a rigor, é desconsideração do outro. A imperturbabilidade é parte da tolerância, do entendimento de que existem múltiplos sistemas de crenças e valores.

A compaixão, também uma característica essencial, consiste em reconhecer e participar do sofrimento do outro, em vez de se colocar no lugar do outro que está sofrendo, como ocorre com a empatia. A compaixão exige que o sofrimento seja entendido como da outra pessoa e gera um movimento de ajuda de quem o reconheceu. Para Kant não é um dever senti-la, mas desenvolver em si a capacidade de senti-la.[14]

Essas questões também são abordadas na literatura, promovendo momentos de reflexão, como no diálogo entre o Dr. Pardon, médico, e seu amigo Maigret, escrito por Georges Simenon:[32]

> Estão nos transformando em funcionários e fazendo da medicina uma grande máquina de vender cuidados medianamente adequados... Não apenas funcionários – continuou o médico – mas maus funcionários, pois não podemos mais dedicar a cada doente o tempo que seria necessário... Às vezes me envergonho de conduzi-los à porta quase os empurrando... Vejo seus olhares que esperam de mim outra coisa, perguntas, palavras, em suma, alguns minutos durante os quais eu me preocupe apenas com eles.

Dentre os itens contemplados na anamnese, podem ser suscitadas diferentes questões éticas, as quais exigirão uma abordagem mais cuidadosa no atendimento. Os dados de identificação podem trazer questões relativas à não discriminação, além dos deveres referentes à confidencialidade.

O nome e o sobrenome civil devem estar presentes em todos os documentos do paciente. Também deve ser reservado um campo para o registro do nome social, independentemente do registro civil; desse modo, assegura-se o uso do nome preferido pelo paciente. O paciente não pode ser identificado apenas por número, nome ou código da doença, ou por outras formas desrespeitosas ou preconceituosas.[33]

É importante verificar se há discrepâncias entre a idade real e a idade registrada, o que pode ter ocorrido por erro ou ter sido induzido pelo próprio paciente, visando a algum benefício ou simplesmente por vaidade.

Deve estar clara para o profissional a distinção entre sexo e gênero. Ainda que o termo gênero seja usado como sinônimo de sexo, sexo refere-se aos aspectos anatômicos, morfológicos e fisiológicos (genitália, cromossomos sexuais, hormônios) do indivíduo, enquanto gênero se refere às identidades subjetivas de homens e mulheres, às características de uma pessoa na sociedade. O paciente pode ser, por exemplo, do sexo masculino e do gênero feminino, ou o contrário, uma pessoa pode ter o sexo feminino e assumir uma identidade de gênero masculina. O uso do nome social pelo paciente está assegurado, independentemente de sua situação judicial, em todos os órgãos vinculados ao próprio Ministério da Educação brasileiro.[34] Este é um exemplo de justiça como virtude, pois implica a não discriminação de alguém por uma escolha pessoal.

O estado civil também pode diferir da situação real de vida do paciente. Cinco tipos de estado civil são reconhecidos no Brasil: solteiro, casado, separado judicialmente, divorciado e viúvo,[35] sendo cada vez mais frequentes situações em que os relacionamentos não formais sejam reconhecidos. A união estável já é reconhecida como entidade familiar.[36] A caracterização do estado civil não identifica obrigatoriamente o fato de se ter ou não um companheiro estável. Essa é outra variável, pois existem vários tipos de relacionamento. As diversas possibilidades, com múltiplos ou variados vínculos afetivos, podem ter repercussão durante a assistência prestada, no que se refere à tomada de decisão. A existência simultânea de várias famílias deve ser entendida como tal, mas não com julgamento sobre suas repercussões para as diferentes pessoas envolvidas.

Em relação à cor da pele e à etnia, o modo de classificação adotado pelo Instituto Brasileiro de Geografia e Estatística (IBGE), considerado padrão oficial no Brasil, adota cinco categorias: branco, preto, pardo, amarelo e indígena. O sistema brasileiro, na prática, é baseado em uma combinação de elementos referentes à aparência do indivíduo: cor da pele, traços corporais, origem regional e social. O estilo de vida, o grau de instrução, a renda e o estilo em matéria de moda também contribuem nessa avaliação.[37] Ainda que em diversos momentos, como na própria pesquisa do IBGE, seja adotada a autodeclaração, o paciente pode demonstrar dificuldade em estabelecer a autoidentificação de sua cor, assim como o profissional da saúde ao efetuar essa avaliação. A cor, ou pertencimento étnico, que uma pessoa se atribui pode ser confirmada ou negada pela avaliação externa do outro. A contradição entre o reconhecimento de si e o reconhecimento a partir do olhar do outro, quando divergentes, pode ocasionar constrangimentos.[38]

A declaração da profissão também pode se tornar um motivo de discriminação quando a atuação do profissional está socialmente relacionada com situações consideradas pejorativas ou quando envolve julgamentos morais, como a prostituição ou em situações envolvendo contravenção. Isso pode levar a pessoa a alterar ou omitir detalhes de sua vida que podem ser fundamentais para o entendimento adequado de sua situação de saúde atual ou pregressa. A construção de uma relação de confiança entre o profissional e o paciente ajuda a obtenção de dados mais verossímeis.

Questões menos óbvias, como a naturalidade e a residência, também podem se tornar motivo de discriminação, em razão de sua associação à capacidade intelectual ou de tomada de decisão do paciente por seu local de origem. Esses dados podem não representar a realidade de origem e a moradia atual do paciente. Muitas vezes, o sistema de saúde se fundamenta na adscrição geográfica para alocar e disponibilizar recursos.[33] A caracterização geográfica pode levar a situações em que o paciente informa o endereço de familiares ou amigos em vez de sua residência real, de modo a ter sua necessidade atendida pelo sistema de saúde. Não cabe ao profissional da saúde buscar comprovar a veracidade dessas informações, mas deve ressaltar que essa informação pode ser relevante para a própria saúde do paciente, como no caso de doenças endêmicas.

As convicções religiosas também podem interferir de maneira significativa na aceitação e adesão a determinadas práticas assistenciais.[39] O medo de sofrer preconceito devido à convicção religiosa influencia o paciente a informar ou não sua religião. Muitas vezes, os pacientes ou seus familiares ficam constrangidos em utilizar um referencial religioso para orientar sua tomada de decisão e o médico, ou outro profissional da saúde, não valoriza adequadamente essa informação. Algumas denominações religiosas, como, por exemplo, Ciência Cristã e Testemunhas de Jeová, são conhecidas por seus seguidores imporem restrições a algumas formas de tratamento.[40] Outra situação a ser considerada refere-se ao sincretismo religioso, prática bastante comum no Brasil, quando não é assumida apenas uma única matriz religiosa, mas combinações variadas de diferentes tradições. Nesse caso, o respeito pela diversidade é fundamental. Não se deve forçar uma resposta excludente, mas promover um clima de confiança em que o paciente se sinta à vontade para revelar suas tendências religiosas, sejam elas quais forem. Do ponto de vista bioético, o respeito pela diversidade visa garantir uma consideração igualitária das mais diversas crenças religiosas, doutrinas morais e culturas, mediante o reconhecimento de que não há um único modo moralmente correto de compreensão.[20] Vale lembrar que a liberdade de credo, entendida como um direito individual, é também resguardada pela Constituição brasileira.[25]

Os dados referentes à filiação apresentam peculiaridades, pois, além de terem impacto na saúde do paciente, podem mobilizar outras questões emocionais. Os casos que mais frequentemente despertam desconforto envolvem situações de filiação desconhecida ou presumida. Há ainda a possibilidade de revelar, de modo intencional ou acidental, uma situação de falsa paternidade ou adoção. Nos achados incidentais, permanece plenamente garantido o dever de confidencialidade para com o paciente.

Ao identificar a queixa principal do paciente, é essencial dar espaço para que ele exponha suas condições de vida atuais, sem minimizar outras queixas associadas. O médico deve empreender um exercício de empatia, buscando imaginar como se sentiria se estivesse na situação e nas circunstâncias experimentadas pelo paciente.

No relato da história da doença atual, podem ocorrer tanto dificuldades de recordação como de revelação. As dificuldades do paciente de recordar a história da doença atual podem incluir deslizes e lapsos. Os deslizes estão relacionados com ações observáveis e estão associados a falhas de atenção, enquanto os lapsos são eventos internos relacionados com falhas de memória,[41] e ambos podem ser considerados como falhas não intencionais. A dificuldade de revelação, por sua vez, pode indicar aspectos emocionais e intencionais envolvidos, inclusive no processo de negação da doença.

A *história patológica pregressa* pode envolver as mesmas dificuldades de recordação e revelação, além de dificuldades na valorização das informações. Ao relatar histórias pregressas relacionadas com sua doença ou queixa, o paciente pode ter problemas em identificar quais são as informações relevantes para o quadro atual, seja por falta de conhecimento, seja por desconhecimento da importância dessas informações.

A *história fisiológica* aborda assuntos da intimidade e vida privada do paciente. Aspectos relacionados com a gestação e o parto do próprio paciente podem novamente revelar situações de adoção ou até mesmo, mais recentemente, casos de maternidade substitutiva, em que a parturiente, por exemplo, não é a mulher que vai assumir o papel de mãe social do bebê. Essa situação, ainda que regulada pelo Conselho Federal de Medicina,[42] pode levar a julgamentos morais por parte dos profissionais envolvidos no atendimento.

Questões sobre o desenvolvimento físico e motor também podem provocar situações de desconforto ou constrangimento, como possível atraso identificado pelo profissional.

O desenvolvimento sexual e a própria vida sexual, ainda dentro da história fisiológica, são os temas que mais podem causar constrangimentos, pois muitas vezes são considerados tabus. São abordadas informações sobre parceiros, regularidade sexual e uso de medidas de proteção. Nesse momento, é fundamental manter a imperturbabilidade e o respeito à privacidade. No caso das mulheres, a *história gestacional* pode trazer incertezas, como durante a revelação de abortos, e o profissional da saúde deverá procurar saber se o aborto foi espontâneo ou induzido apenas quando esta informação for relevante na tomada de decisão.

A *história familiar* também deve ser abordada com cautela, pois dados sobre terceiros serão fornecidos pelo próprio paciente. Como geralmente não é possível verificar a veracidade dessas informações, aqui também é fundamental que a relação médico-paciente se baseie em um bom vínculo de confiança, pois apenas este pode ser uma garantia de informações mais precisas.

A *história social*, além de condições de moradia, que podem evidenciar a vulnerabilidade do paciente, também contém questões sobre aspectos da vida social. Estes incluem hábitos cotidianos, como atividade física e alimentação, os quais por si só bastam para indicar um estilo de vida que levante prejulgamentos. Isso se torna particularmente delicado quando o tema envolve o uso e o abuso de substânias lícitas ou ilícitas, que podem estar ou não relacionados com as informações já coletadas, como outros hábitos, história familiar e atuação profissional.

Na *revisão de sistemas*, pode surgir ainda alguma informação ocultada anteriormente, como, por exemplo, a observação de lesões ou hematomas no corpo do paciente pode ser sugestiva de violência ou maus-tratos. Nesses casos, desde que haja algum elemento que possa ser indicativo de uma dessas situações, o paciente deve ser encaminhado para atendimento ou acompanhamento adequado. Devem ser afastadas outras situações ou diagnósticos que possam ter ocasionado esses mesmos sinais. Os casos que envolvem crianças e idosos devem ser comunicados às autoridades competentes.

Ao verificar os *sinais vitais*, assim como durante o exame físico geral, o profissional deve realizar os procedimentos com o cuidado de não ofender o pudor do paciente. A adequação do toque no paciente é um aspecto essencial, o qual deve ser realizado com movimentos firmes e seguros, nem fortes nem fracos.

Ao solicitar exames complementares, o médico deve ser prudente ao avaliar a relação risco-benefício dessa medida para o paciente, evitando solicitar exames que representem risco potencial elevado e não sejam essenciais no processo de tomada de decisão. É fundamental relembrar que esses exames são complementares ao diagnóstico, que já deve ter sido antevisto. Os exames complementam um raciocínio diagnóstico, não devem substituí-lo. O profissional deve se utilizar dos recursos diagnósticos complementares disponíveis de maneira comedida e justificada.

QUESTÕES ESPECIAIS
Achados incidentais

Durante a assistência, é frequente a ocorrência de achados incidentais, os quais não se relacionam diretamente com o motivo do atendimento. Em determinadas situações, esses achados envolvem não apenas o paciente, mas seus familiares. Nessas situações, o profissional pode ficar em dúvida sobre o que fazer com a informação, se deve ou não revelá-la, e a quem informar.

Devem ser considerados os deveres do profissional com o paciente e os deveres com as outras partes, além dos riscos e benefícios envolvidos.

Nos casos de falsa paternidade, por exemplo, um dos problemas mais sérios é quando a omissão dessa informação tem repercussão sobre a tomada de decisão de futuras ações.[43] Se não há um benefício identificável direto na saúde do paciente, relacionado com o motivo do atendimento, não há justificativa para essa revelação, ainda que o profissional especule que possa haver outros benefícios importantes para o paciente ou terceiros envolvidos.

Exames envolvendo pacientes menores de idade

Apesar de o paciente menor de idade não ter autodeterminação legal reconhecida, sua autonomia, dentro do possível, deve ser respeitada. Essa questão fica evidente em situações que envolvem crianças e adolescentes que, apesar de poderem ter boa compreensão, não são legalmente responsáveis pela tomada de decisão. O desenvolvimento psicológico-moral, que constrói a autonomia de uma pessoa, é progressivo e se estabelece, habitualmente, antes de sua previsão legal.

Nenhum exame, nem em adultos nem em menores, deve ser solicitado sem uma justificativa. Ainda que se trate de exames não invasivos, a própria manipulação ou deslocamento do paciente menor pode representar um desconforto e recursos serem empregados desnecessariamente, se não existe um potencial benefício. Especialmente quando são solicitados exames invasivos para menores de idade, a atenção à relação risco-benefício deve ser redobrada, pois deve haver um benefício potencial claro para que um menor seja submetido a um risco previsto. Em relação aos adolescentes, deve-se dar atenção especial à privacidade, tanto em termos corporais e de informações como, especialmente, em relação à confidencialidade, desde que o menor tenha capacidade de discernimento.[26] O Código de Ética Médica garante a privacidade dos pacientes menores de idade, mesmo em relação a seus pais, quando o profissional julga que o paciente tem condições de lidar com sua situação.

Exames de incapazes

Os pacientes considerados incapazes também não têm a capacidade legal para autodeterminação, podendo ter ou não sua autonomia preservada. Mesmo os pacientes que sempre foram considerados legalmente incapazes, como aqueles que apresentam importante déficit cognitivo, também devem receber explicações sobre os procedimentos e exames de maneira acessível. Do mesmo modo, devem ser merecedores de respeito à intimidade e ao pudor. Outros pacientes que podem ser considerados temporariamente incapazes, como pacientes críticos, que se encontram em algum episódio psiquiátrico agudo ou em sedação, continuam tendo os mesmos direitos preservados.

Participação de terceiros

Os atendimentos de saúde que envolvem a participação de terceiros exigem prudência. Como abordado anteriormente, nessas situações devem ser considerados os deveres do profissional com o paciente e com as outras partes envolvidas. Merecem consideração diferenciada duas situações que envolvem a participação de terceiros. A primeira é aquela em que, por qualquer motivo, um terceiro envolvido assume o papel de representante do paciente incapaz de tomar decisões. Nessas situações, quando possível, a vontade expressa pelo próprio paciente deve ser levada em consideração. Na segunda situação, a terceira pessoa envolvida pode ter riscos ou benefícios associados a essa situação. Os resultados de testes genéticos são um exemplo. A relevância dos resultados para os demais membros da família deve ser considerada.

Nessas situações, o consulente é o paciente, e por isso é necessária sua autorização para que os demais familiares sejam informados sobre os resultados de seus exames. Quando testes ou tratamentos podem claramente beneficiar outros familiares, mas o paciente não autorizou seu compartilhamento, surge um dilema quanto à quebra justificada de confidencialidade com base no potencial benefício associado. O profissional deve buscar, por meio de informações adequadas e de persuasão, a autorização do paciente para que a revelação possa ser feita.[43] A melhor conduta consiste em apresentar essa possibilidade ao paciente antes de realizar o exame pretendido.

Registro em prontuário e fichas clínicas

As informações obtidas com ou sobre o paciente são registradas pelo profissional no prontuário do paciente. O prontuário, de acordo com o Conselho Federal de Medicina, é um documento único, que reúne o conjunto de informações, registros de sinais e de imagens, produzido ao longo dos procedimentos assistenciais. O prontuário assume características assistenciais, legais e científicas. O registro adequado possibilita a comunicação entre membros da equipe multiprofissional, preservando a confidencialidade e a continuidade da assistência prestada ao indivíduo.[44]

O prontuário é de propriedade do paciente, embora fique armazenado na instituição de saúde responsável pelos atendimentos, que é considerada a fiel depositária. As instituições têm a obrigação de manter um sistema seguro de proteção aos documentos que contenham registros com informações de seus pacientes.[21] O médico não pode, sem o consentimento do paciente, revelar o conteúdo do prontuário ou ficha clínica.[45] Esta obrigatoriedade não se aplica ao ambiente assistencial, onde a preservação da privacidade permanece, mas algumas informações devem ser compartilhadas com outros profissionais no melhor interesse do paciente, abrangendo apenas o que os colaboradores necessitam saber para prestar um melhor atendimento.

Referências

1. Potter VR. Bioethics: bridge to the future. Englewood Cliffs: Prentice-Hall, 1971.
2. O'Neill O. Autonomy and trust in bioethics. Cambridge: Cambridge University Press, 2002.
3. Reich WT. Encyclopedia of bioethics: Revised Edition [Internet]. New York: Macmillan Library Reference, 1995.
4. Goldim JR. Bioética: origens e complexidade. Rev HCPA 2006; 26(2):86-92.
5. Agamben G. O poder soberano e a vida nua. Lisboa: Ed. Presença, 1998.
6. Goldim JR. Bioética complexa: uma abordagem abrangente para o processo de tomada de decisão. Rev da AMRIGS 2009; 53(1):58-63.
7. Potter VR. Palestra apresentada em vídeo no IV Congresso Mundial de Bioética. Tóquio/Japão. O Mundo da Saúde 1998; 22(6):370-4.
8. Habermas J. The theory of argumentative action. Boston, 1981.
9. Morin E. La nature de la nature. Paris: Èd. du Seuil, 1977.
10. Goldim JR. Manual de iniciação à pesquisa em saúde. 2. ed. Porto Alegre: Dacasa, 2000.

11. Goldim JR. Modelo bioética e complexidade. [Internet]. UFRGS. Disponível em: http://www.bioetica.ufrgs.br/mod-comp.htm. Consulta em 9/1/2013.
12. Comte-Sponville A. Ser-Tempo. São Paulo: Martins, 2006.
13. Aristóteles. Ética a Nicômaco. São Paulo: Edipro, 2007.
14. Comte-Sponville A. Pequeno tratado das grandes virtudes. São Paulo: Martins Fontes, 2004.
15. Kraut R. Aristóteles: a ética a Nicômaco. Porto Alegre: Artmed, 2009.
16. Goldim JR. Princípios éticos. [Internet]. UFRGS. Disponível em: http://www.bioetica.ufrgs.br/princip.htm. Consulta em 9/1/2013.
17. Ross WD. The right and the good. Oxford: Oxford University Press, 1930.
18. Frankena WK. Ética. Rio de Janeiro: Zahar, 1969.
19. The Belmont Report: ethical guidelines for the protection of human subjects. Washington, 1978. Disponível em: http://www.hhs.gov/ohrp/humansubjects/guidance/belmont/html. Consulta em 04/03/2016.
20. Möller LL. Pluralismo e tolerância: valores para a bioética. Rev HCPA 2008; 28(2):101-9.
21. Francisconi CFM, Goldim JR. Confidencialidade e privacidade. Iniciação à bioética. Brasília: Conselho Federal de Medicina, 1998.
22. Bioethics Thesaurus. Washington D.C: Bioethics Information Retrieval Project, Kennedy Institute of Ethics, Georgetown University 1995.
23. Beauchamp TL, Childress JF. Principles of biomedical ethics. New York: Oxford University Press, 1978.
24. UNESCO. Declaração Universal sobre Bioética e Direitos Humanos. [Internet]. Disponível em http://unesdoc.unesco.org/images/0014/001461/146180por.pdf.) Consulta em 10/1/2013.
25. Brasil. Constituição da República Federativa do Brasil. Brasília – Senado Federal: Centro Gráfico, 1988.
26. CFM. Resolução 1931: Aprova o Código de Ética Médica. Brasília: Conselho Federal de Medicina, 2010.
27. Lévinas E. Humanisme de l'autre homme. Montpellier: Fata Morgana, 1972.
28. Descamps C. As idéias filosóficas contemporâneas na França. São Paulo: Jorge Zahar, 1991.
29. Souza RT de. As fontes do humanismo latino. Porto Alegre: EDIPUCRS, 2004.
30. REAPN. Guia para a intervenção com a comunidade cigana nos serviços de saúde. Madrid: Fundacion Secretariado Gitano, 2007.
31. Goldim JR. Compaixão, simpatia e empatia. [Internet]. UFRGS. Disponível em: http://www.bioetica.ufrgs.br/compaix.htm.
32. Simenon G. Maigret e o matador. Porto Alegre: L&PM Editores, 2010.
33. Brasil. Portaria n. 1.820: Dispõe sobre os direitos e deveres dos usuários da saúde. Brasil. Brasília (DF): Diário Oficial da União, 13 de agosto de 2009.
34. MEC. Portaria n. 1.612: assegura uso de nome social de transexuais e travestis em órgãos do MEC. Brasília (DF), 2011.
35. Brasil. Código Civil Brasileiro. Lei n. 10.406, 10 de janeiro de 2002. Brasília, 2002.
36. Brasil. Lei n. 9.278: Regula o § 3º do art. 226 da Constituição Federal. Brasil. Brasília (DF): Diário Oficial da União, 10 de maio de 1996.
37. Rocha E, Rosemberg F. Autodeclaração de cor e/ou raça entre escolares paulistanos(as). Cad Pesqui 2007; 7(132):759-99.
38. Araújo C, Cruz L, Lopes M, Fernandes E. O quesito cor/raça em formulários de saúde: a visão dos profissionais de saúde. Rev Enferm UERJ 2010; 18(2):241-6.
39. Goldim JR. Bioética e espiritualidade. [Internet]. Porto Alegre: EDIPUCRS, 2007. Disponível em: http://books.google.com/books?id=Fd7DMw6tZLIC&pgis=1. Consulta em 31/1/2014.
40. Goldim JR. Transfusão de sangue em Testemunhas de Jeová. [Internet]. UFRGS. Disponível em: http://www.bioetica.ufrgs.br/transfus.htm.
41. Reason J. Human error. New York: Cambridge University Press, 1990.
42. CFM. Resolução 2013: Adota as normas éticas para a utilização das técnicas de reprodução assistida. Brasília (DF), 2013.
43. Matte U. Bioética e genética. In: Clotet J, Feijó A, Oliveira MG de (eds.) Bioética: uma visão panorâmica. Porto Alegre: EDIPUCRS, 2005:247-61.
44. CFM. Resolução 1638: Define prontuário médico e torna obrigatória a criação da Comissão de Revisão de Prontuários nas instituições de saúde. Brasília (DF), 2002.
45. CFM. Resolução 1605: O médico não pode, sem o consentimento do paciente, revelar o conteúdo do prontuário ou ficha médica. Brasília (DF), 2000.

Laboratório de Habilidades na Formação Médica

CAPÍTULO 6

Átila Varela Velho • *Rafael Alencastro Brandão Ostermann*

INTRODUÇÃO

O Laboratório de Habilidades (LH) ou Centro de Desenvolvimento de Habilidades Cognitivas e Sensoriais (CDHCS) é um recurso pedagógico avançado que permite ao aluno desenvolver e aprimorar habilidades específicas, preparando-o para o treinamento clínico junto ao paciente. Esse recurso, cada vez mais necessário ante as restrições da sociedade quanto ao uso de animais para treinamento médico e aos preceitos bioéticos atuais, propicia que os procedimentos sejam executados de maneira realística e que sua aplicação, de fato, ocorra em um estágio mais avançado na curva de aprendizado, reduzindo sobremaneira a incidência de erros e trazendo mais segurança para o exercício técnico e intelectual do futuro profissional ou do profissional que está se iniciando em uma nova técnica. Entretanto, se por um lado o treinamento simulado, em suas várias possibilidades, se apresenta como importante acréscimo ao arsenal pedagógico, não é possível ignorar que, em algumas circunstâncias, o treinamento *in anima nobile* é insubstituível e que não ter acesso a ele pode representar grande perda para uma formação médica adequada. Neste capítulo, os autores apresentam alguns aspectos do processo de aprendizagem no laboratório de habilidades dirigido à prática médica.

DISCUSSÃO

No Brasil proliferam as escolas de Medicina, nem sempre acompanhadas do necessário suporte para treinamento hospitalar dos alunos. Atualmente, somam mais de 200, distribuídas de maneira heterogênea pelo território nacional, o que leva à concentração de médicos em algumas regiões e à demanda reprimida de assistência concentrada em áreas onde as condições de trabalho são hostis e carecem de recursos e estrutura.

Para uma formação médica abrangente e qualificada é necessário que o curso ofereça a esse mercado, composto por grande contingente de estudantes, um projeto pedagógico robusto, com todos os recursos disponíveis e com docentes preparados, além do acesso intensivo à assistência ambulatorial e hospitalar. Além disso, faz-se necessário que a estratégia pedagógica correta, em particular quanto ao uso de simulações, seja alicerçada por uma visão administrativa de igual quilate, que priorize o aporte material, os recursos necessários para o desenvolvimento do LH, sua manutenção, aperfeiçoamento e, principalmente, a formação da massa crítica

intelectual correspondente, sem a qual nenhuma estratégia terá sucesso.

O Decreto 6.899, de 15 de julho de 2009, promulgado pela Presidência da República, deixa clara a intenção de dificultar o emprego de animais para finalidades médicas, uma vez que restringe e limita seu uso através de uma gama de pré-condições difíceis de serem atendidas. Assim, seria lógico que, desde então, houvesse maior movimento em direção à criação de LH e maior investimento na área do treinamento simulado, mas isso só ocorreu em locais naturalmente mais preparados, como salientado previamente.

Portanto, no atual cenário das escolas médicas do país, é preciso ressaltar que estamos atrasados em termos de treinamento de habilidades e que não dispomos de recursos materiais, técnicos, tecnologia e recursos humanos qualificados, atributos que, durante várias décadas, foram ignorados, desacreditados e esquecidos. Esse vácuo de ações gerou um mercado desaparelhado e a ausência de tecnologia nacional nessa modalidade, levando a uma grande dependência das importações e suas implicações: lentidão, custo elevado, ausência de suporte técnico e falta de mão de obra qualificada, situação que não será solucionada de pronto, mas que urge ser encaminhada desde agora para as próximas duas décadas.

Uma vez que o produto final de cada instituição de ensino médico é, antes de tudo, o médico generalista, parece apropriado considerar que a educação médica na área clínica seja abrangente e integradora. O melhor caminho para determinar o campo de ação e os objetivos dessa educação generalista é definir, com base no quadro nosológico prevalente no país e em suas características regionais, o perfil profissional e as competências esperadas para o médico que deseja formar-se.

Segundo o Ministério de Educação e Cultura, as diretrizes nacionais do curso de graduação em medicina têm a seguinte proposta para o perfil profissional médico:

> Um profissional com formação generalista, humanista, crítica e reflexiva, capacitado a atuar, pautado em princípios éticos, no processo de saúde-doença em diferentes níveis de atenção, com ações de promoção, prevenção, recuperação e reabilitação à saúde, na perspectiva da integralidade da assistência, com senso de responsabilidade social e compromisso com a cidadania, como promotor da saúde integral do ser humano.

Embora o texto seja pouco objetivo, é possível racionalizar que alcançar essas diretrizes passa, necessariamente, por exercitar habilidades a partir de atividades práticas e construir estratégias e metodologias de ensino-assistência valendo-se de experiências reais, vivenciadas pelos estudantes. Como comentado, e devemos lamentar, nem sempre essas condições práticas estão presentes e, sem elas, tornam-se impraticáveis certas atividades clínicas como possibilidades pedagógicas. Por ser assim, havendo ou não acesso aos pacientes reais, os exercícios em simuladores, com pacientes ou casos simulados, podem representar a única opção para o processo de reflexão, aprendizagem, compreensão e proposição de soluções, como aventado previamente. Contudo, a sociedade atual vive em constante metamorfose e exige profissionais médicos ecléticos, motivados para o aprendizado continuado, tecnicamente preparados, humanos e com capacidade de resolver problemas em diferentes contextos.

Um dos primeiros LH conhecidos foi o da Faculdade de Medicina da Universidade de Limburg, em Maastricht, na Holanda, criado em 1975. Atividades acadêmicas eram desenvolvidas em função de um programa longitudinal para os diversos tipos de habilidades necessárias à prática médica. No Brasil, o curso de Medicina da Universidade Estadual de Londrina realizou, em 1998, uma ampla reforma curricular, inspirada no modelo de Maastricht, com a instalação de um dos primeiros LH do país. Posteriormente, diversas universidades se inspiraram na ideia dos centros de habilidade e criaram seus laboratórios, a maioria insuficiente e sem a dinâmica da renovação continuada, mas que serviram de aprendizado no manejo dessa ferramenta pedagógica em seus cursos médicos, gerando certa expectativa entre alunos e professores. Um passo importante, embora acanhado, em relação ao contexto da necessidade social do país.

Outra questão que impõe análise, pelo menos quanto à sua ocorrência, é o fato de que os grandes hospitais privados encontram-se à frente nesse setor e, embora destinados à formação de seus profissionais, uma vez que em sua maior parte não estão associados às universidades, seus laboratórios são os mais completos e organizados do país e neles é investido todo o capital necessário para que permaneçam na ponta desse processo. O mesmo investimento, por motivos que não cabe aqui analisar, não é encontrado em universidades públicas e privadas do país, salvo raras exceções. Convém ressaltar que, no eixo central do Brasil, algumas universidades privadas têm avançado em estrutura e conhecimento e estão em situação diferenciada em relação às demais.

O LABORATÓRIO DE HABILIDADES

A estruturação de um LH começa pelo projeto de uma área física dimensionada de acordo com as necessidades da instituição, ou seja, uma planta que contemple um espaço composto por vários laboratórios, todos assessorados por salas de controle e filmagem, com salas interligadas para acompanhamento dos procedimentos através de telão e sala para *debriefing*, separadas do laboratório por vidros de transparência unidirecional. Cada conjunto de salas deve ter dimensões limitadas, uma vez que a simulação acadêmica pressupõe atividades em pequenos grupos.

Cada sala deve ser aparelhada com uma ou duas macas, *kit* multimídia e simuladores e seus acessórios, além dos aparatos que fazem parte da assistência médica, de modo a simular um consultório, ambulatório, emergência ou leito de terapia intensiva, por exemplo. A aquisição de manequins e simuladores que tornem mais real a interação e o treinamento específico é um passo fundamental para a obtenção do resultado esperado e o direcionamento do aprendizado do aluno. A escolha dos simuladores deve obedecer à disponibilidade orçamentária da instituição, às habilidades que se deseja alavancar, à expertise e à presença de professores habilitados, sem os quais a atividade tende a ser abandonada. Esses professores, portadores de alguma experiência, juntamente com atividades de intercâmbio com centros formadores, podem ser os multiplicadores de um processo que se inicia pelo corpo docente e se estende progressiva e naturalmente ao corpo discente e, idealmente, à instituição.

Conhecimento e domínio da técnica são elementos-chave para o sucesso do LH. Com frequência, o açodamento em iniciar um projeto, seja por entusiasmo, seja por desejo de visibilidade, torna-se um impeditivo do sucesso, que só pode ser alcançado quando se trabalha com profissionais habilitados e que conhecem o sistema.

É recomendável que a aquisição de simuladores, produtos acessórios e de outros materiais obedeça aos critérios supradescritos e a uma demanda mínima de procedimentos universais, necessários à formação básica do médico generalista, a saber: punção venosa superficial, punção venosa profunda, punção venosa central, medida da pressão venosa central (PVC), sondagem nasogástrica, abordagem da via aérea (Figura 6.1), cateterismo vesical, toracocentese de alívio, drenagem pleural (Figura 6.2), suturas e exames físicos ginecológico, proctológico e urológico, entre outros.

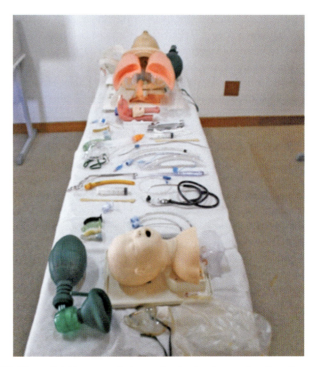

Figura 6.1 Mesa para treinamento da abordagem das vias aéreas. (Foto cedida pelo Centro de Ensino e Treinamento em Saúde [CETS].)

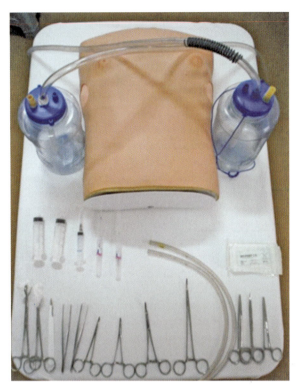

▼ **Figura 6.2** Mesa para treinamento de drenagem pleural. (Foto cedida pelo CETS.)

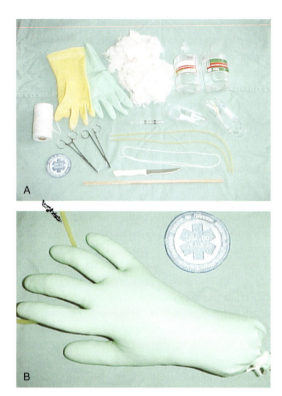

▼ **Figura 6.3A e B** *Kit* de punção venosa criado pelo Dr. Marcelo Miglioransa no curso de graduação da UFCSPA.

O espaço físico é de importância fundamental, mas não só a simulação com modelos anatômicos mecânicos ou eletrônicos deve ser utilizada. A criação de modelos para sutura e treinamentos de nós, por exemplo, pode ser incentivada e, além de um ótimo exercício, serve para despertar o interesse do aluno. É surpreendente como podem surgir alternativas eficientes e criativas como na experiência da Universiddae de Ciências da Saúde de Porto Alegre (UFCSPA) (Figura 6.3).

Além disso, um método muito marcante, de baixo custo, mas pouco empregado, consiste na teatralização com emprego de atores, sendo os alunos treinados para simular certas patologias ou situações emergenciais que serão atendidas por seus pares. Essa técnica, após algum tempo, é absorvida, incrementada e utilizada espontaneamente pelos alunos em suas atividades, criando uma cultura própria dentro da instituição (Figura 6.4).

Uma alternativa que não deve ser esquecida, mas que implica a necessidade de laboratório e pessoal preparado para lidar com sujidades orgânicas, consiste no emprego de partes de animais e suas vísceras, o que pode auxiliar em diversas situações com boa dose de realismo. Pés de suíno para suturas superficiais, língua bovina para sutura muscular, gradil costal suíno para treinamento de drenagem pleural, fígado e intestino para suturas viscerais e anastomoses são algumas possibilidades com o uso de peças que podem ser obtidas facilmente no comércio especializado e que têm uma relação custo-benefício muito positiva. Em virtude de sua perecibilidade e da necessidade de busca ativa e aquisição frequente, e por demandar verba ordinária da instituição para que prosperem e tenham continuidade, essas técnicas podem ser proibitivas para muitas escolas.

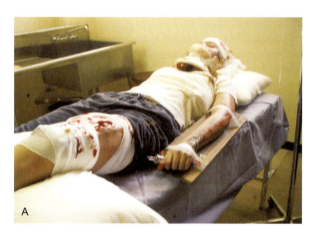

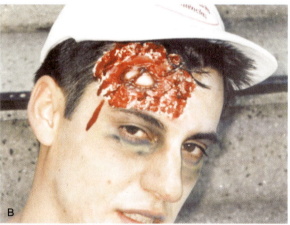

▼ **Figura 6.4A e B** Alunos da UFCSPA maquiados para simulação de pacientes com trauma grave.

O uso de cadáveres humanos frescos representa uma boa alternativa de treinamento mas esbarra, no Brasil, na legislação, na falta de captação e na ausência de doações de corpos, como se verifica em muitos países, condições necessárias para que isso ocorra. Outras dificuldades são a dependência de um necrotério aparelhado e a rejeição que esse modelo provoca em nossos estudantes.

O emprego de materiais sintéticos, como espumas de poliuretano e outros tecidos para o treinamento de suturas, representa uma alternativa muito acessível, porém um tanto primária, com nível de realismo muito baixo, salvo com o uso de elastômeros que têm propriedades mecânicas e aparência muito similares às dos tecidos humanos, mas cujo custo pode representar um fator que limita seu uso.

Um recurso também subutilizado, mas acessível, de baixo custo e que se adapta de maneira muito própria ao ensino médico, em particular na resolução de casos-problema, são os *softwares* de treinamento que apresentam uma infinidade de situações clínicas a serem respondidas durante o atendimento prestado virtualmente pelo aluno com assistência instantânea em cada etapa e a cada erro, com uma folha de avaliação e desempenho detalhada e com *feedback* individual da qualidade do atendimento realizado após cada caso.

Como é possível perceber, há muitas opções e grande espaço para a criatividade, e professores e alunos devem ter uma atitude proativa na utilização de materiais e recursos disponíveis, pois é o conjunto de opções que constrói um laboratório de sucesso, embora seja imprescindível a liderança de docentes que tenham entusiasmo, acreditem e conheçam o processo de simulação.

A presença de funcionários responsáveis pela manutenção da área física, pela compra, manuseio, conservação, higienização e descarte de material e de um ambiente climatizado, e o uso regular de luvas pelos usuários são de fundamental importância para preservar os modelos e o local de trabalho.

A equipe docente deve participar diretamente da proposta pedagógica, reavaliar periodicamente o processo e propor mudanças estruturais ou de cunho pedagógico, quando julgar necessário. A incorporação de novas técnicas, métodos e modelos se impõe nessa atividade em que não ter receio de enfrentar novidades e estar permanentemente em busca de desafios é a força motriz do laboratório.

O corpo de bolsistas e monitores que participa dessa atividade deve ser prévia e rotineiramente treinado, tanto pela disciplina como pelos responsáveis pelo laboratório, para que estejam completamente familiarizados com as rotinas e procedimentos adotados.

CONSIDERAÇÕES FINAIS

Os LH e as técnicas de simulação, a despeito de todos os argumentos a favor, como instrumentos de ensino e treinamento médico, ainda têm uso muito limitado em nosso meio.

Esse tipo de estratégia educacional em nível universitário se impõe porque, além de não se tratar de novidade, a par de seu custo, representa a única possibilidade real de aprimoramento e acréscimo à instrução na área médica brasileira, onde há cursos que oferecem parco acesso ao atendimento ambulatorial e hospitalar e onde o uso de animais vivos já não está tão disponível, sendo pouco aceitável aos olhos da sociedade.

Para aprimorar as habilidades clínicas e obter um treinamento prévio mais seguro para médicos e pacientes, como há muito tempo utilizado em outras áreas do conhecimento (por exemplo, no treinamento de pilotos), essa é uma importante ferramenta de ensino-aprendizagem que deve ser incrementada nas escolas médicas e hospitais do Brasil.

Bibliografia

Brasil. Ministério da Educação. Conselho Nacional de Educação. Câmara de Educação Superior. Resolução n. 4, CNE/CES, de 7 de novembro de 2001. Institui diretrizes curriculares nacionais do curso de graduação em medicina. Diário Oficial da União. Brasília, 9 de novembro de 2001; Seção 1, p. 38. Diretrizes Curriculares Nacionais para os Cursos de Graduação em Medicina.

Brasil. Presidência da República. Decreto 6899, de 15 de julho de 2009. Dispõe sobre a composição do Conselho Nacional de Controle de Experimentação Animal – CONCEA, estabelece as normas para o seu funcionamento e de sua Secretaria-Executiva, cria o Cadastro das Instituições de Uso Científico de Animais – CIUCA, mediante a regulamentação da Lei nº 11.794, de 8 de outubro de 2008, que dispõe sobre procedimentos para o uso científico de animais, e dá outras providências. Diário Oficial da União. Brasília, 16 de julho de 2009.

Good ML. Patient simulation for training basic and advanced clinical skills. Med Educ 2003; 37(1):14-21.

Neto LPS. O laboratório de habilidades na formação médica. Cadernos ABEM 2008; 4:16-22.

Prislin MD, Fitzpatrick CF, Desirée L. Use of an objective structured clinical examination in evaluation student performance. Fam Med 1998 May; 30(5):338-44.

Tapajós R. Os objetivos na educação médica. In: Marcondes E, Lima-Gonçalves E (eds.) Educação médica. São Paulo: Sarvier, 1998:69-94.

SEÇÃO II

Anamnese

Estrutura da Anamnese

CAPÍTULO 7

Mara Rúbia André Alves de Lima • *Eimi Nascimento Pacheco*
Nathan Hermenegildo Lisboa • *Yuri Thomé Machado Strey*

INTRODUÇÃO

A estrutura da anamnese procura facilitar a comunicação entre todos os envolvidos no atendimento atual e futuro do paciente. Este capítulo tem por objetivo sugerir ao estudante, que começa a aprendizagem de Semiologia, uma base para iniciar a investigação de dados clínicos, usando as técnicas abordadas no Capítulo 8 deste livro, a fim de desenvolver seu raciocínio diagnóstico. Além disso, essa estrutura também facilita o registro, seja em prontuário de papel ou digital, de todas as informações da entrevista. Se, ainda que buscando seguir uma sequência lógica, os dados forem trazidos pelo paciente de acordo com sua interpretação pessoal, ao transcrever esses dados para o prontuário o médico seguirá uma estrutura por ele escolhida, descrevendo a anamnese com a cronologia e as correlações que fundamentaram sua tomada de decisão quanto aos exames complementares e à abordagem terapêutica e/ou preventiva mais adequados para o cuidado de cada indivíduo.

Cabe ao estudante e ao médico perguntar exaustivamente tudo o que for relevante para cuidar adequadamente do paciente, lembrando que os pacientes podem considerar que "se o médico não perguntou, a informação não era importante". Quanto mais completos forem a coleta e o registro da anamnese, principalmente durante a primeira consulta, mais efetivos se tornarão os cuidados com o paciente, no presente e no futuro, evitando que a cada novo atendimento médico, seja emergencial ou pré-agendado, ambulatorial ou em internação hospitalar, uma nova entrevista completa deva ser repetida porque os registros prévios eram incompletos. Além disso, quanto mais minuciosas as anamneses, tanto na primeira consulta como nas visitas de acompanhamento, maior confiabilidade elas oferecerão para possíveis levantamentos epidemiológicos e pesquisas retrospectivas de bancos de dados que podem beneficiar não só o indivíduo, mas toda a comunidade.

Ao conversar com um paciente que apresente bom estado geral e tenha aceitado colaborar nessa etapa fundamental da aprendizagem do futuro médico, o estudante deve lembrar sempre de seguir as boas práticas clínicas e a premissa de *primo non nocere*, isto é, acima de tudo não causar dano ao paciente.[1]

SUGESTÃO DE ROTEIRO

Embora sejam complexos os processos de raciocínio diagnóstico, sempre lidando com probabilidades e incertezas, a estrutura de anamnese sugerida neste capítulo tenta simplificá-los ao máximo e, ao mesmo tempo, organizá-los com o intuito pedagógico de facilitar os passos iniciais do estudante na abordagem clínica. Os roteiros de entrevista médica vão recebendo novos itens à medida que avança o conhecimento dos mecanismos e dos fatores relacionados com as doenças. Cada especialidade médica poderá necessitar itens mais específicos de perguntas para chegar ao diagnóstico.

Convencionalmente, existem vários modelos de estruturas para obtenção e descrição da história clínica, os quais também ajudam o estudante de Medicina e o médico a checar se obtiveram respostas a todas as perguntas feitas a cada paciente.[2] O estudante poderá consultar um roteiro, baseando-se neste e nos demais capítulos deste livro, ao realizar as suas primeiras entrevistas médicas, uma vez que está iniciando o estudo das doenças.

Na estrutura sugerida neste capítulo, a anamnese apresenta 10 tópicos, que começam com a *identificação do paciente* e a *fonte e a confiabilidade das informações*. Os cinco tópicos seguintes constituem um bloco de problemas atuais e ativos. Os tópicos *queixa principal* e *história da doença atual* são os que mais preocupam o paciente e necessitam manejo prioritário, de acordo com a interpretação e o bom senso do médico. Os próximos tópicos desse bloco, *medicações em uso concomitante, doenças e condições clínicas concomitantes* e *revisão de sistemas*, poderão ou não necessitar de manejo médico. A seguir, vem o item *história médica pregressa*, retratando problemas inativos do passado que já foram tratados e curados, ainda que possam ter deixado alguma sequela. Depois aparece a *história médica familiar* e, finalmente, temos o bloco *perfil psicossocial*, que deverá conter a contextualização do paciente. O último bloco já vinha sendo construído desde a identificação do paciente e ao longo de toda a entrevista médica, porém, quando necessário, será complementado para seu registro completo (Quadro 7.1).

IDENTIFICAÇÃO DO PACIENTE

Tanto o estudante como o médico se apresentam inicialmente ao paciente, averiguando se ele se disponibilizaria a colaborar com uma atividade pedagógica, informando o tempo estimado dessa atividade e deixando claro que poderá ser interrompida a qualquer momento se o paciente assim desejar. Pode-se começar, então, com a identificação do paciente, cuja realização e propósito diferem daquela executada para o preen-

Quadro 7.1 Estrutura da anamnese

Blocos	Tópicos	Complementos
Introdução	Identificação do paciente	Nome, idade, sexo e gênero, etnia e raça, estado civil, profissão, naturalidade, procedência, residência, religião
	Fonte e confiabilidade das informações	Paciente ou acompanhante
Problemas ativos principais	Queixa principal	Motivaram a consulta e necessitam de cuidado prioritário de acordo com o bom senso do médico. Incluem tratamentos efetuados e evolução
	História da doença atual	
Problemas ativos associados (podem necessitar de manejo ou não)	Medicações em uso concomitante	Outras medicações além das usadas para a doença atual
	Doenças e condições clínicas concomitantes (sob controle, assintomáticas e sem necessidade de manejo)	Doenças concomitantes Alergias e intolerâncias GRAVIDEZ ou AMAMENTAÇÃO
	Revisão de sistemas (sintomas de condições clínicas não controladas e com necessidade de manejo ou prevenção)	Sintomas gerais – dermatológicos – olhos, ouvidos, nariz, seios paranasais e garganta – respiratórios – cardiovasculares – digestórios – nefrourogenitais – neurológicos – psíquicos – endócrinos – hemolinfopoéticos – imunológicos – musculoesqueléticos – reumatológicos
Problemas inativos	História médica pregressa (doenças tratadas e curadas, com ou sem sequela)	Doenças, cirurgias e outras intervenções invasivas prévias Traumatismos e acidentes Transfusões sanguíneas
Problemas médicos na família	História médica familiar	História médica de avós, pais, tios, irmãos e filhos
Contextualização do paciente	Perfil psicossocial	Escolaridade, habitação, história ocupacional, exposição a situações de risco, dependências, hábito alimentar, atividades físicas, problemas sociais e econômicos, problemas no relacionamento familiar, religião e espiritualidade

chimento objetivo e superficial de outros tipos de formulários que não tenham a finalidade de um cuidado médico. A identificação, durante uma entrevista médica, coincide com o início da relação médico-paciente e a busca do diagnóstico. Por isso, as perguntas não serão rápidas, nem as respostas curtas demais, e alguns dados obtidos poderão ser descritos no perfil psicossocial. A identificação contextualiza o paciente em seu cenário e desperta a compaixão do médico, que se coloca no lugar do paciente, promovendo uma comunicação mais efetiva para as tomadas de decisões diagnóstica e terapêutica.[3] Sugere-se que façam parte da identificação do paciente os seguintes dados:

- **Nome:** chamar o paciente pelo nome é um passo simples, mas importante, para estabelecer um vínculo e humanizar o exercício da Medicina. O nome completo do paciente e o de sua mãe, em adição à data de nascimento, ajudam a diferenciar pacientes homônimos.
- **Idade:** a idade é um dado fundamental para o diagnóstico clínico, tendo valor preditivo para suspeição diagnóstica e estimativa de morbimortalidade para cada grupo etário. Podem ser utilizados os anos de vida, mas deve-se perguntar também a data de nascimento, a qual é usada para diferenciar pacientes de mesmo nome.
- **Sexo e gênero:** algumas enfermidades seguem cursos diferentes e predominam em homens ou mulheres. Sexo e gênero não são sinônimos e merecem análises do ponto visto sociológico e biológico. Muito generalizadamente, sexo refere-se mais a características anatômicas, enquanto gênero diz respeito a características mais dinâmicas do masculino e do feminino.

- **Etnia e raça:** a etnia compreende fatores culturais, nacionalidade, religião, língua e tradições, entre outros aspectos, enquanto o termo raça envolve mais os fatores morfológicos, como cor de pele, constituição física e estatura. Para alguns antropólogos e geneticistas, no entanto, do ponto de vista biológico, raças humanas não existem. A palavra etnia por vezes é usada erroneamente como eufemismo para raça. Algumas doenças possivelmente acometem mais um grupo específico de seres humanos, como, por exemplo, segundo algumas publicações, a anemia falciforme e a hipertensão arterial sistêmica, que são mais prevalentes em afrodescendentes, observando-se o oposto com a fibrose cística. Em 2010, o Instituto Brasileiro de Geografia e Estatística (IBGE) formulou a autoclassificação do brasileiro como branco, preto, pardo, indígena e amarelo. Contudo, a cor da pele não determina a ancestralidade do brasileiro, pois poucos países mostram uma miscigenação tão intensa quanto o Brasil. Existe um hiato entre a cor da pele e o grupo étnico do paciente, e hipóteses diagnósticas não podem ser consideradas em função desse dado isolado. A etnia pode indicar possíveis perguntas que serão relevantes para trazer o médico para o contexto em que se encontra o paciente, ajudando-o a chegar ao diagnóstico.[4]
- **Estado civil:** de acordo com as leis brasileiras, existem os estados civis ou conjugais solteiro, casado, separado, divorciado e viúvo. Contudo, em uma anamnese médica, deve ser considerada a situação real vivida pelo paciente. Por exemplo, se o paciente for legalmente solteiro, mas tiver filhos e viver em família com uma pessoa, será considerado casado, entre outros motivos, em virtude da possibilidade de en-

fermidades transmissíveis e pelo fato de que os familiares influenciam a adesão ao tratamento. Por outro lado, se for casado, mas viver sozinho e afastado de sua família, será interpretado como solteiro. Detalhes de dados pessoais obtidos neste item podem ser esclarecidos no registro do perfil psicossocial.

- **Profissão:** deve ser perguntada a atividade executada e há quanto tempo o paciente está em sua profissão atual. É importante esclarecer se a profissão atual está sendo exercida ou não, seja por interrupção temporária ou definitiva, o que pode ser consequente ao estado de saúde do paciente. Também devem ser investigadas as profissões anteriores, pois tanto uma ocupação do presente como uma do passado podem estar associadas a fatores de risco para desenvolvimento e/ou agravamento de uma doença. Outros detalhes pertinentes podem ser esclarecidos para registro no perfil psicossocial. Quando os dados do paciente sugerirem uma doença ocupacional, essas informações serão aprofundadas na história da doença atual.
- **Naturalidade:** local de nascimento do paciente.
- **Procedência:** local de onde o paciente veio para a consulta. Com essa informação é possível identificar viagens recentes para locais onde possa ter contatado pessoas ou animais doentes ou condições ambientais que predisponham a doenças.
- **Residência:** local onde o paciente mora atualmente. Anotar o endereço completo.
- **Religião:** além de conhecer melhor o paciente, a religião informada por ele tem relevância na conduta médica. A recusa da hemotransfusão pelas Testemunhas de Jeová e o hábito de não consumir carne pelos fiéis da Igreja Adventista são exemplos de comportamentos vinculados a religiões. Segundo o Censo de 2010, apenas 8% da população brasileira não têm religião, também valendo lembrar aqui o sincretismo religioso de nossa nação.

FONTE E CONFIABILIDADE DAS INFORMAÇÕES

A histórica clínica é composta de elementos subjetivos e, portanto, não existe fonte melhor para fornecê-la do que o próprio paciente. Entretanto, há situações em que o paciente tem dificuldade em informar de maneira satisfatória, como no caso das crianças pequenas e de pessoas com alteração de consciência. Quando este for o caso, os dados poderão ser obtidos de um acompanhante (familiar, responsável, cuidador, vizinho) que conviva com o paciente. É dever do médico registrar a fonte das informações, bem como sua confiabilidade. Ao término da identificação, o médico geralmente já pode concluir se o paciente está em condições de colaborar com informações fidedignas.

QUEIXA PRINCIPAL

Este item consiste no registro do principal problema sob o ponto de vista do paciente e para o qual o médico está sendo consultado, em busca de uma solução. Recomenda-se, convencionalmente, que a queixa principal consista na citação de uma só queixa (alguns autores aceitam até três sintomas ou sinais) mencionada pelo paciente como a que mais o incomoda e/ou preocupa. No entanto, ao perguntar ao paciente qual seu problema de saúde, é possível que ele responda não apenas com uma queixa, mas com várias queixas acompanhadas de detalhes, dependendo do perfil e das condições de comunicação em que ele se encontre. Quando o médico receber como resposta múltiplas queixas, poderá perguntar qual delas levou o paciente a procurar por seus cuidados, e as queixas restantes serão registradas na história da doença atual como sintomas que acompanham a queixa principal. Outra alternativa para o registro da queixa principal consiste em descrevê-la nas palavras exatas do próprio paciente, entre aspas. Cabe ao médico, ainda que a queixa principal seja uma citação entre aspas, a interpretação crítica das informações do paciente com base em seu conhecimento científico e experiência.

Em outros casos, o paciente poderá não apresentar queixas, vindo para uma visita de acompanhamento ao longo do tratamento de uma doença previamente diagnosticada. Além disso, há situações em que o paciente pode estar assintomático, mas investigando alguma alteração em sua saúde, encaminhado por outro colega para complementar essa investigação. Nesse caso registra-se, então, a "queixa principal" que existia inicialmente, esclarecendo na história da doença atual a evolução e o encaminhamento que foi o "motivo da consulta".

A identificação correta da queixa principal é um dos primeiros desafios da arte de se proceder a uma boa entrevista, podendo envolver contradições pois, por um lado, orienta-se o estudante a iniciar a anamnese com perguntas mais abertas, mas, ao mesmo tempo, espera-se que o paciente forneça uma resposta fechada e, idealmente, com uma única queixa principal. Com a experiência iniciada na semiologia, esses paradoxos aparentes vão sendo progressivamente gerenciados, sem prejuízo nem do raciocínio diagnóstico nem da relação médico-paciente.[5]

HISTÓRIA DA DOENÇA ATUAL

A história da doença atual é a parte mais importante da anamnese, pois abrange os problemas que devem ser cuidados prioritariamente no momento atual. Consiste em uma descrição cronológica e organizada das alterações observadas na saúde do paciente e que o levaram a procurar assistência médica, mas vai bem mais longe.

Em geral, a história da doença atual tem início indagando-se há quanto tempo existe a queixa principal, a qual torna possível formular, paralelamente, uma hipótese sobre o sistema do organismo afetado. Efetua-se, então, uma exploração aprofundada das manifestações clínicas desse sistema principal (ou sistemas principais). Iniciando pela própria queixa principal, cada sintoma será checado pelo estudante, no começo da semiologia, de maneira quase linear. Devem ser caracterizados a duração, os fatores desencadeantes, a forma de início (aguda ou progressiva), as características clínicas (por exemplo, tipo de dor, localização, intensidade, aspecto, coloração, volume etc.), os fatores atenuantes, os fatores agravantes e outros sintomas associados à queixa principal.[6]

Quanto maiores o conhecimento e a experiência em medicina, menos lineares e mais complexas serão as correlações entre os sintomas, influenciadas pelas probabilidades e incertezas do cenário epidemiológico. Os processos investigativos e os diagnósticos diferenciais abrangem, mas não se prendem nem se apresentam necessariamente nessa ordem, caracterizações sindrômicas, nosológicas, fisiopatológicas e etiológicas. Muitos fatores podem modificar a evolução da doença, como o uso de medicamentos e o estado de imunidade, que podem fazer com que a doença se apresente clinicamente de maneira incomum. Por isso, é muito importante que o médico se utilize da liberdade para incluir na história da doença atual todos os dados que julgar relevantes para a elucidação diagnóstica de acordo com seu bom senso. Esses dados abrangem fatores de risco e a evolução do quadro clínico, tanto de modo natural como com intervenção terapêutica, devendo ser perguntados todos os medicamentos em uso ou já usados para a doença em questão. Quando o paciente ficou ou está hospitalizado, a evolução do quadro clínico, os exames e os tratamentos (medicamentosos e não medicamentosos) realizados no hospital também devem ser investigados e registrados na história da doença atual.

Para obtenção de uma boa história da doença atual é fundamental ter em mente que a queixa principal está ligada à autopercepção do paciente e às relações de causa e efeito concebidas por ele, e que, portanto, podem não corresponder às evidências científicas. O paciente deve ser cuidado em sua totalidade, mas o que mais lhe provoca sofrimento pode não ser o que o médico interpreta como o que mais ameaça sua saúde. Sem deixar de dar atenção à queixa principal relatada pelo paciente, o médico necessita concluir se a queixa principal coincide com o sintoma que vai guiar sua elaboração diagnóstica. Por exemplo, o paciente pode achar que parou de fumar e "por isso" surgiu um câncer de pulmão (que vinha se desenvolvendo há muitos anos); que fez dieta alimentar e teve um infarto do miocárdio; que a dor no ombro associada a um tumor do ápice pulmonar se deva a um objeto pesado que ergueu; ou ainda que está com diarreia em razão da ingestão de algum alimento, quando se trata de uma virose. Por isso, o profissional e o estudante de medicina devem manter uma visão crítica para interpretar as inferências genuínas do paciente como fidedignas ou não, a fim de melhor cuidar desse paciente.

O tempo necessário para a realização de uma anamnese varia bastante de paciente para paciente. A exemplo de uma cirurgia, é possível estimar apenas a duração de uma entrevista antes de realizá-la. No entanto, o que torna uma entrevista médica mais difícil ou mais fácil não é sua duração. Algumas histórias são breves e sem muitos dados, mas podem ser as mais difíceis porque o quadro clínico ainda é incompleto no começo da doença. Por outro lado, há relatos clínicos muito longos, mas de fácil compreensão e anotados de maneira cronológica e coerente, embora uma história longa também possa dificultar a lembrança dos fatos e, principalmente, a data em que ocorreram.[7]

A história da doença atual, portanto, corresponde a um conjunto de informações que, ao longo da vida profissional, o médico procurará obter de um modo tão acurado e tão completo quanto necessário para chegar ao diagnóstico de cada

um de seus pacientes e suas singularidades. Essas expectativas se aplicam também ao estudante de semiologia desde os primeiros anos, perseguindo por um lado, o aprimoramento dos processos de ensino/aprendizagem e, por outro, o reconhecimento do valor da disponibilidade do paciente, que frequentemente repete sua história dezenas de vezes para diferentes alunos, merecendo por isso seu respeito e sua gratidão.[3]

MEDICAÇÕES EM USO CONCOMITANTE

Considerando-se que na própria história da doença atual foram registrados os tratamentos (medicamentosos e não medicamentosos) já realizados para a doença atual, neste tópico da entrevista médica investigam-se outras medicações de uso concomitante. Essas medicações, mesmo um medicamento que deixou de ser utilizado, podem estar relacionadas com as queixas atuais do paciente ou interferir no tratamento que o médico irá indicar. Pode-se perguntar sobre o uso de analgésicos, laxantes, antiácidos, estatinas, antidepressivos, vitaminas, anabolizantes, anfetaminas e sedativos (barbitúricos, morfina, benzodiazepínicos), anticoagulantes, insulina, broncodilatadores, corticoides, anticoncepcionais, terapia de reposição hormonal, além de tratamentos para câncer, HIV e AIDS, HCV ou tuberculose e uso de chás e medicações caseiras. Registram-se, se o paciente souber informar, o nome do medicamento, a posologia, o tempo de uso, se é usado regularmente conforme prescrito, se causou efeitos colaterais, quem prescreveu e o motivo da prescrição.

DOENÇAS E CONDIÇÕES CLÍNICAS CONCOMITANTES

- **Doenças concomitantes:** registrar as comorbidades que não tiveram resolução definitiva ou que representam condições crônicas, como hipertensão arterial sistêmica, diabetes, asma, osteoporose, doenças psiquiátricas, diagnósticos com alterações da imunidade celular ou humoral (HIV e AIDS, HCV, deficiências de imunoglobulinas etc.). Neste item são incluídas as afecções assintomáticas ou sob controle, no momento atual, com ou sem tratamento, não necessitando manejo médico.
- **Alergias e intolerâncias:** é importante registrar qualquer tipo de hipersensibilidade ou intolerância apresentada pelo paciente, seja medicamentosa, alimentar ou de outra natureza, pois pode interferir no diagnóstico e na conduta terapêutica a ser escolhida.
- **Gravidez ou amamentação:** em toda paciente em idade fértil deve ser esclarecido se existe a possibilidade de gravidez ou se a paciente está amamentando, tendo em vista as importantes implicações quanto às condutas diagnósticas e terapêuticas, que deverão proteger a paciente e seu bebê.

REVISÃO DE SISTEMAS

O paciente confia que seu médico cumpra o compromisso de perguntar sobre todos os aspectos que possam influenciar sua saúde. Esses aspectos incluem não apenas aqueles sistemas incluídos na história da doença atual e prioritários na abordagem terapêutica, mas abrangem a totalidade indivisível e singular de cada pessoa. Vimos anteriormente que um primeiro passo sugerido pragmaticamente ao estudante que está iniciando sua aprendizagem de semiologia foi a identificação de a qual especialidade ou sistema corresponderia a queixa principal, depois de essa queixa ter sido investigada e descrita. Tendo sido o sistema principal explorado com profundidade, a fim de se construir a história da doença atual completa, e formuladas as hipóteses operacionais diagnósticas, os demais sistemas que não fizeram parte da história da doença atual terão sua sintomatologia conhecida por meio da revisão de sistemas.

A revisão de sistemas é indispensável para a visão e o tratamento do paciente como um todo. Mesmo na consulta com um especialista, a revisão completa de sistemas será um recurso valioso para a elaboração de diagnósticos diferenciais, principalmente na primeira entrevista, devendo ser checada nas visitas médicas posteriores. A partir dos sintomas detectados na revisão de sistemas, o médico identifica se o paciente não vinha fazendo um tratamento adequado para afecções já conhecidas, mas fora de controle. Outras vezes, os sintomas relatados na revisão de sistemas podem apontar para diagnósticos ainda não feitos por nenhum outro médico. O paciente precisa ser orientado quanto à maneira de proceder em relação aos problemas ativos detectados, considerando também a possibilidade da correlação ou interferência no tratamento da doença atual. Além disso, mesmo quando a presença dos sintomas for negada, o momento da revisão de sistemas poderá ser muito bem utilizado para a transmissão de orientações preventivas ao paciente.

Ocasionalmente, para os estudantes no início do curso, a revisão de sistemas pode ser confundida com o exame físico, embora se trate de dois tópicos bastante distintos. Para um exame físico completo de triagem, opta-se pelo critério dos segmentos anatômicos, visando tornar as manobras menos desconfortáveis para o paciente, dentro do fundamento hipocrático de "primeiro não causar dano", incluindo, nesse objetivo, a otimização do tempo de realização do exame físico, escapando da repetição de procedimentos. Na revisão de sistemas, cada tópico investigado remete não apenas a um segmento anatômico, mas a uma especialidade médica, tentando abranger os sintomas das síndromes relacionadas com cada especialidade, lembrando, porém, que cada especialidade pode abranger sintomas de mais de um segmento anatômico e que muitos diagnósticos são multidisciplinares, com mecanismos variados das doenças. Em outras palavras, enquanto os roteiros de exame físico geralmente usam como critério de organização os segmentos anatômicos do corpo, a revisão de sistemas usa uma combinação de dois critérios: (1) a divisão anatômica segmentar (semelhante ao exame físico); e (2) a divisão de acordo com os sistemas biológicos do ser humano (diferente do exame físico), os quais costumam corresponder às especialidades médicas.

Vale ressaltar que uma situação extremamente grave e importante, em que está dispensada uma revisão de sistemas completa, é representada pelos atendimentos de emergência, nos quais a abordagem médica rápida e efetiva é a única maneira de salvar a vida do paciente.

Sugerem-se, a seguir, alguns dados que devem ser indagados e registrados no prontuário do paciente, depois de identificado(s) e averiguado(s) com prioridade e maior profundidade o(s) sistema(s) relacionado(s) com a história da doença atual. Recomenda-se a leitura dos capítulos referentes aos sintomas mais prevalentes na prática clínica.[1]

- **Sintomas gerais:** os sintomas gerais incluem febre, emagrecimento, perda de apetite, astenia e anemia. Fornecem dados tão relevantes para a sinalização da gravidade do diagnóstico, que poderiam fazer parte da história da doença atual. Sua presença sinaliza um quadro clínico com repercussões sistêmicas e, em geral, mais grave, enquanto sua ausência aponta para uma doença localizada.
- **Sintomas dermatológicos:** alterações da pele quanto a cor, textura, umidade, temperatura, sensibilidade (dor, prurido, diminuição de sensibilidade) e presença de lesões (cortes, ulcerações, hematomas, descamação etc.). Alterações de fâneros (cabelos, unhas, pelos). O paciente pode ser orientado quanto à exposição ao sol e ao uso de protetor solar.
- **Sintomas em olhos, orelhas, nariz, seios paranasais e garganta:**
    - **Olhos:** redução da visão, dor, sensação de olhos secos, prurido, ardência, lacrimejamento, daltonismo, diplopia, fotofobia, nistagmo, escotomas, secreção, vermelhidão. O paciente pode ser orientado quanto à necessidade de exame oftalmológico.
    - **Orelhas:** dor, otorreia, otorragia, perda da acuidade auditiva, vertigem, tontura, zumbidos.
    - **Nariz e seios paranasais:** obstrução nasal, espirros, prurido nasal, coriza, rinorreia, epistaxe, fungar, aspiração faríngea, gotejamento pós-nasal, pigarros, alteração do olfato.
    - **Garganta:** dor de garganta, alteração na fonação (rouquidão, voz anasalada, afonia), ronco e apneia do sono.
- **Sistema respiratório:** dor torácica, tosse, expectoração, hemoptise, dispneia, sibilância, cornagem ou estridor, cianose, ronco durante o sono. O paciente pode ser orientado quanto às campanhas de vacinação contra influenza, inalação de alérgenos ou irritantes, contato com tuberculose, cessação do tabagismo.
- **Sistema cardiovascular:** dor torácica, palpitações, dispneia, intolerância ao esforço, desmaio e síncope, cianose, edema localizado ou generalizado (anasarca), insônia ou sono inquieto, esfriamento ou aquecimento localizado da pele, síndrome de Raynaud. O paciente pode ser orientado quanto aos *check ups* cardiológicos.
- **Sistema digestório:** alteração de apetite (inapetência, anorexia, polifagia ou hiperorexia, perversão do apetite), sialose, halitose, alterações dentárias, ulcerações e sangramentos orais, disfagia alta e baixa, náuseas e vômitos, pirose, diarreia, esteatorreia, distensão abdominal, flatulência e dispepsia, obstipação e constipação, icterícia, prurido generalizado, odinofagia, regurgitação, hematêmese, hérnias, tumorações abdominais ou ascite. O paciente pode ser orientado quanto à escovação de dentes e ao *check up* odontológico.

- **Sistema nefrourinário:** dor lombar; dor em cólica no trajeto das vias urinárias e períneo, incontinência urinária, modificação de jato urinário, odinúria, mau cheiro da urina, oligúria, anúria, poliúria, noctúria, nictúria, polaciúria, urina turva, hematúria, colúria, edema.
- **Sistema urogenital masculino:** ulcerações, vesículas ou outras lesões penianas, corrimento uretral, priapismo, hemospermia, diminuição da libido, ausência de ejaculação, disfunção erétil, ejaculação precoce; varicocele, nódulos ou tumorações nos testículos; urgência miccional, diminuição do jato urinário. Nesse tópico também podem ser averiguados aspectos da sexualidade do paciente com o cuidado de preservá-lo diante de outras pessoas presentes e das circunstâncias do local da entrevista. O paciente pode ser orientado quanto a autoexame testicular, realização de exame prostático ou dosagem de PSA (antígeno prostático específico), uso de preservativos e prevenção de doenças sexualmente transmissíveis.
- **Sistema ginecológico:** ciclo menstrual (duração dos ciclos; menarca, pubarca, telarca, menopausa, climatério; polimenorreia, oligomenorreia, hipomenorreia; dismenorreia, tensão pré-menstrual, menorragia, metrorragia, corrimento vaginal, dispareunia, anafrodisia, diminuição da libido, anorgasmia, fogachos, insônia, alteração do humor, sintomas mamários [dor, nódulos, secreção mamilar]). História ginecológica e obstétrica: número de gestações, partos, ocorrência de aborto ou intercorrências durante a gestação. Nesse tópico também podem ser averiguados aspectos da sexualidade da paciente com o cuidado de preservá-la diante de outras pessoas presentes e das circunstâncias do local da entrevista. A paciente pode ser orientada quanto a autoexame das mamas, realização de mamografia, exame de Papanicolau e ao *check up* ginecológico, uso de preservativos e prevenção de doenças sexualmente transmissíveis e HIV e AIDS.
- **Sistema neurológico:** crises convulsivas, distúrbios visuais (amaurose, ambliopia, diplopia), distúrbios da marcha e motricidade (disbasia, paralisias, parestesias, paresia), anestesias, disfonia, dislexia, disgrafia, afasia, dislalia. O paciente pode ser orientado quanto a sintomas de acidente vascular encefálico.
- **Sintomas psíquicos:** alterações de consciência, atenção, orientação, pensamento, memória, inteligência, sensopercepção, vontade, psicomotricidade, afetividade e comportamento. Também averiguar alucinações, compulsões, pensamentos obsessivos, ansiedade e fobias.
- **Sistema endócrino:** sintomas relacionados com os hormônios produzidos nas glândulas hipófise (gigantismo, nanismo, acromegalia e alterações da puberdade), tireoide (nódulos, bócio, alteração da sensibilidade ao frio e ao calor, alteração de sudorese, alteração de peso, arritmias cardíacas), paratireoides (hiperfunção-emagrecimento, astenia, câimbras, dor osteoarticular, raquitismo ou hipofunção-tetania, crises convulsivas, queda de cabelos, unhas frágeis) e suprarrenais (alteração do peso, acúmulo ou depleção de gordura, alteração da tensão arterial).
- **Sistema hemolinfopoético e sistema imunológico:** as alterações hemolinfopoéticas podem ser primárias ou podem acompanhar de maneira secundária diferentes doenças, nem

sempre relacionadas inicialmente com a hematologia. Alterações de glóbulos vermelhos (anemia, astenia), alteração de plaquetas (hemorragias, petéquias, equimoses, hematomas), alteração do estado imunológico (infecções de repetição ou oportunistas, com ou sem febre), adenomegalias, esplenomegalia e hepatomegalia, esplenectomia.
- **Sistema musculoesquelético e sistema reumatológico:** dor muscular, óssea ou articular, câimbras, soluço, atrofia e fraqueza muscular, sinais de inflamação articular (edema, calor, rubor, dor), rigidez articular, deformidade óssea.[1]

HISTÓRIA MÉDICA PREGRESSA

Nesse tópico são registrados os antecedentes pessoais da saúde do paciente, os quais podem não estar diretamente relacionados com a história da doença atual, mas fornecem informações sobre seu passado médico. As informações da história médica pregressa correspondem a problemas do passado e que estão inativos na atualidade. Esses problemas já foram resolvidos, com ou sem tratamento, estando totalmente curados ou deixaram alguma cicatriz ou sequela. Nesse momento, o paciente é orientado a conservar bem guardados todos os seus resultados de exames médicos, receitas e relatórios de altas hospitalares, os quais são muito importantes para os cuidados com sua saúde no futuro:

- **Doenças prévias:** sugere-se que as doenças prévias sejam pesquisadas acompanhando as diversas faixas etárias, em vista das diferenças epidemiológicas observadas na infância, na vida adulta, nos jovens e nos idosos. Por exemplo, pergunta-se sobre a vacinação na infância e a ocorrência de coqueluche, rubéola e sarampo, entre outras afecções. Registra-se a realização no passado de imunoterapia, radioterapia e quimioterapia para neoplasias (com os correspondentes diagnósticos) e de tratamento para tuberculose, se possível com datas de início e fim, e se o paciente foi considerado curado.
- **Cirurgias prévias e outras intervenções invasivas:** anotam-se todos os procedimentos a que o paciente foi submetido desde seu nascimento. Se possível, obtêm-se a data, o diagnóstico, o local de realização e, ainda, o tratamento adotado após o procedimento, em caso afirmativo.
- **Traumatismos e acidentes:** pergunta-se sobre traumatismos e acidentes ao longo da vida do paciente, como foram tratados e como evoluíram.
- **Transfusões sanguíneas:** pergunta-se o tipo sanguíneo. Caso o paciente tenha feito previamente transfusão sanguínea, devem ser questionados o tipo, o motivo, a data, o local, o número de transfusões e se apresentou algum efeito adverso colateral.

HISTÓRIA MÉDICA FAMILIAR

Como o componente genético é um elemento determinante de doenças, conhecer a história familiar dos avós, pais, tios, irmãos e filhos ajuda a caracterizar a presença ou a estimar a propensão para o aparecimento de doenças hereditárias. Deve-se dar atenção especial a esse aspecto nos pacientes que apresentam asma, fibrose cística, câncer de mama, *diabetes mellitus*, hemofilia, anemia falciforme, rins policísticos, e erros metabólicos, entre outros diagnósticos. Deve-se perguntar sobre o estado de saúde dos familiares consanguíneos vivos e a causa da morte dos falecidos, questionando sobre doenças cardiovasculares (acidente vascular encefálico, infarto do miocárdio, angina, morte súbita), diabetes, hipertensão arterial sistêmica, dislipidemias, alcoolismo, câncer, úlcera péptica, colelitíase e varizes, em virtude da prevalência elevada dessas doenças.[8]

PERFIL PSICOSSOCIAL

Nessa seção são abordados aspectos pessoais, alguns bastante íntimos e delicados, mas indispensáveis para a contextualização do paciente, avaliando-se a saúde em sua integralidade, como bem-estar físico, mental e social, conforme definido pela Organização Mundial da Saúde, e não apenas como a ausência de doenças. Os dados referentes ao perfil psicossocial do paciente são obtidos desde a identificação e ao longo da entrevista com respeito redobrado e escolhendo-se a ocasião propícia e adequada para perguntar, objetivando manter a confiança estabelecida entre o estudante ou o médico e o paciente. Nesse tópico também é possível fazer inferências importantes para a prevenção de doenças, cuidando do paciente como um todo:

- **Escolaridade:** ao se perguntar sobre o nível de escolaridade do paciente, deverá ser melhorada a comunicação interpessoal de modo a evitar falhas de entendimento entre o médico e o entrevistado.
- **Habitação:** pergunta-se sobre as condições de saneamento básico (água e esgoto) e conforto em que vive o paciente; se sua casa é de madeira, alvenaria ou de pau a pique; quantas pessoas vivem no local e se ele tem animais domésticos. Esses dados podem ser relevantes para o diagnóstico de doenças infectoparasitárias, como a doença de Chagas, a dengue e a tuberculose.
- **História ocupacional:** diz respeito às ocupações exercidas profissionalmente ou por *hobby*. A profissão atual é anotada na identificação do paciente. Aqui se anotam ou se obtêm detalhes sobre todas as ocupações, inclusive as pregressas, com as respectivas periculosidades e insalubridades. Devem ser averiguados esforços repetidos capazes de causar lesão, o estresse no ambiente de trabalho e as consequentes reações fisiológicas. Quando os dados do paciente sugerirem uma doença ocupacional, essas informações serão aprofundadas e anotadas na história da doença atual.
- **Exposição a situações de risco:** este item heterogêneo inclui a exposição a ambientes físicos ocupacionais (de trabalho ou não) nocivos, poluição atmosférica urbana, queimadas, desastres ambientais e zonas de epidemias ou doenças endêmicas transmissíveis (gripe, tuberculose, síndrome da imunodeficiência adquirida [AIDS], malária, doença de Chagas, dengue, ebola, febre chikungunya, parasitoses e micoses, entre outras).
- **Dependências:** nesse momento delicado da anamnese, devem ser abordadas questões que o paciente pode ocultar até mesmo de sua própria família. Contudo, é uma oportunidade para identificação de doenças e fatores de risco e transmissão de orientações possíveis:
  - **Tabagismo:** o paciente pode ser diagnosticado como não fumante, tabagista, ex-tabagista ou fumante passivo, avaliando-se, entre outros itens, o tipo de cigarro consumido (palheiro, industrializado, narguilé, cigarro eletrônico etc.), a idade de início, o número máximo de carteiras de cigarro que fuma durante as 24 horas e quantas vezes já tentou abandonar o tabagismo. É sempre válido mostrar os malefícios e incentivar a cessação do tabagismo, que é considerado uma doença.
  - **Alcoolismo:** o etilismo é uma doença crônica, e deve-se perguntar sobre sua duração, o tipo e o volume ingerido de bebida alcoólica e sobre a abstinência, mostrando os efeitos deletérios do álcool e incentivando seu tratamento e prevenção.
  - **Substâncias ilícitas:** é importante perguntar sobre o uso de drogas ilícitas para saber o tipo (maconha, *crack*, oxi, cocaína, heroína, *ecstasy*, LCD, chá de cogumelos, cola de sapateiro, lança-perfume, entre outras), o tempo de uso, a dose, a forma e a via de administração e se o paciente já se submeteu a algum tratamento.
- **Hábito alimentar:** avalia-se o estado de nutrição, abordando a quantidade e a frequência diária da ingesta de fibras, gorduras, proteínas, carboidratos, água e outros líquidos, relacionando-as com o diagnóstico do paciente.
- **Atividades físicas:** esclarece-se sobre a realização de exercícios físicos quanto a tipo, duração, frequência e há quanto são praticados, pois o sedentarismo pode ser um fator de risco ou de pior prognóstico.
- **Problemas sociais e econômicos:** podem indicar diagnósticos de desnutrição ou de deficiência de nutrientes, além de sugerir se o paciente terá condições de adquirir os medicamentos prescritos.
- **Problemas familiares:** os relacionamentos entre pais e filhos, entre irmãos, entre cônjuges e dentro da estrutura familiar como um todo são muito importantes para a adesão ao tratamento.
- **Religião e espiritualidade:** características sobre religião e espiritualidade ajudam a entender as reações do paciente diante do processo de adoecer e também sobre sua adesão ao tratamento.

CONSIDERAÇÕES FINAIS

O uso de uma estrutura fixa de abordagem visa primordialmente facilitar os primeiros passos dados pelo estudante na realização da entrevista médica, mas não é desejável que ele limite ou enrijeça seu raciocínio diagnóstico. Nenhuma consulta médica será igual a outra, ainda que se esteja cuidando de pacientes com a mesma doença, embora mostrem semelhanças entre si.

Cada anamnese será única, assim como a complexidade do momento de cada ser humano envolvido em sua construção, incluindo o próprio médico que, ao longo de sua vida profissional, reconhecerá com humildade que a medicina pressupõe uma aprendizagem continuada, solitária e provocativa. Graças a essa complexidade ainda hoje tão difícil de ser equacionada, a anamnese permanece como elemento insubstituível da arte da medicina, ao lado de recursos ancilares representados pelas estruturas, pelos protocolos, diretrizes e sistemas de apoio informatizados.[9]

Espera-se que, ao final da disciplina de semiologia, o professor tenha não apenas incentivado o estudante de medicina a se apoderar de habilidades técnicas e de conhecimentos baseados nas ciências médicas. Almeja-se que também inspire no futuro médico atitudes eticamente adequadas, o exercício da compaixão e a busca da excelência, ao se comunicar verbal e não verbalmente, correspondendo à confiança do paciente que o procura em busca de uma solução para as queixas que o afligem.

Referências

1. Porto C. Semiologia médica. 7. ed. Rio de Janeiro: Guanabara Koogan, 2014.
2. Buller MK, Buller DB. Physicians' communication style and patient satisfaction. J Health Soc Behav 1987; 28:375-88.
3. Ohm F, Vogel D, Sehner S et al. Details acquired from medical history and patients' experience of empathy – two sides of the same coin. BMC Medical Education, 2013.
4. Santos DJS, Palomares NB, Normando D, Quintão CCA. Raça versus etnia: diferenciar para melhor aplicar. Dental Press J Orthod 2010 May-June; 15(3):121-4.
5. Bickley LS, Szilagyi PG. Bates propedêutica médica. 10. ed. Rio de Janeiro: Guanabara Koogan, 2010-2013.
6. Benseñor IM, Atta JA, Martins MA. Semiologia clínica. São Paulo: Sarvier, 2002.
7. Peterson MC, Holbrook JH, Von Hales D, Smith NL, Staker LV. Contributions of the history, physical examination, and laboratory investigation in making medical diagnoses. West J Med 1992; 156:163-5.
8. Powell KP, Christianson CA, Hahn SE et al. Collection of family health history for assessment of chronic disease risk in primary care. North Carolina Medical Journal, Winston-Salem, ago. 2013; 4(74):279-86.
9. Longo DL et al. (eds.) Medicina interna de Harrison. 18. ed. Porto Alegre: AMGH, 2013.

CAPÍTULO 8

Técnicas de Anamnese

Mara Rúbia André Alves de Lima • *Eimi Nascimento Pacheco*

DEFINIÇÃO DE ANAMNESE

A anamnese representa um instrumento semiológico sofisticado por meio do qual um ser humano que se preparou profissionalmente para isso, o médico, comunica-se com outro ser humano, o paciente, estabelecendo com este último um diálogo direcionado para a obtenção de um relato das manifestações clínicas, dos fatores de risco e do contexto no qual se alterou o equilíbrio prévio do estado de saúde, levando o paciente a procurar cuidados.[1,2]

A palavra anamnese tem origem no grego, derivando de *ana* (trazer de volta ou recordar) e *mnese* (memória). A anamnese médica também pode ser denominada história ou entrevista clínica. Durante a entrevista médica, o paciente será solicitado a recordar, da maneira mais completa e fidedigna possível, os fatos que motivaram a consulta. O médico deverá buscar o equilíbrio entre os momentos em que ouvirá com atenção as informações relatadas e os momentos em que terá a responsabilidade de perguntar, lembrando que o nível de qualidade da comunicação durante a anamnese oportunizará o começo da construção da relação médico-paciente.[3]

RELEVÂNCIA DA ANAMNESE

A anamnese é reconhecida como o instrumento mais valioso, fascinante e desafiador do exercício da medicina. O conhecimento das técnicas de anamnese será utilizado desde o primeiro contato com um paciente, ainda como estudante, até o último raciocínio clínico de um médico ao longo de sua vida profissional.

Ainda que existam diferenças entre as várias especialidades médicas, e que algumas se baseiem principalmente no exame físico (como, por exemplo, na dermatologia, que tem na inspeção um importante recurso diagnóstico), acredita-se que a anamnese contribua com aproximadamente 70% do diagnóstico, enquanto o exame físico e os exames complementares participam com aproximadamente 15% cada, em um ambulatório de medicina interna. Independentemente da área de atuação, seja na área clínica ou cirúrgica, generalista ou especializada, centrada em recursos tecnológicos sofisticados de diagnóstico, em situações de emergência ou em atendimentos eletivos agendados com antecedência, a anamnese será o primeiro recurso para a tomada de decisões diagnósticas e terapêuticas. A anamnese também é fundamental para as práticas de prevenção e promoção da saúde.[4,5] Mesmo que o médico opte por se tornar um pesquisador ou ainda que escolha se dedicar exclusivamente ao ensino da medicina, as informações obtidas a partir da história do paciente farão parte tanto da pesquisa como das atividades didáticas.

Atualmente, as ciências médicas e a tecnologia da informação e comunicação favorecem a obtenção de evidências científicas e avanços indispensáveis no cuidado dos pacientes. No entanto, o desenvolvimento da pesquisa clínica aprovada por um Comitê de Ética em Pesquisa não excluirá a exigência de uma avaliação semiológica completa com anamnese e exame físico, muito pelo contrário. Os dados obtidos a partir da avaliação semiológica completa são os documentos-fontes para as informações restritas a um protocolo específico de uma pesquisa.

Adicionalmente, o conhecimento da semiologia é fundamental tanto para a leitura como para a redação de publicações científicas, estimulando a análise crítica dos resultados e uma atitude de humildade quanto à relevância externa das conclusões em decorrência das variações individuais de cada paciente. Sir William Osler (1849-1919) assinalava que: "não fosse pela enorme variação individual, a medicina poderia ser considerada uma ciência e não uma arte."

É preocupante observar atendimentos de pacientes baseados mormente em exames complementares ou em entrevistas superficiais e incompletas, as quais correm o risco de se transformar em meros preenchimentos de formulários. Os esforços de todos os envolvidos nos processos de aprendizagem de semiologia devem ser continuamente somados na tentativa de aprimorar a qualidade das anamneses, pois disso depende a qualidade do cuidado médico que os pacientes receberão no futuro.[6]

O ESTUDANTE DE MEDICINA E A ANAMNESE

O ensino da semiologia geralmente se inicia pela anamnese. O acompanhamento e a orientação dos alunos pelo professor, que assume a responsabilidade de transmitir sua experiência e estimular atitudes eticamente adequadas, são muito importantes nessa fase em que também se modelam as relações entre o futuro médico e o paciente. Participar no ensino da semiologia expressa uma paixão por seguir aprendendo, pois a cada novo contato com um paciente mais um ensinamento será oportunizado. Todo professor mereceria a oportunidade de testemunhar o primeiro contato direto do estudante com o paciente, observando o entusiasmo, a dedicação aos estudos e a satisfação do momento singular daqueles que confirmam a opção pela medicina.

É compreensível e esperado que os estudantes de medicina experimentem ansiedades, resistências e dificuldades iniciais ao fazerem suas primeiras anamneses. A entrevista médica representa uma das mais complexas relações entre seres humanos, refletindo a arte do fazer médico, com suas incertezas e a necessidade de que se criem elos entre o raciocínio clínico e as evidências baseadas em probabilidades ou análises estatísticas, sejam elas apoiadas pelo paradigma convencional (frequentista) ou pelo paradigma bayesiano.[7] Durante uma consulta, duas pessoas, que poderiam ser desconhecidas uma da outra até aquele encontro, aceitam que uma delas ouça ou faça perguntas sobre aspectos pessoais ou que causam sofrimento na outra. Durante a anamnese, pode ser necessária a abordagem de temas como sexualidade, risco de suicídio, temor da morte e uso de substâncias ilícitas, entre outros. A boa relação médico-paciente, a adequação ética e o sigilo são fundamentais para que isso seja aceitável. O paciente confia muito no compromisso do médico (e também do estudante) com o sigilo acerca de seus dados, a ponto de revelar aspectos de sua vida que pode não ter comentado com mais ninguém.[8]

Durante uma aula prática com pacientes, a entrevista clínica será semelhante, mas não exatamente igual a um atendimento médico. Deve-se, antes da aula, esclarecer ao paciente que se trata de uma atividade pedagógica e perguntar se ele consente em participar voluntariamente. Se o consentimento for obtido, deve ser enfatizado ao paciente que ele pode decidir não continuar colaborando com a aula de acordo com a sua vontade e a qualquer momento.

É desejável que o grupo de alunos seja pequeno e que o professor tenha um horário exclusivo para dar aula, em vez de ter estudantes de graduação apenas observando passivamente a rotina de atendimento ou a discussão com outros médicos. A mera observação de um professor fazendo uma anamnese ou uma discussão entre médicos tem valor, serve de exemplo, mas não basta. A vivência do estudante, realizando ele mesmo anamneses com diferentes pacientes, não pode ser substituída pela observação, pela leitura de textos, por vídeos sobre casos clínicos, pela prática com modelos digitais ou com bonecos, nem mesmo pela simulação de anamnese com atores.

Inclui-se entre os aforismos de Sir William Osler (1849-1919) o seguinte: "aquele que estuda Medicina sem livros navega num mar desconhecido, mas aquele que estuda Medicina em livros sem ver pacientes nem alcançou o mar ainda."[9] Contudo, ressalte-se aqui que a prática de entrevistas com pacientes não será aceitável quando o paciente necessitar de atendimentos emergenciais ou em qualquer outra situação que possa causar prejuízo, constrangimento ou desconforto, de qualquer natureza ou intensidade, para o paciente. Vale sempre repetir que a observação dos princípios da bioética de beneficência, não maleficência, justiça e autonomia é essencial diante de todos os pacientes.

A avaliação dos estudantes é tarefa complexa e, idealmente, deveria ser formativa. Considerando que os alunos poderiam interpretar que o conteúdo exigido em uma avaliação prática de anamnese correspondesse ao que será mais importante para seu futuro profissional, sempre que factível, nas provas práticas, deveria ser solicitada a realização de uma entrevista completa com a demonstração de bom senso e de atitudes eticamente adequadas, sem deixar o professor de lembrar que o aluno está começando a dar os primeiros passos em sua formação.

A relação aluno-paciente possibilita que o aluno aprenda, sinta e reflita sobre a arte da medicina e o poder de transformação que esta possui, em contrapartida à humildade com que o médico deve praticá-la. O paciente é ator principal e indispensável para a criação do cenário pedagógico que mais se aproxima da realidade do futuro profissional e, desde o começo da semiologia, os alunos devem demonstrar seu respeito e reconhecimento a todas as pessoas que relatam repetida e incansavelmente suas histórias clínicas, ainda que de maneira voluntária. Embora não participe das tomadas de decisões quanto à conduta médica, o aluno pode, durante a disciplina de semiologia, contribuir com o cuidado dispensado ao paciente entrevistado por ele, mediante uma postura confortadora, ao longo de toda a anamnese, com a expressão do desejo de que o paciente melhore e do agradecimento ao se despedir. Assim, estará adotando uma das proposições atribuídas a Hipócrates e William Osler, entre outros: "a função do médico é curar, às vezes; aliviar, frequentemente; confortar, sempre."[10]

TÉCNICAS DE ANAMNESE

Estratégias para o estudante desenvolver habilidades técnicas para a realização de anamneses

Várias etapas podem ser percorridas pelo médico e pelo estudante, não obrigatoriamente na ordem descrita a seguir, para se comunicar e obter uma anamnese adequada, ou seja, uma anamnese que acompanhe o raciocínio clínico e indique condutas diagnósticas, terapêuticas, preventivas e de promoção da saúde do paciente, com base no conhecimento e no bom senso:

- **Apresentação:** as palavras cordiais e o respeito ao se apresentar abrem as portas para uma boa anamnese, um processo diagnóstico exitoso e a maior adesão do paciente às prescrições. No início são feitos comentários mais amenos e informais, facilitando o primeiro contato e "quebrando o gelo". O médico se identifica, dizendo seu nome, o propósito e a estimativa da duração da entrevista.
- **Prevenindo infecções:** o médico deve lavar as mãos antes de conversar com cada paciente e usar um jaleco confortável com mangas ajustadas aos punhos. Recomenda-se que relógio de pulso ou outros acessórios (colares, correntes, crachás dependurados por faixas, gravatas) sejam abolidos durante o contato com os pacientes e que os cabelos longos estejam presos. O jaleco deve ser retirado quando o médico sair do ambiente profissional para ir a uma cafeteria, por exemplo. Alguns pacientes podem ficar angustiados e alterar os sinais vitais na presença do médico vestindo seu jaleco, o que caracteriza a *síndrome do avental branco*.[3]
- **Realização da entrevista:** existem basicamente duas formas para a obtenção de informações sobre as manifestações clínicas apresentadas pelo paciente. Uma delas é a entrevista livre e a outra é a entrevista dirigida, e as duas podem se mesclar durante a consulta. Na entrevista dirigida podem ser feitas perguntas abertas ou focadas, as quais podem ou não exigir respostas mais precisas e, até mesmo, documenta-

das. Cabe ao médico encontrar a melhor maneira de conduzir cada consulta, buscando o equilíbrio entre os momentos nos quais apenas ouvirá com atenção o que o paciente relata livremente e os momentos em que é responsável por fazer perguntas. Durante a obtenção da história médica, podem ser feitas anotações para que as informações não sejam esquecidas, mantendo-se sempre o contato visual e o interesse nos fatos relatados pelo paciente.

A *entrevista livre* é o momento em que o paciente tem a oportunidade de se expressar sem restrições e geralmente é utilizada no início da consulta ou com a finalidade de introduzir uma nova sequência de questionamentos. Ouvir o paciente com atenção, enquanto mantém o silêncio ou demonstra apoio, facilita a compreensão dos problemas e o estabelecimento de uma boa relação médico-paciente. Outro aforismo de William Osler ensina ao médico: "ouça seu paciente, ele está dizendo a você o diagnóstico", enfatizando a importância de ouvir o paciente.

A *entrevista dirigida com perguntas abertas* geralmente integra a abertura da consulta. Quando o paciente responde de modo muito resumido ou reticente a uma pergunta aberta, é aconselhável reforçar a pergunta aberta, repetindo-a de maneiras diferentes, a fim de facilitar a compreensão do paciente. Algumas perguntas abertas incluem: "o que ocorreu para você procurar cuidado médico?"; "aconteceu algo desde a sua última consulta?"; "conte-me o que houve para você estar no hospital". Outras formulações, como "você falou que estava com dor de cabeça. Explique-me mais sobre essa dor, por favor" ou "fale-me mais sobre seu acidente", iniciam a etapa de aprofundamento nas queixas do paciente.

A *entrevista dirigida com perguntas focadas* é necessária para detalhar a entrevista que teve início através de perguntas amplas. Idealmente, é efetuada depois de ter sido ouvida a história como um todo. Os questionamentos vão restringindo as respostas até o ponto de se esperar uma resposta afirmativa ou negativa, mas estas devem ser evitadas no início da anamnese. Entre as perguntas focadas podem ser citadas: "você sentiu dor de cabeça ontem?" e "você acorda à noite e vai até a janela para aliviar a falta de ar?". Mesmo com indagações mais minuciosas, o entrevistador não deve efetuar múltiplos questionamentos que deixem o paciente confuso ou sem condições de responder com tranquilidade nem deve fazer perguntas indutivas, as quais trazem em si uma sugestão forte da resposta esperada pelo médico. Podem ser necessárias perguntas focadas que levam a respostas precisas e/ou documentadas, como: "quantos degraus você consegue subir sem ter que parar pra descansar?"; "qual o valor do seu açúcar no sangue?"; "qual o seu peso antes da gravidez?"; "quantas carteiras de cigarro você chegou a fumar por dia?"; "quando você fez a cirurgia?". A necessidade de respostas precisas pode exigir que o médico, principalmente o especialista, solicite resultados de exames prévios, relatórios de atendimentos, fotos do paciente antes de adoecer, checando dados e datas que possam ser facilmente esquecidos ou confundidos pelo paciente.

- **Interpretação das respostas do paciente:** diversos roteiros ou modelos de estrutura encontram-se disponíveis para a obtenção de dados e a elaboração de um relatório do paciente (veja o Capítulo 7). O médico precisa conhecer e recordar cada um dos itens a serem perguntados para que a anamnese seja a mais completa possível, possibilitando o cumprimento de sua responsabilidade de refletir, confrontar, interpretar e estabelecer conexões entre as respostas do paciente. Dessa maneira, serão formuladas hipóteses operacionais baseadas no raciocínio clínico e no conhecimento da ciência médica. Não cabe ao paciente a responsabilidade de interpretação correta de suas próprias manifestações clínicas. No entanto, ainda que a estrutura da anamnese nos prontuários hospitalares ou ambulatoriais seja organizada convencionalmente em um formato cartesiano e sequencial, nem sempre é assim o fornecimento de dados pelo paciente. Nem mesmo quando o paciente também é um médico, pode-se esperar que relate seus dados da maneira ordenada como a utilizada nos relatórios médicos. O médico necessita ter atenção redobrada com os pacientes – geralmente aqueles com doença crônica e/ou que gostam de buscar informações sobre sua doença – que transmitem suas queixas utilizando muitos termos técnicos e em uma tentativa de seguir a sequência dos prontuários. Diante dessa situação, o médico precisa manter seu pensamento crítico muito aguçado, pois o paciente pode estabelecer correlações equivocadas entre seus problemas, geralmente tentando identificar causas e efeitos. O médico deve também suspeitar de que o paciente possa estar fornecendo dados incorretos, seja deliberadamente, para obter algum benefício, seja porque está procurando dar a "resposta certa" ao dizer que seguiu a prescrição ou que está se sentindo melhor na tentativa de agradar o médico ou evitar ser criticado.
- **Realização do exame físico:** a sequência ordenada de primeiro completar a anamnese e depois proceder ao exame físico está presente de maneira convencionalmente mais rígida no prontuário do paciente. Por um lado, na prática, espera-se a habilidade para que, desde o primeiro minuto da entrevista, o médico comece a observar com atenção o paciente. Assim, estará fazendo a inspeção geral, marco inicial do exame físico. Algumas vezes, dependendo das queixas do paciente, simultaneamente à realização da anamnese será realizada a inspeção mais dirigida para o segmento do corpo acometido. Isso auxilia o raciocínio diagnóstico, apontando para informações significativas, como dificuldade para respirar, alteração da cor da pele (p. ex., icterícia), marcha limitada ou fácies de dor. Por outro lado, durante o exame físico propriamente dito, com frequência o médico fará perguntas adicionais para esclarecer, complementar e retificar dados que o paciente respondera anteriormente.
- **Encerramento da entrevista:** ao final da entrevista, o médico deve fazer um resumo, averiguando se o paciente entendeu o que foi perguntado e se o médico entendeu o que foi respondido. Deve ser dada oportunidade para que o paciente elimine dúvidas. Os estudantes, no entanto, ao entrevistarem um paciente, devem comunicar que dúvidas

quanto ao diagnóstico, ao tratamento ou ao prognóstico devem ser feitas diretamente aos profissionais que estão cuidando do paciente, lembrando que, como estudantes, estão efetuando uma atividade de aprendizagem.

Não se pode prever com exatidão a duração de uma entrevista, do mesmo modo que o cirurgião não pode antecipar o momento em que uma cirurgia vai terminar. Em geral, entretanto, a primeira consulta exige mais tempo do que o acompanhamento ou a revisão do paciente. Para que uma entrevista seja bem realizada, precisa-se de tempo suficiente para a obtenção dos dados que farão parte da elaboração diagnóstica. As anamneses rápidas e incompletas têm maior probabilidade de revelar-se inconclusivas, implicando atendimentos sucessivos até que a conduta resolutiva seja tomada. Não existe uma regra rígida quanto ao momento de encerrar, mas, em geral, a anamnese poderia ser considerada concluída somente após o término do exame físico. Todavia, o término pode não significar que a entrevista esteja completa, e novos dados podem surgir na próxima visita que o médico fizer ao paciente hospitalizado ou nas consultas ambulatoriais subsequentes. Quando for urgente a obtenção de uma informação para definição de um diagnóstico e indicação da conduta terapêutica, a facilidade de comunicação por meio de telefonia celular possibilita que esclarecimentos adicionais sejam obtidos, mesmo antes do retorno do paciente para uma consulta, mas esse recurso deve ser utilizado com o bom senso que deve nortear as atitudes médicas.[3,11] O médico ainda deve estar preparado para outra situação, chamada de *by the way syndrome* na literatura inglesa, ou "síndrome do a propósito de...", que pode ocorrer quando, somente ao término da entrevista, o paciente consegue verbalizar uma informação muito relevante mas que por algum motivo, em geral de ordem emocional (vergonha, medo, ansiedade etc.), omitiu ao longo da anamnese. Ao se despedir do paciente, desde a semiologia e durante a vivência profissional, é importante que o médico se recorde do enunciado atribuído à Madre Teresa de Calcutá (1910-1997), que diz o seguinte: "Não permita que alguém (o paciente) saia de sua presença (do médico ou do estudante de semiologia) sem estar se sentindo melhor e mais feliz."

COMUNICAÇÃO VERBAL E NÃO VERBAL

A confiança do paciente no médico é diretamente proporcional à qualidade da comunicação estabelecida entre eles, sendo importante para a anamnese, para o diagnóstico e para a adesão ao tratamento. A comunicação entre o médico e o paciente pode ser prejudicada por vários fatores. Entre esses fatores destacam-se o sofrimento físico ou emocional do ser humano doente, os efeitos da medicação, as diferenças de gênero, de faixa etária ou culturais, o uso de línguas distintas, a pouca disponibilidade de tempo e a presença de estado mental alterado. Todo esforço deve ser realizado a fim de assegurar uma boa comunicação do começo ao fim da entrevista, sob a coordenação do médico. Quando um paciente é cuidado por múltiplos profissionais, o ideal seria que um deles coordenasse o processo coletivo, prevenindo os riscos de condutas diagnósticas e terapêuticas isoladas e com chances de interações potencialmente adversas para o paciente.[12]

A habilidade de comunicação, tanto verbal como não verbal, está diretamente relacionada com a efetiva troca de mensagens entre o paciente e o médico. A habilidade do paciente de se comunicar verbalmente é condição *sine qua non*, já que a anamnese é uma entrevista e o instrumento utilizado é a palavra. Segundo Moacir Scliar (1937-2011): "cada palavra dita por um médico ao seu paciente é um veredito. Assim como o escritor, ele deve avaliar cada palavra e saber usá-la com extremo rigor." A palavra é tão poderosa que poderia ser comparada a um bisturi. Assim como em um procedimento cirúrgico, ao final da entrevista o médico deve se assegurar de que a "incisão" aberta na busca das informações foi adequadamente "suturada" e que o paciente está emocionalmente confortável e em plenas condições de aderir ao tratamento prescrito. Há situações especiais nas quais o paciente está impossibilitado de falar ou de fornecer dados fidedignos, como nos seguintes exemplos: pacientes criticamente doentes, com alteração de consciência, nos extremos de faixas etárias ou com necessidades especiais relacionadas com a fala e/ou a audição. Nessas circunstâncias, um acompanhante que conheça sua história poderá ser a fonte das informações ou o paciente poderá escrever, se isso for possível. Mesmo quando o paciente puder se comunicar verbalmente sem limitações, os acompanhantes, familiares ou responsáveis pelo paciente, poderão revelar informações importantes e representarão peças fundamentais no processo diagnóstico e na adesão ao tratamento. No entanto, sempre que permitido, deve ser respeitado o papel do paciente como principal interlocutor. Na presença de sintomas psiquiátricos, a história clínica será obtida com particularidades que serão abordadas em outro capítulo.

A comunicação não verbal também é condição *sine qua non* para uma anamnese de boa qualidade. Desde o começo da entrevista o médico utiliza não apenas a visão, mas também o olfato, a audição e sua sensibilidade, sendo este conjunto de percepções conhecido como "olho clínico", para interpretar as mensagens não verbais que o paciente lhe envia, seja pelo tom de voz, pelos gestos ou por outros meios. Mediante a observação atenta e analítica, mesmo que o paciente não verbalize, o médico poderá, por exemplo, inferir se o paciente apresenta um quadro agudo que exige cuidados urgentes ou se ele se apresenta estável e em condição crônica controlada. A comunicação não verbal extrapola os limites das mensagens enviadas pelo paciente e por seus acompanhantes, alcançando os detalhes do ambiente onde a entrevista se desenrola, principalmente em um atendimento domiciliar ou à beira do leito. Desde o começo da anamnese o médico pode realizar uma leitura do cenário que rodeia o paciente, procurando dados que contribuam para seu raciocínio diagnóstico. No paciente hospitalizado, com frequência a mesa de cabeceira e suas gavetas guardam informações valiosas, como medicações que vinham sendo usadas, resultados de exames, óculos, alimentos, livros etc. Quando o paciente é reebido para uma consulta ambulatorial, as perguntas acerca do perfil psicossocial ajudarão a conhecer o contexto no qual ele está inserido e possibilitarão estimar a influência desse ambiente para o tratamento.[13]

O papel da comunicação vai além do término da anamnese, quando o médico deve registrar no prontuário todas as informações obtidas do paciente, de maneira coerente e completa. Essa rotina de raciocínio investigativo, seguido do relato de histórias, pode se correlacionar com a presença de médicos na literatura, aproximando, de certo modo, o exercício da medicina aos feitos de personagens como um Sherlock Holmes, não por acaso criado pelo médico escocês Sir Arthur Conan Doyle (1859-1930). Assim como um escritor dedica todo seu esforço para ser bem entendido e aceito por seus leitores, o médico necessita relatar a história clínica, no prontuário, lembrando que seu relatório deverá ser muito bem entendido por outro colega que irá lê-lo, no futuro, não para entretenimento literário, mas para nortear o cuidado que dedicará ao paciente. Ao redigir uma entrevista, que poderá ser lida só muito tempo mais tarde, o médico entende mais um significado nobre de sua profissão, plantando árvores em cuja sombra talvez nunca venha a se proteger.[14]

A Tecnologia da Informação e Comunicação (TIC) do século XXI facilita e acelera as conexões, sejam ou não simultâneas, por meio de *e-mails*, telefones móveis e redes sociais que viabilizam a aproximação de várias pessoas, mesmo que estejam em locais diferentes. E isso é positivo. No entanto, as interações e os contatos interpessoais às vezes se tornam mais superficiais e, apesar de aumentados em quantidade, estão se reduzindo em qualidade e aprofundamento. O que ocorre na sociedade em geral pode também se reproduzir na relação médico-paciente. Dessa maneira, diante das inovações tecnológicas, os médicos devem evitar anamneses superficiais, perdendo a oportunidade de estabelecer uma boa comunicação e uma boa relação médico-paciente.

ATITUDES HUMANISTAS NA RELAÇÃO COM O PACIENTE E/OU COM SEUS ACOMPANHANTES – O PAPEL DA COMPAIXÃO

Por último, mas não menos importante do que o conhecimento científico que apoia as habilidades técnicas e a comunicação, as atitudes humanistas e o exercício da compaixão também fazem parte das aptidões semiológicas em um cenário centralizado por seres humanos diversos e fragilizados pela doença, mas confiantes em seus médicos. Algumas vezes compaixão é empregada como exemplo de empatia. Entretanto, a empatia (do grego *en* [dentro] + *pathos* [paixão]) representa um conhecimento intuitivo que uma pessoa tem acerca do estado emocional de outra pessoa, fazendo com que um ser humano participe da dor de outro ser humano.[15] Já a compaixão (do latim *compassio*) traduz a saída da zona de conforto em virtude do estresse causado pelo sofrimento alheio e é seguida de uma tomada de ação de ajuda ou cuidado que interfere na causa do sofrimento. Enquanto a empatia permite o conhecimento de que alguém sofre e isso incomoda, a compaixão provoca comportamentos pró-sociais e de ajuda de acordo com a vontade de intervir. O humanismo médico é considerado o somatório da relação empática e da compaixão no exercício da medicina. A compaixão aproxima empaticamente o "EU" do "OUTRO", motivando o médico para o ato altruísta consciente de "cuidar de seu paciente". A empatia e a capacidade de comunicação já fazem parte da avaliação dos estudantes de medicina em alguns grupos institucionais, como o Accreditation Counsil for Graduate Medical Education (ACGME) e a Association of American Medical Colleges (AAMC), demonstrando a valorização de ambas para a boa prática clínica.[16]

Para Karen Armstrong, a única maneira de o mundo se tornar pacífico, justo e sustentável seria tratar as outras pessoas, independentemente de suas etnias ou ideologias, da mesma maneira como nós mesmos gostaríamos de ser tratados. Contudo, convém registrar também que, embora uma indiferença neutra ou uma blindagem emocional absoluta sejam prejudiciais à realização de uma entrevista médica, a compaixão também pode acarretar efeitos indesejados, se não houver um equilíbrio psicológico do médico ou do estudante, pois pode provocar um estresse extremado, caracterizando um quadro denominado fadiga por compaixão. O médico deve manter condições emocionais para proteger sua vida pessoal e seu bem-estar psicológico quando estiver fora do ambiente profissional.[17] A objetividade da ciência médica não exclui a subjetividade e o humanismo da arte da medicina, sendo ambas complementares, se potencializando e se mesclando, enquanto o médico se comunica com seu paciente. Essas aptidões, necessárias para a realização de uma anamnese de qualidade e para as boas práticas clínicas, são continuamente amadurecidas ao longo da experiência profissional, ratificando a vocação e inspirando o avanço da ciência médica eticamente adequada[18] (Figura 8.1).

CONSIDERAÇÕES FINAIS

Este capítulo foi desenvolvido primordialmente para o estudante de medicina, mas também se dirige a todos os que reconhecem na anamnese uma intersecção entre as evidências das ciências médicas e a arte de cuidar de seres humanos em um momento em que se apresentam doentes. Durante o ensino da semiologia, a aprendizagem não só das técnicas de anamnese, mas também das estruturas usadas para sua realização e registro completos, envolve conteúdos teóricos extensos e novos, que devem ser bem estudados e conhecidos pelos estudantes. Na tentativa de destacar a relevância de todos os aspectos englobados pela semiologia médica, mas sem se fur-

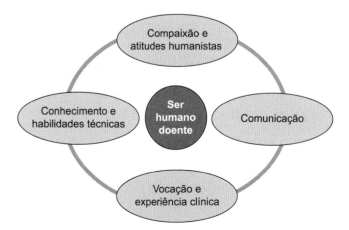

Figura 8.1 Aptidões necessárias para a realização de uma anamnese de qualidade e que observe as boas práticas clínicas.

tar de uma interação mais descontraída e lúdica, tem sido proposto que a primeira sílaba da palavra semiologia seja substituída por um "C". Desse modo, obtém-se o mesmo vocábulo com uma grafia peculiar:"CMIOLOGIA". E a seguir é esclarecido que este "C" visa destacar e reter o papel da Compaixão, do Conhecimento e da Comunicação, todos iniciados pela letra C, na arte da realização de uma anamnese. Às vezes com propostas mais descontraídas, ou na maior parte do tempo acompanhando com paciência os jovens alunos à beira do leito de um paciente que sofre por estar doente, para o professor o mais gratificante é testemunhar que os alunos percebem que aqueles conteúdos extensos da disciplina de semiologia (ou Cmiologia), alguns dos quais memorizados, não representam cargas jogadas ao mar. Pelo contrário, a semiologia ou iniciação à clínica médica vai se tornando mais interessante à medida que se alarga e aprofunda o conhecimento do estudante, colocando em prática e desenvolvendo, durante a graduação universitária, não só a técnica da anamnese, mas também a relação médico-paciente, desse modo construindo e amadurecendo, de maneira singular, a vocação para a medicina.

Referências

1. Lerner H, Berg C. The concept of health in one health and some practical implications for research and education: what is One Health? Infect Ecol Epidemiol 2015; 5:10.3402/iee.v5.25300. Published online 2015 Feb 6.
2. Huber M, Knottnerus JA, Green L et al. How should we define health? BMJ 2011; 343 doi: http://dx.doi.org/10.1136/bmj.d4163 (Published 26 July 2011).
3. Porto CC, Porto AL. Semiologia médica. 7. Ed. Rio de Janeiro: Guanabara Koogan, 2014.
4. Peterson MC, Holbrook JH, Von Hales D, Smith NL, Staker LV. Contributions of the history, physical examination, and laboratory investigation in making medical diagnoses. West J Med 1992; 156:163-5.
5. Hampton JR, Harrison JG, Mitchell JRA, Prichard JS, Seymour C. Relative contributions of history-taking, physical examination, and laboratory investigation to diagnosis and management of medical outpatients. British Medical Journal, 1975; 2:486-9.
6. Porto CC. O outro lado do exame clínico na medicina moderna. Arq Bras Cardiol 2006; 87: e124-e128.
7. O'Brien D, Roazzi A, Dias MGBB. Raciocínio sobre probabilidades condicionais: as evidências a favor da hipótese frequentista se fundamentam em comparações errôneas. Estudos de Psicologia 2004; 9(1):35-3453.
8. Goldim JR. Bioética: origens e complexidade. Rev HCPA 2006; 26(2):86-92.
9. Lopes AD, Lichtenstein A. William Osler. Rev Med (São Paulo) 2007 jul.-set.; 86(3):185-8.
10. De Rezende JM. Curar algumas vezes, aliviar muitas vezes, consolar sempre. Disponível em: http://www.medicinabiomolecular.com.br/biblioteca/pdfs/Doencas/do-0175.pdf.
11. Benseñor IM, Atta JA, Martins MA. Semiologia clínica. São Paulo: Sarvier, 2002.
12. Buller MK, Buller DB. Physicians' communication style and patient satisfaction. J Health Soc Behav 1987; 28:375-88.
13. Davis F. A comunicação não-verbal. São Paulo: Sumus, 1979.
14. Bickley LS, Szilagyi PG. Bates propedêutica médica. 10. ed. Rio de Janeiro: Guanabara Koogan, 2010-2013.
15. Ohm F, Voger D, Sehner S et al. Details acquired from medical history and patients' experience of empathy – two sides of the same coin. BMC Medical Education, 2013.
16. Duarte MAGPL. A empatia e a compaixão como objectos de estudo na formação médica: um paradigma de pensamento integrativo. Dissertação de Mestrado, Instituto de Ciências Biomédicas Abel Salazar, julho de 2009.
17. Lago K, Codo W. Fadiga por compaixão: evidências de validade fatorial e consistência interna do ProQol-BR. Estudos de Psicologia, 18(2), abril-junho/2013:213-21.
18. Cassell E. Oxford handbook of positive psychology. 2. ed. New York, New York: Oxford University Press, 2009:393-403.

CAPÍTULO 9

Situações Especiais

Ygor Arzeno Ferrão • *Carolina Blaya*

INTRODUÇÃO

Este capítulo tem o objetivo de discutir a semiologia em situações psiquiátricas especiais. Essas situações dizem respeito não apenas à prática diária do psiquiatra, mas de qualquer médico que atende pacientes em serviços de emergência, urgência ou mesmo ambulatorialmente. Nem sempre o médico disporá de um psiquiatra para auxiliar o atendimento e, por isso, deve ter noções básicas de como reconhecer e proceder nesses casos.

Desse modo, o foco deste capítulo abrangerá situações como o paciente hostil, o paciente psicótico, o paciente deprimido ou ansioso que chora ou tem ideação suicida e o paciente somatizador.

O PACIENTE HOSTIL

Hostilidade e agressividade são manifestações comportamentais que representam clinicamente alguns transtornos mentais e estão presentes em diversos quadros orgânicos. *Hostilidade* pode ser definida como um comportamento em que o sujeito trata o outro como um inimigo, pois tem um sentimento ou entendimento de contrariedade. Já *agressividade* pode ser entendida, nesse contexto, como um ato intencional que causa dano físico ou mental, como atacar, provocar, insultar ou injuriar. *Violência* seria um ato agressivo intenso que causa dano físico, moral ou mental em outra pessoa, geralmente com uso de força bruta, ocorrendo de modo irascível, decorrente de irritabilidade. *Agitação psicomotora* (APM), por outro lado, é conceituada como atividade motora e cognitiva excessiva, em grande parte improdutiva, decorrente de experiência subjetiva de tensão.[1] Cerca de 6% a 10% dos atendimentos em emergências médicas são decorrentes da exacerbação de quadros psiquiátricos, acompanhados de agitação psicomotora. Desses, 20% dos casos de APM ocorrem com pacientes com esquizofrenia; entre os pacientes com quadros demenciais, até 50% dos casos podem apresentar APM.[1,2]

A admissão de pacientes agitados ou agressivos na sala de emergência geralmente se dá por intermédio de terceiros (familiares, colegas de trabalho, força policial etc.), uma vez que os pacientes estão com juízo crítico prejudicado em relação à sua morbidade e à realidade.

A avaliação do grau de agitação pelo médico e equipe é extremamente importante, uma vez que determinará o grau de risco para a integridade física tanto dos profissionais de saúde como de si próprio e de outros pacientes. Embora importante, a avaliação é subjetiva e dependerá da experiência do profissional, que poderá, em caso de menos experiência, recorrer às opiniões dos demais membros da equipe. Em caso de atendimento individual, a melhor opção é superestimar o risco, cercando-se de estratégias defensivas e preventivas, como ficar perto da porta, não ficar de costas para o paciente e afastar objetos pontiagudos do paciente.

Desse modo, a coleta de informações para a formulação de hipóteses diagnósticas e diagnóstico diferencial pode ser feita não apenas com o paciente, mas também com terceiros envolvidos na condução do paciente à avaliação. Agitação psicomotora e agressividade são manifestações psicopatológicas complexas, mas inespecíficas. Podem ser manifestações de outras condições que não necessariamente um transtorno mental primário, como condições médicas gerais e neurológicas. O Quadro 9.1 traz algumas dessas possibilidades de diagnóstico diferencial.

Outras condições que devem ser destacadas são: hipoxia, sangramento, hiper e hipotermia, doenças tireoidianas, hiperparatireoidismo, doença de Wilson e doença de Huntington.[4]

Assim, é papel do médico investigar e estabelecer se os sintomas são causados ou exacerbados por uma doença médica, avaliar e tratar alguma situação que precise de intervenção rápida e determinar se o paciente está intoxicado.

Alguns fatores sugerem a presença de uma condição médica geral ou neurológica: início súbito, idade > 40 anos, ausência de história psiquiátrica pregressa, alucinações visuais, olfativas e táteis, discurso desconexo, confusão mental, desorientação e história e/ou sinais físicos de trauma.[1] O mesmo raciocínio clínico deve ser aplicado para a investigação do uso de substâncias psicoativas, sejam drogas lícitas, ilícitas ou me-

---

Quadro 9.1 Algumas condições médicas comuns como causa de quadros de agitação psicomotora[1,3-5]

Uso excessivo de substância: álcool, barbitúricos, benzodiazepínicos, cocaína, anfetaminas, fenciclidina, alucinógenos, hidrocarbonetos (cola, tinta, gasolina), esteroides

Patologias intracranianas: trauma, infecções, neoplasias, defeitos anatômicos, malformações vasculares, AVE, doença degenerativa, epilepsia

Patologias sistêmicas: metabólicas (hipoglicemia), endócrinas (hipercortisolismo), infecciosas, exposição ambiental (organofosforados), doenças sistêmicas (lúpus)

AVE: acidente vascular encefálico.

Seção II • Anamnese

dicações. Esta última é uma das condições psiquiátricas mais comumente associadas à APM, juntamente com esquizofrenia, episódios maníacos em pacientes com transtorno afetivo bipolar, depressões agitadas e pacientes com transtorno de personalidade limítrofe (ou *borderline*).[5] O Quadro 9.2 lista alguns fatores sociodemográficos e psiquiátricos que apontam para risco aumentado de APM.

O atendimento do paciente hostil ou em APM gera um impacto emocional sobre o próprio médico e/ou equipe, ao se deparar com uma situação de ameaça à sua integridade física, bem como à integridade física de outros pacientes sob sua responsabilidade e dos demais membros da equipe. Mas, ainda assim, as atitudes não devem ser coercitivas, pois os sentimentos de medo ou raiva gerados pelo paciente hostil não podem servir de base para ações excessivamente permissivas ou punitivas. Esses sentimentos contratransferenciais do médico e da equipe devem ser percebidos e entendidos pelo médico e a equipe para que, desse modo, possam ser controlados.

O manejo de um paciente agitado ou violento deve ser planejado e executado em três níveis distintos de complexidade:[6,7]

1. Controle de fatores ambientais e operacionais do próprio serviço que podem aumentar o risco de agitação ou violência.
2. Antecipação e diagnóstico precoce de risco de agitação e violência, com intervenção rápida que impeça a escalada do comportamento violento.
3. Intervenção adequada, no caso de comportamento agitado ou violento já instituído.

O plano de ações deve ser executado pela equipe e inclui quatro tópicos: manejo ambiental ou organizacional, manejo comportamental ou atitudinal, manejo farmacológico e manejo físico.[5-7]

O manejo ambiental e organizacional envolve: a instituição de protocolos e rotinas para manejo de pacientes hostis; treinamento periódico da equipe; disponibilidade de equipe de segurança; organização do espaço físico para o atendimento do paciente hostil (por exemplo, retirada de objetos que possam ser usados como armas, fácil acesso do médico à porta, sistema de alarme); atendimento precoce e com privacidade; redução de estímulos externos; afastamento de pessoas que possam desestabilizar o paciente emocionalmente; vestimentas hospitalares.

O manejo comportamental ou as atitudes do médico e da equipe devem considerar: evitar movimentos bruscos; olhar diretamente para o paciente ao falar com ele; manter alguma distância física; evitar fazer anotações; apresentar-se e apresentar outros membros da equipe, incluindo nomes e funções; falar pausadamente, mas de modo firme; fazer perguntas claras e diretas; ter alguma flexibilidade na condução das entrevistas, mas sem barganhas; colocar limites de modo objetivo, mas acolhedor; não fazer ameaças; não confrontar; estimular o paciente a expressar seus sentimentos em palavras; assegurar ao paciente que pretende ajudar e que não está ali para julgar; não dar as costas ao paciente. Desse modo, o profissional estará estimulando um relacionamento médico-paciente o mais próximo possível de um vínculo de confiança e respeito.

O manejo farmacológico inclui a tomada de decisão entre sedar e tranquilizar. Sedação é um efeito colateral indesejável que interfere na avaliação médica inicial, no estabelecimento de aliança terapêutica, na formulação do diagnóstico primário e na observação da evolução do quadro clínico. A tranquilização rápida visa à redução significativa dos sintomas de agitação e agressividade sem a indução de sedação mais profunda ou prolongada, mantendo o paciente tranquilo, mas completa ou parcialmente responsivo.[5] O Quadro 9.3 traz algumas sugestões para o manejo farmacológico de pacientes em APM.

Observações sobre alguns fármacos utilizados no manejo da APM devem ser realizadas:[8]

- Os *antipsicóticos de baixa potência* (por exemplo, clorpromazina, levomepromazina) são medicações pouco seguras para uso no manejo de quadros agudos, pois podem provocar sedação excessiva, hipotensão, arritmias cardíacas e diminuição do limiar convulsivo.

Quadro 9.2 Fatores sociodemográficos e psiquiátricos que aumentam o risco de agitação psicomotora[1]

Demográficos: homens, idade entre 15 e 24 anos, baixo nível sociocultural, desempregados, baixo suporte social e familiar

História prévia: comportamento violento, uso excessivo de substância, pobre modelo parental

Diagnósticos: síndrome cerebral orgânica, transtorno de personalidade, psicose, uso excessivo de substância

Sintomas clínicos: alucinações auditivas de comando, ilusões paranoides, pobre controle de impulso, *insight* pobre, baixo QI

Psicológicos: baixa tolerância à frustração, baixa autoestima, tendência a projeções, raiva, irritabilidade, baixa adesão ao tratamento

QI: quociente de inteligência.

Quadro 9.3 Manejo farmacológico de pacientes em agitação psicomotora[1,5]

1. Ao escolher a medicação, considerar: idade, sexo, índice de massa corporal, presença de condições médicas ou complicações clínicas, medicações utilizadas anteriormente, ocorrência de efeitos colaterais anteriores e uso de substâncias psicoativas

2. Registrar em prontuário o motivo da escolha do fármaco

3. Sempre que possível, utilizar fármacos VO

4. Se paciente cooperativo, mas em risco de APM: haloperidol 2,5 a 5mg VO ou diazepam 10mg VO ou haloperidol 2,5 a 5mg associado a diazepam 10mg VO ou risperidona 2mg VO ou risperidona 2mg associada a lorazepam 2mg. Em caso de condição médica associada, evitar benzodiazepínicos

5. Se paciente não cooperativo, agitado ou com risco iminente de violência ou fuga: haloperidol 2,5 a 5mg IM ou olanzapina 5 a 10mg IM. Se intoxicação por estimulantes: midazolam 5 a 15mg IM ou diazepam 5 a 10mg EV. Se intoxicação por álcool: haloperidol 2,5 a 5mg IM. Se gestante: haloperidol 2,5 a 5mg IM

6. Reavaliar o paciente a cada 30 minutos, com avaliação da gravidade da APM e verificação dos sinais vitais. Em caso de necessidade, repetir a aplicação do mesmo medicamento (ou combinação de fármacos) e nas mesmas dosagens

7. Após 24 horas de uso de medicamentos para manejo da APM, observar efeitos colaterais e manejar esses efeitos

- Os *antipsicóticos de alta potência* têm maior chance de provocar sintomas extrapiramidais, como distonia aguda – que causa sofrimento significativo ao paciente, podendo diminuir a adesão ao tratamento em longo prazo – e acatisia – que pode ser erroneamente interpretada como piora da agitação psicomotora.
- Os *benzodiazepínicos* têm ação sedativa e ansiolítica (rápida tranquilização). Podem causar depressão respiratória, sedação excessiva, ataxia e desinibição paradoxal. Devem ser evitados em pacientes intoxicados por outros depressores (álcool, barbitúricos ou opioides) e em pacientes com função respiratória prejudicada ou com suspeita de traumatismo cranioencefálico.
- O *diazepam* pode ser administrado VO ou EV. Deve ser evitado o uso IM devido à absorção errática.
- O *midazolam* é uma medicação que pode ser utilizada IM, o que reduz seu potencial de causar depressão respiratória, se comparada à administração EV. De rápido início de ação, tem meia-vida curta (entre 90 e 150 minutos).
- A combinação de *prometazina* com haloperidol pode, na verdade, aumentar o risco de hipotensão e síndrome neuroléptica maligna.

O manejo físico inclui:[5,9]

- **Isolamento:** manutenção do paciente em quarto fechado, onde ele pode se movimentar livremente, mas sem a possibilidade de deixar o ambiente.
- **Contenção física:** imobilização do paciente por várias pessoas da equipe (preferencialmente não menos do que cinco), que o segurem firmemente no solo.
- **Contenção mecânica (CM):** uso de faixas de couro ou tecido, em quatro ou cinco pontos, que fixam o paciente ao leito, geralmente pelos membros superiores e inferiores, o que também pode ser realizado pelo tórax. Deve ser usada como último recurso em casos de iminente APM intensa, de auto e heteroagressão e de risco de quedas ou ferimentos em pacientes com rebaixamento do nível de consciência.

As principais consequências da contenção mecânica são desidratação, redução da perfusão em extremidades, fraturas, depressão respiratória e morte súbita. Por isso, o monitoramento periódico e sistemático deve ser prescrito pelo médico e executado pela equipe. O Quadro 9.4 traz as diretrizes para realização de contenção mecânica.[9]

O PACIENTE PSICÓTICO

Psicose é um estado mental no qual o indivíduo apresenta um prejuízo claro do teste de realidade – por meio de delírios, ilusões ou alucinações. A avaliação deve focar no curso dos sintomas, na presença de outros sintomas, na história de uso de substâncias, na história familiar e nas características dos sintomas. Os dois principais conteúdos dos delírios nas psicoses envolvem temas relacionados com perseguição/desconfiança e grandiosidade (delírios de superioridade), o que

Quadro 9.4 Diretrizes para realização de contenção mecânica (CM)[5]

1. Estabelecer plano específico de ação. A CM deve ser realizada, de preferência, por 5 pessoas, devendo o médico estar presente durante todo o procedimento
2. O paciente deve ser continuadamente avisado e orientado sobre o procedimento que está sendo realizado e os motivos que o levaram a ele
3. A CM deve ser mantida por menos tempo possível e o paciente deve permanecer em observação pela equipe de enfermagem, incluindo aferição de sinais vitais. A continuidade da CM depende de avaliação médica, a qual deve ser realizada a cada 30 minutos
4. O conforto e a segurança do paciente devem ser rigorosamente verificados, incluindo a perfusão e a eventual ocorrência de garroteamento e hiperextensão de membros, compressão de tórax e de plexo braquial
5. A retirada da CM deve ser realizada na presença de vários membros da equipe
6. Todo o procedimento e os cuidados tomados devem ser prescritos e registrados no prontuário

pode levar o paciente a APM. As alucinações mais comuns são as auditivas e visuais e, geralmente, são congruentes com o conteúdo dos delírios.[1,2,4]

O manejo comportamental deve envolver as seguintes atitudes: evitar uma postura interrogativa direta; neutralidade – não concordar nem confrontar-se com os delírios; adotar uma postura tranquila e disponível para o diálogo, com empatia, mas com objetividade; fazer esclarecimentos sempre que necessário. Outros manejos e a preparação para o atendimento assemelham-se ao atendimento do paciente hostil, descrito previamente.[1,2,4]

O PACIENTE DEPRIMIDO OU ANSIOSO QUE CHORA OU TEM IDEAÇÃO SUICIDA

Depressão pode ser conceituada como a associação de alguns sintomas, como incapacidade de sentir prazer (anedonia), tristeza, lentificação psicomotora, ansiedade, angústia, desânimo, apatia, negativismo, ausência de perspectiva, delírios de ruína/menos-valia, autorrecriminação e ruminação de ideias. Os critérios diagnósticos e detalhes semiológicos serão vistos com mais detalhes no Capítulo 12. Neste capítulo, as duas situações especiais que podem dizer respeito aos pacientes deprimidos são: o paciente que chora e o paciente com ideação suicida.

A abordagem do médico com relação ao paciente que chora deve incluir as seguintes recomendações: aguardar que o paciente queira falar sobre o que o aflige; evitar "terapia de compadre", não dizendo "não chore, isso vai passar"; não abraçar; ser gentil e empático, oferecendo um lenço ou um copo de água, por exemplo; e questionar se o paciente deseja falar mais sobre o assunto. O paciente que chora pode, na realidade, estar mostrando sua fragilidade, e esse pode ser o momento mais importante para investigar ideação suicida.

Suicídio

Estima-se que, no ano 2000, um milhão de pessoas tenham cometido suicídio no mundo. A cada 40 segundos, uma pessoa comete suicídio no mundo e a cada 3 segundos alguém atenta contra a própria vida. O suicídio está entre as três maiores causas de morte entre pessoas de 15 a 35 anos de idade.[10] Cada suicídio tem um sério impacto em pelo menos outras seis pessoas. Não há como mensurar o impacto psicológico, social e financeiro do suicídio em uma família ou comunidade.[10,11] Desse modo, suicídio é um problema complexo para o qual não existe uma causa única ou uma única razão. Resulta de uma complexa interação de fatores biológicos, genéticos, psicológicos, sociais, culturais e ambientais.

Suicídio e comportamento suicida são mais comuns em pacientes psiquiátricos, sendo os diagnósticos mais frequentes, em ordem decrescente de risco: todas as formas de depressão, transtornos de personalidade (especialmente os com traços de impulsividade e alterações frequentes de humor), alcoolismo (cerca de 33% dos casos de suicídio estão associados ao alcoolismo e muitos outros se valem dos efeitos do álcool para cometer suicídio), esquizofrenia e transtornos mentais orgânicos.

Algumas condições clínicas crônicas têm possível associação com risco aumentado de suicídio, como diabetes, esclerose múltipla, doenças renais, hepáticas ou gastrointestinais crônicas, doenças com dor crônica, doenças cerebrovasculares, doenças sexuais e deficiências de deambulação, visuais ou auditivas. Outros fatores de risco para suicídio estão listados no Quadro 9.5.[10-12]

Alguns fatores sociais e ambientais podem colaborar para o aumento do risco de suicídio, principalmente quando presentes até 3 meses antes da tentativa ou da consumação do ato, como problemas interpessoais (por exemplo, discussão com familiares, amigos, cônjuges), rejeição (por exemplo, separação da família e amigos), perdas (por exemplo, perda financeira, luto), problemas financeiros e no trabalho (por exemplo, perda de emprego, aposentadoria, bancarrota), mudanças na sociedade (por exemplo, mudanças políticas e econômicas) e outros (por exemplo, vergonha, ameaças, culpa).[12-14]

O acesso fácil a um método para cometer suicídio é um fator determinante para um indivíduo cometer ou não suicídio. Uma parcela dos suicidas consiste em crianças e adolescentes vulneráveis que são expostos ao suicídio na vida real, ou através dos meios de comunicação, e podem ser influenciados a se envolver em comportamento suicida.

Quadro 9.5 Situações de risco para suicídio[11]
1. **Sexo masculino** – homens cometem mais suicídio, porém mais mulheres tentam suicídio
2. **Idade** – há dois picos modais (entre 15 e 35 anos e acima dos 75 anos de idade)
3. **Estado civil** – solteiros, divorciados e viúvos têm maior risco. Viver sozinho tem maior risco
4. **Profissão** – médicos, veterinários, farmacêuticos, químicos e agricultores apresentam taxas maiores de suicídio
5. **Desemprego** – perda do emprego está mais associada a suicídio do que o desemprego *per se*
6. **Migração** – pessoas que migraram de zona rural para urbana ou mudaram de região ou país estão sob maior risco

Quadro 9.6 Sentimentos e pensamentos associados ao suicídio[1,13,15,16]	
Sentimentos	**Pensamentos**
Tristeza	"Eu preferia estar morto"
Solidão	"Eu não posso fazer nada"
Desamparo	"Eu não aguento mais"
Desesperança	"Eu sou um perdedor e um peso para os outros"
Autodesvalorização	"Os outros serão mais felizes sem mim"

Três características em particular são próprias do estado das mentes suicidas:[13-16]

1. **Ambivalência:** a maioria das pessoas já teve sentimentos confusos quanto a cometer suicídio. O desejo de viver e o de morrer existem ao mesmo tempo, havendo uma urgência de resolução do sofrimento pela morte, mas, ao mesmo tempo, a pessoa não quer morrer. Se for dado apoio emocional e o desejo de viver aumentar, o risco de suicídio diminui.
2. **Impulsividade:** como qualquer outro impulso, o impulso suicida também é transitório e dura alguns minutos ou horas. Em geral, é desencadeado por eventos negativos do dia a dia. Acalmando a crise e ganhando tempo, o médico pode ajudar a diminuir o desejo.
3. **Rigidez:** o pensamento e o sentimento do suicida podem estar constritos, ou seja, a pessoa vê o suicídio como única alternativa e não enxerga outras soluções para os problemas.

Os sentimentos e pensamentos associados a pacientes suicidas estão resumidos no Quadro 9.6.

Como ajudar a pessoa sob risco de suicídio?

O contato inicial com o suicida é muito importante. Frequentemente ocorre em clínicas, em casa ou em espaços públicos, onde é difícil ter uma conversa privada. O primeiro passo consiste em achar um lugar adequado para uma conversa com privacidade; reserve o tempo necessário, o qual pode ser maior do que o usual no atendimento de outros pacientes; prepare-se para ouvir atentamente o que está por ser dito. Fique calmo; mostre empatia, tentando entender os sentimentos do paciente; expresse respeito pelas opiniões e valores da pessoa; converse honestamente e com autenticidade; mostre sua preocupação, cuidado e afeição. Não interrompa com tanta frequência; não fique chocado ou muito emocionado; não diga que está ocupado e não tem tempo; não o trate como se ele fosse inferior; não faça comentários invasivos, pouco claros ou jocosos; não faça perguntas indiscretas.[16] O Quadro 9.7 traz alguns fatos e ficções sobre o suicídio.

Para identificar uma pessoa sob risco de suicídio, deve-se procurar em sua história de vida e em seu comportamento: comportamento retraído, inabilidade para se relacionar com a família e os amigos; doenças psiquiátricas; alcoolismo; ansiedade ou pânico; mudança na personalidade, pessimismo, depressão ou apatia; mudança no hábito alimentar e de sono; tentativa anterior de suicídio; história familiar de suicídio ou

Quadro 9.7 Fatos e mitos sobre suicídio[1,13,16]	
Mitos	**Fatos**
Pessoas que ficam ameaçando suicídio não se matam	A maioria das pessoas que se matam deu avisos de sua intenção
Quem quer se matar, se mata mesmo	A maioria dos que pensam em se matar tem sentimentos ambivalentes
Suicídios ocorrem sem aviso	Suicidas frequentemente dão ampla indicação de suas intenções
Melhora após a crise significa que o risco acabou	Muitos suicídios ocorrem em um período de melhora, quando a pessoa tem a energia e a vontade de transformar o pensamento em ação
Nem todos os suicídios podem ser prevenidos	Verdade, mas uma boa parte (maioria) pode ser prevenida
Uma vez suicida, sempre suicida	Pensamentos suicidas podem retornar, mas eles não são permanentes e, às vezes, podem nunca mais retornar

Quadro 9.8 Estratégia "*IS PATH WARM?*"		
I	*Ideation*	Ideação
S	*Substance abuse*	Uso excessivo de substâncias psicoativas
P	*Purposelessness*	Sem objetivo, sensação de inutilidade
A	*Anxiety*	Ansiedade
T	*Trapped*	"Preso", sem saída
H	*Hopelessness*	Sem esperança
W	*Withdrawal*	Isolamento social
A	*Anger*	Raiva, irritabilidade
R	*Recklessness*	Negligência, imprudência, impulsividade, indiferença
M	*Mood changes*	Alterações ou oscilações de humor

de tentativa de suicídio; sentimentos de culpa, de vergonha ou de se sentir sem valor; perdas recentes importantes (morte, separação, divórcio etc.); desejo súbito de concluir os afazeres pessoais, organizar documentos, escrever testamentos; solidão, impotência, desesperança; cartas de despedida; doenças físicas; menção repetida de morte ou suicídio.[1,13]

A abordagem ao paciente deve incluir a investigação do estado mental, pensamentos sobre suicídio, plano suicida atual, acesso ao método, efetividade do método, data para realização e o sistema de apoio social e familiar disponível. O questionamento pode ser gradual, com perguntas como: "você se sente triste?", "você sente que ninguém se preocupa com você?", "você sente que a vida não vale mais à pena?", para então chegar a "você pensa em se matar ou cometer suicídio?".

Em inglês, há uma estratégia mnemônica para lembrar os principais sinais de intenção/ideação suicida: "*IS PATH WARM?*", onde cada letra lembra um aspecto (Quadro 9.8).

O PACIENTE SOMATIZADOR

O paciente somatizador é um paciente que apresenta inúmeras queixas e sintomas físicos sem explicações consubstanciadas por exames físicos ou análises laboratoriais ou de imagem complementares. Não há evidências fisiológicas ou orgânicas para as queixas em pauta, ou seja, muito provavelmente a origem dos sintomas é de causa psicológica. Contudo, a natureza psicológica dos sintomas não é admitida pelos pacientes. Esses pacientes tendem a procurar médicos incessantemente e, em geral, fazem uma "turnê" por vários especialistas na esperança de encontrar algum profissional que solicite exames, forneça medicamentos, realize procedimentos, entre outros, de acordo com as premissas da natureza de sua "doença."[3,4,17,18]

Desse modo, partindo das seguintes realidades: (A) há pacientes propensos a transformar suas angústias internas em sintomas e (B) há médicos/profissionais que transformam todo e qualquer sintoma em doença, podem ser encontradas as seguintes situações:

1. **Se A não encontra B:** A continua procurando B. Sistemas de saúde não personalizados e não integrados, onde o paciente pode ser atendido por diferentes especialistas em diferentes serviços, sem a centralização do atendimento inicial em um médico de família ou médico geral comunitário, são propícios à continuidade da "busca" pelo diagnóstico. Essa conduta por parte dos pacientes torna mais dispendioso o sistema de saúde, pois fazem repetidas consultas, realizam exames e procedimentos desnecessários e ocupam o espaço de pacientes que realmente poderiam estar precisando.

2. **Se A encontra B:** neste caso, há boa chance de uma má comunicação entre médico e paciente. Nesses casos, muitas vezes encontramos pacientes *heartsink*, ou seja, difíceis de ajudar e que, geralmente, são "empurrados" aos colegas mais novos. As consultas costumam ser longas e cansativas para o profissional, levando a investigações e prescrições extensas. A boa comunicação com o paciente basear-se-á no compartilhamento do entendimento do caso (explicar a situação de somatização), bem como do plano terapêutico (incluindo possíveis encaminhamentos a especialistas, como psiquiatras e psicólogos). Recomenda-se usar o modelo médico tradicional baseado na doença, mas tentando mudar a visão do paciente puramente biomecânica de sua doença, por exemplo, enfatizando o papel da ansiedade na tensão muscular, dor e hiperventilação ou da depressão na redução do limiar da dor. O profissional deve estar atento ao comportamento manipulativo por parte do paciente, mas contendo sua raiva contratransferencial, evitando encaminhá-lo desnecessariamente a outros colegas. Vale lembrar que, nesses casos, bons registros médicos são imprescindíveis e podem evitar erros de comunicação. Convém usar os sinais como pistas mínimas: "você está muito tenso. Algo

o preocupa?"; "parece que alguma coisa o está realmente preocupando." Diga ao paciente como ele está tentando influenciar o diagnóstico e sua conduta: "eu percebo que você quer que eu o encaminhe para um especialista, mas eu não acho que é necessário" ou "eu sei que você espera que eu lhe dê remédios que terminem com seus problemas, mas não é tão simples assim".

Referências

1. Tate P. Special situations and patients. The doctor's communication handbook. 7. ed. Boca Raton, USA: CRC Press, 2014.
2. Quevedo J, Schimitt R, Kapczinski F. Emergências psiquiátricas. Porto Alegre: Artmed, 2008.
3. Mackinnon RA, Yudofsky SC. A avaliação psiquiátrica. Porto Alegre: Artmed, 1998.
4. Sadock B, Sadock V. Manual de psiquiatria clínica. 5. ed. Porto Alegre: Artmed, 2012.
5. Mantovani C, Migon MN, Alheira FV, Del-Bem CM. Manejo de paciente agitado ou agressivo. Rev Bras Psiq 2010; 32:s96-s103.
6. Rossi J, Swan MC, Isaacs ED. The violent or agitated patient. Emerg Med Clin North Am 2010; 28(1):21.
7. Merrick EL, Perloff J, Tompkins CP. Emergency department utilization patterns for Medicare beneficiaries with serious mental disorders. Psychiatr Serv 2010; 61(6):4.
8. Battaglia J. Pharmacological management of acute agitation. Drugs 2005; 65(9):1207-22.
9. Migon MN, Coutinho ES, Huf G, Adams CE, Cunha GM, Allen MH. Factors associated with the use of physical restraints for agitated patients in psychiatric emergency rooms. Gen Hosp Psychiatry 2008; 30(3):263-8.
10. Mościcki EK. Epidemiology of suicide. Int Psychogeriatr 1995; 7(2):137-48.
11. Mościcki EK. Identification of suicide risk factors using epidemiologic studies. Psychiatr Clin North Am 1997; 20(3):499-517.
12. Qin P, Agerbo E, Mortensen PB. Suicide risk in relation to socioeconomic, demographic, psychiatric, and familial factors: a national register-based study of all suicides in Denmark, 1981-1997. Am J Psychiatry 2003; 160(4):765-72.
13. Vijayakumar L, Nagaraj K, Pirkis J, Whiteford H. Suicide in developing countries (1): frequency, distribution, and association with socioeconomic indicators. Crisis 2005; 26(3):104-11.
14. Vijayakumar L, John S, Pirkis J, Whiteford H. Suicide in developing countries (2): risk factors. Crisis 2005; 26(3):112-9.
15. Wright J, Turkington D, Kingdon D, Basco M. Terapia cognitivo-comportamental para doenças graves. Porto Alegre: Artmed, 2010.
16. Simon RI, Hales RE. The American psychiatric publishing textbook of suicide assessment. 2. ed. Washington, DC: American Psychiatric Press Inc., 2012.
17. Gabbard GO. Psiquiatria psicodinâmica na prática clínica. 4. ed. Porto Alegre: Artmed, 2006.
18. Philbrick KL, Rundell JR, Netzel PJ, Levenson JL. Clinical manual of psychosomatic medicine: a guide to consultation-liaison psychiatry. 2. ed. Washington, DC: American Psychiatric Press Inc., 2012.

CAPÍTULO 10

Prontuário Médico

Isabel Cristina de Oliveira Netto • *Marilice Magroski Gomes da Costa*

INTRODUÇÃO

As Diretrizes Nacionais para os Cursos de Graduação em Medicina,[1] publicadas em 2001 e atualizadas em 2014,[2] propõem um modelo de formação médica que estimula o contato dos estudantes com os pacientes desde o início do curso. O estudante de medicina, durante sua formação acadêmica, necessita desenvolver inúmeras competências e habilidades. A disciplina de semiologia, ministrada nos períodos iniciais, constitui-se em importante momento para a aprendizagem da anamnese e do exame físico. Nesse período inicia também o contato com o prontuário médico, utilizado para consulta e discussão dos casos vistos nas aulas práticas, criando excelente oportunidade para a aquisição de conhecimentos de aspectos relevantes desse importante documento. Por ser dever do médico elaborar o prontuário de cada paciente, é importante que, ao mesmo tempo que o estudante inicia seu aprendizado na semiologia, a ele seja oferecida a oportunidade de adquirir os conhecimentos sobre os componentes obrigatórios do prontuário, seus aspectos éticos e legais.

Embora a expressão mais utilizada seja prontuário médico, é necessário saber que este pertence ao paciente. O médico e a instituição têm a obrigação de guardá-lo, e o paciente tem o direito de acessá-lo e obter as informações ali contidas sempre que solicitar. É fundamental que todos os profissionais que o acessam reconheçam essa obrigatoriedade. O prontuário contém dados privados relacionados com a vida do paciente que não devem ser revelados mesmo depois de sua morte.

O prontuário ainda é fonte de dados para trabalhos científicos e de tomada de decisões em aspectos importantes no processo de saúde-doença, por conter dados determinantes para estudos epidemiológicos.

Não é pretensão deste capítulo abordar toda a legislação, itens e normas que fazem parte do registro de informações, em papel ou eletrônico, mas salientar elementos que o estudante pode e precisa precocemente entender a fim de construir sua identidade e adquirir postura médica.

HISTÓRIA DO PRONTUÁRIO MÉDICO

A História conta que o primeiro prontuário médico foi feito por Imhotep,[3] que registrou os dados de 48 doentes no período de 3000 a 2500 a.C., a quem são atribuídos o diagnóstico e o tratamento de mais de 200 doenças – da bexiga, do reto, dos olhos e da pele, litíase biliar, apendicite, gota e artrite. Imhotep realizava procedimentos cirúrgicos e odontológicos.

No século 5 a.C., Hipócrates começou a registrar os sintomas e o curso das doenças que tratava, supondo que, a partir dessas observações, seria possível identificar suas causas e curá-las. Foi considerado o responsável pela institucionalização da medicina científica.

Esses dois médicos da Antiguidade tiveram papel fundamental na criação do prontuário, levando inclusive ao questionamento de quem seria o verdadeiro Pai da Medicina.[4]

Em 1880, William Mayo, fundador da Clínica Mayo, nos EUA, observou que os médicos registravam os dados de todos os pacientes em um documento único, criando grande dificuldade para a recuperação dos dados de um paciente, caso fosse necessário. Propôs, então, que os dados dos pacientes atendidos passassem a ser registrados de modo individual, criando, em 1907, o prontuário médico.[5]

A introdução do prontuário médico no Brasil[6] ocorreu em 1944, pela Profª Drª Lourdes de Freitas Carvalho, no Hospital de Clínicas da Faculdade de Medicina de São Paulo, após retornar dos EUA, onde realizou estudos sobre sistemas de arquivo e observações médicas.

DEFINIÇÃO

A origem da palavra prontuário é latina – *promptuarium* – e significa o lugar onde se guardam as coisas que podem ser necessárias a qualquer momento. O prontuário médico possibilita a organização e o registro dos dados do paciente, abrangendo a anamnese, o exame físico, os dados laboratoriais, a lista de problemas, a elaboração do diagnóstico e a evolução médica do paciente. O prontuário, na prática dos cuidados ao paciente, pode conter registros referentes ao atendimento ambulatorial (anamnese, exame físico, evolução médica e de outros profissionais da saúde, exames complementares) e/ou à internação hospitalar (nota de baixa ou de internação hospitalar, prescrições médicas e de outros profissionais da saúde, evolução do quadro clínico do paciente, exames complementares, nota de alta hospitalar).

O Conselho Federal de Medicina (CFM)[7] o define como

O documento único constituído de um conjunto de informações, sinais e imagens registradas, geradas a partir de fatos, acontecimentos e situações sobre a saúde do paciente e a assistência a ele prestada, de caráter legal, sigiloso e científico, que possibilita a comunicação entre membros da equipe multiprofissional e a continuidade da assistência prestada ao indivíduo.

A partir da origem da palavra e da definição do CFM, compreende-se que no prontuário médico são guardadas informações importantes relacionadas com a vida e o processo saúde-doença, os exames, a evolução e o tratamento dos problemas apresentados pelo paciente, devendo estar disponíveis a todos os profissionais da saúde envolvidos no cuidado, com a obrigação legal e moral de manter o sigilo profissional. O prontuário é documento legal e tem importância para o paciente, o médico e a instituição. Quando corretamente preenchido, facilita o atendimento do paciente por diferentes profissionais, poupando tempo e recursos financeiros e facilitando a solução do problema apresentado pelo paciente. Constitui-se em peça-chave na defesa do médico e da instituição na suposição de erro médico e é, ao mesmo tempo, documento comprobatório para o paciente e/ou familiares.

PRONTUÁRIO MÉDICO E APRENDIZAGEM DA SEMIOLOGIA

A semiologia é a disciplina que estuda os sinais e sintomas das doenças. Nela, o estudante evolui no aprendizado da relação médico-paciente e na capacidade de comunicação, adquirindo os conhecimentos necessários para a construção da anamnese e do exame físico. Sem dúvida, a semiologia proporciona a alfabetização na formação médica. Aprender a fazer a anamnese e o exame físico, buscando a perfeição, estreita a relação médico-paciente e diminui a chance de erro médico. A atuação do estudante nessa fase da aprendizagem é o alicerce para sua vida profissional.

Durante as aulas práticas da disciplina, o prontuário do paciente é muitas vezes consultado pelo docente e seus alunos, criando uma oportunidade para que o estudante comece o mais cedo possível a compreender a importância de seu preenchimento correto e a relevância do sigilo profissional e do exercício legal da medicina.

O artigo 87 do Código de Ética Médica[8] explicita que é vedado ao médico deixar de elaborar prontuário médico legível para cada paciente. Refere ainda, em seu parágrafo 1º, que

o prontuário deve conter os dados clínicos necessários para a boa condução do caso, sendo preenchido, em cada avaliação, em ordem cronológica com data, hora, assinatura e número do médico no Conselho Regional de Medicina (CRM).

O Conselho Federal de Medicina (CFM)[7] define os itens que devem obrigatoriamente estar no prontuário confeccionado em qualquer suporte, eletrônico ou papel:

a. Identificação do paciente – nome completo, data de nascimento (dia, mês e ano com quatro dígitos), sexo, nome da mãe, naturalidade (indicando o município e o estado de nascimento), endereço completo (nome da via pública, número, complemento, bairro/distrito, município, estado e CEP);

b. Anamnese, exame físico, exames complementares solicitados e seus respectivos resultados, hipóteses diagnósticas, diagnóstico definitivo e tratamento efetuado;

c. Evolução diária do paciente, com data e hora, discriminação de todos os procedimentos aos quais o mesmo foi submetido e identificação dos profissionais que o realizaram, assinados eletronicamente quando elaborados e/ou armazenados em meio eletrônico;

d. Nos prontuários em suporte de papel é obrigatória a legibilidade da letra do profissional que atendeu o paciente, bem como a identificação dos profissionais prestadores do atendimento. São também obrigatórios a assinatura e o respectivo número do CRM;

e. Nos casos emergenciais, nos quais seja impossível a coleta da história, deverá constar relato médico completo de todos os procedimentos realizados que tenham possibilitado o diagnóstico e/ou a remoção para outra unidade.

Por ser a redação do prontuário um dever médico, faz-se necessário incluir nos conteúdos da graduação em medicina os princípios de sua elaboração. A semiologia propicia as condições necessárias para o início desse processo em paralelo com a aprendizagem da anamnese e do exame físico, uma vez que esses itens são partes essenciais desse documento.

Para o aprendizado da semiologia, algumas habilidades são essenciais, como comunicar-se adequadamente com os profissionais da equipe, com os colegas, com os pacientes e seus familiares e realizar com proficiência a construção da história clínica, bem como dominar a arte e a técnica do exame físico. A capacidade de comunicação proporciona, em primeiro lugar, a construção da relação acadêmico-paciente e acadêmico-familiar e, no futuro, a relação médico-paciente e médico-familiar, além de ser determinante para a obtenção dos dados da história do paciente. Uma história bem coletada diminui a possibilidade de erro médico. A comunicação escrita consiste na habilidade de registrar a anamnese e o exame físico de maneira clara, concisa e coerente, com a caracterização, evolução e cronologia de cada sintoma e aspectos sociais e familiares. Esses dados, quando registrados no prontuário, precisam ser legíveis, sem rasuras, sem uso de corretores, devendo

Quadro 10.1 Itens obrigatórios no prontuário
a. Identificação do paciente – nome completo, data de nascimento, sexo, nome da mãe, naturalidade (município e estado), endereço completo
b. Anamnese, exame físico, exames complementares solicitados e seus resultados, hipóteses diagnósticas, diagnóstico definitivo e tratamento efetuado
c. Evolução diária do paciente, com data e hora, discriminação de todos os procedimentos realizados e identificação dos profissionais que os realizaram com seu número de registro no CRM
d. Nos prontuários manuscritos, legibilidade no texto e identificação legível de todos os profissionais que atendem o paciente, bem como o número do registro profissional e a assinatura
e. Nos casos emergenciais, nos quais seja impossível a coleta da história, deverá constar relato médico completo de todos os procedimentos realizados que tenham possibilitado o diagnóstico e/ou a remoção para outra unidade

Fonte: Resolução CFM 1.638/2002.

ser evitada a utilização de siglas e abreviaturas que não fazem parte do vocabulário médico. A cada registro no prontuário devem ser colocadas a data, a hora e a assinatura do profissional. Como salientado previamente, o prontuário pertence ao paciente e é utilizado por toda a equipe envolvida em seu cuidado. Seu preenchimento correto facilita o trabalho de todos e resulta em melhor atendimento e na solução de problemas em menos tempo com a redução dos custos.

Um aspecto importante relacionado com o exercício profissional e o prontuário é o sigilo. É embasado no sigilo profissional que os pacientes confiam aos médicos e, muitas vezes, aos estudantes, durante as atividades práticas, sentimentos e aspectos privados de sua vida pessoal e familiar. Esses dados podem ser importantes e fundamentais na condução do diagnóstico e no tratamento de sua doença. Se o paciente tiver a oportunidade de se expressar, isso favorecerá o diagnóstico mais precocemente. Basta deixá-lo contar sua história. O médico é um profissional privilegiado ao desenvolver a relação médico-paciente, mas também precisa entender a importância de manter e preservar a confiança nele depositada.

A Constituição Federal do Brasil,[9] no seu quinto artigo, item X, dispõe que são invioláveis a intimidade, a vida privada, a honra e a imagem das pessoas, assegurando o direito à indenização pelo dano material ou moral decorrente de sua violação. No item XIV refere que é assegurado a todos o acesso à informação e resguardado o sigilo da fonte, quando necessário ao exercício profissional.

O Código de Ética Médica,[8] no artigo 73, dispõe que é vedado ao médico revelar fato de que tenha conhecimento em virtude do exercício de sua profissão, salvo por motivo justo, dever legal ou consentimento, por escrito, do paciente.

O Código de Ética do Estudante de Medicina,[10] em seu artigo 36, dispõe que o estudante de Medicina está obrigado a guardar segredo sobre fatos que tenha conhecido por ter visto, ouvido ou deduzido no exercício de sua atividade junto ao doente.

O sigilo diz respeito ao médico, aos docentes e a todos os profissionais que atendem o paciente e têm acesso, por meio da anamnese e da consulta ao prontuário, às informações referentes a saúde, doenças, aspectos sociais, dados familiares, exames complementares e tratamentos realizados por ele.

O Código de Ética do Estudante de Medicina exige um comportamento ético e condizente com a boa prática da medicina enquanto estudante. É necessário lembrar de situações que rotineiramente infringem tanto o Código de Ética Médica como o dos estudantes de medicina, como casos clínicos discutidos em ambientes inapropriados, corredores hospitalares, bares e salas de convivência. É importante ressaltar que nenhuma informação obtida em aulas práticas e em prontuários deve ser disponibilizada a terceiros, incluindo resultados de exames e aspectos privados da vida dos pacientes. Não menos importante é oportunizar aos estudantes o conhecimento da necessidade de preservar a identidade dos pacientes na apresentação de relatos de casos em eventos científicos, na forma escrita ou através de fotografias, e em sessões clínicas. No mundo globalizado, em que as redes sociais têm a capacidade de multiplicar informações, é evidente a necessidade

de ratificar que nenhum dado ou foto de paciente deve ser publicado, nem mesmo com sua autorização. Aos docentes médicos cabe dar exemplo nesse sentido, assim como refletir com seus acadêmicos sobre as questões envolvidas no sigilo.

Freire,[11] em artigo sobre a revisão do sigilo das informações, salienta que a legislação deve prever outros usos para o conteúdo registrado além do contato direto do paciente com o sistema de saúde, disciplinar esse uso e restringir os dados, de modo que possam ser acessados somente aqueles estritamente necessários ao objetivo em questão. Sempre que possível, os dados não devem identificar o paciente, exceto naqueles casos devidamente justificados, que precisam ser explicitados.

O prontuário também serve como fonte de dados para a realização de trabalhos científicos e, muitas vezes, contribui para a avaliação do perfil epidemiológico de determinada doença em uma comunidade, estado ou país. Não raramente, o prontuário é excluído como fonte de pesquisas por estar incompleto. A pressa, a falta de conhecimento, a impaciência e a falta de comprometimento com esses registros e com o paciente podem originar prontuários inadequados, comprometendo a veracidade dos dados e a viabilidade das pesquisas. Ao reconhecer esses aspectos, o estudante de semiologia, ao longo de sua formação e depois como médico, buscará preenchê-lo de maneira perfeita e impecável.

A preocupação com a boa qualidade dos registros no prontuário deve fazer parte da rotina das instituições de saúde e deve ser introduzida na disciplina de semiologia, para que na prática acadêmica e profissional os estudantes continuem a fazê-lo com os devidos cuidados quanto aos aspectos jurídicos e em conformidade com os princípios éticos da medicina.[11]

PRONTUÁRIO ELETRÔNICO × PRONTUÁRIO EM PAPEL

A medicina evoluiu muito a partir do século XX, com a descoberta da penicilina, em 1928, por Alexander Fleming, iniciando uma nova era no tratamento das doenças infecciosas. A cada instante, um novo conhecimento é apresentado ao mundo científico em diferentes áreas: transplantes, genética, imagem, doenças, fármacos, procedimentos, e todos esses fatos são amplamente divulgados pela tecnologia da informação. Esses avanços proporcionaram aumento na expectativa de vida e, consequentemente, o crescimento das doenças crônicas e degenerativas. O modelo atual de atenção à saúde prioriza aspectos relacionados com a prevenção de doenças e a promoção da saúde. Portanto, as pessoas utilizam os serviços de saúde não somente quando enfermas, mas também no sentido de buscar orientações a respeito de como prevenir doenças. Esses fatos resultam em um enorme número de informações coletadas na história e no exame físico, exames complementares e tratamentos realizados, que necessitam ser guardadas em seus prontuários, ocasionando o acúmulo de papéis e outros materiais.

Paralelamente, no século passado, teve início a era da informática. Ao mesmo tempo que evoluíram, os computadores se tornaram cada vez mais acessíveis financeiramente. As parcerias desenvolvidas entre o conhecimento científico na área da saúde e a tecnologia da informação proporcionaram um salto de qualidade do serviço prestado ao paciente. São muitas as possibilidades de aplicação da Tecnologia da Informação e Comunicação em Saúde (TICS) na medicina, dentre elas o Prontuário Eletrônico do Paciente (PEP).

Entre as definições encontradas para o PEP destaca-se a do Institute of Medicine (IOM, 1997) como um registro eletrônico que é ancorado em um sistema especificamente projetado para apoiar os usuários, fornecendo acesso a um conjunto completo de dados corretos, alertas, sistemas de apoio à decisão e outros recursos, como *links* para bases de conhecimento médico (*apud* Massad[5]).

O PEP,[5] além de ser um repositório da história e da evolução da doença do paciente, proporciona o acesso a *links* que auxiliam a tomada de decisão, favorece a criação de bancos de dados e pode interligar a rede de serviços.

O PEP deve conter os mesmos itens do prontuário confeccionado em papel e deve ser guardado de modo permanente. A digitalização do prontuário em papel não é considerada um PEP.[7,12] Existem vantagens e desvantagens na implantação do PEP.

Dentre as vantagens salientam-se o fácil acesso, independente de hora e local, a disponibilização simultânea a mais de um profissional da área da saúde que presta cuidado ao paciente, a visualização de resultados de exames a qualquer momento e a legibilidade dos dados, proporcionando maior segurança e reduzindo as chances de erro. Os dados armazenados são mais bem utilizados para o desenvolvimento de pesquisas, não havento necessidade de transcrevê-los. Ao facilitar o acesso em diferentes pontos da rede, a duplicidade de solicitações pode ser evitada, tanto intra-hospitalar como entre os diferentes níveis assistenciais. A implantação do PEP na rede de atendimento, interligando todos os níveis de assistência, deveria ser uma meta prioritária para melhorar a assistência e reduzir os custos.

Dentre as desvantagens citam-se o custo para sua implantação, a resistência dos profissionais da saúde com relação às novidades e as quedas dos sistemas de rede, que podem impedir o acesso e levar à perda de dados. Talvez a maior resistência a seu uso seja a grande preocupação com a segurança dos dados e o sigilo.

No Brasil, o CFM e a Sociedade Brasileira de Informática em Saúde (SBIS) aprovaram as normas técnicas referentes à digitalização de prontuários e ao uso de sistemas informatizados para sua guarda. Os sistemas devem adotar mecanismos de segurança capazes de garantir autenticidade, confidencialidade e integridade das informações. O Processo de Certificação SBIS/CFM[13] classifica os Sistemas de Registro Eletrônico em Saúde (S-RES), do ponto de vista de segurança da informação, em dois Níveis de Garantia de Segurança (NGS):

- **NGS1:** define uma série de requisitos obrigatórios de segurança, como controle de versão do *software*, controle de acesso e autenticação, disponibilidade, comunicação remota, auditoria e documentação.
- **NGS2:** exige a utilização de certificados digitais ICP-Brasil (Infraestrutura de Chaves Públicas Brasileira) para os processos de assinatura e autenticação.

O NGS2 é o nível mais elevado de segurança, e para atingi-lo é necessário que o S-RES atenda os requisitos descritos para o NGS1 e utilize a certificação digital.

Somente os sistemas em conformidade com o NGS2 atendem a legislação brasileira de documento eletrônico e, portanto, podem ser 100% digitais, sem a necessidade da impressão do prontuário em papel.[12,13]

Além da legislação regulatória do uso do prontuário eletrônico no Brasil, o CFM e a SBIS desenvolveram um *Manual de Certificação de Sistemas de Registro Eletrônico em Saúde*.[13] A Certificação SBIS-CFM foi elaborada com base no estado da arte em certificação de sistemas de informação, associada às mais recentes normas e recomendações sobre as características e funcionalidades necessárias para constituição de um S-RES. Foram consideradas inúmeras referências nacionais e internacionais, assim como a realidade brasileira, culminando como produto um conjunto de requisitos compatíveis com o estágio atual do mercado brasileiro e assegurando níveis apropriados de segurança, confiabilidade e sofisticação.

Além das vantagens elencadas, um aspecto relevante do PEP nos dias atuais é o menor impacto ambiental, determinado pela redução do uso de papel e do consequente desmatamento. Da mesma maneira, ao possibilitar a visualização de exames de imagem, diminui a poluição ambiental por produtos químicos, como o chumbo.

O alto custo de PEP seguros e confiáveis e a resistência dos profissionais fazem com que poucas instituições de saúde o empreguem na totalidade de seus ambientes, mesmo em países desenvolvidos.[14] Entretanto, é impossível não visualizar em futuro próximo a necessidade de sua implementação nos diferentes locais de cuidados com a saúde, melhorando a qualidade da assistência ao paciente, o trabalho da equipe, a utilização dos dados para o ensino e a pesquisa e promovendo a redução de custos.

PRONTUÁRIO BASEADO EM PROBLEMAS

Em 1968, Lawrence Weed[15] teve a sensibilidade de perceber a importância do prontuário, identificando que a maioria deles era narrativa e desorganizada. Para melhorar sua qualidade, propôs a criação do prontuário médico orientado por problemas.

O Prontuário Médico Orientado por Problemas (PMOP) organiza os dados do paciente e é um excelente modelo para ensino e aprendizagem, podendo ser utilizado no atendimento hospitalar e ambulatorial. A apresentação dessa proposta de prontuário na disciplina de semiologia facilitará o aprendizado do método clínico, enfatizando a importância da correlação de sintomas e sinais de diferentes sistemas do organismo. Deve ser lembrado que o motivo de o ser humano procurar por atendimento médico é a busca de solução para seu(s) problema(s).

O PMOP é sustentado por três itens:

1. Base de dados.
2. Lista de problemas.
3. Evolução clínica.

A base de dados consiste no registro de todos os fatos relacionados com a vida do paciente. A primeira anamnese e o primeiro exame físico do prontuário necessitam ser completos, e não se deve poupar tempo para alcançar esse objetivo. Devem estar presentes os dados de identificação, a história da moléstia atual e sua história pregressa, os antecedentes pessoais e familiares, o interrogatório complementar de todos os aparelhos, os tratamentos e exames previamente realizados, os aspectos psiquiátricos, o perfil social e as condições ambientais da moradia do paciente.

A lista de problemas é construída a partir da anamnese. A primeira preocupação é definir um problema. Segundo Hurst, problema é tudo o que preocupa o médico, o paciente ou ambos.[16] Para Barreto e Paiva, é um fato clínico, ou seja, uma descrição do conteúdo da preocupação, de cuja veracidade o médico esteja convicto. Essa convicção depende de seu grau de diferenciação.[17] Subentende-se, então, que um problema pode ser um sintoma, um sinal, uma síndrome, um exame complementar alterado. A lista de problemas não deve ser longa, devendo ser evitada a transcrição de todos os problemas identificados na anamnese. Os problemas devem ser hierarquizados e enumerados. A lista é dinâmica e pode ser alterada à medida que os problemas são solucionados ou passam a fazer parte do diagnóstico do paciente, ou ainda quando novos dados são acrescentados. Nela deve constar a data do início do problema e de sua resolução, quando possível.

Lopes[18] propõe um modelo similar ao método de Weed, acrescentando o item Evidências, ou seja, Prontuário Orientado por Problemas e Evidências (POPE), enfatizando as evidências clínicas e científicas. Nesse contexto, um problema pode ser descrito em diferentes níveis de complexidade, dependendo das evidências disponíveis. No POPE, o problema pode ser ativo, resolvido ou inativo. Um problema ativo é aquele que necessita de atenção contínua da equipe de saúde ou que cause algum tipo de desconforto ao paciente, como, por exemplo, um homem que procura atendimento médico por dor pré-cordial iniciada há 30 minutos. O termo resolvido aplica-se a problemas solucionados, como um paciente que apresentou um quadro diarreico após a ingesta de frutos do mar e em 5 dias estava assintomático. Inativo é o problema com risco de recidiva ou complicação, não exigindo vigilância contínua ou periódica (p. ex., um indivíduo que tratou da tuberculose e recebeu alta curado).

A lista de problemas é um instrumento para o desenvolvimento do raciocínio clínico e, nesse sentido, não é produtivo listar hipóteses diagnósticas. No momento em que é levantada uma hipótese diagnóstica, o raciocínio clínico fica focado no desfecho de comprová-la ou descartá-la. Ao trabalhar com problemas, as possibilidades para chegar ao diagnóstico são maiores (Quadro 10.2). Citando Weed, "trabalhar com problemas permite-nos aprender enquanto prestamos cuidados aos doentes".

O terceiro item do PMOP consiste em acompanhar a evolução de cada problema identificado e traçar uma conduta diagnóstica e terapêutica com a finalidade de resolvê-lo ou amenizá-lo.

De modo geral, os médicos já utilizam a evolução proposta por Weed, sustentada por quatro variáveis: subjetivo (S), objetivo (O), avaliação (A) e plano (P), formando a sigla conhecida como SOAP. No item Subjetivo(s), o problema em questão é representado por seu número listado anteriormente, evitando

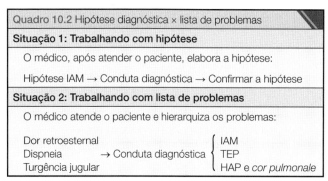

IAM: infarto agudo do miocárdio; TEP: tromboembolismo pulmonar; HAP: hipertensão arterial pulmonar.

narrativas extensas. A meta é facilitar a compreensão da evolução pelos profissionais que acessam o prontuário. Como a palavra sugere, trata-se dos sintomas e de suas respectivas características. A letra "O" contém os dados do exame físico e de exames complementares.

Pode-se acrescentar a importância de agregar a esse item algumas peculiaridades do exame físico que sempre devem ser avaliadas, independentemente da especialidade médica, como a ausculta respiratória e cardíaca e a palpação abdominal e de pulsos periféricos.

A letra "A" refere-se à avaliação e compreende a evolução dos sintomas, a resposta ao tratamento instituído e os dados relevantes que possam ter surgido. Propõe-se que, nesse momento, o médico possa descrever sua percepção sobre a interferência da enfermidade na qualidade de vida e no aspecto psicológico do paciente.

No item "P" são descritos a terapêutica, os exames solicitados e as orientações gerais e/ou específicas, visando à promoção da saúde e à prevenção de doenças.

A inclusão do PMOP, com o acréscimo de algumas considerações, tem o propósito de orientar o acadêmico na construção de sua identidade médica, uma vez que esse método facilita o acompanhamento da evolução do paciente, a consulta ao prontuário por outros profissionais do *staff* e seu uso para ensino e pesquisa.

Ao escrever este capítulo, foi preocupação das autoras salientar os aspectos relevantes que o estudante de medicina deve conhecer e valorizar na construção do prontuário. A anamnese e o exame físico, a capacidade de comunicação, verbal e escrita, a postura do estudante, a compreensão de valores éticos e a guarda do sigilo foram enfatizados como elementos primordiais para o desenvolvimento da relação médico-paciente, a confecção da história e o posterior registro no prontuário. Metodologias para redação do prontuário e formas de confecção, escrita ou eletrônica, também foram exploradas. O tema proposto, sem dúvida, deve estar incluído entre os saberes necessários ao aprendizado da semiologia.

Referências

1. Resolução CNE/CES no 4, de 7 de novembro de 2001. Diário Oficial da União, Brasília, 9 de novembro de 2001. Seção 1, p.38.
2. Resolução CNE/CES no 3, de 20 de junho de 2014. Diário Oficial da União, Brasília, 23 de junho de 2014. Seção 1, p.88.
3. Osler W. Ancient times. Springer. Disponível em: www.springer.com/.../9781461451693-c1.pdf?.

4. O Pai da Medicina: Hipócrates ou Imnhotep? – Yimg. Disponível em: http://xa.yimg.com/kg/groups/14893002/1059537313/name/Inhotep.docx
5. Massad, Marin, Azevedo Neto (eds.) O prontuário eletrônico na assistência, informação e conhecimento médico OPAS/OMS 2003. Disponível em: www.sbis.org.br/site/arquivos/prontuario.pdf.
6. Conselho Regional de Medicina do Distrito Federal. Prontuário Médico do Paciente: guia para uso prático. Brasília: Conselho Regional de Medicina do Distrito Federal, 2006.
7. Resolução CFM nº 1.638/2002. Publicada no Diário Oficial da União, Brasília, 9 de agosto de 2002, Seção I, p. 184-5. Disponível em: www.portalmedico.org.br/resolucoes/cfm/2002/1638_2002.htm.
8. Resolução CFM no 1931/2009. Publicada no Diário Oficial da União de 24 de setembro de 2009, Seção I, p.90. Retificação no Diário Oficial da União de 13 de outubro de 2009, Seção I, p.173.
9. Constituição da República Federativa do Brasil – Texto promulgado em 05 de outubro de 1988. Disponível em: www.senado.gov.br/legislacao/const/con1988/con1988.../index.shtm.
10. Código de Ética do Estudante de Medicina. Disponível em: www.portalmedico.org.br/arquivos/CodigodeEticaEstudantes.pdf e portal.cfm.org.br/index.php?option=com_content&view...id...
11. Freire SM. Sigilo das informações. Disponível em: www.ans.gov.br/.../TT_AS_19_SMirandaFreire_SigiloInformacoes.pdf.
12. Resolução CFM no 1.821/2007. Publicada no Diário Oficial da União, Brasilia, 23 de novembro de 2007, Seção I, p. 252.
13. da Silva ML (ed.). Cartilha sobre Prontuário Eletrônico – Manual de Certificação para Sistemas de Registro Eletrônico em Saúde – Versão 4.1 – 2013. Disponível em: http://www.sbis.org.br/certificacao/Cartilha_SBIS_CFM_Prontuario_Eletronico_fev_2012.pdf.
14. Jha AK, DesRoches CM, Campbell EG et al. Use of eletronic health records in U.S. Hospitals. N Engl J Med 2009; 360(16):1628-38.
15. Weed LL. Medical records that guide and teach. N Engl J Med 1968; 278:593-600.
16. Hurst JW. How to implement the Weed system. Arch Intern Med 1971; 128:456-62.
17. Barreto JV, Paiva P. O registro clínico orientado por problemas. Rev Socied Port de Med Inter 2008;15(31)201-6.
18. Lopes AA. Prontuário Orientado por Problemas e Evidências (POPE). O Contexto do SOAP. 2005. Disponível em: www.medicina.ufba.br/educacao_medica/atualizacao/nec/.../top01.pdf.

SEÇÃO III

Estado Mental e Comportamento

Exame do Estado Mental

CAPÍTULO 11

José Geraldo Vernet Taborda (in memoriam) • *Ygor Arzeno Ferrão*

INTRODUÇÃO

O *exame psiquiátrico* é uma avaliação médica que visa ao estabelecimento de um diagnóstico psiquiátrico, à criação e ao desenvolvimento de uma aliança de trabalho, a um planejamento terapêutico e ao prognóstico do paciente. Trata-se de um processo estruturado, composto de diversos elementos.

Neste capítulo daremos ênfase a seu caráter processual, buscando relacionar as diversas etapas da avaliação psiquiátrica com os elementos que a integram e os objetivos inerentes a cada fase.

A abordagem do paciente diferirá em função das circunstâncias de local (*setting* hospitalar ou ambulatorial), das condições do paciente, do tempo disponível e de possíveis objetivos específicos da avaliação (consultoria e avaliação médico-legal).

ESTRUTURA DO EXAME PSIQUIÁTRICO

Ao se realizar um exame psiquiátrico, dois *eixos* e uma *variável* devem ser considerados.

Ao eixo *longitudinal* corresponde a linha de vida do paciente: pré-natal, nascimento, história pregressa e doença atual. Nesse eixo, considera-se também a história familiar. Ao eixo *transversal* corresponde o exame do estado mental (EEM), um corte do funcionamento mental do paciente no momento da avaliação. A variável em jogo é a *social*. Pode-se considerá-la como o pano de fundo sobre o qual se desenvolve a situação de doença com suas implicações familiares, interpessoais e econômicas.

Como se pode visualizar na Figura 11.1, os eixos longitudinal e transversal intersecionam-se à altura da história da doença atual (HDA). Do eixo transversal, onde se observam o EEM e a HDA, obtém-se o *diagnóstico sindrômico*, do qual são retiradas as *hipóteses diagnósticas*. Pelo eixo longitudinal chega-se ao *diagnóstico nosológico*.

Tanto do eixo transversal como do longitudinal, pode-se extrair um *plano de trabalho:* na primeira hipótese, visando a uma investigação das alternativas diagnósticas e/ou tratamento sintomático do paciente; na segunda, objetivando o tratamento específico.

Nesse ponto, a variável social adquire grande importância, sendo elemento fundamental no *manejo do caso*. Da inter-relação das forças de apoio ao paciente será possível escolher a melhor alternativa terapêutica, dada a patologia apresentada: desde obviedades, como a de que não se deve prescrever medicação onerosa a quem não puder adquiri-la, até situações clínicas mais sutis (por exemplo, a existência de uma família hígida e interessada poderá ser o fator crucial para uma decisão sobre hospitalização, ou não, do paciente).

INSTRUMENTOS DO EXAME PSIQUIÁTRICO

Com frequência, confundem-se as noções de exame psiquiátrico e de entrevista psiquiátrica. Aquele é o todo, do qual esta faz parte. Algumas vezes, porém, basta a entrevista com o paciente para que os objetivos do exame sejam atingidos.

Um exame completo, em geral, compreende os seguintnes passos:[1,2]

- **Entrevista psiquiátrica:** principal fonte de informações durante o processo de avaliação. Por ser um momento especial de contato entre uma pessoa que busca ajuda e outra que, supostamente, pode prestá-la, deve o médico estar atento, desde o início, ao vínculo que passa a se formar entre ambos. O desenvolvimento e o estabelecimento de um *rapport* adequado facilitarão a coleta das informações e a adesão ao tratamento proposto.
- **Entrevista com terceiros:** em algumas ocasiões, é necessário que o psiquiatra entreviste outras pessoas além do próprio paciente. O mais comum é que sejam familiares. Nos serviços de emergência, não é raro que o acompanhante seja um colega de trabalho ou escola, um vizinho ou, até mesmo, um policial.

A *finalidade* da entrevista com terceiros é fornecer dados objetivos sobre o momento atual do paciente e elementos de sua história pessoal. Há casos nos quais, devido à psicopatologia, o paciente não consegue informar ade-

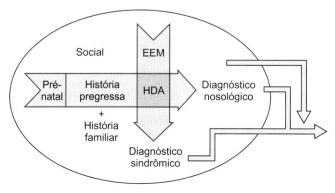

Figura 11.1 Estrutura do exame psiquiátrico.

quadamente (síndromes mentais orgânicas, por exemplo), não percebe de maneira apropriada o que faz e o que se passa consigo (síndromes psicóticas e alguns transtornos de personalidade) ou distorce deliberadamente a realidade (uso excessivo de substâncias, transtornos factícios, simulação, personalidade antissocial).

Quando os entrevistados são familiares, a oportunidade deve ser aproveitada para a elucidação do tipo de funcionamento do grupo, suas interações, a quem cabe a liderança efetiva e da maneira como poderão concorrer para a perpetuação da patologia ou seu esbatimento. Esse ponto poderá ser fundamental no planejamento terapêutico.

Às vezes, poderão ser necessárias *intervenções esclarecedoras e tranquilizadoras*. É comum que pais de pacientes psicóticos jovens se culpem por falhas que teriam cometido na criação dos filhos ou que esposas ansiosas atribuam a si a responsabilidade pelo beber excessivo do marido. Aliviar o sentimento de culpa dessas pessoas ensejará que tomem atitudes mais adequadas que possam ser de real auxílio terapêutico.

- **Exame físico:** todo paciente psiquiátrico deve ser submetido a um exame físico de rotina, pois pode ter uma patologia que deve ser diagnosticada e tratada paralelamente, e essa eventual patologia pode ser a responsável pela sintomatologia psiquiátrica apresentada. Além disso, a terapêutica a ser empregada diferirá de acordo com as condições clínicas do paciente. As áreas mais importantes a observar são as seguintes:
  - **Exames neurológico e endocrinológico:** em virtude do elevado número de doenças nesses sistemas, cujos quadros podem ter apresentação predominantemente psiquiátrica.
  - **Exame cardiológico:** em razão da alta prevalência de transtornos do humor e de ansiedade, pois suas terapêuticas básicas podem ter implicações cardiológicas.
- **Exames complementares:** o princípio básico a orientar a solicitação de exames complementares é o de que tenham alguma utilidade clínica em face do quadro apresentado pelo paciente. Essa é a regra que predomina nos atendimentos ambulatoriais. Costuma-se, porém, solicitar determinados exames para pacientes internados. A rotina do Serviço de Psiquiatria da UFCSPA é a seguinte:
  - Hemograma completo, plaquetas, VSG, glicemia de jejum, TGO, TGP, fosfatase alcalina, bilirrubinas, creatinina, ureia, T3, T4 livre, TSH, sódio, potássio, cloro, fósforo, CO_2, VDRL, EQU, ECG e β-HCG (mulheres em idade gestacional).
  - Em casos de uso excessivo ou dependência de álcool: γ-GT, magnésio.
  - Em casos de promiscuidade sexual ou uso de substâncias injetáveis: anti-HIV.
  - Em pacientes com mais de 40 anos: colesterol e triglicerídeos.
  - Em gestantes: IgG e IgM para toxoplasmose, rubéola e citomegalovírus.
  - Em casos com história de agressividade, crises convulsivas ou sintomas dissociativos, conversivos ou paroxísticos: EEG.

- *Outros exames* podem ser solicitados em caso de evidências clínicas que os justifiquem, entre os quais: TC de encéfalo, RNM de encéfalo, radiografia de crânio, radiografia de campos pulmonares, exame de liquor, reação de Mantoux, teste da supressão com dexametasona (TSD), teste da estimulação com TRH, polissonografia e níveis séricos de tricíclicos, lítio e carbamazepina.
- **Testagem:** podem ser solicitados testes neuropsicológicos ou psicológicos.
- **Testes neuropsicológicos:** são úteis em caso de suspeita de lesão ou disfunção cerebral, evidenciada por alteração comportamental ou cognitiva do paciente.
- **Testes psicológicos:** auxiliam o diagnóstico diferencial, são muito importantes para o diagnóstico de retardo mental leve e fornecem importantes subsídios ao entendimento do funcionamento psíquico do paciente e suas aptidões. Testes como o de Rorschach ou o Inventário Multifásico de Personalidade (MMPI) podem ser importantes para o diagnóstico de transtorno de personalidade.

VARIÁVEIS QUE INTERFEREM NO EXAME PSIQUIÁTRICO

Algumas variáveis podem afetar a qualidade dos dados coletados durante o exame psiquiátrico, podendo ser destacadas as seguintes:

- *Setting*: o local ideal para uma entrevista psiquiátrica é uma sala com cadeiras confortáveis e privacidade. Desse modo, o paciente sentir-se-á mais à vontade, o que facilitará a descrição de seus problemas, a narração de sua história e a expressão de seu sofrimento sem constrangimentos. Nem sempre, porém, as coisas se passam assim. Muitas vezes, os pacientes são entrevistados em leito hospitalar. Nessas ocasiões, é necessária a proteção de sua intimidade, solicitando a pacientes dos leitos vizinhos que, se possível, se afastem e restringindo a avaliação aos pontos essenciais.[3]
- **Duração e número de entrevistas:** usualmente, duas entrevistas de 45 a 60 minutos serão suficientes para a obtenção de dados indispensáveis ao diagnóstico e para o fortalecimento do vínculo médico-paciente. Em condições de emergência, é imprescindível que o *diagnóstico de situação* seja realizado em uma única entrevista, pois será o indicador da conduta imediata a tomar (por exemplo, sedação de intensa agitação psicomotora ou hospitalização de paciente sob grave risco de suicídio). Possibilidades em que apenas uma entrevista pode ser suficiente incluem os casos de pacientes que informem muito bem e tenham uma patologia claramente definível.
- **Entrevistas estruturadas e não estruturadas:** como regra, entrevistas abertas (não estruturadas) favorecem a relação médico-paciente, ao passo que estrevistas estruturadas ou semiestruturadas promovem rápido estabelecimento de um diagnóstico confiável. Estas são mais frequentes em pesquisas ou quando se deseja obter parâmetros objetivos, como nas avaliações forenses. São muito úteis, também, para o

diagnóstico de transtornos de personalidade. No *setting* clínico, geralmente se utilizam entrevistas não estruturadas, embora essa expressão possa não ser muito exata, posto que existe uma *estrutura* geral que orienta o investigador em todos os seus passos (veja o tópico *Fases da primeira entrevista*).

- **Condições do paciente:** o paciente sempre nos informa algo, mesmo que não o faça diretamente. Se lúcido e em condições de se comunicar, prevalecerá o *diálogo* como fonte de dados. No outro extremo, se em *delirium* ou obnubilado, a *observação* de seu comportamento será preponderante e poderemos inferir as condicionantes de seu estado mental. Nessa hipótese, aumenta a importância de recursos como entrevistas com terceiros, exame físico e exames complementares.

- **Situações especiais:** quando o motivo do contato entre o psiquiatra e o paciente é outro que não terapêutico, isso deve ficar muito claro. Costuma ocorrer nas avaliações com finalidades legais ou de pesquisa. Nestas, é imprescindível a elaboração de um termo de consentimento esclarecido prévio à avaliação. Quando o psiquiatra for chamado como consultor, deverá informar ao paciente o nome do profissional que pediu seu auxílio e o motivo da consultoria.

ROTEIRO DO EXAME PSIQUIÁTRICO

Ao final da avaliação, os seguintes itens da história clínica deverão estar suficientemente estabelecidos:[4]

1. **Identificação do paciente:** nome, idade, data de nascimento, sexo, profissão, grau de instrução, estado civil, raça, religião, nacionalidade (idioma falado, se estrangeiro), naturalidade, procedência, endereço, telefones residencial e profissional.
2. **Queixa principal:** registro sucinto do motivo da consulta a um psiquiatra, preferencialmente nas palavras do paciente. Quando se tratar de consultoria, o *motivo da consultoria*.
3. **História da doença atual:** relato cronológico do surgimento dos sintomas e alterações comportamentais. Fatores precipitantes. Impacto da doença no paciente (nas atividades diárias e nas relações pessoais, alterações da personalidade, da memória e de capacidades cognitivas; mudanças no padrão de sono, peso, apetite e funcionamento sexual). Relação entre sintomas físicos e psíquicos. Uso de substâncias ou álcool para alívio de sintomas. Ganhos secundários.
4. **História pessoal:** história cronológica da vida do paciente, buscando relacioná-la com o problema emocional apresentado. Devem ser enfatizadas as crises vitais e acidentais, como reagiu a elas, seu padrão de comportamento habitual e as mudanças que possam ter ocorrido. Costuma abranger diversas etapas evolutivas:
   - **Pré-natal e nascimento:** planejamento da gravidez, doenças infecciosas sofridas pela mãe, condições do parto, aceitação do bebê pelo grupo familiar e doenças perinatais.
   - **Infância:** aleitamento, desenvolvimento psicomotor, qualidade dos cuidados propiciados à criança, transtornos do sono, enurese noturna, tiques, convulsões, ingresso na escola, ansiedades de separação, dificuldades de aprendizado, relacionamento com outras crianças e professores e doenças próprias da infância.
   - **Adolescência:** puberdade, experiências sexuais, relação com o grupo de iguais, se tinha amigos íntimos ou era reservado, mudanças de comportamento (na escola e com os pais), código de valores morais, uso de substâncias ou álcool, comportamento antissocial e as primeiras responsabilidades assumidas.
   - **Idade adulta:** esclarecer as seguintes áreas de interesse:
     - **Profissional:** escolha profissional, grau de capacitação, empregos, estabilidade, relação com colegas, superiores e subordinados, aspirações, nível de rendimentos.
     - **Social:** amizades, rede de apoio, hábitos, lazer, classe social.
     - **Familiar:** relação com o cônjuge e os filhos (como se iniciou o namoro, por que casou, como percebe seu casamento, estabilidade da união, como vivenciou o nascimento dos filhos, a forma como exerce a função parental), bem como com a família de origem.
     - **Sexual:** grau de satisfação com sua vida sexual e atitude perante o sexo. Investigar se tem parceiro único e estável, se não o tem ou se são diversos. Padrão de relacionamento com os parceiros. Investigar disfunções, parafilias e orientação sexual, além de doenças sexualmente transmissíveis.
     - **Personalidade prévia:** padrão de funcionamento ou modo de ser do paciente até o surgimento da doença atual. Poderá ser patológica ou não.
5. **História psiquiátrica:** contatos psiquiátricos prévios, em especial tratamentos e hospitalizações. Medicações usadas, doses, tempo, benefícios e paraefeitos. Resposta à ECT. Relação com os psiquiatras anteriores.
6. **História médica:** doenças clínicas e cirúrgicas prévias, incluindo tratamentos e hospitalizações. Reação do paciente a estas. Relação com os médicos.
7. **História familiar:** patologias psiquiátricas e não psiquiátricas. Ênfase à presença de suicídio ou tentativas, depressão, mania, esquizofrenia e uso excessivo de álcool e substâncias em familiares próximos.
8. **Exame do estado mental:** corte transversal do funcionamento mental do paciente *no momento da entrevista*. Compreende *funções psíquicas*, que devem ser observadas e/ou deduzidas, fundamentais para a realização do diagnóstico sindrômico. Por sua importância, será discutido separadamente neste capítulo.
9. **Exame físico:** achados mais relevantes do exame físico, com atenção às áreas neurológica, endocrinológica e cardiológica. Deve-se manter atenção quanto à presença das chamadas *anomalias físicas menores:* circunferência craniana fora dos limites normais, cabelo fino e elétrico, mais de um redemoinho, prega epicântica anormal, hiper ou hipotelorismo, baixa implantação das orelhas (totalmente abaixo do plano das pupilas), orelhas assimétricas ou malformadas, palato alto, língua sulcada, clinodactilia (no quinto dedo da mão), prega simiesca, espaço aumentado entre o hálux e o segundo dedo, sindactilia parcial dos dedos do pé, terceiro dedo do pé maior do que o segundo.

10. **Exame e avaliações complementares:** registrar os diversos exames e investigações realizados, com seus resultados, bem como testagens aplicadas ao paciente.
11. **Hipóteses diagnósticas:** relação dos diagnósticos mais prováveis em função da história coletada. Deve abranger tanto os diagnósticos principais como os secundários e as comorbidades. Nessa etapa são descartadas todas as possibilidades que não se ajustem ao quadro clínico apresentado pelo paciente e o raciocínio deverá ser dirigido para *pontos-chave* que permitirão o diagnóstico diferencial.
12. **Diagnóstico positivo:** o diagnóstico do paciente deve ser realizado em diversos *eixos*, ou seja, sob diversas *perspectivas clínicas*. Utilizando-se uma simbiose entre o sistema classificatório da Organização Mundial da Saúde (CID-10) e o proposto pela Associação Psiquiátrica Americana até o DSM-IV-TR, podem-se distinguir cinco eixos.[5-7] São eles:
    - **Eixo I:** transtornos clínicos psiquiátricos.
    - **Eixo II:** transtornos de personalidade, transtornos do desenvolvimento e retardos mentais.
    - **Eixo III:** condições clínicas gerais (não psiquiátricas).
    - **Eixo IV:** estressores ambientais e psicossociais.
    - **Eixo V:** mensuração de incapacidades verificadas em quatro domínios: autocuidados, profissional, familiar e social.

    Dentre os diagnósticos realizados nos eixos I, II e III, deve-se envestigar qual foi determinante para a procura de contato atual com o sistema de saúde (*queixa atual*). Nem sempre esse motivo será o mesmo que acomete o paciente ao longo da vida (transtorno psicopatológico), o qual poderá servir de base para que a queixa atual aconteça (por exemplo, um paciente com retardo mental [transtorno estável ao longo da vida] que apresenta um surto psicótico após o uso de cocaína [situação atual]).
13. **Plano de tratamento:** a partir do diagnóstico multiaxial, deve-se elaborar um plano de tratamento que inclua uma abordagem biopsicossocial do paciente. A terapêutica deve se referir especificamente a cada uma das condições de eixo I, II e III, levando em consideração o grau de incapacidade (eixo V) e os estressores presentes (eixo IV). O paciente deve ser adequadamente informado das alternativas terapêuticas disponíveis e de seus prováveis benefícios e paraefeitos, sendo essencial sua concordância. Em certas ocasiões, que não serão aqui abordadas, é possível o tratamento involuntário.
14. **Prognóstico:** deve ser emitido um prognóstico em relação a cada diagnóstico, pois, obviamente, um paciente poderá ter prognósticos muito distintos para cada problema que apresentar.

EXAME DO ESTADO MENTAL

O exame do estado mental (EEM) é um corte transversal do funcionamento psíquico do paciente *no momento da entrevista*.

O EEM tem um duplo objetivo: realização do diagnóstico sindrômico (quando esse corte transversal pode ser ampliado para incluir as últimas horas ou dias do paciente) e, posteriormente, avaliação da evolução em face da terapêutica instituída.[8,9]

As *funções psíquicas* que servem para realizar o EEM podem ser agrupadas em três dimensões:

- **Aferentes:** atenção, orientação e sensopercepção.
- **Centrais:** memória, humor e afeto, pensamento e funcionamento intelectual.
- **Eferentes:** aparência geral, linguagem e conação.

A *consciência*, função-síntese, determinadora e facilitadora das demais, condiciona igualmente os processos aferentes, centrais e eferentes.

Dinâmica do EEM

O *mundo externo* é uma realidade compartilhada pelo paciente e seu examinador. Nesse espaço ocorrem as trocas entre ambos, propiciadas pelas respectivas funções aferentes e eferentes. O paciente *capta* a realidade por meio de suas funções aferentes, *processa as informações* recebidas utilizando-se das funções centrais e *emite uma resposta* valendo-se das funções eferentes. O mesmo ocorre com o examinador que, com sua atenção dirigida ao paciente, recebe os sinais por ele emitidos, decodifica-os e a eles reage pelo modo como conduz a entrevista e pela indicação da terapêutica apropriada (Figura 11.2).

Depreende-se, portanto, que as funções psíquicas diretamente observadas são exclusivamente as eferentes. As demais são avaliadas por meio de inferências a partir do que o examinando expressa ou de como se comporta.

Vejam-se, a seguir, em relação a cada função psíquica, os principais pontos a serem identificados pelo examinador:

- **Aparência geral:** o paciente deve ser observado globalmente: sua postura, gestos, fácies, expressão facial, modo de falar, qualidade e adequação das vestes, idade aparente e faixa etária, alterações físicas, atividade motora e atitude em relação ao examinador.
- **Consciência:** definida por Jaspers como "o todo psíquico momentâneo", com isso enfatizando que o estado de consciência é uma síntese da vida anímica em determinado momento. Relaciona-se intimamente com as demais funções psíquicas, condicionando-as, alterando-as e possibilitando suas manifestações. Devem ser observados:
  - Modificações no *nível* de consciência, desde a *lucidez* (paciente acordado), passando pela *obnubilação* (paciente acordado, porém sonolento e desatento), *torpor*

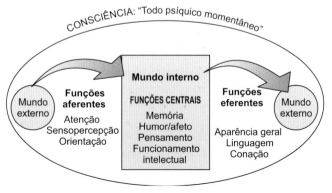

▼ Figura 11.2 Dinâmica do EEM.

(paciente em sono, exceto quando estimulado) e *coma* (quando não pode ser acordado). Devem ser registradas eventuais *flutuações* do nível de consciência.

- Estreitamento da *amplitude* do campo da consciência, como ocorre nos estados dissociativos em geral e nos estados de transe, possessão, êxtase e no sonambulismo. Nos pacientes epilépticos, é comum a ocorrência de estados confusionais pós-ictais prolongados, denominados *estados crepusculares*, nos quais o paciente está alerta, mas com as funções da memória, atenção e orientação prejudicadas.

- **Atenção:** a atenção condiciona o modo como o paciente apreende o mundo externo. Deve ser determinado seu *foco*. A capacidade de *concentração* está presente ou há *distratibilidade*? Investigam-se *hiperprosexia, hipoprosexia* e *aprosexia* (aumento, diminuição e ausência de atenção, respectivamente) e *tenacidade* (capacidade de persistência em um mesmo tópico).

- **Orientação:** a perda da orientação é um indicador sensível de patologia mental, geralmente de natureza orgânica. Deve-se pesquisá-la em relação a:
  - **Tempo:** a desorientação temporal costuma preceder as demais, podendo representar, em casos de déficits muito discretos, um sinal sutil e precoce de algum processo mórbido em instalação. Entretanto, deve-se levar em consideração que discretas alterações temporais também podem ocorrer em pessoas normais, notadamente se hospitalizadas há alguns dias. Deve-se verificar o correto conhecimento da data (dia, mês, época do ano, dia da semana e ano), bem como o tempo decorrido entre eventos recentes, inclusive o tempo de hospitalização.
  - **Espaço:** o paciente deve ser indagado a respeito do lugar (se sabe onde está, nome do hospital, andar, endereço, cidade, trajeto para lá chegar). Não se deve esquecer que flutuações desse tipo de orientação ocorrem com mais frequência e devem ser pesquisadas, principalmente em relação ao período noturno (equivocar-se quanto ao quarto ou quanto ao leito ou errar onde é o banheiro).
  - **Pessoa:** o paciente deve ser questionado a respeito de seus dados pessoais (auto-orientação), investigando-se se reconhece os familiares e as pessoas com as quais está em contato (corpo clínico, funcionários e outros pacientes), não apenas em relação aos respectivos nomes, mas às funções que estão desempenhando. A perda da orientação pessoal costuma ser a última a ocorrer.

- **Sensopercepção:** devem ser pesquisados: alterações perceptivas nos sistemas sensórios visual, auditivo, olfativo, gustativo e tátil. Diferenciar *ilusões* (distorções perceptivas de imagens externas reais) de *alucinações* (falsa percepção de algum objeto que não se encontra no campo sensorial do paciente). Deve-se pensar primeiramente em causas orgânicas para tal. Investigam-se as circunstâncias em que as alterações ocorrem, notadamente uso de álcool e substâncias ilícitas, e a reação do paciente a elas. Deve-se dar atenção a manifestações não verbais quanto à presença de ilusões ou alucinações (expressão facial de quem esteja ouvindo ou vendo algo). Em pacientes com transtorno do humor, deve ser registrado se as alucinações são *congruentes* ou não com o pensamento.
  - **Sintomas físicos:** queixas somáticas excessivas para a base orgânica correspondente, em geral dores, náuseas e tonturas, bem como sintomas conversivos (perda ou alteração de função, sugerindo doença física).
  - **Despersonalização** (alteração na percepção de si próprio, manifestada por sentimentos de autoestranheza ou irrealidade) e **desrealização** (alteração na percepção do meio ambiente, também acompanhada de sentimentos de estranheza e irrealidade).

- **Memória:** a memória intacta depende de um processo correto de *registro* da impressão sensorial, de seu armazenamento ou *fixação*, e da possibilidade de *evocação*, quando necessário. Deve-se investigar:
  - **Memória imediata:** cobre os últimos 5 minutos, pela repetição de palavras ou números enunciados pelo entrevistador.
  - **Memória recente:** engloba as últimas horas e dias, indagando fatos da vida do paciente que possam ser objetivamente comprovados.
  - **Memória remota:** desde os primeiros anos de vida, perguntando sobre acontecimentos marcantes de sua existência.
  - Se houver *amnésia* relacionada com um evento, deve ser determinado se é *retrógrada* (para fatos *anteriores* ao marco temporal) ou *anterógrada* (para *fatos posteriores*).
  - Deve-se manter atento à presença de *confabulação* (falsa reminiscência de fatos ou eventos, buscando preencher déficits de memória), bem como de *simulação* (na qual não existe o déficit, mas a vontade de enganar o examinador).

- **Humor e afeto:** deve-se diferenciar *afeto* (manifestação externa da resposta emocional do paciente a eventos – sinal observável) de *humor* (estado emocional de longa duração, interno, não dependente de estímulos externos – sintoma relatado). O afeto pode expressar o humor, mas nem sempre isso ocorre, pois o paciente pode tentar controlar deliberadamente a exteriorização de seus sentimentos. Deve-se observar:
  - **Qualidade do humor/afeto:** ocorre ansiedade, medo, tristeza, culpa, vergonha, apatia, prazer, alegria, exaltação, irritabilidade, raiva, desconfiança, amor ou ódio?
  - **Intensidade:** o afeto é denso, superficial, indiferente ou apropriado?
  - **Modulação:** o paciente modula adequadamente seu afeto? Está embotado, rígido? Há dissociação ideoafetiva (discrepância entre o conteúdo do pensamento e o afeto exteriorizado)?
  - **Estabilidade:** há quanto tempo se encontra assim? Há variação diurna? Ocorrem variações súbitas de um estado a outro? Está lábil? Há crises agudas e paroxísticas?

- **Pensamento:** devem ser avaliados:
  - **A produção do pensamento:** as premissas do pensar do paciente são lógicas, ilógicas ou mágicas? No pensa-

mento ilógico há contradições internas e as conclusões obtidas não fazem sentido. Distingue-se do pensamento mágico, que possui uma lógica interna, mas, em suas premissas, infringe as leis naturais de causalidade. Importante: *pensamento ilógico ou mágico não é sinônimo de psicose*, podendo ser encontrado em crianças, em determinados grupos culturais, em caso de retardo mental, em personalidades esquizotípicas ou em obsessivos-compulsivos.

- **O curso do pensamento:** dirige-se a um fim determinado? Ocorre circunstancialidade, tangencialidade ou fuga de ideias? Há bloqueio ou desagregação? Na circunstancialidade há a expressão do pensamento por meio de detalhes irrelevantes e redundantes unidos por um nexo associativo. O paciente, após uma série de redundâncias, consegue chegar a seu objetivo. Na tangencialidade, o fim nunca é alcançado, embora o paciente fique sempre próximo ao que seria sua meta. Na fuga de ideias, as associações são tênues ou livres. Há uma torrente de tópicos sucedendo-se uns aos outros e um desvio completo do objetivo a ser atingido. Bloqueio é a interrupção do fluxo do pensamento antes que este seja concluído, devido à sua perda. Na desagregação, há perda das associações, com as assertivas do paciente não se inter-relacionando mutuamente.
- **A velocidade do pensamento:** está adequada ao conteúdo? Lentificada? Acelerada?
- **O conteúdo do pensamento:** estão presentes delírios, ideias supervalorizadas, ideias de referência, obsessões ou medos? Há ideação suicida ou heteroagressiva? Quais os temas de interesse do paciente? Quais suas preocupações? *Delírios* são crenças pessoais falsas e irredutíveis. São comuns delírios de perseguição, de grandeza, místicos, eróticos, de culpa, de ruína, somáticos, de referência e de controle. Deve ser investigado se o delírio é *sistematizado* e se é *bizarro*. Em pacientes com transtorno do humor, deve-se registrar se os delírios são *congruentes* com o transtorno ou não. As *ideias supervalorizadas,* de menor intensidade do que os delírios, devem ser classificadas e investigadas do mesmo modo.

- **Funcionamento intelectual:** deve-se avaliar:
  - **Inteligência:** o paciente tem inteligência superior, média ou inferior? Apresenta retardo mental? Como foi sua escolaridade? Teve reprovações ou dificuldades de aprendizagem? Deve-se estar atento para não confundir ignorância e pobreza com retardo. Em sentido contrário, não se deve deixar de perceber retardo apenas porque o paciente tem bom nível social, está bem informado ou ingressou na universidade. Em caso de suspeita de inteligência fronteiriça ou retardo mental, deve-se solicitar testagem.
  - **Juízo crítico:** capacidade de selecionar objetivos razoáveis, bem como os meios eficazes e socialmente aceitáveis para atingi-los. Consiste em uma integração da realidade externa, da inteligência e da experiência de vida. Devem ser indagados os projetos do paciente e verificada sua adequabilidade, comparando-as com as realizações pregressas. O paciente estabelece prioridades? Antecipa consequências a curto e a longo prazo? Consegue conduzir-se de acordo com seu julgamento? Há risco de comportamento impulsivo?
  - **Abstração do pensamento:** capacidade de formular conceitos e ideias, compará-los, relacioná-los e perceber suas semelhanças e diferenças em diversos níveis. Deve-se observar se o paciente recorre a analogias e metáforas. Em caso de dúvida, ele deve ser solicitado a interpretar provérbios. Pensamento concreto costuma estar presente em casos de retardo mental, esquizofrenia e quadros esquizofreniformes.
  - **Grau de *insight*:** consciência de estar doente. Deve ser graduado em pleno, médio ou ausente. O paciente percebe-se doente? Identifica causas internas (biológicas ou psicológicas) ou atribui seu problema a causas externas? Acha necessário fazer algum tipo de tratamento? Tem dúvidas a respeito do que está se passando com ele? Nega sua patologia?

- **Linguagem:** devem ser observadas alterações em:
  - **Articulação:** o paciente apresenta disartria ou algum tipo de alteração da pronúncia?
  - **Ritmo:** a fala é lenta, rápida, fluente, em *staccato,* contínua, ininterrupta, alta, baixa, murmurada? Há "salada" de palavras?
  - **Tonalidade afetiva:** tempo de latência para iniciar as frases. Tom de voz – suave, hesitante, irritado, exaltado, rouco. Inflexão – modulação excessiva ou voz monocórdica.
  - **Conteúdo:** deve ser registrada a qualidade da expressão verbal do paciente. Está de acordo com seu nível socio-econômico e grau de instrução? O vocabulário é muito vulgar? É pobre? Usa adequadamente as palavras? Recorre a neologismos (criação de novas palavras ou expressões) ou a idiossincrasias (uso peculiar e pessoal de palavras ou expressões)? O discurso é vago, superelaborado, tangencial, circunstancial? Ocorre afasia expressiva (afasia de Broca) ou afasia receptiva (afasia de Wernicke)? E parafasias (deformação do sentido de vocábulos)?

- **Conação:** deve-se pesquisar:
  - **Sintomas frequentemente associados a síndromes psicóticas:** desorganização do comportamento, agitação psicomotora, maneirismos, estereotipias, ecopraxia, negativismos, obediência automática, flexibilidade cérea, comportamento bizarro, atos perseverativos, catatonia.
  - **Sintomas presentes em transtornos do humor:** hiperatividade, hipoatividade, retardo psicomotor, abulia, apatia, fadiga, aumento ou diminuição da energia, gesto suicida, tentativa de suicídio.
  - **Sintomas associados à ansiedade:** compulsões, rituais, comportamento evitativo.
  - **Alterações do sono:** insônia, hipersonia, parassonias.
  - **Alterações do hábito alimentar:** aumento ou diminuição do apetite, ganho ou perda de peso, *binges*, vômitos induzidos, uso de laxantes ou diuréticos.
  - **Comportamentos de dependência:** padrão de uso de álcool e substâncias ilícitas, padrão de alimentação, hábito de jogo.

Capítulo 11 • Exame do Estado Mental

- **Comportamento impulsivo:** controle dos impulsos, agressividade, automutilações, atos antissociais.
- **Comportamento sexual:** orientação sexual, perversões, disfunções.
- **Sintomas físicos:** tremores, rigidez, parkinsonismo, tiques, acatisia, discinesia tardia, movimentos descoordenados.

FASES DA PRIMEIRA ENTREVISTA

A entrevista psiquiátrica desenvolve-se por meio de *fases* progressivas que devem ser controladas pelo examinador. A cada uma dessas fases correspondem *objetivos* a serem atingidos, *tarefas* a serem cumpridas (coleta de dados para o registro do exame psiquiátrico [REP] e para o EEM) e *técnicas* a serem empregadas.[1-4]

Quando se inicia a entrevista, o psiquiatra geralmente conta com alguns *dados prévios,* os quais devem ter sido obtidos no momento da marcação da consulta. Normalmente, são os seguintes: nome do paciente, idade ou faixa etária, sexo, telefone para contato, se se trata de uma avaliação de urgência, quem marcou a entrevista e, às vezes, uma ideia superficial da busca de atendimento.

A avaliação costuma ser dividida nas seguintes fases (Quadro 11.1):

Fase inicial

O examinador deve ter três pontos em mente: estabelecimento do *rapport,* identificação da queixa principal (QP) e levantamento da história da doença atual (HDA).

Abertura

- **Objetivo:** a preocupação inicial será com o estabelecimento do *rapport,* o que favorecerá o fornecimento de informações durante a avaliação e a adesão posterior do paciente à conduta terapêutica a ser proposta.
- **REP:** nessa etapa, conta-se apenas com os dados prévios à entrevista.
- **EEM:** poderão ser observados a aparência geral do paciente, o nível de consciência, a linguagem, a orientação e o afeto.

Quadro 11.1 Fases da entrevista psiquiátrica

Fase		Objetivos	REP	EEM	Técnica
INICIAL	Abertura	Estabelecimento do *rapport*	Dados prévios	Aparência geral Nível de consciência Linguagem Orientação Afeto	Postura cordial e receptiva
INICIAL	Triagem	Identificar situações de risco Precisar QP e HDA Impressão diagnóstica inicial	QP HDA	Memória Atenção Sensopercepção Pensamento Amplitude do campo de consciência Humor Juízo crítico Abstração do pensamento Conação	Iniciar com PA Demonstrar interesse e perícia Gradualmente passar para PF
INTERMEDIÁRIA		Encontrar "caminho a seguir" Obter visão abrangente do paciente Trabalhar o *rapport* Formular diagnóstico positivo ou HD	Situação atual História pessoal Personalidade prévia História psiquiátrica História médica História familiar HD Diagnóstico positivo	Memória recente e remota Afeto e humor Pensamento Orientação Inteligência Abstração do pensamento Conação	Transição abrupta Seguimento da história Investigação focada Mudar de tópicos Iniciar cada tópico com PA Demonstrar interesse e perícia Gradualmente passar para PF
FINAL	Prévia	Obter dados sobre temas relevantes ainda não discutidos Desfazer dúvidas do paciente	Dependerá do que for abordado	Conação Capacidade e vontade do paciente em aderir ao plano terapêutico	Abrir espaço ao paciente para se manifestar Responder claramente suas dúvidas
FINAL	Encerramento	Obter adesão do paciente ao plano terapêutico Estabelecer contrato de tratamento	Plano terapêutico Prognóstico		Comunicação clara do diagnóstico positivo, da terapêutica e do prognóstico ou das HD e da investigação complementar necessária Indicar opções de tratamento Esclarecer os efeitos e paraefeitos de cada opção Motivar para a conduta proposta Discutir termos do contrato

REP: registro do exame psiquiátrico; EEM: exame do estado mental; HD: hipóteses diagnósticas; PA: perguntas abertas; PF: perguntas fechadas.

Técnica: deve ser adotada uma postura cordial que procure colocar o paciente à vontade. As regras básicas de boa educação deverão ser atendidas. O diálogo travado aproximar-se-á de uma conversação social, mas já deverá servir à realização das primeiras observações.

Triagem do problema

- **Objetivo:** identificar precocemente situações de risco, as quais condicionarão o desenvolvimento da entrevista pela eventual necessidade de uma medida terapêutica imediata. Por exemplo, em um paciente com intensa ideação suicida que está desacompanhado na consulta, a estrutura da entrevista será subvertida e o mais importante será a busca de meios de protegê-lo.

  Não havendo nenhuma situação de urgência, a QP e a HDA deverão ser delimitadas.

  Ao final dessa fase, o examinador deverá ter formado uma *impressão diagnóstica inicial*, a qual consiste no arrolamento de alternativas diagnósticas possíveis e na eliminação de outras.
- **REP:** identificar a QP e relatar a HDA.
- **EEM:** poderão ser observados memória, atenção, sensopercepção, pensamento, amplitude do campo de consciência, humor, juízo crítico, grau de *insight*, abstração do pensamento e conação.
- **Técnica:** inicia-se com uma pergunta aberta do tipo "em que posso ajudá-lo?" ou similar. Gradualmente, deve-se passar a perguntas semiabertas e, depois, fechadas, principalmente quando se tenta detalhar a HDA.

  O *rapport* é trabalhado pela demonstração de genuíno interesse pelo relato do paciente. A pergunta fechada, extremamente precisa, acerca de um sintoma associado ao quadro clínico descrito e que não havia sido espontaneamente referido, demonstra que o profissional conhece o assunto do qual estão falando e reforça o vínculo entre ambos.

Fase intermediária

Caracteriza-se por ser um seguimento da impressão clínica inicial e pela coleta de informações mais gerais sobre o modo de ser do paciente, bem como das peculiaridades de sua história pessoal:

- **Objetivo:** ao final dessa fase, o psiquiatra deve ter encontrado um *caminho a seguir*. Isso será possível mediante a formulação de um *diagnóstico positivo* ou, no mínimo, de *hipóteses diagnósticas* a serem investigadas.

  Deve-se obter uma visão abrangente do paciente como ser humano distinto dos demais. Assim, evita-se que passe a ser apenas "um obsessivo" ou "um fóbico".
- **REP:** devem ser obtidas informações sobre as seguintes áreas da vida do paciente:
  - Situação atual: profissional, social, familiar, sexual.
  - História pregressa.
  - Personalidade prévia.
  - História psiquiátrica.
  - História médica.
  - História familiar.
  - Devem ser elaboradas hipóteses diagnósticas e, se possível, diagnóstico positivo.
- **EEM:** além das funções psíquicas anteriormente referidas, essa fase se presta a uma observação mais detalhada de memória recente e remota, afeto e humor, pensamento, orientação, inteligência (impressão clínica), abstração do pensamento e conação.
- **Técnica:** deve ser utilizada a *transição abrupta*, quando já se houver coletado a HDA, por meio de uma frase como "já tenho uma ideia do que está se passando. Agora gostaria de saber mais sobre...".

  Por se tratar de tarefa muito extensa a ser cumprida, é importante que o psiquiatra saiba dirigir a investigação para os pontos mais relevantes, confirmando ou excluindo possibilidades diagnósticas. Assim, algumas das áreas citadas não poderão sequer ser abordadas ou o serão de maneira muito distinta, de acordo com a patologia.

  Deve-se recorrer também a perguntas abertas, ao se introduzir cada tópico, evoluindo gradualmente para perguntas fechadas.

  Deve-se continuar demonstrando interesse pela história do paciente, com tato e perspicácia ao discutir cada tópico.

Fase final

O evento central dessa fase consiste na *comunicação da impressão clínica* ao paciente e na *obtenção de sua adesão* ao plano terapêutico proposto. Pode-se dividi-la em duas etapas:

Etapa I – Prévia

Nessa etapa, abre-se espaço para o paciente expressar suas dúvidas, bem como para falar do que considera ainda importante mencionar.

- **Objetivo:** obter informações sobre temas relevantes não discutidos até o momento e desfazer dúvidas do paciente.
- **REP:** os itens do REP cobertos nessa etapa variarão em função do que for abordado pelo paciente.
- **EEM:** esse momento serve para avaliar a capacidade e a vontade do paciente em aderir ao plano de trabalho que será proposto.
- **Técnica:** delimita-se o início da fase final com uma frase do tipo "haveria algo mais que ache importante mencionar?" ou "agora que tenho uma ideia melhor sobre o que está se passando, haveria algo que gostaria de perguntar?"

  Deve-se responder, com a maior clareza possível, as dúvidas do paciente. Quando não souber a resposta, deve-se admiti-lo francamente.

Etapa II – Encerramento

Esse é o momento da "devolução" ao paciente da impressão clínica do examinador. Nessa ocasião, uma das seguintes situações estará ocorrendo:

- Chegou-se a um diagnóstico positivo, e exames complementares não são necessários ou já haviam sido realizados.

- Chegou-se a um diagnóstico positivo, porém exames subsidiários são necessários para a escolha da alternativa terapêutica.
- Há hipóteses diagnósticas que necessitam ser comprovadas por meio de novas entrevistas com o paciente ou terceiros, de testagem ou de investigação clínica complementar.

O modo como essa etapa é conduzida é fundamental para a manutenção do *rapport* e a adesão ao plano de trabalho proposto, tenha ele caráter predominantemente investigativo ou predominantemente terapêutico:

- **Objetivo:** obter concordância e adesão do paciente ao plano que está sendo indicado. Estabelecer contrato de tratamento.
- **REP:** descreve-se o plano de tratamento e emite-se um prognóstico.
- **EEM:** avalia-se a capacidade e a vontade do paciente em aderir ao plano de trabalho formulado.
- **Técnica:** comunicação clara do diagnóstico positivo, sua terapêutica e prognóstico, ou, se for o caso, das hipóteses diagnósticas possíveis e da investigação complementar ainda necessária:
  - Relacionar as alternativas terapêuticas existentes.
  - Esclarecer quais os possíveis benefícios de cada alternativa, bem como suas limitações e paraefeitos.
  - Motivar o paciente a seguir a conduta proposta.
  - Detalhar os termos do contrato de trabalho que irão estabelecer.

CONSIDERAÇÕES FINAIS

O exame psiquiátrico é uma excelente demonstração da dupla natureza da clínica médica: técnica e arte conjugadas a serviço do paciente. Técnica, posto que necessário conhecimento preciso de semiótica e de patologia. Arte, uma vez que o exercício da técnica imprescinde do modo como o psiquiatra constrói, juntamente com o paciente e suas idiossincrasias, uma aliança de trabalho efetiva e benéfica.

Referências

1. Mackinnon RA, Michels R, Buckley PJ. A entrevista psiquiátrica na prática clínica. 2. ed. Porto Alegre: Artmed, 2008.
2. Othmer E, Othmer SC. The clinicial interview using DSM-IV: fundamentals. Vol. 1. Washington: American Psychiatric Press, 1994.
3. Wise MG, Servis ME. Mental Status Examination and diagnosis. In: Wise MG, Rundell JR. Textbook of consultation-liaison psychiatry: psychiatry in the medically Ill. 2. ed. Washington: American Psychiatric Publishing, 2005.
4. McIntyre KM, Norton JR, McIntyre JS. Psychiatric interview, history, and mental status examination. In: Sadock BJ, Sadock VA, Ruiz P. Kaplan & Sadock's comprehensive textbook of psychiatry. 9. ed. Baltimore: Lippincott Williams & Wilkins, 2009.
5. Organização Mundial de Saúde. Classificação de transtornos mentais e de comportamento da CID-10: descrições clínicas e diretrizes diagnósticas. Porto Alegre: Artes Médicas, 1993.
6. American Psychiatric Association. Diagnostic and statistical manual of mental disorders – DSM-IV-TR. 4. ed. Text Revision. Washington: American Psychiatric Publishing, 2000.
7. American Psychiatric Association. Diagnostic and statistical manual of mental disorders – DSM-5. 5. ed. Washington: American Psychiatric Publishing, 2013.
8. Nobre de Mello AL. Psiquiatria. 3. ed. Vol. 1. Rio de Janeiro: Guanabara Koogan, 1981.
9. Robinson DJ. Brain calipers: a guide to a successful mental status examination. London, Ontario, Canada: Rapid Psychler Press, 1997.

CAPÍTULO 12

Alterações do Humor

Juliana Fernandes Tramontina • *Carolina Blaya*

INTRODUÇÃO

Neste capítulo veremos, de maneira ampla, as características semiológicas das funções mentais do humor e afeto, bem como as teorias e os transtornos a elas associados.

O humor, o afeto e a emoção são funções mentais inerentes a todos os seres humanos. Essas condições emocionais são responsáveis pela tonalidade da interpretação de todos os acontecimentos diários e são essenciais à vida psíquica.

É importante ressaltar algumas definições dos termos "humor", "afeto" e "emoção". Uma convenção é a mais utilizada na literatura para distinguir esses três termos. Nessa convenção, "humor" é concebido como uma característica mais estável e constante, tendendo a ser mais abrangente e não tão vinculado a circunstâncias específicas; ou seja, o humor seria o estado de disposição básica, difusa e prolongada da afetividade. O humor seria a disposição afetiva de fundo que penetra toda a experiência psíquica. "Afeto" e "afetividade", por sua vez, são termos utilizados para referir-se à capacidade de subjetivação e expressão da resposta emocional. O afeto seria a qualidade e o tônus emocional que acompanham uma ideia ou representação mental, ou, em outras palavras, o componente emocional de uma ideia. Por fim, "emoção" é compreendida como possuindo um caráter de reatividade, geralmente breve, intensa e circunscrita, relacionada com um evento ambiental específico. As emoções, assim como o humor, acompanham-se frequentemente de reações somáticas (neurovegetativas, motoras, hormonais, viscerais e vasomotoras), mais ou menos específicas[1-3] (Quadro 12.1).

É por meio das experiências emocionais que o corpo é preparado para a tomada de decisão, e são essas experiências que direcionam a atenção e a memória do indivíduo. Além disso, estão envolvidas diversas modificações fisiológicas, provocadas por uma sucessão de reações e ativações corpóreas.

Diversos estudos ao longo da história abordam o papel das reações corporais no envolvimento das emoções. O modelo mais antigo, de William James e Karl Lange, proposto no final do século XIX, identificou a ativação fisiológica como precursora de uma série de eventos que culminariam com a emoção. O médico e filósofo americano William James não concebia a dissociação da emoção de sua sensação corporal: "Cada emoção é o resultado de uma soma de elementos... tais elementos são todas as modificações orgânicas, e cada um desses elementos é o efeito reflexo da situação emocionante." Essa teoria relaciona todos os estados afetivos com condições orgânicas e os considera a expressão direta e imediata da vida vegetativa. Algumas controvérsias podem ser destacadas dentro da teoria de James-Lange, dentre elas o fato de que as mudanças somáticas periféricas são relativamente indiferenciadas e não contemplam o nível de complexidade necessário para diferenciar as qualidades das experiências emocionais. Já no início do século XX, Walter Cannon se opôs à teoria periférica das emoções e sustentou que o maior componente de uma experiência emocional é o sentimento (*feeling*), que é produzido em nível cerebral pela ativação do tálamo.[1,4]

Em 1937, James Papez foi o primeiro a propor o sistema límbico como um sistema que participaria do controle das emoções. Para ele, as estruturas e o circuito cerebral das emoções incluiriam estruturas mesiais dos lobos temporais e frontais. Esse circuito das emoções, conhecido como *circuito de Papez*, compreenderia basicamente o hipocampo, o fórnix, os corpos mamilares, o hipotálamo, os núcleos talâmicos anteriores e o giro do cíngulo, no lobo frontal.[2,5]

MacLean propôs o sistema límbico das emoções (a partir do grande lobo límbico de Broca), no qual o hipotálamo é visto como um elemento fundamental na expressão psicofisiológica das emoções e o córtex cerebral seria a instância que codifica, descodifica e recodifica constantemente as experiências afetivas, atribuindo-lhes significações. O sistema límbico compreenderia estruturas corticais como o córtex límbico frontotemporal, o hipocampo e o giro do cíngulo, assim como as estruturas subcorticais, como amígdala, os núcleos septais, o hipotálamo, os núcleos anteriores do tálamo e, em parte, os núcleos da base. Em outras palavras, o sistema límbico seria o sistema central na integração das emoções.[1,2,4,5]

Quadro 12.1 Funções mentais relacionadas com as alterações de humor e suas características	
Função mental	**Característica**
Humor	Estável e constante, mais abrangente e não tão vinculado a circunstâncias específicas
Afeto	Capacidade de subjetivação e expressão da resposta emocional; tônus emocional que acompanha uma representação mental. Componente emocional de uma ideia
Emoção	Reativa a uma situação, geralmente breve, intensa e circunscrita, relacionada com um evento ambiental específico

Alguns estudos de processos cognitivos, como os de Schachter e Singer, acrescentaram ao elemento fisiológico do humor o elemento cognitivo, que é indispensável a uma experiência emocional subjetiva. Esses autores ponderam que se a intensidade de uma experiência emocional subjetiva deriva da percepção de seu grau de ativação fisiológica, em particular visceral, sua qualidade deriva de processos cognitivos criados pelo indivíduo mediante a compreensão da situação.[2,5]

Algumas teorias psicodinâmicas também abordam conceitos relacionados com o humor e o afeto. Destacaremos aqui duas teorias psicanalíticas influentes, desenvolvidas no início do século XX. A primeira delas surgiu a partir de um artigo de Sigmund Freud denominado *Luto e Melancolia* (1917). Freud postula que, diante de uma perda real ou ideal de um objeto investido libidinalmente, existem duas reações básicas: o luto, uma condição normal, e seu correspondente patológico, a melancolia.[2,6]

O luto é um movimento de desinvestimento libidinal de objetos significativos para o indivíduo. Esse processo geralmente está presente na vida cotidiana e acompanha situações de perdas, separações ou frustrações – sendo esta última uma perda de natureza mais ideal do que real. Esse sentimento de luto pode ser vivenciado em inúmeras situações de perda como, por exemplo, ao perder uma pessoa querida, ao perder um emprego, ao frustrar-se diante de uma expectativa não correspondida ou na modificação de um *status*. O luto seria um período de elaboração da perda, da separação ou da frustração. O luto pode ser vivido de maneira penosa em maior ou menor grau.[2,5,6]

Já a melancolia seria uma condição de sofrimento patológico e se tornaria mais complexa ao assumir graus mais intensos. A melancolia estaria relacionada – como o luto – com uma perda, sucessivas perdas ou apenas a ameaça de perdas, destacando as situações de frustração, desconsideração ou desprezo. Em outros termos, podemos reagir melancolicamente em resposta ou reação a situações de perda. A perda se torna melancólica quando incide sobre algo ou alguém considerado imperdível. Para Freud, quando perde um objeto significativo, o indivíduo tende, para não perdê-lo totalmente, a identificar-se narcisicamente com ele e a introjetá-lo no próprio eu. Freud postulava que se esse objeto significativo perdido fosse muito amado, mas também inconscientemente muito odiado pelo sujeito, o ódio inconsciente que estava guardado por esse objeto tenderia a ser vertido sobre o próprio eu do sujeito. Surgem, então, as autoacusações e a autopunição sob a forma de diminuição de autocuidados, perda do apetite e ideias e atos suicidas.[2,6,7]

Na concepção da psicanalista Melanie Klein, os afetos seriam centrais para toda a psicopatologia e estariam intimamente associados a fantasias primitivas e às chamadas relações de objeto (objeto aqui é conceitualizado como representações mentais, na maior parte das vezes inconscientes, de pessoas ou de personagens reais ou fantasiados, completos ou parciais). Nessa concepção, haveria afetos primários, como o ódio, a inveja, o medo, e outros afetos que indicariam maior maturidade psíquica do indivíduo, como a gratidão, a reparação e o amor. Os afetos resultariam, em grande parte, do tipo e da qualidade das relações do sujeito com seus objetos internos. Assim, as fantasias de ataque invejoso e destrutivo direcionadas a objetos internos gerariam sentimentos de medo ou de ansiedade paranoide e o temor de retaliação. Por outro lado, o reconhecimento dos objetos internos como seres inteiros, protetores e vivos geraria afetos como os sentimentos de reparação e gratidão.[2,6,7]

É importante ressaltar que o termo depressão, utilizado por Freud e Melanie Klein, engloba um conceito descritivo, e não um quadro clínico. Esses estudos contribuíram para a visão clínica das alterações do humor.[2]

A teoria cognitivo-comportamental também traz um entendimento sobre as alterações de humor. De acordo com essa teoria, o humor deprimido é consequência de um pensamento. O modelo cognitivo da depressão foi originalmente construído de acordo com pesquisas conduzidas por Aaron Beck, na tentativa de provar a teoria freudiana de depressão como hostilidade retrofletida reprimida. Em vez de hostilidade e raiva, a pesquisa sobre os sonhos dos pacientes deprimidos mostrou um "senso de derrota, fracasso e perda". Os temas de pacientes deprimidos ao dormirem eram consistentes com seus temas em vigília; sonhos poderiam ser simplesmente um reflexo dos pensamentos do indivíduo. Com base em pesquisa sistemática e observações clínicas, Beck propôs que os sintomas de depressão poderiam ser explicados, em termos cognitivos, como interpretações tendenciosas das situações, atribuídas à ativação de representações negativas de si próprio, do mundo pessoal e do futuro (a tríade cognitiva).[8]

OS TRANSTORNOS DO HUMOR

Os transtornos do humor englobam um grande grupo de transtornos em que o humor patológico e as perturbações associadas dominam o quadro clínico. Os transtornos de humor são mais bem considerados como síndromes (em vez de doenças distintas), que consistem em um conjunto de sinais e sintomas persistentes por semanas ou meses e que representam um desvio marcante do desempenho habitual do indivíduo. Esses sinais e sintomas tendem a recorrer, por vezes, de maneira periódica ou cíclica. O estado de humor pode apresentar-se normal (eutimia), elevado (hipertimia, hipomania ou mania) ou deprimido (hipotimia, distimia ou depressão). Os indivíduos normais experimentam uma ampla faixa de estados de humor e têm, do mesmo modo, um grande repertório de expressões afetivas; dentro da normalidade de cada indivíduo há a sensação de controle de seus estados de humor e afeto. Nos transtornos de humor, essa sensação de controle é perdida, e há uma experiência subjetiva de grande sofrimento.[5]

Diversos autores escreveram sobre as alterações de humor, mas foi Emil Kraepelin quem primeiro postulou categorias de transtornos mentais de acordo com o grupo de sintomas e a progressão da doença. Sua contribuição mais importante foi a divisão das psicoses entre alterações do pensamento, que denominou *dementia praecox* (atual esquizofrenia), e alterações do humor, que denominou psicose maníaco-depressiva (atual transtorno de humor bipolar). A depressão, nesse contexto, era entendida como parte da psicose maníaco-depressiva.

Seção III • Estado Mental e Comportamento

Essa proposta de divisão dos transtornos mentais em transtornos afetivos e psicoses esquizofrênicas formou a base do entendimento dos transtornos mentais por mais de um século; contudo, com o passar dos anos, é cada vez maior o entendimento de muitos transtornos mentais como um *continuum* e não como entidades completamente separadas. A ideia de Kraepelin continua fundamentando, até os dias de hoje, os principais manuais de referência para a classificação de transtornos mentais.[5,7]

De acordo com o texto da quinta edição do DSM (DSM-5), um transtorno depressivo maior (também conhecido como depressão unipolar) ocorre sem história de episódios maníacos ou hipomaníacos. Cada episódio deve durar no mínimo 2 semanas e, tipicamente, o indivíduo com diagnóstico de episódio depressivo maior apresenta humor deprimido ou perda do prazer, associado a pelo menos quatro sintomas de uma lista que inclui mudanças de apetite e no peso, alterações no sono e no nível de atividade, falta de energia, sentimentos de culpa, dificuldade para pensar e tomar decisões, além de pensamentos recorrentes de morte e suicídio.[9]

Um episódio maníaco é um período distinto de estado de humor anormal e persistentemente elevado, expansivo ou irritável, durando pelo menos 1 semana, ou menos, se o paciente precisar ser hospitalizado. Além disso, três ou mais dos seguintes sintomas devem estar presentes: autoestima inflada ou grandiosidade, redução da necessidade de sono, pressão por falar, fuga de ideias ou sensação de que os pensamentos estão correndo, distratibilidade, agitação psicomotora ou envolvimento excessivo em atividades prazerosas com alto potencial para consequências dolorosas. Um episódio hipomaníaco dura pelo menos 4 dias e é similar ao episódio maníaco, exceto por não ser grave o suficiente para causar comprometimento do desempenho social e ocupacional e por não estarem presentes manifestações psicóticas.[9]

Segundo o DSM-5, o transtorno bipolar tipo I é definido como tendo um curso clínico com um ou mais episódios maníacos e, por vezes, episódios depressivos maiores, enquanto o tipo II é caracterizado por episódios de depressão maior e de hipomania. O indivíduo pode apresentar ainda um episódio de humor depressivo com sintomas maníacos ou hipomaníacos associados ou vice-versa. Essa condição é especificada, então, como apresentando "características mistas".[9]

Dois transtornos do humor adicionais, a distimia e a ciclotimia, também têm sido clinicamente considerados há algum tempo. Caracterizam-se pela presença de sintomas menos graves do que os do transtorno depressivo maior e do transtorno bipolar tipo I ou II, respectivamente. O DSM-5 define a distimia como caracterizada por pelo menos 2 anos de estado de humor deprimido, o qual não é grave o suficiente para se enquadrar no diagnóstico de episódio depressivo maior. A ciclotimia, por sua vez, é caracterizada por pelo menos 2 anos de sintomas hipomaníacos, ocorrendo com frequência, mas que não se enquadram no episódio maníaco, e de sintomas depressivos que não podem se enquadrar no diagnóstico de transtorno depressivo maior.[3,9]

AVALIAÇÃO DAS ALTERAÇÕES DO HUMOR

A avaliação do indivíduo com alterações do humor deve ser iniciada desde a coleta dos dados de identificação. Deve-se observar, por exemplo, quais indivíduos do gênero feminino têm maior propensão a transtornos do humor, como distimia e depressão. Deve-se atentar também para características como idade, situação conjugal e atividade laboral, uma vez que se observa uma prevalência maior de transtornos de humor entre adultos jovens, bem como em indivíduos com história de divórcio e desempregados. A aparência do paciente com alteração do humor pode estar alterada de acordo com o episódio apresentado. Por exemplo, uma senhora com episódio depressivo pode estar com aspecto descuidado, aparentando idade maior do que sua idade real, com atitude lamuriosa ou indiferente. Já a mesma paciente, em um episódio de hipomania ou mania, poderia estar bem-arrumada, podendo até usar roupas extravagantes e não adequadas para sua idade, com uma atitude expansiva, agitada e até sedutora.[6]

Após a avaliação da identificação e da aparência do paciente, a avaliação dos transtornos de humor deve prosseguir com a exclusão diagnóstica de uma causa por outra patologia orgânica. Depois da avaliação para a presença de outra condição médica, deve-se avaliar se o paciente apresenta dependência de álcool ou outras substâncias psicoativas. Ao excluir essas duas condições, pode-se iniciar a avaliação do transtorno de humor perguntando sobre episódios prévios de depressão ou de mania. O Quadro 12.2 lista algumas sugestões de perguntas sobre alterações de humor.[2,6,7]

Quadro 12.2 Sugestões de perguntas para avaliação de alterações do humor

Perguntas para avaliação de sintomas depressivos	Perguntas para avaliação de sintomas maníacos
Você tem se sentido particularmente triste nos últimos dias?	Você tem se sentido mais alegre que seu normal?
Percebe-se com menos energia?	Percebe-se com mais energia?
Você tem sentido menos prazer em realizar atividades que antes lhe eram prazerosas?	Sente-se com mais vontade de falar ou de fazer contato com as pessoas? Inquieto?
Prefere estar isolado a receber visita?	Sente-se com algum poder especial?
Sente ansiedade ou tensão? Tem sentido muitos medos?	Tem percebido uma diminuição da necessidade do sono?
Tem de fazer um esforço grande para realizar atividades rotineiras diárias?	Percebe-se mais rápido que os outros ou que seus pensamentos estão muito rápidos?
Você sente desesperança? Sente vontade de morrer?	Tem realizado algo que possa colocá-lo em risco (dirigir perigosamente, gastos excessivos, sexo arriscado, brigas)?
Você teve alteração do sono ou do apetite?	
Você tem se irritado com mais facilidade? Tem discutido facilmente? Sente-se com "os nervos à flor da pele"? Alguém comentou alguma alteração em seu comportamento?	

Deve-se verificar o início das alterações do humor, se elas estão associadas a algum evento, o período do dia em que são mais frequentes, o que faz melhorar ou piorar os sintomas e as mudanças ocorridas a partir do padrão do paciente.

Também é necessário observar o grupo de apoio do paciente, se ele tem família e/ou amigos, qual o suporte que eles lhe dão, qual o sentimento do paciente em relação a eles e o contato entre eles.

As alterações de humor são particularmente comuns, mas esses indivíduos podem não recordar de sintomas prévios. Desse modo, para uma boa avaliação do paciente é fundamental a entrevista com um familiar ou alguém que tenha um relacionamento próximo com o paciente para identificação de sintomas compatíveis com episódios de mania, hipomania ou depressão. É válida a avaliação com familiares do paciente, pois, nesse momento, também pode ser esclarecida a história familiar do paciente para transtornos de humor, ansiedade, psicose, trauma, dependência de substâncias e alterações neurológicas. A avaliação do risco de suicídio deve sempre ser feita. Examina-se a história prévia e atual de pensamentos e atos suicidas. Dando continuidade à entrevista, deve-se examinar, na história do indivíduo, a presença de sintomas de outros transtornos psiquiátricos. O uso concomitante de álcool ou outras substâncias pode intensificar a gravidade do episódio de humor e aumentar o risco de comportamentos suicidas.[2,6,7]

O manejo do paciente com ideação suicida é mais bem examinado no Capítulo 9.

Situações estressantes de vida, como separações, perdas, desemprego e conflitos, podem precipitar um episódio de humor. Também é necessário revisar condições clínicas gerais que, se não estiverem estabilizadas, poderão desencadear uma alteração do humor.[5]

Para perguntar sobre os sintomas depressivos, o entrevistador que guia a entrevista deve fazer com que o paciente se sinta confortável. Se o médico adotar uma atitude passiva para que o paciente desenvolva um papel mais ativo, este irá se sentir perdido, abandonado, frustrado e até mais deprimido. No entanto, se o médico promover no paciente a sensação de que estará fazendo seu trabalho a partir das respostas às perguntas, a entrevista será terapêutica desde o início.[6]

O paciente com alterações de humor mais depressivas pode lentificar o ritmo da consulta e, dentro do possível, o médico deverá aceitar essa sensação. O intervalo entre os comentários é mais longo do que o habitual, e os assuntos normalmente discutidos nos primeiros minutos do contato poderão ser retardados por muitas horas. Se o paciente se mostrar incapaz de falar ou perder o fio da meada, o médico poderá sintetizar, revendo o que ocorreu até aquele ponto.[6,7]

Em geral, as pessoas em depressão choram. O paciente com depressão mais grave ou de muitos anos tende a chorar menos do que aquele no início do curso da doença. Se chorar abertamente, o médico deverá aguardar o tempo necessário para o paciente. Na maioria das vezes, são necessários poucos minutos para o paciente conseguir se recompor sozinho. Ele precisa desse tempo. O médico pode, nessa situação, oferecer-lhe empaticamente um lenço. Entretanto, se o paciente chorar compulsivamente e por muito tempo, o médico poderá conduzir mais a entrevista, orientando o paciente a relaxar e respirar fundo. Pode ocorrer o contrário: o paciente pode tentar ignorar suas próprias lágrimas. O médico deve então referir-se a elas, encorajando o paciente a aceitar seus sentimentos.[6,7]

Na entrevista com o paciente em mania é necessária outra atitude do entrevistador. Superficialmente, o paciente em mania parece ser o oposto daquele em depressão. A demonstração de seu afeto é alegre ou eufórica, e ele é bastante ativo, física e mentalmente, conforme muda rapidamente de um assunto para outro, sendo incapaz de manter sua mente em uma sequência contínua de pensamentos. O paciente em mania pode chegar a apresentar gravidade maior dos sintomas, configurando uma psicose maníaca, em que a elação do humor, as ideias e associações tangenciais ao estímulo externo que fluem dele podem produzir uma sensação de opressão no entrevistador. Na psicose maníaca, o estado de humor expansivo do paciente apresenta uma qualidade "entusiástica" – em sua visão tudo é maravilhoso, extraordinário, ótimo e original. O paciente parece ter uma energia inesgotável, e a grandiosidade do paciente consome todos ao redor, inclusive o entrevistador. É muito comum o relato de necessidade reduzida do sono. O indivíduo em mania poderá passar a noite toda acordado, telefonando para amigos e conhecidos, compartilhando ideias, planos e esquemas mirabolantes, sem perceber sua inadequação. Deve ser lembrado que o indivíduo em psicose pode apresentar-se agressivo e irritável, principalmente se desafiado ou contrariado.[2,6,7]

A semiologia das funções mentais é conduzida ao longo da entrevista psiquiátrica, sem a necessidade de testes específicos, e o exame do estado mental (EEM) do paciente, para avaliação de alterações do humor, insere-se no contexto da avaliação clínica global do paciente. Tanto na síndrome depressiva como nas síndromes maníacas, todas as funções mentais estão envolvidas, mas as funções afetivo-volitivas são as mais afetadas. As alterações das funções mentais variam não só nos diferentes transtornos de humor, mas também de paciente para paciente, e até em diferentes momentos em um mesmo paciente.[2,6,7]

Na avaliação do conteúdo do discurso do paciente é possível identificar as alterações de humor e pensamento, bem como a linguagem. O afeto do paciente é identificado pelo modo como ele expressa suas emoções. Tradicionalmente, as alterações do humor ou do afeto são consideradas as mais importantes na avaliação da depressão, assim como da mania, o que classifica o transtorno depressivo maior e o transtorno bipolar como transtornos do humor. Todavia, mais recentemente isso tem sido questionado. As alterações relacionadas com a energia vital e a atividade psicomotora têm sido apontadas por alguns autores como sendo, na verdade, as fundamentais. O DSM-5 ressalta, inclusive, essas características para formulação diagnóstica.[2,6,7,9]

Ao longo da entrevista, observam-se ainda variações na expressão facial, postura, tom de voz, brilho nos olhos, utilização das mãos, movimentos corporais e respiração.[6]

Segue uma lista de alguns termos e expressões que caracterizam as alterações psicopatológicas mais observadas nos transtornos de humor.[2,5,7,10]

Alterações da conação

- **Conação:** atividade psíquica direcionada à ação, compreende os impulsos e a vontade.
- **Hipobulia:** diminuição global da conação.
- **Abulia:** abolição global da conação.
- **Hipocinesia:** inibição, retardo ou alentecimento psicomotor; consiste em diminuição generalizada dos movimentos voluntários, que ficam mais lentos e menos frequentes.
- **Acinesia ou estupor:** psicomotricidade abolida; o indivíduo fica imóvel durante longos períodos.
- **Hipercinesia:** exaltação ou agitação psicomotora.
- **Anorexia:** como sintoma, é a diminuição do apetite.
- **Hiperfagia:** aumento da ingesta de alimentos.
- **Hipersexualização:** aumento da libido.
- **Insônia:** dificuldade no sono, que pode ser inicial, intermediária ou final. Também pode ocorrer diminuição da necessidade de sono, que é característica do episódio maníaco.
- **Insônia inicial:** dificuldade em iniciar o sono (geralmente mais de 40 minutos).
- **Insônia intermediária:** despertares noturnos com saídas da cama, mas retorno ao sono.
- **Insônia final:** desperta mais cedo que o necessário, sem conseguir voltar a dormir.
- **Hipersonia:** aumento da quantidade de horas totais de sono.

Alterações da atenção

- **Hipoprosexia:** diminuição global da atenção.
- **Hipotenacidade:** dificuldade em manter a atenção.
- **Hipertenacidade:** aumento da atenção em determinada vivência.

Alterações da sensopercepção

- **Hipoestesia:** percepção dos estímulos com menor intensidade.
- **Hiperestesia:** percepção dos estímulos com maior intensidade.

Podem ocorrer ainda diferentes tipos de ilusões ou alucinações em episódios de humor associados à psicose. Essas alterações geralmente apresentam conteúdo compatível com o polo do humor alterado.

Alterações da orientação

- **Desrealização:** desorientação alopsíquica; o indivíduo tem dificuldade em identificar-se no tempo (dia, mês, ano, hora) e no espaço (local onde está).
- **Despersonalização:** desorientação autopsíquica; vivência de estranheza quanto a si próprio ou sua própria identidade.

Alterações da memória

- **Prejuízo de memória imediata, recente ou remota.**
- **Alomnésia:** alteração qualitativa da memória em que algumas lembranças são deturpadas pelo indivíduo e tornam-se inadequadamente carregadas de tristeza, ruína ou autorreprovação.

- **Hipermnésia:** percepção de que determinados fatos são recordados com excessiva frequência, intensidade ou riqueza de detalhes.

Alterações do humor e do afeto

- **Anedonia:** incapacidade de sentir prazer.
- **Apatia:** incapacidade de sentir afetos, diminuição da excitabilidade emotiva e afetiva.
- **Inadequação do afeto ou paratimia:** reação incongruente a situações existenciais ou a determinados conteúdos ideativos.
- **Hipotimia:** tristeza característica da síndrome depressiva.
- **Hipertimia:** exaltação, alegria ou irritabilidade patológica.
- **Euforia:** humor morbidamente exagerado, no qual predomina um estado de alegria intensa e desproporcional à circunstância.
- **Elação:** além da alegria patológica, há uma expansão do eu, uma sensação subjetiva de grandeza e de poder.
- **Exaltação afetiva:** alteração quantitativa da afetividade.
- **Rigidez afetiva:** perda da flexibilidade na expressão afetiva.
- **Labilidade afetiva e incontinência afetiva:** são os estados nos quais ocorrem mudanças súbitas e imotivadas do humor, sentimentos e emoções. O indivíduo oscila de maneira abrupta, rápida e inesperada de um estado afetivo para outro.

Alterações do pensamento

Podem ocorrer alterações referentes ao curso, à forma ou ao conteúdo do pensamento:

- **Alterações do curso:** aumento ou diminuição da velocidade do pensamento.
- **Alterações da forma:**
  - **Perseveração:** o indivíduo, em seu discurso, sempre volta aos mesmos temas ou não consegue sair deles.
  - **Tangencialidade:** o indivíduo tende a divagar sobre o assunto.
  - **Circunstancialidade:** compartilha informação excessiva e redundantemente.
- **Alterações do conteúdo:** podem ser encontradas ideias deliroides ou delírios que decorrem diretamente da alteração do humor. Exemplos de ideias delirantes ou delírios, presentes nos transtornos do humor, são grandiosidade, paranoia, ruína, culpa, hipocondria ou negação.

Alterações da linguagem

- **Bradilalia:** lentificação da fala.
- **Oligolalia ou laconismo:** pouca fala.
- **Taquilalia:** aceleração da fala.
- **Verborragia:** aceleração extrema da fala com possível perda da associação dos assuntos.

É fundamental que, ao longo do ensino da semiologia psiquiátrica, o aluno busque observar todas as alterações do humor descritas neste capítulo, pois o melhor entendimento dessas situações ocorre com a prática da visualização e o entendimento do paciente. O aluno perceberá que alguns pacientes comentam prontamente como se sentem, muitas vezes não só pela linguagem, mas com a postura e o tom de voz. Outros pacientes precisam ser gentilmente inquiridos, geralmente aqueles com depressão ou distimia. A percepção do afeto durante a entrevista pode auxiliar a anamnese. Quando o paciente identifica que o entrevistador está conectado com seus sentimentos, melhora a empatia, o que facilita o desenvolvimento do vínculo com o médico. Ao longo da entrevista, o entrevistador não deve confrontar ou concordar com o discurso do paciente, mas mostrar-se de maneira neutra, acolhedora, buscando entender o ponto de vista do paciente, seus sentimentos e teorias. Inquirir o paciente sobre os motivos para sentir-se daquele modo pode ter como efeito o afastamento do paciente. Todo o cuidado deve ser mantido para que se mantenha a empatia, preservando a avaliação adequada do paciente.

Referências

1. Ellis HC, Moore BA. Mood and memory. In: Dalgleish T, Power MJ (eds.) Handbook of cognition and emotion. New York: John Wiley & Sons, 1999.
2. Dalgalarrondo P. Psicopatologia e semiologia dos transtornos mentais. Porto Alegre: Artes Médicas, 2000.
3. Moreno RA, Cordás TA, Nardi AE. Distimia – do mau humor ao mal do humor. 3. ed. Porto Alegre: Artmed, 2010.
4. Carton S. Conscience et émotion. Psychol NeuroPsychiatr Vieil, 2007; 5(4):249-60.
5. Sadock BJ, Sadock VA. Kaplan and Sadock's synopsis of psychiatry: behavioral sciences/clinical psychiatry. 10. ed. Philadelphia: Lippincott Williams and Wilkins, 2007.
6. MacKinnon RA, Michels R, Buckley PJ. A entrevista psiquiátrica na prática clínica. 2. ed. Porto Alegre: Artmed, 2008.
7. Quevedo J, Silva AG. Depressão – teoria e clínica. Porto Alegre: Artmed, 2013.
8. Knapp P, Beck AT. Fundamentos, modelos conceituais, aplicações e pesquisa da terapia cognitiva. Rev Bras Psiquiatr 2008; 30(II):54-64.
9. American Psychiatric Association. Diagnostic and statistical manual of mental disorders – DSM 5. 5. ed. Washington DC: American Psychiatric Press, 2013.
10. Oliveira JM, Lima RP. O exame do estado mental. Pelotas: Editora UFPel, 2000.

Ansiedade

CAPÍTULO 13

Carolina Blaya • Ygor Arzeno Ferrão • Renata Felipe

CONCEITOS E EPIDEMIOLOGIA

Manifestação clínica caracterizada por sintomas físicos, emocionais e comportamentais, a ansiedade pode ser tanto uma resposta adaptativa às demandas da vida cotidiana como uma manifestação patológica. A ansiedade, enquanto resposta adaptativa a situações de estresse, leva o indivíduo a uma resposta conhecida como "luta ou fuga" e o mobiliza para a adoção de estratégias para resolver o problema. Por isso, é considerada adaptativa.[1] Em outras ocasiões, a ansiedade pode ser considerada patológica, quando é uma apresentação clínica de transtornos psiquiátricos, doenças clínicas ou mesmo uso/abstinência de substâncias.

A ansiedade difere do medo, uma vez que o medo é uma resposta emocional a uma ameaça iminente real ou percebida, enquanto a ansiedade é a antecipação de uma ameaça futura.[2] Embora esses dois conceitos se sobreponham, eles diferem em um ponto: o medo está mais associado à resposta de "luta ou fuga", ao passo que a ansiedade frequentemente está associada à tensão muscular e à vigilância em preparação para ameaças futuras ou a comportamentos evitativos.[2] A ansiedade também pode se referir a um traço de personalidade, no qual alguns indivíduos ficam facilmente alarmados e consequentemente evitam situações novas.[3]

A ansiedade pode ser diagnosticada como um transtorno quando ocorre com muita frequência, grande intensidade ou em situações inapropriadas. Desse modo, a ansiedade normal e a patológica não se diferenciam pela natureza dos sintomas, mas pela duração, frequência e grau de interferência na vida do indivíduo. Cabe então ao clínico distinguir a ansiedade normal da patológica, bem como diagnosticar a síndrome clínica subjacente e a etiologia para o manejo mais adequado.

A prevalência dos transtornos de ansiedade na população em geral varia a 10% a 25%.[4,5] Em clínicas médicas especializadas, a prevalência atinge taxas de 27% a 50%. A Tabela 13.1 lista as prevalências dos transtornos de ansiedade. Salienta-se que embora o transtorno obsessivo-compulsivo esteja incluído na tabela dos transtornos de ansiedade, o DSM-5 aloca esse transtorno em outro grupo de patologias. Da mesma maneira, o transtorno de estresse pós-traumático não faz mais parte dos transtornos de ansiedade.

No Brasil, um estudo realizado em três centros (Brasília, Porto Alegre e São Paulo) encontrou taxas de 9,6% a 17,6% para os transtornos de ansiedade em geral (fobias variaram de 7,7% a 16,7% e transtorno obsessivo-compulsivo variou de 0,7% a 2,7%). Interessante observar que as taxas de transtornos de ansiedade encontradas nesse estudo representaram praticamente o dobro das encontradas para quadros depressivos (até 10,6%).[6]

MANIFESTAÇÕES CLÍNICAS

Os sinais e sintomas da ansiedade ocorrem tanto no nível somático, predominantemente devido à ativação do sistema autonômico, como no nível psíquico, conforme observado no Quadro 13.1. Dentre as manifestações clínicas somáticas, destacam-se taquicardia, sudorese, aumento do peristaltismo, náusea, tremores, dispneia, sensação de asfixia, dor torácica ou abdominal, tonturas, sensação de desmaio, parestesias, calafrios ou ondas de calor.

No nível psíquico, destacam-se os sintomas de tensão, nervosismo, apreensão, desrealização (ter a impressão de que as coisas em volta são estranhas ou irreais), despersonalização (sentir-se desligado do todo ou de parte de seu corpo), medo de perder o controle, medo de enlouquecer e medo de morrer.

Tabela 13.1 Prevalência dos transtornos de ansiedade estratificados para gênero no Brasil[6]

Transtorno	Gênero masculino	Gênero feminino
Transtorno do pânico	0,3% a 0,8%	0,9% a 1,2%
Agorafobia	0,9% a 3,4%	4,2% a 7,8%
Transtorno de ansiedade social	0,9% a 1,7%	1,5% a 2,6%
Fobia específica	2,3% a 7,3%	6% a 15,7%
Transtorno obsessivo-compulsivo	0,9% a 1,9%	1,7% a 2,2%

Quadro 13.1 Principais sinais e sintomas de ansiedade

Somáticos	Psíquicos
Sintomas cardiovasculares: taquicardia, dor no peito	Tensão, nervosismo e apreensão
Sintoma gastrointestinais: aumento do peristaltismo, dor abdominal, náuseas	Desrealização (sensações de irrealidade), despersonalização (estranheza referida a si próprio)
Sintomas respiratórios: dispneia, sensação de asfixia	
Sintomas neurológicos: tontura, sensação de desmaio, tremores, calafrios, parestesias	Medo de perder o controle, medo de enlouquecer e medo de morrer

A ansiedade pode se manifestar em episódios ou "ataques", conhecidos como crises de ansiedade, ou ainda de maneira mais crônica ou flutuante:

- **Crises de ansiedade:** conhecidas como ataques de pânico, caracterizam-se por medo ou desconforto físico intenso devido à alta ativação autonômica, que atinge um pico máximo em poucos minutos, podendo ser entendido como sensação de morte iminente, juntamente com os sintomas supracitados.[2]

  Ataques de pânico podem ocorrer em qualquer transtorno de ansiedade, bem como em outros transtornos psiquiátricos (transtornos depressivos, transtorno de estresse pós-traumático, transtorno de uso de substância) e também em algumas patologias clínicas (por exemplo, cardíaca, respiratória, vestibular, gastrointestinal).[2] Como os sintomas de um ataque de pânico são predominantemente físicos, frequentemente os indivíduos com esse sintoma procuram um médico generalista ou emergência clínica.

- **Ansiedade no estado flutuante:** cosiste nos mesmos sintomas de ansiedade, no entanto esses sintomas se apresentam de maneira mais constante, sem identificação de um pico ou uma crise. Exemplo dessa condição é o transtorno de ansiedade generalizada, no qual a ansiedade é persistente e crônica.

ETIOLOGIA

A ansiedade pode estar relacionada com uma *condição médica* e outros fatores orgânicos, o *uso ou abstinência de substâncias* ou algum outro *transtorno psiquiátrico*.

Condições médicas

No contexto das condições médicas gerais, a ocorrência de sintomas de ansiedade concomitantes é bastante comum. O Quadro 13.2 ilustra, de maneira sumária, os principais diagnósticos diferenciais. Sanna e cols.[7] avaliaram as principais comorbidades clínicas em pacientes do sexo masculino com transtornos de ansiedade e, após ajuste das variáveis confundidoras, observaram que estão mais associadas a doenças da tireoide, doença do refluxo gastroesofágico e outras doenças gastrointestinais e psoríase. Embora o estudo não estabeleça a relação temporal entre o transtorno de ansiedade e a comorbidade clínica, é válido para ilustrar as condições clínicas mais associadas aos sintomas de ansiedade.[7]

Os sistemas diagnósticos DSM e CID descrevem ainda o diagnóstico de ansiedade secundária a condições médicas. Nesses casos, podem ocorrer ataques de pânico ou ansiedade, nos quais há evidência na história, no exame físico e em exames laboratoriais de que esses sintomas são consequências de uma condição clínica e não são mais bem justificados por outro transtorno mental concomitante ou *delirium*.[2] A seguir, descrevemos os sintomas de ansiedade nos diversos contextos clínicos.

Doenças cardiovasculares

A ansiedade pode se apresentar como manifestação de cardiopatias subjacentes, como, por exemplo, taquicardia atrial paroxística, doença coronariana e insuficiência cardíaca. Pode ser vista não apenas como um sintoma da doença coronariana, mas como um fator que causa impacto negativo na evolução dessa doença.[8]

Dentre os transtornos de ansiedade, o que mais mimetiza uma doença cardiovascular é o transtorno do pânico. Em geral, o paciente com transtorno do pânico é jovem, predominantemente do sexo feminino, e apresenta os sintomas de ansiedade, como dor no peito, sudorese, taquicardia e mal-estar intenso, em geral limitados (cerca de 30 minutos). Alguns desses sintomas são semelhantes aos de síndromes cardiológicas e, por serem sintomas eminentemente clínicos, muitos pacientes buscam os serviços de emergências.

Nesses contextos, é importante destacar que nas crises do transtorno do pânico os pacientes tendem a estabelecer associações com indícios interoceptivos e exteroceptivos ligados às crises, e geralmente as crises passam a ocorrer em determinadas situações, como, por exemplo, dentro de um ônibus ou em locais fechados. Essas crises são conhecidas como crises situacionais. A dor torácica tem um padrão mais atípico e, em geral, os sintomas são autolimitados, durando em torno de 30 minutos. Na síndrome coronariana, por outro lado, o paciente frequentemente apresenta outros fatores de risco para doença cardíaca, os sintomas tendem a ser mais persistentes e a dor torácica, mais típica.

A dor torácica representa cerca de 10% das queixas na prática clínica ambulatorial,[1] e alguns centros observam que essa queixa representa até 5% dos atendimentos em emergências.[9] No Canadá, cerca de 400 mil pacientes por ano comparecem a uma emergência por apresentar dor torácica não explicável e, nesses casos, ataque de pânico é a condição mais frequentemente associada.[9]

Doenças endócrinas

As alterações da tireoide frequentemente estão associadas a alterações de humor, sendo o hipertireoidismo mais asso-

Quadro 13.2 Principais diagnósticos diferenciais do transtorno do pânico	
Doenças cardiovasculares	Insuficiência cardíaca, anemia, hipertensão, infarto agudo do miocárdio
Doenças endócrinas	Hipotireoidismo, hipertireoidismo, hiperparatireoidismo, feocromocitoma, síndrome carcinoide
Doenças respiratórias	Asma, doença broncopulmonar obstrutiva crônica, embolia pulmonar
Doenças neurológicas	Epilepsias, acidente vascular encefálico, disfunção vestibular
Relacionado com uso/ abuso de substâncias ou síndrome de abstinência	Álcool, cocaína, maconha, tabaco e medicamentos anestésicos e anticolinérgicos
Síndromes psiquiátricas	Transtorno do pânico, transtorno de ansiedade social, fobia específica, depressão, transtorno de ansiedade generalizada

ciado à ansiedade e à depressão.[10] No que tange à ansiedade, caracteristicamente, pacientes com hipertireoidismo podem apresentar taquicardia, sudorese e agitação. Já o hipotireoidismo frequentemente está associado aos sintomas depressivos, aos quais muitas vezes se sobrepõem sintomas ansiosos.

Alguns estudos prospectivos evidenciaram que o tratamento efetivo do hipertireoidismo no contexto dos transtornos de humor reduz igualmente os sintomas de humor e da patologia da tireoide, embora existam situações em que o paciente permanece com sintomas psiquiátricos a despeito da estabilização hormonal.[10] Apesar disso, a triagem para patologias da tireoide com o nível sérico de TSH é recomendada tanto em síndromes ansiosas como depressivas, bem como seu tratamento adequado.

O hiperparatireoidismo, distúrbio generalizado do metabolismo ósseo devido à maior secreção de paratormônio (PTH), também pode cursar com crises de ansiedade, ainda que de forma pouco comum. Webber e cols.[11] avaliaram sintomas de ansiedade e depressão em pacientes com hiperparatireoidismo primário antes e depois da paratireoidectomia e em pacientes de controle. Foram observados maiores escores de sintomas de ansiedades em pacientes com a condição clínica quando comparados aos pacientes de controle, bem como redução dos sintomas após o tratamento da doença de base.[11] Apesar da baixa prevalência dessa condição médica, a avaliação laboratorial do hiperparatireoidismo deve incluir a medida sérica de cálcio, caso exista suspeição clínica.

O feocromocitoma é um tumor produtor de catecolaminas da medula suprarrenal ou do tecido paraganglionar extrassuprarrenal que pode se manifestar com episódios paroxísticos de hipertensão arterial, cefaleia grave, palpitações, sudorese, alterações vasomotoras, parestesia, ansiedade e dispneia. Esse espectro de sintomas se sobrepõe às características de uma crise de ansiedade. Apesar da baixa incidência do feocromocitoma, com taxa anual de dois casos por milhão na população geral,[12] é um importante diagnóstico diferencial das crises de ansiedade que cursam com hipertensão e cefaleia.[1] O diagnóstico é sugerido pela dosagem elevada dos níveis plasmáticos de metanefrinas ou metabólitos urinários das catecolaminas em amostras de urina de 24 horas.

Doenças gastrointestinais

A síndrome do intestino irritável é uma doença crônica caracterizada por hábitos intestinais alterados e dor abdominal, na ausência de patologia orgânica que justifique os sintomas. Apesar de ter algumas explicações e gatilhos biológicos que justifiquem os sintomas, existe uma relação com fatores psicológicos.[13] Transtorno de ansiedade,[14] síndromes depressivas e somatização[13] são as principais comorbidades psiquiátricas associadas ao quadro.

Essa taxa de comorbidades psiquiátricas é ainda maior em pacientes que busquem voluntariamente o sistema de saúde em razão da síndrome do intestino irritável.[13] Como a síndrome do intestino irritável é a doença gastrointestinal mais comum na prática médica,[13] e dada a elevada prevalência de depressão e transtornos de ansiedade nesses pacientes, são

sugeridos um manejo tranquilizador e uma relação de apoio entre médico e paciente, além de psicoterapia em casos mais graves e refratários.[15]

Doenças respiratórias

Pacientes com doenças respiratórias, como asma e doença broncopulmonar obstrutiva crônica, estão mais propensos a apresentar síndromes depressivas e ansiosas, quando comparados a grupos de controle.[16] Apresentam ainda chance aumentada de desenvolver ataques de pânico.[17] Desse modo, esses pacientes devem ser cuidadosamente avaliados em relação ao transtorno do pânico e outros transtornos de ansiedade com vistas à melhora da qualidade de vida e do prognóstico da doença.

Uso de substâncias ou síndromes de abstinência

Os transtornos de ansiedade podem estar relacionados com a dependência química em dois contextos: como uma comorbidade associada ou como um transtorno secundário ao uso dessas substâncias. Na primeira situação, o transtorno de ansiedade social está associado a dependência química em 42% dos casos em amostras clínicas avaliadas em unidades de tratamento para uso de substâncias.[18] Além disso, aumenta o risco de dependência química e uso abusivo de álcool.[18]

Quando os sintomas de ansiedade são secundários à dependência de álcool ou substâncias, os sistemas diagnósticos CID-10 e DSM-5 os caracterizam como sintomas de ansiedade predominantes no quadro clínico que ocorrem durante ou imediatamente após a intoxicação com a substância ou medicamento, e não são mais bem explicados por outro transtorno de ansiedade prévio ou *delirium*.[2] Podem ocorrer associados a diversas substâncias, como álcool, cafeína, cocaína, maconha, inalantes e alucinógenos, bem como medicações, como anestésicos, analgésicos, simpaticomiméticos, anticolinérgicos e anticonvulsivantes. Alguns metais pesados e toxinas, como inseticidas organofosforados, substâncias voláteis e monóxido de carbono também podem estar relacionados com sintomas de ansiedade.[2]

Transtornos psiquiátricos

Os sintomas de ansiedade podem estar presentes, em maior ou menor grau, em diversos transtornos psiquiátricos, seja na forma de algum sintoma isoladamente, como a depressão com sintomas de ansiedade, seja na forma de uma síndrome de ansiedade como comorbidade, como a esquizofrenia com transtorno de ansiedade generalizada associada. Podem ainda ser uma manifestação clínica adicional a outras alterações de hierarquia superior. Por exemplo, um paciente com esquizofrenia com delírios persecutórios e alucinações auditivas provavelmente vai apresentar ansiedade ao pensar que está sendo perseguido. No entanto, se os sintomas de ansiedade se referirem aos sintomas psicóticos, não deve ser feito nenhum diagnóstico psiquiátrico adicional.

Os ataques de pânico, como descrito anteriormente, não se configuram como transtorno do pânico e podem ocorrer em qualquer transtorno de ansiedade, bem como em outros transtornos psiquiátricos ou patologias clínicas. Estudos epidemiológicos demonstraram que ataques de pânico ocorrem em mais de 22% da população.[19] A seguir, descrevemos algumas das principais características dos transtornos de ansiedade e sua apresentação clínica:

- **Fobia específica:** o paciente com fobia específica tem como característica principal a sensação de medo e ansiedade acentuados e circunscritos à presença de uma situação particular ou objeto (animais, avião, elevador, entre outros), que passa a ser evitada pelo paciente. Nos EUA, a prevalência estimada por ano é de 7% a 9%.[2] As crises de ansiedade na fobia específica estão relacionadas com a exposição à situação considerada fóbica pelo paciente.
- **Transtorno de ansiedade social:** caracteriza-se por medo ou ansiedade acentuados em relação a uma ou mais situações sociais, de desempenho ou exposição a terceiros, como reuniões festivas, comer ou escrever na frente de estranhos – situações que são evitadas pelo paciente. Nos EUA, a prevalência é estimada em 7%.[2] A ansiedade está relacionada com a exposição à situação social temida, podendo assumir a forma de um ataque de pânico.
- **Transtorno de ansiedade generalizada:** pacientes com esse transtorno apresentam um padrão de excessiva ansiedade e preocupação em relação a diversos eventos ou atividades, na maior parte dos dias, com intensidade, duração e frequência desproporcionais, por um tempo mínimo de 6 meses. A ansiedade, nesse transtorno, também se relaciona com sintomas somáticos, como tensão muscular, irritabilidade, dificuldade de dormir e inquietação, e de apresentação mais contínua.[2]
- **Transtorno do pânico:** pacientes com esse transtorno apresentam ataques de pânico espontâneos e inesperados, acompanhados de pelo menos 1 mês de medo persistente de ter uma nova crise ou de suas possíveis consequências, ou uma mudança comportamental maladaptativa em função dos ataques.[2] Pode estar acompanhado de agorafobia (medo em duas ou mais situações, como ao usar transporte público, em espaços abertos, espaços fechados, fila ou multidão, ou estar sozinho fora de casa).

AVALIAÇÃO DO PACIENTE

Aspectos propedêuticos

Para a avaliação do paciente com ansiedade é importante entender a cronologia dos sintomas, as situações em que ocorrem e os pensamentos a eles associados. No caso da crise de ansiedade, os sintomas iniciam de maneira aguda e atingem o pico de intensidade em 10 minutos, regredindo em um período que pode variar de alguns minutos até 2 horas. É comum que os pacientes permaneçam em um estado ansioso prolongado após a crise; no entanto, os pacientes caracterizam precisamente a crise de ansiedade como um período de ansiedade muito intenso.

Na ectoscopia, o paciente em geral se apresenta com fácies demonstrando tensão e apreensão. Durante a entrevista e a avaliação do paciente, é possível observar os sintomas de ansiedade alterando as funções psíquicas do exame do estado mental: o paciente pode apresentar-se com um afeto ansioso, muitas vezes com inquietude, remexendo-se na cadeira, movimentando as mãos e frequentemente com hipervigilância.

Associado aos sintomas somáticos e psíquicos já citados, o paciente apresenta um conjunto de crenças relacionadas com a origem e a continuidade das crises. Os ataques de pânico derivariam de interpretações catastróficas equivocadas sobre algumas manifestações corporais, situações ou lugares que não afetariam de modo relevante a maioria dos indivíduos, ou seriam consideradas normais. Essas interpretações catastróficas significariam um perigo iminente e acionariam sensações corporais que confirmariam essas interpretações, propagando os sintomas.

Diante disso, o paciente tem sintomas físicos e psíquicos que refletem essas crenças. Durante a avaliação inicial, não se deve confrontar ou concordar com as crenças do paciente, mas manter uma conduta acolhedora e neutra. É importante uma abordagem que ajude a explorar, de maneira empática, o foco do medo, das crenças e dos pensamentos do paciente.

Aspectos de investigação etiológica

Sugere-se, por meio da história clínica e do exame físico, observar a possibilidade de doenças clínicas subjacentes que causem os sintomas ou o uso ou a abstinência de medicamentos ou drogas, incluindo álcool, cafeína, cocaína e nicotina, entre outros. Caso os sintomas não possam ser explicados por essas condições, deve-se proceder à avaliação diagnóstica para transtornos psiquiátricos.

Consideram-se sinais de alarme para uma condição clínica sintomas que se iniciam após os 45 anos de idade e a presença de sintomas atípicos, como vertigem genuína, perda de consciência, cefaleia, amnésia, alteração de marcha e perda de controle esfincteriano.[1]

De acordo com os sinais e sintomas de ansiedade que o paciente venha a apresentar, avaliam-se os diagnósticos diferenciais e a necessidade de uma avaliação complementar. Sugere-se como avaliação laboratorial inicial de um paciente com ataque de pânico: hemograma completo, TSH, raios X, eletrocardiograma (ECG), eletrólitos e toxicológico de urina, com a ressalva de que essa investigação deve ser pautada por um contexto clínico e, muitas vezes, apenas a anamnese será suficiente para o diagnóstico.[1]

O conhecimento adequado da semiologia da ansiedade possibilita ao clínico a suspeição diagnóstica e a capacidade de avaliar a magnitude do sintoma. Com isso pode realizar um atendimento que vise à avaliação precoce de eventos ameaçadores à vida, como cardiopatias e doenças pulmonares, e realizar manejo inicial e encaminhamento adequados, no caso de transtornos psiquiátricos específicos.

Referências

1. Manfro GG, Blaya C, Salum GA. Ansiedade aguda: ataques de pânico. In: Quevedo J, Schimitt R, Kapczinski F et al. (eds.) Emergências psiquiátricas. 2. ed. Porto Alegre: Artmed, 2008:197-218.
2. Association AP. Diagnostic and statistical manual of mental disorders (DSM-5). 5. edition. Washington, 2013.
3. Cloninger CR. A unified biosocial theory of personality and its role in the development of anxiety states. Psychiatr Dev 1986; 4(3):167-226.

4. Moffitt TE, Caspi A, Taylor A et al. How common are common mental disorders? Evidence that lifetime prevalence rates are doubled by prospective versus retrospective ascertainment. Psychol Med 2010; 40(6):899-909.

5. Regier DA, Narrow WE, Rae DS. The epidemiology of anxiety disorders: the Epidemiologic Catchment Area (ECA) experience. Journal of Psychiatric Research 1990; 24(2):3-14.

6. Almeida-Filho N, Mari J, Coutinho E et al. Brazilian multicentric study of psychiatric morbidity. Methodological features and prevalence estimates. Br J Psychiatry 1997; 171:524-9.

7. Sanna L, Suart AL, Pasco JA. Physical comorbidities in men with mood and anxiety disorders: a population-based study. BMC Med 2013; 11:110.

8. Thurston RC, Rewak M, Kubzansky LD. An anxious heart: anxiety and the onset of cardiovascular diseases. Prog Cardiovasc Dis 2013; 55(6):524-37.

9. Foldes-Busque G, Denis I, Poitras J, Fleet RP, Archambault P, Dionne CE. A prospective cohort study to refine and validate the Panic Screening Score for identifying panic attacks associated with unexplained chest pain in the emergency department. BMJ Open 2013; 3:e003877.

10. Hu LY, Shen CC, Hu YW et al. Hyperthyroidism and risk for bipolar disorders: a nationwide population-based study. PLoS ONE 2013; 8(8):e73057.

11. Weber T, Eberle J, Messelhäuser U et al. Parathyroidectomy, elevated depression scores, and suicidal ideation in patients with primary hyperparathyroidism: results of a prospective multicenter study. JAMA Surg 2013; 148(2):109-15.

12. Zardawi IM. Phaeochromocytoma masquerading as anxiety and depression. Am J Case Rep 2013; 14:161-3.

13. Kabra N, Nadkarni A. Prevalence of depression and anxiety in irritable bowel syndrome: a clinic based study from India. Indian J Psychiatry 2013; 55(1):77-80.

14. Koszycki D, Torres S, Swain JE, Bradwejn J. Central cholecystokinin activity in irritable bowel syndrome, panic disorder, and healthy controls. Psychosom Med. 2005; 67(4):590-5.

15. Reus VI. Transtornos mentais. In: Longo DL, Fauci AS, Kasper DL, Hauser SL, Jameson JL, Loscalzo J. Medicina Interna de Harrison. 18. ed. Porto Alegre: AMaH, 2012:3529-45.

16. Bratek A, Zawada K, Barczyk A, Sozańska E, Krysta K. Analysis of psychoemotional state and intellectual abilities in patients with asthma and chronic obstructive pulmonary disease – preliminary results. Psychiatr Danub 2013; 25 Suppl 2:S207-11.

17. Goodwin RD, Pine DS. Respiratory disease and panic attacks among adults in the united states. Chest 2002; 122(2):645-50.

18. Blaya C, Isolan L, Manfro GG. Comorbidades. In: Nardi AE, Quevedo J, Silva AG. Transtorno de ansiedade social: teoria e clínica. 1. ed. Porto Alegre: Artmed, 2013:73-84.

19. Kessler RC, Chiu WT, Jin R, Ruscio AM, Shear K, Walters EE. The epidemiology of panic attacks, panic disorder, and agoraphobia in the National Comorbidity Survey Replication. Arch Gen Psychiatry 2006; 63(4):415-24.

CAPÍTULO 14

Demência e *Delirium*

Analuiza Camozzato de Padua • *Liana Lisboa Fernandez* • *Cristiano Brum*

INTRODUÇÃO

Delirium e demência são síndromes descritas na primeira grande categoria diagnóstica do capítulo V da décima edição da Classificação Internacional das Doenças (CID-X) como *transtornos mentais orgânicos*[1] e como *transtornos neurocognitivos* na recente revisão da classificação da Associação Psiquiátrica Americana, o DSM-5 (*Diagnostic and Statistical Manual of Mental Disorders*).[2] Ambos compartilham o fato de apresentarem etiologia demonstrável primária, como em doenças, lesões e comprometimentos que afetam o cérebro de maneira direta e seletiva, ou secundária, como em doenças e transtornos sistêmicos em que o cérebro é um dos múltiplos órgãos ou sistemas orgânicos envolvidos. A sintomatologia central de ambos os quadros é o comprometimento cognitivo, porém com aspectos distintos. Ao *delirium* corresponde um comprometimento do nível de consciência, em geral flutuante e reversível à medida que se corrija sua causa, enquanto a síndrome demencial compromete o conteúdo da consciência (funções corticais superiores ou cognitivas), em geral de natureza crônica ou progressiva, sem comprometimento do nível de consciência e irreversível.[1,3]

DELIRIUM

Epidemiologia e fatores de risco

A prevalência de *delirium* varia de 5% a 44% em pacientes hospitalizados, enquanto a incidência, nessa mesma população, varia de 3% a 42%.[4] Aproximadamente um quinto dos pacientes internados apresentará *delirium* em algum momento da internação.[5] Sua presença é um sinal de mau prognóstico, estando associada a maior taxa de mortalidade, maior período de permanência hospitalar,[6] institucionalização e declínio funcional subsequente.[7]

Há fatores de vulnerabilidade basal que aumentam as chances de sua ocorrência. Idade avançada, prejuízo sensorial auditivo e/ou visual, doença cerebral vascular ou neurodegenerativa prévia e transtornos psiquiátricos preexistentes são fatores basais que aumentam as chances de que o *delirium* seja desencadeado por qualquer agente precipitante etiológico.[5,7]

Etiologia

As causas mais frequentes de *delirium* são: uso de substâncias, infecções, distúrbios hidroeletrolitico e ácido-básico, en-

docrinopatias, lesões e/ou doenças do sistema nervoso central (SNC), doenças clínicas sistêmicas graves, câncer e pós-operatório de cirurgia de grande porte, principalmente cirurgias cardíacas, transplantes, traumas e grande queimados.[5]

As medicações mais frequentemente associadas ao desenvolvimento de *delirium* são aquelas com efeito anticolinérgico, os benzodiazepínicos e os opioides.[5] A polifarmácia também aumenta as chances de desencadeamento de *delirium*.[7]

Diagnóstico e quadro clínico

Os critérios diagnósticos descritos no DSM-5 são os seguintes:[2]

A. Perturbação da consciência (isto é, redução da clareza da consciência em relação ao ambiente), com redução da capacidade de direcionar, focalizar, manter ou deslocar a atenção.
B. Surgimento em curto período de tempo (em geral, de horas a dias), com tendência a flutuações no decorrer do dia.
C. Outra alteração na cognição (como déficit de memória, desorientação, perturbação da linguagem, habilidade visuoespacial ou percepção).
D. O distúrbio dos critérios A e C não são secundários a outro distúrbio neurocognitivo preexistente ou a um quadro de coma.
E. Existem evidências, a partir do histórico, do exame físico ou de achados laboratoriais, de que a perturbação é causada por consequências fisiológicas diretas de uma condição médica geral, intoxicação ou abstinência de substâncias.

Além dos achados centrais, descritos acima, o paciente pode apresentar também:[5]

- **Comprometimento cognitivo difuso:** desorientação (tempo, espaço e pessoa), prejuízo de memória (imediata, recente e remota), prejuízo visuoconstrutivo e de função executiva (planejamento, execução, resolução de problemas) e distúrbio de linguagem (dificuldade de encontrar palavras, incapacidade para nomear pessoas e objetos, parafasia [trocar uma palavra por outra], déficit de compreensão, alteração de conteúdo semântico).
- **Sintomas psicóticos:** alucinações, principalmente visuais, e ilusões; delírios de cunho paranoide ou pobremente construídos; alterações do pensamento, como tangencialidade, circunstancialidade e perda de associações.

Seção III • Estado Mental e Comportamento

- **Alteração do afeto:** labilidade emocional, incongruência do humor em relação ao contexto; qualquer humor pode aparecer, como ansiedade, irritabilidade, tristeza, euforia ou raiva.
- **Distúrbio do ciclo sono-vigília:** sonolência diurna ou persistente, sono fragmentado nas 24 horas, troca do dia pela noite (presente em 92% a 97% dos pacientes).
- **Distúrbios autonômicos:** febre, taquicardia, hipertensão, sudorese, palidez ou rubor.[3]
- **Comportamento motor:** hiperativo (com inquietude, agitação, logorreia, irritação, como nos casos de abstinência ao álcool, intoxicação por substâncias psicoativas e efeitos adversos de medicação); hipoativo (com retardo psicomotor, letargia, pouca interação com o ambiente, bradipsiquismo, sonolência, como nos casos de encefalopatia hepática, distúrbios metabólicos e hipoxia).[8] A forma hipoativa está comumente associada a pior prognóstico com possíveis complicações, como úlcera de decúbito, trombose venosa profunda, desidratação

e ingestão alimentar insuficiente, e pode ser confundida com depressão. Em alguns casos, o paciente pode alternar comportamento motor hiper e hipoativo.[8]

Avaliação do paciente

Para o estabelecimento do diagnóstico de *delirium* na prática clínica faz-se necessária a união de elementos de diversas fontes, como a própria observação do paciente, uma avaliação cognitiva breve e a obtenção de informação clínica junto a um informante que tenha uma observação próxima e continuada do paciente (familiar, cuidador, equipe de enfermagem).

A avaliação cognitiva pode ser feita por meio de testes cognitivos à beira do leito, como o *Miniexame do Estado Mental* (MEEM)[9] (Figura 14.1). Durante sua aplicação, o entrevistador poderá evidenciar o prejuízo na atenção ou o comprometimento do nível de consciência (por exemplo, orientação

---

Miniexame do estado mental

Paciente: _____

Data de avaliação: _____ Avaliador: _____

Orientação

1. Dia da semana (1 ponto) ( )
2. Dia do mês (1 ponto) ( )
3. Mês (1 ponto) ( )
4. Ano (1 ponto) ( )
5. Hora aproximada (1 ponto) ( )

6. Local específico (aposento ou setor) (1 ponto) ( )
7. Instituição (residência, hospital, clínica) (1 ponto) ( )
8. Bairro ou próxima (1 ponto) ( )
9. Cidade (1 ponto) ( )
10. Estado (1 ponto) ( )

Memória imediata

Fale 3 palavras não relacionadas. Posteriormente, pergunte ao paciente pelas 3 palavras.
Dê 1 ponto para cada resposta correta. Depois, repita as palavras e certifique-se de que o paciente as aprendeu, pois mais adiante você irá perguntar por elas novamente. ( )

Atenção e cálculo

(100-7) sucessivos, 5 vezes sucessivamente (1 ponto por palavra) ( )

Evocação

Pergunte pelas 3 palavras ditas anteriormente (1 ponto por palavra) ( )

Linguagem

1. Nomear um relógio e uma caneta (2 pontos) ( )
2. Repetir "nem aqui, nem ali, nem lá" (1 ponto) ( )
3. Comando: "pegue este papel com a mão direita, dobre ao meio e coloque no chão" (3 pontos) ( )

4. Ler e obedecer: "feche os olhos" (1 ponto) ( )
5. Escrever uma frase (1 ponto) ( )
6. Copiar um desenho (1 ponto) ( )

Copie o desenho

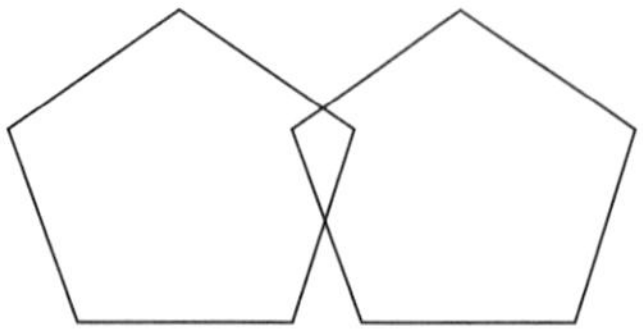

Confusion assessment method (CAM) – Versão resumida traduzida para o português

---

Avaliador: _____ Data: _____ / _____ / _____

Figura 14.1 Miniexame do estado mental (MEEM).[9]

reduzida em relação ao ambiente). Perturbações adicionais na cognição, como comprometimento da memória, da orientação temporal e/ou espacial, da linguagem e/ou da habilidade visuoespacial, também podem ser evidenciadas por meio desse teste de rastreio cognitivo.

Uma revisão cuidadosa da prescrição medicamentosa do paciente é imperativa, assim como a investigação de seus hábitos (por exemplo, uso de álcool ou sua suspensão). A existência de fatores predisponentes descritos anteriormente deve ser investigada junto ao informante.

No exame físico, deve ser observada a presença de sinais neurológicos focais que podem ter sido desencadeados por um acidente vascular encefálico (AVE), traumatismo ou infecção de SNC. Temperatura corporal, sinais vitais, hidratação e coloração das mucosas, presença de dor e estado geral do paciente devem ser avaliados no exame físico, pois são indicadores de doença subjacente que pode causar *delirium*. No caso de situações graves e facilmente reversíveis, como hipoglicemia e hipoxemia, devem ser solicitados oximetria e hemoglicoteste.

É importante salientar que os pacientes com *delirium* manifestam dificuldades de compreensão e comunicação, resultando em incapacidade ou dificuldade em consentir a realização de procedimentos, em aderir aos manejos médicos (arrancam sondas, cateteres, tubo orotraqueal) e em manter adequado nível de higiene e alimentação.

Escalas de avaliação

Uma das escalas mais comumente utilizadas para identificação e reconhecimento de *delirium* é a *Confusion Assessment Method* (CAM),[10] que tem uma versão traduzida e validada para o português.[11] Para completar a CAM é necessário aplicar o MEEM e *span* de dígitos, além de observar o comportamento e as respostas do paciente antes, durante e após a entrevista. Dados obtidos a partir da entrevista com o paciente e os familiares e anotações do prontuário também são úteis para respondê-la. A CAM deverá ser preenchida imediatamente após o término da avaliação, de modo a assegurar a acurácia das informações obtidas. O diagnóstico será sugerido quando todos os itens da caixa 1 forem marcados como "sim" com a presença de, no mínimo, um item "sim" na caixa 2[10] (Figura 4.2).

Exames complementares

O diagnóstico de *delirium* é clínico, e os exames complementares são realizados para investigação dos desencadeantes dessa condição. A solicitação de exames laboratoriais e/ou de neuroimagem deve ser guiada pelos dados obtidos a partir da história clínica. Como *delirium* é um indicador de emergência clínica, um rastreio laboratorial de alterações hidroeletrolíticas, glicose, testes de função renal e hepática, função tireoidiana, hemograma, EQU, exames culturais, gasometria, dosagem de amônia, de vitamina B_{12} e dosagem sérica de algumas

---

INÍCIO AGUDO E CURSO FLUTUANTE   CAIXA 1

1. a. Há evidência de uma alteração aguda no estado mental em relação ao estado basal
   do paciente?   NÃO ( )   SIM ( )
1. b. O comportamento (anormal) flutuou durante o dia, isto é, tendeu a surgir e desaparecer
   ou aumentar e diminuir em gravidade?   NÃO ( )   SIM ( )

DESATENÇÃO (DISTÚRBIO DA ATENÇÃO)

2. a. O paciente teve dificuldades em focalizar sua atenção, por exemplo, distraiu-se facilmente,
   ou teve dificuldade em acompanhar o que estava sendo dito? NÃO ( )   SIM ( )

PENSAMENTO DESORGANIZADO   CAIXA 2

3. a. O pensamento do paciente era desorganizado ou incoerente, com conversação
   dispersiva ou irrelevante, fluxo de ideias ilógicos ou pouco claro, ou mudança
   imprevisível de assunto?   NÃO ( )   SIM ( )

ALTERAÇÃO DO NÍVEL DE CONSCIÊNCIA

4. a. Em geral, como você classificaria o nível de consciência do paciente?

   Alerta (normal)
   Vigilante (hiperalerta)
   Letárgico (sonolento, facilmente acordável)   NÃO ( )
   Estupor (dificuldade para despertar)
   Coma (não desperta)   SIM ( )

Se todos os itens na caixa 1 são SIM e no mínimo um item na caixa 2 é SIM, o diagnóstico de *delirium* é sugerido.

◥ Figura 14.2 Versão reduzida, produzida para o português, da escala *Confusion Assessment Method* (CAM).[10]

medicações e/ou substância tóxica devem ser feitos de acordo com a história e o exame físico. ECG e/ou radiografia de tórax também devem ser feitos de acordo com a suspeita clínica. Punção lombar deve ser feita quando se suspeita de encefalite e/ou meningite, e exames de neuroimagem devem ser solicitados se houver hipótese de AVE ou lesão cerebral estrutural como desencadeante do quadro.

Embora o paciente com *delirium* possa apresentar um padrão de lentificação difusa com aumento de atividades delta e teta e organização pobre dos ritmos de base no eletroencefalograma (EEG), esse exame tem baixas sensibilidade e especificidade para o diagnóstico de *delirium*.[12] Esse exame pode ter alguma utilidade para diferenciar um quadro de depressão de um *delirium* hipoativo e para detectar epilepsias parciais complexas ou estado pós-ictal.

Diagnóstico diferencial

Como alguns pacientes desenvolvem alucinações vívidas, delírios e agitação, esse quadro pode ser confundido com transtornos psicóticos, transtorno afetivo bipolar e depressão com sintomas psicóticos.[2] *Delirium* associado a ansiedade, medo e sintomas dissociativos, como despersonalização, deve ser diferenciado de reação aguda ao estresse, a qual é precipitada por exposição a um evento traumático. Talvez a maior dificuldade seja diferenciar demência de *delirium* a partir da ideia de início agudo e curso temporal, uma vez que indivíduos idosos podem ter um transtorno neurocognitivo prévio, ainda não identificado, ou desenvolver prejuízo cognitivo permanente após um episódio de *delirium*. Sabe-se também que ambos podem ocorrer simultaneamente, uma vez que indivíduos com demência têm maior chance de desenvolver *delirium*. Por isso, faz-se necessário investigar a história pregressa do paciente para reconhecer possíveis perdas cognitivas ao longo dos últimos meses.[2]

DEMÊNCIA

Epidemiologia e fatores de risco

Estima-se, atualmente, um total de 24 milhões de pessoas com demência no mundo. O fator de risco mais consistente para demência é a idade. Com as perspectivas mundiais de aumento do envelhecimento da população, projeta-se que esse número possa subir para 81 milhões em 2040.[13-15] A prevalência de demência no Brasil, em indivíduos com mais de 60 anos de idade, foi estimada entre 5,1% e 19%.[16] O número de novos casos de demência, especialmente demência da doença de Alzheimer (DA), passa de um em cada 100 indivíduos por ano entre 70 e 80 anos, chegando a dois a cada 100 indivíduos por ano entre 79 e 85 anos de idade.[17]

Etiologia

As síndromes demenciais são decorrentes de diversas etiologias: neurodegenerativas (DA, demência de corpos de Lewy [DCL], demência frontotemporal [DFT]), vasculares (demência vascular [DV]), infecciosas, como Creutzfeld-Jacob (DCJ), metabólicas, como hipotireoidismo, e nutricionais, como deficiência de B_{12}.[18] A etiologia mais frequente dos quadros demenciais é a DA, que acomete entre 50% e 80% dos pacientes demenciados, em estudos epidemiológicos, seguida por DV e DCL (10% a 20%) e DFT (10% a 15%). É importante salientar que, em estudos patológicos, mais de um terço das DA apresenta alterações vasculares e vice-versa, caracterizando a demência mista (DM). As causas reversíveis de demência são raras, entretanto seu diagnóstico é de fundamental importância, pois o tratamento adequado pode levar à reversão do declínio cognitivo. Entre elas, salientamos a demência por hipotireoidismo, por deficiência de vitamina B_{12}, a pseudodemência por depressão e por neurossífilis.[18-21]

Diagnóstico

Demência é uma síndrome definida como declínio no funcionamento do dia a dia em um indivíduo por dano cognitivo.[17] O diagnóstico de demência engloba vários níveis de gravidade, desde os estágios mais leves até os mais graves. A presença de sintomas cognitivos ou comportamentais (neuropsiquiátricos) que comprometem as atividades pessoais e/ou laborais da vida diária, representando um declínio nos níveis anteriores de funcionamento do paciente, e a exclusão do diagnóstico de *delirium* ou outro transtorno psiquiátrico maior asseguram o diagnóstico de síndrome demencial.[1,2,22]

Avaliação do paciente

A história da doença obtida por intermédio do paciente e de um informante confiável e uma avaliação cognitiva objetiva (desde o exame do estado mental à beira do leito até a testagem neuropsicológica, se necessária) são fundamentais para o diagnóstico. Deve haver, no mínimo, dois dos seguintes grupos de sintomas:

- Perda da habilidade em adquirir e lembrar-se de novas informações (por exemplo, repetição de perguntas ou conversas, perda de objetos pessoais, esquecimento de eventos ou compromissos).
- Prejuízo no raciocínio, na execução de tarefas complexas e julgamento empobrecido (por exemplo, má compreensão dos riscos para segurança, incapacidade de gerir as finanças, tomada de decisões prejudicada, incapacidade de planejar atividades sequenciais ou complexas).
- Habilidades visuoespaciais prejudicadas (por exemplo, incapacidade de reconhecer rostos e objetos comuns ou de encontrar objetos ao alcance – apesar de boa acuidade visual – e incapacidade em operar utensílios simples ou vestimentas).
- Alteração da linguagem – fala leitura, escrita (por exemplo, dificuldade em achar palavras ao falar, substituições de palavras por explicações, hesitações, erros ao escrever, falar ou soletrar).
- Alterações na personalidade e/ou no comportamento (por exemplo, flutuações de humor, agitação, desmotivação, diminuição da iniciativa, apatia, retraimento social, diminuição de interesse em atividades prévias, perda de empatia, comportamentos obsessivo-compulsivos ou socialmente inaceitáveis).[1,22]

O diagnóstico diferencial das diversas etiologias de demência é fundamental para a escolha da abordagem terapêutica, assim como para a definição do prognóstico. Alguns aspectos clínicos podem ajudar. A DA caracteriza-se por preencher os critérios de demência, apresentar início insidioso, curso progressivo e, mais comumente, apresentar comprometimento de memória recente como sintoma inicial e principal. A presença de comprometimento cognitivo e funcional, ocorrendo dentro de 3 meses após um evento cerebrovascular, aponta para o diagnóstico de uma demência de etiologia vascular (DV), geralmente com início abrupto e declínio "em degraus". Nos exames de neuroimagem, múltiplas lesões vasculares em estruturas corticais ou subcorticais são típicas da DV. A presença de parkinsonismo (hipertonia, bradicinesia, tremor), alucinações visuais, flutuações na consciência, alterações do sono, sensibilidade a neurolépticos e delírios, acompanhando comprometimento cognitivo no primeiro ano da doença, sugerem DCL. As flutuações na consciência que ocorrem na DCL podem ser confundidas com *delirium*. No caso da demência da doença de Parkinson (DDP), o diagnóstico de Parkinson costuma preceder o declínio cognitivo com intervalo maior que 1 ano. Mudança dramática na personalidade ou rápido declínio nas funções linguísticas sugerem DFT. Pacientes com a variante comportamental da DFT podem apresentar prejuízo no comportamento social e nos autocuidados, bem como incapacidade de manejar tarefas complexas, desproporcionais ao declínio na memória. Pode haver também conduta rude, insensível ou sexualmente inapropriada em indivíduos previamente funcionais. Outra forma de apresentação da DFT é com prejuízo predominante e rápido na linguagem, acompanhado de disfunção executiva. Embora raras, demências de rápida evolução como a DCJ, devem ser consideradas no diagnóstico diferencial. Declínio na cognição que se desenvolve dentro de semanas a meses, acompanhado de achados neurológicos (mioclonias, ataxias), sugere essa etiologia. A presença de proteína 14-3-3 no liquor e alterações eletroencefalográficas ajudam a corroborá-lo.[19-22]

Escalas de avaliação

A avaliação neuropsicológica abreviada mais utilizada para comprovar o diagnóstico de demência compreende os seguintes testes:

- **MEEM**[9] (Figura 14.1): possibilita a avaliação de orientação temporal e espacial, memória, atenção e cálculo, linguagem, praxias e habilidades construtivas. O escore máximo é igual a 30 pontos. O ponto de corte mais frequentemente utilizado para indicar comprometimento cognitivo é 24. No entanto, estudos sugerem que, em indivíduos com escolaridade mais alta (> 8 anos), o ponto de corte ajustado seria 28, enquanto em indivíduos com baixa escolaridade ou analfabetos o escore seria 17.[23]
- **Fluência verbal:** o indivíduo deverá falar o maior número de palavras de uma categoria (por exemplo, animais) durante 60 segundos. A pontuação do teste consiste na soma correta das palavras, sem levar em conta as repetições. Os

pontos de corte sugeridos são 9 para analfabetos, 12 para 1 a 7 anos de escolaridade e 13 para 8 ou mais anos de escolaridade.[24]
- **Desenho de relógio:** pede-se ao indivíduo que desenhe um relógio redondo com todos os números dentro e coloque os ponteiros marcando 15 para as 3. O escore do teste pode variar de 0 a 10[25] ou de 0 a 5 (1 ponto para o círculo, 1 ponto para os números, 1 ponto para números simetricamente distribuídos, 1 ponto para presença de dois ponteiros, 1 ponto para hora correta).[26]
- **Questionário de atividades funcionais de Pfeffer:**[27] respondido pelos familiares, detecta o grau de comprometimento na realização de tarefas diárias pelo paciente. Esse instrumento avalia os sujeitos em 10 atividades da vida diária (com escores variando de 0 a 30); escores acima de 5 indicam prejuízo funcional (mínimo = 0, máximo = 30).[28]
- **Escala geriátrica para depressão (GDS):**[29] questionário de 15 perguntas aplicado ao paciente, visando excluir depressão. Escores: 5 pontos = ausência de depressão; 6 a 10 pontos = depressão leve a moderada; > 10 pontos = depressão grave.[30]
- *Clinical Dementia Rating* **(CDR):**[31] escala para estadiamento da doença. Analisam-se um questionário realizado com familiar e testagens com o paciente, pontuando o grau de comprometimento em cinco áreas: memória, orientação, julgamento e solução de problemas, assuntos na comunidade, lar e passatempos, cuidados pessoais. Conforme a distribuição do comprometimento do paciente nas diferentes áreas, classifica-se o estágio da demência em: 0 = indivíduo normal; 0,5 = CCL; 1 = demência leve; 2 = demência moderada; 3 = demência grave.[32]

É importante lembrar que a escolaridade do paciente, bem como a presença de prejuízo sensorial auditivo e/ou visual, pode interferir no desempenho nos testes independentemente da presença de alguma condição que cause prejuízo cognitivo.

Exames complementares

Os exames laboratoriais recomendados pela Academia Brasileira de Neurologia são: hemograma completo, creatinina sérica, hormônio tireoestimulante, albumina, enzimas hepáticas, vitamina B_{12}, ácido fólico, cálcio, reações sorológicas para sífilis e, em pacientes com idade inferior a 60 anos com apresentações clínicas atípicas ou com sintomas sugestivos, sorologia para HIV, visando descartar demências reversíveis. A tomografia computadorizada de crânio, ou, de preferência, a ressonância nuclear magnética cerebral, está indicada na investigação diagnóstica de síndrome demencial para exclusão de causas secundárias. Exames de neuroimagem funcional (SPECT e PET), quando disponíveis, aumentam a confiabilidade diagnóstica e auxiliam o diagnóstico diferencial das demências. O exame do líquido cefalorraquidiano é preconizado em casos de demência de início precoce (antes dos 65 anos de idade), DA com apresentação ou curso clínico atípicos, hidrocefalia comunicante e quando há suspeita de doença inflamatória, infecciosa ou priônica do SNC. O EEG de rotina auxilia o diagnóstico diferencial de síndrome demencial com outras condições que interferem no funcionamento cognitivo. A genotipagem da apolipoproteína E ou de outros polimorfismos de suscetibilidade relacionados com a DA esporádica (não familial) não é recomendada com finalidade diagnóstica ou para avaliação de risco de desenvolvimento da doença enquanto não houver tratamento específico para DA.[33]

Referências

1. World Health Organization. The ICD-10 Classification of mental behavioural disorders. Diagnostic criteria for research. Geneva, 1993.
2. American Psychiatry Association (APA). Diagnostic and statistical manual of mental disorders, fifth edition. DSM V. Washington: American Psychiatric Press, 2013.
3. Greenberg DA, Aminoff MJ, Sinon RP. Neurologia clínica. 5. ed. Porto Alegre: Artmed, 2006.
4. Fann JR. The epidemiology of delirium: a review of studies and methodological issues. Semin Clin Neuropsychiatry 2000; 5:86-92.
5. Trzepacs P, Meagher DJ, Leonard M. Delirium. In: Levenson JL (ed.) Textbook of psychossomatic medicine: psychiatric care of the medically ill. Arlington: The American Psychiatric Publishing, Inc., 2011:71-114.
6. Salluh JI and Delirium Epidemiology in Critical Care Study Group. Delirium epidemiology in critical care (DECCA): an international study. Crit Care 2010; 14(6):R210.
7. Ynouye SK, Westendorp RGJ, Saczynski JS, Delirium in elderly people. Lancet 2014; 383:911-22.
8. Stagno D, Gibson C, Breitbart W. The delirium subtypes: a review of prevalence, phenomenology, pathophysiology, and treatment response. Palliat Support Care 2004; 2:171-9.
9. Folstein MF, Folstein SE, McHugh PR. "Mini-Mental State": a practical method for grading the cognitive state of patients for the clinician. J Psychiatr Res 1975; 12:189-98.
10. Inouye SK, van Dyck CH, Alessi CA et al. Clarifying confusion: The Confusion Assessment Method. A new method for detection of delirium. Ann Intern Med 1990; 112:941-8.
11. Fabbri RM, Moreira MA, Garrido R, Almeida OP. Validity and reliability of the portuguese version of the confusion assessment method (cam) for the detection of delirium in the elderly. Arquivos de Neuropsiquiatria 2000; 59(2-A):175-9.
12. Morandi A, McCurley J, Vasilevskis EE et al. Tools to detect delirium superimposed on dementia: a systematic review. J Am Geriatr Soc 2012; 60(11):2005-13.
13. Ballard C, Gauthier S, Corbett A, Brayne C, Aarsland D, Jones E. Alzheimer's disease. Lancet 2011; 377:1019-31.
14. Hebert LE, Scherr PA, Bienias JL, Benett DA, Evans DA. Alzheimer disease in the US population: prevalence estimates using 2000 census. Arch Neurol 2003; 60:1119-22.
15. Mitchell SL, Teno JM, Kiely DK et al. The clinical course of advanced dementia. N Engl J Med 2009; 36(116):1529-38.
16. Fagundes SD, Silva MT, Thees MFS, Pereira MG. Prevalence of dementia among elderly Brazilians: a systematic review. São Paulo Med J 2011; 129(1):46-50.
17. Knopman D. Clinical Aspects of Alzheimer's disease. In: Dixon DW, Weller RO (eds.) Neurodegeneration the molecular pathology of dementia and movement disorders. Oxford: Wiley-Blackwell, 2011:39-50.
18. Gallucci NJ, Tamelini MG, Forlenza OV. Rev Psiq Clín 2005; 32(3):119-30.
19. Focht A. Differential diagnosis of dementia. Geriatrics 2009; 64(3):20-6.
20. Holsinger T, Deveau J, Boustani M, Williams JW. Does this patient have dementia? JAMA 2007; 297(21):2391-404.
21. Feldman HH, Jacova C, Robillard A et al. Diagnosis and treatment of dementia. CMAJ 2008; 178(7):825-36.
22. Mac'Khann GM, Knopman DS et al. The diagnosis of dementia due to Alzheimer's disease: recommendations from the National Institute on Aging and the Alzheimer's Association workgroup. Alzheimer's and Dementia 2011:1-7.
23. Chaves MLF. Testes de avaliação cognitiva: Mini-Exame do Estado Mental. Neurologia cognitiva e do envelhecimento da ABN. [periódico na internet]. 2006-2008. Disponível em: <// http://www.cadastro.abneuro.org/site/arquivos_cont/8.pdf >. Acesso em: 30/10/2013.
24. Caramelli P, Casthery MT, Porto CS et al. Teste de fluência verbal no diagnóstico de donça de Alzheimer leve: notas de corte em função da escolaridade. Arq Neuropsiquiatr 2003; 61(supp l2).
25. Sunderland T, Hill JL, Mellow AM et al. Clock drawing in Alzheimer's disease: a novel measure of dementia severity. J Am Geriatr Soc 1989; 37:725-9.
26. Shulman KI. Clock-drawing: is it the ideal cognitive screening test? Int J Geriatr Psychiatry 2000; 15:548-61.
27. Pfeffer RI, Kurosaki TT, Harrah Jr CH, Chance JM, Filos S. Measurement of functional activities in older adults in the community. J Gerontol 1982; 37:323-9.
28. Nitrini R, Caramolli P, Bottino CMC et al. Diagnóstico de donça de Alzheimer no Brasil: avaliação cognitiva e funcional. Recomendações do Departamento Científico de Neurologia Cognitiva e do Envelhecimento da Academia Brasileira de Neurologia. Arq Neuro-Psiquiatr [online] 2005; 63(3a):720-7.
29. Yesavage JA, Brink TL, Rose TL et al. Development and validation of a geriatric depression screening scale: a preliminary report. J Psychiat Res 1983; 17:37-49.
30. Almeida OP, Almeida SA. Confiabilidade da versão brasileira da escala de depressão geriátrica (GDS) versão reduzida. Arq Neuropsiquiatr 1999; 5(2-B):421-6.
31. Hughes CP, Berg L, Danziger WL, Coben LA, Martin RL. A new clinical scale for the staging of dementia. Br J Psychiatry 1982; 140:566-72.
32. Montano MBMM, Ramos LR. Validade da versão em português da Clinical Dementia Rating. Rev Saúde Pública 2005; 39(6): 912-7.
33. Caramelli P, Teixeira AL, Buchpiguel CA et al. Diagnosis of Alzheimer's Disease in Brasil: Supplementary exams. Dement Neuropsychol 2011; 5(3):1-10.

SEÇÃO IV

Exame Físico Geral

Definições e Roteiro de Exame

CAPÍTULO 15

Lenara Golbert • *Erika Laurini de Souza Meyer*

INTRODUÇÃO

A principal finalidade do exame físico é confirmar ou excluir hipóteses diagnósticas formuladas durante a anamnese. David Seligman, avô de uma das autoras, com vasta experiência clínica, costumava ensinar que, "antes de colocar a mão em um paciente, o médico deve ter o diagnóstico clínico no bolso". Desta afirmação podem ser extraídos alguns ensinamentos, os quais serão abordados ao longo deste e de outros capítulos. Entre eles, podem ser citados a importância da anamnese na formulação diagnóstica, o papel do exame físico na busca de sinais que confirmem ou não as hipóteses diagnósticas e o respeito ao paciente e à sua privacidade.

O exame físico pode ser didaticamente dividido em duas etapas: o exame físico geral (ou ectoscopia) e o exame físico específico. Neste capítulo, serão abordados os conceitos e o roteiro do exame físico geral, a partir do qual o médico obtém dados gerais do paciente, independentemente do órgão e/ou sistema acometido. Mais precisamente, o exame físico geral possibilita uma visão panorâmica do estado de saúde do paciente. Apesar de os achados ectoscópicos relacionados com o exame físico geral serem o foco deste capítulo, ao final iremos propor um roteiro completo de todo o exame físico.

PREPARO DO ESTUDANTE PARA O EXAME FÍSICO

O estudante deve ter em mente que o acesso ao corpo de um paciente é um privilégio exclusivo do papel de médico e demonstrar preocupação com sua *privacidade* deve ser um comportamento profissional constantemente almejado. Esses cuidados ajudam os pacientes a se sentirem à vontade e *respeitados*, bases de uma boa relação médico-paciente. Durante a realização do exame físico, a *confiança* do paciente no médico pode ser reforçada. Um médico que realiza um exame físico completo e que é respeitoso com seu paciente, após ter escutado atentamente suas queixas, está contribuindo com as bases para uma boa relação médico-paciente.

Ao mesmo tempo que a maioria dos pacientes deseja ser examinada com atenção, o momento do exame físico pode despertar ansiedade na maior parte deles, seja pelo receio de desconforto durante o exame, seja pelo medo de que alguma anormalidade grave seja detectada. Os pacientes se sentem vulneráveis quando expostos fisicamente. Ter em mente essas questões e poder refletir sobre elas ajuda o médico em sua conduta, seja criando condições adequadas ao exame físico (discutidas a seguir), seja explicando ao paciente o que será realizado, tranquilizando-o e aguardando que o paciente se coloque na posição adequada, e ajudando-o quando necessário.

Outro ponto importante refere-se ao sentimento de insegurança normal do estudante quando inicia a avaliação dos pacientes. Esse sentimento tende a diminuir com a prática, mas é importante ser objetivo, apresentar-se como estudante e evitar causar preocupação ao paciente. Caso tenha esquecido alguma parte do exame, o que é comum, especialmente no início, deve voltar ao paciente e pesquisar o que necessita, explicando o procedimento. Comumente, o iniciante gasta mais tempo com a realização do exame físico, em especial com alguma parte do exame, como a ausculta cardíaca, por exemplo. Deve avisar o paciente de que gostaria de realizar o exame cardíaco com mais calma, mas que isso não significa que há algo errado com ele. A maioria dos pacientes é colaborativa e se sente bem atendida por alunos e professores. É importante, na condição de iniciante, evitar interpretar os achados do exame físico com o paciente. Se o paciente demonstrar preocupações específicas, o iniciante deve explicar ao paciente que irá conversar com seu professor.

PREPARAÇÃO DO AMBIENTE

Durante o exame, é importante que as condições de privacidade, silêncio, iluminação e conforto sejam garantidas para o paciente e para o médico. Fechar a porta e as cortinas ou biombos nas enfermarias é uma atitude respeitosa por parte do médico. Deve-se sempre resguardar o paciente com um avental ou lençol, para examinar cada segmento do corpo, visualizando uma região do corpo de cada vez. Além disso, fatores ambientais podem alterar o alcance e a confiabilidade dos achados clínicos.

Silêncio

Ruídos atrapalham a concentração do examinador e diminuem a capacidade de auscultar os sons cardíacos e pulmonares. Deve-se evitar realizar o exame com televisão ligada e/ou pessoas conversando, pois podem causar distração. Se o exame físico estiver sendo realizado em enfermaria com vários leitos, solicita-se gentilmente a colaboração das outras pessoas que estão no recinto.

Iluminação

A luz, tanto natural como artificial, deve ser adequada para que as cores, a textura e a mobilidade possam ser avaliadas sem sombras ou distorções. A projeção de luz nas superfícies corporais ajuda a evidenciar melhor os contornos e as elevações ou depressões, estejam em movimento ou não. Uma incidência de luz tangencial, por exemplo, facilitará a visualização da pulsação da veia jugular. Já a luz perpendicular à superfície ou difusa reduz as sombras e deixa-se de perceber ondulações sutis percorrendo a superfície.

Conforto

O médico e o estudante de medicina devem sempre estar atentos ao conforto físico do paciente e ajustar a inclinação da cama para obter uma posição mais confortável. Devem também adotar uma posição confortável, pois posições incômodas alteram a percepção de detalhes sutis do exame, prejudicando sua qualidade.

EQUIPAMENTOS UTILIZADOS

Antes do início do exame físico, deve ser checado se os equipamentos necessários estão disponíveis e em funcionamento. Além disso, é imprescindível a limpeza dos equipamentos com álcool entre o exame de um paciente e outro, para evitar o risco da transmissão de infecções. Em adição, é fundamental a lavagem das mãos antes e depois do exame físico e/ou o uso de álcool, quando não há possibilidade da lavagem imediata. Os equipamentos de proteção individual, como luvas de borracha, máscaras, avental com mangas longas e óculos de proteção, devem ser utilizados quando existir a possibilidade de contato com secreções e líquidos corporais. Recomenda-se o uso de calçados fechados e de fácil limpeza.

Segue uma lista dos principais equipamentos utilizados em um exame físico completo e suas funções (Figura 15.1):

- **Lanterna:** serve para iluminar cavidades não alcançadas pela luz natural, especialmente a oral e a nasal anterior, assim como para verificação dos reflexos fotomotor e consensual.
- **Abaixador de língua:** geralmente de madeira e descartável.
- **Fita métrica:** serve para medir os diâmetros corporais (cefálico, torácico, abdominal).
- **Termômetro:** pequeno termômetro de mercúrio graduado em quintos ou décimos, marcando de 35°C a 42°C, para medição da temperatura corporal.
- **Lupa:** utilizada para avaliação de lesões de pele de pequeno tamanho.
- **Esfigmomanômetro:** utilizado para medição da pressão arterial.
- **Estetoscópio:** utilizado para ausculta.
- **Martelo de reflexos:** serve para a pesquisa dos reflexos tendinosos, mais comumente o patelar e o aquileu.
- **Diapasão:** instrumento vibratório para pesquisa da audição.

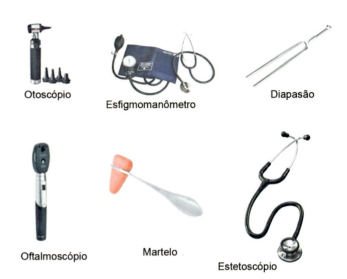

Figura 15.1 Importantes equipamentos utilizados no exame físico.

- **Oftalmoscópio:** para visualização do fundo de olho.
- **Otoscópio:** para visualização da membrana timpânica.
- **Agulha e algodão:** utilizados na pesquisa da sensibilidade tátil e dolorosa.
- **Balança:** para determinação do peso corporal.
- **Haste milimetrada:** para medir a altura. Pode fazer parte da balança ou ser fixa na parede do consultório.

SEMIOTÉCNICA

No exame físico dos pacientes, utilizam-se quase todos os sentidos, com exceção da gustação. Deve-se ver, ouvir, obter sensações táteis e perceber alterações olfativas. Todas essas sensações vão se tornando mais aguçadas com o passar do tempo. Desse modo, o exame físico é realizado por meio das quatro principais habilidades: inspeção, palpação, percussão e ausculta. O Quadro 15.1 descreve as principais técnicas do exame físico. Nos capítulos subsequentes, essas técnicas serão exemplificadas, inclusive com algumas manobras utilizadas para ampliar alguns achados do exame físico.

Em particular, o *exame físico geral* (*ou ectoscopia*) é realizado por meio de *inspeção* e *palpação*. A inspeção consiste na exploração visual do paciente, investigando a superfície corporal e as partes mais acessíveis das cavidades em contato com o exterior. Inicia-se no momento do contato inicial com o paciente. Na inspeção frontal, o examinador observa, frente a frente, a área a ser examinada; na inspeção tangencial, observa-se a região tangencialmente.

A iluminação adequada para inspeção é a luz natural. Caso se esteja em local com luz artificial, esta deve ser branca e com boa intensidade. Para inspeção das cavidades, utiliza-se um foco luminoso gerado por lanterna comum (Figura 15.2).

A palpação fornece dados do exame através do tato e da pressão, sendo frequentemente associada à inspeção. Pela palpação observam-se modificações de textura, temperatura, umidade, espessura, consistência, sensibilidade, elasticidade, frêmitos, pulsação, flutuações, sendo muito utilizada para pesquisa de edema (Figura 15.3).

ROTEIRO DO EXAME FÍSICO GERAL OU ECTOSCOPIA

Através da ectoscopia ou somatoscopia o examinador obtém uma visão do paciente como um todo, independentemente do órgão e/ou sistema afetados. Os dados são coletados especialmente a partir da observação (inspeção). É importante lembrar que o exame físico geral é o primeiro passo do exame físico e ocorre no primeiro contato com o paciente. Alguns achados físicos podem ser percebidos pelo examinador durante a entrevista médica.

Há diversas ordens preestabelecidas de avaliação dos parâmetros ectoscópicos, sendo aconselhável que o examinador desenvolva sua própria ordem de exame, desde que nenhum parâmetro deixe de ser examinado.

As observações sobre as condições gerais de saúde, durante toda a anamnese e no exame físico, incluem:

- **Avaliação geral:**
    - Estado geral (bom, regular ou mau).
    - Nível de consciência (lúcido ou coma).
    - Orientação no tempo e no espaço.
    - Cooperação com o exame.
    - Fala e linguagem.
- **Avaliação física:**
    - Fácies.
    - Biotipo.
    - Padrão respiratório.
    - Posição e atitude no leito.
    - Postura (cifose, escoliose, lordose, cifoescoliose).
    - Movimentos involuntários.
    - Marcha.
    - Avaliação cutânea: pele, mucosas, fâneros – cabelos e unhas (enchimento capilar, circulação colateral e edema).

Deve-se avaliar, também, o estado de nutrição e hidratação, sendo aconselhável registrar achados de desnutrição e desidratação. As avaliações do estado de nutrição, hidratação, desenvolvimento físico e sistema linfático serão abordadas detalhadamente nos capítulos subsequentes.

DADOS IMPORTANTES DO EXAME FÍSICO GERAL

A seguir, será abordada a importância dos principais parâmetros pesquisados no exame físico geral.[1-3]

Estado geral

A avaliação do estado geral representa uma avaliação subjetiva do estado ou aparência geral do paciente. Consiste em uma visão do efeito da doença sobre o organismo visto como um todo, caracterizada como a impressão inicial que o médico tem do paciente. Observa-se se há evidência de doença aguda ou crônica, se o paciente está vigoroso, robusto ou debilitado, e se há sinais de dor e sofrimento. Pode ser descrita como:

- **Bom estado geral (BEG):** paciente calmo, postura ativa e fácies atípica, sem sinais de doença grave presentes.
- **Regular estado geral (REG):** o paciente já apresenta alteração à observação, o que sugere alguma anormalidade.
- **Mau estado geral (MEG):** presente em pacientes com doenças debilitantes e com repercussão clara à observação clínica.

Quadro 15.1 Principais técnicas de exame físico

Técnica	Descrição
Inspeção	Observação que se inicia no primeiro contato com o paciente, atentando para detalhes referentes aos aspectos físicos e emocionais, comportamentos, movimentos, posturas adotadas, alterações da pele, movimentos dos olhos, simetria torácica, contorno abdominal, edema, marcha. Também chamado de ectoscopia
Palpação	Consiste na pressão dos dedos ou das polpas digitais palmares na avaliação do paciente, procurando observar regiões de elevação ou depressão, alteração de temperatura, presença de linfonodos e suas características (elásticos ou firmes, móveis ou aderidos a planos profundos), pulsos arteriais, contornos e dimensões de órgãos ou massas com respectivas características, criptações de articulações
Percussão	Uso do terceiro dedo (percutor) para aplicar golpe rápido ao terceiro dedo da mão esquerda (plexímetro) sobreposto à superfície do tórax ou do abdome, desencadeando onda sonora que é avaliada pelo examinador, podendo ser maciça (fígado e baço, por exemplo) ou timpânica (pulmões)
Ausculta	Uso de estetoscópio com diafragma e campânula para detectar as características dos ruídos cardíaco, pulmonar e intestinal, descrevendo sua cronologia, localização, duração, frequência e intensidade

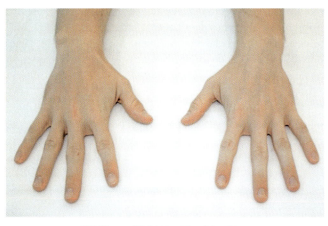

Figura 15.2 Inspeção das mãos.

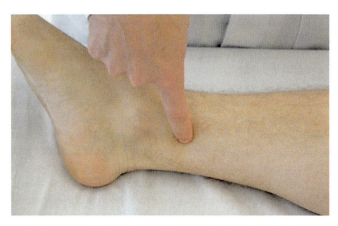

Figura 15.3 Palpação por digitopressão. Pesquisa de edema.

Nível de consciência

A *consciência* é definida como a capacidade do indivíduo de reconhecer a si próprio e aos estímulos do ambiente. A avaliação do nível de consciência deve englobar a descrição do estado de alerta do paciente em resposta a estímulos verbais e dolorosos. As alterações no nível de consciência podem variar entre dois extremos, desde uma *desorientação* temporoespacial até um estado de *coma* profundo. Coma seria definido como o estado de inconsciência de si próprio e do ambiente, mesmo após estímulos de diversas modalidades e intensidades, em que o paciente permanece de olhos fechados. A *sonolência* ou *letargia* é considerada um estado de diminuição do nível de consciência em que o paciente consegue ser acordado com estímulos brandos. O *estupor* é considerado um estado de sonolência mais profunda, em que o indivíduo precisa receber estímulos vigorosos e repetidos para despertar.

A escala de coma de Glasgow é uma escala padronizada utilizada para avaliação do nível de consciência e utiliza basicamente os parâmetros de abertura ocular, resposta verbal e resposta motora a estímulos (Tabela 15.1).

Orientação no tempo e no espaço

A *orientação* é a capacidade do indivíduo de situar-se no tempo, espaço ou situação e reconhecer sua própria pessoa. *Quanto ao tempo*: pode-se perguntar ao paciente qual é a hora aproximada, dia da semana, do mês, mês, ano, estação e há quanto tempo ele está no hospital. *Quanto ao espaço*: o paciente deve ser capaz de descrever o local onde se encontra (consultório, nome do hospital), o endereço aproximado, a cidade, o estado, o país, sabendo também quem são as pessoas à sua volta. Em relação *à própria pessoa*: devem ser obtidos dados sobre o paciente, como nome, data de nascimento, profissão e o que faz no hospital. Essas informações devem ser conferidas a partir de uma fonte confiável, como um familiar. *Demais pessoas*: o paciente deve ser capaz de identificar seus familiares, amigos próximos e o pessoal que o atende (médicos, enfermeiras, auxiliares etc.).

Tabela 15.1 Escala de coma de Glasgow (escore mínimo: 3; escore máximo: 15)		
	Variáveis	Escore
Abertura ocular	Espontânea	4
	À voz	3
	À dor	2
	Nenhuma	1
Resposta verbal	Orientada	5
	Confusa	4
	Palavras inapropriadas	3
	Palavras incompreensíveis	2
	Nenhuma	1
Resposta motora	Obedece a comandos	6
	Localiza dor	5
	Movimento de retirada	4
	Flexão anormal	3
	Extensão anormal	2
	Nenhuma	1

Fala e linguagem

Alterações na fala podem ser percebidas na coleta da história clínica. O paciente pode apresentar as seguintes alterações:

- **Disfonia ou afonia:** alteração do timbre da voz (rouquidão, voz fanhosa); indica problemas no órgão fonador.
- **Dislalia:** pequenas alterações da fala, como trocas de letras.
- **Disritmolalia:** distúrbios no ritmo da fala (gagueira, taquilalia).
- **Disartria:** problemas na articulação da fala pelos músculos da fonação. Pode indicar incoordenação cerebral (voz arrastada), hipertonia no parkinsonismo (voz baixa, monótona e lenta) ou perda do controle piramidal (paralisia pseudobulbar).
- **Disfasia ou afasia:** alterações corticais na interpretação e/ou expressão da fala. Não envolve o órgão fonador e os músculos da fonação.

Uma abordagem detalhada da avaliação do nível de consciência e das demais funções cognitivas, como atenção, linguagem, fala e memória, pode ser buscada na Seção XII.

Fácies

A *fácies* refere-se ao conjunto de características exibidas na face do paciente resultantes de traços anatômicos e expressão fisionômica. Algumas doenças têm fácies *típicas*, ou seja, manifestações conhecidas que induzem o diagnóstico. A fácies normal é chamada de *atípica*. São alguns exemplos frequentes de fácies típica:

- **Fácies hipocrática:** olhos fundos (enoftalmia), parados e inexpressivos; nariz e lábios finos; presença de batimento de asas do nariz; sudorese facial; palidez cutânea; discreta cianose labial; ausência de gordura facial; pele escurecida. Ocorre nas doenças crônicas terminais (câncer, AIDS).
- **Fácies renal:** edema facial predominantemente periorbitário, mais intenso ao acordar; palidez cutânea; lábios inchados. Ocorre na síndrome nefrótica.
- **Fácies parkinsoniana:** cabeça inclinada para a frente e imóvel nesta posição; olhar fixo; supercílios elevados e fronte enrugada (expressão de espanto). Ocorre na doença de Parkinson.
- **Fácies basedowiana ou hipertireóidea:** olhos salientes (exoftalmia) e brilhantes; rosto magro; presença de bócio. Ocorre no hipertireoidismo.
- **Fácies mixedematosa:** rosto arredondado; nariz e lábios grossos; pele seca, espessada e com acentuação dos sulcos; pálpebras infiltradas e enrugadas; supercílios escassos (madarose) e cabelos secos; fisionomia de desânimo. Ocorre no hipotireoidismo.
- **Fácies cushingoide ou de lua cheia:** rosto arredondado com atenuação dos traços faciais; bochechas vermelhas (pletora facial); presença de acne. Ocorre na síndrome de Cushing e em caso de corticoterapia crônica.

- **Fácies acromegálica:** saliência dos arcos supraorbitários; proeminência mandibular; aumento do tamanho do nariz, lábios e orelhas. Ocorre na acromegalia.
- **Fácies da paralisia facial periférica:** assimetria facial; impossibilidade de fechar as pálpebras; desvio da comissura labial; apagamento do sulco nasolabial. Ocorre na paralisia facial periférica.
- **Fácies miastênica:** ptose palpebral bilateral, o que obriga o paciente a franzir a testa e levantar a cabeça. Ocorre na miastenia grave.
- **Fácies etílica:** olhos avermelhados e ruborização leve da face, associada a hálito etílico, voz pastosa e sorriso meio indefinido.

Tipo morfológico ou biotipo

Biotipo refere-se ao conjunto de características morfológicas apresentadas pelo indivíduo. Pode ser classificado em longilíneo, normolíneo (mediolíneo) e brevilíneo (Figura 15.4). A importância da determinação do biotipo reside na correta interpretação das variações anatômicas que acompanham cada tipo morfológico, uma vez que existe uma correlação entre a forma exterior do organismo e a posição dos órgãos. Assim, a forma cardíaca e a localização do *ictus* são distintas nos três tipos morfológicos. Além disso, algumas observações clínicas demonstram que determinadas doenças ocorrem mais frequentemente conforme o biotipo. Nos brevilíneos ocorrem mais comumente obesidade, *diabetes mellitus*, hipertensão arterial sistêmica e gota úrica; nos longilíneos, as afecções gastrointestinais e respiratórias.

Padrão respiratório

O padrão respiratório é determinado por mecanismos centrais e periféricos. Normalmente, o ato de respirar é inconsciente, e considera-se a ocorrência de *dispneia* sempre que há a sensação de dificuldade de respirar. O paciente está *eupneico* quando não apresenta nenhuma alteração no padrão respiratório e *dispneico* quando alguma alteração está presente, sendo a dispneia classificada, quanto à intensidade, em leve, moderada e intensa, ou pelo número de cruzes, de 1 (+) a 4 (++++).

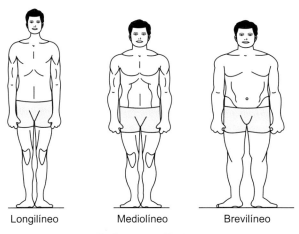

▼ Figura 15.4 Biotipos.

Longilíneo   Mediolíneo   Brevilíneo

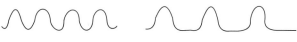

▼ Figura 15.5 Anormalidades na frequência e no ritmo respiratório.

As alterações do padrão respiratório que caracterizam a *dispneia* incluem (Figura 15.5):

1. Uso da musculatura acessória, a chamada tiragem subcostal, supraclavicular e/ou intercostal (detectada na asma brônquica, por exemplo).
2. Padrão respiratório irregular, como padrão de Cheyne-Stokes (associado a lesões cerebrais e fases finais da insuficiência cardíaca, pode estar presente em qualquer doença terminal).
3. Aumento dos movimentos respiratórios, denominado *taquipneia*, a qual é determinada a partir dos sinais vitais (encontrada nos casos de febre, pneumonias e edema agudo de pulmão).
4. Aumento da amplitude dos movimentos respiratórios e da frequência respiratória, respiração de Kussmaul (presente nos casos de acidose metabólica).

Posição e atitude no leito

A atitude ou decúbito preferido do paciente refere-se à posição adotada no leito ou fora dele, por comodidade, hábito ou com o objetivo de aliviar algum desconforto. Uma atitude é *típica* quando o paciente apresenta uma atitude voluntária ou involuntária indicativa de uma patologia. Um exemplo frequente é a *atitude ortopneica*, vista em casos de insuficiência cardíaca, asma brônquica e ascite volumosa, em que o paciente permanece sentado à beira do leito com os pés no chão ou apoiados em uma banqueta e as mãos apoiadas no colchão para melhorar a respiração (*sinal da ancoragem*). Também é descrita nos pacientes mais graves que necessitam de dois ou mais travesseiros na tentativa de colocar o tórax o mais ereto possível para alívio da dispneia. Essas atitudes diminuem o retorno venoso.

A *atitude genupeitoral* (ou de prece maometana), em que o paciente fica de joelhos com o tronco fletido sobre as coxas, enquanto a face anterior do tórax repousa sobre o chão ou o colchão, é vista nos casos de derrame pericárdico ou tamponamento. A *atitude de cócoras,* na qual o paciente fica agachado, ocorre em crianças com cardiopatia congênita cianótica.

O paciente pode adotar o *decúbito lateral* (direito ou esquerdo) para alívio da dor de origem pleural, deitando sobre o lado da dor, pois a posição diminui a movimentação dos folhetos pleurais e, consequentemente, reduz a dor. O *decúbito dorsal* com pernas fletidas sobre as coxas e estas sobre a bacia é visto nos processos inflamatórios pelviperitoneais e o *decúbito ventral*, acompanhado do posicionamento de um travesseiro sob o ventre, pode apresentar-se nos quadros de cólica intestinal.

Uma *atitude passiva* é descrita quando o paciente permanece na posição em que é colocado no leito, sem que haja contratura muscular. Algumas *atitudes involuntárias* são:

- **Ortótono:** paciente com tronco e membros rígidos, sem se curvar.
- **Opistótono:** paciente com contratura da musculatura lombar. O corpo se apoia na cabeça e nos calcanhares, como um arco. Ocorre em casos de tétano e meningite.
- **Emprostótono:** paciente com o corpo formando uma concavidade para a frente (contrária ao opistótono). Ocorre em casos de tétano, meningite e raiva.
- **Pleurostótono:** paciente curva lateralmente o corpo. Ocorre em casos de tétano, meningite e raiva.
- **Posição em gatilho:** paciente com hiperextensão da cabeça, flexão das pernas sobre as coxas e encurvamento do tronco com concavidade para diante. Ocorre na meningite.

Movimentos involuntários

As alterações do movimento podem ser definidas como disfunções neurológicas motoras que se manifestam, em um extremo do espectro, por lentidão ou pobreza de movimentos voluntários e automáticos (bradicinesia ou hipocinesia) ou, no outro extremo, por excesso de movimentos involuntários e anormais (hipercinesias ou discinesias). Alguns movimentos involuntários podem ser constantes ou periódicos, ou em crises. Os principais são: tremores, coreia, atetose, mioclonias, mioquinias, *flapping*, convulsões, tetania, discinesias orofaciais e distonias.

Os *tremores* são movimentos alternantes, regulares, de pequena ou média amplitude, rápidos, que afetam principalmente as extremidades. O movimento pode estar presente em repouso (*tremor de repouso ou estático*), aparente apenas na movimentação (*tremor cinético ou de ação*) ou em determinada postura (*tremor postural*). Para avaliação, solicita-se ao paciente que estenda as mãos com as palmas para baixo e os dedos separados, podendo ser colocada uma folha de papel no dorso da mão para ampliação do movimento. Tremores podem ser encontrados em inúmeras situações clínicas, tanto em doenças neurológicas como na doença de Parkinson, ou associados a hipertireoidismo, ansiedade, uso de medicamentos com estímulo adrenérgico, entre outros.

Os *movimentos coreicos*, ou *coreia*, são movimentos amplos, desordenados, arrítmicos, inesperados, multiformes e sem finalidade. Podem ser localizados na face ou nos membros superiores ou inferiores. São achados maiores das síndromes coreicas, como a coreia de Huntington, que tem caráter hereditário. Já a *atetose* consiste no fluxo contínuo de movimentos lentos, sinuosos, de contorção, geralmente nas mãos e nos pés. A coreia e a atetose podem ocorrer simultaneamente (coreoatetose).

As *mioclonias* são contrações musculares breves, localizadas ou difusas, que acometem um músculo ou grupo muscular. Ocorrem mais comumente na epilepsia tipo pequeno mal. *Mioquinias* são contrações fibrilares que surgem em músculos íntegros, principalmente no orbicular das pálpebras. Não têm significado patológico, podendo ocorrer em pessoas normais.

Asterixes (*flapping*) são movimentos rápidos, de amplitude variável, que ocorrem nos segmentos distais e guardam certa semelhança com o bater de asas das aves. Trata-se de movimentos frequentes na insuficiência hepática e na uremia. Para melhor notar o *flapping*, com o braço do paciente estendido e sua mão hiperestendida, força-se com a mão ainda mais a hiperextensão da mão do paciente e, a seguir, larga-se, observando a acentuação dos movimentos de *flapping* (Figura 15.6).

As *convulsões* são movimentos musculares súbitos e descoordenados, involuntários e paroxísticos, que ocorrem de maneira generalizada ou apenas em segmentos do corpo. Em geral, são acompanhadas pela perda da consciência. A *convulsão febril*, o distúrbio convulsivo mais comum na infância, ocorre devido à rápida elevação da febre. Acomete de 2% a 5% das crianças até 5 anos de idade. As *convulsões tônicas* caracterizam-se por se manterem permanentes e imobilizarem as articulações. As *convulsões clônicas* são rítmicas, alternando-se contrações e relaxamentos musculares em ritmo mais ou menos rápido, e as *convulsões tônico-clônicas* são caracterizadas por apresentar uma fase tônica e uma fase clônica.

A *tetania* é uma forma particular de movimentos involuntários caracterizada por crises exclusivamente tônicas, quase sempre localizadas nas mãos e nos pés (espasmos carpopodais). Pode ocorrer espontaneamente ou ser desencadeada por alguma manobra. Um exemplo clássico ocorre na hipocalcemia (hipoparatireoidismo). Durante as crises de tetania, as mãos podem assumir posição semelhante à clássica "mão de parteiro", com flexão do punho e das articulações metacarpofalangianas e adução do polegar. O sinal de Trousseau é mais específico e consiste na observação de uma contração generalizada dos músculos do antebraço com flexão do punho, ou sinal de "mão de parteiro", após a aplicação do esfigmomanômetro de pressão cerca de 20mmHg acima da pressão sistólica por 3 minutos (Figura 15.7).

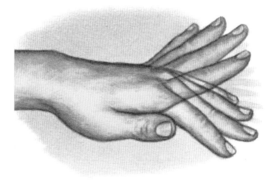

◥ Figura 15.6 *Flapping* na cirrose.

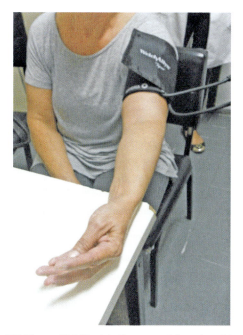

Figura 15.7 Sinal de Trousseau (hipocalcemia).

As *discinesias orofaciais* são movimentos involuntários da musculatura facial, lábios e língua, que podem consistir em caretas, franzir a boca e os lábios, movimentos de "boca de peixe" e movimentos sinuosos da língua. Podem surgir espontaneamente em pacientes idosos ou em doentes com doenças neurodegenerativas. As *distonias* são contrações musculares espontâneas, involuntárias e prolongadas, que forçam as partes do corpo afetadas a movimentos ou posturas anormais, por vezes com contração simultânea de músculos agonistas e antagonistas. Afetam comumente as extremidades, o pescoço, o tronco, as pálpebras, a face ou as cordas vocais. Podem ser constantes ou intermitentes, generalizadas ou segmentares, focais e multifocais ou em hemidistribuição.

Marcha

Alterações na marcha podem ser percebidas no primeiro contato com o paciente, ao chegar ao consultório médico. São exemplos de alterações na marcha:

- **Marcha espástica ou em tesoura:** pernas semifletidas e se cruzando. Associada a hipertonia bilateral dos músculos extensores (não flete, "pé caído"), movimentos de foice para os dois lados. Ocorre nas formas espásticas de paralisia cerebral (lesão bilateral do neurônio motor superior).
- **Marcha hemiplégica ou parética:** o paciente arrasta o membro inferior parético e traz próximo ao corpo o membro superior acometido. Ocorre por lesão do neurônio motor periférico (*síndrome piramidal*).
- **Marcha cerebelar, atáxica (ebriosa):** marcha típica do bêbado; não há coordenação dos movimentos; não mantém linha reta. Ocorre nas lesões cerebelares (ataxia cerebelar).
- **Marcha vestibular:** ao andar, o paciente parece estar sendo empurrado para o lado. Marcha desviada para um lado. Ocorre na lesão vestibular (ataxia vestibular).
- **Marcha parkinsoniana:** o paciente busca o tempo todo seu centro de gravidade. Anda como um bloco enrijecido, sem movimento automático dos braços. Ocorre com os portadores de doença de Parkinson.
- **Marcha claudicante:** o paciente manca para um dos lados. Ocorre na insuficiência arterial periférica e em lesões do aparelho locomotor.
- **Marcha de pequenos passos ou *petit pass*:** caracterizada pelo fato de o paciente dar passos muito curtos e, ao caminhar, arrastar os pés como se estivesse dançando "marchinha". É típica da atrofia cerebral (paralisia pseudobulbar).
- **Marcha anserina (de pato ou miopática):** o paciente acentua a lordose lombar e inclina o tronco ora para a direita, ora para a esquerda, lembrando o andar de um pato. É encontrada em doenças musculares e traduz diminuição da força dos músculos pélvicos e das coxas.
- **Marcha talonante (ou tabética):** o paciente mantém os olhos fixos no chão. As pernas são levantadas abrupta e explosivamente e, ao serem recolocadas no chão, os calcanhares tocam o solo pesadamente. A marcha piora com os olhos fechados. Traduz perda da propriocepção por lesão do cordão posterior da medula. Presente na *tabes dorsalis* (ataxia sensorial).
- **Marcha escarvante ou equina:** o paciente levanta acentuadamente o membro inferior, com excessiva flexão da coxa sobre o quadril, evitando que o pé paralisado toque o solo e ele tropece. Indica paralisia do movimento de flexão dorsal do pé (músculo tibial posterior). Pode ocorrer por lesão do nervo isquiático, fibular comum ou raiz de L5. Também presente na sequela de poliomielite.

Avaliação cutânea

A avaliação de pele e fâneros (cabelos e unhas) será abordada no Capítulo 21. O exame da pele é descrito no exame físico geral. Neste capítulo, com foco na ectoscopia, será enfatizada a avaliação de palidez, icterícia e cianose, sinais que se manifestam na pele e mucosas, e também as alterações de tecido celular subcutâneo, caracterizadas pela presença de circulação colateral e o edema.

Palidez

A observação da palidez é realizada na mucosa palpebral das conjuntivas, mucosa oral, face, leito ungueal e palma das mãos, locais menos afetados pela coloração da pele. Nos pacientes com pigmentação escura da pele (raça negra) ou com doença que altere a coloração natural da pele (doença de Addison) é mais difícil avaliar a palidez, um sinal frequentemente associado a anemia (Figura 15.8).

A presença de palidez não significa necessariamente anemia, pois outros fatores, como vasoconstrição e mixedema, também apresentam palidez; o oposto também é verdadeiro nos casos de anemias leves. A vasoconstrição cutânea com desvio do fluxo sanguíneo para órgãos nobres reforça a palidez nos pacientes anêmicos.

O grau de palidez pode ser avaliado por cruzes, sendo o grau de descoramento classificado de 1 (+) a 4 (++++); quando não há nenhum grau, diz-se que o paciente está *corado*.

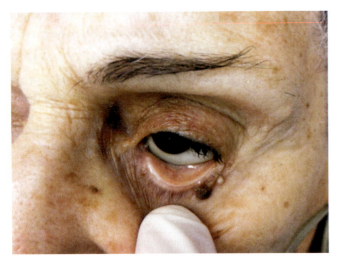

▼ Figura 15.8 Palidez de mucosa conjuntival.

Muitos médicos classificam o grau de descoramento em leve, moderado a intenso, enquanto outros o fazem de maneira dicotômica, em corado ou descorado. O método para avaliação da palidez é subjetivo e de difícil comparação. Vários estudos demonstram que, mesmo entre clínicos experientes, a observação da palidez não se confirma quando comparada com o padrão-ouro (dosagem da hemoglobina). Como o grau de percepção de descoramento pelo médico tem grande variabilidade interobservador, talvez seja mais interessante a classificação do grau em leve, moderado e intenso.

Icterícia

A observação de coloração amarelada da pele, da esclerótica e do freio da língua caracteriza icterícia (provocada pela presença de hiperbilirrubinemia). Fatores como hiperpigmentação da pele (dificulta) e anemia (facilita) interferem na avaliação da icterícia. Alguns indivíduos, especialmente os negros e os idosos, podem apresentar escleróticas constitucionalmente hiperpigmentadas. Nesses casos, deve-se avaliar a esclerótica abaixo da abertura dos olhos, na área não exposta, onde a coloração é menos hiperpigmentada. O tom da icterícia difere nesses casos, sendo mais amarronzado e menos alaranjado, como nos casos mais típicos. A observação do freio da língua é importante e ajuda no diagnóstico diferencial. Para isso, solicita-se ao paciente que coloque a língua para fora e para cima.

Quando o paciente não apresenta icterícia, é considerado *anictérico*. A presença de icterícia pode ser detectada, normalmente, a partir de concentração sérica de bilirrubina > 2 a 2,5mg/dL. A intensidade da icterícia pode ser classificada por meio de cruzes, de 1 (+) a 4 (++++). Embora a maioria dos médicos classifique a icterícia por meio de cruzes, outros a classificam em leve, moderada ou intensa. Há ainda aqueles que costumam classificá-la como presente ou ausente. O mesmo questionamento em relação ao grau de palidez, sobre a subjetividade e a variabilidade interobservador, serve para a avaliação da icterícia. Um estudo clínico realizado em 1997, no qual 62 médicos, com graus variados de formação, avaliaram seis pacientes com icterícia, demonstrou que o diagnóstico de icterícia foi feito em apenas 58% dos casos com concentração sérica de bilirrubina de 2,5mg/dL e em 68% dos casos com concentração de 3,1mg/dL. A especificidade do diagnóstico foi influenciada pelo grau de formação, mas a sensibilidade não.[4] Outro estudo, publicado em 2000, avaliou a habilidade de clínicos em reconhecer anemia, febre e icterícia.[5] Os resultados demonstram que os clínicos detectam a presença ou ausência de anemia, febre e icterícia com sensibilidade e especificidade de aproximadamente 70%, mas que o exame de palidez, aquecimento da pele e icterícia não se correlacionou com medidas laboratoriais ou eletrônicas, independentemente do nível de treinamento do observador, da etnia ou sexo dos pacientes. Esses dados sugerem que a categorização da icterícia em presente ou ausente, bem como da palidez, seria a mais adequada.

O diagnóstico diferencial deve ser realizado com hiperbetacarotenemia, caracterizada pela coloração alaranjada da pele devido ao acúmulo de betacaroteno. Nesses casos, a esclerótica e o freio da língua não são acometidos (Figura 15.9).

Cianose

Cianose consiste na coloração azulada da pele e das membranas mucosas, detectada pelo aumento da concentração da hemoglobina não ligada ao oxigênio, sendo mais facilmente observada nos lábios e na região perioral, no leito ungueal, nas orelhas e nas eminências malares. A pigmentação e espessura da pele e o estado dos capilares cutâneos são fatores que interferem na avaliação da cianose.

A cianose pode ser central ou periférica. Na primeira, o sangue arterial proveniente das câmaras cardíacas esquerdas é inadequadamente oxigenado em razão de cardiopatias congênitas, insuficiência cardíaca, edema pulmonar, pneumonias graves ou doença pulmonar obstrutiva crônica. Apresenta-se com coloração azulada das unhas e pele aquecida. Já na cianose periférica, a dessaturação da hemoglobina ocorre nos capilares por diminuição do fluxo sanguíneo, redução do débito cardíaco ou vasoconstrição. Nesse caso, as extremidades são frias e as unhas, pálidas, e está presente com saturação da hemoglobina entre 75% e 85%.

O grau de cianose também pode ser classificado em cruzes, variando de 1 (+) a 4 (++++); quando não se encontra nenhum grau, diz-se que o paciente está *acianótico*. Entretanto, de todos os sinais descritos, a cianose parece ser o mais observado dicotomicamente (presente ou ausente) (Figura 15.10).

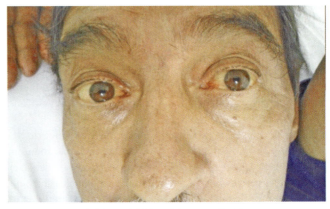

▼ Figura 15.9 Icterícia em esclerótica.

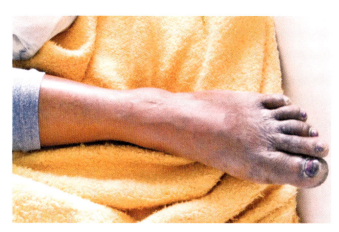

Figura 15.10 Cianose em membros inferiores.

Circulação colateral

Entre a pele e a musculatura encontra-se uma extensa rede vascular, sendo o sistema venoso superficial acessível à palpação. As *varizes*, ou *veias varicosas*, caracterizam-se por dilatação e sinuosidade venosa e ocorrem frequentemente nos adultos, especialmente nos membros inferiores. *Flebite* consiste na inflamação de um segmento venoso e pode determinar sinais flogísticos locais (dor, calor, rubor e edema).

Circulação colateral significa a presença de circuito venoso anormal visível ao exame da pele. Não deve ser confundida com *desenho venoso*, observado em pessoas de pele clara e/ou delgada, em que se visualiza a rede venosa na topografia habitual, simétrica, não dilatada e não sinuosa. A circulação colateral deve ser analisada quanto a localização (tórax, abdome, raiz dos membros superiores), direção do fluxo sanguíneo e presença de frêmito e/ou sopro. Para pesquisa do fluxo sanguíneo aplicam-se as polpas digitais justapostas sobre o vaso e, em seguida, os dedos se afastam lentamente. O fluxo é testado retirando-se o dedo da mão direita e/ou esquerda para verificar o enchimento da veia.

Principais tipos de circulação colateral

- **Obstrução da veia cava superior:** localizada na metade superior da face anterior do tórax. O fluxo sanguíneo segue a direção toracoabdominal. Decorre da obstrução na veia cava superior, especialmente por tumores.
- **Obstrução da veia porta:** localizada nas regiões periumbilical, epigástrica, flancos e face anterior do tórax. Fluxo sanguíneo centrífugo a partir do umbigo ("cabeça de medusa"). Decorre de obstrução nas veias supra-hepáticas (síndrome de Budd-Chiari), no fígado (cirrose) ou na veia porta.
- **Obstrução da veia cava inferior:** localizada na parte inferior do abdome, região umbilical, flancos e face anterior do tórax. O fluxo sanguíneo periumbilical é centrípeto (em direção ao umbigo). Decorre da compressão da veia cava inferior por neoplasias intra-abdominais.

Edema

O edema consiste no acúmulo de líquidos no espaço intersticial. Pode ocorrer em qualquer parte do organismo, inclusive intracavitário (por exemplo, ascite); no entanto, o exame físico geral irá abordar o edema de pele e tecido celular subcutâneo. O edema pode ser *localizado*, quando restrito a uma parte do corpo, ou *generalizado*. Edemas generalizados são acompanhados de aumento do peso, sendo este um importante parâmetro clínico. Estima-se que sejam necessários cerca de 4% a 5% de aumento do peso corpóreo para que o edema seja clinicamente detectável. Para pesquisa do edema, o *sinal do cacifo ou de Godet* é realizado comprimindo-se a região pré-tibial com o polegar por cerca de 10 segundos e observando se há formação de depressão (Figura 15.11). A profundidade da depressão pode ser comparada com escala de cruzes, variando de 1(+) a 4(++++). Para efeito de comparação, a intensidade máxima (++++) é atribuída a edemas que formam depressões maiores ou iguais a uma polpa digital. Uma segunda informação pode ser obtida observando-se o tempo necessário para o desaparecimento da depressão após a remoção da compressão digital. Caso a depressão desapareça em menos de 15 segundos, suspeita-se de baixa pressão oncótica, ou seja, hipoalbuminemia. Tempos maiores que esse sugerem edema secundário ao aumento da pressão hidrostática.

Pode adquirir as seguintes consistências:

- **Edema mole:** facilmente deprimível, significando retenção hídrica recente com infiltrado de água em tecido celular subcutâneo.
- **Edema duro:** resistente à depressão, significa deposição fibroelástica, que ocorre nos edemas de longa duração, ou que se acompanharam de repetidos processos inflamatórios (por exemplo, elefantíase).

É importante descrever a sensibilidade da pele circunjacente, a temperatura (quente no edema inflamatório, fria quando a irrigação sanguínea está comprometida) e outras alterações da pele (palidez, vermelhidão, cianose, textura e espessura).

São causas de edema generalizado: síndrome nefrótica, síndrome nefrítica, insuficiência cardíaca congestiva e cirrose hepática. Os edemas localizados ocorrem por erisipela, trombose venosa profunda, linfedema e angioedema.[6]

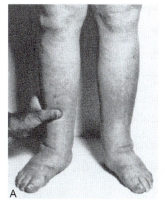 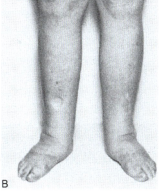

Figura 15.11 Sinal de Godet ou cacifo. A Modo de execução. B Presença do cacifo.

CONSIDERAÇÕES FINAIS

É importante salientar que a chave para um exame físico de alta acurácia consiste em desenvolver uma sequência de exame. Além do aumento da acurácia diagnóstica, convém seguir um roteiro no exame físico maximiza o conforto do paciente, evitando mudanças desnecessárias de posição tanto do paciente como do examinador. No exame físico geral, cada examinador pode organizar seu roteiro, desde que todos os parâmetros sejam avaliados. O paciente deve ser examinado da cabeça em direção aos pés, geralmente iniciando o exame físico com o paciente sentado no leito ou na maca de exame, exceto se houver impossibilidade de o paciente permanecer nessa posição. Nesse caso, o exame físico pode ser iniciado com o paciente em decúbito. Outras etapas exigirão que o paciente fique em outras posições, inclusive de pé e deambulando. O examinador posiciona-se em pé, na frente do paciente, quando este estiver sentado, e ao lado direito, quando o paciente estiver deitado.

Durante o exame, é importante manter o paciente informado do que se pretende fazer, em especial quando algum tipo de desconforto possa ocorrer.

A seguir, sugerimos um roteiro do *exame físico completo*, que será realizado na sequência do exame físico geral. Alguns dados do exame físico geral, como edema e alterações cutâneas, continuam sendo avaliados no decorrer de todo o exame. O exame específico de cada aparelho do organismo será visto nos capítulos subsequentes.

PACIENTE SENTADO, DE FRENTE PARA O EXAMINADOR

- **Exame da cabeça:** inclui exame da boca, nariz, olhos e orelhas; presença de alterações em crânio, couro cabeludo, cabelo e face:
  - **Olhos:** acuidade visual, campo visual, observação da posição e alinhamento dos olhos, pálpebras, esclerótica e conjuntiva, pupilas e reação fotomotora à luz com oftalmoscópio, exame de fundo de olho.
  - **Orelhas:** inspecionam-se os pavilhões auriculares, os canais auditivos e o tímpano, com auxílio de otoscópio; verificam-se os testes de Rinne e Weber com diapasão.
  - **Garganta e orofaringe:** inspecionam-se lábios, mucosa oral, gengiva, dentes, língua, palato e faringe. Pode-se proceder, aqui, ao exame dos pares cranianos.
- **Exame do pescoço:** incluindo a tireoide e linfonodos de cadeias cervicais anteriores, retroauriculares e submandibulares.
- **Exame dos membros superiores:** inclui mãos e braços. Inspecionar unhas, dorso e palmas das mãos; palpar músculos dos braços (trofismo) e flexionar articulações (mobilidade e tonicidade); avaliação de força muscular; palpação dos pulsos braquiais, radiais e ulnares. *Nesse momento pode ser aferida a pressão arterial no braço direito.*

PACIENTE SENTADO COM O EXAMINADOR ÀS SUAS COSTAS

- **Exame do pescoço:** incluindo tireoide e linfonodos cervicais anteriores e supraclaviculares.
- **Exame do tórax:** incluindo exame pulmonar e da coluna vertebral.
- **Percussão lombar.**

PACIENTE EM DECÚBITO DORSAL COM CABECEIRA ELEVADA A 45 GRAUS (FIGURA 15.12) E EXAMINADOR DO LADO DIREITO

- **Exame das mamas:** incluindo linfonodos axilares.
- **Exame do pescoço:** incluindo inspeção das veias do pescoço e palpação/ausculta das artérias carótidas.
- **Exame cardiovascular:** inclui exame do precórdio.
- **Exame do tórax:** exame da região torácica anterior.

PACIENTE EM DECÚBITO DORSAL HORIZONTAL COM CABECEIRA BAIXA E EXAMINADOR DO LADO DIREITO

- **Exame do abdome:** inclui pulsos femorais e linfonodos inguinais.
- **Exame dos membros inferiores:** inclui avaliação de força muscular e mobilidade articular; inspeção de pés, dedos e unhas; palpação dos pulsos poplíteos, pediosos e tibiais posteriores; pesquisa de edema.

PACIENTE EM PÉ

- Pesquisa da marcha.
- Presença de varizes em membros inferiores.

Exames adicionais

O exame genital e o retal costumam ser realizados, quando necessários, ao final do exame físico:

- **Genitália masculina:** inspeção do pênis e do meato uretral; palpação dos testículos e do epidídimo; pesquisa de hérnia inguinal – com o paciente em pé.
- **Toque retal, incluindo próstata:** paciente em decúbito lateral com as pernas fletidas.
- **Genitália feminina:** inspeção do introito vaginal e do meato uretral; palpação de vestíbulo, cavidade vaginal, útero e anexos.
- **Exame com espéculo – vagina e colo uterino:** com a paciente em decúbito dorsal, pernas fletidas e abduzidas.

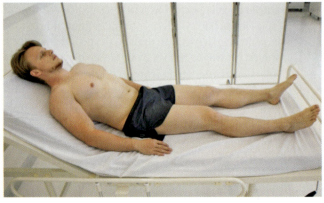

Figura 15.12 Paciente em decúbito dorsal e cabeceira elevada a 45 graus.

Referências

1. Bensenõr IM, Atta J, Martins MA. Semiologia clínica. São Paulo: Sarvier, 2002.
2. Bickley LS, Szilagyi PG. Bates: propedêutica médica. 10. ed. Rio de Janeiro: Guanabara Koogan, 2010.
3. Porto CC, Porto AL. Semiologia médica. 6. ed. Rio de Janeiro: Guanabara Koogan, 2009.
4. Ruiz MA, Saab S, Rickman LS. The clinical detection of scleralicterus: observations of multiple examiners. Mild Med 1997; 162(8):560.
5. Hung OL, Kwon NS, Cole AE et al. Evaluation of the physician's ability to recognize the presence or absence of anemia, fever and jaundice. Academic Emergency Medicine 2000; 7:146.
6. Coelho EB. Mecanismos de formação de edema. Medicina, Ribeirão Preto, 2004; 37:189-98.

Dor e Sinais de Sofrimento

CAPÍTULO 16

João Marcos Rizzo

INTRODUÇÃO

A International Association for the Study of Pain (IASP) conceitua a dor como "uma experiência física e emocional desagradável, associada a uma lesão real ou potencial ou definida em termos de tal lesão". A dor é sempre subjetiva, independente da causa, duração ou da maneira como é descrita. Mesmo com tanta subjetividade, deve-se proceder a uma abordagem sistemática quando da anamnese e do exame físico dos pacientes. A dor pode ser aguda ou crônica, oncológica ou não oncológica, somática, visceral ou neuropática, porém o mais importante é ter em mente que o diagnóstico ou o tratamento tem por objetivo prevenir a cronificação da dor, pois a dor crônica deixa de ser um sintoma para tornar-se uma doença, independente da causa.

As descrições feitas pelos pacientes são as mais variadas, sofrendo influências etárias, regionais e de experiências passadas pelos indivíduos. Deve-se permitir aos pacientes que descrevam sua dor com suas próprias palavras. Em seguida, são feitas perguntas específicas, obtendo os adjetivos que traduzem muitas vezes as queixas e que facilitarão tanto o diagnóstico como a escolha do tratamento da dor. Importante lembrar que o paciente com dor crônica encontra-se geralmente com fadiga, irritabilidade e desprovido de paciência, o que exigirá um ambiente tranquilo e confortável, com total privacidade para a entrevista.[1]

Muitas vezes, é possível lançar mão de escalas, tanto visuais como verbais, para dar números, "quantificar" a dor do paciente, aplicar questionários escritos para que o paciente responda antes da entrevista e mostrar figuras anatômicas para que ele desenhe ou aponte a localização ou áreas em que sente a dor.[2]

Em um segundo momento, indaga-se sobre o impacto que a dor representa no cotidiano do paciente, como em seus relacionamentos afetivos e sociais, de trabalho, até atividades mínimas, como sair da cama, lavar-se ou trocar de roupa.

INÍCIO DA ANAMNESE[3]

1. **"Fale-me sobre a sua dor"**: nesse momento inicial, deixa-se o paciente se expressar livremente, observando e anotando os descritores, estado de humor (ansiedade, apatia, irritação, descaso, desorientação, sonolência etc.), crenças (o que pensa ter, diagnósticos por ele sugeridos, medos), expectativas diante da consulta. Essa é uma grande oportunidade para o paciente expressar seus sentimentos diante da dor.

2. **"Me aponte onde é a sua dor"**: nesse momento, começa-se a objetivar a entrevista, localizando a dor ou os locais de dor, elegendo o ponto principal para direcionar outros questionamentos, bem como para guiar o exame físico. Em algumas síndromes dolorosas a dor é generalizada e o paciente não pode "apontar" o local de dor.

3. **"Como é a dor?"**: esse é o momento de tentar agrupar os descritores que surgiram no início da consulta, repetindo alguns adjetivos que o paciente tenha usado e clareando outros. Alguns descritores tornam-se fundamentais para diagnóstico e tratamento do quadro doloroso. Questiona-se se a dor é aguda ou crônica, difusa ou localizada, pulsátil, constante, intermitente, em cólica, em "queimação", em "choque elétrico", em "facada", em "aperto". Na sequência, é possível aplicar a escala verbal ou visual analógica[2] (Figura 16.1), tentando quantificar, colocar em números, a dor do paciente (Figura 16.2). Importante lembrar que a dor é individual e subjetiva, e não se pode comparar o valor de escala dado por um paciente com outro, tampouco o entrevistador pode dar número à dor do paciente. O 10 da escala, a pior dor que o paciente já experimentou em sua vida, é diferente do 10 de outro paciente ou do próprio examinador.

4. **"O que agrava sua dor?"**: o paciente deve relatar os fatores que pioram ou desencadeiam a dor, como sentar, caminhar, esforços, subir escadas, comer, defecação, micção, privação de sono, medicamentos etc. Toda informação, nesse momento, poderá ser relevante.

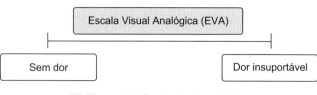

Figura 16.1 Escala visual analógica.

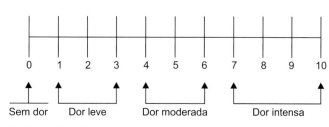

Figura 16.2 Escala numérica e sua relação com a intensidade da dor.

5. **"O que melhora a sua dor?":** posições, manobras antálgicas, privações (alguns alimentos, bebidas alcoólicas), exercícios, repouso, medicamentos (listar nomes e doses utilizadas).

6. **"Já sentiu algo parecido?":** no diagnóstico e no tratamento da dor, é muito importante avaliar a repetição do quadro e se a queixa é única ou se já aconteceu antes, além de verificar se há um componente familiar ou parentes de primeiro grau que tenham apresentado queixas semelhantes, com ou sem um diagnóstico provável. Sintomas recidivantes, com cronologia bem definida, apontam para síndromes dolorosas específicas.

7. **"A dor o acorda à noite?":** esta é uma pergunta clássica, que denota intensidade e perda de qualidade de vida e não necessariamente gravidade. Dores que não interrompem o sono geralmente são menos intensas e proporcionam maior tranquilidade quando da indicação da terapêutica, não podendo ser confundidas com distúrbios do sono ou insônia, comuns em síndromes dolorosas crônicas. Importante avaliar, também, se a dor dificulta o início do sono.

8. **"O que você acha que está acontecendo?":** as crenças e fantasias quanto à condição dolorosa podem ser fatores negativos para o diagnóstico e o tratamento da dor. Nesse momento, volta-se a falar sobre o que o paciente pensa ter. Deve-se indagar diretamente o paciente sobre o que pensa ser a causa de sua dor, o que outros profissionais suspeitaram até então e o que sua família ou cuidadores pensam sobre sua dor. Muitas vezes, a ansiedade gerada pela falta de uma comunicação adequada entre médico e paciente ou a ideia de carregar uma patologia grave, como um tumor maligno, aumenta a sensação dolorosa e o quadro de "catastrofização", impedindo um tratamento adequado em razão do aumento do componente emocional da dor.

Durante a tomada da história do paciente, deve-se estar atento à atitude do paciente durante a consulta, seu comportamento, reações emocionais, tom de voz, respiração, expressões faciais, agitação motora e resposta emocional a certos descritores.

Devem ser avaliados a funcionalidade e o impacto da dor sobre esta. Após recolhidas, as informações podem ser interpretadas da seguinte maneira:[4]

- **Sem limitações:** o paciente está apto a executar suas atividades sem limitações em virtude da dor. O escore da EVA vai geralmente, de 0 a 3.
- **Limitação moderada:** o paciente está apto a executar suas atividades, mas experimenta dor de moderada a intensa, com EVA entre 4 e 10.
- **Limitação significativa:** o paciente não consegue executar suas atividades devido à dor ou a eventos adversos relacionados com o tratamento da dor, independente dos escores de intensidade da dor (EVA).

Quanto maior a limitação do paciente em seu dia a dia, mais necessários serão os cuidados quanto ao diagnóstico e ao tratamento das causas específicas da patologia dolorosa. A anamnese detalhada fornecerá informações para que se possa montar a estratégia de tratamento. A diferença fundamental entre a dor aguda e a dor crônica não passa apenas pela temporalidade (3 meses), mas pelo fato de se transformar de um sintoma em uma doença.

Como ferramenta de avaliação multidimensional da dor, a que se apresenta como mais prática na clínica diária é o *inventário breve de dor*,[5] em sua forma abreviada (Figura 16.3), já validado para o português e de fácil entendimento pelos pacientes. Além de apresentar um diagrama em que o paciente identifica as áreas onde sente a dor e onde ela é mais intensa, aplica escalas numéricas de dor para as últimas 24 horas, revisa tratamentos analgésicos atuais, a porcentagem de alívio com os tratamentos administrados e, principalmente, a interferência da dor nas atividades gerais, no humor, na habilidade de caminhar, no trabalho, no relacionamento com outras pessoas, no sono e na satisfação de viver, sempre nas últimas 24 horas. Isso promove uma visão mais ampla de o quanto a dor está determinando queda na autonomia e na qualidade de vida dos pacientes. Em casos de dores crônicas, e mesmo nos de dores agudas prolongadas ou recorrentes, esse tipo de escala é de grande valor tanto para o diagnóstico como para o acompanhamento da evolução do tratamento.

Um tópico especial consiste na avaliação da dor na sala de emergência, em caso de paciente vítima de trauma, onde dificilmente o paciente responde a escalas uni ou multidimensionais, dada a urgência, a situação clínica ou o estresse no momento do atendimento. Utiliza-se então a *escala de Stewart*,[6] de I a IV, apenas observacional, como descrito a seguir:

I – **Dor leve:** paciente calmo, queixando-se apenas quando interrogado, sem outros sintomas.

II – **Dor moderada:** paciente queixando-se de dor espontaneamente, sem outros sintomas.

III – **Dor forte:** paciente gemendo e queixando-se muito, podendo apresentar náuseas, vômitos e palidez.

IV – **Dor muito forte:** paciente gemendo, chorando, gritando de dor, com náuseas, vômitos e sudorese presentes.

Dessa maneira, mesmo em uma situação de difícil avaliação, recolhem-se parâmetros para diagnosticar e intervir na dor.

Outro exemplo é a avaliação do paciente de UTI, em ventilação mecânica e sedado. Para esses casos, pode ser utilizada a *escala de dor comportamental*, como mostrado no Quadro 16.1.[7]

Somam-se os escores e, se o resultado for ≥ 6, a dor é considerada inaceitável e exige intervenção imediata.

Deve ser salientado que as dores podem ser localizadas, irradiadas ou referidas.[4]

As *dores localizadas* são aquelas que permanecem confinadas ao sítio de origem da dor, sem irradiações. São exemplos as bursites, tendinites e artrites.

As *dores irradiadas* são transmitidas no trajeto de um nervo ou dermatômero. Exemplos são as radiculopatias, neuralgia pós-herpética, neuralgia trigeminal, lesão de plexo braquial e outras lesões de nervos periféricos.

Seção IV • Exame Físico Geral

---

1) Durante a vida, a maioria das pessoas apresenta dor de vez em quando (cefaleia, dor de dente). Você teve hoje uma dor diferente dessas?

   1. Sim   2. Não

2) Marque sobre o diagrama, com um X, as áreas onde você sente dor e onde a dor é mais intensa.

3) Circule o número que melhor descreve a pior dor que você sentiu nas últimas 24 horas

   Sem dor | 0 1 2 3 4 5 6 7 8 9 10 | Pior dor possível

4) Circule o número que melhor descreve a dor mais fraca que você sentiu nas últimas 24 horas.

   Sem dor | 0 1 2 3 4 5 6 7 8 9 10 | Pior dor possível

5) Circule o número que melhor descreve a média de sua dor.

   Sem dor | 0 1 2 3 4 5 6 7 8 9 10 | Pior dor possível

6) Circule o número que mostra quanta dor ocorre agora.

   Sem dor | 0 1 2 3 4 5 6 7 8 9 10 | Pior dor possível

7) Que tratamentos ou medicações você está recebendo para dor?

---

8) Nas últimas 24 horas, qual a intensidade de melhora proporcionada pelos tratamentos ou medicações?

Circule a porcentagem que melhor demonstra o alívio que você obteve.

   Sem alívio | 0% 10% 20% 30% 40% 50% 60% 70% 80% 90% 100% | Alívio completo

9) Circule o número que descreve como, nas últimas 24 horas, a dor interferiu na sua:

Atividade geral	Não interferiu	0 1 2 3 4 5 6 7 8 9 10	Interferiu completamente
Humor	Não interferiu	0 1 2 3 4 5 6 7 8 9 10	Interferiu completamente
Habilidade de caminhar	Não interferiu	0 1 2 3 4 5 6 7 8 9 10	Interferiu completamente
Trabalho	Não interferiu	0 1 2 3 4 5 6 7 8 9 10	Interferiu completamente
Relacionamento com outras pessoas	Não interferiu	0 1 2 3 4 5 6 7 8 9 10	Interferiu completamente
Sono	Não interferiu	0 1 2 3 4 5 6 7 8 9 10	Interferiu completamente
Apreciar a vida	Não interferiu	0 1 2 3 4 5 6 7 8 9 10	Interferiu completamente

◥ **Figura 16.3** Inventário breve de dor, forma abreviada. (Dauf, Cleeland et al., 1983.)

As *dores referidas* são aquelas que têm origem em estruturas somáticas ou viscerais profundas, mas são expressas ou sentidas em locais à distância do local afetado. Os principais exemplos auxiliam a pesquisa durante o exame físico, como:

- **Dor cardíaca:** referida como retroesternal, pirose e precordial.
- **Dor pleural:** dor na parede do hemitórax correspondente.
- **Dor esofágica:** dor retroesternal ou epigástrica.
- **Dor gastroduodenal:** referida no epigástrio ou no hipocôndrio direito.
- **Dor ileojejunal e no cólon:** periumbilical e difusa.
- **Dor sigmóidea e retal:** referida na pelve e períneo.
- **Dor hepática e biliar:** hipocôndrio direito e epigástrio.
- **Dor pancreática:** dor em "faixa" epigástrica, hipocôndrio esquerdo e dorsal.
- **Dor renal:** dorsal, irradiando-se para os flancos.
- **Dor ureteral:** dorsal, irradiando-se para o baixo-ventre e os genitais.
- **Dor do abscesso subfrênico:** ombro.

Quadro 16.1 Escala de dor comportamental	
Expressão facial	
Relaxada	1
Parcialmente tensa	2
Totalmente tensa	3
Fazendo careta	4
Movimentos dos membros superiores	
Relaxado	1
Parcialmente flexionado	2
Totalmente flexionado	3
Totalmente contraído	4
Ventilação mecânica	
Tolerando movimentos	1
Tossindo, mas tolerando a maior parte do tempo	2
Lutando contra o ventilador	3
Impossibilidade de controle do ventilador	4

As dores ainda podem ser superficiais (bem localizadas) ou profundas (difusas e mal localizadas), contínuas, intermitentes ou pulsáteis. Podem ser experimentadas de várias maneiras: rápido *flash* (neuralgia trigeminal), em ritmo pulsátil (inflamação dentária ou a migrânea), em fases longas e menos rítmicas (cólica intestinal), aumentando gradual ou subitamente, atingindo um platô que é mantido por longo período sem flutuações (angina de peito, queimaduras), ou contínua, mas flutuando em intensidade (dores musculares em membros). Importante observar a relação da dor com o turno do dia, se semanal, mensal ou que surge em diferentes estações do ano, condições climáticas, fatores emocionais ou ambientais.

A *história patológica pregressa* é muito importante não apenas para apontar as comorbidades, mas para sugerir o prognóstico de tratamento. Se a saúde do paciente era normal antes do início dos sintomas dolorosos, o retorno à normalidade após o tratamento pode ser alcançado quase que na totalidade dos casos. Se, entretanto, o paciente já apresentava uma extensa lista de problemas de saúde, tanto do ponto de vista físico como psicológico, a volta à funcionalidade e a retomada de suas atividades normais tornam-se bem mais difíceis.

A *história familiar* deve investigar o histórico de dor crônica na família, uso excessivo de substâncias lícitas e ilícitas, histórico de automedicação, tabagismo e fatores estressores, como perdas econômicas, emocionais etc.

O EXAME FÍSICO

O exame físico do paciente com dor envolve não somente o exame físico geral, mas também um exame neurológico mínimo, porém cuidadoso, bem como o exame do sistema musculoesquelético, com ênfase na área dolorosa. Portanto, o exame físico pode ser dividido em duas etapas: o exame físico geral e o exame da área de dor. Importante lembrar que o exame físico nesses pacientes geralmente exacerba a dor; por

isso, é fundamental a comunicação constante durante todo o exame. Outro aspecto importante consiste em iniciar o exame pela região da queixa do paciente, pois esta é o motivo da consulta. Muitos pacientes se sentem desconfortáveis e pouco confiantes quando não é priorizado o exame da área apontada como queixa principal da consulta.

Exame físico geral

Nesse momento, é descrita a aparência geral do paciente. Algumas observações quando da coleta da história clínica são confrontadas agora, com o paciente despido, geralmente mantendo apenas as roupas íntimas. Importante descrever a aparência e a cor da pele, a distribuição de pelos e da gordura corporal, evidências de perda de peso, edemas, fraquezas, atitude corporal anormal, atrofias ou hipertrofias, aumento de glândulas, presença de alterações vasomotoras, a postura do paciente quanto a lordose, cifose, escoliose, posição dos ombros, arqueamento dos pés, abdome ptótico, dentre outros achados possíveis nessa primeira inspeção.

Deve-se permanecer atento também à expressão facial, rubor, palidez, sudorese, dilatação pupilar, lágrimas, tremores, tensão muscular e aparência de ansiedade, medo ou tristeza, que são importantes manifestações de dor.

Avalia-se a marcha já nessa etapa, fazendo o paciente deambular despido em linha reta, primeiro apoiado nos dedos dos pés e depois apenas nos calcanhares. Se possível, ele deve dar uma pequena corrida também em linha reta.

A temperatura, o pulso, a frequência respiratória, a pressão arterial, o peso e a altura do paciente devem ser verificados. Deve-se também dar atenção às unhas e aos pelos do paciente, pensando em possíveis síndromes dolorosas autonômicas, como a síndrome dolorosa regional complexa, que pode exibir unhas quebradiças, com fissuras, rarefação ou crescimento anormal de pelos, pele com diferença de coloração e temperatura no membro afetado.

Exame da área de dor

Esse exame consiste em inspeção, palpação da área ou áreas de dor e, quando envolver tórax e abdome, também a percussão e a ausculta da região.[8]

Inspeção

Observar a aparência e a cor da pele, manifestações tróficas, hipertricose, hiperidrose, cianose ou vermelhidão, cútis anserina ("pele de frango") e visível evidência de espasmo muscular. Cútis anserina é uma manifestação comum de disfunção autonômica causada por dano à raiz de nervo.

Palpação

A sensibilidade profunda é mais bem investigada pela palpação digital, com o dedo médio exercendo firme pressão no sítio da dor (cerca de $20 cmH_2O$ de pressão), adotando como parâmetro um halo branco que se forma na borda da unha em contraste com a coloração rosada do restante. Pode-se, assim, mapear a área de dor.

Algumas definições devem ser lembradas antes do passo seguinte:

- **Hipoestesia:** decréscimo da sensibilidade ao estímulo.
- **Hiperestesia:** aumento da sensibilidade ao estímulo.
- **Hipoalgesia:** diminuição da resposta à dor a um estímulo normalmente doloroso.
- **Hiperalgesia:** aumento da resposta a um estímulo que normalmente é doloroso.
- **Alodinia:** dor a um estímulo que normalmente não causa dor.
- **Parestesia:** sensação anormal, espontânea ou evocada; formigamento.
- **Disestesia:** sensação anormal, desagradável, espontânea ou evocada.

Para investigá-las, utiliza-se o exame superficial da pele com algodão seco, algodão embebido em álcool ou agulha estéril. O algodão seco determina área de alodinia, hipoestesia ou hiperestesia, quando é passado gentilmente o algodão sobre a área dolorosa, comparando com o lado sadio.

O algodão embebido em álcool ratifica o teste feito com o algodão seco para determinar áreas de hipo ou hiperestesia, fazendo-se analogia com a diferença da sensação de frio produzida pelo álcool entre a área afetada e a sadia.

A agulha serve como ferramenta para o *pin prick test* e o *scratch test*. Ambos testam hipoalgesia, hiperalgesia ou analgesia e devem ser executados com cuidado, para não ferir a pele do paciente. O *pin prick test* consiste na aplicação de picadas leves, com agulha estéril, na região dolorosa da pele e em região sadia, comparando a resposta dolorosa, se aumentada, diminuída ou igual. Com a mesma agulha, arranha-se superficialmente a pele, também na área sadia e na área dolorosa, comparando a resposta. Essa é a parte inicial de um exame neurológico básico, mas essencial para determinação da quantidade e da qualidade da dor.

Além desses, deve-se ter em mãos martelo de reflexos e diapasão, para completar exame. Os reflexos miotáticos ou reflexos tendinosos profundos devem ser pesquisados em bíceps, tríceps, quadríceps e gastrocnêmios e graduados de 0 (ausência) a 4+ (hiper-reflexia). O diapasão fornece informações sobre a sensibilidade vibratória, principalmente em caso de suspeita de neuropatias periféricas.[3]

Em caso de suspeita de doença neurológica sistêmica ou de alguma síndrome neurológica específica, deve-se proceder ao exame dos nervos cranianos.

Nas dores de abdome e pelve, deve-se proceder à inspeção, à procura de distensão, hipotonias ou lesões de pele, à palpação, para identificação de massas, órgãos e dores superficiais ou profundas, e à ausculta, para verificação de movimentos intestinais ou sopros.

A avaliação da parte motora irá verificar ativamente a força e o alongamento dos vários grupos musculares, com ênfase nos músculos das áreas afetadas pela dor. Testa-se, também, a capacidade de abdução e adução nas várias articulações maiores do corpo, tanto de maneira passiva como ativa.

Exame físico em caso de dor orofacial[1]

Deve-se proceder à inspeção geral da cabeça e do pescoço, observando simetria, tamanho, forma, consistência, posturas anormais e movimentos involuntários ou sensibilidade. Deve-se conduzir um exame dos nervos cranianos, observando sinais e sintomas. Palpar os músculos da mastigação e cervicais, bem como as articulações temporomandibulares na região intrameatal e/ou pré-auriculares. Auscultá-las com estetoscópio em todos os movimentos. Medir a amplitude de movimentos de extensão e flexão da coluna cervical, a qualidade dos movimentos e a associação com a dor. Inspecionar as orelhas e o nariz em busca de patologia, presença de fluidos, edema ou aumento de volume. Analisar a oclusão estática e dinâmica da boca.

Referências

1. Bonica JJ, Loeser JD. Medical evaluation of the patient with pain. In: Bonica JJ. The management of pain. Vol. I. 2. ed. Pennsylvania: Lea & Febiger, 1990:563-76.
2. Pimenta CAM. Escalas de avaliação de dor. In: Teixeira MJ (ed.) Dor – conceitos gerais. São Paulo: Limay, 1994:46-56.
3. Brook P, Connel J, Pickering T. Oxford handbook of pain management. New York: Oxford University Press, 2011.
4. White S. Assessment of chronic neuropathic pain and use of pain tools. Br J Nurs 2004; 13(7):372-8.
5. Cleeland CS. The brief pain inventory: user guide. Houston, Texas: MD Anderson Cancer Center, 2009.
6. Silveira MSB, Rizzo JM. Analgesia na sala de emergência. In: Nasi LA (ed.) Rotinas em pronto socorro. Porto Alegre: Artmed, 2008:66-72.
7. Sakata RK. Analgesia e sedação em unidade de terapia intensiva. Rev Bras Anestesiol 2010; 60(6):648-58.
8. Waldman SD. Physical diagnosis of pain: an atlas of signs and symptoms. Philadelphia, PA: WB Saunders, 2006.

Avaliação Clínica do Volume de Líquido Extracelular

CAPÍTULO 17

João Carlos Goldani

A água corporal corresponde de 50% a 60% do peso de um adulto. Ela se distribui em dois grandes compartimentos: o intracelular e o extracelular. O intracelular contém 66% da água total, restando 33% no extracelular. O extracelular, por sua vez, se subdivide em um compartimento intersticial e um intravascular. A distribuição da água nos diversos compartimentos é determinada pela osmolaridade, que depende da quantidade de solutos em cada um deles, sendo o sódio o principal no líquido extracelular e o potássio no intracelular. Todos os compartimentos tendem a manter a mesma osmolaridade. Em estados de equilíbrio, a quantidade de água no organismo representa o balanço fisiológico entre a ingesta da água, sua distribuição, evaporação e eliminação pelos rins e intestinos. O volume de líquido extracelular é determinado basicamente pela ação dos mecanismos fisiológicos que controlam este equilíbrio.[1]

Várias condições podem levar a um desequilíbrio no volume da água corporal e na quantidade dos solutos. Os desequilíbrios são ocasionados por alterações na ingesta ou nas perdas e por alterações nos mecanismos fisiológicos de controle. As perdas podem ser gastrointestinais, renais, pela pele ou sequestração no terceiro espaço. No Quadro 17.1 encontram-se os principais sintomas e sinais relacionados com a depleção dos volumes de líquido.

Quadro 17.1 Sintomas e sinais que ocorrem na depleção de volume extracelular
Sede
Alterações mentais
Tontura postural
Fadiga
Boca seca
Mucosas secas
Sulcos longitudinais na língua
Diminuição do turgor da pele
Diminuição da tensão intraocular
Diminuição da pressão venosa jugular
Diminuição da umidade axilar
Retardo do enchimento capilar
Taquicardia ortostática
Hipotensão postural
Oligúria

Quando há perda predominante de água (desidratação), a perda é maior no compartimento intracelular, levando a aumento da concentração plasmática de sódio – hiperosmolaridade. A desidratação, em geral, não causa depleção de volume, pois, sem alterações da quantidade de solutos, a perda de água é maior dentro das células. Quadros em que há balanço positivo de água levam à hiposmolaridade (intoxicação hídrica) com sintomas de alterações do estado mental.

Em caso de perda de líquidos com sódio (vômitos, diarreia, diurese, sangramentos), encontra-se diante de um quadro de diminuição do volume extracelular, depleção de volume, podendo levar à diminuição do volume circulatório efetivo – hipovolemia. O sódio é o principal soluto no espaço extracelular e, portanto, é responsável pela manutenção do volume desse compartimento. A hipovolemia consiste em diminuição do volume sanguíneo, volume circulatório efetivo, podendo resultar de sangramento ou perda de plasma ou água, comprometendo a perfusão tecidual. As condições em que ocorre um balanço positivo de sódio apresentam-se clinicamente como edema.

Podem ocorrer situações em que há, simultaneamente, desidratação e depleção de volume extracelular.

O diagnóstico correto é fundamental, pois diferentes quadros exigem diferentes tratamentos.[2]

Na anamnese, encontram-se dois tipos de sintomas: os relacionados com a causa da perda de líquidos e os relacionados com as anormalidades de volume e de concentração de eletrólitos.

Os sintomas relacionados com possíveis causas de perda de líquidos são: vômitos, diarreia, poliúria, queimaduras, sangramentos e situações que podem levar a sequestro de líquidos em terceiro espaço (obstrução intestinal, pancreatite aguda, fraturas).

São sintomas relacionados com alterações do equilíbrio hidroeletrolítico: sede, alterações mentais nos déficits predominantes de água e tontura postural na depleção de volume extracelular. Nesta, podem ocorrer sintomas relacionados com a diminuição de perfusão tecidual: fadiga, lassidão e câimbras. Perdas maiores podem levar a um quadro de choque: pele fria e úmida, taquicardia, cianose, oligúria, agitação e confusão mental.

Com frequência, encontram-se sintomas relacionados com distúrbios de eletrólitos ou ácido-básicos, dependendo da composição dos líquidos perdidos.

Quando a perda é predominantemente de água (desidratação), os sintomas são decorrentes da hiperosmolaridade, usualmente expressa pela dosagem laboratorial da concentração aumentada de sódio plasmático. Quando aguda, manifesta-se por letargia, fraqueza e irritabilidade, podendo, em casos mais graves, ocorrer convulsões e coma.

No exame físico, os sinais de depleção de volume intersticial são: boca seca, sulcos na língua, diminuição do turgor da pele, mucosas secas, diminuição da tensão do globo ocular e umidade das axilas, enquanto diminuição da pressão venosa jugular, retardo do enchimento capilar, taquicardia ortostática e hipotensão postural refletem a diminuição de volume circulatório efetivo. É importante considerar a temperatura axilar e, se possível, a diminuição de peso recente.

A diminuição do turgor da pele consiste no retorno mais lento da pele à sua posição normal, após ser feita uma prega com o polegar e o indicador do examinador. A proteína elastina é influenciada pelo grau de umidade, mas ela se deteriora com a idade, tornando difícil a avaliação desse sinal em idosos.

A tensão intraocular é testada solicitando-se ao paciente para fechar os olhos e olhar para baixo e, então, pressiona-se levemente o globo ocular com o indicador. O exame das axilas, secas ou úmidas, teve um grau de correlação interobservadores moderado, sendo sua ausência mais significativa para o diagnóstico.[3]

A perfusão tecidual pode ser avaliada por meio do retardo do tempo de enchimento capilar após pressionada a falange distal do dedo médio por cerca de 5 segundos, posicionado no nível do coração; a cor deve retornar ao normal em 2 segundos ou 4 segundos, em idosos.[4]

Sinais importantes na depleção de volume são: aumento da frequência cardíaca de mais de 30 batimentos por minuto 1 minuto após passar da posição supina para a ortostática e a hipotensão postural (queda de 15 a 20mmHg na pressão arterial 1 minuto após passar da posição supina para a ortostática).[3] Entretanto, a hipotensão postural pode ocorrer em outras situações em que há disfunção autonômica (primária ou secundária a neuropatia diabética, insuficiência autonômica paraneoplásica, uso de medicamentos, entre outras).

Nos pacientes com sangramento, a taquicardia postural tem sensibilidade de 97% e especificidade de 98%, enquanto a hipotensão postural tem especificidade de 94% em pessoas com menos de 65 anos de idade e de 86% em maiores de 65 anos. A hipotensão sistólica postural – > 20mmHg – pode ocorrer em 10% de normovolêmicos com menos de 65 anos de idade e em 11% a 30% dos maiores de 65 anos.[3] Em pacientes com depleção de volume não ocasionada por sangramento a acurácia é menor (Quadro 17.2).

Nos experimentos de flebotomia, a estimativa da quantidade de diminuição do volume extracelular efetivo pela taquicardia postural e pela hipotensão postural torna-se mais sensível após perdas > 630mL de sangue.[3]

Quadro 17.2 Acurácia dos sinais de hipovolemia não causada por sangramento conforme McGee[3]

	Sensibilidade (%)	Especificidade (%)
Taquicardia postural	43	75
Hipotensão postural	29	81
Axilas secas	50	82
Língua seca	59	73
Sulcos longitudinais na língua	85	58
Diminuição da tensão intraocular	62	82
Tempo de enchimento capilar	34	95

O desenvolvimento dos sinais e sintomas de depleção de volume depende não somente do grau de perda de volume extracelular, mas da velocidade e da natureza das perdas, informações fundamentalmente obtidas na história e no exame clínico. O exame clínico não tem critérios precisos para determinar o grau de diminuição do volume extracelular, sendo muito importante observar a resposta a uma reposição líquida, reavaliando o paciente.[5]

A história e o exame físico sugerem a existência de depleção de volume extracelular, bem como uma possível etiologia pelo tipo de perda. Exames de laboratório podem ser usados para melhor caracterização. Na desidratação, encontra-se uma hipernatremia, traduzindo a hiperosmolaridade. Na depleção de volume, pode haver oligúria com aumento da densidade urinária ou da osmolalidade e sódio urinário baixo. A relação entre ureia e creatinina > 40 também é sugestiva de depleção de volume, mas não específica. Variações agudas do hematócrito e da albumina podem traduzir variações no volume extracelular.

Referências

1. Bhave G, Neilson E. Volume depletion versus dehydration: how understanding the difference can guide thetapy. Am J Kidney Dis 2011; 58(2):302-9.
2. Mange K, Matsuura D, Cizman B et al. Language guiding therapy: the case of dehydration versus volume depletion. Ann Intern. Ann Intern Med 1997; 127(9):848-53.
3. McGee S, Abernethy W, Simel D. Is this patient hypovolemic? JAMA 1999; 281(11):1022-9.
4. Schriger DL, Baraff L. Defining normal capillary refill. Ann Emerg Med 1988; 17:932-5.
5. Perner A, De Becker D. Understanding hypovolaemia. Intensive Care Med 2014; 40:613-5.

CAPÍTULO 18

Estado de Nutrição

Themis Zelmanovitz • *Maira Zoldan* • *Sandro Antunes da Silva*

INTRODUÇÃO

O estado nutricional é caracterizado pelo balanço entre a oferta e a demanda de nutrientes, refletindo a quantidade indispensável para satisfazer as necessidades fisiológicas de cada indivíduo.[1] A desordem nutricional inclui tanto a carência nutricional como as situações de excesso, como a obesidade e a intoxicação por micronutrientes – induzida pelo uso de suplementos, por exemplo.[2] O termo *desnutrição* compreende tanto a desnutrição calórico-proteica como a deficiência de micronutrientes.[2] A *desnutrição primária* resulta da alimentação inadequada ou restrita, enquanto a *desnutrição secundária* é consequência de doenças que alteram a ingestão de alimentos, a demanda, o metabolismo ou a absorção intestinal.[3] Diferenciá-las pode ser difícil, e uma avaliação mais detalhada é necessária para identificar os indivíduos com comprometimento nutricional prévio ou com elevado risco nutricional (Quadro 18.1).[2]

AVALIAÇÃO CLÍNICA DO ESTADO NUTRICIONAL

A história clínica e o exame físico focados na avaliação do estado nutricional possibilitam a identificação de doenças causadas pela alimentação inadequada, bem como de fatores que potencialmente levam a uma desordem nutricional.[4] Os componentes da avaliação clínica do estado de nutrição estão listados no Quadro 18.2.

Quadro 18.1 Fatores associados ao alto risco nutricional
Índice de massa corporal < 18,5kg/m² e/ou perda recente de > 10% do peso usual
Baixo consumo alimentar: anorexia, doença psiquiátrica, NPO por mais de 5 dias
Síndromes malabsortivas, fístulas entéricas, diálise, abscessos ou feridas que drenam secreção
Condições hipermetabólicas: sepse, febre, trauma, queimaduras
Alcoolismo ou drogadição
Medicamentos: imunossupressores, quimioterápicos, esteroides
Pobreza, isolamento ou idade avançada

Fonte: adaptado de Halsted.[3]

Quadro 18.2 Componentes da avaliação nutricional	
História	História médica atual e pregressa Uso de medicações e suplementos Uso de álcool, tabagismo Perfil psicossocial
Dieta	Capacidade de comprar e preparar a comida Recordatório de 24 horas Alergias e preferências alimentares
Medidas antropométricas	Peso atual e peso habitual Altura Circunferências Dobras cutâneas
Exames laboratoriais	Albumina sérica, hemograma, capacidade ferropéxica, tempo de protrombina, creatinina e ureia (sérica e urinária)

Fonte: adaptado de Saltzman[2] e Halsted.[3]

História clínica

A história clínica detalhada tem como objetivo a identificação de doenças crônicas ou condições médicas que coloquem o paciente em risco nutricional, de modo que devem ser abordadas detalhadamente informações como alteração recente de peso, alteração do hábito alimentar e intestinal, presença de sintomas constitucionais (febre, sudorese, calafrios) e gastrointestinais, como náuseas, anorexia, dor e distensão abdominal, e presença de sangue nas fezes.[2,5] As medicações em uso no momento da avaliação precisam ser objetivamente listadas, uma vez que podem interferir no apetite, bem como na absorção, no metabolismo e na excreção de nutrientes.[2] Além disso, é necessária a busca ativa por outras condições que podem prejudicar o apetite ou a capacidade de se alimentar, principalmente em idosos, como depressão, má condição dentária, alteração ou perda do paladar (disgeusia e ageusia, respectivamente), perda do olfato (anosmia) e síndrome demencial.[1,5,6] A anorexia e o prejuízo nutricional também podem ser causados por transtornos alimentares, que são caracterizados por distorção da autoimagem, prática compulsiva de exercícios, amenorreia, vômitos e o uso de laxativos e diuréticos.[5]

A história nutricional deve incluir o número de refeições realizadas por dia, a presença de alergias alimentares, o uso de suplementos (vitaminas, minerais e ervas), a quantidade de álcool ingerida, bem como o uso do tabaco e os hábitos re-

Seção IV • Exame Físico Geral

lacionados com o sono (horas/dia), o trabalho e a prática de exercício físico (tipo, intensidade e frequência).[7,8]

A história médica pregressa torna possível o conhecimento acerca de condições médicas e cirúrgicas prévias, bem como das medicações e dos suplementos já usados, que podem estar relacionadas com o estado de nutrição atual do paciente.[2,5] Os aspectos psicossociais e econômicos também podem afetar o estado nutricional. Estes incluem a escolaridade, o nível socioeconômico, as condições de moradia, fatores culturais e religiosos, o estilo de vida, o uso excessivo de drogas ou de álcool, o grau de dependência associado à presença ou não de um cuidador, assim como a incapacidade de comunicar as necessidades.[1,5]

Exame físico

O exame físico voltado para a avaliação nutricional contempla a realização das medidas antropométricas e a pesquisa de alterações características da deficiência de nutrientes específicos.[4] As medidas antropométricas serão abordadas no Capítulo 19.

As manifestações clínicas de carências nutricionais frequentemente surgem em uma fase mais avançada. Além disso, apresentam especificidade limitada, uma vez que diferentes deficiências de diferentes micronutrientes resultam em manifestações clínicas similares. A baixa especificidade dos achados, portanto, reforça a importância da associação da história clínica, dos dados antropométricos, da avaliação funcional e dos exames laboratoriais.[2] As alterações do exame físico relacionadas com o estado nutricional são abordadas de acordo com o sistema acometido e com os nutrientes específicos apresentados no Quadro 18.3.

DESNUTRIÇÃO CALÓRICO-PROTEICA

A desnutrição calórico-proteica pode ser dividida em marasmo e *kwashiorkor*,[3] cujas diferenças estão listadas no Quadro 18.4. Marasmo é o emagrecimento resultante de um longo período de restrição calórica e proteica, enquanto *kwashiorkor* é consequência de uma dieta pobre em proteínas, na qual o consumo calórico pode estar preservado, sendo sua principal característica o edema, limitado às extremidades ou generalizado (anasarca).[3,9] A forma mista (desnutrição edematosa) ocorre em pacientes com consumo calórico e proteico inadequado em associação a alguma condição de estresse, como infecção ou algum outro estado pró-inflamatório.[10]

Na desnutrição calórico-proteica, há perda de tecido subcutâneo e de massa muscular. A atrofia dos músculos temporais é um sinal clássico e resulta da ausência da mastigação. A perda de massa muscular também pode ser observada na cintura escapular, na circunferência do braço e no espaço interósseo do dorso da mão. A atrofia ou hipotrofia muscular, nesses casos, é sempre bilateral e reflete o catabolismo proteico, que afeta também órgãos vitais, como coração, fígado e rins. Em crianças, além do baixo peso e da baixa estatura para a idade, a cabeça tende a ficar grande em relação ao corpo, uma vez que o perímetro cefálico é o último parâmetro de crescimento a ser afetado pela desnutrição.[2,3,9]

A pele torna-se ressecada e pode sofrer descamação. Em crianças, na dermatite associada ao *kwashiorkor*, a pele assemelha-se a esmalte descascado (*flaky paint dermatosis*): apresenta-se inicialmente sob a forma de placas grossas hiperpigmentadas, principalmente em pontos de pressão, que evoluem para descamação com áreas de despigmentação cutânea[11] (Figura 18.1). Os cabelos se tornam quebradiços, cujos fios são facilmente destacáveis na ausência de dor. Períodos de desnutrição intercalados com períodos de alimentação adequada levam à formação de listras horizontais hipopigmentadas no cabelo – sinal da bandeira. Alopecia (perda de cabelos) pode ocorrer.[2,8,9]

Pode haver queilose (presença de fissuras ou úlceras labiais), estomatite angular (pápulas nos cantos da boca) e perda de papilas na língua.[2,9] Além disso, também são achados do sistema gastrointestinal: distensão do abdome, em decorrência de fraqueza da musculatura abdominal, hepatomegalia e ascite.[2]

DEFICIÊNCIA DE VITAMINAS E MANIFESTAÇÕES CLÍNICAS ESPECÍFICAS

Deficiência de vitamina A

A vitamina A é responsável pela diferenciação de células epiteliais e pela estabilização de membranas celulares. A deficiência de vitamina A é associada, principalmente, a sinais e sintomas oculares. Manifesta-se por xerose conjuntival e corneal (ressecamento) e fotofobia (intolerância à luz). Formam-se as manchas de Bitot, que são discretas lesões brancas de epitélio ceratinizado na conjuntiva (Figura 18.2). Pode haver, além disso, ulceração e necrose da córnea. A alteração da consistência e a consequente formação de cicatrizes na córnea podem causar cegueira. Cegueira noturna (nictalopia) também ocorre, uma vez que a vitamina A é essencial para o funcionamento dos fotorreceptores.[2,3,9]

Deficiência de vitamina D

A deficiência de vitamina D resulta em fraqueza proximal, além de franca miopatia e alterações ósseas. Osteomalacia é uma condição relacionada com a deficiência prolongada de vitamina D, em que há fragilidade óssea, acometendo também o esterno. Os sintomas são insidiosos e incluem dor óssea e articular difusa, fraqueza muscular, história de fraturas e dificuldade na deambulação. A dor óssea predomina na região do quadril e extremidades inferiores. Ao exame, pode-se observar dor à palpação óssea. A fraqueza muscular é proximal, e podem estar presentes atrofia, hipotonia e desconforto ao movimento, além de alteração da marcha. As fraturas podem ocorrer com traumas mínimos, envolvendo, principalmente, costelas, vértebras e ossos longos. Na criança, a deficiência de vitamina D pode levar também ao raquitismo, com deformidades em ossos longos e proeminência das articulações costocondrais (rosário raquítico).[2] Pode-se observar fechamento retardado das fontanelas e craniotabes (osso do crânio mole).

Capítulo 18 • Estado de Nutrição

Quadro 18.3 Achados clínicos associados a deficiência de nutrientes específicos

Sistemas	Minerais	Vitaminas	Macronutrientes
Geral			
Déficit de crescimento	Cobre, zinco	Vitamina A, vitamina D	DCP, AGE
Perda muscular			DCP
Diminuição de tecido subcutâneo			Energia
Edema		Vitamina E, tiamina	Proteína
Pele			
Dermatite generalizada	Zinco	Biotina, niacina	AGE
Dermatite em áreas fotoexpostas		Niacina	
Hiperceratose folicular		Vitamina A, vitamina C	
Petéquias, púrpura, equimoses, hemorragia perifolicular		Vitamina C, vitamina K	
Dermatite escrotal e vulvar		Riboflavina	
Dermatite seborreica		Riboflavina, piridoxina, biotina	
Palidez	Cobre, ferro	Vitamina E, riboflavina, piridoxina, folato, vitamina B_{12}, vitamina C	
Pele seca, descamação, pigmentação alterada			DCP
Cabelo			
Alteração de cor, quebradiço	Cobre		DCP
Alopecia	Zinco	Biotina	AGE, DCP
Cabelo em "saca-rolhas"		Vitamina A, vitamina C	
Unhas			
Em forma de colher (coiloníquia)	Ferro		
Olhos			
Xerose conjuntival e da córnea, manchas de Bitot, cegueira noturna, fotofobia		Vitamina A	
Palidez conjuntival	Ferro, cobre	Vitamina B_{12}, folato	
Boca			
Estomatite angular		Riboflavina, piridoxina	Proteína
Queilose		Riboflavina, niacina, piridoxina	DCP
Sangramento gengival		Vitamina C, vitamina K	
Atrofia de papilas linguais	Ferro	Riboflavina, niacina	DCP
Glossite	Ferro, zinco	Riboflavina, niacina, piridoxina, biotina, folato, vitamina B_{12}	
Cardiovascular			
ICC de alto débito, miocardiopatia		Tiamina	
Abdome			
Esofagite		Niacina	
Distensão abdominal			DCP
Hepatomegalia	Zinco		DCP
Genital			
Hipogonadismo	Zinco		
Musculoesquelético			
Rosário raquítico		Vitamina D, vitamina C	
Craniotabes, fontanela ampla		Vitamina D	
Alargamento das epífises	Selênio	Vitamina D	
Pernas arqueadas		Vitamina D	
Ossos frágeis		Vitamina C	
Neurológico			
Oftalmoplegia		Vitamina E, tiamina	
Hiporreflexia		Vitamina E, tiamina, vitamina B_{12}	
Fraqueza		Vitamina E, tiamina, piridoxina, vitamina B_{12}	
Tetania		Vitamina D	
Ataxia		Vitamina E, tiamina	
Alteração do estado mental		Tiamina, piridoxina, vitamina B_{12}, niacina, biotina	
Demência		Tiamina, vitamina B_{12}, niacina	

DCP: desnutrição calórico-proteica; AGE: ácidos graxos essenciais; ICC: insuficiência cardíaca congestiva.

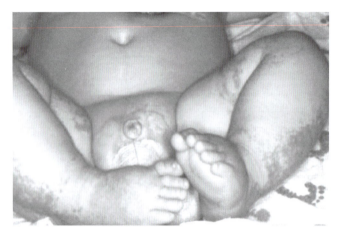

▼ Figura 18.1 Dermatose em crianças associada ao *kwashiorkor*. (Reproduzida de Gehrig KA, Dinulos JG. Acrodermatitis due to nutritional deficiency. Curr Opin Pediatr 2010; 22[1]:107-12.[11])

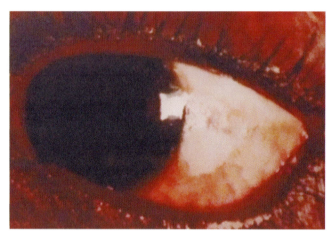

▼ Figura 18.2 Manchas de Bitot. (Reproduzida de Saltzman E, McCrory MA. Physical assessment of nutritional status. In: Coulston A, Boushey C, Ferruzzi M eds. Nutrition in the prevention and treatment of disease. St Louis: Academic Press, 2012: 57-73.[2])

Deficiência de vitamina K

O sinal mais comum da deficiência de vitamina K é o sangramento anormal,[3] embora a vitamina K também tenha papel importante no desenvolvimento do esqueleto e na saúde óssea.[12] O recém-nascido pode apresentar equimoses, hemorragia intracraniana, sangramento gastrointestinal e através do umbigo, de modo que deve ser feita a profilaxia com administração de vitamina K logo após o parto.[2] Crianças mais velhas e adultos apresentam púrpura, equimoses, sangramento gengival, nasal (epistaxe) e gastrointestinal (hematêmese, hematoquezia, melena), além de hemorragia intracraniana.[2,3,13]

Deficiência de vitamina C (escorbuto)

A vitamina C é imprescindível para a síntese de colágeno, de forma que a sua deficiência resulta no rompimento de vasos sanguíneos. Apresenta-se, portanto, com sangramento e inflamação gengival, formação de petéquias perifoliculares e equimoses. Má cicatrização de feridas, cabelos encaracolados (*coiled hairs*), áreas de hiperceratose, artralgias e derrame articular podem também ser presentes.[3] Os sintomas podem aparecer até 3 meses após a diminuição da ingestão de vitamina C.

Deficiência de vitamina B_3 ou niacina (pelagra)

Pelagra é uma desordem nutricional causada pela deficiência de niacina e caracterizada por uma síndrome clínica tradicionalmente composta por dermatite, diarreia e alterações neuropsiquiátricas (demência), podendo evoluir para a morte (*death*) – síndrome dos quatro D. Inicialmente, há perda de apetite, fraqueza generalizada, dor abdominal, vômitos e diarreia. A língua apresenta coloração vermelha brilhante (glossite). A dermatite pode se manifestar sob a forma de eritemas e erupções em áreas fotoexpostas, de lesões perineais e de hiperpigmentação da pele acima de proeminências ósseas. As áreas mais afetadas são a face, o pescoço, os braços e o dorso das mãos (mais comum) e dos pés. São lesões simétricas, bem delimitadas e, em membros, iniciam distalmente, de padrão "em bota" ou "em luva". Ao redor do pescoço, forma-se um *rash* cutâneo, também chamado de colar de casal (*casal's necklace*), podendo haver descamação. Fissuras palmares e plantares podem surgir. As manifestações neuropsiquiátricas incluem depressão e demência.[3,14]

Deficiência da vitamina B_1 ou tiamina (beribéri)

A deficiência de tiamina é causada, principalmente, pelo alcoolismo e por doenças crônicas, como, por exemplo, o câncer. O álcool interfere diretamente na absorção de tiamina, de modo que a deficiência dessa vitamina deve ser sempre considerada em pacientes alcoolistas. A deficiência prolongada de tiamina causa beribéri. O beribéri úmido é a miocardiopatia dilatada associada a sinais e sintomas de insuficiência cardíaca que ocorre aproximadamente 3 meses após dieta deficiente em tiamina. O beribéri seco apresenta-se com afonia (paralisia do nervo laríngeo recorrente), hiporreflexia e neuropatia periférica simétrica sensitiva e motora, que afeta principalmente os membros inferiores. O subtipo seco inclui a síndrome de Wernicke-Korsakoff, que consiste em nistagmo horizontal, oftalmoplegia, ataxia cerebelar, confusão mental, amnésia e psicose. Sintomas inespecíficos também estão presentes, como fraqueza muscular, apatia e irritabilidade.[3,9]

CAQUEXIA E DOENÇAS SISTÊMICAS

A caquexia é uma condição que envolve perda intensa de massa magra (massa muscular), com ou sem perda da gordura corporal, na vigência de doença crônica subjacente. Algumas doenças crônicas em estágio avançado estão associadas à presença de anorexia (perda de apetite), inflamação, resistência à insulina, catabolismo proteico muscular e hipogonadismo (diminuição dos níveis de andrógenos).[15] Esses fatores resultam em perda de gordura corporal e consumo de massa magra que, por sua vez, ocasionam perda ponderal, fadiga e fraqueza generalizada.[15] Enquanto em adultos a principal manifestação clínica é a perda de peso, nas crianças há alteração do crescimento. Embora a desnutrição seja encontrada frequentemente em pacientes com caquexia, esta última não pode ser tratada unicamente com reposição de nutrientes e readequação alimentar.[3,15,16]

Quadro 18.4 Comparação entre marasmo e *kwashiorkor*		
	Marasmo	**Kwashiorkor**
Clínica	Baixo consumo de energia	Baixo consumo proteico associado a condições de estresse
Tempo de evolução	Meses a anos	Semanas
Manifestações clínicas	Emagrecido, faminto, peso < 80% do esperado para a altura Pele seca, hiperceratose folicular Cabelo fino e esparso	Aparência de bem-nutrido Cabelos destacáveis, sinal da bandeira Edema Dermatite que lembra pintura descascada
Curso clínico	Preserva a capacidade de responder a algum estresse agudo	Infecções e quebra da barreira cutânea
Mortalidade	Baixa	Alta
Diagnóstico	Prega cutânea tricipital < 3mm Circunferência braquial < 15cm	Albumina sérica < 2,8mg/dL, edema Pelo menos um dos seguintes: Cicatrização prejudicada, úlceras de decúbito ou quebra da barreira cutânea Cabelos destacáveis

Fonte: adaptado de Halsted CH.[3]

As principais causas de caquexia estão listadas no Quadro 18.5. Essas doenças, de modo geral, representam um desbalanço metabólico (anabolismo *vs.* catabolismo), com aumento do gasto energético de repouso e distúrbios em fatores neuro--humorais. As condições pró-inflamatórias vistas no câncer, por exemplo, levam à ativação do sistema imune e à liberação de citocinas e eicosanoides. Esses marcadores mobilizam nutrientes para a síntese de proteínas de fase e de leucócitos, influenciando o metabolismo, a composição corpórea e, portanto, o estado nutricional.[4]

A caquexia cardíaca é caracterizada pela perda progressiva de peso e de massa magra em pacientes com insuficiência cardíaca congestiva[2] e está associada a pior prognóstico, independente da capacidade funcional, da idade, da capacidade de exercício e da função cardíaca.[15] O peso desses pacientes sofre grande variação diária em decorrência da descompensação da doença e do uso de diuréticos, sendo imprescindível, desse modo, o monitoramento diário desse parâmetro.[2]

Quadro 18.5 Principais causas de caquexia
Insuficiência cardíaca
Doença pulmonar obstrutiva crônica
Doença renal crônica
Infecção crônica e sepse
Câncer

A doença pulmonar obstrutiva crônica (DPOC) está associada a menor consumo de alimentos e maior gasto energético durante o repouso. Há disfunção da musculatura respiratória, o que também contribui para o catabolismo proteico. A dispneia durante as refeições, em pacientes com DPOC avançada, implica diminuição da ingestão de alimentos. Além disso, as exacerbações da doença e os casos mais graves podem ser acompanhados de aerofagia (ato de engolir o ar, evidenciado pelo timpanismo à percussão do abdome), o que pode levar à distensão gástrica e abdominal, resultando no menor consumo de alimentos.[2]

A doença hepática avançada também pode estar associada ao estado de desnutrição, principalmente naqueles pacientes com cirrose alcoólica.[12] Os fatores que contribuem para a desnutrição nesses pacientes incluem o consumo inadequado de nutrientes (por compressão do estômago na presença de ascite,[13] por exemplo), as alterações metabólicas (catabolismo predominante), a má-absorção (deficiência de sais biliares e colestase), bem como a menor capacidade do fígado em estocar nutrientes.[12] A anorexia relacionada com o alcoolismo também corrobora a desnutrição de cirróticos e, além disso, esses pacientes, por vezes, são submetidos a dietas restritivas. Em relação ao exame físico, deve-se atentar para a presença de atrofia muscular, uma vez que a ascite e o edema periférico podem mascarar a perda muscular e de tecido adiposo.[12]

A desnutrição proteico-energética também é uma complicação bem estabelecida na doença renal crônica em adultos e em crianças, principalmente naqueles que necessitam de diálise.[2,17] O principal fator responsável pela desnutrição proteico--energética nesses pacientes é a anorexia. Inflamação, retenção de toxinas urêmicas, acidose metabólica, depressão, doença cardiovascular e a própria diálise causam anorexia em pacientes com doença renal crônica avançada. Os achados do exame físico, assim como na caquexia cardíaca, podem ser mascarados pelo estado hipervolêmico, pelo edema e pela congestão vistos nesses pacientes, assim como pela variação de peso resultante da diálise. As alterações de micronutrientes incluem deficiência de vitamina D e hiperfosfatemia, que, juntas, levam ao catabolismo ósseo e resultam em uma condição denominada osteodistrofia renal, em que o paciente fica predisposto a fraturas.[2]

O mecanismo da caquexia associada às diferentes patologias é complexo e sua presença está associada a importante aumento de morbidade, mortalidade e pior qualidade de vida dos pacientes. Portanto, a adequada avaliação desses pacientes e a identificação precoce do estado de caquexia podem colaborar para uma abordagem terapêutica específica e melhor evolução dos casos.

Referências

1. Hammond KA. Intake: analysis of the diet. In: Mahan LK, Escott-Stump S, Raymond JL (eds.) Krause's food and the nutrition care process. 13. ed. Elsevier, 2012:129-42.
2. Saltzman E, McCrory MA. Physical assessment of nutritional status. In: Coulston A, Boushey C, Ferruzzi M (eds.) Nutrition in the prevention and treatment of disease. St Louis: Academic Press, 2012:57-73.

3. Halsted CH. Malnutrition and nutritional assessment. In: Longo DL, Falci AS, Kasper DL, Hauser SL, Jameson JL, Loscalzo J (eds.) Harrison's principles of internal medicine. 18. ed. EUA: McGraw Hill Professional, 2011.

4. Hammond KA, Litchford, MD. Clinical: inflammation, physical and functional. In: Mahan LK, Escott-Stump S, Raymond JL (eds.) Krause's food and the nutrition care process. 13. ed. EUA: Elsevier, 2012:163-76.

5. Jensen GL, Binkley J. Clinical manifestations of nutrient deficiency. J. Parenter Enteral Nutr 2002; 26(5):29-33.

6. Secher M, Ritz P, Vellas B. Nutrition and aging. In: Erdman JW Jr, MacDonald IA, Zeisel SH (eds.) Present knowledge in nutrition. Oxford: John Wiley & Sons, 2012:654-68.

7. Bistrian BR. Nutritional assessment. In: Goldman L, Schafer AI (eds.) Goldman's cecil medicine 24. ed. Saunders-Elsevier, 2012.

8. Roth SL. Nutrition assessment and nutrition therapy in patient care. In: Schlenker E, Roth SL (eds.) Williams' essentials of nutrition and diet therapy. 10. ed. St. Louis: Mosby, 2011: 351-69.

9. Balint JP. Physical findings in nutritional deficiencies. Pediatr Clin North Am 1988; 45(1):245-60.

10. Jahoor F, Badaloo A, Reid M, Forrester T. Protein metabolism in severe childhood malnutrition. Ann Trop Paediatr 2008; 28(2):87-101.

11. Gehrig KA, Dinulos JG. Acrodermatitis due to nutritional deficiency. Curr Opin Pediatr 2010; 22(1):107-12.

12. Johnson TM, Overgard EB, Cohen AE, DiBaise JK. Nutrition assessment and management in advanced liver disease. Nutr Clin Pract 2013; 28(1):15-29.

13. Cheung K, Lee SS, Raman M. Prevalence and mechanisms of malnutrition in patients with advanced liver disease, and nutrition management strategies. Clin Gastroenterol Hepatol 2012; 10(2):117-25.

14. Karthukeyan K, Thappa DM. Pellagra and skin. Int J Dermatol 2002; 41(8):476-81.

15. Evans WJ, Morley JE, Argilés J et al. Caquexia: a new definition. Clin Nutr 2008; 27(6):793-9.

16. Fearon KC, Voss AC, Hustead DS. Definition of câncer caquexia: effect of weight loss, reduced food intake, and systemic inflammation on functional status and prognosis. Am J Clin Nutr 2006; 83:1345-50.

17. Mastrangelo A, Paglialonga F, Edefonti A. Assessment of nutritional status in children with chronic kidney disease and on dialysis. Pediatr Nephrol 2014; 28(8):1349-58.

CAPÍTULO 19

Peso e Medidas Antropométricas

Themis Zelmanovitz • Sandro Antunes da Silva • Maira Zoldan

INTRODUÇÃO

A avaliação nutricional consiste em diversas ferramentas, dentre as quais podem ser citadas: observação clínica, avaliação da dieta e histórico pessoal, avaliação antropométrica e realização de exames laboratoriais. A adequada avaliação nutricional torna possível identificar fatores de risco para algumas doenças (por exemplo, doença cardiovascular, diabetes etc.), reconhecer hábitos alimentares inadequados e, naqueles pacientes que já receberam orientação dietética, avaliar o efeito dessas medidas. Além disso, no caso de pacientes cirúrgicos, possibilita a identificação daqueles com maior risco de complicações associadas ao estado de desnutrição.

Neste capítulo serão descritos os itens que compõem a avaliação antropométrica: altura (estatura), peso, índice de massa corporal e medida de circunferências e de dobras cutâneas.

ALTURA (ESTATURA)

A medida da altura (dimensão vertical de um corpo) é necessária para estimativa do peso ideal ou o peso desejável de um indivíduo, do índice de massa corporal (IMC) e da superfície corporal total; além disso, é usada para o cálculo das necessidades energéticas e da composição corporal.[1] A altura é de fácil obtenção e, quando adequadamente avaliada, é o indicador mais sensível do crescimento e desenvolvimento de crianças e jovens.[2] Quando obtida com o paciente na horizontal (deitado), deve ser referida como estatura. Para proceder à medida da altura é necessário uma fita métrica fixada a uma superfície reta vertical ou pode-se utilizar um estadiômetro (Figura 19.1).

Deve-se manter o indivíduo parado, com calcanhares, nádegas, ombros e cabeça encostados o mais próximo possível da superfície de medida, com os joelhos em paralelo e próximos um ao outro, olhando para a frente. O paciente não deve utilizar sapatos nem chapéu ou outro objeto por sobre a cabeça.[2] Observa-se o valor com atenção, anotando, se necessário, e comparando com medidas anteriores. No caso de crianças com idade inferior a 2 anos, a medida da estatura é verificada com a criança deitada sobre uma superfície horizontal, utilizando uma régua especial em que uma extremidade é fixa, a qual é posicionada junto à cabeça da criança, e a outra é móvel, devendo ser posicionada junto aos pés da criança.

Preferencialmente, a medida deve ser feita por dois avaliadores, para manter o paciente na posição: enquanto o primeiro mantém a cabeça da criança na posição fixa da régua, o outro posiciona a parte móvel junto aos pés.[2]

Embora seja preferível medir a altura com o indivíduo em pé, há situações em que essa condição não é possível devido ao estado clínico do paciente, bem como suas comorbidades. Nesses casos, existem alternativas factíveis para estimativa com relativa precisão da altura ou estatura da pessoa, sem que isso incorra em prejuízo da avaliação:

- **Altura do joelho (AJ):** tem boa correlação com a estatura.[3-5] Deve-se colocar o paciente em posição supina, e a medida é feita na perna esquerda, com o joelho e o tornozelo em um ângulo de 90 graus. Após a medida, o valor deve ser colocado em uma de duas equações que seguem, de acordo com o gênero do indivíduo:[3]
  - **Homens:** Estatura (cm) = [2,02 × AJ (cm)] − (0,04 × Idade) + 64,19
  - **Mulheres:** Estatura (cm): [1,83 × AJ (cm)] − (0,24 × Idade) + 84,88
- **Envergadura do braço:** obtida através da medida tomada do ângulo do esterno ao dedo mais longo da mão dominante, multiplicando-se o valor obtido por 2.[6] É mais adequada em indivíduos sem contraturas ou deformidades na coluna e que podem estender seus braços sem dificuldade.

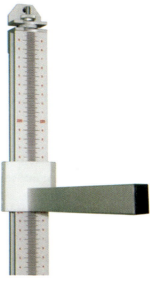

Figura 19.1 Estadiômetro.

PESO CORPORAL

Muitos estudos compararam diretamente a medida da altura vertical com os métodos alternativos. Na maioria dos casos foi constatado que, quanto mais enfermo estiver o paciente, maior será a variabilidade da medida, em comparação com indivíduos saudáveis. Em relação à altura do joelho, a média das diferenças variou de −0,6 a 4cm; quanto à envergadura do braço, a variação foi de 0 a 7cm.[7-9]

PESO CORPORAL

O peso é uma das medidas mais importantes na avaliação nutricional. Pode ser tomado como uma medida única no tempo ou como uma série de medidas, demonstrando sua variabilidade. Quando analisada em indivíduos doentes, a perda de peso está associada a aumento do risco de morbidade e mortalidade.[10,11] Recomenda-se, portanto, que pacientes hospitalizados sejam constantemente pesados.

A melhor maneira de pesar um indivíduo é usando balanças calibradas constantemente. Deve-se usar uma roupa com tecido leve de peso conhecido, e o paciente não deve estar usando sapatos nem adornos. Em indivíduos impossibilitados de andar ou de sair do leito, o peso pode ser obtido de maneiras alternativas, usando uma cama ou cadeira específicas para esse fim.[2] Após o registro do peso, é importante compará-lo com medidas anteriores já obtidas ou, se não for possível, com o relato de medidas feitas pelo próprio indivíduo. A mudança entre elas deve ser interpretada na forma de porcentagem de peso, sendo considerado uma perda ponderal significativa o decréscimo de 1% a 2% do peso no intervalo de 1 semana, ou 5% em 1 mês, ou 7,5% nos últimos 3 meses, ou 10% nos últimos 6 meses.[2] Qualquer diminuição dentro desses valores deve ter sua causa investigada independentemente da idade. Particularmente nos pacientes idosos, uma perda ponderal significativa frequentemente pode ser atribuída a uma manifestação de neoplasia ou a um quadro depressivo.

O peso desejável pode ser estimado com base na altura e no sexo do indivíduo, ou seja, pelo índice de Broca (kg): altura (cm) − 100 (−10% em mulheres). Considera-se desnutrição quando o peso está < 90% do peso desejável ou obesidade, quando está > 130% do peso desejável. No entanto, a Organização Mundial da Saúde (OMS) sugere que o peso desejável seja definido pelo IMC, independentemente do sexo, como será descrito a seguir.[12]

Índice de massa corporal

O peso corporal expresso em função da altura geralmente é conhecido como índice de massa corporal (IMC), ou índice de Quetelet, sendo representado pela unidade kg/m^2. Para sua obtenção, deve-se medir o peso e a altura do indivíduo e colocar os valores na fórmula que segue: IMC = peso (kg)/altura (m).[2]

O IMC já é validado como um indicador da gordura corporal total, a qual está relacionada com o desenvolvimento de diversas doenças. Em vários estudos, o IMC apresentou boa correlação com a mortalidade geral e com o risco nutricional.[13]

Por ser uma razão pura entre o peso e a altura, o valor do IMC apresenta algumas limitações, como não estimar a composição corporal, ou seja, nem massa magra, nem a adiposidade. Em indivíduos cuja composição corporal consiste, em sua maior parte, no componente muscular (por exemplo, halterofilistas), o IMC pode superestimar a gordura corporal; do mesmo modo, em idosos, ou naqueles que perderam massa muscular, o IMC pode revelar um valor abaixo da realidade.[2]

Na prática, o IMC pode ser usado como um indicador, em conjunto com outros dados, na avaliação do estado nutricional, e sua interpretação deve levar em conta o exame físico e os dados clínicos obtidos (Tabela 19.1).

CIRCUNFERÊNCIAS

Circunferência do braço

A medida da circunferência do braço constitui a soma do tecido ósseo, muscular e gordura do braço. Essa medida, associada à dobra tricipital, é utilizada na equação para o cálculo da área muscular do braço, parâmetro importante na avaliação da reserva de tecido muscular. A área muscular do braço é utilizada em crianças e na avaliação de possível desnutrição proteico-calórica. A mensuração da circunferência do braço deve ser feita no ponto médio entre o acrômio e o olécrano, com o paciente flexionando o braço em direção ao tórax, formando um ângulo de 90 graus. Em seguida, solicita-se ao paciente que fique com o braço estendido ao longo do corpo e a palma da mão voltada para a coxa. Deve-se contornar o braço com a fita flexível no ponto marcado de maneira ajustada, evitando compressão da pele ou folga. Os valores de referência, de acordo com a idade, são obtidos na tabela de Frisancho.[14]

Circunferência abdominal

A circunferência abdominal (CA) é um método antropométrico de fácil avaliação na prática clínica e um preditor importante da gordura intra-abdominal do paciente durante a avaliação nutricional.[15] A concentração de gordura na região da cintura, diferentemente de outras regiões do corpo, tem correlação com o aumento do risco de desenvolvimento de diabetes tipo 2 e doença cardiovascular.[15] Comparada ao IMC, a CA está mais relacionada com a quantidade de gordura intra-abdominal, embora ambos estejam correlacionados com a gordura corporal total.

O padrão-ouro para determinação da quantidade de gordura abdominal (tanto visceral como subcutânea) de um indivíduo seriam os exames de tomografia computadorizada ou ressonância magnética.[15] Considerando que na prática seria inviável e dispendiosa a realização desses exames de modo

Tabela 19.1 Classificação de peso pelo índice de massa corporal		
	Classificação	IMC (kg/m²)
Baixo peso		< 18,5
Normal		18,5 a 24,9
Sobrepeso		25 a 29,9
Obesidade	I	30 a 34,9
	II	35 a 39,9
	III	≥ 40

rotineiro na avaliação clínica, a medida da CA parece ser um método alternativo que apresenta boa associação com desfechos clínicos. A OMS determina que valores de CA > 94cm para homens e > 80cm para mulheres caucasianos estão relacionados com fatores independentes para maior risco cardiovascular.[16] Por outro lado, de acordo com o National Cholesterol Education Program (NCEP) – Adult Treatment Panel III (ATPIII), o ponto de corte sugerido é 102cm para homens e 88cm para mulheres.[17] É importante ressaltar que os pontos de corte da CA são diferenciados de acordo com o grupo étnico.[18] Estudos prévios, que utilizaram os pontos de corte propostos pela OMS na população brasileira, observaram que esse índice revelou-se um bom preditor de risco para doenças metabólicas, assim como a hipertensão arterial,[19] sendo recomendado por nossas diretrizes.[20]

Para a medida adequada da CA, o paciente deve permanecer em pé e com os braços livres ao longo do corpo, com o examinador ao lado direito. Deve-se localizar a crista ilíaca direita e, logo acima da borda superior desta, uma marca horizontal é desenhada. Perpendicularmente a essa linha, traça-se uma linha vertical, tomando como referência a linha axilar média direita. A fita métrica é posicionada horizontalmente no abdome, tomando como referência o entrecruzamento dessas linhas, devendo ficar ajustada, sem pressionar a pele, e a respiração deve ser mantida o mais normal possível. Pode-se também fazer a medida no maior perímetro abdominal entre a última costela e a crista ilíaca, segundo recomendações da OMS. Embora tenha sido tentada a uniformização da maneira de se obter a medida da CA na prática clínica, não há consenso quanto ao melhor método para sua obtenção nem estudos comprovando a superioridade de uma técnica sobre outra. Todavia, a precisão da medida da CA é alta e independente da referência anatômica adotada.[15]

Dobras cutâneas

A avaliação das dobras cutâneas evidencia a quantidade de tecido adiposo subcutâneo presente quando a pele é pinçada por aparelhos denominados adipômetros (Figura 19.2).

Dessa maneira, podem ser avaliados os estoques corporais de gordura. A medida das dobras parte do pressuposto de que 50% da gordura corporal são subcutâneos. Embora se trate de um método prático, essa técnica apresenta grande variabilidade inter e intraobservador. As corretas padronização e realização do método, e também a experiência e o treinamento do examinador, podem minimizar essa limitação.

Em virtude da grande variação da gordura subcutânea ao longo do corpo, múltiplos locais de medida são necessários para uma acurada estimativa da gordura corporal por meio dessa técnica. As medidas realizadas são posteriormente incorporadas em equações preditivas que estimarão a gordura corporal. A equação mais utilizada foi desenvolvida por Durnin e Womersley,[21] mas existem inúmeras equações validadas para diferentes populações, de acordo com características como idade, etnia etc. Os locais utilizados para a medida das dobras cutâneas devem ser determinados de acordo com a equação escolhida, pois cada uma inclui diferentes números e locais de dobras. Os pontos mais frequentemente escolhidos são as superfícies do bíceps e do tríceps, abaixo da escápula, acima da crista ilíaca e por sobre a coxa. Os locais mais usados em estudos e para avaliação são o tríceps e a região subescapular. É importante salientar que a precisão das medidas cai proporcionalmente à obesidade do indivíduo.[22]

Para a realização correta das medidas deve-se proceder da seguinte maneira:[22]

- Tomar todas as medidas do lado direito do corpo do indivíduo.
- Demarcar o local a ser medido com uma fita flexível ou com caneta.
- Agarrar firmemente a dobra da pele entre os dedos indicador e polegar com a mão esquerda, puxando em torno de 1cm do corpo.
- Segurar o medidor com a mão direita, perpendicular à dobra, e com o visor de medida voltado para cima. Apoiar a ponta do adipômetro no local, cerca de 1cm distante dos dedos da mão esquerda, os quais seguram a dobra.

Deve-se ter cuidado para não colocar a ponta do adipômetro muito profundamente na dobra, nem muito superficialmente. A leitura do adipômetro deve ser feita em, no máximo, até 4 segundos após a liberação, pois a movimentação dos fluidos abaixo da dobra pode subestimar a medida, se realizada além desse intervalo. Devem ser efetuadas, no mínimo, duas medidas por local. Deve-se esperar pelo menos 15 segundos para uma nova medida, possibilitando, assim, que a pele retorne a seu estado normal.

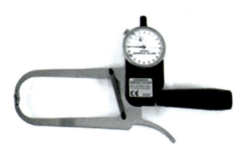

Figura 19.2 Adipômetro.

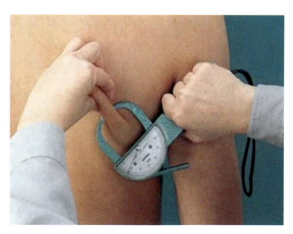

Figura 19.3 Medida da dobra cutânea subescapular.

Se for necessária a realização das medidas em um indivíduo obeso, deve-se segurar a dobra cutânea com as duas mãos, enquanto um segundo avaliador toma as medidas com o adipômetro. Caso o adipômetro não se encaixe, é necessário buscar outro método para avaliação.

Não se recomenda a realização das medidas após a execução de exercícios físicos ou se o indivíduo apresenta temperatura corporal mais alta. Quando se esperam modificações no conteúdo de gordura corporal, estas podem levar de 3 a 4 semanas para ocorrer.

Referências

1. Saltzman E, McCrory MA. Physical assessment of nutritional status. In: Coulston A, Boushey C, Ferruzzi M (eds.) Nutrition in the prevention and treatment of disease. St Louis: Academic Press, 2012:57-73.
2. Roth SL. Nutrition assessment and nutrition therapy in patient care. In: Schlenker E, Roth SL (eds.) Williams' essentials of nutrition and diet therapy. 10. ed. St. Louis: Mosby, 2011:351-69.
3. Chumlea WC, Guo SS, Steinbaugh ML. Prediction of stature from knee height for black and white adults and children with application to mobility-impaired or handicapped persons. J Am Diet Assoc 1994; 94:1385.
4. Cockram DB, Baumgartner RN. Evaluation of accuracy and reliability of calipers for measuring recumbent knee height in eldery people. Am J Clin Nutr 1990; 52:397.
5. Muncie HI, Sobal J, Hoopes JM et al. A practical method of estimating stature of bedridden female nursing home patients. J Am Geriatr Soc 1987; 35:285.
6. Mitchell CO, Lipschitz DA. Arm length measurement as an alternative to height in the nutrition assessment of the elderly. JPEN J Parenter Enteral Nutr 1982; 6:226.
7. Hickson M, Frost G. A comparison of three methods for estimating height in the acutely ill elderly population. J Hum Nutr Diet 2003; 16:13-20.
8. Manonai J, Khanacharoen A, Theppisai U, Chittacharoen A. Relationship between height and arm span in women of different age groups. J Obstet Gynaecol Res 2001; 27:325-7.
9. Beghetto M, Fink J, Luft V, de Melo ED. Estimates of body height in adult inpatients. Clin Nut 2006; 25:438-43.
10. Reynolds MW, Fredman L, Langenberg P, Magaziner J. Weight, weight change and mortality in a random sample of older community-dwelling women. J Am Geriatr Soc 1999; 47:1409-14.
11. Seltzer MH, Slocum BA, Cataldi-Bethcher EL, Fileti C, Gerson N. Instant nutritional assessment: absolute weight loss and surgical mortality. JPEN 1982; 6:218-21.
12. World Health Organization. Obesity: preventing and managing the global epidemic. Report of a World Health Organization Consultation. Geneva: World Health Organization, 2000. p. 256. WHO Obesity Technical Report Series, n. 284.
13. Calle EE, Thun MJ, Petrelli JM, Rodriguez C, Heath Jr CW. Body-mass index and mortality in a prospective cohort of U.S. adults. N Engl J Med 1999; 341:1097-105.
14. Frisancho AR. New norms of upper limb fat and muscle areas for assessment of nutritional status. Am J Clin Nut 1981; 34:2540-5.
15. Klein S, Allison DB, Heymsfield SB et al. Waist circumference and cardiometabolic risk: a consensus statement from shaping America's health: Association for Weight Management and Obesity Prevention; NAASO, the Obesity Society; the American Society for Nutrition; and the American Diabetes Association. Diabetes Care 2007; 30:1647-52.
16. I Diretriz Brasileira de Diagnóstico e Tratamento da Síndrome Metabólica. Rev Soc Bras Hipert 2004; 17(4).
17. Third Report of Cholesterol Education Program (NCEP) Expert Panel on Detection, Evaluation, and Treatment of High Blood Cholesterol in Adults (Adult Treatment Panel III) 2000. NIH publication n. 01-3670.
18. Deurenberg P, Yap M, Wang J, Lin FP, Schmidt G. The impact of body build on the relationship between body mass index and percent body fat. Int J Obes Relat Metab Disord 1999; 23:537-42.
19. Lear SA, Toma M, Birmingham CL, Frohlich JJ. Modification of relationship between simple antropometric indices and risk factors by ethnic background. Metabolism 2003; 52:1295-301.
20. Associação Brasileira para o Estudo da Obesidade e da Síndrome Metabólica (Abeso). Diretrizes Brasileiras de Obesidade, 2009/2010. 3. ed., São Paulo.
21. Durnin JVGA, Womersley I. Body fat assessed from total body density ad its estimation from skinfold thickness: measurement on 481 men and women aged from 16 to 72 years. Br J Nutr 1974; 32:77-97.
22. Hammond KA, Litchford MD. Clinical: inflammation, physical, and functional assessments. In: Mahan LK, Raymond JL, Escott-Stump S (eds.) Krause's food & the nutrition care process. St Louis: Saunders, 2011:163-77.

Desenvolvimento Físico e Sexual

CAPÍTULO 20

Júlia Fernanda Semmelmann Pereira-Lima • Cristiane Kopacek • Carolina Garcia Soares Leães

Uma determinação exata do desenvolvimento físico e sexual exige estudo antropométrico, sendo suficiente levar em conta a idade e o sexo do paciente, tomando como elementos básicos a altura (em metros) e a estatura somática. Compara-se a altura aferida com as medidas das tabelas e gráficos padronizados.[1,2] Os gráficos, padronizados por sexo, tornam possível o acompanhamento do crescimento de crianças e adolescentes, identificando a linha média (percentil 50) e os valores considerados normais – percentil 3,0 a 97,0. Pontos abaixo ou acima desses são considerados fora da normalidade em relação à população de mesma idade e sexo. As medidas exatas de estatura e peso, bem como o registro da curva de crescimento, constituem partes essenciais na avaliação clínica de crianças e adolescentes[3,4] (Figuras 20.1 a 20.4).

O comportamento da criança na curva de crescimento possibilita a diferenciação dos vários tipos de nanismo. Se a causa for congênita, há desde o nascimento um permanente desvio para baixo da curva de crescimento. Crianças com doença adquirida seguem uma curva de crescimento normal durante certo tempo e só depois começam a se desviar dela. Quando se trata de alteração funcional, a criança cresce a uma velocidade normal, constituindo uma curva de crescimento paralela à curva padrão. A velocidade de crescimento varia com a idade e o sexo.[3,4]

Não se dispõe de tabelas para avaliação da estrutura somática, a qual é feita pela inspeção global, acrescida de informações a respeito do desenvolvimento osteomuscular, sendo os achados enquadrados em: desenvolvimento normal, hábito grácil (constituição corporal frágil e delgada, ossatura fina, musculatura pouco desenvolvida, altura e peso abaixo dos níveis normais), infantilismo (persistência anormal das características infantis na idade adulta), hiperdesenvolvimento (praticamente sinônimo de gigantismo) ou hipodesenvolvimento (confunde-se com nanismo).[1] O reconhecimento do nanismo e do gigantismo leva em conta a altura como elemento fundamental, contudo há que ser lembrado que os limites mínimos e máximos aceitos como normais variam conforme a raça, assim como há influência de outros fatores, dentre os quais se destacam as condições nutricionais.[1]

No Brasil, aceitam-se como limites de altura para indivíduos adultos 1,90m para o sexo masculino e 1,80m para o feminino, e como altura mínima normal para ambos os sexos, 1,50m.[1]

O crescimento do corpo em suas diferentes dimensões (estatura, segmentos superior e inferior) depende do crescimento do esqueleto, o qual determina o crescimento total e as proporções corporais. As doenças ósseas congênitas e adquiridas quebram o equilíbrio dessas dimensões, dando ao paciente, por vezes, aspecto grotesco ou franca desarmonia corporal.[1]

Em relação aos aspectos do desenvolvimento sexual, no sentido funcional, duas etapas são marcantes. A primeira corresponde à fase embrionária e fetal, na qual ocorrem a diferenciação das gônadas e a formação da genitália interna e externa. Alterações cromossômicas, deficiência de hormônios hipotalâmicos ou hipofisários, defeitos de síntese, uso de drogas ou neoplasias produtoras de hormônios podem ser a causa de distúrbios de diferenciação sexual em ambos os sexos, com virilização ou feminilização, levando a quadros de "ambiguidade genital". A segunda etapa ocorre na puberdade, por ocasião do aparecimento dos caracteres sexuais secundários.

A sequência de eventos que caracterizam a maturação sexual apresenta amplas variações individuais, tanto em relação à idade do início como no que se refere à duração dos eventos. Em geral, é mais precoce no sexo feminino, mas em ambos os sexos a maturação sexual se completa no período de 2 a 5 anos.[5]

No sexo feminino, esse processo se inicia com o aparecimento do broto mamário, dos 8 aos 13 anos de idade (9,7 anos, em média), com a ocorrência da menarca aos 12,2 anos, em média, podendo surgir dos 9 aos 16 anos.[5]

No sexo masculino, o primeiro sinal de maturação sexual é o aumento dos testículos, aos 10,9 anos, em média, mas que pode ocorrer dos 9 aos 14 anos de idade, seguido pelo surgimento de pelos pubianos, aos 11,9 anos, em média, e pelo aumento do tamanho do pênis. O aparecimento dos pelos axilares e faciais se dá mais tardiamente, na maioria dos casos aos 12,9 e aos 14,5 anos, respectivamente.[5]

A sequência desses eventos foi muito bem estudada por Marshall e Tanner, que os classificaram em cinco etapas, levando em conta, no sexo feminino, o desenvolvimento mamário e a distribuição de pelos pubianos e, no sexo masculino, o aspecto dos órgãos genitais e a quantidade e distribuição dos pelos[3,4] (Figuras 20.5 a 20.8).

Nas meninas, o surgimento de caracteres sexuais secundários antes dos 8 anos de idade, e antes dos 9 anos nos meninos, é considerado precoce, devendo se proceder à investigação etiológica.[6,8]

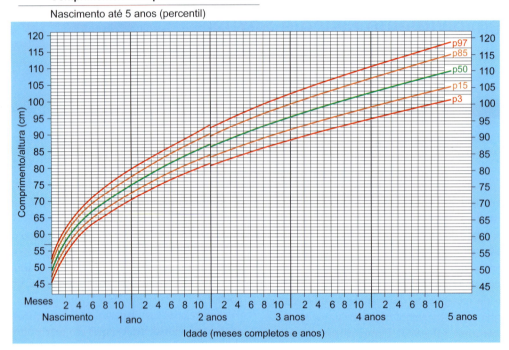

Figura 20.1 Gráfico de comprimento/altura em meninos de 0 a 5 anos de idade. (World Health Organization Multicentre Growth Reference Study Group. WHO Child Growth Standards: Length/height-for-age, weight-for-age, weight-for-length, weight-for-height and body mass index-for-age: Methods and development. Geneva: World Health Organization, 2006.)

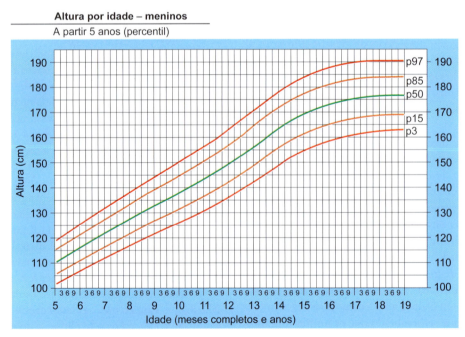

Figura 20.2 Gráfico de altura em meninos de 5 a 19 anos de idade. (World Health Organization Multicentre Growth Reference Study Group. WHO Child Growth Standards: Length/height-for-age, weight-for-age, weight-for-length, weight-for-height and body mass index-for-age: Methods and development. Geneva: World Health Organization, 2006.)

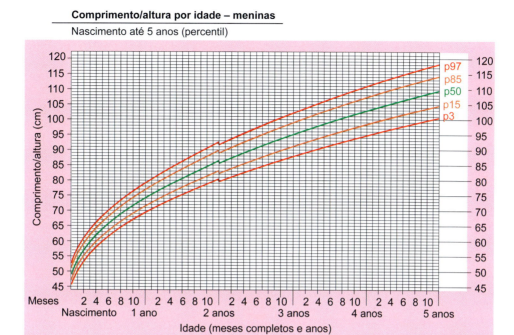

▼ Figura 20.3 Gráfico de comprimento/altura em meninas de 0 a 5 anos de idade. (World Health Organization Multicentre Growth Reference Study Group. WHO Child Growth Standards: Length/height-for-age, weight-for-age, weight-for-length, weight-for-height and body mass index-for-age: Methods and development. Geneva: World Health Organization, 2006.)

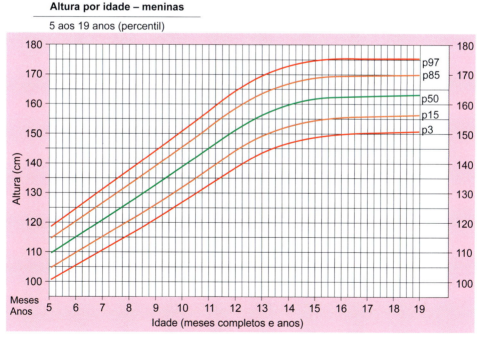

▼ Figura 20.4 Gráfico de altura em meninas de 5 a 19 anos de idade. (World Health Organization Multicentre Growth Reference Study Group. WHO Child Growth Standards: Length/height-for-age, weight-for-age, weight-for-length, weight-for-height and body mass index-for-age: Methods and development. Geneva: World Health Organization, 2006.)

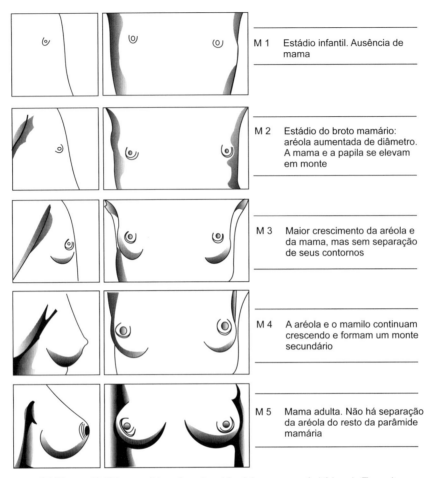

Figura 20.5 Desenvolvimento puberal feminino: mamas (critérios de Tanner).

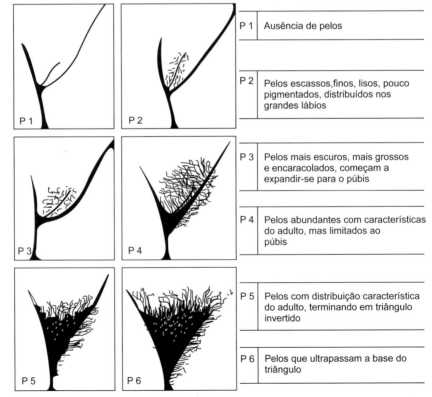

Figura 20.6 Desenvolvimento puberal feminino: pelos pubianos (critérios de Tanner).

Capítulo 20 • Desenvolvimento Físico e Sexual 135

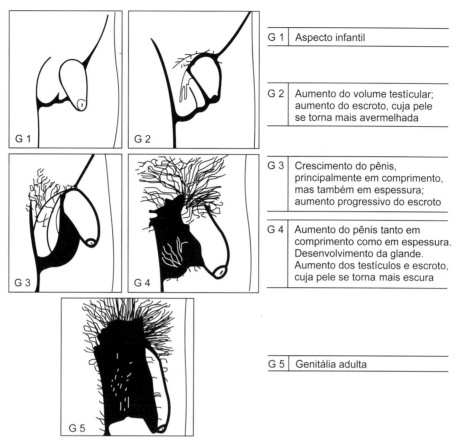

Figura 20.7 Desenvolvimento puberal masculino: genitália (critérios de Tanner).

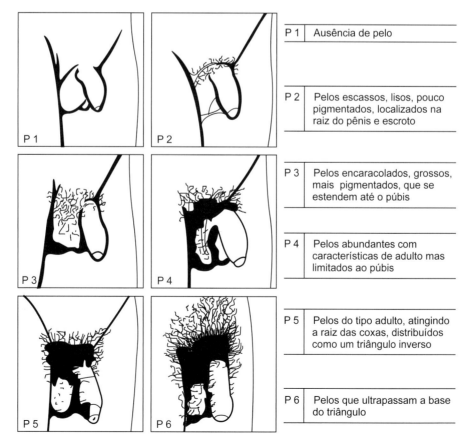

Figura 20.8 Desenvolvimento puberal masculino: pelos pubianos (critérios de Tanner).

Nos adolescentes do sexo masculino, é comum o aparecimento de ginecomastia puberal, enquanto no sexo feminino podem ocorrer anormalidades do ciclo menstrual, hiperprodução de andrógenos e aparecimento de hirsutismo[1,7,8].

Outros aspectos do desenvolvimento não podem ser considerados isoladamente, como o psicomotor, o intelectual, o afetivo e o social. O próprio desenvolvimento físico encontra-se sob estreita dependência de fatores emocionais e sociais. Do mesmo modo, transtornos no desenvolvimento físico e sexual podem acarretar sérias consequências na esfera emocional, como se observa nos adolescentes do sexo masculino com ginecomastia e do sexo feminino com hirsutismo, pacientes com nanismo ou com desproporcionalidade entre os diversos segmentos do corpo.[1]

A determinação das proporções corporais fornece informações adicionais importantes para avaliação das alterações do crescimento e desenvolvimento[3] (Figura 20.9).

Na prática diária, a medida rotineira do adulto é a planta-vértice, isto é, a altura total do indivíduo, que vai da planta dos pés ao vértice da cabeça, determinada com o paciente em pé[1] (Figura 20.10). A envergadura é a distância compreendida entre os extremos dos membros superiores, estando o paciente com os braços abertos, em abdução de 90 graus. Normalmente, a envergadura equivale à altura. Na síndrome de Marfan e no hipogonadismo hipergonadotrófico (ou primário), a envergadura é maior que a altura. A distância púbis-vértice (DPV) corresponde à distância entre a sínfise pubiana e o ponto mais alto da cabeça. A distância púbis-planta (DPP) equivale à distância entre a sínfise pubiana e a planta dos pés.[1] Normalmente, mede-se a DPP e para se obter a DPV desconta-se a DPP da altura.

A DPV e a DPP, juntamente com a altura e a envergadura, são importantes na caracterização dos transtornos do desenvolvimento físico.[1,3] Com esses dados evidencia-se objetivamente que os pacientes com baixa estatura em consequência de transtornos primários dos ossos ou cartilagens (acondroplasia, por exemplo) têm extremidades curtas e, com isso, apresentam DPV

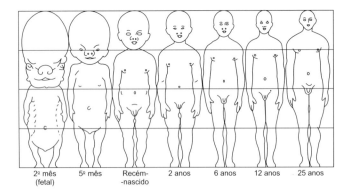

Figura 20.9 Variações nas proporções corporais de acordo com a faixa etária.

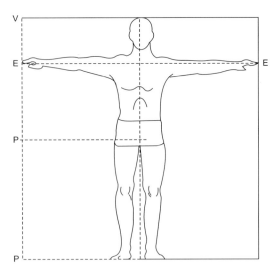

Figura 20.10 Medidas antropométricas. (PV: distância púbis-vértice; PP: distância púbis-planta; EE: envergadura.)

maior que DPP. Outros pacientes de baixa estatura (doenças não endocrinológicas, deficiência de hormônio do crescimento, hipotireoidismo congênito, baixa estatura familiar, retardo do crescimento intrauterino, nanismo psicossocial) apresentam nanismo harmônico, ou seja, têm os segmentos corporais bem proporcionados.[3]

Referências

1. Porto CC. Exame físico geral. In: Porto CC (ed.) Semiologia médica. 6. ed. Rio de Janeiro: Guanabara Koogan, 2009:89-155.
2. de Onis M, Onyango AW, Borghi E, Siyam A, Nishida C, Siekmann J. Development of a WHO growth reference for school-aged children and adolescents. Bull World Health Organ 2007; 85(9):660-7.
3. Porto CC, Porto AL. Sinais e sintomas. In: Porto CC, Porto AL (eds.) Exame clínico – Bases para a prática médica. 6. ed. Rio de Janeiro: Guanabara Koogan, 2008:123-4.
4. Brook CGD, Hindmarsch PC. Growth assessment purpose and interpretation. In: Brook CGD, Hindmarsch PC, Jacobs HS (eds.) Clinical pediatric endocrinology. 4. ed. London: Blackwell Science, 2001:115-23.
5. Guimarães BEM, Zacariotti ETP, Canuto MHA. Semiologia da adolescência In: Porto CC (ed.) Semiologia médica. 6. ed. Rio de Janeiro: Guanabara Koogan, 2009:159-63.
6. Carel JC, Eugster EA, Rogol A, Ghizzoni L, Palmert MR. ESPE-LWPES GnRH Analogs Consensus Conference Group. Consensus statement on the use of gonadotropin-releasing hormone analogs in children. Pediatrics 2009; 123(4):752-62.
7. Styne, DM. The physiology of puberty. In: Brook CGD, Hindmarsch PC, Jacobs HS (eds.) Clinical pediatric endocrinology. 4. ed. London: Blackwell Science, 2001:140-64.
8. Bridges N. Disorders of puberty. In: Brook CGD, Hindmarsch PC, Jacobs HS (eds.) Clinical pediatric endocrinology. 4. ed. London: Blackwell Science, 2001:165-79.

Exame da Pele e Fâneros – Estrutura, Técnica de Exame, Lesões Elementares, Exame das Unhas e dos Cabelos

CAPÍTULO 21

Ana Elisa Kiszewski Bau • *Renan Rangel Bonamigo*

INTRODUÇÃO

A pele, o maior órgão do corpo humano, é constituída por três camadas contíguas: a epiderme, a derme e a hipoderme. A epiderme é a camada com maior celularidade e é composta por epitélio estratificado ceratinizado, melanócitos, células de Langerhans e células de Merkel. A epiderme é a porção da pele que fica em contato direto com o meio externo, apresentando importância vital na função de barreira e de termorregulação, além de função imunológica e de percepção. Encontram-se, a seguir, a divisão das camadas da epiderme e o tipo celular encontrado:

1. **Camada germinativa ou basal:** origina as demais camadas – ceratinócitos + melanócitos = unidade melanoepidérmica.
2. **Camada espinhosa.**
3. **Camada granulosa:** grãos de ceratomalina expressam a ceratinização.
4. **Camada córnea:** composta por ceratina, ceratinócitos e células córneas.

A derme tem importante papel na percepção, sustentação e elasticidade, além de participar na termorregulação (mediante a secreção das glândulas sudoríparas) e na cicatrização. Ela é constituída por mucopolissacarídeos, fibras colágenas e elásticas, vasos sanguíneos e linfáticos, nervos, terminações nervosas, unidades pilossebáceas, glândulas apócrinas e sudoríparas. A hipoderme representa importante fonte metabólica (reserva calórica para o organismo) e também apresenta função de sustentação. Está constituída por gordura e vasos sanguíneos e linfáticos.

Os demais elementos da pele são: vasos da pele; glômus – anastomoses diretas entre arteríolas e vênulas (pontas dos dedos, orelhas e centro da face), que regulam a temperatura do organismo; terminações nervosas: órgão do sentido; corpúsculos de Meissner (tátil), Vater-Pacini (pressão), Ruffini (térmica) e Krause (áreas de transição mucocutâneas); fâneros: pelos e unhas.

DEFINIÇÕES GERAIS

- **Dermatite:** refere-se a uma inflamação cutânea que pode ter diferentes etiologias.
- **Dermatose:** refere-se a qualquer doença da pele. Pode ser localizada (isolada a um segmento corporal) ou disseminada (afetando mais de um segmento corporal). Quando a dermatose afeta mais de 90% da superfície cutânea, é chamada de generalizada, e o termo universal é utilizado quando, além de toda a superfície cutânea, unhas e cabelos também estão afetados.

SEMIOLOGIA DERMATOLÓGICA

Para estabelecer o diagnóstico o médico necessita identificar a morfologia das lesões clínicas (lesões elementares, formato e distribuição) e agregar dados da anamnese e seu conhecimento sobre as patologias dermatológicas. Em geral, a morfologia das lesões orienta o médico a respeito de quais perguntas serão mais importantes para cada paciente. Os médicos podem encontrar dificuldade em estabelecer o diagnóstico dermatológico correto, pois mais de duas mil patologias dermatológicas já foram descritas, e as diferenças podem ser sutis para o profissional sem treinamento específico. Além disso, a mesma patologia dermatológica pode ter diferentes apresentações em seu curso evolutivo, o que pode aumentar ainda mais a dificuldade para o diagnóstico.

Independentemente da idade, para que o exame da pele seja adequado recomenda-se que o paciente seja examinado por inteiro e, preferencialmente, com luz natural (dia).

Observar:

- Coloração
- Continuidade
- Umidade
- Textura
- Espessura
- Temperatura
- Elasticidade
- Mobilidade
- Turgor
- Sensibilidade
- Lesões elementares

Ao iniciar o preenchimento da ficha médica, o médico deve anotar o fototipo do paciente. O fototipo corresponde à pigmentação da pele (Quadro 21.1) e sua capacidade de bronzeamento quando exposta à luz ultravioleta.

Em seguida, inicia-se o exame geral de toda a superfície cutânea, além da região afetada, observando especialmente a umidade, a textura, a espessura, a temperatura, a elasticidade, a mobilidade, o turgor, a continuidade, a sensibilidade e lesões

Quadro 21.1 Fototipos de acordo com a classificação de Fitzpatrick[1]	
Fototipo I	Pele clara, olhos azuis, efélides, cabelos louros ou ruivos Sempre se queimam e nunca se bronzeiam
Fototipo II	Pele clara, olhos azuis, verdes ou castanhos-claros, cabelos louros Sempre se queimam e, às vezes, se bronzeiam
Fototipo III	A média das pessoas brancas normais Queimam-se moderadamente, bronzeiam-se gradual e uniformemente
Fototipo IV	Pele clara ou morena clara, cabelos castanhos-escuros e olhos escuros Queimam-se muito pouco, bronzeiam-se bastante
Fototipo V	Pessoas morenas Raramente se queimam, bronzeiam-se muito
Fototipo VI	Negros Nunca se queimam, profundamente pigmentados

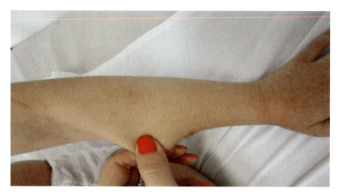

Figura 21.1 Hiperelasticidade cutânea.

elementares. O exame dermatológico deve incluir o exame das mucosas, dos cabelos e das unhas. Para examinar a *umidade* a palpação é o método mais adequado: utilizam-se as polpas digitais e a palma das mãos. A pele pode ser normal, seca ou sudorética. Para a *textura* deve-se deslizar as polpas digitais sobre a superfície cutânea e avaliar se a textura é normal, fina ou lisa (por exemplo, pacientes idosos, hipertireoidismo, edema recente), áspera (por exemplo, agricultores, pescadores) ou enrugada (por exemplo, idosos, após emagrecimento rápido, pós-edema). Para avaliar a *espessura* o médico deve pinçar a pele com o polegar e o dedo indicador, sem englobar o tecido celular subcutâneo. Nesse caso, a pele pode ter espessura normal ou ser atrófica, hipertrófica, engrossada ou infiltrada.

Para avaliação da *temperatura* utiliza-se a palpação com a face dorsal das mãos ou dos dedos, comparando-se com os lados homólogos. Avaliação: normal, aumentada ou diminuída. A hipotermia localizada ou segmentar ocorre por redução de fluxo sanguíneo, enquanto o aumento localizado de temperatura ocorre por processo inflamatório.

Outros itens importantes no exame dermatológico são:

- **Elasticidade:** capacidade do tegumento cutâneo de se estender quando tracionado. Avaliação: normal, hiperelástica (Figura 21.1) (síndrome de Ehlers-Danlos) ou hipoelástica.
- **Mobilidade:** capacidade da pele de se movimentar sobre os planos profundos (mão espalmada). Avaliação: normal, diminuída ou ausente.
- **Turgor:** avalia-se pinçando com o polegar e o indicador o tecido celular subcutâneo e fazendo uma prega. Normal: solta-se a prega e esta se desfaz rapidamente. Diminuído: prega se desfaz lentamente.
- **Sensibilidade dolorosa:** pesquisa-se com ponta de agulha romba. Avaliação: hipoalgesia, analgesia, hiperalgesia. *Sensibilidade tátil*: pesquisa-se com mecha de algodão. Avaliação: hipoestesia, hiperestesia, anestesia. *Sensibilidade térmica*: pesquisa-se com algodão seco e molhado de éter e/ou algodão com água fria e quente.

Para o diagnóstico dermatológico deve-se considerar ainda a procedência do paciente e viagens recentes (importantes para doenças endêmicas), profissão (importante para dermatoses ocupacionais), doenças prévias, hábitos no cotidiano, uso de medicamentos sistêmicos e tópicos e a frequência (quando existe a suspeita de farmacodermia), além da história familiar. Também é importante a integração da história da doença atual com o exame físico e os exames instrumentais. Os exames laboratoriais podem ser solicitados para elucidação diagnóstica ou para corroborar o diagnóstico clínico. Principal exame complementar, o exame anatomopatológico é importante para apoiar ou descartar o diagnóstico clínico, mas raramente estabelece o diagnóstico por si só. Ao contrário de outras especialidades, o patologista dificilmente auxiliará o diagnóstico se não receber informações clínicas específicas.

História da doença atual

Algumas perguntas devem ser feitas, como: quando, como e onde começaram as lesões? Trata-se de uma recidiva ou é a primeira vez que as lesões surgiram? As lesões são acompanhadas de algum sintoma (prurido, dor ou ardência, hipoestesia, anestesia)? Quais fatores desencadeiam ou agravam o problema?

História pregressa

Há alguma doença diagnosticada previamente? Há outra queixa (ou sintoma) não relacionada com o problema dermatológico? Está em uso de algum medicamento sistêmico ou tópico? Em caso afirmativo, quais?

História familiar

Existe algum problema similar em outros membros da família? Existe história familiar de melanoma ou de alguma doença genética?

Morfologia das lesões

Refere-se às lesões elementares, que podem ser primárias ou secundárias. O aspecto (formato e distribuição) das lesões deve ser descrito em detalhes e será revisado adiante, neste capítulo. Também é importante considerar a superfície (textura) e as bordas (bem ou mal demarcadas, regulares ou irregulares) das lesões.

Exames instrumentais

Para auxiliar a inspeção das lesões o médico pode utilizar uma lupa ou o dermatoscópio. O dermatoscópio (também conhecido como microscópio epiluminescente) é composto por uma lente de aumento (10×) que, dependendo da marca, é agregada à luz polarizada ou à luz convencional e imersão. As lesões são então analisadas por meio de algoritmos, baseados na análise de estruturas e padrões, que servirão como auxílio na elaboração do diagnóstico. Esse exame possibilita ao médico diferenciar lesões melanocíticas benignas do melanoma ou do nevo melanocítico atípico:

- **Diascopia (vitropressão) ou digitopressão:** na diascopia ou vitropressão, realiza-se pressão com uma lâmina de vidro, o que tem por objetivo identificar ou não o clareamento de uma lesão cutânea. Na digitopressão, realiza-se pressão entre os indicadores: quando se examina uma lesão vermelha, se o clareamento ocorre, a lesão é constituída por vasodilatação (eritema); quando não ocorre, é constituída por extravasamento de sangue (púrpura). Também possibilita ver a cor amarelada que é produzida nos processos granulomatosos e na distinção entre nevo acrômico e anêmico. A mancha do nevo anêmico desaparece quando se realiza a vitropressão.
- **Exame com luz de Wood:** utiliza uma lâmpada que emite luz ultravioleta com comprimento de onda longo (340 a 450nm) e pode auxiliar o diagnóstico de lesões cutâneas e dos cabelos. É particularmente útil nas situações em que ocorre fluorescência, como nas tinhas do couro cabeludo, pitiríase *versicolor*, eritrasma e porfiria. O exame com a lâmpada de Wood pode ainda ajudar a identificar manchas não perceptíveis a olho nu, principalmente em paciente com fototipos baixos, além de ajudar na diferenciação entre mancha hipocrômica e acrômica.
- **Testes de sensibilidade:** os testes de sensibilidade são úteis, principalmente, no diagnóstico da hanseníase. A área da lesão deve ser testada, assim como a pele normal, e os resultados comparados. Para a sensibilidade térmica utilizam-se tubos de ensaio com água fria e quente ou dois pedaços de algodão, um molhado com éter (frio) e o outro seco. Solicita-se que o paciente feche os olhos e identifique, ao ser tocada a área afetada, os instrumentos frios/quentes. Para a sensibilidade dolorosa utilizam-se a ponta e o cabo de uma agulha de injeção (descartável).

Estudos de laboratório

Às vezes, é necessária a realização de exames complementares. O principal é o anatomopatológico de pele, mas outros podem ser necessários, como os microbiológicos, imunológicos, genéticos, testes de contato e, eventualmente, os de imagem.

Lesões elementares

Consistem em modificações do tegumento cutâneo, determinadas por processos infecciosos, inflamatórios, degenerativos, circulatórios, neoplásicos, por distúrbios do metabolismo ou por defeitos de formação (durante a embriogênese).

As lesões elementares podem ser divididas em primárias (ou primitivas) e secundárias. As lesões primárias surgem sobre a pele sã, enquanto as secundárias surgem sobre uma lesão primária ou podem representar a evolução de uma lesão primária. Por exemplo, em um paciente com impetigo a lesão primária é a vesícula. A crosta melicérica que aparece em razão do ressecamento do conteúdo da vesícula e as máculas hiper ou hipocrômicas residuais são lesões secundárias.

As lesões elementares podem ainda ser classificadas de acordo com as alterações da coloração, alterações sólidas, alterações de conteúdo líquido, alterações de continuidade e perdas teciduais.

Alterações de coloração

Podem ser de origem vascular ou pigmentar. As *manchas* são alterações com > 1cm e as *máculas* < 1cm.

As manchas de origem vascular podem ser descritas como: *mancha eritematosa*, quando a lesão avermelhada é bem delimitada, > 1cm e ocorre em consequência da vasodilatação na microcirculação, desaparecendo à digitopressão e não sendo acompanhada de alterações na temperatura local; *rubor*: eritema intenso acompanhado de aumento da temperatura no local; *mancha cianótica*: quando a lesão azulada é bem delimitada, > 1cm e ocorre como consequência da vasocongestão ativa ou passiva, podendo estar acompanhada da diminuição da temperatura local.

A expressão *mancha vascular* designa especificamente manchas vasculares secundárias à malformação ou à neoformação dos vasos sanguíneos dérmicos. A mancha em vinho do porto é um exemplo de mancha vascular. Em geral, desaparece à vitropressão.

A *telangiectasia* é uma lesão eritematosa linear, sinuosa, que representa a dilatação de vasos sanguíneos dérmicos. Quando várias telangiectasias se dispõem de modo radial ao redor de um ponto vascular central, essa lesão é denominada aranha vascular.

Exantema é uma erupção súbita de lesões eritematosas planas (eritema, púrpura) ou elevadas (vesículas, pápulas, placas) de maneira disseminada ou generalizada, aguda, de duração relativamente curta (dias). O eritema, em geral, precede ou acompanha outras lesões elementares (máculas, pápulas, púrpura), compondo exantemas específicos. De modo geral, os exantemas podem ainda ser divididos em morbiliformes, em que as áreas de eritema são entremeadas com áreas de pele normal, e escarlatiniformes, cujo eritema é difuso, uniforme e geralmente acompanhado de ressalte folicular e descamação. *Rash* corresponde a uma erupção, em geral súbita, de qualquer tipo de lesão elementar, mas com frequência é assim denominado quando predomina o eritema na erupção. Em algumas ocasiões, os termos *rash* e exantema podem ser utilizados com o mesmo significado.

O *enantema* é um eritema localizado nas mucosas. O termo também é utilizado para referir-se ao exantema de mucosas.

As *manchas pigmentares* podem surgir em decorrência de alterações na quantidade de pigmento melânico ou em virtude da presença de outros pigmentos endógenos (por exemplo, hemossiderina, caroteno) ou exógenos (pigmentos de tatuagens). Podem ser classificadas em: hipercrômica (aumento da pigmentação – Figura 21.2), hipocrômica (diminuição) ou acrômica (ausência) do pigmento. As manchas hipocrômicas e acrômicas se referem particularmente ao pigmento melânico.

Mancha anêmica caracteriza uma mancha determinada por agenesia vascular. Desaparece à vitropressão entre a mancha e a pele normal.

Mancha lívida é uma mancha de coloração pálida, cinza-azulada, acompanhada de diminuição da temperatura e, em geral, produzida por isquemia arterial.

Púrpuras são lesões produzidas pelo extravasamento de hemácias na derme. Compreendem três tipos de lesões elementares: as *petéquias* (máculas puntiformes hemorrágicas – Figura 21.3); as *equimoses* (manchas de coloração vermelha viva ou "bordô") e a *víbice* (disposição linear). Essas lesões não desaparecem à vitropressão. Na evolução, as equimoses tendem a tornar-se roxas e depois verde-amareladas, em razão da absorção do pigmento (hemossiderina).

Alterações sólidas

- **Pápulas e placas:** correspondem a um espessamento que pode ser epidérmico, dérmico ou dermoepidérmico, levando, como consequência, à elevação da pele. As lesões sólidas podem ser acompanhadas ou não de alterações da coloração da pele e, nesse caso, a coloração deve seguir a descrição da lesão elementar. As *pápulas* correspondem a lesões < 1cm (Figura 21.4) e as *placas*, a lesões > 1cm (Figura 21.5). As alterações de textura e espessura, assim como as alterações em couro cabeludo, podem receber o nome de placa, mesmo sem haver elevação. Assim, uma área com ausência de cabelos em couro cabeludo, bem delimitada, pode receber o nome de placa alopécica, mesmo sem elevação. Os termos utilizados para alterações de espessura podem ser conjugados com o termo placa e ser assim descritos: placa infiltrada, placa liquenificada, placa esclerótica, e assim sucessivamente.

Outros termos utilizados para referir alterações de espessura são:

- **Esclerose:** refere-se a um endurecimento cutâneo (que pode ter aderência a planos profundos) circunscrito ou difuso, acompanhado por diminuição ou ausência de pelos e sulcos, que ocorre como consequência da fibrose dérmica.

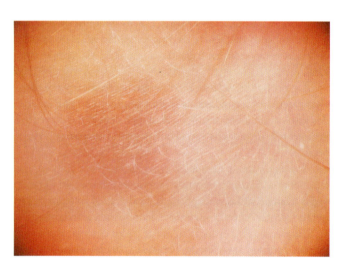

▼ Figura 21.2 Mancha hipercrômica.

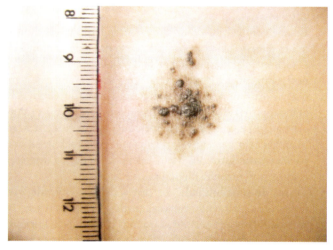

▼ Figura 21.4 Pápulas hipercrômicas coalescentes e base hipocrômica.

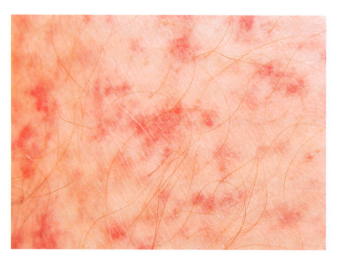

▼ Figura 21.3 Manchas purpúricas (petéquias em confluência).

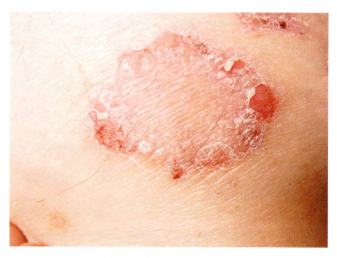

▼ Figura 21.5 Placa eritematosa com escamas e erosão.

- **Infiltração:** aumento de consistência da pele (em geral, por aumento de celularidade dérmica ou hipodérmica) e ausência de acentuação de seus sulcos.
- **Liquenificação:** aumento da consistência da pele por aumento da espessura epidérmica, sempre acompanhada de acentuação dos sulcos cutâneos.
- **Atrofia:** diminuição do tecido cutâneo, pode ser dividida em superficial, quando a pele se torna fina com transparência dos vasos dérmicos, como ocorre na atrofia senil, profunda, causada pela perda do tecido conjuntivo dérmico, e lipoatrofia, decorrente da perda do tecido adiposo subcutâneo (Figura 21.6).
- **Nódulos:** são lesões de localização profunda, podendo ou não ser elevadas, mas sempre palpáveis. Podem estar localizados na derme profunda ou no tecido celular subcutâneo. Em geral, referem-se a lesões > 1cm, porém a distinção entre placa e nódulo diz respeito à profundidade da lesão (Figura 21.7).
- **Cistos:** são lesões esféricas ou ovaladas (nódulos ou pápulas) que, à palpação, têm consistência amolecida. Representam uma cápsula em forma de saco com conteúdo líquido ou semissólido (Figura 21.8).
- **Tumorações:** referem-se, em geral, a lesões > 3cm, com componente endofítico ou exofítico. Podem ser malignas ou benignas (Figura 21.9).

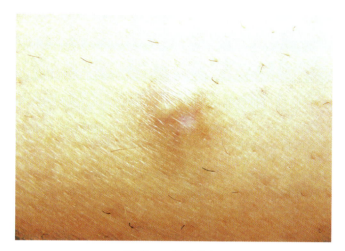

Figura 21.8 Cisto.

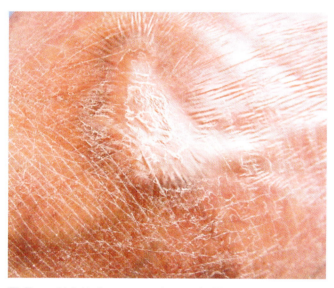

Figura 21.6 Atrofia com acromia central e hipercromia periférica (cicatriz).

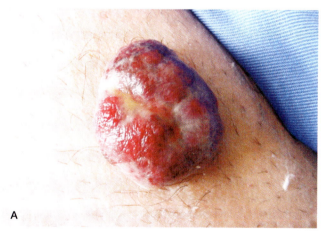

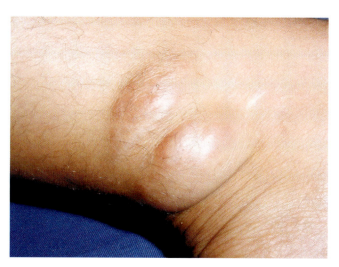

Figura 21.7 Nódulos.

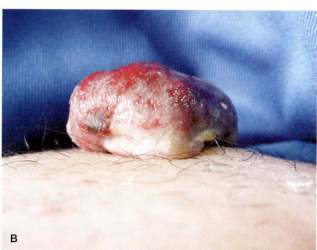

Figura 21.9 Tumoração – frente (A) e perfil (B).

- **Goma:** nódulo que se liquefaz na porção central, ulcera e elimina material necrótico pela área ulcerada.
- **Tubérculos:** pápula ou nódulo que evolui, deixando cicatriz.
- **Urtica:** elevação eritematosa transitória da pele produzida por edema dérmico, apresenta configuração variada e prurido. Em geral, desaparece em 24 horas.
- **Ceratose:** pápula ou placa constituída por espessamento superficial da epiderme, decorrente da proliferação exclusiva da camada córnea. A superfície das ceratoses é áspera e sua cor, esbranquiçada ou amarelada.
- **Vegetação:** pápula ou placa com crescimento exofítico, constituída por papilomatose do ponto de vista histológico. Existem dois tipos de vegetação: verrucosa e condilomatosa. A vegetação verrucosa é seca e a epiderme que a recobre está íntegra. A vegetação condilomatosa é úmida e localiza-se em mucosas ou em dobras cutâneas (Figura 21.10). As formas das lesões sólidas podem ser ainda descritas como séssil, pedunculada, umbilicada (com uma depressão central), plana e em domo (arredondada).
- **Cicatriz:** a cicatriz pode ser *hipertrófica*, quando é elevada, mas mantém os limites do tecido lesionado; *queloide*, quando o tecido fibrótico ultrapassa os limites do tecido lesionado; ou *atrófica* (Figura 21.6), quando, em vez de elevada, é deprimida. A cicatriz também é classificada como sequela produzida pela proliferação de tecido fibroso durante o reparo dos tecidos. *Estria* se refere a uma cicatriz atrófica linear, que pode ser violácea (recente) ou nacarada (tardia).

Alterações com conteúdo líquido

A distinção entre vesícula, pústula e bolha é realizada a partir do tamanho e do conteúdo no interior da lesão. O nível de acúmulo pode ser epidérmico ou subepidérmico.

- **Vesícula:** elevação da pele preenchida por líquido seroso de até 1cm de diâmetro (Figura 21.11).
- **Pústula:** elevação da pele preenchida por líquido purulento de até 1cm de diâmetro.
- **Bolha:** elevação da pele > 1cm de diâmetro com conteúdo líquido (a bolha pode ter conteúdo seroso, purulento ou hemorrágico).

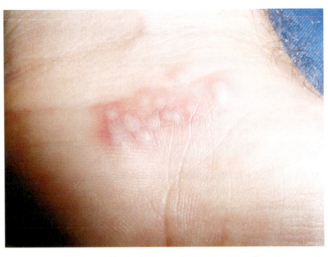

Figura 21.11 Vesículas, com base macular eritematosa.

Quando o nível do material acumulado é mais profundo, pode haver *abscesso* (coleção de pus) ou *hematoma* (coleção de sangue). Sinais específicos acompanham o abscesso, como calor, rubor, dor e flutuação. No hematoma, a variação da coloração se dá do vermelho e roxo até o esverdeado e é decorrente da absorção gradual do sangue nos tecidos.

- **Seropápula:** pápula com vesícula central, é a lesão típica do prurigo por picadas de inseto.

Alterações de continuidade

- **Erosão ou exulceração:** solução de continuidade que afeta a epiderme e que não deixa cicatriz.
- **Úlceras/ulceração:** a solução de continuidade poderá ser dérmica ou estender-se até o tecido celular subcutâneo ou fáscia. Costuma deixar cicatriz (Figura 21.12).
- **Escoriações:** lesões produzidas pelo ato de coçar. Em geral, estão constituídas por erosões e, menos frequentemente, por ulcerações.
- **Fissura:** perda tecidual linear encontrada, principalmente, onde a pele é mais espessa, como em palmas e plantas (Figura 21.13).

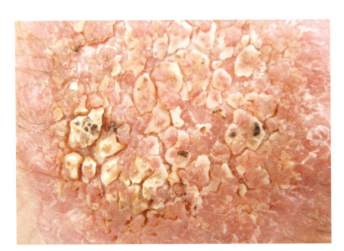

Figura 21.10 Vegetação verrucosa em placa.

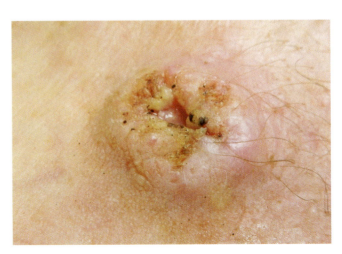

Figura 21.12 Ulceração tumoral com ceratose em bordas.

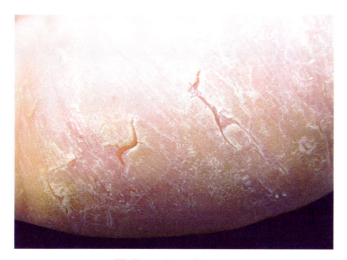

Figura 21.13 Fissuras.

- **Fístula cutânea:** solução de continuidade de trajeto linear, em geral sinuoso, que muitas vezes se inicia na derme ou na hipoderme e termina em um orifício cutâneo. Diferentes elementos podem ser eliminados através do trajeto ao exterior.

Perdas teciduais

- **Crosta:** lesão secundária que corresponde a líquidos que extravasam e solidificam. Pode ter origem em transudato, exsudato, pus ou sangue.
- **Escara:** lesão enegrecida que, em geral, se estende profundamente na derme, podendo chegar a planos profundos (fáscia, músculo ou ossos). Ocorre em consequência de necrose tecidual.
- **Escamas:** lâminas de estrato córneo que se desprendem. De acordo com o tamanho, podem ser ictiosiforme (escama poligonal similar a escama de peixe, branca ou escura), furfurácea (escama prateada, fina e milimétrica, similar a mica) ou foliácea (escama grande e fina como "folhas de papel") (Figura 21.5).

Lesões cutâneas especiais

- **Poiquiloderma:** combinação de atrofia, telangiectasia e discromia (hipo e hiperpigmetação).
- **Túnel:** elevações lineares e irregulares, em geral < 1cm. O túnel acompanhado de prurido é típico da escabiose.
- **Comedões (ou comedo):** acúmulo de material córneo e sebo no interior do folículo pilossebáceo. Podem ser abertos (pontos negros) ou fechados.
- *Milium* (também denominado cisto de mílio ou mília): pequeno acúmulo superficial de ceratina (no estrato córneo), de coloração branco-amarelada. Tem origem na obstrução distal de folículos pilossebáceos ou ductos sudoríparos.

Formato das lesões cutâneas

A lesão geográfica é aquela que apresenta contornos irregulares, simulando um mapa. Uma lesão reticular significa uma lesão que alterna pele sã com pele com lesões (aspecto de renda). A lesão serpiginosa lembra o movimento de uma serpente, como o que ocorre com a larva *migrans* cutânea. O formato lenticular lembra lentilhas e o formato poligonal se encontra tipicamente no líquen plano. As lesões pequenas, arredondadas e ovaladas podem receber o nome de *gutata* (forma de gotas), numular (forma de moeda) ou discoide (forma de disco). O formato anular (em anel) mostra lesão cutânea na borda e centro de aspecto normal. Quando parte do círculo clareia, denomina-se formato circinado ou arciforme (em arco). Quando vários semicírculos se unem, formando uma única lesão, esta se denomina policíclica. A lesão em íris em alvo tem círculos concêntricos.

Distribuição das lesões cutâneas

Há diferentes modelos de disposição (distribuição) das lesões cutâneas, quais sejam:

- **Herpetiforme:** lesões agrupadas em uma área localizada (o exemplo típico consiste nas lesões de herpes simples).
- **Zosteriforme:** lesões agrupadas em um segmento corporal (sobre um dermátomo). O exemplo típico é o herpes zoster.
- **Linear:** lesões que podem seguir as linhas de Blaschko (linear blaschkoide), um trajeto linfangítico (linear esporotricoide) ou segmentar (linear zosteriforme).

Exame das unhas

As unhas são estruturas ceratinizadas rígidas (lâminas) que cobrem a porção distal das últimas falanges. São formadas pelos seguintes componentes: matriz, lâmina ungueal, leito ungueal, pregas ungueais (laterais), cutícula, epôníquio (cutícula) e hipôníquio (borda livre). As características a analisar incluem formato, forma de implantação, espessura, superfície, consistência, brilho e coloração. A designação *onicodistrofia* é um termo genérico usado para definir qualquer alteração morfológica da unha. A *onicólise* é a separação completa distal (a partir da borda livre) entre a lâmina ungueal e o leito ungueal. Quando a separação é proximal (a partir da cutícula), o termo utilizado é *onicomadese*. A *onicorrexe* corresponde a fissuras longitudinais que podem produzir quebra da lâmina ungueal. A *traquioníquia* se refere à presença de estrias finas na superfície da unha, promovendo um aspecto rugoso ou de lixa. Quando a curvatura da unha é contrária à curvatura fisiológica (similar a uma colher), o termo utilizado é *coiloníquia*. A *anoníquia* se refere à ausência de unhas e o termo *microníquia* é usado quando as unhas são pequenas. Quando a consistência da unha é amolecida, utiliza-se o termo *onicomalacia*. As alterações de coloração da unha são referidas como *leuconíquia*, quando as unhas são brancas, e *melanoníquia*, quando a coloração é escura. Nesse caso, o pigmento pode ser endógeno, como melânico ou hemossiderina, ou exógeno. A unha em garra é denominada *onicogrifose*. A *unha hipocrática* tem o formato de baqueta de tambor. O termo *paroníquia* designa inflamação das pregas ungueais, ao redor da unha.

"*Pitting*" ungueal consiste em depressões puntiformes que dão à lâmina ungueal o aspecto de dedal de costureiro, enquanto as *linhas de Beau* são linhas ou sulcos transversais originados por suspensão temporária na onicogênese.

Exame dos cabelos

As características a serem analisadas são: distribuição, forma de implantação (nas mulheres, costuma diferir dos homens), quantidade de fios, coloração, brilho, consistência e espessura. É importante saber que na infância os cabelos costumam ser mais finos, em menor número e discretamente mais claros do que após a adolescência. Alguns termos devem ser conhecidos, como:

- **Alopecia:** ausência de pelos em áreas pilosas. Pode ser em placas, total (quando todo o couro cabeludo está afetado) ou universal (quando, além do couro cabeludo, há ausência de cílios, sobrancelhas e pelo corporal).
- **Madarose:** queda dos cílios ou sobrancelhas.
- **Hipertricose:** aumento dos pelos lanuginosos (pelos finos e pouco pigmentados) no corpo. Pode ser distribuído de maneira localizada ou generalizada.
- **Eflúvio:** perda abrupta dos cabelos. A queda dos cabelos costuma ocorrer na fase telógena, mas pode ocorrer na fase anágena e durante o uso de alguns quimioterápicos.
- **Hirsutismo:** aumento de pelos terminais (grossos e encaracolados) na mulher, com padrão de distribuição masculino.
- **Poliose:** mecha de cabelos brancos.
- **Canície:** cabelos e pelos brancos devido à perda da atividade dos melanócitos.

Sinais cutâneos específicos

- **Curetagem metódica de Brocq:** consiste na raspagem cuidadosa de uma lesão escamosa, que pode ser realizada com cureta ou lâmina de bisturi. Ao se realizar a curetagem metódica de Brocq em uma placa de psoríase, as escamas retiradas apresentam aspecto micáceo (sinal da vela) e, após várias raspagens, surge um pontilhado hemorrágico sobre a placa (sinal do orvalho sanguinolento, ou *sinal de Auspitz*). Ambos os sinais são característicos de psoríase em placa.
- **Sinal de Darier:** realizado pela fricção de uma lesão cutânea (em geral mancha), que se torna edematosa e eritematosa após alguns minutos. Esse sinal é encontrado em pacientes com mastocitose cutânea.
- **Sinal de Köebner ou isomorfismo:** fenômeno imunológico que ocasiona a reprodução de lesões cutâneas (similares às encontradas em outras regiões do corpo) sobre uma área de pele que foi traumatizada. Esse sinal pode ser encontrado, por exemplo, na psoríase e no líquen plano.

- **Patergia:** desenvolvimento de lesões em local de traumatismo mínimo, como, por exemplo, em local de injeções. Esse sinal pode ser encontrado no pioderma gangrenoso.
- **Sinal de Nikolski:** separação da epiderme da derme pela pressão exercida pelos dedos contra a pele. Esse sinal é encontrado nos pênfigos.
- **Sinal de Zireli:** descamação encontrada pela estiramento da pele. Esse sinal é encontrado na pitiríase *versicolor*.
- **Sinal de Sampaio:** bainha gelatinosa encontrada na raiz dos cabelos. Esse sinal é encontrado em doenças como lúpus ou pseudopelada.

Bibliografia

Azulay DR, Azulay-Abulafia L, Azulay RD. Semiologia dermatológica. In: Azulay RD, Azulay DR (eds.) Dermatologia. Rio de Janeiro: Guanabara Koogan, 2004.

Bau AEK, Bonamigo RR. O exame da pele. In: Duncan B, Schmidt MI, Giugliani ERJ, Duncan MS, Giugliani C. Medicina ambulatorial: condutas de atenção primária baseada em evidências. Porto Alegre: Artmed, 2013:1682-8.

Cabrera HN, Gatti CF. Dermatología de Gatti-Cardama. In: Semiología dermatológica. Buenos Aires: El Ateneo, 2003.

Champion RH, Burton JL. Diagnosis of skin disease. In: Champion RH, Burton JL, Burns, Breathnach SM (eds.) Rook's textbook of dermatology. Oxford: Blackwell Science, 1999.

Freedberg IM, Eisen AZ, Wolff K et al. The structure of skin lesions and fundamentals of diagnosis. In: Fitzpatrick TB, Bernhard JD, Cropley TG. Fitzpatrick's dermatology in general medicine. New York: McGraw-Hill, 1999:13-41.

Sampaio SA, Rivitti EA. Glossários dermatológicos. In: Sampaio SA, Rivitti EA (eds.) Dermatologia. Porto Alegre: Artmed, 1998.

Habif TP. Clinical dermatology. In: Habif TP (ed.) Principles of diagnosis and anatomy. St. Louis, Missouri: Mosby Company, 1990.

Hamm H, Johr R, Mayer J. Principles of diagnosis in pediatric dermatology. In: Schachner LA, Hansen RC et al. Pediatric dermatology. Spain: Mosby Company, 2003.

Luscombe HA. Aspectos clínicos de la dermatología pediátrica. In: Ruiz-Maldonado E, Parish LC, Beare JM (eds.) México: McGraw-Hill, 1992:21-4.

Nishimura MY. Lesões elementares em dermatologia. In: Cavalcanti EFA, Martins HS (eds.) Clínica médica: dos sinais e sintomas ao diagnóstico e tratamento. São Paulo: Manole, 2007:1512-24.

Linfonodos

CAPÍTULO 22

Sérgio Roithmann

INTRODUÇÃO

Os linfonodos representam uma parte integral do sistema imunológico e reticuloendotelial. Mais de 500 linfonodos encontram-se distribuídos no organismo em diferentes regiões, ditas centrais ou periféricas. Linfonodos periféricos se encontram, principalmente, na base das extremidades (pescoço, axilas, região inguinal), enquanto linfonodos centrais se localizam no mediastino, no mesentério e no retroperitônio, acompanhando grandes vasos. Individualmente, são estruturas ovoides, que medem de alguns milímetros até pouco mais de 1cm.[1]

Microscopicamente, os linfonodos são constituídos por uma cápsula, uma região cortical e a medular. Na região da cortical, os linfócitos (principalmente os linfócitos B) estão arranjados em folículos com seus centros germinativos, onde ocorre a etapa final de maturação dessas células sob intensa estimulação antigênica. No interstício, estão localizados principalmente linfócitos T e também células reticuloendoteliais (macrófagos e células dendríticas), onde interações importantes ocorrem para ativação do sistema imunológico. Na região medular situa-se uma rede de sinusoides importantes para o tráfego celular e que dará origem aos vasos eferentes. Os linfonodos são, então, estruturas dinâmicas que servem de filtro mecânico para, por exemplo, agentes infecciosos e sítios de funções imunes importantes, incluindo a maturação dos linfócitos e sua interação com outras células.[1,2]

Linfonodos palpáveis podem ser achados frequentes e seu significado muito variável. Dependendo do contexto, podem ser linfonodos normais ou podem indicar doenças simples, como uma amigdalite, ou situações graves, como doenças granulomatosas ou neoplasias malignas. Os linfonodos merecem uma avaliação sistemática que torne possível o esclarecimento de sua natureza e do significado do achado.

EXAME DOS LINFONODOS

Os linfonodos periféricos podem ser examinados nas regiões cervical, occipital, supraclavicular, axilar, inguinal, epitroclear e poplítea. A palpação dos linfonodos deve ser suave, para que possam ser percebidos linfonodos pequenos ou inaparentes. Todas as cadeias de linfonodos devem ser examinadas de maneira sistemática. O exame se inicia com a inspeção da área à procura de assimetria ou eritema. Com o paciente sentado, examinam-se as cadeias cervicais. Palpam-se simultaneamente os dois lados do paciente: a mão direita examina o lado esquerdo do paciente e a esquerda, o lado direito. Começando do topo do pescoço, examinam-se a região pré-auricular, a pós-auricular, a occipital, a cervical superior, a cervical posterior, a submandibular, a submentoniana e a supraclavicular (Figuras 22.1 a 22.3).

Em seguida, examinam-se as cadeias axilares: deixa-se o braço direito do paciente repousar sobre o braço direito do examinador e, com a mão esquerda, explora-se a axila direita do paciente. Em seguida, faz-se o mesmo movimento do lado esquerdo (Figura 22.4).

Do mesmo modo pode ser palpada a região epitroclear (sítio muito infrequente de anomalias): o braço direito do paciente fica flexionado e apoiado sobre a mão direita do examinador e a região do úmero, junto ao cotovelo, é examinada por

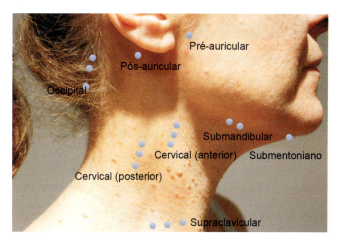

Figura 22.1 Agrupamentos de linfonodos cervicais.

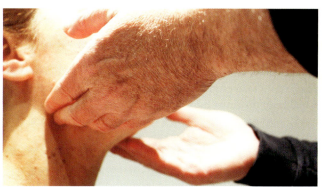

Figura 22.2 Palpação de linfonodos submandibulares.

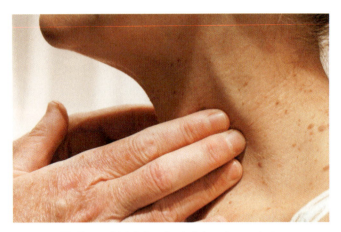

Figura 22.3 Palpação de linfonodos cervicais.

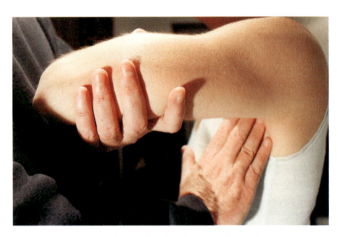

Figura 22.4 Palpação de linfonodos axilares.

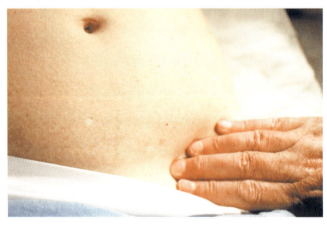

Figura 22.5 Palpação de linfonodos inguinais.

trás, com a mão esquerda. Em seguida, o mesmo movimento é realizado do outro lado.

Com o paciente deitado, a região inguinal é avaliada (Figura 22.5). Pequenos linfonodos móveis são frequentemente palpados nessa região, os quais resultam de infecções repetidas nos pés e nas pernas. Distalmente, devem ser procuradas adenopatias na região do triângulo femoral e das fossas poplíteas.

Cadeias de linfonodos centrais não podem ser avaliadas no exame físico, como as mediastinais, hilares, mesentéricas e retroperitoneais. Essas áreas serão avaliadas por métodos de imagem específicos, em caso de adenopatias periféricas significativas. O baço faz parte do sistema linfático e também será cuidadosamente avaliado no caso de detecção de adenopatias periféricas.

SIGNIFICADO CLÍNICO

Embora o achado de linfadenopatia às vezes possa causar preocupação quanto à possibilidade de uma doença séria, no contexto de medicina ambulatorial primária as causas mais frequentes são benignas.[3,4] Um estudo populacional holandês mostrou incidência anual de 0,6% de linfadenopatia inexplicada na população geral: de 2.556 pacientes com adenopatias avaliadas pelo médico generalista, 256 (10%) foram encaminhados a uma clínica especializada e em 82 (3,2%) uma biópsia foi realizada, mas malignidade foi encontrada somente em 29 pacientes (1,1%).[5] Essa baixa prevalência de malignidade foi confirmada em pelo menos duas séries americanas.[6,7] Esses dados diferem totalmente de estudos baseados em centros de referência, onde de 40% a 60% dos casos de biópsia resultam no diagnóstico de câncer.[8,9]

Dados da história e do exame físico podem auxiliar a seleção dos casos que deverão ser investigados, eventualmente incluindo estudo citológico ou anatomopatológico.

Em relação à história clínica, seis questões essenciais devem ser ressaltadas:

1. Qual a idade do paciente? No contexto de medicina primária, pacientes com linfadenopatia inexplicada e mais de 40 anos de idade têm risco de 4% de neoplasia, enquanto pacientes com menos de 40 anos de idade têm risco de 0,4% de malignidade.[5]
2. Existem outros sintomas ou sinais para sugerir infecção ou neoplasia em um sítio específico?
3. Existem sintomas constitucionais, como febre, perda de peso, fadiga ou suores noturnos, para sugerir alguma doença sistêmica específica?
4. Existem pistas epidemiológicas (como exposição ocupacional, viagens recentes, comportamentos de risco) para sugerir alguma doença específica?
5. Estaria o paciente ingerindo alguma medicação associada à adenopatia (como a fenitoína)?
6. Houve crescimento dos linfonodos desde que foram percebidos pelo paciente?

Em relação ao exame físico, cinco características dos linfonodos palpáveis devem ser registradas:

1. **Tamanho e forma:** linfonodos normais geralmente são pequenos e ovais. Linfonodos patológicos tendem a ser maiores e esféricos. Linfonodos são geralmente considerados normais até 1cm de diâmetro, enquanto linfonodos > 2cm têm maior chance de representar uma doença grave.[10,11]
2. **Dor ou sensibilidade:** dor no linfonodo pode ser causada por processo inflamatório ou supurativo em doenças

benignas ou, eventualmente, hemorrágico-necrótico em doenças malignas. A presença ou a ausência de dor não distingue de maneira confiável um processo benigno de uma adenopatia maligna.[3,5]

3. **Consistência:** linfonodos normais costumam ter consistência fibroelástica. Linfonodos inflamatórios tendem a ser macios e podem apresentar flutuação, se houver supuração. Linfonodos neoplásicos tendem a ser firmes, endurecidos ou pétreos.

4. **Mobilidade:** linfonodos normais são móveis no tecido subcutâneo, enquanto linfonodos inflamatórios e, principalmente, linfonodos neoplásicos podem ser fixos e formar aglomerados aderidos ao tecidos profundos.

5. **Localização:** pequenos linfonodos cervicais ou inguinais, simétricos e móveis, são geralmente benignos. Por outro lado, linfonodos supraclaviculares apresentam risco maior de malignidade, podendo chegar a 90% naqueles com mais de 40 anos e 25% em indivíduos mais jovens.[4,5] Linfonodos supraclaviculares à esquerda (linfonodos de Virchow) recebem drenagem linfática do tórax e abdome, podendo ser sinal de neoplasia abdominal metastática. Embora muito raro, um linfonodo paraumbilical (linfonodo da Irmã Mary Joseph) pode ser sinal de neoplasia abdominal ou pélvica.[2,3] Linfadenopatia generalizada está associada a doença sistêmica, e uma biópsia deverá ser realizada se o diagnóstico não for feito com testes específicos. Na linfadenopatia localizada, a decisão de se proceder a uma biópsia pode ser mais difícil. Na dependência da presença ou não de outros sintomas sistêmicos, um período de observação pode ser estabelecido e a biópsia pode ser realizada em casos de progressão ou não regressão.

Referências

1. Paraskevas F. Lymphocytes and lymphatic organs. In: Greer JP, Foerster J, Lukens JN, Rodgers GM, Paraskevas F, Glader B (eds.). Wintrobe's clinical hematology. 11. ed. Philadelphia; Lippincott Williams & Wilkins, 2004:409-38.
2. Karpf M. Lymphadenopathy. In: Walker HK, Hall WD, Hurst JW (eds.) Clinical methods: the history, physical and laboratory examination. Boston: Buttherworths. 1990:711-6.
3. Ferrer R. Lymphadenopathy: differential diagnosis and evaluation. Am Fam Physician 1998; 58(6):1313-20.
4. McGee S. Evidence-based physical diagnosis. 3. ed. Philadelphia: Elsevier Saunders, 2012.
5. Fitjen GH, Blijham GH. Unexplained lymphadenopathy in family practice. An evaluation of the probability of malignant causes and the effectiveness of physicians' workup. J Fam Pract 1988; 27:373-6.
6. Allhiser JN, McKnight TA, Schank JC. Lymphadenopathy in family practice. J Fam Pract 1981; 12:27-32.
7. Williamson HA Jr. Lymphadenopathy in a family practice: a descriptive study of 249 cases. J Fam Pract 1985; 20:449-58.
8. Lee Y, Terry R, Lukes RJ. Lymph node biopsy for diagnosis: a statistical study. J Surg Oncol 1980; 14:53-60.
9. Brown JR, Skarin AT. Clinical mimics of lymphoma. The Oncologist 2004; 9:406-16.
10. Pangalis GA, Vassilakopoulos TP, Boussiotis VA et al. Clinical approach to lymphadenopathy. Semin Oncol 1993; 20:570-82.
11. Habermann TM, Steensma DP. Lymphadenopathy. Mayo Clin Proc 2000; 75:723-32.

SEÇÃO V

Sinais Vitais

Pressão Arterial

CAPÍTULO 23

Domingos Vitola • Ana Carolina Foscarini • Eric Schwellberger Barbosa

INTRODUÇÃO

A pressão arterial é consequência do trabalho do coração para vencer a resistência dos tecidos e garantir que o sangue flua e supra as necessidades metabólicas do corpo. A expressão *pressão arterial* (PA) é usada para se referir à pressão sanguínea das grandes artérias da circulação sistêmica, o que não inclui arteríolas, capilares, vênulas ou veias, muito menos os componentes da circulação pulmonar.[1]

Os fatores que determinam a PA são o fluxo sanguíneo, a viscosidade do sangue, o comprimento da rede vascular e o diâmetro dos vasos. Note que, desses fatores, os que tipicamente são passíveis de grandes alterações são o fluxo sanguíneo (débito cardíaco) e o diâmetro dos vasos (resistência vascular), sendo mais raras as alterações de viscosidade sanguínea e do comprimento da rede vascular.[1]

A PA pode ser quantificada de diferentes maneiras. A mais utilizada é a que define a PA máxima, ou sistólica (PAS), resultante diretamente da impulsão do sangue pelo ventrículo esquerdo durante a sístole ventricular, e a PA diastólica (PAD), resultante da força exercida pelas paredes das grandes artérias ao retornarem para suas posições após sua distensão, que ocorre durante a diástole ventricular. Dessa maneira, quantificam-se a PAS e a PAD, representando-as, respectivamente, em milímetros de mercúrio, separadas por um × (por exemplo, 117 × 86mmHg).

Outra maneira de representação da PA é pela PA média (PAM), que é o valor médio da PA durante o ciclo cardíaco completo. Apesar de só poder ser aferida com precisão por métodos invasivos, como a canulização arterial, ela pode ser estimada, conhecendo-se a PAS e a PAD, por meio da fórmula:

$$PAM = (PAS + 2 \times [PAD])/3.$$

AFERIÇÃO DA PRESSÃO ARTERIAL

A medida da PA faz parte dos sinais primordiais que devem ser verificados na prática clínica – os sinais vitais –, seja em situações de urgência, seja em condições de consultório. Quando corretamente aferida, o valor da PA obtido pode definir o diagnóstico de hipertensão arterial sistêmica, além de oferecer informações essenciais sobre o estado de saúde do paciente em determinado momento, uma vez que pequenas alterações podem ocasionar elevações significativas no risco cardiovascular. No entanto, para que sejam obtidos bons resultados, a aferição da PA deve ser precisa, com procedimentos técnicos acurados e cuidados básicos em relação ao paciente, ao equipamento, à técnica de medida, ao registro correto dos valores obtidos e à interpretação desses resultados.[2]

Fatores relacionados com os instrumentos

O equipamento utilizado em consultórios para aferir a PA consta de estetoscópio, manguito – constituído por uma bolsa de tecido ou de material plástico, câmara de borracha inflável, pera e tubos de borracha – e manômetro, do qual existem três tipos: de mercúrio, aneroide e eletrônico (Figura 23.1). O manômetro de mercúrio é considerado padrão-ouro para a verificação indireta da PA; deve estar sempre na posição vertical e perpendicular ao plano visual do examinador – deve-se observar sempre a altura do menisco. O tipo aneroide baseia-se no princípio da elasticidade de lâminas metálicas e, por sua portabilidade, é amplamente utilizado pelos estudantes de medicina; no entanto, deve ser calibrado a cada semestre e, durante seu uso, o examinador deve posicionar-se sempre à frente do aparelho. O tipo eletrônico mede automaticamente a PA, com visualização em um marcador digital; devido à facilidade, é indicado para leigos, visando ao controle residencial da PA; deve ser calibrado com frequência.[3]

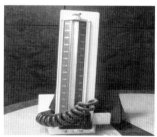
De mercúrio

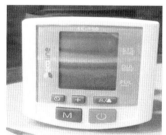
Digital de punho

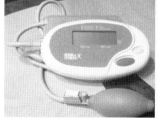
Digital de braço

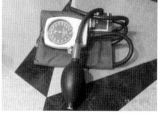
Aneroide

Figura 23.1 Tipos de manômetros.

Deve ser escolhido o manguito correto, com a largura da bolsa de borracha correspondendo a 40% da circunferência do membro examinado, e seu comprimento deve envolver pelo menos 80% desse membro. A Tabela 23.1 traz as recomendações de dimensões para braços de diferentes tamanhos.[1,3]

Fatores relacionados com a técnica de medida

Para garantir a acurácia do método, a PA deve ser verificada em ambos os membros superiores e inferiores na primeira consulta. Em consultas subsequentes, pode-se obtê-la apenas de um dos membros superiores, porém em dois momentos diferentes da consulta, com intervalo de 1 minuto entre elas (lembre-se de utilizar o membro superior de maior valor de PA, caso haja diferenças). A segunda medida costuma ser mais baixa do que a primeira ("regressão em direção à média"). Caso haja uma diferença > 5mmHg entre elas, é necessária a obtenção de uma terceira medida ou outras medições, até que as últimas duas mostrem uma diferença < 5mmHg. Nesses casos em que há variabilidade entre as medições, a literatura recomenda que se considere a média delas como a medida correta da PA sistêmica. Para estimativa do comportamento da PA a longo prazo são necessárias pelo menos três consultas do paciente a intervalos de cerca de 3 semanas.

Quanto à posição do paciente, este deve estar sentado com as costas apoiadas e o membro superior no nível do tórax, com o cotovelo ligeiramente fletido e a palma da mão voltada para cima, livre de roupas, evitando garroteamento. O local da aferição da PA deve estar no nível do coração, seja com o paciente sentado, deitado ou em ortostatismo.[1,3] A medida na posição ortostática é obrigatória pelo menos na primeira avaliação, especialmente em idosos, diabéticos, pacientes alcoólicos e/ou em uso de medicação anti-hipertensiva. Assim, a aferição deve ser feita imediatamente após o paciente levantar-se e após 2 minutos de ortostatismo, a fim de detectar-se uma possível mudança postural da PA.

É imprescindível que os olhos do examinador estejam no mesmo nível da coluna de mercúrio ou do mostrador do manômetro aneroide e que a audição do examinador esteja preservada.

Para iniciar o processo de aferição coloca-se a borda inferior do manguito a 2cm da fossa antecubital, observando a localização da artéria braquial pela palpação. Em seguida,

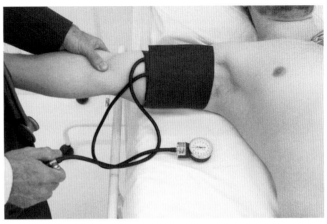

Figura 23.2 Posição correta para aferição da PA em pacientes em decúbito dorsal.

estima-se a pressão sistólica pelo método palpatório: palpa-se o pulso radial e infla-se o manguito até seu desaparecimento, observando o valor obtido (PAS estimada); o manguito é desinflado rapidamente e aguarda-se 1 minuto antes de iniciar a aferição da PA propriamente dita (Figura 23.2).[1,4]

Em seguida, posiciona-se o diafragma do estetoscópio suavemente sobre a artéria braquial (na fossa cubital) ou sobre a artéria poplítea, evitando compressão excessiva. Inicia-se o método auscultatório e infla-se, rapidamente, de 10 em 10mmHg, até ultrapassar em 20 a 30mmHg o nível estimado da PAS. Então, a deflação deve ser iniciada, pelo controle da válvula, com velocidade constante inicial de 2 a 4mmHg/s. Após identificação do som que determina a PAS (fase I de Korotkoff, em que há início dos sons claros, que se intensificam com o aumento da velocidade de deflação), aumenta-se a velocidade para 5 a 6mmHg para evitar congestão venosa e desconforto para o paciente. Mantendo o esvaziamento do manguito, registra-se a PAD na fase de total desaparecimento do som (fase V de Korotkoff, em que o som desaparece devido ao restabelecimento do calibre normal da artéria). No entanto, continua-se auscultando a artéria até 20 a 30mmHg abaixo da fase V, para confirmar o desaparecimento do som. Em seguida, desinsufla-se rapidamente o manguito.[1,3,4]

Em determinadas situações anormais, ou até em indivíduos normais, os sons de Korotkoff mantêm-se até 0mmHg. Nesses casos, deve-se considerar a fase IV de Korotkoff – em que os batimentos se tornam mais abafados ou menos acentuados – como o nível de PAD. Quando também há diferença entre a fase IV e a V, os dois valores devem ser anotados, pois ainda não há consenso na literatura quanto ao que reflete melhor o nível da PAD.[1,3,4]

Por fim, devem ser anotados os valores obtidos, sem arredondamentos, a posição do paciente, o braço em que foi feita a medição e o tamanho do manguito utilizado. Caso a pressão no braço esteja elevada, deve-se aferir também no membro inferior, especialmente em pacientes jovens, a fim de afastar uma coarctação de aorta.

Fatores relacionados com o paciente

É imprescindível informar o paciente sobre o procedimento e tranquilizá-lo, principalmente se for criança. Alguns pacien-

Tabela 23.1 Dimensões aceitáveis da bolsa inflável para braços de diferentes tamanhos

Circunferência do braço (cm)	Denominação do manguito	Largura do manguito (cm)	Comprimento da bolsa (cm)
≤ 6	Recém-nascido	3	6
6 a 15	Criança	5	15
16 a 21	Infantil	8	21
22 a 26	Adulto pequeno	10	24
27 a 34	Adulto	13	30
35 a 44	Adulto grande	16	38
45 a 52	Coxa	20	42

Fonte: SBC, 2010.

tes podem apresentar o "efeito do jaleco branco", ficando ansiosos ao terem sua pressão aferida, o que aumenta os níveis pressóricos momentaneamente e torna a aferição menos precisa.[1,3]

É importante orientar o paciente para que não fale durante a aferição, pois isso pode atrapalhar o método auscultatório. Ele deve estar em repouso por 5 a 10 minutos em ambiente calmo, com temperatura agradável, antes da realização do procedimento, para que a PA seja estabilizada. Atentar para situações que possam elevar a PA, como bexiga urinária repleta, ingesta de bebidas alcoólicas e/ou café 30 minutos antes da aferição; período pós-prandial; manter as pernas cruzadas; exercícios físicos 30 a 90 minutos antes da aferição; ter fumado cigarro até 30 minutos antes da aferição.

No entanto, pseudo-hipertensão, que pode alterar o valor da PA, ocorre principalmente em pacientes de idade mais avançada com artérias endurecidas, cuja própria parede resiste à pressão imposta pelo manguito, podendo ocorrer uma superestimativa da PA. A dor tende a elevar o valor de PA aferido.[3]

A aferição da PA com um manguito de 12 a 13cm em pacientes com braços muito largos (entre 32 e 44cm) muitas vezes fornece resultados errôneos. É possível, usando esse tipo de manguito, realizar a aferição no antebraço ou na perna e auscultar a artéria radial, ou a tibial posterior ou a pediosa, respectivamente. Para isso, usam-se as seguintes equações para adequação dos resultados:[3,5]

$$\text{Pressão sistólica} = 33{,}2 \pm (0{,}68 \times$$
$$\text{Pressão sistólica no antebraço})$$

$$\text{Pressão diastólica} = 25{,}2 + (0{,}59 \times$$
$$\text{Pressão diastólica no antebraço})$$

HIATO AUSCULTATÓRIO

O hiato auscultatório consiste no desaparecimento dos sons arteriais entre a fase I e a fase II de Korotkoff e pode cobrir uma faixa de 30 a 40mmHg. Os principais erros decorrentes do hiato auscultatório incluem minimizar a medida da PAS ou superestimar a da PAD. Para evitá-lo utiliza-se sempre o método palpatório antes do método auscultatório, estimando a PAS.[1,3,4]

MÉTODOS ADICIONAIS DE AFERIÇÃO DA PRESSÃO ARTERIAL

Recomenda-se, sempre que possível, a medida da PA fora do consultório, para maior confiabilidade dos resultados, com menor interferência de fatores que podem alterar a PA, como o efeito do jaleco branco e as variáveis comportamentais e biológicas já citadas.

Automedida da pressão arterial (AMPA)

Consiste na aferição domiciliar da PA realizada por pacientes ou familiares. Os aparelhos semiautomáticos de braço são os mais recomendados para a AMPA, pois apresentam maior facilidade de operação e resultados mais confiáveis. Consideram-se alterados valores > 130 × 85mmHg seguindo esse método.

Monitorização residencial da pressão arterial (MRPA)

A MRPA consiste no registro da PA no domicílio (ou no trabalho), feito pelo paciente ou outra pessoa capacitada, com três medidas pela manhã, em jejum e antes de tomar medicamentos, e três à noite, antes do jantar, durante 5 dias, ou duas medidas em cada sessão, durante 7 dias. Embora não haja consenso na literatura sobre quais valores devem ser considerados normais, na prática são consideradas anormais medidas de PA > 130 × 85mmHg.

Monitorização ambulatorial da pressão arterial de 24 horas (MAPA)

A MAPA é um método que consiste na obtenção de um registro da PA durante pelo menos 24 horas, com o paciente engajado em suas atividades cotidianas, incluindo trabalho e sono. Esse método promove uma avaliação das alterações da PA durante as atividades do paciente e o ciclo circadiano, o que possibilita a obtenção de informações preciosas para o prognóstico do paciente.

Esse método tem um valor preditivo maior para diversos eventos clínicos, como infarto do miocárdio, acidente vascular encefálico, insuficiência renal e retinopatia. São consideradas anormais as médias de PA de 24 horas > 125 × 75mmHg, vigília > 130 × 85mmHg e sono > 110 × 70mmHg.

ÍNDICE TORNOZELO-BRAÇO

Importante fator para o diagnóstico de patologias vasculares, esse índice é obtido da seguinte maneira: primeiramente, é feita a aferição da PA em ambos os braços, selecionando o maior valor. Em seguida, afere-se a PA do tornozelo, por meio de um equipamento de Doppler para detecção de fluxo, das artérias tibial anterior, posterior e pediosa, selecionando o maior valor. Após a obtenção desses valores, divide-se a PAS do tornozelo pela PAS do braço, e o resultado é o índice tornozelo-braço.

CONSIDERAÇÕES FINAIS

Após aferição correta e precisa da PA, obtém-se um valor de PAS e PAD. Antes, porém, é necessário verificar se esse valor obtido não sofreu grande interferência de alguns dos fatores que distorcem a medida da PA. Esses fatores incluem estresse, uso de substâncias como medicamentos, café e tabaco, ambiente com ruído em demasia, dor, sono, digestão e realização de exercício físico, entre outros. Em crianças, um dos fatores que costumam interferir na aferição da PA é o choro. Em idosos, é muito frequente a ocorrência da hipotensão postural, daí a importância da aferição em mais de uma posição.[1]

Excluídos esses fatores, cabe ao examinador comparar os valores obtidos com os valores de referência. De acordo com a Sociedade Brasileira de Cardiologia (2010), para pacientes maiores de 18 anos, com medida casual no consultório, o valor da PA normal deve ser < 130 × 85mmHg (Tabela 23.2).

É importante ressaltar que, apesar de as aferições de PA fora do consultório serem muito importantes, a aferição du-

Tabela 23.2 Classificação da PA de acordo com a medida casual no consultório (> 18 anos)

Classificação	Pressão sistólica (mmHg)	Pressão diastólica (mmHg)
Ótima	< 120	< 80
Normal	< 130	< 85
Limítrofe*	130 a 139	85 a 89
Hipertensão estágio 1	140 a 159	90 a 99
Hipertensão estágio 2	160 a 179	100 a 109
Hipertensão estágio 3	≥ 180	≥ 110
Hipertensão sistólica isolada	≥ 140	< 90

Quando as pressões sistólica e diastólica se situam em categorias diferentes, a maior deve ser utilizada para classificação da PA
* Pressão normal-alta ou pré-hipertensão são expressões que se equivalem na literatura.
Fonte: SBC, 2010.

rante o exame físico é essencial para uma avaliação completa do paciente e deve ser incluída na prática cotidiana do médico que atende pacientes, independentemente de sua especialidade.

Referências

1. Sociedade Brasileira de Cardiologia/Sociedade Brasileira de Hipertensão/Sociedade Brasileira de Nefrologia. VI Diretrizes Brasileiras de Hipertensão. Arq Bras Cardiol 2010; 95(1 supl.1): 1-51.
2. Geleilete TJM, Coelho EB, Nobre F. Medida casual da pressão arterial. Revista Brasileira de Hipertensão 2009; 16(2):118-22.
3. Pinheiro LAF, Pinheiro JG. Pressão arterial. In: Mesquita ET. Semiologia cardiovascular. São Paulo: Atheneu, 2002:119-35.
4. Kaplan NM, Victor RG. Measurement of blood pressure. In: _____. Kaplan's clinical hypertension. Philadelphia: Lippincott Williams e Wilkins, 2010:20-41.
5. Pierin A, Alavarce DC, Gusmão JL, Halpern A, Mion Jr D. Blood pressure measurement in obese patients: comparison between upper arm and forearm measurements. Blood Press Monit 2004 Jun; 9(3):101-5.

Frequência e Ritmos Cardíacos

CAPÍTULO 24

Gustavo Glotz de Lima • Matheus Nardi Rios • Caroline Saltz Gensas

INTRODUÇÃO

A frequência cardíaca nada mais é do que a medida da quantidade de batimentos cardíacos que ocorrem em 1 minuto. Sua aferição deve fazer parte de qualquer exame físico por avaliar um dos quatro sinais vitais do ser humano (os demais são pressão arterial, temperatura e frequência respiratória).

A frequência cardíaca pode ser mensurada de modo manual, por meio de monitores cardíacos ou por meio do eletrocardiograma (ECG).[1] O modo manual, o mais simples e o mais usado na prática clínica, pode ser realizado por meio da palpação da pulsação arterial periférica, da palpação da pulsação arterial carotídea e, também, por meio da ausculta cardíaca.[2]

TÉCNICA

Para aferição da frequência de pulso arterial deve-se pressionar levemente, com a polpa dos dedos indicador e médio, os locais onde existem artérias relativamente superficiais, como a região dos punhos (onde se encontra a artéria radial) e a região cervical (onde se encontram as artérias carótidas). Após localizar as ondas de pulso arterial nas regiões das artérias já citadas, o examinador deve contá-las durante 1 minuto inteiro, pois a medição em tempos menores pode levar a erros de contagem da frequência cardíaca, podendo, até mesmo, mascarar determinadas arritmias. Sabe-se que em alguns casos, como em pacientes com frequência cardíaca muito alta, especialmente em casos de fibrilação atrial, a medida do pulso apical (com o estetoscópio) tem maior acurácia do que a medida de pulso.[3]

A diferença entre o pulso radial e o pulso apical, se presente, é chamada de déficit de pulso. O déficit de pulso, sozinho, tem pouco significado diagnóstico, mas pode estar associado a fibrilação atrial, extrassístoles e taquicardias.[4]

Na palpação da pulsação arterial na região dos punhos, a mão do paciente deve preferencialmente encontrar-se em posição supinada e os dedos indicador e médio do examinador devem ser posicionados lateralmente aos tendões dos músculos flexores, território por onde cruza a artéria radial. Deve ser lembrado que a aferição não deve ser realizada com o polegar, o qual tende a interferir na correta interpretação da aferição.

Se o ritmo cardíaco for irregular à palpação, recomenda-se que o examinador mensure a frequência cardíaca por meio da ausculta cardíaca, pois extrassistolias podem não ser detectadas na periferia, o que pode levar à subestimativa da frequência cardíaca.[5]

A mensuração da frequência cardíaca por meio de monitores cardíacos e por ECG é mais acurada, porém obviamente mais custosa do que a mensuração manual, sendo esses aparelhos utilizados em ocasiões específicas da prática clínica e não no exame físico básico rotineiro.

FREQUÊNCIA CARDÍACA

A frequência cardíaca basal em repouso é tradicionalmente definida entre 60 e 100 batimentos por minuto (bpm), embora a faixa de 50 a 95bpm em repouso traduza melhor a fisiologia normal.[6] Desse modo, considera-se bradicárdica uma frequência cardíaca < 60bpm e taquicárdica uma > 100bpm.[1]

A bradicardia (< 60bpm) não é um achado raro em pessoas saudáveis, especialmente em atletas. Pode, porém, ser uma manifestação clínica tanto de doenças cardíacas (por exemplo, bloqueios atrioventriculares e outras lesões do sistema condutor) como de doenças extracardíacas (por exemplo, infecções, hipertensão intracraniana e icterícia).[7]

A taquicardia (> 100bpm) pode ocorrer em situações fisiológicas, como exercício, emoção e gravidez. Pode ser uma manifestação de estados febris, hipertireoidismo, insuficiência cardíaca, miocardite, hipovolemia e taquicardia paroxística.[7]

RITMOS CARDÍACOS

O ritmo cardíaco é normalmente controlado pelo marca-passo fisiológico conhecido como nodo sinoatrial (SA), localizado na parede posterior do átrio direito, próximo à veia cava superior. O nodo SA consiste em células especializadas que se despolarizam espontaneamente a uma frequência de 60 a 100 potenciais de ação por minuto. O ritmo intrínseco é fortemente influenciado pelo tônus vagal em repouso, o que reduz a frequência cardíaca basal para uma faixa entre 60 e 80 batimentos por minuto.[9]

A avaliação do ritmo cardíaco deve ser realizada pela palpação da pulsação arterial e pela ausculta cardíaca. Na primeira, avalia-se a sequência de pulsações: o ritmo é regular se o intervalo entre duas pulsações é fixo e irregular quando esse intervalo entre duas ondas de pulso arterial é variável.[7]

Tabela 24.1 Significado clínico do achado de taquicardia em diferentes condições				
Achados	Sensibilidade (%)	Especificidade (%)	Razão de verossimilhança se o achado está	
			Presente	Ausente
Frequência cardíaca > 90bpm				
Preditor de mortalidade hospitalar em pacientes traumatizados com hipotensão	94	38	1,5	0,2
Frequência cardíaca > 95bpm				
Preditor de mortalidade hospitalar em pacientes com choque séptico	97	53	2,0	0,1
Frequência cardíaca > 100bpm				
Preditor de mortalidade em pacientes com pneumonia	45	78	2,1	NS
Preditor de mortalidade hospitalar em pacientes com infarto do miocárdio	6 a 9	97 a 98	3,0	NS
Preditor de complicação em pacientes com pancreatite devido à litíase biliar	86	87	6,8	NS

Razão de verossimilhança (ou *likelihood ratio* [LR]) quando achado presente = LR positivo; razão de verossimilhança quando achado ausente = LR negativo.
Fonte: adaptada de McGee S. Evidence-based physical diagnosis.[10]

Na avaliação do ritmo cardíaco por meio da ausculta, deve-se considerar normal um ritmo em dois tempos, ou binário. Em prontuários médicos, é comum o uso da sigla "RR2T" para ilustrar um ritmo regular, com dois tempos.

Quando o paciente apresenta ritmo irregular, baixa ou alta frequência cardíaca, é necessário um ECG para identificar a origem dos batimentos (nó sinusal, nó atrioventricular, átrio ou ventrículo) e o padrão de condução.

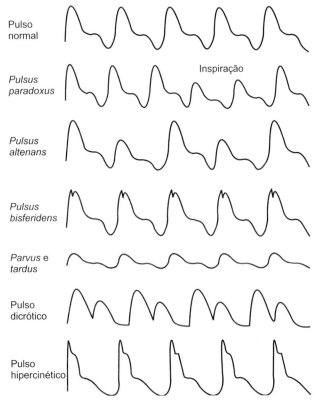

▼ Figura 24.1 Morfologia dos pulsos anormais.

ANORMALIDADES DE PULSO
Pulsus paradoxus (PP)

- **Achados:** *pulsus paradoxus* é uma diminuição exagerada da pressão arterial sistólica durante a inspiração.[9,10] A definição usual é a de uma queda na pressão arterial sistólica > 10mmHg durante a inspiração, mas um limiar de 12mmHg é considerado melhor preditor (a diminuição da pressão arterial sistólica em um indivíduo normal é de 6 ± 3mmHg[11]). Em pacientes com PP, a pressão arterial sistólica e a pressão de pulso decaem durante a inspiração, enquanto a pressão diastólica muda muito pouco.
- **Técnica:** ao procurar por PP, o clínico deve pedir ao paciente que respire silenciosamente e de modo regular. O achado de PP é detectado pela palpação de pulso periférico ou utilizando o manguito do esfigmomanômetro, com visualização do *display* do oxímetro de pulso em vez da ausculta no segundo método.
- **Significado clínico:** PP é achado comum em duas condições clínicas, tamponamento cardíaco e asma aguda.

Tamponamento cardíaco

PP > 10mmHg ocorre em 98% dos pacientes com tamponamento cardíaco (ou seja, um derrame pericárdico sob alta pressão comprimindo o coração e comprometendo o débito cardíaco). Por ser um dos três achados-chave para o diagnóstico de tamponamento – os outros são veias do pescoço elevadas (sensibilidade = 100%) e taquicardia (sensibilidade = 81% a 100%) – o clínico deve considerar tamponamento cardíaco e procurar por PP em todos os pacientes com suspeita de apresentar doença pericárdica, como aqueles com aumento da pressão em veias do pescoço, dispneia inexplicável, atrito pericárdico ou com derrame pericárdico conhecido.[12]

Em pacientes com derrame pericárdico, o achado de PP > 12mmHg discrimina os pacientes com tamponamento cardíaco daqueles sem tamponamento.[11]

Asma

Em pacientes com asma aguda, PP > 20mmHg quase certamente indica broncoespasmo grave (razão de verossimilhança = 8,2).[13-15]

Em contrapartida, o achado de PP apresenta utilidade clínica limitada em pacientes com asma aguda, pois, em um serviço de atendimento de emergência movimentado com um paciente ansioso e dispneico, é muito mais conveniente a medição do fluxo expiratório máximo por meio de um espirômetro manual do que a interpretação da variação dos ruídos de Korotkoff.

Pulsus paradoxus *em outras condições*

PP já foi descrito como achado incomum em pericardite constritiva, infarto ventricular direito, embolia pulmonar e *pectus excavatum* grave.[16,17]

Pulsus paradoxus *revertido*

PP revertido,[18] ou seja, queda na pressão sistólica > 10mmHg durante a expiração, ocorre em três situações clínicas: miocardiopatia hipertrófica, dissociação isorrítmica e respiração intermitente com pressão positiva inspiratória na presença de insuficiência ventricular esquerda (uma variação da resposta de onda quadrada de Valsalva na insuficiência cardíaca).

Pulsus alternans

- **Achados:** pulso anormal cuja característica principal é a alternância de batidas fortes e fracas e ritmo regular. Com frequência, esse pulso é acompanhado pela ausculta alternante, ou seja, variação na intensidade dos sons cardíacos. Por vezes, as batidas fracas podem se tornar imperceptíveis, e o médico pode identificar uma frequência cardíaca com apenas metade dos valores reais.
- **Técnica:** as melhores maneiras de detectar o *pulsus alternans* são por meio de palpação do pulso radial ou do uso de esfigmomanômetro; nesta, o médico deve desinsuflar o manguito até o aparecimento do primeiro som de Korotkoff e, então, mantê-lo insuflado logo abaixo do nível sistólico por alguns batimentos. Em pacientes com *pulsus alternans*, são ouvidos apenas os sons de Korotkoff provenientes dos batimentos cardíacos de sons altos. Após desinsuflar um pouco mais o manguito, sua pressão cai abaixo da pressão sistólica dos batimentos mais fracos, e o médico passa a escutar o dobro de batimentos do que ouvia antes. A diferença de pressão entre os batimentos fortes e fracos é em torno de 15 a 20mmHg.[19]
- **Significado clínico:** em pacientes com frequência cardíaca normal, o achado de *pulsus alternans* indica disfunção ventricular esquerda grave, causada por isquemia ou valvulopatia, hipertensão ou miocardiopatia idiopática. Já em pacientes com frequência cardíaca alta, o mesmo achado pode não ter significado clínico; isso ocorre porque, mesmo em pacientes normais, esse achado pode estar presente durante taquicardias paroxísticas. Por fim, o *pulsus alternans* pode refletir um bloqueio de ramo esquerdo intermitente, que se alterna com batimentos ventriculares com condução normal.[10]

Pulsus bisferidens

- **Achados:** presença de dois batimentos de pulso por ciclo cardíaco, ambos ocorrendo durante a sístole. Ao primeiro, dá-se o nome de onda de percussão, e ao segundo, onda das marés.
- **Técnica:** *pulsus bisferidens* pode ser detectado ao palpar-se o pulso braquial ou carotídeo com moderada compressão da artéria ou por meio do uso do manguito do esfigmomanômetro; neste caso, ouve-se um som duplo ("pa-da, pa-da...") em vez do som único tradicional.[20]
- **Significado clínico:** esse achado está presente em pacientes com regurgitação aórtica de moderada a grave,[20-22] em pacientes com estenose aórtica e regurgitação ou, excepcionalmente, em pacientes com estenose aórtica grave. Por fim, pode ser descrito em pacientes com miocardiopatia hipertrófica, sendo quase sempre um achado da medida direta da pressão intra-arterial, e não do exame físico.

Pulsus parvus e *tardus*

- **Achados e técnica:** pulso carotídeo com pequeno volume (*pulsus parvus*) que sobe lentamente e apresenta um pico sistólico atrasado (*pulsus tardus*). Detectado durante a palpação.
- **Significado clínico:** esse achado está presente em pacientes com estenose aórtica. O *pulsus tardus* detecta estenose aórtica grave com sensibilidade de 31% a 90%, especificidade de 68% a 93%, VPP de 3,3 e VPN de 0,4.[23-27]

Pulso dicrótico

- **Achados e técnica:** presença de dois batimentos de pulso por ciclo cardíaco, sendo um sistólico e outro diastólico. É usualmente detectado pela palpação da artéria carótida.
- **Significado clínico:** esse achado está presente em pacientes jovens com disfunção miocárdica grave, baixa fração de ejeção e aumento da resistência vascular periférica. Quando é achado persistente em pacientes que foram submetidos a valvulopatias, está associado a pior prognóstico.[10]

Pulso hipercinético

- **Achados:** pulso abrupto e com força anormal, podendo apresentar pressão de pulso normal (em casos de regurgitação mitral grave e miocardiopatia hipertrófica obstrutiva) ou aumentada (em casos de insuficiência aórtica).[10]

Pulsos no choque hipovolêmico

Em pacientes em choque hipovolêmico, os pulsos periféricos podem fornecer informações importantes para determinação da pressão arterial sistólica. Com a queda da pressão arterial, os pulsos desaparecem na seguinte ordem: radial, femoral e carotídeo.[10]

Referências

1. Goldman L, Ausiello D. Cecil – Tratado de medicina interna. 23. ed. Rio de Janeiro: Elsevier, 2009.
2. Bickley LS, Szilagyi, Bates PG. Propedêutica médica. 8. ed. Rio de Janeiro: Guanabara Koogan, 2005.

3. Sneed NV, Hollerbach AD. Accuracy of heart rate assessment in atrial fibrillation. Heart Lung 1992; 21:427-33.

4. Doyle MP, Jordan LE. A comparison of pulse deficit readings by serial and simultaneous measurement. Nurs Res 1968; 17(5): 460-2.

5. Moore KL. Anatomia orientada para a prática clínica. 6. ed. Rio de Janeiro: Guanabara Koogan, 2011.

6. Spodick DH. Normal sinus heart rate: appropriate rate thresholds for sinus tachycardia and bradycardia. South Med J 1996; 89(7):666-7.

7. Porto CC. Semiologia médica. 6. ed. Rio de Janeiro: Guanabara Koogan, 2009.

8. Guyton AC, Hall JE. Tratado de fisiologia médica. 11. ed. Rio de Janeiro, Elsevier, 2006.

9. Feinstein AR, Hochstein E, Luisada AA et al. Glossary of cardiologic terms related to physical diagnosis: Part IV. Arterial pulses. Am J Cardiol 1971; 27:708-9.

10. McGee S. Evidence-based physical diagnosis. 3. ed. Philadelphia: Elsevier, 2012.

11. Curtiss EI, Reddy PS, Uretsky BF, Cecchetti AA. Pulsus paradoxus: definition and relation to the severity of cardiac tamponade. Am Heart J 1988; 115:391-8.

12. Fowler NO. Pulsus paradoxus. Heart Dis Stroke 1994; 3:68-9.

13. Knowles GK, Clark TJH. Pulsus paradoxus as a valuable sign indicating severity of asthma. Lancet 1973; 2:1356-9.

14. Carden DL, Nowak RM, Sarkar D, Tomlanovich MC. Vital signs including pulsus paradoxus in the assessment of acute bronchial asthma. Ann Emerg Med 1983; 12:80-3.

15. Shim C, Williams MH. Pulsus paradoxus in asthma. Lancet 1978; 1:530-1.

16. Shabetai R. The pericardium. New York: Grune and Stratton, 1981.

17. Yalamanchili K, Summer W, Valentine V. Pectus excavatum with inspiratory inferior vena cava compression: a new presentation of pulsus paradoxus. Am J Med Sci 2005; 329(1): 45-7.

18. Massumi RA, Mason DT, Vera Z et al. Reversed pulsus paradoxus. N Engl J Med 1973; 289(24):1272-5.

19. Liu CK, Luisada AA. Halving of the pulse due to severe alternans (pulsus bisectus). Am Heart J 1955; 50:927-32.

20. Ciesielski J, Rodbard S. Doubling of the arterial sounds in patients with pulsus bisferiens. JAMA 1961; 175(6):475-7.

21. Fleming PR. The mechanism of the pulsus bisferiens. Br Heart J 1957; 19:519-24.

22. Ikram H, Nixon PGF, Fox JA. The hemodynamic implications of the bisferiens pulse. Br Heart J 1964; 26:452-9.

23. McGee SR. Etiology and diagnosis of systolic murmurs in adults. Am J Med 2010; 123:913-21.

24. Aronow WS, Kronzon I. Prevalence and severity of valvular aortic stenosis determined by Doppler echocardiography and its association with echocardiographic and electrocardiographic left ventricular hypertrophy and physical signs of aortic stenosis in elderly patients. Am J Cardiol 1991; 67:776-7.

25. Forssell G, Jonasson R, Orinius E. Identifying severe aortic valvular stenosis by bedside examination. Acta Med Scand 1985; 218:397-400.

CAPÍTULO 25

Frequência e Ritmos Respiratórios

Waldo Mattos • *Gustavo Glotz de Lima* • *Caroline Saltz Gensas* • *Mariana Fernandez Simão*

AVALIAÇÃO DA RESPIRAÇÃO

A avaliação do estado de funcionamento do sistema respiratório pode ser aferida, inicialmente, mediante observação de seus componentes fundamentais: frequência, profundidade e ritmo. Deve-se observar esses parâmetros por, pelo menos, 1 minuto, sem informar ao paciente o objetivo da avaliação, pois o controle da ventilação sofre influência voluntária de origem cortical cerebral. Esse tempo é suficiente para diminuir a incidência de erros na medição da frequência respiratória e para identificar padrões anormais.[1] Essa avaliação pode ser realizada juntamente com a medição da frequência cardíaca para evitar o nervosismo do paciente e o consequente aumento da frequência respiratória. Normalmente, a duração da inspiração é ligeiramente maior que a da expiração, caracterizando-se por dois movimentos de mesma amplitude, intercalados por leve pausa.[2]

FREQUÊNCIA RESPIRATÓRIA

A frequência respiratória (FR) varia entre 10 e 20 movimentos por minuto (mpm) e está na dependência de determinados fatores, como a temperatura corporal e doenças cardíacas ou pulmonares. Denominam-se taquipneia e bradipneia quando os valores estão, respectivamente, acima ou abaixo da distribuição normal. Alguns autores definem taquipneia como uma FR ≥ 25mpm e bradipneia, < 8mpm.[1] Não há uma boa correlação entre a FR e o grau de hipoxemia, mas a identifica-

ção de taquipneia tem grande relevância, tanto para o diagnóstico como para o prognóstico, em várias situações clínicas. FR > 24mpm teve uma razão de verossimilhança (RV) de 2,9 em predizer que haverá falha da tentativa de interromper a ventilação mecânica;[3] FR > 27mpm teve uma RV de 3,1 para parada cardiorrespiratória em pacientes hospitalizados e de 0,6 quando ausente;[4] FR > 28mpm teve uma RV de 2 para indicar que há pneumonia em pacientes com febre e tosse e de 0,8 quando ausente;[5] e taquipneia indicou maior chance de morte em pacientes com pneumonia.[6] Bradipneia geralmente não tem relevância clínica, mas pode ocorrer em pacientes com hipotireoidismo, doenças do sistema nervoso central (SNC), hipertensão intracraniana e sob uso de fármacos,[7] narcóticos e sedativos.

A Tabela 25.1 mostra como a taquipneia pode auxiliar o médico a identificar situações clínicas.

PROFUNDIDADE DA RESPIRAÇÃO

A profundidade da ventilação reflete o volume de ar ventilado a cada minuto. Assim, em situações de hiperventilação, podemos observar a presença do que chamamos de hiperpneia – definida pelo aumento não apenas da FR, mas também do volume ventilado – a qual está associada ao aumento da resposta motora no controle da respiração em inúmeras doenças.

Hipopneia, ao contrário, resulta da redução da FR e do volume ventilado e pode ocorrer por hipoventilação de causa central

Tabela 25.1 Taquipneia				
Achados	Sensibilidade (%)	Especificidade (%)	Razão de verossimilhança	
			Presente	Ausente
FR > 24mpm				
Prevendo falha no desmame da ventilação mecânica em pacientes entubados	94	68	2,9	NS
FR > 27mpm				
Prevendo PCR em pacientes internados	54	82	3,1	0,6
FR > 28mpm				
Detectando pneumonia em pacientes com tosse e febre	7 a 36	80 a 99	2,7	0,9
FR > 30mpm				
Prevendo mortalidade hospitalar em pacientes com pneumonia	41 a 85	63 a 87	2,1	0,6

Padrão diagnóstico: para falha de desmame, hipoxemia progressiva ou acidose respiratória; para pneumonia, infiltrado pulmonar nos raios X.
NS: não significativo.
Fonte: adaptada de McGee S. Evidence-based physical diagnosis. 3. Ed. Philadelphia: Elsevier, 2012.

ou por doenças que modificam a mecânica da caixa torácica, desfavorecendo a ventilação. Assim, hiperpneia é caracterizada pelo aumento tanto da frequência como da profundidade da respiração, ao passo que hipopneia é caracterizada pela respiração superficial, com volume de ar corrente reduzido.

Apneia é a ausência completa de ventilação por, pelo menos, 30 segundos no paciente desacordado. Tem sido sugerido que se considere um tempo menor no paciente acordado (cerca de 20 segundos).

RITMOS RESPIRATÓRIOS

Eupneia, ou padrão respiratório normal, é um modelo ventilatório rítmico gerado no tronco cerebral, no qual uma expiração sucede cada movimento inspiratório de modo a atender às necessidades de ventilação alveolar de acordo com as informações obtidas de ampla rede aferente. Contudo, a geração de ritmo persiste, de modo independente, mesmo após a eliminação das informações corporais aferentes, como ocorre após vagotomia, transecção medular alta ou descerebração, funcionando como um marca-passo neural.

Em situações de doença, um estímulo químico anormal (hipercapnia, hipoxemia e acidemia) pode modificar o controle da respiração e tornar o ritmo involuntariamente anormal. Dependendo do contexto clínico, hiperpneia, hipopneia, taquipneia e bradipneia também podem ser consideradas ritmos anormais. Além desses, outros ritmos anormais podem ser caracterizados semiologicamente (Figura 25.1).

Respiração de Kussmaul

Respiração rápida e profunda, foi descrita por Kussmaul em 1874 em três pacientes com cetoacidose diabética, nos quais ele observou que a ventilação se dava ao repouso com grandes volumes de ar corrente, os quais somente seriam esperados durante esforço físico vigoroso. Desde então, esse ritmo tem sido observado em outras doenças em que há acidose metabólica,[8] situação na qual ocorre com o objetivo de minimizar a acidemia mediante a eliminação de CO_2 pela hiperventilação, mas também pode ser causada por exercícios ou ansiedade. Na fase inicial, há aumento da amplitude dos movimentos respiratórios, o que é denominado ritmo de Cantani. À medida que a acidose se agrava, pode ocorrer, menos frequentemente, o ritmo de Kussmaul, o qual se diferencia do primeiro pela presença de apneia inspiratória e expiratória.

Respiração de Cheyne-Stokes

Descrita por John Cheyne em 1818 e William Stokes em 1854, entende-se que já havia sido referida por Hipócrates no século IV a.C.[1] Caracteriza-se por períodos alternantes de hiperpneia e hipopneia e é também denominada respiração periódica. Em sua forma clássica, uma fase de apneia com duração de 15 a 60 segundos é seguida de uma ventilação com volumes crescentes e depois decrescentes, até haver nova apneia, e assim sucessivamente. O tempo entre dois picos consecutivos é chamado de comprimento do ciclo.

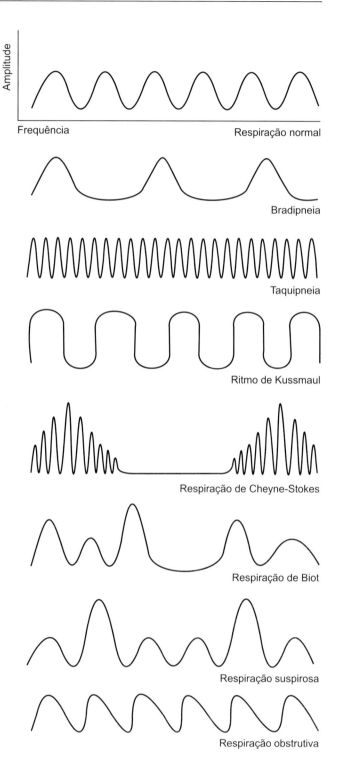

Figura 25.1 Alguns dos ritmos respiratórios.

O excesso de CO_2 retido durante a apneia obriga os centros respiratórios bulbares a enviarem estímulos de maior intensidade, o que resulta em aumento gradual e progressivo da amplitude dos movimentos respiratórios. Assim, há maior eliminação de CO_2 e sua concentração plasmática decresce, causando, então, redução dos estímulos dos centros respiratório e levando à redução progressiva da amplitude dos movimentos respiratórios, até que ocorra uma apneia, e assim sucessivamente.[2]

A respiração de Cheyne-Stokes afeta 30% dos pacientes com insuficiência cardíaca congestiva (ICC) estável,[9] os quais têm pior prognóstico se comparados àqueles com ICC e respiração normal, tendo frequência cardíaca mais baixa, pressão capilar pulmonar superior e menos tempo de sobrevida.[9-14] Também está presente em algumas doenças neurológicas, incluindo hemorragias, tumores, meningite, infarto e traumatismo cranioencefálico envolvendo o tronco cerebral ou níveis mais elevados do SNC.[15-18]

Esse padrão de respiração pode ser normal em crianças, em idosos, durante o sono ou em grandes altitudes.[15]

Respiração de Biot

Caracteriza-se por irregularidade imprevisível no padrão respiratório. Também denominada respiração atáxica, ocorre em casos de depressão respiratória e lesão cerebral, principalmente no nível bulbar.[19] Pode ser considerada uma variação do ritmo de Cheyne-Stokes, do qual se diferencia, principalmente, pela ausência do padrão crescendo-decrescendo e pelo pior prognóstico. É indicativo de grave comprometimento cerebral.[2]

Respiração em grunhidos

Caracteriza-se por sons curtos e explosivos, de baixa a média frequência, produzidos pelo fechamento das cordas vocais durante a expiração,[1] tornando-a mais lenta, e interrompidos pela entrada súbita de ar na inspiração. São mais comuns em crianças,[20] mas também podem estar presentes em adultos, como um sinal de doença grave ou fadiga da musculatura respiratória.[21] Entende-se que esse padrão melhora a troca gasosa.

Respiração suspirosa

Movimentos respiratórios interrompidos por movimentos mais amplos, caracterizados como suspiros. Normalmente, é causada por tensão emocional e ansiedade.[2]

Respiração obstrutiva

Padrão de respiração caracterizado pelo prolongamento da expiração decorrente de estreitamento de vias respiratórias.[19] Os pacientes com pneumopatias obstrutivas necessitam aumentar o tempo expiratório para minimizar a hiperinsuflação pulmonar.

Referências

1. McGee S. Evidence-based physical diagnosis. 3. ed. Philadelphia: Elsevier, 2012.
2. Porto CC. Semiologia médica. 6. ed. Rio de Janeiro: Guanabara Koogan, 2009.
3. Tobin MJ, Perez W, Guenther SM et al. The pattern of breathing during successful and unsuccessfull trials os weaning from mechanical ventilation. Am Rev Respir Dis 1986; 134:111-8.
4. Fieselmann JF, Hendryx MS, Helms CM, Wakefield DS. Respiratory rate predicts cardiopulmonary arrest for internal medicine patients. J Gen Intern Med 1993; 8:354-60.
5. Heckerling PS. The need for chest roentgenograms in adults with acute respiratory illnes: clinical predictors. Arch Intern Med 1986; 146:1321-4.
6. Farr BM, Sloman AJ, Fisch MJ. Predicting death in patients hospitalized for community-acquired pneumonia. Ann Intern Med 1991 Sep 15; 115(6):428-36.
7. Mulroy MF. Monitoring opioids. Reg Anesthesia 1996; 21(6S): 89-93.
8. Mortara A, Sleight P, Pinna GD et al. Association between hemodynamic impairment and Cheyne-Stokes respiration and periodic breathing in chronic stable congestive heart failure secondary to ischemic or idiopathic dilated cardiomyopathy. Am J Cardiol 1999; 84:900-4.
9. Hanly PJ, Zuberi-Khokhar NS. Increased mortality associated with Cheyne-Stokes respiration in patients with congestive heart failure. Am J Respir Crit Care Med 1996; 153:272-6.
10. Findley LJ, Zwillich CW, Ancoli-Israel S et al. Cheyne-Stokes breathing during sleep in patients with left ventricular heart failure. South Med J 1985; 78(1):11-5.
11. Lanfranchi PA, Braghiroli A, Bosimini E et al. Prognostic value of nocturnal Cheyne-Stokes respiration in chronic heart failure. Circulation 1999; 99:1435-40.
12. Poletti R, Passino C, Giannoni A et al. Risk factors and prognostic value of daytime Cheyne-Stokes respiration in chronic heart failure patients. Int J Cardiol 2009; 137(1):47-53.
13. Tobin MJ, Snyder JV. Cheyne-Stokes respiration revisited: controversies and implications. Crit Care Med 1984; 12(10):882-7.
14. Dowell AR, Buckley E, Cohen R et al. Cheyne-Stokes respiration: a review of clinical manifestations and critique of physiological mechanisms. Arch Intern Med 1971; 127:712-26.
15. Lee MC, Klassen AC, Heaney LM, Resch JA. Respiratory rate and pattern disturbances in acute brainstem infarction. Stroke 1976; 7(4):382-5.
16. Brown HW, Plum F. The neurologic basis of Cheyne-Stokes respiration. Am J Med 1961; 30:849-60.
17. Webb P. Periodic breathing during sleep. J Appl Physiol 1974; 37(6):899-903.
18. Poole SR, Chetham M, Anderson M. Grunting respirations in infants and children. Pediatr Emerg Care 1995; 11(3):158-61.
19. Franklin KA, Sandstrom E, Johansson G, Balsfors EM. Hemodynamics, cerebral circulation, and oxygen saturation in Cheyne-Stokes respiration. J Appl Physiol 1997; 83(4):1184-91.
20. Goldman MD, Williams AJ., Soo Hoo G, Trang TTH. Asynchronous thoracoabdominal movements in chronic airflow obstruction (CAO). Adv Exp Med Biol 1995; 393:95-100.
21. Sharp JT, Goldberg NB, Druz WS, Danon J. Relative contributions of rib cage and abdomen to breathing in normal subjects. J Appl Physiol 1975; 39(4):608-18.

Temperatura Corporal

CAPÍTULO 26

Nilton Brandão da Silva • *Giovana Caroline Marx* • *Henrique Alencastro Puls*
Ivan Sidney Batista Silva • *Lenita Pereira Ferraz* • *Sérgio Pedro Hattge Junior*

IMPORTÂNCIA SEMIOLÓGICA DA TEMPERATURA CORPORAL

A aferição da temperatura corporal tem duplo papel na avaliação do paciente:

- Como sinalizador diagnóstico importante de resposta sistêmica inflamatória a uma agressão ao organismo, de natureza infecciosa ou não, fornecendo uma pista importante sobre a etiologia da doença.
- Como parâmetro fiel para o acompanhamento da evolução clínica e da eficácia terapêutica.[1]

Assim, por exemplo, alterações de temperatura no paciente com doença aguda podem significar um sinal de alerta, instabilidade clínica e gravidade da doença, como também indicar pior prognóstico ou má resposta ao tratamento.[2]

A temperatura anormal é, portanto, um sinal semiológico importante e precoce da possibilidade de infecção, inflamação, disfunção do sistema nervoso central ou efeitos tóxicos de drogas.

Na Tabela 26.1 encontram-se os valores da temperatura corporal normal segundo os principais locais de aferição utilizados.[1]

AFERIÇÃO E SEMIOTÉCNICA

A verificação da temperatura corporal varia de acordo com o local em que é aferida: axilar, oral, retal ou esofágica. Outros sítios também podem ser aferidos, como intravesical, timpânico, nasofaríngeo e na artéria pulmonar.[1,3] O local ideal é aquele protegido da perda de calor, indolor, de uso conveniente e que não interfira na capacidade do paciente de falar e/ou se movimentar.[2,4-6]

Tabela 26.1 Intervalos dos valores normais de temperatura corporal no paciente adulto	
Axilar	35,5 a 37°C – média: 36,5°C
Oral	36,0 a 37,4°C
Retal	36,5 a 37,6 °C

A temperatura retal é, em média, 0,5°C mais elevada do que a temperatura oral e esta, por sua vez, é 0,4°C meios do que a medida na axila. Essas medidas são, entretanto, valores médios, cujas variações podem ir de – 0,4 a 1,3°C.

Temperatura axilar

A aferição axilar é a mais utilizada na prática clínica no Brasil, embora seja menos precisa do que outros métodos.[2] Deve ser medida idealmente após a higiene adequada da axila, removendo a umidade local, a qual interfere na aferição da temperatura. Também se deve atentar para a limpeza do termômetro (álcool iodado ou álcool absoluto) antes da medição.[1] Ao medir, coloca-se o bulbo do termômetro na região axilar e espera-se pelo menos 3 minutos para retirá-lo.[2]

Temperatura oral

A temperatura oral média é mais alta do que a axilar em aproximadamente 1°C, tendo sua normalidade entre 36 e 37,4°C. Para a mensuração, empregam-se termômetros de vidro ou eletrônicos. É importante certificar-se de que o paciente não tenha ingerido nenhum alimento quente ou frio nos últimos 15 minutos, para não alterar a leitura da temperatura.[1]

O termômetro deve ser introduzido na região sublingual (sendo, por isso, fundamental a higienização do equipamento), e solicita-se que o paciente feche a boca – sem morder o aparelho – por 3 a 5 minutos. Durante a verificação, é necessário que a respiração seja exclusivamente nasal. Esse método é contraindicado em pacientes inconscientes, inquietos ou incapazes de fechar a boca, além de ser de difícil realização em crianças muito pequenas e em pacientes dispneicos.[3]

Temperatura retal

Embora seja menos utilizada, em comparação às vias axilar e oral, é a que mais se aproxima da temperatura central do organismo, sendo o padrão estabelecido de medida central nos EUA.[4] Seus valores normais variam entre 36,5 e 37,6°C, ou seja, 0,5°C acima da axilar.[1]

Para a aferição correta, solicita-se ao paciente que se coloque em decúbito lateral, com o quadril flexionado. O termômetro de mercúrio em vidro ou de sensor flexível é específico para esse fim, pois tem a extremidade mais curta e um bulbo arredondado. Deve-se lubrificá-lo e introduzi-lo no canal anal por cerca de 3 a 4cm, apontando-o em direção ao umbigo, e aguardar cerca de 3 minutos para fazer a leitura.[3] É importante atentar para o fato de que a aferição por via retal demora mais para mostrar uma variação da temperatura central em relação a outras vias (logo, não se utiliza em hipertermia). Esse é o método preferencial em recém-nascidos e crianças pequenas.[2,4]

Temperatura esofágica

Mais utilizada na monitorização transoperatória de cirurgias de grande porte com grande variação volêmica e uso de hipotermia, como, por exemplo, em cirurgias vasculares da aorta torácica e abdominal, em cirurgias torácicas e em cirurgias cardíacas com cardioplegia, também é usada em unidades de tratamento intensivo, nos pacientes em uso de hipotermia terapêutica, como no período pós-recuperação de parada cardiorrespiratória. A aferição é feita mediante a colocação de termômetros de sensor flexível elétrico conectados à sonda nasoesofágica.[2] Em geral, encontra-se 0,6ºC abaixo da temperatura retal, podendo variar conforme a posição da sonda dentro do esôfago. Tem melhor resultado quando posicionada no esôfago distal a 45cm do nariz (em adultos). Em virtude da proximidade com os grandes vasos e o coração, responde rapidamente a alterações na temperatura central. Essa técnica pode apresentar imprecisões, em caso de inspiração de ar aquecido, lavado gástrico, derivação cardiopulmonar e assistência circulatória.[2]

Temperatura intravesical

A aferição intravesical pode ser usada em pacientes com sonda vesical de demora em situações em que é necessário o controle contínuo da temperatura, como nas "síndromes abdominais compartimentais", em pacientes com traumatismo abdominal ou nas grandes cirurgias abdominais.

Usa-se o sensor embutido em cateter de Foley urinário.[2] Pode ser alterada com o fluxo urinário e se equipara à aferição retal quando o fluxo urinário é lento.[5] Mostra resposta mais rápida às variações de temperatura central do que a aferição retal, embora seja mais lenta do que a esofágica.[5]

Temperatura timpânica

Embora usada, é potencialmente ideal, na medida em que, teoricamente, reflete de maneira indireta a temperatura central do hipotálamo, visto que esse é suprido pela mesma artéria da membrana timpânica, mas depende do operador (pode haver variações frequentes em sua precisão, dependendo da técnica utilizada).[2] Apresenta risco de perfuração timpânica e hemorragia (traumatismo da sonda).[4]

Temperatura nasofaríngea

Reflete com precisão a temperatura central por sua proximidade à artéria carótida. Deve-se atentar para complicações como sangramento da mucosa, quando friável ou inflamada. Contraindicada em traumatismo craniofacial e em portadores de coagulopatia.[2,6]

Temperatura na artéria pulmonar

Aferida por meio de termômetro termistor instalado na parte distal dos cateteres de artéria pulmonar (Swan-Ganz). A temperatura na artéria pulmonar é considerada um dos padrões áureos da monitorização de temperatura central.[2,4]

MONITORIZAÇÃO DA TEMPERATURA

Em pacientes internados, a monitorização da temperatura deve ser prescrita nos cuidados diários. Em unidades de terapia intensiva e de cuidados pós-operatórios, a aferição deve ser contínua ou intermitente, dependendo da condição clínica, como em casos de sepse, período pós-reanimação cardiorrespiratória, estado de choque, situações de hipotermia e período pós-operatório imediato. O monitoramento contínuo da temperatura é útil para avaliação da resposta ao tratamento, sendo também um parâmetro prognóstico.[2]

Referências

1. Porto CC. Semiologia médica. 6. ed. Rio de Janeiro: Guanabara Koogan, 2009.
2. Irwin RS, Rippe JM. Terapia intensiva. 6. ed. Rio de Janeiro: Guanabara Koogan, 2009.
3. Bickley LS, Szilagyi PG. An overview of physical examination and history taking. In: Bates B. Propedêutica médica. 10. ed. Rio de Janeiro: Guanabara Koogan, 2010.
4. Kipnis E, Ramsingh D, Bhargava M et al. Monitoring in the intensive care. Crit Care Res Pract, 2012; 11(1):38-45.
5. Fallis W. Monitoring urinary bladder temperature in the intensive care unit. Am J Crit Care, 2002.
6. Eckhardt JKF, Parese WA. Manual de anestesiologia clínica. 4. ed. Rio de Janeiro: Medsi, 1997.

SEÇÃO VI

Cabeça e Pescoço

CAPÍTULO 27

Exame da Cabeça

Marcus Vinicius Martins Collares • *Gustavo Faller* • *Eduardo Grossmann*

INTRODUÇÃO

Na prática clínica diária, o estudo da anatomia e da fisiologia é imprescindível, uma vez que, para um tratamento eficaz, são necessários um diagnóstico preciso da topografia das doenças e a diferenciação entre a fisiologia normal e a patológica. Com a sistematização da avaliação, nenhuma área da região é negligenciada. Por isso, devem ser seguidas as etapas de inspeção, palpação, avaliação de mobilidade, sensibilidade e aspectos sensoriais.

ANATOMIA

O crânio é dividido em neurocrânio e viscerocrânio. O primeiro é composto por oito ossos: frontal, occipital, esfenoide, etimoide (ímpares), temporal e parietal (pares). O viscerocrânio, por sua vez, é composto por 14 ossos: nasal, lacrimal, concha nasal inferior, palatino, maxila, zigomático (pares), vômer e mandíbula (ímpares).[1-7]

A musculatura da cabeça pode ser dividida em musculatura da mímica facial (inervada pelo nervo facial) e os músculos que participam da mastigação (inervados pelo nervo trigêmeo, exceto o ventre posterior do digástrico e o estilo-hióideo, inervados pelo facial e o gênio-hióideo e o hipoglosso, XII par craniano), como mostram os Quadros 27.1 e 27.2.[1,8-11]

De acordo com o componente funcional, os nervos cranianos podem ser classificados em motores, sensitivos e mistos.[1,8,12-14] Os motores são os que movimentam o olho, a língua e os músculos laterais e posteriores do pescoço. São eles: III – nervo oculomotor; IV – nervo troclear; VI – nervo abducente; XI – nervo acessório; XII – nervo hipoglosso. Os sensitivos destinam-se aos órgãos dos sentidos e, por isso, são chamados sensoriais e não apenas sensitivos, os quais se referem à sensibilidade geral (dor, temperatura e tato). Os sensoriais são: I – nervo olfatório; II – nervo óptico; VIII – nervo vestibulococlear. Os mistos (motores e sensitivos) são em número de quatro: V – trigêmeo; VII – nervo facial; IX – nervo glossofaríngeo; e X – nervo vago.

A região da cabeça é também ricamente vascularizada através de artérias advindas diretamente da aorta, à esquerda, e da artéria braquiocefálica, à direita. São as artérias carótidas comuns, as quais estão localizadas lateralmente à traqueia e à laringe, posteriormente ao músculo esternocleidomastóideo, juntamente com o sistema venoso jugular. As artérias comuns se dividem primariamente, na altura da cartilagem tireoide, em carótida interna (dirige-se à base do crânio sem bifurcações) e externa, que por sua vez dá origem às artérias tireóidea superior, lingual, facial, faríngea ascendente, occipital, auricular posterior, temporal superficial e maxilar, responsáveis pela irrigação dos tecidos extracranianos. A drenagem venosa é feita através dos sistemas jugulares, sendo o interno responsável pela região intracraniana e o externo pelos tecidos extracranianos. Costumam ser simétricas, mais numerosas e com anastomoses mais ricas em relação à irrigação arterial.

EXAME FÍSICO

O exame físico da região do crânio e da face deve iniciar-se com a inspeção da região.[15] A análise do contorno facial é o primeiro passo do exame físico. Depressões, tumefações ou distopias podem ser sinais de alteração no arcabouço ósseo ou de partes moles, o que pode ser melhor avaliado posteriormente através da palpação. A simetria da face entre os lados direito e esquerdo, assim como da região do crânio, deve ser realizada por meio da comparação de ambos os lados. Alterações cutâneas, como mudança de textura, pigmentação ou aumento de volume, devem ser pesquisadas. As órbitas e os globos oculares devem ser avaliados de maneira individual e conjunta, em busca de alterações relativas ao posicionamento do globo ocular em sentido horizontal, vertical e anteroposterior. Em caso de trauma, a perda da continuidade cutânea e a presença de edema, equimose ou hematoma podem ser sinais de lesão subjacente, a qual deve ser buscada avidamente na sequência do exame.

A palpação deve buscar alterações no contorno ósseo, incluindo a região intraoral (maxila e mandíbula), não observada diretamente na inspeção. Zonas de projeção, como ossos nasais, mandíbula, corpo e arco zigomáticos e rebordo orbitário, devem ser obrigatoriamente palpados e mobilizados bimanualmente. Regiões com coberturas adiposa e muscular mais espessas também não devem ser negligenciadas. Dor local, proeminências, afundamentos, instabilidade e crepitação podem auxiliar a suspeita de lesão óssea ou articular importante na região examinada.

A palpação de partes moles segue a rotina: inicia-se na região do escalpo e segue pelas regiões temporal, glândulas salivares (parótidas e submandibulares), facial, oral e cervical. Lesões endurecidas, mal delimitadas, com fixação cutânea ou em planos profundos, e perda funcional de nervos adjacentes são sinais de malignidade.

Quadro 27.1 Músculos da mímica facial

Músculo	Origem	Inserção	Ação
Occipitofrontal	Aponeurose epicraniana	Pele do supercílio e região occipital	Puxa a pele da fronte para cima
Orbicular do olho	Lacrimal e maxila, ligamento palpebral medial	Pálpebra e pele ao redor das pálpebras	Fecha as pálpebras e as comprime contra o olho
Corrugador do supercílio	Margem supraorbitária do frontal	Pele da extremidade lateral do supercílio	Puxa o supercílio para medial (franze as sobrancelhas)
Orbicular da boca	Quase que totalmente cutânea. Fóveas incisivas da maxila e da mandíbula	Pele e mucosa dos lábios e septo nasal	Fecha a boca, protrai os lábios e comprime os lábios contra os dentes
Bucinador	Maxila e mandíbula, ligamento pterigomandibular	Ângulo da boca	Distende a bochecha e as comprime contra os dentes e retrai o ângulo da boca
Risório	Fáscia do músculo masseter e pele da bochecha	Ângulo da boca	Retrai o ângulo da boca (sorriso)
Levantador do lábio superior	Margem infraorbitária	Lábio superior	Eleva o lábio superior
Levantador do lábio superior e da asa nasal	Processo frontal da maxila	Asa nasal e lábio superior	Levanta o lábio superior e a asa nasal (dilata as narinas)
Zigomático maior	Osso zigomático	Ângulo da boca	Levanta e retrai o ângulo da boca (sorriso)
Zigomático menor	Osso zigomático	Lábio superior	Levanta o lábio superior
Levantador do ângulo da boca	Fossa canina da maxila	Ângulo da boca	Levanta o ângulo da boca (sorriso)
Abaixador do ângulo da boca	Base da mandíbula da região de molares	Ângulo da boca	Abaixa o ângulo da boca
Abaixador do lábio inferior	Base da mandíbula	Lábio inferior	Abaixa o lábio inferior
Músculo mentual	Fossa mentual acima do tubérculo mentual	Pele do mento	Enruga a pele do mento e everte o lábio inferior
Platisma	Base da mandíbula	Pele do pescoço	Enruga a pele do pescoço
Prócero	Osso nasal	Pele da glabela	Puxa a pele da glabela para baixo
Nasal	Eminência canina e narina	Dorso nasal	Comprime e dilata as narinas

Quadro 27.2 Músculos mastigatórios

Músculo	Origem	Inserção	Ação
Masseter	Margem inferior do arco zigomático	Dois terços inferiores da face lateral do ramo mandibular	Levanta a mandíbula
Temporal	Soalho da fossa temporal e superfície medial da fáscia temporal	Processo coronoide junto à face medial e borda anterior do ramo da mandíbula	Levanta e retrai a mandíbula
Pterigóideo medial	Fossa pterigóidea	Face medial do ângulo mandibular	Eleva mandíbula, agindo de maneira sinérgica com o masseter
Pterigóideo lateral (apresenta duas cabeças distintas, quanto a origem, inserção e funções)	Face lateral da lâmina lateral do processo pterigóideo do esfenoide e superfície infratemporal da asa maior desse mesmo osso	Fossa pterigóidea da mandíbula e margem anterior do disco da articulação temporomandibular	A contração das cabeças inferiores protrai a mandíbula; a contração de uma delas movimenta a mandíbula para o lado oposto à contração. A cabeça superior, ao se contrair, auxilia o fechamento dos dentes

O exame funcional da região do crânio e da face pode fornecer informações ricas para o diagnóstico de extensão de doenças não só locais, mas também neurológicas e sistêmicas. No exame, deve ser mantida a rotina de avaliação local e comparação contralateral. A verificação da função do nervo facial, mediante análise da mímica facial, pode individualizar seus ramos afetados. Inicia-se com a região fronto/temporal, zigomática/oral e cervical. A avaliação da mobilidade mandibular fornece informações a respeito da porção motora do nervo trigêmeo, que inerva os músculos masseter e temporal. Assimetrias durante a abertura bucal e alterações na oclusão dentária devem ser pesquisadas, pois podem evidenciar alterações na articulação temporomandibular. O exame da mobilidade ocular deve incluir todos os pares cranianos envolvidos, procurando restrições, não esquecendo as pálpebras e as pupilas. A avaliação da sensibilidade cutânea (ramo sensitivo do nervo trigêmeo) deve individualizar igualmente seus ramos, observando-se independentemente as regiões frontal, zigomática e mandibular.

Avaliação especial deve ser iniciada pelo olfato, na tentativa de categorizar a percepção dos odores em fracos e intensos. A acuidade visual deve ser individualizada por globo ocular e bilateral (pesquisa de diplopia). Na análise da gustação, devem ser observadas as disgeusias. A avaliação auditiva deve ser realizada uni e bilateralmente, procurando-se assimetrias. Contudo, para avaliação visual e auditiva, exames específicos podem ser necessários para um diagnóstico definitivo.

Referências

1. Madeira MC. Anatomia da face. Bases anátomo-funcionais para a prática odontológica. 3. ed. São Paulo: Sarvier, 2001.
2. Fehrenbach MJ, Herring SW. Anatomia ilustrada da cabeça e do pescoço. 1. ed. São Paulo: Manole, 1998.
3. Alves N, Cândido PL. Anatomia para o curso de odontologia geral e específica. 2. ed. São Paulo: Santos, 2009.
4. Berkovitz BKB, Moxham BJ. Head & neck anatomy – a clinical reference. USA: Fulfilment Center, 2002.
5. Drake RL Gray's anatomia clínica para estudantes. Rio de Janeiro: Elsevier, 2005.
6. Dubrul EL. Anatomia oral de Sicher e Dubrul. 8. ed. São Paulo: Artes Médicas, 1991.
7. Figún MR, Garino RR. Anatomia odontológica funcional e aplicada. 3. ed. SãoPaulo: Artmed/Panamericana, 2003.
8. Grossmann E. Glossário de cabeça e pescoço. São Paulo: Quintessence, 2008.
9. Woelfel JB, Scheid RC. Anatomia dental – sua relevância para a odontologia. 5. ed. Rio de Janeiro: Guanabara Koogan, 2000.
10. Johnson DR, Moore WJ. Anatomia para estudantes de odontologia. 3. ed. Rio de Janeiro: Guanabara Koogan, 1997.
11. Rizzolo RJC, Madeira MC. Anatomia facial com fundamentos de anatomia sistêmica geral. São Paulo: Sarvier, 2004.
12. Teixeira LMS, Reher P, Reher VGS. Anatomia aplicada à odontologia. Rio de Janeiro: Guanabara Koogan, 2000.
13. Velayos JL, Santana HD. Anatomia de cabeça e pescoço 3. ed. Porto Alegre: Panamericana & Artmed Editores, 2003.
14. Pansky B. Review of gross anatomy. 6. ed. New York: McGraw-Hill, 1996.
15. Dingman RO, Natvig P. Cirurgia das Fraturas Faciais.3. ed São Paulo (SP): Livraria Santos Editora LTDA. 2004.

CAPÍTULO 28

Olhos

Ricardo Mörschbächer • Cristiane Magno Nunes • Ariel Tavares • Juliana Dada

INTRODUÇÃO

O conhecimento das estruturas anatômicas do olho e dos passos básicos do exame oftalmológico é indispensável à prática clínica geral. A importância de se conhecer esse órgão delicado e, ao mesmo tempo, complexo vai muito além do diagnóstico das doenças oculares. Por meio do exame oftalmológico é possível identificar sinais de diversas doenças sistêmicas. A fundoscopia torna possível ver diretamente as artérias e veias retinianas, refletindo a microcirculação do paciente que está sendo examinado. Por ser o nervo óptico uma extensão anatômica direta do sistema nervoso central, o exame do disco óptico torna possível saber se a pressão liquórica está aumentada. O exame do II, III, IV, V, VI e VII pares cranianos faz parte tanto do exame oftalmológico como do neurológico.

ANATOMIA E FISIOLOGIA

Para o entendimento dos passos básicos de um exame oftalmológico básico é de extrema importância uma revisão das principais estruturas oculares e de suas respectivas funções:

- **Córnea:** estrutura transparente mais anterior do bulbo ocular, é o órgão com maior densidade de terminações nervosas livres do organismo, sendo ricamente inervada. A lente mais potente do olho (cerca de 40 dioptrias) é transparente e avascular. Sua nutrição vem do filme lacrimal e do humor aquoso. A transição anatômica entre córnea e esclera é chamada de limbo, responsável pela geração de células epiteliais que mantêm a integridade óptica da córnea.
- **Conjuntiva:** mucosa transparente que recobre toda a superfície anterior do olho, exceto a córnea. Inferior, superior e temporalmente, reflete-se nos fórnices ou fundos de saco para recobrir a porção mais posterior das pálpebras superiores e inferiores. As células caliciformes conjuntivais produzem muco, enquanto as glândulas lacrimais acessórias dispostas em sua superfície produzem o componente aquoso do filme lacrimal (produção de lágrima basal).
- **Cristalino:** é a lente interna do olho (cerca de 20 dioptrias), localizada atrás da íris. Estrutura transparente biconvexa, tem o poder de alterar seu poder dióptrico mediante mecanismo de acomodação, dando foco aos objetos mais próximos ao olho. Qualquer opacificação cristaliniana é chamada de catarata. O cristalino divide o olho em dois segmentos: anterior e posterior. Liga-se anatomicamente ao corpo ciliar através de fibras de colágeno (zônula).

- **Íris:** estrutura cuja pigmentação é responsável pela "cor dos olhos". O orifício central da íris é a pupila, cujo diâmetro é regulado pelo músculo esfíncter da íris, de fibras concêntricas (inervação parassimpática), e pelo músculo dilatador da íris, de fibras de orientação radial (inervação simpática). Quanto maior o diâmetro pupilar, mais luz entra dentro do olho.
- **Corpo ciliar:** estrutura muscular lisa, de inervação parassimpática, localizada posteriormente junto à raiz da íris. O corpo ciliar produz o humor aquoso, fluido que preenche o segmento anterior do olho. O fenômeno da acomodação acontece pela contração do músculo ciliar (fibras concêntricas), que relaxa a zônula, fazendo o cristalino readquirir seu formato mais biconvexo. Quando o músculo ciliar relaxa, a zônula é tensionada, fazendo o cristalino assumir formato menos convexo (menos poder dióptrico).
- **Esclera:** composta por fibras de colágeno de coloração branca, é a camada mais externa, sendo a capa ou envoltório do olho. Nela estão inseridos todos os músculos extraoculares.
- **Episclera:** fina camada de tecido conjuntivo vascular que se localiza sobre a esclera e abaixo da conjuntiva.
- **Úvea:** camada intermediária do olho, contém rico aporte sanguíneo, sendo composta por coroide (entre esclera e retina), corpo ciliar e íris anteriormente.
- **Coroide:** considerada a camada nutrícia do olho, é ricamente vascularizada. Irriga, principalmente, as porções mais externas da retina.
- **Músculos extraoculares:** músculos estriados em número de seis, todos com origem no ápice da órbita, exceto o músculo oblíquo inferior. Este músculo se origina na órbita anterior, na união entre a parede medial e o assoalho orbitário, passa abaixo do reto inferior, contornando lateralmente a esclera e se inserindo em sua porção posterior. Já o músculo oblíquo superior está localizado entre a parede medial e o teto da órbita e, ao passar anteriormente através da tróclea (próximo ao rebordo orbitário), é redirecionado para trás, inserindo-se na parte posterossuperior da esclera. Os dois músculos oblíquos têm funções diversas, variando conforme a posição em que o olho se encontra. Os quatro músculos retos se inserem na porção anterior e funcionam como rédeas no deslocamento superior e inferior do olho. A movimentação ocular é um processo complexo, ocupando uma área de comando importante no tronco cerebral. Três pares cranianos estão envolvidos: III (retos medial, superior, inferior e oblíquo inferior), IV (oblíquo superior) e VI (reto lateral).

- **Músculo levantador da pálpebra:** também originado no ápice orbitário, se insere na pálpebra, fazendo sua elevação. É inervado pelo nervo oculomotor. Abaixo do músculo levantador e acima da conjuntiva encontra-se o músculo liso de Müller, de inervação simpática, que contribui na elevação da pálpebra superior em torno de 2mm.
- **Sistema lacrimal secretor:** a glândula lacrimal principal (lobos orbitário e palpebral) está localizada temporal e superiormente ao olho e é responsável pelo lacrimejamento reflexo. O lacrimejamento basal é produzido pelas glândulas lacrimais acessórias localizadas em toda a conjuntiva. O componente lipídico mais superficial, o filme lacrimal, é secretado pelas glândulas de Meibômio, localizadas nas pálpebras tanto no tarso superior como no inferior. O componente mucinoso é o mais interno do filme lacrimal, sendo secretado pelas glândulas caliciformes da conjuntiva.
- **Sistema lacrimal de drenagem:** inicia-se pelos pontos lacrimais inferior e superior no canto interno sobre as margens palpebrais. Através dos canalículos, comunica-se com o saco lacrimal, localizado no canto interno; do saco parte o ducto lacrimonasal, que termina junto à mucosa do meato ou ao corneto inferior no nariz.
- **Humor ou corpo vítreo:** material gelatinoso translúcido que preenche o segmento posterior do olho, ocupa mais de dois terços do volume ocular.
- **Retina:** camada mais interna do segmento posterior do olho, consiste em fotorreceptores e neurônios responsáveis pelo início do processo visual. É composta por dez camadas, sendo a mais externa o epitélio pigmentar, rico em melanina, que absorve a luz, impedindo sua reflexão. Junto a este estão os fotorreceptores que captam a luz e, por meio de reações químicas, transformam esse estímulo luminoso em estímulo elétrico, transmitido para células bipolares. Estas retransmitem para células ganglionares da retina, cujos axônios se dirigem à papila para constituírem o nervo e vias ópticas até o córtex occipital.
- **Fóvea:** região central da mácula, apresenta exclusivamente cones. Nela se dá a fixação visual, sendo, portanto, o local que apresenta a maior acuidade visual. Nesse ponto encontram-se cones em alta concentração, a qual vai diminuindo em direção à periferia retiniana.
- **Mácula:** área elíptica no polo posterior da retina, cuja região central é a fóvea. A partir da mácula começa-se a encontrar os bastonetes, que vão aumentando de concentração à medida que se vai afastando para a periferia (Figuras 28.1 a 28.3).[1]

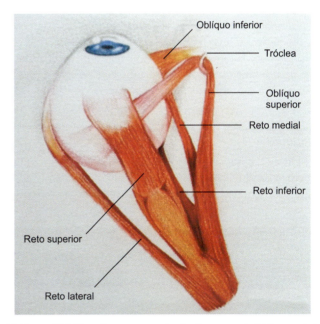

▼ Figura 28.2 Musculatura extraocular do olho esquerdo (vista superior).

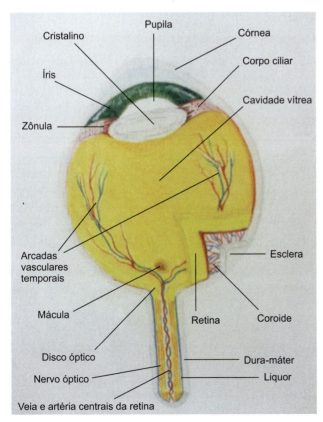

▼ Figura 28.1 O olho e suas estruturas.

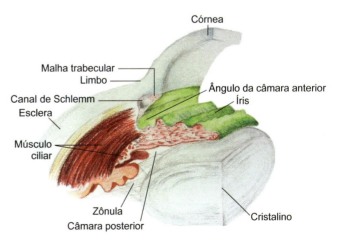

▼ Figura 28.3 Esquema do segmento anterior, corte sagital do ângulo da câmara anterior e corpo ciliar.

EXAME OFTALMOLÓGICO

Inspeção

Bulbo ocular

Inicialmente, deve-se avaliar a posição dos olhos entre si e em relação aos rebordos orbitários. Tumores ou processos inflamatórios podem deslocar o olho para qualquer posição, dependendo de sua localização. O olho pode estar deslocado axialmente para a frente (exoftalmia ou proptose) ou para trás (enoftalmia). A principal causa de exoftalmo uni ou bilateral é a orbitopatia de Graves. Em casos de proptose unilateral, também se deve pensar em tumores orbitários. Enoftalmia está frequentemente associada à fratura de parede orbitária. Quanto ao tamanho, quando o olho é desproporcionalmente grande, chama-se *buftalmo* (podendo estar associado a glaucoma congênito) ou, quando pequeno, *microftalmo*[2] (Figura 28.4*A* a *D*).

Aparelho lacrimal

Lacrimejamento ou epífora pode ocorrer por aumento da produção lacrimal ou pela obstrução das vias de excreção. Quando a via lacrimal está obstruída abaixo do saco lacrimal, este pode estar aumentado de tamanho com coleção de secreção; quando comprimido, podem ser observados refluxo de lágrima e/ou secreção.

Pálpebras

Deve-se observar sua posição, movimentação e eventual presença de alterações, como edema, tumores e outras anormalidades. Em posição primária do olhar (olhar para a frente), observa-se a relação de suas margens com o limbo corneano. A margem da pálpebra inferior deve tangenciar o limbo inferior e a margem da pálpebra superior deve estar cerca de 2mm abaixo do limbo superior. As pálpebras podem ter suas margens invertidas e voltadas para a superfície ocular (entrópio) ou evertidas e voltadas para fora (ectrópio). Triquíase acontece quando a margem palpebral está tópica, mas cílios estão invertidos em direção ao olho, ocasionando dor, desconforto e, até mesmo, podendo gerar úlcera de córnea. Infecção das glândulas gordurosas palpebrais pode causar dor, hiperemia e edema (terçol/hordéolo e calázios)[3] (Figura 28.5*A* a *G*).

Conjuntiva

A conjuntiva bulbar pode ser facilmente examinada mediante o afastamento das duas margens palpebrais.

Para o exame da conjuntiva palpebral superior realiza-se a eversão da pálpebra: solicita-se ao paciente que olhe para baixo, enquanto o examinador segura os cílios com uma das mãos, puxando para fora e para baixo; ao mesmo tempo, exerce pressão com um cotonete acima da borda palpebral, tracionando o cotonete para baixo e os cílios para cima. Para o exame da conjuntiva palpebral inferior traciona-se a margem palpebral inferior para baixo (Figura 28.6*A* a *E*).

A coloração da conjuntiva normal é rósea viva; contudo, em caso de palidez, pode ser sinal de anemia. Igualmente, caso se observe coloração amarelada, suspeita-se de icterícia. Quando se observa uma elevação na conjuntiva nasal, avermelhada, que se alonga para a córnea, trata-se de um pterígio, uma degeneração da conjuntiva muito frequente nos países tropicais[4] (Figura 28.7*A* e *B*).

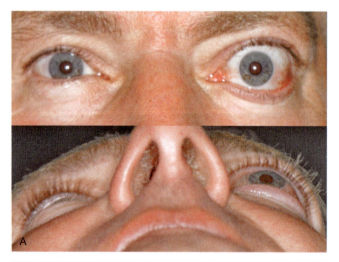
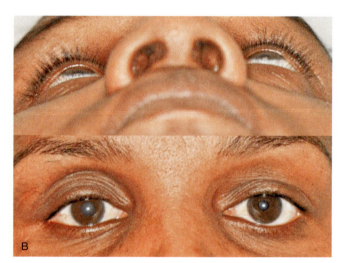
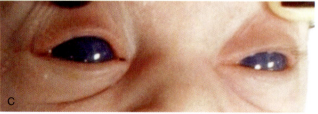
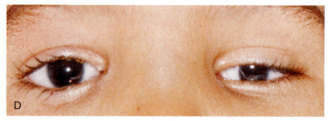

Figura 28.4A Exoftalmo em olho esquerdo por orbitopatia de Graves. **B** Enoftalmo em olho direito por fratura de assoalho de órbita. **C** Buftalmo e edema de córnea bilateral em recém-nascido com glaucoma congênito. **D** Microftalmo em olho esquerdo.

Capítulo 28 • Olhos 173

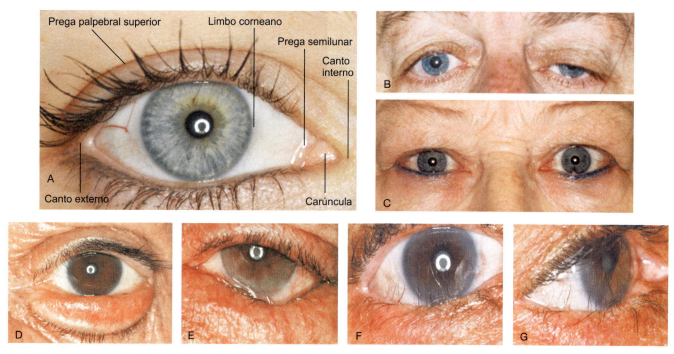

▼ **Figura 28.5A** Olho em posição primária do olhar. Margem de pálpebra inferior tangenciando limbo corneano inferior e margem da pálpebra superior 2mm abaixo do limbo corneano superior. **B** Ptose palpebral em olho esquerdo. **C** Retração da pálpebra superior esquerda por orbitopatia de Graves. **D** Ectrópio. **E** Entrópio em pálpebra inferior. **F e G** Triquíase de pálpebra inferior direita.

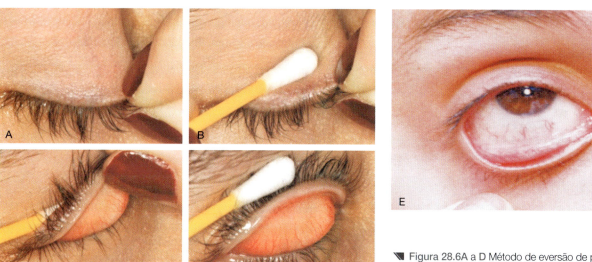

▼ **Figura 28.6A a D** Método de eversão de pálpebra superior. **E** Eversão de pálpebra inferior com exposição de fórnice conjuntival.

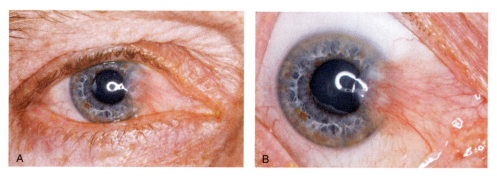

▼ **Figura 28.7A e B** Pterígio em olho direito.

Córnea

Opacidades, irregularidades ou neovascularização são facilmente observadas nesse órgão totalmente transparente.

A sensibilidade corneana é testada sempre comparativamente ao olho contralateral, encostando a ponta de um algodão sobre a superfície corneana. Se a sensibilidade está normal, esse estímulo não é tolerado, desencadeando um reflexo importante e imediato de piscar forçado. Caso contrário, a porção oftálmica do V nervo pode estar comprometida.

Cristalino

É mais bem examinado em midríase. Com o auxílio de um oftalmoscópio direto é possível evidenciar a perda de transparência do cristalino e a presença de catarata (alteração do reflexo vermelho). Quando a catarata é total, pode provocar leucocoria (pupila branca)[4] (Figura 28.8).

Pupila

As pupilas têm formato arredondado e são o espaço central da íris, apresentando o mesmo tamanho, quando comparadas. Encontra-se assimetria no tamanho do diâmetro pupilar (até 1mm de diâmetro) em até 20% da população; se os reflexos estão normais, essa assimetria é denominada anisocoria fisiológica. A pupila é preta, pois não há luz dentro do olho; a reflexão de luz pela pupila ocorre em situações muito especiais (por exemplo, em fotografias obtidas com *flash*). Como a retina é vermelha, o reflexo da luz também é vermelho. Este é o princípio do teste do reflexo vermelho ("teste do olhinho")[4] (Figura 28.9).

Íris

À inspeção da íris, pode-se estimar a profundidade da câmara anterior. Na maior parte dos olhos, a câmara anterior é profunda, tendo a íris um contorno plano. Quando a câmara é rasa,

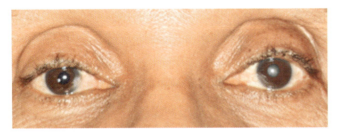

Figura 28.8 Leucocoria à esquerda.

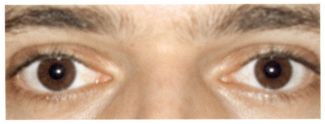

Figura 28.9 Anisocoria fisiológica. Pupila do olho esquerdo levemente midriática (1mm de diâmetro maior) em relação ao olho direito em indivíduo normal.

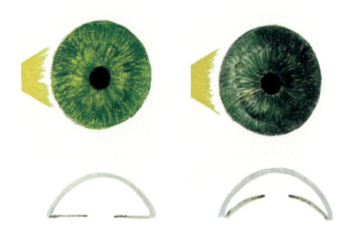

Figura 28.10 Método para avaliação de profundidade da câmara anterior. À esquerda, câmara profunda e, à direita, olho com câmara rasa.

a íris se torna convexa, sendo deslocada para a frente sobre o cristalino. A câmara anterior rasa pode indicar glaucoma de fechamento angular. Esses olhos têm risco aumentado de desencadear crise de glaucoma agudo, quando dilatados. Esses pacientes devem ser encaminhados para avaliação oftalmológica.

A estimativa da profundidade da câmara anterior pode ser feita da seguinte maneira:

1. Com uma lanterna colocada temporalmente ao olho, ilumina-se a íris em um plano paralelo a ela.
2. Observa-se o aspecto nasal da íris. Se dois terços ou mais apresentam aspecto de sombra, a câmara provavelmente é rasa. Em caso de dúvida sobre a extensão da sombra, ilumina-se frontalmente o olho e as sombras desaparecerão; volta-se à posição original, observando o sombreamento[4] (Figura 28.10).

Avaliação das pupilas e seus reflexos

Fundamental nos exames oftalmológico e neurológico, a avaliação das pupilas deve ser realizada em ambiente de baixa luminosidade, com uma fonte de luz potente e um alvo a distância para fixação. Inicialmente, observam-se formato e tamanho das pupilas. Anisocorias mais pronunciadas em ambiente de pouca luz podem indicar disfunção do sistema simpático, enquanto as mais evidentes em ambientes de muita luminosidade podem indicar disfunção parassimpática.

O reflexo fotomotor direto é avaliado iluminando-se inferior ou temporalmente cada uma das pupilas com uma luz forte (lanterna). Haverá constrição rápida e vigorosa da pupila testada. O reflexo fotomotor indireto ou consensual é observado simultaneamente na pupila contralateral, que deve realizar o mesmo movimento (miose) com as mesmas intensidade e velocidade.

É importante a realização do teste de convergência. Coloca-se um objeto a 50cm da face e, vagarosamente, desloca-se o objeto em direção ao nariz. São observados, simultaneamente, o movimento de convergência (adução de ambos os olhos) e miose, além da acomodação, todos progressivos à medida que o objeto se aproxima da face[3] (Figuras 28.11 e 28.12).

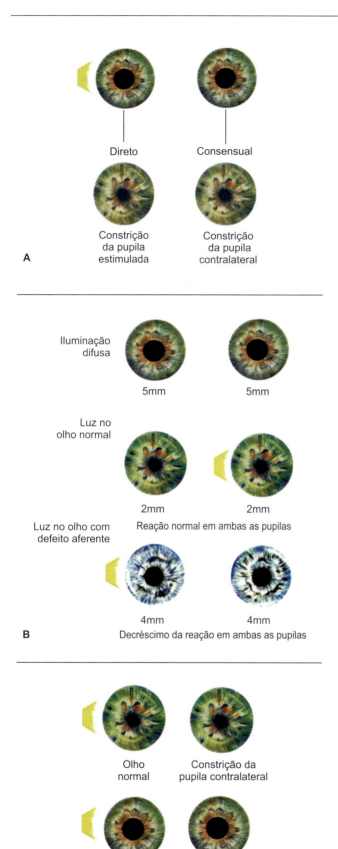

Figura 28.11 Esquemas de reflexos pupilares. **A** Reflexo fotomotor pupilar normal. **B** Defeito pupilar aferente: diminuição da intensidade e velocidade da resposta pupilar. **C** Reflexos pupilares em relação ao olho amaurótico (cego).

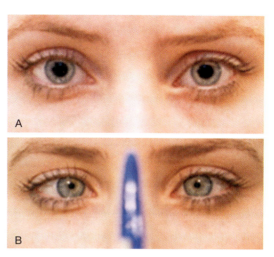

Figura 28.12A e B Teste da convergência: ao olhar para perto, promovem-se convergência, acomodação e miose.

Aplicação clínica

- **Síndrome de Horner:** a pupila é miótica e há ptose leve da pálpebra superior. A pupila normal é capaz de se dilatar, enquanto a pupila afetada, não (Figuras 28.13).
- **Síndrome da pupila tônica:** a pupila afetada está dilatada. Caracteriza-se pela ausência de resposta à luz.
- **Pupila de Argyll Robertson:** é miótica, com resposta diminuída ou ausente ao estímulo luminoso. Nessa condição, a pupila muitas vezes é irregular, podendo haver atrofia da íris e estando com frequência relacionada com a neurossífilis.

Avaliação do campo visual

A avaliação formal do campo visual depende de equipamento apropriado (perímetro computadorizado) e de pessoal especializado. Entretanto, uma estimativa simples e útil pode ser facilmente realizada por meio do exame de confrontação. Cada olho deve ser testado separadamente. O paciente oclui seu olho esquerdo e fixa com seu olho direito o olho esquerdo do examinador, que está com seu olho direito também ocluído. A distância entre ambos deve ser de 1 metro. O examinador, também fixando o olho a ser testado do paciente, mostra aleatoriamente seus dedos na periferia do campo visual e pergunta quantos dedos estão sendo mostrados nos quatro quadrantes. Assumindo que o examinador tenha campo de visão normal, se o paciente não enxerga os dedos em uma região testada, pode-se estar diante de um defeito do campo de visão ou escotoma. Defeitos periféricos de campo de visão, tanto uni como bilaterais, podem ser diagnosticados por esse método[2] (Figuras 28.14 e 28.15).

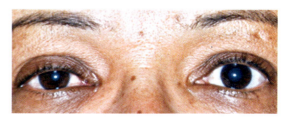

Figura 28.13 Síndrome de Horner à direita: ptose leve (2mm), miose, discreta hiperemia bulbar e anidrose.

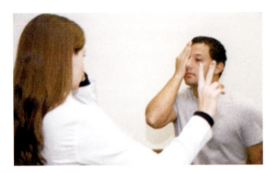

Figura 28.14 Técnica de realização do exame de campo visual por confrontação.

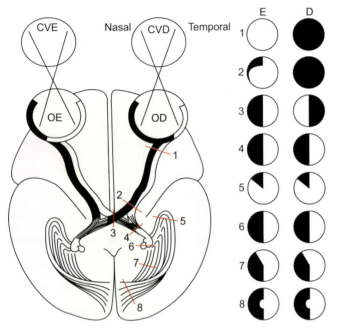

Figura 28.15 Defeitos de campo de visão conforme a área da via óptica comprometida. (1 Nervo óptico: perda visual monocular; 2 Nervo óptico junto ao quiasma: perda visual monocular com escotoma temporal contralateral; 3 Quiasma óptico: hemianopsia bitemporal; 4 Trato óptico: hemianopsia homônima total; 5 Lobo temporal: hemianopsia homônima superior; 6 Corpo geniculado: hemianopsia homônima total; 7 Lobo parietal: quadrantopsia homônima inferior; 8 Lobo occipital: hemianopsias homônimas.)

Avaliação da motilidade ocular extrínseca

A movimentação ocular deve ser sempre testada, especialmente quando o paciente se queixa de visão dupla ou diplopia. São testados o alinhamento e a motilidade ocular, à procura de estrabismo (alinhamento ocular anormal), limitação de movimentos de cada olho, limitação do olhar conjugado (incapacidade de olhar para uma direção em particular) e nistagmo.

- **Teste do reflexo corneano (teste de Hirschberg):** com uma lanterna colocada a meio metro de distância dos olhos de uma criança alinhada ao olho do examinador, este observa a posição e compara a posição e a simetria do reflexo corneano nos dois olhos. Se o reflexo não é simétrico, pode-se estar diante de estrabismo (Figura 28.16).
- **Movimentos conjugados:** os seis músculos extraoculares de cada olho são testados nas posições em que cada um exerça

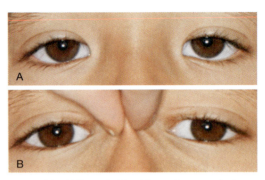

Figura 28.16A e B Teste de Hirschberg. Neste paciente com pseudoestrabismo por proeminência de pregas epicantais em ambos os olhos, os reflexos corneanos da fonte luminosa são simétricos em ambas as pupilas.

sua função máxima. O paciente deve fixar um objeto próximo. O examinador deve movimentar o objeto através das seis posições do olhar, onde são testados os seis músculos extraoculares de cada olho; nessas posições, cada músculo a ser testado está exercendo sua função máxima. O paciente deve olhar para seis pontos primordiais extremos: para a direita, para a direita e para cima, para a direita e para baixo; para a esquerda, para a esquerda e para cima, para a esquerda e para baixo[3] (Figuras 28.17 e 28.18).

- ***Cover test* ou teste de oclusão:** teste de fácil realização, detecta casos de estrabismo manifesto e desvios latentes. Com o paciente fixando um ponto determinado (objeto ou até a tabela de optotipos), oclui-se o olho que está aparentemente fixando e observa-se o outro olho. Se este se movimenta à procura do ponto de fixação, conclui-se que este olho não estava originalmente alinhado em direção ao ponto de fixação. Caso se desloque medialmente para fixar, esse olho estava em exodesvio ou exotropia; caso se desloque lateralmente, estava em esodesvio ou esotropia. Caso se desloque para cima ou para baixo, estava em hipo ou hipertropia. Cada olho deve ser testado separadamente.

Se não há deslocamento no teste de oclusão, não há tropia. O desvio latente ou foria é evidenciado pelo teste de oclusão alternada. Cada olho é ocluído alternadamente, sendo observado o movimento de fixação do olho não ocluído. Se este se move para fora, o paciente apresenta uma esoforia e, caso se desloque para dentro, ele apresenta uma exoforia[3] (Figura 28.19).

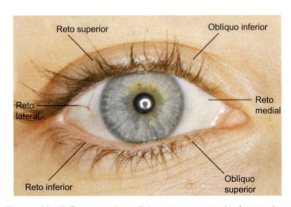

Figura 28.17 Pontos primordiais extremos, onde é testado cada músculo extraocular.

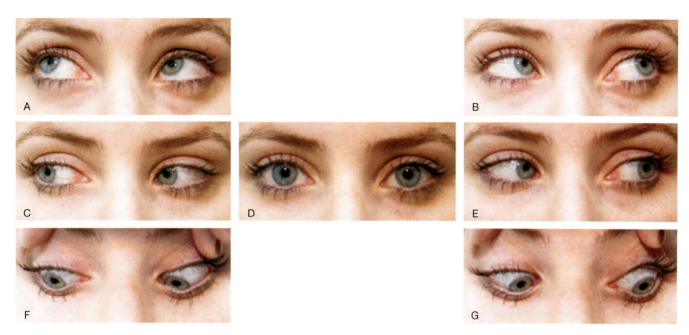

▼ Figura 28.18A a G Testes da função dos seis músculos extraoculares.

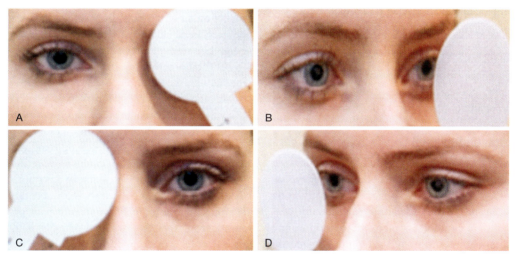

▼ Figura 28.19A a D *Cover test*.

Avaliação dos pares cranianos no exame oftalmológico

Nervo óptico (II par)

É avaliado por meio da acuidade visual, do campo de visão, do teste de cores, dos reflexos pupilares e do exame de fundo de olho (disco óptico).

Nervo oculomotor (III par)

Inerva os músculos retos medial, superior e inferior, oblíquo inferior e levantador da pálpebra, além de transportar as fibras parassimpáticas para o músculo esfíncter da íris. O quadro clínico de paralisia desse nervo pode incluir estrabismo divergente, impossibilidade de elevação, depressão ou adução do olho afetado, além de ptose palpebral. A pupila pode estar dilatada e não responsiva à luz. Causas mais comuns de paralisia isolada desse nervo são aneurisma intracraniano (principalmente da artéria comunicante posterior), infarto microvascular do nervo (associado a diabetes e hipertensão arterial), trauma e herniação cerebral, além de tumores cerebrais.

Nervo troclear (IV par)

Inerva o músculo oblíquo superior. Paralisia completa causa diplopia vertical, que se exacerba no olhar para baixo e no olhar contralateral ao do nervo paralisado. O paciente apresenta, então, a tendência de inclinar a cabeça em direção ao ombro oposto para minimizar a diplopia. A causa mais frequente de paralisia unilateral é também doença microvascular do nervo (diabetes e hipertensão), enquanto a de paralisia bilateral é o traumatismo craniano fechado.

Nervo trigêmeo (V par)

Sua primeira porção, ou ramo oftálmico, inerva o couro cabeludo, a região frontal, a pálpebra superior e toda a sensibilidade do olho e seus anexos. A pálpebra inferior é inervada pela segunda porção ou ramo mandibular. Para melhor verificar a funcionalidade do ramo oftálmico testa-se a sensibilidade corneana, encostando a ponta de um algodão na superfície da córnea. A resposta normal consiste em um piscar reflexo intenso forçado.

Nervo abducente (VI par)

Inerva o músculo reto lateral. Em caso de paralisia desse nervo, observa-se desvio desse olho para a linha média com perda da capacidade de abduzir esse olho e diplopia horizontal. As etiologias mais comuns são, também, as doenças microvasculares (diabetes e hipertensão), que têm recuperação espontânea em até 98% dos casos. Sua etiologia pode estar associada ainda a tumores e traumas.

Nervo facial (VII par)

Inerva a musculatura da mímica. Para o exame desse par craniano no exame ocular solicita-se ao paciente que enrugue a testa, franza os supercílios e feche as pálpebras com força. Em casos de paralisia, pode-se encontrar lagoftalmo (incapacidade de fechamento das pálpebras), atonia palpebral ou epífora (lacrimejamento). Em pacientes normais, é impossível a abertura palpebral quando do fechamento forçado. O músculo orbicular é o esfíncter mais potente do organismo.[4]

Avaliação da acuidade visual

A acuidade visual (AV) consiste na medida da capacidade de cada olho enxergar com nitidez. Cada olho deve ser avaliado separadamente, com e sem óculos. Trata-se da medida da visão central. Na prática, é mensurada por meio de um método simples e prático, usando-se a tabela de optotipos, que apresenta letras, números ou símbolos diferentes, em tamanhos decrescentes. Deve estar bem iluminada e posicionada a 6 metros (20 pés) do paciente. A acuidade visual normal é 20/20, sendo expressa por uma fração em que o nominador é a distância entre o paciente e a tabela (20 pés) e o denominador é a distância que esse optotipo deve estar do paciente para que ele forme um ângulo de 5 minutos entre o ponto nodal e a fóvea. Em outras palavras, um olho que tem AV de 20/60 enxerga um optotipo a 20 pés, enquanto um olho normal enxergaria a 60 pés de distância. Pode ser expressa na forma decimal (20/20 = 1,0). Pode também ser testada para perto (33cm), utilizando-se a tabela de Jaeger com o paciente usando sua correção apropriada para perto.[1]

Avaliação da visão de cores

Os testes mais populares para visão de cores são as telas coloridas isocromáticas, sendo o mais conhecido o teste de Ishihara, que consiste em telas constituídas por pontos multicoloridos, criando imagens. São usadas, preferencialmente, para testar quantitativamente deficiências de cor para vermelho e verde. Há outros testes, como o de Farnsworth-Munsell, em que o paciente gradua 84 tonalidades diferentes.[3]

Fundoscopia

O domínio da técnica de fundoscopia direta é fundamental para a boa prática semiológica e médica geral. Trata-se do único exame semiológico que torna possível visualizar diretamente os vasos sanguíneos da circulação periférica. Portanto, é fundamental para diagnóstico, avaliação do controle e progressão de doenças prevalentes com repercussão vascular, como hipertensão arterial sistêmica e *diabetes mellitus*.

O oftalmoscópio direto (visão monocular) possibilita somente o exame do terço posterior da retina ou o próprio fundo de olho ou polo posterior (mácula, papila e as quatro arcadas vasculares retinianas). Por não permitir o exame dos dois terços anteriores da retina, o oftalmologista prefere realizar o exame da retina com o oftalmoscópio indireto, que possibilita a visão binocular de toda a extensão da retina.

Quando não ocorre a dilatação das pupilas, o exame pode se tornar um pouco mais trabalhoso. Portanto, a redução da iluminação ambiente é importante para promoção de uma midríase relativa. Ao examinar primeiramente o olho direito do paciente, o examinador usa seu olho direito, segurando o oftalmoscópio com a mão direita. Em seguida, para examinar o olho esquerdo, ele deve usar seu olho esquerdo, segurando o aparelho com a mão esquerda (Figura 28.20). Os passos descritos a seguir devem ser efetuados para realização do exame:

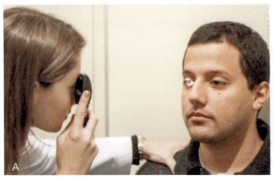
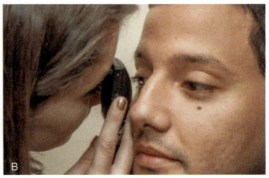
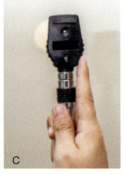

▼ Figura 28.20A a C Técnica de realização da fundoscopia direta.

1. O paciente deve estar olhando para a frente, fixando um objeto. Liga-se a luz do aparelho de modo a perceber um feixe de luz branca.
2. Gira-se o disco de lentes para 0 dioptria. O dedo indicador do examinador deve ser mantido sobre o disco de lentes para, ao trocar as lentes, focalizar as estruturas do fundo de olho. Olha-se através do oftalmoscópio, a uma distância de 50cm, a pupila do olho a ser examinado. Se os meios dióptricos forem transparentes, será produzido um reflexo vermelho uniforme; caso contrário, aparecerão sombras, que podem ser consequência de opacidades em córnea, cristalino e/ou vítreo ou de outras doenças oculares. Quando realizado simultaneamente nas duas pupilas, em recém-nascidos, esse teste é chamado "teste do olhinho", fundamental no diagnóstico precoce de catarata congênita.
3. O examinador apoia sua mão livre no ombro ou na testa do paciente, para orientar a distância apropriada. Sempre olhando a pupila ou o reflexo vermelho, começa a se aproximar do olho a ser examinado em um ângulo de 15 a 20 graus temporal ao eixo visual do paciente. Ao ver a retina, deve girar o disco de lentes até acertar o foco.
4. Devem ser procurados os vasos retinianos, seguindo-os na direção em que eles estão se alargando até encontrar a papila, que está nasalisada em relação à mácula (centro da retina).
5. Examinam-se, pela ordem, a papila e as quatro arcadas de vasos retinianos (temporal superior e inferior, nasal superior e inferior). Repetem-se os mesmos passos para examinar o olho esquerdo. É importante lembrar que o oftalmoscópio amplia a imagem retiniana em cerca de 15 vezes[4] (Figura 28.21).

Disco óptico ou papila

Tem formato levemente oval e coloração róseo-alaranjada. Na avaliação do disco óptico devem ser observadas a nitidez das margens de seu contorno e sua coloração. Uma cor pálida pode ser indicativa de atrofia do nervo óptico. A depressão esbranquiçada central é chamada de escavação. É considerada fisiológica quando seu diâmetro ocupa até 0,3 do diâmetro total do disco; deve ser sempre comparado com o olho contralateral. O tamanho de lesões retinianas pode ser mensurado usando-se o diâmetro do disco óptico como parâmetro, o qual tem aproximadamente 1,5mm de diâmetro. No edema de papila, pode ser detectado borramento das margens de contorno, bem como abaulamento da escavação fisiológica. Essa alteração pode ser indicativa de distúrbios que provoquem compressão do nervo óptico ou aumento da pressão intracraniana (Figuras 28.22 a 28.27).

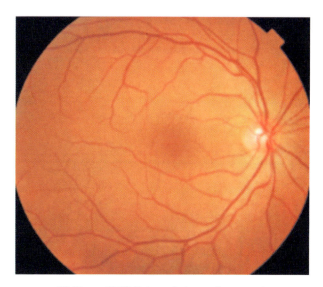

Figura 28.22 Polo posterior – retina normal.

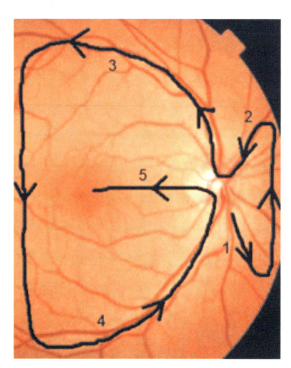

Figura 28.21 Sequência de exame de fundoscopia direta de polo posterior.

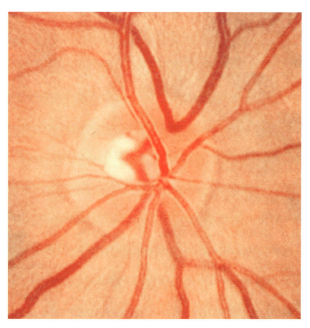

Figura 28.23 Disco óptico fisiológico – coloração, bordos e escavação fisiológicos.

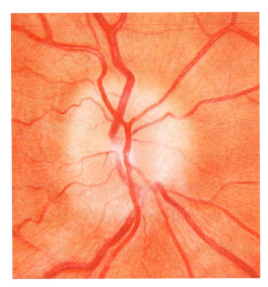

◥ **Figura 28.24** Disco óptico com edema inicial com perda de nitidez de bordos, mais evidente no bordo inferior.

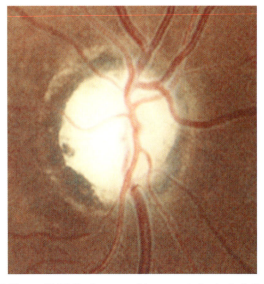

◥ **Figura 28.26** Papila com palidez, sugerindo atrofia óptica.

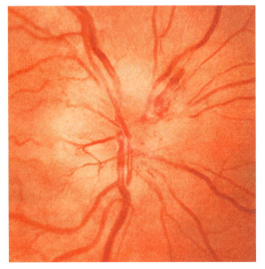

◥ **Figura 28.25** Disco óptico com edema grave, perda de nitidez de bordos e presença de hemorragia de papila.

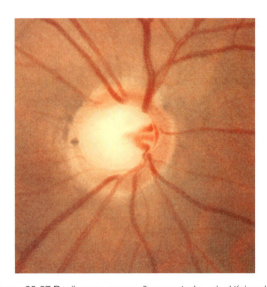

◥ **Figura 28.27** Papila com escavação aumetada – sinal típico da neuropatia óptica glaucomatosa.

Vasos retinianos

Através do nervo óptico entram a artéria e a veia central retiniana para vascularizar a retina. A artéria central dá origem a quatro grandes vasos que nutrirão os quatro quadrantes da retina, observando-se superficialmente a camada de fibras nervosas. Há um sistema venular com a mesma disposição, acompanhando os ramos arteriais: para a veia central da retina drenam ramos venosos dos quatro quadrantes retinianos. As veias têm calibre maior, coloração vermelho-escura e não apresentam reflexo dorsal luminoso; as artérias são mais claras, de calibre ligeiramente menor e apresentam reflexo dorsal luminoso. A relação normal entre os diâmetros veia:artéria é de 3:2. Junto à veia central da retina pode ser observado o pulso venoso espontâneo (em 80% dos olhos normais), que colapsa durante a sístole. O examinador deve observar meticulosamente esses vasos em todos os quadrantes, buscando sinais ou alterações vasculares de retinopatia hipertensiva ou retinopatia diabética.[4]

Referências

1. Vaughan D, Asbury T, Riordan-Eva P. Oftalmologia geral. 17. ed. Porto Alegre: AMGH, 2011. 463 p.
2. Bickley LS. Bates' guide to physical examination and history taking. 7. ed. Philadelphia: Lippincott, 1999.
3. Harper RH. Basic ophthalmology. 9. ed. American Academy of Ophthalmology 2010.
4. Bradford CA. Basic ophthalmology for medical students and primary care residents. 7. ed. American Academy of Ophthalmology, 1999..

Nariz e Seios Paranasais – Anatomia, Fisiologia e Roteiro de Exame

CAPÍTULO 29

Geraldo Druck Sant'Anna • Marina Zottis de Deus Vieira • Liana Ferreira Corrêa

INTRODUÇÃO

Nariz

O nariz (do latim *nasus;* do grego *rhinus*) é o segmento mais anterior do trato respiratório superior, juntamente com os seios paranasais, e pode ser dividido em nariz externo e cavidade nasal.[1] Além da respiração e do olfato, as funções do nariz são: filtração da poeira (pela ação de vibrissas, do muco e do epitélio ciliar respiratório), umidificação e aquecimento do ar inspirado, recepção de secreções provenientes dos seios paranasais e ductos lacrimonasais e ressonância da voz.[2,3]

O *nariz externo* é a porção do nariz que surge da face. Consiste em uma estrutura piramidal formada por um esqueleto osteofibrocartilaginoso.[1] No crânio seco, observa-se a abertura piriforme, que é delimitada pelos ossos nasais e pelo processo frontal de cada maxila. A abertura piriforme está dividida pelo septo nasal (geralmente colocado em um plano sagital mediano) (Figura 29.1).[4]

O nariz externo pode ser dividido didaticamente em raiz, ápice e dorso. A raiz é constituída pelos ossos nasais, que se articulam entre si, com o osso frontal e com as maxilas. O ápice é a extremidade livre do órgão, sendo formado por um complexo de cartilagens hialinas, móveis entre si, que dão forma e mantêm as narinas abertas. O dorso é a margem que se estende da raiz ao ápice.[4] O nariz tem duas aberturas inferiores – as narinas – que dão acesso à cavidade nasal. Cada narina é limitada medialmente pelo septo nasal e lateralmente pelas asas do nariz (Figura 29.2).[5]

O esqueleto do nariz externo pode ser dividido em duas porções: superior e inferior. A superior, óssea, é representada pelos ossos próprios do nariz e pelo processo frontal do osso maxilar. Os ossos próprios são dois, um direito e um esquerdo, os quais se articulam entre si e são limitados por meio de suturas. A porção inferior, cartilaginosa, é formada pelas cartilagens nasais triangulares ou laterais superiores (que são uma expansão lateral da cartilagem septal), cartilagens alares ou laterais inferiores (que têm o formato de ferradura com uma raiz medial e uma lateral), cartilagem septal e cartilagens acessórias (ou sesamoides). As cartilagens nasais laterais e alares são pares, uma para cada lado, enquanto as sesamoides apresentam-se em nú-

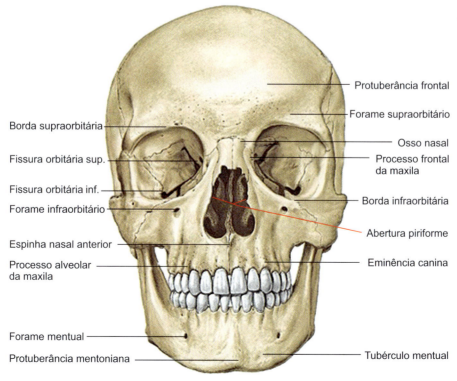

Figura 29.1 Nariz externo. Observe as relações anatômicas com as estruturas do crânio.

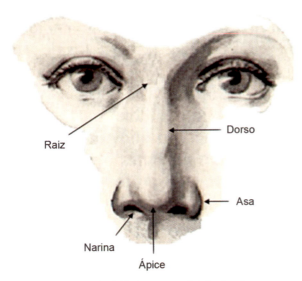

Figura 29.2 Nariz externo: divisão didática.

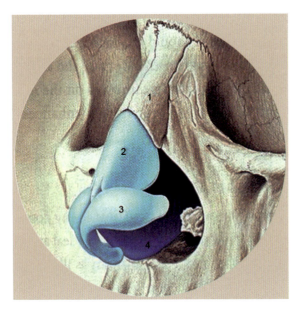

Figura 29.3 Nariz externo: (1) osso próprio nasal; (2) cartilagem lateral superior; (3) cartilagem lateral inferior; (4) cartilagem septal.

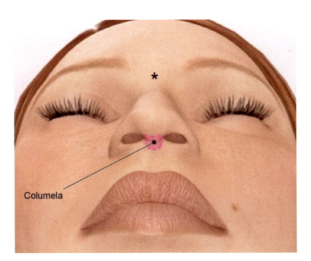

Figura 29.4 Nariz externo: columela em destaque. O asterisco marca a glabela.

mero variável individualmente.[5] A columela é a estrutura formada pelas margens dos ramos mediais das cartilagens laterais inferiores e tecido conjuntivo adjacente, que se projetam abaixo da cartilagem do septo. A glabela é a região intersuperciliar no local da sutura nasofrontal (Figuras 29.3 e 29.4).[4,5]

Esse conjunto osteocartilaginoso é assegurado pela continuidade de um tecido fibroso de revestimento, o periósteo, cranialmente, e o pericôndrio, caudalmente. A estrutura musculocutânea externa assegura a mobilidade e o formato do nariz.[4] Os músculos do nariz externo são: músculo nasal (parte transversa e parte alar), músculo depressor do septo nasal, músculo levantador do lábio superior e da asa do nariz e músculo prócero.[4,5]

A irrigação mais importante é feita por ramos das artérias facial e oftálmica. A inervação cutânea provém dos nervos oftálmico e maxilar (V par craniano), enquanto a porção muscular é suprida por ramos do nervo facial (VII par craniano).[4,5]

A *cavidade nasal* estende-se anteriormente através das narinas e se abre posteriormente na rinofaringe através das coanas.[2] Dividida ao meio pelo septo em duas cavidades, é estreita em cima e mais larga embaixo, sendo separada da cavidade oral pelo palato duro, que forma o assoalho da cavidade nasal. O teto dessa cavidade é formado por corpo do esfenoide, lâmina crivosa do etmoide, osso frontal, osso nasal e, mais anteriormente, pelas cartilagens nasais.[5]

A cavidade nasal pode ser dividida em vestíbulo e regiões respiratória e olfatória. Anteriormente, na parede lateral da cavidade nasal, observa-se uma elevação em crescente, determinada pela cartilagem alar, que delimita o vestíbulo nasal, se-

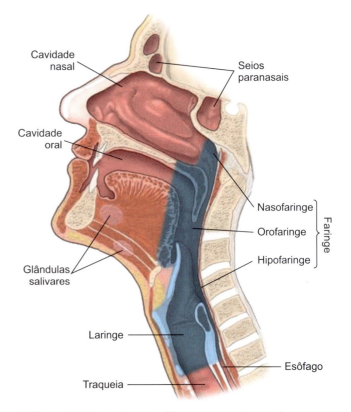

Figura 29.5 Cavidade nasal. Observe as relações anatômicas com as demais estruturas.

parando-o da cavidade propriamente dita. É o limiar do nariz (*limen nasi*). A parede medial do vestíbulo, o septo, não tem uma linha demarcatória que separe o vestíbulo do restante da cavidade. O vestíbulo nasal é revestido por pele rica em glândulas sudoríparas modificadas e pelos rígidos, as vibrissas.[4,5] A cavidade nasal é recoberta por uma túnica mucosa (epitélio colunar pseudoestratificado ciliado), com seus dois terços inferiores formando a área respiratória e seu terço superior, a área olfatória (Figura 29.6).[2]

A mucosa da região respiratória é espessa, rica em vasos sanguíneos e glândulas seromucosas, e aderida firmemente ao periósteo e ao pericôndrio adjacentes. Continua com a mucosa da faringe, atrás, e os seios paranasais, através das aberturas destes. A porção ciliada do epitélio respiratório é mais visível e ativa nos dois terços posteriores da cavidade e conduz o muco para a nasofaringe, para que este possa ser deglutido. Na parte mais superior e estreita da cavidade encontra-se a região olfatória, limitada pelo corneto superior e pelo terço superior do septo nasal. Coberta por uma fina camada mucosa de coloração amarelada, é inervada por feixes de fibras nervosas que, em conjunto, formam o nervo olfatório.[4,5]

A parte mais estreita da cavidade nasal é a válvula, limitada pelo septo de um lado e pela borda inferior da cartilagem lateral superior de outro, funcionando como regulador dinâmico da passagem de ar na inspiração.[5]

A parede medial da cavidade nasal é formada pelo septo nasal, que apresenta uma parte óssea e uma parte cartilaginosa. A parte óssea é formada, superiormente, pela lâmina perpendicular do etmoide e, inferiormente, pelo vômer. A porção cartilaginosa é constituída pela cartilagem septal (também chamada de quadrangular). O septo frequentemente se encontra desviado para um ou outro lado. Cerca de 70% da população em geral apresentam algum grau de desvio septal, que pode ou não causar obstrução nasal (Figura 29.7).[5]

A parede lateral da cavidade nasal é bastante acidentada e complexa e contém as conchas ou cornetos nasais, estruturas ósseas revestidas por mucosa. São três: superior, média e

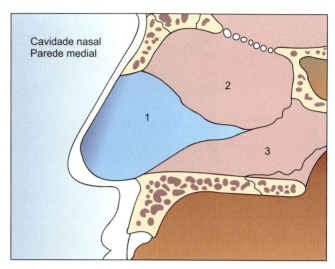

Figura 29.7 Cavidade nasal – visão da parede medial: (*1*) cartilagem septal; (*2*) lâmina perpendicular do etmoide; (*3*) vômer.

inferior, com seus respectivos meatos (espaços em forma de fenda entre a curvatura da concha e a parede lateral propriamente dita). As conchas superior e média pertencem ao osso etmoide, e a concha nasal inferior é um osso isolado, que se articula com o maxilar, o lacrimal, o etmoide e o palatino. Eventualmente, encontra-se no etmoide uma concha nasal suprema com seu meato. As conchas nasais dividem a cavidade em quatro passagens: recesso esfenoetmoidal (recebe a drenagem do seio esfenoidal), meato nasal superior (recebe a drenagem das células etmoidais posteriores), meato nasal médio (recebe a drenagem das células etmoidais anteriores, do seio maxilar e do seio frontal) e meato nasal inferior (recebe conteúdo do ducto lacrimonasal). No meato médio, mais largo que o superior, observa-se uma projeção das células aéreas anteriores do etmoide, a bolha etmoidal. Abaixo da bolha e contornando-a, existe um sulco profundo, o hiato semilunar, onde se abre o seio maxilar. O hiato semilunar projeta-se para adiante e para cima como infundíbulo etmoidal, onde se abrem o seio frontal e as células etmoidais anteriores. Anteriormente à bula etmoidal encontra-se o processo uncinado, o qual é separado da bula pelo hiato semilunar (Figuras 29.8 e 29.9).[2-4]

A irrigação da cavidade nasal é feita pelas artérias esfenopalatina, etmoidal anterior e etmoidal posterior. A esfenopalatina é ramo da artéria maxilar interna, a qual é ramo da carótida externa. As etmoidais anterior e posterior são ramos da artéria oftálmica, que é oriunda da carótida interna. As artérias labial superior (ramo da facial) e palatina maior (ramo da maxilar) contribuem para irrigação da porção anterior e inferior do septo. Essas artérias se anastomosam entre si e com ramos das demais artérias citadas na região anterior do septo, formando o plexo de Kiesselbach, que é ponto frequente de origem de epistaxes (Figura 29.10).[5]

A inervação sensitiva do nariz é feita pelos dois primeiros ramos do trigêmeo (V par craniano): nervo oftálmico e nervo maxilar. A inervação simpática e parassimpática é feita por ramos do gânglio pterigopalatino. A parassimpática tem ação secretora e vasodilatadora, enquanto a simpática é vasoconstritora. A inervação da região olfatória, mais superior, é feita pelo nervo olfatório.[5]

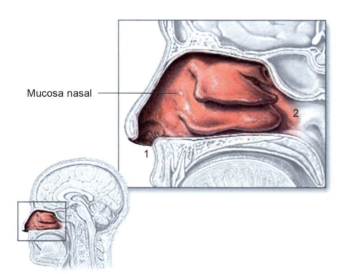

Figura 29.6 Cavidade nasal – visão da parede lateral: (*1*) vestíbulo nasal; (*2*) coana.

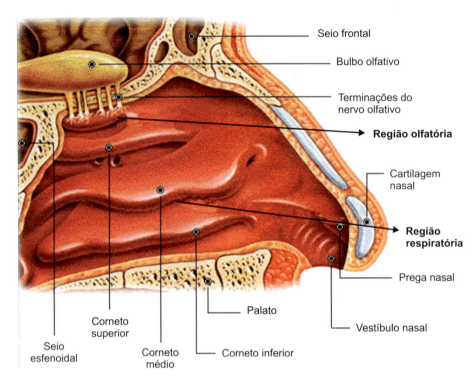

▼ Figura 29.8 Cavidade nasal – visão da parede lateral.

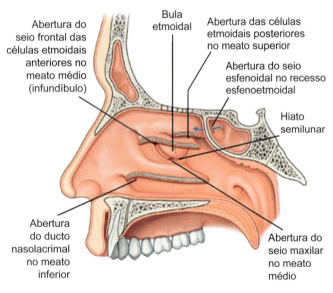

▼ Figura 29.9 Cavidade nasal – visão da parede lateral – retirada das conchas nasais para visualização dos meatos nasais.

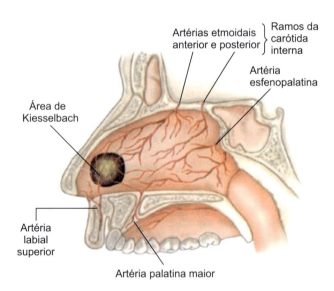

▼ Figura 29.10 Vascularização da cavidade nasal.

A cavidade nasal está adaptada para exercer uma série de funções. Essa adaptação se refere à estrutura, que aumenta muito a superfície interna da cavidade, e ao revestimento especial, que é responsável por outras funções. O ar é aquecido, umidificado e filtrado na cavidade nasal. A quantidade de ar que passa pela cavidade em cada movimento respiratório é parcialmente controlada. O fenômeno da resistência nasal, cuja ação é modulada pelos movimentos das asas do nariz e pela turgidez dos vasos sanguíneos submucosos, diminui ou aumenta o espaço interno para a passagem do ar. As vibrissas (pelos) e os cílios da mucosa respiratória, associados ao muco da superfície epitelial, retêm partículas sólidas em suspensão. O muco também é responsável pela umidificação do ar, aspecto funcional importante, principalmente no clima frio e seco. Nesse ambiente, o ar inspirado necessita ser aquecido, o que ocorre em contato com o exuberante leito vascular arterial e venoso presente no revestimento da cavidade nasal.

É importante ressaltar, também, a existência de outro fenômeno, chamado de ciclo nasal, que ocorre, principalmente, com as conchas inferiores: a cada 6 horas (aproximadamente) uma concha inferior estará sob o tônus parassimpático, com edema, secreção glandular, batimento ciliar e obstrução nasal parcial (fase de limpeza e preparação do ar), enquanto a outra estará sob o tônus simpático (fase respiratória). Esse rodízio, ao longo do dia, é quase imperceptível, uma vez que a resistência nasal total quase não se altera. Todos esses eventos funcionais são possíveis graças à maior superfície de contato que as conchas e seus meatos proveem, bem como à riqueza de vasos presentes na submucosa (Figura 29.11).[4]

Seios paranasais

Os seios paranasais são cavidades ósseas preenchidas de ar (ossos pneumáticos) encontradas no interior dos ossos frontal, etmoide, esfenoide e maxilar. São nomeados de acordo com os ossos nos quais se localizam.[2,4] O frontal, o maxilar e o esfenoidal são pares e amplos, enquanto o etmoidal é formado por pequenas cavidades, denominadas "células" (Figura 29.12).[5]

Essas estruturas são recobertas por epitélio do tipo respiratório e também apresentam, sob essa camada, um tecido fibroelástico, no qual há glândulas serosas e mucosas. Esse sistema mucociliar é fundamental para a adequada imunidade do indivíduo, pois atua na prevenção de infecções.[3]

Os seios maxilares e etmoidais já estão presentes no recém-nascido, mas são de tamanho muito reduzido durante os primeiros 2 anos de vida (o que torna discutível a indicação de estudo radiológico antes dessa idade). Os seios frontais e esfenoidais desenvolvem-se após os 4 anos de idade, atingindo seu tamanho adulto somente na puberdade:[6]

- **Seios maxilares:** são os maiores seios associados à cavidade nasal e se localizam no interior da maxila. Seu crescimento depende da maxila e dos dentes, atingindo o tamanho final por volta dos 12 anos de idade. O teto do seio é o assoalho da órbita. A parede anterior está relacionada com a face. A parede posterior separa o seio das fossas infratemporal e pterigopalatina. O assoalho se relaciona com os dentes e a parede medial é a parede lateral das fossas nasais. Muitas vezes, o seio maxilar se abre no meato médio da cavidade nasal.[4,5]
- **Seios frontais:** formados pela invasão do osso frontal por uma célula etmoidal anterior que migra superiormente, só se individualizam como seios por volta dos 4 anos de idade, e só atingem a maturidade completa por volta

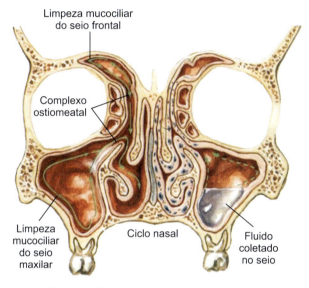

Figura 29.11 Ciclo nasal e movimento mucociliar.

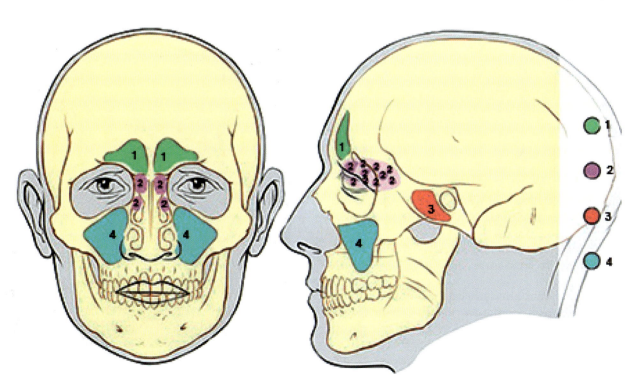

Figura 29.12 Seios paranasais: (1) seios frontais; (2) células etmoidais; (3) seio esfenoidal; (4) seios maxilares.

dos 10 a 12 anos, embora continuem crescendo até os 20 anos. Podem estar ausentes no adulto ou, ao contrário, podem apresentar desenvolvimento exagerado. Os dois seios frontais são separados por um fino septo ósseo que, muitas vezes, está desviado ou incompleto. Na maioria dos casos, o seio frontal drena diretamente no meato médio; em outros, pode abrir-se por meio de uma passagem estreita, o ducto nasofrontal, no infundíbulo etmoidal. A localização superior do seio frontal e a disposição anatômica de seu ducto favorecem a drenagem natural.[4,5]

- **Seios esfenoidais:** situados no corpo do osso esfenoide, são variáveis em tamanho, não são simétricos e são separados por delicado septo. Cada seio abre-se no recesso esfenoetmoidal localizado superior e posteriormente à concha nasal superior. Relacionam-se anteriormente com a cavidade nasal, posteriormente com a ponte e a artéria basilar, lateralmente com o nervo óptico, o seio cavernoso, a artéria carótida interna e o trigêmeo, inferiormente com a nasofaringe e superiormente com o quiasma óptico e a hipófise. O seio esfenoidal é frequentemente utilizado como via de acesso à hipófise para retirada de tumores. Os seios esfenoidais completam seu desenvolvimento por volta dos 16 anos de idade.[4]
- **Seios etmoidais:** compreendem inúmeras pequenas cavidades, as células etmoidais. Também podem ser denominados "labirinto etmoidal". Dependendo da localização anatômica, podem ser designados como anteriores e posteriores. Sua formação começa a partir do quinto mês intrauterino. O conhecimento anatômico dessas células aéreas é imprescindível, considerando sua vizinhança com a órbita, o seio cavernoso, o cérebro e a carótida interna.[4,5]

Muitas funções são atribuídas aos seios paranasais, como aquecimento e umidificação do ar na inspiração e auxílio na fonação (funcionam como caixa de ressonância). A única função sobre a qual existe concordância, no entanto, é a de que essas cavidades aparecem e se desenvolvem de modo a promover o crescimento da face sem aumentar o peso da cabeça.[4]

ROTEIRO DE EXAME – SEMIOTÉCNICA
Anamnese

A anamnese é realizada de maneira específica e dirigida para as afecções do nariz e dos seios paranasais. Contudo, deve sempre seguir um protocolo semiológico básico, que consta de identificação do paciente, queixa principal e duração, história da doença atual, doenças preexistentes e medicamentos, antecedentes pessoais e familiares.

Os principais sinais e sintomas relacionados com o nariz e os seios da face estão listados a seguir:[7]

- **Dor:** está presente, principalmente, nos processos inflamatórios agudos das cavidades sinusais (sinusites) e nas neoplasias nasossinusais. Localiza-se na face, na área correspondente à lesão, podendo irradiar-se para os ouvidos.
- **Sinusite (rinossinusite):** a rinossinusite pode ser clinicamente definida como resposta inflamatória da membrana mucosa que reveste a cavidade nasal e os seios paranasais.

Os fatores predisponentes mais frequentes da rinossinusite são a infecção de via aérea superior (IVAS), a rinite alérgica ou não alérgica, as alterações estruturais do nariz e a hipertrofia de adenoides. Entre seus sintomas, estão incluídos: cefaleia, dor ou pressão facial, congestão nasal, secreção nasal ou pós-nasal purulenta, hiposmia ou anosmia e, mais raramente, febre, halitose, dor de dente, otalgia e tosse. A etiologia é principalmente viral, mas deve-se pensar em etiologia bacteriana quando os sintomas de uma IVAS viral pioram após o quinto dia ou persistem por mais de 10 dias (Figuras 29.13 e 29.14).[8]

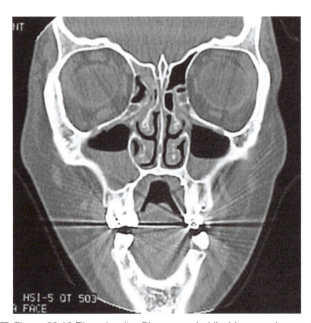

Figura 29.13 Rinossinusite. Observe o nível líquido nos seios maxilares (tomografia de face).

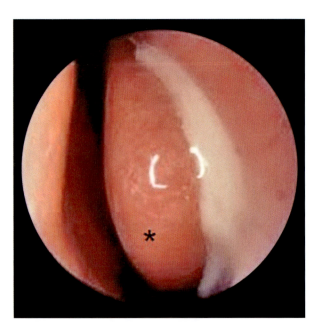

Figura 29.14 Rinossinusite – secreção de aspecto purulento drenando do meato médio (visão endoscópica da fossa nasal esquerda) (*: corneto médio).

- **Espirro:** os espirros podem ocorrer em várias patologias, como no resfriado comum. Crises de espirro são, no entanto, características das rinopatias alérgicas. Em geral, estas se acompanham de prurido nasal, o qual pode se estender à mucosa conjuntival.
- **Rinite alérgica:** a rinite alérgica é definida como inflamação da mucosa nasal induzida pela exposição a alérgenos que, após sensibilização, desencadeiam uma resposta inflamatória mediada por imunoglobulina E (IgE). Os principais sintomas incluem rinorreia aquosa, obstrução/prurido nasais, espirros e sintomas oculares, como prurido e hiperemia conjuntival.[9]
- **Alterações do olfato:**
    - **Diminuição ou abolição do olfato:** a diminuição (hiposmia) ou abolição (anosmia) do olfato pode ser decorrente de fatores que impeçam a passagem de partículas odoríferas até a zona olfatória (como pólipos, hipertrofia dos cornetos, edema resultante da rinite alérgica ou de rinossinusite) ou que lesionem as terminações nervosas olfatórias (como infecções, drogas ou substâncias tóxicas – cocaína, nicotina, derivados de petróleo, solventes orgânicos, monóxido de carbono etc.). As etiologias neurológicas também devem ser consideradas. Patologias como esclerose múltipla e doença de Parkinson, além daquelas que podem lesionar diretamente o bulbo olfatório (como tumores, abscessos e traumatismos), podem causar redução do olfato.[2,10]

        Existem também causas congênitas, como a atrofia do epitélio e/ou do bulbo olfatório no processo de desenvolvimento, causas fisiológicas, como o envelhecimento (presbiosmia), e causas medicamentosas, como por anfetaminas, aminoglicosídeos e tetraciclina.[10]
    - **Aumento do olfato:** o aumento do olfato (hiperosmia) pode surgir na gravidez, no hipertireoidismo e em pacientes psiquiátricos (em caso de psicose). Também pode ocorrer em pacientes com lesão de lobo temporal e em pacientes epilépticos como sintoma pré-crise convulsiva.[7]
    - **Cacosmia:** consiste em sentir mau cheiro. A rinite atrófica ozenosa é uma exemplo de patologia que promove o surgimento desse sintoma.[7]
    - **Rinite atrófica ou ozena:** trata-se de uma doença crônica caracterizada por secreção amarelada, crostas fétidas e atrofia osteomucosa.[3,11] Sua etiologia é desconhecida, sendo questionadas causas metabólicas ou endócrinas, associadas a quadros infecciosos.[3] A rinite atrófica ozenosa tem maior incidência em países de baixo desenvolvimento socioeconômico, principalmente no sexo feminino, na faixa etária de 15 a 35 anos (Figura 29.15).[11]
    - **Parosmia:** consiste na interpretação errônea de uma sensação olfatória. Surge em pacientes com afecção neurológica ou em portadores de neurite gripal. Pode ocorrer, também, na aura da epilepsia.[7]
- **Obstrução nasal:** está presente em quase todas as afecções das fossas nasais, como rinites, alergias respiratórias, pólipos, hipertrofia das vegetações adenoides, neoplasias e hipertrofia de cornetos.[7]

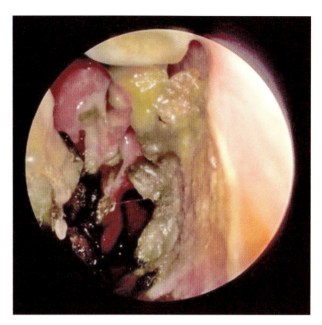

Figura 29.15 Rinite atrófica (ozena) – visão endoscópica.

- **Síndrome do respirador oral:** a respiração pela via nasal exerce efeito benéfico sobre o sistema estomatognático, propiciando boas condições para o crescimento e o desenvolvimento dos tecidos moles e duros. No entanto, na presença de qualquer obstáculo à passagem do ar pelas vias aéreas superiores, a respiração oral surge como forma alternativa. Essa mudança exerce influência negativa no crescimento e desenvolvimento do esqueleto craniofacial, principalmente no que se refere às formas maxilar e mandibular e à altura facial. Durante a respiração oral, a língua se posiciona de maneira inadequada, deixando de exercer sua função modeladora dos arcos dentários, o que acarreta maloclusões. Esse desvio na morfologia dentoalveolar pode servir como estímulo anormal para o crescimento craniofacial e para a fisiologia oclusal. Em crianças, além das alterações morfológicas, a respiração oral pode levar a cansaço frequente, sonolência diurna, baixo apetite e, inclusive, déficit de aprendizado, em virtude da falta de um sono reparador (Figuras 29.16 e 29.17).[12]
- **Corrimento nasal ou rinorreia:** a secreção nasal geralmente acompanha a obstrução. É importante questionar se é uni ou bilateral.[4] Esse sintoma inclui diferentes tipos de secreção:
    - **Hialina:** a secreção é clara, incolor ou levemente esbranquiçada. É inespecífica, ocorrendo tanto em patologias virais como nas rinites catarrais simples, assim como em casos de rinite alérgica ou, ainda, em casos de inalação de substâncias irritantes ou durante o choro (Figura 29.18).
    - **Purulenta:** pode indicar contaminação bacteriana, que geralmente engloba tanto a cavidade nasal como os seios paranasais. Ocorre em casos de rinite catarral em que houve contaminação, em casos de corpo estranho, quando é geralmente unilateral, e em tumores, principalmente malignos (Figura 29.19).

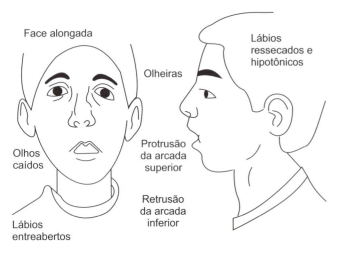

Figura 29.16 Fácies do respirador oral.

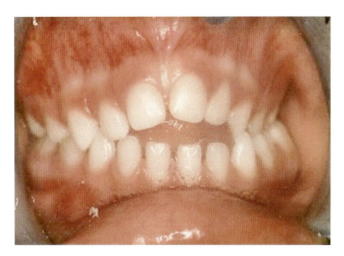

Figura 29.17 Alteração da arcada dentária.

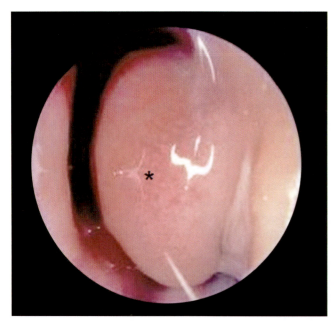

Figura 29.18 Secreção hialina (visão endoscópica da fossa nasal esquerda) (*: corneto inferior).

- **Sanguinolenta:** normalmente, consiste em estrias de sangue coagulado em meio à rinorreia, geralmente purulenta. É muito sugestiva uma patologia sinusal, mas não se descartam tumores e corpo estranho.[13]

Quando a secreção tem odor fétido, devem ser descartadas etiologias como sífilis nasal, leishmaniose, tumores malignos, corpo estranho e ozena.[7] Uma secreção clara e aquosa, que aumenta ao se inclinar a cabeça para a frente ou com a tosse, sugere extravasamento de liquor, em geral decorrente de traumatismo acidental ou cirúrgico.[4]

- **Epistaxe:** definida como sangramento da mucosa nasal, representa a emergência mais comum em otorrinolaringologia e a causa mais frequente de hemorragia.[7,14] Em geral, está associada a fatores predisponentes, como hipertensão arterial sistêmica, trauma e coagulopatias. Entre as causas locais, além do trauma, podem ser consideradas inflamações e/ou infecções (rinites, rinossinusites), alterações anatômicas (desvio e perfuração septais), presença de corpo estranho, agentes químicos (vapores de metais pesados), drogas (cocaína), agentes climáticos (inalação de ar frio e seco) e tumores nasais (nasoangiofibroma, polipose nasal, papiloma invertido, carcinomas).[7,14,15] Clinicamente, a hemorragia nasal pode ser dividida em anterior e posterior, que demonstram diferenças significativas em sua apresentação e prognóstico.[14] Na maioria dos casos, o quadro tem origem anterior (em mais de 90% dos casos), relacionada com uma área muito vascularizada do nariz, correspondente ao plexo de Kiesselbach, geralmente com sangramento pequeno e de resolução espontânea, acometendo mais caracteristicamente crianças e adultos jovens.[13] Em menor número de casos, no entanto, ocorre por comprometimento posterior, relacionado com o plexo de Woodruff, geralmente com sangramento de maior volume e de resolução mais complexa, muitas vezes necessitando de cirurgia e acometendo mais caracteristicamente indivíduos com mais de 40 anos de idade.[14,15] Deve-se

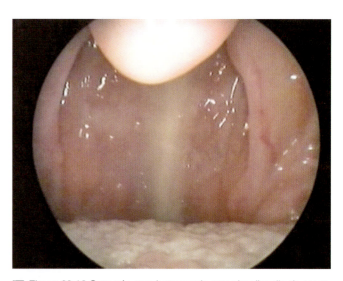

Figura 29.19 Gota pós-nasal: oroscopia com visualização de secreção purulenta oriunda da rinofaringe – sinal sugestivo de rinossinusite aguda.

tomar cuidado com o fato de a hemorragia digestiva alta com regurgitação pelas fossas nasais e a lesão vascular de base de crânio, entre outras etiologias, também poderem apresentar-se como hemorragia nasal, devendo o diagnóstico diferencial ser cogitado pelo médico (Figuras 29.20 a 29.22).[15]

- **Dispneia:** todas as causas de obstrução nasal bilateral podem provocar dispneia. A imperfuração coanal congênita, quando bilateral, pode acarretar grave dispneia no recém-nascido com cianose, asfixia e, até mesmo, a morte da criança. Outra causa importante de dispneia ou apneia de origem rinofaríngea é a síndrome da apneia do sono. Essa condição é definida como a interrupção do fluxo de ar respiratório por 10 segundos ou mais durante o sono, resultando em hipoxemia, despertares frequentes e sonolência diurna. Em crianças, pode estar relacionada com a hipertrofia de adenoides e, nos adultos, com a obesidade (Figura 29.23).[7,16,17]
- **Alterações da fonação:** as fossas nasais atuam, juntamente com as cavidades sinusais, como uma caixa de ressonância durante a fonação. Desse modo, certas afecções nasobucofaríngeas ocasionam alterações na emissão da voz, promovendo o surgimento da voz anasalada (rinolalia). Algumas dessas causas são: véu palatino curto ou paralítico, vegetações adenoides hipertrofiadas, destruições do septo nasal, obstrução nasal aguda ou crônica e fenda palatina (Figura 29.24).[7]

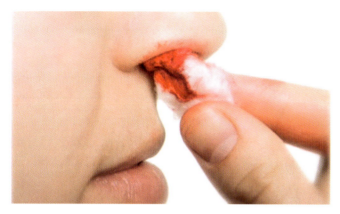

Figura 29.20 Epistaxe.

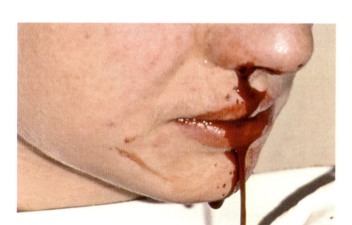

Figura 29.21 Epistaxe.

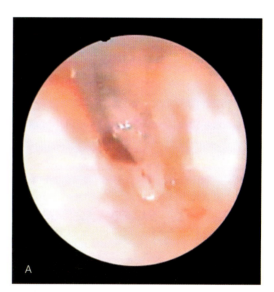

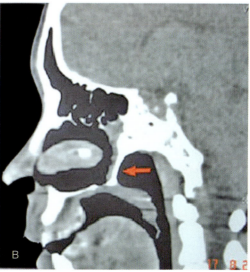

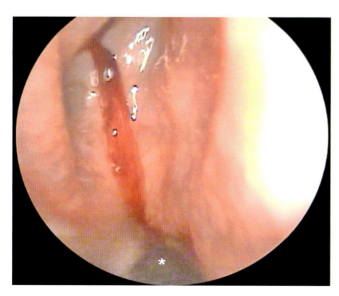

Figura 29.22 Epistaxe – visão endoscópica de sangramento posterior (*: coana).

Figura 29.23A Visão endoscópica da atresia coanal. B Tomografia computadorizada demonstrando a atresia coanal (*seta vermelha*).

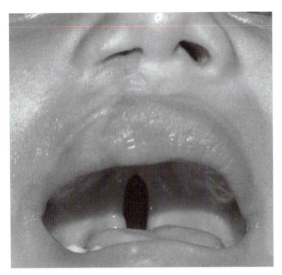

▼ Figura 29.24 Fissura palatina – o palato é o assoalho da cavidade nasal. Sua descontinuidade provoca alterações na ressonância vocal.

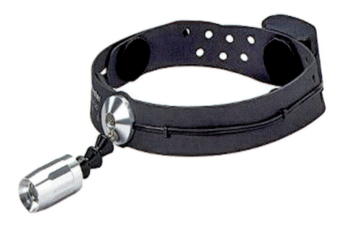

▼ Figura 29.26 Fotóforo.

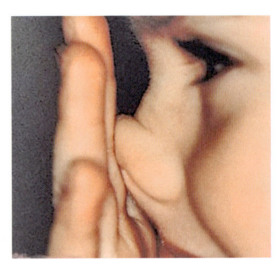

▼ Figura 29.27 "Saudação alérgica".

Exame físico

As etapas do exame físico seguem os princípios básicos da propedêutica adaptados à rinossinusologia: inspeção, palpação e rinoscopia anterior e posterior. Os materiais básicos necessários para sua realização são: espéculos nasais, pinças e estiletes nasais e foco de luz (fotóforo). O otorrinolaringologista dispõe ainda da utilização de endoscópios de fibra óptica (rígidos ou flexíveis) e aparelhos de rinometria e rinomanometria para melhor avaliação do nariz (Figuras 29.25 e 29.26):

- **Inspeção e palpação:** a inspeção tem como objetivos analisar a pirâmide, detectar dismorfias, distúrbios do desenvolvimento e desvios (traumas) e revelar sinais sugestivos de processos infecciosos, como hiperemias, edemas e abaulamentos. Esses achados, quando associados a assimetrias no nível do nariz e nas regiões correspondentes aos seios paranasais, devem fazer suspeitar imediatamente da presença de processos expansivos. A presença do traço sobre o dorso nasal (saudação alérgica) pode ser observada em pacientes alérgicos (Figura 29.27).[1]

A palpação possibilita reconhecer as crepitações e os desnivelamentos associados a fraturas da pirâmide nasal e do maciço ósseo facial, assim como o volume, a consistência, o calor local ou a dor encontrados em diversas modalidades de sinusites e neuralgias faciais. Dor local à palpação dos seios frontal e maxilar, associado a sintomas de febre e rinorreia purulenta, pode indicar sinusite (Figura 29.28).[1,4]

- **Rinoscopia anterior:** o nariz pode ser examinado por meio da rinoscopia anterior, que consiste na inspeção da cavidade nasal com o auxílio de um espéculo nasal e de uma fonte de luz externa, que pode ser um fotóforo, um espelho frontal ou uma lanterna.[1,3,18] O espéculo é introduzido no vestíbulo com as lâminas fechadas e sua porção superior levemente lateralizada. Em seguida, as lâminas são abertas suavemente para que se tenha uma visão das estruturas do interior da fossa nasal, como septo, conchas, assoalho, válvula e, em alguns casos, meato médio e concha média. Fixa-se a asa do nariz com o dedo indicador; em seguida, com o espéculo aberto, impedem-se movimentos bruscos da cabeça do paciente, os quais podem causar traumatismos intranasais.[18]

A rinoscopia anterior deve ser primeiramente realizada com o paciente olhando de frente para o examinador. As-

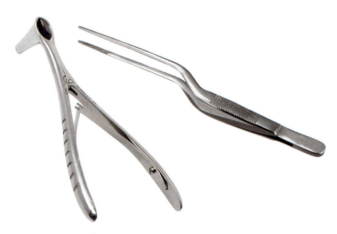

▼ Figura 29.25 À esquerda, espéculo nasal; à direita, pinça baioneta.

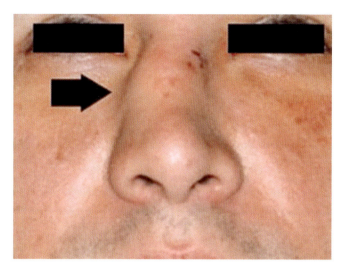

Figura 29.28 Fratura nasal – desvio do dorso nasal observado à inspeção.

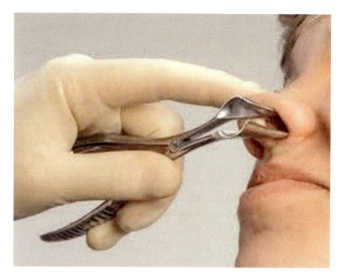

Figura 29.29 Rinoscopia anterior – técnica.

sim, é possível ver, inferiormente, o assoalho da cavidade nasal e verificar a presença de secreções e lesões anormais; lateralmente, a cabeça da concha inferior, a hipertrofia e/ou degeneração polipoide da concha inferior, bem como a coloração de sua mucosa, que pode variar desde a rósea (normal), passando por pálido-violácea (atópicos), até a vermelha (processos infecciosos agudos); medialmente, a presença de deformidades, perfurações (traumas, doenças granulomatosas, pós-cirúrgicas) e abaulamentos (abscessos) no septo.

Com a cabeça do paciente reclinada para trás é possível examinar a porção alta das cavidades nasais. Pode-se ver, lateralmente, a cabeça do corneto médio e o meato médio (hipertrofia e conchas bolhosas dos cornetos médios, assim como abaulamentos, edemas, secreções anormais, pólipos ou lesões expansivas nos meatos médios, são muito sugestivas de comprometimento secundário dos seios paranasais correspondentes); medialmente, o septo e as possíveis alterações descritas previamente. A visão global à rinoscopia anterior fornece uma ideia da permeabilidade nasal quando se observa a relação e/ou a proximidade do septo com a concha inferior. A retração dos cornetos ocasionada pela aplicação de vasoconstritores sobre a mucosa torna possível um exame mais minucioso. Na ausência de espéculo nasal, pode-se realizar o exame com auxílio de um otoscópio, utilizando o otocone maior (Figuras 29.29 e 29.30).[1]

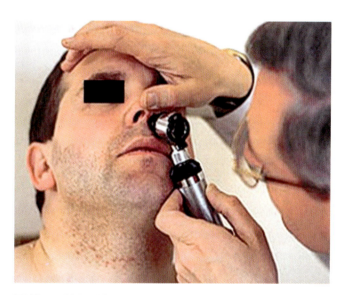

Figura 29.30 Utilização do otoscópio para realização da rinoscopia anterior na ausência de espéculo nasal.

- **Rinoscopia posterior:** a rinoscopia posterior pode ser realizada com espelho laríngeo a partir do abaixamento da porção posterior da língua e da introdução do espelho por trás do palato mole. Esse exame possibilita a visualização da rinofaringe, das coanas e das caudas das conchas inferiores e médias.[3] Muitas vezes, faz-se necessária a aplicação de anestésico tópico na mucosa do palato mole e na parede posterior da faringe para reduzir os reflexos nauseosos que dificultam ou, até mesmo, impedem a realização desse exame.[1] Apesar de ser um método clássico, caiu em desuso após o advento dos telescópios nasais (Figura 29.31).[18]

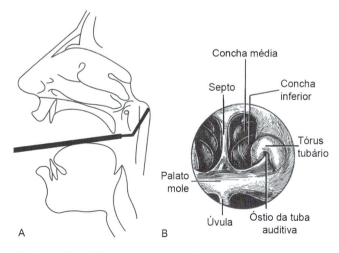

Figura 29.31 A Rinoscopia posterior. B Visualização das estruturas nasais através da rinoscopia posterior.

- **Transiluminação dos seios paranasais:** o exame é preferencialmente realizado em uma sala escura, com o auxílio de uma fonte de luz. No exame dos seios maxilares, a luz é colocada na boca do paciente, em um dos lados do palato duro. A luz é transmitida através da cavidade do seio maxilar e observada como um brilho sob o olho. O outro lado é então examinado. Normalmente, o brilho em cada lado deve ser igual. A redução no brilho pode ser decorrente de líquido, massa ou mesmo espessamento da mucosa do seio maxilar. Outro método de transiluminação do seio maxilar consiste em solicitar ao paciente que coloque a cabeça para trás e abra a boca, com o cuidado de retirar próteses dentárias. Posiciona-se, então, a fonte de luz logo abaixo da face medial do olho, observando o brilho no palato duro. Novamente, comparam-se os dois lados (Figura 29.32).

O seio frontal pode ser examinado mediante o direcionamento da luz para cima, sob a face medial da sobrancelha, observando o brilho acima do olho. Os seios etmoidal e esfenoidal não podem ser examinados por esse método. Deve ser salientado, contudo, que a especificidade desse exame é baixa quando não há sintomas referíveis aos seios paranasais, pois é grande a variabilidade da transiluminação entre os pacientes.[4]

- **Endoscopia nasal:** os endoscópios, tanto os flexíveis como os rígidos, revolucionaram o diagnóstico e o tratamento das patologias do nariz e dos seios paranasais, tornando-os precisos, precoces, pouco invasivos e possíveis, até mesmo, em pacientes com reflexos nauseosos intensos.[1] Tornam possível a visão dos meatos inferior e médio, dos recessos frontoetmoidal e esfenoetmoidal, das conchas nasais, do septo, do palato mole, dos orifícios da tuba de Eustáquio e do tamanho da amígdala faríngea (adenoide),[4] ou seja, promovem uma visão global e uma ideia da relação das diferentes estruturas da cavidade nasal entre si, além de revelarem detalhes mínimos.[1]

Figura 29.33 Endoscópio nasal rígido.

Os endoscópios rígidos, necessários para o exame nasal, podem ter diferentes diâmetros e angulações. A maioria dos adultos pode ser examinada com um endoscópio de 4mm, que promove maior iluminação dentro do nariz e aumento do campo de visão. Os endoscópios de 2,7mm são utilizados em pacientes pediátricos ou em adultos com obstrução nasal proeminente ou estruturas anatômicas nasais pequenas. Em relação à angulação, as ópticas de 0 grau são mais fáceis de manusear, pois o examinador não tem de compensar em ângulo visual divergente. As ópticas de 30 graus promovem uma boa visualização das paredes nasais lateral e medial, se forem apropriadamente rotadas e avançadas. A óptica de 70 graus é mais especializada e sua aplicação é mais bem observada no exame de áreas isoladas da parede lateral ou medial (Figura 29.33).[4]

Os fibronasofaringolaringoscópios flexíveis também podem ser utilizados para avaliação da cavidade nasal e da rinofaringe, com qualidade um pouco mais baixa, mas com a vantagem de, no mesmo exame, tornarem possível a observação da oro e hipofaringe e da laringe (Figura 29.34).[4]

Para uso no consultório, também é necessária uma fonte de luz. Para visualização em um televisor e registro das imagens, é necessária uma microcâmera adaptada à fibra óptica.[4]

A endoscopia nasal constitui, portanto, um exame importante em pacientes com queixas nasais, principalmente com sintomas sinusais crônicos ou recorrentes, possíveis candidatos à cirurgia nasal, epecialmente cirurgias endoscópicas nasossinusais, nos quais essa avaliação é imprescindível.[4]

O otorrinolaringologista ainda pode lançar mão de outros exames para complementar a avaliação do nariz e dos seios paranasais, como rinomanometria e rinometria acústica, exames da função olfatória e culturas/citologia/biópsias nasais, sem citar os exames de imagem complementares, como tomografia computadorizada (que desempenha papel muito importante na avaliação das doenças nasossinusais) e ressonância nuclear

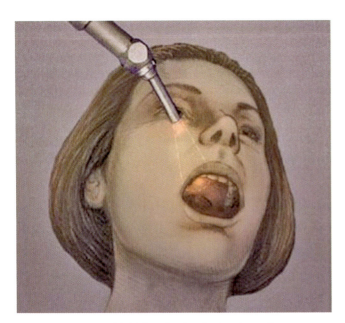

Figura 29.32 Transiluminação do seio maxilar.

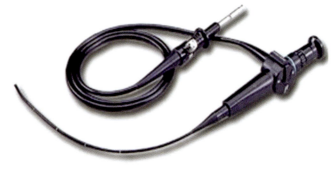

Figura 29.34 Fibronasolaringoscópio.

magnética. No entanto, apesar de todos os avanços tecnológicos, anamnese e exame físico detalhados permanecem indispensáveis para uma avaliação clínica adequada, de modo a ser estabelecido um diagnóstico correto.

Referências

1. Neto SC, Mello Jr JF, Martins RHG et al. Tratado de otorrinolaringologia da Sociedade Brasileira de Otorrinolaringologia. Vol 1. 2. ed. São Paulo: Rocca, 2011.

2. Moore KL. Anatomia orientada para a prática clínica. 4. ed. Rio de Janeiro: Guanabara Koogan, 2001:851-60.

3. Fukuda Y. Otorrinolaringologia. Guias de medicina. ambulatorial e hospitalar. Unifesp/Escola Paulista de Medicina. Manole, 2003:145-56.

4. Costa SS da et al. Otorrinolaringologia: princípios e prática. 2. ed. Porto Alegre: Artmed, 2006.

5. Moussalle S, Di Nardo P, Steffen N et al. Guia prático de otorrinolaringologia: anatomia, fisiologia e semiologia. Porto Alegre: EDIPUCRS, 1997.

6. Pitrez PMC, Pitrez JLB. Infecções agudas das vias aéreas superiores – diagnóstico e tratamento ambulatorial. J Pediatr 2003; 79(1): 77-86.

7. Porto CC. Semiologia médica. 4. ed. Rio de Janeiro: Guanabara Koogan, 2001:57-8.

8. Sakano E, Weckx LLM, Sennes LU. Diagnóstico e tratamento da rinossinusite. Projeto diretrizes. Associação Médica Brasileira e Conselho Federal de Medicina, 2001.

9. Ibiapina CC, Sarinho ESC, Camargos PAM, Andrade CR, Filho AASC. Rinite alérgica: aspectos epidemiológicos, diagnósticos e terapêuticos. J Bras Pneumol 2008; 34(4):230-40.

10. Neto FXP, Targino MN, Peixoto VS et al. Anormalidades sensoriais: olfato e paladar. Arq Int Otorrinolaringol 2011; 15(3):350-8.

11. Mocellin L. Rinite atrófica fétida em nossos dias. Arq Int Otorrinolaringol 2007; 11(2):192-5.

12. Di Ninno CQMS, Figueiredo JSS, Bosco RLG, Cruz SMS, Godinho RN, Miranda ICC. Obstrução nasal total: estudo morfofuncional de um caso de sinéquia de palato mole e paredes faríngeas pós-blastomicose. Rev CEFAC 2012; 14(5): 963-70.

13. Klein E. Obstrução nasal – Um obstáculo à vida. Revista Brasileira de Otorrinolaringologia 1987; 54(4):106-10.

14. Dal Secchi MM, Indolfo MLP, Rabesquine MM, Castro FB. Epistaxe: fatores predisponentes e tratamento. Arq Int Otorrinolaringol 2009; 13(4):381-5.

15. Balbani APS, Formigoni GGS, Butugan O. Tratamento da epistaxe. Rev Ass Med Brasil 1999; 45(2):189-93.

16. Martins AB, Tufik S, Togeiro SMGPT. Síndrome da apnéia-hipopnéia obstrutiva do sono. Fisiopatologia. J Bras Pneumol 2007; 33(1):93-100.

17. Ramos RTT, Daltro CHC, Gregório PB et al. SAHOS em crianças: perfil clínico e respiratório polissonográfico. Rev Bras Otorrinolaringol 2006; 72(3):355-61.

18. Meirelles RC. Exame da cavidade nasal e tratamento cirúrgico da obstrução nasal. Revista Hospital Universitário Pedro Ernesto 2008; 7(2):24-32.

Laringe

CAPÍTULO 30

Geraldo Druck Sant'Anna • Marina Zottis de Deus Vieira • Liana Ferreira Corrêa

CONCEITOS GERAIS SOBRE ANATOMIA E FISIOLOGIA

A laringe é uma estrutura musculocartilaginosa localizada na parte anterior do pescoço, na região cervical, entre a faringe e a traqueia.[1,2] Suas principais funções são a fonação e a proteção da via aérea durante a deglutição.[1]

O esqueleto da laringe contém nove cartilagens unidas por ligamentos e membranas, sendo três delas ímpares (tireóidea, cricóidea e epiglótica) e três pares (aritenóidea, corniculada e cuneiforme).[1] O osso hióideo também compõe essa estrutura.

A laringe divide-se em três andares: o superior (supraglótico), o médio (glótico) e o inferior (subglótico ou infraglótico).[2] A região glótica encontra-se no nível das pregas vocais. Acima dela está a supraglote ou vestíbulo da laringe e, abaixo, a subglote, até a margem inferior da cartilagem cricóidea (Figuras 30.1 a 30.3).[3]

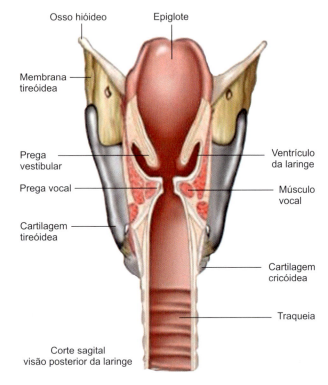

Figura 30.2 Visão posterior da laringe.

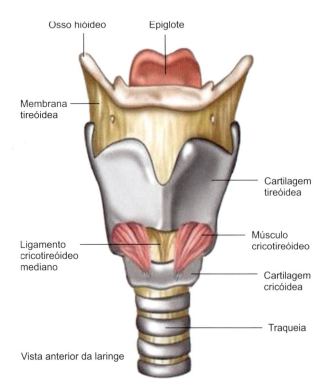

Figura 30.1 Visão anterior da laringe.

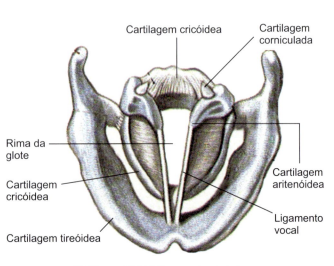

Figura 30.3 Visão superior da laringe.

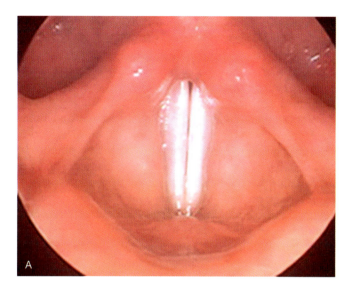

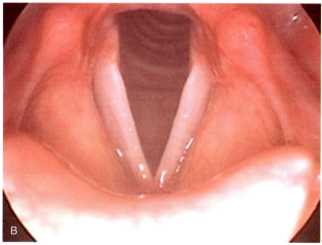

▼ Figura 30.4A Pregas vocais em adução. B Pregas vocais em abdução.

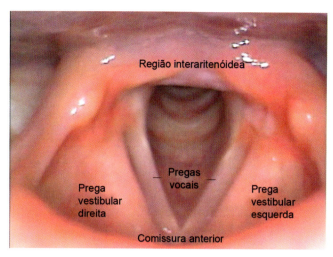

▼ Figura 30.5 Laringe – visualização das pregas vocais e das pregas vestibulares.

A glote, o aparelho vocal da laringe, compreende as pregas e os processos vocais, junto com a rima da glote – abertura entre as pregas vocais. Essa fenda permanece caracteristicamente mais aberta (abduzida) durante a respiração, permitindo a passagem de ar, e mais fechada (aduzida) durante a fonação, permitindo sua vibração e a fonação (Figura 30.4).[1,2]

As pregas vestibulares (falsas cordas vocais) são duas pregas espessas, constituídas por fibras musculares e recobertas por uma mucosa rósea. Localizam-se acima das pregas vocais (verdadeiras). Os recessos laterais entre essas pregas vestibulares e as pregas vocais são chamadas de ventrículos (de Morgagni).[3] As pregas vestibulares têm pouca ou nenhuma contribuição na produção da voz, mas apresentam função protetora, uma vez que sua túnica mucosa é sensível a corpos estranhos, estimulando reflexos, como a tosse, para desobstruir a via aérea (Figura 30.5).[1,2]

As pregas vocais são compostas, essencialmente, do músculo vocal e do ligamento vocal, recobertos por mucosa. A comissura anterior é representada pela união anterior das pregas vocais verdadeiras em suas inserções na cartilagem tireóidea; a região interaritenóidea representa a parede posterior da glote.[3]

Do ponto de vista histológico, a prega vocal é considerada uma estrutura composta por cinco camadas organizadas em epitélio de revestimento, lâmina própria (com camadas superficial, intermediária e profunda) e músculo vocal.[4] O ligamento vocal é constituído pelas camadas intermediárias e profundas da lâmina própria, enquanto a camada superficial representa o espaço de Reinke, local onde se desenvolvem várias doenças benignas da laringe (Figura 30.6).[3]

Quanto aos músculos, podem ser divididos em intrínsecos e extrínsecos. Os primeiros exercem as funções de adução, abdução e tensão das pregas vocais, enquanto os segundos têm como funções a fixação da laringe e o controle secundário da frequência da voz.[2]

Os músculos extrínsecos são: digástrico, gênio-hióideo, estilo-hióideo, omo-hióideo, estilofaríngeo, esternotireóideo e esterno-hióideo. A musculatura intrínseca da laringe é composta pelos seguintes músculos: tireoaritenóideo, interaritenói-

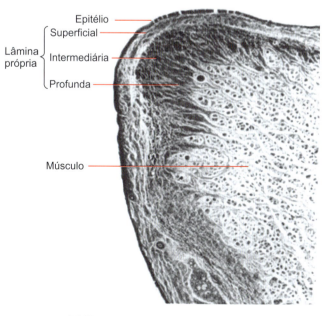

▼ Figura 30.6 Histologia da prega vocal.

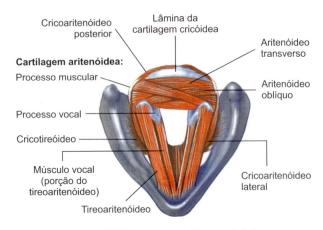

Figura 30.7 Musculatura intrínseca da laringe.

deos (ou ariaritenóideos), cricoaritenóideo posterior, cricoaritenóideo lateral e cricotireóideo (Figura 30.7).[1,3]

- **Tireoaritenóideo:** é um músculo par. Origina-se da face posterior do ângulo da cartilagem tireóidea e se insere na face anterolateral da cartilagem cricóidea. É considerado adutor, principalmente na porção membranosa da prega vocal. Em sua porção medial, contém algumas fibras com características específicas, chamadas de músculo vocal.
- **Aritenóideos (interaritenóideos ou ariaritenóideos) – transverso e oblíquo:** unem uma aritenoide a seu par contralateral. São considerados adutores, principalmente da porção cartilagínea da prega vocal.
- **Cricoaritenóideo posterior:** é par e liga a face posterior da cartilagem cricóidea ao processo muscular da aritenóidea. É considerado abdutor e também classificado como músculo tensor.
- **Cricoaritenóideo lateral:** é par e se insere nas porções superior e lateral da cartilagem cricóidea e no processo vocal da aritenóidea. É considerado adutor e também pode ser classificado como músculo tensor.
- **Cricotireóideo:** é par e se insere nas faces anteriores das cartilagens cricóidea e tireóidea, ao lado da linha mediana da região infra-hióidea. É considerado o principal músculo tensor das pregas vocais. Pode ser considerado adutor ou abdutor, dependendo do momento de posicionamento das pregas vocais.[3]

A inervação da laringe é complexa e proporcionada pelos sistemas parassimpático (vagal) e simpático. O vago (X nervo craniano) oferece dois nervos de cada lado da laringe: o laríngeo superior (NLS) e o laríngeo inferior ou recorrente (NLR).[5] Toda a inervação motora dos diferentes músculos da laringe é fornecida pelo NLR, com exceção do músculo cricotireóideo, cuja inervação é feita pelo NLS, nervo misto que também é responsável pela sensibilidade da mucosa laríngea.[3] Existe uma íntima relação desses nervos com a glândula tireoide, o que aumenta o risco de lesão desses nervos nas tireoidectomias. Os nervos laríngeos inferiores são chamados de recorrentes porque sobem em direção à laringe em sentido inverso ao vago. O esquerdo "recorre" no arco aórtico, enquanto o direito o faz na artéria subclávia (Figura 30.8).

A inervação simpática é composta por nervos vasomotores e secretomotores para glândulas laríngeas, além de reguladores do tônus muscular, especialmente das pregas vocais.[5]

A vascularização da laringe é feita pelas artérias laríngea superior, laríngea inferior e cricotireóidea. A circulação venosa é constituída, essencialmente, pelas veias laríngea superior e laríngea inferior. Em relação ao sistema linfático, há uma escassez em relação à distribuição linfática em nível glótico. Esta ganha expressividade à medida que se afasta em direção supra e subglótica (padrão de ampulheta). Essa situação é decisiva diante das neoplasias malignas da laringe.[3]

A laringe é um órgão extremamente complexo, responsável por diversas e importantes atividades fisiológicas. As chamadas funções básicas da laringe compreendem a proteção das vias aéreas, a respiração e a fonação. Algumas atividades são estritamente reflexas e involuntárias, como a de proteção. A respiração pode ser iniciada voluntariamente, apesar de ser involuntariamente controlada. Já a fonação constitui uma atividade eminentemente voluntária.[3,5]

- **Proteção:** importante durante a deglutição, ocorre por meio de dois mecanismos principais: a elevação da laringe (por contração da musculatura supra-hióidea) e fechamento laríngeo (pelo reflexo de fechamento glótico).
- **Respiração:** regula o fluxo aéreo inspiratório e expiratório. Esse controle ocorre, principalmente, pela atividade da musculatura intrínseca, que determina a configuração glótica.
- **Fonação:** durante a fonação, a energia aerodinâmica gerada pelo fluxo expiratório é convertida em energia acústica pela vibração das pregas vocais. Para acontecer, essa vibração depende de um componente mioelástico (atividade neuromuscular da laringe) e de outro aerodinâmico (fluxo aéreo expiratório). O controle neuromuscular da fonação pode alterar as propriedades viscoelásticas da prega vocal, influenciando aspectos como frequência fundamental, modo de fonação e intensidade da voz.[3]

O conhecimento da anatomofisiologia da laringe é fundamental para avaliação das alterações que possam comprometer esse órgão tão complexo, possibilitando, assim, diagnóstico e tratamento corretos das patologias laríngeas.

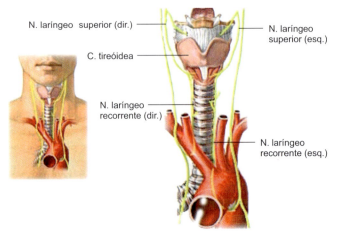

Figura 30.8 Inervação parassimpática da laringe.

ROTEIRO DO EXAME – SEMIOTÉCNICA
Anamnese

A anamnese é realizada de maneira específica e dirigida para as afecções da laringe. Contudo, deve sempre consistir no seguinte protocolo semiológico básico: identificação do paciente, queixa principal e duração, história da doença atual, doenças preexistente e medicamentos, antecedentes pessoais e familiares.

Os principais sinais e sintomas relacionados com a laringe estão listados a seguir.

Dor

A dor tem caráter espontâneo ou surge à deglutição (odinofagia). Pode ser decorrente de certas patologias, como laringites (agudas ou crônicas) ou tumores laríngeos, especialmente os localizados na supraglote. A dor de característica lancinante deve chamar atenção para a possibilidade de artrite cricoaritenóidea e tuberculose laríngea.[6]

- **Laringites:** as laringites agudas podem ser associadas a causas infecciosas ou imunológicas (como na artrite reumatoide), a irritantes do meio ambiente, ao uso excessivo da voz, ao alcoolismo e ao tabagismo. Entre os sintomas, os pacientes podem relatar rouquidão, disfagia, odinofagia e otalgia. A laringite crônica pode estar relacionada com diversas patologias, como sarcoidose, tuberculose, sífilis, candidíase, leishmaniose e lúpus eritematoso sistêmico (Figura 30.9).[6]
- **Tuberculose laríngea:** a tuberculose é uma doença infectocontagiosa de evolução crônica cujo agente etiológico é o *Mycobacterium tuberculosis*. Acomete especialmente os pulmões, mas pode envolver muitos outros órgãos, como a laringe.[7] A tuberculose laríngea é considerada uma das doenças granulomatosas mais comuns da laringe, mas constitui menos de 1% de todos os casos de tuberculose extrapulmonar.[7,8] Classicamente, a forma laríngea está relacionada com lesões pulmonares extensas, cuja disseminação é explicada pela teoria broncogênica, e caracteriza-se por ser altamente contagiosa.[8] Rouquidão, disfagia e odinofagia são os principais sintomas referidos, podendo ser acompanhados por

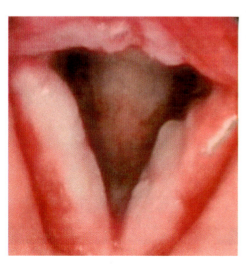

Figura 30.9 Candidíase laríngea.

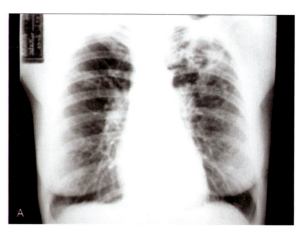

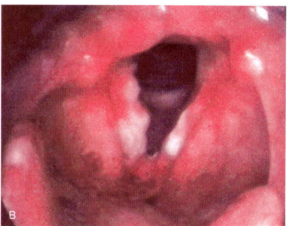

Figura 30.10 Tuberculose. A Radiografia de tórax com cavitação em ápice pulmonar esquerdo. B Laringoscopia com lesões irregulares nas pregas vocais. (Garcia R, Cecatto S, Mendonça R, Barcelos C, Santos R, Rapoport P. Tuberculose e blastomicose laríngeas: relato de três casos e revisão de literatura. Rev Bras Otorrinolaringol São Paulo Mar./Abr. 2004; 70[2]).

queixas sistêmicas. O principal diagnóstico diferencial é com o carcinoma de laringe, em virtude das semelhanças quanto ao exame clínico e aos fatores de risco (tabagismo e alcoolismo). Desse modo, deve-se realizar o exame radiológico de tórax ou a biópsia da lesão para diferenciar essas duas patologias.[7] A resposta ao tratamento antituberculoso é excelente e rápida, e a maioria das lesões desaparece em um período de 2 meses (Figura 30.10).[8]

Dispneia

Sintoma frequente das laringopatias, é decorrente de obstrução do trato respiratório. Entre as patologias que causam esse sintoma estão: paralisia das pregas vocais, câncer avançado, papilomatose laríngea, corpo estranho e traumatismos laringotraqueais.[6]

- **Paralisia das pregas vocais:** consiste na imobilidade em adução ou abdução de uma ou de ambas as pregas vocais, sem infiltração neoplásica e sem comprometimento da articulação cricoaritenóidea. Deve ser considerada não como um diagnóstico final, mas como um sinal patológico a ser

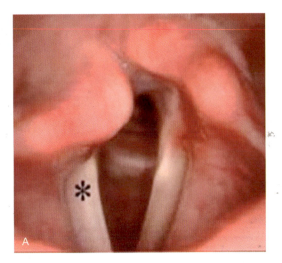

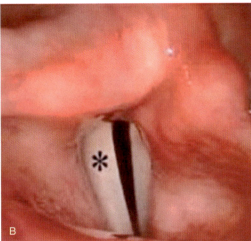

▼ **Figura 30.11** Paralisia de prega vocal. Não há modificação da posição da prega vocal direita (*) em diferentes momentos da fonação (A e B).

investigado. A paralisia do X nervo e/ou de seu ramo, o nervo laríngeo inferior recorrente, ocasiona a alteração da mobilidade da prega vocal. Manifestações de distúrbios de deglutição, da fonação e da respiração e infecções aspirativas das vias aéreas são, por vezes, os primeiros sinais e sintomas de lesão do X nervo ou do laríngeo recorrente, necessitando um diagnóstico preciso da etiologia e da topografia da lesão (central ou periférica). Algumas das patologias que podem ocasionar paralisia das pregas vocais são: doenças neurológicas (como esclerose lateral amiotrófica, doença de Parkinson, esclerose múltipla e síndrome de Arnold Chiari, dentre outras), cirurgias cervicais (tireoidectomias, esvaziamentos cervicais, cirurgias da coluna cervical por acesso anterior), neoplasias (pulmão, esôfago, traqueia e mediastino superior) e neurites infecciosas ou inflamatórias (lúpus, diabetes, artrite reumatoide, sarcoidose, tuberculose) (Figura 30.11).[5]

Disfagia

Encontrada, principalmente, em processos neoplásicos da laringe, especialmente os do vestíbulo laríngeo, na área limitante com a hipofaringe. As laringites agudas e a artrite cricoaritenóidea desencadeiam, também, distúrbios da deglutição, por vezes dolorosos.[6]

- **Câncer de laringe:** o câncer de laringe é um dos que mais frequentemente atingem a região da cabeça e pescoço, representando cerca de 25% dos tumores malignos que acometem essa área. O tabaco é considerado o mais importante fator etiológico no câncer da laringe. O consumo de bebidas alcoólicas também contribui significativamente para o desenvolvimento dessas neoplasias (o risco é potencializado pela ação sinérgica dessas duas substâncias). Outros fatores etiológicos associados são o papilomavírus humano (HPV), as hipovitaminoses e o refluxo gastroesofágico. A grande maioria dos cânceres da laringe é de origem epitelial e do tipo carcinoma epidermoide (carcinoma de células escamosas). Entre seus sintomas, podem ser citados disfonia, dispneia, odinofagia e disfagia. O tratamento depende do estadiamento da lesão e do local da lesão (se supraglótica, glótica ou subglótica), sendo possível optar-se por cirurgia, radioterapia e/ou quimioterapia (Figura 30.12).[2,9]

Pigarro

Decorrente de hipersecreção de muco, que se acumula e adere à parede posterior da faringe, ao vestíbulo laríngeo e às cordas vocais, comum nos tabagistas crônicos, o que obriga o paciente a raspar ruidosamente a garganta, a fim de desprender o muco e clarear a voz.[6]

Tosse

A mucosa laríngea, assim como a traqueal, constitui área altamente tussígena. Tosse rouca indica, quase sempre, comprometimento das cordas vocais. A região interaritenóidea constitui o ponto mais vulnerável no despertar do reflexo da tosse.[6] As laringites e o refluxo de ácido gastrointestinal para a laringe (refluxo gastrofaringolaríngeo) são causas frequentes de tosse.[5]

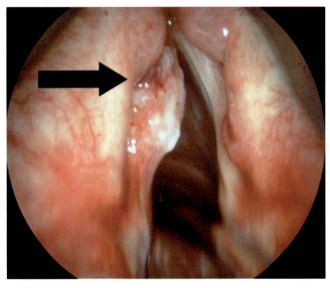

▼ **Figura 30.12** Carcinoma laríngeo – prega vocal esquerda (seta) – visão por laringoscopia direta transoperatória.

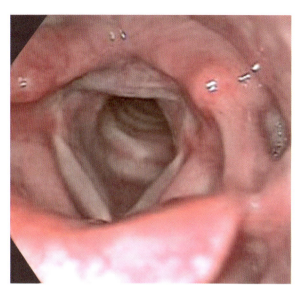

▼ Figura 30.13 Edema interaritenóideo causado pelo refluxo gastrofaringolaríngeo.

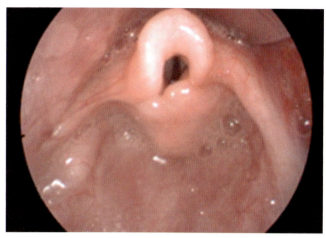

▼ Figura 30.14 Laringomalacia – observam-se epiglote em ômega e encurtamento das pregas ariepiglóticas.

- **Refluxo gastrofaringolaríngeo:** a doença do refluxo, quando há comprometimento da laringofaringe, ocasiona alterações crônicas da laringe. A sintomatologia consiste em disfonia, sensação de corpo estranho na faringe, pigarro, tosse crônica e sensação de espasmo faríngeo com dispneia. O diagnóstico é clínico e laringoscópico, associado ou não a teste terapêutico (medicações antirrefluxo, como os bloqueadores da bomba de prótons) (Figura 30.13).[5]

Estridor

Define-se estridor como a presença de respiração ruidosa, resultante da turbulência na passagem do ar por estreitamento da via aérea, que, dependendo da localização, pode ser inspiratório (faringe ou supraglote), bifásico (glote ou subglote) ou expiratório (traqueia ou vias aéreas inferiores). Dentre as causas, podem ser citadas: laringomalacia, membrana laríngea, estenose subglótica, hemangioma, laringocele, paralisia de pregas vocais e papilomatose laríngea, entre outras.[10] Infecções como o crupe (laringite aguda) e a epiglotite também são causas de estridor.[8]

- **Laringomalacia:** causa mais comum de estridor respiratório na infância, é a malformação congênita da laringe de maior incidência. Consiste em um colapso das estruturas supraglóticas, epiglote, pregas ariepiglóticas e da mucosa aritenóidea durante a inspiração. Sua etiologia é desconhecida e a doença normalmente é autolimitada, com resolução espontânea, em cerca de 85% dos casos, até os 2 anos de idade (em 10% a 15% dos casos, o quadro é grave, com obstrução respiratória, necessitando intervenção cirúrgica) (Figura 30.14).[11,12]
- **Papilomatose laríngea:** a papilomatose respiratória recorrente (PRR), também conhecida como papilomatose laríngea juvenil, é a lesão infecciosa mais comum da laringe em crianças. A média de idade em que é feito o diagnóstico é de 4 anos, e 75% dos casos são diagnosticados até os 5 anos. A etiologia consiste na infecção das vias aéreas superiores por HPV dos tipos 6 e 11 (mais comuns) e 16 e 18 (menos comuns). A patogênese é frequentemente associada à transmissão transplacentária do HPV materno ou pelo canal de parto. A PRR frequentemente tem o diagnóstico confundido com asma, laringite recorrente ou bronquite. O estridor decorrente da obstrução das vias aéreas é o sintoma mais comum, e o tratamento consiste em ressecção cirúrgica das lesões, após o diagnóstico apropriado. O curso da doença é variável e imprevisível – os papilomas tendem a reaparecer localmente, necessitando múltiplas ressecções. Em casos graves, espalha-se por todo o trato respiratório. A traqueostomia pode ser necessária. Alternativas clínicas para tentar controlar a PRR foram testadas, sendo o uso de cidofovir diretamente na lesão uma das terapêuticas adjuvantes que apresentaram melhores resultados.[13] Atualmente, está sendo estudada a resposta à vacinação para o HPV (Figura 30.15).

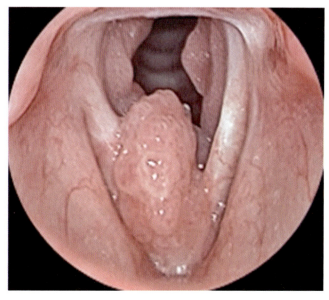

▼ Figura 30.15 Papilomatose laríngea.

Alterações da voz (disfonias)

Dentre todos os sinais e sintomas encontrados nas patologias da laringe, as alterações vocais (disfonias) são as mais frequentes. A anamnese possibilita tanto caracterizar adequadamente as disfonias como, também, considerar o impacto psicossocial da alteração da voz.[3] Um comprometimento vocal permanente pode significar graus de incapacidade totalmente diferentes de acordo com a ocupação da pessoa atingida.[5] Desse modo, é fundamental o questionamento da atividade laboral do paciente, não esquecendo de questionar também se ele utiliza a voz em atividades de lazer. Considerar as condições em que se encontra o paciente no momento da consulta também é fundamental, uma vez que diferenças do sistema neurovegetativo modificam potencialmente os mecanismos de produção vocal.[5]

As disfonias apresentam-se em graus variados de intensidade, desde discreta rouquidão até afonia (ausência de voz).[6] A orelha é, sem dúvida, o melhor instrumento de avaliação para "ver" o som emitido pelo aparelho vocal. Dessa maneira, ao se escutar o paciente falar, obtêm-se informações que ajudam a definir todas as fases de produção da voz e a fala: grau de coordenação pneumofonoarticulatória, atividade articulatória bucofaringonasal, local e características de ressonância e fonte sonora.[5]

Para avaliação da voz do paciente utiliza-se um sistema perceptivo-auditivo para registrar o impacto subjetivo que a qualidade vocal provoca, usando um sistema de graduação em escala que avalia uma série de características funcionais da voz:[3]

- **Intensidade:** amplitude da onda sonora, medida em decibéis (dB – sons fortes × sons fracos). Denomina-se *loudness* a sensação subjetiva da intensidade da voz.
- **Frequência:** corresponde ao número de ciclos glóticos por segundo. Denomina-se *pitch* a sensação auditiva da frequência, classificada em grave (baixo), média ou aguda (alto).
- **Qualidade (timbre):** é o que faz distinguir a voz de duas pessoas, mesmo que com a mesma frequência. É uma das características mais subjetivas e de difícil parametrização no exame perceptivo da voz.[5]

A escala RASATI, proposta por Pinho e Pontes em 2008, fornece a sensação global que determinada voz causa e tem grande utilidade na avaliação da voz. Utiliza-se o acrônimo RASATI, que significa: rouquidão, aspereza, soprosidade, astenia, tensão e instabilidade. Cada um desses tópicos é graduado em normal (0), quando nenhuma alteração vocal é percebida; leve (1), para alterações discretas ou em caso de dúvida se a alteração está presente ou não; moderado (2), quando a alteração é evidente; e intenso (3), para alterações vocais extremas.[3,14]

As disfonias podem ocorrer nas laringites agudas (virais ou bacterianas) ou crônicas (sarcoidose, tuberculose, candidíase, blastomicose etc.), em lesões benignas das pregas vocais (nódulos, pólipos, edema de Reinke, granulomas), nos tumores laríngeos, nas paralisias das cordas vocais, no mau uso da voz (disfonia funcional, comum entre professores, oradores etc.). O uso de tubo endotraqueal também pode causar rouquidão em virtude de traumatismo ou lesão da corda vocal.[5,6]

As alterações da voz também podem ser observadas por ocasião da puberdade, da menopausa, no hipotireoidismo, na insuficiência hormonal masculina e feminina e na acromegalia. Entre as causas de disfonia extralaríngea, podem ser citadas patologias que causem compressão do nervo laríngeo recorrente, como os tumores e as adenomegalias de mediastino médio inferior e o aneurisma do arco aórtico.[6]

- **Nódulos de pregas vocais:** são espessamentos da borda livre de ambas as pregas vocais, na região da junção do terço médio com o terço anterior (região de maior atrito entre as cordas vocais durante a emissão). Sua origem está associada a um distúrbio funcional da laringe. No adulto, são mais frequentes no sexo feminino e, em crianças, há predominância no sexo masculino. No quadro clínico, observa-se uma disfonia relacionada com o uso vocal, piorando no transcorrer do dia. A voz é áspera e soprosa, por vezes, com quebra de sonoridade. À laringoscopia, o espessamento é evidente, sendo comum a associação com a fenda triangular médio-posterior (Figura 30.16).[3]
- **Pólipo de pregas vocais:** caracteriza-se por processo inflamatório, geralmente unilateral, da prega vocal, em que a massa da lesão é maior que sua base. Pode ter aspecto angiomatoso, fibroso ou edematoso. Bastante raro em crianças, está relacionado com traumatismo vocal excessivo. O quadro clínico caracteriza-se por disfonia de início súbito, relacionado com uso vocal intenso. A disfonia é constante, podendo apresentar piora progressiva. A voz é rouca, soprosa, às vezes áspera. As características da voz dependem do tamanho da lesão. À laringoscopia, além da lesão polipoide, podem ser observadas lesões estruturais associadas, como cistos ou sulcos. Pólipos pequenos e pouco vascularizados podem ser difíceis de diferenciar de cisto de retenção mucoso, pois ambos são lesões unilaterais e superficiais da prega vocal. Muitas vezes, essa diferenciação e a identificação das alterações associadas só são possíveis no momento da cirurgia (Figura 30.17).[3]
- **Edema de Reinke:** processo inflamatório crônico que acomete a camada superficial da lâmina própria de ambas as pregas vocais, mas de maneira assimétrica. Está relacionado com o tabagismo. O sexo feminino é mais acometido –

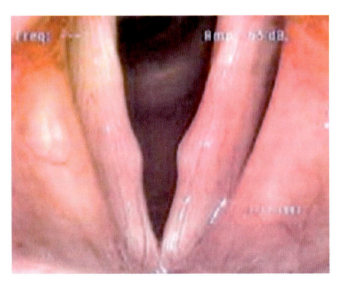

Figura 30.16 Nódulos de pregas vocais.

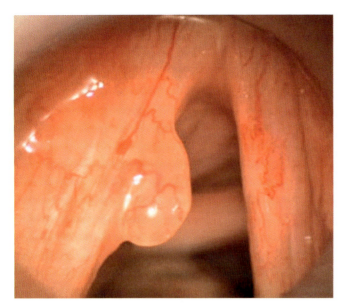

Figura 30.17 Pólipo em prega vocal esquerda – visão por laringoscopia direta transoperatória.

os motivos ainda não estão claros, mas, sem dúvida, a repercussão do agravamento da voz é bem mais evidente nas mulheres. O quadro clínico é caracterizado por disfonia lentamente progressiva. A voz vai se tornando cada vez mais grave, mas, com a evolução, a rouquidão torna-se mais evidente. Alguns raros casos podem evoluir com dispneia. A laringoscopia apresenta-se como exame que conclui o diagnóstico. Nessa avaliação, deve-se estar sempre atento a possíveis lesões associadas, como displasias epiteliais (Figura 30.18).[3]

Exame físico

A propedêutica do exame laringoscópico iniciou-se com o espelho de Garcia e atua, nos dias de hoje, por meio de diversos exames, como nasofibrolaringoscopia, telelaringoscopia, laringoestroboscopia, laringoscopia direta e eletromiografia laríngea, entre outros.[2,5] As fibras ópticas contribuíram enormemente para o avanço da propedêutica laríngea.[5]

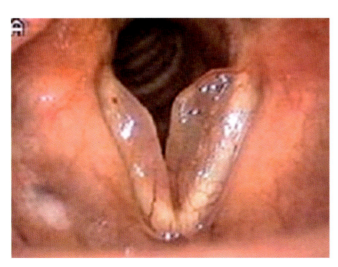

Figura 30.18 Edema de Reinke.

A avaliação da laringe divide-se, didaticamente, em avaliação das condições de produção vocal e do aparelho deglutofonador.[5] Durante o exame físico da laringe, realiza-se inicialmente a avaliação perceptivo-auditiva da voz (já descrita anteriormente) e, por meio desse artifício, é possível caracterizar a voz do paciente e, até mesmo, prever quais lesões possivelmente serão observadas no exame endoscópico.

A análise acústica da voz beneficia-se atualmente de modernos computadores e de programas específicos para análise da voz com medidas objetidas de parâmetros, como frequência, amplitude, ruído ou tremor vocal etc.[2] No entanto, essa tecnologia não substitui, no dia a dia, a avaliação subjetiva de um examinador experiente.

Quanto à análise da estrutura anatômica laríngea, podem ser utilizados instrumentos simples, como espelhos e focos de luz, e também aparelhos mais complexos e modernos, como a fibra óptica.[2]

A *laringoscopia indireta com espelho* necessita de uma fonte de luz e da colaboração do paciente, sendo difícil realizá-la em crianças. Com o paciente sentado, o examinador deve segurar e tracionar sua língua para fora, com auxílio de uma gaze, e introduzir o espelho pré-aquecido para evitar embaçamento. Posteriormente, o examinador solicita ao paciente que respire pela boca e emita a vogal /e/. Caso seja necessária uma melhor exposição da região glótica, o paciente é solicitado a emitir a vogal /i/ (Figuras 30.19 e 30.20).[5]

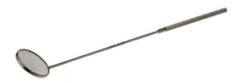

Figura 30.19 Espelho de Garcia.

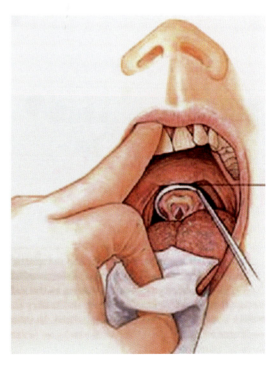

Figura 30.20 Laringoscopia indireta com espelho.

A *laringoscopia com telescópio rígido*, também denominada telelaringoscopia, utiliza a tecnologia da fibra óptica (e pode ser acompanhada de uma microcâmera conectada a uma torre de vídeo, o que permite o registro das imagens). O telescópio é introduzido pela cavidade oral e o paciente é orientado a emitir as vogais /e/ e /i/. Esse sistema possibilita a ampliação da imagem em torno de 10 vezes e grande ângulo de visão (Figuras 30.21 e 30.22).[2,5]

A *laringoscopia indireta com fibroscópio flexível*, também chamada de nasofibrolaringoscopia, é um método útil para aqueles pacientes com reflexo nauseoso intenso e com limitações à abertura da boca. O aparelho é introduzido pela fossa nasal após administração de anestésico e vasoconstritor tópicos. Esse exame possibilita a avaliação de toda a fossa nasal, faringe e laringe, além de permitir que o paciente fale e cante durante o exame. Possibilita o estudo do esfíncter velofaríngeo e também pode ser utilizado em provas funcionais para avaliação da deglutição.[2,5] Assim como o aparelho rígido, também pode ser conectado a um sistema de vídeo para registros (Figura 30.23 e 30.24).

A *laringoestroboscopia* promove a visualização dos padrões de vibração das pregas vocais em falsa câmera lenta, possibilitando a avaliação de detalhes da vibração e da anatomia. Crucial para auxiliar a realização de um diagnóstico mais acurado, une a informação estrutural e a funcional.[5]

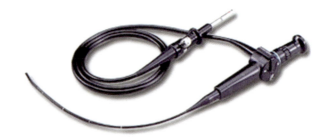

Figura 30.23 Nasofibrolaringoscópio.

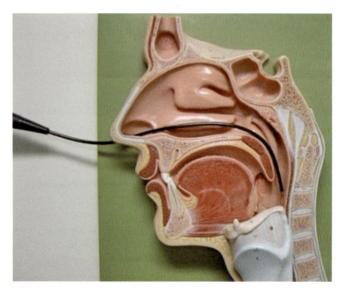

Figura 30.24 Nasofibrolaringoscopia.

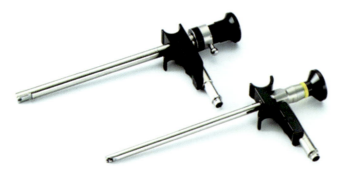

Figura 30.21 Telelaringoscópios.

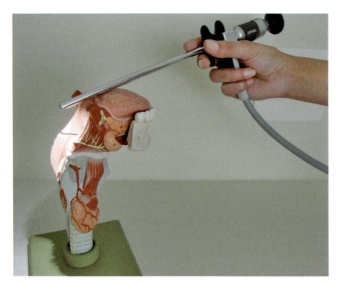

Figura 30.22 Telelaringoscopia.

A *laringoscopia direta* tradicional avalia as estruturas laríngeas por meio de tubos rígidos introduzidos na boca do paciente. Tem a desvantagem de exigir anestesia geral, não sendo, por isso, um método funcional de estudo da laringe. Também possibilita, sob visão direta, a manipulação das estruturas da laringe por meio de instrumentos específicos em cirurgias, biópsias e outros procedimentos endoscópicos. Esses procedimentos têm sido realizados frequentemente com o auxílio de um microscópio, que possibilita a ampliação da imagem, método chamado de microlaringoscopia direta (Figuras 30.25 e 30.26).[5]

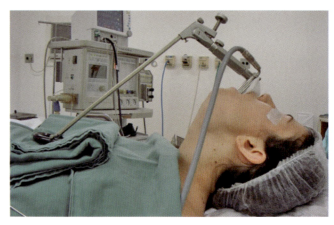

Figura 30.25 Laringoscopia direta.

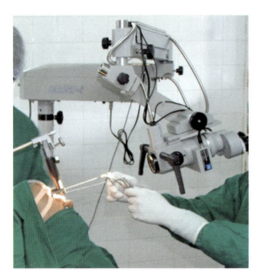

Figura 30.26 Microlaringoscopia.

A *eletromiografia laríngea* é um exame de extremo valor no diagnóstico e prognóstico de pacientes com desordens neuromusculares da laringe. Por meio de agulhas inseridas no músculo, o eletromiógrafo capta potenciais de ação das células e consegue avaliar tanto a degeneração axonal como uma regeneração incipiente. Avalia, principalmente, os músculos tireoaritenóideo e cricotireóideo, que refletem as atividades dos nervos laríngeos inferior e superior, respectivamente. Trata-se de um procedimento invasivo, que provoca desconforto moderado no paciente (Figura 30.27).

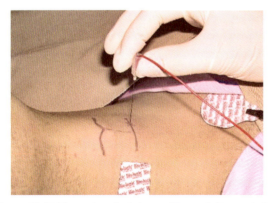

Figura 30.27 Eletromiografia laríngea. (Zarzur A, Duarte I, Gonçalves G. Resultados da eletromiografia laríngea nos diferentes graus de severidade do mal de Parkinson. Rev Bras Otorrinolaringol São Paulo. Jan./Fev.2008; Suplemento – vol. 74[1].)

Por fim, ao realizar os exames endoscópicos da laringe, o examinador deve sempre buscar uma avaliação não apenas anatômica, mas também funcional da laringe, unindo as informações transmitidas pela voz e observando detalhadamente a anatomia e o movimento dinâmico da laringe conforme o som emitido. Desse modo, ele estará apto a realizar um diagnóstico preciso das patologias laríngeas.

Referências

1. Moore KL. Anatomia orientada para a prática clínica. 4. ed. Rio de Janeiro: Guanabara Koogan, 2001:860-73.
2. Fukuda Y. Otorrinolaringologia. Guias de Medicina. Ambulatorial e Hospitalar. Unifesp/ Escola Paulista de Medicina. Manole, 2003:4-15, 35-9.
3. Neto SC, Mello Jr JF, Martins RHG et al. Tratado de otorrinolaringologia da Sociedade Brasileira de Otorrinolaringologia. Vol. 1. 2. ed. São Paulo: Rocca, 2011.
4. Hirano M. Morphological structure of the vocal cords; vibration and its variation. Folia Phoniat (Basel.) 1974; 26:89-94.
5. Costa SS, Cruz OLM, Oliveira JAA et al. Otorrinolaringologia: princípios e prática. 2. ed. Porto Alegre: Artmed, 2006.
6. Porto CC. Semiologia médica. 4. ed. Rio de Janeiro: Guanabara Koogan, 2001.
7. Macena FCS, Oliveira LS, Bernardes IC, Lima IAB, Paz DA. Tuberculose na epiglote simulando tumor de laringe. Rev Bras Cir Cabeça Pescoço 2010; 39(4):287-9.
8. Garcia RID, Cecatto SB, Mendonça RR, Barcelos CEM, Santos RO, Rapoport PB. Tuberculose e blastomicose laríngeas: relato de três casos e revisão de literatura. Rev Bras Otorrinolaringol 2004; 70(2):255-9.
9. Dias FL, Kligerman J, Cervantes O, Tavares MR, Carvalho MB, Freitas EQ. Diagnóstico e tratamento do câncer da laringe. Projeto diretrizes 2001.
10. Martins RH, Dias NH, Castilho EC, Trindade SH. Endoscopic findings in children with stridor. Braz J Otorhinolaryngol 2006 Sep-Oct; 72(5):649-53.
11. Oliveira RC, Molina FD, Assis CM, Coraçari AR, Maniglia JV. Laringomalácia: experiência com tratamento cirúrgico da Faculdade de Medicina de São José do Rio Preto. Rev Bras Otorrinolaringol 2003; 69(1):16-8.
12. Avelino MAG, Liriano RYG, Fujita R et al. Weckx V O tratamento da laringomalácia: experiência em 22 casos. Rev Bras Otorrinolaringol 2005; 71(3):330-4.
13. Sih T, Chinski A, Eavey RL, Godinho R. VIII Manual de otorrinolaringologia pediátrica da IAPO. 1. ed. São Paulo: Editora e Gráfica Vida e Consciência, 2009.
14. Pinho SR, Pontes P. Músculos intrínsecos da laringe e dinâmica vocal. Vol. 1. Rio de Janeiro: Revinter, 2008.

CAPÍTULO 31

Orelhas – Anatomia, Fisiologia, Roteiro de Exame e Otoscopia

Geraldo Druck Sant'Anna • Marina Zottis de Deus Vieira • Liana Ferreira Corrêa

CONCEITOS GERAIS: ANATOMIA E FISIOLOGIA DA ORELHA

A orelha está abrigada na intimidade do osso temporal e é dividida em três partes: externa, média e interna (Figura 31.1). Exerce duas funções de extrema importância para o indivíduo: o equilíbrio e a audição.[1]

A *orelha externa* tem a função de coletar e encaminhar as ondas sonoras até a orelha média, amplificar o som, auxiliar a localização da fonte sonora e proteger as orelhas média e interna. Compreende o pavilhão auricular, que capta o som, e o meato acústico externo, que conduz o som até a membrana timpânica – estrutura que separa a orelha externa da média (cavidade timpânica).[2] O pavilhão da orelha é constituído por uma placa de cartilagem elástica coberta por pele e unida às partes adjacentes por músculos e ligamentos. O meato acústico externo estende-se da concha à membrana timpânica e mede, aproximadamente, 25mm de comprimento na parede posterossuperior. A parede anteroinferior é cerca de 6mm mais longa, devido à posição inclinada da membrana timpânica. Consiste em um terço lateral cartilaginoso e dois terços mediais ósseos. A pele que forra o meato é a mesma que reveste o pavilhão e se estende até cobrir a face externa da membrana timpânica.[3] No meato, encontram-se glândulas ceruminosas e sebáceas produtoras de cerume. A principal função da orelha externa é a proteção da membrana do tímpano, além de manter um certo equilíbrio de temperatura e umidade necessário à preservação da elasticidade da membrana. Contribuem para essas funções as glândulas ceruminosas produtoras de cerume, os pelos e a migração epitelial da região interna para a externa.[2]

A inervação da orelha externa é proveniente, principalmente, do ramo auricular do nervo auriculotemporal (ramo do nervo mandibular – V par craniano), do nervo facial (VII par craniano) pelos ramos do plexo timpânico e do ramo auricular do nervo vago (X par craniano). A irrigação é feita por ramos da artéria carótida externa (Figura 31.2).[1]

A *orelha média* está localizada, em sua maior parte, no osso temporal. Compreende a cavidade timpânica, o antro mastóideo e a tuba auditiva e contém os ossículos da audição: martelo, bigorna e estribo. Estes formam uma cadeia articulada responsável pela condução das ondas sonoras da orelha externa para a orelha interna.[3] O cabo do martelo está fixado ao centro da membrana timpânica e é empurrado pelas vibrações desta. Em sua outra extremidade, o martelo está ligado à bigorna por meio de pequenos ligamentos; assim, quando o martelo se move, a bigorna se move com ele. A outra extremidade da bigorna articula-se com o cabo do estribo e a extremidade posterior do estribo se insere na janela oval, a qual compõe a cóclea (uma parte da orelha interna). Os três ossículos funcionam como uma alavanca e conduzem as ondas sonoras até a cóclea. Há dois pequenos músculos que se inserem nos ossículos da

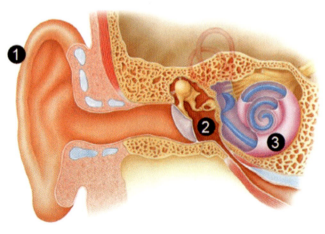

◢ Figura 31.1 (*1*) Orelha externa; (*2*) orelha média; (*3*) orelha interna.

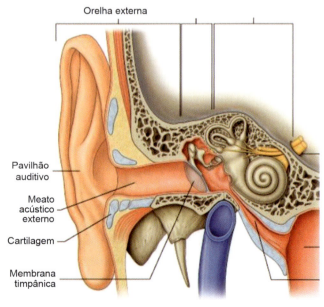

◢ Figura 31.2 Orelha externa.

orelha média. O tensor do tímpano ou músculo do martelo, como o próprio nome diz, está inserido no martelo e é responsável por manter a membrana do tímpano sob estado de tensão, permitindo, assim, a transmissão das vibrações sonoras para o martelo, o que não aconteceria caso a membrana fosse frouxa. O outro músculo se trata do estapédio, ou músculo do estribo, que se insere no estribo (Figura 31.3).[2,3]

A cavidade timpânica é forrada por mucoperiósteo e está conectada anteriormente à parte nasal da faringe através da tuba auditiva, estrutura responsável por equilibrar a pressão da orelha média com a pressão atmosférica, o que é assegurado por sua abertura intermitente. Apresenta uma porção óssea (terço lateral) e uma fibrocartilaginosa (dois terços mediais). A porção óssea da tuba auditiva está completamente dentro da porção petrosa do osso temporal e, quando saudável, está aberta todo o tempo, ao contrário da porção fibrocartilaginosa, que é aberta e fechada durante a deglutição. Na infância, a tuba auditiva é mais horizontalizada, o que facilita a ocorrência de otites. O equilíbrio entre a pressão atmosférica e a do ar contido na cavidade timpânica é indispensável para que a unidade tímpano-ossículo vibre sem obstáculos (Figura 31.4).[1,3]

A membrana timpânica se caracteriza por ser semitransparente, oval e fina e ter aproximadamente 1cm de diâmetro.[1,2] Está posicionada obliquamente, inclinando-se em sentido medial. Apresenta aspecto levemente côncavo na face externa, devido à tração do manúbrio do martelo (o primeiro dos três ossículos), firmemente fixado à face interna da membrana.[3] Apresenta cor pérolo-acinzentada e reflete um cone de luz no quadrante anteroinferior, usualmente chamado de cone luminoso. Move-se em resposta a vibrações do ar captadas pelo pavilhão auricular e canalizadas pelo meato acústico externo, transmitindo o estímulo aos ossículos que, por sua vez, o transmitem para a orelha interna (Figura 31.5).[1,2]

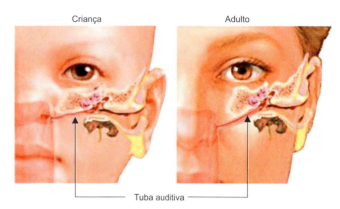

Figura 31.4 Tuba auditiva – observe a posição horizontalizada na criança.

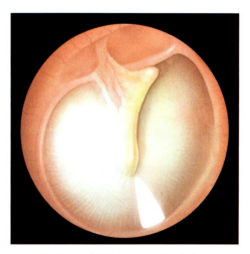

Figura 31.5 Membrana timpânica.

A inervação é dada pelo nervo auriculotemporal (ramo do V par craniano), pelo plexo timpânico (formado por fibras do VII e IX pares cranianos) e pelo ramo auricular do vago (X par craniano). O nervo facial (VII par craniano) tem parte de seu trajeto no osso temporal, onde dá origem a muitos de seus ramos: petroso maior, nervo para o estapédio, nervo corda do tímpano, ramos musculares e nervo auricular posterior. A principal irrigação da orelha média é proveniente de ramos da artéria carótida externa e da artéria maxilar.[1]

A *orelha interna*, localizada na porção petrosa do osso temporal, contém as partes vitais dos órgãos da audição e do equilíbrio, que recebem as terminações dos ramos coclear e vestibular do nervo vestibulococlear. A orelha interna contém três partes principais: o labirinto ósseo ou perilinfático, o labirinto membranáceo ou endolinfático e a cápsula ótica ou labiríntica circunjacente.[3]

O labirinto ósseo apresenta uma parte anterior, a cóclea (relacionada com a audição), e uma parte posterior, constituída pelo vestíbulo e pelos canais semicirculares (relacionados com o equilíbrio), o labirinto vestibular (Figura 31.6).

A cóclea tem formato espiral, sendo dividida em três partes e enrolada em torno de uma área central, o modíolo. As três partes que a constituem denominam-se escala vestibular, escala média (ou ducto coclear) e escala timpânica.

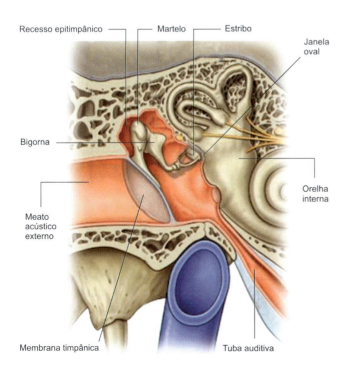

Figura 31.3 Orelha média.

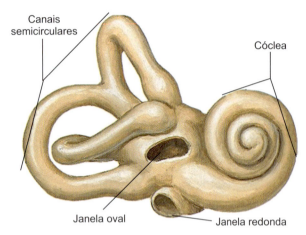

Figura 31.6 Orelha interna – canais semicirculares.

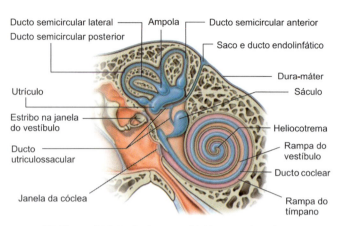

Figura 31.8 Orelha interna – labirinto membranáceo.

Na base da cóclea existem ainda duas membranas flexíveis, a janela oval ou vestibular e a janela redonda ou coclear, que separam o fluido coclear no interior da cóclea do ar existente no espaço da orelha média. A janela oval situa-se na escala vestibular e a janela redonda, na escala timpânica. Essas janelas constituem a ligação da orelha média à cóclea, estando a base do estribo apoiada na janela oval. As vibrações do estribo dilatam ou contraem a janela. Na base da escala média localiza-se o órgão de Corti, responsável pela transformação das ondas de compressão (oriundas da vibração do estribo na janela oval) em impulsos nervosos que são enviados ao cérebro para serem interpretados como a audição. É a estrutura transdutora de energia mecânica para energia elétrica; localiza-se ao longo e sobre a membrana basilar, sendo formado pelas células ciliadas internas (as principais células receptoras auditivas), células ciliadas externas e pelas células de sustentação.[1,2]

Os canais semicirculares são denominados superior (ou anterior), posterior e lateral (ou horizontal). São parcialmente ocupados pelos ductos semicirculares do labirinto membranáceo e pela perilinfa circulante no labirinto ósseo (Figura 31.7).

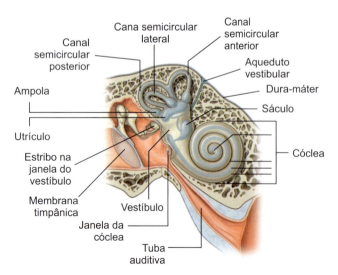

Figura 31.7 Orelha interna – labirinto ósseo.

O labirinto membranoso é um sistema de vesículas e ductos preenchidos por um líquido claro, a endolinfa. Suas partes fundamentais são: o ducto coclear, o utrículo, o sáculo, os três ductos semicirculares e suas ampolas e o saco e o ducto endolinfáticos. As funções do labirinto vestibular são: transformar as forças provocadas pela aceleração da cabeça e da gravidade em um sinal biológico; informar os centros nervosos sobre a velocidade da cabeça e sua posição no espaço; iniciar alguns reflexos necessários para a estabilização do olhar, da cabeça e do corpo (Figura 31.8).

Todas essas funções são importantes para o equilíbrio (capacidade de manter a postura apesar de circunstâncias adversas).[3]

O nervo da sensibilidade especial da orelha interna é o vestibulococlear (VIII par craniano). Contém a porção vestibular, relacionada com o equilíbrio, e a porção coclear, relacionada com a audição. A irrigação da orelha interna é dada pela artéria labiríntica.[1]

ROTEIRO DO EXAME – SEMIOTÉCNICA

Anamnese

A anamnese é realizada de maneira específica e dirigida para as afecções da orelha. Contudo, deve sempre consistir no seguinte protocolo semiológico básico: identificação do paciente, queixa principal e duração, história da doença atual, doenças preexistentes e medicamentos, antecedentes pessoais e familiares.

Os principais sinais e sintomas relacionados com a orelha estão listados a seguir.[4]

Dor

A "dor de ouvido" ou otalgia pode ter várias causas, podendo ser uma dor referida, como a causada por sinusite, cárie dentária, amigdalite e faringite aguda, ou por lesão direta à estrutura, como em casos de otite:

- **Otite média aguda:** infecção da orelha média comum em pediatria, relacionada com inúmeros fatores de risco, como questões anatômicas (disfunção da tuba auditiva, presença de fenda palatina etc.), questões imunes (baixa imaturidade e/ou deficiência imunológica) e questões ambientais e sociais (frequentar creche e ser fumante passivo). As crianças podem apresentar sinais e sintomas não específicos, incluin-

do febre, irritabilidade, cefaleia, anorexia, vômitos e diarreia. Otalgia é o sintoma mais comum, o qual pode ser inferido em crianças menores quando elas "puxam a orelha".[5]
- **Otite externa:** infecção da pele do meato acústico externo, ocorre com maior frequência em nadadores (por isso, também é conhecida como "otite do nadador"), em razão da ruptura da integridade epitelial do meato e diminuição de defesas locais (redução da secreção de glândulas sebáceas e apócrinas, alteração do pH etc.). Seu principal sintoma é a otalgia, podendo estar associada a prurido, hipoacusia e otorreia.[2,6]

Otorreia

Também chamada de secreção auditiva, refere-se à saída de líquido pela orelha. Pode ter características de líquido claro, seroso, mucoso, purulento ou sanguinolento. Os líquidos claros podem ser resultado de líquido cefalorraquidiano proveniente de fraturas da base do crânio. Os sanguinolentos podem ser resultado de pólipos da orelha externa ou média, de otite aguda virótica, de traumatismos e de tumores benignos ou malignos. Os serosos, mucocatarrais ou purulentos geralmente têm origem em afecções da orelha externa, na otite média aguda ou crônica e na mastoidite aguda ou crônica.[2,4]

- **Miringite bolhosa:** caracteriza-se pela formação de bolhas hemorrágicas sobre a membrana timpânica e seus arredores, associada a provável etiologia viral ou infecção por *Mycoplasma pneumoniae*. Entre seus sintomas mais comuns, estão a otalgia e a otorreia serossanguinolenta, quando há rompimento das bolhas (Figura 31.9*A* e *B*).[2]

Otorragia

Refere-se à perda de sangue pelo canal auditivo, decorrente de traumatismos do meato acústico externo, da ruptura timpânica ou de fraturas da base do crânio (Figura 31.10).[2,4]

Prurido

Pode estar relacionado com eczema no canal auditivo, otite externa fúngica e doenças sistêmicas, como *diabetes mellitus*, linfomas, hepatite crônica etc.[2,4]

- **Otite externa fúngica:** caracteriza-se pelo acometimento fúngico da pele do meato acústico externo. O quadro clínico abrange otalgia, prurido intenso e plenitude aural.[2]

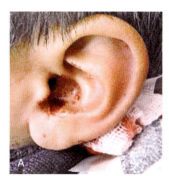
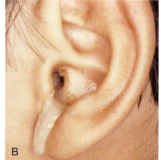

▼ Figura 31.9A e B Miringite bolhosa.

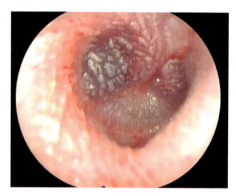

▼ Figura 31.10 Otorragia.

Disacusias (transtornos de audição)

Disacusia significa perda da capacidade auditiva, podendo ter graus variados: moderado (hipoacusia), acentuado (surdez) ou total (anacusia ou cofose).

A disacusia pode ser condutiva (de transmissão), causada por lesões no aparelho transmissor da onda sonora – orelha externa, média (unidade timpano-ossicular) e líquidos labirínticos – ou neurossensorial (de percepção), causada por lesão no órgão de Corti e/ou nervo acústico. Existe ainda a perda mista, quando ambos os componentes estão presentes.[2-4]

- **Presbiacusia:** a surdez é um importante problema entre os idosos, estimando-se que cerca de 60% da população com mais de 70 anos têm algum grau de perda auditiva neurossensorial, sendo a causa mais comum a presbiacusia. Esse déficit pode tornar-se incapacitante, contribuindo para isolamento, maior risco de quedas e depressão do paciente.[2-4]
- **Alterações auditivas da infância:** as crianças também podem ter problemas de audição congênitos (associados a doenças genéticas, infecções maternas, como por sífilis, citomegalovírus, rubéola e toxoplasmose, malformações etc.) ou adquiridos.[7] A otite média secretora é uma inflamação da orelha média adquirida em que há uma coleção líquida em seu espaço, associada a membrana timpânica intacta. Essa patologia é aparentemente assintomática, mas pode causar prejuízos significativos mediante a interferência do líquido na transmissão aérea do som, acarretando comprometimento da audição. Dependendo da idade em que ocorre, pode provocar alterações no desenvolvimento cognitivo e da linguagem.[5]
- **Substâncias ototóxicas:** a ototoxicidade é definida por perda da função auditiva neurossensorial e/ou vestibular, decorrente de lesões das células das estruturas da orelha interna, originadas por substâncias químicas (antibióticos, em especial os aminoglicosídeos, anti-inflamatórios, antineoplásicos, diuréticos, entre outros).[3]

Tontura

A tontura caracteriza-se por uma perturbação do equilíbrio corporal, sendo percebida como sensação errônea de movimento do próprio indivíduo ou do ambiente em que ele se encontra. É a principal manifestação das doenças vestibulares, mas nem sempre tem origem no labirinto, podendo ser de origem neurológica, visual, cervical, somatossensorial (proprioceptiva) ou, ainda, manifestação de processo clínico sistêmico. A principal característica que define a origem vestibular da tontura é seu caráter rotatório (vertigem). Sintomas auditivos associados, como hipoacusia, zumbido e plenitude auricular, são muito comuns nas vestibulopatias periféricas.

Na anamnese, devem ser definidos o tipo de tontura (rotatória, desequilíbrio, flutuação, instabilidade), a data de início, sua intensidade, se em crises ou contínuas, frequência e duração das crises, fatores desencadeantes, de alívio ou de agravamento, se há sintomas auditivos associados, se têm horários preferenciais, se têm correlação com alimentação, se são acompanhadas de sintomas neurovegetativos, se há relação com movimentos da cabeça e com mudanças posturais, se há sintomas visuais concomitantes e se há cefaleia ou perda de consciência.[8]

- **Doença de Ménière:** caracteriza-se por episódios recorrentes e espontâneos de vertigem, perda auditiva flutuante, do tipo neurossensorial, zumbido e plenitude aural. A hidropisia endolinfática é o substrato histopatológico da doença de Ménière e se caracteriza pela distensão do espaço endolinfático. Não há diferença de distribuição entre os sexos e se manifesta, geralmente, a partir da quarta década de vida.[9]
- **Vertigem posicional paroxística benigna (VPPB):** episódios breves (geralmente segundos) de vertigem precipitados por movimentos específicos da cabeça (deitar-se ou levantar-se, rolar na cama, olhar para cima.) Na maioria dos casos, não se encontra uma causa identificável.[3]

Zumbido

Os zumbidos são fenômenos auditivos subjetivos – há a percepção de ruídos sem que haja estímulo externo. Podem ter várias qualidades, como chiado, apito e água corrente etc. As causas são inúmeras, sendo divididas em óticas, que incluem tampão de cerume, corpo estranho, otosclerose, doença de Ménière, trauma sonoro, presbiacusia e fármacos, como salicilatos e estreptomicina, e não óticas, que incluem hipertensão arterial, climatério e hipertireoidismo.[2,3]

Exame físico

As etapas do exame físico seguem os princípios básicos da propedêutica adaptados à otologia: inspeção, palpação, otoscopia e acumetria. Faz parte, também, o exame físico otoneurológico, nos pacientes com queixas vestibulares e auditivas. Os materiais básicos necessários para sua realização são otoscópio, espéculo auricular (otocone), diapasão, pinças e curetas de orelha. O otorrinolaringologista dispõe ainda da utilização do otomicroscópio e de endoscópios de fibra óptica para melhor avaliação da orelha (Figuras 31.11 a 31.13).

Inspeção e palpação

Consistem na avaliação da forma, do tamanho e da coloração da pele do pavilhão auricular e da integridade das cartilagens, na inspeção e palpação da região retroauricular e na palpação de linfonodos. As malformações da orelha externa

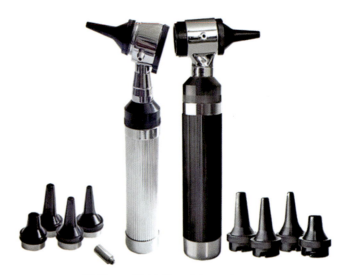

Figura 31.11 Otoscópios e otocones.

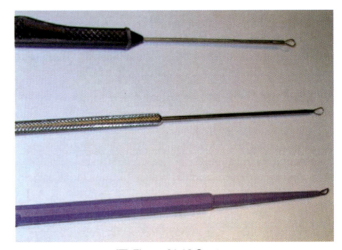

Figura 31.12 Curetas.

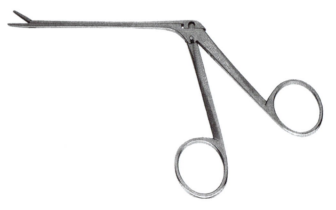

Figura 31.13 Pinça jacaré.

são caracterizadas por ausência (agenesia) ou deformidades do pavilhão auricular (como a microtia) e por aplasia, hipoplasia e atresia do conduto auditivo externo. Podem-se ainda encontrar: orelhas proeminentes, edema, abaulamento, hiperemia, hematoma, ulceração, tumorações, cicatrizes, fístulas ou cistos pré-auriculares (Figuras 31.14 e 31.15).[8]

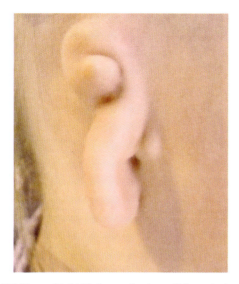

▼ Figura 31.14 Malformação do pavilhão auricular.

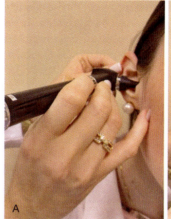 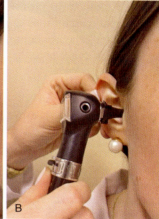

▼ Figura 31.16A e B Otoscopia – técnicas.

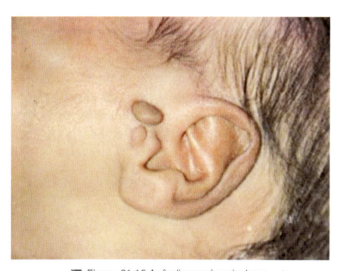

▼ Figura 31.15 Apêndices pré-auriculares.

Otoscopia

Exame acessível e de baixo custo, a otoscopia deve fazer parte do exame físico dos pacientes otorrinolaringológicos. A condição mínima para uma boa otoscopia é a boa iluminação oferecida pelo instrumento (otoscópio). Inicialmente, é comum haver certa dificuldade na identificação das estruturas visíveis, mas a prática constante torna possível a realização de um bom exame otoscópico.[10]

- **Técnica da otoscopia:** traciona-se o pavilhão auditivo cuidadosamente em sentido superoposterior, se adulto, e inferoposterior, se criança. Essa manobra visa à retificação do conduto auditivo externo (CAE). Inicia-se, então, o exame otoscópico. O examinador deve segurar firmemente o otoscópio, introduzindo o otocone no CAE de maneira lenta e cautelosa, utilizando o otocone de maior diâmetro possível (que permite melhor visão com o menor movimento dentro do conduto, evitando possíveis lacerações). Há duas formas de segurar o otoscópio: como um microfone, com o cabo voltado inferiormente, ou como um lápis, com o cabo voltado em sentido anterossuperior. Ao segurar o otoscópio da segunda maneira, o examinador pode firmar sua mão no rosto do paciente, o que evita lacerações causadas por movimentos bruscos do paciente (Figura 31.16).[10]

No conduto auditivo externo, devem ser observados coloração da pele, edema, tumorações, presença de descamações, secreções, cerume ou sangue, corpos estranhos e escoriações e, além disso, valorizada a presença de dor à introdução do otoscópio. Algumas vezes, pode ser necessária a remoção de cerume ou secreções com uso de cureta, estilete, pinça ou aspirador.[8] A membrana timpânica normal à otoscopia tem coloração translúcida ou cinza-aperolada. É importante salientar que a membrana timpânica pode ficar hiperemiada com o choro da criança.[4] A membrana apresenta-se com concavidade voltada para o meato acústico externo. O ponto mais deprimido no centro da membrana chama-se umbigo e corresponde à extremidade do manúbrio do martelo. Dois ligamentos do martelo (o malear anterior e o malear posterior) dividem a membrana em duas regiões: uma menor e mais superior, a parte flácida, e a outra maior, localizada inferiormente aos ligamentos, a parte tensa. Além dessa divisão, para melhor localização das lesões da membrana timpânica, esta deve ser dividida em quadrantes a partir de duas linhas: uma paralela ao martelo e a outra perpendicular ao umbigo do martelo. Os quadrantes são: anterossuperior, anteroinferior, posterossuperior e posteroinferior. Deve-se sempre procurar a presença do cone de luz, ou triângulo luminoso, localizado no quadrante anteroinferior, que nada mais é do que o reflexo da luz do otoscópio (Figura 31.17).[1-5]

Patologias visualizadas à otoscopia

- **Otite média aguda (OMA):** pode-se visualizar a membrana timpânica abaulada, hiperemiada e opaca. De todos esses sinais, o abaulamento é o mais importante (Figura 31.18).[5]
- **Otite externa:** pode-se visualizar edema e hiperemia do meato com secreção mucopurulenta. Em certos casos, a membrana pode não ser visível em virtude do edema inflamatório da região (Figuras 31.19 e 31.20).[6]
- **Otite externa fúngica:** pode-se visualizar micélios e/ou lamelas concêntricas da colônia fúngica (Figura 31.21).[2]

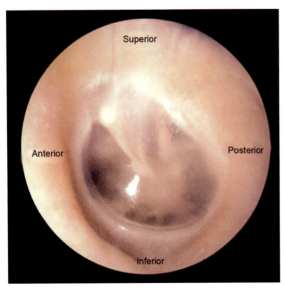

Figura 31.17 Membrana timpânica esquerda – otoscopia normal.

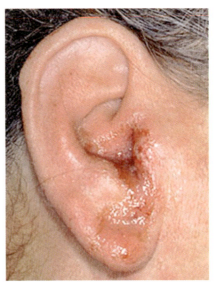

Figura 31.20 Otite externa – comprometimento do pavilhão auricular.

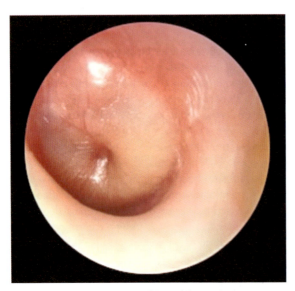

Figura 31.18 Otite média aguda.

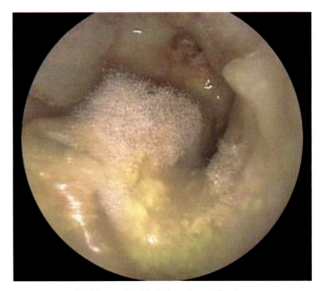

Figura 31.21 Otite externa fúngica.

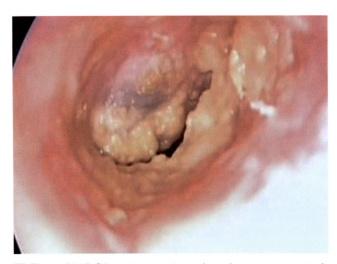

Figura 31.19 Otite externa – otoscopia – observe a presença de otorreia.

- **Otite média com efusão:** em caso de secreção serosa, visualiza-se uma membrana timpânica translúcida, o que possibilita a visualização de um nível líquido ou hidroaéreo na orelha média. Em caso de secreção mucoide, a membrana está mais espessa com diminuição de sua translucidez e aumento da vascularização radial. Em ambas há diminuição da mobilidade da membrana (observada à otoscopia pneumática) e ausência de sinais e sintomas da OMA (abaulamento da membrana, febre e otalgia) (Figura 31.22).[3]
- **Otite média crônica:** na não colesteatomatosa, podem ser observadas tanto as perfurações timpânicas como as retrações. Na colesteatomatosa, observa-se migração de epitélio ceratinizado para o interior da cavidade timpânica, com presença de crostas, lamelas e tecido de granulação abundante na orelha média, muitas vezes formando até um pólipo, que pode obstruir o meato (Figuras 31.23 a 31.25).[8]

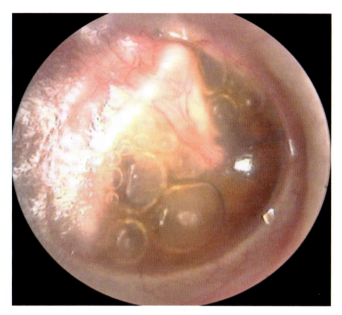

▼ Figura 31.22 Otite média secretora.

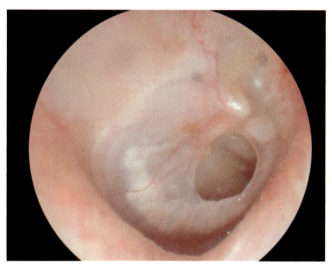

▼ Figura 31.23 Otite média crônica – perfuração timpânica.

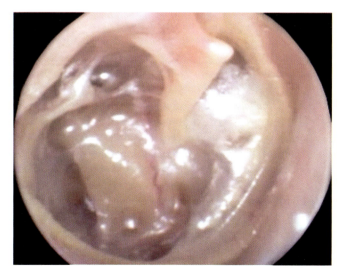

▼ Figura 31.24 Otite média crônica – retração timpânica.

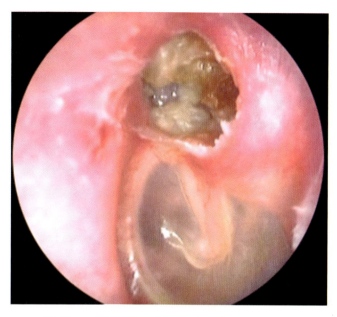

▼ Figura 31.25 Otite média crônica colesteatomatosa.

É importante ressaltar que, além do uso do otoscópio, o otorrinolaringologista pode lançar mão do uso do microscópio otológico, que promove a amplificação da imagem e maior riqueza de detalhes,[10] bem como possibilita a utilização de instrumentos para fins diagnósticos e terapêuticos (Figura 31.26). Outro artifício utilizado é a vídeo-otoscopia, que envolve o uso de um endoscópio (ótica rígida de grau zero), conectado a uma microcâmera. A introdução diretamente dentro do canal auditivo promove excelente e detalhada visualização da membrana timpânica em um monitor. Recomenda-se gravar o exame para documentação (Figura 31.27).[10]

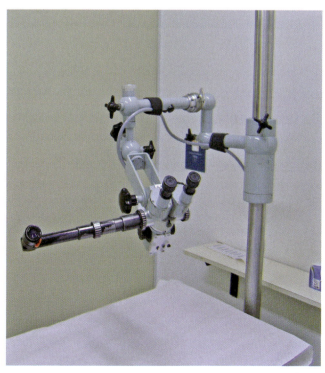

▼ Figura 31.26 Microscópio otológico.

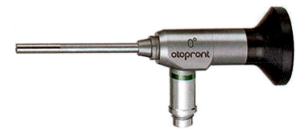

Figura 31.27 Endoscópio (ótica rígida de grau zero).

Acumetria

Instrumento utilizado na avaliação da audição, o diapasão é uma ferramenta de aço, magnésio ou alumínio, semelhante à letra Y, que emite um tom puro quando percutido (Figura 31.28). Habitualmente, são utilizados aqueles com 256, 512 e 1.024Hz de frequência. Na prática, segura-se o diapasão pela haste rígida, batendo-se as hastes livres na eminência hipotenar da palma da mão ou no dorso da mão. São descritos alguns testes para avaliação do tipo de perda auditiva e do lado acometido.[8] Os mais comumente utilizados estão detalhados a seguir:

- **Teste por via aérea:** compara a percepção sonora entre as orelhas. Pode ser realizado com diapasões de todas as frequências disponíveis. Deve-se percutir o diapasão e colocá-lo a cerca de 1,5cm do trago, com as hastes livres paralelas ao plano coronal. Cada diapasão deve ser apresentado individualmente, percutido com a mesma intensidade, iniciando-se pelo lado melhor e rapidamente apresentando ao lado pior. O paciente deve informar em qual dos lados escutou melhor (Figura 31.29).[8]
- **Teste de Rinne:** compara a audição do paciente por vias óssea e aérea. Útil para diferenciar perdas condutivas de neurossensoriais. O diapasão é colocado na apófise da mastoide do paciente até o desaparecimento da percepção sonora e, em seguida, é colocado na região anterior ao trago, sem tocá-lo. Na situação normal, a via aérea é mais sensível à percepção sonora do que a via óssea. Assim, o som ainda será percebido quando o diapasão estiver localizado à frente do trago (via aérea). Essa condição é denominada Rinne positivo. Nas perdas neurossensoriais, o Rinne também será positivo (há rebaixamento tanto da via óssea como da aérea), porém o limiar de percepção é mais baixo (Rinne positivo patológico). Nas perdas condutivas, a percepção auditiva é maior na via óssea do que na aérea (o paciente escuta melhor o som quando o diapasão está apoiado na mastoide do que próximo ao trago). Esse resultado caracteriza o Rinne negativo (Figura 31.30).[8]

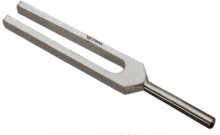

Figura 31.28 Diapasão.

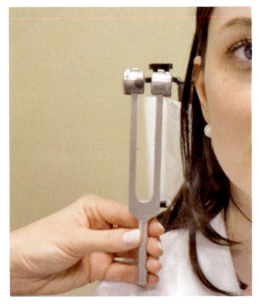

Figura 31.29 Teste por via aérea.

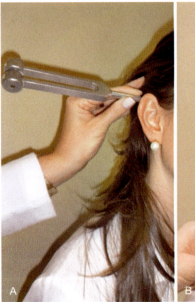
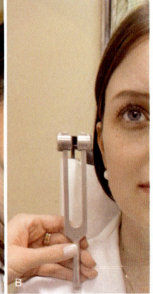

Figura 31.30A e B Teste de Rinne.

- **Teste de Weber:** esse teste é realizado por via óssea. O diapasão deve ser colocado na linha média do crânio do paciente (na testa, na glabela ou nos incisivos superiores ou inferiores). O paciente deve informar se escutou o som na linha média ou na orelha direita ou esquerda. Nos casos de audição normal e simétrica, a vibração é percebida na linha média ou igualmente em ambas as orelhas, mas, quando se trata de uma perda auditiva unilateral, a vibração pode se lateralizar para um dos lados. No caso de perda auditiva neurossensorial unilateral, a vibração sonora é mais bem percebida pela orelha sadia, já que há lesão na orelha interna contralateral. Em casos de perdas auditivas condutivas, a vibração sonora é mais bem percebida pela orelha afetada. Esse teste pode ser de difícil interpretação em casos de perdas auditivas bilaterais, neurossensoriais, mistas ou condutivas (Figura 31.31).[8]

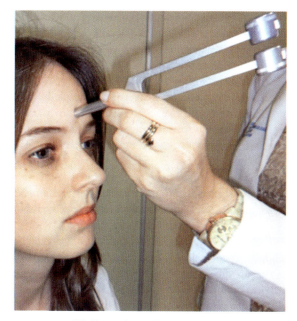

Figura 31.31 Teste de Weber.

O resultado dos testes deve ser interpretado em conjunto com a história e o exame físico do paciente. De fácil execução e baixo custo, os testes com diapasão são valiosos para o raciocínio clínico da perda auditiva do paciente, porém não substituem os testes de avaliação objetiva da audição.[8]

Exame otoneurológico

A otoneurologia é um segmento da otorrinolaringologia que estuda o labirinto e suas relações com o sistema nervoso central.[8] A avaliação clínica do paciente com queixa de tontura deve incluir, além de uma anamnese detalhada, a realização de um exame físico completo voltado para essa alteração. O otorrinolaringologista ainda pode solicitar exames radiológicos, audiométricos e eletronistagmografia para complementar a investigação.

O objetivo dessa avaliação consiste em identificar se existe algum distúrbio dos sistemas relacionados com o equilíbrio e diferenciá-los entre centrais e periféricos, grau de acometimento, etiologia e prognóstico.

As peculiaridades do exame físico otoneurológico serão descritas a seguir:

- **Exame otorrinolaringológico completo:** faz-se necessário o exame otorrinolaringológico detalhado, uma vez que algumas doenças ou condições simples podem produzir tontura, zumbido e/ou surdez, ou modificar as respostas da avaliação otoneurológica, como acúmulo excessivo de cerume, obstrução tubária ou otites. O exame de boca, faringe e laringe pode demonstrar a existência de lesão neural, representada, por exemplo, por desvio da rima bucal ou paralisia de prega vocal etc.[8]
- **Avaliação dos pares cranianos (veja o Capítulo 62):** sua pesquisa deve ser realizada rotineiramente, destacando a semiologia daqueles de interesse otoneurológico, conforme descrito no Quadro 31.1.

Quadro 31.1 Avaliação dos pares cranianos

Nervo	Avaliação
Olfatório (I)	Análise olfativa unilateral de substâncias de odores conhecidos
Óptico (II)	Acuidade visual, campo visual, fundoscopia
Oculomotor (III)	Mobilidade ocular extrínseca, reflexo pupilar, consensual e de acomodação
Troclear (IV)	Mobilidade ocular extrínseca
Trigêmeo (V)	Palpação de músculos mastigatórios, sensibilidade térmica, tátil e dolorosa das áreas inervadas, avaliação do reflexo corneano palpebral
Abducente (VI)	Mobilidade ocular extrínseca
Facial (VII)	Simetria da face ao enrugar a fronte, fechar os olhos, fazer bico e sorrir, sensibilidade tátil e dolorosa do meato acústico externo, teste de Schirmer para avaliação do lacrimejamento, pesquisa do reflexo estapediano na audiometria
Vestibulococlear (VIII)	Testes auditivos (por exemplo, acumetria), avaliação do nistagmo e do equilíbrio corporal
Glossofaríngeo (IX)	Mobilidade do palato mole e da faringe
Vago (X)	Mobilidade das pregas vocais, disfonia
Acessório (XI)	Mobilidade cervical (esternocleidomastóideo) e de ombros (trapézio)
Hipoglosso (XII)	Mobilidade da língua, desvios (língua desvia em direção ao lado lesionado), atrofia, fasciculações

- **Equilíbrio estático:** o paciente é colocado em posição ortostática, olhando para a frente, com braços ao longo do corpo, na posição anatômica. Observam-se a postura e a presença de oscilações do corpo. Em seguida, solicita-se ao paciente que permaneça com os olhos fechados durante 1 minuto. Esse teste é denominado *teste de Romberg*. O exame é considerado alterado se houver queda ou tendência à queda (Romberg positivo). No indivíduo normal ou nada se observa ou são notadas apenas ligeiras oscilações do corpo (Romberg negativo). A tendência de queda pode ser para qualquer lado e imediatamente após interrromper a visão (indicando lesões das vias de sensibilidade proprioceptiva consciente), sempre para o mesmo lado, após transcorrido pequeno período de latência (traduzindo lesão do aparelho vestibular) ou a queda ocorre para a frente ou para trás (indicando afecção central – Romberg clássico). O teste de Romberg pode ser normal em pacientes com disfunção vestibular crônica.

  Quando o teste não é esclarecedor, pode-se sensibilizá-lo por meio da seguinte manobra: colocar um pé diante do outro, em linha reta, diminuindo a base de sustentação, o que se denomina *teste de Romberg* sensibilizado (Figura 31.32).[4,8]
- **Equilíbrio dinâmico:** consiste na avaliação da marcha. Deve-se solicitar ao paciente que caminhe em linha reta, indo e voltando. Em pacientes com distúrbios vestibulares, a

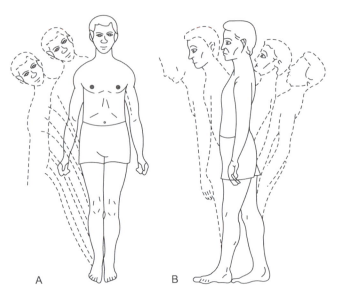

Figura 31.32 A Teste de Romberg. B Teste de Romberg sensibilizado.

marcha com os olhos abertos costuma ser normal, exceto em caso de episódio vestibular agudo, quando o paciente pode apresentar lateropulsão ao andar (como se fosse empurrado para o lado quando tenta se mover em linha reta). Alguns pacientes vestibulopatas podem apresentar ainda marcha cautelosa, como se estivessem esperando uma queda. O paciente com vestibulopatia unilateral pode apresentar também a *marcha em estrela:* solicita-se ao paciente que caminhe de frente e após voltar de costas, com os olhos fechados, haverá desvio para um dos lados, descrevendo uma figura semelhante a uma estrela.

O teste de Unterberger ou a prova dos passos de Fukuda também são realizados para avaliar o equilíbrio dinâmico: solicita-se ao paciente que marche no lugar, com os olhos fechados e braços estendidos, como se estivesse "andando sem sair do lugar". Nas lesões vestibulares unilaterais, o paciente desvia para o lado do labirinto hipoativo.[4,8]

- **Desvios segmentares:** o paciente deverá permanecer com os braços estendidos à frente, paralelos entre si, com os dedos indicadores apontando para a frente. Em seguida, é solicitado a fechar os olhos e observa-se se ele é capaz de manter os braços como na posição inicial. Nas patologias periféricas, observa-se desvio conjugado dos braços para o lado lesionado. Nos quadros centrais, os desvios podem ocorrer para qualquer direção ou com queda do membro, e os desvios não são conjugados.[8]
- **Função cerebelar:** o cerebelo é considerado um órgão essencial na coordenação motora – nas lesões cerebelares, o equilíbrio geralmente se altera de maneira evidente. Alguns testes são realizados para avaliação da integridade da função cerebelar: postura, tremor intencional, astenia, dismetria, marcha (marcha "ebriosa" está presente nas disfunções cerebelares),[8] bem como:
  - **Prova de índex-índex:** o paciente executa o movimento de elevação e abaixamento dos braços, com os olhos fechados, usando os dedos do médico como referência. Se o paciente tocar no ponto de partida, a prova será negativa.
  - **Prova de índex-nariz:** de braços estendidos ao lado do corpo, com os olhos fechados, o paciente deverá realizar manobras tocando, com a ponta de seu indicador, na ponta de seu nariz.
  - **Prova de índex-joelho:** com o indicador e os olhos fechados, o paciente toca várias vezes no joelho.
  - **Diadococinesia:** o paciente executa movimentos repetitivos e alternados em pronação e supinação das mãos sobre os joelhos. Esse teste estará alterado em caso de patologias cerebelares (disdiadococinesia).

  Nas lesões do vérmis cerebelar predominam os distúrbios do equilíbrio, enquanto nas lesões hemisféricas os sinais são ipsilaterais à lesão e se relacionam com a coordenação da motricidade voluntária dos membros (decomposição dos movimentos, erros de medidas e disdiadococinesia).[8]

- **Avaliação do nistagmo:** o nistagmo consiste em uma sucessão de movimentos oculares dotados de um componente lento e um rápido, sucessivamente alternados. Sua direção é definida pelo componente rápido. Sua pesquisa é realizada primeiramente a olho nu ou por meio dos óculos de Frenzel, que impedem a fixação do olhar, para que o nistagmo de origem periférica não seja inibido. O nistagmo de origem central, na maioria das vezes, não se altera com o uso dessas lentes (Figura 31.33).[8]
  - **Nistagmo espontâneo:** deve ser pesquisado com o paciente sentado e imóvel, com os olhos centralizados e a cabeça reta, utilizando-se as lentes de Frenzel. Sua presença é sempre patológica. Nistagmos horizontais com velocidade e direção constantes, inibidos com a fixação do olhar, são típicos de distúrbios vestibulares. Nistagmos verticais ou em múltiplas direções, com velocidade variável e não inibíveis com a fixação do olhar, são sugestivos de patologias centrais. Nistagmo vertical-torsional pode estar relacionado com VPPB.[8] São manobras provocativas:
    o **Hiperventilação:** deve-se pedir ao paciente que respire profundamente por 30 a 60 segundos e, então, observar seus olhos. Nistagmo pode ser observado em pacientes com lesões desmielinizantes, como neuroma do acústico, portadores de esclerose múltipla etc.[11]

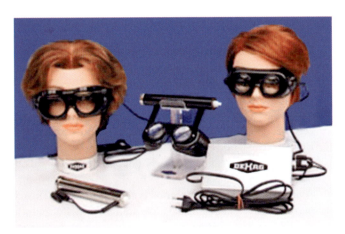

Figura 31.33 Óculos de Frenzel.

o **Manobra de Valsalva:** deve-se pedir ao paciente que tente expirar com a glote fechada (como se fosse levantar um peso) e depois com a boca e o nariz tapados. Pode-se observar o aparecimento de nistagmo, por aumento na pressão intracraniana e na orelha média, em pacientes portadores de malformações como Arnold Chiari, malformações de cadeia ossicular, fístula perilinfática etc.[11]

o **Pressão em conduto auditivo externo (sinal de Hennebert):** a pressão no trago pode ser transmitida ao tímpano e à cadeia ossicular, desencadeando nistagmo em pacientes com fístula ou deiscência de canal semicircular.[8]

o **Ruídos intensos (sinais de Túlio):** podem provocar nistagmo por mecanismo semelhante ao da compressão em CAE.[8]

– São manobras posicionais:

o **Manobra de Dix-Hallpike:** teste para o diagnóstico de VPPB. A manobra é positiva quando desencadeia vertigem e nistagmo à mudança de posição do indivíduo de sentado para deitado com a cabeça sustentada abaixo do plano horizontal (cabeça pendente), com rotação de 45 graus da cabeça para o lado a ser testado. O nistagmo rotatório é típico: latência de 4 a 5 segundos e duração em torno de 30 a 40 segundos. Com a repetição da manobra, ocorre fadiga com diminuição da intensidade do nistagmo, até sua ausência, em torno da terceira ou quarta repetição.[12] Em caso de acometimento do canal semicircular posterior, observa-se nistagmo rotacional "batendo" para cima e para o mesmo lado da manobra e, em caso do acometimento do canal semicircular anterior, observa-se um nistagmo "batendo" para baixo e para o mesmo lado do teste. Na canalitíase há uma breve latência (1 a 5 segundos) para o início do nistagmo, o qual dura poucos segundos, enquanto na cupulolitíase o nistagmo será prolongado (60 segundos) (Figura 31.34).[13]

o **Teste de Girar (Mc Moure):** na VPPB de canal semicircular horizontal, usa-se um teste que consiste em posicionar o paciente em decúbito dorsal com o examinador posicionando a cabeça do paciente com flexão de 30 graus da coluna cervical para que os canais horizontais fiquem no plano transverso em relação ao paciente. O paciente mantém os olhos abertos e o examinador faz uma rotação cefálica lateral rápida e observa a presença de nistagmo. Se houver nistagmo, há VPPB de canal semicircular horizontal do lado testado. Deve-se observar se o nistagmo "bate" para baixo (geotrópico) ou para cima (ageotrópico) – o primeiro, mais comum, significa canalitíase, e o segundo, cupulolitíase.[14]

o *Head-shaking nystagmus:* método no qual o paciente, utilizando as lentes de Frenzel, é submetido a oscilações da cabeça em diferentes direções, por cerca de 18 segundos. Essas oscilações são repetidas três vezes e, então, é registrado o movimento ocular, observando-se parâmetros de nistagmo, como latência, direção e número de fases. Teste bem tolerado pelo paciente, não exige o uso de equipamento sofisticado. Sinais de etiologia central incluem nistagmo prolongado, nistagmo vertical após estimulação no plano horizontal e nistagmo desconjugado.[11]

A anamnese e o exame físico detalhados são importantes para a elaboração de um diagnóstico sindrômico, topográfico e etiológico das alterações otológicas. Em uma era de tecnologia sofisticada, sintomas e sinais fornecem importantes informações para diagnóstico e prognóstico, norteando o manejo terapêutico dos pacientes. Além disso, esses recursos tecnológicos somente poderão ser aplicados em sua plenitude quando a anamnese e o exame físico são realizados com proficiência.[8]

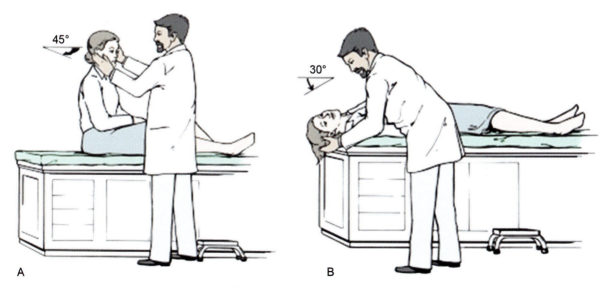

Figura 31.34 Manobra de Dix-Hallpike.

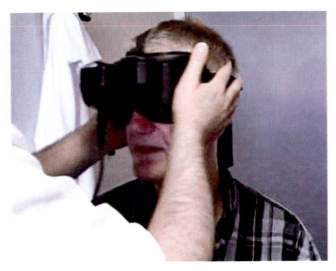

Figura 31.35 *Head Shaking Nystagmus*.

Referências

1. Moore KL. Anatomia orientada para a prática clínica. 4. ed. Rio de Janeiro: Guanabara Koogan, 2001:860-73.
2. Fukuda Y. Otorrinolaringologia. Guias de Medicina. Ambulatorial e Hospitalar. Unifesp/Escola Paulista de Medicina. Manole, 2003:4-15, 35-9.
3. Costa SS, Cruz OLM, Oliveira JAA et al. Otorrinolaringologia: princípios e prática. 2. ed. Porto Alegre: Artmed, 2006.
4. Porto CC. Semiologia médica. 4. ed. Rio de Janeiro: Guanabara Koogan, 2001:56-7.
5. Pereira MBR, Berenice DR. Otite média aguda e secretora. Jornal de Pediatria – Soc Bras Ped 1998; 74(1).
6. Figueiredo RR, Fabri ML, Machado WS. Otite externa difusa aguda: um estudo prospectivo no verão do Rio de Janeiro. Rev Bras Otorrinolaringol 2004; 70(2):226-31.
7. Andrade GMQ, Resende LM, Goulart EMA, Siqueira AL, Vitor RWA, Januario JN. Deficiência auditiva na toxoplasmose congênita detectada pela triagem neonatal. Rev Bras Otorrinolaringol 2008; 74(1):21-8.
8. Neto SC, Mello Jr JF, Martins RHG et al. Tratado de otorrinolaringologia da Sociedade Brasileira de Otorrinolaringologia. Vol. 1. 2. ed. São Paulo: Rocca, 2011.
9. Chaves AG, Boari L, Munhoz MSL. Evolução clínica de pacientes com doença de Ménière. Rev Bras de Otorrinolaringol 2007; 73(3):346-50.
10. Moussale S et al. Guia prático de otorrinolaringologia: anatomia, fisiologia e semiologia. Porto Alegre: EDIPUCRS, 1997.
11. Goebel, JA. The ten-minute examination of the dizzy patient. Semin Neurol 2001; 21(4):391-8.
12. Teixeira LJ, Machado JNP. Manobras para o tratamento da vertigem posicional paroxística benigna: revisão sistemática da literatura. Rev Bras Otorrinolaringol 2006; 72(1):130-9.
13. Pollak L. Awareness of benign paroxysmal positional vertigo in central Israel. BMC Neurology 2009; 9:17.
14. Parnes LS, Agrawal SK, Atlas J. Diagnosis and management of benign paroxysmal positional vertigo (BPPV). JAMC 2003; 169(7):681-93.

Cavidade Bucal

CAPÍTULO 32

Eduardo Grossmann • Marcus Vinicius Martins Collares

ANATOMIA

A cavidade bucal é uma das cavidades naturais presentes no viscerocrânio (face). Localiza-se abaixo das fossas nasais e acima do osso hioide[1] (região supra-hióidea) (Figura 32.1). Os arcos alveolodentários dividem essa cavidade em duas partes: uma voltada para o meio externo, denominada vestíbulo da boca (Figura 32.2), e a outra interna, denominada boca propriamente dita[2] (Figura 32.3). Quando todos os dentes estão presentes, essas duas porções se comunicam somente na parte posterior junto à região distal dos últimos molares.[3]

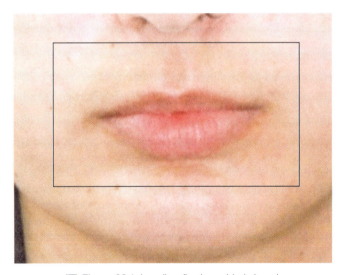

Figura 32.1 Localização da cavidade bucal.

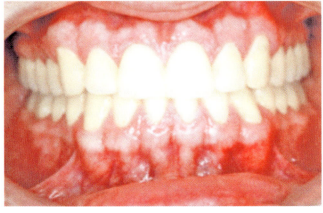

Figura 32.2 Vestíbulo da boca.

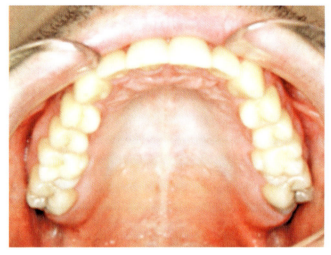

Figura 32.3 Boca propriamente dita.

O vestíbulo bucal compreende um espaço localizado entre os lábios e as bochechas e os dentes e a gengiva. Neste se encontra, em profundidade, uma reflexão das mucosas labial e jugal que forram o osso dos alvéolos, local denominado fórnice da boca. Junto ao plano mediano e lateralmente, na região da bochecha, evidenciam-se, respectivamente, duas pregas mucosas; frênulos labiais superior e inferior e frênulos laterais.[4-10]

A cavidade bucal apresenta cinco limites: anterior, lateral, superior, inferior e posterior.[1,4,10,11]

Anteriormente, é limitada pelos lábios, que são em número de dois, um superior e outro inferior. Em sua constituição está presente a pele que os recobre externamente. Em sua face interna encontram-se envolvidos por uma mucosa rosada. Estão presentes, também, músculos e glândulas salivares labiais.

A pele do lábio e a mucosa bucal apresentam uma zona de transição avermelhada, de coloração mais escura, que acaba por se unir ao ângulo da boca. Essa união dá origem a uma leve depressão, designada como comissura dos lábios. Na linha média, junto à zona vermelha dos lábios, observa-se uma elevação denominada tubérculo. A partir deste, em direção superior à columela nasal, observa-se uma leve depressão vertical, o filtro (Figura 32.4).

O lábio superior apresenta como limite superior o nariz e lateralmente um sulco, o nasolabial, que apresenta disposição oblíqua, origina-se na asa nasal e se dirige ao ângulo da boca.

217

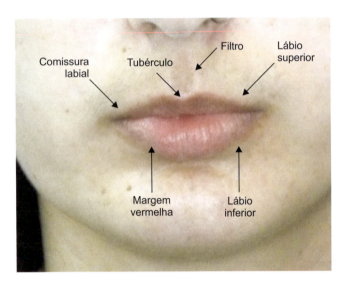

Figura 32.4 Vista externa da boca.

O lábio inferior é limitado por dois sulcos: um lateral, denominado labiomarginal (que se dispõe desde o ângulo da boca até a base da mandíbula), e outro inferior, o mentolabial (que separa o lábio inferior da região mental) (Figura 32.5).

No adulto há, também, a presença de 32 dentes, tanto nas maxilas como na mandíbula: 16 localizados superiormente e o restante disposto inferiormente. São oito incisivos (quatro superiores e quatro inferiores), quatro caninos (dois superiores e dois inferiores), oito pré-molares (quatro superiores e quatro inferiores) e 12 molares (incluindo o terceiro molar, seis superiores e seis inferiores). As raízes desses dentes são cobertas por uma mucosa de cor rosada e espessa, denominada gengiva, a qual está aderida ao osso alveolar, recebendo a denominação de gengiva inserida. Preenche também os espaços interdentais, originando as papilas interdentais. A gengiva inserida apresenta um limite com a mucosa alveolar, denominado junção mucogengival. Há, também, outra gengiva, livre, que contorna os dentes na área de transição coroa/raiz, conhecida como gengiva marginal. A gengiva livre apresenta um sulco com profundidade de 1 a 2mm, o sulco marginal.

Lateralmente, a cavidade bucal é limitada pelas bochechas, as quais são constituídas por dois grupos de músculos, um da expressão facial, o bucinador, e outro mastigatório, o masseter. Entre eles encontra-se um tecido adiposo de formato arredondado (o corpo adiposo da bochecha), que funciona como amortecedor entre esses músculos.

De cada lado das bochechas nota-se, também, uma elevação da mucosa de aspecto mamilar entre o primeiro e o segundo molar superior, denominada papila parotídea (Figura 32.6).

A vascularização das porções anterior e laterais da boca se dá a partir das artérias labiais superior e inferior, ramos da artéria facial; das alveolares superiores posteriores e alveolares inferiores, ramos da artéria bucal, todos ramos da artéria maxilar, e de ramos arteriais provenientes da artéria transversa da face.

A vascularização venosa provém das veias maxilar, temporal superficial e facial.

Os nervos motores derivam do nervo facial (VII par craniano) e os sensitivos, do nervo trigêmeo (V par craniano).

Superiormente, a cavidade bucal é composta de duas porções: o palato duro e o mole. O primeiro compreende a porção anterior e o último, a posterior, que contém músculos. O palato duro apresenta, junto à linha média, a sutura intermaxilar, que contém anteriormente um tubérculo em formato de pera, localizado 1cm atrás dos incisivos superiores, a papila incisiva. A cada lado da papila, e ainda no terço anterior, observam-se cristas mucosas irregulares que se dispõem transversalmente, as pregas palatinas transversas (Figura 32.7). No terço posterior do palato há a presença de duas pequenas depressões laterais à sutura intermaxilar, as fóveas palatinas, assim como um prolongamento mediano, cônico e vertical, a úvula.

A vascularização do "teto" da cavidade bucal compreende a artéria esfenopalatina (ramo terminal da artéria maxilar); as artérias palatinas maior e menor, provenientes da artéria palatina descendente (ramo colateral da artéria maxilar); a artéria palatina ascendente (primeiro ramo da artéria facial) e a artéria faríngea média (ramo medial da artéria carótida externa).

As veias, por sua vez, acompanham as artérias, desaguando no plexo venoso pterigóideo, junto à fossa infratemporal, diri-

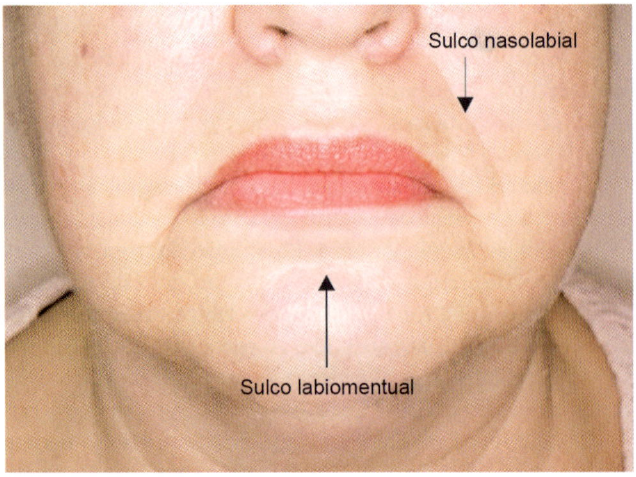

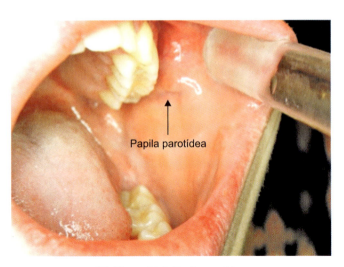

Figura 32.5 Limites dos lábios superior e inferior.

Figura 32.6 Papila parotídea.

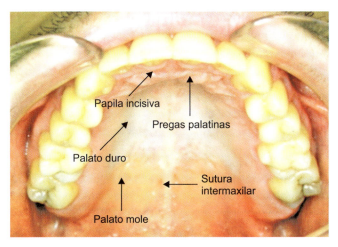

Figura 32.7 Vista superior da cavidade bucal.

gindo-se ora para a veia jugular externa, ora para a veia jugular interna, que finaliza junto à veia cava superior no átrio direito.

Os nervos são todos sensitivos e pertencem à segunda divisão do V par craniano – trigêmeo. São eles: o incisivo, que penetra o canal nasopalatino; os nervos palatinos maiores, que entram pelos forames palatinos maiores; e os nervos palatinos menores, que penetram os forames de mesmo nome.

Inferiormente, a cavidade bucal compreende o soalho da boca, que se localiza abaixo da face inferior da língua.[3] Quando o ápice da língua se ergue em direção anterior à papila incisiva, observa-se uma prega mediana com inserção na face inferior da língua, o frênulo lingual. Lateralmente a este, se encontram duas pequenas elevações arredondadas, as carúnculas sublinguais, nas quais se abrem os ductos submandibulares. A partir desse ponto, em disposição posterolateral, estão presentes duas eminências simétricas laterais, as pregas sublinguais[1,2,4,8,12] (Figura 32.8).

Abaixo da mucosa do soalho bucal encontra-se o músculo milo-hióideo, estabelecendo-se um espaço sublingual que é ocupado pela glândula sublingual, pelo músculo gênio-hióideo, pelos nervos lingual e hipoglosso, pelo ducto submandibular e pelos vasos sublinguais.[2,12-14]

Sobre o soalho da boca descansa um órgão que apresenta alta mobilidade em função de sua composição de músculos, a língua. Esta se divide em duas porções: uma livre, que é composta por sua face dorsal, ápice e suas margens, e uma porção inferior.

A face dorsal é dividida em dois terços anteriores e um terço posterior ou base. A porção anterior está separada da base por um sulco em formato de V, conhecido como sulco terminal – localizado atrás das papilas valadas. O terço anterior contém uma mucosa rugosa e um sulco mediano, que se estende desde o ápice da língua até o forame cego.

O ápice da língua está voltado para a face lingual dos dentes da mandíbula, assim como suas margens se relacionam com os arcos dentais.

Ao longo dessa porção estão presentes três diferentes tipos de papilas:[3] as fungiformes, com aspecto de cogumelos, encontradas nas margens e no ápice da língua; as filiformes, com aspecto filamentoso, que se localizam no terço anterior e lateral da língua; e as papilas valadas, que se localizam mais posteriormente às filiformes, junto às margens laterais da língua, à frente do sulco terminal.

O terço posterior, ou base, está voltado para a faringe, posterior ao sulco terminal. Posteriormente ao sulco terminal e ao forame cego, encontra-se um tecido linfoide agregado à mucosa, denominado tonsila lingual.

PORÇÃO INFERIOR DA LÍNGUA

Localizada junto ao soalho da boca, contém uma mucosa lisa e transparente, desprovida de papilas, com a presença de glândulas salivares menores (linguais).

A língua é um órgão altamente especializado, composto de 17 músculos, os intrínsecos e os extrínsecos.[1,2,4,7,12,15]

Músculos intrínsecos

Os músculos intrínsecos estão contidos no interior da própria língua, sendo eles: longitudinais superior e inferior, transverso e vertical. Sua principal função é propiciar alterações no

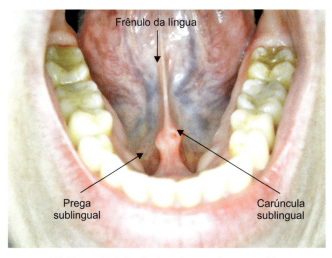

Figura 32.8 Soalho bucal com a língua erguida.

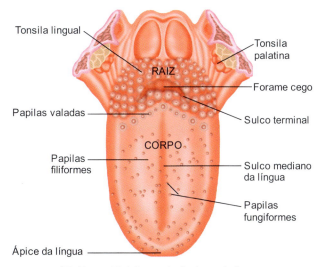

Figura 32.9 Anatomia do dorso da língua.

formato da língua durante atividades como mastigação, deglutição e fonação. As várias formas que assume a língua se devem à ação conjunta desses músculos, tendo como base sua origem, inserção e a orientação de suas fibras musculares.

Músculo longitudinal superior

Origina-se no ápice da língua e se insere na base. Suas ações são: tracionar a ponta da língua para cima e para trás e encurtar a língua, tornando-a mais espessa e mais larga.

Músculo longitudinal inferior

Origina-se no ápice da língua e se insere em sua base. Suas ações são similares às do músculo longitudinal superior.

Músculo transverso

Origina-se na margem lateral da língua e no septo da língua e se insere na aponeurose da língua. Sua ação é estreitar a língua, possibilitando que ela se torne mais alongada e espessa.

Músculo vertical

Origina-se no dorso da língua e se insere na face inferior da língua. Sua ação é tornar a língua mais larga e mais longa.

Músculos extrínsecos

Os músculos extrínsecos são o genioglosso, o hioglosso, o condroglosso e o estiloglosso. A origem desses músculos está disposta em diferentes locais fora das imediações da língua. Sua função é movimentar a língua.

Músculo genioglosso

Origina-se das espinhas genianas superiores da mandíbula, acima do gênio-hióideo, inserindo suas fibras na base e no ápice da língua. Suas ações são a protrusão da língua e a depressão de seu ápice para baixo.

Músculo hioglosso

Origina-se no corno maior e no corpo do osso hioide e se insere na porção lateral do corpo da língua. Suas ações são: depressão da língua e sua retrusão, se ela estiver para fora da cavidade bucal.

Músculo condroglosso

Origina-se no corno menor do osso hioide e se insere na porção lateral e inferior da língua. Atua em conjunto com o hioglosso para depressão da língua.

Músculo estiloglosso

Origina-se da porção anterior do processo estiloide do osso temporal, tomando uma direção anteromedial, e se insere nas porções posterior, lateral e inferior da língua. Muitas fibras se destinam ao ápice da língua. Suas ações são tracionar a língua para cima e para trás, e suas fibras mais anteriores levantam seu ápice.

Todos os músculos da língua recebem inervação motora a partir do hipoglosso. A sensibilidade geral dos dois terços anteriores da língua é dada pelo nervo lingual. A gustatória dos dois terços anteriores desse órgão muscular é recolhida pelo nervo corda do tímpano. A sensibilidade geral e gustatória do terço posterior da língua é recolhida pelo glossofaríngeo.

A vascularização da parede inferior se dá a partir da artéria lingual (artérias dorsais, profundas e sublinguais). Os ramos arteriais glandulares e a artéria submentual (ramo da artéria facial) fornecem alguns ramos que atingem a região das glândulas submandibulares e sublinguais. Outro ramo importante é a artéria milo-hióidea (ramo da artéria maxilar), que auxilia a irrigação do soalho da boca e do músculo de mesmo nome. As veias acompanham as artérias e drenam para o tronco venoso tireolinguofacial. A inervação (sensibilidade geral) se faz através do nervo lingual, ao qual se incorporam fibras parassimpáticas (sensibilidade especial) procedentes do nervo corda do tímpano para as glândulas sublingual e submandibular. A inervação simpática das glândulas sublinguais e submandibulares ocorre através da artéria facial.

Posteriormente está presente o istmo das fauces. Trata-se de uma abertura natural que comunica a cavidade bucal com a parte oral da faringe.[2] Limita-se superiormente pelo palato mole (que compreende um conjunto de músculos), inferiormente pela raiz da língua e lateralmente por dois arcos, um anterior, o palatoglosso, e outro posterior, o palatofaríngeo. Ambos recebem essa denominação em função dos músculos homônimos que abrigam (Figura 32.10).

Superiormente se observa uma estrutura mucosa que apresenta uma projeção inferior que contém em seu interior o músculo da úvula. Este tem aspecto cilíndrico, delgado, e apresenta alta mobilidade. Origina-se na espinha nasal inferior e se insere adiante, na mucosa do ápice da úvula. Sua ação é tracionar a úvula para cima e para trás, auxiliando o fechamento da porção nasal da faringe, principalmente durante o ato de deglutição. A inervação é dada pelo vago (X par craniano).

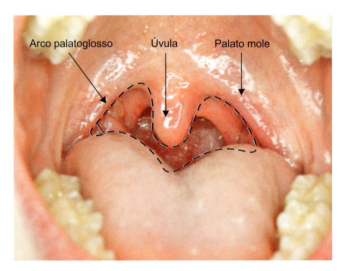

▼ **Figura 32.10** Istmo das fauces demarcado em preto (*linhas pontilhadas*).

O músculo levantador do véu palatino tem origem na face inferior da porção petrosa do osso temporal e se insere na superfície superior da aponeurose palatina, entrecruzando no palato mole com o músculo do lado oposto. Sua ação consiste em levantar o palato mole, colocando-o em contato com a parede posterior da faringe. Com isso se obtém um vedamento do istmo nasofaríngeo durante a deglutição. A inervação é dada pelo vago (X par craniano).

O músculo tensor do véu palatino tem origem na fossa escafoide e, após contornar o hâmulo pterigóideo, se insere na aponeurose do palato mole. Sua ação é tornar tenso o palato mole, enrijecendo-o e abaixando-o, além de dilatar a tuba auditiva. A inervação é dada pelo trigêmeo (V par craniano).

Lateralmente estão presentes dois músculos: o músculo palatoglosso, que se origina na superfície inferior da aponeurose palatina e se insere na parte lateral da base língua, e o palato faríngeo, que tem origem na aponeurose palatina e se insere na faringe e na margem superior da cartilagem tireoide. As ações do palatoglosso são: levantar a base da língua ou deprimir o palato mole, estreitando o istmo das fauces. Sua inervação é dada pelo nervo glossofaríngeo (IX par craniano).

As ações do músculo palatofaríngeo são: estreitar o istmo das fauces e levantar a faringe. Sua inervação é dada pelo vago (X par craniano). Entre esses dois pilares observa-se uma depressão, a fossa tonsilar, que é preenchida pela tonsila palatina.[2-4,8,10,12-15]

EXAME DA CAVIDADE BUCAL

Para iniciar o exame da cavidade bucal é recomendável que o profissional esteja munido de avental, gorro, máscara e luvas descartáveis. Além disso, deve ter em mãos uma fonte de luz, espelho bucal, seringa de ar, se possível, gaze, uma sonda exploradora número 5 e régua milimetrada ou paquímetro, de preferência metálico, o que facilita sua esterilização.

Inicia-se examinando todo o vestíbulo bucal, desde a região anterior até a posterior. Deve ser dada atenção à coloração da mucosa, que deve ser rosada, sem apresentar manchas claras e/ou escuras, e à presença de feridas, áreas de sangramento e hipoestesia ou parestesia e, quando sondado o sulco gengival em uma condição de normalidade, este não deve sangrar. Pode-se também, em alguns casos, observar um frênulo labial avantajado na linha média superior, o que pode ser determinante na presença de um diastema interincisal. Caso se confirme, é necessário proceder à frenectomia.

O passo seguinte consiste na palpação dessa área, de preferência bidigital, empregando os dedos polegar e indicador em formato de pinça. Em seguida, procede-se à inspeção visual da cavidade bucal, desde a parte mais anterior, ou seja, a papila incisiva, passando pelas estrias transversais, verificando se apresentam alguma elevação (assimetria) e se, à palpação, ocorre alguma dor, hipoestesia ou parestesia local, ou se há alguma depressão ou elevação. Caso esteja presente, deve-se perguntar ao paciente se houve algum trauma, e se este é recente ou tardio. Deve-se ainda perguntar se ele realiza alguma manobra em seu dia a dia que perpetue a alteração local. Para

confirmação diagnóstica dessa alteração podem ser necessários exames complementares de imagem, como radiografias periapicais, oclusais e panorâmicas, tomografia computadorizada, *cone beam* e, até mesmo, hematológicos.

Em seguida, procede-se à inspeção visual da região dos palatos duro e mole. Entre esses se observa uma mudança de coloração de rósea para vermelha, coincidindo com uma área de mobilidade conferida pela musculatura pertencente a essa região. Deve-se palpar toda a região com o uso do dedo indicador, na tentativa de localizar alguma área dolorosa, elevada, endurecida, com hipoestesia ou parestesia, ou que apresente alguma depressão. Pode-se verificar a integridade de função da região do palato mole solicitando-se ao paciente que pronuncie "ah, ah, ah" por alguns segundos, o que demonstrará uma ampliação do istmo orofaríngeo de maneira simétrica.

O passo seguinte consiste em examinar o limite lateral da cavidade bucal, ou seja, as bochechas, na tentativa de identificar manchas e áreas sangrantes, doloridas ou de hipoestesia ou parestesia. Um acidente anatômico que chama atenção na região do primeiro ou segundo molar é a papila parotídea. Esta normalmente é simétrica e pode ser testada mediante o ordenhamento extrabucal da glândula parótida, o que resultará em aumento da secreção de saliva por essa papila.

No limite inferior, repousando sobre o soalho bucal, encontra-se a língua. Esta é inspecionada visualmente desde sua base, solicitando-se ao paciente que projete a língua para a frente e para fora da cavidade e do vestíbulo bucal (protrusão) e, com auxílio de uma gaze presa junto ao ápice da língua, traciona-se e mantém-se a língua momentaneamente nessa posição. A seguir, com o uso de um espelho bucal, visualizam-se as papilas valadas, o sulco terminal, o forame cego e a tonsila lingual.

Remove-se a gaze e pede-se ao paciente que erga e protrua novamente a língua. Verifica-se, durante o movimento desse órgão muscular, se este ocorre de maneira simétrica, ou seja, sem desvios laterais. Caso haja alguma alteração para algum dos lados, pode estar presente uma neoplasia maligna, envolvendo a musculatura lingual e, por conseguinte, produzindo neuropraxia do nervo hipoglosso. Palpa-se toda a língua, principalmente suas margens, com os dedos em formato de pinça, bidigitalmente, o que poderá revelar alguma área endurecida, sensível ou indolor, compatível com uma neoplasia maligna primária na região bucofacial.

O soalho bucal deve ser inspecionado visualmente. Isso é obtido mais facilmente quando o paciente abre a boca e posiciona o ápice da língua junto à papila incisiva. Nesse momento, consegue-se visualizar a extensão, a localização e o formato do frênulo lingual, assim como das carúnculas e pregas sublinguais. Estas últimas estruturas se referem, respectivamente, às aberturas dos ductos submandibulares e sublinguais, que podem ser testados mediante o ordenhamento extrabucal das regiões submandibular e sublingual. A resposta será imediata, ou seja, haverá aumento da secreção salivar junto à região anterior do soalho bucal. Essa região também deve ser palpada colocando-se o dedo indicador no interior da cavidade bucal, em sua porção anterior, e o polegar da outra mão por fora da boca, deslizando ambos os dedos ao mesmo tempo por toda a extensão desse soalho. O paciente não deve referir dor à palpação na região a ser examinada, a qual deve ter certa consistência, porém depressível e uniforme.

Finalmente, parte-se para o exame dos dentes e da abertura da boca. Procura-se verificar a presença ou ausência de dentes, sua eventual mobilidade, suas facetas de desgaste, margens defeituosas das restaurações, bordas cortantes, intrusões e extrusões; presença de implante(s), próteses fixas e removíveis, e sua possível localização no maxilar, na mandíbula, em ambas ou em nenhuma das arcadas. Solicita-se ao indivíduo que abra e feche a boca a velocidades variadas, por pelo menos três vezes, para verificar se a trajetória mandibular é retilínea e contínua, com ou sem assincronismos, ou se estão presentes desvios laterais ou deflexão da mandíbula. Com auxílio de um paquímetro ou régua, mede-se a amplitude interincisal, da margem incisal dos dentes inferiores até os superiores, anotando-se os valores obtidos. Considera-se normal uma distância interincisal de no mínimo 40mm, assim como uma distância $\geq$ 8mm de lateralidade e protrusiva mandibular. Caso haja alterações nesses valores, pode-se estar diante de um quadro de disfunção temporomandibular de origem muscular, articular ou mista. Em caso de importante limitação da abertura bucal, de rápida progressão, sem causa aparente, pode estar presente uma neoplasia invadindo o(s) músculo(s) pterigóideo medial, masseter ou pterigóideo lateral, junto à fossa infratemporal. Nesse caso, é necessário complementar o exame clínico com exames de imagem, como tomografia computadorizada e/ou ressonância nuclear magnética.

Referências

1. Grossmann E, Grossmann TK, Leão HZ, Jaeger M, Collares MVM. Cavidade bucal. In: Jaeger M, Grossmann E (eds.). Anatomia cirúrgica da cabeça e do pescoço. Rio de Janeiro: Dilivros, 2013:111-9.
2. Madeira MC. Anatomia da face. Bases anátomo-funcionais para a prática odontológica. 3. ed. São Paulo: Sarvier, 2001.
3. Fehrenbach MJ, Herring SW. Anatomia ilustrada da cabeça e do pescoço. 1. ed. São Paulo: Manole, 1998.
4. Alves N, Cândido PL. Anatomia para o curso de odontologia geral e específica. 2. ed. São Paulo: Santos, 2009.
5. Berkovitz BKB, Moxham BJ. Head & neck anatomy a clinical reference. USA: Fulfilment Center, 2002.
6. Drake RL. Gray's anatomia clínica para estudantes. Rio de Janeiro: Elsevier, 2005.
7. Dubrul EL. Anatomia oral de Sicher e Dubrul. 8. ed. São Paulo: Artes Médicas, 1991.
8. Figún MR, Garino RR. Anatomia odontológica funcional e aplicada. 3. ed. São Paulo: Artmed/Panamericana, 2003.
9. Grossmann E. Glossário de cabeça e pescoço. São Paulo: Quintessence, 2008.
10. Woelfel JB, Scheid RC. Anatomia dental – sua relevância para a odontologia. 5. ed. Rio de Janeiro: Guanabara Koogan, 2000.
11. Johnson DR, Moore WJ. Anatomia para estudantes de odontologia. 3. ed. Rio de Janeiro: Guanabara Koogan, 1997.
12. Rizzolo RJC, Madeira MC. Anatomia facial com fundamentos de anatomia sistêmica geral. São Paulo: Sarvier, 2004.
13. Pansky B. Review of gross anatomy. 6. ed. New York: McGraw-Hill, 1996.
14. Teixeira LMS, Reher P, Reher VGS. Anatomia aplicada à odontologia. Rio de Janeiro: Guanabara Koogan, 2000.
15. Velayos JL, Santana HD. Anatomia de cabeça e pescoço. 3. ed. Porto Alegre: Panamericana & Artmed Editores, 2003.

CAPÍTULO 33

Pescoço

Ricardo Gallicchio Kroef • *Virgilio Zanella* • *Erika Laurini de Souza Meyer*

INTRODUÇÃO

O pescoço serve como canal de comunicação entre a cabeça, o tronco e os membros, por onde transitam estruturas vitais, como vasos, nervos, traqueia, coluna vertebral e esôfago. Além disso, no pescoço está situada grande parte do sistema linfático, na forma dos linfonodos cervicais, e as glândulas tireoide e paratireoides.

Com frequência, o pescoço é negligenciado no exame físico geral dos pacientes nesta época de medicina compartimentalizada. Avaliação propedêutica e exame físico completos do pescoço são importantes para a avaliação clínica do paciente e a formulação de diagnósticos diferenciais.

Não é o objetivo deste capítulo uma revisão detalhada da intrincada anatomia do pescoço. Faremos uma breve revisão sobre suas principais estruturas e suas relações topográficas, voltada para a realização do exame físico, enfocando as principais anormalidades clínicas.

ANATOMIA

A fim de facilitar o estudo e a descrição da anatomia cervical e simplificar seu exame, o pescoço é dividido em dois triângulos, anterior e lateral, pelos músculos esternocleidomastóideos (Figura 33.1).[1]

O triângulo cervical anterior é limitado posteriormente pela borda anterior do músculo esternocleidomastóideo, anteriormente pela linha média do pescoço, superiormente pela borda inferior do corpo da mandíbula e inferiormente pela incisura jugular do manúbrio do esterno.[1]

As glândulas submandibulares estão localizadas logo abaixo da margem inferior da mandíbula, superiormente aos ventres anterior e posterior do músculo digástrico. Em pacientes idosos, podem situar-se mais inferiormente no pescoço, devido ao processo normal de ptose do envelhecimento.[2] Com frequência, são erroneamente identificadas como linfonodos cervicais aumentados durante o exame do pescoço.

Ao redor das glândulas submandibulares estão localizados vários linfonodos que drenam a cavidade oral. Podem apresentar crescimento secundário a patologias intraorais, como infecções de origem dentária e neoplasias malignas da mucosa oral (principalmente o carcinoma epidermoide).

As artérias carótidas comuns são palpadas e auscultadas junto à borda anterior dos músculos esternocleidomastóideos bilateralmente. A bifurcação da artéria carótida comum em interna e externa ocorre posteriormente ao corno posterior da cartilagem tireóidea da laringe, aproximadamente na altura do ângulo da mandíbula. Nesse local são encontradas duas estruturas importantes, os seios carotídeos e os glômus carotídeos.

O seio carotídeo é uma dilatação da porção proximal da carótida interna, inervada pelos nervos glossofaríngeo (IX par) e vago (X par), sede de barorreceptores responsáveis pelo controle da pressão arterial. Tem importante papel na regulação do fluxo sanguíneo cerebral.

O glômus carotídeo consiste em uma pequena concentração de tecido acastanhado quimiorreceptor situado posteriormente à bifurcação carotídea, inervado pelos nervos glossofaríngeo e vago. Estimulado por níveis baixos de oxigênio, inicia um reflexo de aumento da frequência e intensidade da respiração, frequência cardíaca e pressão arterial.

As artérias carótidas transitam dentro da bainha carótida, um adensamento fascial tubular formado pela união das fáscias cervicais profundas, que se estende da base do crânio até a transição cervicotorácica. Lateralmente às carótidas estão as veias jugulares internas e, entre a artéria e a veia, o nervo vago. Junto a essas estruturas estão situados diversos linfonodos cervicais profundos, conhecidos como cadeias jugulares (Figura 33.2).

O conhecimento das relações anatômicas dos vasos cervicais é importante para a realização do exame físico (pesquisa de turgência jugular e sopro carotídeo) e também para a obtenção de acessos vasculares para infusão de líquidos (acessos venosos centrais).

No corpo humano adulto existem cerca de 700 a 900 linfonodos, localizados próximos a grandes vasos e junto a articulações (axila, cotovelo, região inguinal e fossa poplítea). Destes, cerca de um terço está localizado no pescoço, pela interface entre o organismo com o meio externo através do trato aerodigestivo alto.

Os linfonodos das cadeias jugulares estão situados ao longo do trajeto das veias jugulares internas e drenam a região da cavidade oral, orofaringe (principalmente do anel de Waldeyer – tonsilas palatinas, linguais e faríngeas), laringe e hipofaringe. Essas cadeias também recebem linfa proveniente da tireoide e de vísceras à distância, em virtude da relação anatômica entre o ducto torácico, à esquerda, e o ducto linfático, à direita, com as veias jugulares internas nas junções jugulossubclávias.

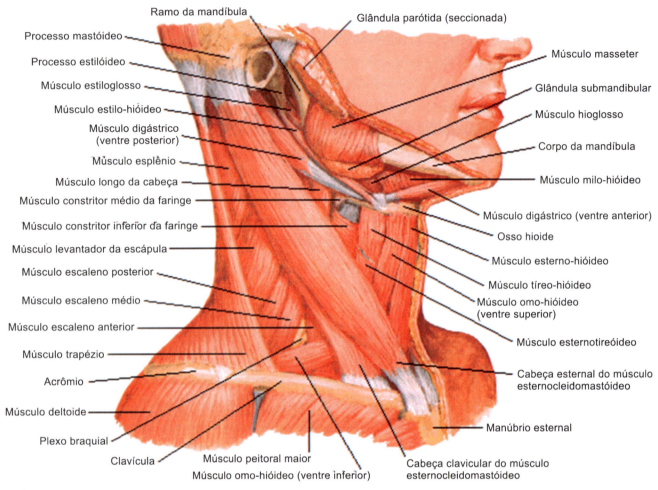

Figura 33.1 Anatomia cervical. O pescoço é dividido em triângulos anterior e lateral pelo músculo esternocleidomastóideo.

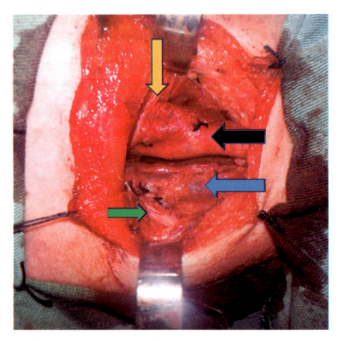

Figura 33.2 Relações anatômicas entre os vasos cervicais; *seta amarela:* nervo hipoglosso; *seta preta:* artéria carótida comum e bifurcação; *seta azul:* veia jugular interna; *seta verde:* nervo acessório. Entre a artéria carótida e a veia jugular interna pode ser visto o nervo vago.

Na porção mediana do triângulo cervical anterior, ou no compartimento central do pescoço, as estruturas mais importantes no exame físico são a laringe, a tireoide e a traqueia.

A laringe é um órgão complexo formado por um esqueleto cartilaginoso unido por vários ligamentos e membranas, sendo a principal responsável pela fonação e participante ativa da deglutição e da respiração.[3]

A maior cartilagem da laringe é a cartilagem tireóidea, que apresenta uma proeminência anterior na linha média, a proeminência laríngea, mais pronunciada nos homens (pomo de Adão). Sua borda superior tem uma reentrância em forma de V, facilmente identificável à palpação.

Inferiormente à cartilagem tireóidea está localizada a cartilagem cricóidea, ligada a ela pela membrana cricotireóidea. Este é um ponto de referência anatômico importante, por ser o local de acesso para realização da cricostomia, procedimento de emergência para obtenção de via aérea provisória, em que é inserido um tubo endotraqueal por meio da incisão entre as cartilagens tireóidea e cricóidea. A membrana é palpada como uma área de depressão macia entre as lâminas anteriores da cartilagem tireóidea e a cricóidea, que é sentida como um anel mais grosso logo abaixo (Figura 33.3).

A glândula tireoide está situada profundamente aos músculos esternotireóideo e esterno-hióideo, no compartimento

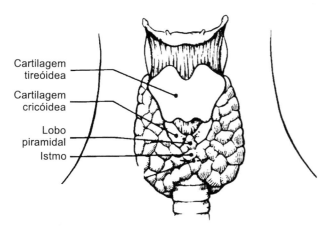

Figura 33.3 Anatomia cervical profunda – relações anatômicas entre cartilagem laríngea, traqueia e tireoide.

central do pescoço. É formada por dois lobos, direito e esquerdo, unidos pelo istmo, situado anteriormente à traqueia, no nível do segundo e terceiro anéis traqueais. Sua consistência é levemente amolecida, porém pode apresentar-se mais endurecida em razão da presença de processo inflamatório (tireoidites), nódulos benignos e tumores malignos.

A tireoide é responsável pela produção e liberação dos hormônios tri-iodotironina (T3) e tiroxina (T4), que apresentam vários efeitos sistêmicos.

A traqueia serve como conduto que conduz o ar da laringe aos pulmões. Está situada na linha média do pescoço, sendo sentida como uma estrutura cilíndrica logo abaixo da cartilagem cricóidea durante a palpação, facilmente identificável pela presença dos anéis traqueais. À deglutição, conforme a laringe é elevada, juntamente com a base da língua, pode-se sentir a movimentação da laringe e da traqueia no sentido longitudinal, facilitando a identificação do istmo da tireoide como um pequeno "degrau", de consistência amolecida, sobre a porção mais cranial da traqueia.

A traqueia e a tireoide são de fácil palpação em indivíduos longilíneos e magros, podendo ser de difícil individualização em pacientes brevilíneos ou obesos com pescoço curto.

A posição anatômica normal da traqueia na linha média cervical pode ser perturbada pela presença de bócio e tumores da tireoide, linfonodomegalias cervicais e mediastinais volumosas, aneurismas da aorta torácica e tumores primários da própria traqueia.

O triângulo cervical lateral tem como limite anterior a borda lateral do músculo esternocleidomastóideo, como limite posterior a borda anterior do músculo trapézio, como limite inferior o terço médio da clavícula (entre os músculos trapézio e esternocleidomastóideo) e como ápice o ponto de junção dos músculos trapézio e esternocleidomastóideo, junto à linha nucal posterior do osso occipital.[1]

Existe um menor número de estruturas nobres no triângulo cervical lateral, quando comparado ao triângulo anterior.

A veia jugular externa cruza o músculo esternocleidomastóideo obliquamente, após se formar junto ao ângulo da mandíbula pela confluência do plexo retromandibular com a veia auricular posterior, correndo junto à parte anteroinferior do triângulo cervical lateral, e aprofundando-se na fáscia cervical para desaguar na veia jugular interna. Essa relação com a veia jugular interna é importante, pois em situações de hipervolemia, como na insuficiência cardíaca congestiva, a pressão venosa central aumentada vai ser refletida com turgência das veias jugulares externas.[1]

A artéria e veia subclávias estão localizadas profundamente na porção inferior do triângulo cervical lateral, posterior e profundamente às clavículas. Nesse local, a junção jugulossubclávia é ponto de referência para cateterização da veia jugular interna e/ou da veia subclávia, para medição das pressões dentro das câmaras direitas do coração e administração de medicações via cateter central.

As estruturas nervosas mais importantes localizadas no triângulo cervical lateral são o plexo braquial, o nervo acessório e o nervo frênico.

O plexo braquial é formado por cinco ramos (C5 até C8 e T1), que se unem para formar três troncos, que passam entre a primeira costela e a clavícula e os músculos escalenos médio e anterior em trajeto inferolateral em direção à axila.

O nervo acessório transita em sentido posteroinferior no triângulo cervical lateral, da junção entre os terços superior e médio do músculo esternocleidomastóideo em direção à junção entre os terços médio e inferior do músculo trapézio. Sua posição superficial no triângulo lateral o coloca em risco de lesão iatrogênica durante procedimentos cirúrgicos aí realizados. A lesão do nervo acessório determina queda do ombro e incapacidade de elevação do braço acima do ombro.

O nervo frênico origina-se de C3, C4 e C5 e fornece suprimento motor e sensitivo para o diafragma. Ambos correm obliquamente com as veias jugulares internas através do músculo escaleno anterior, profundamente à lâmina pré-vertebral. Ele pode sofrer lesões iatrogênicas durante procedimentos cirúrgicos no pescoço (principalmente esvaziamentos cervicais e cirurgias da coluna), determinando paralisia do diafragma ipsilateral.

O triângulo cervical lateral é rico em linfonodos. Na porção superior do triângulo estão localizados linfonodos que drenam a região da orelha e o couro cabeludo. Linfonodomegalias dessa região devem motivar a pesquisa de lesões de pele da orelha e escalpo, assim como os linfomas.

Nas confluências jugulossubclávias drenam importantes estruturas linfáticas. À esquerda, o ducto torácico desemboca na veia jugular interna após seu trajeto intratorácico. Forma-se na cisterna do quilo no abdome e sobe para o tórax no mediastino posterior, na margem esquerda do esôfago. O ducto torácico drena linfa proveniente dos membros inferiores, abdome, hemitórax esquerdo, cabeça e pescoço, à esquerda. À direita, o ducto linfático direito drena a linfa proveniente do lado direito da cabeça e pescoço, membro superior direito e lado direito do tórax.

A existência de linfonodomegalias cervicais junto às confluências das veias jugulossubclávias deve lembrar a possibilidade de patologias intratorácicas e abdominais, como tumores gastrointestinais, pancreáticos, de esôfago e pulmonares. Isso se deve à anatomia do sistema linfático e das áreas de drenagem do ducto torácico e do ducto linfático direito.

O diagnóstico diferencial das linfonodomegalias cervicais, que será abordado mais adiante, pode ser difícil em virtude da ampla gama de patologias que pode acometer o sistema linfático.

ROTEIRO DE EXAME – SEMIOTÉCNICA E PRINCIPAIS ANORMALIDADES

Inspeção

O pescoço deve ser sempre inspecionado antes da palpação cervical. A presença de cicatrizes, assimetrias e abaulamentos pode indicar cirurgias prévias, tumores, linfonodomegalias e outras massas cervicais, importantes na elaboração de diagnósticos diferenciais (Figura 33.4).

Normalmente, a tireoide não é visível, exceto em pacientes muito emagrecidos. O paciente deverá estar sentado, e a glândula é mais facilmente visualizada quando se estende a cabeça do paciente para trás e com a deglutição. Como a glândula é fixada à fáscia pré-traqueal, ela se desloca para cima com a deglutição do paciente.

A presença de abaulamento cervical anterior junto à fúrcula esternal é sugestiva de aumento da tireoide, seja por bócio difuso, uni ou multinodular, seja por tumores malignos (Figura 33.5).

Em caso de bócio mergulhante (tireoide multinodular de grande volume que se situa no mediastino superior), a elevação dos braços e a extensão do pescoço do paciente podem fazer a tireoide emergir do tórax, tornando-a visível na base do pescoço. Essa elevação da tireoide acaba por causar prejuízo do retorno venoso pelas jugulares e congestão venosa da face, conhecida como sinal de Pemberton (Figura 33.6).[2]

A ocorrência de lesão nodular na linha média visível à inspeção estática do pescoço na altura da borda superior da cartilagem tireóidea, que se move superiormente à protrusão da língua, indica a presença de cisto de ducto tireoglosso, um remanescente da formação embriológica da tireoide no forame cego na base da língua (Figura 33.7).

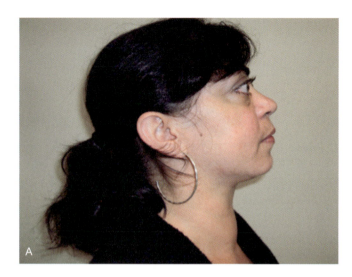
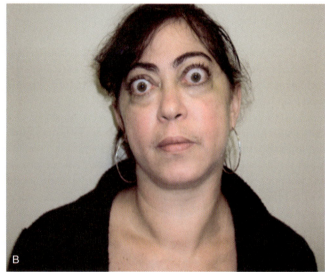

◤ **Figura 33.5A e B** Paciente com bócio difuso tóxico por doença de Graves. Note a oftalmopatia e o abaulamento cervical anterior consequente ao aumento difuso da tireoide.

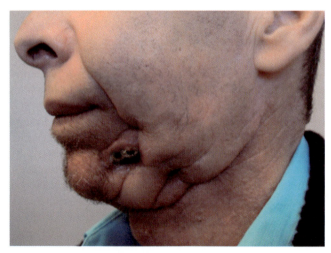

◤ **Figura 33.4** Inspeção visual do pescoço. Paciente com história prévia de ressecção de carcinoma epidermoide de cavidade oral, apresentando exposição de barra de reconstrução de mandíbula. Note a retração cicatricial cervical e o edema linfático local, resultantes de cirurgia de esvaziamento cervical e radioterapia pós-operatória.

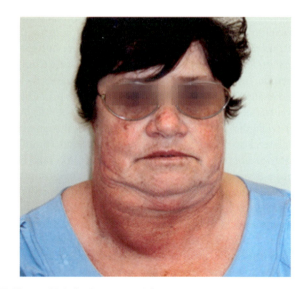

◤ **Figura 33.6** Paciente com bócio multinodular mergulhante volumoso e importante componente cervical. O paciente refere sintomas compressivos.

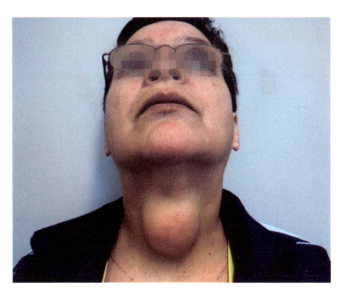

Figura 33.7 Paciente com volumoso cisto de ducto tireoglosso.

Limitações dos movimentos do pescoço podem ocorrer em virtude de contraturas da musculatura por dor radicular, provocadas por artrose, hérnias de disco ou traumas, acometimento inflamatório por infecções secundárias, como abscessos e tuberculose, e infiltração tumoral direta.

Ausculta

A ausculta do pescoço possibilita a identificação de sopros audíveis no trajeto das carótidas, junto às bordas mediais dos músculos esternocleidomastóideos, sugerindo a presença de estenose por placas ateromatosas. O sopro é causado pelo fluxo turbulento de sangue no interior do vaso. Pacientes com história de tabagismo, dislipidemia e doença arterial coronariana têm risco elevado de desenvolver placas ateromatosas nas carótidas e, consequentemente, acidente vascular encefálico resultante do desprendimento dessas placas (Figura 33.8).

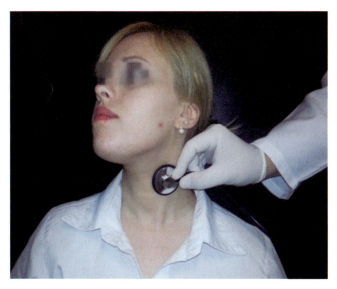

Figura 33.8 Ausculta das artérias carótidas. Pesquisa de sopro carotídeo.

Ocasionalmente, em pacientes com aumento da tireoide por bócio difuso tóxico (doença de Graves), devido ao aumento significativo do fluxo sanguíneo glandular, pode ser auscultado sopro na topografia da tireoide, em casos extremos, acompanhado de frêmito.[2]

Palpação

A palpação do pescoço pode ser realizada por abordagem anterior ou posterior ao paciente. Preferimos a posterior, por ser mais confortável para o exame e por permitir a palpação bilateral simultânea e a comparação direta entre as estruturas palpadas dos dois lados do pescoço. O examinador deve iniciar a palpação das estruturas superficiais do pescoço gentilmente, com as polpas digitais, e a seguir aumentar gradualmente a pressão para identificar as estruturas profundas, como linfonodos, tireoide, laringe e traqueia, a fim de não provocar dor e contração involuntária da musculatura.

O paciente deve repousar na posição sentada, com dorso ereto e ombros relaxados. Os pacientes têm a tendência de estender o pescoço durante o exame. Esse movimento favorece a tensão da musculatura cervical, especialmente dos músculos esternocleidomastóideos, dificultando a palpação e a delimitação dos linfonodos cervicais e da tireoide ao exame. Portanto, o paciente deve permanecer com o pescoço levemente fletido e relaxado, permitindo a mobilização passiva da cabeça durante o exame.

As glândulas submandibulares estão localizadas junto à margem inferior da mandíbula. São sentidas como duas estruturas nodulares de consistência fibroelástica. A pressão da língua do paciente contra o palato duro promove a delimitação das submandibulares de maneira mais precisa. As glândulas podem estar endurecidas e/ou dolorosas à palpação, em razão da presença de processo inflamatório secundário à existência de cálculos salivares (sialolitíase) ou infecções por patógenos intraorais.[3]

A palpação bimanual, realizada com um dedo via intraoral no assoalho lateral da cavidade oral e a outra mão pressionando superiormente a glândula no pescoço, auxilia a determinação dos contornos e pode precipitar dor no paciente com inflamações agudas da submandibular, como sialoadenite e sialolitíase (Figura 33.9).

As artérias carótidas podem ser palpadas com o deslocamento lateral dos músculos esternocleidomastóideos, mais facilmente em pacientes magros. A bifurcação da carótida comum em carótidas interna e externa ocorre no nível do ângulo da mandíbula, local de palpação mais fácil do pulso arterial carotídeo. Deve ser lembrado que a região da bifurcação carotídea pode ser sede de tumores originados dos glômus carotídeos e aneurismas da própria artéria. Portanto, quaisquer massas cervicais pulsáteis devem ser encaradas como tumores vasculares e adequadamente investigadas, evitando-se punções e biópsias intempestivas, que podem provocar sangramentos.

A palpação da glândula tireoide inicia com a identificação da laringe, com suas cartilagens tireóidea e cricóidea.[4] A tireoide pode ser palpável nos indivíduos normais, apresentando lobos com cerca de 3 a 5cm no sentido vertical e o istmo

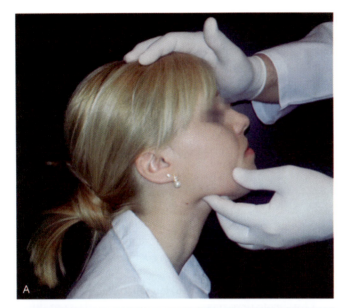
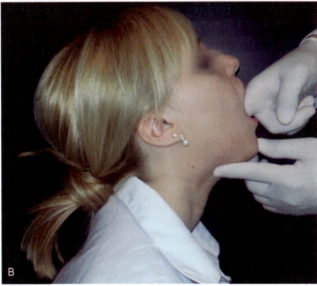

▼ **Figura 33.9A e B** Palpação da glândula submandibular e de linfonodos submentonianos. Semiotécnica da palpação bimanual da glândula submandibular.

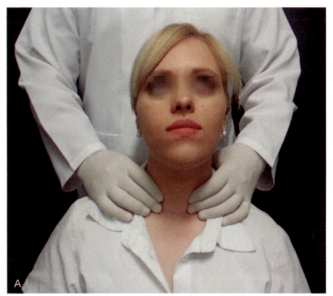
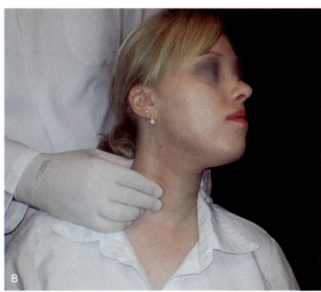

▼ **Figura 33.10A e B** Palpação estática e dinâmica da tireoide com as polpas digitais, com o examinador posicionado posteriormente ao paciente.

com diâmetro aproximado de 0,5cm. A palpação da tireoide pode ser feita por trás do paciente com a cabeça em flexão homônima ao lado a ser palpado e/ou pela frente do paciente, deslizando o polegar esquerdo para a palpação do lobo esquerdo e o polegar direito para palpação do lobo direito. A palpação dinâmica da tireoide, com a deglutição, ajuda na identificação da glândula em virtude do movimento de deslocamento longitudinal do arcabouço laríngeo. Os lobos e o istmo são sentidos como saliências ou ondulações à medida que as estruturas se movimentam (Figura 33.10).

O aumento da glândula tireoide de qualquer etiologia é chamado de bócio. Os bócios podem ser simétricos, assimétricos ou nodulares (uni ou multinodulares).

No bócio difuso tóxico, a glândula encontra-se difusamente aumentada. Na tireoidite de Hashimoto, a tireoide apresenta-se com consistência aumentada, é indolor à palpação e pode revelar um lobo piramidal (remanescente do trajeto descendente da tireoide desde a base da língua até sua posição tópica normal no pescoço) palpável como um cordão ligado ao istmo da glândula e dirigindo-se superiormente ao osso hioide, levemente lateralizado.

Nas tireoidites agudas e subagudas, a glândula pode apresentar consistência um pouco diminuída em relação à normal e ser difusamente dolorosa à palpação. Na tireoidite de Riedel, processo inflamatório raro, a tireoide adquire consistência pétrea.

Nódulos palpáveis na tireoide ocorrem em aproximadamente 5% das mulheres e 1% dos homens em áreas iodo-suficientes.[5] Quando um nódulo é detectado durante a palpação da tireoide, deve-se atentar para seu tamanho, consistência, localização e mobilidade. O tamanho é descrito em centímetros, correspondendo à medida aproximada do maior diâmetro do nódulo. A maioria dos nódulos tireoidianos é benigna, move-se livremente, tem superfície lisa e é de consistência borrachosa. Nódulos benignos podem ser rígidos, principalmente se calcificados ou tensos e distendidos por fluido. Um nódulo doloroso provavelmente indica degeneração hemorrágica ou infarto no interior de um nódulo benigno. Nódulos que não se movimentam à deglutição exigem atenção especial, pois podem não corresponder à glândula tireoidiana (por exemplo, adenomegalia). Alternativamente, poderá representar carcinoma tireoidiano fixo a estruturas do pescoço em razão da infiltração muscular ou nódulos que fazem parte de um bócio mergulhante. Nódulos malignos podem ser firmes ou duros e irregulares, mas a maioria não difere dos nódulos benignos. É importante frisar, novamente, que quando ocorre adenomegalia cervical ipsilateral (mesmo lado do pescoço) ao nódulo tireoidiano palpado, é alta a probabilidade de o nódulo ser maligno, o que também se configura quando da presença de nódulo tireoidiano e rouquidão secundária a paralisia da corda vocal ipsilateral ao nódulo.[6-9]

O sistema linfático do pescoço é bastante rico. Para facilitar e padronizar a descrição da posição dos linfonodos no exame físico do pescoço foi desenvolvida uma nomenclatura especial. O tecido linfático cervical foi subdividido em estações ou níveis linfonodais, numerados de I a VI (Figura 33.11).[6]

Os linfonodos do nível I correspondem aos submentonianos e submandibulares, inferiormente, até o nível do ventre anterior do músculo digástrico. Essa é a área de drenagem linfática preferencial da cavidade oral.

O nível II compreende os linfonodos jugulares altos (jugulodigástricos) e o nível III, os linfonodos jugulares médios, tendo como limite inferior o músculo hióideo. Os linfonodos jugulodigástricos estão localizados posteriormente ao ângulo da mandíbula, junto ao terço superior do músculo esternocleidomastóideo. Em geral, esses linfonodos são a primeira estação de drenagem linfática da orofaringe. Podem estar aumentados na presença de processos inflamatórios/infecciosos agudos da garganta, como as faringites, assim como podem ser sede de metástases de carcinomas epidermoides de origem na mucosa da boca e orofaringe. Os linfonodos do nível III recebem linfáticos da orofaringe, hipofaringe, laringe e tireoide.

Os linfonodos do nível IV são os jugulares baixos, estendendo-se desde a margem inferior do músculo omo-hióideo até a confluência das veias jugular e subclávia. Recebem linfáticos provenientes da orofaringe, hipofaringe, laringe, tireoide e vísceras intratorácicas e abdominais (em razão da presença do ducto torácico à esquerda e do ducto linfático à direita).

Os linfonodos do nível V correspondem ao triângulo cervical posterior (portanto, posteriores ao músculo esternocleidomastóideo, superiores à clavícula e anteriores ao músculo trapézio). Essa é uma área de drenagem linfática tanto de vísceras à distância (linfonodos supraclaviculares) como da rinofaringe e do couro cabeludo posterior.

Na pesquisa dos linfonodos cervicais, devem ser anotados posição, tamanho, forma, consistência, contornos e relação dos linfonodos com estruturas adjacentes.

Os linfonodos cervicais são sentidos como estruturas fusiformes ou ovoides. Normalmente, têm consistência amolecida, formato ovoide e tamanho < 1cm.

A posição dos linfonodos fornece dados importantes para a formulação de diagnósticos diferenciais em virtude das áreas de drenagem linfática antes descritas. Assim, linfonodomegalias presentes na cadeia jugular alta, junto ao ângulo da mandíbula, devem motivar a realização de uma boa oroscopia, a fim de visualizar a presença de provável lesão mucosa oral ou orofaríngea em paciente tabagista e/ou etilista ou placas das amígdalas em paciente com amigdalite bacteriana.[11]

O tamanho normal dos linfonodos cervicais é de cerca de 1cm. Pacientes com história prévia de amigdalites de repetição podem ter linfonodos jugulodigástricos (cadeia jugular alta ou superior – nível II) de tamanho maior devido à hiperplasia reacional. De maneira geral, linfonodos > 1,5cm devem motivar a pesquisa de patologias responsáveis por seu aumento.

A descrição do formato do linfonodo é fundamental. O formato normal é alongado ou ovoide. A presença de crescimento tumoral no interior do linfonodo ou hiperplasia importante de seu tecido linfoide determina aumento das dimensões do gânglio e um formato arredondado.

A presença de contornos indistintos à palpação sugere que o processo que está causando o aumento do linfonodo ultrapassou os limites de sua cápsula e está afetando os tecidos adjacentes. Isso pode ocorrer tanto em transtornos benignos, como afecções inflamatórias, como em processos malignos, como nas metástases linfonodais.

Durante a palpação, é importante a determinação da consistência dos linfonodos. Metástases linfonodais de carcinomas epidermoides do trato aerodigestivo alto e adenocarcinomas tipicamente são bastante endurecidas à palpação. No caso dos linfomas, a consistência dos linfonodos ao toque tende a ser mais firme e fibroelástica, porém não tão endurecida quanto nos casos de metástases de carcinoma (Figura 33.12).

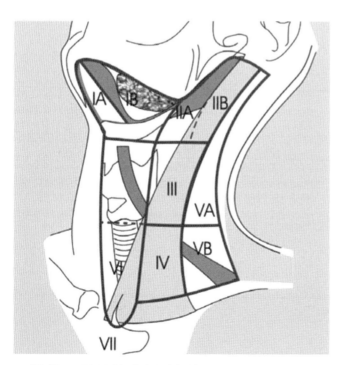

Figura 33.11 Distribuição (níveis) dos linfonodos cervicais.

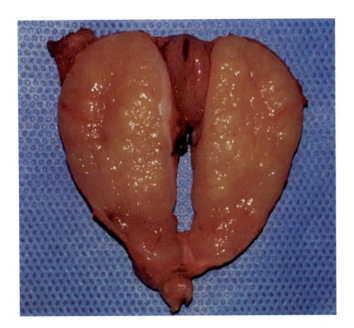

Figura 33.12 Aparência macroscópica de linfonodomegalia por linfoma, medindo cerca de 3cm no maior diâmetro.

Quadro 33.1 Diagnóstico diferencial das linfoadenomegalias cervicais		
Infecções	**Metástases**	**Outras**
Regionais: faringites, abscessos dentários, infecções da pele da face e couro cabeludo HIV/AIDS Mononucleose Tuberculose Rubéola Toxoplasmose Sífilis Doença da arranhadura do gato	Trato aerodigestivo alto Tireoide Pele da face e couro cabeludo Mama Testículo Ovário Órgãos intra-abdominais e intratorácicos	Linfomas Sarcoidose Colagenoses

Linfonodos hiperplásicos geralmente apresentam consistência fibroelástica à palpação, tendendo a ser mais moles. Na fase aguda de uma faringite bacteriana, por exemplo, os linfonodos podem apresentar consistência fibroelástica mais endurecida, mas que gradualmente vai diminuindo à medida que a fase aguda se resolve.

Nos casos avançados de infecção pode ocorrer a formação de necrose central do linfonodo com acúmulo de secreção purulenta em seu interior. À palpação, os tecidos vizinhos ao linfonodo encontram-se infiltrados e endurecidos, circundando uma área central de coleção líquida facilmente compressível, a zona de flutuação. Deve-se atentar para o fato de que zonas de flutuação podem ocorrer em linfonodos tumorais volumosos em razão do crescimento neoplásico rápido não acompanhado por aumento da vasculatura e consequente necrose da área central da massa neoplásica. Não raro, o líquido necrótico pode ser sede de infecção secundária, às vezes dificultando o diagnóstico diferencial da linfonodomegalia.

A fixação de um linfonodo aos tecidos adjacentes é um evento comum nos processos inflamatórios agudos. Isso ocorre em virtude do avanço do processo inflamatório através da cápsula linfonodal com consequente comprometimento dos tecidos vizinhos. Metástases crescendo no interior de linfonodos também podem causar fixação do gânglio aos tecidos adjacentes por ruptura da cápsula linfonodal e extravasamento extracapsular, tipicamente um evento mais tardio na evolução da metástase.[11]

O Quadro 33.1 demonstra o diagnóstico diferencial das linfoadenomegalias cervicais.

Referências

1. Moore KL, Dalley AF. Clinically oriented anatomy. 4. ed. Baltimore: Lippincott Williams & Wilkins, 2001.
2. López M, Laurentys-Medeiros J. Semiologia médica. As bases do diagnóstico clínico. 4. ed. Rio de Janeiro: Revinter, 2001.
3. Snow JB. Ballenger's manual of otorhinolaryngology head and neck surgery. London: BC Decker, 2002.
4. Oertli D, Udelsman R. Surgery of the thyroid and parathyroid glands. Berlin Heidelberg: Springer, 2007.
5. Tunbridge WMG, Evered DC, Hall R et al. The spectrum of thyroid disease in a community: the Whickham Survey. Clin Endocrinol (Oxf) 1977(7):481-93.
6. Tan GH, Gharib H. Thyroid incidentalomas: management approaches to nonpalpable nodules discovered incidentally on thyroid imaging. Ann Intern Med 1997; 126:226-31.
7. Hegedus. Clinical practice. The thyroid nodule. N Engl J Med 2004; 51:1764-71.
8. Cooper DS, Doherty GM, Hauger BR et al. Revised American Thyroid Association management guidelines for patients with thyroid nodules and differentiated thyroid cancer. Thyroid 2009; 19(11):1-48.
9. Maciel LMZ. O exame físico da tireóide. Medicina (Ribeirão Preto) 2007; 40(1):72-7.
10. Ferlito A, Robbins T, Shah JP et al. Proposal for a rational classification of neck dissections. Head and Neck 2011; 10(3):446-50.
11. Shah JP, Patel SG. American Cancer Society atlas of clinical oncology: cancer of the head and neck. London: BC Decker, 2001.

SEÇÃO VII

Tórax
e Sistema Respiratório

Anatomia e Fisiologia

CAPÍTULO 34

Waldo Mattos

INTRODUÇÃO

A caixa torácica é formada pela coluna dorsal e os arcos costais e limitada caudalmente pelo diafragma e o conteúdo abdominal. As sete primeiras costelas articulam-se diretamente com o esterno através das cartilagens costais e, da oitava à décima, cada uma com a cartilagem imediatamente acima até a sétima cartilagem costal. A primeira costela articula-se com o manúbrio esternal e a segunda no nível do ângulo esternal. A 11ª e 12ª costelas são chamadas de flutuantes, pois não têm conexões anteriores. Na região posterior do tórax, o ângulo inferior da escápula situa-se no nível da sétima costela e as apófises espinhosas de todas as vértebras podem ser identificadas com mais facilidade após ligeira flexão da coluna (Figura 34.1).

Músculo mais importante para a inspiração, o diafragma é formado por uma lâmina de tecido muscular em forma de cúpula e inervado pelo nervo frênico. Insere-se nas costelas inferiores e, quando se contrai, desloca o conteúdo abdominal para baixo (1 a 10cm) e para a frente, permitindo o aumento predominantemente na dimensão vertical da caixa torácica. Em volumes pulmonares menores, próximos à capacidade residual funcional (no final da expiração), o deslocamento do diafragma e da parede abdominal é mais importante para a expansão do tórax, ao passo que em volumes maiores, próximos à capacidade pulmonar total, o deslocamento do arcabouço ósseo predomina.

Os músculos intercostais externos deslocam as costelas para a frente e para cima, produzindo uma expansão torácica tanto lateral como anteroposterior. Quando necessário, outros músculos podem auxiliar a ventilação pulmonar, como os escalenos, que elevam as duas primeiras costelas, e o esternocleidomastóideo, o qual eleva o esterno.

Já a expiração é um processo passivo resultante da força elástica toracopulmonar para retornar à posição de equilíbrio. Contudo, em momentos de hiperventilação, a expiração pode tornar-se um processo ativo, mediante a contração dos músculos da parede abdominal, empurrando o diagfragma para cima, e dos intercostais internos, puxando as costelas para baixo e para dentro.

Os pulmões preenchem quase a totalidade da caixa torácica, o que faz com que o exame do tórax possibilite a identificação da maioria das anormalidades detectáveis do sistema respiratório. Nos adultos, são vísceras com 900 a 1.000g de peso, 40% a 50% dos quais se devem ao conteúdo em sangue,[1,2] têm um volume de ar de cerca de 6 litros após inspiração máxima e de cerca de 2,5 litros após a expiração. Considerando o pulmão sob insuflação máxima, 80% de seu volume são compostos por ar, 10% por sangue e 10% por tecidos.

A função primordial do sistema respiratório, em conjunto com o cardiovascular, é transportar oxigênio do ambiente até as células para atender as necessidades metabólicas e remover o dióxido de carbono, mantendo o controle do pH tecidual.

O pulmão é dividido em lobos, os quais são definidos como porções de pulmão delimitadas total ou parcialmente por pleura, três à direita (superior, médio e inferior) e dois à esquerda (superior e inferior). Cada lobo é constituído por segmentos, definidos como a primeira subdivisão do lobo não recoberto completamente por pleura e ventilado por uma ramificação de um brônquio lobar. Lóbulos são porções ventiladas por bronquíolos. O lóbulo secundário é a menor porção de pulmão limitada por septo de tecido conjuntivo, tem entre 1 e 2,5cm de diâmetro e contém quantidade va-

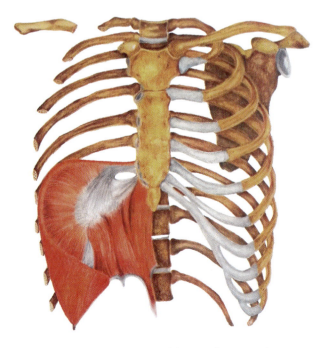

Figura 34.1 Esqueleto torácico anterior e posterior.

riável de ácinos. O lóbulo pulmonar primário consiste em alvéolos, ductos e sacos alveolares distais ao bronquíolo respiratório. Existem comunicações entre os alvéolos (poros de Kohn), com diâmetro de cerca de 2 a 10μm, e entre alvéolos e bronquíolos respiratórios e terminais (canais de Lambert), com cerca de 30μm, as quais permitem a circulação colateral da ventilação em graus variáveis. A maior parte dos alvéolos localiza-se na porção de 30% do volume pulmonar situada na periferia do órgão, em contato mais próximo com a parede torácica, o que facilita o reconhecimento de determinadas anormalidades ao exame físico.

A via aérea consiste em uma série de tubos que se estreitam, se encurtam e se tornam mais numerosos à medida que penetram mais profundamente no pulmão, podendo variar entre oito e 25 ramificações. Sua função primordial é conduzir o ar até a superfície alveolar de modo a possibilitar a troca gasosa que se estabelece entre o ar e o sangue.[3] Dois métodos de descrição geométrica da via aérea, apresentados por Strahler[4] e por Horsfield e Cumming,[5] indicam que o padrão de ramificação da via aérea é dicotômico, mas assimétrico, pois, ocasionalmente, ramos de ordens diferentes se unem de modo não sequencial.

A via aérea pode ser dividida em três partes (Figura 34.2). A zona de condução, que faz parte da porção não parenquimatosa do pulmão, é constituída por traqueia, brônquios e bronquíolos membranosos, os quais têm em comum uma parede espessa o suficiente para impedir a difusão de gases e não estão conectados a alvéolos. Como não contêm alvéolos, e portanto não fazem parte da troca gasosa, constituem o que chamamos de espaço morto, sendo de aproximadamente 150mL seu volume em um adulto. A zona de transição é composta pelos bronquíolos respiratórios e ductos alveolares e apresenta propriedades mistas, com função de condução e também respiratória, pois levam o ar às porções distais do parênquima pulmonar e estão conectados aos alvéolos. A zona respiratória é composta pelos alvéolos e, juntamente com estruturas da zona de transição, compõe o que chamamos de parênquima pulmonar.

Uma das diferenças na morfologia da via aérea, e que influencia sua compressibilidade durante as variações de pressão intratorácica, é a existência de cartilagem, a qual está presente em formato de U na traqueia e na porção extrapulmonar dos brônquios principais, depois em placas irregulares até os brônquios segmentares, até desaparecer em bronquíolos de 1 a 3mm de diâmetro.

A pleura é uma membrana serosa que reveste o parênquima pulmonar (pleura visceral) e a superfície interna da cavidade torácica (pleura parietal). Esses dois folhetos se unem no hilo pulmonar, formando na porção inferior o ligamento pulmonar. O tamanho desse ligamento pode influenciar a apresentação clínica dos derrames pleurais. Quando é curto, pode ocasionar o acúmulo inicial de líquido apenas na porção subpulmonar, tornando menos claro o diagnóstico clínico. Normalmente, uma pequena camada de líquido é suficiente para lubrificar e reduzir o atrito entre as pleuras durante a ventilação. A pleura visceral é rica em vasos linfáticos que drenam para o sistema linfático pulmonar. A pleura parietal tem estomas e lacunas que drenam para os linfáticos mediastinais. Uma diferenciação importante é o fato de somente a pleura parietal receber inervação sensitiva dolorosa.

NOMENCLATURA PARA AS REGIÕES DO TÓRAX

Para caracterizar a localização de qualquer anormalidade na circunferência do tórax, o examinador deve utilizar uma nomenclatura própria, baseada nos seguintes referenciais anatômicos (Figura 34.3): (a) *linhas verticais:* paraesternais (ao longo de cada margem esternal), hemiclaviculares (na metade de cada clavícula), axilar anterior (na prega axilar anterior), axilar média (equidistante às pregas axilares, desde o ponto mais alto da axila), axilar posterior (na prega axilar posterior), vertebral (no trajeto dos processos espinhosos vertebrais), escapulares (no ângulo inferior das escápulas); (b) *linhas horizontais:* linhas claviculares (ao longo das clavículas), linha mediocostal (iniciada na articulação condroesternal da terceira costela), linha costal inferior (iniciada na articulação condroesternal da sexta costela), linha axilar (ao longo do sexto espaço intercostal), linha escapular inferior e superior (no limite inferior e superior das escápulas); (c) *limite inferior do tórax* (ao longo do rebordo costal); (d) *limite superior do tórax:* projeção do bordo superior do músculo trapézio. A partir dessas definições, pode-se dividir o tórax em regiões, como descrito nas Figuras 34.3 e 34.4.

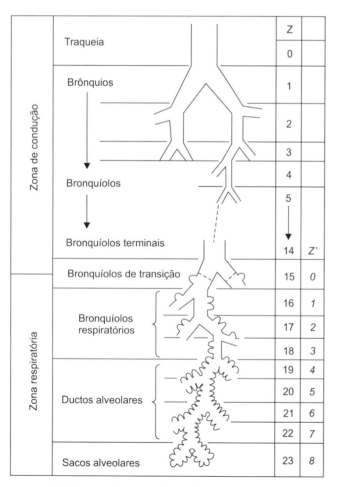

Figura 34.2 Modelo de ramificação da via aérea.

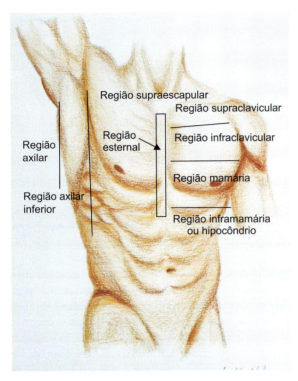

▼ Figura 34.3 Regiões do tórax anterior.

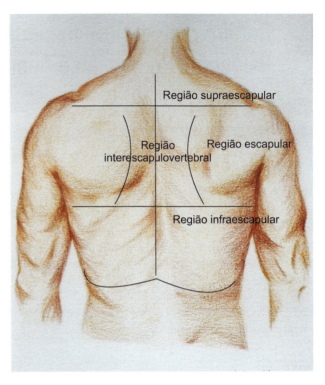

▼ Figura 34.4 Regiões do tórax posterior.

Referências

1. Staub NC. Pulmonary edema. Physiol Rev 1974; 54:678-811.
2. Armstrong JD, Gluck EH, Crapo RO, Jones HA, Hughes JMB. Lung tissue volume estimated by simultaneous radiographic and helium dilution methods. Thorax 1982; 37:676-9.
3. Fraser RS, Colman N, Muller NL, Paré PD. The airways and pulmonary ventilation. In: Diagnosis of disease of the chest. 4. ed. WB Saunders Company, 1999:3-70.
4. Strahler AN. Equilibrium theory of erosional slopes approached by frequency distribution analysis. Am J Sci 1950; 248:673-96.
5. Horsfield K, Cumming G. Morphology of the bronchial tree in man. J Appl Phisiol 1968; 24:373-83.

CAPÍTULO 35

Roteiro de Exame – Inspeção, Palpação, Percussão e Ausculta

Waldo Mattos • Sergio Siepko Junior

INTRODUÇÃO

O exame do tórax e do sistema respiratório deve ser realizado em uma sala silenciosa, com o paciente sentado, obedecendo à seguinte ordenação: inspeção, palpação, percussão e ausculta. Ao final, o examinador deve descrever as anormalidades e concluir se há dados suficientes para estabelecer um diagnóstico sindrômico (veja o Capítulo 37).

INSPEÇÃO

A inspeção do tórax pode acrescentar informações revelantes ao exame físico do sistema respiratório, desde que todo o vestuário seja removido para o exame. Isso exige, também, um ambiente com privacidade e boa iluminação. Algumas observações de outras regiões do corpo também podem ser úteis, pois podem refletir uma disfunção ou doença respiratória. Em sua essência, o exame do tórax deve ser sempre comparativo, utilizando-se o lado contralateral como controle para a observação:

1. **Padrão respiratório:** podemos conhecer muito do estado funcional da respiração avaliando seus componentes fundamentais: frequência, profundidade e ritmo (veja o Capítulo 25).
2. **Forma e configuração do tórax:** depende da estrutura musculoesquelética de cada indivíduo, mas também reflete o estado de aeração pulmonar. Redução do tamanho do tórax pode ser observada em pacientes com doenças crônicas e restritos ao leito por longos períodos, nos portadores de doenças pleuropulmonares restritivas ou com história de raquitismo e também, segundo alguns relatos, em indivíduos que tiveram doença obstrutiva de via aérea superior por hipertrofia de adenoides durante a infância. Aumento do tamanho do tórax pode ocorrer quando há hiperinsuflação pulmonar por pneumopatia obstrutiva, particularmente o enfisema pulmonar, ou determinadas deformidades da caixa torácica.[1]
    - *Pectus excavatum* **ou tórax em funil:** consiste na depressão do esterno, acompanhada da protrusão anterior das costelas (Figura 35.1). A prevalência na população tem sido estimada em 0,13% a 0,4%.[2] É três vezes mais comum em homens. Vários mecanismos foram propostos, como tração pelas fibras anteriores do diafragma, complicação do deslocamento do coração ou defeitos do tecido conjuntivo esquelético. Nesse caso, pode estar associado a anormalidades congênitas do tecido conjuntivo, como síndrome de Marfan, síndrome de Poland, síndrome de Pierre Robin e escoliose.[3] A maior parte dos pacientes é asintomática, mas pode estar presente algum grau de dispneia e distúrbio ventilatório restritivo. Sopro cardíaco sistólico simulando estenose pulmonar, provavelmente em razão do deslocamento da artéria pulmonar, foi descrito em 24 de 54 crianças com *pectus excavatum*.[4] A incidência de síndrome de Wolff-Parkinson-White também é maior nesses pacientes.[5]

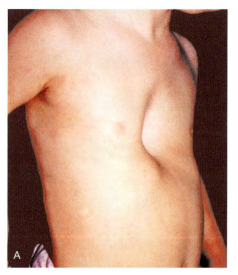

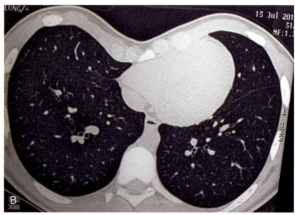

◀ **Figura 35.1A e B** *Pectus excavatum.* (Imagens cedidas pelo Prof. José Camargo.)

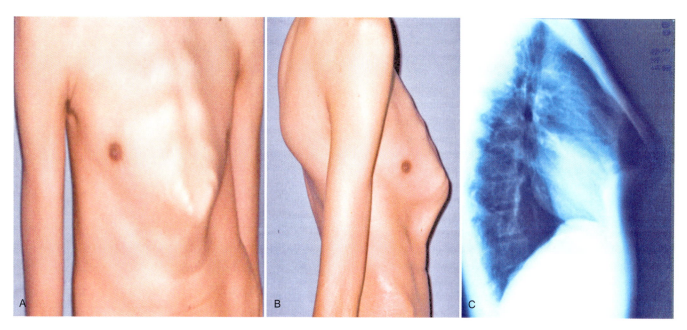

Figura 35.2A a C *Pectus carinatum*. (Imagens cedidas pelo Prof. José Camargo.)

- ***Pectus carinatum* ou tórax em peito de pombo:** consiste na protrusão congênita ou adquirida do esterno (Figura 35.2). Ocorre mais entre homens e associa-se a história familiar de deformidade torácica em 25% dos casos e de escoliose em 10%.[6] As anormalidades mais comumente observadas em concomitância com essa deformidade são os defeitos septais atriais e ventriculares[7] e asma grave desde a infância.[8]
- **Cifoescoliose:** a anormalidade da curvatura da coluna pode ser predominantemente lateral (escoliose), posterior (cifose) ou combinada (cifoescoliose), e também pode ser ou não acompanhada de giba. A prevalência de escoliose leve é de cerca de 0,1%, e em grau mais acentuado (ângulo de Cobb > 70 graus) é de 0,01%.[9] À forma idiopática correspondem mais de 80% dos casos, sendo quatro vezes mais frequentes em mulheres. Pode também associar-se a outras doenças hereditárias, como neurofibromatose, ataxia de Friedreich, distrofia muscular, síndrome de Ehlers-Danlos, síndrome de Marfan, ou pode ser secundária a distrofia muscular, poliomielite ou paralisia cerebral.[8] Outra causa possível são as doenças vertebrais. A ocorrência de incapacidade depende do ângulo da deformidade e da idade, podendo causar insuficiência ventilatória, hipertensão pulmonar e *cor pulmonale*.
- **Tórax em barril:** consiste no aumento do diâmetro anteroposterior do tórax, fazendo-o tornar-se mais esférico e aproximando-se do formato de um barril (Figura 35.3).[1] Pode ser identificado subjetivamente, a partir da observação de abaulamento esternal, ou ser quantificado objetivamente, por meio da medida desses diâmetros com o paciente em pé contra a parede. Sob circunstâncias normais, a relação do diâmetro anteroposterior com o laterolateral é de cerca de 0,7. Quase sempre indica a presença de hiperinsuflação pulmonar crônica, como ocorre, por exemplo, no enfisema pulmonar. Estudo recente, realizado em pacientes com doença pulmonar obstrutiva crônica (DPOC) mostrou que uma relação de 0,9 apresentou maior especificidade para o diagnóstico.[10] Valores entre 0,7 e 0,9 têm menor especificidade, principalmente quando se considera a interposição da acentuação da cifose torácica que ocorre em alguns indivíduos durante o envelhecimento.
- **Tórax paralítico ou chato:** consiste no achatamento exagerado do diâmetro anteroposterior, tornando o tórax plano, acompanhando-se da proeminência das estruturas esqueléticas, especialmente clavículas e escápu-

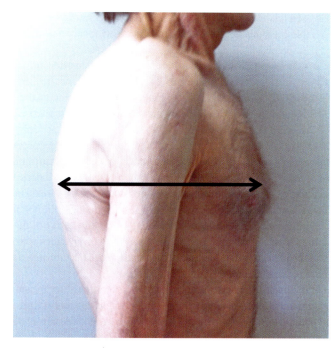

Figura 35.3 Tórax em barril.

las (por isso também denominado tórax alado) e acentuação do ângulo costal. É também chamado de tórax em expiração permanente. Ocorre nas doenças consumptivas graves, como, por exemplo, a tuberculose.[1]
- **Tórax cifótico:** consiste no aumento do diâmetro anteroposterior, causado pela acentuação da cifose torácica, a qual pode ser hereditária, mas pode também estar associado a doenças das vértebras. Costuma acentuar-se no envelhecimento e deve ser diferenciado do tórax em barril, o qual é causado pela hiperinsuflação pulmonar.
- **Abaulamento torácico localizado:** grandes cardiomegalias ou aneurismas aórticos podem causar proeminências pulsáteis localizadas, sobretudo em crianças, em virtude da maior elasticidade da parede torácica.[1]

3. **Atitude do paciente no leito:** trata-se de observar se o paciente assume no leito determinada posição que promova alívio de algum desconforto, o que poderá acrescentar informação relevante à elaboração diagnóstica clínica. Em ortopneia, platipneia e trepopneia, o paciente apresenta melhora ao assumir, respectivamente, a posição ortostática, o decúbito dorsal e determinado decúbito lateral. Embora insuficiência cardíaca seja a causa mais frequente de ortopneia, DPOC, obesidade de ascite volumosa também são causas possíveis. Na presença de DPOC, a ausência de ortopneia tem maior relevância clínica, indicando a impossibilidade de haver insuficiência cardíaca congestiva (ICC) com razão de verossimilhança (RV) negativa de 0,04. Quando presente, apresentou RV positiva de 2,7.[11] Trepopneia pode ocorrer quando há doença pleuropulmonar unilateral ou muito assimétrica, como derrame pleural, atelectasia ou grandes cavidades,[12] miocardiopatia dilatada[13] ou grandes tumores.[14] Platipneia ocorre nos *shunts* direita-esquerda por forame oval patente ou comunicação interatrial (CIA), nas malformações arteriovenosas pulmonares predominantes nos lobos inferiores, na síndrome hepatopulmonar, em qualquer doença pulmonar predominante nos lobos inferiores, (como enfisema por deficiência de alfa-1-antitripsina), após pneumonectomia, no derrame pericárdico, paralisia diafragmática e tumores da via aérea central.[15,16]

4. **Pontos de ancoragem:** significa uma atitude voluntária específica, na qual o paciente eleva a posição dos ombros mediante apoio dos braços fixados sobre as próprias coxas ou qualquer superfície fixa, ocasionando a elevação das clavículas e primeiras costelas, o que resulta em algum aumento da capacidade pulmonar total (Figura 35.4). É um dos componentes da síndrome de hiperaeração pulmonar e indica disfunção na mecânica da caixa torácica.

5. **Sinal de Dahl:** consiste em manchas hipercrômicas na superfície anterior das coxas, logo acima dos joelhos, decorrente da compressão constante pelas mãos a fim de obter pontos de ancoragem.

6. **Respiração com lábios semicerrados:** consiste no fechamento parcial dos lábios somente durante a expiração, o que ocasiona elevação na pressão dentro da via aérea proximal e retarda o colapso expiratório decorrente da compressão dinâmica da via aérea distal, o que, combinado com o aumento do tempo expiratório, possibilita melhor esvazia-

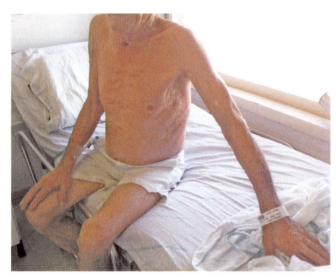

Figura 35.4 Pontos de ancoragem.

mento pulmonar[17,18] (Figura 35.5). Ocorre especialmente nas doenças obstrutivas, quando há um componente de hipersinsuflação dinâmica, reversível, sobreposto à hiperinsuflação estática. Permite ao paciente reduzir a frequência respiratória e aumentar o volume de ar corrente e leva a uma queda de até 5% na $PaCO_2$.

7. **Uso da musculatura acessória:** o recrutamento da musculatura acessória para a inspiração (Figura 35.6) pode ser observado na insuficiência respiratória de qualquer causa, indicando a incapacidade do diafragma em promover aumento da demanda ventilatória. Entretanto, quando o mecanismo principal resulta do desfavorecimento mecânico da mobilidade da caixa torácica, como ocorre na síndrome de hiperaeração, a presença de disfunção diafragmática faz com que a utilização da musculatura acessória seja necessária mais precocemente. Está presente em mais de 90% dos pacientes com DPOC em exacerbação.[19] Estudo com eletromiografia mostrou que, em pacientes com DPOC, os músculos escalenos são recrutados em grande parte dos pacientes sob condições normais, mas os esternocleidomastóideos o são apenas nas exacerbações.[20] Em

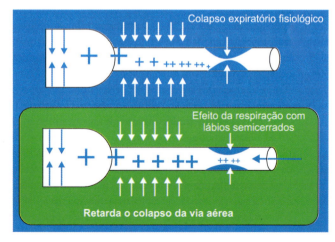

Figura 35.5 Respiração com lábios semicerrados.

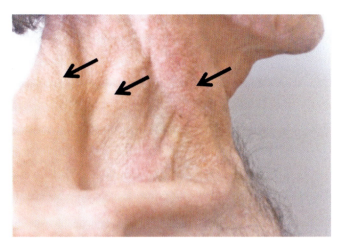

Figura 35.6 Uso da musculatura acessória.

pacientes com esclerose lateral amiotrófica, a ausência de movimento da musculatura acessória indica que a pressão transdiafragmática está normal, com sensibilidade de 83% e especificidade de 81%.[21]

8. **Assincronia toracoabdominal:** sob condições normais, a expansão do tórax durante a inspiração se acompanha da expansão do abdome como consequência da elevação da pressão intra-abdominal resultante do abaixamento do diafragma. Em caso de fadiga diafragmática observa-se incapacidade desse músculo em gerar uma pressão transdiafragmática ≥ 30cmH$_2$O. Durante a inspiração, que nessa situação se dá essencialmente pela musculatura intercostal e acessória, a negatividade da pressão pleural succiona o diafragma para dentro do tórax, o que cria um espaço junto ao estreito torácico inferior para acomodação das vísceras abdominais. Com isso, o abdome se escava ao mesmo tempo que o tórax se expande (Figura 35.7). É um importante indicativo de falência ventilatória grave iminente. A assincronia toracoabdominal tem sensibilidade de 95%, especificidade de 70% e RV positiva de 3,2 para o diagnóstico de fadiga diafragmática.[22]

9. **Fenômeno de Litten:** descrito por Litten em 1892, significa a sombra projetada na parede torácica junto ao estreito torácico inferior ou epigástrio durante os movimentos respiratórios no paciente examinado em decúbito dorsal, a qual reflete o deslocamento do diafragma.[1]

10. **Fala entrecortada:** caracteriza-se pela impossibilidade de o paciente formular uma frase sem pausa, a fim de realizar uma ventilação pulmonar, mesmo que mais superficial. É um dos sinais que melhor representam a existência de insuficiência respiratória, independentemente de sua etiologia.

11. **Batimento de asas do nariz:** pode acompanhar a hiperventilação e representa mais um sinal indicativo de insuficiência respiratória.

12. **Tiragem intercostal, subcostal e supraclavicular:** consiste na retração exagerada dos espaços intercostais, da região subcostal ou da fossa supraclavicular durante a inspiração, de modo simétrico (Figura 35.8), representando maior negatividade da pressão pleural em decorrência do maior esforço muscular durante a ventilação.

13. **Respiração ruidosa:** sob condições normais, a respiração é inaudível para o examinador próximo ao paciente. Afastada obstrução nasal como causa da anormalidade, ruído inspiratório pode indicar obstrução da via aérea central, como ocorre, por exemplo, em casos de estenose traqueal, tumores laríngeos ou paralisia de cordas vocais. Ruído expiratório pode indicar pneumopatia obstrutiva, especialmente asma.

14. **Cianose:** consiste na coloração arroxeada da pele e mucosas decorrente de quantidade de hemoglobina reduzida > 5g/dL. Deve ser pesquisada nas regiões onde a epiderme é fina e bem vascularizada, como nos dedos das mão e dos pés, lábios, nariz, orelhas e mucosa da boca. Sofre influência importante da concentração de hemoglobina, lumi-

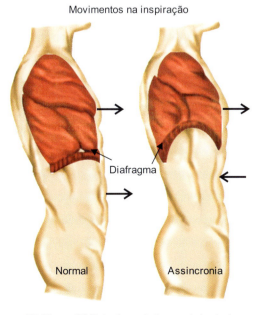

Figura 35.7 Assincronia toracoabdominal.

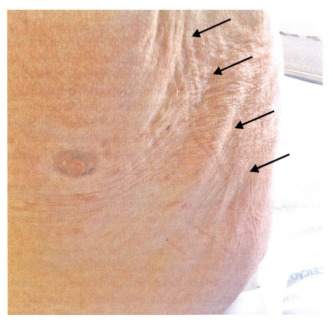

Figura 35.8 Tiragem intercostal.

nosidade, espessura e coloração natural da pele. Pacientes policitêmicos podem parecer cianóticos mesmo com concentrações de hemoglobina reduzida < 5g/dL. A cianose central caracteriza-se pela saída de sangue ejetado do coração já com oxigenação insuficiente, costuma ser generalizada e, muitas vezes, melhora com oxigenoterapia. Hipoxemia grave, desacompanhada de cianose e sem resposta à oxigenoterapia, pode sugerir meta-hemoglobinemia. A cianose periférica caracteriza-se por um distúrbio circulatório periférico que causa extração aumentada de oxigênio, podendo ser localizada ou generalizada, geralmente acompanhada de redução da temperatura cutânea e sem modificação após a oxigenoterapia. Acrocianose caracteriza-se pela cianose de extremidades associada à exposição ao frio, decorrente da redução da circulação por constrição de vasos pré-capilares, a qual pode ser parcialmente resolvida com o aquecimento corporal. O fenômeno de Raynaud é um evento vasoespástico trifásico, desencadeado por frio ou estresse: inicialmente vasoconstrição, levando à palidez, e depois cianose, seguida de vasodilatação reativa e hiperemia. Ambas podem ser benignas e desacompanhadas de outras manifestações de enfermidade ou podem estar associadas a doença sistêmica. Pseudocianose é decorrente da deposição pigmentar permanente da pele, mas poupando as mucosas, e cuja coloração não desaparece após compressão digital. Pode ser causada pela exposição a metais, como prata e ouro, ou por determinados medicamentos, como amiodarona, minociclina, cloroquina e fenotiazina.[23,24]

15. **Turgência jugular:** um sinal que reflete a presença de hipertensão venosa sistêmica. Entretanto, nos pacientes com hiperinsuflação pulmonar pode haver enchimento anormal das veias jugulares apenas durante a expiração, exclusivamente como resultado da elevação expiratória da pressão pleural e consequente redução do retorno venoso, desparecendo na inspiração.

16. **Posição da laringe e traqueia:** considerando que a traqueia cervical e a laringe são uma extensão anatômica da via aérea intrapulmonar, deslocamentos da traqueia intratorácica por doença pleuropulmonar podem, por vezes, ser percebidos na região cervical. Cabe ressaltar que pequenos desvios na traqueia cervical representam uma alteração intratorácica maior e, por isso, devem ser sempre valorizados.

17. **Expansibilidade:** a caixa torácica próxima ao estreito torácico superior apresenta movimentação quase imperceptível, diferentemente da região torácica inferior. A avaliação deve ser feita com o paciente sob ventilação normal, mas pode ser complementada mediante observação durante ventilação profunda, a qual pode acentuar qualquer assimetria existente. A redução da expansibilidade pode ser simétrica ou assimétrica. Quando simétrica, em razão da subjetividade da avaliação, pode ser de difícil detecção e reflete a redução da ventilação em portadores de doenças com acometimento pulmonar difuso, como, por exemplo, enfisema pulmonar. Quando assimétrica ou unilateral, o hemitórax que apresenta a menor expansão identifica o lado anormal, como pode ocorrer em casos de derrame pleural, pneumotórax, atelectasia ou consolidação extensa. Adicionalmente, pode-se perceber retração simétrica apenas do estreito torácico inferior durante a inspiração, a qual é denominada sinal de Hoover e representa uma anormalidade característica da hiperaeração pulmonar.[25]

18. **Abaulamento dos espaços intercostais:** está relacionado com condições clínicas que aumentam a pressão pleural, como pneumotórax e derrame pleural. Neste, pode ser apenas expiratório (sinal de Lemos Torres) e usualmente acomete as porções pendentes do tórax comprometido. Já no pneumotórax, costuma ocupar todo o ciclo respiratório e distribuir-se uniformemente pelo tórax.

19. **Síndrome de veia cava superior:** caracteriza-se por edema da face, pescoço, membros superiores e tórax, geralmente acompanhada de circulação colateral cutânea[26,27] (Figura 35.9). As veias são dilatadas e tortuosas e têm parede espessa. O sentido da circulação cutânea é craniocaudal. Neoplasia pulmonar é a etiologia na maioria dos casos, mas linfomas, fibrose após mediastinite de etiologia granulomatosa, trombose venosa, bócio e doenças vasculares são também causas possíveis. Quando a obstrução venosa ocorre antes da desembocadura da veia ázigos ou no nível desta, se estabelece um regime de hipertensão na veia cava superior com circulação colateral, e as manifestações clínicas são importantes. Quando ocorre após a entrada da ázigos, o sangue drenado via cava superior se desvia pela ázigos, aliviando a hipertensão do sistema, de modo que a circulação colateral cutânea é mínima ou mesmo ausente.

20. **Lesões cutaneomucosas:** várias doenças sistêmicas acometem o pulmão, e uma das pistas para o diagnóstico consiste em identificar determinadas lesões cutâneas (por exemplo, herpes zoster, telangiectasias, vasculites, esclerodermia).

21. **Cicatrizes:** a inspeção do tórax pode evidenciar a presença de cicatrizes, as quais podem indicar o tipo de doença e cirurgia realizada (Figura 35.10): cicatriz de mediastinoscopia cervical é indicação de avaliação e biópsia de gânglios mediastinais; mediastinotomia paraesternal esquerda indica abordagem no mediastino anterossuperior esquerdo; cicatriz de toracotomia lateral indica cirurgia pulmonar

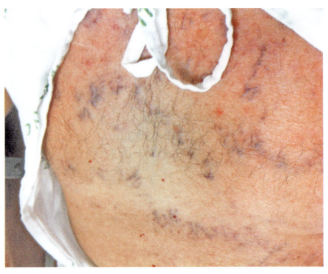

Figura 35.9 Síndrome da veia cava superior.

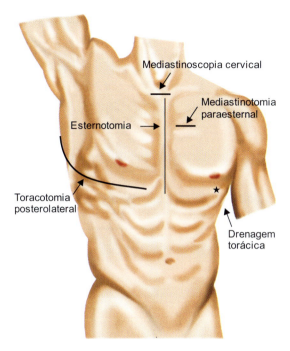

▼ Figura 35.10 Cicatrizes no tórax.

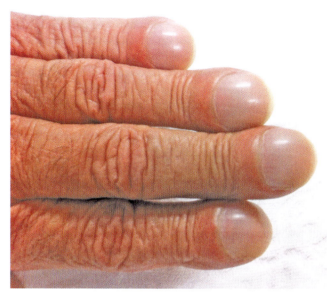

▼ Figura 35.11 Hipocratismo digital.

prévia; cicatriz de esternotomia leva à indicação de cirurgia cardíaca e, eventualmente, cirurgia pulmonar ou mediastinal, cicatriz de drenagem torácica e pleurostomia.

22. **Síndrome da apneia obstrutiva do sono (SAOS):** durante o exame físico podem ser identificados fatores predisponentes, como obesidade, hipertensão arterial sistêmica (HAS), aumento da circunferência do pescoço, anormalidades da morfologia craniofacial, obstrução nasal e uma anatomia desproporcional na cavidade bucal (hipoplasia da maxila e retroposição mandibular, macroglossia, hipertrofia de amígdalas, alargamento de pilares do palato, redução do espaço retropalatal, úvula espessa e alongada).[28-32] A escala de Mallampati define melhor o grau das desproporções bucais (Quadro 35.1).

23. **Hipocratismo digital:** consiste no aumento de volume da falange distal em decorrência do aumento de tecido conjuntivo vascular subungueal (Figura 35.11). Em mais de 80% dos casos a causa é pulmonar (neoplasias, bronquiectasias, abscesso, empiema, fibrose pulmonar), mas pode decorrer de cardiopatia cianótica, cirrose ou pode ser hereditário. Pode ser identificado subjetivamente pela percepção da unha em formato de vidro de relógio, dedos em baqueta de tambor, pela presença do sinal de Shamroth (desaparecimento da fenda em forma de chama de vela quando se juntam os dois polegares pela superfície ungueal). Pode também ser medido a partir da projeção da sombra do dedo. Em um estudo clínico realizado em população normal, o ângulo do perfil foi de 172,8 ± 5,9 graus, o ângulo hiponiquial, 181,5 ± 5,0 graus, e a relação da espessura das falanges distal e interfalângicas, 0,904 ± 0,029 graus.[33]

24. **Sinais de hipoxemia:** existem quatro mecanismos para o desenvolvimento de hipoxemia: hipoventilação, distúrbio na difusão, *shunt* ou desequilíbrio ventilação/perfusão. Hipoxemia leve ($SaO_2 > 90\%$) ocasiona poucas modificações fisiológicas. A função cerebral é proporcionalmente afetada de acordo com a intensidade e a duração da hipoxemia. Pode-se observar ansiedade, euforia e alterações nas funções motoras, cognitivas e da memória. Hipoxemia grave pode resultar em inconsciência. A resposta fisiológica inclui taquipneia, taquicardia e hipertensão. Estágios avançados podem cursar com bradicardia, hipotensão, bradipneia, náusea e liberação esfincteriana fecal e urinária. Pele fria e pulsos finos representam vasoconstrição periférica, a qual surge com o objetivo de aumentar a perfusão cerebral. Cianose aparece como resultado da elevação da hemoglobina reduzida. Outras manifestações podem estar presentes, como visão borrada, tremores, hiper-reflexia, edema cerebral ou pulmonar, mioclonias, astenia, disfunção ventricular e baixo débito cardíaco.[34]

25. **Sinais de hipercapnia:** a incapacidade em eliminar o CO_2 produzido pode ser decorrente de dois mecanismos: hipoventilação e desequilíbrio ventilação-perfusão. Suas consequências dependem muito da velocidade de desenvolvimento, causando, além do aumento da pressão parcial de CO_2 no sangue, queda do pH e do conteúdo arterial de oxigênio. A hipercapnia afeta o sistema nervoso de modo diferente da hipoxemia, mas estão presentes muitas ma-

Quadro 35.1 Índice de Mallampati modificado	
Índice	Achado à oroscopia
Classe I	Visibiliza-se toda a parede posterior da orofaringe, incluindo o polo inferior das tonsilas palatinas
Classe II	Visibiliza-se parte da parede posterior da orofaringe
Classe III	Visibilizam-se a inserção da úvula e o palato mole. Não é possível evidenciar a parede posterior da orofaringe
Classe IV	Visibilizam-se somente parte do palato mole e o palato duro

nifestações clínicas comuns. Entretanto, na hipercapnia há predomínio de sinais e sintomas que expressam depressão do sensório. Quando aguda, associa-se a aumento da perfusão cerebral, elevação da pressão intracraniana e depressão da contratilidade cardíaca, o que pode ocasionar manifestações neurológicas, como confusão mental, desorientação, fala arrastada, sonolência, convulsões e coma. A resposta cardiovascular predominante consiste em taquicardia e hipotensão. Observam-se, também, manifestações de vasodilatação periférica, como rubor facial, pele quente, sudorese, edema de papila e ingurgitamento venoso à oftalmoscopia. Também podem ocorrer tremores, asterixe e fraqueza muscular.

PALPAÇÃO DO TÓRAX

Embora existam limitações, em virtude da interposição da caixa torácica, impedindo o contato direto com os pulmões, a palpação do tórax pode acrescentar algumas informações relevantes ao exame do sistema respiratório. Recomenda-se a avaliação do tórax posterior sistematicamente e, em determinadas circunstâncias, também do tórax anterior. O examinador deve realizar a palpação superficial das estruturas da parede torácica, seguida da avaliação da expansibilidade e do frêmito toracovocal, como demonstrado nas Figuras 35.12 e 35.13. O exame da traqueia cervical pode ser considerado uma extensão do exame do tórax, pois torna possível estimar a posição do mediastino.

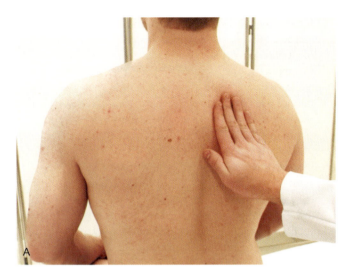

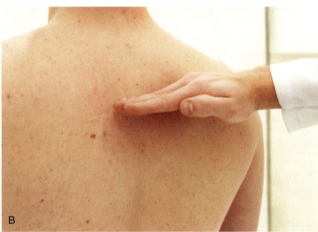

◣ Figura 35.13A e B Semiotécnica da avaliação do frêmito toracovocal.

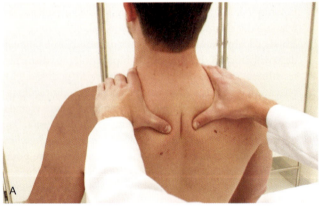

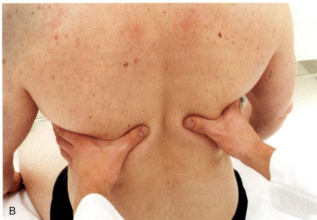

◣ Figura 35.12A e B Semiotécnica da avaliação da expansibilidade torácica.

1. **Avaliação dos músculos torácicos:** a contribuição relativa dos músculos da parede abdominal, intercostais e respiratórios acessórios pode ser verificada mediante palpação individualizada desses grupos musculares. A percepção da contração dos músculos acessórios a cada respiração já foi denominada "pulso respiratório". A palpação da parede abdominal também pode ser útil no diagnóstico de assincronia toracoabdominal, diferenciando-a da contração da musculatura da parede abdominal durante esforço ventilatório.[35]
2. **Sensibilidade da parede torácica:** a avaliação da sensibilidade dolorosa à palpação do tórax é imprescindível quando a queixa é dor torácica. Embora as afecções pleuropulmonares de etiologia inflamatória possam causar aumento da sensibilidade na parede torácica, a presença de dor à palpação firme do tórax indica que causa cardiopulmonar é improvável e sugere acometimento da parede torácica por processo patológico. A estimulação de nociceptores no tegumento ou em tecidos profundos, como músculos, tendões, ossos ou cartilagens, pode causar dor palpatório-dependente. Doenças infecciosas respiratórias, como actinomicose ou empiema de qualquer etiologia, podem estender-se à parede torácica e causar dor, a qual se agrava à palpação, com a elevação da temperatura ou em caso de hiperemia cutânea ou mesmo fistulização.

Herpes zoster é facilmente diagnoticado pela presença de erupção cutânea. Costocondrite ou síndrome de Tietze causa dor nas junções costocondrais, circunscrita e intensificada aos movimentos e à palpação. Fibromialgia é outra causa de dor torácica que se agrava à palpação. Fratura costal ocasiona dor intensa à compressão do periósteo na área acometida. Metástases subcutâneas ou ósseas causam dor localizada e podem ser acompanhadas de nódulos ou massas.

3. **Nódulos ou massas:** nódulos dolorosos à palpação podem indicar metástases ósseas ou cutâneas ou tumores primários da parede torácica. Lesões dérmicas benignas, como cisto sebáceo ou lipomas, são as mais frequentes.

4. **Enfisema subcutâneo:** acúmulo de ar no tecido celular subcutâneo, a partir de pneumotórax ou pneumomediastino, pode ser facilmente percebido em razão do deslocamento de ar durante a compressão da pele.

5. **Frêmito pleural:** frêmito percebido à palpação na superfície costal do tórax relacionado com os movimentos respiratórios, causado pelo atrito gerado por irregularidades na superfície pleural acometida por determinadas doenças.

6. **Frêmito brônquico:** significa a sensação tátil vibratória percebida na parede torácica, provocada pela movimentação de secreções em grande quantidade na via aérea central.

7. **Expansibilidade:** a dinâmica da ventilação pode ser avaliada a partir da mobilidade da caixa torácica durante respiração espontânea e profunda, de modo comparativo (Figura 35.12). Em geral, uma assimetria fica mais aparente durante a respiração profunda. Como não existe situação clínica que ocasione aumento da expansibilidade, o lado anormal é o que se expande menos. Pode indicar redução da mobilidade pulmonar, como ocorre na pneumonia e na atelectasia, ou restrição pleural, como no fibrotórax ou derrame pleural. A retração do estreito torácico inferior (sinal de Hoover) também pode ser aferida pelo método palpatório.

8. **Frêmito toracovocal (FTV):** a vibração que acompanha a fonação é conduzida a partir da laringe pela árvore brônquica e depois através da pleura até a parede torácica, onde pode ser percebida pela palpação, sendo denominada frêmito toracovocal ou frêmito tátil. O examinador coloca a superfície ulnar da mão ou a ponta dos dedos em seis localizações e avalia, de modo comparativo, os dois lados do tórax (Figura 35.13). Sons mais graves podem ocasionar maior vibração, mas o teste pode ser feito mediante a execução de qualquer som. É mais intenso em homens do que nas mulheres, em adultos do que nas crianças, mais durante fonemas graves do que agudos, nos ápices do que próximo à base pulmonar e no hemitórax direito do que no esquerdo.[1]

O FTV estará aumentado nas situações em que a densidade do pulmão aumenta, como ocorre nas consolidações pulmonares, e reduzido quando houver uma barreira à transmissão vocal, como em caso de derrame pleural, pneumotórax, atelectasia ou obesidade.

9. **Avaliação da posição do mediastino:** pode ser obtida pela palpação da traqueia. Considerando seu curto trajeto cervical, pequenos desvios na traqueia cervical devem ser valorizados, pois correspondem a desvios maiores do trajeto intratorácico. A posição do *ictus cordis* não tem utilidade para esse fim, pois não diferencia o deslocamento do mediastino de causa pulmonar da cardiomegalia. Quando impalpável, pode indicar hiperinsuflação pulmonar, embora seja impalpável em até 50% dos indivíduos.[36,37]

PALPAÇÃO TRAQUEAL

A posição da traqueia pode ser determinada pela palpação simultânea dos espaços paratraqueais com os polegares ou com o dedo indicador, sequencialmente, comparando os dois lados. A distância entre o extremo superior da cartilagem tireoide e a fúrcula esternal, denominada comprimento laríngeo, costuma ter o comprimento de três a quatro dedos. Quando reduzida, pode indicar hiperinsuflação pulmonar. Pode-se perceber a descida traqueal durante a inspiração mediante o posicionamento do dedo indicador sobre a cartilagem tireóidea, durante a respiração. Embora não específico, existe uma correlação entre a descida traqueal durante a inspiração (sinal de Campbell) e a gravidade da DPOC.[38] A mobilidade pode ser aferida mediante a movimentação lateral da traqueia e da cartilagem tireóidea. Redução da mobilidade pode indicar fixação do mediastino, por qualquer causa, ou tumor de via aérea superior. Algum movimento traqueal anormal que acompanha cada batimento cardíaco pode ocorrer no aneurisma de aorta (sinal de Oliver).

PERCUSSÃO DO TÓRAX

A percussão como método de exame clínico foi inicialmente introduzida pelo médico austríaco Leopold von Auerbruggen, que, após estudar pacientes e cadáveres no Hospital Espanhol em Viena durante 7 anos, descreveu em seu livro *Inventum novum*, em 1761, o método da percussão direta, no qual posicionava todos os dedos mantidos juntos para a palpação do tórax diretamente. A ideia teria surgido após a lembrança de ter ajudado seu pai em uma tarefa, a qual consistia em bater nos barris de vinho para identificar se estavam cheios ou vazios.

A percussão foi quase que totalmente ignorada por décadas, até que o livro foi traduzido para o francês, por Jean-Nicolar Corvisart, e divulgado, a partir de então, a seus seguidores. Laennec, médico francês, inventor do estetoscópio, a partir de 1819 passou a utilizar o estetoscópio juntamente com a percussão, mas enfatizou mais o uso da ausculta do que o da percussão em si, o que, na época, também representou um avanço para diferenciar empiema de pneumonia.

Pierre Adolphe Piorry percebeu, ao coçar e apertar a pele de seu tórax, e depois interpondo uma moeda, que a percussão produzia deferentes sons de acordo com a densidade do tecido percutido. Em 1826, ele ganhou um prêmio da Academie Royale de Medecine, na Bélgica, pela descrição dos resultados de seus estudos do método, hoje conhecido como percussão topográfica, demonstrando haver sons diferentes de acordo com a região corporal percutida.

Médicos de várias nacionalidades aplicaram e aperfeiçoaram a técnica, uma das quais denominada pelos norte-americados Camman e Clark, em 1840, percussão auscultatória,

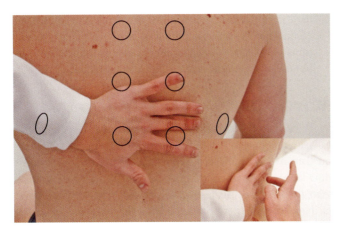

▼ Figura 35.14 Percussão pulmonar.

na qual se percutia cada face anterior do tórax sob simultânea ausculta da região posterior correspondente.[39]

Em 1868, Ludwig Traube descreveu o caso de um paciente com quadro de pneumonia e empiema, confirmado por necropsia, no qual havia macicez no hemitórax esquerdo em localização que foi então denominada espaço de Traube.[40] Esse espaço, limitado pela sexta costela, margem costal esquerda e linha axilar anterior, é usualmente ressonante. Macicez nessa localização pode indicar derrame pleural, esplenomegalia ou enchimento pleno do cólon ou estômago.

No século XIX, o uso de plexímetros foi completamente substituído pela percussão dígito-digital, a qual utilizamos atualmente. Até o surgimento da radiografia, a percussão foi considerada um método fundamental para o diagnóstico das doenças do tórax.[41,42]

Entretanto, sabe-se que a sensibilidade desse método propedêutico para o diagnóstico das doenças do tórax é muito baixa, uma vez que apenas anormalidades contíguas ao tórax são capazes de alterar a ressonância normalmente obtida. Em 1880, após estudos em cadáveres, Weil concluiu que a percussão reflete o conteúdo dos tecidos até 6cm de profundidade.[43]

Denomina-se ressonância de Skoda o som hiper-ressonante, de causa não definida, produzido pela precussão do tórax imediatamente acima dos derrames pleurais. Triângulo de Grocco é uma zona triangular de macicez na região posterior do tórax contralateral em pacientes com volumosos derrames pleurais, delimitada pelo diafragma e a coluna vertebral. Istmo de Krönig é o som ressonante sobre o ápice de cada pulmão, entre a macicez do pescoço e a dos músculos do ombro, o qual pode estar ausente nas doenças dos ápices pulmonares, como ocorre na tuberculose.

No século XIX, Skoda sugeriu a sistematização da avaliação dos sons de acordo com quatro critérios: *full-empty, clear-dull, tympanic-nontympanic* e *high-low*.[44] Esse método, na verdade, demonstra apenas a proporção de ar existente nos tecidos adjacentes. Em 1975, a diretriz da ATS e ACCP recomendou a descrição dos sons como normal, maciço ou timpânico.[45] Considera-se ainda a inclusão de dois subtipos, os sons hiper-ressonante e submaciço, como expressão de menor intensidade dos sons timpânico e maciço, respectivamente.

Embora seja um método de baixa sensibilidade, anormalidades na percussão tem boa especificidade para o diagnóstico de várias doenças respiratórias. Na revisão sobre exame físico publicada por Benbassat e cols.,[46] macicez à percussão teve alta especificidade (0,94 a 0,99) para o diagnóstico de pneumonia, embora baixa sensibilidade (0,04 a 0,26), indicando que esse sinal tem pouca relevância clínica quando ausente, mas é um bom preditor de doença quando presente (RV = 2,2 a 5,0). Já para a identificação de alguma anormalidade, considerando qualquer tipo de lesão na radiografia do tórax, independentemente de sua etiologia, foram demonstradas alta especificidade (0,97 a 0,99) e baixa sensibilidade (0,08 a 0,15) do método, com RV entre 4,0 e 9,0. Os melhores resultados da percussão do tórax são observados para o diagnóstico do derrame pleural, situação em que há elevadas sensibilidade (0,89) e especificidade (0,81), além de RV de 4,7, quando presente, e de 0,1, quando ausente.

Sobre a utilização da percussão para diagnóstico de derrames pleurais, Kalantri e cols.[47] relataram que a macicez à percussão teve um valor preditivo positivo de apenas 55%, mas um valor preditivo negativo de 97%, sugerindo que a ausência do sinal auxilia bastante o descarte da presença de derrame pleural.

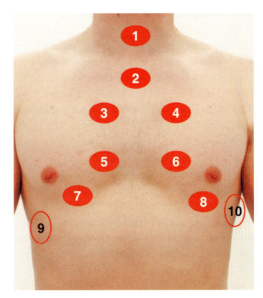

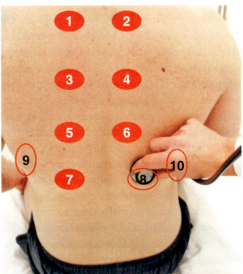

▼ Figura 35.15 Ausculta pulmonar.

Em outro estudo,[48] macicez foi o sinal clínico de maior acurácia para o diagnóstico de derrame pleural, com RV de 8,7.

O achado de timpanismo à percussão apresenta sensibilidade de 33% e especificidade de 94% para o diagnóstico de DPOC, além de RV para a doença de 5,1 em sua presença.[46]

1. **Semiotécnica:** a percussão topográfica utiliza a referência do tipo de som produzido durante a percussão dígito-digital para inferir a presença e o tamanho do órgão examinado em cada topografia. A força de percussão e a posição dos dedos devem ser as mesmas durante todo o procedimento, o qual deve ser realizado na parte posterior do tórax, para exame do pulmão (Figura 35.14), e na anterior, para exame do fígado e do baço.

    O contato ou a compressão da pele pelo travesseiro, o vestuário ou a mão de um examinador em posição próxima, ao impedir a vibração da parede torácica, amortece a tonalidade do som percutido. Os braços do examinador devem ser colocados sobre o mesmo eixo e a percussão feita com os dois dedos médios em um ângulo de 90 graus, utilizando-se, essencialmente, o movimento do punho.

2. **Descrição dos sons:** existem três principais tipos de sons obtidos à percussão:[43]
    - **Som maciço:** obtido à percussão de regiões sem ar, esse som tem duração < 3ms e altas frequências, semelhante ao som encontrado à percussão da coxa, no nível do fígado, coração e baço. Além da qualidade sonora, pode-se destacar a sensação de dureza ou resistência percebida pelo dedo plexímetro à percussão dessas regiões. Pode ser encontrada em caso de derrame pleural, atelectasia ou consolidação pulmonar.
    - **Som timpânico:** obtido à percussão das regiões com ar, esse som tem duração > 40ms e frequência entre 200 e 600Hz, e assemelha-se ao som encontrado à percussão do abdome sobre o intestino, espaço de Traube, ou qualquer área contendo ar e recoberta por uma membrana flexível. Na percussão, há ainda a sensação de elasticidade percebida pelo dedo plexímetro. Pode ser observado no pneumotórax.
        - **Som claro pulmonar:** é a denominação do som obtido com a percussão do tórax normal. Este som tem duração de cerca de 15ms e frequência inferior ao som da macicez.

AUSCULTA DO TÓRAX

As regiões anterior e posterior do tórax e a cervical anterior devem ser examinadas com o diafragma do estetoscópio, de modo a avaliar a transmissão dos sons de todas as porções da via aérea (Figura 35.15). Dependendo do sítio anatômico de origem de cada som, seu reconhecimento e caracterização semiológica serão mais bem observados na ausculta da região torácica com maior projeção do som.

Quando há muitos pelos, é possível perceber um falso ruído semelhante ao estertor fino provocado pelos movimentos dos pelos e o consequente atrito contra o diafragma do estetoscópio. O examinador pode molhar a pele do paciente para reduzir esse efeito.

A ausculta do tórax tem dois objetivos: perceber o som provocado pela ventilação pulmonar e avaliar a ressonância vocal. Examina-se o paciente inicialmente sob ventilação normal, sendo possível, sequencialmente, repetir o mesmo procedimento sob ventilação profunda ou sob expiração forçada. Como os sons anormais resultam de fluxo aéreo turbulento, o aumento da ventilação pode acentuar o som anormal e promover melhor caracterização semiológica. Os sons pulmonares normais e anormais serão discutidos no Capítulo 36.

Referências

1. Cabot RC. Physical diagnosis of disease of the chest. 2. ed. New York: William Wood and Company, 1903.
2. Guller B, Hable K. Cardiac findings in pectus excavatum in children: review and differential diagnosis. MD Chest 1974; 66(2):165-71.
3. Ravitch MM, Matzen RN. Pulmonary insufficiency in pectus excavatum associated with left pulmonary agenesis, congenital clubbed feet and ectromelia. Improvement following operation. Dis Chest 1968 Jul; 54(1):58-62.
4. Fraser RS, Colman N, Muller NL, Paré PD. The chest wall. In: Fraser RS, Colman N, Muller NL, Paré PD. Diagnosis of diseases of the chest. 4. ed. Philadelphia: W.B. Saunders Company, 1999:3011-42.
5. Park JM, Farmer AR. Wolff-Parkinson-White syndrome in children with pectus excavatum. J Pediatr 1988; 112(6):926-8.
6. Shamberger RC, Welch KJ. Surgical correction of pectus carinatum. J Pediatr Surg 1987; 22(1):48-53.
7. Davies H. Chest deformities in congenital heart disease. Br J Dis Chest 1959; 53(2):151-58.
8. Zorab PA. Chest deformities. Br Med J 1966; 1(5496):1155-6.
9. Kane WJ. Scoliosis prevalence: a call for a statement of terms. Clin Orthop Relat Res 1977; (126):43-6.
10. Mattos WLDM, Signori LGH, Borges FK, Bergamin JA, Machado VJ. Acurácia do exame clínico no diagnóstico da DPOC. J Bras Pneumol 2009; 35(5):404-8.
11. Zema MJ, Masters AP, Margouleff D. Dyspnea: the heart or the lungs? Differentiation at bedside by use of the simple Valsalva maneuver. Chest 1984 Jan; 85(1):59-64.
12. Zack MB, Pontoppidan H, Kazemi H. The effect of lateral positions on gas exchange in pulmonary disease. A prospective evaluation. Am Rev Respir Dis 1974; 110(1):49-55.
13. Fujita M, Miyamoto S, Tambara K, Budgell B. Trepopnea in patients with chronic heart failure. Int J Cardiol 2002; 84(2-3):115-8.
14. Tsunezuka Y, Sato H, Tsukioka T, Shimizu H. Trepopnea due to recurrent lung cancer. Respiration 2000; 67(1):98-100.
15. Kotoulas C, Patris K, Tsintiris K et al. Platypnea-orthodeoxia syndrome after pneumonectomy relieved by mediastinal repositioning. Ann Thorac Surg 2007; 83:1524-6.
16. Seward JB, Hayes DL, Smith HC et al. Platypnea-Orthodeoxia: clinical profile, diagnostic workup, management, and report of seven cases. Mayo Clin Proc 1984; 59:221-31.
17. Breslin EH. The pattern of respiratory muscle recruitment during pursed-lip breathing. Chest 1992; 101(1):75-8.
18. Mueller RE, Petty TL, Filley GF. Ventilation and arterial blood gas changes induced by pursed lips breathing. J Appl Physiol 1970; 28(6):784-9.
19. O'Neill S. Postural relief of dyspnoea in severe chronic airflow limitation: relationship to respiratory muscle strength. Thorax 1983; 38(8):595-600.
20. de Troyer A, Peche R, Yenault JC, Estenne M. Neck muscle activity in patients with severe chronic obstructivepulmonary disease. Am J Crit Care Med 1994; 150:41-7.

21. Lechtzin N, Wiener CM, Shade DM, Clawson L, Diette GB. Spirometry in the supine position improves the detection of diaphragmatic weakness in patients with amyotrophic lateral sclerosis. Chest 2002; 121(2):436-42.

22. Mier-Jedrzejowicz A, Brophy C, Moxham J, Green M. Assessment of diaphragm weakness. Am Rev Respir Dis 1988; 137(4):877-83.

23. Familton MJG, Armstrong RF. Pseudo-cyanosis: time to reclassify cyanosis? Anesthesia 1989; 44:257.

24. Timmins AC, Morgan GAR. Argyria or cyanosis. Anesthesia 1988; 43:755-6.

25. Hoover CF. Definitive percussion and inspection in estimating size and contour of the heart. J Am Med Assoc 1920; 75: 1625-32.

26. Cordeiro SZBC, Cordeiro PHC. Síndrome de veia cava superior. J Pneumol 2002; 28(5):288-93.

27. Parish JM, Marschke RF, Dines DE, Lee RE. Etiologic considerations in superior vena cava syndrome. Mayo Clin Proc 1981; 56:407-13.

28. Ward Flemons W, McNicholas WT. Clinical prediction of the sleep apnea syndrome. Sleep Med Rev 1997; 1(1):19-32.

29. Friedman M, Tanyeri H, La Rosa M et al. Clinical predictors of obstructive sleep apnea. Laryngoscope 1999; 109(12):1901-7.

30. Zonato AI, Bittencourt LRA, Martinho FL et al. Association of systematic head and neck physical examination with severity of obstructive sleep apnea-hypopnea syndrome. Laryngoscope 2003; 113(6):973-80.

31. Zonato AI, Bittencourt LRA, Martinho FL et al. Head and neck physical examination: comparison between nonapneic and obstructive sleep apnea patients. Laryngoscope 2005; 115(6):1030-4.

32. Bittencourt LRA, Haddad FM, Dal Fabbro C, Cintra FD, Rio L. Abordagem geral do paciente com síndrome da apneia obstrutiva do sono. Rev Bras Hipertens 2009; 16(3):158-63.

33. Moreira JS, Porto NS, Moreira ALS. Objective evaluation of clubbing on shadow images of index fingers. A study of patients with pulmonary disease and of normal individuals. J Bras Pneumol 2004; 30(2):126-33.

34. Pierson DJ. Pathophysiology and clinical effects of chronic hypoxia. Resp Care 2000; 45(1):39-53.

35. Ninane V, Rypens F, Yernault JC, de Troyer A. Abdominal muscle use during breathing in patients with chronic airflow obstruction. Am Rev Respir Dis 1992; 146:16-21.

36. Schneider IC, Anderson AE. Correlation of clinical signs with ventilatory function in obstructive lung disease. Ann Intern Med 1965; 62:477-85.

37. Roberts WC. Examining the precordium and the heart. Chest 1970; 57:567-71.

38. Stubbing DG, Mathur PN, Roberts RS, Campbell EJM. Some physical signs in patients with chronic airflow obstruction. Am Rev Respir Dis 1982; 125:549-52.

39. Yernault JC, Bohadana AB. Chest percussion. Eur Respir J 1995; 8:1756-60.

40. Krish G, Karnad A. Ludwig Traube. The man and his space. Arch Intern Med 1992; 152:701-3.

41. Sakula A. Pierre Adolphe Piorry (1794-1879): pioneer of percussion and pleximetry. Thorax 1979; 34:575-81.

42. McGee S. Palpation and percussion of the chest. Evidence-based physical examination. 2. ed. Philadelphia PA: Elsevier Inc. 2007:313-25.

43. Weil A. Handbuch und Atlas der Topographischen Oercussion. Leipzig, Verlag von f. c. w. Vogel, 1877.

44. Sakula S. Joseph Skoda 1805-1881. A centenary tribute to a pioneer of thoracic medicine. Thorax 1981; 36:404-11.

45. Pulmonary terms and symbols. A report of the ACCP-ATS Joint Committee on Pulmonary Nomenclature. Chest 1975; 67(5): 583-93.

46. Benbassat J, Baumaul R. Narrative review: should teaching of the respiratory physical examination be restricted only to signs with proven reliability and validity? J Gen Intern Med 2010; 25(8): 865-72.

47. Kalantri S, Joshi R, Lokhande T et al. Accuracy and reliability of physical signs in the diagnosis of pleural effusion. Respir Med 2007; 101:431-8.

48. Wong CL, Holroyd-Leduc J, Straus SE, MD. Does this patient have a pleural effusion? JAMA 2009; 301(3):309-17.

CAPÍTULO 36

Sons Pulmonares

Waldo Mattos

INTRODUÇÃO

Acredita-se que a turbulência da corrente aérea provocada pela desarrumação do fluxo laminar, após atingir uma velocidade crítica, seja a origem dos sons respiratórios normais. O fluxo de ar é turbulento na traqueia e nos brônquios de maior calibre, passando a laminar em brônquios de pequeno calibre. Na via aérea distal, o padrão de fluxo laminar é interrompido por vórtices, os quais representam redemoinhos originados da passagem do ar para uma zona de menores resistência e pressão.

Existem algumas variações regionais da ventilação que, por vezes, podem ser percebidas também ao exame clínico. Nos ápices, o início da ventilação é mais intenso, o que faz com que os sons se tornem progressivamente mais fracos durante o ciclo respiratório. O contrário ocorre no terço inferior dos pulmões.[1] Os sons também podem ser mais intensos à direita no tórax superior e à esquerda no tórax inferior.[2]

A intensidade dos sons respiratórios (ISR) pode ser avaliada à beira do leito mediante ausculta em seis áreas (anterossuperiores, mesoaxilares e infraescapulares), através de um escore: 0 = ausente; 1 = pouco audível; 2 = fraco, mas audível; 3 = normal; 4 = mais alto que o normal. Assim, a ISR pode variar de 0 a 24[3] e parece ter um variabilidade baixa entre os examinadores.[4]

Todas as regiões do tórax devem ser auscultadas de modo simétrico para facilitar a comparação e, sob condições normais, podem ser percebidos diferentes sons, dependendo da localização da região examinada. Isso se deve às variações na transmissão torácica e também às características anatômicas e do fluxo na via aérea em cada área. Nas doenças pulmonares, esses sons podem ser substituídos por um som anormal, cuja percepção será mais fácil quando o estetoscópio estiver posicionado mais próximo ao sítio anatômico de origem. Assim, por exemplo, uma estenose traqueal poderá ser mais facilmente reconhecida por meio da ausculta na área de maior transmisão do som traqueal.

SONS PULMONARES NORMAIS

- **Som respiratório normal:** é um som suave e de baixa frequência, percebido na superfície costal do tórax, à distância da via aérea central, durante toda a inspiração, e que continua sem pausa na parte inicial da expiração, lembrando o som de uma brisa. A expressão, já consagrada, "murmúrio vesicular" considerava que esse som seria produzido pela entrada de ar nos alvéolos. Entretanto, sabe-se que ele é gerado na via aérea, mas modificado ou filtrado pelos alvéolos cheios de ar. Sob condições normais, existe uma diferença regional na intensidade desse som, explicada pelas diferenças na espessura da parede torácica e variações na ventilação. Alguns autores demonstraram uma correlação entre a intensidade do som à ausculta e a ventilação regional, identificada por método cintilográfico.[5]

- **Som brônquico:** é definido como um som intenso, mais agudo, com frequências mais altas que o som respiratório normal. É algo mais intenso e longo na expiração, e identifica-se uma pausa entre a inspiração e a expiração. Representa a transmissão dos sons gerados durante a ventilação intrapulmonar, lembrando o ruído do ar soprado por um tubo oco, tendo sido definido por Laennec como um som tubular. Na literatura médica, tem sido dividido em um componente brônquico, percebido normalmente apenas sobre o manúbrio esternal, em área próxima à via aérea central, e um componente broncovesicular (de localização mais distal), o qual pode ser detectado nas regiões paraesternal superior e interescapulovertebral. Entretanto, essa diferenciação não parece ter sentido prático, e os sons são muito semelhantes à ausculta através do estetoscópio. Quando identificado em outra localização, é indicativo de alguma doença.

- **Som traqueal:** é um som intenso percebido sobre a traqueia cervical, de frequência mais alta, com qualidade áspera, cujos componentes inspiratório e expiratório têm, aproximadamente, a mesma intensidade. Resulta da turbulência do fluxo aéreo durante a passagem pelas vias aéreas superiores (faringe e glote) e regiões subglóticas. É considerado o som mais "puro" da ausculta do sistema respiratório, pois é obtido no local mais próximo à sua origem e tem a menor interposição de tecidos até o estetoscópio. Quando normal, é um elemento importante para confirmação de que não há doença obstrutiva nas vias aéreas superiores ou pulmonares centrais.

SONS PULMONARES ANORMAIS

Os primeiros sons anormais, descritos por Laennec no século XIX, foram denominados estertores (*râle*), em sentido amplo, para designar todos os ruídos anormais produzidos pela passagem do ar durante a respiração. Como esse termo também é utilizado para descrever a respiração estertorosa de pacientes moribundos, o termo *râle* foi substituído pelo equivalente na língua latina *ronchus*. Com o tempo, outros adjetivos foram acrescentados, cujas definições são imprecisas, mas comparáveis a sons observáveis na natureza. Assim, surgiram as descrições *râle humide, râle muqueux, râle sec sonore, râle sibilant sec, râle crepitant sec.* A confusão da nomenclatura foi amplificada com a tradução para a língua inglesa por Forbes em 1831, na qual o autor atribuiu significados diferentes para *râle* e *ronchus*, considerando o primeiro como *rale*, para descrever os sons não musicais, e o segundo como *wheezes*, para os sons musicais. Mais tarde, *ronchus* seria usado para os sons graves e *wheezes* para os agudos.[6]

Na tentativa de corrigir distorções e uniformizar a nomenclatura, Robertson e Coope propuseram que os sons fossem divididos em duas categorias: contínuos e descontínuos.[7] Nos anos seguintes, Forgacs reenfatizou a importância da classificação dos sons de acordo com seu mecanismo e também mostrou a relevância clínica de denominá-los de acordo com sua posição no ciclo respiratório e com a posição do paciente.[8] Em 1971, a ATS sugeriu a aplicação da classificação proposta por Robertson, mas em 1975 foi publicada uma diretriz sobre nomenclatura pulmonar, elaborada conjuntamente pelas duas sociedades norte-americanas, ATS e ACCP, a qual sugeriu que fossem selecionados apenas os termos ronco e estertor, por serem os mais frequentemente utilizados, dando um significado único aos sons descontínuos, ao denominá-los estertores, e aos sons contínuos, roncos.[9]

Entretanto, a adesão a essa proposta não foi universal, e os sons pulmonares anormais continuaram a ser descritos em seus subtipos. O comitê da ILSA (International Lung Sound Association) reuniu-se pela primeira vez em 1976 e elaborou uma nova proposta de classificação, a qual foi adotada pela ATS em 1977.[10] No 10º simpósio da ILSA, realizado em Tóquio em 1985, especialistas de vários países novamente discutiram a questão e sugeriram a nomenclatura descrita no Quadro 36.1, incluindo a tradução para várias línguas, a qual vem sendo recomendada desde então.[6] No entanto, houve um erro de tradução para a língua portuguesa na publicação original, quando foi descrita a nomenclatura crepitações finas e grossas, sendo corrigido posteriormente para a denominação correta de estertores finos e grossos, segundo a tradução recomendada.[11]

No Brasil, observa-se ainda grande e inaceitável variabilidade na descrição da ausculta pulmonar. Auada e cols. observaram que nos 131 relatos de caso publicados no *Jornal de Pneumologia*, periódico da Sociedade Brasileira de Pneumologia, entre 1985 e 1997, havia 30 denominações distintas.[12]

Sons descontínuos ou estertores

São ruídos adventícios não musicais, explosivos, transitórios, com duração < 20ms e frequências que variam de 100 a 2.000Hz e que ocorrem, principalmente, durante a inspiração. Podem ser divididos, de acordo com sua duração, em estertores finos e grossos:

- **Estertores finos:** são sons com vibração de alta frequência, baixa amplitude e duração < 10ms, predominante ou exclusivamente inspiratórios, não modificáveis com a tosse, influenciados pelas variações posturais e que se assemelham ao som produzido ao colocarmos sal em uma frigideira.[13] Presume-se que sejam decorrentes da equalização explosiva da pressão entre dois compartimentos do pulmão, produzida pela abertura retardada da via aérea de uma porção pulmonar que teria permanecido fechada na expiração precedente. Esse fechamento seria decorrente da desinsuflação anormal de partes do pulmão produzida por uma doença. Durante a inspiração, a pressão do gás alveolar dessas áreas torna-se subatmosférica, levando a uma abertura súbita da via aérea até equilibrar as pressões.[14] A intensidade dos ruídos seria, então, proporcional à extensão da via aérea acometida nesse processo. Em experimentos, observou-se que esses estertores têm melhor correlação com a pressão transpulmonar do que com o fluxo inspiratório ou o volume inspirado e surgiram sempre na mesma pressão transpulmonar e com amplitude e duração de onda semelhantes, sugerindo que se trata de uma consequência à abertura de parte da via aérea.[15]

Podem ser classificados de acordo com sua posição no ciclo respiratório e a relação com a postura do paciente. O achado de estertores finos posturais pode ser confirmado por seu desaparecimento após, pelo menos, 3 minutos em posição ortostática. Com frequência, não têm relação com doença, mas sua ocorrência em pacientes após infarto agudo do miocárdio e sem insuficiência cardíaca evidente pode ter algum significado prognóstico.[16]

A posição no ciclo respiratório (protoinspiratórios, paninspiratórios ou teleinspiratórios) pode indicar a patogenia. Na fibrose pulmonar, usualmente são teleinspiratórios, ou seja, crescentes até o final da inspiração, muito intensos, tipo velcro (tecido em tiras duplas com ganchos plásticos utilizado para fixar duas superfícies). Na doença pulmonar obstrutiva crônica, são menos intensos e confinados ao

Quadro 36.1 Nomenclatura dos sons pulmonares anormais					
Sons	**Características**	**Inglês**	**Francês**	**Português**	**Espanhol**
Descontínuos	Finos, alta frequência, baixa amplitude, curta duração	*Fine crackles*	*Râles crepitants*	Estertores finos	*Estertores finos*
	Grossos, baixa frequência, alta amplitude, longa duração	*Coarse crackles*	*Râles bulleux ou Sous-crepitants*	Estertores grossos	*Estertores gruesos*
Contínuos	Alta frequência	*Wheezes*	*Râles sibilants*	Sibilos	*Sibilancias*
	Baixa frequência	*Rhonchus*	*Râles ronflants*	Roncos	*Roncus*

início da inspiração, não modificáveis com a posição. Na pneumonia e na insuficiência cardíaca, são mais frequentemente pan-inspiratórios.[17]

- **Estertores grossos:** comparados aos estertores finos, são sons de baixa frequência, alta amplitude e maior duração (> 10ms), usualmente presentes durante a inspiração e a expiração, que se assemelham ao som do borbulhamento do ar ao soprarmos com um canudo submerso na água.[13] Forgacs sugeriu que esses sons seriam produzidos pela passagem de bolos de gás através de uma via aérea que se abre e fecha repetidas vezes no mesmo ciclo respiratório, frequentemente por secreção viscosa.[14] Aceita-se que um fluxo de ar com maior intensidade pode romper películas de líquidos que anormalmente recobrem segmentos da via aérea, produzindo vibrações na estrutura da via aérea que são percebidas como estertores grossos.

Sons contínuos

São sons com duração > 250ms, o que possibilita que a qualidade musical possa ser percebida pela audição humana. Consistem em sons com frequência única ou em pequeno número, mas harmônicas. De acordo com a duração e a frequência, podem ser divididos em sibilos, roncos e estridor:

- **Sibilos:** sons musicais de alta frequência, em geral > 400Hz, constituídos por ondas com padrão regular em qualquer fase do ciclo respiratório, são mais bem percebidos nas áreas de projeção dos sons traqueal e broncovesicular.

Forgacs sugeriu que são consequência, principalmente, da vibração tecidual das paredes brônquicas, que atuariam como ressonadores, e não apenas da vibração da coluna de ar dentro do brônquio.[8] Assim, a frequência do sibilo dependeria das propriedades mecânicas da parede brônquica e, desse modo, seria incorreto atribuir uma localização em brônquios de pequeno calibre para o sibilo de alta frequência e na via aérea central para os sibilos de baixa frequência. Sibilos de alta frequência podem ter origem na via aérea central ou periférica, dependendo do grau de estreitamento da via aérea. Seguindo os conceitos do princípio de Bernoulli, o fluxo rápido de ar através de um brônquio estreito sugaria as próprias paredes das vias aéreas, produzindo uma vibração. Quando ocorre o colapso de determinado segmento da via aérea, a consequente redução do fluxo aéreo faz reabrir o segmento colapsado e o ruído reinicia.

A teoria de que os sibilos são produzidos do mesmo modo que o som no tubo de um instrumento musical parece insatisfatória, pois sons semelhantes são produzidos com instrumentos de comprimento muito maior do que o da árvore brônquica e o sibilo permanece constante quando o indivíduo inspira hélio com oxigênio, uma mistura que torna o ar menos denso.

Podem ser classificados em monofônicos ou polifônicos, dependendo de se constituírem de uma ou várias notas musicais. Sibilos monofônicos têm frequência mais baixa, próximo à dos roncos, e podem ser encontrados quando brônquios, geralmente centrais, estão quase completamente obstruídos, podendo variar de acordo com a modificação postural. Sibilos polifônicos contêm várias notas musicais que iniciam e terminam simultaneamente, cujo timbre é dado por sua menor frequência. São observados na maioria das doenças pulmonares obstrutivas e costumam ser mais intensos durante a expiração, provavelmente devido ao menor diâmetro da via aérea intrapulmonar durante essa fase do ciclo respiratório. Sibilo exclusivamente inspiratório pode ter um significado diferente e deve ser diferenciado de outros sons, como o chamado sibilo curto, e também do estridor, os quais serão abordados a seguir.

Sibilos podem ocorrer apenas durante a expiração forçada. Contudo, isso pode ocorrer em alguns indivíduos sadios, mas apenas mediante esforço máximo, ao passo que em pacientes com doenças obstrutivas os sibilos podem ser observados sem esforço maior. Em um estudo, a sensibilidade para o diagnóstico de asma confirmado por teste de broncoprovocação foi de 57% e a especificidade de 37%, sugerindo ser este um achado de baixa acurácia para o diagnóstico de asma.[18]

- **Roncos:** sons mais graves e de menor frequência do que os sibilos, usualmente de 200Hz ou menos. Muitos entendem que a diferenciação com sibilos não é clinicamente importante, pois ambos dividem as mesmas causas e mecanismos. Talvez a posição do ronco no ciclo respiratório possa ser utilizada para localizar o sítio anatômico da anormalidade, sendo esperado predomínio na expiração nas doenças da via aérea intrapulmonar e na inspiração nas da via aérea extrapulmonar. Assim, quando ocorre de modo mais intenso ou predominante na inspiração, pode ser considerada a possibilidade de obstrução da via aérea central.

- **Estridor:** som musical de frequência mais baixa, intenso, de tonalidade constante, com origem na traqueia ou na laringe, por vezes audível à distância, sendo mais bem percebido na área de projeção do som traqueal. O principal elemento de diferenciação com roncos e sibilos é o fato de incidir predominante ou exclusivamente na inspiração, quando a obstrução é fixa, provavelmente como consequência do maior fluxo de ar durante essa fase do ciclo respiratório. Pode ser pouco perceptível durante baixos fluxos obtidos na respiração calma. Se a obstrução for variável e extratorácica, como na laringe, o estridor poderá ser exclusivamente inspiratório, pois na expiração a pressão intraluminar é maior do que a atmosférica, tendendo a atenuar a obstrução. Se a obstrução for variável e intratorácica, poderá ser predominantemente expiratório, diferentemente do que ocorre nas obstruções fixas da via aérea central, nas quais predomina na inspiração. Pode ocorrer em casos de laringites crônicas ou agudas, paralisia de cordas vocais, neoplasias de laringe e estenose traqueal pós-inflamatória ou neoplásica.

Sons de categoria indefinida

- **Sibilo curto:** som musical de duração mais curta do que o sibilo, usualmente de 50 a 400ms, monofônicos ou polifônico, não constante, aparece aleatoriamente em qualquer posição do ciclo respiratório, mas especialmente ao final da inspiração, e se assemelha ao piado de um pássaro sendo mais bem percebido na área de projeção do som respiratório normal. Produzido pela vibração de vias aéreas que comunicam áreas pulmonares ainda desinsufladas ao final da inspiração durante algum momento de equalização de pressões intrapulmonares, ocorre nas doenças associadas a desarranjo da estrutura pulmonar, como na fibrose pulmonar, quando é sempre acompanhado de estertores finos tipo velcro.

- **Som de vazamento brônquico:** som musical de alta frequência percebido em orifício torácico durante manobra de Valsalva, expiração forçada ou tosse, momento no qual a pressão interna se torna maior do que a atmosférica e há a abertura do orifício da fístula com consequente fluxo de ar. Descrito na 2ª Conferência Internacional da ILSA, em 1977, foi caracterizado por Krumpe, em 1981, como um sinal patognomônico de fístula broncopleurocutânea.[19]
- **Sinal de Hamman:** consiste em sons semelhantes a crepitações grosseiras, sincronizadas com os batimentos cardíacos, percebidos sobre a região precordial e decorrentes do movimento do ar junto ao pericárdio, quando há enfisema mediastinal ou, eventualmente, pneumotórax à esquerda.
- **Atrito pleural:** ruído provocado por uma sucessão de sons explosivos, semelhantes aos estertores, sincronicamente com os movimentos respiratórios, transitórios, geralmente inspiratório e expiratório, mas que atinge maior intensidade no final da inspiração, por vezes modificável com a posição do paciente, resultante da fricção das pleuras sob condições anormais. Assemelha-se ao ruído provocado pelo rangido de abertura de uma porta ou ao deslocamento do dedo molhado sobre uma peça de couro. Diferencia-se dos estertores pela maior duração e menor frequência. Em geral, pode-se palpar um frêmito junto à parede torácica.
- **Sopros ou sons tubulares:** são sons que se assemelham ao ruído obtido ao soprar um tubo oco. Têm características acústicas semelhantes ao denominado som traqueal ou brônquico. Quando percebidos em outras localizações, têm significado patológico. Denomina-se sopro ou respiração brônquica o som obtido quando há consolidação pulmonar, situação em que os sons respiratórios normais são substituídos pelo sopro na área costal mais próxima à região anormal. Sopro ou respiração cavernosa ou anfórica representa um som intenso e de alta frequência que é obtido, respectivamente, junto às grandes cavidades com brônquio permeável e no pneumotórax, neste último como resultado da maior transmissão do som traqueal ou brônquico pelo parênquima pulmonar parcialmente colapsado.

RESSONÂNCIA VOCAL

Refere-se à percepção na parede torácica, com a utilização do estetoscópio, do som produzido durante a fonação. Deve ser pesquisada nas mesmas localizações em que foi realizada a ausculta da ventilação. O pulmão normal funciona como um filtro, transmitindo bem sons de baixa frequência (100 a 200Hz), mas filtrando sons de maior frequência. O desarejamento pulmonar que ocorre na consolidação pulmonar de qualquer causa

faz com que a transmissão do som aumente e também ocorra em frequências maiores.[20.] Já no derrame pleural volumoso há redução da transmissão de sons de baixa frequência e aumento dos sons de alta frequência. A fonação normal produz sons com frequências < 300Hz, em sua maioria, ao passo que a voz sussurrada exige a transmissão de frequências maiores.

Embora exista uma nomenclatura específica para designar os sons, como descrito adiante, a informação mais importante para o diagnóstico sindrômico consiste em determinar se a ressonância vocal está normal, aumentada ou reduzida em determinada região:

- **Broncofonia:** aumento da ressonância vocal caracterizado pela percepção da voz mais intensa, mas não necessariamente inteligível.
- **Pectorilóquia:** aumento da ressonância vocal caracterizado pela percepção da voz inteligível, nítida, mas não necessariamente mais intensa. Palavra de origem latina (*pectus* + *loqui*), que significa "voz do peito". Pode ser subdividida em fônica e afônica, conforme essa percepção anormal se estabeleça após a emissão normal ou sussurrada.
- **Egofonia:** Laennec descreveu o egofonismo como um sinal patognomônico de derrame pleural. A palavra *ego* tem origem grega e significa cabra, o que deu sentido à definição desse termo, dada sua semelhança com os sons emitidos por uma cabra. Reflete o aumento da ressonância vocal e caracteriza-se pela percepção do fonema "i" como "ê", Foi novamente caracterizada por Shibley em 1922, ao examinar pacientes chineses à procura de pectorilóquia, quando percebeu que os fonemas do dialeto local para traduzir "1,2,3" tinham naturalmente o som de "i" e eram então percebidos como "ê" nos pacientes com essa anormalidade.[21]

Referências

1. De Leblanc P, Macklem PT, Ross WRD. Breath sounds and distribution of pulmonary ventilation. Am Rev Respir Dis 1970; 102:10-6.
2. Pasterkamp H, Patel S, Wodicka GR. Assymmetry of respiratory sounds and thoracic transmission. Med Biol Eng Comput 1997; 35:103-6.
3. Pardee NE, Martin CJ, Morgan EH. A test of the practical value os estimating breath sound intensity. Chest 1976; 70:341-4.
4. Bohadana AB, Pesliln R, Uffholtz H. Breath sounds in the clinical assessment of airflow obstruction. Thorax 1978; 33:345-51.
5. Pasterkamp H, Kraman SS, Wodicka GR. Respiratory sounds. Advances beyond the stethoscope. Am J Respir Crit Care Med 1997; 156:974-87.
6. Mikami R, Murao M, Cugell DW et al. International Symposium on Lung Sounds. Chest 1987; 92:342-5.
7. Robertson AJ, Coope R. Rales, ronchi and Laennec. Lancet 1957; 2:417-23.
8. Forgacs P. Crackles and wheezes. The Lancet 1967; 2:203-5.
9. Pulmonary terms and symbols. A report of the ACCP-ATS Joint Committee on Pulmonary Nomenclature. Chest 1975; 67(5):583-93.
10. American Thoracic Society Committee on Pulmonary Nomenclature. American Thoracic Society News 1977; 3:6.
11. Cugell DW. Lung sound nomenclature. Am Rev Respir Dis 1987; 136(4):1016-6.

12. Auada MP, Vitória GL, Barros JA. A confusa nomenclatura da ausculta pulmonar brasileira. J Pneumol 1998; 24(3):129-32.
13. Sovijärvi ARA, Dalmasso F, Vanderschoot J. Definition of terms for applications of respiratory sounds. Eur Respir Rev 2000; 77:597-610.
14. Forgacs P. The functional basis of pulmonary sounds. Chest 1978; 77:399-405.
15. De Narth AR, Capel LH. Inspiratory crackles and mechanical events of breathing. Thorax 1974; 29:695-8.
16. Deguchi F, Hirakara S, Gotoh K et al. Prognostic significance of posturally induced crackles: long term follow up of patients after recovery from acute myocardial infarction. Chest 1993; 103:1457-62.

17. Sovijarvi ARA, Pirila P, Luukkonen R. Separation os pulmonary disorders with two-dimensional discriminant analysis of crackles. Clin Physiol 1996; 16:171-81.
18. King DK, Thompson BT, Johnson DC. Wheezing on maximal forced exhalation in the diagnosis of atypical asthma. Lack of sensitivity and specificity. Ann Intern Med 1989; 110(6):451-5.
19. Krumpe P, Finley Y, Wong L, Treasure R. The bronchial leak squeak. A new sign for the physical diagnosis of bronchopleuro-cutaneous fistula. Chest 1981; 79:336-9.
20. Baughman RP, Loudon RG. Sound spectral analysis of voice-transmitted sound. Am Rev Respir Dis 1986; 134(1):167-9.
21. Shibey GS. A new auscultatory sign found in consolidation, or the collection of fluid, in pulmonary disease. China Med J 1922; 36:1-9.

Síndromes Pleuropulmonares

CAPÍTULO 37

Waldo Mattos

INTRODUÇÃO

Após o exame físico do tórax e do sistema respiratório, o examinador deve elaborar o diagnóstico semiológico a partir da integração das informações obtidas em todos os domínios do exame. O limite que pode ser alcançado é o do diagnóstico sindrômico, uma vez que a suposição da etiologia não pode ser estabelecida pelo exame físico. Entretanto, é a partir da correlação entre a anamnese e o exame físico que a hipótese diagnóstica clínica pode ser formulada de modo mais completo. Neste capítulo abordaremos a caracterização semiológica ao exame físico das principais síndromes pleuropulmonares – síndrome de hiperaeração pulmonar, consolidação pulmonar, atelectasia pulmonar – e as síndromes pleurais (derrame pleural e pneumotórax).

SÍNDROME DE HIPERAERAÇÃO PULMONAR

Define-se síndrome de hiperaeração como um conjunto de anormalidades resultantes da permanente hiperinsuflação pulmonar. Embora a causa mais comum seja a doença pulmonar obstrutiva crônica (DPOC), várias outras doenças obstrutivas da via aérea podem causar essa síndrome identificável ao exame físico (Quadro 37.1).

A definição de DPOC elaborada pelo GOLD[1] não inclui as expressões enfisema pulmonar e bronquite crônica, talvez considerando, com base nos delineamentos dos estudos clínicos atuais, a falta de relevância aplicável ao manejo clínico em caracterizar fenotipicamente os maiores componentes da doença. Mesmo assim, temos de reconhecer que, como descrito por Niden e cols. em 1964,[2] depois modificado por Burrows e cols. em 1966,[3] existem dois fenótipos claramente identificáveis a partir

Quadro 37.1 Causas de hiperaeração pulmonar
DPOC
Enfisema pulmonar
Asma
Bronquiolites
Bronquiectasias
Disfunção ciliar
Fibrose cística
Pneumoconiose

da anamnese e do exame físico: enfisema (ou DPOC tipo A) e bronquite crônica (ou DPOC tipo B), além de um grupo indeterminado (ou DPOC tipo X). Na descrição original, o tipo A era definido pela presença de enfisema generalizado à radiografia do tórax ou de uma radiografia normal desacompanhada de características clínicas de bronquite crônica, enquanto o tipo B era definido pela ausência de enfisema à radiografia do tórax combinada a pelo menos três dos seguintes critérios: expectoração > 10mL/dia, hipercapnia, evidência de doença inflamatória à radiografia do tórax, capacidade pulmonar total < 100% do previsto, capacidade de difusão ao monóxido de carbono normal ou minimamente reduzida e insuficiência cardíaca (IC) direita.[3] Os pacientes com DPOC tipo A (*pink puffer*) são magros, apresentam sinais mais evidentes de hiperinsuflação ao exame do tórax e redução difusa dos sons respiratórios, utilizam pontos de ancoragem e a musculatura respiratória acessória, têm padrão torácico de respiração, a dispneia é mais intensa, têm pouca ou nenhuma tosse ou expectoração, não apresentam antecedente de infecções de repetição e menos frequentemente são acometidos por IC, *cor pulmonale* ou policitemia. Os do tipo B (*blue bloater*) podem ter sobrepeso ou obesidade, mais frequentemente têm hipercapnia e suas manifestações clínicas (sonolência, rubor facial), não apresentam sinais de hiperinsuflação significativa ao exame do tórax, apresentam tosse produtiva crônica e história de infecções respiratórias no passado, a ausculta pode revelar ruídos adventícios e mais frequentemente têm hipoxemia, policitemia e edema, por IC ou *cor pulmonale*.

A destruição do parênquima pulmonar que ocorre no enfisema promove redução na força elástica que mantém o diâmetro da via aérea, resultando em aumento da resistência ao fluxo aéreo. Na bronquite crônica, o aumento da espessura da parede brônquica e a maior produção de muco, decorrentes da inflamação crônica da via aérea, promovem igualmente a obstrução brônquica. A maior resistência ao fluxo aéreo durante a expiração, decorrente da relação inversa e exponencial entre o diâmetro da via aérea e a resistência ao fluxo aéreo, faz com que ocorram aprisionamento aéreo e hiperinsuflação. A maior parte dos pacientes com DPOC apresenta características dos dois fenótipos clínicos descritos e, quanto maior o grau de enfisema (fenótipo tipo A), maior a chance de apresentar a síndrome de hiperaeração ao exame físico. A Tabela 37.1 descreve os principais achados do exame físico em pacientes com diagnóstico de DPOC.[4]

Tabela 37.1 Sinais clínicos no diagnóstico da DPOC

Variável	Razão de verossimilhança¶		Concordância[†]
	Examinador 1	Examinador 2	
Pontos de ancoragem	4,75 (2,29-9,82)[•]	3,78 (2,05-6,79)[•]	0,57[•]
Lábios semicerrados	5,05 (2,72-9,39)[•]	2,6 (1,51-4,27)[**]	0,45[•]
Tórax em barril	2,58 (1,45-4,57)[††]	2,43 (1,32-4,13)[**]	0,62[•]
Hipoexpansibilidade do tórax	3,65 (2,01-6,62)[•]	2,35 (1,32-4,17)[**]	0,32[•]
MV reduzido	7,17 (3,75-13,73)[•]	4,23 (2,21-8,12)[•]	0,53[•]
Relação diâmetro AP/L ≥ 0,9	2,17 (1,01-4,67)[*]	2,30 (1,07-4,92)[*]	0,32[•]
Comprimento laríngeo ≤ 5,5cm	2,36 (1,22-4,58)[*]	1,94 (0,97-3,89)	0,59[•]
Tempo expiratório ≥ 4 segundos	3,44 (1,92-6,16)[•]	3,17 (1,66-6,06)[•]	0,52[•]
LIF ≥ 4cm do rebordo costal	4,78 (2,13-10,70)[•]	3,34 (1,79-6,23)[•]	0,44[•]

¶Os valores entre parênteses correspondem ao intervalo de confiança; [†]valor de kappa; [*]$p < 0,05$; [**]$p < 0,01$; [††]$p < 0,001$; [•]$p < 0,0001$. Referência 4.
MV: murmúrio vesicular (ou som respiratório); AP: anteroposterior; LIF: limite inferior do fígado.

Inspeção

A hiperinsuflação promove importante efeito adverso tanto para a musculatura inspiratória como para a mecânica da caixa torácica. Enquanto alguns indivíduos rebaixam o diafragma, outros, preferencialmente, expandem a caixa torácica. Nesse caso, à inspeção do tórax podem ser identificados um abaulamento esternal e a modificação no formato do tórax ("tórax em barril"), caracterizada pelo aumento do diâmetro anteroposterior da caixa torácica (veja a Figura 35.3), o que pode ser confirmado com segurança quando a relação entre esse e o diâmetro laterolateral (índice torácico) é ≥ 0,9.[4,5] Pacientes idosos ou com cifose dorsal podem também apresentar esse formato do tórax.

A utilização de pontos de ancoragem (veja a Figura 35.4) e da musculatura acessória (veja a Figura 35.6) também promove alguma expansão adicional da caixa torácica, ao elevar o estreito torácico superior. Uma hipertonicidade ou contração inspiratória, particularmente dos esternocleidomastóideos, pode ser facilmente percebido à inspeção. A pressão prolongada aplicada pelos cotovelos pode levar à presença de hiperemia ou hiperpigmentação na face anterior da coxa, logo acima dos joelhos (sinal de Dahl). A elevação das clavículas e dos primeiros arcos costais pode causar encurtamento cervical, o que pode ser suspeitado na inspeção e confirmado pela constatação de um comprimento laríngeo (distância entre o extremo superior da cartilagem tireóidea e a fúrcula esternal) < 5,5cm.[4]

Com o objetivo de atenuar a hiperinsuflação, pode-se observar, como mecanismos compensatórios, a respiração com os lábios semicerrados e o aumento do tempo expiratório. A expiração sob leve resistência (5 a 10cmH_2O), obtida pelo fechamento parcial da boca, retarda o fechamento da via aérea, o que, combinado com o prolongamento do tempo expiratório, facilita o esvaziamento pulmonar. Isso pode ser observado mais frequentemente após esforço físico, quando o aumento da ventilação promove hiperinsuflação adicional (hiperinsuflação dinâmica).

Nos casos de hiperinsuflação acentuada, pode-se observar uma retração inspiratória paradoxal do estreito torácico inferior, costelas ou apêndice xifoide, como consequência do achatamento do diafragma e da perda de sua superfície aposicional, contígua à parede torácica (sinal de Hoover). Esse sinal foi observado em 36% dos pacientes com DPOC moderado, em 43% dos graves e em 76% dos muito graves,[6] e mostrou sensibilidade diagnóstica de 76% e especificidade de 94%.[7]

Durante uma exacerbação de DPOC, ou durante o exercício, situações em que há acréscimo de um componente dinâmico de hiperinsuflação, a pressão pleural é reduzida significativamente na inspiração, apresentando pequena elevação na expiração. Alguns pacientes utilizam a expiração forçada, o que pode elevar de modo mais significativo a pressão pleural, reduzir o retorno venoso ciclicamente e levar ao desenvolvimento de pulso paradoxal. Grandes hiperinsuflações podem também reduzir potencialmente o retorno venoso sistêmico pela compressão da veia cava ou mesmo do coração. Não é infrequente a observação de turgência jugular expiratória nesses pacientes, com evidente variação de acordo com a fase do ciclo respiratório.

Palpação

A hiperinsuflação sempre se acompanha de aumento do volume residual (volume pulmonar que persiste após expiração máxima), o que faz com que a ventilação do volume de ar corrente (VAC) ocorra no pulmão com maior volume, acarretando esforço muscular adicional. Em virtude da menor inclinação da curva volume/pressão a grandes volumes pulmonares, para manter o mesmo VAC o indivíduo precisa gerar maiores pressões transdiafragmáticas. Como consequência, a ventilação diminui, e uma redução simétrica da expansibilidade pode ser percebida tanto na palpação como na inspeção.

As áreas enfisematosas também funcionam como barreira à transmissão vocal. Assim, uma redução difusa e simétrica do frêmito toracovocal pode ser observada nesses pacientes.

Adicionalmente, pode haver deslocamento da posição do coração, fazendo com que se perceba uma impulsão subxifóidea durante a contração cardíaca. Esse achado demonstrou ter grande especificidade, mas baixa sensibilidade, com razão de verossimilhança (RV) de 7,4 para o diagnóstico de DPOC, quando presente.[8,9]

Percussão

Embora detectável em pequena parcela dos casos, a hiper-ressonância à percussão do tórax é indicativa do aumento do conteúdo de ar dentro da caixa torácica, o qual pode ocorrer na DPOC. Em um estudo, teve especificidade de 94% para o diagnóstico de doença obstrutiva da via aérea e sensibilidade de 33%.[5] Outros sinais que podem estar presentes no paciente com hiperinsuflação são ausência da macicez cardíaca e rebaixamento do fígado. Em estudo por nós realizado, a identificação de rebaixamento hepático além de 4cm do rebordo costal, avaliado por dois examinadores diferentes, teve RV de, respectivamente, 4,8 e 3,3 para o diagnóstico de síndrome de hiperaeração por DPOC.[4]

Ausculta

Embora geralmente a ausculta não revele sons adventícios, podem ocorrer estertores finos protoinspiratórios, particularmente na doença grave, e sibilos durante respiração não forçada, particularmente nas exacerbações. Entretanto, esses achados fazem parte mais de uma característica da doença DPOC do que da síndrome semiológica ora descrita. Na verdade, dois achados semiológicos auxiliam a caracterização da síndrome de hiperaeração: a redução difusa dos sons respiratórios e o aumento do tempo expiratório forçado (TEF), ambos com comprovado valor preditor negativo para o diagnóstico.

Mede-se o TEF com o estetoscópio sobre a traqueia, após inspiração máxima. Em um estudo, utilizando como ponto de corte 6 a 8 segundos para o TEF, a RV para o diagnóstico de DPOC foi de 2,19 (IC 95%: 1,02 a 4,80), e quando considerado um valor > 8 segundos, de 4,08 (IC 95%: 2,54 a 6,79), com concordância interexaminador de 0,7.[10]

A redução difusa dos sons respiratórios decorre da redução do volume ventilado e da atenuação dos sons em razão da presença de áreas enfisematosas. A intensidade dos sons respiratórios (ISR) pode ser avaliada à beira do leito mediante ausculta em seis áreas e descrita na forma de um escore, como já descrito no Capítulo 36. Um ISR ≤ 9 teve uma RV de 10,2 para o diagnóstico de DPOC.[11] Quando entre 10 e 12 a RV foi de 3,6,[11] o que também sugere sua utilidade para o diagnóstico.

Ao contrário, uma ISR ≥ 16 tem uma RV = 0,1,[11] tornando impossível o diagnóstico de síndrome de hiperaeração.

A Figura 37.1 apresenta as principais características semiológicas da síndrome de hiperaeração.

SÍNDROME DE CONSOLIDAÇÃO PULMONAR

A expressão consolidação pulmonar foi inicialmente utilizada para descrever um processo fisiopatológico no qual o ar dentro dos pulmões é substituído por um produto patológico. Essa expressão ganhou grande aplicação dentro da radiologia, onde foi definida como opacidade homogênea no pulmão, acompanhada de apagamento da trama vascular e nenhuma ou mínima perda do volume pulmonar. Do ponto de vista semiológico, considera-se o diagnóstico sindrômico de consolidação pulmonar pelo exame físico, o que representará, em grande parte das vezes, um paciente com pneumonia lobar de etiologia bacteriana. Contudo, várias outras doenças podem manifestar-se desse modo: outras infecções (tuberculose, micoses e parasitoses), doenças imunológicas (idiopáticas ou com etiologia definida, como pneumonia eosinofílica, reações medicamentosas), neoplasias (adenocarcinoma, linfoma), hemorragia (contusão por trauma, infarto pulmonar) e edema. As descrições iniciais dessa síndrome com consolidação pulmonar lobar ou maior ressaltavam que, nos estágios iniciais da doença, as manifestações clínicas poderiam ser insuficientes para o diagnóstico. Também foi referido por Cabot, no início do século XX, que a consolidação poderia incidir na porção central do pulmão, sem contato com a superfície pleural, o que poderia resultar na ausência de achados ao exame físico.[12] As causas de consolidação pulmonar estão descritas no Quadro 37.2.

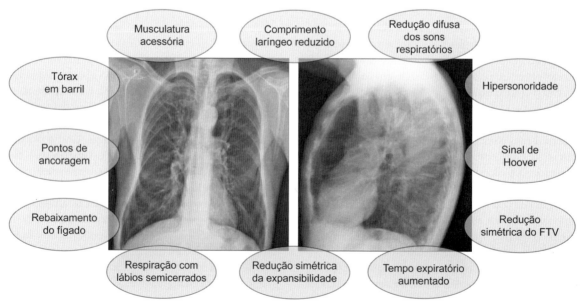

Figura 37.1 Exame físico em caso de hiperaeração pulmonar ilustrado por imagem radiológica de paciente com a síndrome.

Quadro 37.2 Causas de consolidação pulmonar
Pneumonia bacteriana
Micoses
Tuberculose
Parasitoses
Doenças imunológicas (colagenoses, reações medicamentosas, pneumonia de hipersensibilidade)
Neoplasia (adenocarcinoma, linfoma)
Hemorragia (contusão ou infarto pulmonar)
Edema (ICC, SDRA)
Aspiração (pneumonia aspirativa, pneumonia lipoídica)
Pneumoconioses (silicose, beriliose)

ICC: insuficiência cardíaca congestiva; SDRA: síndrome do desconforto respiratório agudo.

Inspeção

Expressão fisionômica de ansiedade, cianose, taquipneia e lesões cutaneomucosas por herpesvírus foram destacadas como acompanhantes da síndrome, embora não relacionadas diretamente com sua caracterização. Dependendo do tamanho da área pulmonar comprometida, pode-se perceber redução da mobilidade do hemitórax correspondente. Se o ar é substituído por um produto patológico, entende-se que a variação de volume daquele pulmão durante a ventilação será menor. Diehr e cols. relataram uma RV negativa de 0,96 para assimetria da avaliação da expansibilidade do tórax em pacientes com pneumonia.[13]

Palpação

O preenchimento alveolar por fluidos ou sólidos, acompanhado de uma via aérea permeável, ocasiona uma condição que favorece a transmissão vocal e, por isso, pode-se perceber aumento do frêmito toracovocal (FTV) sobre a área anormal. No entanto, quando existe obstrução brônquica, como a que pode ocorrer por secreção ou exsudato fibrinoso em pacientes com pneumonia bacteriana, a transmissão vocal pode ser desfavorecida e o FTV pode estar inalterado ou mesmo reduzido.[12]

Percussão

A redução da aeração pulmonar pode ser passível de detecção por meio da percussão, mas entende-se que a consolidação pulmonar precisa ter um tamanho relevante para tornar isso possível. Cabot chamou a atenção que nos casos de "pneumonia central" a percussão não era um método eficaz.[12] Wintrich registrou que a percussão só poderia detectar consolidações com pelo menos 5cm de extensão e no máximo a 2cm de profundidade em relação à superfície pulmonar.[12]

O achado de macicez ou submacicez é mais importante para sugerir o diagnóstico do que para a exclusão de uma consolidação pulmonar. Dois estudos mostraram RV positiva de 2,2 e 4,3 para o diagnóstico de pneumonia e RV negativa de 0,93 e 0,79.[14,15] O estudo de Diehr e cols. não encontrou significância estatística no achado de macicez à percussão. Entretanto, esse estudo, apesar de ter avaliado 1.819 pacientes, incluiu pacientes com tosse, dos quais apenas 2,6% tiveram confirmação de pneumonia à radio-

grafia do tórax, possivelmente indicando que foram examinados pacientes com doença pouco extensa.[13]

Ausculta

Considera-se que o achado de estertores finos à ausculta seja um dos mais importantes preditores de consolidação ao exame físico. A presença de exsudato inflamatório na luz bronquiolar e uma possível redução da complacência pulmonar são motivos lógicos para explicar a ocorrência desse ruído adventício. Quatro estudos, avaliando pacientes com suspeita de pneumonia, encontraram RV positiva e negativa, respectivamente, de 2,7 e 0,87,[13] 1,6 e 0,83,[14] 1,7 e 0,78[16] e 2,6 e 0,62[15] para o achado de estertor fino.

Entende-se que alguns pacientes com consolidação pulmonar de causa inflamatória possam apresentar hipoventilação em virtude da presença de dor, o que pode tornar mais difícil o reconhecimento dos estertores finos em determinados momentos. Por isso, outras observações podem ter bastante relevância clínica para a identificação dessa síndrome: redução dos sons respiratórios, aumento da ressonância vocal e sopro tubário. Dois estudos observaram que o achado de redução dos sons pulmonares teve RV positiva de 2,3[13,14] e RV negativa de 0,78[13] e 0,64.[14] Três estudos registraram RV positiva na presença de egofonia para o diagnóstico de pneumonia de 8,6,[13] 2[14] e 5,3[15] e RV negativa de 0,96[13,14] e 0,76.[15] Em 1.436 pacientes atendidos em sala de emergência por suspeita de pneumonia, a identificação de sopro tubário teve sensibilidade de 14%, especificidade de 96% e RV positiva de 3,3 para o diagnóstico de pneumonia confirmada à radiografia de tórax.[15]

A Figura 37.2 apresenta as principais características semiológicas da síndrome de consolidação pulmonar.

SÍNDROME DE ATELECTASIA

A palavra atelectasia deriva dos termos gregos *ateles* (incompleto) e *ektasis* (distensão) e é utilizada para especificar uma situação na qual a quantidade de ar e o volume pulmonar estão diminuídos. A presença de atelectasia está associada a redução da complacência pulmonar, queda na capacidade de oxigenação do sangue, elevação na resistência vascular e também ao desenvolvimento de dano pulmonar.

Existem quatro tipos ou mecanismos básicos de atelectasia: de reabsorção, passiva, adesiva e cicatricial.

Na *atelectasia de reabsorção*, a comunicação entre alvéolos e traqueia apresenta alguma obstrução e o ar alveolar é absorvido, causando uma redução volumétrica correspondente à quantidade de oxigênio reabsorvida. Em um lobo pulmonar sadio, todo o gás desaparece 18 a 24 horas após a obstrução do brônquio correspondente.[17] Por vezes, existe circulação colateral e não há colapso da porção pulmonar acometida. As causas mais comuns são obstrução brônquica por tumores benignos ou malignos, tampão de muco, estenose cicatricial e corpo estranho. Na *atelectasia passiva ou de relaxamento*, o volume pulmonar reduz em consequência de uma lesão que ocupa espaço, como pneumotórax ou derrame pleural, e, nesse caso, representa mais uma consequência de outra doença. A *atelectasia adesiva* resulta da deficiência de surfactante, a qual reduz a tensão superficial

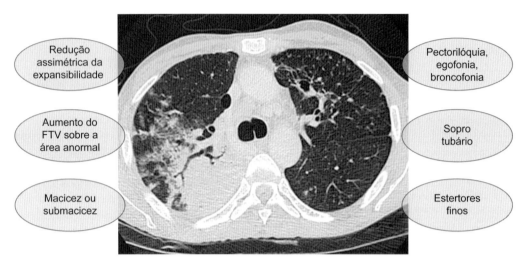

▼ Figura 37.2 Exame físico em caso de consolidação pulmonar ilustrado por imagem de tomografia computadorizada de paciente com a síndrome.

alveolar, causando a redução de volume. Isso pode ocorrer no tromboembolismo, na SDRA, na pneumonite actínica e em caso de inalação de fumaça. Na *atelectasia cicatricial*, a perda de volume está associada à fibrose e os brônquios e bronquíolos dentro da área afetada costumam estar dilatados. É o que pode ocorrer na tuberculose e nas fibroses pulmonares de causas variadas. As causas de atelectasia estão listadas no Quadro 37.3.

De todas essas, a atelectasia de reabsorção é a que apresenta maior tradução clínica ao exame físico, representando um processo patológico único de doença, sem a concomitância de outras anormalidades que possam mascarar essa síndrome.

Cabot já chamava a atenção, no início do século XX, de que áreas de atelectasia ou colapso pulmonar podem estar presentes, acompanhando várias doenças, mas usualmente em pequeno grau, o que torna impossível sua identificação ao exame clínico. Os casos nos quais o diagnóstico clínico é possível representam situações em que a porção pulmonar desarejada é significativa.[12]

Inspeção

A variação de volume da caixa torácica é proporcional ao volume de ar obtido durante a ventilação. Assim, se considerarmos que na atelectasia parte do pulmão não é ventilada, entenderemos que a expansibilidade daquele lado do tórax poderá estar reduzida. Se a área de colapso pulmonar for significativa, poderá ser percebida uma retração dos espaços intercostais na área mais próxima da parede do tórax, causada pela tração exercida pelo pulmão sobre o espaço pleural. Obviamente, o acúmulo de tecido adiposo na parede torácica poderá tornar esse achado imperceptível. Outra observação relevante é o achado de desvio homolateral de referenciais anatômicos, como a traqueia cervical ou o *ictus cordis*, em razão do deslocamento do mediastino para acomodar parte da perda de volume daquele lado do tórax.

Palpação

A palpação confirmará a redução da expansibilidade no lado acometido e possibilitará a identificação de redução do FTV na área próxima à atelectasia. Mesmo considerando que a redução de volume de uma porção do pulmão poderia aumentar o FTV, entende-se que predominam o efeito produzido pelo fechamento da via aérea e a consequente dificultação da transmissão vocal.

Percussão

O desarejamento pulmonar explica a ocorrência de som submaciço ou mesmo maciço à percussão do tórax. Isso pode ser percebido sobre a porção da parede torácica contígua à atelectasia, mas também na região infraescapular correspondente, visto que a redução de volume faz com que o diafragma se eleve, de modo que parte do hemitórax comprometido é preenchida pelas vísceras abdominais.

Ausculta

Observa-se redução dos sons respiratórios, ou mesmo abolição, causada pela redução ou ausência de ventilação no pulmão correspondente. Embora não haja ruído adventício característico, sabe-se que o desarejamento transitório decorrente da hipoventilação, desde que não haja obstrução completa da via aérea, pode associar-se à presença de estertores finos, os quais desaparecem caracteristicamente após a hiperventilação.[12,18]

A ressonância vocal também estará reduzida ou abolida na área correspondente. Quando a atelectasia é do lobo superior direito, é possível que haja, paradoxalmente, aumento da

Quadro 37.3 Causas de atelectasia
Obstruções brônquicas causadas por tumores, compressão extrínseca, corpo estranho, rolhas de secreções, atresia brônquica, estenoses pós-inflamatórias
Lesões com efeito de massa intra ou extrapulmonares, causando compressão sobre o parênquima pulmonar (tumores, pneumotórax, derrame pleural)
Defeito de produção de surfactante pulmonar (síndrome da membrana hialina, alterações decorrentes de radioterapia, tromboembolismo, inalação de fumaça)
Fibrose pulmonar (lesões granulomatosas, fibrose pulmonar idiopática, colagenoses, pós-radioterapia, silicose, sarcoidose)

ressonância vocal, causado pela proximidade entre o lobo atelectásico e a traqueia, fazendo com que a transmissão vocal se estabeleça a partir da traqueia e não do brônquio lobar superior.

A Figura 37.3 apresenta as principais características semiológicas da síndrome de atelectasia pumonar.

SÍNDROME PLEURAIS

Derrame pleural

Sob condições normais, existe uma contínua formação e reabsorção de líquido no espaço pleural, dependendo das variações de pressão oncótica e hidrostática nas pleuras, especialmente a parietal, e da pressão existente dentro do espaço pleural. O líquido é drenado, principalmente, nos orifícios existentes na pleura parietal (estomas e lacunas). Quando existe uma anormalidade que cause elevação na pressão hidrostática, redução na pressão oncótica, redução da pressão no espaço pleural, aumento na permeabilidade capilar ou obstrução linfática, o líquido pode acumular-se e formar o que denominamos derrame pleural (veja o Quadro 37.4).

Na maioria das doenças, o derrame pleural é livre, pelo menos inicialmente, e acumula-se na porção inferior do tórax, obedecendo a forças gravitacionais e, à medida que aumenta seu volume, uma camada de líquido preenche progressivamente o espaço pleural costal, cranialmente, em forma de menisco. Às vezes, volumes de líquido tão grandes quanto 1.000mL podem se acumular somente no espaço subpulmonar, o que pode dificultar a detecção clínica do derrame. O acúmulo de líquido em posição subpulmonar depende do comprimento do ligamento pulmonar, o qual fixa, em maior ou menor extensão, a superfície medial do pulmão ao mediastino.

O paciente pode ser assintomático ou referir dor do tipo pleurítica, especialmente nas etiologias inflamatórias, ou dor constante, principalmente quando a causa é neoplasia. Tosse seca pode ocorrer e é provavelmente decorrente da inflamação pleural ou do contato entre as paredes brônquicas causado pela compressão da via aérea pelo derrame. O terceiro sintoma é a dispneia, a qual é dependente do volume de líquido e da reserva cardiopulmonar do paciente. Um estudo demonstrou que, após toracocentese de um volume médio de 1.740mL, a capacidade vital durante a espirometria aumentou, em média, 410 ± 390mL, ilustrando o prejuízo possível para a ventilação.[19] A expressão clínica do derrame pleural depende diretamente de seu volume. Quando < 300mL, é indetectável, entre 300 e 1.500mL apresenta anormalidades em grau variável e, quando > 1.500mL, muitos sinais clínicos são evidentes.

Quadro 37.4 Causas de derrame pleural

Transudato	
Insuficiência cardíaca	Diálise peritoneal
Síndrome nefrótica	Atelectasia
Ascite	Urinotórax
Síndrome da veia cava superior	Mixedema
Sarcoidose	Embolia pulmonar

Exsudato	
Derrame parapneumônico	Ruptura de esôfago
Empiema	Neoplasia pulmonar
Tuberculose	Linfoma
Micoses	Mesotelioma
Parasitoses	Metástase pleural
Nocardiose	Medicamentos

Miscelânea	
Colagenose	Síndrome de Churg-Strauss
Granulomatose de Wegener	Doença inflamatória abdominal
Pancreatite	Abscesso subfrênico
Asbestose	Quilotórax
Síndrome de Dressler	Síndrome de Meigs
Embolia pulmonar	Radioterapia
Sarcoidose	Uremia
Síndrome da unha amarela	Amiloidose

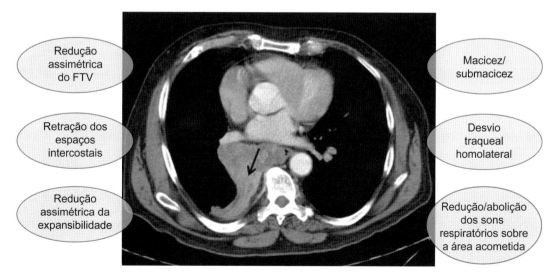

Figura 37.3 Exame físico em caso de atelectasia ilustrado por imagem de tomografia computadorizada de paciente com a síndrome.

Do ponto de vista macroscópico, o derrame pleural pode ser classificado em vários tipos (Quadro 37.5). Do ponto de vista laboratorial, denomina-se exsudato quando a relação entre a DHL no líquido pleural e a sérica está > 0,6 ou a relação de proteínas > 0,5, ou se a DHL no líquido é maior do que dois terços do limite da normalidade do sangue. Valores inferiores nessas relações indicam transudato.[20]

Inspeção

A presença de derrame pleural causa uma compressão sobre o pulmão homolateral, fazendo com que a ventilação diminua. Como consequência, pode-se observar uma redução na expansibilidade homolateral do tórax. Kalantri e cols. observaram que a expansão assimétrica do tórax teve sensibilidade de 74%, especificidade de 91%, RV positiva de 8,1 e RV negativa de 0,29 para o diagnóstico de derrame pleural.[21] Outro sinal que pode ser reconhecido é o abaulamento expiratório dos espaços intercostais (sinal de Lemos Torres).

Palpação

O derrame pleural reduz a transmissão dos sons vocais de baixa frequência, levando à diminuição do FTV. No estudo de Kalantri, a redução do FTV teve sensibilidade de 82%, especificidade de 86%, RV positiva de 5,7 e RV negativa de 0,21[21] Pode-se também confirmar a redução da expansibilidade e algum desvio contralateral da traqueia cervical, representando o deslocamento do mediastino.

Percussão

O acúmulo de líquido no espaço pleural faz com que o ar subjacente à parede torácica desapareça em uma extensão proporcional ao volume do derrame pleural. Assim, o achado de macicez ou submacicez constitui-se em um sinal clínico de grande acurácia para esse diagnóstico. A análise conjunta de três estudos mostrou que esse achado teve sensibilidade de 73%, especificidade de 91%, RV positiva de 8,7 e RV negativa de 0,31 para o diagnóstico de derrame pleural.[21-23]

Atrito pleural, quando presente, ocorre nas fases iniciais da doença pleural, quando a quantidade de líquido acumulado ainda é pequena, tendo, por isso, menor valor clínico quando está ausente. Kalantri e cols. mostraram que esse achado teve sensibilidade de 5,3%, especificidade de 99%, RV positiva de 3,9 e RV negativa de 0,96.[21]

Ausculta

A anormalidade mais marcante na ausculta é a redução dos sons respiratórios, a qual provém da redução proporcional do volume de ar ventilado. Lichtenstein[24] e Kalantri,[21] respectivamente, relataram sensibilidade de 42% e 88%, especificidade de 90% e 83%, RV positiva de 4,3 e 5,2 e RV negativa de 0,64 e 0,15. Usualmente há algum grau de atelectasia de compressão no pulmão subjacente (Figura 37.4), o que cria uma área pulmonar desarejada, a qual, atuando como um facilitador da transmissão vocal, pode justificar a percepção de egofonia junto ao limite superior do derrame pleural. Entretanto, predomina a redução da ressonância vocal junto à superfície costal do tórax, representando o efeito provocado pelo acúmulo de líquido. Para esse achado, Kalantri observou sensibilidade de 76%, especificidade de 88%, RV positiva de 6,5 e RV negativa de 0,27. Estertores finos podem, por vezes, ser detectados em pacientes com derrame pleural como resultado da abertura abrupta da via aérea durante a inspiração após o colapso da via aérea distal ocorrido durante a expiração em virtude da compressão extrínseca pelo derrame pleural.

A Figura 37.5 apresenta as principais características semiológicas do derrame pleural.

Pneumotórax

A presença de ar no espaço pleural define pneumotórax, uma doença bastante comum na população. O termo foi primeiramente utilizado por Itard, em 1803, e depois por Laennec, em 1819.[25]

Pode ser dividido em espontâneo (primário ou secundário), traumático ou iatrogênico. O pneumotórax espontâneo

Quadro 37.5 Características macroscópicas do derrame pleural	
Tipo	Característica
Quilotórax	Branco leitoso
Urinotórax	Semelhante a urina, odor de amônia
Empiema por anaeróbio	Turvo e fétido, podendo ter pus
Infecção por *Aspergillus*	Escuro
Empiema	Pus
Abscesso amebiano	Amarronzado
Ruptura de esôfago	Partículas alimentares
Sero-hemático (trauma, neoplasia, embolia pulmonar)	Aspecto de lavado de carne ou sangue diluído
Hemotórax	Aspecto de sangue puro
Transudatos e alguns exsudatos	Amarelo citrino, translúcido
Alguns exsudatos	Amarelo citrino e turvo

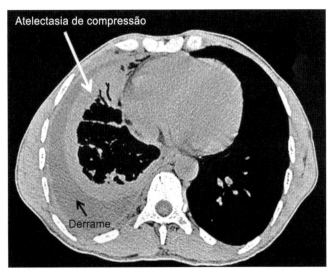

Figura 37.4 Atelectasia de compressão no derrame pleural.

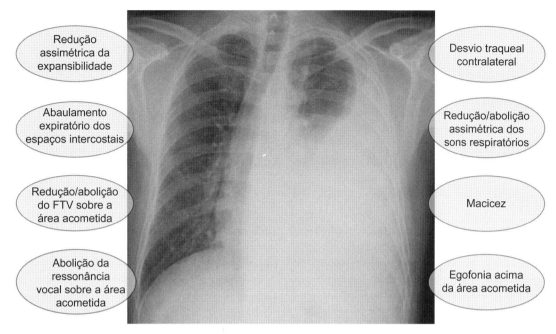

Figura 37.5 Exame físico em caso de derrame pleural ilustrado por imagem radiológica de paciente com a síndrome.

primário ocorre pela ruptura de bolhas (definidas pelo diâmetro > 1cm) ou *blebs* (pequenas vesículas ou bolhas) situadas em posição subpleural. Em grande parte desses pacientes a tomografia computadorizada pode identificar áreas focais de enfisema. As *blebs* se formam, presumidamente, em virtude da dissecção do interstício pelo ar de um alvéolo rompido até a camada fibrosa da pleura visceral, onde se acumula na forma de um cisto. Uma anormalidade intrínseca do tecido conjuntivo pode aumentar a probabilidade de formação de bolhas ou *blebs* (síndrome de Marfan, síndrome de Ehlers-Danlos). É mais comum em homens na terceira ou quarta década de vida. Em um estudo, a incidência ajustada por idade foi de 7,4 por 100 mil homens por ano e de 1,2 por 100 mil mulheres por ano, e cerca de metade dos casos é espontânea.[26] A incidência é maior quando há história familiar.[27]

A maioria dos casos ocorre enquanto o paciente está em repouso, e quase todos apresentam dor torácica do tipo pleurítica e dispneia de início súbito. Pacientes com pneumotórax pequeno (< 15%) geralmente têm exame físico normal. Embora a confirmação do diagnóstico seja feita por exame de imagem, a avaliação clínica é de suma importância tanto para o diagnóstico como para as decisões no manejo clínico. O principal exemplo é o diagnóstico de pneumotórax hipertensivo, considerado uma emergência médica cujo tratamento deve ser imediato e o diagnóstico deve ser concebido com base nas informações obtidas no exame clínico, mesmo porque pode não haver tempo para realização de um exame de imagem.

O pneumotórax espontâneo secundário decorre de doença pulmonar preexistente (Quadro 37.6), a qual, por vezes, pode ser desconhecida e essa complicação pode ser a primeira manifestação da doença. Assim, o conhecimento prévio da presença de determinadas doenças é muito importante para a suspeição diagnóstica. Por exemplo, cerca de 80% dos pacien-

Quadro 37.6 Causas de pneumotórax secundário

Doenças da via aérea
DPOC
Fibrose cística
Asma aguda grave
Infecção pulmonar
Pneumocistose
Pneumonia necrosante
Doenças intersticiais
Sarcoidose
Fibrose pulmonar idiopática
Granulomatose de células de Langerhans
Linfangioliomiomatose
Esclerose tuberosa
Colagenose
Artrite reumatoide
Espondilite anquilosante
Polimiosite e dermatomiosite
Esclerodermia
Síndrome de Marfan
Síndrome de Ehlers-Danlos
Câncer
Sarcoma
Carcinoma brônquico
Endometriose pleural

tes com linfangioliomatose têm pneumotótax em algum momento.[28] Uma forma especial é o chamado pneumotórax catamenial, o qual tem importância semiológica adicional, pois o pneumotórax se desenvolve durante a menstruação. Nessa situação, existe endometriose pleural ou o pneumotórax é precedido de pneumoperitônio. O pneumotórax traumático resulta de traumatismo torácico, penetrante ou não, com ou sem fraturas costais. A forma iatrogênica decorre de procedimentos médicos, como punção torácica, biópsia pulmonar ou hepática, colonoscopia, cateterismo venoso, colocação de marca-passo ou ventilação mecânica.

Inspeção

Como usualmente o pneumotórax é unilateral, percebe-se uma redução da expansibilidade do tórax no lado comprometido, causada pela efetiva redução na ventilação pulmonar. O espaço pleural, contendo variável quantidade de ar, faz com que se estabeleça uma pressão positiva permanente, a qual pode ser transmitida aos espaços intercostais e ocasionar seu abaulamento. Quanto maior o volume do pneumotórax, maior a chance de que essas alterações sejam perceptíveis ao exame.

Algum grau de hipoxemia está presente em cerca de 75% dos casos e hipercapnia, em até 16%,[25] e sinais específicos dessas anormalidades podem estar presentes. Uma situação de particular importância é o pneumotórax hipertensivo, cujo diagnóstico clínico está baseado em dois fenômenos: (a) redução do retorno venoso ao coração, determinada pela compressão das veias intratorácicas; (b) baixo débito cardíaco, ocasionado pela redução do retorno venoso. Assim, nessa situação, além dos sinais clássicos do pneumotórax, o examinador vai identificar turgência jugular, hipotensão, redução da amplitude dos pulsos periféricos ou pulso paradoxal. Todos esses pacientes terão taquicardia e grande parte, cianose. São condições mais frequentemente associadas a pneumotórax hipertensivo: ventilação mecânica, ventilação não invasiva, traumatismo torácico, ressuscitação cardiopulmonar, doenças pulmonares obstrutivas (asma e DPOC) e bloqueio acidental de dreno torácico.[25]

Palpação

Esse método propedêutico confirma a redução da expansibilidade e pode adicionar algumas observações relevantes. A primeira delas é a presença de enfisema subcutâneo, que consiste no acúmulo de ar do tecido celular subcutâneo que se estabelece através da dissecção do ar a partir da via aérea, causando aumento de volume do tecido subcutâneo e crepitação característica à palpação. Esse achado só se explica pela presença de pneumotórax ou pneumomediastino.

O FTV estará reduzido sobre a área do pneumotórax e algum sinal de desvio contralateral do mediastino poderá estar presente: desvio do *ictus cordis* ou da traqueia cervical.

Percussão

Essa é a única situação clínica que pode ocasionar som timpânico na percussão torácica.

Ausculta

O achado mais relevante é a redução dos sons respiratórios sobre o hemitórax comprometido, a qual pode ser bastante pronunciada, levando à quase abolição dos sons pela ação combinada de redução da ventilação no pulmão correspondente e afastamento da superfície pulmonar da parede torácica. É possível detectar, com frequência incerta, o sopro anfórico, o qual representa a percepção do som emitido pela circulação de ar em brônquios centrais em um pulmão quase colapsado. Os principais achados ao exame físico estão descritos na Figura 37.6.

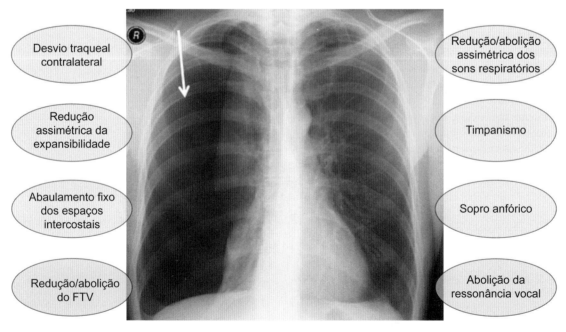

Figura 37.6 Exame físico em caso de pneumotórax ilustrado por imagem radiológica de paciente com a síndrome.

Referências

1. The Global Strategy for the Diagnosis, Management, and Prevention of Chronic Obstructive Pulmonary Disease (Updated 2013). Disponível em: www.goldcopd.org.
2. Niden AH, Fletcher CM, Jones NL. The emphysematous and bronchial types of chronic airway obstruction. Am Rev Resp Dis 1964; 90:14-27.
3. Burrows B, Fletcher, CM, Heard BE, Jones NL, Wootliff JS. Clinical types of chronic obstructive lung disease in London and in Chicago. Lancet 1966; 1:830-5.
4. Mattos WLLD, Signori LGH, Borges FK, Bergamin JA, Machado V. Acurácia do exame clínico no diagnóstico da DPOC. J Bras Pneumol 2009; 35(5):404-8.
5. McGee S. Diagnosis chronic obstructive lung disease. In: McGee S (ed.) Evidence based physical diagnosis. Philadelphia: Saunders Company, 2001:358-64.
6. Garcia-Pachon E, Padilla-Navas I. Frequency of Hoover's sign in stable patients with chronic obstructive pulmonary disease. Int J Clin Pract 2006; 60(5):514-7.
7. García Pachón E, Padilla Navas I. Paradoxical costal shift throughout inspiration (Hoover's sign) in patients admitted because of dyspnea. Rev Clin Esp 2005; 205(3):113-5.
8. Badgett RG, Tanaka DJ, Hunt DK et al. Can moderate chronic obstructive pulmonary disease be diagnosed by historical and physical findings alone? Am J Med 1993; 94(2):188-96.
9. Holleman DR, Simel DL, Goldberg JS. Diagnosis of obstructive airways disease from the clinical examination. J Gen Intern Med 1993; 8(2):63-8.
10. Schapira RM, Schapira MM, Funahashi A, McAuliffe TL, Varkey B. The value of the forced expiratory time in the physical diagnosis of obstructive airways disease. JAMA 1993; 270(6):731-6.
11. Pardee NE, Martin CJ, Morgan EH. A test of the practical value os estimating breath sound intensity. Chest 1976; 70:341-4.
12. Cabot RC. Physical diagnosis of disease of the chest. 2. ed. New York: William Wood and Company, 1903.
13. Diehr P, Wood RW, Bushyhead J, Krueger L, Wolcott B, Tompkins RK. Prediction of pneumonia in outpatients with acute cough: a statistical approach. J Chronic Dis 1984; 37:215-25.
14. Gennis P, Gallagher J, Falvo C, Baker S, Than W. Clinical criteria for the detection ofpneumonia in adults: guidelines for ordering chest roentgenograms in the emergency department. J Emerg Med 1989; 7:263-8.
15. Heckerling PS, Tape TG, Wigton RS et al. Clinical prediction rule for pulmonary infiltrates. Ann Intern Med 1990;113:664-70.
16. Singal BM, Hedges JR, Radack KL. Decision rules and clinical prediction of pneumonia: evaluation of low-yield criteria. Ann Emerg Med 1989; 18:13-20.
17. Coulter Jr WW. Experimental massive pulmonary collapse. Dis Chest 1950; 18:146.
18. Ploysongsang Y, Schonfeld SA. Mechanism of production of crackles after atelectasis during low-volume breathing. Am Rev Respir Dis 1982; 126(3):413-5.
19. Light RW; Stansbury DW, Brown SE. The relationship between pleural pressures and changes in pulmonary function after therapeutic thoracentesis. Am Rev Respir Dis 1986; 133(4):658-61.
20. Light RW, MacGregor MI, Luchsinger PC, Ball Jr WC. Pleural effusions: the diagnostic separation of transudates and exudates. Ann Intern Med 1972; 77:507.
21. Kalantri S, Joshi R, Lokhande T et al. Accuracy and reliability of physical signs in the diagnosis of pleural effusion. Respir Med 2007; 101(3):431-8.
22. Bohadana AB, Coimbra FT, Santiago JR. Detection of lung abnormalities by auscultatory percussion: a comparative study with conventional percussion. Respiration 1986; 50(3):218-25.
23. Bourke S, Nunes D, Stafford F, Hurley G, Graham I. Percussion of the chest re-visited: a comparison of the diagnostic value of ausculatory and conventional chest percussion. Ir J Med Sci 1989; 158(4):82-4.
24. Lichtenstein D, Goldstein I, Mourgeon E, Cluzel P, Grenier P, Rouby JJ. Comparative diagnostic performances of auscultation, chest radiography, and lung ultrasonography in acute respiratory distress syndrome. Anesthesiology. 2004; 100(1):9-15.
25. MacDuff A, Arnold A, Harvey J. Management of spontaneous pneumothorax: British Thoracic Society pleural disease guideline 2010. Thorax 2010; 65(Suppl 2):ii18-31.
26. Melton LJ, Hepper NG, Offord KP. Incidence of spontaneous pneumothorax in Olmsted County, Minnesota: 1950 to 1974. Am Rev Respir Dis 1979; 120 (6):1379-82.
27. Gibson GJ. Familial pneumothoraces and bullae. Thorax 1977; 32(1):88-90.
28. Sahn S, Heffner JE. Spontaneous pneumothorax. N Engl J Med 2000; 342(12):688-74.

SEÇÃO VIII

Sistema Cardiovascular

Anatomia e Fisiologia Cardiovascular

CAPÍTULO 38

Marne de Freitas Gomes • Olga Gaio Milner • Raphael Baptista Gallo

INTRODUÇÃO

Para um bom entendimento da semiologia cardiovascular é fundamental conhecer a anatomia básica cardiovascular.

O coração é um órgão fibromuscular em formato de cone irregular com tamanho aproximado de um punho cerrado e massa de cerca de 300g no adulto saudável.[1] É composto por quatro câmaras cardíacas – dois átrios e dois ventrículos – separadas, respectivamente, por um septo interatrial e um interventricular (Figura 38.1).[2]

CORAÇÃO

Localização e relação com estruturas adjacentes[3]

O coração está localizado no tórax, mais especificamente dentro do mediastino médio, e sua orientação é semelhante à de uma pirâmide que desabou. Contém as seguintes faces e margens (Figura 38.2):

- **Base do coração:** localizada imediatamente anterior ao esôfago (entre as vértebras T4 e T8 em decúbito ou T6 e T9 em posição ortostática) e fixada posteriormente à parede pericárdica, é formada pelo átrio esquerdo, por pequena parte do átrio direito e pelas partes proximais das veias que a eles se conectam.
- **Ápice do coração:** localiza-se no quinto espaço intercostal esquerdo, a 9cm da linha esternal média, e é formado pela parte inferolateral do ventrículo esquerdo.
- **Face diafragmática:** trata-se da face do coração que repousa sobre o diafragma, composta pelo ventrículo esquerdo e uma pequena porção do ventrículo direito, separados pelo sulco interventricular posterior.
- **Face esternocostal:** voltada anteriormente, é formada pelo ventrículo direito, parte do átrio direito e parte do ventrículo esquerdo.
- **Face pulmonar esquerda:** face que se volta para o pulmão esquerdo e é composta pelo ventrículo esquerdo e parte do átrio esquerdo.
- **Face pulmonar direita:** voltada para o pulmão direito, é formada pelo ventrículo esquerdo e o átrio direito.
- **Margem direita:** a mesma que a face pulmonar direita.
- **Margem esquerda:** a mesma que a face pulmonar esquerda.
- **Margem inferior (aguda):** margem aguda entre as faces esternocostal e diafragmática, formada pelo ventrículo direito e parte do ventrículo esquerdo.
- **Margem obtusa:** separa as faces esternocostal e pulmonar esquerda e é formada por ventrículo esquerdo e parte do átrio esquerdo (Figura 38.3).

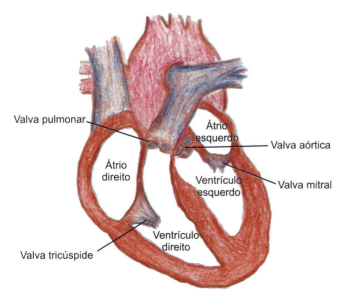

Figura 38.1 Corte anatômico do coração, expondo suas câmaras.

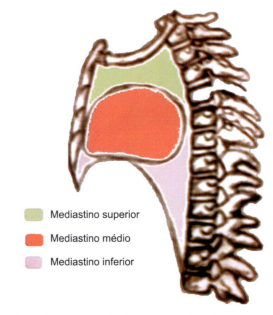

Figura 38.2 Localização do coração no tórax (mediastino médio).

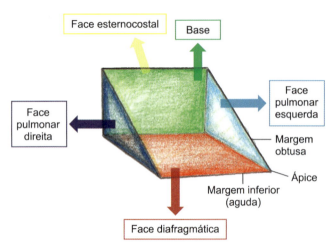

Figura 38.3 Faces e margens do coração.

Quadro 38.1 Valvas e válvulas cardíacas	
Valva atrioventricular direita (tricúspide)	**Valva atrioventricular esquerda (mitral ou bicúspide)**
Valva composta por três válvulas ou cúspides (anterior, septal e posterior) e que se fecha durante a contração ventricular	Valva composta por duas cúspides (anterior e posterior) e que se fecha durante a contração ventricular, do mesmo modo que a valva tricúspide
Valva do tronco pulmonar (pulmonar)	**Valva da aorta (aórtica)**
Valva composta por três vávulas semilunares (esquerda, direita e anterior); cada válvula apresenta uma dilatação (seio) que, com o retorno venoso, depois da contração ventricular, é preenchida por sangue, forçando o fechamento valvar	De estrutura semelhante à da valva do tronco pulmonar, apresenta três válvulas semilunares (esquerda, direita e posterior) e seu funcionamento é semelhante ao da valva mitral. Importante destacar os seios direito e esquerdo, os quais, como veremos adiante, estão relacionados com a irrigação do coração

Estrutura e envoltórios

Como citado anteriormente, o miocárdio é formado por dois átrios e dois ventrículos. Os átrios recebem o sangue que chega ao coração, encaminhando-o para os ventrículos através das válvulas atrioventriculares (Quadro 38.1). Os ventrículos se encarregam de ejetar o sangue para fora do coração, seja para a circulação pulmonar, seja para a sistêmica. O coração é envolvido pelo pericárdio, um saco fibrosseroso composto por três lâminas concêntricas recobertas externamente por uma quantidade variável de gordura.[2] A lâmina mais externa é denominada pericárdio fibroso e está firmemente fixada aos grandes vasos que se conectam à base do coração, sendo resistente e inelástica. As duas lâminas mais internas do pericárdio são denominadas, em conjunto, pericárdio seroso, sendo uma das lâminas seu folheto parietal e a outra o visceral; a mais externa está intimamente conectada à face interna do pericárdio fibroso, denominando-se folheto parietal do pericárdio seroso e refletindo-se internamente próximo ao local em que os grandes vasos se conectam ao coração (na base do coração) para formar a lâmina mais interna do pericárdio seroso, o folheto visceral do pericárdio seroso. Esta última camada é intimamente fixada à superfície do coração e também pode ser chamada de epicárdio. O espaço entre os folhetos visceral e parietal do pericárdio seroso, denominado cavidade pericárdica, é preenchido por uma pequena quantidade de líquido que diminui o atrito entre os folhetos do pericárdio seroso durante a contração cardíaca.

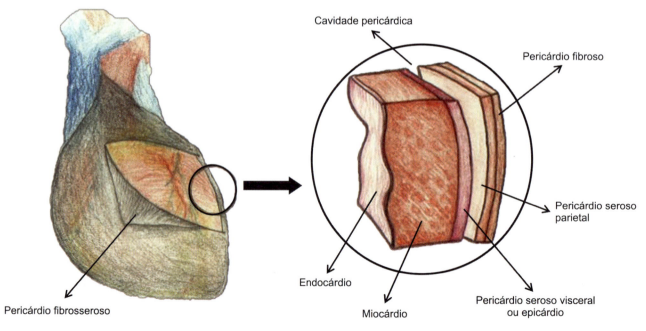

Figura 38.4 O pericárdio e suas lâminas.

A parte mais externa do coração, o epicárdio, repousa sobre o miocárdio. O tecido miocárdico constitui-se na parte mais desenvolvida do coração. A camada mais interna do coração, subjacente ao miocárdio, é denominada endocárdio e tem característica endotelial. Além dessas camadas, o coração contém um esqueleto fibroso de colágeno composto por quatro anéis fibrosos, os quais se diferenciam nas válvulas cardíacas que regulam o fluxo através do coração em direção às grandes artérias (Figura 38.4).

VASOS QUE SE CONECTAM AO CORAÇÃO: ARTÉRIAS E VEIAS

A bomba cardíaca central recebe o fluxo sanguíneo em suas cavidades de entrada (átrios), as quais estão conectadas às veias cavas (átrio direito) e às veias pulmonares (átrio esquerdo). O ventrículo direito expulsa o sangue através de sua conexão com o tronco da artéria pulmonar, que se ramifica em seguida em artéria pulmonar direita e artéria pulmonar esquerda. Já o ventrículo esquerdo, conectado à aorta, gera pressão capaz de impulsionar o fluxo através de toda a circulação sistêmica.[4]

IRRIGAÇÃO DO PRÓPRIO CORAÇÃO: CORONÁRIAS E VEIAS ASSOCIADAS

O coração é irrigado por artérias de médio calibre, denominadas coronárias. As duas coronárias (uma à direita e outra à esquerda) emergem dos seios da aorta, na parte inicial de sua porção ascendente, e ramificam-se da seguinte maneira (Figura 38.5):

Artéria coronária direita

- **Trajeto:** emerge anteriormente da artéria aorta, entre a aurícula direita e o tronco pulmonar, descendo no sulco entre o átrio direito e o ventrículo direito. Em seguida, volta-se posteriormente, continuando pela face diafragmática e a base do coração.
- **Ramos:** ramo atrial, que fornece o ramo do nó sinoatrial; ramo marginal direito; ramo interventricular posterior.

- **Território de irrigação:** átrio direito, ventrículo direito, nós sinoatrial e atrioventricular, septo interatrial, uma parte do átrio esquerdo, o terço posteroinferior do septo interventricular e uma porção da parte posterior do ventrículo esquerdo.

Artéria coronária esquerda

- **Trajeto:** origina-se da aorta e passa posteriormente ao tronco pulmonar e anteriormente à aurícula esquerda.
- **Ramos:** ainda posteriormente ao tronco pulmonar, a artéria coronária esquerda se divide em seus dois ramos terminais, o ramo interventricular anterior, que fornece um ou dois ramos diagonais, e o ramo circunflexo, que fornece a artéria marginal esquerda.
- **Território de irrigação:** essas artérias se enchem de sangue durante a diástole cardíaca, pois é apenas nesse período que a pressão exercida pelo miocárdio permite seu enchimento e a irrigação deste.

Com relação ao sangue venoso, este retorna pelas veias cardíacas (magna, interventricular posterior, cardíaca parva e posteriores do ventrículo esquerdo) e desemboca pelo seio coronariano, estrutura localizada no sulco coronariano, na face posterior do coração, entre o átrio esquerdo e o ventrículo esquerdo. O seio coronariano desemboca no átrio direito entre o local de chegada da veia cava e a valva tricúspide.

O sistema linfático do coração segue junto às artérias coronárias e drena, principalmente, para os linfonodos braquicefálicos e traqueobrônquicos.

O SISTEMA DE CONDUÇÃO

O sistema de condução do miocárdio é composto por miócitos cardíacos altamente especializados e fibras condutoras localizados nas paredes desse órgão, que conduzem impulsos elétricos, de modo a coordenar a contração das câmaras cardíacas.[5] Dessa maneira, esse sistema é fundamental para o correto batimento do coração, pois é responsável pela expulsão ordenada, sequencial e rítmica do sangue. É composto pelas seguintes estruturas (Figura 38.6):

- **Nó sinoatrial:** situado na parte superior do sulco terminal, exatamente à direita da abertura das veias cavas superiores, dentro do átrio direito.
- **Nó atrioventricular:** situado na parte inferior do septo atrial, exatamente acima da inserção da cúspide septal da valva tricúspide.
- **Fascículo atrioventricular (feixe de His) com seus ramos direito e esquerdo:** segue ao longo da margem inferior da parte membranácea do septo interventricular, antes de se dividir em ramos direito e esquerdo.
- **Ramos subendocárdicos de células de condução (fibras de Purkinje).**

O batimento cardíaco tem início no nó sinoatrial – o marca-passo fisiológico cardíaco – com a geração de impulso elétrico que se propaga pelos feixes internodais, possibilitando tanto a contração dos átrios como o estímulo do nó atrioven-

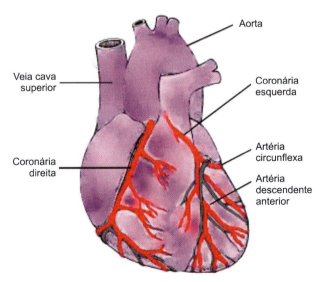

Figura 38.5 Rede arterial coronariana.

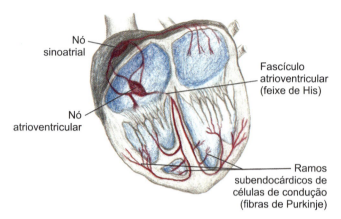

Figura 38.6 Estrutura do sistema de condução do coração.

tricular.[3] O impulso, então, se dirige pelo fascículo atrioventricular que, na margem superior da parte muscular do septo ventricular, se divide em dois ramos, direito e esquerdo, que conduzem o impulso para os ventrículos, terminando nas fibras de Purkinje.[6]

Em um batimento normal, ambos os átrios se contraem quase que simultaneamente, assim como ocorre com os ventrículos. Além disso, há uma breve pausa na condução do estímulo elétrico no nó atrioventricular, permitindo que primeiro se contraiam os átrios, seguidos, então, pelos ventrículos.

FISIOLOGIA GERAL DO CORAÇÃO

O coração exerce função de bomba e, portanto, deve gerar pressão suficiente nas artérias que dele saem para criar um gradiente pressórico capaz de provocar um fluxo sanguíneo através do sistema cardiovascular que seja adequado às demandas metabólicas corporais. Desse modo, desempenha suas funções básicas de transportar oxigênio e outros nutrientes para as células do corpo, remover produtos do metabolismo celular e carregar substâncias de uma parte para outra do corpo.[6,7]

Como se pode ver na Figura 38.7, o coração recebe sangue desoxigenado no átrio direito através das veias cavas inferior e superior e o bombeia do ventrículo direito para os pulmões pela artéria pulmonar. Depois de oxigenado nos pulmões, o sangue retorna para o átrio esquerdo através das veias pulmonares, seguindo para o ventrículo esquerdo e sendo, então, bombeado para o corpo pela artéria aorta.

A circulação relacionada com o movimento do sangue que sai pela aorta e retorna pelas veias cavas inferior e superior de volta ao átrio direito é denominada *circulação sistêmica* (ou grande circulação). Já a circulação do sangue que sai do ventrículo direito, passa pelos pulmões e retorna para o átrio esquerdo é denominada *circulação pulmonar* (ou pequena circulação).

O CICLO CARDÍACO

O ciclo cardíaco é o nome dado aos eventos que ocorrem de um batimento cardíaco até o início do batimento seguinte.[8] Nesse processo observamos os ventrículos se encherem de sangue durante a diástole e se contraírem durante a sístole, mecanismo controlado pelo sistema de condução.

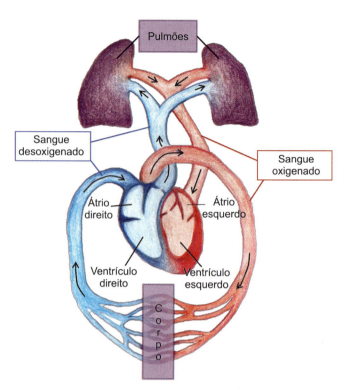

Figura 38.7 O coração: bomba central da circulação.

Mais detalhadamente, as fases do ciclo cardíaco são as seguintes:

1. **Início da diástole:** abertura das valvas tricúspide e mitral e enchimento ventricular.
2. **Final da diástole:** fechamento das valvas de entrada.
3. **Início da sístole:** contração ventricular, abertura das valvas pulmonar e aórtica.
4. **Final da sístole:** fechamento das valvas pulmonar e aórtica.
5. **Reinício do ciclo cardíaco com nova diástole.**

CONTROLE NEURO-HUMORAL

O sistema cardiovascular é ativado por mecanismos neuro-humorais que regulam a contração cardíaca e o tônus vascular, visando integrar as necessidades das diferentes partes do corpo. Além do sistema nervoso autônomo (simpático e parassimpático), que regula a estabilidade cardíaca, existem vários outros fatores controladores do fluxo sanguíneo e da função cardíaca. Os rins e as suprarrenais, por exemplo, são importantes assessores da circulação, produzindo de maneira regular substâncias cardioativas e vasoativas (catecolaminas, renina, angiotensina, aldosterona etc.).

O coração, por sua vez, produz os peptídeos natriuréticos (ANP e BNP), que induzem vasodilatação e inibição do sistema renina-angiotensina-aldosterona e promovem a diurese.

Além dessas, muitas outras substâncias liberadas na circulação exercem potente ação cardiovascular. Sobre elas, por outro lado, podemos interferir com medicamentos, tornando fundamental o conhecimento de seu estado homeostático, para o qual a semiologia tem relevante valor.

Referências

1. Whitaker R. Anatomy of the heart. Medicine 2011 Apr; 30(4).
2. Mahadevan V. Anatomy of the heart. Surgery 2012 Jan; 30(1):5-8.
3. Drake RL, Vogl AW, Mitchell AWM. Gray's Anatomia para estudantes. 2. ed. Rio de Janeiro: Elsevier, 2005.
4. Putz R, Pabst R. Sobotta: atlas de anatomia humana. Vol. 22. 2. ed. Rio de Janeiro: Guanabara Koogan, 2006, 398 p.
5. Berne R., Levy MN (eds.). Fisiologia. 6. ed. Rio de Janeiro: Guanabara Koogan, 2010.
6. Wilcken D. Physiology of the normal heart. Surgery 2012 Jan; 30(1):1-4.
7. Sirker A, Shah AM. Biochemistry and physiology of cardiac muscle. Medicine 2010 Jul; 38(7):340-3.
8. Guyton AC, Hall JE. Tratado de fisiologia médica. 12. ed. Rio de Janeiro: Elsevier, 2011.

Roteiro do Exame Físico Cardiovascular

CAPÍTULO 39

Marne de Freitas Gomes • *Marcus Vinicius de Almeida Ramos Filho* • *Catarine Benta Lopes dos Santos*

INTRODUÇÃO

O exame físico cardiovascular, aliado à história do paciente, oferece dados fundamentais ao raciocínio clínico, definindo, muitas vezes, o diagnóstico com a presteza necessária. Assim, os achados do exame físico em um paciente com edema pulmonar, por exemplo, tornam possível e obrigam um tratamento imediato.

A rotina do exame físico cardiovascular compreende inspeção, palpação, percussão e ausculta.

No início do exame, o decúbito dorsal é preferível, quando o paciente pode adotá-lo de maneira confortável. Em algumas situações, poderá ser necessário que o paciente permaneça sentado ou em decúbito lateral, ou mesmo de pé. Convém ao médico posicionar-se de pé, do lado direito do paciente (Figura 39.1).

INSPEÇÃO E PALPAÇÃO

Ao observar o paciente durante a anamnese, o médico já está iniciando a inspeção. A postura e a movimentação do paciente, enquanto fala, e sua fácies podem revelar, de imediato, sinais altamente sugestivos de doenças (cardiológicas, neurológicas, endócrinas, ortopédicas, hereditárias).[1]

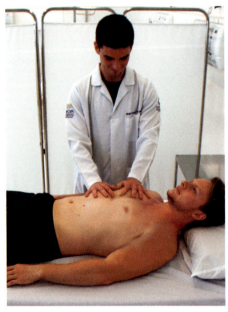

Figura 39.1 Posicionamento do paciente e do médico durante o exame físico.

Com a inspeção, procuramos as manifestações visíveis de doença nos diversos sistemas e órgãos, incluindo, especialmente, o aparelho cardiovascular. Muitas delas se refletem na pele e nas mucosas, alterando coloração, temperatura, umidade, elasticidade e turgor. Palidez, rubor, cianose, calor, frio, secura e sudorese são sinais comuns que indicam frequentes complicações cardiovasculares.

As lesões elementares da pele têm significado patológico muito diverso. Podem traduzir desde uma simples alteração estética, ou uma alteração alérgica fugaz, até uma grave doença de pele. Podem também denunciar doenças sistêmicas graves, como lúpus eritematoso, endocardite infecciosa, púrpura trombocitopênica etc.[2]

A inspeção costuma ser intercalada com a palpação, como na caracterização de temperatura, umidade e turgor da pele. O edema é uma das principais manifestações da insuficiência cardíaca, determinando aumento significativo da pressão intravascular. Pode ter proporções variadas, desde uma leve infiltração maleolar até graus severos de acúmulo de líquido nas pernas, coxas e abdome.

Às vezes, os cardiopatas apresentam edema por aumento de permeabilidade capilar (uso de medicamentos, por exemplo). Em outras ocasiões, uma hipoalbuminemia associa-se à produção do edema.

A inspeção e a palpação das regiões torácica, cervical e epigástrica fornecem elementos importantes para a caracterização morfológica e funcional das cardiopatias. A presença de abaulamentos e impulsões patológicas, alterações do *ictus cordis*, frêmitos, circulação colateral visível e bulhas palpáveis pode indicar aumento de cavidades cardíacas, lesões valvares ou estados hemodinâmicos patológicos.[3]

A circulação arterial é avaliada mediante a observação atenta das artérias da região cervical e a caracterização dos pulsos arteriais. Esses procedimentos podem estabelecer de pronto alguns diagnósticos importantes, como valvulopatia aórtica, coarctação da aorta e dissecção da aorta.

A circulação venosa sistêmica, que denuncia o grau de enchimento vascular, também necessita de detalhada atenção. A turgência jugular é sinal fundamental utilizado para reconhecer a hipertensão venosa na insuficiência cardíaca direita.[4] Para caracterização de turgência jugular patológica, a observação deve ser feita com o paciente em decúbito dorsal com elevação da cabeceira a cerca de 45 graus. A hipertensão venosa pode também ser denunciada pela observação da jugular após compressão hepática, representando o refluxo hepatojugular (Figura 39.2).

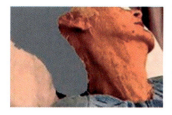
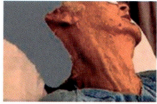

Figura 39.2 Refluxo hepatojugular.

Abaulamentos e impulsões

As cardiomegalias desenvolvidas nos primeiros anos de vida, como nas cardiopatias congênitas e lesões valvares, podem determinar abaulamento da região precordial.

O ventrículo direito, que constitui a maior parte da face anterior do coração, é a principal estrutura envolvida nesses abaulamentos. Alterações osteomusculares, por outro lado, podem ocasionar abaulamento na ausência de cardiopatia. Para a análise do abaulamento, o médico costuma proceder à observação tangencial do tórax.

Ictus cordis

O *ictus cordis*, ou ponto do impulso máximo de contração cardíaca sobre a parede torácica, fornece informação importante sobre a estrutura anatômica do coração. Deve ser pesquisado com o paciente em decúbito dorsal. Em pacientes normolíneos, costuma estar localizado no quinto espaço intercostal, na linha hemiclavicular esquerda. A extensão desse impulso não deve ultrapassar duas polpas digitais ou 2,5cm.

Em pacientes brevilíneos, poderá estar deslocado lateralmente 2cm e localizado no quarto espaço intercostal. Já nos longilíneos, será deslocado medialmente 2cm e estará no sexto espaço intercostal.

O deslocamento e extensão patológicos do *ictus* permitem diagnosticar aumentos significativos do ventrículo esquerdo.[2]

Em algumas situações, como obesidade, musculatura muito desenvolvida ou em portadores de enfisema pulmonar, a localização do *ictus* será bastante dificultada.

A intensidade do *ictus* também deve ser avaliada, repousando-se a mão sobre a região dos batimentos. Poderá estar aumentada, sem indícios patológicos, em pessoas magras ou após exercícios físicos.

Impulsão sistólica paraesternal esquerda

Em casos de aumento do ventrículo direito é comum observarmos, na região paraesternal esquerda, um leve choque, causado pela contração ventricular direita. Na região epigástrica, também pode ser percebida a impulsão sistólica do ventrículo direito. Impulsão sistólica paraesternal esquerda no nível do segundo e terceiro espaços intercostais é sugestiva de dilatação do tronco da artéria pulmonar. Impulsão sistólica paraesternal esquerda um pouco lateralizada pode sugerir aneurisma da parede anterior do ventrículo esquerdo.

Frêmito

O frêmito é uma sensação tátil determinada por vibrações anormalmente aumentadas, produzidas no coração ou nos vasos (sopros). Os sopros cardíacos acompanhados por frêmito são aqueles de maior intensidade (4+ a 6+).

Bulhas palpáveis

Para a pesquisa das bulhas na palpação, uma pressão firme deve ser aplicada para detecção da primeira e segunda bulhas. Já para a terceira e quarta bulhas, as pressões aplicadas devem ser menores. A palpabilidade das bulhas depende de sua intensidade e do tipo de tórax do paciente.

PERCUSSÃO

A percussão do tórax pode fornecer informações diagnósticas urgentes e vitais, como em situações de pneumotórax e hemotórax. Além disso, é muito útil em casos de derrame pleural e consolidações pulmonares. Essa manobra consiste em avaliar a sonoridade transmitida pela região torácica percutida com os dedos, comparando-a com as demais regiões (veja a Seção VII).

AUSCULTA

A ausculta cardíaca nos permite reconhecer um número elevado de processos fisiológicos e patológicos capazes de modificar as condições de funcionamento da bomba cardíaca.

Para seu procedimento, em ambiente silencioso, o paciente deve estar confortável e relaxado, com o tórax despido e em decúbito dorsal. Outras posições, como as descritas anteriormente (decúbito lateral esquerdo e ortostatismo), podem ser necessárias para algum aprofundamento diagnóstico. A ausculta cardíaca é facilitada por um estetoscópio de boa qualidade.

O *estetoscópio* é um instrumento que permite a amplificação dos diversos sons corporais, como as bulhas cardíacas, os ruídos pulmonares adventícios e os ruídos hidroaéreos do tubo digestório.

A peça de contato do estetoscópio com o paciente costuma ter duas faces, uma delas, em forma de membrana (diafragma), capta melhor os sons de alta frequência (agudos), enquanto a outra, em forma de campânula, capta melhor os sons de baixa frequência (graves).

Rotineiramente, ao realizarmos a ausculta cardíaca, objetivamos:

1. Determinar ritmo e frequência cardíacos.
2. Avaliar as bulhas cardíacas.
3. Avaliar presença de cliques ou estalidos.
4. Determinar a presença de sopros.
5. Detectar outros ruídos anormais (atrito pericárdico, rumor venoso).

Após a caracterização do ritmo cardíaco e o registro da frequência cardíaca, costumamos analisar as bulhas cardíacas. São normofonéticas? Existe alguma hiperfonese ou hipofonese? Reconhecemos algum desdobramento patológico? Alguma bulha acessória (B3 ou B4) é audível?

Eventualmente, podemos ouvir algum clique ou estalido, isto é, ruídos de alta frequência e curta duração que se destacam na fase sistólica ou diastólica do ciclo cardíaco, caracterizando algum distúrbio no aparelho valvar. Esses estalidos decorrem de vibração da valva ao deslocar-se subitamente em resposta a uma variação pressórica. É comum encontrá-los nos casos de estenose valvar (não calcificada), assim como no prolapso da valva mitral.

A ausculta cardíaca concentra-se nos chamados focos de ausculta ou locais da parede torácica de maior audibilidade dos fenômenos sonoros de cada estrutura (Figura 39.3). Assim, a caracterização da primeira bulha é buscada primeiramente no foco mitral, uma vez que esse ruído é gerado pelo fechamento da valva mitral. Já a segunda bulha, que é gerada pelo fechamento das válvulas aórtica e pulmonar, deve ser analisada a partir desses focos.[5]

Sopros

Os sopros são ruídos produzidos por turbilhonamento do fluxo sanguíneo. Diversas circunstâncias determinam aumento da velocidade do fluxo ao transitar entre as cavidades cardíacas e ao longo do vasos.

Ao identificarmos um sopro, é importante caracterizar:

1. **Fase do ciclo cardíaco:** os sopros podem ser sistólicos, diastólicos ou contínuos. Conforme sua localização nessas fases, podem ser classificados como protossistólicos (terço inicial da sístole), mesossistólicos (terço médio da sístole) ou telessistólicos (terço final da sístole). Os sopros pansistólicos (escutados durante toda a sístole), quando uniformes, são chamados de holossistólicos. Os sopros diastólicos são semelhantemente classificados em proto, meso, tele, pan e holodiastólicos.
2. **Intensidade:** costumamos classificar os sopros em quatro graus, ou cruzes, de acordo com sua intensidade ou altura. Os sopros mais intensos (++++) costumam acompanhar-se de frêmito.
3. **Frequência:** os sopros podem ser de alta, média ou baixa frequência, traduzindo a velocidade do fluxo gerador e os padrões pressóricos envolvidos. Os sopros de estenose aórtica, insuficiência aórtica, insuficiência mitral e comunicação interventricular apresentam alta frequência. O sopro da estenose mitral (rolar diastólico) é de baixa frequência.
4. **Morfologia:** de acordo com as condições hemodinâmicas determinantes do sopro, ele pode apresentar uniformidade ou variação de altura. Assim, os sopros podem ser em barra (holossistólicos), em crescendo/decrescendo, em crescendo ou em decrescendo.
5. **Timbre:** o timbre ou qualidade do sopro nos permite caracterizar sua estrutura geradora. Assim, os sopros podem ter caráter suave, rude, musical, piante etc.
6. **Localização e irradiação:** a identificação do foco de máxima audibilidade do sopro e de sua irradiação quase sempre nos permite reconhecer sua origem. Assim, um sopro sistólico mais intenso no segundo espaço intercostal, à direita do esterno (foco aórtico), audível também na fúrcula e na região cervical, é altamente suspeito de estenose aórtica.
7. **Resposta a manobras:** o fluxo sanguíneo através das estruturas cardíacas e vasos centrais sofre variações acentuadas por movimentos respiratórios, modificações posturais ou exercício. Dessa maneira, na inspiração forçada há aumento de fluxo no lado direito da circulação central, acentuando os sopros tricuspídeos e pulmonares (manobra de Rivero Carvallo). A expiração forçada aumenta o fluxo no lado esquerdo (manobra de Valsalva). A posição ortostática facilita o fluxo de saída do ventrículo esquerdo, enquanto a posição agachada o prejudica. A inclinação do tórax para a frente em posição sentada aproxima os focos aórtico e pulmonar do estetoscópio.

A realização de exercício isométrico como um aperto de mão durante 20 a 30 segundos (manobra de *handgrip*) aumenta a resistência ao esvaziamento do ventrículo esquerdo, podendo determinar diminuição do sopro sistólico da miocardiopatia hipertrófica ou aumento dos sopros sistólicos da insuficiência mitral ou da comunicação interventricular.

A realização do exame físico cardiovascular torna-se mais eficiente e facilitada se cumprirmos um roteiro como o exposto neste capítulo, resultando em benefício para o médico e, sobretudo, para o paciente.

Referências

1. Goldman L, Schater AI. Goldman. Cecil Medicine. 25. ed. New York: Elsevier, 2015.
2. Libby P. Braunwald's heart diseases: a textbook ok cardiovascular medicine. 8. ed. Philadelphia: Elsevier, 2010.
3. Serro Azul, LGCC, Pileggi FJC, Tranchesi J. Propedêutica cardiológica – bases fisiopatológicas. Rio de Janeiro: Guanabara Koogan, 1977.
4. Drazner MH, Rame JE, Stevenson LW, Dries DL. Prognostic importance of elevated jugular venous pressure and a third heart sound in patients with heart failure. N Engl J Med 2001; 345:574.
5. Luisada AA, MacCanon DM, Kumar S, Feigen LP. Changing views on the mechanism of the first and second heart sounds. Am Heart J 1974; 88:503.

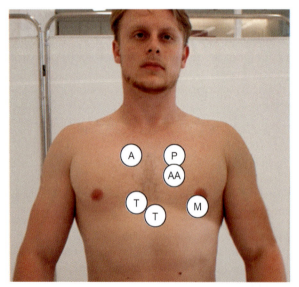

◣ **Figura 39.3** Focos principais da ausculta cardíaca: (*A*) foco aórtico; (*P*) segundo espaço intercostal direito; (*M*) foco mitral – quinto espaço intercostal esquerdo na linha hemiclavicular, corresponde ao *ictus cordis*; (*T*) foco tricúspide – quinto espaço intercostal à direita do externo e base do apêndice xifoide; (*AA*) foco aórtico acessório – localizado no terceiro espaço intercostal esquerdo, junto ao esterno.

Bulhas Cardíacas

CAPÍTULO 40

José Carlos Haertel • Felipe Weinmann de Moraes • Maristela Winkler

INTRODUÇÃO

Em 1628, no tratado em que descreveu o sistema circulatório, Harvey relatou B1 e B2 como o som feito por um cavalo bebendo água. Somente em 1832, Rouanet, na França, escreveu uma tese em que relatou que B1 ocorria após o fechamento das valvas atrioventriculares (mitral e tricúspide) e que B2 era observada após a coaptação mecânica das valvas semilunares (aórtica e pulmonar).[1]

A análise das bulhas cardíacas é extremamente importante no contexto de uma sistematização e compreensão adequadas da ausculta dos ruídos cardíacos normais e anormais. Nesse aspecto, o paciente deve ser examinado, dentro do possível, nas posições de decúbito lateral esquerdo, supina e sentada, obedecendo a uma adequada sequência topográfica dos chamados focos auscultatórios:

1. **Área mitral ou de ventrículo esquerdo:** posição do ápice cardíaco.
2. **Área tricúspide ou de ventrículo direito:** quarto espaço intercostal, borda paraesternal esquerda.
3. **Área aórtica:** segundo espaço intercostal, borda paraesternal direita.
4. **Área pulmonar:** segundo espaço intercostal, borda paraesternal esquerda.
5. **Área aórtica acessória:** terceiro espaço intercostal, borda paraesternal esquerda.

Dependendo das patologias a serem pesquisadas, outros locais topográficos não convencionais podem ser utilizados, como região axilar esquerda, dorso, fúrcula e vasos do pescoço, área infraclavicular esquerda etc.[2]

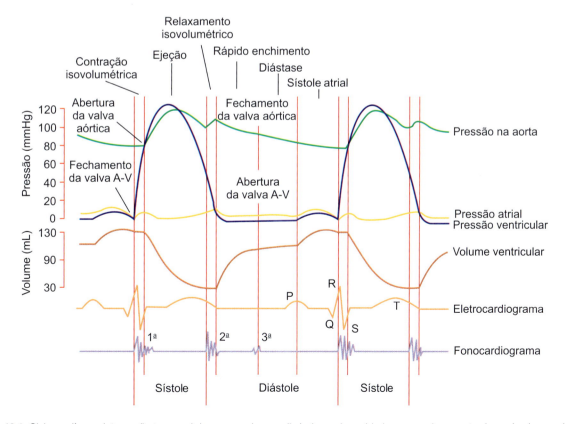

Figura 40.1 Ciclo cardíaco – integração temporal das curvas de pressão/volume de cavidades esquerdas e aorta sincronizadas ao eletrocardiograma e ao fonocardiograma.

A PRIMEIRA BULHA

A primeira bulha cardíaca (B1) inicia a sístole ventricular com o fechamento das valvas atrioventriculares (mitral e tricúspide). A aceleração e desaceleração das estruturas cardiovasculares – ventrículos, aparelhos valvares e paredes da aorta e tronco pulmonar – e do sangue geram uma série de vibrações audíveis e inaudíveis. Na maioria das vezes, B1 é auscultada com maior facilidade na borda esternal esquerda inferior e no ápice cardíaco, onde pode ter suas características (intensidade, desdobramento) mais bem analisadas.[2]

A intensidade de B1 é determinada primariamente pelo componente mitral (M1) desse ruído. A posição da valva mitral no início da sístole, a velocidade de fechamento valvar, a mobilidade dos folhetos, o intervalo PR e o estado funcional contrátil ventricular esquerdo constituem-se em fatores que, conjuntamente, influenciam a fonese do primeiro ruído. A intensidade de B1 está aumentada quando os folhetos valvares permanecem amplamente abertos até o final da diástole e, a partir daí, fecham-se rapidamente, com grande energia cinética (taquicardias, estados hiperdinâmicos – tireotoxicose, febre, anemia, exercício físico). Encurtamento do intervalo PR também promove hiperfonese de B1 pelo mesmo mecanismo. Nos estágios iniciais da estenose mitral, com folhetos valvares ainda flexíveis, é característica a intensidade aumentada de B1, ocasionada pela exigência de maior pressão ventricular esquerda necessária para o fechamento valvar. Situações hemodinâmicas de hiperfluxo transmitral, como na comunicação interventricular ou em caso de persistência do canal arterial, também podem contribuir para maior intensidade dessa bulha.[3]

Embora menos frequente, incremento do componente tricúspide da primeira bulha (T1) pode gerar hiperfonese de B1 por mecanismos similares aos expostos anteriormente em relação a M1. Assim, obstrução atrioventricular direita (estenose tricúspide) e hiperfluxo transvalvar tricuspídeo (comunicação interatrial) podem ser responsáveis por B1 particularmente mais intensa.[4]

Em relação à atenuação de B1, esta pode ocorrer nos estágios tardios de evolução da estenose mitral reumática, em razão da aumentada rigidez e calcificação valvar, gerando mobilidade restrita dos folhetos. Prolongamento do intervalo PR (> 200ms) diminui a intensidade de B1 pelo fato de a valva já estar semifechada quando do início da sístole ventricular. Patologias valvares de grau severo, como insuficiência mitral grave e regurgitação aórtica aguda por ruptura valvar (endocardite infecciosa), também podem promover redução significativa da intensidade de B1. Na situação hemodinâmica de disfunção miocárdica grave, como nas miocardiopatias dilatadas, é habitual a baixa intensidade de B1, basicamente em virtude da reduzida *performance* mecânica ventricular esquerda. O uso de betabloqueadores poderia ocasionar um mecanismo semelhante de redução de B1. Não se deve esquecer, também, da influência de fatores extracardíacos que podem ser responsáveis por eventual hipofonese de B1, como situações de ventilação mecânica, choque, obesidade, doença pulmonar obstrutiva crônica (DPOC) e pneumotórax. Presença de derrame pericárdico, por

reduzir a transmissão dos ruídos cardíacos para a superfície torácica, também se constitui em uma situação clínica que deve ser lembrada nesse contexto.[5]

Desdobramento da primeira bulha é mais bem audível ao longo da borda paraesternal esquerda e é mais frequentemente observado na presença de bloqueio do ramo direito (BRD) por atraso no fechamento da valva tricúspide (atraso de T1). Na doença de Ebstein, é característico o desdobramento de B1, não somente pela presença de BRD, como também pelo atraso mecânico de fechamento tricuspídeo ocasionado pela atrialização ventricular direita. Presença de bloqueio de ramo esquerdo (BRE) não ocasiona alteração auscultatória relevante de B1 nesse contexto.[2]

A SEGUNDA BULHA

A segunda bulha cardíaca (B2) inicia a diástole e é formada por dois componentes: o aórtico (A2) e o pulmonar (P2). Os sons A2 e P2 representam a abrupta tensão dos folhetos em posição de fechamento, associada às vibrações da coluna de sangue e estruturas anatômicas adjacentes (sistema cárdio-hêmico). O componente A2 é o ruído mais intenso dessa bulha, sendo bem audível tanto nos focos da base como no ápice cardíaco. Usualmente, o componente P2 é audível somente no segundo e terceiro espaços intercostais esquerdos, junto ao esterno, basicamente devido à sua menor intensidade sonora. Em virtude de sua relação com o fechamento valvar pulmonar, P2 só é audível nessa pequena área que se encontra mais próxima à via de saída do ventrículo direito e da artéria pulmonar. Em condições normais, o fechamento das valvas semilunares não é instantâneo, mas sequencial, observando-se a oclusão aórtica precedendo o fechamento pulmonar. Desse modo, A2, por estar relacionado com as pressões arteriais sistêmicas, apresenta ampla audibilidade no precórdio, sendo a presença de hipertensão arterial sistêmica a causa mais prevalente da respectiva hiperfonese. Ectasia ou aneurisma de aorta também podem ocasionar maior intensidade de A2. Por outro lado, P2, por estar relacionado com as mais baixas pressões em território arterial pulmonar, tem intensidade bem inferior à de A2, área de audibilidade restrita e praticamente inaudível em região apical. A existência de hipertensão arterial pulmonar acarreta hiperfonese de P2, podendo ser audível também no ápice nessa situação clínica. Semelhante à A2, dilatação ou ectasia de tronco arterial pulmonar pode desenvolver hiperfonese e mais ampla irradiação de P2 pelo precórdio, sem aumento significativo concomitante de pressão arterial pulmonar. Situações clínicas de aumento da câmara ventricular direita (comunicação interatrial, insuficiência tricúspide primária), ocupando a posição do ápice cardíaco, podem também promover hiperfonese e aumentada difusão precordial de P2, sem hipertensão arterial pulmonar presente.[6]

Hipofonese dos componentes A2 e P2 tem causa similar, como nas situações clínicas de estenose aórtica valvar calcificada e estenose valvar pulmonar significativa. A origem comum da hipofonese de ambos os componentes remonta à reduzida mobilidade dos folhetos valvares nessas patologias, gerando baixa energia cinética de fechamento das cúspides, com audibilidade final restrita desses ruídos. Outros fatores, como presença de derrame pericárdico, choque, DPOC, pneumotórax e obesidade, também podem promover baixa fonese de ambos os componentes da segunda bulha.[7]

Desdobramentos de B2

Consistem no mais importante diagnóstico a ser observado na segunda bulha, contrastando com a menor importância clínica desse fenômeno auscultatório em relação a B1.

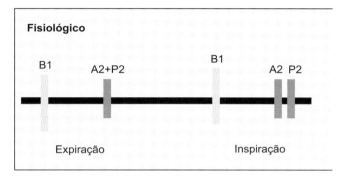

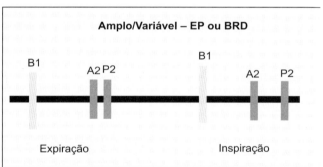

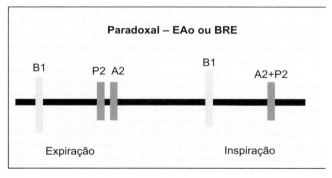

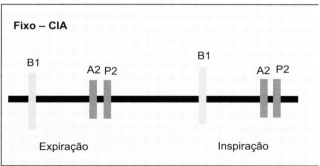

Figura 40.2 Tipos de desdobramento da segunda bulha (B2). (EAo: estenose aórtica; EP: estenose pulmonar; BRE: bloqueio de ramo esquerdo; BRD: bloqueio de ramo direito; CIA: comunicação interatrial.)

Primeiramente descritas por Potain, em 1865, sua importância na ausculta cardíaca foi acentuada por Leathan, em 1950, que chamou B2 de a chave para a ausculta do coração.[1] A valva aórtica normalmente se fecha primeiro em relação à valva pulmonar. Esse fato resulta, primariamente, das diferenças temporais entre os chamados *hangout* aórtico e pulmonar. A ejeção ventricular esquerda inicia alguns milissegundos antes da ventricular direita devido à despolarização elétrica mais precoce da câmara esquerda. Certamente, isso contribui para o término mais precoce da ejeção ventricular esquerda e, consequentemente, produz alguma contribuição para o chamado desdobramento normal de B2. O *hangout* é o intervalo de tempo entre o fim da ejeção ventricular e o fechamento das valvas semilunares. O tempo de *hangout* aórtico é consideravelmente mais curto do que o correspondente da artéria pulmonar (aórtico = 15 a 30ms; pulmonar = 60 a 70ms). Essa diferença temporal de *hangout* entre os dois vasos demonstrou ser um fator extremamente importante na gênese tanto do desdobramento normal como daqueles patológicos de B2.[5] Esse fato hemodinâmico tem importante explicação de sua origem nas diferenças de complacência entre aorta e artéria pulmonar, sendo a primeira bem menos complacente (mais rígida) do que a segunda, gerando o mais curto *hangout* aórtico. Quando ocorre redução na complacência da artéria pulmonar, como na situação de hipertensão arterial pulmonar crônica, o tempo de *hangout* pulmonar encurta, assim explicando por que o desdobramento de B2 realmente reduz-se significativamente nessa situação patológica, devido à P2 mais precoce e próximo de A2.[1]

Na situação fisiológica, como visto anteriormente, a intensidade dos dois componentes de B2 é basicamente dependente das pressões médias aórtica e pulmonar, sendo A2 bem auscultado em todos os focos, enquanto P2 é mais audível no foco pulmonar e no terceiro espaço intercostal esquerdo, raramente no ápice.[2]

Os componentes A2 e P2 variam com a respiração, chegando a ser coincidentes no final da expiração. O desdobramento dito fisiológico resulta de maior retorno venoso às câmaras direitas durante a inspiração, provocado pela maior pressão negativa intratorácica nessa fase do ciclo respiratório. O maior volume de enchimento ventricular direito exigirá um tempo de ejeção mais prolongado, retardando o fim da sístole direita e o componente pulmonar da segunda bulha. A inspiração ocasiona igualmente menor retorno de sangue ao coração esquerdo (aumento do *pool* sanguíneo pulmonar), acelerando a ejeção esquerda e adiantando o componente aórtico. O desdobramento fisiológico de B2 resulta em uma separação de 20 a 30ms entre os componentes A2 e P2. A incapacidade de se constatar o desdobramento de B2, em paciente adulto, não significa anormalidade, já que esse fenômeno auscultatório normal é mais bem identificado em crianças/adolescentes ou indivíduos com tórax estreito em razão da maior difusibilidade dos sons cardíacos gerados.[6]

O fonocardiograma sempre mostra os componentes de B2, mas a audição humana percebe somente um som na expiração em 90% das pessoas sem cardiopatia. O desdobramento fisiológico é passível de detecção, à ausculta usual, em 65% a 70% dos indivíduos durante a inspiração. Dessa maneira, durante a análise auscultatória, em 25% a 35% dos casos é observada apenas uma B2 única, mesmo durante a inspiração.[1]

Ausência ou redução do grau de desdobramento

Não é raro que durante o ciclo respiratório, mesmo à inspiração, o grau de desdobramento de B2 seja muito estreito ou se ausculte B2 única. A incapacidade de se auscultar B2 durante o ciclo respiratório é causada, na maior parte das vezes, pela dificuldade em perceber P2, a qual se mostra hipofonética. Isso é raro em crianças e adultos jovens sadios, porém não é incomum em idosos. A ausculta de B2 única é observada em cardiopatias que aproximam os tempos de ejeção de ambos os ventrículos e fazem com que o fechamento da valva pulmonar se antecipe. Na hipertensão arterial pulmonar, com níveis de resistência vascular próximos aos sistêmicos, essa situação pode ocorrer. Na comunicação interventricular ampla, com reação de Eisenmenger, B2 é hiperfonética e aparentemente única porque o grau de desdobramento, na maioria das vezes, não é percebido. Nessa patologia clínica, há grande precocidade no fechamento valvar pulmonar, com P2 forte e fusionada com A2. Também se observa a ocorrência de B2 única à ausculta do foco pulmonar em cardiopatias como estenose pulmonar valvar, tetralogia de Fallot e atresia tricúspide, ou pela escassa audibilidade (baixas pressões pulmonares) ou pelo mascaramento de P2 pelo sopro presente nessas situações.[7]

Em situação de aumentada audibilidade de A2, pode-se perceber B2 aparentemente única ou com desdobramento bastante estreito. Por sua elevada incidência na prática diária, hipertensão arterial sistêmica é uma das causas mais comuns desse detalhe auscultatório, envolvendo fonese intensificada de A2 e B2 aparentemente com um só componente. Na presença de estenose aórtica calcificada grave, os folhetos valvares perdem de maneira marcante sua mobilidade, tornando A2 muitas vezes inaudível e B2 aparentemente única.[8]

O sopro holossistólico da regurgitação mitral é capaz de tornar muito difícil a percepção da A2 na região apical, mas não na basal, onde não se ausculta o sopro em toda a sístole, sendo possível, desse modo, perceber os dois componentes de B2 nessa área.[8]

Desdobramento amplo/variável

Em condições normais, B2 usualmente é única na expiração e desdobrada na inspiração. Em algumas pessoas saudáveis ainda é auscultado desdobramento expiratório de B2 na posição dorsal, entretanto essa bulha se torna única nessa fase quando a pessoa assume a posição sentada ou de pé. Desdobramento de B2 pode ser considerado sugestivo de anormalidade quando permanece evidente à expiração, mesmo nessa última posição. Nesse caso, duas possibilidades patológicas devem ser discernidas, o chamado desdobramento amplo/variável, isto é, tem seu grau aumentado com a inspiração e diminuído, porém ainda persistente, com a expiração. O desdobramento será considerado fixo quando permanecer inalterado em relação ao ciclo respiratório (veja adiante).[2]

O bloqueio de ramo direito é uma das causas mais comuns de desdobramento amplo/variável de B2, por produzir atraso na ativação elétrica ventricular direita, ocasionando atraso no início da sístole dessa câmara, o que leva a um componente pulmonar tardiamente audível do segundo ruído já em fase expiratória. O movimento respiratório, durante a inspiração, produz atraso ainda maior de P2 e, desse modo, um desdobramento mais amplo de B2. Fenômeno similar é observado com a estimulação elétrica do ventrículo esquerdo por marca-passo artificial.[6]

Também pode ocorrer idêntica situação em obstruções mecânicas da via de saída do ventrículo direito, como estenose pulmonar, valvar ou infundibular. A duração aumentada do tempo de esvaziamento ventricular direito em ambos os casos explica o desdobramento amplo de B2, audível mesmo na expiração e incrementado com a fase inspiratória.[5]

Desdobramento amplo/variável de B2, audível na expiração, pode ser encontrado em crianças saudáveis e em alguns indivíduos sem evidência de patologias cardiovasculares, sobretudo naqueles que apresentam anormalidades torácicas (*pectus excavatum*). No final da gestação, assim como na insuficiência renal crônica, idêntico achado pode ocorrer, aparentemente resultante de hipervolemia presente em ambas as situações.[5]

Em virtude da antecipação do fechamento da valva aórtica, também pode ocorrer desdobramento amplo/variável de B2, o que pode estar presente na comunicação interventricular e, notadamente, na regurgitação mitral grave. Outras causas ainda mais incomuns desse achado de B2 são o mixoma do átrio esquerdo e o tamponamento cardíaco. Nessas últimas, o enchimento do ventrículo esquerdo pode estar prejudicado e isso resulta na diminuição de seu período de ejeção com fechamento aórtico mais precoce.[2]

Desdobramento paradoxal

Na maioria dos casos, o desdobramento paradoxal se deve ao retardo do componente aórtico. Durante a inspiração, P2 aproxima-se de A2 devido ao fenômeno fisiológico de aumento no retorno venoso às câmaras direitas, promovendo B2 única nessa fase. Contudo, em expiração, P2 volta à situação basal, precedendo o componente A2 patologicamente retardado e promovendo a audibilidade de desdobramento de B2 nessa fase. No bloqueio de ramo esquerdo, a ativação elétrica retardada ventricular esquerda ocasiona atraso do fechamento aórtico e surgimento de desdobramento paradoxal. Outras condições elétricas capazes de causar desdobramento paradoxal de B2 são a estimulação do ventrículo direito por marca-passo artificial, ritmos ectópicos originando-se desse ventrículo e a pré-excitação ventricular direita na síndrome de Wolff-Parkinson-White.[9]

O mesmo tipo de desdobramento pode ocorrer, embora menos comum, na estenose aórtica grave, devido ao retardo no esvaziamento ventricular esquerdo e ao fechamento aórtico mais tardio. Todavia, como referido previamente, esse aspecto pode ser difícil de ser detectado clinicamente em virtude da extrema hipofonese de A2, que habitualmente ocorre em lesões estenóticas calcificadas graves da valva aórtica, tornando inaudível esse componente. Desdobramento paradoxal também pode ocorrer em outras condições que sobrecarregam o ventrículo esquerdo, como hipertensão arterial com comprometimento miocárdico e miocardiopatias crônicas graves, hipertróficas ou dilatadas, primárias ou secundárias, caracterizando a existência de disfunção miocárdica grave nessas situações.[9]

Desdobramento fixo

O desdobramento é assim chamado quando a relação A2/P2 não sofre alteração com a respiração, observando-se o componente pulmonar persistente e fixamente atrasado em relação ao aórtico, sem interferência da fase respiratória. Na comunicação interatrial, desdobramento fixo de B2 é uma característica clássica devido ao *shunt* que ocorre entre as câmaras atriais esquerda e direita, causando, no final, sobrecarga de ambas as câmaras direitas. Ao executarmos um movimento respiratório, as alterações do retorno venoso pelas veias cavas são compensadas pelo *shunt*. Assim, o fluxo total de enchimento do ventrículo direito é constante, tornando o desdobramento fixo entre os componentes aórtico e pulmonar. Nas comunicações interatriais amplas, o fluxo de sangue através do defeito septal mostra modificações recíprocas, decorrentes da influência normal da respiração sobre o retorno venoso via sistema cava. Na inspiração, o retorno venoso para o átrio direito aumenta e, por isso, reduz-se o fluxo do átrio esquerdo para o direito via *shunt* atrial; durante a expiração ocorre o contrário, caracterizando alterações respiratórias recíprocas entre grau de *shunt* e retorno venoso sistêmico.[10]

Mais raramente, desdobramento fixo pode ocorrer quando há incapacidade do ventrículo direito de aumentar o volume sistólico com a inspiração em razão da concomitância de importante sobrecarga de pressão, apresentando volume de enchimento sem modificações apreciáveis. Essa causa é encontrada em casos de insuficiência ventricular direita, embolia pulmonar aguda ou crônica e, raramente, na hipertensão pulmonar grave. Nessas circunstâncias, o enchimento do ventrículo esquerdo pode também ser subnormal, com fechamento aórtico mais precoce, de modo que o desdobramento de B2 pode mostrar-se amplo e fixo.[2]

A TERCEIRA BULHA

O terceiro som (B3) é um ruído que pode caracterizar tanto uma situação fisiológica como, também, estados patológicos, sendo chamado de galope ventricular ou protodiastólico. A terceira bulha é resultante do fluxo sanguíneo que chega ao ventrículo na fase passiva de enchimento rápido, ocorrendo 120 a 200ms após A2. Durante essa fase precoce do enchimento ventricular, a pressão intracavitária continua a se reduzir devido a um processo de relaxamento ativo. Esse efeito é atribuído ao fato de a velocidade de expansão ventricular ser maior do que a de seu enchimento. Com isso a câmara exerce, nessa fase, uma ação de sucção (*elastic recoil*) sobre o sangue contido no átrio correspondente. Essa primeira fase de enchimento ventricular acelerado é interrompida bruscamente a seguir, dando início à fase intermediária de enchimento ventricular lento ou diástase. O efeito sonoro responsável pela gênese de B3 se deve, então, a um rápido abalo para fora que sofre a parede ventricular durante essa fase inicial de enchimento rápido, atribuído à súbita desaceleração do sangue ao penetrar na cavidade. Essa bulha pode originar-se em qualquer um dos ventrículos. Para a pesquisa de B3 originada do ventrículo esquerdo o paciente deve estar em decúbito semilateral esquerdo. Ela se caracteriza por ser suave e de baixa frequência, de

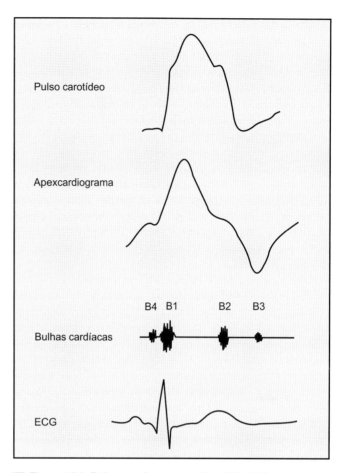

Figura 40.3 Bulhas cardíacas acessórias (B3 e B4) relacionadas com eventos mecânicos concomitantes (pulso carotídeo e apexcardiograma).

intensidade menor que B1 e B2. Por isso, é mais audível com a campânula do estetoscópio, devendo ser aplicada leve pressão sobre a pele. O melhor local para ausculta de B3 originária de ventrículo esquerdo é a região apical. Para auscultar B3 gerada do ventrículo direito, as regiões a serem examinadas são a paraesternal inferior esquerda e a subxifoidiana. Essas diferentes localizações de B3 auxiliam o diagnóstico de sua procedência, se do ventrículo direito ou do esquerdo. Entretanto, essa localização característica de B3 modifica-se sob a influência de outros fatores. Assim, quando B3 surge do ventrículo direito e este se encontra muito dilatado, essa bulha acessória é percebida em qualquer parte da região anterior do tórax, inclusive na região apical. Uma manobra semiológica muito fácil de ser realizada consiste em verificar a modificação de B3 com a fase respiratória. Quando originada de ventrículo direito, a terceira bulha acentua-se com a inspiração, o que não ocorre quando gerada no ventrículo esquerdo, onde é mais evidente em expiração ou não apresenta modificações apreciáveis com o ciclo respiratório.[5]

Existem dois tipos de B3, segundo seu mecanismo seja fisiológico ou patológico. A distinção entre esses tipos não pode ser baseada apenas nas características de B3. Isso porque não existem diferenças qualitativas entre B3 fisiológica e patológica. O mesmo se verifica em relação à posição da bulha extra dentro da diástole. O fato de B3 ser mais evidente à palpação do que à ausculta sugere fortemente que seja patológica. No entanto, a palpação de B3 pode ser relativamente difícil ao exame clínico, mais dificultosa do que a percepção manual de B4. As variações posturais da audibilidade de B3 também auxiliam o diagnóstico diferencial nesse contexto. B3 fisiológica torna-se atenuada, sendo mais provável até que desapareça, quando o paciente assume a posição ereta, enquanto B3 patológica mantém-se inalterada. Terceira bulha fisiológica é comum em crianças e jovens até os 25 anos de idade, também sendo achada com relativa frequência em gestantes normais no terceiro trimestre de gestação. O mesmo achado auscultatório ocorre nas situações de taquicardia, ansiedade, hipertireoidismo, febre, anemia e outros estados hiperdinâmicos.[6]

A apresentação da terceira bulha patológica ocorre quando há disfunção ou sobrecarga do miocárdio ventricular. Apresenta elevada especificidade (85% a 98%) para pacientes com fração de ejeção < 50% e também para detecção de altos níveis de peptídeo natriurético tipo B (BNP) (87% a 93%). No entanto, em ambas as condições referidas a sensibilidade desse achado auscultatório é relativamente baixa (11% a 51% e 41% a 65%, respectivamente). Muitas vezes é a manifestação mais precoce de grave comprometimento miocárdico ou cardiomegalia grave. Com a compensação clínica da insuficiência cardíaca, B3 pode diminuir ou, até mesmo, desaparecer. Pode ser reconhecida nas fases iniciais da evolução do infarto agudo do miocárdio, desaparecendo durante a melhora da condição hemodinâmica. Caso persista, é sinal de pior prognóstico, alertando para a adoção de medidas terapêuticas mais enérgicas. Quando a terceira bulha é ocasionada pelo acometimento ventricular esquerdo, as prováveis patologias de base a serem consideradas são: cardiopatias isquêmica e hipertensiva em fase de dilatação ventricular, miocardiopatias dilatadas e valvopatias mitroaórtica em situação de descompensação miocárdica ventricular (como nas estenose e regurgitação aórticas e na regurgitação mitral).[1]

Em situações particulares, como em caso de persistência do canal arterial e comunicação interventricular, sugere-se que a presença de B3 seja decorrente do hiperfluxo transmitral e não da disfunção miocárdica propriamente dita. Nessas duas últimas cardiopatias, a instalação de hipertensão arterial pulmonar pode resultar na abolição de B3, sugerindo que seu mecanismo seja realmente o aumento de fluxo e não dano miocárdico ventricular. Na sobrecarga diastólica do ventrículo direito ocasionada pela presença de comunicação interatrial, o encontro de B3 é raro, a menos que o volume de sangue desviado pelo *shunt* atrial seja muito grande. Isso se deve à maior complacência do ventrículo direito em relação ao esquerdo. Desse modo, é menos provável que a pressão no átrio direito alcance níveis muito elevados, pois a câmara ventricular direita é mais capacitada a acomodar maior volume de sangue do que a esquerda, sem aumentar significativamente sua pressão diastólica final.[2]

Outra situação clínica em que a detecção de B3 adquire aspecto bastante peculiar ocorre na pericardite constritiva crônica. Nessa patologia, B3 é conhecida como *knock* pericárdico, pelo fato de a frequência do ruído ser mais elevada do

que a da terceira bulha fisiológica ou patológica usual. Além disso, o *knock* pericárdico costuma ser mais precoce e mais próximo à A2, podendo ser confundido com estalido de abertura mitral. Durante a inspiração, geralmente há incremento desse ruído, o que facilita seu diagnóstico diferencial.[6]

A QUARTA BULHA

O quarto som cardíaco (B4) também é chamado de galope atrial ou galope pré-sistólico. Ao final da diástole ventricular, após as fases de enchimento rápido e enchimento lento, ocorre outra fase de enchimento ventricular acelerado, promovida pela contração atrial. As primeiras vibrações intracavitárias que ocorrem coincidem com a sístole atrial e são registradas no interior da cavidade atrial; em um segundo momento, obtém-se um registro dentro da cavidade ventricular. Em condições fisiológicas, ambas as vibrações são de baixas frequência e amplitude, de modo que não são palpáveis nem audíveis. Aceita-se que o som de B4 resulte da brusca expansão e vibração da parede ventricular consequente à contração atrial vigorosa. Esta última é o fator mecânico essencial para a gênese da quarta bulha. Isso é comprovado na clínica, quando se verifica que B4 não é audível nem palpável na presença de fibrilação atrial, arritmia cardíaca que se caracteriza pela ausência de contração atrial eficaz.[4]

A contribuição da contração atrial ao enchimento ventricular que ocorre na fase final da diástole – a pré-sístole ventricular – é pequena e silenciosa. Cerca de 80% desse enchimento já aconteceram nas duas fases da diástole que precederam a contração atrial. Dessa maneira, a sístole atrial habitual provoca discretas vibrações que se misturam com B1 ou a precedem por um intervalo tão curto que não permite individualizá-las. Se a condução do estímulo é lentificada (bloqueio atrioventricular de 1 grau), essas vibrações podem eventualmente ser auscultadas como um som distinto (B4), mesmo em pessoas sem aparente evidência de cardiopatia.[2]

A sístole atrial vigorosa não é suficiente para produção de B4. É também indispensável que contribua, de modo efetivo, para o enchimento ventricular. Se existe qualquer obstáculo que impeça que a contração atrial vigorosa colabore de maneira importante para o enchimento ventricular, o que ocorre na estenoses mitral ou tricúspide, não se identifica B4 em virtude da impossibilidade da geração de um abalo miocárdico ventricular eficaz.

De modo semelhante à B3, B4 pode originar-se de ambos os ventrículos. Quando surge do ventrículo esquerdo, é mais nítida na região apical e durante a expiração. Se originária do ventrículo direito, é mais bem audível na borda esternal esquerda inferior e, às vezes, unicamente na região subxifoidiana ou sobre a veia jugular interna, onde também se observa ampla onda A; nessa situação, sua intensidade aumenta com a inspiração. Independentemente do ventrículo que a origina, B4 é atenuada ou abolida por fatores ou intervenções que reduzam o volume cardíaco por dificultarem o retorno venoso, como a posição ereta, a aplicação do torniquete nas extremidades inferiores ou a execução da manobra de Valsalva, assim como tratamentos eficazes que diminuam a pressão de enchimento ventricular.[5]

Características auscultatórias

A análise da qualidade do som, sua localização e o efeito da respiração ou de outras manobras fornecem importantes elementos para diferenciar B4 do desdobramento de B1 ou do clique de ejeção. A qualidade de B4 é, em geral, bem diferente desses outros sons, pois é um ruído de baixa frequência, abafado, portanto mais bem audível com a campânula aplicada com ligeira pressão sobre a pele. Os outros dois sons têm frequência mais elevada e, por isso, são mais bem auscultados com o diafragma ou exercendo maior pressão da campânula sobre a pele. O clique de ejeção muitas vezes tem caráter e frequência semelhantes aos de um estalido. A observação dos efeitos da respiração sobre esses sons tem pequeno valor para distingui-los. A inspiração habitualmente não altera ou reduz a intensidade de B4 que se origina do ventrículo esquerdo, embora tenda a acentuar a quarta bulha formada a partir do ventrículo direito; usualmente, não há modificação respiratória em relação ao desdobramento de B1. A expiração costuma intensificar o clique de ejeção que ocorre na estenose pulmonar valvar, mas não modifica o mesmo ruído decorrente de outra etiologia (como o clique de ejeção aórtico).[6]

Na hipertrofia ventricular, ocorrem aumento da pressão diastólica final da câmara e surgimento de B4. Essa é, na verdade, a mais frequente situação fisiopatológica geradora de B4 na clínica diária. A elevada prevalência de hipertensão arterial sistêmica, promovendo hipertrofia ventricular esquerda, desencadeia aumento da rigidez dessa câmara, com redução evidente da complacência ou distensibilidade ventricular. Por isso, nessa situação é possível observar a presença de quarta bulha devido à necessidade de uma contração atrial vigorosa para o enchimento telediastólico de uma cavidade ventricular pouco distensível. Situação idêntica ocorre na miocardiopatia hipertrófica e na estenose aórtica. Nesta última, inclusive, B4 é marcador de gravidade dessa patologia. Em relação à B4 originária de ventrículo direito, existe idêntico mecanismo fisiopatológico referido previamente para o lado esquerdo na presença de hipertrofia ventricular direita desencadeada por patologias como hipertensão arterial pulmonar primária ou secundária, tromboembolismo pulmonar, *cor pulmonale*, estenose pulmonar e alguns tipos de cardiopatias congênitas.[2]

Durante a fase evolutiva inicial do infarto agudo do miocárdio, assim como durante os episódios de angina de peito, a ocorrência frequente de B4 pode estar associada a insuficiência cardíaca e elevação da pressão diastólica final ventricular esquerda. Sua presença tem correlação com o aumento da mortalidade em 5 anos pós-infarto, com especificidade de 91%. Todavia, costuma desaparecer após vários dias ou semanas de evolução do infarto, sendo sua persistência elemento caracterizador de prognóstico menos favorável nessa patologia.[1]

Quarta bulha pode também ocorrer em situação aguda de enchimento ventricular anormalmente aumentado, como a presente nas insuficiências mitrais agudas e graves por ruptura idiopática de corda tendínea ou de músculo papilar, esta última como complicação rara do infarto agudo do miocárdio e na perfuração de lacínia valvar por endocardite infecciosa.[3]

Entre as causas extracardíacas para o aparecimento de B4 estão gravidez no último trimestre, fístulas arteriovenosas, anemia grave, tireotoxicose e ansiedade, situações que têm em comum estado circulatório hiperdinâmico e enchimento ventricular anormalmente elevado.[3]

B4 não costuma ser identificada nas sobrecargas de volume crônicas com complacência ventricular normal ou aumentada, como em casos de regurgitações mitral e aórtica crônicas, persistência do canal arterial e comunicação interventricular. Todas essas patologias têm em comum dilatação marcada do ventrículo esquerdo. Presume-se que, igualmente, o átrio esquerdo volumoso e distendido, presente nessas condições crônicas, se mostre hipocontrátil e com baixo desempenho intrínseco de bomba na telediástole, afetando negativamente a possível capacidade de gerar B4.[4]

A presença de B4 em indivíduos normais é rara, talvez até inexistente. Seu achado no exame clínico rotineiro é mais frequente em adultos de meia-idade ou idosos. Dessa maneira, caso sua ocorrência seja detectada em pessoas aparentemente hígidas, porém estando ausente estado circulatório hiperdinâmico (anemia, hipertireoidismo, hiperatividade simpática, ansiedade, gravidez) e fora da faixa etária considerada jovem, deve-se obrigatoriamente considerar a existência de alguma cardiopatia subclínica a ser pesquisada. Ressalte-se, porém, que B4 é na verdade bem menos frequente do que B3 na prática clínica diária, tratando-se de um ruído abafado e de ausculta difícil para examinadores com pouco treinamento. Sua aparente detecção, na realidade, é muitas vezes equivocada, confundida com um definido desdobramento de B1 ou mesmo com um ruído tipo clique de ejeção.[6]

Referências

1. McGee S. Evidence-based physical diagnosis. 3. ed. Philadelphia: Elsevier, 2012.
2. López M, Laurentys-Medeiros J. Semiologia médica – As bases do diagnóstico clínico. 5. ed. Rio de Janeiro: Revinter, 2004.
3. Braunwald E. Braunwald: tratado de doenças cardiovasculares. 8. ed. Rio de Janeiro: Elsevier, 2010:125-48.
4. Tilkian A, Conover M. Entendendo os sons e sopros cardíacos. 4. ed. São Paulo: Roca, 1991.
5. Constant J. Bedside cardiology. 5. ed. USA: Lippincott Williams & Wilkins, 1999.
6. Chatterjee K. Physical examination. In: Topol EJ (ed.) Textbook of cardiovascular medicine. USA: Lippincott Williams & Wilkins, 2007:193-226.
7. Couto AA, Nani E, Mesquita ET, Pinheiro LAF, Romêo Filho LJM, Bruno W. Semiologia cardiovascular. São Paulo: Atheneu, 2002.
8. Deccache W. Como examinar um cardiopata. Rio de Janeiro: Revinter, 2000.
9. Machado ELG, Souza DGN. Ausculta cardíaca – Uma abordagem prática. In: Machado ELG (ed.) Propedêutica e semiologia em cardiologia. São Paulo: Atheneu, 2004:11-28.
10. Asher CR, Isaza CAB. Cardiac physical examination. In: Griffin BP, Kapadia SR, Rimmerman CM (eds.) The Cleveland Clinic Cardiology Board Review. USA: Lippincott Williams & Wilkins, 2013:4-23.

Ritmos Anormais do Coração

CAPÍTULO 41

Tiago Luiz Luz Leiria • Gustavo Glotz de Lima • Caroline Saltz Gensas

INTRODUÇÃO

Os primeiros relatos da análise do pulso datam do século VII e estão presentes no tratado de medicina interna do Imperador Amarelo da China. Nessa época, acreditava-se que o pulso seria como as cordas de um instrumento, isto é, vibrariam organizadamente quando o organismo estivesse em harmonia. Uma alteração na cadência ou a irregularidade da sensação tátil do pulso significava um descompasso das forças de controle do corpo, podendo, ou não, se manifestar em uma doença.[1] O entendimento das patologias do ritmo cardíaco ocorreu paralelamente ao descobrimento, ou melhor, ao reconhecimento da circulação sanguínea e da correlação do pulso com o movimento cardíaco. Em 1819 foi publicada uma obra literária que revolucionou a arte da medicina de maneira radical, intitulada *De l'auscultation médiate ou traité du diagnostic des maladies des poumons et du coeur*.[2] Nela se ressaltava a utilidade diagnóstica do estetoscópio, instrumento inventado por Laennec. Esse autor fez a descrição do sinal clínico de um déficit entre o pulso periférico e o pulso medido na ausculta cardíaca, manifestação de fibrilação atrial (FA). Laennec chamava a FA de "intervalos na pulsação do coração". Em 1906, o advento do eletrocardiograma (ECG), por Willem Einthoven, abriu caminho para o melhor entendimento das patologias do ritmo cardíaco.[3] Até esse momento, a avaliação dos ritmos anormais era feita por meio de observação e registro dos pulsos venosos, palpação dos pulsos periféricos e precórdio e ausculta cardíaca.

Atualmente, o ECG é ferramenta de uso corriqueiro para o diagnóstico das anormalidades do ritmo cardíaco. Contudo, o domínio da semiologia auxilia o médico a estabelecer uma hipótese diagnóstica (formulando uma probabilidade pré-teste) antes da realização de qualquer exame adicional.

DEFINIÇÃO DE RITMO CARDÍACO NORMAL

Define-se como ritmo cardíaco normal o ritmo sinusal. No entanto, para isso é necessária a confirmação eletrocardiográfica da origem da ativação elétrica atrial como proveniente do nodo sinusal. Ao exame físico, observam-se regularidade do pulso arterial, enlace das ondas A e V do pulso jugular e frequência cardíaca que varia de 60 a 100 batimentos por minuto (bpm).[4] A definição eletrocardiográfica de ritmo sinusal é aquela em que as ondas P ao ECG apresentam positividade em DI e DII e negatividade em aVR (Figura 41.1).

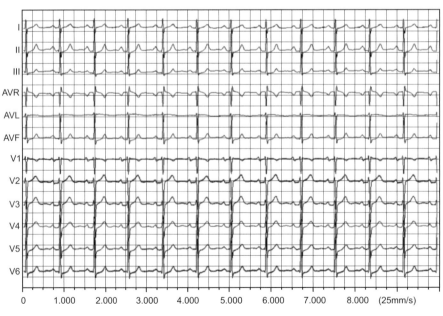

▼ **Figura 41.1** ECG de 12 derivações demonstrando a presença de ritmo sinusal.

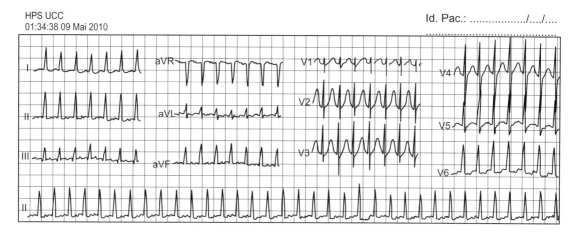

▼ Figura 41.2 Taquicardia atrial.

SEMIOTÉCNICA

Conforme descrito no Capítulo 43, a análise do pulso deve ser iniciada com a palpação dos pulsos do membro superior (radial, braquial) em direção ao pulso carotídeo. Os autores recomendam a palpação simultânea de ambas as extremidades para que sejam notadas diferenças entre os lados, o que pode significar patologia, mas o pulso carotídeo não deve ser palpado simultaneamente em ambos os lados. Deve-se ressaltar que o melhor pulso é a zona de máxima impulsão do precórdio, que pode ser palpada com o paciente sentado ou em decúbito. As ondas do pulso jugular são mais bem verificadas com o paciente em decúbito dorsal elevado a 45 graus.

ANORMALIDADES DO RITMO

Quanto à frequência:

- **Taquicardias:** a taquicardia é definida pela frequência cardíaca (FC) > 100bpm.
- **Taquicardia sinusal:** ritmo regular com FC > 100bpm. A palpação de pulsos de grandes artérias pode auxiliar a identificação da qualidade do pulso (o que é difícil no pulso radial). Pacientes saudáveis com taquicardia sinusal em resposta ao exercício terão as qualidades do pulso normais, apesar da frequência elevada, enquanto pacientes em choque apresentarão frequência semelhante, porém qualidade diferente (pulso filiforme). A avaliação do pulso jugular pode ser dificultada em caso de frequências muito elevadas; no entanto, se devidamente avaliada, assim como no ritmo sinusal, observa-se a presença de enlace das ondas A e V (jugular), significando ativação sincronizada dos átrios com os ventrículos.
- **Taquicardia atrial ectópica:** definida como ritmo atrial de origem em foco diferente do sinusal com FC > 100bmp. Semiologicamente é difícil diferenciá-la da taquicardia sinusal ao exame clínico do pulso. Contudo, essa arritmia pode apresentar-se em surtos regulares de curta duração e não somente de maneira persistente. Como no ritmo sinusal, observamos a presença de enlace das ondas A e V, significando ativação sincronizada dos átrios com os ventrículos. Dados da história e outras informações contidas na ectoscopia le-

vam à suspeição dessa anormalidade do pulso, a qual ocorre mais comumente em pacientes com doença pulmonar obstrutiva crônica (DPOC), pacientes em pós-operatório tardio de cardiopatias congênitas e pacientes idosos (naqueles com mais de 70 anos de idade, correspondem a 23% das taquicardias supraventriculares) (Figura 41.2).

- *Flutter* **atrial:** epidemiologicamente, parece atingir a mesma população de pacientes com taquicardia atrial, mas a porcentagem de pacientes livres de patologia cardíaca parece ser menor no *flutter* atrial. Ao ECG, manifesta-se como linha de base serrilhada (tipo dentes de serrote), denominada ondas F. Como a ativação elétrica no *flutter* não gera necessariamente atividade atrial mecânica efetiva, não se veem ondas A no pulso jugular e o enlace AV se perde. Por questões eletrofisiológicas, grande parte dos pacientes com *fluttter* atrial apresenta condução AV = 2:1, apresentando, durante a arritmia, FC em torno de 150bpm. No entanto, outras frequências podem ser decorrentes das variações autonômicas sobre o nodo AV (Figura 41.3).
- **Taquicardia por reentrada nodal:** forma mais frequente de taquicardia supraventricular, regular, dependente do nodo AV, é decorrente de um mecanismo reentrante na região do nodo AV (e do tecido perinodal, segundo alguns autores), fazendo com que os átrios e ventrículos sejam ativados em paralelo, em vez da maneira sequencial. Com isso ocorrem contrações atrial e ventricular simultâneas. Ao exame, notamos a presença de ondas A em canhão no pulso jugular. A sensação de palpitação rápida e regular no pescoço aumenta

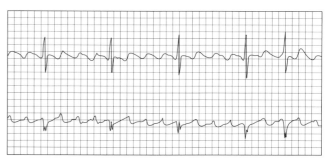

▼ Figura 41.3 *Flutter* atrial caracterizado como ondas F (tipo dentes de serrote) com condução AV 4:1.

a probabilidade dessa forma de taquicardia (razão de verossimilhança [RV]: 177; IC 95%: 25 a 1.251), enquanto sua ausência torna menos provável taquicardia por reentrada do nó atrioventricular (RV: 0,07; IC 95%: 0,03 a 0,19). A presença de pulsações visíveis no pescoço também aumenta a probabilidade de taquicardia por reentrada nodal atrioventricular (RV: 2,68; IC95%: 1,25 a 5,78)[5] (Figura 41.4).

- **Taquicardia ventricular (TV):** em 90% dos casos, essa arritmia está associada a pacientes com doença cardíaca estrutural. Em geral, os pacientes acometidos por TV apresentam, inicialmente, algum grau de comprometimento hemodinâmico. Ao exame clínico, deve-se atentar na ectoscopia a esses sinais de baixo débito, como palidez cutânea e diaforese. Ao exame, pulso arterial pode ser filiforme (pacientes em choque). O exame do pulso jugular demonstra ondas A em canhão dissociadas das ondas V (que apresentam frequência mais elevada). Isso ocorre porque na maioria das TV não existe condução retrógrada dos ventrículos para os átrios, fazendo com que a ativação atrial fique totalmente dissociada da atividade ventricular.[6] Outros achados ao exame incluem intensidade variável do som da primeira bulha e pressão arterial sistólica variável (Figura 41.5).

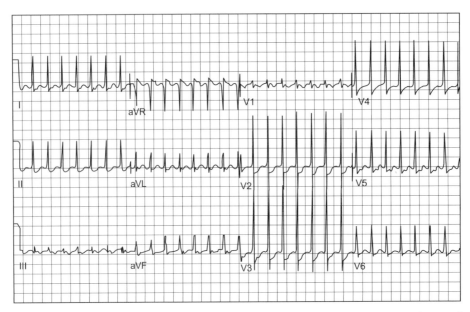

Figura 41.4 Taquicardia supraventricular com complexo QRS estreito < 120ms por reentrada no nodo AV.

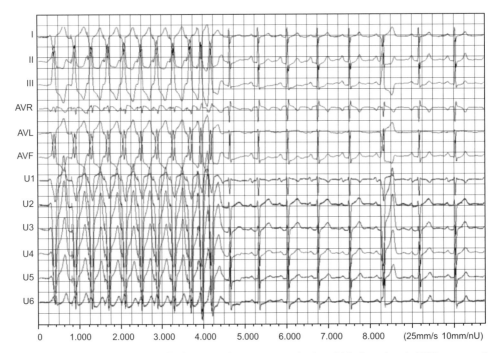

Figura 41.5 Taquicardia ventricular – presença de QRS largo e aberrante nos primeiros 11 batimentos do ECG comparativamente ao QRS estreito ao término da arritmia com o ritmo sinusal.

Taquicardias irregulares

- **Fibrilação atrial (FA):** caracteriza-se por um pulso irregularmente irregular. Contudo, alguns pacientes com FA não se apresentam com taquicardia persistente, pois a resposta ventricular varia de batimento a batimento. O ECG demonstra uma linha de base sem atividade elétrica organizada com ausências de ondas P e complexos QRS com intervalos irregulares entre eles. Nesses casos, a medida da FC deve ser feita em um período de 60 segundos. É um achado no exame físico desses pacientes a presença de dissociação ausculta-pulso, pois nem toda atividade de contração ventricular gera pulso periférico. Em decorrência da perda de função mecânica dos átrios que se encontram fibrilando, as ondas A ficam ausentes no pulso venoso jugular (Figura 41.6).
- **Taquicardia atrial multifocal:** caracteriza-se ao ECG por ritmo taquicárdico com ondas P de três ou mais morfologias distintas. Dependendo da condução no nível do nodo AV, os intervalos RR podem ser irregulares. No exame do pulso arterial observa-se taquicardia relativamente regular na grande maioria dos casos. Essa arritmia é típica de pacientes com DPOC; consequentemente, a ectoscopia (*pink puffer* e *blue bloater*) pode auxiliar o diagnóstico do tipo de taquicardia. Caso a taquicardia ocorra em paciente com hipertensão arterial pulmonar, pode-se notar que a onda A do pulso jugular fica mais proeminente em decorrência da contração atrial contra um maior gradiente pressórico.
- **Arritmia sinusal:** é a variação respiratória da FC. Em crianças e adultos jovens, é uma resposta fisiológica normal do coração. Durante a inspiração ocorre menor influência do vago sobre o nodo sinusal, fazendo com que a FC se acelere. Esse achado pode significar doença apenas quando ocorre em indivíduos idosos com sinais de astenia ao esforço (disfunção do nodo sinusal) (Figura 41.7).

MANOBRAS VAGAIS NA AVALIAÇÃO DE PACIENTES COM TAQUICARDIA

Manobras como Valsalva (exalar o ar contra a boca e o nariz fechados, aumentando a pressão intra-abdominal) e massagem carotídea (pressão ou massagem no local de bifurcação da artéria carótida, por 5 segundos) podem ajudar o médico a

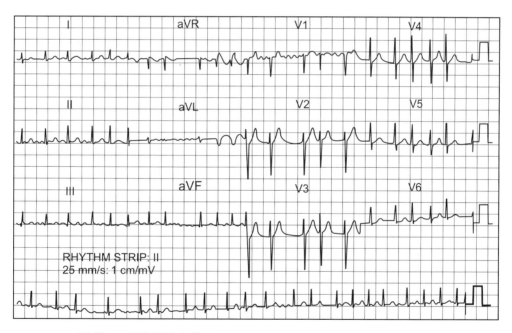

Figura 41.6 ECG de fibrilação atrial – nota-se ritmo irregularmente irregular.

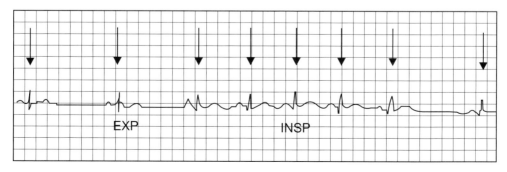

Figura 41.7 Arritmia sinusal é a variação fisiológica da frequência cardíaca com o ciclo respiratório. O traçado de uma derivação DII demonstra esse fenômeno.

identificar o tipo de taquicardia regular que o paciente apresenta. Diminuição transitória do pulso durante a manobra indica taquicardia sinusal; terminação abrupta da taquicardia indica taquicardia supraventricular paroxística (reentrada nodal ou reentrada por feixe acessório); redução abrupta à metade da FC pode ocorrer no *flutter* atrial; a ausência de resposta ao estímulo é característica de taquicardia ventricular, mas também pode ocorrer em outras taquicardias regulares e tem pouco valor diagnóstico (Figura 41.8).

Bradicardias regulares

Definidas como FC < 60bpm:

- **Bradicardia sinusal:** ao ECG, observam-se ondas P sinusais (positivas em DI e DII e negativas em aVr). Ao exame clínico, observa-se pulso lento com ritmo regular, porém lento. Não há sinais de anormalidade, como contrações ventriculares entre as pulsações radiais ou variação na intensidade da primeira bulha.
- **Bloqueio cardíaco completo:** nesse caso, o átrio e o ventrículo contraem-se independentemente um do outro. Os achados são: intensidade variável no som da primeira bulha e ondas em canhão A intermitentes no pulso venoso. Nota-se que no pulso jugular a onda A apresenta maior frequência do que a onda V do escape ventricular (Figura 41.9).

Bradicardias irregulares

- **Bradicardias irregularmente irregulares:** ocorrem em pacientes com FA com baixa resposta ventricular. Os achados ao exame são semelhantes, à exceção da FC.
- **Bradicardias regularmente irregulares:** bloqueio AV de segundo grau tipo Mobitz I (Wenckebach), em que ocorre aumento progressivo da duração da condução entre átrios e ventrículos. Isso se manifesta no pulso como um ritmo regularmente irregular. Ao ECG, observa-se aumento no intervalo PR com bloqueio intermitente da condução AV após alargamento máximo do intervalo PR, que retorna aos valores iniciais após a pausa. No pulso jugular, pode-se observar aumento progressivo do tempo entre as ondas A e V, que é a representação hemodinâmica do fenômeno eletrocardiográfico (Figura 41.10).

Outros achados referentes à análise do pulso

- **Pulso pela metade (*halved pulse*):** refere-se ao achado do dobro de batimentos ventriculares em relação aos batimentos do pulso radial. Em geral, é decorrente da presença de contrações prematuras do ventrículo, as quais não são fortes o suficiente para bombear o sangue.
- **Pausas:** têm duas causas importantes: contrações prematuras (comum) e bloqueio (incomum). Quando o pulso radial consiste na repetição regular de duas batidas, seguidas por uma pausa, usa-se a expressão *ritmo bigeminal* ou *pulso bigeminal* para designá-lo. Quando há três batidas regulares entre cada pausa, a expressão usada é *ritmo trigeminal* ou *pulso trigeminal*. Quando há maior número de batidas entre cada pausa, usa-se a expressão *batimentos agrupados*, enquanto períodos maiores de ritmo regular raramente interrompidos por uma pausa são chamados *pulso interrompido*. O mecanismo básico de todos esses distúrbios de ritmo é o mesmo, diferindo apenas na frequência de ba-

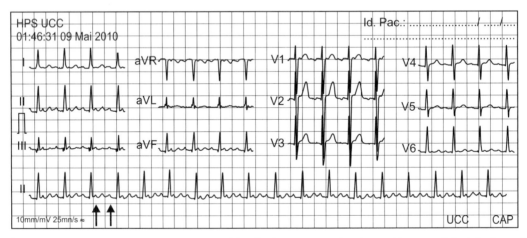

Figura 41.8 Paciente com taquicardia atrial. Nesse momento, foi realizada massagem do seio carotídeo com diminuição da condução pelo nodo AV, evidenciando mais de uma onda P para cada QRS (setas).

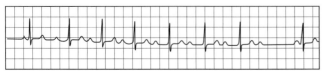

Figura 41.9 Bloqueio AV total – nota-se a dissociação das ondas P dos complexos QRS.

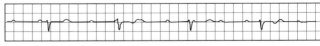

Figura 41.10 Bloqueio AV de segundo grau Mobitz I ou Wenckebach – nota-se o alongamento do intervalo PR até que seja bloqueada a última onda P com intervalo PR pós-pausa mais curto do que previamente à onda P bloqueada.

timentos prematuros ou de bloqueios entre eles. Suas três causas são: alternância entre batimentos normais e prematuros, batimentos prematuros após dois (bigeminal) ou três (trigeminal) batimentos normais, ou bloqueio cardíaco 3:2 (bigeminal) ou 4:3 (trigeminal). Como esses ritmos se tornam previsíveis após algum período de observação, usa-se a expressão *regularmente irregular* para descrevê-los.

Contrações prematuras

Pacientes com contrações prematuras têm batimento ventricular prematuro antes ou durante a pausa. Esse batimento é sempre evidente à palpação apical ou à ausculta cardíaca, mas pode não ser sentido na artéria radial. Se a contração é forte o suficiente para abrir a valva aórtica, o médico sentirá o batimento no pulso radial, precedendo a pausa, e conseguirá ouvir tanto a primeira como a segunda bulha do batimento prematuro. No entanto, se o batimento for fraco demais para abrir a valva aórtica, não será palpável no pulso radial, identificando-se apenas a pausa; à ausculta, apenas a primeira bulha será identificável.

Dois achados podem ajudar a diferenciar contrações prematuras provenientes do átrio ou do ventrículo. Batimentos que se originam no ventrículo não costumam alterar o ritmo sinusal, pois o batimento posterior à pausa ocorrerá exatamente no momento em que deveria acontecer. Em contrapartida, as contrações prematuras originadas no átrio fazem com que o batimento posterior à pausa ocorra mais cedo. Isso pode ser mais bem identificado se o médico acompanhar os batimentos com batidas de seu pé, mantendo sempre o mesmo ritmo; assim, o batimento ventricular coincidirá com a batida do pé após a pausa, enquanto o atrial virá antes. Por fim, a presença de uma onda venosa súbita e proeminente no pescoço (onda A em canhão) durante a pausa quase sempre indica que o batimento prematuro foi ventricular, em decorrência da contração do átrio direito após o fechamento da válvula tricúspide.

Bibliografia

Cook DJ, Simel DL. Does this patient have abnormal central venous pressure? In: The rational clinical examination. New York, NY: McGraw-Hill, 2009:125-35.

Laennec M, Laennec RTH, Sharpe JB. A manual of percussion and auscultation. New York: Samuel Wood and Sons, 1832.

Lüderitz B. History of the disorders of cardiac rhythm. Armonk, NY: Futura Pub. Co., 1995:145.

McGee S. Evidence based clinical diagnosis. 3. ed. Saunders, 2012.

Spodick DH. Survey of selected cardiologists for an operational definition of normal sinus heart rate. Am J Cardiol 1993; 72:487-8.

Thavendiranathan P, Bagai A, Khoo C, Dorian P, Choudhry NK. Does this patient with palpitations have a cardiac arrhythmia? JAMA 2009 Nov 18; 302(19):2135-43.

CAPÍTULO 42

Sopros e Outros Sons Anormais

José Carlos Haertel • *João Pedro Passos Dutra* • *Maristela Winkler*

SOPROS

Os sopros são produzidos por vibrações físicas promovidas por alterações que ocorrem na dinâmica do fluxo sanguíneo. Podem aparecer por modificações no próprio sangue, na parede dos vasos ou das câmaras cardíacas, principalmente nas estruturas orovalvares.[1] Portanto, vários mecanismos são responsáveis pela formação dos sopros, como:

- **Aumento da velocidade da corrente sanguínea:** é a causa de sopro após exercício físico, anemia, hipertireoidismo e síndrome febril. Além disso, pode-se provocar aumento da velocidade do fluxo sanguíneo por meio do exercício para esclarecer o mecanismo do sopro encontrado.
- **Diminuição da viscosidade sanguínea:** causa de sopro por anemia.
- **Passagem de sangue por uma região estreitada ou dilatada:** o fluxo sanguíneo, que normalmente é laminar, passa à forma turbilhonada, capaz de produzir sopros. Esse mecanismo está presente nas lesões valvares, nos aneurismas e nos defeitos congênitos, como comunicação interventricular e persistência do canal arterial.

Na análise semiológica dos sopros é importante a avaliação dos seguintes parâmetros: situação no ciclo cardíaco, localização, irradiação, intensidade, timbre e tonalidade e modificação com a fase da respiração, a posição do paciente e com exercício físico.[2]

Situação no ciclo cardíaco

Antes do estudo da semiologia dos sopros cardíacos, o examinador deve revisar os conceitos disponíveis sobre o ciclo cardíaco. Para a análise dos sopros é necessária a definição correta da primeira e segunda bulhas cardíacas. Para ajudar a definição das fases do ciclo cardíaco, pode-se lançar mão da palpação concomitante do pulso carotídeo. Os sopros podem ser sistólicos, diastólicos ou contínuos. Além disso, deve-se localizar o sopro de acordo com a posição dentro do período do ciclo cardíaco, dividindo-se em holo, proto, meso e tele, tanto na sístole como na diástole.

Localização

Localiza-se um sopro de acordo com a área de ausculta em que é mais bem audível. Deve-se ressaltar que a localização do sopro não significa, obrigatoriamente, que ele seja gerado por uma alteração na valva que dá nome à respectiva área de ausculta.

Irradiação

Após identificado o local de maior intensidade do sopro, desloca-se o estetoscópio em várias direções para observação das regiões de maior irradiação. Quanto maior a intensidade de um sopro, maior será sua irradiação no tórax. Além disso, a direção da corrente sanguínea pode tornar característica a irradiação do sopro, como, por exemplo, a evidenciada pelo sopro de estenose aórtica em direção ao pescoço e a identificada no sopro da insuficiência mitral em direção à axila.

Intensidade

A análise da intensidade de um sopro pode ser feita mediante uma graduação em seis níveis:

- **Grau 1:** sopro somente audível quando auscultado em ambiente silencioso e com muita atenção.
- **Grau 2:** sopro discreto, porém audível de imediato na ausculta cardíaca.
- **Grau 3:** sopro moderadamente intenso.
- **Grau 4:** sopro muito intenso e com frêmito presente à palpação, somente auscultado quando o estetoscópio é mantido em contato com a pele do paciente.
- **Grau 5:** sopro muito intenso e com frêmito presente à palpação, audível mesmo com contato parcial do estetoscópio com a pele.
- **Grau 6:** sopro muito intenso e com frêmito presente à palpação, podendo ser auscultado sem a necessidade de contato do estetoscópio com a pele.

A descrição da intensidade do sopro auxilia a transferência de informações entre os médicos, além de ser uma ferramenta para comparação do exame físico realizado em momentos diferentes no mesmo paciente. A intensidade do sopro sofre diversas influências, como espessura da parede torácica, presença de derrame pericárdico e de enfisema pulmonar, e velocidade e quantidade do fluxo de sangue que passa pelo local onde se origina o sopro.[2] Um exemplo interessante é a comunicação interventricular, pois, quando a comunicação é pequena, o fluxo tem alta velocidade e gera um sopro intenso, ao contrário das grandes comunicações, nas quais a velocidade do fluxo é menor e a intensidade do sopro também (+ a ++). Ademais, o volume de sangue que passa pelo local onde se origina o sopro está diretamente relacionado com intensidade.

Do ponto de vista prático, a intensidade do sopro pode ou não ter relação com a gravidade da anormalidade responsável, pois grandes defeitos cardíacos podem cursar com sopros de pequena intensidade, e vice-versa. O exemplo da comunicação interventricular é clássico, no qual um pequeno defeito de baixa repercussão hemodinâmica gera um jato sanguíneo de alta turbulência e forte intensidade à ausculta. Por outro lado, deve-se sempre lembrar que as condições torácicas extracardíacas, como enfisema e obesidade, podem abafar ruídos desencadeados por patologias de grande repercussão clínica. A presença de derrame pericárdico volumoso também é um importante causador da baixa intensidade de sopros eventualmente representativos de lesões com grande repercussão hemodinâmica. Como será salientado mais adiante, a duração do sopro dentro de sua fase no ciclo cardíaco revela-se um dado clínico bem mais consistente na estimativa da gravidade de uma lesão, observando-se que ruídos mais extensos estão sempre mais bem relacionados com maior gravidade hemodinâmica.[3]

Timbre e tonalidade

Essas características são referidas como qualidade do sopro e estão relacionadas com a velocidade do fluxo e o tipo de defeito que causa o turbilhonamento sanguíneo. As denominações da qualidade do sopro são geralmente: *suave, rude, musical, aspirativo, granuloso, piante* e *ruflar* (ou *rolar*).

Relação com a fase da respiração

Uma das maneiras de se aproveitar semiologicamente a relação entre a dinâmica do coração e a dos pulmões é por meio da manobra de Rivero Carvallo, com a qual se pode diferenciar o sopro ocasionado pela insuficiência tricúspide daquele causado pela insuficiência mitral. Essa manobra é realizada com o paciente em decúbito dorsal, colocando-se o estetoscópio no foco tricúspide e observando a intensidade do sopro sistólico. Após inspiração profunda, se o sopro diminui ou não sofre modificações, diz-se que a manobra é negativa e o sopro audível naquela área é causado pela irradiação de um sopro de origem na valva mitral. Se o sopro aumenta, de intensidade, conclui-se que o sopro é de origem tricúspide. A explicação consiste no fato de que, após inspiração profunda, ocorre aumento da negatividade da pressão intratorácica e do retorno venoso para o lado direito do coração. Desse modo, ocorrerá maior aumento do refluxo de sangue através da valva tricúspide com consequente intensificação do sopro.[4]

Relação com a posição do paciente

Os sopros produzidos por alterações na base do coração são mais bem audíveis quando o paciente se encontra na posição sentada e fletido para a frente. O "ruflar" diastólico da estenose mitral torna-se mais intenso em decúbito lateral esquerdo. O rumor venoso aumenta de intensidade na posição sentada ou em pé, diminuindo ou desaparecendo quando o paciente se deita.

Relação com o exercício

O exercício físico aumenta a velocidade sanguínea e estimula o sistema adrenérgico, determinando, quase sempre, intensificação dos sopros.

Correlação das evidências

Em alguns tipos específicos de patologias, o achado clínico de determinado sopro característico tem maior probabilidade (razão de verossimilhança [RV] ou LR na sigla em inglês para *likelihood ratio*) de realmente identificar aquela lesão em particular na correlação com os demais exames complementares. Por exemplo, os sopros da regurgitação tricúspide (RV = 14,6), comunicação interventricular (RV = 24,9), prolapso valvar mitral (RV R= 12,1), regurgitação aórtica (RV = 9,9) e regurgitação pulmonar (RV = 17,4) apresentam um perfil desse padrão. Em algumas outras situações, o achado auscultatório característico do sopro já não tem poder de teste tão positivo, como na estenose aórtica (RV = 5,4) e na regurgitação mitral (RV = 5,9), talvez pelo fato de nessas duas patologias os sopros poderem ser confundidos entre si e com outros sopros sistólicos similares. Deve-se ressaltar, porém, que a ausência de sopro característico ao exame físico diminui a probabilidade de lesão significativa no lado esquerdo do coração, como, por exemplo, nas situações de estenose aórtica (RV negativa = 0,1) e regurgitação mitral de graus moderado a grave (RV negativa = 0,1). Por outro lado, esse mesmo raciocínio não exclui a possibilidade da existência de lesões significativas no lado direito do coração, provavelmente porque as pressões nas câmaras cardíacas direitas são mais baixas e, assim, causam menores graus de turbulência e intensidade sonora que as determinadas por patologias das cavidades esquerdas.[3]

Sopros sistólicos

Os sopros que ocorrem durante a sístole devem ser diferenciados de acordo com sua duração, de modo a determinar o período do intervalo que ocupam entre B1 e B2. Podem ser holossistólicos, quando são auscultados durante toda a sístole, ou proto, meso ou telessistólicos, se auscultados, respectivamente, no início, no meio ou no final dessa fase.[1]

Os sopros sistólicos são classicamente divididos em dois tipos: padrões de ejeção e regurgitação. A expressão *sopro de regurgitação* é usada com frequência como característica de sopro holossistólico, em razão do formato em "barra ou em faixa" durante toda essa fase e da capacidade de encobrir tanto B1 como B2, ouvindo-se apenas as vibrações sonoras do sopro propriamente dito. Por outro lado, são considerados *sopros de ejeção* aqueles que começam após B1, concluindo antes de B2, jamais englobando essas bulhas, e geralmente atingem o pico na mesossístole, com a clássica morfologia em crescendo-decrescendo (formato romboidal ou em "diamante").[5]

Sopros holossistólicos

Os sopros holossistólicos (tipo regurgitação) são causados pelo fluxo de sangue de uma câmara cardíaca ou vaso que mantém a pressão mais elevada em relação à câmara ou vaso

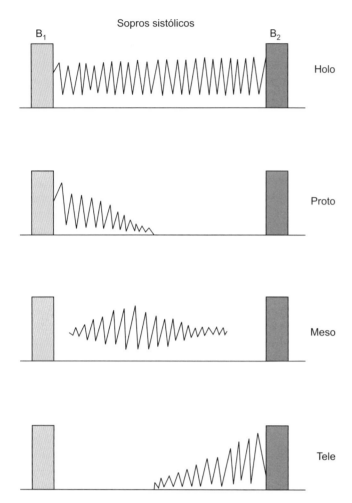

Figura 42.1 Demonstração dos sopros sistólicos (tipos ejeção e regurgitação), detalhados por respectivas durações e morfologias dentro dessa fase do ciclo.

receptor do sangue ejetado durante todo o período sistólico. As causas mais comuns desse tipo de sopro são a incompetência das valvas atrioventriculares, causando regurgitação mitral e tricúspide, e a comunicação interventricular.[6]

Sopro holossistólico de regurgitação valvar

No decorrer da sístole ventricular, as valvas atrioventriculares, se competentes, impedem o refluxo de sangue dos ventrículos (maior pressão) para os átrios (menor pressão).

Em geral, a pressão ventricular excede a pressão atrial desde o início da contração ventricular, iniciando a partir da fase de contração isovolumétrica, período em que as valvas mitral e tricúspide estão se fechando, com isso promovendo regurgitação de sangue para as câmaras de menor pressão desde o início da sístole. A pressão permanece mais elevada no ventrículo esquerdo em relação ao átrio esquerdo até um curto período após o fechamento das valvas semilunares (aórtica e pulmonar), indicado pela ausculta de B2. Dessa maneira, a regurgitação de sangue, que ocorre se uma das valvas atrioventriculares é incompetente, inicia-se com B1 e se estende até B2, encobrindo ambas as bulhas (morfologia em "barra ou em faixa").[7]

Sopro holossistólico de regurgitação mitral

A regurgitação mitral pode ser causada por diversos mecanismos que interfiram no funcionamento de um ou mais componentes do aparelho mitral, o qual é composto por ventrículo esquerdo, músculo papilar, cordas tendíneas, folhetos valvares, anel mitral e átrio esquerdo. No Quadro 42.1 encontram-se listadas as principais causas de regurgitação mitral.[2]

O sopro de regurgitação mitral surge desde o início da sístole, junto de B1, e se estende até após o componente aórtico de B2, podendo mascarar a presença dessas bulhas. O local de maior intensidade é a região apical, e irradia-se predominantemente no sentido lateroposterior, em direção à axila e à escápula esquerda. Algumas vezes, entretanto, o jato de regurgitação tem sentido anteromedial em direção ao septo interatrial, próximo à base da aorta, sendo o sopro irradiado em direção à borda esternal esquerda superior, segundo espaço intercostal direito e até as carótidas. Este último tipo de irradiação pode induzir o diagnóstico errôneo de estenose aórtica, porém, na regurgitação mitral, o sopro permanece mais intenso na região apical. Pode-se, sem muita acurácia, tentar inferir qual lacínia mitral está comprometida de acordo com a irradiação do sopro, tendo o sopro irradiação lateroposterior se a lacínia atingida é a anterior ou irradiação anterossuperior caso seja o folheto posterior o responsável pela alteração. Independentemente do tipo de irradiação, o sopro sistólico de regurgitação mitral caracteriza-se habitualmente por apresentar frequências sonoras altas, dando um timbre suave para esse ruído.

Quadro 42.1 Causas principais de regurgitação mitral
Retração das lacínias
Febre reumática
Disfunção miocárdica do ventrículo esquerdo
Insuficiência coronariana Disfunção de músculo papilar Dilatação ventricular esquerda Miocardiopatias Miocardiopatia hipertrófica obstrutiva
Alterações anatômicas dos músculos papilares
Defeitos congênitos Febre reumática Infarto do miocárdio
Ruptura de cordas tendíneas
Idiopática Endocardite infecciosa Febre reumática Degeneração mixomatosa
Alongamento de cordas tendíneas
Prolapso de valva mitral
Dialatação do anel mitral
Aumento da cavidade do ventrículo esquerdo
Calcificação do anel mitral
Síndrome de Marfan Distúrbios do metabolismo do cálcio Idiopática
Aumento do átrio esquerdo

Usualmente, os sopros de maiores intensidade e duração (sendo esta última característica a mais importante) na regurgitação mitral indicam maior gravidade. O sopro de regurgitação mitral pode ter forma variável, além da clássica morfologia "em barra", principalmente de acordo com a complacência do átrio esquerdo. Nas regurgitações de instalação abrupta, a pressão no átrio esquerdo pouco complacente eleva-se rapidamente durante a sístole ventricular, tornando o sopro de menor intensidade no final dessa fase (morfologia em decrescendo). Um exemplo típico desse tipo de sopro é o causado pelas rupturas de corda tendínea ou de músculo papilar.[8]

Alguns achados semiológicos, quando associados à presença de sopro holossistólico, indicam regurgitação de maior gravidade, como sopro intenso, frêmito, ampla irradiação, B3, sopro mesodiastólico de enchimento (fluxo volumoso através da valva mitral) e B2 com desdobramento amplo.[9]

A presença de sopro característico de regurgitação mitral aumenta a probabilidade da presença dessa patologia valvar, pelo menos de grau leve (RV = 5,4). Embora 25% a 50% dos pacientes com regurgitação mitral leve possam não apresentar um sopro clinicamente bem definido, a ausência desse ruído característico diminui bastante a chance de haver insuficiência valvar de grau moderado a grave (RV = 0,3). A intensidade do sopro de 3+ ou mais foi o achado auscultatório mais significativamente associado a aumento da probabilidade de identificação da presença de regurgitação mitral em estudo clínico (RV = 4,4).[3]

Sopro holossistólico de regurgitação tricúspide

À semelhança da insuficiência mitral, a regurgitação tricúspide pode ocorrer com alteração em qualquer um dos componentes do aparelho tricúspide. Na maioria das vezes, a regurgitação é de causa secundária. No Quadro 42.2 estão as principais causas de insuficiência tricúspide.[2]

O sopro de regurgitação tricúspide é semelhante ao da regurgitação mitral, distinguindo-se por sua localização. Apresenta intensidade máxima na borda esternal esquerda inferior e, algumas vezes, na borda esternal direita inferior e no epigástrio. Quando ocorre aumento muito acentuado do ventrículo direito, essa estrutura pode deslocar-se no sentido horário e ocupar uma posição mais lateral, próximo ao local do impulso cardíaco apical, podendo confundir-se com o sopro de regurgitação mitral. Diferencia-se o sopro de regurgitação tricúspide pelo fato de não se irradiar para a axila e por aumentar de intensidade com a inspiração profunda (sinal de Rivero Carvallo).[10] Os sopros originados no lado esquerdo do coração não mudam de intensidade de acordo com a respiração, porém a ausência de variação respiratória não exclui completamente a presença de regurgitação tricúspide. Deve-se ressaltar inclusive que, nas formas mais graves dessa disfunção valvar, não se observa variação da intensidade do sopro com a respiração.[11]

Os achados semiológicos que corroboram o diagnóstico de regurgitação tricúspide são: aumento da pressão venosa identificada pelo padrão de pulso jugular (ventricularização de pulso por onda V venosa ampla) e presença de pulso hepático. São critérios de maior gravidade da regurgitação tricúspide: presença de sopro extenso, intenso (≥ grau 3), B3 e sopro mesodiastólico de enchimento.[12]

Sopro holossistólico da comunicação interventricular

A comunicação interventricular (CIV) é a cardiopatia congênita mais frequentemente diagnosticada. Algumas vezes, a CIV pode ser adquirida, por exemplo, após infarto agudo do miocárdio ou trauma. O fluxo de sangue ocorre do ventrículo esquerdo (maior pressão) em direção ao ventrículo direito (menor pressão). A magnitude do *shunt* entre as duas cavidades depende do tamanho do orifício septal e do grau de resistência vascular pulmonar. Em geral, quanto menor o orifício, maior a intensidade do sopro, devido à maior resistência à passagem do fluxo sanguíneo. A pressão no ventrículo esquerdo se mantém mais elevada do que no ventrículo direito durante toda a sístole, sendo, por isso, o sopro holossistólico. Alguns defeitos septais pequenos e localizados na porção muscular trabecular podem sofrer compressão na metade da sístole, cessando o *shunt* antes de B2. O sopro, em geral, é acompanhado de frêmito com ampla irradiação no precórdio, exceto para a axila esquerda, aumentando de intensidade após diástole mais prolongada (batimento pós-extrassístole) e com a expiração. Esse sopro também é conhecido como sopro de Roger. Nas CIV grandes, a magnitude do *shunt* é de acordo com a resistência vascular pulmonar. Com o aumento da resistência arteriolar pulmonar na evolução da doença, devido ao hiperfluxo pulmonar crônico e ao engrossamento da média muscular desses pequenos vasos, pode ocorrer diminuição da intensidade e da duração do sopro, o qual se torna protossistólico e o frêmito desaparece.[2] Além disso, surgem sinais de hipertensão arterial pulmonar, como desdobramento encurtado de B2, hiperfonese do componente pulmonar de B2 (P2), clique de ejeção pulmonar, sopro diastólico de regurgitação pulmonar (sopro de Graham-Steel) e sopro sistólico de regurgitação tricúspide.[13]

Sopros protossistólicos e telessistólicos

As causas dos sopros protossistólicos são as mesmas dos sopros holossistólicos; entretanto, eles terminam no meio da sístole devido à alta pressão da câmara que recebe o fluxo sanguíneo. As principais causas desses sopros são: insuficiência mitral aguda, insuficiência tricúspide aguda e comunicação interventricular com hipertensão pulmonar importante.

Quadro 42.2 Causas principais de insuficiência tricúspide
Primária
Febre reumática
Endocardite infecciosa
Síndrome carcinoide
Trauma
Doença de Ebstein
Secundária
Miocardiopatias
Hipertensão pulmonar
Primária
Secundária
Estenose mitral
Insuficiência ventricular esquerda
Comunicação interventricular
Persistência do canal arterial
Comunicação interatrial
Embolia pulmonar

Os sopros telessistólicos são causados por prolapso da valva mitral ou por disfunção do músculo papilar. O prolapso valvar mitral reflete uma patologia em que as lacínias valvares apresentam coaptação alterada, originando certo grau de regurgitação mitral ao final da sístole. Essa regurgitação se instala ao final dessa fase, quando a redução da cavidade ventricular torna o comprimento das cordas tendíneas demasiado longo para o tamanho ventricular. Desse modo, as manobras que diminuem a dimensão da cavidade ventricular, como posição ereta e manobra de Valsalva, aumentam o grau de prolapso, fazendo com que o clique sistólico e o sopro ocorram de maneira mais precoce. Por outro lado, as manobras que aumentam a dimensão da cavidade ventricular, como as posições supina e de cócoras e o exercício isométrico (aperto de mão), retardam o surgimento do prolapso mais para o final da sístole. O prolapso da valva mitral geralmente é secundário à degeneração mixomatosa valvar, que pode surgir de forma idiopática ou em pacientes com patologias sistêmicas, como síndrome de Marfan, síndrome de Ehlers-Danlos, osteogênese imperfeita, pseudoxantoma e doença de von Willebrand.[2]

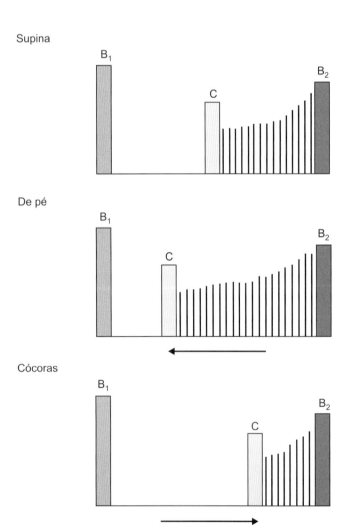

Figura 42.2 Clique de não ejeção precedendo sopro sistólico mitral por prolapso valvar. Observam-se situações diversas desses ruídos por modificações de postura.

Sopros mesossistólicos

Os sopros mesossistólicos (tipo ejeção) originam-se dentro do período de ejeção ventricular. Iniciam alguns centésimos de segundo após B1, período que corresponde à fase de contração isovolumétrica, dessa maneira não encobrindo essa bulha com o início de suas vibrações sonoras.[1] Quando a pressão intraventricular ultrapassa as pressões aórtica ou pulmonar, inicia-se o período de ejeção. A ejeção começa lentamente e atinge seu máximo na mesossístole, voltando a diminuir na telessístole, o que explica o caráter em crescendo-decrescendo dos sopros sistólicos de ejeção (morfologia romboidal ou em "diamante"). Esse tipo de sopro é causado, em geral, pelo fluxo de sangue anterógrado para a aorta e a artéria pulmonar, sendo, por isso, reconhecido como o perfil característico do chamado sopro sistólico de ejeção. Então, é necessário que a pressão intraventricular ultrapasse a pressão diastólica dentro dos vasos que receberão o fluxo anterógrado para que o sopro se inicie. Da mesma maneira, o fluxo sanguíneo ejetado termina antes do fechamento aórtico ou pulmonar, fazendo com que as vibrações geradoras do sopro finalizem antes de B2, jamais a englobando.[14]

Nas lesões obstrutivas mais graves, a pressão intraventricular será maior e, por isso, haverá maior gradiente entre a pressão dentro do ventrículo e aquela do vaso. Desse modo, os inícios do fluxo de ejeção e do sopro serão mais precoces. É importante ressaltar que o gradiente de pressão ventrículo-artéria aumenta até um máximo que corresponde ao pico do sopro. Nos processos obstrutivos, um dos mecanismos de compensação do ventrículo sobrecarregado de pressão é o prolongamento da sístole e, por isso, prolonga-se o tempo de duração do sopro, caracterizando, com maior precisão, a gravidade crescente da patologia em questão. A intensidade do sopro poderá eventualmente acompanhar ou não a maior gravidade da lesão obstrutiva, dependendo de vários fatores paralelos. Deve ser lembrado que a intensidade do sopro sofre influência de outros coadjuvantes, como presença de anemia, febre, gestação, exercício físico, tempo de duração da diástole e condições torácicas ou extracardíacas. Nos sopros de ejeção, quanto maior o tempo diastólico que precede a contração ventricular (por exemplo, batimento pós-extrassístole), maiores serão o volume sistólico e a intensidade do sopro. Essa característica é uma das diferenças mais marcantes entre o sopro de ejeção através da aorta e o sopro de regurgitação mitral, pois neste último não há variação da intensidade de acordo com o tempo de diástole. Assim, o início mais precoce, a maior duração (principalmente) e a maior intensidade do sopro de ejeção são, geralmente, sinais de gravidade de uma lesão obstrutiva.[8]

De acordo com sua etiologia, os sopros mesossistólicos são classificados em cinco tipos: obstrução à ejeção ventricular; alterações morfológicas das valvas sigmoides; dilatação no início da aorta e da artéria pulmonar; aumento do volume ou da velocidade de ejeção do sangue; condições da parede torácica. Essas formas de sopro podem ser causadas no lado esquerdo ou direito do coração e estão listadas no Quadro 42.3.[2]

Obstrução à ejeção do ventrículo esquerdo

De acordo com o local de obstrução, as lesões são classificadas em estenose aórtica valvar, subvalvar e supravalvar.

Quadro 42.3 Causas dos sopros mesossistólicos

Obstrução à ejeção ventricular

Estenose aórtica ou pulmonar (valvar, subvalvar, supravalvar)

Alterações morfológicas das valvas sigmoides

Dilatação da aorta ascendente

Aterosclerose
Hipertensão arterial sistêmica
Sífilis
Aumento do volume sistólico do ventrículo esquerdo
  Regurgitação aórtica
  Persistência do canal arterial
Aortites
  Processos infecciosos
  Artrite reumatoide
  Espondilite anquilosante
Trauma

Dilatação do tronco da artéria pulmonar

Idiopática
Aumento do volume sistólico do ventrículo direito
  Comunicação interatrial
  Comunicação interventricular
Hipertensão arterial pulmonar

Aumento de velocidade de ejeção ventricular

Estados de alto débito cardíaco
  Fisiológicos (crianças, gestação, tensão emocional)
  Patológicos (anemia grave, hipertireoidismo, hepatopatias, beribéri)
Bloqueio atrioventricular total
Comunicações intercavitárias
Regurgitação aórtica

Condições relacionadas com a parede torácica

Redução do diâmetro anteroposterior
Espessura pequena
Deformidades

Estenose aórtica valvar

A estenose aórtica valvar pode ser de etiologia congênita ou adquirida. A forma congênita, em geral, se deve à presença de valva aórtica bicúspide. As formas adquiridas mais comuns são secundárias à degeneração aterosclerótica e à febre reumática. O sopro costuma ser mais intenso no segundo espaço intercostal direito. A irradiação quase sempre se dá para fúrcula, pescoço, sendo mais intensa sobre as carótidas do que sobre os tecidos que as circundam. Se a irradiação ocorre mais para o lado direito do pescoço, sugere obstrução no nível supravalvar. O sopro pode estar associado à presença de clique de ejeção (indicativo de obstrução no nível valvar), principalmente nos pacientes com valva aórtica bicúspide.[5] O sopro tem configuração em crescendo-decrescendo e intensidade variável. Nos pacientes com insuficiência cardíaca e baixo débito, haverá redução do volume sistólico e, assim, diminuirão a intensidade e a duração do sopro. A qualidade do sopro nas estenoses graves em geral é áspera, comparada com um grunhido, caracterizando predomínio de frequências sonoras de baixo ou médio perfil. Nas estenoses com alterações nas lacínias da valva por fibrose ou calcificação, o sopro pode adquirir um caráter musical na região apical. O achado de sopro ruidoso na base direita e musical no ápice do mesmo paciente constitui o fenômeno de Gallavardin, algo explicado pela continuidade anatômica entre os anéis aórtico e mitral, fazendo com que a vibração do anel aórtico seja transmitida para o anel mitral.[4]

O desdobramento paradoxal de B2 no paciente com estenose aórtica (na ausência de bloqueio de ramo esquerdo) indica que a sístole ventricular está muito prolongada, sendo um sinal de gravidade da estenose. Por outro lado, mostra que a valva não está muito calcificada nem imóvel, já que nas estenoses graves o componente aórtico de B2 se torna hipofonético ou mesmo inaudível. Logo, na estenose aórtica grave e calcificada é comum que B2 seja única, pois se ausculta apenas o componente pulmonar de B2.[6]

A avaliação do pulso carotídeo é uma ferramenta importante na avaliação de um paciente com estenose aórtica. Se a condição é grave, usualmente se associa à elevação lenta, de baixa amplitude e duração prolongada do pulso carotídeo, sendo frequente o frêmito. Outros elementos fazem parte do exame clínico de um paciente com estenose aórtica e podem estar relacionados com a gravidade da lesão, como presença de B4, pulso *parvus* e *tardus* e palpação de um impulso cardíaco apical forte, sustentado e desviado para esquerda.[7]

A presença de sopro sistólico aórtico aumenta a possibilidade clínica da existência de estenose aórtica (RV = 5,9). Entretanto, o que é mais importante, a ausência desse sinal diminui consideravelmente a probabilidade da concomitância dessa patologia valvar (RV = 0,06 para estenose aórtica grave; RV = 0,1 para estenose aórtica de qualquer gravidade).

Alguns achados semiológicos aumentam as chances de se estar diante de um paciente com estenose aórtica grave, como sopro com pico tardio (RV = 4,4), pulso carotídeo atrasado (pulso *tardus*, RV = 3,3), ausência ou hipofonese de B2 (RV = 3,1), sopro de duração prolongada (RV = 3) e diminuição da amplitude do pulso carotídeo (pulso *parvus*, RV = 2,3). Desse modo, na busca da identificação de pacientes com estenose aórtica de grau moderado a grave, incrementa-se de maneira evidente a probabilidade de que esses achados estejam presentes e confirmem o estágio mais grave dessa patologia. Assim, por exemplo, a detecção clínica de pulso carotídeo de baixa amplitude e atrasado (pulsos *parvus* e *tardus*, RV = 9), ausência ou hipofonese de B2 (RV = 7,3), sopro prolongado (RP = 11,4) e sopro com crescendo tardio (RV = 29,5). Portanto, pode-se inferir que no exame clínico é possível diferenciar os pacientes que apresentam estenose aórtica moderada a grave daqueles que não têm obstrução ou evidenciam estenose de grau leve. Todavia, torna-se mais difícil, nesse mesmo contexto de sinais semiológicos descritos, fazer uma distinção mais aproximada entre as lesões estenóticas de graus grave e moderado.[3]

Estenose aórtica subvalvar

A obstrução à ejeção ventricular no nível subvalvar aórtico pode ser de origem muscular ou fibrosa.

A obstrução de origem muscular é representada pela miocardiopatia hipertrófica obstrutiva, que se caracteriza como uma doença miocárdica primária. Em pacientes idosos, desidratados e com ventrículo esquerdo hipertrófico por hipertensão arterial sistêmica, é comum idêntico achado de obstrução dinâmica subaórtica. A miocardiopatia hipertrófica obstrutiva provoca obstrução dinâmica na via de saída do ventrículo esquerdo.[6] Observa-se, nessa patologia, aumento da espessura da porção superior do septo interventricular, desproporcional em relação à parede livre. Durante a sístole ventricular, o septo aproxima-se da lacínia anterior da valva mitral, obstruindo a via de saída. Além disso, pode ocorrer tracionamento do folheto anterior valvar mitral em direção ao septo durante a sístole, acentuando ainda mais o processo obstrutivo. Essa forma obstrutiva da doença ocorre em cerca de 25% a 30% dos pacientes e gera a ausculta de um sopro sistólico de padrão ejetivo, epicentro em borda paraesternal esquerda inferior, morfologia em crescendo-decrescendo tardia, com baixa irradiação para área aórtica, caracterizando a presença de obstrução subaórtica.

Na maior parte desses pacientes, é comum a concomitância de regurgitação mitral, cuja magnitude é proporcional ao grau da anormalidade hemodinâmica obstrutiva subaórtica presente. Às vezes, torna-se difícil diferenciar esses dois sopros concomitantes, porém a presença de insuficiência mitral é sugerida por um ruído sistólico mais extenso, tipo regurgitação, bem mais audível em área mitral e com irradiação axilar.[5] Muitas vezes, ausculta-se igualmente B4 em região apical nessa forma de miocardiopatia.

Alguns fatores interferem no grau de obstrução na via de saída, como volume ventricular, pressão arterial e estado inotrópico do miocárdio. Quando há aumento do volume ventricular, verifica-se uma manutenção da abertura da via de saída, diminuindo o gradiente de obstrução. Por sua vez, o aumento da contratilidade ventricular agrava a obstrução. A compreensão desses mecanismos é importante por tornar possível a identificação e a observação da variação que ocorre no sopro com a manobra de Valsalva. Nessa manobra há elevação da pressão intratorácica e diminuição do retorno venoso ao coração e do volume ventricular, agravando assim a obstrução e acentuando o sopro.[14] A elevação dos membros inferiores de maneira passiva tem efeito oposto sobre o retorno venoso, enquanto a elevação ativa desses membros produz efeito idêntico ao da manobra de Valsalva.

Manobras com a posição de cócoras ou exercício isométrico elevam a resistência arterial periférica e a pressão arterial sistêmica, reduzindo o grau de obstrução. As extrassístoles constituem potente estímulo inotrópico positivo, de maneira que a contração ventricular pós-extrassistólica é mais vigorosa, acentuando assim o grau de obstrução. A taquicardia também tem ação inotrópica positiva (efeito Bowditch ou fenômeno Treppe) e reduz o volume ventricular, além de encurtar a diástole, diminuindo o enchimento ventricular e apresentando, portanto, efeito duplo no agravamento da obstrução dinâmica subaórtica.[2]

A obstrução de origem fibrosa é fixa, diferenciando-se da obstrução muscular supracitada, que tem caráter dinâmico. Essa obstrução advém de alterações congênitas que podem ser em forma de anel fibroso circular subaórtico ou uma estrutura fibrosa em forma de túnel. O sopro sistólico da estenose subvalvar aórtica fixa é de qualidade áspera, mais audível na borda esternal, geralmente intenso e com irradiação para o pescoço. O componente aórtico de B2 é de fonese normal ou diminuída, e é comum a presença de B4.[12]

Estenose aórtica supravalvar

A obstrução à ejeção ventricular no nível supra-aórtico é causada, em geral, por patologias congênitas, dentre as quais, coarctação aórtica e estenose supravalvar aórtica, associada ou não à síndrome de Williams (retardo mental, estenoses aórtica e arterial pulmonar e fácies características). Os elementos que sugerem o diagnóstico de estenose supravalvar aórtica são: irradiação do sopro para as carótidas, predominantemente à direita, maior audibilidade em região supraclavicular direita, presença de pulso de maior amplitude nas artérias carótida e braquial do lado direito e pressão arterial mais elevada no braço direito.

A coarctação da aorta é uma malformação congênita que reduz o calibre da aorta. As manifestações dependerão da localização da coarctação em relação ao ponto de origem do canal arterial. Se o estreitamento se encontra próximo ao canal, as manifestações são graves e precoces, constituídas por insuficiência cardíaca e morte. No entanto, se a coarctação está localizada distalmente ao canal arterial, em geral o paciente é assintomático até a vida adulta. Essa patologia pode ocorrer de maneira isolada ou associada a outras malformações, como comunicação interventricular, hipoplasia do arco aórtico, persistência do canal arterial e transposição dos grandes vasos. Cerca de metade dos pacientes tem valva aórtica bicúspide. O sopro costuma ser mais intenso na região interescapular do dorso, associado à hiperfonese do componente aórtico de B2 e à presença de ruído de ejeção. O sinal mais característico de coarctação aórtica é a hipertensão arterial sistêmica nos membros superiores, enquanto a pressão arterial é baixa ou mesmo indetectável nos membros inferiores. Além disso, observa-se diferença evidente na amplitude de pulso entre os membros superiores e inferiores (pulsos muitas vezes impalpáveis nesse último território), um sinal clínico clássico para o diagnóstico de coarctação aórtica.[15]

Obstrução à ejeção do ventrículo direito

Na maioria das vezes, a obstrução à ejeção do ventrículo direito é causada por estenose no nível da valva pulmonar, podendo também ser originada a partir de obstruções nos níveis subvalvar e supravalvar.

A estenose valvar pulmonar, que pode estar associada à síndrome de Noonan, apresenta como elemento típico a dilatação pós-estenótica da artéria pulmonar. O sopro é de qualidade áspera, em crescendo-decrescendo, de padrão ejetivo, mais intenso na borda esternal do segundo espaço intercostal esquerdo, transmitindo-se para o lado esquerdo do pescoço.

A estenose subvalvar pulmonar é representada, principalmente, pela obstrução no nível infundibular do ventrículo direito, habitualmente associada à comunicação interventricular e aos casos de tetralogia de Fallot, em que a estenose infundibular faz parte do espectro da doença, somada a comunicação interventricular, hipertrofia ventricular direita e aorta posicionada cavalgando o septo interventricular.

A estenose supravalvar pulmonar no nível da artéria pulmonar e seus ramos é rara. Ocorre como malformação isolada ou associada a tetralogia de Fallot, persistência do canal arterial e coarctação de aorta. Ademais, é mais comum no sexo masculino e é encontrada nas síndromes de Noonan, Williams e da rubéola congênita.[2]

Alterações morfológicas das valvas sigmoides

Qualquer modificação na morfologia das valvas é capaz de originar sopro. Em geral, são os processos degenerativos valvares que causam o sopro, sendo a esclerose valvar aórtica o principal exemplo. Essa alteração, mais comum em pacientes idosos, pode originar um sopro proto ou mesossistólico, em geral de pequena intensidade e de curta duração.[8]

Dilatação da origem da aorta ou artéria pulmonar

A dilatação tanto da aorta proximal como da artéria pulmonar pode causar sopro. Independentemente da causa da dilatação, o sopro parece ser causado pela brusca desaceleração do fluxo sanguíneo no interior do vaso dilatado. Esse tipo de sopro, em geral, é de pequena intensidade, suave, proto ou mesossistólico e mais audível na borda esternal esquerda. Quando o sopro é causado por dilatação da artéria pulmonar associada à hipertensão arterial pulmonar, é comum a presença de B2 hiperfonética.

As causas de dilatação da aorta e da artéria pulmonar estão listadas no Quadro 42.3.[2]

Aumento do volume ou velocidade de ejeção do sangue

O sopro produzido por esse mecanismo de aumento do volume ou da velocidade do fluxo sanguíneo pode ser denominado sopro sistólico de fluxo. Ele é encontrado nas situações em que há aumento do volume sistólico, como bloqueio atrioventricular total, comunicações intercavitárias e regurgitações aórtica e pulmonar. Além disso, é encontrado nos estados de alto débito cardíaco (estados circulatórios hiperdinâmicos), fisiológicos ou não, como, por exemplo, gestação, exercício físico, febre, anemia grave, hipertireoidismo e beribéri.[1]

O sopro é proto ou mesossistólico, de curta duração, com pico precoce, pequena intensidade, mais audível no segundo e terceiro espaços intercostais, junto ao esterno.

No mesmo contexto dos sopros de fluxo, devem ser reportados os chamados sopros inocentes, ou seja, vibrações curtas que ocupam a proto ou a mesossístole, com padrão ejetivo, muito frequentes em crianças e que desaparecem na adolescência ou na vida adulta. No contexto descritivo presente de ruídos decorrentes de aumento do volume ou da velocidade de ejeção sanguínea, é importante ressaltar a presença de dois tipos de sopros inocentes audíveis no precórdio: o sopro de ejeção pulmonar, audível no segundo espaço intercostal esquerdo, e o chamado sopro de Still, identificado em borda paraesternal esquerda. Em ambas as situações, não há patologias associadas. Ambos os ruídos apresentam modificações posturais, aumentando de intensidade no decúbito dorsal e diminuindo ou desaparecendo totalmente na posição sentada ou de pé. O sopro de ejeção pulmonar parece ser devido ao fluxo ejetado para o interior do tronco arterial pulmonar. O sopro de Still tem característica vibratória bastante particular, quando audível no precórdio, sendo restrito a um período curto na fase sistólica e não tendo uma causa bem definida, porém também deve estar relacionado com a aceleração de fluxo ejetado intracavitário ou em grande vaso.[5]

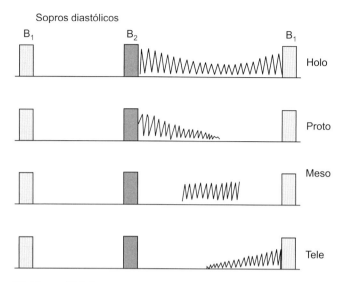

▼ Figura 42.3 Demonstração dos sopros diastólicos (tipos regurgitação de valva sigmoide e obstrução ao enchimento diastólico atrioventricular), detalhados por respectivas durações e morfologias dentro dessa fase do ciclo.

Condições relacionadas com a parede torácica

Em indivíduos com diâmetro torácico anteroposterior diminuído (*straight back syndrome*, ou síndrome do tórax plano), é habitual a ausculta de um curto sopro sistólico ejetivo sobre o segundo espaço intercostal esquerdo, também de etiologia não bem definida e desacompanhado de qualquer outro indicativo de anormalidade cardiológica.

Sopros sistólicos com padrão ejetivo de fluxo também são encontrados frequentemente em outras anormalidades da constituição torácica, como *pectus carinatum* e *excavatum*, também não se evidenciando qualquer outra patologia cardíaca envolvida nessa situação além da deformidade do tórax.[8]

Sopros diastólicos

Os sopros diastólicos são classificados em protodiastólicos, mesodiastólicos, telediastólicos (ou pré-sistólicos) e holodiastólicos, de acordo com o momento em que surgem no período diastólico. Sob o ponto de vista etiológico e fisiopatológico, os sopros diastólicos têm sido classificados em dois tipos: por regurgitação de valva semilunar ou sigmoide e por obstrução ao enchimento diastólico atrioventricular. O primeiro tipo é classicamente representado pela regurgitação aórtica e o segundo, pela estenose mitral.[1]

Sopros protodiastólicos

Os sopros protodiastólicos iniciam-se imediatamente após o fechamento das valvas sigmoides, ou seja, após B2, pois, nesse momento, a pressão na aorta ou na artéria pulmonar já é superior à pressão no interior do ventrículo correspondente.

No início da diástole, a pressão intraventricular atinge o nível zero, momento em que a pressão intra-arterial é máxima, existindo, portanto, um elevado gradiente arteriventricular nessa fase inicial diastólica. Dessa maneira, os sopros protodiastólicos, decorrentes da insuficiência das valvas sigmoides, aórtica e pulmonar, se originam do refluxo de sangue de um dos vasos da base (aorta e pulmonar) para um dos ventrículos. O volume de sangue que regurgita, e com isso a intensidade do sopro, diminui progressivamente com a redução da pressão diastólica (Figura 42.3).

A duração do sopro é indicativo da gravidade da regurgitação, sendo influenciada pela pressão intraventricular durante a diástole, pela resistência vascular periférica e pelas dimensões do orifício valvar. A intensidade do sopro é influenciada pelo volume absoluto de sangue que regurgita para o ventrículo.[2]

Sopro protodiastólico da regurgitação aórtica

O sopro de regurgitação aórtica pode surgir em consequência de lesões agudas ou crônicas da valva aórtica. No Quadro 42.4 estão listadas as causas de regurgitação aórtica[2].

O sopro se inicia junto de B2 e tem morfologia em decrescendo, ou seja, sua intensidade diminui ao longo da diástole. Caracteristicamente, apresenta frequências altas. Costuma ser mais audível na borda esternal esquerda, no nível do terceiro espaço intercostal, principalmente quando a gênese da regurgitação aórtica é primariamente valvar. Algumas vezes, o local de maior intensidade é a borda esternal direita, geralmente se a causa do sopro estiver associada a dilatação ou tortuosidade importante da aorta.[15] Nos pacientes com aumento do diâmetro anteroposterior do tórax, o sopro pode ser mais intenso na região apical, sendo chamado de sopro de Cole-Cecil.[7] A duração e a intensidade do sopro são variáveis, sendo influenciadas pelo volume de sangue regurgitante.

Para facilitar a ausculta do sopro de regurgitação aórtica é útil posicionar o paciente com o tórax inclinado para a frente, mantendo-o em apneia pós-expiratória. Além disso, manobras que aumentam a resistência vascular, como o exercício isométrico (aperto de mão) e a posição de cócoras, podem aumentar o volume regurgitante e tornar o sopro mais intenso. A qualidade do sopro usualmente é suave, "aspirativa", podendo ser rude nas regurgitações de maior gravidade. O achado de sopro com característica musical pode estar relacionado com perfuração, fenestração ou eversão de lacínias da valva aórtica. Nas situações que preservam a integridade dos folhetos da valva aórtica e sua coaptação é relativamente normal, o componente aórtico de B2 apresenta intensidade aumentada.[5]

Quadro 42.4 Causas de regurgitação aórtica
Febre reumática
Sífilis

Artrites crônicas
    Espondilite anquilosante
    Síndrome de Reiter
    Artrite reumatoide

Endocardite infecciosa
Dissecção aguda da aorta
Doenças hereditárias do tecido conjuntivo
Hipertensão arterial sistêmica
Comunicação interventricular
Valva aórtica bicúspide
Estenose supravalvar aórtica

Além do sopro com as características já descritas, outros elementos fornecem informações importantes para identificação da regurgitação aórtica, a estimativa da gravidade e o reconhecimento de condições associadas. Quando há grande volume de sangue regurgitante através da valva aórtica, podem surgir associados um sopro proto ou mesossistólico, em geral de pequena intensidade, e um ruído de ejeção. Esses achados podem sugerir a presença de estenose aórtica verdadeira associada ou apenas uma situação de aumentado volume de ejeção sistólico transvalvar secundário ao grande volume diastólico final ventricular, chamada de estenose aórtica relativa, sendo importante a avaliação do pulso carotídeo.

Na regurgitação aórtica sem estenose associada, o pulso será amplo, com elevação e descida rápidas. Ressalve-se, porém, que nos pacientes idosos, com rigidez significativa da parede arterial, o pulso pode ter preservada essas características amplas, inclusive na presença de estenose aórtica grave, sendo assim um marcador menos específico no diagnóstico diferencial dessas condições.

Nas regurgitações aórticas graves, B1 torna-se hipofonética devido ao fechamento precoce da valva mitral acarretado pela elevada pressão diastólica final ventricular. As presenças de B3, principalmente na regurgitação aórtica aguda, e B4 também refletem sinais indicativos de regurgitação aórtica com repercussão miocárdica ventricular esquerda significativa.[2] O impulso cardíaco apical usualmente está aumentado e desviado para a esquerda nos casos de regurgitação aórtica crônica.[15]

Na regurgitação aórtica, em virtude do aumento do volume de sangue ejetado pelo ventrículo esquerdo na sístole, pode ocorrer aumento da pressão arterial sistólica, o que é influenciado pela complacência da aorta. Nos pacientes idosos, em que a aorta é pouco complacente, o aumento do volume sistólico acarretará incremento mais significativo da pressão arterial. No entanto, se a instalação da regurgitação for aguda, o volume sistólico poderá não ser mantido e, assim, a pressão sistólica estará normal ou reduzida.

Além disso, é comum a diminuição da resistência vascular periférica nos pacientes com regurgitação aórtica de moderada a grave, havendo com isso uma redução definida na pressão arterial diastólica. Todavia, em situações como insuficiência cardíaca congestiva e regurgitação aórtica aguda, ocorre aumento da resistência vascular periférica associado também à elevação da pressão diastólica final do ventrículo esquerdo, sendo este último fator responsável pela diminuição no volume de sangue regurgitante através da valva aórtica. Portanto, haverá diminuição dos achados semiológicos característicos de regurgitação aórtica, além de redução da duração do sopro diastólico presente, tornando esse contexto mais grave algo distinto do padrão clássico de achados clínicos dessa valvopatia.

Essas alterações possíveis na pressão arterial determinam a identificação de aumento da pressão de pulso em pacientes portadores dessa lesão regurgitante valvar, principalmente na fase crônica e de graduação de moderada a grave.[4] A aferição da pressão arterial por meio do método auscultatório pode estar prejudicada. A pressão arterial sistólica identificada pelo método palpatório parece ser mais fidedigna. Ademais, os sons de Korotkoff são comumente audíveis até o nível zero nesses pacientes, por isso recomenda-se que a fase IV dos sons de Korotkoff seja considerada como pressão diastólica. O pulso arterial no paciente com regurgitação aórtica crônica grave tem como característica uma elevação ampla e um colapso abrupto, promovendo o aspecto de um "pulso em martelo d'água" (pulso de Corrigan), mais bem percebido no pulso radial do que no pulso carotídeo. Outra característica frequentemente encontrada é o pulso *bisferiens*, isto é, com dois picos sistólicos.[2] Outros sinais semiológicos interessantes da regurgitação aórtica são:

- **Duplo sopro ou sinal de Duroziez:** sopro contínuo, audível sobre a artéria femoral com ligeira pressão do diafragma do estetoscópio, secundário ao fluxo anterógrado sistólico e retrógrado diastólico.
- **Tiro de pistola (*pistol shot sound*):** ruído sistólico seco e de curta duração audível sobre as artérias periféricas, principalmente femorais e umerais.
- **Duplo tom de Traube:** consiste na percepção de dois ruídos próximos, um sistólico mais intenso e outro diastólico mais fraco, ao se auscultar a artéria femoral sem comprimi-la. Sua gênese se deve a vibrações da parede arterial em razão da súbita distensão sistólica e do rápido retorno diastólico à situação inicial.
- **Sinal de Musset:** oscilações visíveis da cabeça que ocorrem de modo sincrônico com os batimentos cardíacos.
- **Pulso capilar ou sinal de Quincke:** visibilização de ondas de ruborização e descoloração do leito ungueal de maneira pulsátil, determinadas pelo movimento do sangue capilar.
- **Sinal de Muller:** movimentação pulsátil da úvula.
- **Sopro de Austin-Flint:** sopro semelhante ao da estenose mitral.

A presença de sopro diastólico precoce característico de regurgitação aórtica aumenta significativamente as chances de o paciente ter realmente essa lesão valvar (RV = 9,9). Do mesmo modo, a ausência de sopro diminui consideravelmente a probabilidade de haver regurgitação aórtica de grau moderado a grave (RV = 0,1). Outro achado interessante, de cunho clínico, ocorre quando o sopro diastólico é mais audível na borda esternal direita, sugerindo que haja uma regurgitação excêntrica devido à dilatação da raiz aórtica ou por dano em apenas uma cúspide, como na endocardite. A presença desse sinal aumenta a probabilidade de haver dilatação do anel aórtico ou endocardite (RV = 8,2).

O achado de alguns sinais semiológicos intensifica a probabilidade da existência de regurgitação aórtica de grau moderado a grave, como sopro com 3+ ou mais de intensidade (RV = 8,2), pressão arterial diastólica < 50mmHg (RV = 19,3) e pressão de pulso > 80mmHg (RV = 10,9). A ausência de impulso apical aumentado diminui a possibilidade da ocorrência de regurgitação aórtica de moderada a grave (RV = 0,1). Esses dados foram observados em avaliação de pacientes com regurgitação aórtica crônica.[3]

Sopro protodiastólico de regurgitação pulmonar

O sopro de regurgitação pulmonar é encontrado em dois tipos de disfunção valvar: com ou sem hipertensão arterial pulmonar.

A regurgitação pulmonar secundária à hipertensão arterial pulmonar, com dilatação da artéria pulmonar e do anel da valva pulmonar, é a causa mais frequente. A hipertensão pulmonar de instalação aguda (por exemplo, tromboembolismo pulmonar) não está associada, em geral, à dilatação da artéria pulmonar, pois o ventrículo direito é sobrecarregado de maneira abrupta, não tendo capacidade de gerar pressão suficiente para aumentar de modo significativo a pressão no interior da artéria pulmonar. Nas formas crônicas de hipertensão pulmonar ocorre hipertrofia do ventrículo direito, tornando-se capaz de gerar pressões elevadas, as quais irão determinar dilatação do tronco da artéria pulmonar e do anel de sua valva. Desse modo poderá ocorrer incompetência no funcionamento da valva pulmonar.

A regurgitação pulmonar também é encontrada em condições que não estão associadas à hipertensão pulmonar, como dilatação idiopática da artéria pulmonar, dilatação da artéria pulmonar desproporcional ao aumento do fluxo através do vaso, como na presença de comunicações intercavitárias, ausência congênita de valva pulmonar, tratamento cirúrgico de estenose pulmonar (pós-operatório de tetralogia de Fallot, valvoplastia pulmonar) e endocardite localizada na valva pulmonar.

O sopro de regurgitação pulmonar na presença de hipertensão arterial pulmonar é semelhante ao da regurgitação aórtica. Alguns elementos podem ser usados para diferenciar esses dois tipos de sopros. Em geral, o sopro de regurgitação pulmonar é mais localizado e com menor irradiação, sendo mais intenso na borda esternal esquerda, no nível do segundo e terceiro espaços intercostais. Além disso, devem ser buscados outros sinais semiológicos associados à regurgitação aórtica e pulmonar, como características do impulso cardíaco apical, palpação de pulsos arteriais e observação do contorno do pulso venoso jugular. Outro ponto importante consiste em diferenciar a regurgitação pulmonar associada ou não à hipertensão pulmonar. Na presença de hipertensão pulmonar, a observação da veia jugular interna evidencia onda A de amplitude aumentada e, eventualmente, pressão venosa elevada e onda V ampla, quando coexistem insuficiência ventricular direita e insuficiência tricúspide, respectivamente. O sopro de regurgitação pulmonar por hipertensão pulmonar é associado à hiperfonese do componente pulmonar de B2, a qual pode apresentar-se como bulha aparentemente única e não desdobrada. Costuma aumentar com a inspiração. Esse sopro é chamado de sopro de Graham-Steel e apresenta características muito similares ao respectivo ruído da regurgitação aórtica, como alta frequência, timbre aspirativo e morfologia em decrescendo.[5]

O sopro de regurgitação pulmonar sem hipertensão pulmonar difere desse padrão em virtude das pressões mais baixas no circuito pulmonar e da velocidade relativamente baixa do fluxo durante a diástole. Esse sopro é de média ou baixa frequência e começa após um componente pulmonar de B2 normal ou abafado. Trata-se de um sopro relativamente curto, podendo aparentar ser mesodiastólico pelo fato de apenas A2 ser bem audível.[14]

Sopros mesodiastólicos

Os sopros mesodiastólicos estão relacionados com o fluxo sanguíneo através das valvas atrioventriculares, iniciando a partir da abertura dessas valvas. Entre o fechamento das valvas sigmoides, que marca o começo da diástole, e a abertura das valvas atrioventriculares transcorre um intervalo de tempo que corresponde ao período de relaxamento isovolumétrico, sendo, por isso, o sopro considerado mesodiastólico. Deve-se ressaltar que, por vezes, o sopro pode ocupar apenas a parte final da diástole. Os mecanismos de formação dos sopros mesodiastólicos são decorrentes de obstrução ao enchimento dos ventrículos ou do aumento da velocidade do fluxo sanguíneo através das valvas atrioventriculares.[1] As principais causas dos sopros mesodiastólicos estão listadas no Quadro 42.5.[2]

Sopros mesodiastólicos por obstrução ao enchimento dos ventrículos

A estenose mitral é a principal causa de sopro por obstrução ao enchimento dos ventrículos. Entretanto, existem outras etiologias menos comuns, como *cor triatriatum*, estenose tricúspide, mixoma atrial e presença de trombo pedunculado na cavidade atrial.

A estenose mitral é causada, principalmente, pela febre reumática, podendo também, raramente, ser congênita ou causada por calcificação do anel mitral, sobretudo em pacientes idosos. O processo de fibrose progressiva, calcificação e fusão das comissuras, cordoalhas e músculos papilares da valva mitral acarreta diminuição do orifício de abertura valvar. Desse modo, torna-se mais difícil o enchimento ventricular durante a diástole, surgindo, então, um gradiente de pressão entre o átrio e o ventrículo esquerdo, o qual depende do tamanho do orifício mitral e da velocidade de fluxo através da valva.[6]

O sopro típico da estenose mitral surge em razão da passagem de sangue pelo orifício estreitado da valva. Esse ruído se apresenta na parte média da diástole (durante o enchimento rápido ventricular), havendo um intervalo nítido entre B2 e o início do sopro. Quando o estalido de abertura da valva mitral está presente, o sopro se inicia imediatamente após esse som. Apresenta um reforço pré-sistólico dependente da presença de contração atrial, adquirindo uma configuração crescente-decrescente-crescente. Na fibrilação atrial, arritmia na qual a contração atrial deixa de ocorrer, o reforço pré-sistólico desaparece. Cabe ressaltar que a duração do sopro está relacionada

Quadro 42.5 Causas principais dos sopros mesodiastólicos
Obstrução ao enchimento dos ventrículos
Estenose mitral
Estenose tricúspide
Cor triatriatum
Mixoma atrial
Trombo atrial pedunculado
Aumento de fluxo através das valvas atrioventriculares
Valva mitral
Comunicação interventricular
Persistência do canal arterial
Regurgitação mitral
Bloqueio atrioventricular total
Valva tricúspide
Comunicação interatrial
Drenagem anômala das veias pulmonares
Regurgitação tricúspide
Febre reumática ativa
Sopro de Carey-Coombs

com a manutenção do gradiente atrioventricular diastólico e a gravidade da estenose. Por outro lado, a intensidade do sopro não se relaciona com a gravidade da lesão.

O sopro comumente é composto de vibrações de baixa frequência e de tonalidade grave, sendo designado como ruflar ou rolar diastólico, mais audível com a campânula do estetoscópio. A intensidade do sopro é maior na região apical, podendo haver irradiação para axila esquerda, mesocárdio e borda esternal esquerda. Diversos fatores estão relacionados com a intensidade do sopro diastólico da estenose mitral. As causas de diminuição da intensidade do sopro são situações associadas a redução do débito cardíaco, taquicardia (reduzindo a diástole), aumento do diâmetro anteroposterior e da espessura do tórax, além das alterações anatômicas, como imobilidade acentuada da valva e deslocamento posterior do ventrículo esquerdo secundário ao aumento do ventrículo direito.

Por acentuarem a velocidade do fluxo através da valva, algumas manobras aumentam a intensidade do sopro, como exercício físico, elevação dos membros inferiores e posição de cócoras.[15] Outra maneira de facilitar a ausculta consiste em posicionar o paciente em decúbito semilateral esquerdo, o que aproxima a ponta do ventrículo esquerdo da parede torácica. Deve-se atentar para a ausculta durante a expiração, pois nesse momento respiratório a ponta do ventrículo esquerdo também se aproxima da parede do tórax e ocorre maior esvaziamento de sangue proveniente dos pulmões, aumentando a velocidade do fluxo transmitral.[2]

Alguns elementos semiológicos, mesmo que inespecíficos, são de grande valor para o diagnóstico de estenose mitral, como hiperfonese de B1, estalido de abertura da valva mitral e sinais de hipertensão venosa e/ou arteriolar pulmonar. As evidências de hipertensão pulmonar são: hipertrofia ventricular direita, hiperfonese do componente pulmonar de B2, sopro de regurgitação tricúspide, hepatomegalia, ondas A e V amplas no pulso jugular e sinais de edema pulmonar e sistêmico. A estenose mitral não costuma cursar com ausculta de bulhas acessórias (B3 ou B4), pois o ventrículo esquerdo é poupado nessa patologia. No entanto, podem surgir bulhas acessórias provenientes do ventrículo direito, secundárias a sobrecarga e disfunção ventricular direita. Além disso, é importante destacar que os pacientes apresentam, frequentemente, fibrilação atrial em virtude da sobrecarga atrial esquerda e, consequentemente, risco aumentado de fenômenos tromboembólicos.[7]

A hiperfonese de B1 revela que a valva ainda mantém certo grau de mobilidade diastólica e pouca calcificação. Pode ser o primeiro achado no exame de um paciente com estenose mitral. A estenose mitral aumenta a tensão em seus folhetos, os quais vibram com maior intensidade ao se fecharem. Além disso, acredita-se que a hiperfonese de B1 pode ser secundária a atraso no fechamento da mitral na sístole inicial devido à alta pressão no átrio esquerdo. Logo, a valva partiria de uma posição mais aberta que a habitual antes de se fechar, em vigência da necessidade de pressão instantânea intraventricular esquerda mais elevada. Com a progressão da doença, a valva pode se tornar mais calcificada e com menor mobilidade, tornando B1 hipofonética.[9]

A estenose tricúspide apresenta como principal etiologia a febre reumática, porém, eventualmente, é de origem congênita ou secundária a fibrose endomiocárdica, fibroelastose e síndrome carcinoide. A intensificação do sopro da estenose tricúspide com a inspiração (sinal de Rivero Carvallo) é o principal elemento que a diferencia do sopro da estenose mitral. Com essa manobra há aumento do retorno venoso e da pressão do átrio direito, diminuição da pressão no ventrículo direito e, como consequência, acentuam-se o gradiente de pressão diastólica e o fluxo transvalvar.[14]

Os mixomas atriais são tumores que podem se manifestar por determinarem obstrução ao enchimento das valvas atrioventriculares, em especial da valva mitral. O sopro diastólico, nessa situação, pode ser precedido por um ruído protodiastólico, denominado *tumor plop* na literatura inglesa, o qual tem a mesma conotação do estalido de abertura mitral. O diagnóstico diferencial com estenose mitral é auxiliado por algumas características, como alterações no padrão do sopro, às vezes diariamente, espontâneas ou desencadeadas por mudanças na posição corporal, presença de embolias sistêmicas na ausência de fibrilação atrial e tamanho relativamente pequeno do átrio esquerdo na radiografia simples de tórax.[8]

Sopros mesodiastólicos por aumento da velocidade do fluxo sanguíneo através das valvas atrioventriculares

O aumento da velocidade do fluxo sanguíneo através das valvas atrioventriculares é capaz de gerar sopro diastólico, mesmo na ausência de obstrução por lesão valvar propriamente dita. Quando o sopro é de origem mitral, as principais causas são comunicação interventricular, persistência do canal arterial, insuficiência mitral importante e bloqueio atrioventricular total, enquanto o de origem tricúspide se deve a comunicação interatrial, drenagem venosa anômala de veias pulmonares e regurgitação tricúspide significativa.

No decorrer da evolução da cardite reumática aguda, pode surgir um sopro diastólico denominado sopro de Carey-Coombs. Esse tipo de sopro parece ser causado pela inflamação aguda da valva mitral, porém, por ser em geral associado a sopro holossistólico de regurgitação mitral, acredita-se que possa ser originado do hiperfluxo transvalvar secundário à esta última.

O sopro diastólico proveniente do aumento da velocidade de fluxo é comumente de pequenas intensidade e irradiação, sendo também de baixa frequência. Quando originado pela valva mitral, é mais audível no foco mitral, enquanto o sopro através da valva tricúspide é mais audível na borda inferior do esterno. A distinção entre esse tipo de sopro e o sopro causado por estenose valvar é difícil, devendo ser levado em conta no exame clínico que o sopro por aumento da velocidade não está associado à presença de reforço pré-sistólico e estalido de abertura e apresenta duração mais curta.[2]

Sopros telediastólicos

Os sopros telediastólicos são originados pela obstrução ao fluxo de sangue através das valvas atrioventriculares. A etiologia desse tipo de sopro é, em geral, a cardiopatia reumática. Sua divisão em sopro mesodiastólico e sopro telediastólico não tem relevância clínica, uma vez que costumam fazer parte do contexto da mesma patologia.[1] No entanto, descreveremos aqui o sopro telediastólico separadamente para ressaltar seu

mecanismo principal de formação, que é a contribuição da contração atrial. Esse tipo de sopro constitui o reforço pré-sistólico do sopro diastólico por obstrução ao fluxo por uma valva atrioventricular. Quando a causa do sopro diastólico é o aumento da velocidade da corrente sanguínea através da valva, sem obstrução significativa, em geral não se evidencia esse componente pré-sistólico.

Outro ponto a ser ressaltado diz respeito ao sopro de Austin Flint. Encontrado nos pacientes com regurgitação aórtica importante, esse tipo de sopro se assemelha ao da estenose mitral, apresentando componentes meso e telediastólico. Dessa maneira, não constitui puramente um sopro telediastólico. O componente mesodiastólico do sopro parece ser causado pela restrição que o fluxo regurgitante aórtico impõe à abertura do folheto anterior da valva mitral, determinando inclusive fechamento precoce dessa valva e passagem de sangue do átrio para o ventrículo através de uma valva funcionalmente estreitada. Por outro lado, a porção telediastólica do sopro estaria relacionada com a sístole atrial, ao promover a reabertura incompleta da valva mitral. Para diferenciação, ao contrário da estenose mitral, não estão presentes a hiperfonese de B1 e o estalido de abertura da valva mitral, enquanto é comum o achado de B3.[2]

Sopros contínuos

Os sopros contínuos são aqueles que ocupam indistintamente todo o ciclo cardíaco, permanecendo sem interrupção através de B1 e B2, muitas vezes abafando parcial ou totalmente esses ruídos. Devem ser diferenciados dos sopros presentes na sístole e na diástole, característicos das lesões valvares duplas, os quais ocorrem de modo separado e não contínuo. Os sopros contínuos são causados pelo fluxo constante de sangue de uma área de maior pressão para outra de pressão mais baixa. Essa situação pode ocorrer em consequência de uma comunicação entre a aorta e a artéria pulmonar ou seus ramos, de conexões (fístulas) arteriovenosas ou de padrões de fluxo sanguíneo alterados nas artérias ou veias. No Quadro 42.6 são citadas as principais causas de sopro contínuo.[2]

Quadro 42.6 Causas principais de sopro contínuo
Comunicação aorta-artéria pulmonar
Persistência do canal arterial Janela aortopulmonar Tronco arterioso comum Ruptura de aneurisma da aorta (seios de Valsalva) Comunicação artéria sistêmica-pulmonar
Conexões arteriovenosas

Fístulas arteriovenosas
    Sistêmicas
    Pulmonares
    Coronárias

Padrões de fluxo alterado nas artérias
Estenose de artéria sistêmica Obstrução parcial de ramos da artéria pulmonar Circulação colateral
Padrão de fluxo alterado nas veias
Zumbido venoso

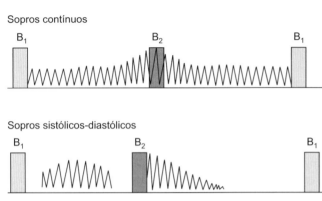

▼ Figura 42.4 Demonstração dos sopros contínuos e sistólicos-diastólicos. Os primeiros se caracterizam pela persistência durante todas as fases do ciclo cardíaco, englobando B1 e B2. O segundo grupo consiste em ruídos gerados pelas duplas lesões valvares, respeitando os limites distintos dessas duas fases do ciclo.

A patologia que melhor exemplifica a presença de sopro contínuo é a persistência do canal arterial. Nessa malformação congênita, o *ductus arteriosus*, pelo qual o sangue era desviado da circulação pulmonar para a sistêmica de modo essencial na vida fetal, mantém-se patente mesmo após algumas semanas de vida extrauterina. Logo, funciona como uma fístula da aorta para a artéria pulmonar na vida pós-natal. Devido ao gradiente de pressão sempre favorável para a aorta, tanto em sístole como em diástole, há passagem contínua de sangue para o interior da artéria pulmonar, funcionando de modo similar às fístulas arteriovenosas. As consequências hemodinâmicas, ou seja, o volume de sangue desviado, dependerão da resistência vascular pulmonar e das dimensões do canal arterial.[6]

No paciente adulto com persistência do canal arterial, sem hipertensão arteriolar pulmonar, pode ser encontrado o tipo de sopro contínuo conhecido como sopro de Gibson. O sopro se inicia junto a B1, tem intensidade crescente até B2, continua sem interrupção durante a diástole e decresce de intensidade em direção a B1. O sopro é de média a alta frequência, rude e vibrante, sendo chamado de "sopro em maquinaria", visto que lembra o ruído de uma máquina a vapor. A área de maior intensidade é a borda esternal esquerda, no nível do segundo espaço intercostal, sendo também associado, em geral, a frêmito sistólico e diastólico. Muitas vezes, com o sopro contínuo são audíveis diversos ruídos de alta frequência, semelhantes a cliques, chamados *eddies sounds*, ou sons de turbilhonamento. Cabe ressaltar que, em recém-nascidos e pacientes com hipertensão arteriolar pulmonar significativa, o sopro pode deixar de ser contínuo, dependendo da diferença de pressão entre a aorta e a artéria pulmonar. O primeiro componente a desaparecer é o diastólico.[4]

Além da persistência do canal arterial, diversas condições, patológicas ou não, apresentam sopro contínuo. Dentre as principais causas de sopro contínuo não patológico estão o zumbido venoso e o sopro mamário, que serão abordados com os sopros inocentes. Ademais, é importante destacar que, quando o sopro contínuo for secundário à presença de fístulas arteriovenosas, o local de máxima intensidade do sopro dependerá, principalmente, da posição da fístula.[5]

Patologias aórticas, como aneurisma roto de seio de Valsalva para átrio ou ventrículo direito, constituem-se em anomalias congênitas estruturais raras, mas que devem fazer parte do diagnóstico diferencial clínico quando da detecção de um sopro contínuo. Essa anomalia estrutural aórtica pode apresentar ausculta muito similar à persistência do canal arterial, porém a localização do sopro, em borda esternal esquerda mais inferior ou mesmo à direita, auxilia o diagnóstico diferencial entre essas duas situações.[12]

Em algumas patologias, como, por exemplo, regurgitação aórtica associada ou não a estenose aórtica e comunicação interventricular, o sopro tem um duplo componente, sistólico e diastólico, e pode ser erroneamente descrito como sopro contínuo. A identificação de uma pausa no final da sístole costuma ser suficiente para sua diferenciação.[15]

Sopros inocentes

A definição de um sopro como inocente significa dizer que o paciente não apresenta alterações patológicas na estrutura do coração que possam ser responsáveis pelo sopro.

Os sopros inocentes têm as seguintes características: são geralmente sistólicos (proto ou mesossistólicos), de padrão ejetivo, de baixa intensidade (+ ou ++), suaves, de pequena irradiação, mais audíveis na área pulmonar e na região mesocárdica, com variações nítidas de acordo com as manobras que alteram o fluxo de sangue pelos vasos e o coração. Além disso, não são acompanhados de alterações nas bulhas cardíacas, não geram frêmitos e, como previamente salientado, não se acompanham de anomalias estruturais do coração.[1]

Em geral, os sopros inocentes são encontrados em crianças. Podem surgir em situações em que o débito cardíaco está elevado, como febre, exercício, anemia e tireotoxicose. Os pacientes devem ser submetidos a investigação clínica e exames complementares (eletrocardiograma, radiografia de tórax e ecocardiograma) para definição do sopro como inocente. Os principais tipos de sopros inocentes são: sopro vibratório de Still, sopro de ejeção pulmonar, sopro sistólico hiperdinâmico, sopros arteriais, sopro mamário e zumbido venoso.[4]

O sopro vibratório, também conhecido como sopro de Still, é o sopro mais comumente encontrado em crianças, embora ocasionalmente possa ser audível em adultos jovens. Não está totalmente esclarecida a etiologia do sopro, mas parece ser secundário ao som da ejeção de sangue através da valva aórtica ou da via de saída do ventrículo direito. Trata-se de um sopro mesossistólico, com caráter vibratório (semelhante a um gemido ou zumbido musical), de pequena intensidade e baixa frequência, por isso mais audível com a campânula. O sopro é mais intenso na borda esternal esquerda inferior. Caracteristicamente, o sopro diminui de intensidade ou desaparece com manobras que reduzem o retorno venoso, como passar da posição supina para a posição sentada ou em pé. Esse tipo de sopro pode ser confundido com os sopros de insuficiência mitral ou de comunicação interventricular, devendo ser levado em conta que, nessas patologias, o sopro costuma ser holossistólico, mais intenso e com maior irradiação, além de não desaparecer com as manobras.

O sopro de ejeção pulmonar também é muito frequente em crianças, caracterizando-se por uma tonalidade mais grave e abafada que o sopro de Still. Igualmente apresenta característica ejetiva, de duração proto ou messossistólica e epicentro em área pulmonar. Acredita-se que sua gênese seja decorrente do próprio fluxo sanguíneo que transita pelo anel valvar pulmonar durante a ejeção para o interior do tronco arterial pulmonar. Modifica-se com as mesmas manobras posturais descritas para a análise do sopro de Still e não altera o comportamento normal de B2.

O sopro sistólico hiperdinâmico é um sopro mesossistólico, mais audível nos focos pulmonar e aórtico acessório, e de pequena intensidade. Ele é consequência do hiperfluxo sanguíneo através da valva aórtica nas situações em que o débito cardíaco está elevado, como anemia, febre, tireotoxicose, beribéri, exercício físico, gestação e ansiedade. Esse tipo de sopro é muito mais comum em crianças, as quais têm o coração mais próximo da parede torácica e a circulação mais hiperdinâmica. Deve ser diferenciado, principalmente, do sopro por hiperfluxo que ocorre na comunicação interatrial e do sopro da estenose pulmonar congênita. Para essa distinção é importante observar o comportamento de B2. Essa bulha apresenta desdobramento fisiológico quando o sopro é inocente; na comunicação interatrial, entretanto, ocorre o padrão clássico de desdobramento fixo de B2. Por outro lado, o sopro de estenose pulmonar caracteriza-se por ser mais intenso, longo e, em geral, acompanhado de clique de ejeção e desdobramento amplo de B2.

A circulação de sangue através de artérias não obstruídas pode gerar sopro. Os sopros arteriais inocentes são normalmente auscultados em crianças, sendo rara sua presença em adultos. O tipo mais comum é o carotídeo, produzido, provavelmente, em virtude do fluxo turbilhonado na bifurcação do tronco braquiocefálico em carótida comum direita e artéria subclávia direita, apresentando irradiação da ausculta para esses dois ramos. O sopro é um som áspero, proto ou mesossistólico, em crescendo-decrescendo, mais audível na região inferior da carótida direita, na fossa supraclavicular ou infraclavicular direita. Por ser de baixa frequência, é mais audível com a campânula. O sopro torna-se mais intenso por meio de uma manobra de compressão proximal do vaso com o próprio estetoscópio. Além disso, o sopro tem como característica a possível diminuição de intensidade quando o paciente realiza a hiperextensão dos ombros, ou seja, movendo os cotovelos no sentido posterior até que os músculos da cintura escapular estejam distendidos. O mesmo pode acontecer com a elevação do braço ipsilateral.

Esse tipo de sopro deve ser diferenciado do sopro de estenose aórtica, que é mais audível no foco aórtico e acompanhado de alterações de B2, e do sopro secundário a doença obstrutiva carotídea, o qual é mais intenso, de maiores duração e frequência e mais bem localizado no nível da porção superior do pescoço, usualmente próximo ao ângulo da mandíbula.

O sopro mamário é um sopro sistólico ou contínuo, mais audível na borda esternal ou sobre a margem superior das mamas. Esse som parece ser produzido pelo aumento do fluxo sanguíneo para as mamas, sendo possivelmente sua origem atribuída ao fluxo sanguíneo pelas artérias superficiais mamárias, visto que o sopro é suprimido quando se exerce pressão firme do estetoscópio sobre a pele. Mais comum durante o período da lactação, eventualmente pode ser auscultado no último trimestre da gestação.

O zumbido ou rumor venoso é produzido pelo fluxo de sangue através do sistema venoso supracardíaco. Parece estar relacionado com o turbilhonamento do sangue no local de encontro entre a jugular interna e o tronco venoso braquiocefálico, não indicando alterações nos respectivos vasos. Em geral, o zumbido venoso é encontrado em crianças entre 5 e 15 anos de idade. Trata-se de um sopro contínuo, de tonalidade grave e retumbante, audível na base do pescoço e na porção superior do tórax, sendo os locais de intensidade máxima a região supraclavicular direita e o lado direito do pescoço. Esse tipo de sopro tem como característica fundamental sua grande variabilidade. Torna-se mais intenso quando o paciente está sentado, pois essa posição aumenta a velocidade do fluxo de sangue venoso que retorna para o coração. Além disso, a acentuação do sopro também é observada quando o paciente movimenta sua cabeça em sentido oposto ao lado do pescoço onde o zumbido é audível ou eleva a mandíbula. O ruído desaparece quando o paciente se deita e também ao se exercer pressão no nível da veia jugular interna direita. Por meio das manobras supradescritas, o ruído venoso deve ser diferenciado dos sopros contínuos, como o da persistência do canal arterial e das fístulas arteriovenosas, e dos sopros sistodiastólicos, como o decorrente da dupla lesão aórtica ou da própria regurgitação aórtica.

RUÍDOS ACESSÓRIOS

Os sons produzidos no coração devem ser divididos de acordo com sua localização dentro do ciclo cardíaco. Portanto, devem ser identificados os cliques e estalidos os diferenciando em sistólicos e diastólicos. Basicamente, constituem-se em ruídos anormais, que não costumam ser audíveis em pessoas sem cardiopatia.[2]

Ruídos sistólicos

Os ruídos sistólicos são sons de alta frequência e de curta duração que podem ocorrer no início, no meio ou no fim da sístole. Para diferenciação dos tipos de ruídos sistólicos é útil separá-los de acordo com a relação ou não de seu mecanismo de formação com a ejeção de sangue para a aorta ou artéria pulmonar.[15]

Ruídos de ejeção (clique de ejeção)

Esses sons, também chamados de cliques protossistólicos, surgem imediatamente após B1, no momento da ejeção do ventrículo respectivo na aorta ou na artéria pulmonar. As vibrações que resultam da abertura das valvas semilunares e o início da ejeção do sangue na aorta e na artéria pulmonar, em algumas situações patológicas, são consideradas a causa do ruído de ejeção. Os mecanismos envolvidos na gênese do clique de ejeção estão relacionados com a presença de algum dos itens a seguir: estenose de uma valva semilunar, porém ainda com alguma mobilidade; aumento na quantidade de sangue ejetado por um ou ambos os ventrículos nas respectivas artérias; ejeção ventricular mais vigorosa devido ao aumento da pressão no interior de um grande vaso, como, por exemplo, hipertensão pulmonar e sistêmica; presença de dilatação da aorta ou da artéria pulmonar. Portanto, o ruído de ejeção é identificado, como regra geral, quando existe estenose da valva ou dilatação da aorta ou do tronco da artéria pulmonar.[8]

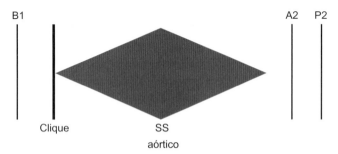

Figura 42.5 Clique de ejeção aórtico precedendo sopro sistólico padrão ejetivo gerado pela presença de estenose valvar aórtica.

O ruído de ejeção deve ser diferenciado, principalmente, do desdobramento de B1 e de B4. Alguns elementos semiológicos são usados para estabelecer o diagnóstico diferencial. Em geral, o intervalo entre os dois componentes de B1 é menor que o intervalo entre B1 e o ruído de ejeção. O desdobramento de B1 costuma ser mais audível na região entre o ápice e a borda esternal esquerda, enquanto o clique de ejeção aórtico é mais bem percebido no segundo espaço intercostal direito e em uma faixa que vai dessa região até a posição apical. O ruído de ejeção pulmonar é mais audível em uma área restrita, próximo ao segundo espaço intercostal esquerdo. A distinção entre o ruído de ejeção (som sistólico) e B4 (som diastólico) pode ser feita, teoricamente, mediante palpação do pulso carotídeo, pois o ruído de ejeção começa após o início da sístole e B4, antes. Entretanto, como o intervalo de tempo é muito curto, não é possível utilizar a palpação do pulso carotídeo para essa diferenciação. Deve ser ressaltado, então, que B4 é, em geral, um som de baixa frequência, mais audível com a campânula do estetoscópio, tem uma área de ausculta restrita e pouca irradiação. Por outro lado, o clique de ejeção consiste em um ruído de alta frequência, mais audível com a membrana do estetoscópio, e apresenta uma área de ausculta bem mais ampla em todo o precórdio. Além dos elementos já citados, é útil considerar a presença de fatores etiológicos para identificação dos sons cardíacos auscultados (Figura 42.5).[5]

O clique sistólico quase sempre é reconhecido nos pacientes com estenose aórtica valvar congênita, indicando, provavelmente, uma valva aórtica bicúspide, pois é a anormalidade congênita mais comum. Produzido quando a valva semilunar de constituição anormal, porém ainda móvel, apresenta um efeito de abaulamento cranial, em forma de "cúpula", no interior de sua artéria, seu movimento de abertura é limitado bruscamente pela presença de estenose. O ruído pode se tornar cada vez menos audível e desaparecer, de acordo com a progressão da doença, à medida que a valva se torna mais calcificada e com menor mobilidade. O clique protossistólico aórtico é mais audível na região entre a borda esternal esquerda, no nível do quarto espaço intercostal, e a área mitral. Trata-se de um som de alta frequência e agudo, sendo mais audível com o diafragma do estetoscópio firmemente pressionado sobre a pele. Ademais, não sofre modificações com a respiração.

As principais causas de ruído de ejeção aórtico são: valva aórtica bicúspide, estenose aórtica congênita e dilatação da aorta ascendente (coarctação da aorta, aneurisma da aorta e algumas cardiopatias congênitas cianóticas com desvio do fluxo sanguíneo para a aorta – tetralogia de Fallot grave e *truncus arteriosus*). Vale a pena ressaltar que o achado de clique de ejeção em paciente com coarctação de aorta é um indício da presença de valva aórtica bicúspide associada. É incomum o achado de ruído de ejeção em pessoas sem cardiopatia, já que a abertura de uma valva semilunar normal é silenciosa. Raramente, o ruído de ejeção pode surgir em consequência de estados hiperdinâmicos, devido à rápida ejeção de sangue na raiz da aorta, principalmente se a contração ventricular é vigorosa.

O ruído de ejeção pulmonar é auscultado na maioria dos casos de estenose valvar pulmonar, exceto algumas vezes, quando a estenose é muito grave e o ruído de ejeção está muito próximo de B1, não sendo reconhecido. Nessa situação, com o aumento do gradiente sistólico e a diminuição da pressão arterial pulmonar, o período de contração isovolumétrico diminui e, assim, o clique ocorre mais precocemente em relação a B1. Além disso, o clique é identificado quando o tronco da artéria pulmonar está dilatado de maneira idiopática ou por hipertensão arterial pulmonar.

A presença de ruído de ejeção não é comum nas condições associadas a aumento do fluxo através da artéria pulmonar, como comunicações interatrial e interventricular. Nessas circunstâncias, se presente, há maior probabilidade de coexistir hipertensão arterial pulmonar. O clique protossistólico pulmonar é mais bem audível na área pulmonar e na borda esternal esquerda, diferenciando-se do desdobramento de B1 por seu timbre mais agudo. O clique de ejeção pulmonar por estenose valvar pulmonar é o único som produzido no lado direito do coração que diminui de intensidade ou desaparece com a inspiração, isto é, na fase do ciclo cardíaco em que há aumento do retorno venoso para esse lado. Esse fato é explicado pelo fato de na estenose pulmonar a pressão diastólica da artéria pulmonar encontrar-se reduzida.

Desse modo, o aumento da pressão diastólica final do ventrículo direito, decorrente da inspiração, diminui a diferença de pressão diastólica entre o ventrículo direito e a artéria pulmonar, fazendo com que a valva pulmonar já esteja com suas cúspides em posição semiaberta no fim da diástole. Com isso, há diminuição da movimentação sistólica dos folhetos e da intensidade do ruído de ejeção. A maior intensidade expiratória percebida desse ruído deve-se, assim, à mais enérgica excursão de abertura da valva nessa fase do ciclo respiratório, partindo de uma posição diastólica final de pleno fechamento (Figura 42.6).[2]

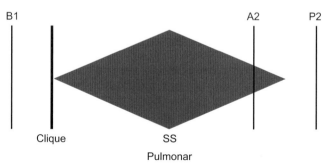

Figura 42.6 Clique de ejeção pulmonar precedendo sopro sistólico padrão ejetivo provocado pela presença de estenose valvar pulmonar.

Ruídos sistólicos não ejetivos

Esses sons são também chamados de cliques meso e telessistólicos. Trata-se de ruídos de alta frequência, semelhantes a um estalido, não relacionados com a ejeção de sangue na aorta ou na artéria pulmonar. O clique sistólico de não ejeção é, em geral, produzido após o fechamento da valva mitral e, raramente, da valva tricúspide. Esse ruído é característico do prolapso da valva mitral. Algumas vezes, os cliques são originados por disfunção do músculo papilar, valvopatia mitral reumática e miocardiopatia hipertrófica. Outras causas raras de cliques sistólicos não ejetivos são aneurismas do septo interatrial e interventricular, aneurisma de parede livre do ventrículo esquerdo e tumores atriais ou ventriculares móveis. Entretanto, é importante ressaltar que o clique sistólico não ejetivo pode ser encontrado eventualmente em pessoas sem evidência de cardiopatia. Portanto, a ausculta desse som de modo isolado em determinado paciente não permite afirmar se existe alguma cardiopatia ou não.[2]

O clique sistólico não ejetivo é considerado o sinal mais sensível e específico de prolapso da valva mitral. Esse som é proveniente das vibrações produzidas pelos folhetos da mitral no momento em que prolapsam, ou seja, abaulam-se para o interior do átrio esquerdo. O clique é gerado no instante em que ocorre a interrupção súbita do movimento da valva, tracionando toda a estrutura de folhetos e cordoalhas. Em algumas situações pode haver, além do prolapso, uma coaptação defeituosa dos folhetos valvares, ocasionando regurgitação mitral associada. Consiste em um som de alta frequência (mais audível com o diafragma do estetoscópio), agudo, mais bem identificado na região apical e que surge, geralmente, no meio ou no fim da sístole.

O clique tem como importante característica a variabilidade de sua posição dentro da sístole, de acordo com manobras exercidas pelo paciente. Essas manobras estão relacionadas, principalmente, com alterações no retorno venoso e no volume ventricular. A situação do clique no intervalo da sístole depende do volume do ventrículo esquerdo ao final da diástole. A diminuição do volume ventricular acentua o grau de prolapso, tornando-o mais precoce e, por isso, trazendo o clique para mais próximo de B1. Isso acontece quando o indivíduo fica em pé rapidamente ou faz uma manobra de Valsalva, o que reduz o retorno venoso e, por consequência, o volume ventricular. Por outro lado, quando a pessoa se agacha ou vai da posição ortostática para a posição supina, situação em que ocorre rápido incremento do retorno venoso, promove-se o aumento do volume diastólico ventricular, atrasando o prolapso na sístole. Logo, o clique se aproxima de B2 nessas situações[4] (veja a Figura 42.2).

O prolapso da valva mitral surge em consequência de alguns fatores etiológicos capazes de alterar qualquer um dos componentes do aparelho valvar. De maneira primária, há um processo degenerativo caracterizado por aumento do tecido mixomatoso dos folhetos e cordas tendíneas (displasia valvar), podendo estar associado ou não à presença de doenças do tecido conjuntivo, como doença de Marfan, síndrome de Ehlers-Danlos e osteogênese imperfeita.[6]

O clique sistólico não ejetivo pode ser confundido com desdobramento de B1 ou ruído de ejeção, quando muito precoce, e com o desdobramento amplo de B2, quando tardio. Ao contrário do ruído de ejeção, o clique não ejetivo não é audível no segundo espaço intercostal e sua intensidade e localização dentro da sístole são variáveis de acordo com a posição do paciente, a respiração e as manobras supradescritas. A distinção com os desdobramentos de B1 e B2 baseia-se na qualidade do som, que é semelhante a um clique. Além disso, o grau de desdobramento de B1 não é influenciado de modo significativo pela respiração e pela postura do paciente. Em relação a B2, cabe ressaltar que a posição ereta antecipa o clique sistólico, tornando-o mais separado de B2, enquanto essa posição não modifica ou reduz o grau de desdobramento da segunda bulha. Além disso, não é comum que o desdobramento de B2 seja audível na parte inferior do precórdio, onde o clique de não ejeção tem seu epicentro de ausculta.[8]

Na doença de Ebstein (implantação anômala da valva tricúspide), às vezes se ausculta o segundo componente de B1 como um som alto, breve, com qualidade de um clique sistólico, causando a impressão de B1 hiperfonética ou, se mais tardio, posicionando-se até a metade da sístole. Esse som é atribuído ao fechamento do folheto septal da tricúspide, muito grande e deformado nessa patologia. Em virtude de sua morfologia, esse folheto foi comparado a uma grande vela de barco e o ruído consequente a seu movimento é também chamado de "som de vela".[5]

Ruídos diastólicos

Os ruídos que ocorrem durante a diástole são o estalido de abertura das valvas atrioventriculares, o ruído pericárdico (*knock*) e o ruído produzido por tumores intracardíacos.

Estalido de abertura

A abertura da valva mitral (após o período de relaxamento isovolumétrico) normalmente não determina nenhum ruído audível. Na estenose mitral, devido a modificações pressóricas intracavitárias e alterações na morfologia da valva, sua abertura pode provocar um estalido de abertura. O estalido coincide com a desaceleração ou interrupção abrupta do movimento rápido de abertura da valva, próximo ao final de sua excursão no interior do ventrículo. O folheto anterior da mitral, por ser o de maior mobilidade, é o principal responsável pela geração do estalido, embora as vibrações de todo o aparelho valvar e da massa sanguínea pareçam contribuir com a produção desse som. Trata-se de um ruído seco, agudo, de alta frequência e curta duração, usualmente intenso. Surge no início da diástole, logo após B2, precedendo o sopro diastólico que é tipo um ruflar. Costuma ser mais audível com o paciente em decúbito semilateral esquerdo, na área mitral e borda esternal esquerda, na altura do terceiro e quarto espaços intercostais, usando-se o diafragma do estetoscópio. Embora o estalido de abertura da valva mitral seja o sinal mais claro de estenose mitral, para que esteja presente é necessário que a valva ainda preserve certa flexibilidade. Com a progressão da doença, podem ocorrer calcificação intensa da valva, restrição grave de mobilidade e hipertensão pulmonar importante, fazendo desaparecer, desse modo, o estalido de abertura.[2]

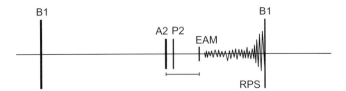

Figura 42.7 Estalido de abertura mitral (EAM) na dependência de estenose mitral. O intervalo de tempo A2-EAM reflete o grau de gravidade da lesão valvar. (RPS: reforço pré-sistólico.)

Alguns fatores reduzem a intensidade do estalido, como situações em que há diminuição acentuada do fluxo transmitral (insuficiência cardíaca, hipertensão arterial pulmonar e estenose mitral com orifício muito reduzido) e quando há regurgitação aórtica de grau moderado a grave, pois o fluxo retrógrado aórtico para o interior do ventrículo esquerdo restringe e impede o movimento rápido do folheto anterior mitral. Além disso, quando houver diminuição da transmissão do som do estalido em razão de obesidade, enfisema pulmonar e aumento do ventrículo direito, o qual afasta o ventrículo esquerdo da parede torácica, também haverá redução da intensidade do estalido.[15]

Outro ponto a se destacar é que a intensidade do estalido de abertura está relacionada com a duração da fase de relaxamento isovolumétrico. No caso da valva mitral, esse período é medido desde o fechamento da valva aórtica até a abertura mitral. De modo geral, a intensidade do estalido tende a aumentar com a redução do intervalo. A duração desse intervalo é influenciada por diversos fatores, como o grau de estenose mitral. Na estenose mitral mais acentuada, a pressão do átrio esquerdo será maior. Logo, a pressão do átrio esquerdo ultrapassará de modo mais precoce a pressão intraventricular durante o início da diástole e, assim, promoverá a abertura antecipada da valva mitral. Além disso, com a pressão atrial esquerda mais elevada, a velocidade de abertura valvar também será maior. Sendo assim, é útil reconhecer que o intervalo entre o fechamento da valva aórtica e a abertura da valva mitral é um importante marcador de gravidade da estenose mitral. Entretanto, observa-se que outros elementos interferem na duração do período de relaxamento isovolumétrico. Em geral, o aumento da contratilidade miocárdica e a taquicardia encurtam esse período, enquanto a diminuição do estado contrátil ventricular e a bradicardia ocasionam seu prolongamento.[8]

O estalido de abertura deve ser diferenciado de B3 e do desdobramento de B2 por meio dos seguintes dados: o desdobramento é mais bem percebido na área pulmonar, enquanto o estalido é mais audível no terceiro e quarto espaços intercostais esquerdos e na área mitral; o timbre do estalido é mais agudo e mais seco do que o componente pulmonar da segunda bulha cardíaca, e o intervalo que o separa da segunda bulha pode ser variável com as manobras respiratórias; na estenose mitral, pode ser auscultado um som duplo à expiração, composto de B2 única e do estalido, que se transforma em som triplo durante a inspiração, sequência de B2 desdobrada com seus dois componentes e do estalido de abertura; B3 é de baixa frequência, enquanto o estalido é agudo, metálico e de alta frequência; B3 é mais audível no ápice do coração e dificilmente será audível em outras áreas do precórdio, enquanto o estalido pode ser auscultado no ápice, na borda esternal e na fúrcula; B3 está separado de B2 por intervalo de tempo maior que o existente entre B2 e o estalido.[2]

Na maioria das vezes, o estalido de abertura é produzido na valva mitral, porém, na presença de estenose tricúspide, poderá surgir em consequência da abertura dessa valva. Esse som é mais bem audível na borda esternal esquerda e, ocasionalmente, na borda esternal direita. Ademais, apresenta as mesmas características do estalido da valva mitral, o que torna difícil a diferenciação entre eles. Para distinguir os dois tipos de estalidos observam-se outros aspectos, como o sopro associado e o tipo de pulso venoso. Cabe ressaltar que quase todos os pacientes que apresentam estenose tricúspide reumática também apresentam estenose mitral.[11]

Além disso, o estalido de abertura pode, raramente, surgir em condições diversas, associadas ao aumento do volume de sangue que passa através das valvas atrioventriculares. Nessas situações, o estalido é explicado pelo aumento da velocidade de abertura da valva. Por meio desse mecanismo, o estalido de abertura pode originar-se na valva mitral por causa de regurgitação mitral, comunicação interventricular, persistência do canal arterial, atresia da valva tricúspide com ampla comunicação interatrial, tireotoxicose e bloqueio atrioventricular de segundo e terceiro graus. Da mesma maneira, na valva tricúspide pode surgir o estalido por aumento do fluxo, quando estiver presente uma comunicação interatrial significativa.[3]

Ruído produzido por tumores intracardíacos

Os tumores cardíacos, como o mixoma, localizam-se quase que exclusivamente nos átrios, podendo interferir no enchimento ventricular. Quando localizados no átrio esquerdo, têm efeito hemodinâmico semelhante ao da estenose mitral. Nesses pacientes, é possível auscultar sopros e ruídos que podem ser confundidos com os presentes em outras patologias. O chamado *tumor plop* é um som de baixa frequência encontrado nos mixomas atrial esquerdo e direito. Recebe esse nome por lembrar o som produzido por qualquer objeto ao cair na água. Surge na diástole, decorrente da interrupção brusca do movimento de prolapso do tumor em direção à valva atrioventricular. O som é confundido com o estalido de abertura da mitral e com B3. A distinção entre o *tumor plop* e o estalido é muito difícil ao exame clínico, tendo em vista que ambos podem estar associados ao ruflar diastólico causado pela obstrução ao fluxo através da mitral. A característica que auxilia o diagnóstico diferencial à ausculta entre mixoma do átrio esquerdo e estenose mitral é a instabilidade e intermitência dos sinais que identificam a obstrução mitral de origem tumoral. Portanto, esses sinais variam e até desaparecem em exames realizados em momentos diferentes e de acordo com a posição do paciente.[6]

Ruído pericárdico

O ruído tipicamente encontrado na pericardite constritiva (*knock* pericárdico) é causado pela distensão do pericárdio enrijecido, tornando-se audível apenas se o comprometimento ocorrer no pericárdio, no nível da região apical, e na face anterior do coração. O ruído pericárdico surge no início da fase de enchimento ventricular rápido, coincidindo com o momento em que a distensão é interrompida de maneira abrupta pela restrição pericárdica. Esse som é seco e tem timbre alto. Deve ser diferenciado do estalido de abertura da valva mitral, principalmente, por sua localização apenas no foco mitral, na área tricúspide e no ápice, enquanto o estalido de abertura pode ser audível em todas as áreas de ausculta.[1]

Outros ruídos acessórios

Atrito pericárdico

O atrito pericárdico é causado pela fricção dos folhetos pericárdicos alterados, geralmente em decorrência de pericardite. Normalmente, esses folhetos são lisos e deslizam entre si de maneira suave, sem provocar nenhuma vibração.

O atrito pericárdico caracteriza-se por não coincidir com nenhuma fase específica do ciclo cardíaco, não manter relação fixa com as bulhas cardíacas e ser geralmente contínuo e com reforço sistólico. Além disso, apresenta uma pequena área de ausculta, comumente na borda esternal esquerda, sem irradiação. Varia muito de intensidade, principalmente com alterações de posição do paciente. Apresenta timbre e tonalidade variáveis, podendo, na maioria das vezes, assemelhar-se a um "roçar de um couro novo". Além disso, sua principal característica é a possibilidade de mudança na ausculta do ruído ao longo do tempo (dias ou horas), algo que não ocorre tanto com os sopros, cliques e estalidos.[2]

Ruído no pneumopericárdio

O pneumopericárdio pode ser causado por diversas patologias, a saber: trauma; doenças do pulmão, pleura, esôfago, estômago e fígado; extensão de patologias pericárdicas para órgãos adjacentes; produção espontânea de gases no líquido pericárdico infectado; iatrogenia. Trata-se de uma condição potencialmente fatal, e o reconhecimento do ruído que o identifica é de grande importância clínica. O som característico foi denominado "ruído de moinho" ou sopro de roda de moinho, porque o ruído causado pela flutuação de líquido intrapericárdico produzido a cada movimentação cardíaca lembra o barulho gerado pelas pás da roda de moinho ao colidirem com a água. Esse som, em geral, é muito alto e parece estar relacionado com uma quantidade específica de ar e líquido dentro do saco pericárdico.[2]

Ruído no pneumomediastino

O pneumomediastino tem como etiologias a perfuração traumática da traqueia ou do esôfago, a ruptura de alvéolos pulmonares ou, então, pode ocorrer de maneira espontânea. Nessa condição, em que há enfisema agudo do mediastino e o coração se mostra cercado por tecidos infiltrados com ar,

surgem sons altos, ruidosos, como um rangido, usualmente audíveis em todo o precórdio, porém de modo mais intenso na região apical. Os movimentos cardíacos são capazes de produzir crepitações semelhantes às percebidas ao se comprimir com o estetoscópio a tela subcutânea infiltrada com ar, sendo chamados de sinal de Hamman.[2]

Ruído no pneumotórax

O pneumotórax (ar na cavidade pleural) apresenta diversas etiologias, podendo ser espontâneo, traumático ou iatrogênico. Quando o pneumotórax se localiza no hemitórax esquerdo, é possível auscultar, na sístole e na diástole, sons descritos como um rangido ou um estalido, produzidos pela contração do ventrículo esquerdo contra as bolhas de ar.[2]

Referências

1. Porto CC. Semiologia médica. 6. ed. Rio de Janeiro: Guanabara Koogan, 2009.
2. López M, Laurentys-Medeiros J. Semiologia médica – As bases do diagnóstico clínico. 5. ed. Rio de Janeiro: Revinter, 2004.
3. McGee S. Evidence-based physical diagnosis. 3. ed. Philadelphia: Elsevier, 2012.
4. Fang JC, O'Gara PT. O Histórico e o exame físico: uma abordagem baseada em evidências. In: Libby P, Bonow RO, Mann DL, Zipes DP, Braunwald E. Braunwald: tratado de doenças cardiovasculares. 8. ed. Rio de Janeiro: Elsevier, 2010:125-48.
5. Chatterjee K. Physical examination. In: Topol EJ (ed.) Textbook of cardiovascular medicine. USA: Lippincott Williams & Wilkins, 2007:193-226.
6. Walsh RA, O'Rourke RA, Shaver JA. The history, physical examination and cardiac auscultation. In: Fuster V, Walsh RA, Harrington RA. Hurst's the heart. 13. ed. China: McGraw-Hill, 2011:239-306.
7. Serrano Jr CV, Timerman A, Stefanini E. Tratado de cardiologia SOCESP. 2. ed. Barueri (SP): Manole, 2009.
8. Shub C. Cardiovascular examination. In: Murphy JG, Lloyd MA (eds.) Mayo Clinic cardiology concise textbook. USA: Oxford University Press, 2013:3-19.
9. Ranganathan N, Sivaciyan V, Saksena FB. The art and science of cardiac physical examination. USA: Humana Press, 2006.
10. Ausiello D, Goldman L. Cecil – Tratado de medicina interna. 23. ed. Rio de Janeiro: Elsevier, 2009.
11. Constant J. Bedside cardiology. 5. ed. USA: Lippincott Williams & Wilkins, 1999.
12. Marriot HJL. Bedside cardiac diagnosis. USA: J.B. Lippincott Company, 1993.
13. Chizner MA. The diagnosis of heart disease by clinical assessment alone. Current Problems in Cardiology 2001; 26(5):285-380.
14. Tilkian A, Conover M. Entendendo os sons e sopros cardíacos. 4. ed. São Paulo: Roca, 1999.
15. Richardson TR, Moody Jr JM. Bedside cardiac examination: constancy in a sea of change. Current Problems in Cardiology 2000; 25(11):783-826.

CAPÍTULO 43

Exame do Sistema Vascular Periférico – Artérias e Veias

Domingos Vitola • *Lucas Lentini H. de Oliveira* • *Marcella Garcia*

INTRODUÇÃO

Em medicina, muito se fala em exames de imagem, técnicas biomoleculares e outros avanços tecnológicos que propiciam diagnósticos cada vez mais acurados. No entanto, o cerne do diagnóstico deve ser sempre baseado em informações clínicas, obtidas por meio de anamnese e exame físico minuciosos. Esta assertiva é particularmente importante no exame do sistema cardiovascular, rico em peculiaridades que promovem o surgimento de suspeitas clínicas e possibilitam a realização de diagnósticos diferenciais baseados apenas no contato com o paciente. Tendo em vista essa relevância, este capítulo abordará, de maneira direta e focada na prática clínica, uma parte essencial do exame cardiovascular: o exame dos pulsos periféricos.

PULSOS ARTERIAIS

Para realização do exame dos pulsos periféricos faz-se necessário, em primeiro lugar, conhecer sua localização. Em geral, palpam-se os pulsos carotídeos, além dos pulsos dos membros superiores – braquial e radial – e inferiores – femoral, poplíteo, tibial posterior e pedioso.[1,2] Podemos localizá-los da seguinte maneira:

- **Pulso carotídeo:** entre a laringe e a borda anteromedial do músculo esternocleidomastóideo.
- **Membros superiores:**
  - **Pulso braquial:** pode ser palpado na superfície medial do terço médio do braço, entre os compartimentos musculares anterior e posterior, onde também é utilizado para aferição da pressão arterial, ou na fossa antecubital, medial ao tendão do bíceps.
  - **Pulso radial:** face anterior do antebraço, medial ao processo estiloide do rádio. Em alguns indivíduos, também palpável na tabaqueira anatômica.
- **Membros inferiores:**
  - **Pulso femoral:** região inguinal, no ponto médio entre a sínfise púbica e a crista ilíaca anterossuperior.
  - **Pulso poplíteo:** na fossa poplítea, pode ser palpado mediante flexão passiva do joelho, devendo o examinador posicionar os dedos em forma de gancho, pressionando o feixe neurovascular contra a superfície posterior da tíbia.
  - **Pulso tibial:** posterior ao maléolo medial.
  - **Pulso pedioso:** dorso do pé, lateral ao tendão do músculo extensor longo do hálux.

A localização das artérias examinadas e a palpação de seus respectivos pulsos estão esquematizadas na Figura 43.1.

Exame das artérias

Inspeção

A inspeção deve ser realizada de maneira atenciosa e detalhada, com o paciente em pé, avaliando-se a perfusão periférica por meio da temperatura e da coloração das extremidades. Atenta-se para a presença de cianose, eritema, púrpuras ou úlceras, além de alterações tróficas de pele, fâneros e músculos.[2]

Palpação

A palpação é idealmente realizada com o uso de dois dedos (Figura 43.1), evitando-se o uso do primeiro, visto que pode causar confusão com a pulsação do examinador. Ainda com o objetivo de evitar confusão entre a pulsação do examinador e a do paciente, pode-se observar a diferença entre as frequências de seus pulsos. Isso promove não apenas maior acurácia ao procurar o local de palpação do pulso, como também a obtenção de maior quantidade de informações, conforme explicado a seguir.[2]

Após localizar o pulso, o examinador deve fazer as seguintes perguntas:

1. **É um pulso *cheio*?**
   Esta pergunta visa à avaliação da amplitude do pulso, ou seja, o quanto a parede arterial se distende em direção ao dedo do examinador, possibilitando a palpação. Desse modo, um pulso "cheio" é um pulso em que o examinador consegue sentir claramente em seus dedos – em condições fisiológicas, esta é a amplitude encontrada nos pulsos. Os pulsos também podem se apresentar como *filiformes* ou *ausentes*, muitas vezes traduzindo situações patológicas em que haja depleção do volume intravascular, aumento da resistência vascular periférica, obstrução do fluxo ou diminuição do débito cardíaco, como insuficiência cardíaca aguda, por exemplo.[3]

2. **Este pulso é *regular*?**
   O pulso normal apresenta amplitude igual a cada onda, conceituando o termo "regular". É importante lembrar que o conceito de regularidade de um pulso difere do de ritmo, visto que se refere à estabilidade da amplitude do pulso, enquanto o ritmo caracteriza o intervalo de tempo entre dois pulsos, como abordado a seguir.[1]

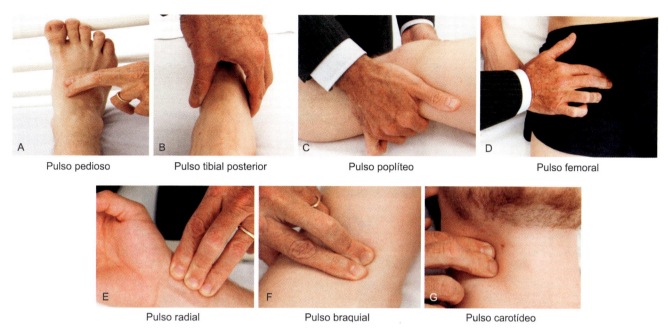

Figura 43.1A a G Palpação dos principais pulsos arteriais.

3. **O *ritmo* deste pulso é uniforme?**
   Em condições normais, as sístoles ocorrem a intervalos regulares, acompanhadas pelas ondas de pulso. Tendo isso em vista, algumas alterações do ritmo cardíaco podem ser identificadas mediante a palpação do pulso: a fibrilação atrial, por exemplo, apresenta um pulso caracterizado como "irregularmente irregular", por ser completamente desorganizado, não seguindo um ritmo de base e apresentando alterações em sua amplitude, geralmente acompanhado também por taquicardia.[1]

4. **Qual é a *forma* deste pulso?**
   A forma como a artéria se distende em determinado ponto durante o período em que o pulso passa por ela é também chamada de onda de pulso. A onda de pulso considerada normal costuma ser trifásica, com ascensão e pico na sístole, causada pela ejeção do sangue pelo ventrículo esquerdo, seguidos por ligeira queda, formando a incisura dicrótica – relacionada com o fechamento da valva aórtica – e, finalmente, o descenso. Em caso de alterações do sistema cardiovascular, podem ocorrer ondas de pulso rapidamente ascendentes ou mais planas. De modo geral, as primeiras indicam aumento do volume sistólico ou diminuição da resistência vascular periférica, enquanto as segundas podem significar obstrução ao fluxo sanguíneo arterial, ocasionando atraso no pico sistólico do pulso.[1]

5. **Qual é a *frequência* deste pulso?**
   A palpação de pulso pode ser útil para determinação da frequência cardíaca, sendo geralmente pesquisada no pulso radial. Para indivíduos sadios em repouso, a frequência cardíaca considerada normal encontra-se entre 60 e 100 batimentos por minuto. Deve ser pesquisada após um período de repouso, não sendo recomendada a contagem de 15 segundos para posterior multiplicação por quatro, uma vez que pode produzir um resultado demasiadamente diferente do verdadeiro. Em alguns casos, pode ocorrer uma diferença entre a frequência cardíaca auscultada e o pulso palpado – chamada de déficit de pulso – geralmente porque este é muito fraco, como ocorre comumente na fibrilação atrial. A frequência de pulso, no entanto, nunca pode ser superior à frequência cardíaca auscultada.[1,4]

6. **Os pulsos são *simétricos*?**
   A palpação deve ser sempre bilateral e simultânea, visando à análise comparativa dos pulsos contralaterais, em busca de eventuais divergências. Pulsos assimétricos podem indicar processos patológicos, como obstruções.[1]

Ausculta

A partir do coração, a ausculta deve seguir o trajeto das artérias de grande e médio calibre (Figura 43.2), especialmente no pescoço em idosos, buscando-se eventuais sopros carotídeos, decorrentes da formação de placas ateroscleróticas. Em geral, os sopros sistólicos decorrem de alterações no calibre da artéria, enquanto os sopros contínuos ocorrem em vigência de fístulas arteriovenosas. As demais artérias a serem auscultadas dependem da história do paciente examinado, variando conforme a suspeita clínica estabelecida.[2]

Manobra

- **Teste de Buerger:** com o paciente em decúbito dorsal, elevam-se seus membros inferiores a 45 graus por 1 ou 2 minutos. Em caso de obstrução arterial, os membros ficarão pálidos. Em seguida, solicita-se ao paciente que se sente e deixe as pernas pendentes no leito, em 90 graus. Em caso de obstrução arterial, essa etapa do teste evidenciará vermelhidão nos membros inferiores, denominada hiperemia reativa, e que é diretamente proporcional à isquemia. O teste é feito simultaneamente nas duas pernas e, se houver diferenças no grau de obstrução, os resultados serão assimétricos e, consequentemente, mais facilmente percebidos.[2]

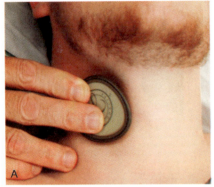
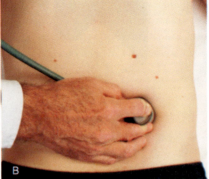
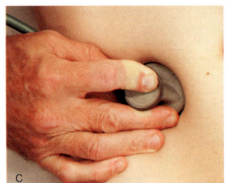
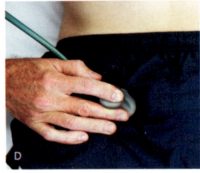
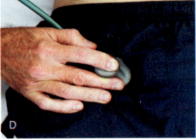

Figura 43.2A a E Ausculta das principais artérias.

Tipos de pulsos arteriais

Os pulsos podem ser classificados conforme sua amplitude, sendo divididos em pulsos de pequena, grande ou variável amplitude, além dos pulsos de duplo pico. São eles:

Pequena amplitude

- **Parvus et tardus**: geralmente percebido como de impacto suave, tendo seu pico prolongado ou retardado, pode ser encontrado em casos de estenose aórtica ou mitral, além de miocardiopatias restritivas, derrames pericárdicos, pericardite e insuficiência circulatória. Quando presente em uma única artéria, deve-se suspeitar da presença de processo obstrutivo.[1]

Grande amplitude

- **Pulso em martelo d'água**: também chamado de pulso célere, caracteriza-se por elevação e descida abruptas e grande amplitude. Pode estar relacionado com aumento de volume sistólico ou redução da resistência vascular periférica ou da capacidade de distensão arterial. Trata-se do pulso característico da insuficiência aórtica, sendo encontrado, também, em situações de hipercinesia circulatória, de causa cardíaca ou não.[4]

Amplitude variável

- **Pulso paradoxal**: decorre da redução exacerbada da pressão sistólica durante a inspiração. Característico do tamponamento cardíaco, pode ser encontrado, também, na pericardite constritiva.[1]

- **Pulso alternante**: apresenta ritmo uniforme, porém com pico sistólico regularmente variado. Em geral, percebe-se a ocorrência de uma onda forte, seguida por outra mais fraca, devido a contrações ventriculares prematuras, antes que haja recuperação completa dos miócitos, caracterizando grave disfunção ventricular, como na insuficiência cardíaca.[1]
- **Pulso bigeminal**: caracteriza-se pela sucessão de dois batimentos, os quais podem ser sístole e extrassístole, seguidos por uma pausa de duração variável.

Duplo pico

- **Pulso *bisferiens***: apresenta dois picos sistólicos de mesma amplitude. Pode ocorrer em pessoas com bradicardia acentuada – sinusal ou com bloqueio atrioventricular.[1]
- **Pulso dicrótico**: ocorre aumento da onda dicrótica, subsequente à incisura dicrótica, tornando-se palpável. Desse modo, têm-se um pico sistólico e um diastólico mas que, do ponto de vista prático, não podem ser diferenciados do pulso *bisferiens*. Pode ser encontrado em jovens bradicárdicos e com bom condicionamento físico ou, patologicamente, em caso de insuficiência mitral grave, miocardiopatia dilatada e febre tifoide, por exemplo.[1]

PULSOS VENOSOS

O pulso venoso é mais suave que o arterial, sendo mais bem percebido na posição horizontal em relação à vertical. Além disso, ao contrário do pulso arterial, varia significativamente conforme a respiração: aumenta durante a expiração, diminui na inspiração e pode ser suprimido pela compressão digital. O pulso venoso jugular (PVJ) guarda importante relação com o átrio direito, sendo a veia jugular interna direita o vaso preferencial para o exame do sistema venoso. O exame desse pulso torna possível a identificação de padrões característicos de certas doenças, bem como uma estimativa da pressão venosa central, conforme será explicado nos próximos tópicos deste capítulo.

Morfologia do pulso venoso jugular

Uma das principais diferenças entre o pulso venoso e o pulso arterial é a morfologia de suas ondas de pulso. O PVJ costuma apresentar três ondas positivas (*a*, *c*, *v*) e duas deflexões negativas (descensos *x* e *y*) relacionadas com o átrio direito. Condições que aumentam a pressão no átrio direito geram ondas positivas, enquanto condições que diminuem a pressão no átrio direito geram deflexões negativas. A Figura 43.3 apresenta um esquema que demonstra a relação entre o ciclo cardíaco e a morfologia do PVJ.

Alterações da morfologia normal do pulso venoso

Anormalidades da pressão no átrio direito modificam a morfologia do pulso venoso, conforme descrito a seguir. No entanto, essas condições não são percebidas no exame físico cotidiano, mas apenas por meio do flebograma.

Alterações na onda *a* são decorrentes de mudanças na contração do átrio direito. Em caso de contração contra uma pressão aumentada, a onda *a* também se apresentará ampliada. A onda *a* aumentada pode ser encontrada em casos de estenose tricúspide ou pulmonar, além de hipertensão pulmonar ou contração simultânea do átrio e ventrículo direitos. Esta última situação ocorre em distúrbios da condução elétrica do coração: quando o início da condução elétrica se dá próximo ao nodo AV (ritmo juncional), átrio e ventrículo direitos se contraem simultaneamente em todos os batimentos, gerando ondas *a* constantemente aumentadas. No entanto, em situações como bloqueio atrioventricular total, em que há dissociação entre as contrações atriais e ventriculares, apenas ocasionalmente essas câmaras se contrairão juntas, ou seja, as ondas *a* aumentadas serão intermitentes. Cabe ressaltar que, em situações nas quais o átrio não se contrai, como na fibrilação atrial, a onda *a* estará ausente.

A onda *v* relaciona-se, principalmente, com o enchimento do átrio direito, durante a fase de diástole atrial. Em situações normais, a valva tricúspide mantém-se fechada, permitindo diástole atrial e sístole ventricular simultâneas. Quando há insuficiência da valva tricúspide, parte do sangue ejetado pela sístole ventricular reflui para o átrio direito, causando aumento anormal da pressão dessa câmara e, consequentemente, aumento da onda *v*. Insuficiência tricúspide avançada pode resultar também em ausência da onda *x*, ou seja, a onda de pulso venosa se caracterizaria por uma única onda crescente e contínua, até a deflexão *y*. Essa situação é denominada ventricularização do pulso venoso.

A onda *y* ocorre pelo esvaziamento do átrio direito durante a diástole ventricular. Sua inclinação varia conforme a velocidade com a qual o sangue é transmitido durante o enchimento do ventrículo. Pacientes com pericardite constritiva apresentarão ondas *y* mais inclinadas e velozes, enquanto ondas *y* lentas poderão ser observadas em pacientes com condições obstrutivas, como estenose tricúspide.

Estimativa da pressão venosa central

Principalmente utilizada na investigação de pacientes com doenças cardiovasculares ou pulmonares que cursam com sobrecarga de câmaras direitas e, consequentemente, causam elevação da pressão, essa medida é possível pela relação anatômica entre as veias cava e jugular e o átrio direito, permitindo que a pressão das câmaras direitas do coração seja transmitida diretamente para a veia jugular interna direita.

Com o paciente em decúbito dorsal e a cabeceira da cama elevada a 45 graus, mede-se a distância vertical entre a porção mais alta pulsante da veia jugular interna e o ângulo de Louis e soma-se 5 (Figura 43.4) – correspondente à distância aproximada entre o ângulo esternal e o átrio direito –, obtendo-se a pressão venosa do paciente em centímetros de água. Desse modo, quanto maior a pressão venosa central, mais elevado será o nível de pulsação venosa em direção à mandíbula. Na Figura 43.4, a pressão venosa central é de 7cmH$_2$O (2cm + 5), cujo valor normal é 6 a 12cmH$_2$O. Em mmHg (milímetros de mercúrio), 7cmH$_2$O equivalem a 5,15mmHg e 12cmH$_2$O, a 8,83mmHg.

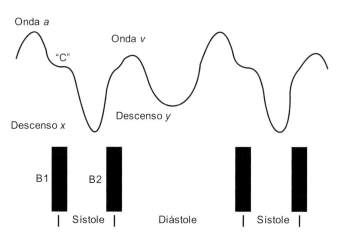

Figura 43.3 Morfologia do pulso venoso normal.

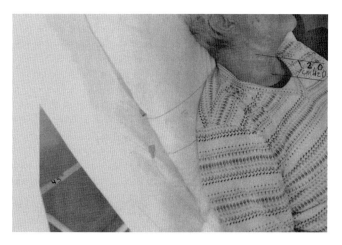

Figura 43.4 Estimativa da pressão venosa central.

Exame das veias

Inspeção

No exame das veias, deve-se inspecionar a presença de varizes – preferencialmente com o paciente em pé –, circulação colateral, edema, úlcera, eczema, hiperpigmentação e outras alterações tróficas.

Palpação

Visa à avaliação de temperatura, sensibilidade, umidade e eventual presença de dor e frêmito. Os pulsos venosos, em geral, não são palpáveis, apenas visíveis à ectoscopia, principalmente pelo fato de estarem submetidos a pressões bem menores que os pulsos arteriais.

Ausculta

Em geral, não é realizada a ausculta das veias. Quando feita, pode detectar sopros, os quais podem, por exemplo, advir de fístulas arteriovenosas.

Manobras e sinais

- **Refluxo hepatojugular:** com o paciente em decúbito dorsal e a cabeceira da cama elevada a 45 graus, faz-se a compressão do hipocôndrio direito por pelo menos 10 segundos. O teste é positivo quando se observa aparecimento ou exacerbação de turgência jugular, a qual regride após a descompressão do hipocôndrio direito. É encontrado, principalmente, em casos de insuficiência cardíaca direita (Figura 43.5).

Várias manobras utilizadas na prática levantam a suspeita clínica de trombose venosa profunda:

- **Sinal de Homans:** positivo quando há dor na panturrilha à dorsiflexão forçada realizada pelo examinador.
- **Teste de Denecke-Payr:** com o polegar, o examinador deve comprimir a planta do pé do paciente. Em caso de dor, pode indicar trombose venosa profunda das veias do pé.
- **Sinal da bandeira:** empastamento da musculatura da panturrilha.
- **Sinal de Bancroft:** dor à palpação da panturrilha.
- **Manobra de Olow:** palpação da musculatura da panturrilha contra o plano ósseo. É semelhante ao sinal de Bancroft.

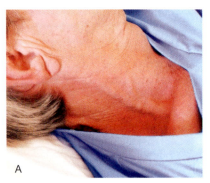

Turgência jugular

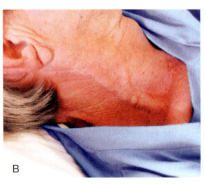

Refluxo hepatojugular

▼ Figura 43.5A e B Exame da veia jugular.

Referências

1. Pazin-Filho A, Schmidt A, Maciel BC. Semiologia cardiovascular: inspeção, palpação e percussão. Medicina, Ribeirão Preto, jul./dez. 2004; 37: 227-39.
2. Pitta GBB, Castro AA, Burihan E (eds.) Angiologia e cirurgia vascular: guia ilustrado. Maceió: UNCISAL/ECMAL & LAVA, 2003. Disponível em: URL: http://www.lava.med.br/livro.
3. Montera MW, Almeida RA, Tinoco EM et al. Sociedade Brasileira de Cardiologia. II Diretriz Brasileira de Insuficiência Cardíaca Aguda. Arq Bras Cardiol 2009; 93(3 supl.3):1-65.
4. Tarasoutchi F, Montera MW, Grinberg M et al. Diretriz Brasileira de Valvopatias – SBC 2011/I Diretriz Interamericanas de Valvopatias – SIAC 2011. Arq Bras Cardiol 2011; 97(5 supl. 1):1-67.

SEÇÃO IX

Abdome – Sistema Digestório

Anatomia e Fisiologia do Aparelho Digestório

CAPÍTULO 44

Átila Varela Velho • *Rafael Alencastro Brandão Ostermann*

INTRODUÇÃO

Uma tendência da medicina contemporânea, mais tecnicista e tecnológica na avaliação clínica do paciente, é a subvalorização do exame físico e do diagnóstico clínico em detrimento de exames laboratoriais e de imagem. Esses exames subsidiários são importantes auxiliares para diagnóstico e tratamento, mas, irrefutavelmente, não substituem as informações obtidas por um exame físico e uma anamnese bem feitos, que continuam sendo as ferramentas propedêuticas mais confiáveis e de melhor custo-benefício, capazes de direcionar a avaliação complementar de maneira mais precisa. Parece lógico que o profissional que tem uma formação sólida desenvolva sua autoconfiança e utilize seu conhecimento clínico de modo a valorizar o processo semiótico, extraindo dele valiosas informações. Uma formação deficiente, no entanto, gera um profissional inseguro que, sem ter desenvolvido plenamente suas habilidades clínicas, procura compensar as deficiências com excesso de exames. Cerca de 70% dos diagnósticos gastroenterológicos são feitos com base na história clínica, percentual que chega a 90% quando se associa o exame físico, indicando que exames subsidiários desnecessários podem ser fonte de confusão.

A fim de estabelecer maior interação entre o conhecimento básico, como anatomia e fisiologia, e a prática clínica, evitando o tão comum encapsulamento do aprendizado, é necessário que o estudante se habitue a buscar os pontos convergentes entre as áreas do saber durante o treinamento assistencial, pois isso propicia maior precisão na execução da avaliação e do diagnóstico clínico, substrato diferencial para uma prática médica qualificada.

O SISTEMA DIGESTÓRIO

Cavidade oral

A cavidade oral está adaptada para receber os alimentos, triturá-los e iniciar o processo digestivo através de enzimas salivares. Na boca, o alimento é recebido e triturado, e se mistura à saliva, criando um bolo alimentar estável. A deglutição é iniciada voluntariamente, levando o bolo alimentar até a faringe, onde ocorre a fase automática (involuntária) da deglutição. A cavidade oral propriamente é delimitada pelas arcadas dentais, arcos alveolares correspondentes, palatos e faringe, sendo o vestíbulo oral o espaço compreendido pelos dentes, pela mucosa labial e pela mucosa da região bucinadora.

Os dentes são estruturas cônicas, duras, fixadas nos arcos alveolares, que auxiliam o rompimento físico do alimento e a fala e têm origem a partir do epitélio bucal e mesenquimal.

A língua é uma estrutura muscular revestida por epitélio pavimentoso estratificado, que auxilia a mastigação e a deglutição, assumindo papel importante na mistura do alimento à saliva e em seu direcionamento para a hipofaringe. É o órgão da gustação com participação na fonação. Localiza-se no soalho da boca e sua parte posterior se liga ao osso hioide, à epiglote e à faringe. Sua face ventral está voltada para o soalho da boca e se estende até o freio lingual. Nos dois terços anteriores de seu dorso estão as papilas linguais, que lhe dão uma aspereza característica. Em sua porção posterior há glândulas mucosas e, lateralmente, as amígdalas linguais.

Consideradas órgãos anexos do aparelho digestório, as glândulas salivares são divididas em dois grupos: glândulas menores e glândulas maiores. Elas produzem a saliva, líquido viscoso, claro, insípido e inodoro que tem a função de umidificar e lubrificar o alimento, além de quebrar moléculas de sacarídeos através da ptialina ou amilase salivar.

Faringe

A faringe cumpre funções relativas aos sistemas respiratório e digestório, já que por ela transitam ar e alimentos. Apresenta-se como um tubo de paredes musculares espessas que se estende do limite posterior da boca até o esôfago. Situa-se entre o corpo do esfenoide, a base do occipital, a coluna, a musculatura cervical, a mandíbula, a base da língua, o osso hioide, as cartilagens do pescoço e o processo estiloide e seu complexo muscular. Está dividida em três regiões anatômicas: nasofaringe, orofaringe e laringofaringe. A laringofaringe ou hipofaringe está conectada ao esôfago e à laringe, constituindo-se em uma via tanto digestiva como respiratória. Essas funções são exercidas também pela orofaringe, que está localizada na parte média do órgão e tem comunicação com a boca. A nasofaringe, que se estende da base do crânio até o palato mole, exerce função exclusivamente respiratória e se comunica com a orofaringe, as fossas nasais e tubas auditivas. Nela se localiza a amígdala palatina, responsável por destruir partículas estranhas ao organismo.

A faringe é revestida por mucosa lisa, que facilita o movimento do alimento em direção ao esôfago. Esse processo de deglutição envolve uma fase voluntária para sua chegada à hipofaringe e duas fases involuntárias, uma que arremete o bolo alimentar da faringe para o esôfago e outra do esôfago para o estômago.

Durante a fase faríngea da deglutição, a fim de evitar aspiração de conteúdo digestivo para as vias aéreas, o alimento é impedido de se direcionar para a nasofaringe e a laringofaringe pelo fechamento reflexo dessas vias. Enquanto o palato mole se move em direção à abertura nasal da faringe, ocluindo-a, a porção laríngea é encoberta pela epiglote.

Esôfago

O esôfago é um órgão tubular com aproximadamente 25cm de comprimento. Na prática clínica, a referência mais empregada para descrever a topografia das lesões esofágicas é sua distância em relação aos dentes incisivos superiores.

Anatomicamente, o esôfago pode ser dividido em três segmentos: cervical, torácico e abdominal. O segmento cervical, com cerca de 6cm de comprimento, estende-se de C5 a T1, o que corresponde à distância entre a articulação esternoclavicular e a cartilagem cricoide. Nessa região, o órgão se projeta à esquerda da traqueia, o que determina que abordagens cirúrgicas desse segmento sejam feitas, preferentemente, por cervicotomia esquerda. O segmento torácico do esôfago, que se estende de T1 a T11, está localizado no mediastino posterior e se relaciona com estruturas venosas à direita (complexo ázigos), arteriais à esquerda (arco aórtico) e com a traqueia, brônquio-fonte esquerdo e o átrio esquerdo, anteriormente. O segmento abdominal do esôfago é curto e tem até 2,5cm de comprimento, localiza-se no nível de T11 e T12, encontra-se parcialmente recoberto por peritônio em sua face anterolateral e relaciona-se com o lobo hepático esquerdo anteriormente (segmentos II e III de Couinaud), com os pilares diafragmáticos posteriormente, com o lobo caudado do fígado à direita e com o fundo gástrico à esquerda. Nesse segmento se localiza uma estrutura muscular, de alta pressão, o esfíncter esofágico inferior, cujo comprometimento funcional está associado à doença do refluxo gastroesofágico. O tubo esofágico apresenta três áreas de constrição fisiológica, a saber: faringoesofágica, broncoaórtica e diafragmática, que auxiliam a determinação do nível de uma eventual alteração morfológica.

A vascularização esofágica se dá por ramos das artérias tireóideas inferiores no segmento cervical, artérias brônquicas e esofágicas no segmento torácico e ramos da artéria gástrica esquerda no segmento abdominal. A drenagem venosa do esôfago cervical se dá para as veias tireóidea inferior e brônquicas, a do segmento torácico para a veia ázigos, e a da porção abdominal para a veia gástrica esquerda. O tubo esofágico é composto por uma camada de mucosa e submucosa, internamente, e por duas camadas musculares, a mais externa delas longitudinal, não possuindo revestimento externo por serosa. Os linfáticos esofágicos formam plexos na mucosa, submucosa e muscular que, por sua vez, drenam para cadeias linfonodais ao longo do esôfago. Essa riqueza em linfáticos torna o órgão suscetível à metastatização precoce e à multicentricidade (mais de um tumor no órgão), em caso de neoplasias malignas. Sua inervação é feita pelos troncos vagal e simpático torácico através do plexo esofágico.

Estômago

Segmento mais volumoso do tubo digestório, o estômago está localizado no abdome superior e se projeta nas regiões epigástrica, umbilical e hipocôndrio esquerdo, na dependência de seu grau de repleção. Situa-se entre a extremidade inferior do esôfago e a porção proximal do duodeno, e sua função básica é servir de reservatório alimentar e dar andamento ao processo digestivo através de suas secreções ricas em ácido clorídrico. Seu papel na absorção nutricional é reduzido, mas envolve a produção de micronutrientes e vitaminas que são absorvidas no nível ileal e podem ser relevantes para o metabolismo, como é o caso da cobalamina (vitamina B_{12}), que necessita da presença do fator intrínseco gástrico para sobreviver ao baixo pH do estômago e cuja deficiência pode levar à anemia megaloblástica, como ocorre em pacientes com gastrectomias extensas, se não houver suplementação exógena.

O estômago, apesar de cilíndrico, apresenta uma face anterior e outra posterior, situadas entre a curvatura maior, à esquerda, e a curvatura menor, à direita. Na porção distal da curvatura menor encontra-se a incisura angular, cuja posição varia com o estado de repleção da víscera. Anatomicamente, o órgão é dividido em: fundo, corpo e antro. O fundo é a porção que fica acima e à esquerda do óstio cárdico e pode conter ar deglutido, o que o torna visível em radiografias simples de tronco. O corpo é a parte situada entre o fundo e a incisura angular. O antro, situado entre a incisura angular e o piloro, é dividido em antro pilórico e canal pilórico. Do ponto de vista fisiológico, o estômago desempenha tanto função digestiva como de propulsão.

Estruturalmente, o estômago apresenta quatro camadas: serosa, muscular, submucosa e mucosa. A serosa reveste externamente quase todo o órgão. A muscular contém duas camadas, uma longitudinal, externa, e outra circular, interna. A submucosa é constituída por tecido conjuntivo frouxo com rica trama vascular. A túnica mucosa é a camada mais interna, onde são encontradas glândulas gástricas que secretam enzimas digestivas, gastrina e ácido clorídrico (HCl).

O suprimento arterial do estômago é dado por uma rica trama anastomótica com origem no tronco celíaco, através das artérias gástricas direita e esquerda, que se anastomosam na curvatura menor, e pelas artérias gastro-omentais direita e esquerda, que se anastomosam na curvatura maior. Essa riqueza vascular permite que apenas uma artéria se responsabilize pela perfusão do órgão caso as outras estejam obliteradas, o que assegura uma série de possibilidades para o tratamento cirúrgico das doenças do esôfago e do estômago. As veias do estômago acompanham as artérias e 67% de seu sangue venoso vão para a veia porta, enquanto apenas 33% se dirigem para a veia esplênica. A drenagem linfática se faz por vasos que acompanham as artérias e direcionam o fluxo para cadeias linfonodais regionais. O conhecimento dessa rede é fundamental para a cirurgia do câncer gástrico, pois disso depende a adequada remoção desses linfonodos, o que confere melhor prognóstico ao tratamento oncológico. A inervação é feita pelo nervo de Latarget ou gástrico anterior e pelo nervo gástrico posterior. O estômago também recebe inervação oriunda do plexo celíaco, que acompanha a rede vascular.

Do ponto de vista fisiológico, o estômago produz suco gástrico, um líquido claro e transparente, altamente ácido, que contém ácido clorídrico, muco, enzimas e sais. O ácido clorídrico mantém o pH do interior do estômago entre 0,9 e 2,0. A pepsina, enzima mais potente do suco gástrico, é secretada pelas células principais no fundo e corpo gástrico sob uma forma inativa, chamada pepsinogênio. Por ação do ácido clorídrico produzido pelas células parietais o pepsinogênio, ao ser lançado na luz do estômago, transforma-se em pepsina, enzima que cataliza a digestão de proteínas. Essa enzima, ao catalizar a hidrólise de proteínas, promove o rompimento das ligações peptídicas, que unem os aminoácidos. Como nem todas essas ligações peptídicas são acessíveis à pepsina, muitas permanecem intactas. Portanto, do trabalho dessa enzima resultam oligopeptídeos e aminoácidos livres. A secreção gástrica também é regulada por outro hormônio, a gastrina, secretada por células G localizadas no antro gástrico, cuja liberação é estimulada pela presença de alimentos no estômago.

A mucosa gástrica é recoberta por uma camada de muco que a protege da autodigestão pelo suco gástrico, bastante corrosivo. Apesar de estarem protegidas por essa densa camada de muco, as células da mucosa gástrica são continuamente lesadas pela ação do suco gástrico e, por isso, estão constantemente em regeneração. Estima-se que a mucosa gástrica seja totalmente reconstituída a cada 3 dias. Quando há desequilíbrio entre fatores de ataque e de proteção, ocorre a inflamação da mucosa (gastrite) ou mesmo o aparecimento de lesões mais profundas (úlceras pépticas), que podem ultrapassar a submucosa e ocasionar sangramento, penetração ou perfuração. A mucosa gástrica, por meio das células parietais ou oxínticas, produz também o fator intrínseco que, como já salientado, é necessário à absorção da vitamina B_{12} no íleo terminal. O bolo alimentar pode permanecer no estômago por até 4 horas e ao se misturar ao suco gástrico, auxiliado pelas contrações da musculatura gástrica, transforma-se em uma massa acidificada e semilíquida, o quimo, que é liberado gradativamente no intestino delgado, onde ocorre a maior parte da digestão.

Intestino delgado

O duodeno tem esse nome desde a época de Herophilus (350 a.C.), por ter um comprimento equivalente a 12 larguras de dedo ou 26cm de comprimento. A parte mais curta, mais larga e fixa do intestino delgado, apresenta-se com formato semelhante ao da letra C e abraça a cabeça do pâncreas. Divide-se em quatro porções: superior, descendente, horizontal e ascendente.

A porção superior, ou bulbo duodenal, inicia no piloro e se relaciona com o lobo quadrado do fígado e o colo da vesícula biliar. A segunda porção duodenal é retroperitoneal e descendente e está relacionada com a cabeça do pâncreas e com o corpo da terceira vértebra lombar. Os ductos biliar e pancreático se inserem no lado esquerdo dessa porção, unindo-se para formar a ampola de Vater, que desemboca na papila duodenal maior. Enquanto a primeira e segunda porções duodenais estão acima do mesocólon transverso, a terceira e quarta porções estão abaixo dele. A transição duodenojejunal é demarcada externamente por uma banda fibromuscular, o ligamento de Treitz, que nasce da cruz direita do diafragma e se insere na superfície superior da flexura duodenojejunal.

O suprimento vascular duodenal tem origem e distribuição irregulares com muitas variações individuais. As artérias supraduodenal e pancreatoduodenal respondem pela maior parte da irrigação sanguínea, e a drenagem venosa é feita por veias tributárias do sistema porta que acompanham as artérias e recebem o mesmo nome. A drenagem linfática é feita por linfonodos celíacos e mesentéricos superiores, das cadeias linfonodais pancreatoduodenais anteriores e posteriores, em direção à cisterna de Pecquet. Sua inervação provém da união do plexo celíaco e do plexo mesentérico superior, que dão origem ao plexo solar, cujos ramos acompanham o trajeto das artérias que irrigam o duodeno.

O duodeno apresenta características motoras típicas com ondas peristálticas concêntricas que impulsionam o quimo. A entrada do quimo no duodeno ocasiona distensão, que aciona a liberação de mediadores hormonais (gastrina, insulina, colecistocinina, motilina e serotonina), responsáveis por funções motoras, digestivas e absortivas. Por conta das secreções biliopancreáticas, o órgão recebe grande quantidade de íons bicarbonato, os quais são absorvidos de maneira indireta, mediante ligação com íons hidrogênio, o que leva à formação de dióxido de carbono, absorvido no sangue e expirado nos pulmões. O íon cálcio também é absorvido ativamente na mucosa duodenal.

O jejuno e o íleo são porções do intestino delgado situadas entre a flexura duodenojejunal e a vávula ileocecal. Estão conectados à parede abdominal posterior pelo mesentério e têm, juntos, cerca de 5 a 8m de comprimento. Não há limite nítido entre a porção final do jejuno e o início do íleo, mas se admite que o jejuno corresponda aos primeiros dois quintos do intestino delgado e o íleo, aos três quintos finais. O jejuno é mais calibroso e apresenta vascularização mais exuberante e pregas circulares de Kerkring mais numerosas internamente. Como nos demais segmentos do trato digestório, o delgado também é composto por quatro camadas.

Seu suprimento sanguíneo se dá, predominantemente, pela artéria mesentérica superior, que nasce da aorta 2cm abaixo do tronco celíaco. Ela emite os ramos jejunoileais que transitam ao longo do mesentério, formando arcadas que irrigam esse segmento. O retorno venoso é dado pela veia mesentérica superior, que recebe as veias jejunais e ileais. Os vasos linfáticos desempenham importante papel no transporte de quilomícrons, partículas ricas em moléculas lipídicas que são drenadas para plexos intramurais que desembocam em gânglios intermediários e se dirigem aos ductos coletores da raiz do mesentério. Sua inervação tem origem no plexo meséntérico superior, cujos segmentos nervosos acompanham os ramos vasculares.

Múltiplas propriedades anatômicas e fisiológicas fazem do intestino delgado um órgão indispensável ao processo digestivo e absortivo. Entre essas propriedades, destacam-se: o fracionamento do bolo alimentar, misturando-o com enzimas e secreções; a secreção de hormônios, que exercem função regulatória nas atividades motoras e digestivas; a secreção de enzimas que atuam na digestão de carboidratos, proteínas e lipídios e que estão localizadas na borda em escova dos enterócitos; a notável capacidade absortiva, conferida por 5m de comprimento e pregas vilositárias que aumentam a superfície de absorção em 600 vezes.

Intestino grosso

O intestino grosso tem cerca de 150cm de comprimento e se estende da válvula ileocecal até o ânus. Sua divisão clássica é constituída por ceco, cólon ascendente, cólon transverso, cólon descendente, reto e canal anal.

O *ceco* encontra-se na fossa ilíaca direita e, em posição ereta, pode assumir posição pélvica em 60% dos casos. O íleo termina na válvula ileocecal, inserida na face posteromedial do ceco, que dá início ao intestino grosso. Essa região tem importância na prática clínica, pois uma válvula ileocecal competente, na vigência de obstrução colônica, pode gerar a chamada obstrução em alça fechada. Nessa topografia também se encontra o óstio do apêndice cecal, sede frequente de obstruções que ocasionam a apendicite aguda. O apêndice cecal ou vermiforme é um divertículo alongado que se origina do ceco e tem entre 2 e 20cm de comprimento por 5mm de diâmetro. Pode ocupar várias posições, sendo a posteromedial ao ceco a mais comum.

O *cólon ascendente* tem 15cm de comprimento e sobe a partir da junção ileocecal até a flexura hepática. É recoberto por peritônio em sua face anterolateral e a reflexão lateral do peritônio, representada pela linha de Toldt, serve como referencial para a mobilização anatômica do cólon ascendente, descendente e sigmoide. O *cólon transverso*, o mais longo segmento do intestino grosso, tem 45cm de comprimento e se situa entre as flexuras hepática e esplênica. O *cólon descendente* cursa da flexura esplênica até a borda da pelve e seu calibre é inferior ao do cólon ascendente. É a sede mais frequente de neoplasias colônicas e de doença diverticular. O sigmoide é uma alça em forma de ômega (Ω), medindo cerca de 40cm, completamente revestido por peritônio.

O *reto*, assim denominado por seu formato externo retilíneo, tem de 12 a 15cm de comprimento e apresenta, internamente, três curvas laterais, que correspondem internamente às válvulas retais ou de Houston. Apresenta amplo lúmen e é facilmente distensível. Seu terço superior é revestido anterolateralmente por peritônio, enquanto seu terço médio contém revestimento seroso apenas sobre sua face anterior e o seu terço inferior é totalmente extraperitoneal. Esse segmento do intestino grosso termina ao perfurar o diafragma pélvico, formado pelos músculos elevadores do ânus, passando a chamar-se canal anal a partir daí. O mesorreto é um tecido areolar perirretal reconhecido como sítio frequente de metástases de câncer retal e de infecções pós-traumáticas.

A irrigação arterial é dada pelas artérias mesentéricas superior e inferior, que nutrem todo o intestino grosso. A rede anastomótica que conecta todos os ramos colônicos é a arcada marginal de Drummond. A drenagem venosa segue o suprimento arterial, o sangue do cólon ascendente drena para a veia mesentérica superior e o do cólon descendente e do reto dre-

na para a veia mesentérica inferior, chegando ao leito capilar intra-hepático através da veia porta. A drenagem linfática do intestino grosso também segue o suprimento sanguíneo e drena para linfonodos epiploicos que, por sua vez, drenam para cadeias linfonodais situadas junto à arcada marginal e destas para linfonodos localizados junto aos vasos mesentéricos. Sua inervação se origina do plexo solar e do plexo mesentérico inferior, cujos ramos seguem os segmentos arteriais.

O cólon não contém vilosidades e tem por função principal a reabsorção de água e de secreções digestivas, além da condensação do conteúdo intestinal residual, inabsorvido, formando o material fecal que será excretado. Contém, também, glândulas mucosas que secretam muco para lubrificar o trajeto do bolo fecal.

O *canal anal*, apesar de seus escassos 3cm de comprimento, apresenta estruturas essenciais ao correto funcionamento intestinal, entre elas os esfíncteres anais. O reto e o canal anal recebem inervação do plexo retal superior e médio e dos nervos pudendos pelos ramos retais inferiores. O esfíncter anal interno é mais profundo e resulta de espessamento circular de fibras musculares lisas sendo, consequentemente, um músculo involuntário. O esfíncter anal externo é constituído por fibras musculares estriadas que circundam o esfíncter anal interno, com atividade voluntária. A fim de que seja concluída a exoneração fecal, esses esfíncteres devem relaxar consensualmente.

Órgãos anexos

Constituem órgãos anexos ao sistema digestório a vesícula biliar, o fígado e o pâncreas que receberão, neste capítulo, uma breve incursão.

A *vesícula biliar* tem até 10cm de comprimento e se situa na face inferior ou visceral do leito hepático, na junção do lobo hepático direito com o lobo quadrado. É revestida por serosa apenas em sua superfície extra-hepática e apresenta uma estreita sintopia com a face anterossuperior da primeira porção do duodeno. Apresenta formato de pera e seu fundo encontra-se situado distalmente à via biliar principal, enquanto a bolsa de Hartmann ou infundíbulo se relaciona intimamente com o canal biliar comum através do ducto cístico que nele desemboca. A irrigação da vesícula é feita pela artéria cística, ramo da artéria hepática direita. A drenagem venosa é feita por vênulas que drenam para o fígado. Seus canais linfáticos são comuns aos do pâncreas e do fígado. Sua inervação tem origem no plexo hepático. Desempenha o papel de concentrar a bile e, assim, auxilia a digestão. Tem capacidade de armazenar até 50mL de bile concentrada e, devido a essa concentração de sais, torna-se um local propenso à formação de cálculos.

O ducto cístico, que emerge do infundíbulo e conduz a bile ao canal hepático comum, tem comprimento e posição variáveis. O canal comum, após receber o cístico, é denominado canal colédoco, cujo comprimento é de cerca de 8,5cm com 6 a 10mm de diâmetro. O colédoco desce por trás da parte superior do duodeno e da cabeça do pâncreas até alcançar a segunda porção do duodeno, onde se une ao Wirsung (ducto pancreático principal) para formar a ampola de Vater.

O *fígado*, maior víscera do corpo humano, ocupa o hipocôndrio direito e parte do epigástrio, fixando-se firmemente à superfície inferior do diafragma por meio de seus ligamentos. É constituído por hepatócitos poliédricos que se agrupam funcionalmente, formando os lóbulos hepáticos. Cada lóbulo compõe uma massa poliédrica de tecidos interligados e contíguos que, em certas regiões, estão separados por tecido conjuntivo e vasos, chamados espaços-porta. O fígado é composto por dois lobos anatômicos separados pelo ligamento falciforme, mas costuma ser dividido clinicamente de acordo com a bifurcação da artéria hepática e da veia porta. Nessa divisão, proposta por Couinaud, os lobos direito e esquerdo são subdivididos em oito segmentos, que também são empregados para orientar as ressecções cirúrgicas. O suprimento sanguíneo se dá pela veia porta (70%) e pela artéria hepática (30%), e o fluxo linfático acompanha a veia cava inferior em direção ao mediastino. Através da veia porta, o fígado recebe todo material absorvido nos intestinos, com exceção dos lipídios transportados por via linfática. A inervação do fígado é feita pelo plexo hepático, que tem origem no plexo celíaco. Devido à riqueza desse aporte, o fígado metaboliza substâncias, acumula nutrientes e filtra toxinas. Entre suas principais funções estão: secreção de bile, emulsificação de gorduras, armazenamento de ferro e certas vitaminas, síntese de glicogênio, síntese de proteínas, metabolismo do álcool e hemocaterese.

O *pâncreas* é uma glândula mista (endócrina e exócrina), com 15cm de comprimento e formato triangular, localizada transversalmente entre a parede posterior do abdome, a alça duodenal em C e a parede gástrica posterior. O órgão é dividido em cabeça, abraçada pelo arco duodenal, corpo, situado à esquerda da proeminência da veia mesentérica, e cauda, afilamento distal do órgão que guarda íntima relação com o hilo esplênico. A cabeça recebe um ramo terminal da artéria gastroduodenal (pancreatoduodenal superior) e um ramo da artéria mesentérica superior (pancreatoduodenal inferior), o corpo recebe a artéria magna pancreática e a cauda é irrigada pela artéria caudal do pâncreas e ramos da artéria esplênica. A drenagem venosa é homônima à arterial e a drenagem linfática se dá para linfonodos esplênicos, hepáticos, mesentéricos e celíacos. A inervação é dada por fibras provenientes dos plexos celíaco e mesentérico. Sua secreção exócrina, produzida nos ácinos, é rica em enzimas digestivas. Os ácinos pancreáticos estão ligados a finos condutos, por onde sua secreção exócrina é levada até o ducto principal (Wirsung) ou ao canal acessório (Santorini) e destes até o duodeno. O Wirsung desemboca lado a lado com o canal colédoco na ampola de Vater, na segunda porção do duodeno. A porção endócrina do órgão secreta hormônios indispensáveis ao metabolismo, como a insulina e o glucagon.

Bibliografia

Abraham S, Kellow JE. Do the digestive tract symptoms in eating disorder patients represent functional gastrointestinal disorders? BMC Gastroenterol 2013; 13:38.

Gardner E. O abdome. In: Gardner E, Gray DS, Rahylly R. Anatomia e estudo regional do corpo humano. Rio de Janeiro: Guanabara Koogan, 1967:407-84.

Habr-Gama A, Jorge JMN. Anatomia e embriologia do cólon, reto e do ânus. In: Beck DE, Roberts PL, Stamos MJ. Manual de cirurgia colorretal da ASCRS. 1. ed. Rio de Janeiro: Dilivros, 2011:1-28.

Horowitz N, Moshkowitz M, Leshno M et al. Clinical trial: evaluation of a clinical decision-support model for upper abdominal complaints in primary-care practice. Aliment Pharmacol Ther. 2007 Nov; 26(9):1277-83.

Lopasso FP, Silva CFB, Laudanna AA. Fisiologia do intestino delgado – Função motora e digestiva: fisiologia, fisiopatologia e testes diagnósticos. In: Gama-Rodrigues JJ, Del Grande JC, Martinez JC. Tratado de clínica cirúrgica do sistema digestório. Vol. 2. 1. ed. Rio de Janeiro: Atheneu, 2004:937-50.

Moore KL, Dalley AF. Anatomia orientada para a clínica. 5. ed. Rio de Janeiro: Guanabara Koogan, 2007.

Muris JW, Starmans R, Fijten GH, Crebolder HF, Schouten HJ, Knottnerus JA. Non-acute abdominal complaints in general practice: diagnostic value of signs and symptoms. Br J Gen Pract 1995 Jun; 45(395):313-6.

Netter FH. Atlas de anatomia humana. Porto Alegre: Artes Médicas, 1996:232-333.

Skandalakis JE, Skandalakis PN, Skandalakis LH. Anatomia e técnica cirúrgica. 2. ed. Rio de Janeiro: Revinter, 2007.

Wegge C, Kjaergaard J. Evaluation of symptoms and signs of gallstone disease in patients admitted with upper abdominal pain. Scand J Gastroenterol 1985 Oct; 20(8):933-6.

Roteiro de Exame – Inspeção, Ausculta, Palpação e Percussão

CAPÍTULO 45

Cristiane Valle Tovo

INTRODUÇÃO

Para o exame do abdome devem ser empregados os métodos de inspeção, ausculta, palpação e percussão, preferentemente na ordem indicada.

O paciente deve ser posicionado em decúbito dorsal, com os membros superiores e inferiores estendidos. A cabeça deve estar preferencialmente apoiada sobre um travesseiro, e os joelhos podem ser mantidos levemente fletidos. O objetivo é colocar o paciente em posição favorável, de modo a obter o máximo de relaxamento muscular da parede anterior do abdome; a posição não deve restringir a liberdade de atuação do examinador.

Posturas inadequadas incluem pernas cruzadas, pescoço excessivamente fletido, braços elevados com as mãos sob a nuca, tronco fletido e ausência de apoio para a cabeça e ombros. Toda a extensão do abdome deve ser exposta, desde os hipocôndrios até as fossas ilíacas, a fim de observar qualquer sinal que possa ser importante para o diagnóstico.

O local de exame deverá ser silencioso, bem iluminado, preferencialmente com luz natural, e ter temperatura adequada, evitando-se a contratura da musculatura abdominal pelo frio.

A observação do paciente por alguns breves segundos pode ser suficiente para uma impressão inicial da situação, pois a fácies e a atitude frequentemente estão alteradas na maioria das doenças.

INSPEÇÃO

Regiões topográficas do abdome

A divisão topográfica do abdome é necessária para possibilitar ao examinador a localização da dor ou outros sintomas abdominais, bem como para indicar o local dos achados ao exame físico do abdome.

Há duas formas clássicas de divisão do abdome: uma que o divide em nove áreas e outra que o divide em quatro áreas. O clínico pode aplicar a que lhe parecer mais fiel e clara para descrever o sintoma ou o achado do exame físico.

Para delimitação das nove áreas tradicionais são utilizadas duas linhas horizontais e duas oblíquas.

Os elementos anatômicos a serem considerados para divisão topográfica do abdome são: as bordas do gradeado costal (ângulo de Sharpy), as extremidades das décimas costelas, as espinhas ilíacas anterossuperiores, os ramos horizontais do púbis e as arcadas inguinais.

A linha horizontal superior une as extremidades das décimas costelas (no ponto em que as linhas hemiclaviculares direita e esquerda se cruzam com o rebordo costal) e a inferior liga as espinhas ilíacas anterossuperiores.

As linhas oblíquas são quase verticais e vão da extremidade da décima costela até a extremidade do ramo horizontal do púbis, respectivamente à direita e à esquerda.

O nome das nove regiões topográficas do abdome, delimitadas segundo as linhas supradescritas, são: epigástrio, mesogástrio, hipogástrio, hipocôndrios (direito e esquerdo), flancos (direito e esquerdo) e fossas ilíacas (direita e esquerda) (Figura 45.1).

A segunda maneira de se dividir topograficamente o abdome consiste em sua divisão em quadrantes, tomando como referência uma linha horizontal e outra vertical, que se cruzam exatamente na cicatriz umbilical. Desse modo, o abdome é dividido em quadrantes superiores, direito e esquerdo, e quadrantes inferiores, direito e esquerdo (Figura 45.2).

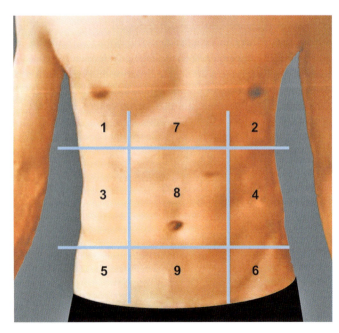

Figura 45.1 As nove regiões topográficas do abdome: *1* e *2* – hipocôndrio esquerdo e direito; *3* e *4* – flanco esquerdo e direito; *5* e *6* – flanco esquerdo e direito; *7* – epigástrio; *8* – mesogástrio (periumbilical); *9* – hipogástrio.

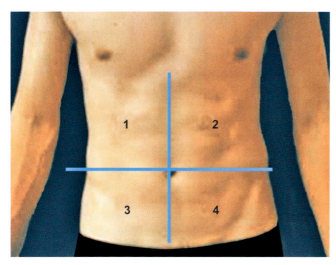

Figura 45.2 Divisões do abdome em quadrantes: *1* – quadrante superior direito; *2* – quadrante superior esquerdo; *3* – quadrante inferior direito; *4* – quadrante inferior esquerdo.

Formas do abdome

O abdome pode apresentar variações de formato segundo a idade, o sexo e o estado de nutrição e o estado dos músculos da parede abdominal, além da condição fisiológica da gravidez. As alterações no formato do abdome podem, entretanto, adquirir significado diagnóstico. Podem ser simétricas ou assimétricas:

- **Abdome plano:** pode ser considerada a forma normal, muito embora o termo plano não seja totalmente apropriado. O termo é relativo ao perfil do abdome ao longo da linha mediana.
- **Abdome escavado:** também chamado de retraído, é o abdome que se caracteriza por encurtamento no sentido anteroposterior, assumindo aspecto côncavo, com os rebordos costais, as espinhas ilíacas e a sínfise púbica visíveis. É observado em pacientes muito emagrecidos e caquéticos.
- **Abdome globoso:** é o abdome global e uniformemente crescido, com aumento predominante do diâmetro anteroposterior. Os abdomes de obesos, de pacientes com ascite volumosa, com grande distensão gasosa das alças intestinais, com grande hepato ou esplenomegalia ou com cistos gigantes de ovário são do tipo globoso. Uma variante do globoso é o piriforme, caracterizado pelo aumento de volume, mas o bom tônus da musculatura da parede deixa o abdome armado, praticamente sem aumento do diâmetro transversal. É observado nas grávidas.
- **Abdome de batráquio:** é aquele cuja forma se caracteriza, estando o paciente em decúbito dorsal, pela dilatação exagerada dos flancos, o que promove aumento do diâmetro transversal e, visto de cima, uma conformação circular. Pode representar a forma do abdome de pacientes com ascite volumosa.
- **Abdome em avental:** é observado quando o grande acúmulo de tecido adiposo no subcutâneo faz com que o abdome caia sobre as coxas, quando o paciente está em pé. É, portanto, observado nos grandes obesos.

Uma variante do abdome em avental é o pendular. Esse tipo tem, também, o aspecto de avental, mas, diferentemente do primeiro, resulta de grande fraqueza da musculatura do andar inferior do abdome, não necessariamente associada à obesidade. A causa mais comum do abdome pendular é a flacidez abdominal do puerpério.

Assimetrias

São modificações da forma do abdome e têm significado patológico. Os abaulamentos localizados podem ocorrer em consequência da distensão ou do crescimento localizado de alças intestinais (meteorismo, megacólon), de hérnias na parede abdominal, do aumento de tamanho de órgãos maciços (hepatomegalia, esplenomegalia), de tumores (de qualquer dos órgãos abdominais ou pélvicos, linfomas ou retroperitoneais, como os renais), de cistos (do ovário, hidáticos) e do útero gravídico.

É importante anotar a forma e a região em que está o abaulamento. Dados da palpação, percussão e ausculta serão fundamentais para o esclarecimento da anormalidade.

As retrações localizadas são eventualidades raras. A mais comum é observada no epigástrio de pacientes magros com evidente ptose visceral, particularmente quando em posição ortostática.

Peristaltismo

Normalmente, não são observados movimentos peristálticos nos diversos segmentos do tubo gastrointestinal. Entretanto, em pacientes com pouco tecido adiposo, além de músculos adelgaçados (emagrecidos ou caquéticos), podem ser identificados movimentos peristálticos. Nesses casos, são considerados movimentos peristálticos normais.

A importância clínica da detecção do peristaltismo visível no abdome reside no fato de poder indicar obstrução localizada no antro gástrico, no intestino delgado ou nos cólons. Para melhor precisão diagnóstica é necessário que se definam o local, o sentido e a frequência (número de movimentos/min) com que ocorrem os movimentos peristálticos. É de suma importância, também, a identificação de fenômenos acústicos e outros sintomas presentes.

- **Peristaltismo visível indicativo de obstrução no antro gástrico:** a extensão da contração depende do grau de dilatação que adquiriu o estômago; o sentido do movimento costuma ser oblíquo, de cima para baixo e da esquerda para a direita, muitas vezes desenhando a forma do órgão na superfície do abdome; a característica mais marcante do movimento peristáltico do estômago é sua frequência: 3 ondas/min, a mesma do ritmo elétrico de base da musculatura lisa do órgão, que limita a frequência máxima de contrações. O sinal acústico e o sintoma acompanhante dependem da estase gástrica causada pela obstrução. As causas mais comuns de obstrução da região do antro gástrico são o câncer gástrico e as úlceras pépticas, estenosantes.
- **Peristaltismo visível indicativo de obstrução no intestino delgado:** o movimento localiza-se na região umbilical ou em suas imediações, não tem direção constante e pode-se observar mais de uma onda ocorrendo simultaneamente, em

pontos diferentes, tornando praticamente impossível estabelecer sua frequência. Os fenômenos acompanhantes decorrem da luta do intestino para vencer o obstáculo. As dores fortes costumam aparecer e desaparecer com as ondas peristálticas e ser acompanhadas por aumento da intensidade dos ruídos hidroaéreos, que podem assumir timbre metálico ou podem ser audíveis à distância sem o auxílio do estetoscópio. Se a obstrução estiver no intestino delgado, proximal, podem ocorrer vômitos escuros de odor fecaloide.

As causas mais comuns de obstrução do intestino delgado são: na criança, anomalias congênitas, intussuscepção, divertículo de Meckel, bolo de áscaris e corpos estranhos; no adulto, aderências por operações prévias, hérnias encarceradas, doença de Crohn, tumores benignos e malignos e compressões extrínsecas.

- **Peristaltismo visível indicativo de obstrução nos cólons:** pode ocorrer em qualquer uma das regiões em que se projetam os cólons na parede abdominal, e a direção do movimento é a mesma do trânsito normal. É mais evidente o peristaltismo visível do cólon transverso. A presença de dilatação, como no caso do megacólon chagásico, facilita a percepção do movimento intestinal. O movimento visível dos cólons costuma ser lento, como o do estômago, porque nem sempre é verdadeiramente peristáltico.

As causas mais comuns de obstrução dos cólons são o câncer de cólon e o megacólon chagásico, especialmente se há fecaloma.

Outras alterações

Alterações da coloração da pele devem ser observadas. Equimoses da parede abdominal representam hemorragia retroperitoneal ou intraperitoneal. Equimoses periumbilical (sinal de Cullen) ou dos flancos (sinal de Grey Turner) foram descritas no início do século XX e são sinais raros. Ocorrem em menos de 1% dos casos de gravidez ectópica (Cullen) e 3% dos casos de pancreatite aguda (Grey Turner),[1,2] mas ambas podem ser observadas em uma variedade de outras situações, como úlcera duodenal perfurada, ruptura de aneurisma de aorta abdominal e isquemia intestinal, dentre outras.

A existência de nódulo subcutâneo endurecido na região umbilical (denominado "nódulo Irmã Maria José") geralmente representa metástase de adenocarcinoma, mais frequentemente encontrado em câncer de estômago, ovário ou pâncreas. Indica mau prognóstico, com sobrevida de 10 meses, em média, após o diagnóstico.[3,4]

Circulação colateral

Este tópico será abordado no Capítulo 96.

AUSCULTA

A ausculta é a parte do exame físico do abdome que geralmente se segue à inspeção e antecede a palpação. Esta não é uma sequência obrigatória, mas é recomendada por alguns semiologistas, pois o manuseio prévio do abdome pode alterar a ausculta.

Ruídos hidroaéreos

Os ruídos audíveis relacionados com o tubo gastrointestinal são conhecidos sob a denominação de ruídos hidroaéreos (RHA). São audíveis com o auxílio do estetoscópio, em condições normais, em localização variável e em momentos imprevisíveis, produzidos pela movimentação normal do conteúdo gastrointestinal líquido e gasoso. Podem ser audíveis também à distância, sem necessidade de tocar o abdome durante a palpação, ou em manobras manuais de provocação.

Os sinais acústicos, percebidos por meio do estetoscópio, são ouvidos nos quatro quadrantes do abdome, especialmente na área central, durante pelo menos 2 a 3 minutos. Muitas vezes é difícil captar o significado dos RHA, pois variam muito em intensidade e frequência. Uma pessoa normal pode não apresentar RHA por até 4 minutos, mas, quando examinada em um segundo momento, pode apresentar mais de 30 sons discretos por minuto.[5]

Em condições patológicas, podem apresentar intensidade aumentada (por exemplo, nas diarreias, na presença de sangue na luz intestinal em decorrência de hemorragia digestiva alta, ou na obstrução intestinal), reduzida ou abolida (por exemplo, no íleo paralítico, situação em que há abolição ou grande redução dos movimentos intestinais, e no pós-operatório de cirurgias abdominais ou pancreatite aguda). Uma variação do timbre dos RHA, o timbre metálico, é observada nos casos de obstrução do intestino delgado.

A presença de gases é indispensável para a produção de ruídos, os quais são produzidos por turbilhonamento do componente líquido. As variações do turbilhonamento do conteúdo líquido e gasoso dos intestinos acompanham alterações da atividade motora do órgão. Quando a atividade motora está aumentada em decorrência de intensa atividade propulsiva, ou quando há um peristaltismo de luta para vencer uma semioclusão, ocorre aumento da frequência e da intensidade dos ruídos hidroaéreos. Quando a atividade motora está diminuída ou abolida, há redução ou até ausência dos ruídos hidroaéreos.

De maneira geral, os RHA são tanto mais evidentes quanto maior for a quantidade de líquido em relação à de sólidos. Ocorrem no indivíduo normal, mas há ruídos que indicam processo patológico. São mais frequentes no intestino grosso e no estômago. Os tipos de RHA de interesse semiológico são:

- **Patinhação:** assemelha-se ao que se obtém quando são dadas palmadas em uma superfície com água. É obtido em órgãos de grande diâmetro, como o estômago e o ceco, com paredes flácidas e com conteúdo líquido, que faz nível em seu interior. Pesquisa-se comprimindo rapidamente a parede do abdome com a face palmar de três dedos medianos da mão. A parede do órgão é forçada a bater de encontro à superfície líquida, produzindo o ruído. É observado no caso de aumento do conteúdo líquido do estômago, quando o órgão apresenta retardo de esvaziamento, como na obstrução de antro ou piloro.
- **Gargarejo:** é o mais característico dos ruídos abdominais, sendo percebido quando é feita a palpação profunda e deslizante, particularmente no ceco. Além de se ouvir o ruído, tem-se a percepção tátil da presença do conteúdo da víscera.

- **Borborigmo:** ocorre em razão da grande predominância de gases em relação ao conteúdo líquido do órgão. É o ruído ouvido frequentemente em indivíduos normais quando com fome; ouve-se à distância, quando o estômago vazio apresenta uma forte onda de contração em direção ao piloro. Esse tipo de ruído pode ser considerado uma variante do ruído hidroaéreo propriamente dito, descrito anteriormente. Em casos de obstrução incompleta do intestino, o ruído hiperativo pode ser audível até 1 ou 2m do paciente.

Pacientes com obstrução do intestino delgado apresentam ruídos hiperativos em 40% dos casos, os quais estão diminuídos ou ausentes em 25% dos casos.[6-8] Consequentemente, a presença de ruídos intestinais normais em pacientes com dor abdominal aguda diminui a probabilidade da existência de obstrução intestinal (razão de Odds = 0,4).

Sopros

A ausculta do abdome pode revelar, também, ruídos vasculares e atritos. Muitos sopros são detectados no epigástrio ou nos quadrantes abdominais superiores. Podem ocorrer em até 20% das pessoas saudáveis.[8-10]

Os ruídos vasculares incluem os sopros, que podem ser sistólicos ou contínuos (sistólico/diastólico).

Os sopros sistólicos são originários de artérias abdominais, que apresentam alterações de seu fluxo a ponto de produzir o ruído característico. Os mais frequentes são os produzidos pelo aneurisma da aorta abdominal ou pelas artérias hepática e esplênica. Os sopros do aneurisma da aorta são audíveis na linha mediana do abdome, sem demasiada pressão com o estetoscópio.

A presença de sopros contínuos é virtualmente diagnóstica de hipertensão renovascular (razão de Odds = 38,9). Entretanto, a presença de qualquer sopro abdominal (isto é, um sopro que não necessariamente comprometa a diástole) não é tão sugestiva (razão de Odds = 5,6).[8,11,12]

A presença de pulsação epigástrica palpável aumenta a probabilidade de aneurisma (razão de Odds =8). Entretanto, a ausência desse achado é menos significativa (razão de Odds = 0,6), já que apresenta baixa sensibilidade (22%).[8,13,14]

O sopro hepático pode ser audível em qualquer ponto da área de projeção do fígado na superfície do abdome; indica fluxo arterial anormal no local, como pode acontecer em casos de aneurisma da artéria hepática, cirrose e carcinoma hepatocelular. Um estudo observou a existência de sopro hepático em 10% dos pacientes com tumor metastático.[8,15]

Os sopros esplênicos são audíveis no hipocôndrio esquerdo, em geral entre as linhas hemiclavicular e axilar anterior esquerda. Podem ser encontrados no baço de pacientes com malária, leucemia, cirrose hepática ou tumores esplênicos.

O sopro pode ser audível sobre a circulação colateral periumbilical, decorrente de hipertensão portal. Decorre do hiperfluxo na veia umbilical recanalizada que, além do sopro, pode produzir frêmito no local (síndrome de Cruveillier-Baumgarten).

Os atritos observados no abdome são raros. Decorrem da movimentação do órgão (em geral, fígado ou baço, mas também vísceras ocas) junto à parede abdominal, em ponto onde um processo inflamatório determinou alterações na textura das respectivas superfícies, tornando-as ásperas. Os processos peritoneais crônicos representam as principais causas dessa anormalidade.

PALPAÇÃO

Palpação superficial

A palpação deve ser realizada pelo examinador em pé, ao lado do doente deitado. As mãos não devem estar frias a ponto de provocar reações desagradáveis ao paciente; se estiverem frias, recomenda-se seu aquecimento por meio de fricção. O paciente deve ser prevenido de que não sofrerá desconforto maior e que deve manifestar-se caso sinta dor ou qualquer sensação desagradável.

A palpação superficial deve ser feita com as duas mãos relaxadas, tocando-se suavemente o abdome do paciente com toda a face palmar. O examinador deve palpar, com delicadeza, toda a extensão do abdome, comparando áreas direita e esquerda, respectivamente, com suas mãos esquerda e direita. A palpação comparativa pode detectar pequenas mas importantes diferenças, notadamente na tonicidade da musculatura e na sensibilidade, entre as áreas direita e esquerda do abdome, não perceptíveis de outra maneira.

Essa manobra inicial orienta também o médico sobre a presença de anormalidades estruturais da parede (como orifícios herniários) ou de alterações na cavidade abdominal ou pélvica (como hepato e esplenomegalias, tumores, ascite, cistos e útero gravídico).

A palpação superficial serve para fixar a atenção do médico no que possa existir de anormal no abdome, orientando o prosseguimento do exame, de modo a ganhar a confiança do paciente para, posteriormente, executar a palpação profunda.

A hipertonia da parede abdominal, revelada pela resistência oposta à palpação, decorre de contração forte da musculatura e pode ser de origem voluntária ou involuntária.

A hipertonia voluntária, ou falta de relaxamento da musculatura abdominal, é decorrente de posicionamento inadequado do paciente, do frio que ele pode estar sentindo, por sentir cócegas, por tensão emocional ou pelas mãos frias do examinador.

A contração espasmódica involuntária resulta da irritação do peritônio parietal, causada por agente infeccioso (por exemplo, apendicite aguda), químico (por exemplo, ácido clorídrico em perfuração de úlcera péptica em peritônio livre) ou neoplásico (por exemplo, metástases peritoneais). Em geral, esse tipo de hipertonia é localizado, enquanto a voluntária é generalizada. A dor é provocada quando o paciente tenta levantar o tronco sem utilizar os braços; no entanto, a hipertonia não é necessariamente dolorosa.

A hipertonia ocorre em correspondência com a área irritada de peritônio parietal (por exemplo, em processos inflamatórios agudos que atingem o apêndice e o peritônio parietal adjacente; a hipertonia será percebida na fossa ilíaca direita). No início do processo irritativo do peritônio, o grau de hipertonia é pequeno, só detectável por exame acurado, mas evolui, acompanhando a intensidade e a extensão da irritação, culminando no grau extremo de rigidez generalizada, conhecida como abdome em tábua.

A palpação superficial bimanual é importante método semiológico para detecção das hipertonias localizadas. A hipertonia involuntária generalizada é indicativa, igualmente, de irritação peritoneal generalizada. Com os dados obtidos na anamnese e outros achados do exame físico, além de diferenciar a hipertonia voluntária da involuntária, o médico pode elaborar a hipótese diagnóstica mais provável.

Palpação profunda

A palpação profunda e deslizante visa à palpação dos órgãos na cavidade abdominal e de eventuais massas existentes. Nenhum dos segmentos do intestino delgado é individualizado por meio desse método. Eventualmente, consegue-se palpar a grande curvatura do estômago e os cólons ascendente e descendente.

O ceco, o transverso e o sigmoide são facilmente palpáveis. O médico deve anotar as alterações observadas nas estruturas palpadas, incluindo variações na sensibilidade, consistência, diâmetro, forma e mobilidade.

Conforme o órgão a explorar, a palpação pode ser uni ou bimanual. A mão, levemente fletida, deve fazer um ângulo, mais ou menos agudo, com a parede anterior do abdome, o grau de obliquidade orientado pelo médico em cada caso, isoladamente. Por vezes, devido ao volume excessivo do abdome, é necessária a aplicação da mão quase que perpendicularmente. Como regra geral, o ângulo formado fica em torno de 45 graus.

Quando a palpação é bimanual, as mãos devem ser dispostas de modo a formar, entre elas, um ângulo agudo com a abertura voltada para o examinador. A palpação será feita pelas extremidades dos dedos, predominantemente com a face palmar da terceira falange. Em geral, são utilizados o terceiro e o quarto dedo de cada mão para compor a linha reta que vai deslizar sobre o órgão a examinar.

O método de palpação profunda e deslizante é realizado em dois tempos:

1. **Posicionamento das mãos no abdome até um plano profundo resistente:** um princípio básico deve nortear todo o processo do método – palpação profunda não quer dizer que deva ser realizada com força. A posição da mão e dos dedos, descrita previamente, não deve ser fixa ou rígida. Todo o processo de palpação exige a conservação dos movimentos dos dedos porque o movimento é parte integrante na percepção palpatória. A aquisição dessa habilidade costuma ser a que exige mais treinamento.

   A facilidade para o posicionamento das mãos, no plano profundo, dependerá do tônus da musculatura da parede abdominal anterior, da espessura do panículo adiposo, da presença de dor, da pressão intra-abdominal e do conteúdo das alças intestinais. A dificuldade maior costuma ser dada pela hipertonicidade dos músculos abdominais. O médico deve estar prevenido para usar mais técnica e menos força, de modo a vencer as dificuldades e alcançar o objetivo da palpação profunda e deslizante. Já foram mencionadas algumas condutas para redução da tonicidade dos músculos abdominais, mas um importante ponto a ser observado consiste na atenção aos movimentos respiratórios do paciente durante a manobra de aprofundamento das mãos, até alcançar um ponto profundo.

   Durante a inspiração, ocorrem aumento da tensão da musculatura abdominal e elevação da pressão intra-abdominal, ambos desfavoráveis à manobra pretendida. Ao contrário, na expiração, há diminuição de ambos, tornando essa fase da respiração a mais propícia para penetração das mãos e, também, para o deslizamento que será feito em seguida.

   Alguns pacientes tendem a realizar a expiração forçada quando se chama a atenção para seu ato respiratório, o que dificulta ou impossibilita a palpação. Por isso, é preferível, inicialmente, fazer a palpação sem orientar o paciente quanto ao tipo de movimento respiratório que deve ser realizado. Se julgar necessária respiração mais favorável, o médico pode demonstrar ao paciente como ele deve proceder, realizando dois, três ou mais movimentos respiratórios calmos, sempre com a mesma frequência e de amplitude moderada. A respiração poderá ser feita pela boca ou pelas fossas nasais, conforme for mais adequado para o paciente e para o médico; o importante é obter boas condições de relaxamento expiratório dos músculos para o aprofundamento e deslizamento das mãos. Quando a palpação é dificultada pela dor, o médico deve tentar, com delicadeza, as manobras necessárias, mas poderá abandonar o procedimento se for grande o sofrimento do paciente.

   Ao proceder ao aprofundamento das mãos, durante uma ou mais expirações (durante as inspirações, as manobras cessam, mantendo-se a posição até então alcançada), o médico vai impelindo a pele em direção oposta ao sentido em que vai fazer o deslizamento, de modo a formar várias dobras cutâneas acima da ponta dos dedos. As sobras de pele serão utilizadas para a realização do deslizamento.

2. **Deslizamento:** o deslizamento é sempre feito contra um plano profundo, resistente. Para palpação do transverso e da grande curvatura do estômago, o deslizamento é feito na linha mediana, sobre a coluna vertebral. Nos flancos (palpação dos cólons ascendente e descendente), uma das mãos faz as vezes do plano profundo, resistente, enquanto a outra desliza sobre a víscera. Nas fossas ilíacas (palpação do ceco e do sigmoide), as manobras são feitas sobre os ossos ilíacos.

   Depois de atingido o plano profundo adequado e havendo sobras de pele recolhidas acima dos dedos, durante uma expiração, será realizado um amplo movimento de deslizamento da(s) mão(s) sobre o plano profundo. Durante o deslizamento, os dedos deslocam-se não sobre a pele, mas, com as sobras de pele recolhidas, aproveitando-se da mobilidade da derme sobre os planos musculoaponeuróticos. A pele, portanto, participa como um revestimento para os dedos, durante o deslizamento. Durante o movimento de deslizamento é que deverão ser avaliadas as características do órgão que está sendo examinado.

   A influência dos movimentos respiratórios sobre a palpação profunda e deslizante é grande no que tange ao transverso e à grande curvatura do estômago, mas é mínima nos flancos e no andar inferior do abdome. Assim como para o aprofundamento da mão, no deslizamento deverão ser usados o mínimo de força e o máximo de técnica para que se obtenha o máximo de sensibilidade.

Caso a parede abdominal seja flácida ou o paciente muito magro, a palpação das vísceras abdominais é grandemente facilitada.

Massas abdominais

Ao serem realizadas as manobras de palpação, poderão ser encontradas massas abdominais, que podem corresponder a tumores malignos ou benignos, cistos das mais variadas naturezas, conglomerados de gânglios ou a um órgão normal, apenas fora de seu sítio anatômico normal, como é o caso do rim ptótico, quase sempre o direito.

Devem ser anotados: localização, sensibilidade, consistência, dimensão, forma, superfície, mobilidade e pulsatilidade. Essas características poderão delimitar as hipóteses diagnósticas, consideradas em cada caso.

- **Localização:** limita o número de órgãos a considerar (por exemplo, massa no quadrante superior esquerdo: considerar afecções do baço, do ângulo esplênico do cólon e adjacências e do rim esquerdo). Deve-se ter em mente a projeção dos diversos órgãos das cavidades abdominal e pélvica e do retroperitônio nas áreas da divisão topográfica do abdome.
- **Sensibilidade dolorosa:** a dor provocada pela palpação de uma massa abdominal se deve a um processo inflamatório (por exemplo, plastrão de omento em apendicite aguda, massa inflamatória na doença de Crohn) ou à distensão da cápsula do órgão (como fígado ou baço agudamente distendidos).
- **Dimensão:** é a característica que informa sobre o tamanho da estrutura patológica em cena, mas não indica, necessariamente, a gravidade. Tanto processos malignos como benignos podem assumir grandes proporções de tamanho. Dependendo das dimensões, podem ser visíveis à inspeção do abdome, percebidas pelo próprio paciente e, muitas vezes, o motivo da consulta clínica.
- **Forma:** cistos, pseudocistos pancreáticos ou tumores sólidos geralmente são de conformação esférica. A forma pode identificar o órgão aumentado, levando-se em conta, também, a localização.
- **Consistência:** é avaliada pela resistência à palpação, podendo variar conforme o processo patológico. Fígado metastático pode ser pétreo; baço aumentado por infecção pode oferecer pouca resistência à compressão (consistência macia).
- **Superfície:** pode ser lisa (por exemplo, cisto, hepatite ou esteatose hepática) ou nodular (cirrose hepática).
- **Mobilidade:** massa móvel, que acompanha os movimentos respiratórios, indica que está relacionada com uma das vísceras móveis ou o mesentério, portanto, dentro da cavidade peritoneal. A massa que não se move provavelmente está localizada no retroperitônio ou corresponde a neoplasia infiltrativa de estruturas fixas.
- **Pulsação:** uma massa que pulsa no abdome pode ser uma dilatação de artéria, ou seja, um aneurisma da aorta abdominal. Pulsação é a percepção de aumento do volume da massa a cada sístole cardíaca. Entretanto, uma massa sólida encostada na aorta pode transmitir a pulsação da artéria; nesse caso, a massa é empurrada a cada sístole, mas não apresenta variação de tamanho de acordo com o pulso sistólico central.

Peritonismo

A dor à descompressão brusca do abdome é sinal indicativo de inflamação aguda do peritônio. É causada pela colonização de bactérias nos folhetos peritoneais, a partir de um foco situado no próprio abdome (como apendicite, colecistite, diverticulite aguda) ou extra-abdominal por via hematogênica (septicemia), através de aberturas na parede abdominal (perfurações da parede abdominal) ou por translocação de bactérias existentes nos intestinos (peritonite espontânea em ascite).

A peritonite também pode ser de natureza química (como por material acidopéptico em úlcera duodenal perfurada). A zona inflamada do peritônio é a que responde com dor à descompressão brusca.

Antes da pesquisa da dor à descompressão brusca, deve ser feita a palpação superficial, delicada, em toda a extensão do abdome; localizado um ponto ou área dolorosa, ou mesmo se ela é referida espontaneamente pelo paciente, vai-se comprimindo lenta e gradualmente; a dor acentua-se à medida que a mão vai se aprofundando; em seguida, retira-se bruscamente a mão. O sinal é positivo quando o paciente apresenta dor aguda com esse último movimento, em geral expressando verbal e mimicamente a sensação desagradável. Evidentemente, o paciente deve ser prevenido da manobra e do que vai sentir, uma vez que a dor pode ser muito intensa. É o sinal de Blumberg.

Acompanhando o sinal da dor à descompressão brusca, observa-se hipertonia da musculatura no local como outro indicativo da peritonite. A contração pode ser forte e contínua, mas pode ocorrer somente quando se exerce pressão, mesmo que suave, com os dedos; é como se fosse chamada a atenção dos músculos para que eles se contraiam no sentido de defender a parte subjacente e inflamada. A resistência muscular, mesmo em peritonite grave, pode ser pequena, se os músculos abdominais forem fracos. Dependendo da causa determinante do peritonismo, outros sinais e sintomas auxiliarão o diagnóstico.

A dor à descompressão brusca e a resistência da parede compõem o que pode ser chamado de sinais de peritonismo. A dor no exato ponto da inflamação do peritônio decorre do comprometimento do peritônio parietal ou do mesentério, uma vez que essas estruturas são supridas por nervos cerebroespinhais que têm fina representação no cérebro, ao contrário da inervação visceral.

Pode-se distinguir casos de peritonite localizada dos de peritonite difusa. A peritonite localizada ocorre quando o processo infeccioso atinge o peritônio das vizinhanças de um órgão (por exemplo, apendicite, colecistite, diverticulite). O grande omento tende a se fixar na região inflamada, circunscrevendo e tendendo a isolar o foco inflamado. A difusa ocorre pela expansão de uma localizada, ou por rápido comprometimento da generalidade do peritônio (por exemplo, peritonite espontânea, septicemia).

Exame da vesícula biliar

A vesícula biliar normal não é palpável; somente o será se apresentar aumento em seu volume, além de tensão aumentada de suas paredes ou aumento de pressão em seu interior, em razão da dificuldade de esvaziamento de seu conteúdo. O aumento da vesícula biliar e as manifestações correlatas decorrem de obstrução do ducto cístico ou do colédoco.

Quando a obstrução ocorre no ducto cístico, não há icterícia. A obstrução do cístico pode ser decorrente da presença de cálculos ou de processo inflamatório. Nessa situação, a vesícula biliar se distende devido ao acúmulo de sua própria secreção e constitui a denominada vesícula hidrópica.

Quando é o colédoco o canal biliar obstruído, há icterícia do tipo obstrutivo. A obstrução do colédoco capaz de causar distensão da vesícula biliar é a provocada por tumores do pâncreas ou das próprias vias biliares, pois a vesícula não calculosa apresenta elasticidade conservada. A obstrução por cálculos, em geral, não causa dilatação da vesícula biliar porque o paciente já apresenta uma vesícula doente (colecistite crônica, calculosa) e fibrosada ou esclerosada. Entretanto, há exceções.

Na vigência de icterícia obstrutiva, a presença de vesícula palpável indica que a obstrução se situa fora do fígado (icterícia obstrutiva extra-hepática), no colédoco ou em sua desembocadura no duodeno; nessa situação, e se não houver dor à palpação, a principal hipótese diagnóstica é de obstrução por neoplasia, sendo denominada sinal de Courvoisier. Geralmente ocorre em icterícia de longa duração. Esse sinal foi descrito por Courvoisier, cirurgião suíço, no final do século XIX, quando os diagnósticos eram feitos mais tardiamente do que nos dias atuais. Pode-se dizer que, atualmente, o sinal de Courvoisier é patognomônico de obstrução extra-hepática do sistema biliar (isto é, cálculos ou neoplasia maligna, com razão de Odds = 26),[8] ou seja, afasta o diagnóstico de icterícia hepatocelular. Dentre os pacientes com icterícia obstrutiva, entretanto, o sinal aumenta apenas modestamente as chances de malignidade (razão de Odds = 2,6).[8]

A vesícula biliar é palpável no ponto em que a margem inferior do fígado cruza a borda externa do músculo reto anterior direito do abdome.

Quando aumentada e tensa, é palpada como uma formação arredondada, de superfície lisa e consistência elástica, eventualmente com pequena mobilidade laterolateral, que se destaca da borda inferior do fígado. Às vezes, a vesícula aumentada pode provocar pequeno abaulamento da parede abdominal. A palpação pode ser dificultada por dor local.

A vesícula biliar pode ser palpada pelo método de Mathieu, semelhante ao descrito para a palpação do fígado: paciente em decúbito dorsal; médico ao seu lado direito, dando-lhe as costas; uma ou duas mãos aplicadas no hipocôndrio direito, com os dedos recurvados em garra, como para sentir a borda hepática. A palpação da vesícula ocorrerá durante uma inspiração de profundidade, adequada para cada paciente.

O outro método consiste na aplicação da mão direita levemente inclinada e espalmada sobre o hipocôndrio direito, junto à borda hepática, com o médico em pé, ao lado direito do paciente. Durante uma inspiração, as extremidades dos três dedos centrais poderão identificar a vesícula biliar.

Podem ser feitos movimentos circulares, com discreta compressão na área vesicular, com os três dedos centrais da mão direita. Essa técnica pode ser indicada, principalmente, nos casos em que há dor local.

Exame do pâncreas

O pâncreas não é palpável sob condições normais, pois é um órgão profundo, retroperitoneal. Pode ser palpável em determinadas situações, quando há aumento do volume do órgão, como pancreatite aguda, tumores ou pseudocistos. Nesses casos, será palpável como massa na região epigástrica, à direita ou à esquerda da linha média. Nas neoplasias, geralmente a massa é fixa e pode ser dolorosa à compressão. Nos pseudocistos, pode haver protrusão na região epigástrica.

PERCUSSÃO

Quatro tipos de sons podem ser obtidos pela percussão do abdome: timpânico, hipertimpânico, submaciço e maciço.

O timpanismo, dado pela presença de conteúdo gasoso no interior do tubo digestório, é o som observado no abdome normal em praticamente toda sua extensão. Na posição supina, o som é mais nítido em área de projeção do estômago, na superfície da parede abdominal. O motivo é o conteúdo gasoso, costumeiramente conhecido como bolha gástrica, reconhecido facilmente em radiografia simples do abdome, com o paciente em pé. A área do nítido timpanismo é conhecida como espaço de Traube, de delimitação imprecisa. O som timpânico de determinada área do abdome pode ser substituído por submacicez ou macicez, se ela for ocupada por estrutura sólida ou líquida. Assim, o timpanismo que caracteriza o espaço de Traube pode ser substituído por macicez ou submacicez, se uma grande esplenomegalia, um tumor peritoneal ou retroperitoneal, um pseudocisto ou um tumor pancreático, ou uma grande hepatomegalia deslocar suficientemente o estômago. O espaço de Traube não deve ser confundido com a área normal de percussão do baço.

O hipertimpanismo, um timpanismo de timbre mais sonoro, é observado quando o conteúdo aéreo do tubo gastroentérico apresenta-se aumentado, como em casos de meteorismo, obstrução intestinal, pneumoperitônio, volvo e megacólon chagásico.

Uma menor quantidade de gases ou a presença de um órgão maciço nas proximidades pode produzir um som submaciço.

A percussão sobre uma área sólida revela o som maciço. É o típico som que se obtém quando da percussão do fígado no hipocôndrio direito. O desaparecimento da macicez hepática pode ser devido a interposição de alça intestinal, meteorismo, tórax enfisematoso ou pneumoperitônio. No abdome agudo, o desaparecimento da macicez hepática é conhecido como sinal de Jobert e indica perfuração de víscera oca em peritônio livre, em geral úlcera péptica.

A percussão não é método recomendado para identificação do local onde está localizada a borda hepática em caso de hepatomegalia, mas é excelente recurso semiológico para o diagnóstico da ascite.

CONSIDERAÇÕES FINAIS

Os dados coletados na anamnese, ao lado de outros achados do exame físico, levantarão a hipótese diagnóstica mais plausível. Além disso, exames subsidiários, solicitados de acordo com a observação clínica, serão importantes para o diagnóstico definitivo.

O exame clínico do abdome integra o exame clínico e possibilita a identificação de doenças abdominais ou sistêmicas. O abdome é pleno de informações, e saber interpretá-las exige atenção e dedicação do examinador. Quando avaliado isoladamente, o exame físico não costuma ser suficiente para o diagnóstico, mas, quando associado à anamnese, torna possível o diagnóstico em grande parcela dos casos.

Referências

1. Merrill JA. Cullen's sign: a historical review and report of histologic observations. Obstet Gynecol 1958; 12(3):317-24.
2. Dickson AP, Imrie CW. The incidence and prognosis of body wall ecchymosis in acute pancreatitis. Surg Gynecol Obstet 1984; 159:343-7.
3. Powell FC, Cooper AJ, Massa MC et al. Sister Mary Joseph's nodule: a clinical and histologic study. J Am Acad Dermatol 1984; 10:610-5.
4. Dubreuil A, Dompmartin A, Barjot P et al. Umbilical metastasis or Sister Mary Joseph's nodule. Int J Dermatol 1998; 37:7-13.
5. Milton GW. Normal bowel sounds. Med J Aust 1958; 2:490-3.
6. Böhner H, Yang Z, Franke C et al. Simple data from history and physical examination help to exclude bowel obstruction and to avoid radiographic studies in patients with acute abdominal pain. Eur J Surg 1998; 164:777-84.
7. Staniland JR, Ditchburn J, De Dombal FT. Clinical presentation of acute abdomen: study of 600 patients. Br Med J 1972; 3:393-8.
8. McGee S. Evidence-based physical diagnosis. 3. ed. Philadelphia: Elsevier, 2012.
9. Julius S, Stewart BH. Diagnostic significance of abdominal murmurs. N Engl J Med 1967; 276:1175-8.
10. Rivin A.U.: Abdominal vascular sounds. JAMA 1972; 221(7): 688-90.
11. Svetsky LP, Helms MJ, Dunnick NR, Klotman PE. Clinical characteristics useful in screening for renovascular disease. South Med J 1990; 83:743-7.
12. Grim CE, Luft FC, Weinberger MH, Grim CM. Sensitivity and specificity of screening tests for renal vascular hypertension. Ann Intern Med 1979; 91:617-22.
13. Lederle FA, Walker JM, Reinke DB. Selective screening for abdominal aortic aneurysms with physical examination and ultrasound. Arch Intern Med 1988; 148:1753-6.
14. MacSweeney ST, O'Meara M, Alexander C et al. High prevalence of unsuspected abdominal aortic aneurysm in patients with confirmed symptomatic peripheral or cerebral arterial disease. Br J Surg 1993; 80:582-4.
15. Fenster F, Klatskin G. Manifestations of metastatic tumors of the liver: a study of eighty-one patients subjected to needle biopsy. Am J Med 1961; 31:238-48.

Exame do Fígado e do Baço

CAPÍTULO 46

Andrea Ribeiro de Souza • Cristiane Valle Tovo

FÍGADO

Anatomia funcional

O fígado está funcionalmente dividido em setores e segmentos de acordo com o aporte sanguíneo e a drenagem biliar:

- **No lobo direito:** o setor anterior direito engloba os segmentos V e VIII e o setor posterior direito engloba os segmentos VI e VII.
- **No lobo esquerdo:** o setor medial esquerdo engloba o segmento IV e o setor lateral esquerdo, os segmentos II e III.
- O segmento I é equivalente ao lobo caudado.

Essa classificação possibilita a interpretação de exames de imagem e serve de orientação para cirurgias hepatobiliares[1] (Figura 46.1).

Morfologia hepática

O fígado é morfologicamente estruturado em lóbulos, os quais são constituídos por um ramo da veia central, um espaço porta (tríade portal) contendo o ducto biliar, ramos da veia porta e artéria hepática e de colunas de hepatócitos e sinusoides, que se estendem entre esses dois sistemas. Funcionalmente, o fígado está dividido em ácinos, descritos inicialmente por Rappaport.[2] O ácino está centralizado na tríade portal (zona 1) e as áreas mais periféricas dos ácinos estão adjacentes às veias hepáticas terminais (zona 3). As regiões mais próximas ao eixo dos espaços porta recebem suprimento sanguíneo com maior aporte de oxigênio (zona 1) e as áreas próximas à veia hepática terminal recebem menos suprimento de oxigênio e, como consequência, sofrem mais com lesões hepáticas, sejam virais ou tóxicas.

Roteiro de exame

Inspeção

Em geral, a inspeção não oferece informações relevantes. Apenas grandes nódulos ou massas na superfície podem ser detectados durante a inspeção. Nessas situações, pode-se observar elevação ou abaulamento no quadrante superior direito do abdome ou na região epigástrica, mais bem visualizados com inspeção lateral e tangencialmente.

Ausculta

Um atrito na superfície hepática pode ser palpável e audível, em geral, devido a biópsia recente ou tumor. O frêmito venoso da hipertensão portal é audível entre o umbigo e o apêndice xifoide. A presença de sopro arterial sobre o fígado pode indicar carcinoma hepático ou hepatite aguda alcoólica.[1]

Percussão

A técnica de percussão parece ser superior à palpação na determinação do tamanho do fígado.[3] O limite superior é determinado pela percussão ao longo da linha hemiclavicular direita, geralmente no nível do quinto espaço intercostal direito, identificando o som submaciço. A borda inferior é reconhecida por percussão mais leve, realizada a partir do umbigo, na projeção da linha hemiclavicular direita em direção ao rebordo costal. Ao ponto de macicez corresponde o limite inferior do fígado e serve de referência para a palpação. O tamanho do fígado (hepatimetria) é determinado medindo-se a distância vertical entre o limite superior e o ponto mais inferior de macicez hepática. Em homens, o tamanho médio é de 10,5cm, e em mulheres, de 7cm (Tabela 46.1).[3]

Palpação

A borda do fígado move-se de 1 a 3cm para baixo durante a inspiração profunda e, em geral, é palpável nos indivíduos normais. A borda hepática pode ainda ser deslocada para bai-

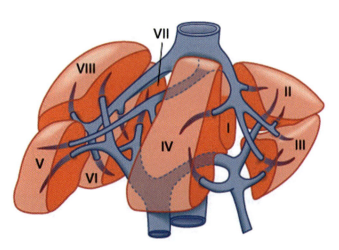

▼ Figura 46.1 Anatomia funcional do fígado.

Tabela 46.1 Hepatimetria (em centímetros) determinada pela percussão e distribuída por sexo e altura

Altura	Hepatimetria (cm)	
	Homem	Mulher
152	8,25	6,00
160	9,00	6,75
167	9,75	7,50
175	10,25	8,00
183	11,00	8,75
190	11,75	9,50

Fonte: adaptada de Wolf DC.[3]

xo por um rebaixamento diafragmático, como, por exemplo, no enfisema pulmonar. A palpação apresenta sensibilidade de 68% para detecção de hepatomegalia, quando comparada à ultrassonografia abdominal.[4]

Na palpação do fígado, devem ser observadas três regras: o paciente deve estar com o abdome relaxado, não se deve aprofundar excessivamente a mão, e a manobra palpatória deve ser orientada pelos movimentos respiratórios. Durante a palpação superficial, muito frequentemente, o examinador já perceberá que o fígado está aumentado.

- **Técnica bimanual (Lemos-Torres):** inicia-se a palpação suavemente no quadrante inferior direito do abdome com a mão direita espalmada, colocada paralelamente ao músculo reto do abdome. Posiciona-se a mão esquerda na região lombar direita, apoiando as duas últimas costelas. Com essa mão, faz-se uma tração anterior do fígado. À medida que o paciente expira e inspira, move-se a mão direita em direção ao gradeado costal, 1 a 2cm de cada vez, buscando a borda hepática que toca a mão do examinador[3] (Figura 46.2).
- **Técnica "mão em garra" (Mathieu):** para executá-la, o examinador deve posicionar-se à altura do ombro direito do paciente. Com as mãos paralelas uma à outra, com os dedos mínimo, anular e médio de ambas as mãos no mesmo alinhamento e com as extremidades fletidas, formando uma garra, posicionam-se ambas as mãos onde pre-

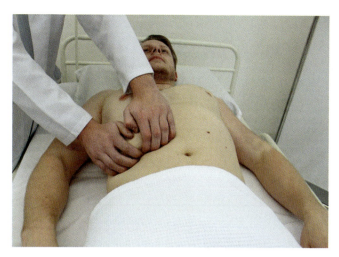

Figura 46.3 Palpação do fígado: técnica "mão em garra".

viamente a borda foi identificada. Solicita-se ao paciente que inspire profunda e lentamente, e as pontas dos dedos trazem para cima a borda hepática (Figura 46.3). Esse método é especialmente recomendado quando a resistência abdominal está aumentada e para bordos hepáticos não muito abaixo do rebordo costal.

Além das técnicas descritas, a manobra do rechaço hepático ("manobra do cubo de gelo") pode ser recomendada quando o paciente apresenta ascite. É aplicável quando, entre o fígado aumentado e a parede, se interpõe um volume líquido, dificultando a palpação por outro método. Posicionado à direita do paciente, com os dedos da mão direita reunidos, o médico aplica pequenos golpes na parede anterior do abdome, a fim de tocar a superfície do fígado e repeli-lo para regiões mais profundas, mantendo a mão no local, a fim de perceber o contragolpe do órgão ao retornar à posição inicial.

No Quadro 46.1 estão descritas as principais características encontradas durante a palpação de acordo com as doenças hepáticas mais comuns.

- **Caracterização do fígado durante palpação:** a espessura normal da borda hepática é fina, o que se percebe por seu deslocamento ou passagem rápida pelos dedos do examinador. Em geral, a superfície é lisa, e a consistência é elástica. O fígado pode apresentar-se duro e firme durante a palpação, e esse achado apresenta sensibilidade de 73% e especificidade de 81% para o diagnóstico de cirrose.[5] Deslizando a mão suavemente sobre a superfície, pode-se perceber desde pequenas irregularidades, pequenos nódulos ou, até mesmo, grandes massas. Para avaliar a sensibilidade, o examinador pressiona a superfície do fígado com a polpa dos dedos, de maneira firme e por curta duração, enquanto questiona se o paciente sente dor ao toque. Durante a percussão, o relato de dor intensa, localizada e circunscrita na área hepática é denominado *sinal de Torres-Homem* e pode sugerir abscesso hepático. A hepatomegalia de início súbito é geralmente dolorosa, devido ao estiramento da cápsula de Glisson, enquanto na instalação crônica ocorre adaptação volumétrica da cápsula e o fígado é, portanto, indolor.

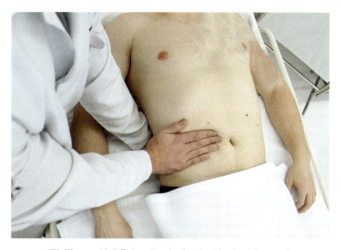

Figura 46.2 Palpação do fígado: técnica bimanual.

Seção IX • Abdome – Sistema Digestório

Quadro 46.1 Características hepáticas em diversas situações

Doença hepática	Palpação	Tamanho do fígado
Hepatite aguda	Superfície lisa; borda fina; consistência normal; presença de dor	Aumentado
Hepatite crônica	Consistência firme; indolor	Aumentado (especialmente lobo esquerdo)
Hepatite fulminante	Presença de dor	Diminuído
Cirrose	Borda romba; consistência endurecida; superfície irregular; indolor	Variável; em estágios avançados está diminuído
Carcinoma hepatocelular	Nódulos, quando presentes, são de consistência firme; indolor	Aumentado
Carcinoma metastático	Presença de nódulos; indolor	Aumentado
Esteatose hepática	Superfície lisa; consistência diminuída	Variável, pode estar aumentado
Insuficiência cardíaca direita	Borda romba; superfície lisa; presença de dor	Aumentado (aumento de leve a moderado)

Fonte: adaptado de Wolf DC.[3]

- **Reflexo hepatojugular:** o examinador solicita ao paciente que gire a cabeça para o lado esquerdo e faz uma compressão firme e contínua da superfície hepática com a palma da mão, enquanto observa se há enchimento e turgência da veia jugular externa direita. A presença de refluxo hepatojugular representa um sinal de insuficiência cardíaca congestiva.

A pulsação do fígado, associada à insuficiência valvar tricúspide com pressões pulmonares elevadas ou pericardite constritiva, pode ser percebida mediante a palpação, colocando-se uma das mãos por trás das costelas inferiores direitas, posteriormente, e a outra mão, anteriormente, na parede abdominal.[6,7] Em pacientes com sopro holossistólico de regurgitação tricúspide, a descoberta de fígado pulsátil aumenta a probabilidade de regurgitação de moderada a grave.[8]

Achados anormais

Hepatomegalia

No Quadro 46.2 estão descritas as principais causas de hepatomegalia. É importante lembrar que nem sempre um fígado palpável tem significado patológico, e a distância entre o rebordo costal e a borda hepática não se correlaciona com o tamanho total do fígado.[8] Não é incomum que o tamanho do fígado seja subestimado durante o exame físico. Em geral, a borda superior é identificada 2 a 5cm mais abaixo de onde realmente se encontra[9] e a borda inferior é identificada muito

Quadro 46.2 Causas de hepatomegalia

Doenças hepáticas	Cirrose de qualquer etiologia Hepatite viral aguda e crônica Hepatite alcoólica; hepatite autoimune Hemocromatose; doença de Wilson Glicogenose; amiloidose Neoplasia primária (carcinoma hepatocelular) e metastática
Doenças vasculares	Síndrome de Budd-Chiari Doença venoclusiva Insuficiência cardíaca congestiva
Doenças infecciosas e parasitárias	Tuberculose; leptospirose; malária Mononucleose; sarcoidose Abscessos piogênicos Esquistossomose; micoses profundas

acima (> 2cm em cerca da metade dos pacientes).[9,10] No entanto, quando o examinador identifica a borda hepática abaixo do rebordo costal direito, é grande a chance de acerto (razão de Odds = 233,7).[6] De acordo com estudo recente,[5] hepatomegalia detectada ao exame físico apresenta sensibilidade de 74% e especificidade de 69% para o diagnóstico de cirrose.

BAÇO
Anatomia

O baço está localizado na loja esplênica e é recoberto pelo diafragma e pelo gradeado costal, entre a nona e a 11ª costela, entre a linha axilar média e a posterior, e sua extremidade dista 5cm do rebordo costal. Mantém relação anatômica com diafragma, rim esquerdo, lobo esquerdo do fígado, flexura do cólon esquerdo, estômago e cauda do pâncreas. Mede aproximadamente 13cm de comprimento, 8cm de largura e 3cm de espessura. A irrigação sanguínea é realizada através da artéria esplênica e sua drenagem é feita pela veia esplênica, que se une à veia mesentérica superior para dar origem à veia porta. Considerado o maior órgão linfoide do corpo humano, com função imunológica, faz parte do sistema reticuloendotelial, participando do processo de hematopoese.

Roteiro do exame
Inspeção

Nos casos de esplenomegalia, pode ser evidenciado abaulamento no hipocôndrio esquerdo, invadindo a região do epigástrio ou o flanco esquerdo, a região umbilical e até a fossa ilíaca direita, de acordo com o tamanho do baço.

Ausculta

Um atrito na região de projeção do baço na parede costal ou no flanco esquerdo pode ser percebido quando há periesplenite.

Percussão

A percussão do baço apresenta sensibilidade relativamente baixa (8% a 75%) para detecção de esplenomegalia, quando comparada à ecografia abdominal, mas apresenta boa especificidade (60% a 100%).[11]

A primeira técnica de percussão foi descrita por Nixon,[12] em 1954. Com o paciente em decúbito lateral direito, a percussão é realizada a partir da linha axilar posterior, onde se escutam os últimos sons pulmonares, e segue-se para baixo e obliquamente em uma linha perpendicular à margem costal medioanterior. Macicez sugere esplenomegalia. Apresenta sensibilidade de 59% e especificidade de 94% para detecção de esplenomegalia.[13]

A técnica descrita por Castell,[14] em 1967, apresenta sensibilidade de 82% e especificidade de 83% para detecção de esplenomegalia.[13] Com o paciente em decúbito dorsal, realiza-se a percussão dos últimos espaços intercostais esquerdos (oitavo ou nono) ao longo da linha axilar anterior esquerda, durante inspiração profunda e expiração. Normalmente, apresenta som timpânico. Macicez nessa área também sugere esplenomegalia.

A ocorrência de macicez no *espaço de Traube* apresenta sensibilidade de 62% e especificidade de 72%, quando comparada à ultrassonografia abdominal.[15] O espaço de Traube é definido como uma área limitada pela sexta costela esquerda superiormente, pela linha medioaxilar esquerda lateralmente e pela margem costal inferior esquerda inferiormente. Caracteristicamente, apresenta som timpânico à percussão. Som maciço ou submaciço no nível do oitavo ou nono espaço intercostal, na área compreendida entre as linhas axilares anterior e média, sugere aumento do volume do baço.[16]

Palpação

O baço normalmente não é palpável, mas, às vezes, pode ser palpado em crianças, adolescentes ou adultos magros. Em geral, para tornar-se palpável é necessário um aumento de 40% de seu volume ou de 1,5 a 2 vezes seu tamanho normal. As técnicas de palpação do baço apresentam baixa sensibilidade (18% a 69%) para detecção de esplenomegalia, quando comparadas à ecografia abdominal, apresentando, contudo, boa especificidade (89% a 99%).[8] Além disso, existe grande variabilidade entre examinadores, fato que parece não estar associado à experiência do examinador. Resultados falso-positivos podem ocorrer em paciente com doença pulmonar obstrutiva crônica. Resultados falso-negativos podem ocorrer em pacientes obesos, com ascite ou ângulos costais estreitos. Outras massas palpáveis no quadrante superior esquerdo são: rim esquerdo, tumor da flexura esplênica do cólon, dilatação do cólon esquerdo por fezes, tumores gástricos e massas retroperitoneais.[17] O elemento palpatório para diferenciar o baço de uma massa no quadrante superior esquerdo consiste no reconhecimento das duas ou três chanfraduras em seu bordo interno, desde que a forma normal do órgão seja conservada. É preciso ainda estar atento para evitar um erro não raro: tomar como baço a palpação da última costela flutuante.

Para a palpação, o paciente poderá assumir a posição de decúbito dorsal, decúbito lateral direito ou posição intermediária de Shuster (posição intermediária entre o decúbito dorsal e o lateral direito, onde o paciente tem sua perna esquerda fletida e o joelho esquerdo faz ponto de apoio sobre a mesa de exame; o paciente mantém-se equilibrado e relaxado nessa posição, e o braço esquerdo deve ser colocado sobre a cabeça). O examinador pode colocar-se à direita ou à esquerda do paciente, conforme o método de palpação escolhido.

Com o paciente em decúbito dorsal e o examinador à direita do paciente, a mão esquerda é colocada sobre o gradeado costal esquerdo, tracionando a pele em direção à borda costal, o que possibilita que a mão direita, espalmada sobre o abdome, se projete sob as costelas e as pontas dos dedos possam sentir a margem do baço durante uma inspiração profunda. O exame deve ser repetido em toda a extensão da borda costal[18] (Figura 46.4).

Para facilitar a palpação do baço, o paciente posiciona-se em decúbito intermediário de Schuster e o examinador permanece em pé, à direita, com a palma da mão direita voltada para cima e levemente encurvada na área onde se presume estar a borda esplênica, e então aprofunda a mão. A borda esplênica será percebida pela face palmar de um ou mais dos quatro últimos dedos. Como é interessante obter amplas inspirações para se proceder à palpação do baço, o examinador pode colocar sua mão esquerda sobre o gradeado costal esquerdo do paciente e exercer manobra de oposição à sua expansão, travando seus movimentos. Presume-se que, com isso, o paciente passe a ter, predominantemente, respiração diafragmática, esquerda, favorecendo a palpação do baço (Figura 46.5).

Uma técnica alternativa é a de Mathieu-Cardarelli (Figura 46.6): posicionando-se à esquerda do paciente, a palpação poderá ser uni ou bimanual com os dedos "em garra" procurando sentir o polo inferior esplênico, abaixo ou junto ao rebordo costal esquerdo a cada inspiração. Além de ser efetuado na posição intermediária de Schuster, o método pode ser aplicado com o paciente em decúbito lateral direito ou dorsal.

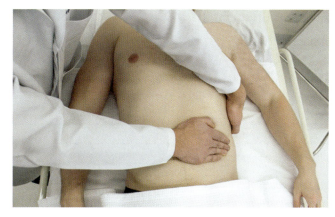

Figura 46.4 Palpação do baço: técnica bimanual.

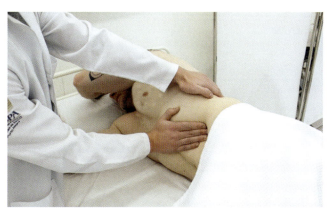

Figura 46.5 Palpação do baço: posição de Schuster.

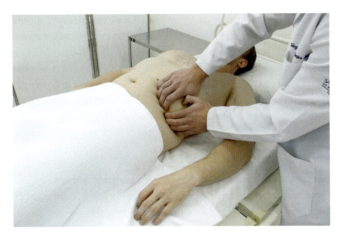

▼ Figura 46.6 Palpação do baço: técnica de Mathieu-Cardarelli.

Um estudo que comparou as diferentes técnicas de palpação concluiu por sua equivalência em termos de eficácia, e a escolha depende da preferência pessoal de cada examinador.[11]

Das características palpatórias do baço, a mais importante é o tamanho. A referência ao tamanho é inferida pela distância que vai do rebordo costal esquerdo ao ponto extremo de palpação do órgão, na linha hemiclavicular esquerda. Infecções agudas conferem ao baço consistência amolecida, com bordos rombos; as esplenomegalias crônicas costumam ser duras e ter bordos cortantes. O baço será doloroso quando um processo inflamatório atingir sua cápsula ou na vigência de infarto esplênico.

Achados anormais

Esplenomegalia

Pode-se afirmar que dois mecanismos básicos produzem esplenomegalia. Pode ser congestiva, quando o crescimento é forçado por congestão de sangue venoso, ou proliferativa, quando o aumento do volume é dado por crescimento do contingente celular do órgão. O aumento do órgão pode ser difuso, com manutenção de sua forma normal, ou decorrente de comprometimento focal (por exemplo, cistos, hemangiomas). As principais causas de esplenomegalia, segundo a natureza do processo patológico envolvido, com alguns exemplos representativos de cada uma das causas, são apresentadas no Quadro 46.3. Quando detectada ao exame físico, apresenta sensibilidade de 34% e especificidade de 90% para o diagnóstico de cirrose hepática, quando associada a outros sinais de hepatopatia crônica.[7]

Referências

1. Dooley JS, Lok ASF, Burroughs AK, Heathcote EJ. Sherlock's diseases of the liver and biliary system. 12. ed. Oxford: Wiley-Blackwell, 2011.
2. Rappaport AM. The microcirculatory acinar concept of normal and pathological hepatic structure. Beitr Path 1976; 157:215.
3. Wolf DC. Evaluation of the size, shape, and consistency of the liver. In: Walker HK, Hall WD, Hurst JW. Clinical methods: the history, physical, and laboratory examinations. 3. ed. Boston: Butterworths, 1990.
4. Cyr J, Johnston DL. Accuracy of physical examination versus ultrasound in the detection of hepatosplenomegaly at diagnosis of pediatric leukemia. J Hematol Malig 2013; 3:24-7.
5. Udell JA, Wang CS, Tinmouth J et al. Does this patient with liver disease have cirrhosis? The rational clinical examination. JAMA 2012; 307:832-42.
6. El-Sherif A, El-Said G. Jugular, hepatic, and praecordial pulsations in constrictive pericarditis. Br Heart J 1971; 33:305-12.
7. Coralli RJ, Crawley IS. Hepatic pulsations in constrictive pericarditis. Am J Cardiol 1986; 58:370-3.
8. McGee S. Evidence-based physical diagnosis. 3. ed. Philadelphia: Elsevier Saunders, 2012.
9. Sullivan S, Krasner N, Williams R. The clinical estimation of liver size: a comparison of techniques and an analysis of the source of error. Br Med J 1976; 2:1042-3.
10. Sapira JD, Williamson DL. How big is the normal liver? Arch Intern Med 1979; 139:971-3.
11. Tamayo SG, Rickman LS, Mathews WC et al. Examiner dependence on physical diagnostic tests for the detection of splenomegaly: a prospective study with multiple observers. J Gen Intern Med 1993; 8:69-75.
12. Nixon RK. The detection of splenomegaly by percussion. N Engl J Med 1954; 250:166-7.
13. Sullivan S, Williams R. Reliability of clinical techniques for detecting splenic enlargement. Br Med J 1976; 30:1043-4.
14. Castell DO. The spleen percussion sign, a useful diagnostic technique. Ann Intern Med 1967; 67:1265-7.
15. Barkun AN, Camus M, Meagher T et al. Splenic enlargement and Traube's space: How useful is percussion? Am I Med 1989; 87:562-6.
16. Parrino TA. The art and science of percussion. Hosp Pract 1987; 30:25-36.
17. Zhang B, Lewis SM. A study of the reliability of clinical palpation of the spleen. Clin Lab Haematol 1989; 11:7-10.
18. Yang JC, Rickman LS, Bosser SK. The clinical diagnosis of splenomegaly. West J Med 1991; 155:47-52.

Quadro 46.3 Causas de esplenomegalia	
Inflamatórias	a) agudas: septicemia, febre tifoide, mononucleose infecciosa b) subagudas: endocardite bacteriana, subaguda c) crônicas: leishmaniose, malária, tuberculose, lúpus eritematoso, cistos hidáticos
Congestivas	a) hipertensão portal por cirrose hepática, esquistossomose b) trombose da veia porta, da veia esplênica
Hiperplásicas	a) anemias hemolíticas b) leucemias c) policitemia vera d) púrpura trombocitopênica
Infiltrativas	a) doença de Gaucher b) doença de Niemann-Pick c) amiloidose
Neoplásicas	a) hemangiomas b) linfossarcoma c) doença de Hodgkin

CAPÍTULO 47

Exame do Paciente com Ascite

Angelo Alves de Mattos • *Ângelo Zambam de Mattos*

INTRODUÇÃO

A ascite é manifestação frequente de uma série de doenças e seu diagnóstico diferencial constitui um desafio para o gastroenterologista e para o clínico em geral.

O termo *ascite*, usado pela primeira vez em 1398, por Trevisa, deriva da palavra grega *askites*, que significa bexiga, barriga ou bolsa. Pode ser definido como acúmulo de fluido na cavidade peritoneal. Em 304 a.C. já havia uma estreita associação entre a presença de derrame peritoneal e a existência de hepatologia crônica, como mostrou Erasistratus.[1]

ETIOLOGIA

Mais de 90% das causas de ascite são decorrentes de cirrose, carcinomatose peritoneal, insuficiência cardíaca congestiva, tuberculose peritoneal e doenças pancreáticas, o que fica configurado tanto em trabalhos europeus e como na experiência local. No entanto, cerca de 80% dos pacientes com derrame peritoneal, nos EUA e na Europa, têm diagnóstico de cirrose. Em nosso meio, as hepatopatias são responsáveis pelo surgimento de ascite em mais de 60% dos casos. Cinco por cento dos pacientes podem apresentar duas causas para justificar o derrame peritoneal.[2-8]

Cabe ressaltar que os pacientes que realizam hemodiálise, particularmente aqueles com doença hepática, podem desenvolver ascite. Sua gênese é pouco compreendida, mas, provavelmente, está relacionada com desequilíbrio entre exsudação e reabsorção prejudicada do líquido peritoneal. A desnutrição e a hipotensão durante a diálise podem contribuir para sua formação.[9]

ACHADOS CLÍNICOS

A avaliação inicial dos pacientes inclui anamnese, exame físico, ecografia abdominal e exames de laboratório, em que deve ser priorizada a função do fígado.[4]

Clinicamente, quando nos deparamos com um paciente com ascite, suas queixas mais relevantes se relacionam com o aumento do volume abdominal e a diminuição do volume urinário. Nessas circunstâncias, a anamnese dirigida deve ser orientada no sentido de detectar subsídios epidemiológicos para uma possível etiologia da doença causadora e para suas manifestações usuais, sempre tendo em mente as causas de ascite mais frequentes em nosso meio. Como a carcinomatose peritoneal é a segunda cau-

sa mais frequente de derrame peritoneal, é importante salientar que os tumores que habitualmente cursam com ascite são os de mama, pulmão, cólon, pâncreas e ovário.[6,10]

É igualmente importante o conhecimento de que, embora costume se desenvolver de maneira insidiosa, a ascite eventualmente pode se manifestar de modo abrupto, o que geralmente ocorre naquelas situações em que há agravamento da disfunção hepatocelular por causas intercorrentes, como hemorragia digestiva, infecções, cirurgias ou ingesta excessiva de álcool. A trombose da veia porta pode precipitar o surgimento de ascite em um paciente com hipoproteinemia decorrente de doença hepática.

Como não é o objetivo desta revisão tecer comentários em relação aos diversos aspectos semiológicos das doenças de base nos pacientes portadores de ascite, cabe ressaltar que não se deve descuidar da ampla variedade de achados que o exame clínico pode evidenciar no que concerne às manifestações, muitas vezes floridas, presentes em uma hepatopatia ou em outras das causas de ascite.[6]

EXAME FÍSICO

Ao exame físico, a constatação de ascite já pode ser obtida por ocasião da inspeção do abdome (veja o Capítulo 45), quando nos deparamos com um ventre do tipo globoso ou em batráquio, muitas vezes com protrusão da cicatriz umbilical. É, no entanto, por meio da palpação e da percussão que classicamente se estabelece o diagnóstico de ascite. Assim, por meio das manobras do piparote, da curva da macicez e da macicez móvel, geralmente se chega a uma conclusão quanto à gênese do aumento de volume abdominal.

Sinal do piparote

A pesquisa do sinal do piparote é feita com o paciente em decúbito dorsal. O paciente ou um assistente coloca a parte cubital da mão sobre a linha média do abdome, exercendo uma pequena pressão. O médico coloca a mão esquerda espalmada no flanco esquerdo do paciente e com a mão direita dá um piparote com o dedo médio no lado contralateral. Quando há ascite, a onda líquida se transmite e o médico a sente na mão esquerda.

Curva de macicez

A pesquisa da curva de macicez é realizada por meio da percussão, a qual é feita a partir da cicatriz umbilical em direção à periferia (à semelhança dos raios da roda de uma carroça). No caso de ascite, teremos timpanismo central e macicez periférica, com uma curva com convexidade inferior.

Macicez móvel

A macicez móvel é pesquisada após ser delimitada a curva de macicez. O médico solicita ao paciente que assuma a posição de decúbito lateral direito. O líquido de ascite, quando presente, se desloca de modo a apresentar timpanismo no flanco e na fossa ilíaca esquerda (onde antes havia macicez). Em seguida, a manobra é repetida com o paciente em decúbito lateral esquerdo.

Puddle sign

Em nossa experiência pessoal, raramente utilizamos o *puddle sign* para detectar a presença de líquido peritoneal. A pesquisa desse sinal sugere a presença de ascite, mesmo quando seu volume é tão pequeno quanto 300mL, superando assim os demais métodos semiológicos que, muitas vezes, só a detectam quando o volume está > 1.500mL.[3]

No estágio atual do conhecimento, naqueles casos em que há dúvida ou dificuldade diagnóstica, o melhor caminho a ser percorrido consiste na realização de uma ecografia, que, além de confirmar a presença do derrame peritoneal, pode fornecer uma pista sobre a doença de base. Cattau e cols.[11] já enalteciam o papel da ecografia em 1982, quando, além de enfatizarem que ela poderia detectar volumes tão pequenos quanto 100mL, teciam críticas às técnicas semiológicas usuais, as quais pecam ou pela baixa sensibilidade ou pela baixa especificidade. Naquele trabalho, o sinal mais sensível foi a macicez dos flancos, porém foi também o menos específico (sensibilidade de 83% e especificidade de 56%). Por outro lado, o mais específico foi o sinal do piparote, que, por sua vez, foi o menos sensível. Mais de 90% das ascites estarão ausentes se não for constatada macicez de flancos. No entanto, há autores que atribuem ao exame físico uma acuidade de somente 50%, naqueles casos de derrame peritoneal de difícil evidenciação. Por exemplo, a detecção de ascite em pacientes obesos pode ser problemática. Nessas situações, refere-se a relevância da realização de uma ecografia. A constatação de edema periférico em um paciente com aumento do volume abdominal favorece a probabilidade de que esse aumento se deva à presença de líquido de ascite.

Como a medida da circunferência abdominal, quando obtida de maneira isolada, é um parâmetro pouco confiável para controle da evolução da ascite, é importante que a diurese e o peso do paciente sejam controlados concomitantemente, o que possibilita a obstrução de dados objetivos para seu controle futuro.

Certamente, por ocasião do exame físico, o médico deve estar atento a sinais que indiquem uma hepatopatia crônica ou outra das causas potenciais de ascite.[6]

Segundo o International Ascites Club (IAC), devem ser classificadas com base em um critério quantitativo. Assim, seria considerada ascite grau 1 aquela detectada somente pela ecografia, grau 2 um derrame moderado já diagnosticado ao exame físico e grau 3 a ascite volumosa com marcada distensão abdominal.[12]

A confirmação da presença do derrame intracavitário é obtida por meio da paracentese. A paracentese com coleta de líquido para estudo posterior, além de confirmar a presença de ascite, é a grande arma para diagnóstico da causa básica do derrame peritoneal. Recente *Practice Guideline* da American Association for the Study of Liver Diseases *(AASLD)*[5] e o *Clinical Practice Guidelines* da European Association for the Study of the Liver (EASL)[4] recomendam que a paracentese deva ser realizada em todos os pacientes com ascite de surgimento recente. A realização de paracentese encontra maior apoio pelo fato de a peritonite bacteriana espontânea ser uma complicação frequente, que empresta um péssimo prognóstico ao paciente com hepatopatia, podendo estar presente em uma população com manifestações clínicas mínimas de peritonite, necessitando, então, do estudo do líquido peritoneal para sua comprovação. Ressalte-se que a detecção da infecção de maneira precoce reduz a mortalidade desses pacientes.

Como geralmente é aceito que a paracentese é um procedimento seguro,[13-17] sem evidências de predispor a infecção do líquido peritoneal,[16,18] ela deve ser realizada em todos os pacientes com ascite, independentemente da suspeita clínica.

Os riscos da paracentese diagnóstica, embora alardeados por alguns autores,[19,20] são pequenos, quando realizada por profissionais treinados. Hematoma de parede ocorre em 1% dos casos e perfuração intestinal em 0,6% dos pacientes, mas somente 0,06% dos casos desenvolverá peritonite clínica. O surgimento de hemoperitônio também é uma complicação rara.[16,21]

Em um estudo que avaliou mais de 4.500 procedimentos, sangramento importante ocorreu em menos de 0,2% dos casos, e a incidência de óbito foi de 0,016%. O sangramento não manteve relação com razão normalizada internacional (RNI) elevada ou um número baixo de plaquetas, ocorrendo em pacientes com *Model for End-stage Liver Disease* (MELD) e escore de Child-Pugh elevados. Algum grau de disfunção renal foi observado nesses pacientes, o que poderia sugerir a ocorrência de alteração plaquetária qualitativa.[22]

Em nossa experiência, embora já tenhamos catalogado mais de 1.000 pacientes com ascite, nunca tivemos uma complicação importante. A única complicação foi perfuração intestinal, em duas ocasiões, sem que houvesse qualquer repercussão clínica decorrente do procedimento.

Embora alterações da crase sanguínea possam ser encaradas como eventual contraindicação para realização de paracentese, aquelas habitualmente observadas nos pacientes com hepatopatia crônica não devem impedir ou postergar o procedimento, sendo inoportuna a prática de transfundir derivados de sangue com intuito de prevenir complicações hemorrágicas nesses pacientes, já que provavelmente acarreta mais malefícios do que vantagens.[5,16]

Em um estudo em que foram realizadas 1.100 paracenteses terapêuticas em 628 pacientes (513 com cirrose), não se observaram complicações hemorrágicas significativas, a despeito de uma RNI média de 1,7 ± 0,46 (75% > 1,5) e de contagem média de plaquetas de 50.400/mm^3 (o nível mais baixo observado foi de 19 mil).[23]

Paracentese abdominal

A paracentese é realizada à beira do leito, com o paciente em jejum, após solicitarmos que ele esvazie a bexiga. Com o doente em decúbito dorsal, após assepsia e anestesia local, a pulsão é feita no quadrante inferior esquerdo, longe dos vasos epigástricos. Estudo com ecografia, determinando a espessura da parede e a quantidade de líquido a ser coletada, demonstrou ser este o melhor local, quando comparado à punção na linha média infraumbilical.[17] Solicita-se ao paciente que realize a manobra de Valsalva para facilitar a introdução da agulha. Quando, por ocasião da paracentese, se nota que o fluido não drena com a facilidade esperada, o paciente pode ser colocado em decúbito lateral para favorecer a drenagem. Outra manobra utilizada consiste em desconectar a agulha da seringa, orientando-a em diversas posições, até encontrar um "lago" de fluido, facilmente observado pela drenagem espontânea do líquido pela agulha, momento em que esta é novamente conectada à seringa e o procedimento continua. Procuramos nunca realizar aspiração contínua quando da introdução da agulha, evitando, assim, que o intestino ou o omento obstrua a agulha, dando, então, a sensação de impossibilidade de coleta do material. O acúmulo de ascite no tecido subcutâneo e o escape do fluido através do local da paracentese são prevenidos com a realização de curativo compressivo.

Em geral, o diâmetro da agulha empregada é de 22 *gauge*, embora diversos outros tipos de agulhas possam ser utilizados.[5]

Nos casos de ascite de pequena monta, de cicatrizes cirúrgicas no baixo-ventre, de suspeita de aderências e derrame septado, de grande visceromegalia ou de massas abdominais, muitas vezes preferimos realizar a paracentese guiados pela ecografia. O mesmo procedimento pode ser adotado em pacientes obesos.

Aspecto do líquido de ascite

Embora a aparência macroscópica do líquido de ascite pouco auxilie o raciocínio diagnóstico, algumas vezes pode fornecer uma pista ao clínico. Assim, o líquido habitualmente obtido em um paciente com hepatopatia crônica é de aspecto amarelo cítrico. Naquelas condições em que a celularidade do líquido é elevada, mesmo na ausência de infecção, seu aspecto pode ser turvo. Isso ocorre, por exemplo, em caso de celularidade > 5.000 células/mm^3. Por outro lado, quando o paciente não se encontra ictérico e o nível proteico do líquido é baixo, sua aparência pode ser transparente, semelhante à água. Depois de afastada a possibilidade de acidente de punção e a obtenção de líquido hemorrágico, a hipótese de hepatopatia é mais remota, embora possa ocorrer em pacientes com hipertensão porta.

O líquido de ascite torna-se hemorrágico quando apresenta, no mínimo, 10 mil glóbulos vermelhos/mm^3. Quando adquire esse aspecto, independentemente de acidente de punção, caracteriza-se por não coagular. A carcinomatose peritoneal e, fundamentalmente, casos de hepatocarcinoma são os que mais se caracterizam por apresentar ascite hemorrágica. Nos pacientes com carcinomatose peritoneal, esse achado está presente em 10% dos casos. Na tuberculose peritoneal, ascite hemorrágica pode ser encontrada em menos de 5% dos casos.[8,10]

Outras variedades de líquido peritoneal podem ser observadas, como ascite quilosa, de aparência leitosa, naquelas situações em que o conteúdo de triglicerídeos é muito elevado,

usualmente > 200mg/dL. Em geral, indica comprometimento linfático, sendo a causa maligna a mais comum (linfoma). Os pacientes com cirrose podem apresentar, eventualmente, uma ascite opalescente, decorrente de uma concentração de triglicerídeos elevada porém, como regra, < 200mg/dL. A ascite de coloração esverdeada ocorre naquelas situações em que há coleperiônio. Um aspecto viscoso ou mucoide pode indicar a presença de metástases peritoneais de adenocarcinoma produtor de muco ou de um pseudomixoma.[8,24-26]

Após essas considerações, parece fundamental preconizar a necessidade de um estudo adequado do líquido da ascite, já que, muitas vezes, a partir dessa avaliação se pode chegar a uma conclusão diagnóstica.

Referências

1. Dawson A.D. Historical notes on ascites. Gastroenterology 1960; 39:790-1.
2. Yu AS, Hu K-Q. Management of ascites. Clin Liver Dis 2001; 5:541-68.
3. Berner C, Fred H, Riggs S et al. Diagnostic probabilities in patients with conspicuous ascites. Arch Int Med 1964; 113: 687-90.
4. European Association for the Study of the Liver. EASL clinical practice guidelines on the management of ascites, spontaneous bacterial peritonitis, and hepatorenal syndrome in cirrhosis. J Hepatol 2010; 53:397-417.
5. Runyon BA. Introduction of the revised American Association for the Study of Liver Disease Practice Guideline management of adult patients with ascites due to cirrhosis 2012. Hepatology 2013; 57:1651-3.
6. Gordon FD. Ascites. Clin Liver Dis 2012; 16:285-99.
7. Mattos AA, Lima JP. Estudo do líquido da ascite. Rev da AMRGS 1983; 27:294-301.
8. Tavel ME. Ascites: etiologic consideration with emphasis on the value of several laboratory findings in diagnosis. Am J Med Sci 1959; 237:727-43.
9. Hammond TC, Takiyyuddin MA. Nephrogenic ascites : a poorly understood syndrome. J Am Soc Nephrol 1994; 5:1173-7.
10. Runyon BA, Hoefs J, Morgan TR. Ascitic fluid analysis in malignancy-related ascites. Hepatology 1988; 8:1104-9.
11. Cattau EL, Benjamim SB, Knuff TE et al. The accuracy of the physical examination in the diagnosis of suspected ascites. JAMA 1982; 247:1164-6.
12. Moore KP, Wong F, Gines P et al. The management of ascites in cirrhosis: Report on the Consensus Conference of the International Ascites Club. Hepatology 2003; 38:258-66.
13. Akriavidis EA, Runyon BA. Utility of an algorithm in differentiating spontaneous from secondary bacterial peritonitis. Gastroenterology 1990; 98:127-33.
14. Conn HO. Spontaneus bacterial peritonitis. Multiple revisitations. Gastroenterology 1976; 70:455-7.
15. Hoefs JC. Diagnosis paracentesis. A potent clinical tool. Gastroenterology 1990; 98:230-6.
16. Runyon BA. Paracentesis of ascitic fluid. A safe procedure. Arch Int Med 1986; 146:2259-61.
17. Sakai H, Sheer TA, Mendler MH, Runyon BA. Choosing the location for non-image guided abdominal paracentesis. Liver International 2005; 25:984-9.
18. Hoefs JC, Runyon BA. Spontaneous bacterial peritonitis. Dis Month 1985; 31:1-48.

19. Conn HO. Bacterial peritonitis: spontaneous or paracentetic? Gastroenterology 1979; 77:1145-6.

20. Mallory A, Shaefer JW. Complications of diagnostic paracentesis in patients with liver disease. JAMA 1978; 239:628-30.

21. Runyon BA, Hoefs JC, Canawati HW. Polymicrobial bacterascites. A unique entity in the spectrum of infected ascetic fluid. Arch Int Med 1986; 146:2173-5.

22. Pache I, Bilodeau M. Severe haemorrhage following abdominal paracentesis for ascitis in patients with liver failure. Aliment Pharmacol Ther 2005; 21:525-9.

23. Grabau CM, Crago SF, Hoff LK et al. Performance standards for therapeutic abdominal paracentesis. Hepatology 2004; 40:484-8.

24. Rector WG. Spontaneous chylous ascites of cirrhosis. J Clin Gastroenterol 1984; 6:369-72.

25. Steinemann DC, Dindo D, Clavian PA et al. Atraumatic chylous ascites: systematic review on syntoms and causes. J Am Coll Surg 2011; 212:899-905.

26. Runyon BA, Akriadivis EA, Keyser AJ. The opacity of portal hypertension related ascites correlates with the fluid's triglyceride concentration. Am J Clin Pathol 1991; 96:142-3.

Exame da Parede Abdominal – Hérnias

CAPÍTULO 48

Antonio Nocchi Kalil • Marcelo de Alencastro Caballero • Jonatas da Fonseca Conterno

INTRODUÇÃO

Hérnias são definidas como uma protrusão anormal de um órgão ou tecido ocasionada por um defeito em suas paredes circundantes. Podem ocorrer em qualquer local do corpo, sendo a região abdominal a localização mais comum, em especial a inguinal.

A hérnia constitui-se de um orifício localizado na camada musculoaponeurótica e um saco herniário revestido de peritônio, que faz protrusão no orifício[1] (Figura 48.1).

As hérnias podem ser redutíveis, quando seu conteúdo pode ser reposicionado para dentro da cavidade de origem, irredutíveis, quando há impossibilidade de redução, podendo se tornar encarceradas, ou estranguladas, quando seu suprimento vascular é suprimido.

ACHADOS CLÍNICOS

Hérnia inguinocrural

Classificadas anatomicamente como inguinal (direta ou indireta) ou femoral, as hérnias inguinais totalizam 75% das hérnias da parede abdominal:[1]

- **Hérnia inguinal indireta:** tipo mais comum, independente do sexo,[2,3] sobressai no anel inguinal interno. Localizada lateralmente à artéria epigástrica inferior, ocorre mais frequentemente à direita em ambos os sexos.
- **Hérnia inguinal direta:** resultado de alterações adquiridas, a hérnia inguinal direta sobressai medialmente aos vasos epigástricos inferiores, dentro do triângulo de Hesselbach, segmento mais frágil da *fascia transversalis*, ocasionando a protrusão desse triângulo para fora e para a frente[4] (Figura 48.2).

O exame físico desse tipo de hérnia se faz com o paciente em pé e de frente para o examinador. Procede-se à inspeção após, à palpação da região inguinal à procura de algum sinal de abaulamento ou assimetria, tanto em repouso como durante a manobra de Valsalva. Nas hérnias indiretas volumosas, o saco herniário pode insinuar-se para dentro da bolsa escrotal, o que define as hérnias inguinoescrotais. A seguir, tenta-se diferenciar direta de indireta, com o examinador introduzindo o dedo indicador no anel inguinal externo, através da bolsa escrotal, invaginando o saco herniário para o interior do canal inguinal e notando a protrusão do conteúdo herniário. Caso esta se faça de encontro ao dedo, trata-se de uma hérnia indireta. Se a protrusão for sentida na polpa digital, a suspeita é de hérnia direta (Figura 48.3). O tratamento consiste na correção cirúrgica com

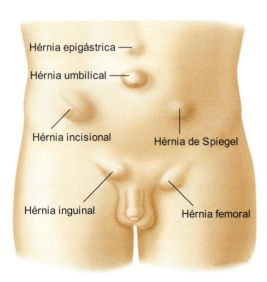

▼ Figura 48.1 Hérnias da parede abdominal. (Disponível em: http://www.oncodigestiva.com.br/clinica/index.php/publicaçoes.)

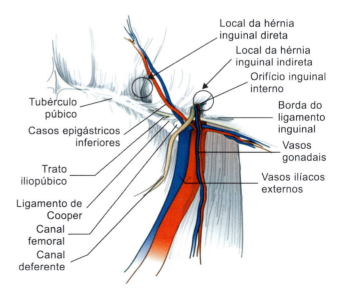

▼ Figura 48.2 Anatomia de estruturas pré-peritoneais importantes da região inguinal direita. (Adaptada de: Talamini MA, Are C. Laparoscopic hernia repair. In: Zuidema GD, Yeo CJ [eds.] Shackelford's surgery of the alimentary tract. Vol. 5. 5. ed. Philadelphia: W.B. Saunders, 2002:140.)

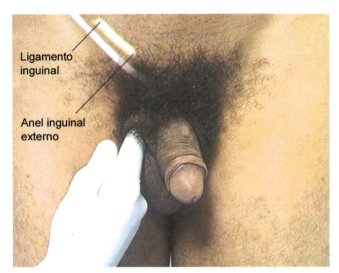

▼ Figura 48.3 Exame da região do funículo espermático. (Adaptada de Bickley LS. Bates' guide to physical examination & history taking. 10. ed. Lippincott Williams & Wilkins, 2009.)

reparo anatômico através da sutura de estruturas, ou mediante colocação de tela, como na técnica de Lichtenstein.[4]

Hérnia femoral

Definida como protrusão através do canal femoral, está localizada abaixo do ligamento inguinal.[5,6] O exame físico é semelhante ao das hérnias inguinais, porém nota-se o abaulamento abaixo desse ligamento. A hérnia encarcerada ou estrangulada pode ser dolorosa à palpação, podendo apresentar eritema da pele da virilha como resultado de encarceramento e estrangulamento.

Hérnia incisional

As hérnias incisionais são decorrentes de falha na cicatrização dos tecidos após laparotomia, que é a complicação mais comum em cirurgias abdominais. A formação da hérnia incisional poderia resultar, fundamentalmente, de problemas relacionados com a técnica cirúrgica, levando à falha precoce da cicatrização da ferida operatória.[7] A maioria das hérnias incisionais é assintomática, apresentando-se como protuberância na parede abdominal. Podem causar desconforto, sensação de peso, dor e, até mesmo, preocupação estética. Raramente, o conteúdo herniário torna-se irredutível, causando complicações como obstrução e/ou isquemia e perfuração intestinal. Esses sintomas frequentemente são agravados por movimentação, tosse e esforço físico. A hérnia, em geral, é facilmente identificada ao exame físico, sendo a inspeção e a palpação do orifício herniário suficientes para o diagnóstico. Pode ser necessário solicitar ao paciente para tossir ou realizar uma manobra de Valsalva para protruir o saco herniário, devendo ser avaliado o tamanho do anel herniário, assim como sua redutibilidade, de modo a facilitar o planejamento terapêutico.

Hérnias umbilicais

Mais comuns na criança, essas hérnias resultam do não fechamento das estruturas do cordão umbilical em torno do anel umbilical, na linha alba. A maioria das hérnias umbilicais fecha-se nos primeiros 2 anos de vida, sendo raramente necessárias correções cirúrgicas antes dos 3 anos de idade,[8] a não ser nos casos em que ocorra encarceramento ou estrangulamento. Nos adultos, são adquiridas e se devem ao enfraquecimento gradual do tecido cicatricial do anel umbilical. Algumas hérnias podem ser tão pequenas quanto assintomáticas, e não são percebidas por alguns pacientes, o que torna os achados clínicos dependentes do defeito aponeurótico. Quando apresentam anel grande, normalmente não ocasionam sintomas de dor. Por outro lado, quando de orifício pequeno, podem apresentar-se com dor intermitente devido ao encarceramento transitório de conteúdo abdominal, tipicamente gordura pré-peritoneal, omento e, em menor proporção alças de intestino delgado. O diagnóstico de hérnia umbilical é realizado durante a inspeção abdominal, onde se vê uma protuberância na região umbilical. A palpação do anel umbilical é realizada com o paciente em decúbito dorsal, após a redução do conteúdo herniário, utilizando a palpação mono ou bidigital, conforme o tamanho do anel. O tratamento consiste em redução do conteúdo herniário, fechamento da aponeurose e colocação de tela.

Hérnias epigástricas

Hérnias epigástricas ocorrem na linha alba, sendo o segundo defeito mais comum[9] parede abdominal. Costumam ser assintomáticas, podendo ser notadas como protrusão dolorosa entre o umbigo e o apêndice xifoide. As hérnias com anel herniário pequeno podem apresentar-se com sintomas dolorosos agudos, pois comportam risco maior de encarceramento e estrangulamento devido à inelasticidade da linha alba, que poderá ser a primeira manifestação da doença. O diagnóstico é feito, na maioria dos casos, durante o exame físico, com o paciente em posição supina e estimulado a realizar manobras de Valsalva. A palpação das margens do defeito é importante, assim como a redutibilidade do conteúdo herniário.

Hérnia de Spiegel

Definida como aquela que ocorre através da fáscia de Spiegel,[10] considerada anatomicamente a linha semilunar, a fáscia de Spielgel é formada pela fusão da aponeurose do músculo oblíquo interno com o músculo transverso do abdome (Figura 48.4).

O diagnóstico correto por meio do exame físico é um desafio médico, sendo suspeitado pela presença de protrusão no abdome inferior lateralmente ao músculo reto do abdome, sendo a dor o sintoma mais comum. Erro diagnóstico ocorre em até 50% dos casos.

Hérnias lombares

As hérnias lombares ocorrem basicamente em dois locais: triângulo lombar superior (Grynfeltt-Lesshaft) e triângulo lombar inferior (Petit) (Figura 48.5).

O diagnóstico baseia-se na história e no exame físico do paciente, sendo variável a apresentação clínica. Com o paciente em pé, a hérnia se torna mais evidente; quando ele tosse, ocorre aumento do volume na região lombar. À percussão, a hérnia pode ser timpânica. À ausculta, pode haver ruídos hidroaéreos, em caso de alças intestinais no saco herniário.

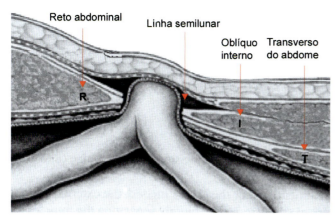

■ Figura 48.4 Defeito na linha semilunar com formação da hérnia de Spiegel. (Disponível em: http://www.med-ed.virginia.edu/courses/rad/gi/hernias.html.)

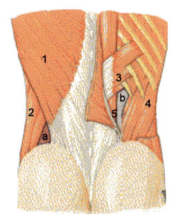

■ Figura 48.5 Hérnias lombares: *a* – triângulo lombar inferior de Jean-Louis Petit; *b* – triângulo lombar superior de Grynfeltt; *1* – músculo grande dorsal; *2* – músculo oblíquo externo; *3* – músculo serratil posteroinferior; *4* – músculo oblíquo interno; *5* – músculo eretor da espinha. (Adaptada de Pélissier E, Habib E, Armstrong O. Tratamiento quirúrgico de las hernias lumbares. EMC – Técnicas quirúrgicas – Aparato digestivo. Volume 26, Issue 4, 2010:1-7.)

Hérnia de Littre

Essa hérnia apresenta um divertículo ileal (divertículo de Meckel – remanescente do ducto onfalomesentérico) presente no saco herniário. Os sintomas costumam ser vagos e tardios, tornando o diagnóstico difícil, o qual, normalmente, só é estabelecido no intraoperatório.

Hérnia de Amyand/hérnia de Garengeot

A hérnia de Amyand é definida como uma hérnia inguinal em que o apêndice vermiforme está presente no saco herniário, enquanto na hérnia de Garengeot o apêndice está presente na hérnia femoral. Os sinais e sintomas clínicos são os mesmos de uma hérnia inguinal ou femoral encarcerada e incluem dor abdominal vaga, aumento de sensibilidade ou uma protrusão eritematosa na virilha.

Hérnia de Richter

Hérnia de parte da circunferência do intestino delgado, sendo a borda antimesentérica o conteúdo herniário. Os sintomas variam de casos assintomáticos até casos com obstrução intestinal, podendo ser necessária a realização de procedimentos de urgência.

Referências

1. Dabbas N, Adams K, Pearson K, Royle G. Frequency of abdominal wall hernias: is classical teaching out of date? JRSM Short Rep 2011; 2:5.
2. Kesek P, Ekberg O. Herniography in women under 40 years old with chronic groin pain. Eur J Surg 1999; 165:573.
3. Koch A, Edwards A, Haapaniemi S et al. Prospective evaluation of 6895 groin hernia repairs in women. Br J Surg 2005; 92:1553.
4. Bendavid R. Femoral pseudo-hernias. Hernia 2002; 6:141.
5. Dahlstrand U, Wollert S, Nordin P et al. Emergency femoral hernia repair: a study based on a national register. Ann Surg 2009; 249:672.
6. Kark AE, Kurzer M. Groin hernias in women. Hernia 2008; 12:267.
7. George CD, Ellis H. The results of incisional hernia repair: a twelve year review. Ann R Coll Surg Engl 1986; 68:185.
8. Devlin HB, Kingsnorth A. Management of abdominal hernias. 2. ed. London: Arnold, 1998.
9. Renck DV, Gomes LM, Lopes-Junior JI. Acquired secondary Grynfeltt's hernia: a case report. Radiol Bras 2009 Mar/Abr;42(2):137-8.
10. Martín-Pérez E, Fernández-Arjona M, Pérez-García A. Leiomyosarcoma in a Littre's hernia. Eur J Surg 1993; 159(8):445.

SEÇÃO X

Sistema Locomotor

Anatomia e Fisiologia do Sistema Locomotor

CAPÍTULO 49

Charles Kohem • *Felipe Aubin*

Para que o sistema musculoesquelético seja avaliado de maneira adequada, é imprescindível reconhecer pontos anatômicos da superfície corporal, conhecendo noções de anatomia e fisiologia desse sistema.[1]

Ao se examinar uma articulação, deve-se lembrar que existem estruturas articulares (cápsula e cartilagem articular, sinóvia, líquido sinovial, osso justa-articular e ligamentos intra-articulares) e não articulares (tendões, bursas, músculo, fáscia, pele, ligamentos periarticulares, nervo), pois qualquer uma delas pode estar envolvida na gênese da sintomatologia do paciente.[2]

Os *tendões* são fibras que ligam o músculo ao osso, enquanto os *ligamentos* unem um osso ao outro. As *bursas* são bolsas de líquido sinovial que servem para amortecer o movimento de tendões e músculos sobre ossos e outras estruturas articulares.[3]

As articulações são classificadas conforme o material que liga os ossos envolvidos. As *fibrosas* são unidas por material fibroso. Nas *sinoviais*, os ossos são recobertos por cartilagem e unidos pela cavidade sinovial (onde há o líquido sinovial), que é revestida pela membrana sinovial. Já nas *cartilaginosas*, a união óssea se dá através da combinação de cartilagem com tecido fibroso. Por sua constituição, a amplitude de movimento difere entre elas. Por exemplo, as fibrosas são fixas (suturas cranianas, membrana interóssea entre rádio e ulna). Já as sinoviais têm ampla amplitude de movimento (joelhos, ombros, quadris) e as cartilaginosas são levemente móveis (disco intervertebral).[2,3]

De maneira sucinta, a seguir serão revisadas as principais articulações:[1-3]

	Particularidades	Estrutura óssea	Grupos musculares	Articulações
Temporomandibular (Figura 49.1)	Inervação pelo nervo **trigêmeo** e ramos articulares do nervo auriculotemporal	Mandíbula e osso temporal (côndilo mandibular, fossa e tubérculo do osso temporal)	Relacionados com a abertura e o fechamento da boca **(pterigóideo lateral e medial, masseter e temporal)**	Contém um disco fibrocartilaginoso amortecedor, além de ligamentos que unem a mandíbula ao crânio
Ombro (Figura 49.1)	Deve sua mobilidade à **cintura escapular** (conjunto de articulações, ossos e grandes grupos musculares) Em caso de inflamação, tendões e bursas também podem causar dor à mobilização da articulação, com destaque para o tendão do bíceps e a bursa subacromial	Úmero, clavícula e escápula. **Pontos de referência:** acrômio, processo coracoide, tubérculo maior do úmero	**Escapuloumeral** (gira o ombro lateralmente e deprime e gira a cabeça do úmero, supra e infraespinhoso, subescapular e redondo menor), **axioescapular** (liga tronco à escápula e permite que ela possa rotar) e **axioumeral** (liga tronco ao úmero e permite e rotação interna do braço), **bíceps** e **tríceps** (abdução)	Esternoclavicular, acromioclavicular, glenoumeral

M. pterigóideo lateral
M. pterigóideo medial
M. masseter
A. esternoclavicular
Clavícula
A. acromioclavicular
M deltoide
A. glenoumeral
Processo coracoide

	Particularidades	Estrutura óssea	Grupos musculares	Articulações
Cotovelo	Bursa olecraniana pode inflamar, ficando palpável e dolorosa (entre a pele e o olécrano). No cotovelo, passam os nervos **ulnar** e **radial**	Úmero, rádio e ulna	**Bíceps** e **braquiorradial** (flexão), **tríceps** (extensão), **pronador redondo** (pronação), **supinador** (supinação)	Radioumeral, umeroulnar e radioulnar Compartilham uma cavidade articular comum
Mãos e punhos (Figura 49.2)	Conjunto de pequenas articulações. **Nervo mediano:** passa pelo túnel carpiano. Inervação da região palmar, maior parte do polegar, 2º e 3º dedos e metade do 4º dedo Movimento dos dedos: tendões localizados no antebraço e no punho	Rádio, ulna, ossos do carpo (trapézio, trapezoide, capitato, hamato, semilunar, piramidal, escafoide, pisiforme), metacarpos e falanges	Punho: músculos do antebraço (flexão do punho), dois músculos radiais e um ulnar (extensão do punho), músculos do antebraço (pronação e supinação). Mão: musculatura intrínseca	Punho: intercarpianas, radioulnar distal, radiocarpiana ou do punho Mão: metacarpofalangianas, interfalangianas proximais e distais

	Particularidades	Estrutura óssea	Grupos musculares	Articulações
Coluna vertebral	Tem íntima proximidade com a medula espinhal e as raízes nervosas. Sustentação do tronco e do dorso	24 vértebras (7 cervicais, 12 dorsais, 5 lombares), sacro e cóccix. **Pontos de referência:** apófises espinhosas de C7 e T1, escápula, crista ilíaca (altura de L4), espinha ilíaca posterossuperior	Diversos músculos se inserem na coluna vertebral, incluindo músculos da parede abdominal	Contém articulações cartilaginosas entre os corpos vertebrais e as facetas articulares. Os discos vertebrais ficam entre os corpos vertebrais, sendo compostos por um núcleo mucoide central (núcleo pulposo), envolvido pelo anel fibroso
Quadril	A articulação do quadril fica encaixada na pelve. São bursas do quadril: trocantérica (região do trocanter maior), isquiática (sobre a tuberosidade isquiática) e iliopsoas (região anterior das coxofemorais)	Ílio, ísquio, púbis, sacro, fêmur. **Pontos de referência:** sínfise púbica, crista ilíaca, espinha ilíaca anterossuperior, espinha ilíaca posterossuperior, trocanter maior do fêmur	Grupo flexor (iliopsoas), extensor (glúteo máximo), adutor (vai do púbis e ísquio até a face posteromedial do fêmur) e abdutor (glúteo médio e mínimo)	Os ossos do quadril articulam-se posteriormente com o sacro. Na região anterior, há sínfise púbica. Nas articulações coxofemorais, a cabeça do fêmur encaixa-se em uma convexidade (acetábulo), proporcionando grande mobilidade

	Particularidades	Estrutura óssea	Grupos musculares	Articulações
Joelho (Figura 49.3)	Maior articulação do corpo humano, necessita de ligamentos, meniscos e músculos robustos para permanecer estável. **Ligamentos colaterais medial e lateral** proporcionam estabilidade medial e lateral ao joelho. **Ligamento cruzado anterior** evita que a tíbia deslize para a frente, enquanto o **ligamento cruzado posterior** evita que a tíbia deslize para trás. O **menisco medial e o lateral** são discos fibrocartilaginosos que amortecem o fêmur sobre a tíbia. Além dessas estruturas, diversas bursas estão nessa complexa articulação: pré-patelar, anserina, semimembranosa, suprapatelar	Fêmur, tíbia e patela. **Pontos de referência:** tuberosidade tibial, côndilo medial e lateral, tubérculo adutor, epicôndilo lateral e medial	Quadríceps (estende a perna), gastrocnêmios (flexionam o joelho)	Patelofemoral e duas articulações tibiofemorais
Tornozelo e pé (Figura 49.4)	Precisam suportar todo o peso do corpo. Conjunto de pequenas articulações. **Arco longitudinal:** linha imaginária na face medial do pé que se estende do calcâneo até chegar ao pododáctilos	Tíbia, fíbula, ossos do tarso (tálus, calcâneo, navicular, cuboide, cuneiforme lateral, medial e intermédio), metatarsos e falanges. **Pontos de referência:** maléolo medial, maléolo lateral, calcâneo, tendão de Aquiles	Tornozelo: flexão plantar pelo gastrocnêmio, tibial posterior e flexores dos dedos. Dorsiflexão pelo tibial anterior e extensores dos dedos. Sua inversão e eversão são evitadas por estruturas ligamentares presentes na face medial e lateral dessa articulação	Tornozelo: tibiotalar e subtalar ou talocalcânea Pé: metatarsofalangianas, interfalangianas proximais e distais

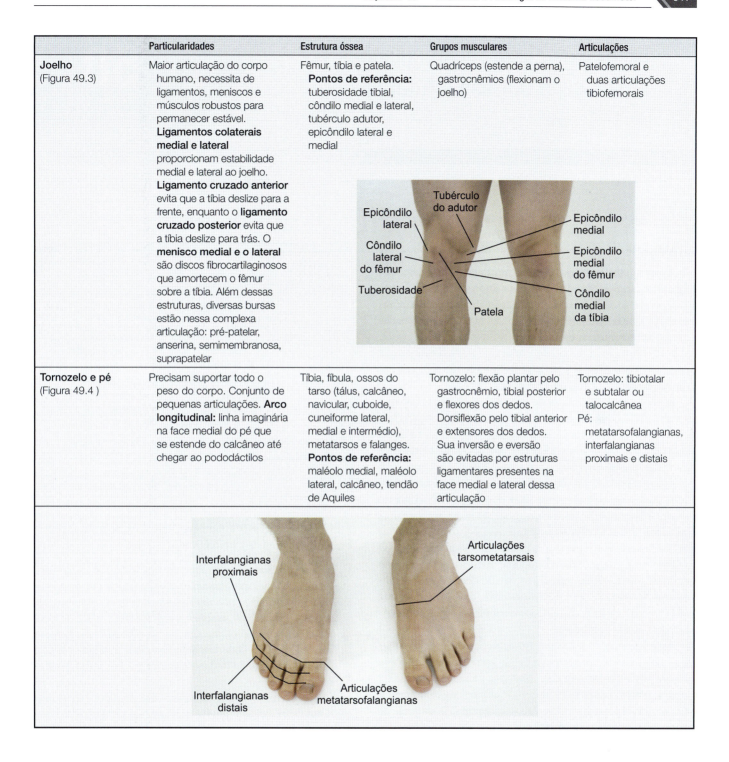

Referências

1. Bickley, L.S. Bates propedêutica médica. 8. ed. Rio de Janeiro: Guanabara Koogan, 2005:451-521.
2. Firestein GS, Budd RC, Harris ED Jr et al. Kelley's textbook of rheumatology. 8. ed. Philadelphia: Saunders Elsevier, 2008.
3. Moore KL. Anatomia voltada para a clínica. 3. ed. Rio de Janeiro: Guanabara Koogan, 1994.

Roteiro de Exame – Articulações, Músculos e Outras Estruturas

CAPÍTULO 50

Charles Kohem • *Gisa Moraes Muratt*

ANAMNESE

A anamnese e o exame físico são ferramentas preciosas, que tornam possível a formulação de uma síndrome clínica. Desse modo, pode-se direcionar a investigação em busca de hipóteses diagnósticas que possam explicar as queixas relacionadas com o sistema musculoesquelético.

A distribuição, o tempo de evolução da dor, o número de articulações acometidas e fatores precipitantes podem auxiliar o esclarecimento da etiologia do quadro articular.

É importante a definição de *artralgia*, que significa apenas dor articular, enquanto *artrite* consiste na artralgia associada a sinais inflamatórios, como edema, calor ou rubor local. Também pode ser útil solicitar ao paciente que aponte o local preciso dos sintomas, visando diferenciar dor articular de dor não articular.

A artrite pode ser *aguda*, se tem menos de 6 semanas de evolução, ou *crônica*, quando ocorre há mais de 6 semanas. Quanto ao número de articulações, a artrite pode ser *monoarticular* (uma articulação afetada), *oligoarticular* (até quatro articulações afetadas) ou *poliarticular* (cinco ou mais articulações afetadas).

São causas de monoartrite aguda: artrite séptica, gota ou outras artropatias microcristalinas, artrite decorrente de trauma etc. No caso de monoartrite crônica, deve-se pensar em infecção crônica (tuberculose, por exemplo) e espondiloartrites, entre outras condições.

Ao se deparar com um quadro de poliartrite aguda, possíveis etiologias são infecções virais ou bacterianas, bem como uma poliartrite crônica inicial. Quando a poliartrite passa a ser crônica, outras doenças devem ser aventadas, tais como artrite reumatoide, espondiloartrites, osteoartrite primária, doenças do tecido conjuntivo (lúpus eritematoso sistêmico etc.) e pseudogota, dentre outras.

Um aspecto essencial, que auxilia o diagnóstico diferencial, consiste em determinar se a artralgia tem caráter *inflamatório* ou *mecânico*. A dor provocada pela osteoartrite costuma piorar com o exercício e aliviar com o repouso, configurando uma dor mecânica, enquanto em pacientes com artrite reumatoide a dor tende a se agravar com o repouso e aliviar com o exercício, caracterizando uma dor inflamatória.

Lombalgia é um sintoma extremamente comum que, na maioria das vezes, se deve a doença osteomuscular local. Deve-se tentar caracterizar se houve início súbito ou piora progressiva e se se trata de dor localizada ou difusa, com ou sem irradiação para membros, além de fatores agravantes e de alívio (Quadro 50.1).

Quadro 50.1 Causas de lombalgia e características associadas

Causas de lombalgia	Peculiaridades
Degenerativa	Normalmente, bem localizada e agravada pelo movimento (*lombalgia mecânica*)
Espondiloartrites	Piora no repouso, podendo acordar o paciente à noite. Alívio com o exercício (*lombalgia inflamatória*)
Neurológica	Pode se distribuir em um dermátomo. Comumente, pode ser em queimação, ardência, com ou sem alteração na sensibilidade e na força
Afecções torácicas ou abdominais	Podem ser percebidas como lombalgia (dissecção aórtica, pielonefrite etc.)
Outras	Infecções, neoplasia, fratura após trauma ou por osteoporose, doenças osteometabólicas

O padrão da artrite também pode auxiliar o diagnóstico. Seguem-se algumas particularidades:

- **Artrite reumatoide:** geralmente simétrica (nas duas mãos ou nos dois pés, por exemplo), aditiva (inicia em uma articulação e progride para outras, sem melhora daquela onde ocorreu o início dos sintomas), tipicamente em articulações interfalangianas proximais, metacarpofalangianas, punhos, cotovelos e pés. Pode também acometer a coluna cervical (C1-C2). De modo curioso, costuma poupar interfalangianas distais.
- **Osteoartrite primária:** achados característicos são os nódulos de Heberden (em interfalangianas proximais) e Bouchard (em interfalangianas distais). Pode afetar diversas articulações: primeira carpometacarpiana (rizartrose), coluna cervical e lombar, quadris e primeira metatarsofalangiana. Comumente, em joelhos, atinge a cartilagem articular de modo não uniforme (áreas de maior sobrecarga, em região medial).
- **Osteoartrite secundária:** compromete regiões previamente afetadas por trauma, infecção ou doença inflamatória. Ocorre, principalmente, em regiões submetidas a sobrecarga (por exemplo, paciente com fratura articular de joelho após trauma em fêmur).
- **Gota:** usualmente, leva a uma monoartrite, que acomete mais membros inferiores (primeira metatarsofalangiana – clássica "podagra"), com dor intensa e súbita, de resolução

espontânea em 3 a 10 dias. As crises subsequentes podem ser poliarticulares e mais frequentes.

- **Espondiloartrites:** grupo de doenças fenotipicamente diferentes, mas que compartilham características clínicas (acometimento axial acompanhado ou não por artrite periférica, sendo ambos de ritmo inflamatório) e radiológicas, além de predisposição genética relacionada com o HLA-B27.

Outros sinais e sintomas relacionados com a doença articular: instabilidade, deformidade ou perda de função articular e rigidez matinal prolongada (sintoma típico da artrite reumatoide, que também pode ocorrer em outras artropatias inflamatórias).

O fenômeno de Raynaud consiste em uma resposta vasomotora anormal dos dedos das mãos e dos pés ao frio. Sequencialmente, eles ficam brancos, arroxeados/azulados e, após, vermelhos. Pacientes com doença de Raynaud têm fenômeno de Raynaud, sem causa subjacente óbvia. Isso é mais frequente em mulheres com história familiar positiva. Em doenças do tecido conjuntivo, o fenômeno de Raynaud pode ocasionar úlceras digitais devido à isquemia tecidual. É interessante saber que outras etiologias, como doenças hematológicas, medicações e doença arterial, também podem apresentar essa manifestação.

Como se pode perceber, algumas doenças articulares podem estar relacionadas com outros sistemas além do musculoesquelético. Disso deriva a importância da revisão completa de sistemas durante a anamnese. Esses sintomas podem fornecer pistas importantes para o diagnóstico:

- **Xeroftalmia (olhos secos), xerostomia (boca seca), ressecamento vaginal:** síndrome de Sjögren.
- **Olhos vermelhos (uveíte):** espondiloartrites e doença de Behçet.
- **Fotossensibilidade, erupção cutânea "tipo asa de borboleta" na região malar, úlceras orais ou nasais:** lúpus eritematoso sistêmico.
- **Placas descamativas, principalmente em superfícies extensoras, unhas com depressões:** artrite psoriásica.
- **Disfagia, espessamento cutâneo, fenômeno de Raynaud:** esclerose sistêmica.
- **Alteração do hábito intestinal:** artrite enteropática, esclerose sistêmica.
- **Secreção vaginal anormal ou sintomas de uretrite:** artrite reativa.
- **Alterações de sensibilidade:** algumas doenças reumáticas sistêmicas são causas de neuropatia por levarem a isquemia ou compressão nervosa (lúpus eritematoso sistêmico, artrite reumatoide, vasculites sistêmicas, entre outras).
- **Fraqueza, mialgia:** polimiosite, polimialgia reumática.
- **Sintomas gerais (febre, prostração, emagrecimento, inapetência):** embora sejam inespecíficos, podem sugerir doença reumática sistêmica.

Outros aspectos importantes, a serem questionados na anamnese do paciente, são:

- **Hábitos de vida:** atividade laboral, vida sexual, etilismo, tabagismo, uso de substâncias ilícitas.
- **Trauma ou cirurgia no passado.**

- **Doenças infecciosas agudas ou crônicas:** doenças sexualmente transmissíveis, hepatites, rubéola, tuberculose, entre outras.
- **Outras doenças crônicas (distúrbios da tireoide, *diabetes mellitus*, neoplasia, hemofilia):** é essencial lembrar que alguns sintomas musculoesqueléticos podem ser secundários a doenças não reumáticas.
- **Tratamento prévio, cirúrgico ou clínico, para seus sintomas:** questionar quanto a efeitos colaterais das medicações empregadas (por exemplo, hemorragia digestiva com uso de anti-inflamatórios).
- **História familiar:** algumas afecções reumatológicas têm forte associação genética.

EXAME GERAL DO SISTEMA LOCOMOTOR

O exame do sistema locomotor pode ser orientado pela anamnese do paciente, a qual fornece pistas valiosas, bem como pelas anormalidades encontradas na inspeção geral. Deve-se estar ciente das possíveis manifestações sistêmicas das doenças reumatológicas.

As articulações e os tecidos extra-articulares são avaliados por meio de certas técnicas estabelecidas, sendo importante saber examinar cada uma das articulações de maneira adequada. O princípio básico é sempre atentar para a simetria do comprometimento, em busca de deformidades, sinais inflamatórios, hipotonia ou contratura muscular, diferença no comprimento das extremidades etc.

Os princípios gerais do exame articular incluem inspeção, palpação, movimentação ativa e passiva, além de manobras especiais.

Inspeção

- **Eritema articular:** sugestivo de artrite ou processo infeccioso.
- **Edema articular:** proliferação óssea (por exemplo, osteoartrite), tendinites, bursites ou, também, as mesmas causas de eritema articular.
- **Deformidade articular:** pode ser decorrente de trauma prévio ou artrite crônica. Exemplo clássico é o desvio ulnar dos dedos das mãos encontrado em alguns pacientes com artrite reumatoide. Denomina-se *subluxação* quando as superfícies articulares perdem parcialmente a congruência, enquanto na *luxação* há a perda completa do contato entre essas superfícies. Outras definições a serem conhecidas são o *genu valgo*, que significa desvio contrário à linha média, e o *genu varo*, quando esse desvio vai em direção à linha média.
- **Lesões cutâneas ou ungueais:** placas eritematosas e descamativas em superfícies extensoras ou distrofia ungueal remetem à possibilidade de psoríase e artrite psoriásica. Vasculite pode se apresentar como necrose, púrpura palpável ou livedo reticular (padrão "rendilhado", roxo-azulado).
- **Cicatrizes de cirurgias prévias:** próteses, artrodeses.
- **Hipotonia ou atrofia muscular:** sinal de cronicidade. Pode aparecer como combinação de desuso da articulação, neuropatia e inflamação.

Palpação

- **Temperatura:** articulações quentes podem estar acometidas por infecção, artropatia por cristais ou sinovite aguda.
- **Dor:** pode dever-se a inflamação articular ou periarticular, bem como artrite séptica.
- **Sinovite:** edema articular macio e esponjoso.
- **Derrame articular:** edema flutuante, que ocorre, principalmente, em grandes articulações. Denota processo inflamatório ou infeccioso subjacente.
- **Pesquisa de osteófitos:** aumento de volume, endurecido à palpação, encontrado em áreas justarticulares.
- **Crepitação:** ruído audível ou palpável causado pelo atrito em tendões ou ligamentos sobre o osso. Embora possa ocorrer em articulações normais, é mais significativa quando associada a sinais inflamatórios, indicando irregularidade das superfícies articulares por lesão cartilaginosa.

Movimentação

A mobilização da articulação possibilita a avaliação da amplitude de movimento e da função articular.

Diz-se que a movimentação é ativa quando o próprio paciente executa o movimento, sendo mais útil para avaliação da função da articulação. A marcha e a capacidade de utilizar as articulações das mãos são modos fáceis de avaliação da função articular.

Na movimentação passiva, solicita-se que o paciente tente ficar relaxado, enquanto o examinador executa movimentos articulares, suavemente. Assim, é possível avaliar a estabilidade articular, que depende, em grande parte, dos ligamentos. O aumento excessivo da mobilidade, com instabilidade articular, pode ser decorrente de frouxidão ligamentar.

A mobilidade articular, bem como a amplitude de movimento, pode ser limitada por dor, derrame articular volumoso ou deformidade fixa (anquilose óssea ou espessamento cutâneo muito significativo).

Na coluna vertebral, basicamente, é testada a movimentação ativa, em virtude da dificuldade técnica de movimentação passiva da coluna. Esse exame ajuda a evidenciar desalinhamento, dor ou limitação de movimentos.

Quando o paciente experimenta dor à movimentação ativa, que some durante a movimentação passiva, provavelmente o sintoma se deve a uma periartrite, com lesão de tendões, ligamentos ou bursas. Quando a dor aparece tanto ao se realizar movimentação ativa como passiva, uma causa muito possível é a osteoartrite ou outras afecções articulares que podem causar lesão osteocartilaginosa.

A dor óssea, causada por tumor ou fratura, costuma ser constante, mas agravada pela mobilização da estrutura.

Manobras especiais

Destinam-se a testar movimentos específicos, conforme a suspeita clínica da região acometida. Cada grande grupo articular tem suas manobras próprias, descritas nos capítulos a seguir.

Em síntese, o exame físico do aparelho locomotor deve ser sistemático, incluindo as seguintes etapas:

- **Inspeção:** avaliação da cor da pele, simetria articular, edema, presença de deformidades, marcha.
- **Palpação:** nódulos, crepitação, alterações cutâneas, pulsos, sensibilidade, alteração de temperatura.
- **Movimentação ativa e passiva:** amplitude de movimento, dor, função articular.
- **Manobras especiais:** movimentos passivos, na tentativa de desencadear dor no aparelho locomotor. Se bem realizadas, podem corroborar uma suspeita clínica.

ROTEIRO PRÁTICO DO EXAME[1,2]

A seguir, é apresentada uma sugestão de exame físico de rastreio para alterações ósseas, articulares e musculares.

Paciente em pé

1. Observação da marcha: simetria, balanço de pernas e braços e apoio dos pés (primeiro contato do calcanhar → carga → balanço → retirada do calcanhar).
2. Inspeção anterior: volume do quadríceps normal e simétrico, volume e alinhamento dos joelhos normais, hálux alinhados e arcos plantares com ângulos preservados
3. Inspeção lateral: verificar se há lordose cervical e lombar e cifose dorsal normais.
4. Inspeção posterior: desvio lateral da coluna (escoliose), músculos da cintura escapular, paravertebrais e glúteos normais e simétricos, cristas ilíacas niveladas, ausência de aumento de volume poplíteo ou calcâneo.
5. Observar amplitude da flexão lombar anterior, sem fletir joelhos (observar distância da ponta dos dedos até o chão).
6. Observar amplitude da flexão lombar lateral, correndo os dedos em direção aos joelhos (ângulo normal: 30 graus).

Paciente sentado

1. Testar a articulação temporomandibular com a abertura da boca e o desvio ativo da mandíbula de lado a lado.
2. Rotação, flexão e extensão ativas da coluna cervical (ângulo normal: 60 a 90 graus).
3. Rotação passiva da coluna dorsal (ângulo normal: 45 a 75 graus).
4. Elevação ativa dos membros superiores acima da cabeça.
5. Rotação externa e abdução ativas da articulação glenoumeral ("mãos atrás da cabeça").
6. Rotação interna e extensão ativas da articulação glenoumeral ("levar as mãos ao ponto mais alto das costas").
7. Flexão passiva dos cotovelos (ângulo normal: 145 graus).
8. Extensão passiva dos cotovelos (ângulo normal: 0 grau).
9. Flexão palmar e extensão dorsal passivas dos punhos (ângulo normal: 0 a 90 graus).
10. Flexão das articulações metacarpofalangianas (MCF), interfalangianas proximais (IFP) e distais (IFD): "fechar a mão".
11. Extensão das MCP, IFP e IFD: posicionar as mãos estendidas uma contra a outra.

Paciente deitado

1. Abdução (ângulo normal: 25 graus) e adução (ângulo normal: 40 graus) passivas do quadril.

2. Flexão passiva dos quadris (ângulo normal até 120 graus, dependendo da idade).
3. Com o quadril fletido a 90 graus, faz-se sua rotação passiva interna (ângulo normal: 30 graus) e externa (ângulo normal: 60 graus).
4. Flexão passiva do joelho (até 130 graus); a extensão completa é observada pela ausência de espaço entre a maca e a fossa poplítea.
5. Flexão (15 graus) e extensão (55 graus) passivas do tornozelo.
6. Eversão (20 graus) e inversão (35 graus) passivas subtalares.
7. Rotação passiva do antepé (35 graus).
8. Movimentação passiva das metatarsofalangianas (MTF) e IFP e IFD.

A palpação e a inspeção de cada articulação devem ser feitas em sequência, juntamente com as manobras supracitadas.

Exame da articulação temporomandibular (ATM)

A ATM é uma articulação sinovial e que pode, portanto, ser acometida em doenças reumáticas inflamatórias sistêmicas, mais frequentemente a artrite reumatoide. No caso de crianças com artrite idiopática juvenil, o acometimento da ATM pode levar à micrognatia.

Inicia-se o exame pela inspeção, buscando assimetrias ou atrofia muscular localizada. A palpação da ATM deve ser realizada com a introdução do dedo indicador do examinador no meato auditivo externo do paciente em ambos os lados, tracionando a polpa digital em sentido anterior. Solicita-se ao paciente que abra e feche a boca e verifica se a movimentação da articulação causa dor e se existe crepitação ou algum grau de deslocamento.

Referências

1. Bickley LS. Bates propedêutica médica. 8. ed. Rio de Janeiro: Guanabara Koogan, 2005:451-521.
2. Lawry GV. Exame musculoesquelético sistemático. Porto Alegre. Artmed, 2012.

CAPÍTULO 51

Mão

Paulo Henrique Ruschel • Antônio Severo

HISTÓRIA

O exame do paciente tem início no momento em que ele entra no consultório. É importante notar a atitude do paciente e se está usando algum aparelho (tipoia, muletas etc). Algumas patologias são notadas ao apertar a mão do paciente, como Dupuytren avançado, dedo em martelo e dedo em pescoço de cisne. É importante saber sobre a atividade ocupacional, quando surgem os sintomas, bem como sua frequência, e se há comorbidades associadas. Deve-se questionar, ainda, se houve trauma ou não e se existe algum familiar com quadro semelhante. A avaliação completa do membro superior (ombro, cotovelo e antebraço) deve ser realizada, juntamente com seu arco de movimento, isoladamente e em conjunto. A avaliação dos movimentos deve compreender os movimentos passivos e ativos. Deve-se notar a coloração da mão, se apresenta tumorações e se há ou não sudorese e sensibilidade. É obrigatório avaliar o membro superior contralateral. Todas as informações coletadas na anamnese serão úteis para a formulação da hipótese diagnóstica.[1,2]

O exame físico divide-se em mobilidade articular e grau de mobilidade ativa da mão.

Mobilidade articular

O antebraço é um elo entre a mão e o cotovelo, proporcionando a orientação espacial para que a mão atinja sua máxima função. A mensuração deve ser realizada com cotovelo fletido a 90 graus e a mão posicionada em 90 graus sobre uma superfície imaginária. O arco de movimento normal é de 90 graus tanto para pronação como para supinação (Figura 51.1).[1,2]

O punho apresenta a particularidade de realizar desvio radial e ulnar, flexão e extensão e circundução (associação de flexoextensão com desvio radial e ulnar). A flexão é de 80 graus, a extensão é de 70 graus (Figura 51.2), o desvio radial é de 20 graus e o ulnar, de 30 graus (Figura 51.3).[1,2]

A articulação metacarpofalangiana (MF) apresenta flexão de 100 graus, extensão de 30 graus, abdução de 30 graus e adução de 20 graus (Figura 51.4).[1,2]

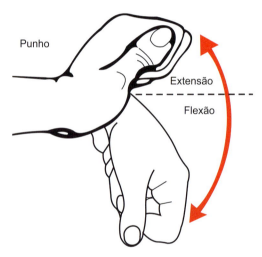

Figura 51.2 Arco de flexoextensão do punho.

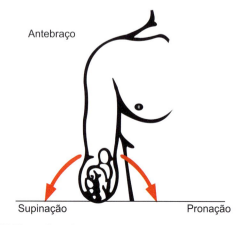

Figura 51.1 Arco da pronossupinação do antebraço.

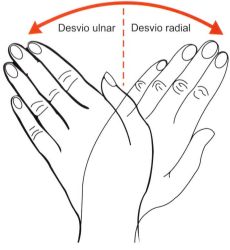

Figura 51.3 Arco do desvio ulnar e radial do punho.

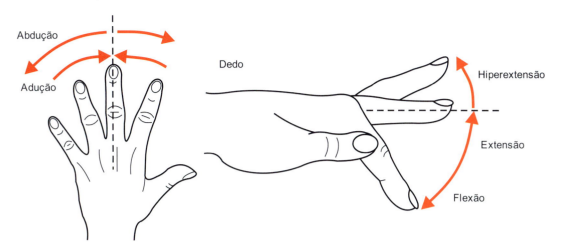

Figura 51.4 Arco de movimento da articulação metacarpofalangiana.

A articulação interfalangiana proximal (IFP) não apresenta extensão nem desvios e tem flexão de 100 a 110 graus. A articulação interfalangiana distal (IFD) não apresenta desvios e tem extensão de 0 a 15 graus e flexão de 90 graus (Figura 51.5).[1,2]

O polegar é considerado um dedo à parte da mão, pois apresenta maior grau de mobilidade. A articulação da base do polegar, trapeziometacarpiana, em formato de sela, permite flexão de 20 graus, extensão de 20 graus, adução de 50 graus, abdução de 20 graus, rotação interna de 40 graus e rotação externa de 20 graus. Esses movimentos, em conjunto, possibilitam os movimentos de oponência e circundução. A articulação MF tem flexão de 50 graus, sem extensão. A articulação interfalangiana apresenta um grau de mobilidade de flexão 90 graus e extensão de 15 graus (Figura 51.6).[1,2]

Grau de mobilidade ativa da mão

Ao serem fletidos, os dedos tocam em conjunto o sulco palmar distal. Quando os dedos são estendidos ao máximo, eles ultrapassam a neutralidade. Nos movimentos de adução e abdução, os dedos se afastam e se aproximam. O polegar, em sua flexão máxima (abdução transpalmar), toca a base do dedo mínimo. Na extensão do polegar (abdução radial), este é movido lateralmente e para longe dos dedos. Na adução e abdução palmar do polegar, ele é afastado anteriormente e depois retorna a seu local de partida. No movimento de oponência, o polegar é capaz de tocar a falange distal de todos os demais dedos.[1,2]

APARELHO FLEXOR

A palma da mão deve ser examinada, verificando se há lesões penetrantes, abrasivas ou contusas na área na qual é direcionada a queixa. Observa-se se há movimentos de flexão dos dedos envolvidos no trauma ou patologia associada. Os tendões flexores superficiais são examinados mediante o bloqueio dos demais dedos e solicitando ao paciente que flexione o dedo atingido (Figura 51.7). Já os tendões flexores profundos são testados mediante o bloqueio das articulações IFP e MF, solicitando ao paciente que realize a flexão da IFD (Figura 51.8). Ainda no exame físico de flexores, deve-se sempre observar se há lesão de nervos, pois quase sempre, nos traumatismos cortocontusos, não só os flexores são lesionados, como também os nervos digitais, os quais são investigados por testes específicos.[3-5]

APARELHO EXTENSOR

Deve-se sempre verificar como ocorreu o trauma ou se há doença associada, em especial artrite reumatoide, na qual é comum a ruptura espontânea do tendão extensor longo do polegar e do tendão extensor próprio do indicador. Deve-se observar se estão ocorrendo deformidade em dedo em martelo (flexão da IFD), deformidade em botoeira (flexão da articulação IFP e hiperextensão da articulação IFD) e deformidade em pescoço de cisne (articulação IFD em flexão e hiperextensão da articulação IFP). Ainda em se tratando do aparelho extensor, em casos de movimento de repetição ou trauma, deve-se verificar se a dor está localizada na tabaqueira durante a palpação (descartar fratura do escafoide) ou se está localizada no processo estiloide do rádio (descartar a patologia de De Quervain). Para isso existem testes específicos que serão descritos a seguir:[3-5]

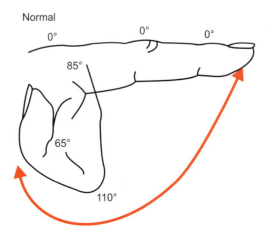

Figura 51.5 Arco de movimento das articulações metacarpofalangianas e interfalangianas proximal e distal.

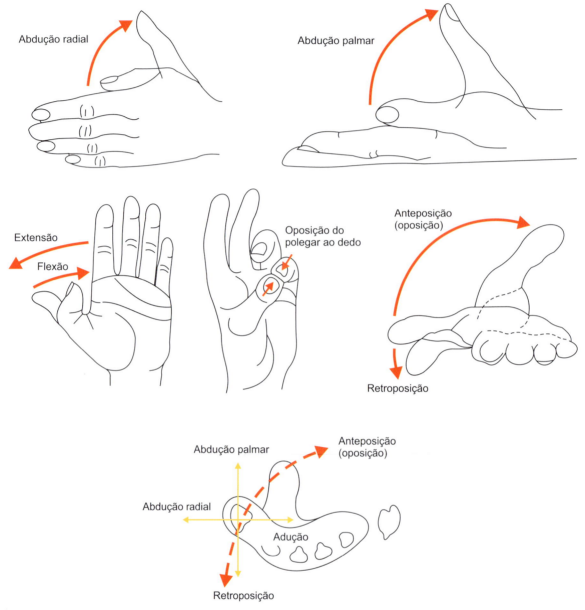

Figura 51.6 Arco de movimento do polegar.

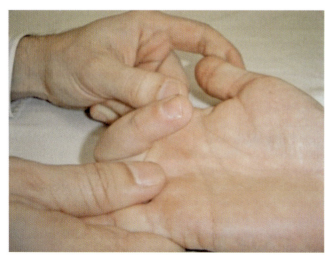

Figura 51.7 Exame clínico do tendão flexor superficial.

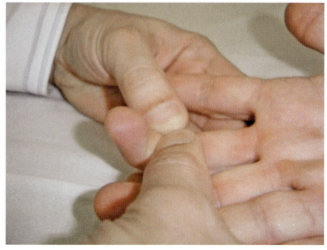

Figura 51.8 Exame clínico do tendão flexor profundo.

Alterações do aparelho extensor

- **Teste de Finkelstein:** utilizado para diagnosticar a tenossinovite estenosante do primeiro compartimento extensor – abdutor longo do polegar e extensor curto do polegar (tenossinovite de De Quervain), o teste é realizado com a mão fechada, o polegar do paciente envolto pelos outros dedos, e o examinador promove um desvio ulnar brusco. O teste é positivo quando o paciente refere dor na topografia do primeiro compartimento extensor no estiloide radial. Trata-se de um teste muito sensível, porém pouco específico, pois também é positivo em patologias da base do primeiro metacarpiano, como na rizartrose (Figura 51.9).[2-5]
- **Teste de Bunnel-Finochietto:** utilizado para verificar se há contratura da musculatura intrínseca da mão, é realizado com a articulação MF em hiperextensão, sendo tentada a flexão da articulação IFP pelo examinador. Como a musculatura intrínseca promove a flexão da MF e a extensão das interfalangianas, quando houver contratura da musculatura intrínseca, a flexão da IFP será impedida. Alguns autores também o denominam teste de Bunnell-Littler (Figura 51.10).[1-5]

- **Teste de contratura dos extensores (extrínsecos):** realizado com a flexão da MF. Tenta-se fletir a IFP. A impossibilidade dessa flexão se deve a aderências do aparelho extensor extrínseco. Esse teste também é chamado de *extensor plus test*, sendo um teste oposto ao de Bunnel-Finochietto (*intrinsic plus*) (Figura 51.11).[1,2]
- **Deformidade em pescoço de cisne (*swan-neck*):** nessa deformidade, a articulação IFP está em hiperextensão e a articulação IFD em flexão (Figura 51.12). Isso se deve à tração excessiva do aparelho extensor inserido na base da falange média dorsalmente. São várias as etiologias descritas:[1-5]
  - Frouxidão da IFP, como na artrite reumatoide.
  - Subluxação palmar da base da falange proximal.
  - Contratura dos músculos interósseos associada ao dedo em martelo crônico (Figura 51.12).

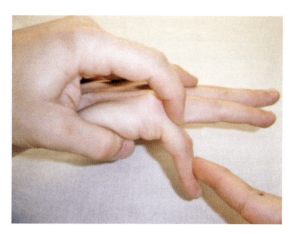

Figura 51.11 Teste de contratura dos extensores (extrínsecos).

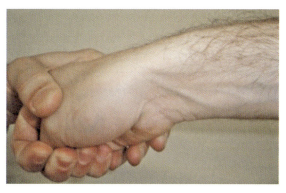

Figura 51.9 Teste de Finkelstein.

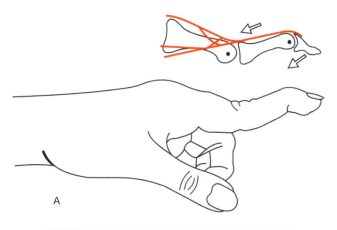

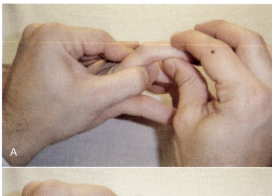
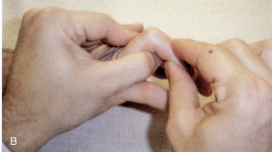

Figura 51.10A e B Teste de Bunnel-Finochietto.

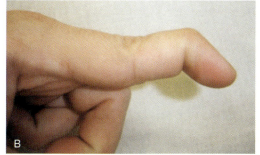

Figura 51.12A e B Deformidade em pescoço de cisne (*swan-neck*).

- **Deformidade em botoeira:** consiste em flexão da IFP e hiperextensão da IFD (Figura 51.13). Pode ser vista em traumas diretos no dorso da IFP e na artrite reumatoide. Outras etiologias:
  - Lesão do aparelho extensor na articulação IFP.
  - Contratura da placa volar e dos ligamentos colaterais acessórios, que se tornam fixos, bloqueando a extensão passiva da IFP – teste de Haines-Zancolli (quando se trata de um estágio inicial, a deformidade é redutível, mas se há contratura fixa das fibras oblíquas do ligamento retinacular, isso impedirá a flexão passiva da IFD, produzindo, desse modo, um teste positivo – Figura 51.14).[2]
- **Dedo em martelo:** ocorre por lesão do tendão extensor terminal. O paciente é incapaz de estender a IFD (Figura 51.15).[1-5]

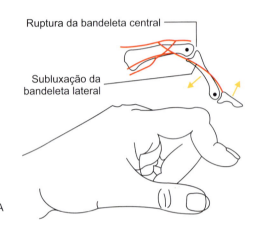
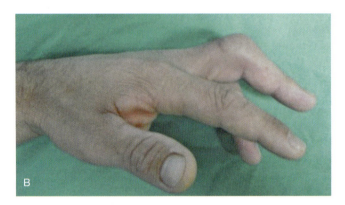

Figura 51.13A e B Deformidade em botoeira.

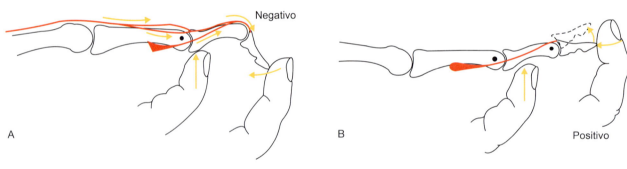

Figura 51.14A e B Teste de Haines-Zancolli.

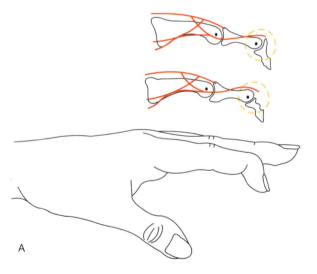
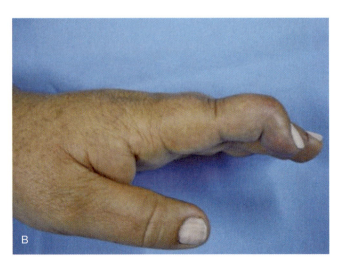

Figura 51.15A e B Aspecto clínico do dedo em martelo.

TESTES PARA LESÕES LIGAMENTARES

- **Lesão aguda do ligamento colateral ulnar do polegar ou lesão de Stener:** as lesões do ligamento colateral ulnar da articulação MF são comuns, sendo mais frequentes do que as do colateral radial. O mecanismo de trauma consiste no desvio radial forçado (abdução). O teste deve ser realizado com estresse radial aplicado com a articulação MF em 15 a 20 graus de flexão e também em flexão total. Deve ser lembrado que esse teste deve ser realizado bilateralmente (Figura 51.16).[6]
- **Teste de Watson:** permite verificar se há instabilidade dorsal do escafoide com lesão do ligamento escafossemilunar. O examinador pressiona o tubérculo do escafoide (face volar) e promove o desvio do carpo de ulnar para radial. O teste será positivo se o paciente apresentar um clique doloroso. Não confundir com um clique sem dor, quando o teste é negativo (Figura 51.17).[2,7]
- **Articulação radioulnar distal (ARUD):** para examinar a ARUD, pressiona-se a cabeça da ulna em direção palmar e o pisiforme em direção dorsal. Nesse momento, promove-se o desvio ulnar do carpo. Esse movimento pode desencadear forte dor, compatível com impacto ulnar. Os movimentos de pronossupinação enquanto se comprime a ulna na fossa sigmoide podem desencadear dor e revelar patologia de instabilidade da ARUD (Figura 51.18).[2,7]
- **Teste de Reagan:** demonstra a instabilidade semilunar-piramidal com o examinador provocando cisalhamento entre esses ossos, pressionando-os em direções opostas, o que causa dor. O examinador deve, com os polegares, pressionar a face dorsal desses ossos para promover o movimento de cisalhamento (Figura 51.19).[2,7]

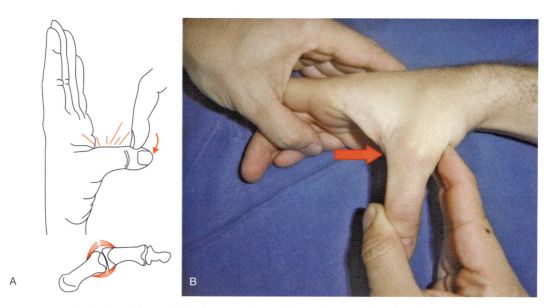

Figura 51.16A e B Teste para avaliação da lesão do ligamento colateral ulnar do polegar.

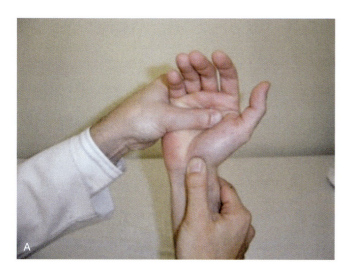
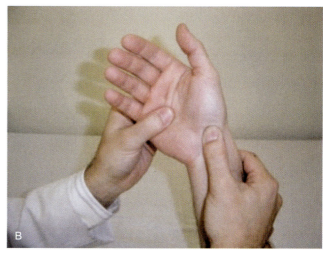

Figura 51.17A e B Teste de Watson.

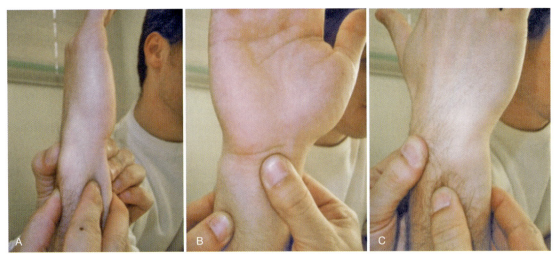

Figura 51.18 Exame clínico da ARUD – primeiro em neutro (A), depois em pronação (B) e, por fim, em supinação (A).

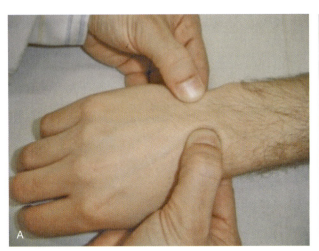
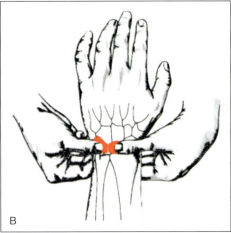

Figura 51.19A e B Teste de Reagan.

EXAME NEUROLÓGICO

Testes musculares[3,5,8]

Punho (testa-se oferecendo resistência ao movimento em questão)

- **Extensores primários C6:**
  - extensor radial longo e curto do carpo (nervo radial C6, C7);
  - extensor ulnar do carpo (nervo radial C7).
- **Flexão do punho C7:**
  - flexor radial do carpo (nervo mediano C7);
  - flexor ulnar do carpo (nervo ulnar C8, T1).

Mão

- **Extensores primários:**
  - extensor comun dos dedos (radial C7);
  - extensor do dedo indicador (radial C7);
  - extensor do dedo mínimo (radial C7).
- **Flexores primários da articulação IFP (C8):**
  - flexor superficial dos dedos (mediano).
- **Flexores primários da articulação IFD (C8):**
  - flexor profundo dos dedos (dois mediais-nervo mediano/dois laterais-nervo ulnar).
- **Flexor da articulação MTF:**
  - lumbricais (dois mediais-nervo ulnar/dois laterais--nervo mediano).
- **Abdução digital:**
  - interósseo dorsal (quatro dorsais-nervo ulnar C8, T1);
  - abdutor do dedo mínimo (nervo ulnar C8, T1).
- **Adução digital:**
  - interósseo palmar (três palmares-nervo ulnar C8, T1).
- **Polegar e dedo mínimo:**
  - Extensor primário da articulação MF do polegar:
    - extensor curto do polegar (nervo radial C7).
  - Extensor primário da articulação interfalangiana do polegar:
    - extensor longo do polegar (nervo radial C7).
  - Flexor primário da articulação MF do polegar:
    - flexor curto do polegar (cabeça profunda → nervo ulnar C8/cabeça superficial → nervo mediano C6, C7).

- Flexor primário da articulação interfalangiana do polegar:
  - flexor longo do polegar (nervo mediano C8, T1).
- Abdutores primários do polegar:
  - abdutor longo do polegar (nervo radial, C7);
  - abdutor curto do polegar (nervo mediano C6, C7).
- Adutor primário do polegar:
  - adutor do polegar oblíquo e transverso (nervo ulnar C8).
- Oponência do polegar:
  - oponente do polegar (nervo mediano C6, C7).
- Oponência do dedo mínimo:
  - oponente do dedo mínimo (nervo ulnar C8).

Avaliação da força

A avaliação da força motora proporciona ao examinador uma avaliação objetiva da força da preensão e da força de pinça. Deve-se obrigatoriamente avaliar o lado contralateral. Avaliam-se os movimentos involuntários do paciente, evitando uma interpretação errônea dos testes. O examinador deve deixar os instrumentos de teste livres na mão do paciente para evitar uma estabilização secundária e, consequentemente, uma avaliação incorreta do teste. No teste em que se utiliza o dinamômetro ajustável de Jamar (Figura 51.20), a leitura deve ser feita nos cinco níveis de ajuste (níveis 1, 2 e 3 para combinação da musculatura intrínseca e extrínseca e 4 e 5 para a musculatura extrínseca). No teste com *pinch meter*, por sua vez, mede-se a força de pinça da polpa e na posição de aperto de chave (Figura 51.21).[2]

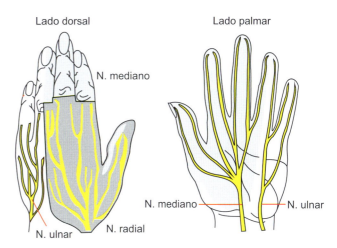

Figura 51.22 Área de inervação cutânea dorsal e palmar dos nervos radial, mediano e ulnar.

Testes sensitivos

Podem avaliar tanto a inervação periférica como os dermátomos.

Nervos periféricos

Área representativa da inervação cutânea dos nervos radial, mediano e ulnar (Figura 51.22 e Quadro 51.1).[1-5,9]

Sensibilidade por níveis neurológicos (dermátomos)

Área representativa da inervação cutânea das raízes nervosas (Figura 51.23).

Exame neurológico do membro superior[9]

Resumo dos reflexos neurológicos e sensibilidade do membro superior (Quadro 51.2).

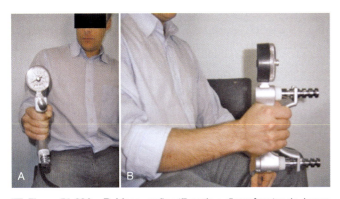

Figura 51.20A e B Mensuração utilizando o dinamômetro de Jamar.

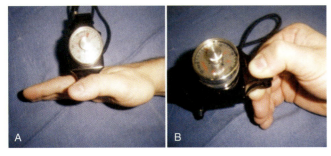

Figura 51.21A e B Mensuração da força de pinça na posição de aperto de chave e pinça da polpa.

Quadro 51.1 Inervação cutânea dos nervos radial, mediano e ulnar	
Radial	Tabaqueira anatômica Face dorsal do primeiro, segundo e terceiro dedos, podendo se estender até as articulações IFD Metade radial do anular, podendo se estender até a articulação IFD Prega entre o primeiro e o segundo dedo
Mediano	Face palmar do primeiro ao quarto quirodátilos (lado radial) Face dorsal distal à articulação IFD do segundo ao terceiro quirodátilos (a *cutis* palmar da falange distal do segundo quirodátilo é específica do mediano)
Ulnar	Dedo mínimo e metade ulnar do anular nos lados palmar e dorsal No terço distal volar do dedo mínimo, a inervação é especificamente ulnar

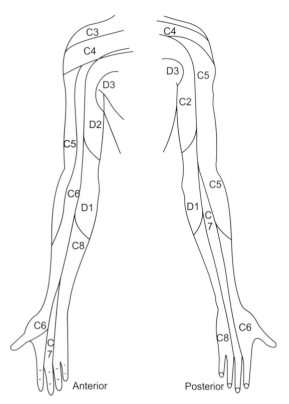

Figura 51.23 Dermátomos do membro superior nas faces anterior e posterior.

Testes específicos para lesões nervosas

Os testes de avaliação das lesões nervosas podem ser divididos em testes de avaliação da regeneração nervosa e de avaliação da sensibilidade.

Testes de avaliação da regeneração nervosa

- **Sinal ou teste de Tinel:** sinal clínico de regeneração nervosa, trata-se de uma percussão percutânea do tronco nervoso distal à lesão, produzindo uma sensação de "alfinetadas e agulhadas" distalmente na área sensitiva correspondente ao nervo em questão. Esse sinal foi descrito em 1915 por Hoffmann e Tinel, originalmente, para evidenciar a regeneração nervosa, mas, atualmente, também é usado para verificar se há lesão nervosa compressiva ou traumática. A percussão deve ser delicada, realizada com o martelo de reflexos ou a ponta dos dedos, sendo a sensação causada pelo teste um bom prognóstico e possibilitando acompanhar a evolução do processo de reinervação após reparação. O tempo necessário para o surgimento do sinal é proporcional à gravidade da lesão. A percussão distal à lesão desencadeia a sensação de "alfinetadas e agulhadas". No transcorrer das semanas seguintes, a percussão realizada no mesmo nível produz uma resposta fraca, que aumenta de intensidade mais distalmente, confirmando o crescimento axonal (Figura 51.27).[2-4]

Quadro 51.2 Reflexos neurológicos do membro superior

Nível neurológico	Motor	Reflexo	Sensibilidade
C5 (Figura 51.24)	Deltoide, bíceps	Bicipital	Lateral do braço
C6 (Figura 51.25)	Bíceps, ERLC, ERCC	Braquiorradial	Lateral do antebraço, polegar e indicador
C7 (Figura 51.26)	Tríceps, flexores do punho, extensores dos dedos	Tricipital	Dedo médio
C8	Interósseos, flexores digitais	Não há	Não há
T1	Abdutor do dedo mínimo	Não há	Não há

ERCC: extensor radial curto do carpo; ERLC: extensor radial longo do carpo.

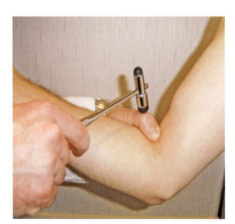

Figura 51.24 Reflexo bicipital.

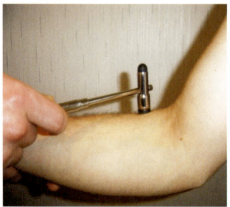

Figura 51.25 Reflexo braquiorradial.

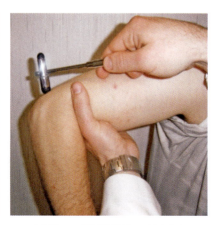

Figura 51.26 Reflexo tricipital.

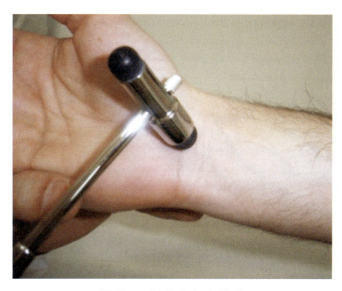

Figura 51.27 Teste de Tinel.

Avaliação da sensibilidade

Os testes para determinação da sensibilidade podem ser divididos em:

Testes limiares

- **Teste da percepção da temperatura (calor/frio):** realizado com dois tubos de ensaio contendo água em diferentes temperaturas, fria e morna, a 4°C e 40°C, respectivamente. O paciente deve ser capaz de distinguir entre o frio e o calor. É especialmente útil para identificar pacientes que apresentam sensibilidade protetora aos extremos de temperatura, evitando lesões ocasionadas por queimaduras. Muitos clínicos não testam a temperatura, referindo que a presença da percepção de uma alfinetada representaria evidência suficiente da presença da sensibilidade protetora (Figura 51.28).[2]

- **Teste de Von Frey:** teste usado para avaliar a sensibilidade cutânea, realizado com monofilamentos de Semmes-Weinstein, que são calibrados para exercer pressões específicas. Vinte filamentos, de espessuras graduadas, são incluídos no conjunto (*kit* do teste). O teste é realizado com o toque do monofilamento perpendicularmente à pele, até que ele se dobre (Figura 51.29). Torna possível a determinação do limiar de sensibilidade do paciente, que pode ser normal, toque ligeiro ou diminuído, sensibilidade diminuída ou perda da sensibilidade protetora.[2]
- **Teste do *pinwheel*:** teste usado para avaliar a sensibilidade dolorosa do paciente após uma lesão nervosa. Pressiona-se uma roda com pontas sobre a área a ser avaliada (Figura 51.30).[2]
- **Teste da vibração (diapasão):** realizado na área da lesão, em uma área de controle, com diapasões entre 30 e 256Hz, serve para determinar a sensibilidade protopática. O examinador deve tentar controlar a intensidade da amplitude do diapasão, procurando manter a mesma força de aplicação ao diapasão. O teste deve ser aplicado na área de controle e na área lesionada com o paciente de olhos fechados, o qual avaliará se a sensibilidade foi normal, baixa ou ausente (Figura 51.31).[2]

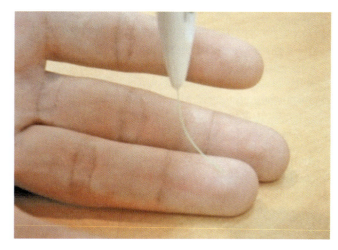

Figura 51.29 Teste de Von Frey.

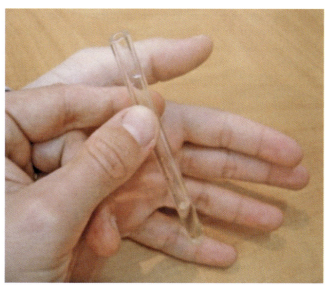

Figura 51.28 Teste de percepção de temperatura.

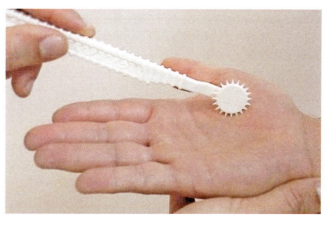

Figura 51.30 Teste do *pinwheel*.

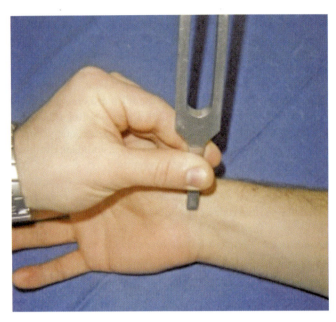

Figura 51.31 Teste do diapasão.

Testes funcionais

- **Teste de Weber-Moberg:** o teste de discriminação entre dois pontos foi introduzido em 1958 por Ernst Heinrick Weber, professor de anatomia de Leipzig. O teste mede a qualidade da sensibilidade que foi recuperada e, portanto, avalia a capacidade de os dígitos funcionarem como órgãos sensoriais. Weber descreveu o uso de compassos cujas pontas eram mantidas contra a pele, separadas por distâncias diferentes. Moberg, em 1960, instituiu um clipe de papel para a realização do teste com a distância aproximada de 9mm. O teste deve ser explicado e mostrado ao paciente antes de ser realmente realizado. Utiliza-se um dedo que não tenha lesão para o paciente entender o teste; então, regula-se o aparelho para uma distância de 5mm. Realiza-se o teste pressionando aleatoriamente um ou dois pontos nos dedos do paciente, que agora não vê o teste sendo realizado. Considera-se normal quando pelo menos sete respostas, em um total de 10 estímulos consecutivos, são corretas. Se o paciente não distingue corretamente, a distância é aumentada, no máximo, até 15mm (Figura 51.32). A interpretação dos escores, segundo as recomendações para avaliação clínica da Sociedade Americana de Cirurgia da Mão, é mostrada na Tabela 51.1.[2,10,11]

Testes objetivos

Exigem a cooperação do paciente e a não interpretação subjetiva de um estímulo e incluem: teste da ninidrina (Aschan & Moberg, 1962), teste do enrugamento (O'Riain, 1973) e os estudos da condução nervosa (Almquist & Eeg-Olofsson, 1970). Esses testes estão indicados, principalmente, para crianças ou pacientes que simulam alterações neurológicas.[2,11]

- **Teste da ninidrina:** tem valor apenas histórico.[2] Não será descrito aqui.

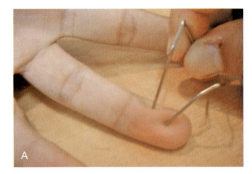

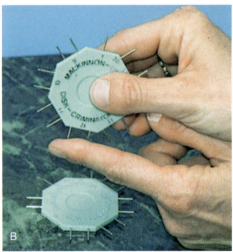

Figura 51.32A e B Teste de Weber-Moberg utilizando um clipe de papel e o Disk-Criminator®.

Tabela 51.1 Interpretação do teste de Weber-Moberg	
Normal	< 6mm
Regular	6 a 10mm
Precário	11 a 15mm

- **Teste do enrugamento de O'Riain:** realizado com a submersão da mão em água morna por 30 minutos. Em seguida, verificam-se as áreas de enrugamento da mão. A área que está enrugada é considerada normal e as não enrugadas correspondem à lesão (Figura 51.33).[2]

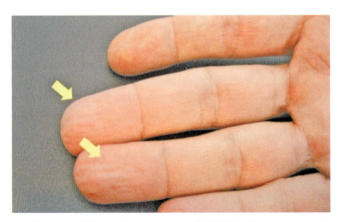

Figura 51.33 Teste do enrugamento do O'Riain. Note as pontas do terceiro e quarto dedos enrugadas e a do quinto dedo não.

- **Estudos de condução nervosa:** são extremamente valiosos para determinação do sítio e do tipo de lesão de um tronco nervoso periférico. Entretanto, dependem da calibragem do equipamento e da técnica do examinador. São exames realizados em laboratórios de eletrofisiologia, como a eletroneuromiografia.[2]

SÍNDROMES COMPRESSIVAS
Síndrome do pronador

Síndrome rara, consiste na compressão do nervo mediano, geralmente no terço proximal do antebraço, ocasionada pelas seguintes estruturas:[12,13]

- Ligamento de Struthers (terço distal do braço).
- Pronador redondo (compressão entre suas duas cabeças).
- *Lacertus fibrosus*.
- Arcada do músculo flexor superficial dos dedos.

Além do teste da percussão (Figura 51.34), há outros testes específicos, como:

- A flexão de 120 a 135 graus do cotovelo contra resistência agrava os sintomas; nesse teste, deve-se chamar a atenção para a compressão no ligamento de Struthers (Figura 51.35).

- A pronação com cotovelo semifletido, mantida pelo paciente enquanto o examinador procura executar a supinação, provocará dor em virtude da compressão do nervo mediano entre as cabeças do pronador redondo (Figura 51.36).
- O teste com o antebraço semifletido e o paciente exercendo flexão do terceiro e quarto dedos contra resistência indica que, provavelmente, o agente causador seja o músculo flexor superficial dos dedos. O paciente refere dor no terço proximal do antebraço (Figura 51.37).

Síndrome do interósseo anterior

Síndrome rara, caracterizada por apresentar, principalmente, sintomas motores e uma dor vaga no antebraço. Ao exame, pode-se observar algum grau de parestesia do flexor profundo do indicador, do flexor longo do polegar e do pronador quadrado, principalmente no final do dia.

Nessa síndrome, a posição de pinça é alterada, ocorrendo perda da força de preensão entre a IFD do indicador e a interfalangiana do polegar (sinal de Benediction) (Figura 51.38).[2,12,13]

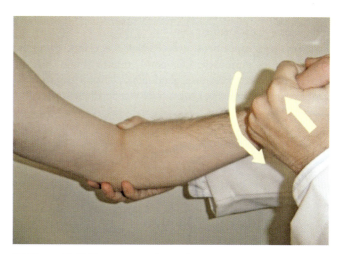

Figura 51.36 Teste para avaliação da compressão do nervo mediano entre as cabeças do pronador redondo.

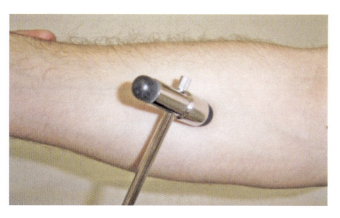

Figura 51.34 Teste da percussão no trajeto do nervo mediano.

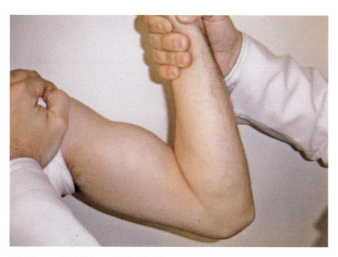

Figura 51.35 Teste da flexão de 120 a 135 graus do cotovelo contra resistência.

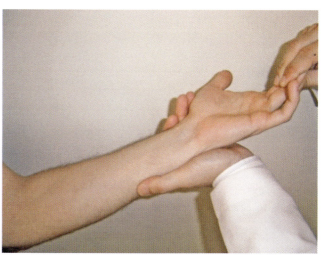

Figura 51.37 Teste para avaliação da compressão do nervo mediano no flexor superficial dos dedos.

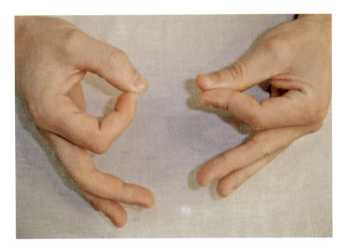

Figura 51.38 Sinal de Benediction.

Síndrome do túnel do carpo

Consiste em queixas de dor e amortecimento noturnos, capazes de acordar o paciente. Apresenta, também, sensação de formigamento, principalmente na região volar do polegar, indicador e dedo médio.

Dos testes específicos, o de Phalen é o clássico, no qual se mantêm os punhos fletidos por 1 minuto (Figura 51.39). O paciente refere parestesia, geralmente, no polegar, no indicador e no dedo médio. Outro teste é o de Phalen invertido, realizado com o paciente em posição contrária (Figura 51.40), isto é, os dois punhos dorsofletidos em 90 graus. O teste de Durkan é o mais específico de todos: o punho do paciente é fletido pelas mãos do examinador e, com os dedos médio e anular, é exercida pressão sobre o túnel do carpo (Figura 51.41), gerando parestesia, semelhante à do teste de Phalen. Em casos de longa evolução, pode ser observada hipotrofia da musculatura tenar.[1,12-14]

Síndrome do túnel cubital

Consiste na compressão do nervo ulnar no cotovelo, gerando sensação de parestesia no quinto dedo e na metade ulnar do quarto. O teste de percussão sobre o túnel cubital (entre o epicôndilo medial e o olécrano – Figura 51.42) é positivo. Outro teste é o da flexão do cotovelo (*elbow flexion test*), o qual aumenta a pressão no túnel cubital (Figura 51.43).[13]

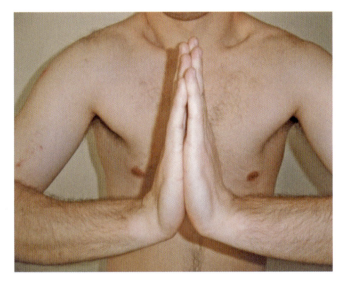

Figura 51.40 Teste de Phalen invertido.

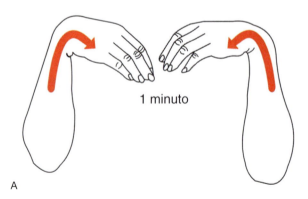

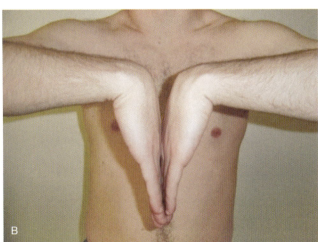

Figura 51.39A e B Teste de Phalen.

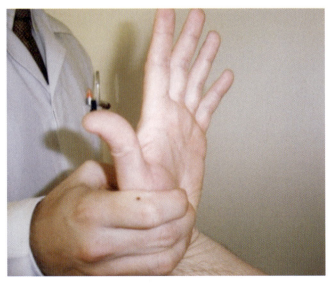

Figura 51.41 Teste de Durkan.

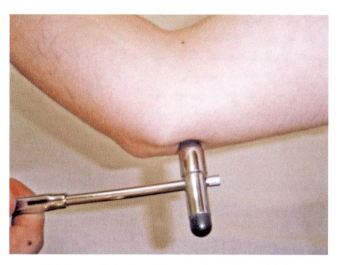

Figura 51.42 Teste da percussão no túnel cubital.

- **Sinal de Pollock:** incapacidade de fletir a IFD do quarto e quinto dedos em razão da desnervação do flexor profundo dos dedos.
- **Sinal de Wartemberg:** incapacidade de realizar a adução do dedo mínimo para o dedo anular estendido.
- **Sinal de Masse:** perda do arco metacarpiano e hipotrofia da musculatura hipotenar (Figura 51.49).
- **Sinal de Jeanne:** hiperextensão da MF do polegar durante a pinça de preensão com o indicador em virtude da paralisia do adutor do polegar (Figura 51.50).

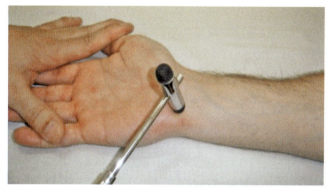

Figura 51.44 Teste da percussão no canal de Guyon.

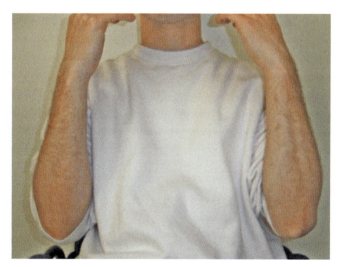

Figura 51.43 Teste da flexão do cotovelo.

Síndrome do canal de Guyon

Consiste na compressão do nervo ulnar no punho. Nesse caso, além de verificar a sensibilidade no quarto e quinto dedos (teste de Weber-Moberg), o teste de percussão causa dor nesses dedos (Figura 51.44).[13]

Outros testes e sinais aplicáveis na semiologia do nervo ulnar:[2,12]

- **Teste de Egawa:** incapacidade de abduzir radial e ulnarmente o dedo médio (Figura 51.45).
- **Teste de Pitres-Testut:** incapacidade de reproduzir com a mão o formato de um cone (Figura 51.46).
- **Teste de Froment:** flexão pronunciada da articulação interfalangiana do polegar durante a adução em direção ao dedo indicador, ao segurar firmemente uma folha de papel (Figura 51.47).
- **Sinal de Duchenne:** deformidade em garra dos dedos anular e mínimo, ocasionada pela falta de balanço entre a musculatura intrínseca da mão e o extensor comum dos dedos (Figura 51.48).

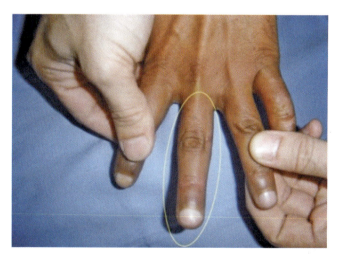

Figura 51.45 Teste de Egawa.

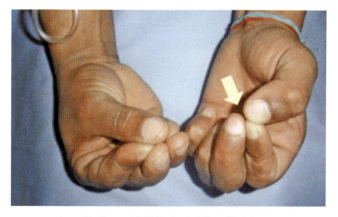

Figura 51.46 Teste de Pitres-Testut.

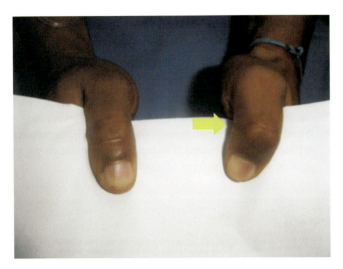

▼ Figura 51.47 Teste de Froment.

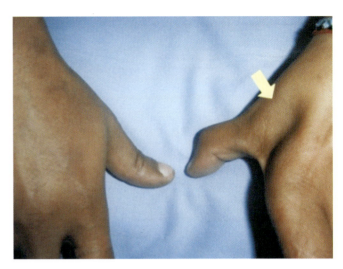

▼ Figura 51.50 Sinal de Jeanne. Observe a hipotrofia do primeiro interósseo dorsal.

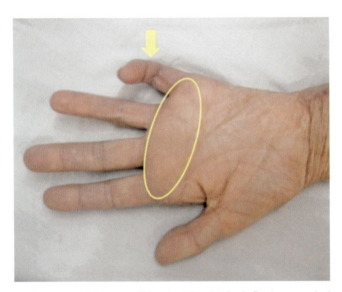

▼ Figura 51.48 Aspecto clínico da deformidade de Duchenne e sinal de Masse.

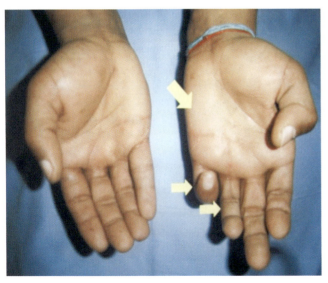

▼ Figura 51.49 Deformidade de Duchenne e sinal de Masse.

Síndrome do túnel radial, do supinador ou do nervo interósseo posterior

Alguns autores preferem utilizar as expressões síndrome do supinador ou síndrome do nervo interósseo posterior conforme a sintomatologia, enquanto outros utilizam a expressão genérica de síndrome do túnel radial. É importante o diagnóstico diferencial com epicondilite lateral do cotovelo. Os locais de compressão podem ser, de proximal para distal:[12,13]

- Banda fibrosa radiocapitelar.
- Plexo arteriovenoso de Henry.
- Parte tendínea do músculo extensor radial curto do carpo.
- Arcada de Frohse, na borda proximal do músculo supinador.

Testes provocativos

- **Teste da percussão** (Figura 51.51).
- **Teste da extensão contra resistência do dedo médio** (Figura 51.52).
- **Teste da supinação forçada** (Figura 51.53): com o cotovelo em 45 graus de flexão, punho totalmente fletido e antebraço pronado, pede-se ao paciente para supinar e estender o punho simultaneamente, enquanto o examinador aplica força contra resistência; o paciente referirá dor no terço anterolateral do antebraço. Esse teste sugere compressão na arcada de Frohse.
- **Teste de Mill** (Figura 51.54): realizado com o cotovelo estendido e o punho fletido. O examinador oferece resistência contra a extensão do punho e os sintomas de dor no epicôndilo lateral são reproduzidos.
- **Teste de Cozen** (Figura 51.55): realizado com o cotovelo fletido a 90 graus, antebraço pronado e o punho em extensão. Enquanto o paciente tenta manter a extensão, o examinador tenta fletir o punho. Esse movimento reproduz sintomas de dor no epicôndilo lateral.

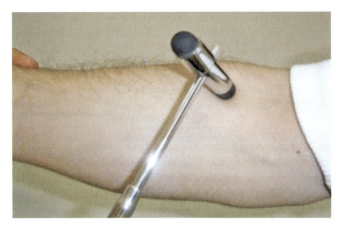

Figura 51.51 Teste da percussão na arcada de Frohse.

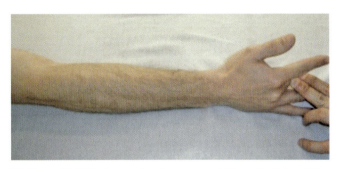

Figura 51.52 Teste da extensão contra resistência do dedo médio.

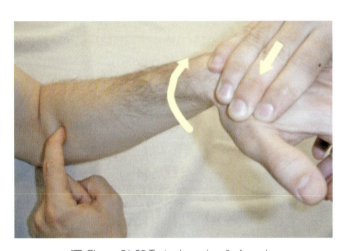

Figura 51.53 Teste da supinação forçada.

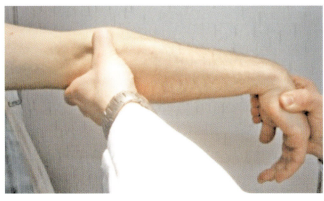

Figura 51.54 Teste de Mill.

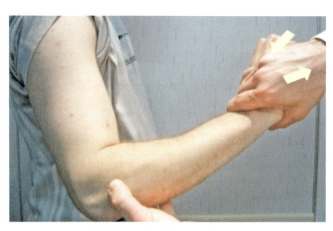

Figura 51.55 Teste de Cozen.

ALTERAÇÕES VASCULARES

Para avaliação do suprimento arterial da mão, pode-se utilizar o teste de Allen (Figura 51.56), que possibilita não só verificar a integridade das artérias radial e ulnar, mas também determinar qual dessas artérias é a dominante na circulação da mão. No primeiro momento, o examinador comprime as arté-

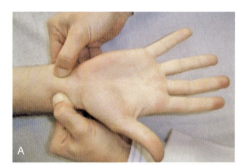
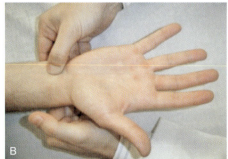
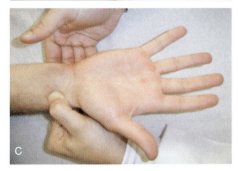

Figura 51.56A a C Teste de Allen. Note a coloração pálida da mão (A) e a coloração rósea à descompressão das artérias (B e C).

rias radial e ulnar simultaneamente e o paciente abre e fecha a mão repetidas vezes, para exsanguinar a mão. Em seguida, libera-se apenas uma artéria, verificando se a mão adquiriu coloração rósea. A mesma sequência é realizada testando a outra artéria. A artéria dominante promove o enchimento capilar mais rapidamente.[1-5]

Referências

1. American Society for Surgery of the hand. The Hand: examination and diagnosis. New York: Churchill Livingstone, 1990.
2. Tubiana R, Thomine J, Mackin E. Diagnóstico clínico da mão e do punho. Rio de Janeiro: Interlivros, 1996.
3. Mattar R, Azze R, Lech O. Mão. In: Barros Filho TE, Lech O. Exame físico em ortopedia. São Paulo: Sarvier, 2001:171-210.
4. Gama C. Diagnóstico das lesões da mão traumatizada. In: Pardini A (ed.) Traumatismos da mão. Rio de Janeiro: Medsi, 2000: 61-77.
5. Caetano E. Anatomia funcional da mão. In: Pardini A (ed.) Traumatismos da mão. Rio de Janeiro: Medsi, 2000:7-59.
6. Stener B. Displacement of the ruptured ulnar collateral ligament of the metacarpophalangeal joint of the thumb. A clinical and anatomical study. J Bone Joint Surg 1962; 44B:869-79.
7. Taleisnik J, Linscheid R. Scapholunate instability. In: Cooney W, Linscheid R. Dobyns J (eds.). The wrist: diagnosis and operative treatment. St Louis: Mosby, 1998:501-26.
8. Lech O. Princípios básicos. In: Pardini A. Cirurgia da mão: lesões não tramáticas. Rio de Janeiro: Medsi, 1990:1-33.
9. Barros Filho TEP, Marcon RM. Coluna Cervical In: Barros T, Lech O (eds.). Exame físico em ortopedia. São Paulo: Sarvier, 2001:3-9.
10. Moberg E. Objective methods for determining the functional value of sensibility in the hand. J Bone Joint Surg Br 1958; 40B(3):454-76.
11. Almquist EE, Eeg-Olofsson O. Sensory nerve conduction velocity and two-point discrimination in sutured nerves. J Bone Joint Surg 1970; 52A:791.
12. Lech O, Severo A. Ombro e cotovelo. In: Hebert S, Xavier R (eds.). Ortopedia e traumatologia – princípios básicos. Porto Alegre: Artmed, 1998:124-54.
13. Eversmann W. Entrapment and compression neuropathies. In: Green DP (ed.). Operative hand surgery. New York: Churchill Livingstone, 1993:1341-85.
14. Pignataro MB, Ruschel PH, Folberg CR. Técnica de liberação do túnel do carpo com miniincisão palmar e uso do retinaculótomo: estudo em cadáver. Rev Bras Ortop 1998; 33:190-4.
15. Leffert R. Thoracic outlet syndrome. In: Omer, Spinner, Beek. Management of peripheral nerve problems. Philadelphia: Saunders Company, 1998:494-500.

Exame do Ombro

CAPÍTULO 52

Almiro Gerzson de Britto • Fábio Yoshihiro Matsumoto • Fernando Carlos Mothes

INTRODUÇÃO

O exame físico da cintura escapular, aliado a uma boa anamnese, é o ponto de partida para o diagnóstico das doenças que afetam o ombro. O conhecimento anatômico de músculos, nervos, ligamentos e da vascularização da região é fundamental para o entendimento e a diferenciação das patologias locais. As articulações que compõem o ombro são: esternoclavicular, acromioclavicular, escapuloumeral e escapulotorácica.

O exame físico começa pela inspeção. Observa-se o paciente com visualização ampla do tronco – no paciente do sexo masculino, sem a parte de cima da roupa e, no caso de paciente do sexo feminino, com um avental tipo bata, para observação dos dois ombros ao mesmo tempo.

Deve-se ter conhecimento da mobilidade normal (amplitude) e da função dos músculos da região. De maneira objetiva, o exame do ombro passa pela observação da simetria e/ou de alguma discrepância anatômica e a identificação do grau de mobilidade (amplitude de movimento), dor e força, ao serem testados os músculos da região (Figuras 52.1 e 52.2).

A articulação escapuloumeral é a articulação de maior mobilidade do corpo humano. Isso se dá em razão do pouco contato ósseo entre a cabeça umeral e a glenoide. Essa característica propicia instabilidade a essa articulação, o que pode ocasionar as queixas dos pacientes. Essas queixas podem ser decorrentes da presença de trauma específico ou se estabelecer de maneira progressiva, vinculadas a alguma atividade física e mesmo profissional de maior exigência.[1]

A história deve ser direcionada para a identificação da principal queixa do paciente: o tempo de aparecimento dessa queixa, sua localização ou a presença de trauma. A atividade profis-

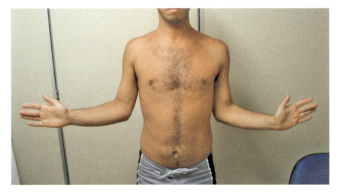

▼ Figura 52.1 Movimento de rotação lateral dos braços.

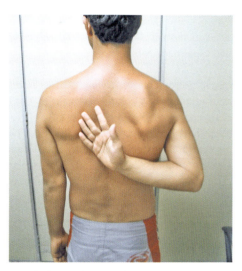

▼ Figura 52.2 Avaliação da rotação interna do membro superior direito.

sional e os hábitos esportivos constituem informações importantes. A idade do paciente, o lado dominante e as situações do dia a dia que possam ter gerado ou exacerbado a queixa auxiliam muito a elaboração de um diagnóstico.

As queixas em relação ao ombro fundamentalmente se resumem a quatro itens principais: dor, diminuição da mobilidade, instabilidade e fraqueza muscular. Em uma primeira interpretação, a queixa pode não estar bem definida.

Ao ser localizada a dor do paciente, deve ser lembrado que, às vezes, ocorre uma dor referida no ombro, como, por exemplo, de origem cervical, discopatias, protrusões discais e hérnia cervical. Logo, é importante o exame, também, da coluna cervical do investigado. Deve-se pensar em patologias sistêmicas, como diabetes e reumatismo. Essas patologias estão associadas a problemas no ombro, como capsulite adesiva, lesões em manguito rotador e degeneração articular.

Há uma correlação direta entre a faixa etária e as patologias do ombro. Algum grau de instabilidade é causa comum em pacientes jovens com queixas no ombro. Pessoas com mais de 40 anos de idade apresentam queixas mais frequentemente relacionadas com algum grau de degeneração. Por exemplo, em pacientes mais velhos é comum o comprometimento do manguito rotador. Não há necessidade da presença de trauma agudo na história dessas patologias.

Atualmente, é frequente a prática esportiva. Tanto o início precoce de atividades com musculação como o seguimento de atividades esportivas em pessoas de faixa etária maior promovem benefícios. No entanto, deve-se ter em mente que a prática esportiva inadequada ocasiona patologias no ombro.[1]

Atividades de sobrecarga e reforço muscular com o membro superior em mais de 90 graus de flexão (elevação frontal) ou 60 graus de abdução (elevação lateral) causa compressão no espaço subacromial, forçando o manguito rotador, especialmente o tendão do músculo supraespinhoso, a bursa subacromial e a articulação acromioclavicular.

O examinador deve ter conhecimento anatômico para, com facilidade, identificar, até mesmo por inspeção, patologias traumáticas comuns.

Pede-se ao paciente para apontar o local de sua dor.

A dor de origem habitual no ombro tem como local da queixa a face superoanterolateral do braço, com o paciente levando a mão espalmada sobre a região da dor.

Uma patologia específica da articulação acromioclavicular tem localização pontual nessa própria articulação e, eventualmente, dor irradiada para a coluna cervical.[2]

Luxação glenoumeral é um exemplo típico (Figura 52.3) Nessa patologia, há perda do contorno lateral normal do ombro com protuberância evidente da parte lateral do acrômio.

Outra lesão comum é a luxação acromioclavicular (Figuras 52.4 e 52.5), em que também se pode evidenciar uma deformidade, podendo haver um degrau entre a extremidade distal da clavícula e o acrômio.

A avaliação visual da tonicidade dos músculos do ombro também é de extrema importância. A perda da massa muscular acima da espinha da escápula (observada por visão posterior do ombro) identifica hipotrofia ou mesmo atrofia do músculo supraespinhoso (Figura 52.6). Nessa mesma visão posterior, uma atrofia abaixo da espinha da escápula evidencia comprometimento do músculo infraespinhoso (Figura 52.7). Essa inspeção deve ser feita de maneira comparativa com o membro contralateral. Em pacientes magros, são mais perceptíveis achados como esse.[3,4]

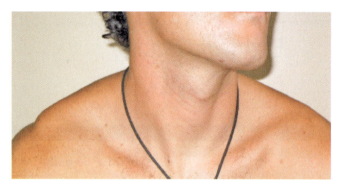

Figura 52.4 Luxação acromioclavicular – visão anterior (observe a perda do contorno natural na parte distal da clavícula direita).

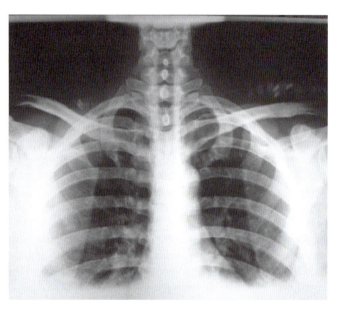

Figura 52.5 Visão radiográfica anteroposterior mostrando luxação acromioclavicular de ombro direito (observe aumento da distância entre o processo coracoide e a clavícula no ombro direito).

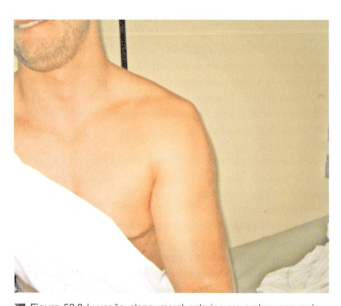

Figura 52.3 Luxação glenoumeral anterior em ombro esquerdo – visão frontal.

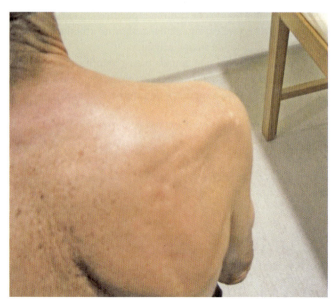

Figura 52.6 Atrofia dos músculos supra e infraespinhosos.

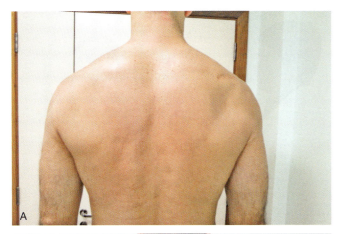

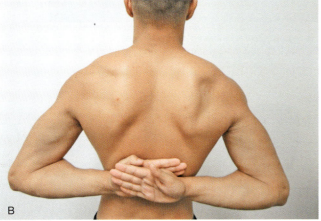

▼ **Figura 52.7A e B** Atrofia do músculo infraespinhoso no lado direito.

No caso de ruptura do cabo longo do bíceps, observa-se o volume do músculo bicipital mais inferior do que o habitual, sinal denominado *sinal do Popeye*[2] (Figura 52.8).

Na avaliação dinâmica, devem ser testadas a função de rotação externa e interna dos braços e a amplitude dos movimentos nos planos frontal, sagital e coronal (Figuras 52.9 a 52.11). Avalia-se o movimento das escápulas (sob visão posterior) durante a elevação dos braços. Um movimento anormal da escápula, comparada à outra, é sinal de algum comprometimento na cintura escapular (Figuras 52.12 e 52.13).

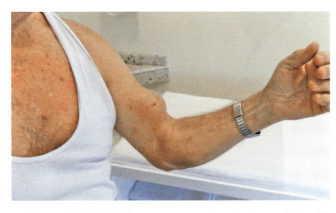

▼ **Figura 52.8** Sinal do Popeye – ruptura do cabo longo do tendão bicipital braquial.

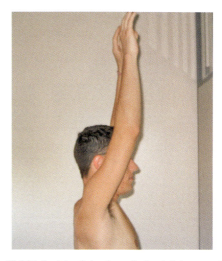

▼ **Figura 52.9** Visão lateral da elevação frontal dos membros superiores.

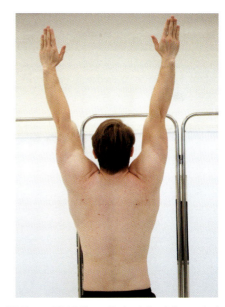

▼ **Figura 52.10** Elevação frontal – visão posterior.

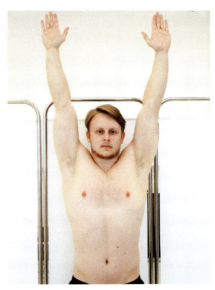

▼ **Figura 52.11** Elevação frontal – visão anterior.

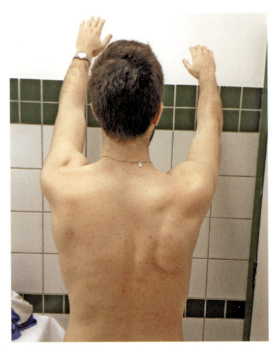

Figura 52.12 Discinesia escapuloumeral (note a elevação e o movimento de escápula alada da escápula direita).

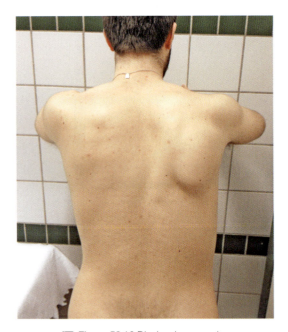

Figura 52.13 Discinesia escapular.

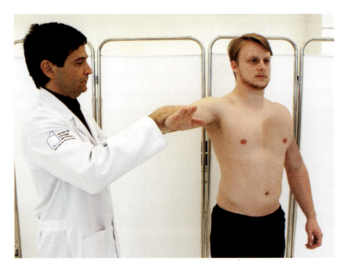

Figura 52.14 Movimento contra resistência de rotação externa em 90 graus de abdução, testando o manguito rotador.

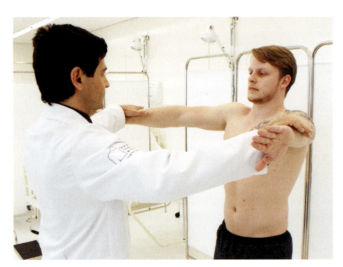

Figura 52.15 Teste de força de flexão comparativa dos braços.

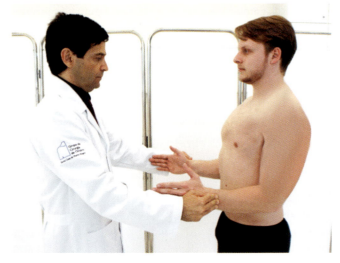

Figura 52.16 Teste da força de rotação externa em adução para avaliação da função do manguito rotador.

Devem ser testados os movimento ativos, passivos e contra resistência (Figuras 52.9, 52.10 e 52.14 a 52.17). Uma diminuição de mobilidade passiva, movimento executado pelo examinador, faz pensar em envolvimento de cápsula articular (capsulite) ou osteoarticular (osteoartrose-degeneração). Com as duas mãos, o examinador mobiliza o membro a ser examinado: com uma das mãos, estabiliza o ombro e, com a outra, movimenta e testa rotações, flexão, extensão e abdução do braço.

- Simetria articular e massa muscular, aumento de volume, equimose, deformidade em uma luxação e/ou fra-tura.
- **Dinâmica:** movimentação ativa de elevação dos dois braços ao mesmo tempo.
  - Visão anterior e posterior.
  - Movimento harmônico ou discinesia escapular (veja as Figuras 52.12 e 52.13).
- **Contra resistência:** testam-se a força de rotação interna e externa e a flexão dos braços e flexão dos cotovelos.
- **Testes especiais:** testam a amplitude de movimento e a presença de dor à flexão passiva anterior do braço, com e sem rotação externa. Quando positivo (Figura 52.19 e 52.20), leva a pensar em patologia e/ou compressão do espaço subacromial, lesões de manguito, inflamação ou mesmo ruptura do tendão.

Para avaliação da presença de possível instabilidade, executam-se as manobras da gaveta (Figuras 52.19 e 52.20), tração longitudinal (veja a Figura 52.1) e de apreensão (Figura 52.21).

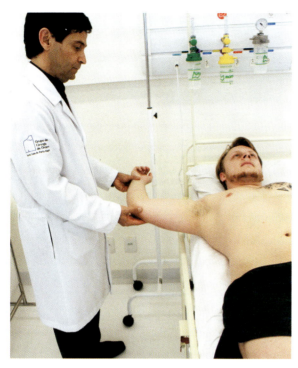

Figura 52.17 Avaliação da mobilidade articular e da estabilidade do ombro.

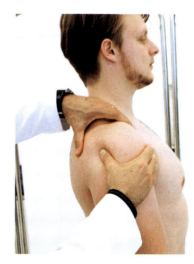

Figura 52.19 Avaliação de estabilidade do ombro – manobra da gaveta. Estabiliza-se a escápula com uma das mãos e, com a outra, mobiliza-se para a frente e para trás, avaliando o grau de movimento.

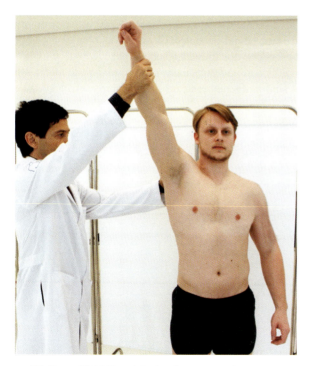

Figura 52.18 Teste irritativo do espaço subacromial.

EXAME FÍSICO – SEQUÊNCIA

Atitude dos braços ao se expressar e ao despir-se para o exame

- **Estática:** exposição dos dois ombros e das escápulas.
  - Visão anterior e posterior.

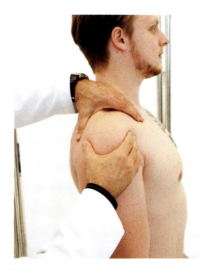

Figura 52.20 Avaliação da estabilidade do ombro – manobra da gaveta.

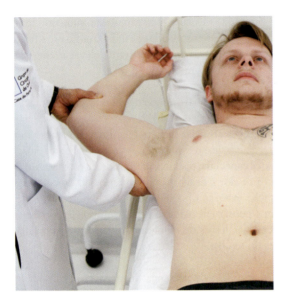

◥ Figura 52.21 Avaliação da estabilidade anterior do ombro – teste de apreensão positivo quando o paciente tem desconforto a essa manobra.

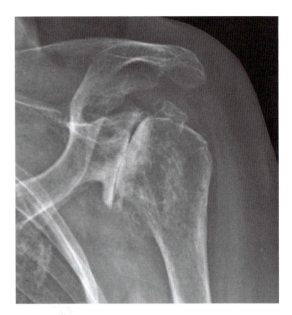

◥ Figura 52.22 Visão radiográfica anteroposterior de osteoartrose glenoumeral.

PATOLOGIAS NÃO TRAUMÁTICAS

As causas mais comuns das queixas no ombro (dor, instabilidade, diminuição da mobilidade e força muscular) são:

Patologia do manguito rotador

- **Inflamação, degeneração, ruptura, calcificação:** dor à elevação, diminuição da mobilidade ativa ou diminuição de força conforme o grau de lesão.
- **Impacto subacromial:** dor à flexão do braço > 90 graus, normalmente com piora à manobra de rotação interna associada.

Bursa subacromial

- **Inflamação e/ou ruptura:** defesa, dor e restrição ao movimento do braço.

Cápsula

- **Capsulite adesiva,** conforme a fase da capsulite:
  - **Fase inicial:** dor importante e limitante no braço.
  - **Fase intermediária:** limitação evidente da amplitude de movimento do braço, tanto ativa como passiva, ainda com dor associada, mas já não com tanta intensidade.
  - **Fase final:** tão-somente a limitação residual dos movimentos.

Úmero proximal

- Desgaste local articular, osteoartrose, alterações degenerativas ou após tratamentos cirúrgicos.

Articulações glenoumeral e acromioclavicular

- Osteoartrose, desgaste e degeneração da articulação[2] (Figura 52.22).

PATOLOGIAS TRAUMÁTICAS MAIS FREQUENTES

Ruptura de manguito rotador

Causa extremamente comum de queixas na região do ombro. O paciente queixa-se de dor em região anterior do ombro ou na face lateral do braço. O manguito rotador é composto pelos tendões dos músculos subescapular, supraespinhoso, infraespinhoso e redondo menor. A ruptura pode afetar um ou mais tendões (geralmente após queda com o braço afastado do corpo). Clinicamente, observam-se dor e diminuição da força de rotação externa (provável comprometimento do tendão do supraespinhoso e/ou infraespinhoso) (veja a Figura 52.15).

Na presença de diminuição da força da rotação interna, deve haver algum grau de comprometimento do músculo subescapular (Figura 52.23).

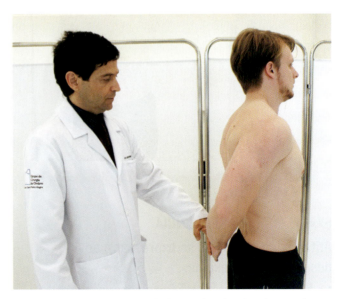

◥ Figura 52.23 Avaliação da função do músculo subescapular.

Uma restrição de função na flexão do braço pode levar a pensar em lesão do tendão do supraespinhoso. Conforme o grau do trauma e o número de tendões comprometidos, encontram-se diferentes graus de déficit funcional no ombro acometido (veja as Figuras 52.15, 52.16 e 52.23)

Luxação glenoumeral

Consiste na perda da relação normal entre a cabeça umeral e a glenoide (Figuras 52.24 e 52.25).

A luxação mais comum é a anterior, que costuma ocorrer após queda ou movimento brusco do braço com algum grau de abdução e flexão. O paciente apresenta-se com dor intensa e articulação bloqueada, impedindo o examinador de movimentar o braço acometido. Após suspeita clínica e confirmação radiológica, há necessidade de redução com a maior brevidade possível (veja as Figuras 52.3, 52.24 a 52.26).

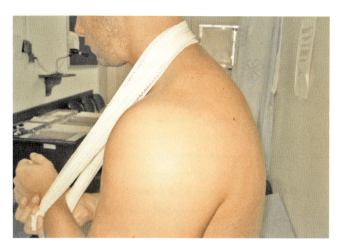

◤ Figura 52.26 Visão lateral após redução.

Uma complicação frequente, após um episódio de luxação glenoumeral anterior, consiste na instabilidade da articulação comprometida e em episódios repetidos de luxação. Essa patologia é denominada luxação recidivante de ombro. No exame físico, durante a avaliação da estabilidade do ombro, podem ser observados sinais e sintomas de instabilidade com dor e apreensão a manobras específicas (veja as Figuras 52.19 a 52.21).

Luxação acromioclavicular

Trata-se da deformidade em que ocorre perda da relação anatômica da clavícula com o acrômio (veja as Figuras 52.4 e 52.5). Existem várias formas clínicas de apresentação, normalmente ocorrendo após queda sobre o ombro com o braço aduzido (junto ao corpo). Algumas vezes, a deformidade é evidente. Nesse tipo de luxação são urgentes o diagnóstico e o repouso da articulação, sem necessidade de redução imediata.

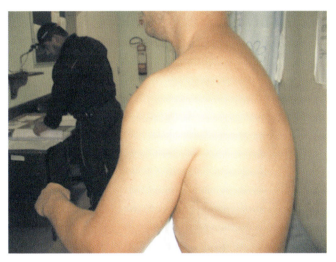

◤ Figura 52.24 Luxação escapuloumeral anterior em ombro esquerdo – visão lateroposterior.

Fratura de clavícula (Figura 52.27)

Ocorre após queda. A suspeita tanto pode se dar pela limitação como por deformidade. A apresentação clínica e a limitação estão relacionadas com a localização da fratura. As fraturas da região central são mais comuns, enquanto as fraturas distais da clavícula são mais instáveis. Os casos crônicos, quando não há consolidação da fratura, são denominados pseudoartrose (Figura 52.28).

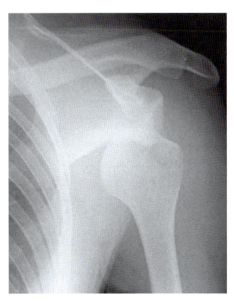

◤ Figura 52.25 Visão radiográfica em anteroposterior de luxação escapuloumeral anterior.

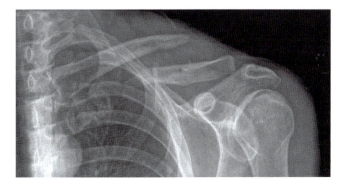

◤ Figura 52.27 Fratura de diáfise de clavícula – visão radiográfica anteroposterior.

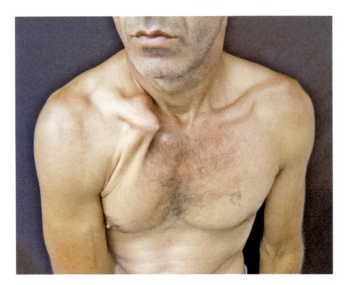

◥ **Figura 52.28** Pseudartrose de clavícula direita.

Fratura de úmero proximal

Normalmente, ocorre após trauma de variável intensidade. Em pacientes mais jovens, está associada a traumas maiores. Em pacientes mais idosos, é extremamente comum e costuma ocorrer por queda da própria altura em razão da presença de osteoporose (perfil típico de pacientes com esse tipo de fratura) (Figura 52.29).

Para confirmação do diagnóstico, o estudo radiológico faz parte da semiologia. Solicitam-se radiografias de série trauma em três incidências (Figura 52.30): frente, perfil e axilar. Nos pacientes com dificuldade ou incapacidade de abertura (abdução) do braço acometido, opta-se por solicitar a incidência em *Velpeau view*, o que auxiliará a confirmação da presença de fratura e/ou luxações associadas.

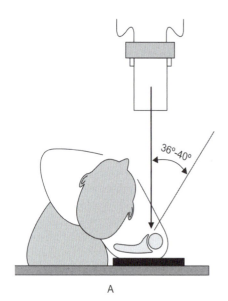

A

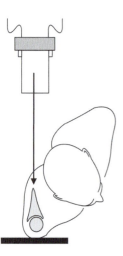

B

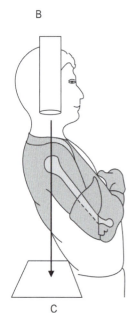

C

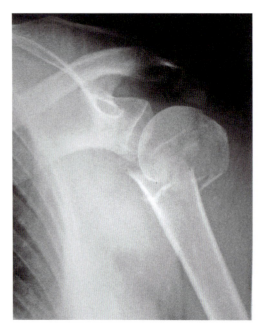

◥ **Figura 52.29** Visão radiográfica anteroposterior de fratura de úmero proximal.

◥ **Figura 52.30** Avaliação radiológica básica para trauma, denominada série trauma. **A** Visão anterior de ombro. **B** Perfil de escápula. **C** *Velpeau view*.

Osteoartrose umeroproximal (degeneração umeral e/ou escapular associada)

O paciente tem queixa de dor evolutiva. Se não há trauma definido, a história costuma ser de evolução longa. Ao exame, observam-se perda da amplitude de movimentos da articulação e crepitações (barulhos) associados. A confirmação diagnóstica inicial se faz com investigação radiológica (veja a Figura 52.22).

Referências

1. Charles A, Rockwood Jr, Frederick A, Matsen III. The shoulder. 4. ed. Philadelphia: Saunders Elsevier, 2009.
2. Weinstein SL, Buckwalter JA. Turek's Orthopaedics Principals and Their Application, 6. ed. Philadelphia: LWN, 2005.
3. Copeland S. Shoulder Surgery. Philadelphia: W. B. Saunders, 1997.
4. Canale ST, Beaty JH. Campbell's Operative Orthopaedics, 12. ed. Philadelphia: Mosby, 2012.

CAPÍTULO 53

Quadril

Carlos Roberto Schwartsmann • Leandro de Freitas Spinelli • Victor Macedo Dezotti • William Brasil de Souza

INTRODUÇÃO

A semiologia do quadril inicia com uma anamnese bem--feita. Em caso de patologias do quadril, deve-se dar atenção especial a uma anamnese direcionada às moléstias mais frequentes. Além de idade, sexo (a artrite reumatoide é mais frequente em mulheres), raça, hábitos, fatores ambientais (disbarismo) e tratamentos medicamentosos realizados (corticoterapia na osteonecrose e hormônio do crescimento na epifisiólise femoral proximal), é necessário investigar os antecedentes pessoais (patologias da infância ou fraturas) e os antecedentes familiares, na tentativa de detecção de doenças reumatológicas, hematológicas ou outras.

Outro dado relevante a ser considerado é o fato de que se deve ter certeza de que a dor é realmente originária do quadril, uma vez que muitos dos pacientes que procuram o médico para uma avaliação inicial de "dor no quadril" na realidade não apresentam dor emanada dessa articulação. A localização da dor no quadril é o fator-chave na história para determinar se na verdade a dor se origina no quadril. Na prática ortopédica em geral, quando se pede ao paciente para localizar a área de dor, frequentemente será identificada uma área nas regiões iliolombar, sacroilíaca, posterolateral da coxa ou trocantérica. Embora a dor nessas regiões possa ser originária do quadril, na maioria das vezes isso não ocorre. Paciente com quadril artrítico frequentemente localiza sua dor apontando para o quadril anterior ou posterior, ou em todas as direções, e diz que a dor se localiza na região glútea ou inguinal. Classicamente, o paciente tem dor referida na região anterior da coxa, estendendo-se ou não até o joelho.

É primordial o conhecimento da anatomia óssea e de partes moles. A inervação e a ação do quadril estão apresentadas nos Quadros 53.1 e 53.2.[1-3]

O exame físico do quadril deve começar pela inspeção, que deve possibilitar a visualização dos principais grupos musculares da cintura pélvica.[4] Nesse momento, o examinador deve estar à procura de contraturas ou atrofias musculares, de cicatrizes, bem como discrepâncias ou assimetrias. A palpação deve ser centrada nas principais estruturas ósseas, musculares e neurovasculares do quadril, que incluem as espinhas e cristas ilíacas, a tuberosidade isquiática, o grande trocanter, a musculatura do quadril, o trajeto do nervo ciático, bem como a palpação da artéria femoral.[1,4,5]

À medida que se prossegue com o exame da articulação do quadril, a avaliação da mobilidade e da amplitude de movi-

Quadro 53.1 Inervação dos músculos do quadril

N. femoral	M. sartório
	M. quadríceps
	M. ilíaco
N. plexo lombar	M. psoas
N. obturador	M. adutor curto
	M. adutor longo
	M. adutor magno
	M. grácil
	M. obturador externo
N. ciático	M. bíceps femoral
	M. semitendíneo
	M. semimembranoso
	M. adutor magno
N. glúteo superior	M. tensor da fáscia-lata
	M. glúteo mínimo
	M. glúteo médio
N. glúteo inferior	M. glúteo máximo

Quadro 53.2 Principais acções dos músculos do quadril

Músculo	Ação
Sartório	Flexão da coxa e da perna
Quadríceps	Extensão da perna
Iliopsoas	Flexão da coxa com o tronco fixo
Adutor curto	Adução do quadril
Adutor longo	Adução do quadril
Adutor magno	Adução e extensão do quadril
Grácil	Flexão, adução e rotação interna
Obturador externo	Rotação externa da coxa
Bíceps femoral	Flexão da perna e extensão do tronco
Semitendíneo	Flexão da perna e extensão do tronco
Semimembranoso	Flexão da perna e extensão do tronco
Glúteo mínimo	Abdução e rotação interna da coxa
Glúteo médio	Abdução e rotação interna da coxa
Glúteo máximo	Extensor da coxa e da pelve
Tensor da fáscia-lata	Abdução e flexão da coxa, além da rotação interna

mento se faz necessária. A mobilidade do quadril está apresentada na Tabela 53.1.[5] A anatomia de superfície do quadril está representada nas Figuras 53.1 a 53.3. As manobras são demonstradas na Figura 53.4.

Tabelas 53.1 Amplitudes de movimentos do quadril	
Flexão	120 a 130 graus
Extensão	20 a 30 graus
Abdução	40 a 50 graus
Adução	20 a 40 graus
Rotação externa	45 a 50 graus
Rotação interna	25 a 45 graus

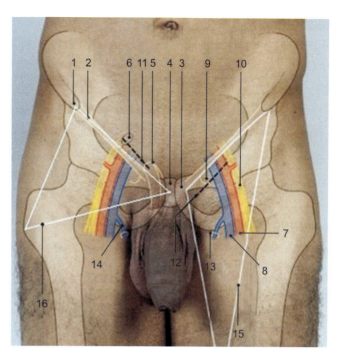

Figura 53.3 Anatomia de superfície do quadril. Note o triângulo de Bryant, formado pela união das linhas originadas pela espinha ilíaca anterossuperior, grande trocanter e sínfise púbica, contendo veia femoral, artéria femoral, nervo femoral e cabeça do fêmur: 1 – espinha ilíaca anterossuperior; 2 – ligamento inguinal; 3 – tubérculo púbico; 4 – síntese púbica; 5 – anel inguinal externo ou superficial; 6 – anel inguinal interno; 7 – artéria femoral; 8 – veia femoral; 9 – canal femoral; 10 – nervo femoral; 11 – incisão para hérnia inguinal; 12 – incisão para hérnia femoral; 13 – abertura veia safena; 14 – veia safena; 15 – triângulo femoral; 16 – triângulo de Bryant.

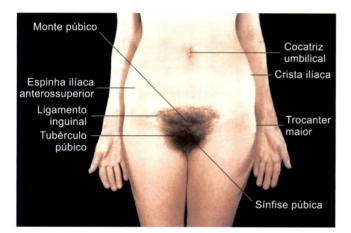

Figura 53.1 Anatomia de superfície do quadril – vista anterior.

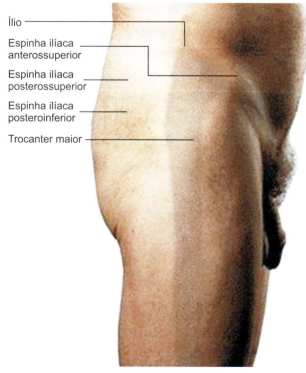

Figura 53.2 Anatomia de superfície do quadril – vista lateral.

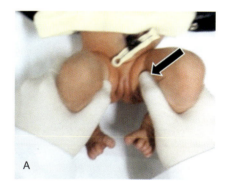

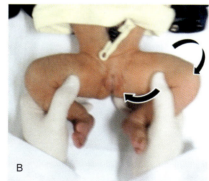

Figura 53.4 Técnica da manobra de Ortolani. A A pressão para baixo desloca ainda mais o quadril. B A abdução do quadril e a pressão sobre o trocanter maior forçarão a cabeça femoral sobre a borda acetabular, levando a um clique perceptível.

MANOBRA DE ORTOLANI

- **Objetivo do teste:** identificar instabilidade e displasia congênita do quadril.
- **Descrição do teste:** partindo da linha média, com o quadril e o joelho fletidos a 90 graus, o examinador segura o joelho entre a base do primeiro dedo e o segundo metacarpiano, pressionando para cima no grande trocanter com o segundo dedo ao realizar a abdução do membro. Se a abdução do quadril com uma pequena pressão sobre o trocanter produzir um clique, que é mais sentido que ouvido, o teste de Ortolani é positivo.

MANOBRA DE BARLOW

- **Objetivo do teste:** identificar instabilidade e displasia congênita do quadril.
- **Descrição do teste:** o avaliador traciona para cima e empurra para baixo, em adução, o membro inferior fletido do paciente, como mostra a Figura 53.5. A passagem sobre a borda acetabular habitualmente produz um clique audível. O teste é positivo quando a cabeça femoral é deslocada para fora do acetábulo.

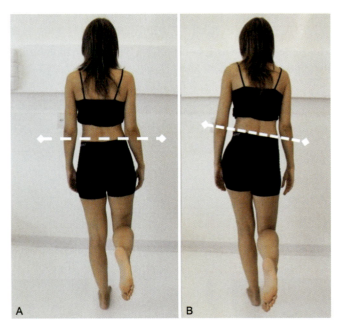

Figura 53.6 Teste de Trendelenburg. **A** Teste sem alteração (abdutores sustentam a pelve). **B** Teste positivo (abdutores insuficientes não sustentam a pelve).

TESTE DE TRENDELENBURG

- **Objetivo do teste:** avaliar a suficiência dos abdutores do quadril (glúteo médio, glúteo mínimo e tensor da fáscia-lata).
- **Descrição do teste:** com o paciente em pé, o examinador posiciona-se atrás do paciente. Palpa-se a região posterior de ambas as cristas ilíacas e solicita-se ao paciente que realize apoio unipodálico mediante a flexão do joelho. O músculo glúteo médio contralateral sustenta o peso do membro elevado. Assim, em pacientes sem comprometimento do glúteo médio, a pelve permanece retificada horizontalmente mesmo com um dos membros elevados. Se a pelve do lado homolateral cair, indica insuficiência do glúteo médio contralateral, caracterizando sinal de Trendelenburg positivo (Figura 53.6).

TESTE DA BICICLETA

- **Objetivo do teste:** avaliar músculos abdutores.
- **Descrição do teste:** em decúbito lateral, o paciente realiza, com o membro a ser testado, movimentos de flexoextensão do quadril, como se estivesse pedalando uma bicicleta. O teste é positivo em casos de insuficiência dos músculos abdutores, que não mantêm o membro elevado por alguns segundos (cerca de 30 segundos), realizando o movimento de pedalar (Figura 53.7).

TESTE DE DREHMANN

- **Objetivo do teste:** avaliar escorregamento da cabeça femoral (epifisiólise).
- **Descrição do teste:** em decúbito dorsal, o paciente realiza a flexão do quadril do membro avaliado, em direção cranial, perpendicular ao eixo do corpo. O teste será positivo quando a flexão do quadril for acompanhada de rotação externa, indicando escorregamento da cabeça femoral (Figura 53.8).

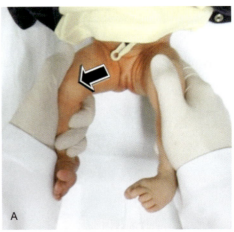
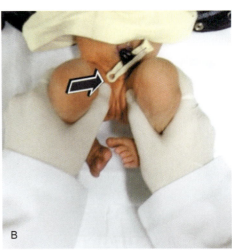

Figura 53.5 Técnica da manobra de Barlow. **A** O avaliador traciona o membro inferior do paciente em adução e, em seguida (**B**), empurra para baixo em adução.

Capítulo 53 • Quadril

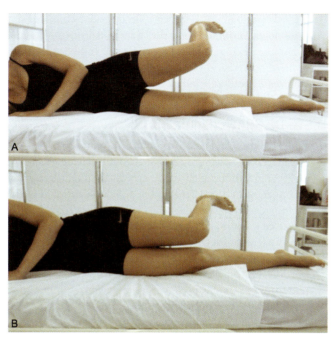

Figura 53.7 Teste da bicicleta. A Paciente mantém membro abduzido durante a manobra. B Paciente apresenta queda do membro durante a manobra.

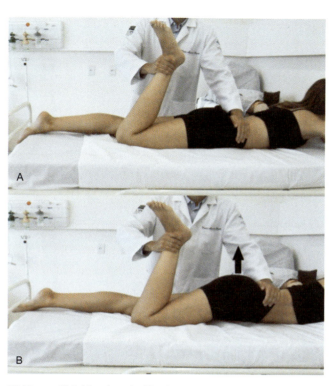

Figura 53.9 Manobra de Ely. A Paciente com manobra normal. B Paciente com alteração da manobra elevando o quadril.

TESTE DE FADURI (Figura 53.10)

- **Objetivo do teste:** avaliar compressão do nervo ciático pelo piriforme.
- **Descrição do teste:** com o paciente em decúbito lateral contralateral, realiza-se flexão do quadril em 60 a 90 graus. O examinador, com uma das mãos, estabiliza a pelve e, com a outra mão, realiza pressão na face lateral do joelho, forçando o quadril em adução e rotação interna. O teste é considerado positivo caso o paciente refira dor ciática à manobra.

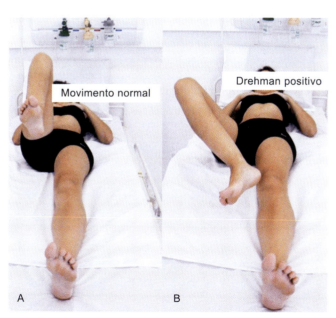

Figura 53.8 Teste de Drehmann. A Movimento normal. B Rotação externa do quadril ao tentar flexioná-lo posicionado na linha média.

TESTE DE ELY

- **Objetivo do teste:** avaliar encurtamento/contratura do músculo reto femoral.
- **Descrição do teste:** em decúbito ventral, o examinador realiza flexão do joelho do membro a ser avaliado. O teste será positivo se esse movimento for acompanhado de elevação do quadril ipsilateral. Teste frequentemente positivo em caso de paralisia cerebral (Figura 53.9).

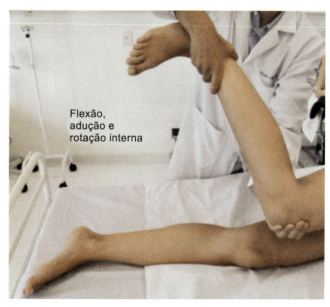

Figura 53.10 Teste de Faduri.

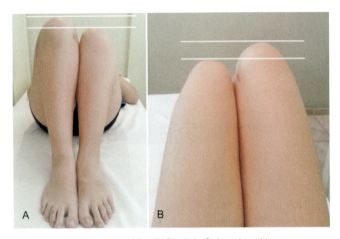

Figura 53.11A e B Sinal de Galeazzi positivo.

SINAL DE GALEAZZI

- **Objetivo do teste:** avaliar o comprimento dos membros inferiores.
- **Descrição do teste:** em decúbito dorsal, com ambos os membros inferiores fletidos em cerca de 45 graus e com os pés apoiados na mesa de exame, avalia-se assimetria na altura dos joelhos decorrente de diferença de comprimento dos membros inferiores, o que caracteriza o teste positivo (Figura 53.11). Flagra situações que causam assimetria, como, por exemplo, luxação do quadril.

TESTE DE GAENSLEN (Figura 53.12)

- **Objetivo do teste:** avaliar a articulação sacroilíaca (ipsilateral).
- **Descrição do teste:** em decúbito dorsal, com o membro pendente à beira da mesa, pede-se ao paciente que flexione o quadril oposto junto ao tronco. O examinador, com uma das mãos, força a extensão do quadril a ser testado e, com a outra, mantém a flexão do quadril contralateral. Teste de Gaenslen positivo ocorre se o paciente referir dor na articulação sacroilíaca à manobra – indica patologia dessa articulação.

TESTE DE GRAVA (Figura 53.13)

- **Objetivo do teste:** avaliar presença de pubalgia.
- **Descrição do teste:** em decúbito dorsal, realizam-se flexão de 70 graus, abdução e rotação externa do quadril, apoiando o tornozelo do paciente sobre o joelho contralateral. O examinador, com uma das mãos sobre a crista ilíaca e a outra sobre o joelho, força a abdução do quadril, solicitando que o paciente execute a flexão do tronco – movimentos de "abdominais", exercendo contração do músculo reto do abdome. O teste é considerado positivo quando o paciente não consegue finalizar o movimento devido à dor nos adutores ou na região púbica.

TESTE DE OBER

- **Objetivo do teste:** avaliar contraturas dos músculos abdutores.
- **Descrição do teste:** com o paciente em decúbito lateral contralateral, o examinador posiciona-se atrás do paciente. Com uma das mãos estabilizando a pelve do paciente, realiza-se abdução do quadril com o membro inferior avaliado estendido. Em seguida, o examinador libera o membro em abdução. Em situação normal, o membro tende à adução, ou seja, vai de encontro à mesa. Em caso de contratura dos músculos abdutores, o membro permanecerá em abdução, caracterizando teste de Ober positivo, como mostra a Figura 53.14.

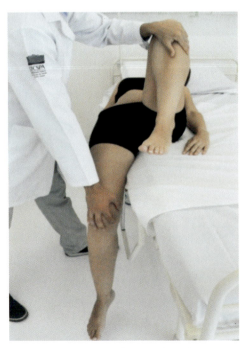

Figura 53.12 Teste de Gaenslen.

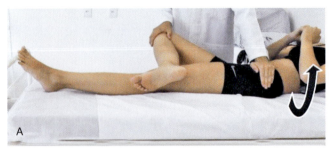

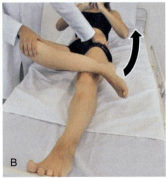

Figura 53.13 Teste de Grava – vistas lateral (A) e anterior (B).

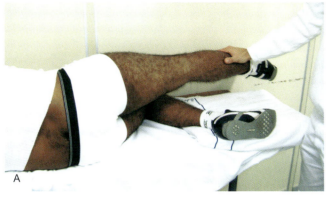

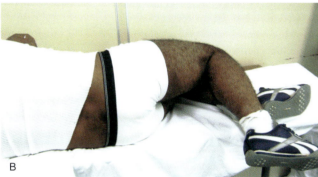

◀ Figura 53.14 Teste de Ober positivo. A Paciente com incapacidade de adução do membro em extensão devido à contratura dos músculos abdutores. B O paciente realiza adução do membro somente com a flexão do joelho devido ao relaxamento da musculatura abdutora (tensor da fáscia-lata).

TESTE DE PATRICK (FABERE) (Figura 53.15)

- **Objetivo do teste:** avaliar presença de patologia, muitas vezes incipiente, em articulação coxofemoral, como, por exemplo, artrose em estágio inicial ou outras patologias que afetem essa articulação. Movimentos rotacionais do quadril são os primeiros a serem acometidos em doenças que afetem a articulação coxofemoral.
- **Descrição do teste:** o paciente, em decúbito dorsal, realiza abdução do quadril, flexão e rotação externa com o tornozelo sobre o joelho oposto. O examinador, com uma das mãos localizada sobre o joelho e a outra sobre a crista ilíaca contralateral, exerce pressão contra a mesa. Dor referida na região sacroilíaca posterior indica patologia dessa articulação. Dor referida na região inguinal ipsilateral pode ser consequência de doença no quadril.

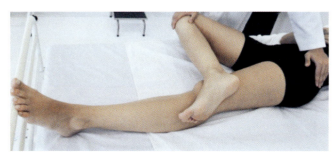

◀ Figura 53.15 Teste de Patrick (ou Fabere).

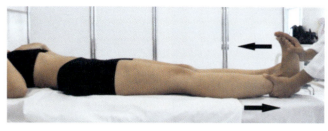

◀ Figura 53.16 Teste do pistão.

TESTE DO PISTÃO (Figura 53.16)

- **Objetivo do teste:** avaliar instabilidade da articulação coxofemoral.
- **Descrição do teste:** com o paciente em decúbito dorsal, os membros inferiores estendidos, realiza-se compressão axial na planta do pé com uma das mãos, enquanto a outra mão segura o tornozelo ipsilateral. O teste será positivo quando for sentida instabilidade na região da articulação coxofemoral.

TESTE DE THOMAS (Figura 53.17)

- **Objetivo do teste:** detectar contraturas do quadril em flexão.
- **Descrição do teste:** com o paciente em decúbito dorsal, com uma das mãos do examinador na região da coluna lombar, solicita-se que realize a flexão de ambos os quadris até o tronco (pede-se para abraçar os joelhos junto ao tronco). Durante a flexão dos quadris, ocorre o apagamento da lordose lombar. A partir daí, a flexão só poderá resultar da articulação do quadril. O examinador, então, com uma das mãos estabilizando a pelve, realiza a extensão passiva do quadril a ser testado. Quando a pelve começar a se movimentar, mede-se o ângulo formado entre o membro e a mesa (grau de contratura em flexão do quadril).

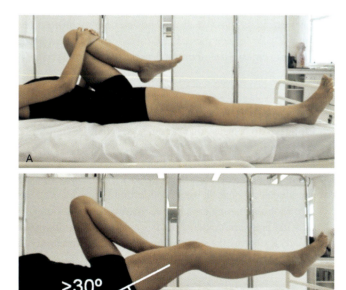

◀ Figura 53.17 Teste de Thomas. A Teste normal. B Teste positivo – flexão residual do quadril.

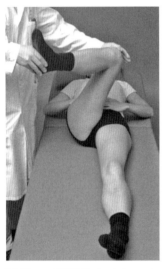
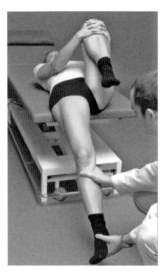

Figura 53.18 Teste do impacto anteroposterior.

Figura 53.19 Teste do impacto posteroinferior.

TESTE DO IMPACTO ANTEROPOSTERIOR
(Figura 53.18)

- **Objetivo do teste:** identificar presença de impacto femoroacetabular anteroposterior.
- **Descrição do teste:** realizam-se flexão do quadril em 90 graus, adução e rotação interna do membro avaliado com o paciente em decúbito dorsal. O sinal é positivo quando o paciente refere dor à manobra.

TESTE DO IMPACTO POSTEROINFERIOR
(Figura 53.19)

- **Objetivo do teste:** identificar impacto femoroacetabular posteroinferior.
- **Descrição do teste:** em decúbito dorsal, o paciente, próximo à borda da mesa de exame, posiciona o membro inferior avaliado fora da mesa. O examinador executa extensão e rotação externa do membro. A presença de dor caracteriza teste positivo.

TESTE DE DOBBS

- **Objetivo do teste:** avaliar presença de bursite ou tendinite do músculo iliopsoas.
- **Descrição do teste:** com o paciente em decúbito dorsal, realizam-se a flexão e a abdução do quadril e, depois, a extensão e a adução do quadril, promovendo um clique doloroso no segundo movimento, caso haja acometimento do tendão do músculo iliopsoas, devido à mudança do tendão do iliopsoas de lateral para medial sobre a eminência iliopectínea e/ou cabeça femoral (Figura 53.20).

TESTE DE CRAIG (Figura 53.21)

- **Objetivo do teste:** avaliação da anteversão do colo femoral.
- **Descrição do teste:** a versão refere-se à orientação do colo femoral em relação ao plano coronal e é denominada anteversão ou retroversão. O fêmur normal adulto tem de

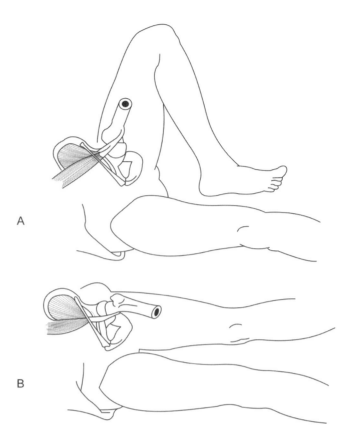

Figura 53.20 Esquema demonstrando o teste de Dobbs. **A** O tendão do iliopsoas está lateral à cavidade pélvica com a flexão e abdução do quadril. **B** O clique é produzido conforme o tendão se move medialmente à cavidade pélvica com a extensão e a adução do quadril.

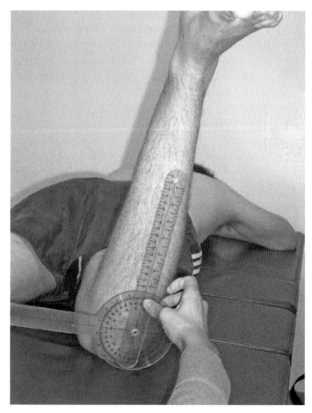

Figura 53.21 Teste de Craig.

10 a 15 graus de anteversão. Em pacientes com aumento da anteversão, observam-se aumento da rotação medial e diminuição da rotação lateral. O teste de Craig é realizado com o paciente em decúbito ventral e o joelho fletido a 90 graus; com uma das mãos, o examinador realiza movimentos de rotação lateral e medial do quadril, enquanto com a outra mão palpa a face posterior do trocanter maior. O ângulo formado pela perna e a linha vertical é medido no momento em que o trocanter maior se encontra paralelo à mesa ou atinge a porção mais lateral (mais proeminente).

Referências

1. Balderston RA. The hip. Philadelphia: Lea & Febiger, 1996.
2. Gardner E. Innervation of the hip joint. Anat Rec 1948; 101: 353-71.
3. Steinberger ME. The hip and its disorders. Philadelphia: Saunders Company, 1991.
4. Hoppenfeld S. Physical examination of the spine and extremities. New York: Appleton-Century-Crofts, 1976.
5. Sizinio H et al. Ortopedia e traumatologia: princípios e prática. 3. ed. Porto Alegre: Artmed, 2003.

CAPÍTULO 54

Joelho

Geraldo Schuck

INTRODUÇÃO

Um bom conhecimento da semiologia do joelho oferece ao examinador uma ideia bastante precisa das principais alterações que ocorrem nessa articulação e, desse modo, torna possível uma formulação mais acurada do diagnóstico e diminui a necessidade de solicitação de exames complementares.

ANATOMIA E BIOMECÂNICA

O joelho é uma articulação sinovial, diartrodial, envolta por uma cápsula articular, em cujo interior e ao redor se encontram muitas estruturas importantes (Figura 54.1). Trata-se de uma articulação que apresenta basicamente três planos de movimentos, quando se considera o fêmur fixo e a tíbia se movendo em relação ao fêmur: flexão e extensão no plano sagital, rotação interna e externa no plano transversal e abdução e adução no plano frontal (Figura 54.2).[1]

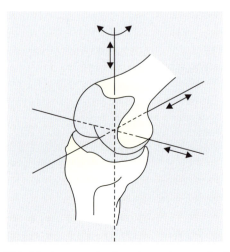

Figura 54.2 O joelho tem três eixos de movimento; flexão e extensão, abdução e adução e rotação.

Articulação femoropatelar

Maior osso sesamoide do corpo humano, a patela apresenta formato triangular, sendo sua parte superior mais larga, onde se insere o tendão do quadríceps, e a inferior mais aguda, onde se origina o tendão patelar ou ligamento patelar, como tem sido recentemente chamado, pois une duas estruturas ósseas.

Em sua face posterior, é recoberta por cartilagem hialina, a mais espessa do corpo humano (cerca de 6mm), e está dividida por uma crista em duas facetas, a medial, que ocupa cerca de um terço dessa superfície, e uma lateral, que ocupa os outros dois terços. Através dessa faceta posterior, articula-se com a tróclea femoral (Figuras 54.1 e 54.3).

Região do fêmur

Na face anterior do fêmur distal encontra-se a tróclea femoral, que contém um sulco longitudinal, que se dirige inferior e posteriormente, separando essa parte do fêmur em dois côndilos (medial e lateral). Tanto a tróclea femoral como os côndilos femorais estão revestidos de cartilagem hialina em toda a sua superfície e entrarão em contato com as cartilagens que revestem tanto a patela como os platôs tibiais (Figuras 54.1, 54.3*A* e 54.4).[1]

A tróclea femoral articula-se com a patela e forma a articulação femoropatelar. Os estabilizadores dessa articulação são os tendões do quadríceps e patelar e os retináculos medial

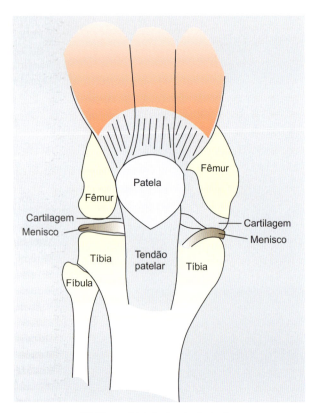

Figura 54.1 Anatomia do joelho.

e lateral da patela. A principal função biomecânica da patela é aumentar o braço de alavanca do mecanismo extensor do joelho. A carga através dessa articulação aumenta na medida em que a flexão aumenta, mas, em compensação, a área de contato entre a patela e a tróclea também aumenta com a flexão do joelho, o que dissipa essa carga cada vez em uma área maior.

A arquitetura do fêmur distal é complexa e serve de sítio de inserção para numerosos músculos e ligamentos. Os côndilos femorais têm formato mais ou menos arredondado e se articulam, respectivamente, com os platôs tibiais medial e lateral. Os côndilos femorais são assimétricos, sendo o côndilo lateral mais alto, mais longo e mais largo do que o medial. Na face externa de cada um dos côndilos femorais, próximo a seus centros de rotação, encontram-se protuberâncias ósseas, palpáveis no exame físico, e que são chamadas, respectivamente, epicôndilos medial e lateral, servindo de origem e inserção de importantes estruturas ligamentares e tendinosas do joelho.

O ligamento colateral medial (LCM) origina-se no epicôndilo medial e se dirige inferiormente com uma reflexão posterior, acabando por se inserir em uma grande área na face superomedial da epífise tibial (Figura 54.3*A*). O ligamento colateral lateral (LCL) origina-se no epicôndilo lateral e se dirige inferiormente, onde se insere na cabeça da fíbula. Os ligamentos colaterais têm por principal função controlar os movimentos de abdução e adução da tíbia em relação ao fêmur.

No intercôndilo encontram-se os ligamentos do chamado pivô central, composto pelos ligamentos cruzados anterior e posterior (Figura 54.3*A* e *B*). O ligamento cruzado anterior (LCA) origina-se na porção posterior da face medial do côndilo lateral do fêmur e se dirige anterior, inferior e medialmente para se inserir entre as espinhas tibiais (medial e lateral), tendo como função evitar uma translação anterior anormal da tíbia durante a extensão. O ligamento cruzado posterior (LCP) origina-se na face lateral do côndilo femoral medial, indo até o teto do intercôndilo. Dirige-se posterior, inferior e lateralmente, indo inserir-se em um ponto localizado na face posterior da tíbia, situado cerca de 1cm abaixo da interlinha articular. O LCP tem por função evitar uma subluxação posterior da tíbia durante a flexão do joelho.

Região da tíbia

A tíbia forma com o fêmur a articulação femorotibial, que pode ser dividida em femorotibial interna (côndilo femoral medial e platô medial) e femorotibial externa (côndilo femoral lateral e platô lateral). Em sua superfície articular é formada pelos platôs tibiais recobertos de cartilagem hialina, separados por duas protuberâncias ósseas, chamadas espinhas tibiais, tendo o medial formato côncavo e o lateral, convexo (Figuras 54.3 e 54.5). Em cada um dos platôs está inserido um tecido fibrocartilaginoso em formato de meia-lua, chamado menisco. Os meniscos estão inseridos na tíbia através de suas extremidades, chamadas cornos anterior e posterior, e têm uma inserção capsular periférica. O menisco medial tem formato mais alongado, mais estreito e mais aberto (maior distância entre suas inserções tibiais) do que o menisco lateral, além de ser menos móvel do que este último (Figura 54.3).

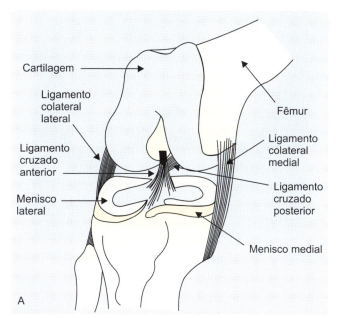

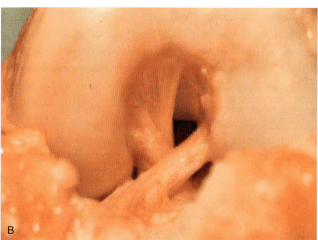

▼ Figura 54.3A Anatomia do joelho. B Anatomia do intercôndilo, em que se pode identificar os ligamentos cruzado anterior e posterior.

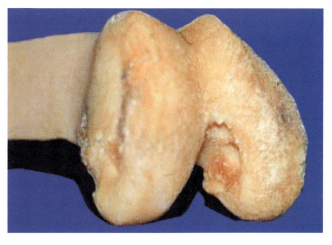

▼ Figura 54.4 Anatomia da tróclea femoral. A tróclea é formada, na parte anterior e distal do fêmur, pela convergência dos côndilos femorais, em sua parte anterior e superior. A função da tróclea é promover estabilidade óssea à articulação femoropatelar.

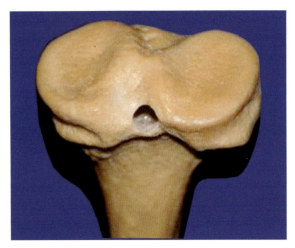

Figura 54.5 Anatomia do platô tibial, composta pelos platôs medial e lateral, sobre os quais se inserem os meniscos.

Articulação tibiofibular

Em sua epífise proximal, a tíbia articula-se com a cabeça da fíbula em uma articulação sinovial, porém com movimento muito restrito. Na cabeça da fíbula se inserem o LCL e o tendão do bíceps femoral, importantes estruturas estabilizadoras do joelho.

Função

A função do joelho é transmitir as cargas entre o fêmur e a tíbia, gerando grande mobilidade ao membro inferior em virtude de sua grande amplitude de movimento. Devido ao mecanismo de alavanca gerado pela articulação femoropatelar e o aparelho extensor, é possível correr em velocidades consideráveis, impulsionar o corpo em saltos impressionantes e desferir chutes potentes (Figura 54.6*A* e *B*). Em concomitância com a articulação do quadril, possibilita que o corpo gire e mude rapidamente de direção quando o pé está fixo ao solo. O desenvolvimento do joelho, principalmente de sua hiperextensão, foi fundamental para a evolução do ser humano, facilitando muito a bipedestação com baixo consumo energético.

Fossa poplítea

Região localizada na parte posterior do joelho, ou seja, sua face de flexão, sua importância se deve à acomodação, em seu cavo, de estruturas muito nobres, como a artéria poplítea, a veia poplítea e os nervos fibular comum e tibial. Lesões ou patologias que atingem essa localização podem afetar essas estruturas e levar a sérias consequências (Figura 54.7).

ROTEIRO DO EXAME – SEMIOTÉCNICA

História

O exame clínico deve iniciar com a coleta da história completa dos sintomas e, se houver história de traumatismo local, uma descrição pormenorizada de seu mecanismo. Com frequência, a história irá direcionar o examinador para a área do joelho envolvida e ajudará a focar no exame físico. Deve-se pesquisar a presença de história de lesões, cirurgias prévias e traumatismos no quadril e na coluna lombossacra, pois alterações nessas regiões frequentemente ocasionam dor irradiada para o joelho.

Em adição às indagações da história geral, as seguintes perguntas devem ser consideradas:

1. O que o paciente é capaz ou incapaz de fazer? Existe incapacidade de correr, subir ou descer de escadas girar sobre o joelho?
2. Existe dor? Onde? Que tipo? Difusa? Crônica? Dores crônicas estão mais relacionadas com processos degenerativos, enquanto dores mais artríticas estão associadas a rigidez articular. Dores em repouso não têm origem me-

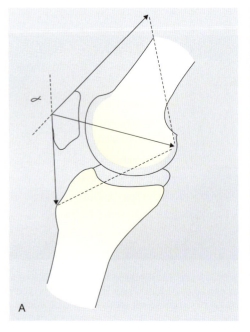
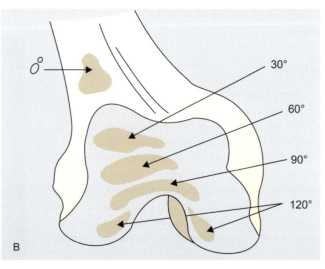

Figura 54.6A Alavanca femoropatelar para potencializar a força do quadríceps. B À medida que aumenta a flexão (e, consequentemente, a pressão), a superfície de contato entre a patela e o fêmur aumenta progressivamente.

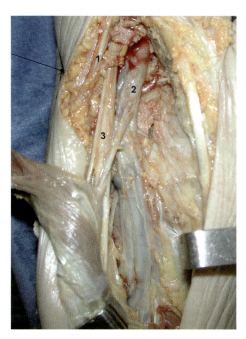

▼ **Figura 54.7** Anatomia da fossa poplítea, em que podem ser notadas estruturas muito importantes, como artéria e veia poplíteas, nervo tibial e nervo fibular profundo: *1* – nervo fibular; *2* – artéria e veias poplíteas; *3* – nervo tibial.

cânica, enquanto dores durante atividades físicas costumam ser observadas em anormalidades estruturais, como subluxações. Dores que surgem após atividades são uma característica de processos inflamatórios, como sinovites ou tendinites. Dor em área específica do joelho está geralmente associada a contusão ou rupturas parciais de músculos e ligamentos. Dor associada à instabilidade é vista em casos de lesões ligamentares complexas.

3. Existe a presença de algum ruído ou ocorreu algum estalo no momento em que houve a lesão? Este último pode estar associado a lesão do LCA ou uma fratura osteocondral.
4. O joelho "falseia" ou "bloqueia"? Esse achado usualmente indica instabilidade do joelho, lesão meniscal ou subluxação da patela, ou, ainda, lesão meniscal.
5. Algumas atividades ou posições aumentam ou diminuem a dor? Quais atividades produzem dor? Qual a quantidade de atividade necessária para produzir dor? A dor cessa ao se interromper a atividade?
6. A marcha é normal?
7. Houve algum trauma prévio no joelho? Existe sensação de fraqueza?
8. Como ocorreu o acidente? O que resultou do traumatismo? O traumatismo foi direto ou indireto? Estava o paciente apoiando o peso do corpo sobre o membro no momento do trauma? De que direção veio a força que gerou o trauma?
9. Houve inchaço no joelho? Com frequência, não há aumento de volume em joelhos após trauma grave. Essa ausência de derrame articular se deve ao fato de o líquido extravasar para os tecidos moles ao redor do joelho. Além disso, numerosas estruturas ao redor dos joelhos são avasculares ou pouco vascularizadas. Derrame articular de origem sinovial tende a ocorrer entre 8 e 24 horas após a lesão. Derrame articular causado por hemartrose ocorre quase que imediatamente, enquanto aumento de volume localizado pode ser devido a uma bursa inflamada.
10. Há algum clique ou crepitação durante os movimentos? Em geral, isso indica processo degenerativo ou o atrito de uma estrutura sobre outra.
11. Que tipo de calçado o paciente usa? Calçados de salto estão associados a dor na articulação femoropatelar.

Exame físico

O exame físico do joelho divide-se em três partes – inspeção, palpação e manobras semiológicas – as quais serão abordadas a seguir.

Inspeção

Para uma boa inspeção, o paciente deve estar adequadamente despido, de modo que o examinador possa observar sua postura, coluna, quadris, joelhos e tornozelos. O examinador deve observar se o paciente se apoia sobre o membro afetado. A inspeção pode ser dividida em estática e dinâmica:

- **Inspeção estática:** inicia em ortostatismo, tanto no plano sagital como no frontal. No exame global, devem ser observadas deformidades na coluna vertebral e discrepância dos membros inferiores.

    No plano frontal, na região do joelho, é possível verificar a presença de deformidades em geno varo, geno valgo, sua simetria, estrabismo rotuliano (quando convergente, indica aumento da anteversão do colo femoral ou, quando divergente, sua diminuição) e torções tibiais internas e externas (Figura 54.8). No plano sagital, é possível identificar a presença de flexo do joelho e recurvato.

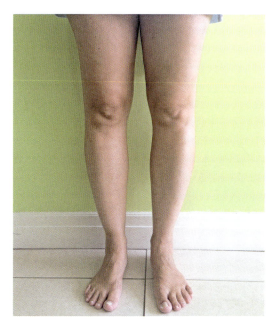

▼ **Figura 54.8** A inspeção estática, em ortostatismo, possibilita avaliar a presença de desvios de eixo, aumentos de volume, atrofia muscular, discrepância de membros inferiores e atitudes em flexão ou *recurvatum* dos joelhos.

A inspeção estática pode identificar a presença de aumento de volume no ou ao redor do joelho, de diferenças de trofismo muscular, cicatrizes e fístulas, de déficit de extensão e atitudes posturais anormais. Pode-se utilizar o membro contralateral para comparação (Figura 54.9).

- **Inspeção dinâmica:** observamos o paciente deambulando, o que torna possível verificar se surgem deformidades de geno varo ou geno valgo, ou se estas deformidades aumentam no apoio monopodal. Verificamos também se está presente instabilidade mediante a presença de movimentos anormais durante a marcha, claudicação e pontencialização de distúrbios rotacionais dos membros inferiores (Figura 54.10).

Após essa fase, deve-se solicitar ao paciente que se sente na mesa de exame com as pernas pendentes, encorajando-o a executar os movimentos de flexão e extensão dos joelhos para que se possa avaliar o trajeto da patela dentro do sulco troclear (quando sinuoso, indica instabilidade femoropatelar importante). Caso o paciente não consiga realizar a extensão ativa do joelho, deve-se pensar em lesão do aparelho extensor (Figura 54.11).

Com o paciente em decúbito dorsal na mesa de exame, é possível concluir a inspeção na posição de decúbito, o que facilita a visualização de alterações cutâneas, cicatrizes, anexos da pele, aumento de volumes geral e localizado e outras alterações leves, ao se aproximar o joelho dos olhos (Figura 54.12).

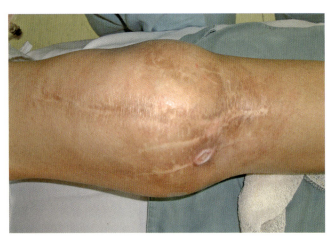

Figura 54.9 Inspeção da pele e anexos, cicatrizes e deformidades.

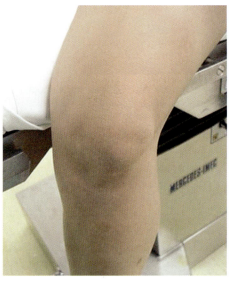

Figura 54.11 Inspeção dinâmica, em que se solicita ao paciente que faça movimentos de flexoextensão e se analisa o curso da patela na tróclea e limitações dinâmicas do movimento.

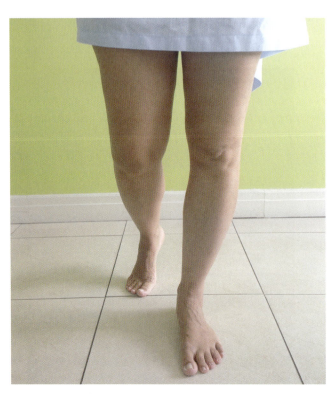

Figura 54.10 O exame da marcha possibilita avaliar a presença de instabilidade quando do apoio monopodal, acentuação de deformidades e claudicação.

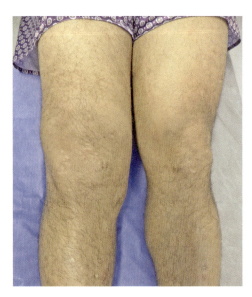

Figura 54.12 A inspeção dos joelhos em decúbito dorsal possibilita avaliar o eixo, a presença de aumentos de volume, as atitudes em flexão e as deformidades angulares.

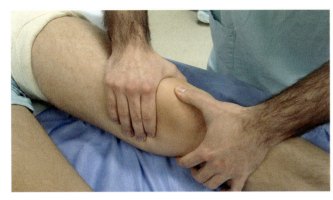

▼ Figura 54.13 O sinal do cubo de gelo identifica a presença de derrame articular. Consiste em comprimir a patela e empurrá-la para baixo; em presença de derrame articular, a patela volta e bate na mão do examinador.

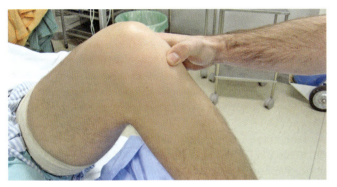

▼ Figura 54.14 Palpação de estruturas do joelho em busca de pontos dolorosos e alterações da anatomia.

Palpação

Em seguida, com o paciente relaxado em decúbito dorsal, inicia-se a palpação do joelho, inicialmente superficial, em que são sentidas a temperatura da pele e a presença de edema, cistos e nódulos subcutâneos. Na palpação profunda, pesquisa-se a presença de derrame articular (manobra do cubo de gelo ou rechaço patelar na qual, em caso de derrames volumosos, a patela volta ao encontro da mão do examinador após sua compressão contra a tróclea femoral [Figura. 54.13]) e de pontos dolorosos (tendinites, lesões meniscais, bursites e crepitações). Todas as estruturas ósseas de referência deveriam ser palpadas e identificadas, como epicôndilos, platô tibial, patela, cabeça da fíbula, tubérculo de Gerdy e interlinha articular (Figura 54.14). Nesse momento, também é possível medir o grau de trofismo muscular, utilizando uma fita métrica e comparando as medidas com o membro contralateral, através da circunferência da coxa e da panturrilha, tomando como parâmetro uma distância a partir da patela ou interlinha articular.

Manobras semiológicas

A amplitude de movimento (ADM) normal do joelho parte, geralmente, de 5 graus de extensão, alcançando cerca de 140 graus de flexão. Alguns pacientes, principalmente aqueles que apresentam hiperlassidão ligamentar, podem alcançar mais de 10 graus de hiperextensão (Figura 54.15).

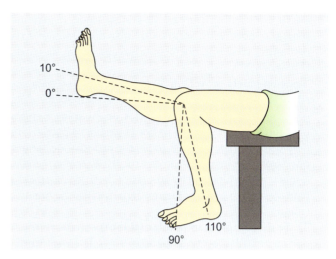

▼ Figura 54.15 Avaliação da amplitude de movimento do joelho, em que são medidas as amplitudes de flexão e extensão.

Quando a hiperextensão ultrapassa 10 graus, caracteriza-se um recurvato; quando o joelho não se estende a 0 grau, há um déficit de extensão, expresso nos graus que faltam para chegar a 0 grau. Na ausência de flexão (deve-se sempre comparar com o joelho contralateral), há um déficit de flexão, expresso pelo número de graus que faltam para ser atingida a mesma amplitude de flexão do joelho normal:

Exame da articulação femoropatelar

A avaliação da articulação femoropatelar inclui exame estático e dinâmico. A observação do caminho percorrido pela patela dentro do sulco troclear durante a flexoextensão do joelho ajuda a determinar a presença de instabilidade dessa articulação (Figura 54.16). A palpação da patela pode revelar a presença de sensibilidade local e crepitação, indicando uma possível alteração nessa articulação (Figura 54.13):

- **Teste de apreensão (Smilie)** – verificar instabilidade: o examinador aplica uma força de medial para lateral na patela, forçando-a para fora da tróclea, e flexiona o joelho

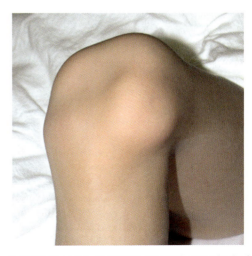

▼ Figura 54.16 Presença de luxação da patela em relação à tróclea femoral.

de 20 a 30 graus. Em caso de instabilidade, o paciente protege o movimento, segurando a mão do examinador, ou demonstra receio de que ocorra luxação lateral da patela (Figura 54.17).

- **Teste da patela móvel em 30 graus de flexão** – para verificar a presença de instabilidade: o examinador flete o joelho a ser pesquisado em cerca de 30 graus e aplica uma força de lateralização na borda medial da patela. Um deslocamento lateral pode indicar a presença de fatores que favorecem instabilidade da articulação femoropatelar, a saber, patela alta, tróclea displásica, lesão do ligamento patelofemoral medial e mesmo hiperlassidão ligamentar (Figura 54.18).
- **Teste da compressão patelar (Rabot)** – para verificar dor na articulação femoropatelar: a patela é comprimida contra a tróclea com uma das mãos do examinador e, se houver dor, pode ser detectada a presença de artrose, lesão condral, inflamação de plica parapatelar ou condromalacia (Figura 54.19).

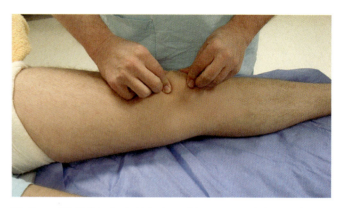

◣ **Figura 54.19** O teste de Rabot consiste em comprimir a patela contra a tróclea e deslizá-la nos sentido superior e inferior, sob compressão. Em presença de irregularidades nas cartilagens dessa articulação, será possível sentir crepitação ou o paciente vai referir dor.

Exame da articulação tibiofemoral

No exame da articulação femorotibial, promove-se a palpação de massas (cistos etc.) ao longo da interlinha articular, pontos dolorosos, crepitação, ressaltos ou estalidos.

A existência de lesões meniscais revela a presença de ponto doloroso sobre a interlinha articular, associada ou não à presença de estalido local (Figura 54.20). A amplitude de movimento pode estar limitada em razão do deslocamento do menisco roto. Um bloqueio da extensão completa pode ser indicativo de bloqueio articular por lesão meniscal.

Testes meniscais

- **Teste de Apley:** com o paciente em decúbito ventral, com o joelho a ser examinado fletido a 90 graus, aplica-se compressão da tíbia contra o fêmur, ao mesmo tempo que são executados movimentos de rotação interna e externa (Figura 54.21*A*). Na presença de dor, realiza-se uma contraprova, na qual se promovem os movimentos de rotação interna e externa, porém agora tracionando a perna enquanto se aplica uma contratração na coxa (Figura 54.21*B*). Quando a dor melhora, é um indicativo de que seja de origem meniscal; caso a dor persista, pode indicar, muito provavelmente, lesão ligamentar periférica.

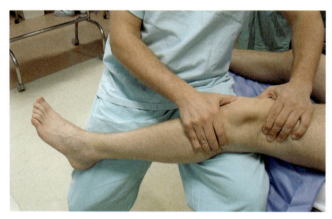

◣ **Figura 54.17** O teste de Smilie, ou teste da apreensão, é utilizado para avaliar a presença de instabilidade femoropatelar. O paciente segura a mão do médico, impedindo-o de fazer o movimento de lateralização da patela.

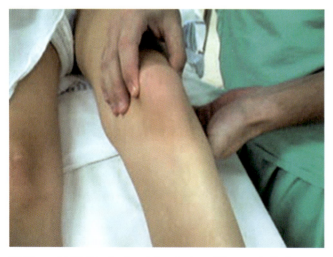

◣ **Figura 54.18** O teste da patela móvel em 30 graus de flexão serve para avaliar a presença de mobilidade anormal da articulação femoropatelar, presente nas instabilidades.

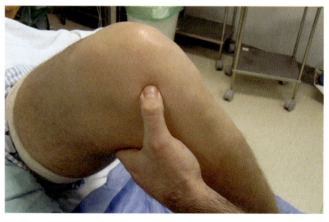

◣ **Figura 54.20** A presença de dor à palpação da interlinha articular sugere lesão meniscal.

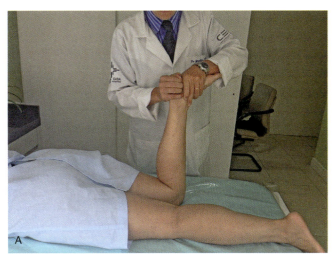 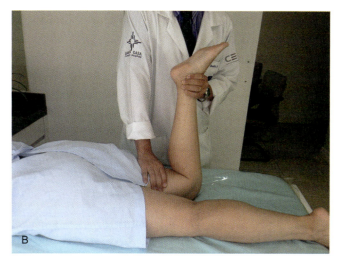

▼ **Figura 54.21A** O teste de Apley, aplicando compressão da tíbia sobre os côndilos femorais, será positivo para lesão meniscal em presença de dor. **B** O teste de Apley realizado com tração do tornozelo e contratração na coxa. Quando a dor desaparece, sugere lesão meniscal e, quando persiste, sugere lesão ligamentar.

- **Teste de McMurray:** realizado com o paciente em decúbito dorsal e o joelho a ser examinado fletido a 90 graus. Realiza-se a palpação da interlinha articular com uma das mãos, enquanto com a outra mão se executam flexão e movimentos de rotação interna e externa da tíbia em relação ao fêmur. Em presença de ponto doloroso local, que pode ou não estar associado a estalido, provavelmente o examinador estará diante de lesão meniscal (Figura 54.22).
- **Teste de Steinmann:** realizado com o paciente em decúbito dorsal, demonstra um ponto doloroso na interlinha articular à palpação, o qual muda de posição de acordo com o grau de flexão. É considerado positivo quando o ponto doloroso se move posteriormente, ao se flexionar o joelho, e anteriormente, ao se estender o joelho.

Exame dos ligamentos

- **Ligamentos colaterais:** os testes de estresse em valgo e varo do joelho são feitos com o paciente em decúbito dorsal, segurando com uma das mãos o calcanhar do membro a ser examinado e, com a outra, a região do joelho. Aplica-se, então, uma força para provocar estresse em valgo ou varo do joelho. Quando ocorre uma "abertura" da articulação femorotibial no lado oposto ao que se aplica a força, isto é, medial quando se aplica uma força em valgo ou lateral quando se aplica uma força em varo, ocorre o chamado sinal do "bocejo". Deve-se sempre proceder à comparação com o contralateral para aquisição de um parâmetro de normalidade para aquele paciente. O sinal do "bocejo" é positivo quando há dor (casos agudos) ou abertura maior do que 5 graus em comparação com o lado sadio (casos agudos e crônicos) (Figura 54.23*A* a *D*).

  Quando o exame é realizado em 30 graus de flexão, examinam-se somente os ligamentos colaterais, e quando realizado em extensão completa, além desses ligamentos, também é possível avaliar as estruturas e ligamentos capsulares posteriores. Portanto, um paciente que apresente ausência de "bocejo" medial em extensão completa, mas com sua presença em 30 graus de flexão, sugere fortemente a presença de lesão isolada do ligamento colateral medial.
- **Ligamento cruzado anterior:** as três manobras clássicas para avaliação de pacientes sob suspeita de lesão do LCA são os testes da gaveta anterior, o teste de Lachman e o teste do *pivot-shift*. Como na avaliação dos ligamentos colaterais, essas manobras devem ser realizadas sempre em comparação com o lado sadio.

  Para a realização do *teste de Lachman* o paciente deve estar em decúbito dorsal com o quadril fletido em cerca de 30 graus e o joelho em 20 graus no lado a ser examinado. Com a mão esquerda (para se examinar o joelho direito), o examinador segura firmemente a epífise distal do fêmur, enquanto aplica uma força de anteriorização da epífise proximal da tíbia com sua mão direita. O teste é positivo quando verificamos que a tíbia se desloca anteriormente em relação ao fêmur no plano sagital, com ausência de interrupção firme desse movimento devido à ausência do ligamento cruzado anterior para impedi-lo (Figura 54.24*A* e *B*).

  O *teste da gaveta anterior* é realizado com o paciente em decúbito dorsal, com o quadril em 45 graus de flexão e o joelho em 90 graus de flexão. O examinador se posiciona

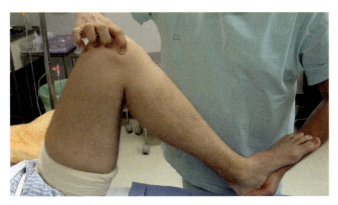

▼ **Figura 54.22** O teste de McMurray, em presença de estalido ou dor na interlinha articular, sugere lesão meniscal.

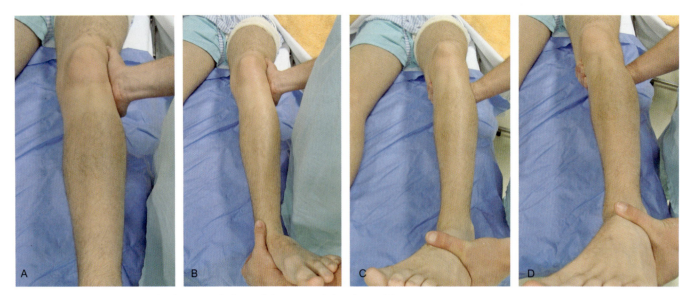

▼ **Figura 54.23A** A presença de abertura articular medial – o teste do bocejo medial em extensão – sugere lesão do ligamento colateral medial e da cápsula posteromedial. **B** A presença de abertura articular lateral – o teste do bocejo lateral em extensão – sugere lesão do ligamento colateral lateral e da cápsula posterolateral. **C** A presença de abertura articular medial – o teste do bocejo medial em 30 graus de flexão – sugere lesão do ligamento colateral medial isolada. **D** A presença de abertura articular lateral – o teste do bocejo lateral em 30 graus de flexão – sugere lesão do ligamento colateral lateral isolada.

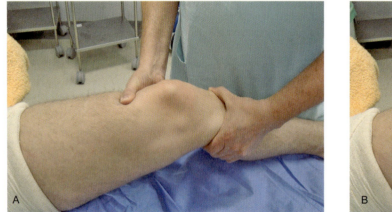
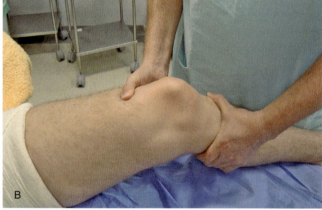

▼ **Figura 54.24A e B** O teste de Lachman torna possível avaliar a translação anterior da tíbia em relação ao fêmur e está presente em caso de insuficiência do ligamento cruzado anterior.

de frente para o joelho a ser examinado e se senta sobre o terço distal do pé do paciente, para evitar que a perna se estenda durante o exame. Com as duas mãos, o examinador envolve a epífise proximal da tíbia com os polegares, um de cada lado da tuberosidade anterior da tíbia, e aplica uma força de anteriorização da tíbia em relação ao fêmur. O teste é positivo se existe anteriorização da tíbia em relação ao fêmur durante a aplicação da força, retornando à posição normal após cessá-la, quando comparado com o lado sadio (Figura. 54.25).

O *teste do pivot-shift* é o mais específico para detectar insuficiência do LCA mas, ao contrário dos testes descritos, além de ser tecnicamente mais difícil de realizar, tende a produzir desconforto maior no paciente e, por isso, muitas vezes implica dificuldades em sua execução, principalmente em caso de lesões agudas. Exige que o paciente

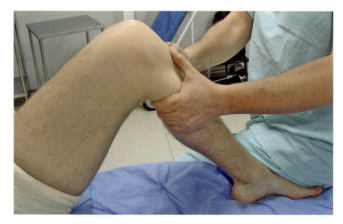

▼ **Figura 54.25** O teste da gaveta anterior consiste em tracionar anteriormente o platô tibial com o joelho em 90 graus de flexão e indica insuficiência do ligamento cruzado anterior.

esteja bem relaxado, em decúbito dorsal, com o examinador se posicionando ao lado do joelho a ser examinado. O examinador deve segurar o calcanhar do paciente e, com o membro inferior em extensão completa, aplicar uma força em rotação interna do membro inferior. Em seguida, com a outra mão posicionada sobre a região da cabeça da fíbula, deve aplicar uma força em valgo e anterior, levando a uma flexão progressiva e gradual do joelho. Essa manobra produz uma subluxação anterior da tíbia em relação ao fêmur, o que só ocorre em caso de insuficiência do LCA. Ao ser iniciada a flexão do joelho, o trato iliotibial exerce uma tração posterior da epífise proximal da tíbia, o que, em determinado ponto do movimento, produz uma redução súbita da subluxação do platô tibial em relação ao fêmur. Se isso ocorrer, o teste é considerado positivo (Figura 54.26).

- **Ligamento cruzado posterior:** a avaliação física da deficiência do LCP é feita, principalmente, por meio do *teste da gaveta posterior*, realizado com o paciente em decúbito dorsal com o quadril fletido cerca de 45 graus e o joelho em 90 graus de flexão. O examinador posiciona-se do mesmo modo que durante a realização do teste da gaveta anterior para avaliação do LCA. A diferença agora está na direção em que a força é aplicada; nesse teste, ela é direcionada posteriormente, a fim de produzir uma translação posterior da tíbia em relação ao fêmur. O teste é positivo quando se verifica uma diferença de translação posterior, em comparação com o lado sadio, e sugere algum grau de deficiência do LCP (Figura 54.27).

Quadro 54.1 Manobras semiológicas ligamentares do joelho (em ordem de sensibilidade)

Ligamento teste	
LCM	Estresse em valgo (30 graus de flexão)
LCL	Estresse em varo (30 graus de flexão)
LCA	Lachman, gaveta anterior, *pivot-shift*
LCP	Gaveta posterior
Cápsula posteromedial	Estresse em valgo (extensão completa)
Cápsula posterolateral	Estresse em varo (xtensão completa)

LCM: ligamento colateral medial; LCL: ligamento colateral lateral; LCA: ligamento cruzado anterior; LCP: ligamento cruzado posterior.

Para um bom exame físico do joelho, a realização de todos os testes deve levar em consideração cada parte que está sendo avaliada e também a sensibilidade do teste, sendo fundamental a comparação com o joelho oposto para que se obtenha um parâmetro para o paciente que está sendo examinado. Por mais que os exames de imagem tenham se desenvolvido e se sofisticado, o exame físico do joelho permanece como o mais confiável para obtenção de um diagnóstico mais preciso (Quadro 54.1). A indicação de uma intervenção terapêutica apropriada depende da acurácia do diágnóstico.

Exames complementares

Punção articular

Em presença de derrame articular de origem traumática, uma punção articular pode auxiliar o diagnóstico. Quando o aspirado é hemorrágico, pode indicar lesão ligamentar ou meniscal; a presença de gotículas de gordura em suspensão no líquido hemorrágico indica fortemente a presença de fratura.

Em caso de derrame articular inflamatório, a aspiração articular pode evidenciar derrame sinovial, em caso de sinovite. Em caso de artrite séptica, pode ser purulento; nesse caso, pode ser enviado material para exame bacteriológico e cultura (Figura 54.28).

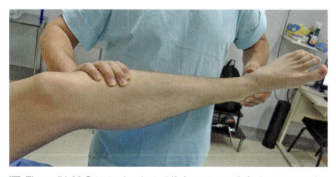

Figura 54.26 O teste do *pivot-shift* é um teste dinâmico que produz uma subluxação femorotibial em joelhos com insuficiência do ligamento cruzado anterior.

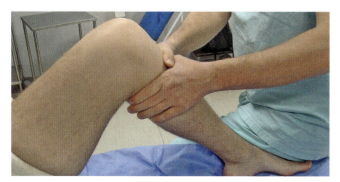

Figura 54.27 O teste da gaveta posterior consiste em empurrar posteriormente o platô tibial com o joelho em 90 graus de flexão e indica insuficiência do ligamento cruzado posterior.

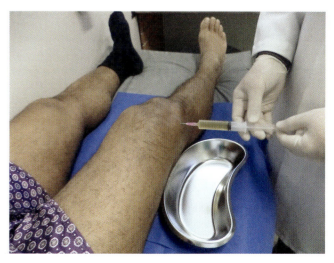

Figura 54.28 Além de aliviar a dor por meio da descompressão articular, aliviando a distensão capsular, a punção articular possibilita avaliar o líquido sinovial e a presença de sangue, gordura ou conteúdo purulento.

Testes complementares

Laboratório

Hemograma, velocidade de sedimentação globular (VSG) e proteína C reativa são importantes no diagnóstico de infecções e processos inflamatórios.

Radiografias

As incidências anteroposterior e perfil são importantes para o diagnóstico de fraturas, luxações, artrose, tumores ósseos, osteomielite e artrites, entre outros (Figura 54.29*A* e *B*).

Ecografia

Importante na avaliação de tecidos moles, como tendões e bainhas tendinosas, lesões musculares, derrames articulares (diagnósticos diferenciais), bursites, cistos, pseudocistos, hematomas e massas tumorais, entre outros.

Tomografia computadorizada (TC)

Importante para avaliação de fraturas complexas (principalmente nas epífises), fissuras ósseas, compressões radiculares e avaliação de erosões ósseas (osteomielite, tumores etc.) (Figura 54.30).

Ressonância nuclear magnética (RNM)

Importante para diagnóstico, avaliação e orientação da terapêutica para lesões ligamentares do joelho, avaliação da medula óssea, avaliação das partes moles em caso de infecção ou tumores, avaliação de lesões da cartilagem (lesões condrais e osteocondrais) e avaliação do osso subcondral, entre outros (Figura 54.31*A* e *B*).

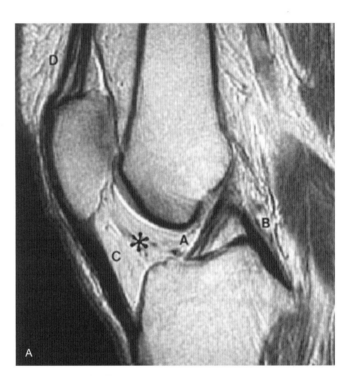

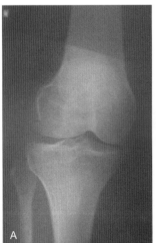
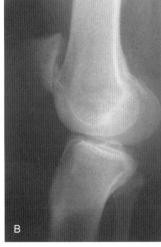

Figura 54.29A e B As radiografias possibilitam a avaliação das estruturas ósseas, dos espaços articulares e das relações entre as peças ósseas.

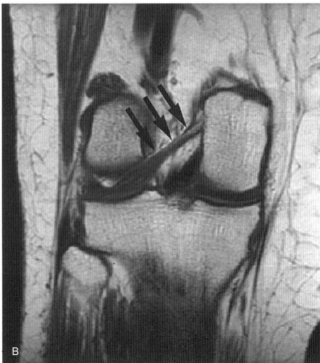

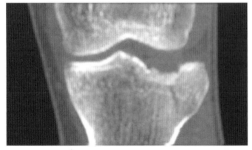

Figura 54.30 O exame de TC possibilita a avaliação detalhada da estrutura óssea e de lesões intraósseas, como uma fratura do platô tibial no caso ilustrado.

Figura 54.31A e B O exame de RNM possibilita avaliar com grande precisão as estruturas moles, como ligamentos, meniscos, músculos, tendões e, de algum modo, as cartilagens.

DESCRIÇÃO DAS PRINCIPAIS ANORMALIDADES COM RELEVÂNCIA PARA O CLÍNICO

Derrame articular

Caracteriza-se pela presença de aumento do volume articular à custa da presença de líquido intra-articular em volume acima do fisiológico. Esse líquido pode ser devido a aumento da produção da membrana sinovial presente nas sinovites. As sinovites são processos inflamatórios que envolvem a membrana sinovial e podem ser secundárias a infecção (artrite séptica), doenças inflamatórias (artrite reumatoide, osteoartrose, artrites soronegativas, gota e pseudogota, entre outras) e pós-traumáticas (secundárias a traumatismo sinovial, como uma queda, por exemplo). O derrame articular pode ser produzido por sangramento intra-articular secundário a lesão ligamentar, meniscal ou a fratura com traço articular, em que o hematoma drena para a articulação. O diagnóstico diferencial é feito, além da história, exame físico e exames laboratoriais, principalmente pela punção articular (Figura 54.28).

Dor

A dor é o sintoma mais comum, e pode estar presente de maneira isolada ou associada a outros sintomas e sinais. Dor na região do joelho deve despertar a atenção para a coluna lombar e o quadril ipsilaterais, principalmente quando não há aumento de volume e história de trauma no joelho.

Radiculopatias lombossacras podem promover dor irradiada para o joelho e também podem estar associadas a sintomas de "pseudofalseio", causado por insuficiência muscular desnervatória, que deve ser diferenciado de um falseio "mecânico" por insuficiência ligamentar. Normalmente, a dor não se limita à região do joelho, apresentando uma distribuição que obedece ao dermátomo cutâneo da raiz envolvida. Nesse caso, o exame neurológico dos membros inferiores, associado ao exame ortopédico, auxiliará o diagnóstico diferencial.

A dor proveniente do quadril se irradia para o joelho, principalmente no território inervado pelo nervo obturador, que, por sua vez, inerva a cápsula articular, o quadril e a face anteromedial do joelho. Nesses casos, o exame físico do quadril desencadeia os sintomas no joelho e, não raro, se encontra diminuição da ADM do quadril.

A dor associada a história de trauma deve despertar a atenção para possíveis fraturas, luxações, lesões ligamentares, meniscais, tendinosas, musculares e, por exclusão, para uma simples contusão local. Em presença de fraturas e luxações, além de dor, aumento de volume importante e impotência funcional, podem estar presentes sintomas como deformidades e movimentos anormais. Em presença de lesões ligamentares e/ou meniscais, a dor está associada aos movimentos e à palpação da interlinha articular e das origens ligamentares, podendo ser exacerbada pelos testes específicos (por exemplo, teste de McMurray para o menisco). Em caso de dor com a utilização de músculos específicos, deve-se pensar em tendinites ou lesões desses músculos (por exemplo, tendinite do tendão patelar). Em presença de incapacidade de realizar o movimento ativamente, deve-se pensar em ruptura tendinosa (por exemplo, incapacidade de estender ativamente o joelho em caso de ruptura do tendão patelar ou quadricipital).

Dor associada a aumento de volume, sem história de trauma, deve conduzir o pensamento para a possibilidade de um quadro de artrite inflamatória. As artrites inflamatórias não infecciosas podem ser decorrentes de doenças sistêmicas, como artrite reumatoide, artrites soronegativas, gota e pseudogota, entre outras. Em geral, salvo em casos agudos, o quadro flogístico é brando, com aumento de volume articular devido à hipertrofia da membrana sinovial e com pouco derrame articular. Outras articulações costumam estar acometidas, principalmente as dos membros superiores (articulações que não recebem carga), o que difere da osteoartrose primária, que, além de ser bilateral, geralmente acomete articulações de carga (coluna, quadris e joelhos, com exceção das interfalengianas distais das mãos). As artrites inflamatórias de origem infecciosa se constituem em urgência em razão do dano articular e sistêmico que podem produzir. Em presença de artrite infecciosa, uma porta de entrada ao redor do joelho ou um foco infeccioso à distância devem ser pesquisados, bem como situações de imunossupressão (*diabetes mellitus*, uso de corticoides e doenças sistêmicas graves). Febre, adenopatia inguinal, prostração e toxemia são achados presentes nas artrites infecciosas. A punção articular com aspirado purulento confirmará o diagnóstico.

Dores com início insidioso, com piora à noite e com ou sem aumento de volume local, principalmente em pacientes jovens, devem chamar a atenção para neoplasias. Às vezes, o paciente as atribui à existência de trauma local ocorrido alguns meses antes, e desde então os sintomas vêm se agravando. O joelho é uma das regiões mais atingidas por neoplasias primárias do sistema musculoesquelético e também de metástases. Dependendo da agressividade da lesão tumoral, um quadro de comprometimento sistêmico (por exemplo, emagrecimento, anemia etc.) pode estar presente.

Aumento de volume

O aumento de volume deve ser diferenciado de derrame articular, já descrito previamente. Pode ter origem óssea ou nos tecidos moles periarticulares. Os volumes ósseos aumentados têm consistência dura (osso) e podem corresponder à presença de calo ósseo (de fraturas) ou neoplasias. Radiografias e TC têm grande importância no diagnóstico. Por sua vez, os aumentos de volume originados dos tecidos moles podem ter origem inflamatória (geralmente associados à dor à palpação), em neoplasia de tecidos moles, edema proveniente de traumatismo local ou celulite (história de trauma ou quadro infeccioso), presença de cistos ou bursas (tendem a aumentar de volume com a extensão do joelho) e hipertrofia crônica de membrana sinovial. A presença de nódulos palpáveis que possam ser mobilizados ou fixos pode corresponder a corpos livres articulares, corpos estranhos ou tumores ósseos pediculados (por exemplo, osteocondroma – Figura 54.32).

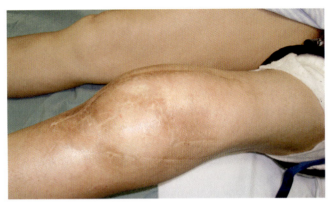

▼ **Figura 54.32** Aumento de volume da articulação do joelho, geralmente associado a pequena atitude em flexão do joelho, deve indicar uma origem intra-articular.

Deformidade articular

Em geral, as deformidades angulares (valgo, varo) podem ser decorrentes de artrose localizada no compartimento da concavidade ou de lesão ligamentar na convexidade da deformidade. Nos casos de deformidade por artrose, a história revela longa evolução, alguma cirurgia prévia de menisco ou sequela de fratura do compartimento atingido. Ao exame físico, percebe-se a presença de crepitação no joelho, e o exame físico não apresenta sinal do "bocejo" ao exame de estresse em valgo/varo.

Por outro lado, as deformidades associadas a insuficiência ligamentar surgem após um evento traumático e estão associadas a sintomas de instabilidade; crepitação no exame físico não está presente, tampouco abertura da convexidade (sinal do "bocejo"), quando aplicada força para aumentar a deformidade.

Falseios e instabilidade

A queixa de falseios ou de instabilidade geralmente está associada a insuficiência ligamentar, mas também pode ocorrer na ausência desta. As instabilidades podem ser divididas em duas formas: a primeira consiste em uma instabilidade real decorrente de insuficiência ligamentar; um falseio de origem mecânica devido à incapacidade do ligamento de, uma vez roto, manter a estabilidade articular. A segunda forma se deve a uma sensação de falseio, uma pseudoinstabilidade, chamada instabilidade nociceptiva, decorrente de um reflexo de relaxamento muscular secundário a um estímulo doloroso. Esse quadro pode ser visto em patologias da articulação femoropatelar, na artrose do joelho e também em algumas radiculopatias lombares. A diferença entre essas duas condições é muito importante porque o tratamento indicado é variável: nos casos de insuficiência ligamentar, a imobilização oferece conforto ao paciente, enquanto nos de instabilidade nociceptiva a imobilização pode levar à atrofia muscular e, consequentemente, à piora dos sintomas.

Joelho da criança

O joelho da criança exige atenção especial em razão de algumas particularidades que envolvem essa articulação nas crianças e também em virtude das especificidades da ortopedia pediátrica (Figura 54.33).

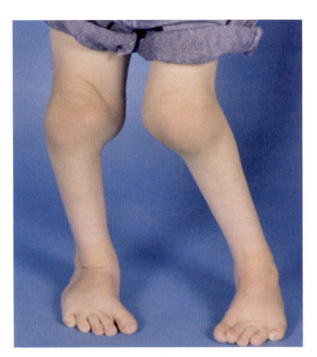

▼ **Figura 54.33** A presença de deformidades angulares em crianças está associada, muitas vezes, a doenças sistêmicas, como raquitismo.

O principal achado semiológico de que algo está errado com o joelho consiste no fato de a criança não apoiar o membro afetado, mesmo que não se queixe de dor. A defesa do membro acometido é o primeiro, e talvez o único, sintoma da maioria das afecções que atingem o joelho infantil. Como há uma grande área cartilaginosa nas extremidades ósseas que compõem o joelho da criança, essas lesões não são visíveis nas radiografias de rotina (como as fraturas por epifisiólise, que atingem a fise). Aumentos de volume devem ser observados com cautela em razão do risco de neoplasias, processos infecciosos e inflamatórios, bem como osteomielites; portanto, o comprometimento sistêmico e os testes de laboratório têm significado importante nesses casos.

Artrite séptica do joelho

Trata-se de um quadro infeccioso grave, em que ocorre derrame articular purulento secundário a infecção primária, quando se abre uma porta de entrada articular, como um ferimento perfurante ou após cirurgia do joelho. Pode ser secundária a um foco infeccioso à distância e que apresentou disseminação hematogênica. Caracteriza uma urgência, em virtude do grande dano causado à cartilagem articular pelo líquido purulento, levando a um processo degenerativo acelerado e de consequências catastróficas para a articulação.

Caracteriza-se por um quadro geralmente agudo, toxêmico, com mal-estar, febre e prostração, associado a aumento de volume do joelho e dor local importante.

Na avaliação clínica, obtém-se uma história de traumatismo perfurante, cirurgia no joelho ou presença de algum foco infeccioso à distância, como infecções da orofaringe, vias aéreas, urogenitais, entre outras. Na inspeção, pode-se observar aumento de volume do joelho, atitude em flexão (para aumentar a complacência articular) e presença de eritema local. À palpação, encontram-se aumento da temperatura local, derrame articular (que deve ser diferenciado de derrame dentro da bursa pré-patelar) e dor importante à palpação do joelho. Algumas vezes, observa-se linfadenopatia inguinal ipsilateral dolorosa à palpação. Devido à grande dor no joelho, manobras como flexoextensão e outros testes são muito difíceis de realizar.

Radiografias simples têm papel importante na avaliação de possível osteomielite do fêmur distal ou da tíbia proximal, bem como da presença de fraturas ou outras lesões traumáticas. Em geral, dependendo do regime, demonstram aumento de volume das partes moles periarticulares devido ao grande derrame articular. A ecografia demonstra grande derrame articular e pode diferenciá-lo de um derrame na bursa pré-patelar. Exames de laboratório podem demonstrar um hemograma com leucocitose e desvio para a esquerda. Nos casos de artrite séptica por fungos ou por bacilo álcool-acidorresistente, o hemograma pode não ser tão característico e até apresentar aumento dos linfócitos. A realização de outros exames de imagens, como TC ou RNM, não está indicada nessa fase da investigação.

A punção articular é importante. Além de ser o exame diagnóstico (e diagnósticos diferenciais) de maior precisão para o diagnóstico e para a indicação do tratamento, alivia a pressão intra-articular, o que melhora a perfusão (aliviando a dor) e esvazia o líquido que, se purulento, é extremamente agressivo para a cartilagem articular.

Após a punção articular, três tipos de secreção podem ser encontrados no aspirado:

- **Secreção purulenta:** faz o diagnóstico de artrite séptica e caracteriza a necessidade de drenagem urgente em bloco cirúrgico para lavagem articular e coleta de material para exame bacteriológico. O paciente deve ficar em jejum e ser encaminhado o mais rápido possível para um hospital, a fim de submeter-se ao procedimento cirúrgico. O aspirado purulento pode ser encaminhado para exame bacteriológico, embora, nesses casos, não seja incomum a ausência de crescimento bacteriano.
- **Secreção francamente hemática:** possibilidade de sangramento articular, que pode ter origem vascular (hemangioma, cisto ósseo aneurismático roto), fratura (presença de gotículas de gordura ou lesão ligamentar e meniscal) ou por discrasia sanguínea (uso de aticoagulantes, hemofilia etc.).
- **Secreção límpida ou turva:** possibilidade de derrame inflamatório sinovial secundário a sinovite causada por lesão condral ou meniscal; possibilidade de sinovites de origem sistêmica, como gota, pseudogota, artrite reumatoide ou alguma outra artrite soronegativa. Nesse caso, a citologia do aspirado, além do exame bacteriológico, pode cumprir um papel importante.

Caso não haja derrame articular no joelho, é muito improvável o diagnóstico de artrite séptica e, em presença de sinais infecciosos, deve-se pensar em celulite subcutânea e bursite pré-patelar infectada.

Principais diagnósticos diferenciais

Sinovite inespecífica, artrite reumática, osteoartrite, bursite pré-patelar e celulite subcutânea.

Artrites e osteoartrites

Caracterizam-se por quadros arrastados, de longa duração, em que são comuns sintomas como aumento de volume e dor no joelho. A história e o exame físico podem fornecer informações importantes para um bom diagnóstico.

Artrites inflamatórias (artrite reumatoide e artrites soronegativas)

História

O paciente relata que sente dores articulares mesmo em repouso, as quais podem piorar à noite e que, salvo em uma fase muito inicial do processo, também atacam outras articulações, principalmente de membros superiores (articulações que não recebem carga). Em sua grande maioria, estão associadas a aumento importante do volume articular, difuso, principalmente devido à hipertrofia da membrana sinovial. Não há febre, embora alguns sinais de comprometimento sistêmico possam estar presentes, como emagrecimento, prostração e fadiga, entre outros.

Exame físico

- **Inspeção:** presença de aumento de volume difuso do joelho, leve atitude em flexão e atrofia do quadríceps. Nos casos agudos, pode-se observar eritema local e flexão mais pronunciados. O outro joelho, bem como outras articulações, pode estar acometido, nos casos mais crônicos, podendo ser observadas deformidades angulares das articulações atingidas. A marcha é geralmente claudicante, com o período de apoio sobre o membro afetado diminuído. A ADM está diminuída, com redução da força em decorrência da dor. A palpação evidencia aumento de volume à custa de hipertrofia sinovial, podendo haver derrame articular, geralmente não muito volumoso. Pode-se perceber alguma crepitação, geralmente leve. Nos casos agudos, estão presentes calor local e dor à palpação articular.
- **Punção articular:** em caso de derrame articular significativo, é possível realizar a punção, que revela líquido límpido ou levemente turvo. Devem ser solicitadas citologia e pesquisa de cristais no aspirado e no interior de neutrófilos.

A radiografia dos joelhos com apoio demonstra pinçamento do espaço articular, evidenciando o local onde existe o desgaste da cartilagem articular (Figura 54.34).

Fraturas ao redor do joelho

Na história, o paciente vai relatar um evento traumático e que, desde então, o joelho passou a ser sintomático. Na inspeção, observa-se aumento de volume no joelho, que pode estar associado à presença de equimose e deformidade. A palpação

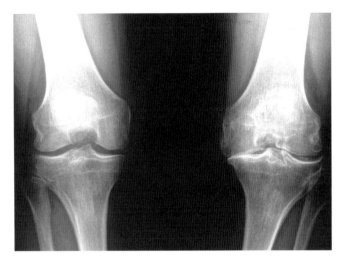

◤ Figura 54.34 Radiografia de joelhos apresentando gonartrose no joelho esquerdo, caracterizada pela presença de osteófitos marginais, pinçamento articular e deformidade em varo.

profunda revela dor local, presença de edema e frequentemente derrame articular, presença de crepitação local (atrito entre os fragmentos ósseos) e mobilidade anormal. Em geral, o paciente não consegue apoiar o peso do corpo sobre o membro afetado. Os pulsos periféricos devem ser palpados, bem como realizada uma avaliação neurológica do segmento.

As radiografias têm papel muito importante para o diagnóstico, evidenciando a solução de continuidade das estruturas ósseas (Figura 54.35A e B). Algumas vezes, TC pode ser necessária para o diagnóstico de algumas fraturas parciais ou fissuras.

Punção articular, na presença de derrame articular, demonstra aspirado hemático com gotículas de gordura (patognomônico de fratura).

Se a fratura ocorreu no fêmur, o membro deve ser imobilizado com tala pelvipodálica ou tração esquelética, até que o tratamento definitivo seja indicado pelo especialista. Se a fratura ocorreu na patela, o membro deve ser imobilizado com tala cruromaleolar com 15 graus de flexão e o paciente encaminhado ao especialista. Se a fratura ocorreu na tíbia, o membro deve ser imobilizado em tala cruropodálica, com o joelho em 15 graus de flexão, e o paciente também encaminhado ao especialista.

Fraturas ao redor do joelho são passíveis de complicações graves a curto e médio prazo, como síndrome do compartimento (na perna) e tromboembolismo. Portanto, na presença dessas fraturas, é muito importante avaliar as condições circulatórias e iniciar o tratamento tão logo seja possível.

Luxações e lesões ligamentares

Em geral, estão associadas a lesões de alta energia, como acidentes esportivos e de trânsito. O paciente se queixa de dor e limitação funcional importantes. À inspeção, pode ser encontrada alguma deformidade, em caso de luxação, ou apenas aumento de volume, sendo derrames articulares isolados mais associados a lesões dos ligamentos cruzados e meniscos e a presença de edema difuso (que pode estar associado à equimose), a lesões periféricas. Nos casos de luxação, o paciente não consegue mobilizar ativamente o joelho.

À palpação, pode-se evidenciar mobilidade anormal em presença de lesões ligamentares, bem como presença de manobras positivas para avaliação ligamentar ou meniscal.

As radiografias podem evidenciar perda de contato ósseo na articulação, que pode ser parcial o total, em caso de luxação (Figura 54.36). Em geral, são normais em lesões ligamentares, podendo haver algumas avulsões ósseas associadas. O exame de RNM é de grande importância na avaliação e no diagnóstico de lesões ligamentares, podendo auxiliar a melhor indicação terapêutica. Nesses casos, uma punção articular geralmente demonstra líquido hemorrágico.

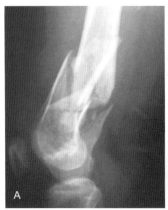 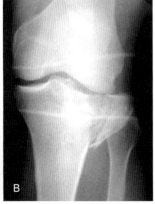

◤ Figura 54.35A Radiografia de joelho demonstrando fratura da epífise distal do fêmur extra-articular. B Radiografia do joelho demonstrando fratura do platô tibial lateral.

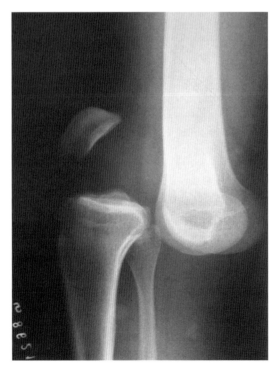

◤ Figura 54.36 Radiografia de joelho demonstrando luxação anterior do joelho.

As luxações podem ser femoropatelares ou femorotibiais. A presença de luxação femorotibial do joelho representa uma emergência médica, devendo-se proceder a uma redução imediata e o paciente ser encaminhado para um serviço especializado. A monitorização do pulso periférico é imperativa, e uma avaliação vascular deve ser solicitada caso seja percebida qualquer alteração em relação ao lado contralateral. No caso de luxação lateral da patela, esta geralmente sofre redução quando se procede à extensão do joelho e se aplica uma força dirigida medial e superiormente à patela.

A ausência de luxação na radiografia não exclui a possibilidade de que esse evento tenha acontecido e que tenha reduzido espontaneamente durante a remoção do paciente ou logo após o trauma, devido à ação dos músculos. Portanto, os cuidados vasculares devem ser mantidos. O paciente deve ter seu membro imobilizado em tala cruropodálica com 15 graus de flexão e deve ser encaminhado ao especialista.

Assim como as fraturas, as lesões ligamentares e luxações podem apresentar lesões vasculares, síndrome do compartimento e doença tromboembólica; consequentemente, o examinador deve manter-se atento a esses cuidados.[1,2]

Referências

1. Scott N. Insall & Scott surgery of the knee. 5. ed. Philadelphia: Churchill Livingstone Elsevier, 2012.
2. Canale TS, Beaty J. Campbell's operative orthopaedics. 12. ed. Memphis TN: Elsevier, 2013.

Coluna

CAPÍTULO 55

Sérgio Zylbersztejn • *José Gonçalves de Sales Júnior* • *Marco Yanez*

INTRODUÇÃO

A coluna vertebral, também denominada espinha dorsal, é formada por 33 vértebras, distribuídas em sete cervicais, 12 torácicas, cinco lombares, cinco sacrais (fundidas) e mais quatro vértebras coccígeas (também fundidas). A coluna vertebral pode ser decomposta em uma unidade motora, formada por duas vértebras, disco intervertebral, facetas articulares e ligamentos. A coluna vertebral, no alinhamento sagital (perfil), apresenta quatro curvaturas fisiológicas: lordose cervical, cifose torácica, lordose lombar e cifose sacrococcígea.

Em relação às raízes, existem 31 pares de nervos espinhais: oito cervicais, 12 torácicos, cinco lombares, cinco sacrais e um coccígeo.

A coluna vertebral tem por função efetuar a sustentação do peso corporal, a movimentação da cabeça e do tronco e, também, proteger a medula espinhal – que se estende de C1 até a altura do disco de L1-L2, sendo, a partir desse nível, chamada de cauda equina.

A prevalência de disfunções anatômicas e funcionais na coluna vertebral é comum, em especial nas regiões cervical e lombar. O estudo de sua semiologia tem importante papel na prática médica e dos profissionais da saúde, como enfermeiros e educadores físicos, entre outros, que podem aplicar conceitos e realizar triagem populacional com testes simples e de fácil aplicação em suas respectivas áreas.

Este capítulo abordará a semiologia da coluna vertebral, visando estimular seu uso na rotina do atendimento pelos profissionais da saúde durante a avaliação física do paciente com queixas na coluna vertebral.

Inspeção

O paciente será avaliado, na posição ortostática, nas seguintes posições: anterior, posterior e lateral (Figura 55.1). A inspeção deve ocorrer com o paciente despido.

Fazem parte da inspeção os seguintes critérios: postura do paciente, postura da cabeça e pescoço, nível dos ombros, contratura muscular e presença de assimetria, alterações no contorno ósseo, edema, atrofia e desvios.

Palpação

Na sequência do exame físico, realiza-se a palpação do paciente, procurando possíveis deformidades que não puderam ser percebidas pela inspeção ou aprofundando o exame de anormalidades encontradas na inspeção.

O roteiro da palpação inclui o exame da protuberância occipital, processo mastóideo, processos espinhosos e processos articulares das vértebras (a apófise posterior da vértebra C7 serve de referência [Figura 55.2]) e a procura por pequenos abaulamentos ou acidentes ósseos.[1,2]

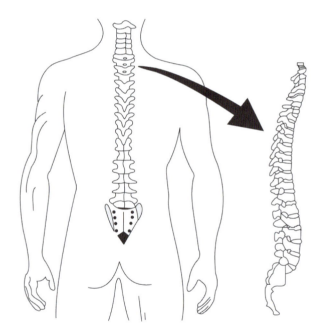

Figura 55.1 Coluna vertebral em posição ortostática de frente e perfil.

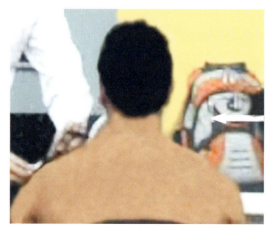

Figura 55.2 Seta indicando a apófise espinhosa de C7.

Testes em dermátomos

Cada raiz nervosa apresenta uma denominação sensitiva – o dermátomo, definido como a área cutânea inervada pela respectiva raiz nervosa. É possível a ocorrência de pequenas variações anatômicas e/ou a superposição desses dermátomos (Figura 55.3).

No início do exame físico, os seguintes testes podem ser utilizados para análise da sensibilidade de cada dermátomo:

1. **Teste do algodão ou "toque leve":** o examinador utiliza objeto macio – algodão – e o passa com suavidade sobre a pele do paciente, em cada dermátomo, testando a sensibilidade ao toque. Esse teste fornece informações sobre hipoestesia, mas não é aplicável para avaliação da evolução de perda de sensibilidade.[3]
2. **Teste da sensibilidade dolorosa:** o examinador usa objetos afiados e rombos, alternadamente, para estimular a pele do paciente, que deve referir dor. Esse teste é examinador-dependente, uma vez que a força aplicada durante o procedimento varia de acordo com a pessoa que o está realizando. Esse teste serve para avaliar lesões no sistema somatossensitivo, que podem estar associadas a disfunções na percepção álgica.[3]
3. **Teste de temperatura:** o examinador se utiliza de dois tubos de ensaio – um com água quente (45°C) e o outro com água à temperatura ambiente – encostando-os, de modo alternado, sobre a pele do paciente por, no mínimo, 2 segundos. O paciente deve acusar qual é o tubo que lhe causa sensação de calor ou de frio. Esse teste serve para avaliar a sensibilidade somática exteroceptiva do paciente.[3]
4. **Teste de discriminação de dois pontos:** o paciente, com os olhos fechados, é tocado por objetos em dois pontos diferentes – a distância entre as hastes varia de 2 a 20mm – e deve discriminar as sensações. O teste serve para avaliar a densidade de inervação das fibras de adaptação rápida do grupo A beta; por ser quantitativo, possibilita a monitorização da evolução de neuropatias.[3]

Testes em miótomos

À semelhança dos dermátomos, um miótomo compreende os músculos supridos por um segmento espinhal e seu respectivo par de nervos. A correta avaliação dos miótomos pode sugerir, sem o auxílio de exames de imagem, o nível em que se encontra a lesão apresentada pelo paciente. No entanto, é importante ressaltar que cada músculo pode ser suprido por mais de uma raiz nervosa e uma lesão em um único miótomo pode se apresentar na clínica como hipoestesia/paresia em vez de uma paralisia/anestesia.

COLUNA CERVICAL

O exame físico na coluna deve ser iniciado com a inspeção e progredir com a palpação e os testes de cada segmento a ser examinado. Após testados os dermátomos cervicais, podem ser avaliados os miótomos; para isso, deve-se solicitar ao paciente que execute os seguintes movimentos:

- **Miótomos C1 e C2:** flexão do pescoço.
- **Miótomo C3:** flexão lateral do pescoço.
- **Miótomo C4:** elevação dos ombros.
- **Miótomo C5:** abdução do braço e flexão do cotovelo.
- **Miótomos C5/C6:** flexão do cotovelo.
- **Miótomo C6:** extensão do punho.
- **Miótomo C7:** extensão do cotovelo/flexão do punho/extensão dos dedos.
- **Miótomo C8:** flexão dos dedos/flexão do polegar/extensão do polegar.

Teste dos reflexos nos membros superiores

Os reflexos caracterizam-se por movimento involuntário em resposta a uma estimulação sensorial. Podem ser classificados como normais, aumentados, diminuídos ou abolidos. Cada uma dessas classificações tem uma ou mais possíveis correspondências patológicas a serem pensadas pelo examinador (por exemplo, em casos de compressão radicular, como na hérnia distal e na presença de osteófitos posteriores, podem estar diminuídos ou, até mesmo, abolidos).

1. **Reflexo bicipital (raiz nervosa C5):** o paciente deve estar com o braço parcialmente fletido. O examinador posiciona o polegar no tendão do bíceps (fossa cubital) do paciente e percute o próprio polegar. No exame normal, deve-se observar uma flexão do cotovelo. Lesões do plexo braquial no nível de C5, como as possivelmente causadas pelo fórceps durante o nascimento, podem diminuir ou, até mesmo, abolir esse reflexo (Figura 55.4).[4]

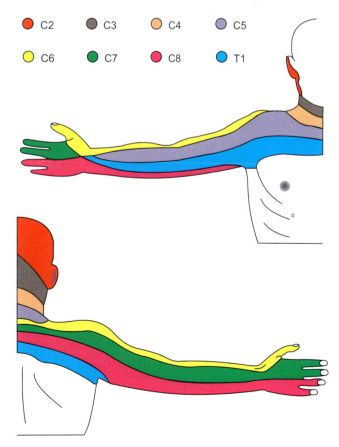

Figura 55.3 Dermátomos relacionados com os membros superiores.

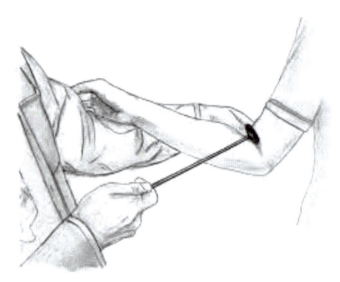

▼ Figura 55.4 Manobra para pesquisa do reflexo bicipital.

2. **Reflexo braquiorradial (raiz nervosa C6):** o paciente deve manter o antebraço semifletido, em posição intermediária entre pronação e supinação, com o punho apoiado sobre a mão do examinador, que percute o processo estiloide do rádio. No exame normal, espera-se como resposta certa flexão e ligeira pronação do antebraço, além de contração dos flexores da mão e dos dedos. Lesões cervicais, como traumas ou hérnias, no nível de C6 podem reduzir ou abolir esse reflexo (Figura 55.5).[4]

3. **Reflexo tricipital (raiz nervosa C7):** para o exame, o profissional deve posicionar o braço do paciente em abdução e apoiá-lo sobre a própria mão, formando ângulo de 90 graus com o antebraço, percutindo o tendão tríceps e obtendo, em um exame normal, a extensão do antebraço. Esse reflexo também pode mostrar-se invertido: a resposta do reflexo consiste na flexão do antebraço, confirmando lesão nervosa (Figura 55.6).[4]

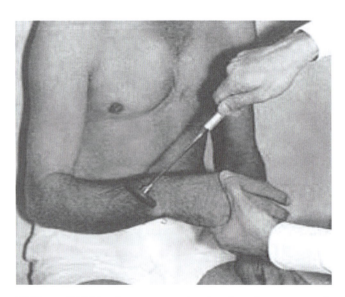

▼ Figura 55.5 Manobra para pesquisa do reflexo do processo estiloide radial.

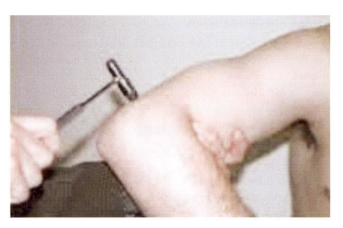

▼ Figura 55.6 Manobra para pesquisa do reflexo do tríceps braquial.

Testes especiais para coluna cervical

1. **Teste da tensão do plexo braquial:** o paciente sentado, de costas para o examinador, deve ter o pescoço lateralizado com abaixamento simultâneo do ombro ipsilateral pelo examinador. O teste será positivo quando ocorrer a sensação de formigamento ou queimação ao longo do membro superior avaliado.[1,3,4]

2. **Testes de tensão (ULTT – *upper limb tension test*):** esses testes visam provocar tensão, de maneira isolada, em um nervo e avaliar a repercussão gerada por essa prática. Objetivam a avaliação da condição do nervo em estudo quanto à ocorrência de radiculopatias compressivas:

    - **Teste de tensão do nervo mediano:** o teste se inicia com o paciente em decúbito dorsal, com a cabeça em posição anatômica e abdução do ombro. O examinador deve, com uma das mãos, deprimir e estabilizar o ombro do paciente – esse movimento impede falso-negativos – e, com a outra mão, segurar a mão do paciente. Na sequência são realizadas a abdução do ombro, a rotação externa do braço e a supinação do antebraço do paciente, incluindo a extensão do punho e dos dedos. Em seguida, o examinador deve estender o cotovelo do paciente e ficar atento a possíveis reproduções dos sintomas – repete-se o movimento com a cabeça em flexão lateral. O teste será positivo se o paciente referir o aparecimento dos sintomas ao realizar o movimento de extensão do cotovelo com a melhora deles quando a cabeça voltar à posição neutra ou os dedos e o punho retornarem à posição neutra.[1,3,4]

    - **Teste de tensão dos nervos mediano, musculocutâneo e axilar:** o examinador deve realizar a depressão e estabilização do ombro do paciente – que deve estar em decúbito dorsal – com posteriores extensão do cotovelo, rotação lateral do braço e extensão de dedos, punho e polegar. O teste será positivo se ocorrer a reprodução dos sintomas.[1,3,4]

    - **Teste de tensão do nervo radial:** o examinador deve realizar depressão e estabilização do ombro do paciente – que deve estar em decúbito dorsal – com posteriores extensão do cotovelo, rotação medial do braço e flexão de dedos, punho e polegar. O teste será positivo se houver a reprodução dos sintomas.[1,3,4]

- **Teste de tensão do nervo ulnar:** o examinador deve segurar a mão do paciente – que deve estar em decúbito dorsal – e executar a extensão do pulso e dos dedos. Esse movimento deve ser seguido pela pronação do antebraço e a flexão do cotovelo. Em seguida, devem ser realizadas a depressão e a estabilização do ombro com posteriores rotação lateral e abdução do ombro. Quando positivo, o teste reproduz a dor ou sensações de formigamento que são as queixas do paciente.[1,3,4]
3. **Teste da abdução do ombro/teste da colocação da mão sobre a cabeça:** o paciente, em pé ou sentado, deve abduzir o braço até 90 graus, com o cotovelo em posição estendida, supinar o antebraço e tentar colocar a palma da mão na porção superior da cabeça (Figura 55.7). O teste será positivo se a paciente apresentar dor durante o movimento, indicando lesão nervosa ou hérnia de disco cervical (sensibilidade de 43% a 50% e especificidade de 80% a 100%).[4,5]
4. **Teste de compressão cervical:** o examinador deve se posicionar de frente para as costas do paciente sentado, entrelaçar os dedos e comprimir com força axial o topo da cabeça do paciente (Figura 55.8). O teste serve para auxiliar o diagnóstico de compressão da raiz nervosa em nível cervical. Esse teste não deve ser utilizado em caso de suspeita de instabilidade na coluna cervical.[4]
5. **Teste de Spurling/compressão axial da coluna cervical:** o examinador deve se posicionar de frente para as costas do paciente, sentado, fletir lateralmente a cabeça do paciente, entrelaçar os dedos e comprimir com força axial o topo da cabeça do paciente (Figura 55.9). O teste é positivo quando ocorre exacerbação dos sintomas radiculares na extremidade, devido à compressão foraminal ipsilateral à flexão. Esse teste não deve ser utilizado em caso de suspeita de instabilidade cervical e serve para identificar radiculopatia cervical (sensibilidade de 40% a 60% e especificidade de 92% a 100%).[4,5]
6. **Teste da distração da coluna cervical (pescoço):** com o paciente deitado em posição anatômica, o examinador deve posicionar as mãos ao redor dos processos mastóideos do paciente, flexionar levemente o pescoço e efetuar uma força de tração da cabeça com as mãos. O teste é positivo se há alívio dos sintomas com o movimento e serve para avaliar se a radiculopatia cervical contribui para os sintomas apresentados pelo paciente (sensibilidade de 40% a 43% e especificidade de 100%).[4,5]
7. **Teste de Tinel:** o teste consiste na percussão do nervo mediano na face flexora do carpo e é usado para auxiliar o diagnóstico da síndrome do túnel do carpo, sendo positivo em caso de dor ou parestesia durante a realização (Figura 55.10).[1,3]

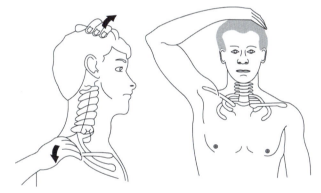

Figura 55.7 Posição para realização do teste de abdução do ombro.

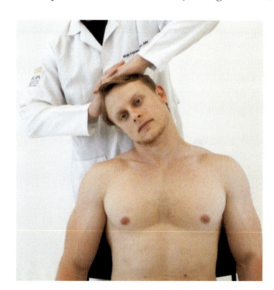

Figura 55.9 Posição para realização do teste de Spurling.

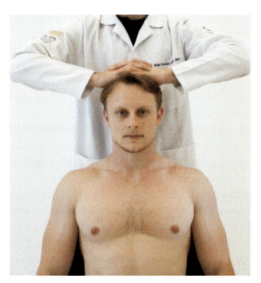

Figura 55.8 Posição para realização do teste de compressão cervical.

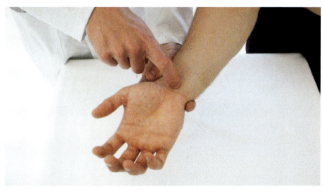

Figura 55.10 Local para pesquisa do teste de Tinel.

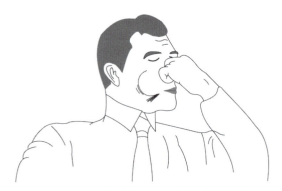

▼ Figura 55.11 Posição para o teste de Valsalva.

8. **Manobra de Valsalva:** o examinador deve pedir ao paciente que encha os pulmões de ar, feche a boca e as narinas e tente expulsar o ar, resultando em aumento na pressão tecal. Se o paciente tiver alguma lesão que ocupe espaço, como tumores ou hérnia de disco cervical, esse aumento de pressão resultará em dor no dermátomo correspondente (Figura 55.11).[1,3]

COLUNA TORÁCICA

Testes em dermátomos torácicos

A avaliação da coluna torácica pelos dermátomos tem importante correlação com a anatomia de superfície, uma vez que estruturas de fácil observação na inspeção contêm dermátomos correspondentes (por exemplo, o dermátomo T4 encontra-se no nível dos mamilos; o dermátomo T10, no nível da cicatriz umbilical, e o dermátomo T12 corresponde ao nível de ligamento inguinal) (Figura 55.12).

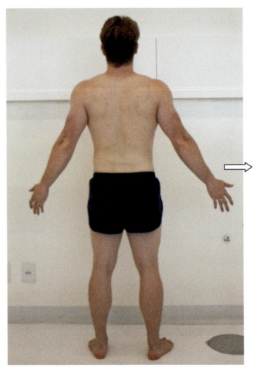

▼ Figura 55.12 Posição para pesquisa dos dermátomos torácicos.

Testes em miótomos torácicos

A coluna torácica não apresenta semiologia rica quando o assunto são os miótomos. Pode-se considerar o T1 o único miótomo passível de avaliação no exame. Para avaliá-lo, o examinador deve pedir para o paciente realizar:

- **Miótomo T1:** adução/abdução dos dedos. Ao miótomo T1 corresponde a porção mais inferior do plexo braquial, contribuindo para os nervos mediano e ulnar e sendo responsável pela realização da adução/abdução dos dedos.[6]

COLUNA LOMBAR

Na avaliação da coluna lombar, assim como na coluna cervical, é muito importante a avaliação correta dos dermátomos e dos miótomos para que se possa localizar, clinicamente, possível compressão ou lesão nervosa.

Teste dos miótomos lombares

Para testar os miótomos lombares, deve-se solicitar ao paciente que execute os seguintes movimentos:

- **Miótomos L1 e L2:** flexão do quadril.
- **Miótomo L3:** extensão do joelho.
- **Miótomo L4:** dorsiflexão e inversão do tornozelo.
- **Miótomo L5:** extensão do hálux.
- **Miótomo S1:** flexão plantar e eversão do tornozelo.
- **Miótomo S2:** flexão do joelho.

Teste dos reflexos colunares lombares

A avaliação dos reflexos colunares lombares pode fornecer informações sobre o estado neurológico do paciente, revelando possíveis lesões dos segmentos. Dentre esses reflexos, podem ser citados:

1. **Reflexo do tendão patelar (raiz nervosa L4):** o examinador deve posicionar o paciente sentado, com os membros inferiores relaxados, e identificar o ligamento patelar, percutindo-o com um martelo de borracha (Figura 55.13). Em uma pessoa normal, o reflexo irá estender a perna do paciente. Para aumentar a acurácia do exame e evitar a rigidez voluntária do membro inferior por parte do paciente, algumas vezes com o intuito de enganar o examinador, o reflexo pode ser testado enquanto o examinador pede para o paciente agarrar com força os punhos, puxando-os em sentidos opostos – manobra de Jendrassik. O reflexo patelar pode estar diminuído ou abolido em situações como traumatismos no músculo quadríceps, intervenções cirúrgicas no joelho, síndrome medular, ou na presença de derrame articular.[3,6]
2. **Reflexo aquileu (raiz nervosa S1):** o examinador posiciona o paciente com o joelho apoiado sobre uma superfície, de modo a deixar o pé completamente relaxado, e flexiona o pé do paciente ativamente, percutindo, então, o tendão de Aquiles (Figura 55.14). O reflexo normal esperado é a plantiflexão do pé, que comumente está diminuído no hipotireoidismo e abolido em hérnias de disco no nível de S1.[3,6]

Testes especiais para a coluna torácica e lombar

1. **Sinal de Beevor:** o examinador solicita ao paciente, em decúbito dorsal e com as mãos cruzadas sobre o tórax, que realize a flexão ativa da cabeça (Figura 55.15). Durante o movimento, o orientador deve observar se existe movimento da cicatriz umbilical – lesão de T10 a T12, bilateral, se ela se deslocar superiormente; lesão unilateral, oposta ao movimento, de T10 a T12, quando se movimentar superior e lateralmente; lesão bilateral de T7 a T10, se houver movimentação inferior; lesão unilateral, oposta ao movimento, de T7 a T10, quando o deslocamento for inferior e lateral. É frequente a presença desse sinal em pacientes com poliomielite ou meningomielocele.[3,6]

2. **Teste de Milgram:** o examinador solicita ao paciente que fique em decúbito dorsal, eleve ambos os membros inferiores, em extensão, de 5 a 7cm acima da maca e mantenha a posição por 30 segundos (Figura 55.16). Essa manobra aumenta a pressão intratecal e é positiva para patologias intratecais quando há dor durante a realização.[3,6]

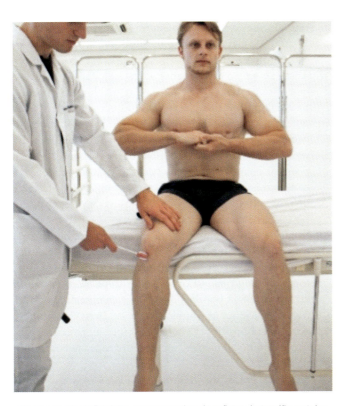

Figura 55.13 Posição para pesquisa do reflexo do tendão patelar.

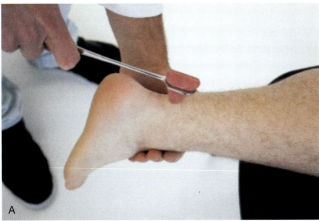

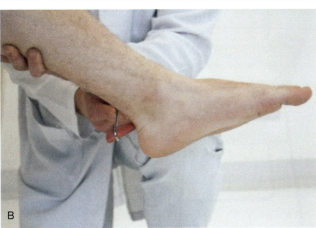

Figura 55.14A e B Posição para pesquisa do reflexo aquileu.

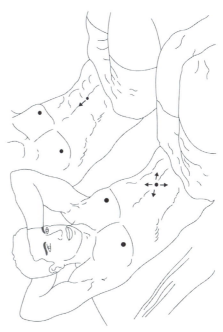

Figura 55.15 Posição para pesquisa do sinal de Beevor.

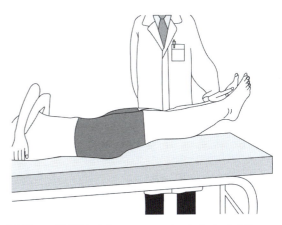

Figura 55.16 Posição para pesquisa do teste de Milgram.

3. **Sinal de Brudzinski:** o examinador solicita ao paciente, em decúbito dorsal, que fique relaxado e flexiona a cabeça do paciente, mantendo-a flexionada por alguns segundos. O teste é positivo quando há flexão involuntária dos membros inferiores. Quando positivo, esse teste identifica a presença de irritação meníngea.[3,4]
4. **Teste de Kernig:** o examinador solicita ao paciente, em decúbito dorsal, com as mãos entrelaçadas atrás da cabeça, que realize a flexão forçada da cabeça, levando o queixo ao encontro do tórax. O teste é positivo quando o paciente refere dor na região cervical, lombar ou em membros inferiores. Deve-se solicitar que o paciente localize o local exato da dor. O teste, quando positivo, evidencia a presença de hérnias ou patologias que comprometam o saco dural, além de verificar aderências das raízes nervosas na passagem do forame de conjugação, tanto para a região cervical como para a região lombar.[3,4,7,8]
5. **Teste da elevação da perna retificada (Lasègue):** o examinador executa progressiva e vagarosa elevação do membro inferior do paciente, em decúbito dorsal e pernas em extensão, apoiando uma das mãos sobre a coxa e a outra mão sustentando o calcanhar (Figura 55.17). Realiza-se primeiro o movimento na perna sem queixas. O teste é positivo quando a manobra reproduz a dor do paciente, irradiada para o território ciático, na elevação com angulação até 40 graus; para angulações maiores, o teste perde especificidade. É útil na pesquisa de neurite do nervo ciático nas lombociatalgias, o que é comum na hérnia de disco.[3,4,7,8]
6. **Teste do quadrante lombar:** com o paciente sentado em uma cadeira, os braços cruzados sobre o peito, o examinador coloca a coluna lombar em hiperextensão – pode-se manter a hiperextensão lombar escorando o joelho contra a região – e realiza a flexão e posterior rotação ipsilateral da coluna lombar. Em seguida, o examinador deve aplicar uma força de compressão sobre os ombros do paciente. O teste é positivo quando há a reprodução da dor do paciente – compressão nervosa. É utilizado para avaliar se os sintomas do paciente são oriundos da região lombar.[3,4]
7. **Teste *slump*:** o examinador deve solicitar ao paciente que se sente, coloque as mãos na região lombar e flexione a coluna torácica e cervical – o queixo deve encostar no tórax (Figura 55.18). Após assumir essa posição, o paciente deve realizar a extensão ativa do membro inferior a ser examinado e a dorsiflexão do pé. O teste é positivo quando há dor na realização do movimento – compressão nervosa. Serve para demonstrar a presença de tensão nas raízes lombares inferiores, evidenciando a presença de aderências durais.[3,4]
8. **Sinal da corda de arco:** o paciente, em decúbito dorsal e relaxado, tem o membro inferior, em extensão, elevado a 70 graus e logo após o joelho fletido passivamente, em torno de 20 graus. O examinador deve palpar o nervo ciático na fossa poplítea. Caso haja manifestação dolorosa do paciente ao simples toque do nervo distendido, o teste será positivo. Esse teste verifica a presença de irritação no nervo ciático, comumente causada por hérnia de disco.[3,4,6]
9. **Teste da flexão do joelho:** o examinador posiciona o paciente em decúbito ventral e flexiona passivamente o joelho do paciente, mantendo a posição por 45 segundos, sem rotar o quadril. O teste é positivo quando há dor: na coxa anterior (pode indicar lesão no quadríceps ou tensão neural do nervo femoral), região lombar unilateral, nádegas ou coxa posterior (pode indicar radiculopatia lombar das raízes nervosas L2-L3).[3,4,6]
10. **Manobra de Valsalva:** o examinador solicita ao paciente, sentado, que faça uma inspiração completa, flexione levemente o tronco e faça força, como se estivesse defecando, concentrando a maior parte do esforço na região abdominal e lombar. A manobra aumenta a pressão intratecal e é positiva quando o paciente refere aumento da dor (por exemplo, hérnia inguinal).[3,4,6]

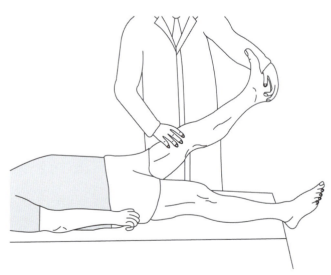

Figura 55.17 Posição para pesquisa do teste de Lasègue.

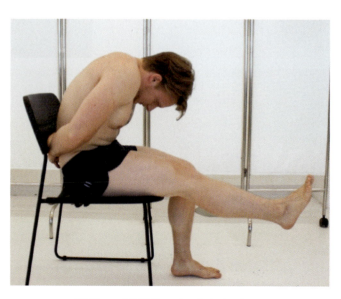

Figura 55.18 Pesquisa do teste *slump*.

Referências

1. Barros Filho TP, Lech. Exame físico em ortopedia. São Paulo: Sarvier, 2001.
2. Volpon JB. Semiologia ortopédica. Medicina, Ribeirão Preto, 1996 jan./mar; 29(1):67-79.
3. Hoppenfeld S. Propedêutica ortopédica: coluna e extremidades. 1. ed. São Paulo: Atheneu, 2008.
4. Gross J, Fetto J, Rosen E. Exame musculoesquelético. 2. ed. Porto Alegre: Artmed, 2008.
5. Suri P, Rainville J, Katz J. The accuracy of the physical examination for the diagnosis of midlumbar and low lumbar nerve root impingement. Spine 2010; 36(1):63-73.
6. Cleland J. Exame clínico ortopédico: uma abordagem baseada em evidência. Rio de Janeiro: Elsevier, 2005.
7. Wainner R, Fritz J, Irrgang J. Reliability and diagnostic accuracy of the clinical examination and patient self-report measures for cervical radiculopathy. Spine 2003; 28(1):52-62.
8. Hancock M, Koes B, Ostelo R. Diagnostic accuracy of the clinical examination in identifying the level of herniation in patients with sciatica. Spine 2011; 36; 11:E712-E719.

SEÇÃO XI

Sistema Geniturinário

Sistema Urinário – Anatomia, Fisiologia e Exame dos Rins, Bexiga e Urina

CAPÍTULO 56

Auri Ferreira dos Santos • *Elizete Keitel* • *João Carlos Goldani*

ANATOMIA E FISIOLOGIA

Os rins estão localizados no retroperitônio. A região que define o acesso está localizada no ângulo formado pela borda inferior da 12ª costela até o processo transverso da vértebra lombar superior. O rim direito é geralmente mais caudal, e cada rim mede em torno de 11 × 6 × 2,5cm e pesa entre 115 e 170g (Figura 56.1).[1]

Na parte medial de cada rim encontram-se o hilo renal, formado por artéria renal, veia renal e nervos, e um uréter, que leva a urina do rim para a bexiga, onde é armazenada até ser eliminada através da uretra. O ureter se junta à pelve renal, formada por cálices maiores, os quais são formados por cálices menores. Os cálices são como copos coletores da urina formada pelo tecido renal nas pirâmides, as quais são arranjadas radialmente ao redor do hilo e constituem a medula do rim. Por fora do tecido medular está o córtex, e cobrindo o tecido cortical na superfície mais externa, encontra-se a cápsula renal, formada de tecido conjuntivo.

A unidade funcional do rim é o néfron, formado pelos capilares glomerulares, a cápsula de Bowman e o túbulo renal. O sangue entra pela arteríola aferente e sai pela arteríola eferente, formando o polo vascular da cápsula de Bowman. O polo urinário da cápsula de Bowman é o espaço para onde vai o filtrado que continua através do túbulo renal. Cada rim contém cerca de um milhão de néfrons. A barreira de filtração é formada pelo endotélio dos capilares glomerulares, a membrana basal e as células epiteliais. Cerca de 180 litros de plasma são filtrados diariamente, e apenas em torno de 1,5 litro de urina é eliminado. O restante do líquido filtrado é reabsorvido ao longo do túbulo renal. Cada parte do túbulo renal apresenta características e funções próprias quanto à reabsorção e à secreção de líquidos e substâncias, proporcionando a formação e concentração adequadas da urina.

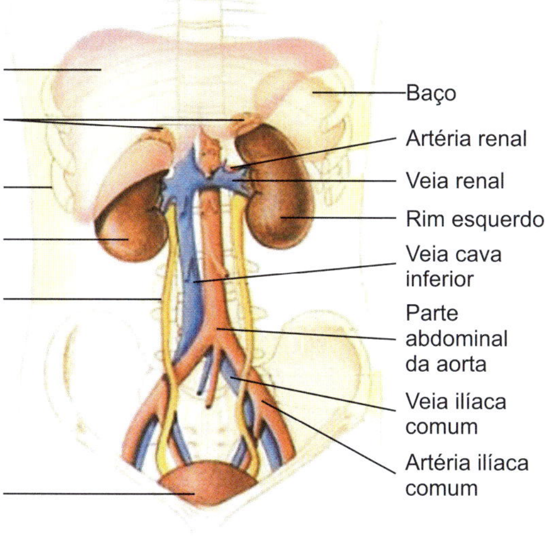

Os rins são responsáveis pela regulação da água corporal e o balanço eletrolítico; pela excreção de produtos do metabolismo, como ureia, creatinina, ácido úrico, produtos finais do metabolismo decorrentes da quebra da hemoglobina e metabólitos de vários hormônios; pela excreção de substâncias exógenas, como drogas e toxinas; e pela regulação da pressão arterial mediante o controle de volume e substâncias vasoativas. Além disso, têm a função endócrina de produzir eritropoetina (que regula a produção de eritrócitos), 1,25 diidroxicolecalciferol (metabolismo do cálcio e fósforo), prostaglandinas e cininas, e servem como órgãos efetores de muitos hormônios. Os rins são responsáveis, também, por funções metabólicas, como a gliconeogênese, especialmente durante o jejum prolongado.[1,2]

HISTÓRIA E EXAME CLÍNICO DO PACIENTE COM DOENÇA DO SISTEMA URINÁRIO

O manejo do paciente com doença renal, como em outras áreas da medicina, depende da realização do diagnóstico correto. Para isso é necessário estabelecer os níveis diagnósticos classicamente empregados: sindrômico, funcional, anatômico ou patológico e etiológico. A história clínica responde por cerca de 70% dos diagnósticos e o exame físico, por cerca de 15%. A história e o exame físico indicam os exames complementares necessários para se estabelecer um diagnóstico correto. É essencial uma história completa e detalhada dos sintomas presentes, bem como história pregressa, familiar e social, além da pesquisa de exposição a fatores ambientais, como produtos químicos e ingestão de medicamentos. O exame físico deve ser cuidadoso, com particular atenção para sinais conhecidos que podem refletir doença renal.[3]

Apresentação clínica de doença renal

Em geral, os pacientes com doença renal procuram assistência médica por um dos seguintes motivos: estão assintomáticos, mas foi detectada anormalidade no exame clínico

▼ **Figura 56.1** Anatomia renal.

ou laboratorial que indique doença renal de base; apresentam queixas de um sintoma ou têm um sinal que direta ou indiretamente indica doença renal de base; têm uma doença sistêmica associada a envolvimento renal ou apresentam história familiar de doença renal hereditária.[3]

As principais apresentações de sinais e sintomas relativos ao trato urinário serão descritas a seguir.

Distúrbios da micção

O distúrbio mais comum da micção é o aumento de frequência, que pode estar associado a volume aumentado (poliúria), normal ou diminuído (polaciúria) de urina. Em muitas situações, o aumento de frequência pode incluir a noctúria, que consiste no ato miccional de volume normal de urina durante o período de sono.

Pode haver dificuldade em iniciar a micção (hesitação) ou em cessar a micção (gotejamento terminal), e o jato de urina pode se apresentar afinado. Essas alterações costumam ocorrer em homens com mais de 50 anos de idade com aumento do volume da próstata. Pode ocorrer obstrução uretral completa, levando à retenção urinária aguda com distensão vesical.

Disúria consiste na presença de dor ou desconforto à micção. Descrita pelo paciente como sensação de queimação ou ardência no meato uretral ou na região suprapúbica, durante ou imediatamente após à micção, a disúria ocorre, geralmente, em virtude da inflamação na bexiga, próstata ou uretra. Quando acompanhada de polaciúria e urgência miccional, costuma indicar cistite, que é mais comum em mulheres jovens e associada à atividade sexual. Em revisão sistemática de estudos sobre o valor preditivo da história e do exame físico para o diagnóstico de infecção do trato urinário (ITU) não complicada na mulher, foram descritos quatro sintomas e um sinal que aumentava significativamente a probabilidade de ITU: disúria (razão de probabilidade positiva [RPP]: 1,5; IC 95%: 1,2 a 2,0), polaciúria (RPP: 1,8; IC 95%: 1,1 a 3,0), hematúria (RPP = 2,0; IC 95%: 1,3 a 2,9), dor lombar (RPP: 1,6; IC 95%: 1,2 a 2,1) e sensibilidade à palpação do ângulo costovertebral (RPP: 1,7; IC 95%: 1,1 a 2,5). A combinação de sintomas de disúria, polaciúria com ausência de corrimento e irritação vaginal mostrou RPP ainda mais forte para o diagnóstico de ITU (RPP: 24,6).[4]

Em mulheres mais idosas e em homens, a disúria costuma estar associada a condições de base predisponentes, como anormalidades estruturais da bexiga ou próstata. Em homens, disúria associada a dor perineal ou retal sugere prostatite.

Enurese consiste na micção involuntária, inconsciente. Fisiológica até os 3 ou 4 anos de idade, pode ser diurna ou noturna, dependendo do período em que se apresenta com mais frequência. Pressupõe ausência de doença do trato urinário, relacionando-se com fatores neuropsicogênicos. De caráter hereditário, é atribuída a atraso no processo de mielinização das fibras nervosas envolvidas no arco reflexo da micção.

A incontinência urinária consiste na perda involuntária de urina. Contínua ou intermitente, com ou sem micções preservadas, relacionada ou não com esforço abdominal, reflete incompetência esfincteriana na maioria dos casos. Também pode ocorrer por transbordamento na retenção urinária (chamada incontinência paradoxal).[5]

Distúrbios do volume de urina

A oligúria é definida como diminuição do volume de urina entre 100 e 400mL/24h no adulto. Em crianças, é definida como volume de urina < 1mL/kg/h. Em geral, indica insuficiência renal aguda pré-renal ou renal (necrose tubular aguda, lesão glomerular aguda, vasculite aguda ou nefrite intersticial aguda).

Ocorre anúria quando o volume de urina é < 100mL/24h. A principal causa de anúria é a obstrução do trato urinário. Outras causas, mais raras, são infarto renal ou necrose cortical renal.

Poliúria é definida como aumento de volume de urina > 3L/24h. A poliúria pode resultar de diferentes mecanismos: consumo excessivo de água (bebedores compulsivos de água); aumento da carga de solutos no túbulo renal, como a ureia na insuficiência renal crônica terminal, a glicose na hiperglicemia do *diabetes mellitus*, ou proteínas de baixo peso molecular no mieloma múltiplo; diminuição da produção do ADH (hormônio antidiurético), que pode ser decorrente de trauma ou tumores cranianos ou infecção do hipotálamo ou da hipófise; alterações no gradiente de concentração medular consequentes a doenças medulares, como nefrocalcinose, nefropatia por analgésicos, necrose de papila renal, doença cística medular, doença falciforme, entre outras; condições que diminuem a resposta ao ADH, como hipercalcemia, depleção de potássio ou toxicidade por lítio; e por insensibilidade ao ADH (diabetes insípido nefrogênico).[3]

Alterações na cor da urina

Pode haver alterações da cor da urina por hematúria e pigmentúria.

Hematúria consiste na presença de sangue na urina, sendo o sinal mais frequente de alteração na composição da urina que leva à procura de atendimento médico. Pode ser macroscópica, vista a olho nu, ou microscópica, necessitando auxílio do microscópio ou teste químico de urina. Em exame microscópico de urina, é considerada normal a presença de até dois ou três eritrócitos por campo. A hematúria pode originar-se de qualquer parte do aparelho urinário, desde os glomérulos até a uretra. Pode ser decorrente de doenças glomerulares, infecção, cálculo, tumores ou mesmo por uso de agentes anticoagulantes. A causa mais comum de hematúria é a infecção do trato urinário. Hematúria terminal (final da micção) é originada da bexiga ou próstata. A presença de sangue na urina pode ser descrita pelo paciente como cor de chá ou cor de *coca-cola*. A hemospermia indica patologia na próstata ou discrasia sanguínea.

A pigmentúria caracteriza-se pela presença de qualquer substância endógena ou exógena que altere a coloração da urina. No Quadro 56.1 são apresentadas as alterações mais comuns da cor da urina e suas causas.

Dor

Mais comumente, a dor de origem renal representa inflamação ou obstrução. Pielonefrite aguda geralmente causa dor localizada no ângulo renal (costovertebral), ipsilateral ao rim

Quadro 56.1 Causas de alterações de pigmentos da urina

Cor	Causas endógenas	Causas exógenas/alimento	Medicamentos
Amarela	–	–	Nitrofurantoína
Laranja	–	–	Rifampicina
Azul/verde	–	–	Amtriptilina Metildopa Triantereno
Vermelha/marrom/preta	Hemoglobinúria, mioglobinúria, porfiria, alcaptonúria, melanogênio, uratos	Beterraba Algumas frutas (berries) Páprica Materiais colorantes de alimentos	Fenitoína Cloroquina Nitrofurantoína Rifampicina Metronidazol Fenacetina Antipirina

afetado. A dor inicia gradualmente, tem intensidade variável e natureza constante, e pode ser acompanhada de febre, náuseas e vômitos. Abscesso perirrenal pode causar sintomas de irritação diafragmática ou do músculo psoas. A dor por obstrução ureteral aguda costuma ter início súbito, intenso, em cólica, sem fator de alívio ou piora, irradiando-se para flanco, fossa ilíaca ipsilateral e genitais externos, acompanhada de náuseas e vômitos. Entretanto, a obstrução crônica pode ser totalmente assintomática.

Edema

O edema de origem renal caracteriza-se como generalizado, mole e periorbitário, especialmente pela manhã. No diagnóstico diferencial de edema devem ser incluídos insuficiência renal crônica, insuficiência renal aguda, síndrome nefrótica, síndrome nefrítica aguda, insuficiência cardíaca congestiva, doença hepática crônica (cirrose) e uso de certos fármacos, como antagonistas dos canais de cálcio e anti-inflamatórios não esteroides.

História clínica

Na história clínica do paciente é importante a abordagem da história da queixa atual, história patológica pregressa, ginecológica e obstétrica, uso de medicações, dietética, factícia, social, ocupacional, fatores geográficos e étnicos e história familiar.

História da queixa atual

Os pacientes devem ser estimulados a descrever seus sintomas com suas próprias palavras e, quando usam termos diagnósticos, devem ser solicitados a explicar detalhadamente sua queixa (por exemplo, o paciente pode usar o termo cistite para indicar disúria, polaciúria, noctúria ou urina com mau cheiro). Muitos pacientes omitem sintomas associados que consideram insignificantes mas que, se contextualizados na queixa principal, podem fornecer informações diagnósticas precisas e fundamentais (por exemplo, a presença de sintomas do trato respiratório superior em paciente com hematú-

ria macroscópica). É importante questionar o paciente sobre atividades realizadas durante ou antes do início dos sintomas para estabelecer uma relação de causa-efeito, como exercício físico e hematúria ou atividade sexual e disúria. Os pacientes podem interpretar falsamente os sintomas, atribuindo-os a causas não reais, como ocorrência de disúria e andar de pés descalços ou pisar em lugares frios.

Em pacientes com hematúria e/ou proteinúria é importante estabelecer se foram realizados exame de urina previamente e quais os respectivos resultados.

Uma história de hipertensão pode estar estreitamente relacionada com a doença renal, e é importante documentar os dados de seu início e complicações subsequentes, bem como eficácia, tolerância e adesão do paciente ao tratamento prescrito.

A taxa de progressão de várias formas de doença renal é variável e, com frequência, só pode ser avaliada por análise retrospectiva. Insuficiência renal pode evoluir lentamente, ao longo de anos ou décadas, em contraste com a deterioração rápida da função renal, que pode ser decorrente de uma condição aguda, como glomerulonefrite crescêntica, ou exacerbação da doença renal crônica (hipovolemia, obstrução do trato urinário, nefrotoxicidade medicamentosa, hipertensão acelerada ou maligna ou hipotensão excessiva por terapia anti-hipertensiva).

História pregressa

História de hipertensão, particularmente na infância e em adultos jovens, costuma ter causa de base, ou seja, a hipertensão é secundária e geralmente a causa é renal.

Febre de causa inexplicada na infância pode ser causada por infecção urinária e sugere anormalidade estrutural do trato urinário, como refluxo vesicoureteral. Alguns adultos que apresentam hematúria e/ou proteinúria podem ter apresentado eventos repetidos de infecção de vias aéreas superiores ou escarlatina na infância.

Um grande número de enfermidades pode, direta ou indiretamente, estar associado a doença renal e pode decorrer de complicação de um tratamento. Por exemplo, o lúpus eritematoso sistêmico (LES) pode, inicialmente, estar limitado à pele ou às articulações e somente mais tarde causar doença renal. Osteomielite crônica pode ocasionar depósito de amiloide nos glomérulos e consequente síndrome nefrótica. O uso de alguns quimioterápicos, em pacientes com câncer, pode causar lesões renais.

Doenças metabólicas, como, por exemplo, hiperparatireoidismo primário, podem manifestar-se inicialmente com dor abdominal, hipercalcemia e alterações ósseas e posteriormente ser diagnosticado cálculo renal.

Diabetes mellitus tipo 1 ou 2 pode estar associado ao desenvolvimento de glomeruloesclerose diabética, geralmente, 10 anos após o início da doença.

História ginecológica e obstétrica

É importante uma história detalhada das menstruações, do uso de contraceptivos e de gravidez. A menarca pode ser retardada em pacientes com função renal diminuída. Na insuficiência renal crônica, pode ocorrer amenorreia ou menor-ragia, e o uso de contraceptivos combinados estrógenos-progesterona aumenta o risco de hipertensão. Anticoncepcionais orais podem exacerbar os sintomas do LES.

Gravidez pode estar associada a surgimento ou agravamento de doença renal e hipertensão. Durante a gravidez, pode haver piora da proteinúria, a qual pode evoluir com síndrome nefrótica, o que pode dificultar o diagnóstico diferencial entre pré-eclâmpsia e doença glomerular assintomática prévia. Os registros das medidas da pressão arterial durante todas as visitas do pré-natal e, quando disponível, exames prévios de urinálise, ajudam a estabelecer o diagnóstico diferencial. Bacteriúria assintomática é comum na gestação, mas a presença de pielonefrite pode indicar anormalidade estrutural do aparelho urinário, o que exige investigação após o término da gravidez. Perdas fetais recorrentes podem indicar a presença de anticorpos antifosfolipídio e/ou anticoagulante lúpico e levantar a possibilidade de LES como doença de base.

História medicamentosa

A ingestão recente de medicamentos deve ser cuidadosamente investigada: o primeiro dia da administração do fármaco, dosagem e duração da administração, assim como manifestações relatadas pelo paciente. Pacientes idosos costumam usar anti-inflamatórios para alívio de dor articular e são mais suscetíveis aos efeitos deletérios dessa classe de medicamentos nos rins, seja pela redução fisiológica da função renal com a idade, seja por alterações da farmacocinética com a idade, associação comum de doenças em outros órgãos (função cardíaca limítrofe) e uso frequente de vários medicamentos que podem interagir.

Agentes anti-hipertensivos podem causar deterioração da função renal, particularmente em pacientes com doença de longo tempo ou quando a pressão arterial baixa rapidamente. Os inibidores da enzima conversora da angiotensina podem produzir insuficiência renal aguda em pacientes com doença renovascular bilateral ou em rim único.

É importante obter informações sobre os uso crônico de medicamentos. O uso de analgésicos e lítio pode ocasionar toxicidade tubulointersticial. Outros fármacos, como sais de ouro ou penicilamina, podem induzir alterações glomerulares que, em geral, revertem ao cessar a administração.

Além dos efeitos tóxicos diretos nos rins, alguns medicamentos aumentam a pressão arterial, como os compostos de estrógenos-progesterona, corticosteroides, ciclosporina, tacrolimo, isoproterenol, fenilpropanolamina, eritropoetina e *liquorice*, entre outras.

Outro exemplo é a interação medicamentosa dos inibidores da 3-hidroxi, 3-metilglutaril coenzima A redutase (HMG-CoA) – estatinas – com vários fármacos que são biotransformados pelo sistema microssomal hepático CYP-3A4 e podem resultar em rabdomiólise, que é lesão muscular. A rabdomiólise é importante causa de insuficiência renal aguga. Esses medicamentos são os antifúngicos imidazólicos (cetoconazol, fluconazol, itraconazol), inibidores da calcineurina (ciclosporina ou tacrolimo) e macrolídeos (eritromicina, azitromicina, claritromicina, rapamicina), entre outros. Agentes da classe dos fibratos, usados para redução de triglicerídeos, também aumentam o risco de rabdomiólise, particularmente quando usados simultaneamente com estatinas, inibidores da calcineurina, antifúngicos imidazólicos ou macrolídeos.

Recomenda-se a pesquisa do uso de fármacos sem prescrição médica, como anti-inflamatórios não esteroides e analgésicos ou substâncias caseiras (ervas, chás etc.) que têm interação medicamentosa ou apresentam efeitos colaterais. É necessário pesquisar o uso de laxativos, diuréticos e vômitos induzidos em mulheres com labilidade emocional. Esses pacientes podem apresentar depleção grave de potássio ou edema recorrente após retirada do diurético, levando a pensar, erroneamente, que os diuréticos seriam necessários para o assim chamado "edema idiopático" e perpetuando o uso do medicamento.

História dietética

História de ingestão excessiva de sódio pode ser responsável pela resistência ao tratamento anti-hipertensivo ou a recorrência de edema agudo de pulmão em pacientes com insuficiência renal avançada. Em contraste, restrição súbita e excessiva de sal pode precipitar hipovolemia intensa em pacientes com nefropatia perdedora de sal.

Indivíduos com história de cálculos renoureterais idiopáticos geralmente ingerem mais proteína animal do que indivíduos normais. Essa dieta está associada a aumentada excreção urinária de cálcio, oxalato e ácido úrico. Todos esses são fatores de risco conhecidos para formação de cálculos de cálcio. A prevalência de cálculos renais em vegetarianos é menor do que na população em geral. A ingesta inadequada de líquidos está associada à recorrência frequente de cálculos urinários em certos pacientes.

A ingestão de álcool deve ser questionada, uma vez que o consumo excessivo induz aumento na pressão arterial. A ingestão de álcool também pode estar associada à não adesão ao tratamento. O álcool inibe a secreção de ADH, resultando em aumento da diurese.

História factícia

Doença factícia ou autoinduzida pode ser encontrada na nefrologia, geralmente envolvendo a adição de materiais como sangue, proteínas ou açúcar à amostra normal de urina, no próprio material do paciente ou na urina de criança ou outras amostras laboratoriais, resultando em investigação desnecessária e frequentemente invasiva. Na tentativa de obterem ganhos secundários em perícias e seguros sociais, os pacientes eventualmente suspendem os anti-hipertensivos para parecerem mais doentes. Alguns alteram a temperatura, por manipulação do termômetro, na tentativa de simular febre. Na maioria dos pacientes, a suspeita para o diagnóstico pode ser estabelecida devido à espontaneidade desses pacientes em se submeter a investigações prolongadas e repetitivas e pela natureza bizarra dos sintomas e sinais ou dados laboratoriais (por exemplo, o achado de lactobacilos no sangue). Quando confrontados, a maioria desses pacientes negará qualquer possibilidade de doença factícia e irá procurar outro serviço médico.

História social

A situação socioeconômica e educacional influencia a incidência e o modo de apresentação de muitas doenças renais. Glomerulonefrite difusa aguda pós-estreptocócica é mais prevalente em crianças com higiene inadequada e em pessoas que vivem em climas tropicais. A frequência de bacteriúria é maior em multíparas e em grávidas de baixo nível socioeconômico. A formação de cálculos de cálcio é mais frequente em homens de classe social mais elevada, em razão da maior ingesta de proteínas associada à fartura.

O consumo de tabaco é um fator de risco para eventos cardiovasculares, bem como fator de risco para doença renovascular.

A adicção a drogas deve ser pesquisada por aumentar o risco de infecções como pelo vírus da imunodeficiência humana (HIV), que pode ser associada à glomerulonefrite segmentar e focal e também expõe o paciente a outras patologias, como rabdomiólise, amiloidose, vasculite, glomerulonefrite membranoproliferativa e septicemia, que podem levar à insuficiência renal.

História ocupacional

Muitos fatores ocupacionais são importantes no desenvolvimento de doença renal: trabalhar em locais quentes, onde há perda aumentada de líquidos, aumenta o risco de formação de cálculos urinários; a exposição a agentes químicos, toxinas e inalação de hidrocarbonetos pode desencadear glomerulonefrites; corantes de anilina estão associados a risco aumentado de tumores uroteliais; insuficiência renal aguda por leptospirose é mais comum em mineradores e em pessoas que trabalham em saneamento básico e na lavoura; infecção por hantavírus pode ocorrer em pessoas que trabalham com ratos em laboratório ou em fazendeiros em áreas endêmicas.

Fatores étnicos e geográficos

A febre familiar do Mediterrâneo pode ser complicada por amiloidose. A incidência de nefropatia por IgA é maior em populações caucasianas e em alguns países da Ásia. A incidência de doença renal em virtude de *diabetes mellitus* não insulino-dependente é aumentada em índios Pima e Zuni. Relacionadas com a área geográfica, encontram-se a doença glomerular associada a infecções tropicais, como a malária, e a doença tubulointersticial, na nefropatia dos Bálcãs.

História familiar

A investigação da história familiar é essencial em casos de doenças renais hereditárias. A doença familiar mais comum é a doença renal policística autossômica dominante. Em geral, os afetados irão apresentar cistos renais até os 30 anos de idade; se não houver manifestações até essa idade, raramente a doença ocorrerá mais tarde. Outro exemplo é a síndrome de Alport, que se caracteriza inicialmente por hematúria, em geral na terceira década de vida, acompanhada de diminuição da acuidade auditiva sensorial e lenticone. A forma mais comum de herança é a ligada ao cromossomo X, em que as mulheres são afetadas e os homens manifestam a doença. Outras doenças familiares, menos comuns, são hiperoxalose, doença cística medular, síndrome de *nail-patella* (unha-patela) e hematúria familiar benigna.[6]

Revisão dos sistemas

Devem ser abordadas questões eventualmente ainda não cobertas ou sobre as quais o paciente não tenha fornecido os detalhes necessários (por exemplo, algumas questões referentes à saúde geral, como alterações do peso e do apetite, e se o paciente apresentou, em algum momento de sua vida, sintomas urinários, como disúria, polaciúria, noctúria ou hematúria).

Em pacientes com doença renal crônica, é importante documentar se apresentam prurido, dispneia, edema periférico, distúrbios do sono, pernas inquietas ou alterações visuais. É importante interrogar os homens sobre libido e impotência sexual, embora eles possam ficar constrangidos com a abordagem.

Exame físico
Exame dos rins e do trato urinário

O exame clínico do trato urinário segue o modelo padrão de inspeção, palpação, percussão e ausculta. Na inspeção abdominal é possível a abordagem de um ou de ambos os rins, particularmente em caso de doença policística renal. Ocasionalmente, uropatia obstrutiva crônica pode causar distensão dos ureteres, tornando-os visíveis. Obstrução ao fluxo de urina da bexiga resulta em distensão vesical, que pode ser facilmente visível, particularmente em pacientes magros. À percussão, detecta-se macicez na região suprapúbica (Figura 56.2).

A palpação dos rins é mais eficaz com o paciente em decúbito dorsal, a cabeça levemente elevada no travesseiro, e com os braços estendidos ao lado do corpo. O rim direito é palpável mediante o posicionamento da mão esquerda posteriormente na região lombar direita e da mão direita horizontalmente na parede abdominal, à direita da cicatriz umbilical. Ao impulsionar para a frente a mão esquerda, e solicitando ao paciente que realize inspiração profunda, o polo inferior do rim direito costuma ser palpável em pacientes magros, pressionando a mão direita para dentro e para cima. Para palpar o rim esquerdo, a mão esquerda deve ser posicionada posteriormente na região

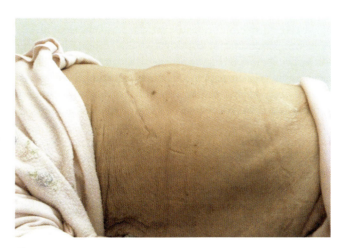

▼ Figura 56.2 Abaulamento abdominal em paciente com rins policísticos.

lombar, à esquerda, e a mão direita na parede abdominal anterior, à esquerda da cicatriz umbilical. O rim esquerdo é difícil de palpar, devendo-se ter o cuidado de não confundi-lo com o baço. Embora possa ser difícil, exceto nos pacientes muito magros, a palpação é útil para estimar o tamanho e o formato do rim (contornos). Em pacientes normais, a superfície dos rins é lisa e relativamente dura, mas, naqueles com doença policística, pode ser detectada uma superfície irregular.[3,5] Qualquer sensibilidade à palpação deve ser registrada.

A percussão abdominal pode ser importante em caso de dificuldade em diferenciar um rim esquerdo aumentado de esplenomegalia ou hepatomegalia. A percussão pode ajudar a determinar a presença e o grau de ascite.

A ausculta do abdome é essencial em todos os pacientes com hipertensão. O estetoscópio deve ser colocado na região lombar, no flanco, lateral e anteriormente, e o examinador deve escutar cada área cuidadosamente, à procura de sopros. Além disso, a ausculta é mandatória em todo paciente que foi submetido à biópsia renal e que desenvolve hipertensão, devido à possibilidade de desenvolvimento de fístula arteriovenosa após biópsia.[3]

Para completar o exame do trato urinário, devem ser realizados toque retal e, se indicado, toque vaginal. Hipertrofia prostática é comum e, quando presente, pode agravar ou piorar a função renal. Em mulheres, carcinoma de colo de útero pode invadir lateralmente os paramétrios, obstruir os ureteres e determinar uma condição denominada pelve "congelada".

A mensuração da pressão arterial é essencial em todos os pacientes, inclusive nas crianças, particularmente na presença de doença renal.

Exame físico geral

Em todos os pacientes com doença renal, deve ser realizado exame clínico completo e documentadas cuidadosamente todas as anormalidades detectadas. É importante lembrar que a ausência de certos dados pode ser tão importante quanto a presença de um sinal diagnóstico. A pele dos pacientes com doença renal pode revelar várias anormalidades. Pacientes com uremia frequentemente apresentam pigmentação e palidez, e a pele é seca e descamativa. Pode haver evidência de púrpura e marcas de arranhaduras decorrentes de prurido. Nódulos subcutâneos palpáveis podem estar presentes, indicando calcificações distróficas. Em pacientes com insuficiência renal terminal, neve urêmica pode ser visível (Figura 56.3), particularmente na face. Pacientes com púrpura podem apresentar o quadro de púrpura de Henoch-Schönlein e acantoses nigricante pode sinalizar para neoplasia maligna. Na doença de Fabry (Figura 56.4), angioceratomas – pápulas pequenas, violáceas e hiperceratóticas – são mais comumente visíveis nas virilhas, no abdome, no interior da cicatriz umbilical e na bolsa escrotal (acometimento "em calção de banho"). Essas alterações cutâneas são mais frequentes nos homens do que nas mulheres.[3]

Em receptores de transplante renal são comuns efeitos colaterais dos corticoides, como face em lua cheia, redistribuição corporal central de gordura, púrpura, lesões hiperceratóticas e acne (Figura 56.5).

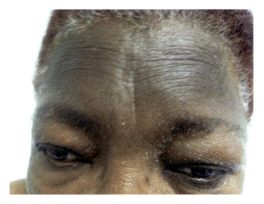

Figura 56.3 Neve urêmica. (Cedida pela Profª Rosana Bruno.)

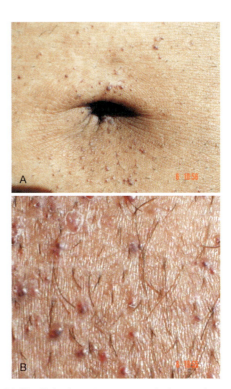

Figura 56.4A e B Angioceratoma em paciente com doença de Fabry.

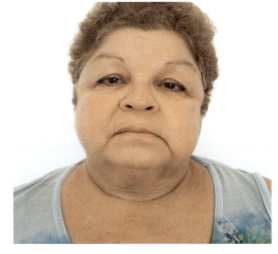

Figura 56.5 Face cushingoide secundária ao uso de corticosteroide (transplante renal).

O exame dos olhos pode revelar calcificações perilímbicas em pacientes com uremia de longo tempo, hemorragias subconjuntivais em pacientes com vasculite, lenticone na síndrome de Alport e córnea *verticilata* (doença de Fabry). A fundoscopia pode revelar alterações típicas de hipertensão, *diabetes mellitus* ou vasculite.

A aparência facial pode sugerir uma doença de base (por exemplo, espessamento e rigidez da pele, na esclerose sistêmica, podem estar associados à telangiectasia). Pacientes com LES podem apresentar um *rash* facial típico, em "asa de borboleta". Na granulomatose de Wegener, pode haver perda do septo cartilaginoso nasal, promovendo uma aparência facial típica. Na esclerose tuberosa há a presença de adenomas sebáceos (Figura 56.6).

No exame do precórdio, deve-se avaliar a presença de sopros e atrito pericárdico. O surgimento de sopro novo sugere endocardite infecciosa. Pericardite urêmica é raramente encontrada nos dias atuais, exceto em pacientes que não tiveram acompanhamento prévio e se apresentam em uremia terminal. Bulhas cardíacas adicionais (B3 e B4) podem indicar sobrecarga de volume. No exame do tórax, deve ser avaliada a presença de crepitações, derrame pleural e atrito pleural.

Atenção especial deve ser dada ao exame das unhas. Na síndrome nefrótica, as unhas podem ser pálidas e opacas, e hemorragias subungueais podem ser visíveis na vasculite e na endocardite. A patela deve ser examinada para detecção de anormalidades da síndrome unha-patela.[3] Avaliação do sistema nervoso central periférico e autonômico também deve ser realizada.

EXAME DE URINA EM PACIENTE COM SUSPEITA DE DOENÇA RENAL

O exame de urina é um passo essencial na avaliação de suspeita de doença renal. O exame qualitativo de urina (EQU) fornece informações valiosas no diagnóstico das doenças renais e, eventualmente, extrarrenais. O domínio do conhecimento do EQU é importante para todos os médicos, desde o clínico geral até o especialista. Trata-se de um exame não invasivo e de baixo custo, normalmente composto por duas etapas: análise com fita reagente e exame microscópico do sedimento urinário.

Análise da urina com fita reagente

A fita reagente urinária (Figura 56.7) ou fita-teste é constituída por 10 coxins químicos impregnados com substâncias que reagem com os componentes urinários para produzir uma mudança de cor. O teste pode ser realizado rapidamente à beira do leito e fornece a base para a avaliação inicial de pratica-

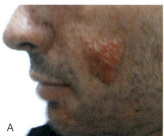
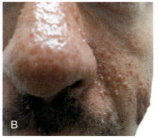

Figura 56.6A e B Esclerose tuberosa.

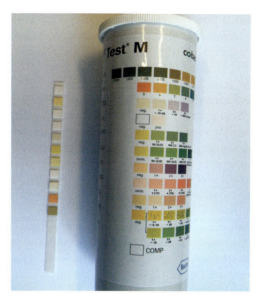

Figura 56.7 Fita reagente para análise de urina.

mente todas as doenças renais. Os 10 testes urinários inclusos na fita reagente são:

- **pH urinário** (limite de detecção: 4,4 a 8,0): depende da composição da dieta: pH > 7,0 é observado em infecção do trato urinário (organismos produtores de amônia), alcalose metabólica e dieta vegetariana estrita; um pH baixo (< 5,5) é observado em caso de alta ingestão proteica e acidose metabólica. O pH urinário pode ser usado para apurar o diagnóstico de acidose tubular renal, mas não é confiável como índice de acidificação renal final.
- **Glicose** (limite de detecção: 40mg/dL): a glicosúria ocorre quando o transporte máximo de glicose no túbulo proximal é ultrapassado, ou seja, em situações em que é superado o limiar de reabsorção tubular de glicose (glicemia até 180mg/dL). A glicosúria pode ser decorrente de hiperglicemia secundária ao *diabetes mellitus*. A glicosúria renal também pode surgir a partir de um defeito primário na reabsorção da glicose pelo túbulo proximal (por exemplo, síndrome de Fanconi).
- **Cetonas:** esse teste determina a presença de ácido acetoacético (> 5mg/dL) e acetona (> 40mg/dL), mas não de ácido beta-hidroxibutírico. Esses compostos se acumulam em caso de jejum prolongado, *diabetes mellitus* descompensado e intoxicação alcoólica.
- **Nitrito:** os nitratos na dieta são normalmente excretados na urina. Entretanto, na presença de certas bactérias gram-negativas, os nitratos são convertidos em nitritos. Um teste positivo para nitrito é um marcador de bacteriúria.
- **Esterase leucocitária** (limite de detecção: 10 a 25mg/mL): detecta a presença de leucócitos inteiros ou lisados na urina. Um teste positivo tem correlação com infecção do trato urinário (testes falso-negativos ocorrem em 20% dos casos).
- **Heme:** teste positivo ocorre com sangue não hemolisado (> 5 hemácias/campo) ou hemolisado (0,03mg/dL de hemoglobina) na urina. Também detecta a presença de mioglobina. Portanto, esse teste é positivo para hematúria, hemoglobinúria ou mioglobinúria.

- **Proteína**: detecta a albumina. Pode ser falso-positivo em urina altamente concentrada ou extremamente alcalina. Um teste negativo pode ocorrer em caso de urina diluída ou muito ácida. O teste não detecta imunoglobulinas (por exemplo, cadeias leves monoclonais).
- **Densidade urinária** (limite de detecção: 1,000 a 1,040): a densidade é uma função da razão da massa pelo volume, equivalente ao peso da urina dividido pelo peso de um volume equivalente de água destilada. Depende tanto do número como do peso de partículas na solução. Valores baixos (< 1,000) são consistentes com urina diluída, enquanto valores altos (> 1,030) são consistentes com urina concentrada. A incapacidade de os rins modificarem a densidade urinária, diante de situações diferentes de volemia (hipovolemia ou hipervolemia), chama-se *isostenúria*, a qual pode representar um sinal precoce de doença renal.
- **Bilirrubina** (limite de detecção: 0,5mg/dL): ocorre aumento da concentração bilirrubina na urina em caso de doença hepatobiliar.
- **Urobiliogênio** (limite de detecção: 0,4mg/dL): a bilirrubina é convertida em urobilinogênio pelas bactérias intestinais. A maior parte do urobilinogênio é excretada nas fezes. A excreção urinária está aumentada em caso de doença hepatobiliar, à exceção da obstrução biliar (já que a bilirrubina não entra no duodeno).

Avaliação do sedimento urinário

O exame microscópico do sedimento urinário é o teste clássico não invasivo realizado para avaliar doenças renais e do trato urinário. A urina deve ser fresca e examinada dentro de 30 a 60 minutos. As hemácias e os cilindros tendem a se desintegrar na urina parada e na urina alcalina. O sedimento urinário (preparação de 10mL de urina) deve ser examinado em campo de grande aumento (400×). O sedimento é examinado para células (epiteliais, hemácias e leucócitos), cilindros, cristais e bactérias. Essas informações são muito importantes para o diagnóstico de doenças renais e do trato urinário.

A presença de mais de dois eritrócitos por campo significa hematúria. Se a forma é normal, pode ter origem em qualquer parte do trato urinário, porém, se a maioria dos eritrócitos for dismórfica, que essas células deformadas surgem à medida que passam pela luz tubular e estão sujeitas ao meio medular hipertônico, sendo consistentes com a origem glomerular da hematúria.

A presença de leucócitos acima de 7 a 9 por campo no sedimento significa que pode haver infecção ou inflamação no trato urinário. Os eosinófilos são ocasionalmente observados na urina. Sua presença sugere uma reação alérgica (por exemplo, nefrite intersticial alérgica).

Os cilindros urinários coalescem no túbulo coletor porque a urina está muito concentrada e ácida nesse sítio. Os cilindros são compostos de uma matriz proteica (proteína de Tamm-Horsfall), com ou sem elementos celulares. A presença de cilindro hialino pode ocorrer em caso de febre e uso de diuréticos, sem refletir doença renal; os demais cilindros sempre têm significado patológico, como cilindros granulosos, cilindros leucocitários, cilindros hemáticos, cilindros de células epiteliais, cilindros céreos e cilindros graxos (gordurosos ou lipídicos).

Os cristais são comumente encontrados no exames de rotina do sedimento urinário. Embora com frequência normais, cristais patológicos podem ser encontrados na urina e precisam ser reconhecidos. Os cristais encontrados na urina são classificados como normais, induzidos por substâncias ou patológicos. Cristais de ácido úrico, oxalato de cálcio e fosfato de cálcio são observados em até 10% das amostras de urina normal. Em geral, não têm significância patológica, mas, quando persistentes ou abundantes, podem anunciar uma condição clínica (por exemplo, intoxicação por etilenoglicol está associada a cristais de oxalato de cálcio). São comumente vistos em doença renal calculosa (por exemplo, cristais de ácido úrico com cálculos de ácido úrico).

Cristais induzidos por uso de medicamentos normalmente não apresentam significância patológica (embora seja aconselhável suspendê-los quando são observados cristais). Aparecem comumente em formato acicular ou em "feixes de trigo". As substâncias mais comuns associadas a cristalúria são sulfadiazina, amoxicilina, ciprofloxacino e aciclovir. Os cristais de cistina são sempre patológicos. São patognomônicos de cistininúria hereditária (Figuras 56.8 a 56.14).

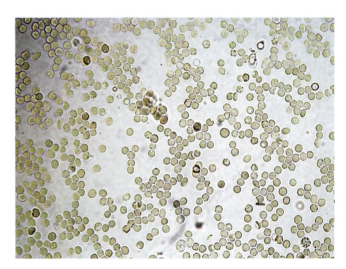

Figura 56.8 Eritrócitos de formato normal (hematúria macroscópica por cálculo). Microscopia de campo claro. Aumento original 400×.

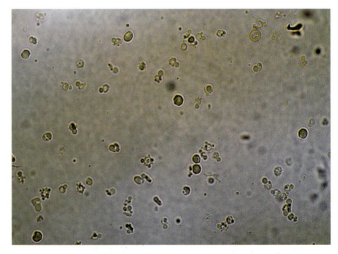

Figura 56.9 Eritrócitos dismórficos (hematúria glomerular). Microscopia com filtro de constraste de fase. Aumento original 400×.

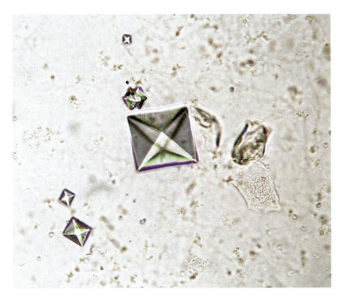

Figura 56.10 Cilindro hemático (glomerulonefrite aguda). Microscopia de filtro de contraste de fase. Aumento original 400×.

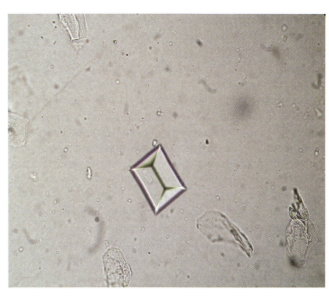

Figura 56.13 Cristal de fosfato triplo amoníaco magnesiano (paciente com cálculo coraliforme). Microscopia de campo claro. 400×.

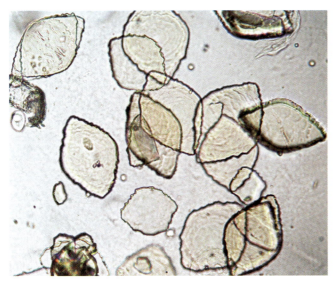

Figura 56.11 Cristais de oxalato de cálcio diidratado. Microscopia de campo claro. Aumento original 400×.

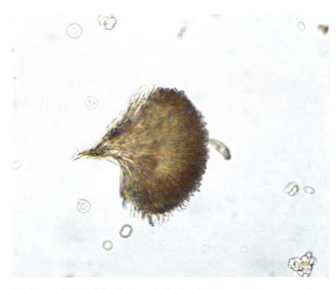

Figura 56.14 Cristais de sulfadiazina. Microscopia de campo claro. 400×.

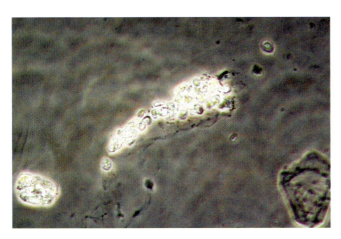

Figura 56.12 Cristais de ácido úrico. Microscopia de campo claro. 400×.

Outras avaliações complementares no paciente com doença renal

Na presença de anormalidades urinárias, particularmente proteinúria e hematúria, deve ser realizada investigação mais detalhada, incluindo avaliação da função renal, imagem do trato urinário e, se necessário, histologia renal.

A avaliação da função renal deve ser feita pela estimativa da taxa de filtração glomerular (TFG), tanto para avaliação inicial como para seguimento de progressão de doença renal. A dosagem de creatinina sérica ou plasmática isolada pode não refletir a TFG, pois depende da massa muscular e começa a aumentar somente quando cerca da metade da função renal foi perdida. Uma das formas de estimativa da TFG mais usadas na prática é por meio da depuração da creatinina endógena (DCE), com coleta da urina de 24 horas e dosagem de creatinina plasmática ou sérica e urinária, avaliando-se a quantidade de soro que ficou livre de creatinina na unidade de tempo (DCE= U × V/P, onde U = concentração creatinina na urina [mg/dL], V = volume de urina pelo tempo de coleta em minutos [mL/min] e P = creatinina plasmática [mg/dL]). O valor normal é de 90 a 120mL/min/1,73m² de superfície corporal. O problema da DCE é o risco de erro de coleta da urina para mais ou para menos, podendo super ou subestimar a TFG. Por isso, várias fórmulas têm sido desenvolvidas, sendo uma das mais usadas a de Cockcroft-Gault, especialmente para ajuste de medicamentos excretados pelos rins, em que DCE = 140 – idade × peso magro / 72 × creatinina plasmática. Nas mulheres, em razão da menor massa muscular deve ser ajustada em 15% a menos. Atualmente, tem sido mais indicado o uso da fórmula CKD-EPI (*Chronic Kidney Disease – Epidemiology Collaboration*),[7] por estimar melhor a TFG, especialmente quando > 60mL/min. Essa fórmula também é baseada na creatinina sérica.

Usualmente, a primeira investigação de imagem consiste na ultrassonografia renal e, se indicado, poderão ser usados outros exames de imagem, como tomografia computadorizada e ressonância nuclear magnética.

Dosagens de eletrólitos, sorologias para vírus, pesquisa de autoanticorpos, eletroforese de proteínas e dosagem de complemento contribuem para o diagnóstico etiológico das doenças renais.

A biópsia renal está indicada em determinadas situações clínicas, como na presença de glomerulonefrite rapidamente progressiva, síndrome nefrótica em adultos, LES com envolvimento renal, insuficiência renal de causa não esclarecida ou na presença de insuficiência renal aguda que não se recupera em 30 dias, e na investigação de proteinúria não nefrótica, dependendo das manifestações subjacentes e da vontade do paciente.[8] Antes da realização de biópsia renal, é importante certificar-se de que o paciente tenha dois rins de tamanho normal. O material obtido na biópsia renal deve ser acondicionado adequadamente para realização de exame por meio da microscopia óptica (anatomopatológico), da imunofluorescência e da microscopia eletrônica, quando disponível.

Na suspeita de doença hipertensiva renovascular, a perfusão renal deve ser avaliada inicialmente por meio de ecografia com Doppler das artérias renais. Resultados positivos podem ser complementados por angiotomografia digital ou arteriografia.

Em pacientes com suspeita de defeitos tubulares, uma investigação específica pode ser realizada para determinação da concentração urinária, acidificação e excreção urinária de aminoácidos.

SÍNDROMES CLÍNICAS EM NEFROLOGIA

São descritas como síndromes clínicas específicas: proteinúria assintomática, síndrome nefrótica, síndrome nefrítica aguda, hematúria microscópica isolada, hipertensão, insuficiência renal aguda e insuficiência renal crônica:

- **Proteinúria assintomática:** consiste na detecção de proteinúria durante exame médico de rotina para ingresso em emprego ou escola, realização de seguro ou *check-up*, ou em avaliação para realização de procedimentos cirúrgicos. A excreção normal de proteína na urina costuma ser < 150mg/dia; quando acima desse valor, pode representar proteína fisiológica (ortostática ou induzida pelo exercício) ou proteinúria patológica em razão de doença glomerular, tubular ou intersticial. A proteinúria deve ser sempre quantificada em urina de 24 horas ou em amostra de urina. Em geral, a proteinúria tubular é < 2,0g/24h. A proteinúria glomerular pode ser variável; quando > 3,5g/24h, é considerada nefrótica.
- **Síndrome nefrótica:** caracteriza-se por edema, hipoalbuminemia, dislipidemia e proteinúria maciça (> 3,5g/24 h). A presença de corpos graxos ovais e/ou cilindros graxos (gordurosos ou lipídicos) é considerada achado patognomônico no exame qualitativo de urina (Figuras 56.15 e 56.16).

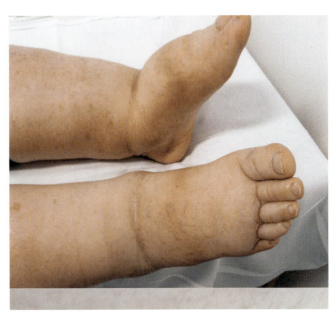

Figura 56.15 Edema periférico e sacral por síndrome nefrótica.

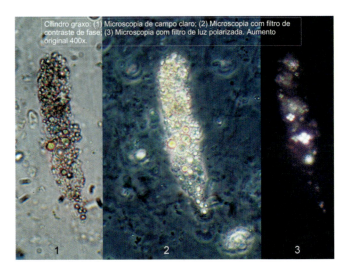

Figura 56.16 Cilindros graxos em paciente com síndrome nefrótica. (Cedida por José Antônio Poloni, do Laboratório Central da Santa Casa.)

- **Síndrome nefrítica aguda (SNA):** manifesta-se por edema, hematúria, hipertensão, oligúria e proteinúria. O edema e a hipertensão são resultado da ávida retenção hidrossalina, podendo levar a complicações cardiovasculares, pulmonares e neurológicas. A proteinúria, usualmente, é < 2g/dia. O sedimento urinário dito nefrítico é caracterizado pela presença de leucócitos e eritrócitos dismórficos; a presença de cilindros hemáticos é a marca, mas sua ausência não afasta o diagnóstico. A glomerulonefrite difusa aguda pós-estreptocócica (GNDA-PE) é o protótipo da síndrome nefrítica aguda. A GNDA-PE é complicação não supurativa da infecção pelo *Streptococcus* β-hemolítico do grupo A de Lancefield. Pode ocorrer entre 10 e 20 dias após a infecção, geralmente, de orofaringe ou pele. Outros exemplos de etiologias de síndrome nefrítica aguda são endocardite bacteriana, hepatites virais e doenças autoimunes, como lúpus.
- **Hematúria microscópica isolada:** detectada no exame de sedimento de urina, pode ter origem em qualquer parte do trato urinário ou ser decorrente do uso de agentes anticoagulantes. Hemácias originadas do glomérulo geralmente têm aspecto dismórfico e podem ser acompanhadas de cilindros hemáticos. As causas mais comuns de hematúria de origem glomerular são doença da membrana fina ou hematúria glomerular benigna, nefrites hereditárias, como Alport, e nefropatia por IgA. A nefropatia por IgA caracteriza-se por episódios intermitentes de hematúria macroscópica, que geralmente ocorrem após infecções de vias aéreas superiores. As causas de hematúria extraglomerular são cálculos, infecção urinária, doença policística do adulto e tumores do trato urinário (Figuras 56.17 e 56.18).

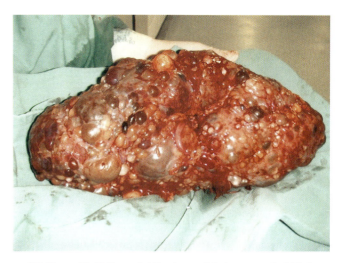

Figura 56.18 Rim policístico (peça cirúrgica pesando 3,5kg).

- **Hipertensão:** pode ser causa ou manifestação de doença renal, frequente na presença de doença glomerular e menos comum nas doenças tubulares ou intersticiais. Hipertensão grave geralmente acompanha os estágios finais da doença renal crônica.
- **Insuficiência renal aguda (IRA):** definida como a perda rápida da função renal, que ocorre durante o período de dias a semanas. O que caracteriza a IRA é o aumento das escórias nitrogenadas de maneira progressiva, isto é, níveis séricos, crescentes e diários, de ureia e creatinina, acompanhados ou não de diminuição do débito urinário. A definição atual consiste no aumento dos níveis de creatinina sérica > 0,3mg /dL/dia, ou 1,5 vez em relação ao valor basal, ou diminuição do débito urinário de 0,5mL/kg em 6 horas.[9] No entanto, a IRA pode ser anúrica, oligúrica ou não oligúrica (diurese normal).

  A IRA é classificada, de acordo com a fisiopatologia, em pré-renal, renal e pós-renal. As causas pré-renais estão relacionadas com redução da perfusão renal, ocasionando diminuição da filtração glomerular por vasoconstrição e sendo reversível tão logo seja corrigida a causa. Caracteriza-se por alteração hemodinâmica sem dano tecidual. Um exemplo é a depleção de volume por vômito e diarreia incoercíveis, que dura algumas horas, levando à hipotensão e que, após ser corrigida com reposição de volume, melhora a perfusão renal e a taxa de filtração volta ao normal.

  As causas renais são caracterizadas por lesão tecidual. A mais comum é por hipoperfusão grave e prolongada, como, por exemplo, no choque hipovolêmico, séptico ou cardiogênico, levando à isquemia das células epiteliais tubulares (chamada necrose tubular aguda). Pode ocorrer como complicação de glomerulopatias, como GNDA-PE, ou por nefrite intersticial aguda, como na toxicidade por medicamentos, como vancomicina, ou comprometimento de pequenos vasos (síndrome hemolítico-urêmica).

  A IRA pós-renal ocorre por obstrução do fluxo de urina desde a pelve até a uretra. As causas mais comuns são aumento da próstata, litíase e tumores. Em geral, manifesta-se como anúria.

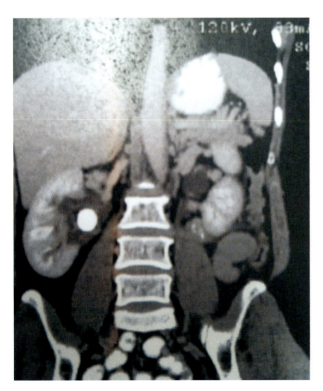

Figura 56.17 Imagem de cálculo obstrutivo na pelve renal (investigação de hematúria).

- **Insuficiência renal crônica (IRC):** definida pela diminuição da função renal por mais de 3 meses, ou seja, TFG < 60mL/min/1,73m^2. As manifestações são inespecíficas. É necessário considerar o conjunto das anormalidade para se pensar em IRC. As principais manifestações de uremia, que costuma ocorrer quando a TFG está < 15mL/min/1,73m^2, são pele amarelada, sinais e sintomas de anemia, hálito urêmico, respiração de Kussmaul (profunda e rápida), hipertensão, obnubilação, encefalopatia urêmica (*flapping*), derrame pleural e pericárdico, atrito pericárdico (pericardite), massas renais (rins policísticos), bexiga aumentada (obstrução da saída da urina) e edema. As principais causas de insuficiência renal são glomerulonefrite crônica, hipertensão arterial sistêmica, *diabetes mellitus*, doença renal policística, uropatia obstrutiva crônica e nefropatia por analgésicos.

CONSIDERAÇÕES FINAIS

Em resumo, a avaliação completa do paciente com suspeita de problema renal deve ser realizada por etapas, iniciando com ações menos invasivas e menos dispendiosas e seguindo para testes adicionais com base no diagnóstico provável. Consiste em:

- História médica detalhada, atual e passada, que possa fornecer uma pista sobre o diagnóstico (por exemplo, história familiar de doença policística, síndrome de Alport, doença de Fabry etc.).
- Exame clínico minucioso, com foco especial nas áreas do abdome e flancos (por exemplo, um sopro audível sugere estenose de artéria renal).
- Exame do sedimento urinário quanto às características específicas consistentes com doença renal (por exemplo, cilindros hemáticos são patognomônicos de glomerulonefrite aguda; cilindros graxos, lipídicos ou gordurosos são patognomônicos de síndrome nefrótica).
- Quantificação da excreção de proteína na urina de 24 horas (> 3,5g/dia equivalem a doença glomerular).
- Estimativa da TFG para determinação da extensão e da gravidade da doença renal.

- Obtenção de exames de imagem para detecção de aspectos anatômicos consistentes com doença renal (por exemplo, a ultrassonografia pode facilmente detectar as alterações císticas da doença renal policística).
- Obtenção de exames sorológicos para detecção ou apuração do processo patológico subjacente (por exemplo, os títulos do complemento sérico são reduzidos na nefrite lúpica e na GNDA-PE).
- Obtenção de biópsia renal para estabelecer definitivamente o diagnóstico de uma suspeita de doença glomerular, tubular ou intersticial.

Referências

1. Tisher CC. Structure and function of the kidneys. In: Goldaman L, Ausiello D (eds.) Cecil textbook of medicine. Philadelphia: Saunders, 2004:662-9.
2. Eaton DC, Pooler JP. Funções renais, anatomia e processos básicos. In: Eaton DC, Pooler JP (eds.) Fisiologia renal de Vander. Porto Alegre: Artmed, 2006:11-36.
3. Davidson MA, Grunfeld JP. History and clinical examination of the patient with renal disease. In: Davison AM, Cameron S, Grunfeld JP, Kerr DNS, Ritz E, Winearls C (eds.) Oxford textbook of clinical nephrology. Oxford: Oxford University Press, 1998:3-19.
4. Bent S, Nallamothu BK, Simel DL, Fihn SD, Saint S. Does this woman have an acute uncomplicated urinary tract infection? JAMA 2002; 287(20):2701-10.
5. Bickley LS, Hoekelman RA. An approach to symptoms. In: Bickley LS (ed) Bates' guide to physical examination and history taking. 7. ed. Philadelphia: Lippincott, 1999:43-105.
6. Maldonado MM. Hereditary chronic nephropaties: glomerular basemente membrane disease. In: Goldaman L, Ausiello D (eds.) Cecil textbook of medicine. Philadelphia: Saunders, 2004:759-61.
7. Levey AS, Stevens LA, Schmid CH et al. CKD-EPI (Chronic Kidney Disease Epidemiology Collaboration). A new equation to estimate glomerular filtration rate. Ann Intern Med 2009; 150(9):604-12.
8. Bazari H. Approach to patient with renal disease. In: Goldaman L, Ausiello D (eds.) Cecil textbook of medicine. Philadelphia: Saunders, 2004;654-62.
9. Mehta RA, Kellum JA, Shah SV et al. Acute Kidney Injury Network: report of an initiative to improve outcomes in acute kidney injury. Critical Care 2007; 11(2):R31.

CAPÍTULO 57

Genitália Masculina – Anatomia, Fisiologia e Exame do Pênis, Bolsa Escrotal e Próstata

Túlio M. Graziottin • *Moacyr Christopher Garces Gamarra Salem*

INTRODUÇÃO

A urologia é uma especialização cirúrgica da medicina que trata de uma grande variedade de pacientes, tanto quanto ao gênero (homens, mulheres, pseudo-hermafroditas e transexuais) como quanto às fases da vida (pacientes pediátricos, hebiátricos, adultos e geriátricos). A formação atual do urologista envolve a realização de residência médica em cirurgia geral e urologia. Apesar de o urologista atender pessoas de ambos os sexos, a perspectiva atual é que o urologista se torne "o médico do homem", como o ginecologista o é para a mulher. O urologista tem forte atuação em clínica cirúrgica das doenças do trato geniturinário, assim como em saúde coletiva, trauma, doenças sexualmente transmissíveis, transplantes, andrologia, infertilidade humana e medicina preventiva.

ANATOMIA E FISIOLOGIA DA GENITÁLIA MASCULINA

Esta parte do capítulo enfoca o estudo da genitália masculina e do trato urinário inferior, que são separados do sistema urinário superior por mera necessidade didática. Para revisões acerca do sistema urinário superior (rins e ureteres), das suprarrenais e da genitália feminina, os leitores devem consultar os outros capítulos deste livro. Aconselha-se que esse estudo seja feito com um atlas de anatomia para complementação.

A genitália masculina e o sistema urinário inferior se encontram nas regiões pélvica e perineal do corpo humano.[1,2] A genitália masculina pode ser dividida didaticamente em *genitália externa* (Figura 57.1) e *interna* (veja a Figura 57.26). A primeira compreende o pênis, parte da uretra, a bolsa testicular, os testículos, os epidídimos, os cordões espermáticos e parte dos ductos deferentes, enquanto a genitália interna é composta da próstata, das vesículas seminais, dos restantes dos deferentes e da uretra. A próstata, a uretra posterior e os esfíncteres urinários formam um complexo sistema com a bexiga, por onde transitam a urina e o sêmen.[1]

Genitália externa

Pênis

Composto por uma parte fixa e uma parte livre, e situado no períneo, o pênis é o órgão responsável pela cópula. O pênis é fixo por tecido conjuntivo aos ramos isquiopúbicos. A parte pendular, porção livre do pênis ou haste peniana, repousa externamente abaixo do osso púbis, suportado pelo ligamento suspensor do pênis. Apresenta alongamento longitudinal e aumento do diâmetro com o aprisionamento de sangue nos corpos cavernosos, tornando-se rígido. Abaixo do pênis está a bolsa testicular. Recém-nascidos com intersexualidade apresentam genitália ambígua, o que pode causar dificuldades na definição do sexo do neonato.

Toda a genitália externa responde aos hormônios masculinos (testosterona e diidrotestosterona) desde a fase fetal – com picos de secreção na puberdade – ocasionando a transformação da genitália pré-púbera em púbera, qual seja, o aumento do pênis e dos testículos e a distribuição de pelos de forma androide (em losango).

A pele peniana pode ser mais escura do que o resto do corpo. A descoloração da pele pode ser sinal de vitiligo. Não há pelos no pênis distal (pele glabra), mas há inúmeras glândulas sebáceas. Não se encontra tecido celular subcutâneo no pênis pendular. Abaixo da pele se encontram vasos e nervos localizados na parte mais superior do pênis, o feixe vasculonervoso peniano profundo ou dorsal do pênis, e vasos superfi-

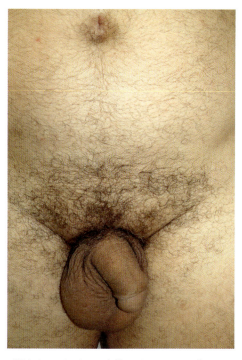

◥ **Figura 57.1** Aspecto da genitália externa masculina com distribuição de pelos de modo losangular (androide).

ciais à fáscia peniana. No pênis existem três estruturas que se ingurgitam com o aumento do fluxo sanguíneo: os corpos cavernosos, que são responsáveis pela ereção peniana, e o corpo esponjoso, que envolve a uretra masculina. A porção mais distal do pênis é uma extensão do corpo esponjoso e é chamada de glande. A glande, na maioria dos pacientes, é coberta por uma dobra de fáscia e pele, o prepúcio. A fimose consiste na fibrose dos tecidos do prepúcio, impedindo a exteriorização da glande (veja a Figura 57.5), enquanto a parafimose consiste na presença de um anel fibrótico no prepúcio que não impede a exteriorização da glande, mas provoca dificuldade de retorno do prepúcio ao seu local normal. No sulco balanoprepucial, junto à coroa da glande, existem formações papilares (glândulas de Tyson) que podem ser confundidas com infecção pelo vírus do papiloma humano (HPV). No sulco balanoprepucial ocorrem muitas lesões cutâneas das doenças sexualmente transmissíveis, tumores do pênis e trauma cutâneo ocasionado pela cópula. É de extrema importância a redução do prepúcio para o exame desse região (veja a Figura 57.8).

Os corpos cavernosos contêm externamente um tecido conjuntivo muito resistente com fibras colágenas e fibras elásticas, a túnica albugínea. A fibrose exagerada da túnica albugínea impede o alongamento do pênis durante a ereção, podendo provocar tortuosidade (doença de Peyronie – veja a Figura 57.13). Ambos os corpos cavernosos se comunicam na linha média, na região do septo dos corpos cavernosos. O tecido cavernoso é formado por lacunas que recebem o sangue durante a ereção.[3] Essas lacunas contêm músculo liso e células endoteliais em suas paredes. Esses tecidos recebem inervação de fibras simpáticas, parassimpáticas e não adrenérgicas e não colinérgicas e são responsáveis pelo relaxamento e a contração do músculo liso cavernoso. Um das substâncias mais importantes é o óxido nítrico, um relaxante do músculo liso vascular. Resumidamente, a ereção se inicia com o relaxamento do músculo liso cavernoso e a produção de substâncias pró-eretogênicas por estímulos nos centros cerebrais. O pênis, nessa fase, está em detumescência. Com o relaxamento da artéria peniana profunda (ou cavernosa) e do sistema lacunar, há o enchimento dos corpos cavernosos. O aumento da pressão dentro do pênis comprime o sistema venular abaixo da albugínea, impedindo a saída de sangue dos corpos cavernosos. Nessa fase, o pênis passa do aspecto tumescente para o de ereção completa. Após o orgasmo (sensação de prazer sexual que é percebida pelos centros cerebrais) e da ejaculação (eliminação do sêmen), há a contração do músculo liso cavernoso e acontece a detumescência peniana.

Mais adiante serão abordadas as queixas sexuais no homem, as quais são importantes para o diagnóstico e o tratamento das disfunções sexuais, objetivando a melhora na qualidade de vida.

Escroto

O escroto, ou bolsa testicular, é constituído por uma bolsa fasciomiocutânea que contém os testículos, os epidídimos e a parte mais proximal dos cordões espermáticos. O escroto é dividido pela rafe escrotal em dois compartimentos. A bolsa escrotal é composta, da camada mais externa para a interna, por pele, fáscia dartos, fáscias espermáticas internas, músculo cremáster, fascia espermática interna e túnica vaginal parietal. As fáscias escrotais são contínuas às fáscias de Scarpa e de Colles. O escroto é formado no feto pela migração dos testículos intra-abdominais até a genitália externa, atravessando as regiões inguinais e sendo tracionados pelos gubernáculos. Hérnias congênitas ou ausência do testículo na bolsa testicular (por criptorquidia ou por testículos ectópicos) são causas de consultas neonatais.

O escroto tem mecanismos para a redução da temperatura testicular. A pele escrotal é de cor mais escura e com fâneros, com uma pletora de glândulas sebáceas e sudoríparas. Cistos sebáceos podem ocorrer nessa região. A fáscia dartos, formada por fibras elásticas e músculo liso, situa-se imediatamente abaixo da pele. Sua localização auxilia a regulação da temperatura escrotal, como o faz um radiador, e o escroto fica corrugado no frio, reduzindo a perda de calor. O cremáster é um músculo liso que também tem a função de regulação de temperatura e proteção testicular, tracionando o testículo para a região inguinal. O reflexo cremastérico (estímulo na parte interna da coxa) produz a movimentação do testículo homolateral.

Testículos, epidídimos e cordões espermáticos

Os testículos são estruturas ovais, pares, localizadas no interior das bolsas escrotais, medindo cerca de 4cm × 3cm × 2cm e com volume de aproximadamente 20mL. A maior parte do volume testicular está relacionada com a espermatogênese. Atrofia dos testículos está associada a oligozoospermia e infertilidade. A espermatogênese se faz nos túbulos seminíferos. Na porção intersticial existem as células de Leydig, responsáveis pela produção de testosterona. A túnica albugínea visceral recobre os testículos externamente e é derivada do tecido peritoneal proveniente da migração fetal do testículo. A presença de um conduto peritoniovaginal persistente pode favorecer a presença de hérnias indiretas ou hidrocele. Os testículos recebem vascularização e inervação pelo cordão espermático. Os vasos penetram os testículos pelo mediastino testicular, onde geralmente são fixos ao escroto por sua porção mais posterior. Nessa localização também há o epidídimo. A fixação deficiente do testículo favorece sua torção, resultando em emergência médica em razão da isquemia do órgão. Além disso, vasos varicosos proeminentes e com refluxo sanguíneo no cordão espermático são chamados de varicocele e podem reduzir a fertilidade masculina. Os espermatozoides migram para os epidídimos, inicialmente para a cabeça, para a cauda e, depois, para os vasos deferentes. Os deferentes cruzam a região inguinal com os cordões espermáticos e se juntam às vesículas seminais. A vasectomia consiste na interrupção cirúrgica dos vasos deferentes com intuito de provocar azoospermia (ausência de espermatozoides no sêmen).

Os cordões espermáticos são estruturas formadas por veias, artérias, linfáticos, músculos, tecido conjuntivo e pelo canal deferente, provendo nutrição e sustentação aos testículos. Ambos transitam pelas regiões inguinais e se interiorizam para a pelve.

Genitália interna

Próstata

A próstata é uma glândula que secreta em torno de 20% a 30% do volume seminal. O restante do sêmen é produzido pelas vesículas seminais (70% a 80% do volume), pelos testículos (1%) e pela uretra (1%). Apresenta estrutura glandular e fibromuscular, medindo cerca de 4cm × 3cm × 2cm, e aproxima-se do tamanho de uma castanha portuguesa, pesando cerca de 20 a 30g no adulto. Com o avançar da idade a próstata aumenta de tamanho em todos os homens. A glândula é atravessada pela porção prostática da uretra em uma extensão de aproximadamente 2,5cm. Situa-se abaixo da bexiga, coroada pelo colo vesical, adiante do reto, atrás da sínfise púbica e repousando no diafragma urogenital. Posteriormente à próstata se encontram as vesículas seminais e os ductos ejaculatórios, que se abrem no colículo seminal (veromontano) na uretra prostática.

Segundo McNeal,[4] a próstata é dividida em quatro zonas: a zona anterior (estroma fibromuscular), a zona de transição (junto à uretra), a zona central (junto aos ductos ejaculadores) e a zona periférica (próxima ao reto).

A próstata é um órgão que pode ser acometido por câncer, a neoplasia maligna com maior prevalência no homem, predominantemente na zona periférica. Na zona de transição ocorre a hiperplasia benigna da próstata (HBP), uma doença frequente, que pode afetar a micção. O exame digital da próstata (EDR), ou toque retal, é essencial na consulta urológica. Uma proteína medida no sangue, produzida pela próstata, é o antígeno prostático específico (PSA), importante método para o diagnóstico de doenças da próstata.

Dois esfíncteres urinários são responsáveis pela continência urinária e pela ejaculação.[2] No colo vesical há o esfíncter urinário interno, formado por músculo liso. Na região próxima ao veromontano há o esfíncter urinário externo, estreitamente associado ao diafragma urogenital e formado por músculo estriado. Nesse esfíncter há fibras musculares especializadas com contração lenta e rápida. A continência urinária é dependente desses dois esfíncteres. Em algumas cirurgias da próstata, esses esfíncteres podem ser lesionados iatrogenicamente e produzir incontinência urinária. No que tange à ejaculação, ambos os esfíncteres devem estar funcionando adequadamente para que o ejaculado saia das vesículas seminais, ductos ejaculadores e próstata e se concentre na uretra prostática (fase da emissão do ejaculado).[5] Quando ocorre a abertura do esfíncter externo, o ejaculado passa à uretra bulbar e é conduzido até o meato uretral externo (fase da expulsão). O orgasmo, uma sensação de prazer, pode ser sincrônico ou nem mesmo estar presente.

Vesículas seminais

As vesículas seminais são órgãos lobulados, simétricos, situados posteriormente à bexiga e à próstata. Afunilam-se para baixo e aproximam-se como os lados de uma letra V. Acima da base da próstata, cada vesícula seminal forma um curto canal que se une com a ampola do canal deferente, constituindo o ducto ejaculatório. Os ductos ejaculadores penetram a próstata e se exteriorizam no veromontano de cada lado do utrículo prostático.

Glândulas de Cowper

As glândulas de Cowper, ou bulbouretrais, são estruturas localizadas na uretra membranosa que lubrificam a uretra bulbar.

Bexiga

A bexiga é um órgão muscular oco, localizado no soalho pélvico, em estreita relação com as vesículas seminais e a próstata. Funciona como reservatório da urina, permitindo a micção espontânea. Dentre as doenças da bexiga estão o câncer, as infecções e as disfunções miccionais.

Uretra

A uretra é uma estrutura tubular por onde transitam a urina vinda da bexiga e o sêmen ejaculado. A uretra é composta de três partes: prostática, membranosa, bulbar e pendular ou peniana. A uretra prostática e a membranosa são envoltas pela próstata e pelo esfíncter externo, respectivamente, enquanto a bulbar e a peniana são envoltas pelo corpo esponjoso. Na glande, a exteriorização da uretra se dá no meato uretral externo. Como a uretra é envolta intimamente pelo corpo esponjoso, sangramento uretral pode acontecer após o trauma. A uretra masculina é também sede frequente de infecções por patógenos de transmissão sexual (uretrites).

ABORDAGEM SEMIOLÓGICA DAS DOENÇAS UROLÓGICAS

A consulta urológica apresenta algumas peculiaridades. Inicialmente, o clínico deve estar preparado para atender desde pacientes pediátricos até geriátricos. Em seguida, deve estar aberto para conversar sobre sexualidade e dar a oportunidade ao paciente de se sentir à vontade. Não é infrequente que na entrevista inicial o clínico não consiga de pronto identificar o problema, o que posteriormente se traduz em queixa sexual (por exemplo, ejaculação precoce ou disfunção erétil). Isso se deve a constrangimentos do paciente em falar sobre o assunto. Muitas vezes, a parceira ou o parceiro sexual estarão presentes à consulta. A opção sexual deve ser definida para uma abordagem epidemiológica do problema. No transexualismo, por exemplo, não é conveniente chamar o paciente pelo nome do registro civil, mas pelo nome escolhido por ele.

O exame físico, principalmente da genitália externa e da próstata, deve ser feito em ambiente propício, para que não cause mal-estar.

Como a genitália masculina não é dissociada do trato urinário, recomenda-se que os outros capítulos que versam sobre este tema sejam também considerados.

Semiotécnica

Exame físico

O exame físico dos órgãos genitais masculinos externos é realizado mediante inspeção e palpação, devendo o paciente ficar em decúbito dorsal ou em pé.[6-8] Os órgãos genitais internos são examinados por meio de toque retal.[7-9]

O exame físico deve incluir sempre inspeção e palpação das regiões inguinais, pois nessa região são encontradas linfadenopatias e hérnias inguinais.

A inspeção da genitália masculina deve ser antecedida de uma avaliação geral, focalizando outros sistemas do corpo humano, pois inúmeras afecções sistêmicas e patologias abdominais podem ser identificadas na consulta urológica. Um caso típico é representado pelos tumores de testículo, que podem se manifestar com ginecomastia e massas abdominais. A ginecomastia também pode ser causa de infertilidade e disfunção erétil e ser causada por doenças endocrinológicas (Figuras 57.2 e 57.3). Outro exemplo são doenças arteriais obstrutivas, que podem se manifestar com disfunção erétil. Doenças cardiovasculares isquêmicas também podem iniciar com o sintoma de disfunção erétil. Um sintoma sugestivo de uretrite gonocócica pode estar associado à conjuntivite gonocócica (Figura 57.4).

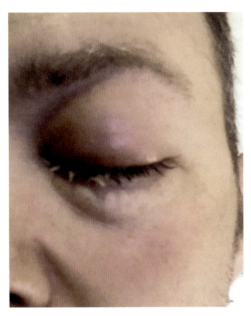

Figura 57.4 Conjuntivite gonocócica em paciente com uretrite.

Exame do pênis

A inspeção do pênis, complementada pela palpação, torna possível diagnosticar a maioria das enfermidades que acometem esse órgão. No neonato, pode-se identificar malformações como genitália ambígua, agenesia, duplicação, hipospádia, epispádia e fimose.[6-8]

Um importante passo no exame do pênis consiste na inspeção cutânea, em que é possível identificar tumores cutâneos, doenças sexualmente transmissíveis (DST) e alterações inflamatórias (Figuras 57.5 a 57.7).

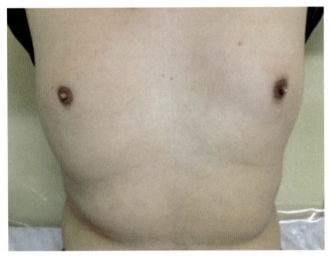

Figura 57.2 Paciente com disfunção erétil, apresentando ginecomastia por aumento da prolactina. (Foto gentilmente cedida pelo Dr. Daniel de Freitas Gomes Soares.)

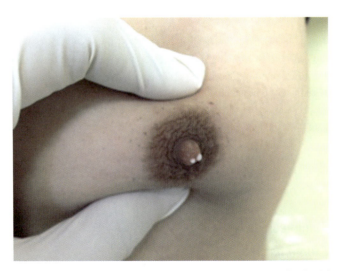

Figura 57.3 Galactorreia. (Foto gentilmente cedida pelo Dr. Daniel de Freitas Gomes Soares.)

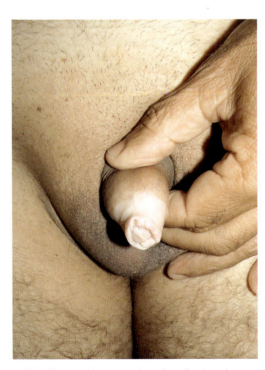

Figura 57.5 Fimose. Note-se a descoloração da pele prepucial por inflamação crônica.

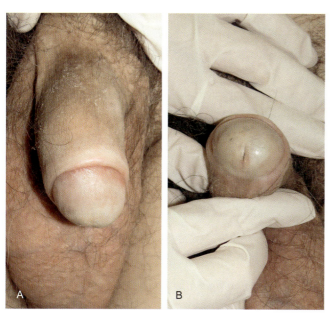

Figura 57.6A Balanite xerótica obliterante (BXO). B Estenose do meato uretral por BXO.

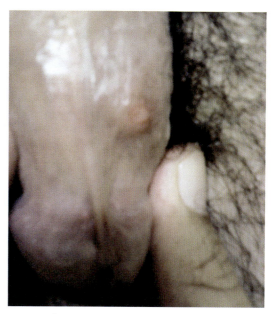

Figura 57.8 Úlcera genital por sífilis primária, evidenciada após redução do prepúcio.

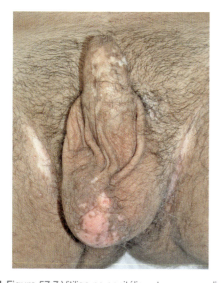

Figura 57.7 Vitiligo na genitália externa masculina.

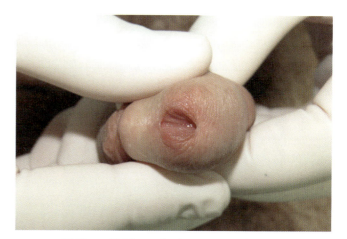

Figura 57.9 Inspeção do meato uretral externo.

No Brasil, é alta a incidência de câncer de pênis, e a retração do prepúcio é importante para diagnosticar doenças que acometem o saco prepucial. Assim, caso o paciente não seja circuncisado, o prepúcio deve ser retraído com a finalidade de obter-se uma boa visualização da glande e do sulco balanoprepucial, evidenciando lesões que poderiam passar despercebidas (Figura 57.8). Caso a retração prepucial não seja possível em virtude da fimose, deve ser indicada a correção cirúrgica (postectomia ou circuncisão).

É importante verificar a posição do meato uretral externo, assim como seu aspecto e diâmetro (8mm em média – Figura 57.9). Hipospádia consiste na localização ventral do meato, enquanto epispádia é a localização dorsal. Abrindo-se o meato, consegue-se obter uma visualização adequada do orifício meatal. O condiloma acuminado pode alojar-se nessa localização (Figura 57.10). Estenose do meato é comum em balanite xeró-

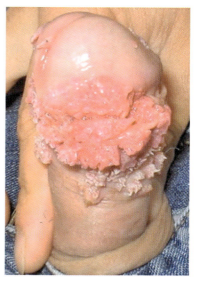

Figura 57.10 Infecção por vírus do papiloma humano (HPV).

tica obliterante, uma espécie de líquen na glande e no prepúcio (veja a Figura 57.6). A presença de secreção pelo meato uretral externo pode sugerir manifestação clínica de DST, como gonorreia ou infecção por clamídia, ureaplasma ou micoplasma. Quando a secreção apresenta componente hemático, sugere-se a possibilidade de presença de tumor, estenose uretral ou, ainda, trauma causado por corpo estranho inserido na uretra.[10]

Em seguida, o pênis é medido da região suprapúbica até a extremidade da glande (Figura 57.11). A palpação do pênis pode revelar áreas endurecidas no trajeto do corpo esponjoso ou na túnica albugínea (Figura 57.12). No primeiro, o endurecimento pode ocorrer por um processo inflamatório periuretral secundário ou como consequência de um cálculo impactado ao longo da uretra. No segundo caso, o endurecimento na túnica albugínea dos corpos cavernosos é consequência da doença de Peyronie, acarretando, às vezes, tortuosidade peniana nas ereções (Figura 57.13).

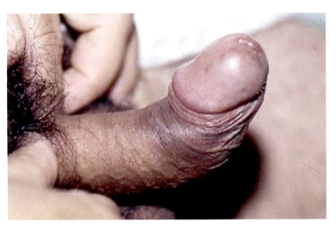

Figura 57.13 Ereção no domicílio solicitada ao paciente para demonstrar doença de Peyronie.

Exame da bolsa escrotal, testículos e anexos

A pele escrotal é corrugada, mas apresenta-se lisa na criança e no adulto com insuficiência hormonal. Conforme a puberdade vai se desenvolvendo, as modificações da genitália masculina vão progredindo de um aspecto pré-púbere para o de um adulto, evidenciando-se o crescimento do testículo, da bolsa testicular e do pênis e o desenvolvimento de pelos.

Flacidez, atrofia, perda dos movimentos de contração e apagamento das pregas horizontais do escroto acontecem na criptorquidia e no hipogonadismo. O reflexo cremastérico deve ser pesquisado. Ulcerações sifilíticas, fístulas, neoplasias benignas, alteração da cor, cisto sebáceo, hemangiomas, condilomas ou neoplasias malignas são diagnosticados pela inspeção.

Inicialmente, examina-se o paciente em pé, realizando inspeção de abdome, regiões lombares, simetria da bolsa, hérnias inguinais, presença de alterações cutâneas, distribuição de pelos e presença de varicocele (Figuras 57.14 a 57.16). Em geral, o testículo esquerdo situa-se mais baixo que o direito (veja a Figura 57.1). Em seguida, procede-se à palpação, no intuito de identificar hérnias inguinais, varicocele e tumores escrotais (Figuras 57.17 a 57.20). O testículo normal tem superfície lisa, consistência elástica e formato ovoide. A manobra de Valsalva (MV) é importante para identificar hérnias e varicoceles (Figura 55.21 e 57.22). A varicocele é classificada em primeiro grau (palpada à MV), segundo grau (visualizada à MV) e terceiro grau (visualizada sem MV). A varicocele é mais frequente à esquerda.

O próximo passo consiste no exame em decúbito dorsal. Examinam-se o abdome e a região inguinal e palpam-se os pulsos dos membros inferiores (Figura 57.23). Nos testículos, palpa-se a superfície testicular e mede-se seu volume. As Figuras 57.24 e 57.25 demonstram a palpação correta do testículo e dos anexos. O volume do testículo é um parâmetro importante da fertilidade masculina, sendo normal o volume de aproximadamente 20mL. O amolecimento do testículo e a redução do volume indicam falência da espermatogênese. Para o cálculo do volume testicular medem-se os testículos nas três dimensões ou eles são comparados com os moldes do orquidômetro. Como o volume testicular varia com a idade, devem ser observadas a adequação e a simetria do crescimento testicular. A presença

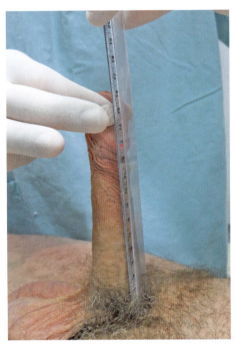

Figura 57.11 Medição do pênis do púbis até a extremidade da glande.

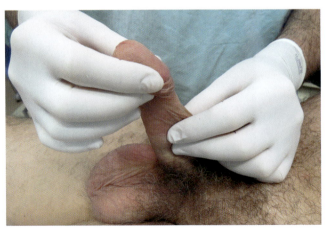

Figura 57.12 Palpação do pênis.

Capítulo 57 • Genitália Masculina – Anatomia, Fisiologia e Exame do Pênis, Bolsa Escrotal e Próstata   425

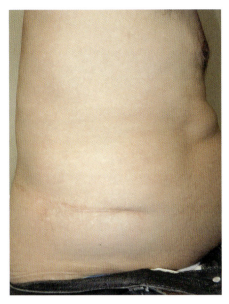

Figura 57.14 Cicatriz cirúrgica de lombotomia direita.

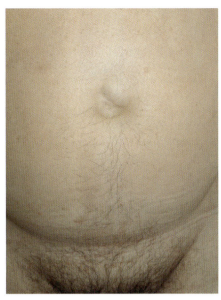

Figura 57.15 Hérnia umbilical.

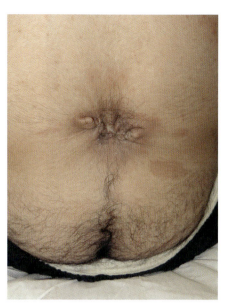

Figura 57.16 Cicatriz na região lombar de paciente com meningomielocele submetido a correção quando lactente. Esses pacientes necessitam tratamento urológico na vida adulta por disfunções miccionais.

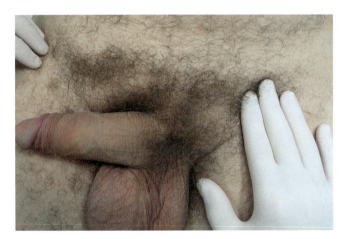

Figura 57.17 Palpação da região inguinal.

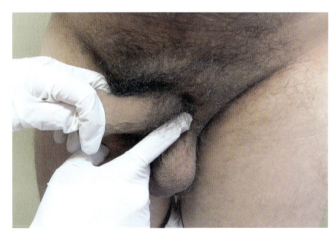

Figura 57.18 Palpação do anel inguinal superficial.

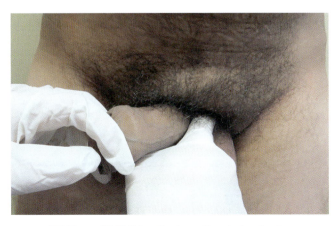

Figura 57.19 Palpação do anel inguinal profundo.

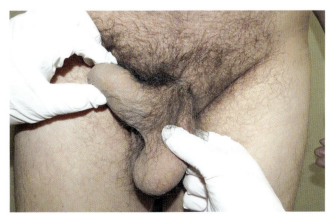

Figura 57.20 Para pesquisa de varicocele, inspeciona-se e palpa-se o funículo espermático em ortostatismo, com e sem a manobra de Valsalva.

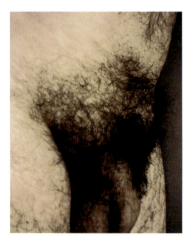 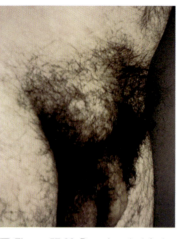 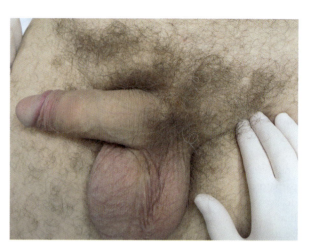

Figura 57.21 Pesquisa de hérnias inguinais sem manobra de Valsalva.

Figura 57.22 Pesquisa de hérnias com manobra de Valsalva. Evidencia-se abaulamento na região inguinal direita.

Figura 57.23 Pesquisa do pulso femoral.

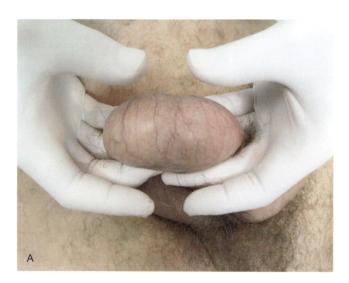 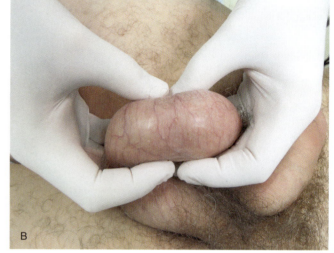

Figura 57.24 A Apreensão correta do testículo. B Palpação testicular.

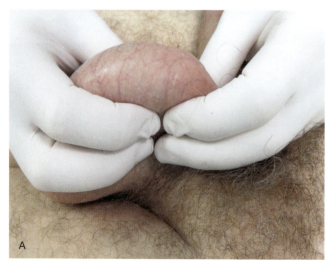 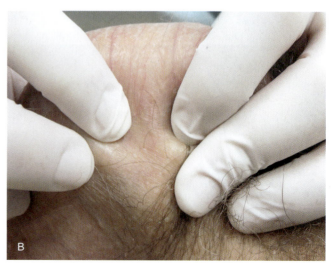

Figura 57.25 A Palpação dos epidídimos e deferentes. B Palpação e visualização do deferente.

dos anexos (epidídimos e vasos deferentes) também deve ser anotada, uma vez que eles são importantes para a fertilidade. Sua ausência pode indicar azoospermia obstrutiva. Os epidídimos situam-se sobre a borda posterossuperior dos testículos e são facilmente perceptíveis entre os dedos indicador e polegar, fazendo-os deslizar de baixo para cima e de diante para trás ao longo de ambas as faces dos testículos. Os vasos deferentes são palpados com facilidade desde sua origem no epidídimo até a raiz do escroto. Agenesia deferencial e lesões císticas ou granulomatosas podem ser detectadas por simples manobras palpatórias, que devem ser simultâneas e comparativas. Quando acometido de processo granulomatoso (como na tuberculose), o deferente pode tomar a forma característica de "contas de rosário".

O escroto pode aumentar de tamanho por várias causas. Alterações inflamatórias, como epididimite aguda, apresentam-se com dor, aumento da consistência e, algumas vezes, eritema cutâneo. A hidrocele apresenta-se como aumento de volume indolor de todo o hemiescroto e é compressível à palpação. A hidrocele pode ser verificada por transiluminação em ambiente escurecido, não obstante a ultrassonografia do escroto ser importante, porque a hidrocele pode acompanhar as neoplasias malignas do testículo. Um sinal importante para o diagnóstico de câncer de testículo é a presença de nódulo – ou tardiamente uma massa escrotal – endurecida e indolor, geralmente em paciente na faixa dos 15 aos 35 anos de idade. A torção do funículo espermático, levando à isquemia testicular, acontece principalmente no paciente pré-púbere, quando inicia o crescimento testicular, ocasionando dor homolateral e retração do testículo para a região inguinal. Edema linfático, como na linfadenopatia inguinal ou anasarca, pode aumentar o volume de toda a bolsa escrotal.

Exame digital do reto (EDR)

Muitos pacientes rejeitam a ideia de submeter-se ao EDR. Sendo assim, faz-se necessário o esclarecimento do paciente quanto à importância e à finalidade desse exame. O EDR é importante, por exemplo, para o diagnóstico do câncer de próstata, a neoplasia maligna mais frequente na população masculina, excluindo-se as neoplasias da pele. Para isso é importante a preservação da intimidade em sala adequada e com material para higiene.

Realizado no final do exame físico, o EDR é indolor e precisa ser realizado para avaliação correta da próstata, do ânus e do reto. Posicionamento correto e lubrificação abundante facilitam o procedimento (Figura 57.26).

Para realização do exame, pode-se optar pelas seguintes posições:

- Posição de Sims ou lateral esquerda, mantendo-se o membro inferior em semiextensão e o superior flexionado (Figura 57.27).
- Posição genopeitoral e inclinada prona: ideal para a coleta de secreção prostática (Figura 57.28).
- Posição de litotomia ou ginecológica: facilita a visualização da face do paciente (Figura 57.29).

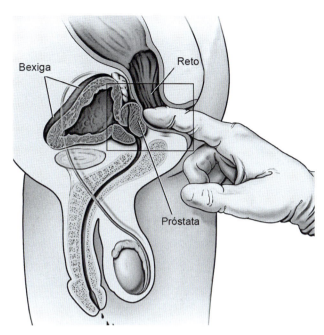

Figura 57.26 Genitália interna: exame digital do reto (EDR).

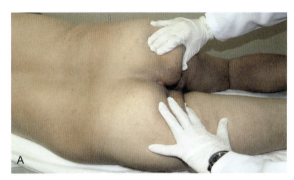
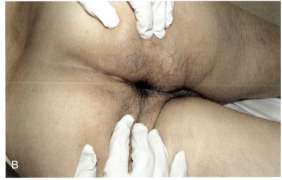
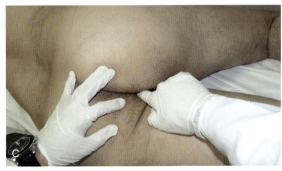

Figura 57.27A Posição de Sims. B Inspeção anal na posição de Sims. C EDR na posição de Sims.

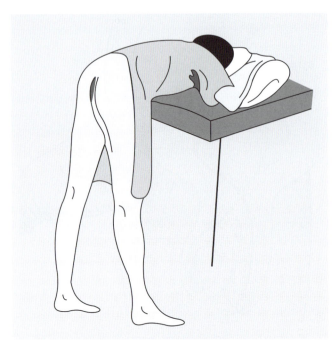

▼ Figura 57.28 Posição inclinada prona.

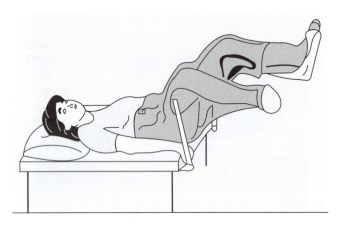

▼ Figura 57.29 Posição de litotomia ou ginecológica.

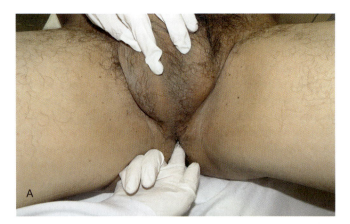

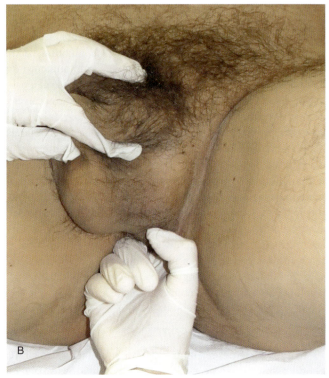

▼ Figura 57.30A Palpação do ânus. B Palpação do reto e da próstata.

Antes do toque retal, é necessário inspecionar cuidadosamente a região perineal, examinando-se a pele em volta do ânus em busca de sinais inflamatórios, fissuras, hemorroidas, condilomas ou outras alterações.

O EDR é realizado com luvas e lubrificação. O primeiro passo consiste na lubrificação do ânus. Em seguida, o examinador deve introduzir o indicador no canal anal (Figura 57.30*A*). Palpa-se o local, avalia-se o tônus e testa-se o reflexo bulbocavernoso. Doenças neurológicas podem prejudicar o tônus ou os reflexos. O segundo passo consiste em examinar a próstata e o reto (veja as Figuras 57.26 e 57.30*B*). Procura-se determinar o tamanho, a consistência e a sensibilidade. A palpação da próstata é conseguida quando se palpa a mucosa anterior do reto, não obstante somente a face posterior da glândula (zona periférica) ser palpável. O examinador deve percorrer toda a superfície posterior da próstata. Normalmente, não se consegue palpar as vesículas seminais.

A próstata normal tem tamanho e formato de uma castanha portuguesa e a consistência da cartilagem nasal ou da contração dos músculos da eminência tenar da mão, e é fixa. Pode-se estimar o tamanho e o peso com a medição laterolateral com as polpas digitais. O peso da próstata é calculado de maneira empírica e subjetiva no exame físico – o tamanho de duas polpas digitais significa aproximadamente 25g, o peso normal para o adulto jovem. É bom lembrar que todos os homens apresentam algum crescimento da próstata com o envelhecimento.

Nódulos ou endurecimentos sugerem câncer de próstata. Deve-se calcular o tamanho do nódulo e se há extensão para fora da glândula. Uma neoplasia de próstata localmente avançada apresenta-se clinicamente com endurecimento de toda a glândula e extensão extraprostática. Em indivíduos sem crescimento da próstata, pode-se palpar um nódulo pequeno na linha média, junto ao esfíncter externo, que corresponde ao colículo seminal. Dor intensa à palpação sugere prostatite aguda; nesse caso, não se deve massagear a próstata em razão do desconforto provocado.

No final do exame, deve-se palpar toda a superfície da mucosa retal. A presença de cíbalos sugere constipação intestinal crônica e a de sangue na luva, inflamação, hemorroidas ou neoplasias retais.

Massagem prostática

Em pacientes com suspeita de infecção da próstata, deve-se realizar massagem prostática para obtenção de secreção. A posição ideal para essa coleta é a genopeitoral (veja a Figura 57.28). Durante o EDR, a expressão vigorosa da próstata – interrompida se ocasionar muita dor – faz com que seja eliminada secreção proveniente da glândula. Essa secreção deve ser examinada a fresco e enviada para cultura.

Referências

1. Tanagho EA, Lue TF. Anatomy of the genitourinary tract. In: Tanagho EA, McAninch JW (eds.) Smith's general urology. 18. ed. New York: McGraw-Hill Medical, 2013.
2. Chung BI, Sommer G, Brooks JD. Anatomy of the lower urinary tract and male genitalia. In: Wein AJ, Kavoussi LR, Novick AC, Partin AW, Peters CA (eds.) Campbell-Walsh urology. 10. ed. Philadelphia, PA: Elsevier Saunders, 2012.
3. Lue TF. Physiology of penile erection and pathophysiology of erectile dysfunction. In: Wein AJ, Kavoussi LR, Novick AC, Partin AW, Peters CA (eds.) Campbell-Walsh urology. 10. ed. Philadelphia, PA: Elsevier Saunders, 2012.
4. McNeal JE. Normal histology of the prostate. Am J Surg Pathol 1988 Aug 12(8):619-33.
5. Mulhall JP. Premature ejaculation. In: Wein AJ, Kavoussi LR, Novick AC, Partin AW, Peters CA (eds.) Campbell-Walsh urology. 10. ed. Philadelphia, PA: Elsevier Saunders, 2012.
6. Porto CC, Porto AL. Semiologia médica. Rio de Janeiro: Guanabara Koogan, 2009.
7. Gerber GS, Brendler CB. Evaluation of the urologic patient: history, physical examination, and urinalysis. In: Wein AJ, Kavoussi LR, Novick AC, Partin AW, Peters CA (eds.) Campbell-Walsh urology. 10. ed. Philadelphia, PA: Elsevier Saunders, 2012.
8. Bickley LS. Bates' guide to physical examination and history-taking. 11. ed. Philadelphia: Wolters Kluwer Health/Lippincott Williams & Wilkins, 2013. 994 p.
9. McAninch J, Lue TF, Smith DR (eds.) Smith and Tanagho's general urology. 18. ed. New York: McGraw-Hill Professional, 2013. 768 p.
10. Graziottin TM, de Freitas G, Soares D et al. Magnetic spheres as foreign body into the bladder. J Sex Med 2013 Oct; 10(10):2590-2.

Genitália Feminina – Anatomia, Fisiologia e Exame Ginecológico

CAPÍTULO 58

Suzana Arenhart Pessini • *Angélica Fragomeni Veríssimo* • *Sibele Klitzke*

INTRODUÇÃO

A paciente que consulta o mesmo ginecologista por um período da vida tem esse médico como referência na área da saúde. O ginecologista, por atender a mulher da adolescência à senectude, tem a oportunidade de promover a saúde, prevenir doenças, facilitar o diagnóstico precoce de alterações não ginecológicas e encaminhar para outras áreas clínicas ou cirúrgicas, quando necessário. Portanto, a consulta ginecológica não se resume à história e ao exame físico apenas do sistema genital.

A história clínica é completa e engloba tanto sinais e sintomas ginecológicos como os de outros sistemas. O exame físico consiste na avaliação do estado geral, peso e altura, pressão arterial, inspeção cutânea e exame das mamas e axilas, abdome, pelve e genitália. O exame genital, por sua vez, não faz parte do exame clínico realizado por um internista. Apresenta algumas particularidades que resultam na necessidade de maior privacidade: está associado à intimidade e à sexualidade da mulher e é invasivo, por penetrar a cavidade vaginal. Essas características se refletem no ensino médico, exigindo do professor, dos alunos e da paciente compreensão, disposição e tolerância para que se estabeleça uma relação de respeito especial e específica.

Anamnese[1-4]

1. **Queixa principal e história da doença atual:** data da última menstruação (DUM), regularidade dos ciclos, duração da menstruação e intensidade do fluxo, sintomas perimenstruais e alterações no padrão menstrual e atrasos. Vida sexual: atividade, satisfação, libido, orgasmo, dispareunia e sangramento pós-coital. Avaliação do risco de exposição a doenças sexualmente transmissíveis (DST). A investigação sobre a sexualidade pode ser deixada para uma segunda consulta, quando o vínculo médico-paciente estará estabelecido. No climatério, questionar fogachos, atrofia urogenital, perda da libido e alterações cutâneas. Avaliar fatores de risco para osteoporose, doenças cardiovasculares, dislipidemias, diabetes ou outras endocrinopatias. Pesquisar uso de hormonoterapia (tipo, tempo de uso) e queixas mamárias (nódulos, mastalgia, derrame papilar) e urinárias (incontinência urinária, sensação de prolapso genital, infecções urinárias de repetição).

2. **Revisão de sistemas:** alterações do hábito intestinal (relacionadas com dor pélvica), alterações urinárias (infecções), dificuldade para dormir e apetite.

3. **Antecedentes mórbidos:** doenças da infância (rubéola, por exemplo), cirurgias prévias (histerectomia, ooforectomia, cesarianas e outras não ginecológicas), obesidade, uso de álcool, tabaco, drogas ou outros medicamentos, tromboembolismo, hipertensão e diabetes.

4. **Antecedentes familiares:** história de câncer ginecológico (útero, ovário, endométrio, mama) e idade de surgimento, outras neoplasias, diabetes, hipertensão, doenças da tireoide, osteoporose ou fraturas ósseas.

5. **Perfil psicossocial:** condições de habitação, noções de higiene, nível socioeconômico e grau de instrução, situação familiar, animais em casa, hábitos de vida (exercícios, ingesta de leite, exposição ao sol).

6. **Antecedentes gineco-obstétricos:**
   - Menarca, início das relações sexuais, menopausa, desenvolvimento puberal (telarca, pubarca), acne e hirsutismo.
   - Anticoncepção (quais já usou, adaptação, tempo de uso, conhecimento).
   - História obstétrica: número de gestações, partos, cesarianas, abortos (espontâneos ou provocados, necessidade de curetagem uterina), anormalidades no pré-natal, peso dos recém-nascidos, tempo de amamentação, intervalo interpartal, infecções puerperais, ameaça de abortamento, parto prematuro, gestações ectópicas ou molares.
   - Tratamentos ginecológicos prévios: cirurgias, cauterização de colo e vulva, último citopatológico de colo uterino e seu resultado.

Exame físico[1-4]

1. **Material necessário:** balança de precisão para peso, antropômetro, relógio, esfigmomanômetro, estetoscópio, mesa para exame ginecológico, foco de luz, luvas, aventais, lençóis, espéculos de vários tamanhos, reesterilizáveis ou descartáveis, pinças de Sheron, lâminas, lamínulas, microscópio óptico, álcool a 95%, lubrificante (vaselina), chumaços de algodão ou gaze, solução de ácido acético, solução de Lugol e hidróxido de potássio, soro fisiológico, espátulas de Ayre, escovas endocervicais e fixador (Figura 58.1).

2. A paciente é conduzida ao banheiro e orientada a despir-se completamente, esvaziar a bexiga e vestir avental. O exame pode ser dividido em quatro itens básicos:

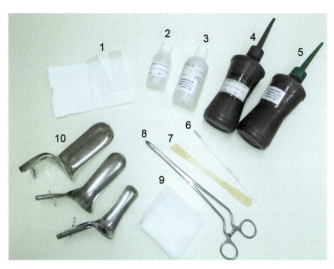

Figura 58.1 Material para exame ginecológico: (1) lâminas; (2) fixador citológico; (3) vaselina; (4) solução de Lugol; (5) ácido acético; (6) escova endocervical; (7) espátula de Ayre; (8) pinça de Sheron; (9) gaze; (10) espéculos de vários tamanhos, reesterilizáveis ou descartáveis.

- **Exame físico geral:** aferir pressão arterial, peso, altura, calcular índice de massa corporal (IMC), informar biotipo da paciente, estado nutricional e circunferência abdominal e do quadril. Observar distribuição e crescimento dos pelos e presença de cicatrizes. O exame da tireoide, assim como dos sistemas cardiovascular e pulmonar, faz parte da avaliação.
- **Exame das mamas:** inicia-se pela inspeção estática, com a paciente sentada com os braços relaxados ao longo do corpo. Ambas as mamas são comparadas em simetria, contorno e aparência da pele. Prossegue-se com a inspeção dinâmica, solicitando que a paciente eleve os braços acima da cabeça e depois, com as mãos na cintura e fazendo força contra esta, promova a contratura da musculatura peitoral. Nódulos mamários que distorcem os ligamentos de Cooper podem levar a ondulações e retrações de pele, que passam a ser evidenciadas com essas manobras, além de se detectarem secreção papilar espontânea e anormalidades nos mamilos (Figura 58.2).

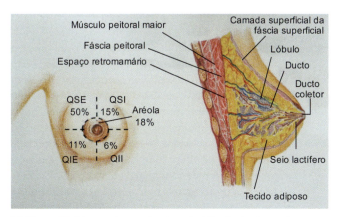

Figura 58.2 Anatomia, quadrantes e incidência de câncer de mama.

Ainda com a paciente sentada, procede-se à palpação das cadeias de linfonodos mais propensas a serem atingidas por um tumor. Em busca de linfonodos aumentados, com consistência endurecida e limites irregulares, palpam-se as regiões supraclavicular e cervical e a cadeia axilar bilateralmente. Sabe-se que os linfáticos da mama drenam maciçamente para a axila, restando apenas uma pequena porção de linfa (1% a 3%) drenada para a cadeia mamária interna. Para a adequada palpação do cavum axilar, deixar-se o braço da paciente relaxado, mantendo-o apoiado no ombro ou no braço do examinador, a fim de se manter a musculatura relaxada.

Com a paciente em decúbito dorsal, prossegue-se com a palpação de cada mama, de todo o tecido mamário, ora com a mão espalmada e os dedos juntos, ora com as polpas digitais. Os dedos deslizam da periferia ao centro da mama, de maneira radiada e circular, em busca de nódulos e adensamentos. Cuidados especiais são exigidos no exame das mamas submetidas a intervenções cirúrgicas prévias, incluindo as mamoplastias redutoras, as suspensoras e as com prótese. Fibroses cicatriciais podem perturbar a correta avaliação. As portadoras de prótese terão o tecido mamário examinado com cuidado sobre a prótese.

A expressão mamilar só é necessária quando há queixa de derrame papilar espontâneo. É realizada de maneira centrípeta, seguindo os ponteiros de um relógio, para que se descubra o raio correspondente ao derrame.

- **Exame do abdome:** observar forma, volume e grau de flacidez, simetria, presença de estrias, cicatrizes, manchas e circulação venosa colateral. A existência de deformidades deverá ser descrita, assinalando a região anatômica, o volume, a forma, a mobilidade, o desaparecimento ou atenuação com aumento da pressão intra-abdominal. A palpação superficial torna possível verificar a espessura do panículo adiposo e áreas de contração reflexa da musculatura abdominal. A palpação profunda localiza as vísceras sólidas, e a percussão é de grande valor na diferenciação entre ascite e cistos volumosos de ovário. Avaliar distribuição de pelos (abdome e região pubiana) e palpar as regiões inguinais e pubiana (linfonodos, hérnias).
- **Exame pélvico:** realizado com a paciente em posição supina, com as pernas em litotomia dorsal e a cabeceira elevada em 30 graus. Cada etapa da avaliação é informada ou descrita antes de sua realização. Inspeção genital, distribuição de pelos, trofismo vulvar, lesões de pele, alterações de cor, cicatrizes e tumorações. Inspecionar os pequenos e grandes lábios, clitóris, meato uretral, hímen e região anal (Figura 58.3). O vestíbulo e o introito vaginal devem ser avaliados também com a manobra de Valsalva em busca de prolapsos genitais (cistocele, retocele, uretrocele ou prolapso uterino ou de cúpula vaginal). Nesse momento, pode ser identificada perda urinária aos esforços. A vagina e a cérvice são adequadamente examinadas apenas após a colocação do espéculo vaginal (disponível em diferentes ta-

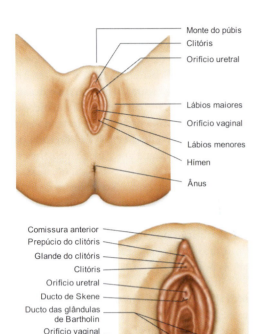

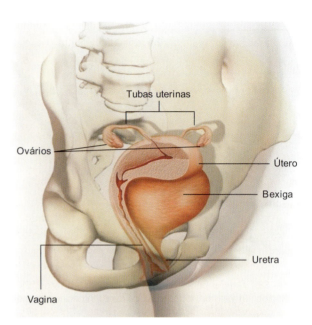

▼ Figura 58.3 Vulva: lábios maiores e menores, introito vaginal, meato urinário, clitóris, glândulas de Bartholin, de Skene e periuretrais, monte de Vênus, esfíncter anal e pregas genitocrurais. (Assistente de imagens: Anatomia Feminina – FEBRASGO.)

▼ Figura 58.4 Genitália interna. O trato genital está em estreito contato com o sistema urinário e com o trato gastrointestinal; em várias ocasiões, os processos mórbidos que afetam um dos sistemas podem causar sintomas no sistema contíguo. (Assistente de imagens: Anatomia Feminina – FEBRASGO.)

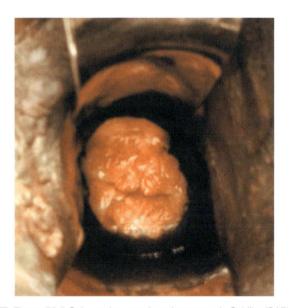

▼ Figura 58.5 Colo uterino com Lugol ou teste de Schiller (SAP).

manhos). Com a mão enluvada, procede-se ao afastamento dos pequenos lábios e à introdução do espéculo na vagina, em sentido oblíquo, dirigindo-se ao períneo posterior para desviar da uretra. Em geral, a posição do útero é antevertida, e a face da cérvice está contra a parede vaginal posterior (Figura 58.4). Para facilitar sua exposição, a ponta do espéculo é angulada em 30 graus posteriormente e o instrumento é aberto gentilmente, alertando a mulher quanto ao possível desconforto e solicitando relaxamento. Deve-se ter cuidado com o uso de luvas, a fim de evitar a contaminação dos objetos do consultório. Uma vez o espéculo aberto, as paredes vaginais e a cérvice são examinadas em busca de massas, ulcerações, pólipos, condilomas ou descarga incomum. Avaliam-se o pregueamento da mucosa vaginal e a secreção. O esfregaço de Papanicolau, ou citopatológico, ou *Pap test*, e material adicional para avaliação cultural ou microscopia da secreção vaginal são coletados e avaliados segundo as técnicas descritas (www.inca.gov.br; www.acog.org).[5] Realiza-se ainda o teste de Schiller (solução de Lugol) em busca de lesões que mereçam investigação colposcópica. O exame é considerado normal quando toda a área do epitélio escamoso fica corada – Schiller-negativo, iodo-positivo (Figura 58.5). Em algumas situações fisiológicas em que a mucosa vaginal está atrófica (menopausa, amamentação), a coloração não fica uniforme ou adquire tonalidade mais clara, não caracterizando alerta para lesão. Os exames de Papanicolau, de coleta de secreção, o teste de Schiller e a colposcopia não oferecem riscos para gestantes ou seus conceptos, portanto são coletados conforme rotina ginecológica mesmo nessa fase da vida da mulher. Procede-se ao toque vaginal bimanual, útil na avaliação do tamanho, mobilidade e consistência do útero e de suas estruturas anexas, e mesmo as pacientes com histerectomia e anexectomia se beneficiam do exame bimanual. Para realização do toque vaginal, o examinador apoia seu pé ipsilateral à mão do toque em uma escada e o antebraço dessa mão em sua coxa, evitando, assim, pressão demasiada no períneo da paciente. Os dedos médio e indicador, enluvados e com lubrificante à base d'água, são inseridos na vagina, até tocar a cérvice. A técnica adequada inclui afastar os pequenos e grandes lábios com o dedo polegar e o anelar e introduzir um ou dois dedos no canal vaginal, em sentido posterior. Os dedos devem explorar a musculatura pélvica, as paredes vaginais, a cérvice e o fundo de saco vaginal anterior e posterior, buscando alterações e tumorações. A posição uterina pode ser avaliada: nas mulheres com útero antevertido, com o dedo percorrendo a face anterior da cérvice, o istmo uterino é tocado em um trajeto ascendente e, naquelas com útero retrovertido, se o dedo percorrer a face posterior da cérvice, o istmo será percebido em um trajeto descendente. Na avaliação do tamanho uterino, os dedos são posicionados sob a cérvice e, com pressão ascendente, eleva-se o fundo de encontro à parede abdominal, palpando, com a mão oposta, o abdome inferior. Para os anexos, realiza-se preensão dos ovários no fundo de saco vaginal, elevando-os até a parede abdominal e com pressão manual contrária com a mão contralateral, identificam-se os anexos.

O toque retal não é exame rotineiro, mas tem grande valia quando o exame vaginal é inconclusivo ou quando a paciente refere sintomas intestinais importantes (sangramento retal, alteração do hábito intestinal, afilamento das fezes, suspeita de neoplasia). Para o toque retal, o dedo indicador enluvado é lubrificado e introduzido delicadamente na abertura anal, solicitando-se à mulher que relaxe o esfíncter antes da introdução completa do dedo. Palpa-se a parede retal em toda a sua circunferência em busca de alterações. Na avaliação de distopias pélvicas é importante que seja feito toque bidigital para descartar enterocele, utilizando-se um dedo na vagina e outro no reto.

As pacientes, ao final da consulta, são alertadas quanto às condutas de risco: cessar tabagismo, uso correto dos métodos contraceptivos, obesidade, ingesta de cálcio e promoção da saúde em geral. Os resultados do exame físico e as suspeitas clínicas devem ser divididos com a paciente, deixando tempo para que se esclareçam possíveis dúvidas. A relação transparente entre o médico e a paciente é a base para um vínculo sólido e duradouro.

Referências

1. Berek JS, Hillard PJA. Initial assesment and comunication. In: Berek JS (ed.) Berek & Novak's gynecology. 15. ed. Philadelphia (PA): Lippincot Williams & Wilkins, 2012.
2. Xavier NL, Salazar CC. Consulta ginecológica. In: Freitas F, Menke CH, Rivoire WA, Passos EP (eds.) Rotinas em ginecologia. 6. ed. Porto Alegre: Artmed, 2011.
3. The American Congress of Obstetrician and Gynecologists (ACOG). Disponível em: www.acog.org. Consultado em 09/11/13.
4. Instituto Nacional do Câncer (INCA). Disponível em: www.inca.gov.br. Consultado em 09/11/13.
5. Silveira GPG. A consulta ginecológica. In: Silveira GPG, Pessini S A, Silveira GGG (eds.) Ginecologia baseada em evidências. 3. ed. São Paulo: Atheneu, 2012.

SEÇÃO XII

Sistema Neurológico

Anatomia e Fisiologia

CAPÍTULO 59

Arlete Hilbig • *Cléber Ribeiro Álvares da Silva*

INTRODUÇÃO

O sistema nervoso (SN) é responsável pelas relações dos seres vivos com o meio externo e pelo controle de seu meio interno, com importante função adaptativa, visando à preservação do indivíduo e da espécie. Detecta as variações do meio ambiente por meio de diferentes modalidades sensitivas, processa essas informações e produz respostas apropriadas mediante impulsos nervosos para músculos e glândulas de secreção. O controle do meio interno possibilita a manutenção de condições favoráveis para o funcionamento do organismo (homeostase).

O SN divide-se em *sistema nervoso central* (SNC), constituído pelo encéfalo e a medula espinhal, e o *sistema nervoso periférico* (SNP), formado pelos nervos que se ligam ao encéfalo (nervos cranianos) e à medula espinhal (nervos espinhais). As raízes e nervos fazem a ligação entre o SNC e o restante do organismo, trazendo e levando informações.

O encéfalo é constituído pelo cérebro (diencéfalo e telencéfalo), com dois hemisférios cerebrais divididos em quatro lobos (frontal, parietal, temporal e occipital), tronco encefálico e cerebelo (Figura 59.1*A*). No interior do encéfalo existem cavidades (ventrículos laterais, III e IV ventrículos) preenchidas por líquido cefalorraquidiano ou liquor produzido pelos plexos coroides, que circula em direção ao espaço subaracnóideo (Figura 59.2).

Cada hemisfério cerebral é formado pelo *córtex cerebral*, camada externa composta basicamente por corpos de neurônios, pelo *centro branco medular* ou coroa radiada, formado por axônios que chegam ou saem do córtex, e pelos *núcleos da base*, constituídos predominantemente por corpos de neurônios. O córtex lida com as funções de maior complexidade (funções corticais ou cognitivas). Pode-se dizer que a metade anterior lida, principalmente, com funções executivas (planejar e executar), enquanto a metade posterior constrói a percepção do ambiente.

O tronco encefálico (Figura 59.1*B*), formado por *mesencéfalo*, *ponte* e *bulbo*, contém vias motoras e sensitivas, núcleos dos nervos cranianos (III ao XII), além de regiões e núcleos produtores de substâncias químicas que modulam a atividade cortical e subcortical (serotonina, noradrenalina, dopamina, acetilcolina etc.). É também no tronco encefálico que está localizada a formação reticular, responsável pela ativação do córtex cerebral e a manutenção da vigília. O cerebelo, localizado posteriormente ao tronco encefálico e a ele conectado, participa da programação dos movimentos e compara movimentos pretendidos com o que está sendo realizado, sendo responsável pela coordenação motora. Também está relacionado com a função psíquica e a aprendizagem motora. A medula espinhal, que é segmentada, recebe as informações provenientes da maior parte do corpo, processa respostas rápidas (reflexos) e, a partir de seu corno anterior, procede à execução final de toda atividade motora voluntária.

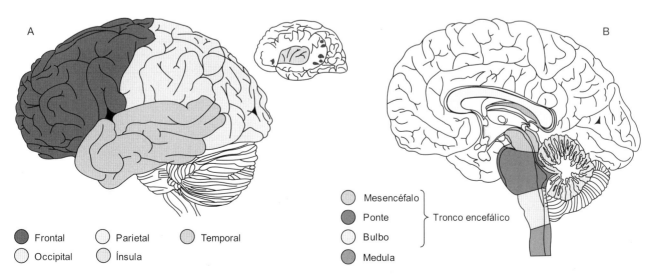

Figura 59.1 Divisão do sistema nervoso central. **A** Encéfalo. **B** Tronco encefálico e medula.

O SNC está protegido por uma estrutura óssea (crânio e coluna vertebral) e envolto em membranas, denominadas meninges (dura-máter, aracnoide e pia-máter). A dura-máter da cavidade craniana está separada dos ossos do crânio e da aracnoide por espaços virtuais – epidural e subdural, respectivamente. Entre a aracnoide e a pia-máter, no espaço subaracnóideo, circula o liquor e também se encontram os grandes vasos que vascularizam o encéfalo (Figura 59.2). No canal vertebral, o espaço epidural está preenchido por tecido adiposo e plexos venosos, diferindo do espaço epidural craniano.

O neurônio é uma célula especializada na transmissão de informações, sendo a unidade estrutural e funcional do SN. Consiste em uma célula polarizada e possui corpo celular e prolongamentos: o *dendrito* (segmento receptor) recebe as informações que serão processadas e transmitidas através do *axônio* (segmento de projeção) para outro neurônio em regiões especializadas denominadas *sinapses*. As sinapses liberam neurotransmissores ativadores ou inibidores, produzindo um potencial pós-sináptico excitatório ou inibitório. A soma dos potenciais provenientes de diferentes sinapses vai determinar a resultante de cada estímulo. Assim, as informações percorrem caminhos específicos no SN, formando redes neurais e ativando ou inibindo funções específicas.

ASPECTOS ANATÔMICOS E FUNCIONAIS DA SENSIBILIDADE

As informações externas e internas (sensibilidade) são captadas por receptores de diferentes tipos e transmitidas através de nervos espinhais e cranianos ao SNC. A sensibilidade é classificada conforme a localização dos receptores. Quando esses se situam somente em algumas regiões ou órgãos especializados, a sensibilidade é considerada especial, como a visão, a audição, a olfação e a gustação. Os receptores espalhados pelo corpo formam a sensibilidade geral, como tato e dor, por exemplo. Quando os receptores da sensibilidade geral estão nas regiões mais externas, como na pele e nas mucosas, a sensibilidade é *superficial* ou *exteroceptiva*; se os receptores estão nos músculos, tendões, nervos e articulações, a sensibilidade é *profunda* ou *proprioceptiva*; se os receptores estão nas vísceras, a sensibilidade é *visceroceptiva* ou *interoceptiva*. A sensibilidade geral superficial compreende o tato, a dor e a temperatura; a profunda, cinético-postural (senso de posição) ou cinestésica, vibratória, dor profunda e barestésica.

A informação da sensibilidade geral é captada pelos receptores, trafega inicialmente pelos nervos e depois pelo SNC, através de uma rede que compreende três grupamentos de neurônio, até atingir o córtex cerebral, onde será processada (consolidada).

O *primeiro neurônio* tem seu corpo celular situado no *gânglio espinhal* (31 pares) da raiz posterior da medula espinhal (ou em seu equivalente no tronco encefálico); seu axônio entra na medula e faz sinapse com o *segundo neurônio*. Este se situa no corno posterior da *medula espinhal* (quando a sensibilidade é superficial) ou nos núcleos grácil e cuneiforme, situados no *bulbo* (quando a sensibilidade é profunda, ou tato discriminativo); seu axônio cruza a linha média e vai em direção ao *tálamo*. Portanto, a informação sensitiva superficial cruza na medula (vias espinotalâmicas) e a informação sensitiva profunda e o tato epicrítico cruzam no bulbo (vias do funículo posterior-leminisco medial). O *terceiro neurônio* situa-se no tálamo; seu axônio leva informação para a área somestésica do lobo parietal (áreas 3, 1, 2), que é a área primária relacionada com a sensibilidade geral.

As diferentes formas de sensibilidade especial chegam ao SNC através dos nervos cranianos e têm trajetos distintos. Existe uma área primária para cada modalidade sensitiva: visão no lobo occipital, gustação no lobo parietal e olfação e audição no lobo temporal.

Desse modo, a percepção de um estímulo inicia em receptores periféricos, percorre um trajeto específico, periférico e depois central, chega a uma área cortical primária específica e culmina na interpretação complexa em áreas corticais de associação (função cortical ou cognitiva).

Além de seguirem o trajeto até o córtex cerebral, os estímulos sensitivos participam de reflexos de integração na medula e/ou no tronco encefálico. A atividade reflexa do SN é muito extensa e tem a finalidade de proteção, sendo uma resposta adaptativa e evitando lesões em diferentes órgãos e tecidos. Um exemplo é o *reflexo de estiramento* testado com martelo: com o estímulo de receptores proprioceptivos nos músculos e tendões ocorre a contração muscular com o objetivo de preservar o músculo estirado.

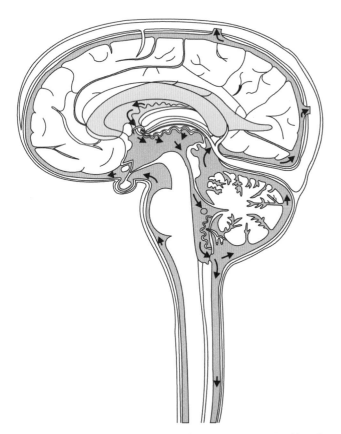

Figura 59.2 Espaços meníngeos, ventrículos e circulação liquórica. Os ventrículos se comunicam com o espaço subaracnóideo (*escuro*), por onde circula o liquor. As setas indicam o trajeto do liquor produzido pelo plexo coroide até sua reabsorção nas granulações aracnóideas. (Ilustração de Rafael Puppe Geiger.)

O *reflexo corneano* é um exemplo de integração no tronco encefálico: quando a córnea é tocada, o estímulo é transmitido pelo nervo trigêmeo (V) e a resposta consiste no fechamento das pálpebras (nervo facial – VII), para proteção da córnea.

Processamento das informações

As áreas corticais que recebem ou enviam informações são denominadas *córtex primário* ou *de projeção* (por exemplo, área 3, 1, 2 – sensibilidade; área 4 – córtex motor primário). Existem diversas *áreas sensitivas primárias* que percebem estímulos específicos e se comunicam com *áreas corticais secundárias*, adjacentes a elas, onde a informação é comparada com informações armazenadas previamente e então reconhecida. Essas informações seguem para *áreas de associação terciárias*, que recebem informações de áreas associativas diversas (e também do sistema límbico, núcleos da base e estruturas subcorticais) e são capazes de utilizar as informações em conjunto para interpretação de contexto, planejamento e tomada de decisão. As principais áreas de associação terciárias são a *confluência temporoparieto-occipital* e o *córtex pré-frontal*. Portanto, as lesões envolvendo áreas de associação não determinam perda de sensibilidade e/ou motricidade, mas dificuldades de interpretação e planejamento, dependendo do local envolvido (veja o Capítulo 61).

Estímulos sensitivos diversos podem determinar comportamentos motores reflexos, automáticos, semiautomáticos ou voluntários. Comportamentos motores também podem ser gerados internamente, sem estímulo sensitivo, sendo classificados como voluntários.

ASPECTOS ANATÔMICOS E FUNCIONAIS DA MOTRICIDADE

As *áreas motoras associativas* incluem a *área motora suplementar* e o *córtex pré-motor* e estão localizadas anteriormente à área motora primária. Existem conexões recíprocas entre áreas de associação sensitiva e motora, responsáveis pelo planejamento motor e que se projetam para o córtex primário, onde inicia a execução dos movimentos. As áreas de associação também têm conexões com o cerebelo e os núcleos da base (NB), que participam da programação e do controle do movimento (Figura 59.3).

O cerebelo e os NB não atuam diretamente sobre o neurônio motor inferior, mas participam em importantes alças de retroalimentação com projeções para o córtex, através do tálamo, sendo fundamentais para a movimentação harmônica e coordenada.

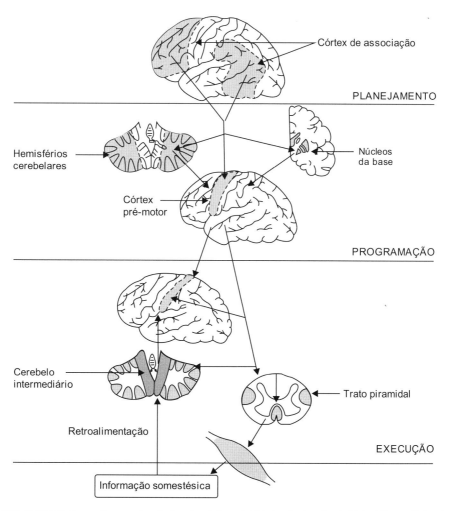

Figura 59.3 Resumo da organização funcional da motricidade. (Ilustração de Rafael Puppe Geiger.)

O cerebelo, órgão de coordenação motora, utiliza conexões que mantêm com regiões motoras e informações proprioceptivas para garantir a eumetria (eu = adequado; metria = medida), a cronometria (cronos = tempo) e a sinergia das contrações motoras (sim = junto; ergo = força, ou seja, músculos que auxiliam o agonista a tornar mais eficiente sua ação). Situado na fossa posterior do crânio, é constituído por dois hemisférios unidos por uma parte central denominada vérmis. Tem anatomia comparável ao cérebro, sendo formado por córtex cerebelar, substância branca e núcleos cerebelares. Filogeneticamente, pode ser dividido em três partes:

1. **Arquicerebelo:** corresponde ao lobo floculonodular e ao *vermis*, juntamente com o núcleo fastigial. Tem conexões com o labirinto e sua função está relacionada com a manutenção do equilíbrio.
2. **Paleocerebelo:** corresponde ao lobo anterior do cerebelo e partes correspondentes do vérmis, juntamente com núcleos globoso e emboliforme. Tem conexões com a medula espinhal e regula a motricidade automática e as reações tônicas posturais.
3. **Neocerebelo:** corresponde ao lobo posterior do cerebelo e ao núcleo denteado. Conecta-se principalmente com o córtex cerebral. Auxilia a programação e o controle motor, agindo sobre a musculatura apendicular.

Os NB, do ponto de vista anatômico, são constituídos por uma coleção de substância cinzenta localizada profundamente nos hemisférios cerebrais, mas funcionalmente incluem também núcleos localizados em regiões subcorticais. As principais estruturas envolvidas no controle motor e em outras atividades dos NB são: caudado e putâmen (estriado), globo pálido (pálido), núcleo subtalâmico e substância negra, localizada no mesencéfalo. Têm conexões recíprocas com áreas motoras, especialmente áreas de associação, através do tálamo. Esses núcleos exercem papel no planejamento, na programação e na execução dos movimentos.

A fase de execução do movimento inicia com ativação do *córtex motor primário*, que está localizado no giro pré-central. Existe uma organização somatotópica nessa região, formando um homúnculo motor cuja representação relaciona-se muito mais com a função desenvolvida do que com a extensão da área representada (Figura 59.4). No córtex motor primário está o *neurônio motor superior (NMS)*, cujo axônio se projeta a partir do córtex, passa pela substância branca do cérebro (coroa radiada), cápsula interna, tronco encefálico e, após cruzamento na porção inferior do bulbo (decussação das pirâmides), desce pelo funículo lateral da medula espinhal e faz sinapse com o *neurônio motor inferior (NMI)* no corno anterior da medula. Esse feixe de fibras que partem do córtex primário é denominado *feixe piramidal* e, durante seu trajeto no tronco encefálico, deixa fibras que fazem sinapse com neurônio motor inferior localizado nos núcleos motores do tronco encefálico (TE). Portanto, o feixe piramidal compreende os tratos corticoespinhal e corticonuclear. O axônio do neurônio motor inferior deixa a medula espinhal através da raiz anterior (ou através de um nervo craniano, no caso do TE) e trafega pelo nervo até chegar ao músculo que será ativado.

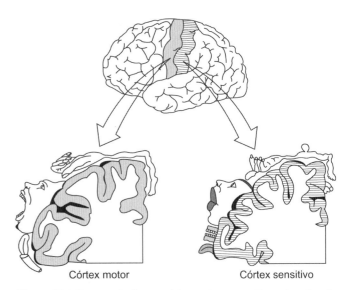

Figura 59.4 Representação no córtex motor e sensitivo – homúnculo de Penfield. (Ilustração de Fernanda Chede Nunes.)

A via motora que executa o movimento é formada, portanto, de dois neurônios motores: o *superior*, localizado principalmente no córtex frontal (giro pré-central), e o *inferior*, localizado no corno anterior da medula espinhal ou em núcleos motores do tronco encefálico. O NMI é a ligação única e final do SNC com o músculo e sua lesão determina perda completa da função muscular (veja o Capítulo 63).

A via piramidal controla movimentos contralaterais, especialmente das extremidades. Os músculos axiais e das cinturas, envolvidos na manutenção do tônus axial, equilíbrio, postura, movimentos da cabeça e do pescoço e movimentos automáticos relacionados com a marcha, são em grande parte controlados por *vias extrapiramidais*, além de também apresentarem inervação piramidal ipsilateral.

A organização da atividade motora envolve, portanto, extensas áreas do SNC, iniciando por áreas de planejamento (córtex de associação), áreas de programação (córtex de associação, cerebelo e núcleos da base) e áreas de execução (NMS e NMI). O movimento harmônico depende de informação sensitiva intacta e da integração entre as áreas motora e sensitiva, além de alças de retroalimentação que permitem detectar falhas de execução e corrigi-las (veja Figura 59.3).

VASCULARIZAÇÃO DO SNC

O encéfalo é irrigado por dois sistemas arteriais: (1) sistema carotídeo (anterior), formado pelas duas artérias carótidas internas, e (2) sistema vertebrobasilar (posterior), formado pela união das artérias vertebrais em um tronco arterial único, a artéria basilar. Os dois sistemas se comunicam amplamente na base do encéfalo, onde formam o polígono (ou círculo) de Willis, cujos ramos terminais, as artérias cerebrais anteriores, médias e posteriores, vão vascularizar o cérebro (Figuras 59.5 e 59.6). O tronco encefálico e o cerebelo são vascularizados por ramos das artérias vertebrais e basilar.

As artérias contêm ramos superficiais e ramos centrais ou perfurantes (longos e curtos), que garantem a irrigação de estruturas profundas e formam uma vascularização terminal.

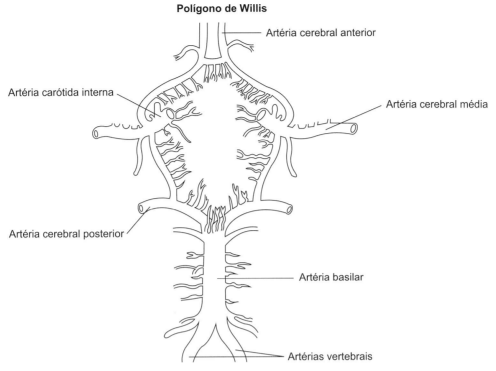

Figura 59.5 Artérias encefálicas – polígono de Willis.

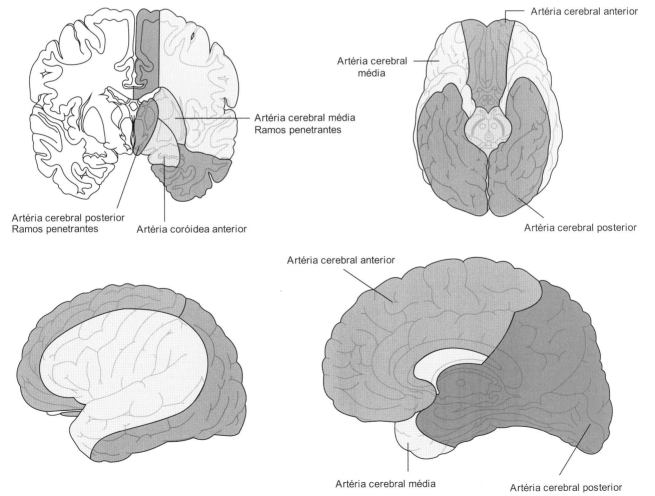

Figura 59.6 Territórios vasculares. (Ilustração de Glauco Kody Nagata.)

São particularmente importantes os ramos perfurantes das artérias cerebrais médias e anteriores, as *artérias lenticuloestriadas*, que fazem a vascularização da maior parte da cápsula interna e dos NB, local frequente de acidentes vasculares isquêmicos e/ou hemorrágicos.

A medula espinhal é vascularizada por ramos das artérias vertebrais (artéria espinhal anterior e duas espinhais posteriores), que percorrem longitudinalmente a medula. Existe um reforço através da irrigação de artérias radiculares, ramos das artérias vertebrais no pescoço e de artérias segmentares da aorta no tronco. A artéria segmentar mais calibrosa é a de Adamkiewicz (artéria radicular magna), que geralmente penetra entre T9 e T12, do lado esquerdo.

Bibliografia

Blumenfeld H. Neuroanatomy through clinical cases. Sunderland, MA: Sinauer Associates, Inc., 2002.

Fitzgerald MJT, Folan-Curran J. Clinical neuroanatomy and related neuroscience. 4. ed. Spain: Elsevier Science, 2002.

Kandel ER, Scwartz JH, Jessell TM. Principles of neural science. 4. ed. United States of America: The McGraw-Hill Companies, 2000.

Lent R. Cem bilhões de neurônios – Conceitos fundamentais de neurociências. São Paulo: Atheneu, 2001.

Machado ABM. Neuroanatomia funcional. 2. ed. São Paulo: Atheneu, 1998.

Schünke M, Schulte E, Schumacher U. Prometheus atlas de anatomia. Rio de Janeiro: Guanabara Koogan, 2007.

Nível de Consciência

CAPÍTULO 60

Alexandre Balzano Maulaz

INTRODUÇÃO

Consciência pode ser definida como o estado de percepção da própria pessoa (sua personalidade e seu comportamento) e do meio circundante. Consiste na capacidade de o indivíduo interagir com o ambiente e outras pessoas a partir de um comportamento predeterminado por educação e valores morais socialmente aceitáveis.[1,2] É composta de dois elementos: vigilância e percepção.

A percepção, também referida como conteúdo da função mental, envolve funções afetivas e cognitivas. Exemplos de alterações dessa parte da consciência são: demência, delírio e confusão. Essa parte da consciência não é o foco deste capítulo.

O termo vigilância define um estado psicológico e fisiológico de estar acordado ou reativo a um estímulo, o que depende de um desempenho funcional global do sistema nervoso central. Esse desempenho reflete o grau de ativação de diferentes funções cerebrais, o qual é variável conforme o ciclo vigília-sono e algumas aferências (estresse, relaxamento). O ato de acordar consiste em um grau de ativação necessário que permite a atividade das funções cerebrais.[2]

As alterações no grau da vigilância, ainda que referidas como nível de consciência, não formam realmente estágios bem distintos, mas são um contínuo de mudanças de estados comportamentais, que variam do estado de alerta ao coma. Assim, neste capítulo serão descritas alterações do nível de consciência, de seu estado mais grave para o menos afetado, porém é importante ressaltar que existem variações temporais do nível de consciência, e os limites entre esses níveis não são bem delimitados[1] (Figura 60.1).

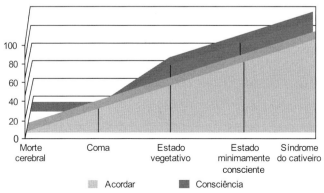

Figura 60.1 Alterações do estado de consciência.

MORTE CEREBRAL

Consiste na cessação da função cerebral como um todo, enquanto a função somática é mantida por meios artificiais e o coração continua batendo. A única atividade espontânea é a cardiovascular. Os únicos reflexos presentes são os mediados pela medula espinhal. O paciente está apneico e não reativo ao estímulo externo. A morte cerebral exige uma demonstração da ausência de atividade cerebral e do tronco cerebral por meio de exame neurológico. Em adultos, a morte cerebral raramente persiste por mais de alguns dias e é seguida por colapso circulatório.

COMA

Pacientes com lesões encefálicas graves podem entrar em coma. Esse estado se caracteriza, incialmente, por incapacidade de abertura ocular e de manifestar respostas comportamentais voluntárias. Em geral, os pacientes emergem desse estado após 2 a 4 semanas, sendo o prognóstico influenciado pela etiologia, a idade e o estado de saúde do paciente. A recuperação de um coma pode levar a um estado intermediário, como estado vegetativo ou minimamente consciente.

Como salientado previamente, o estado de vigilância pode flutuar. Considera-se a presença de estupor quando o indivíduo consegue ser acordado transitoriamente pelo estímulo, retornando ao estado comatoso quando esse estímulo é cessado.[3] O estado de sonolência simula um sono leve e é caracterizado por um despertar fácil e a persistência da vigilância por curto período, mas retornando ao estado de diminuição da consciência após o término do estímulo.

ESTADO VEGETATIVO (EV)

Essa situação implica a preservação da função autonômica (regulação cardiovascular, termorregulação, peristaltismo, diurese etc.) e do ciclo vigília-sono, com ausência da percepção do ambiente ao redor. Os pacientes abrem os olhos espontaneamente ou em resposta a estímulos, mas têm somente atitudes reflexas, não relacionadas com o meio externo. Eles são incapazes de acompanhar um objeto com o olhar ou executar um movimento proposto. Importante ressaltar a diferença entre EV persistente e permanente. O EV persistente foi inicialmente descrito para enfatizar que a "persistência" não significava "permanência", e atualmente se recomenda omitir o adjetivo persistente com o objetivo de evitar confusão semântica e descrevê-lo como estado vegetativo por determinado período de tempo. Acreditava-se que, dependendo dos fatores supradescritos (etiologia, idade), após 2 a 3 meses poder-se-ia declarar como permanente. Entretanto, hoje se sabe que não existe um tempo determinado. Os pacientes que sobrevivem ao coma podem evoluir para o EV em 2 a 4 semanas, enquanto outros podem recuperar-se, inclusive de maneira integral, meses depois. EV persistente é definido como a permanência desse estado por, pelo menos, 3 meses.[4] Com alto grau de probabilidade, pacientes com EV persistente por mais de 12 meses podem ser considerados com EV permanente.[5]

Mais recentemente, principalmente com o significado negativo intrínseco da palavra *vegetativo* e de que a palavra *estado* pode transmitir uma ideia de inércia e irreversibilidade, tem sido proposto o uso da seguinte denominação: síndrome da vigília não responsiva.[6]

ESTADO MINIMAMENTE CONSCIENTE

Os pacientes são despertáveis e mostram sinais flutuantes e reproduzíveis de percepção. Eles podem manifestar respostas emocionais e comportamentais apropriadas, como, por exemplo, obedecer a comando verbal, manipular objetos, sorrir e chorar, perseguir e fixar objetos com o olhar. Entretanto, esses movimentos podem variar no tempo, tornando um desafio a detecção dessa percepção. Apesar de ter um prognóstico melhor que o estado vegetativo, alguns pacientes permanecem nesse estado indefinidamente. Como o EV, pode ser uma condição transitória ou permanente.

SÍNDROME DO CATIVEIRO

Apesar de não ser uma alteração da consciência, essa síndrome deve ser considerada, pois pode ser confundida com o EV por apresentar o mesmo modelo comportamental. Esses indivíduos são incapazes de movimentar os membros ou de falar, restando somente um movimento do olhar no sentido vertical e o piscamento. Essa síndrome acontece por lesão bilateral da via piramidal, habitualmente na ponte, provocando tetraplegia e paralisia dos nervos cranianos mais inferiores, mas com preservação da consciência e da cognição.

Referências

1. Berger JR. Stupor and coma. In: Daroff RB, Fenichel GM, Jankovic J, Mazziotta JC (eds.) Bradley' neurology in clinical practice. 2012:37-55.
2. Liot P, Outin H. Comas. In: Encyclopédie médico-chirurgicale. Neurologie. Editions Scientifiques et Medicales. Paris: Elsevier, 2002.
3. Young GB. Major syndromes of impaired cosciousness. In: Young GB, Ropper AH, Bolton CF (eds.) Coma and impaired consciousness. McGraw-Hill, 1998:39-78.
4. The Multi-Society TSK Force on Persistent Vegatative State. Medical aspects of the persistent vegetative state. N Engl J Med 1994; 330:1499-508.
5. Brust JCM. Coma. In: Rowland LP, Pedley TA (eds.) Merrit's neurology. 12. ed. Philadelphia: Lippincott Williams & Wilkins, 2010.
6. Laureys S, Celesia GG, Cohadon F et al. Unresponsive wakefulness syndrome: a new name for the vegetative state or apallic syndrome. BMC Medicine 2010; 8:68.

Funções Cognitivas

CAPÍTULO 61

Liana Lisboa Fernandez • *Arlete Hilbig*

INTRODUÇÃO

As funções cognitivas ou corticais superiores incluem todos os processos mentais relacionados com o ato de pensar, como percepção, atenção, memória, reconhecimento, linguagem, abstração, raciocínio, planejamento e julgamento. São funções relacionadas com áreas associativas (secundárias e terciárias) do córtex cerebral.[1]

Alterações das funções corticais nem sempre podem ser localizadas precisamente, pois dependem de conexões extensas entre áreas corticais e que também transitam por regiões subcorticais. Entretanto, algumas são processadas por redes neurais passíveis de localização em regiões corticais distintas que se interconectam, como a linguagem, por exemplo. A ativação de um módulo (grupo de neurônios e colunas) responsável por uma operação elementar dá lugar à excitação de módulos secundários pelas fibras de associação e sucessivamente ativa módulos terciários, seguindo padrões sequenciais entre diversas regiões, contribuindo, desse modo, para uma função particular complexa[2-4] (Figura 61.1).

Um fato relevante, e que auxilia a localização de alterações cognitivas na prática clínica, é a tendência de lateralização de algumas funções corticais, resultando em especialização hemisférica. Embora exista simetria anatômica e funcional de áreas de projeção entre os hemisférios cerebrais, observa-se uma marcada assimetria funcional de regiões associativas. O hemisfério que processa a linguagem é, por convenção, considerado dominante (hemisfério esquerdo em 95% dos destros e em 60% a 70% dos canhotos), enquanto o outro é não dominante (hemisfério direito na maioria da população). Entre as funções do hemisfério dominante, além da linguagem, está o processamento de atividades que necessitam habilidade motora, aritmética, sequenciamento e habilidades analíticas; o hemisfério não dominante processa análises visuoespaciais, atenção espacial, senso de direção e habilidade musical.

Para examinar as funções cognitivas é imprescindível avaliar o nível de consciência do indivíduo, que deve estar *alerta* ou *em vigília*.[5] Situações de sonolência, torpor ou coma prejudicarão ou mesmo impossibilitarão o exame. Também deve ser afastado estado confusional agudo (*delirium*), que se caracteriza por dificuldade importante de atenção.

ATENÇÃO

Atenção é a capacidade de manter o foco em um estímulo sensorial particular, resistindo às distrações. A atenção sustentada é chamada de *concentração*.[5,6] A atenção depende da interação do *sistema reticular ativador ascendente (SRAA)*, que mantém a vigília; do *tálamo* e dos *lobos parietais*, que filtram estímulos externos e internos coexistentes; do *hipocampo*, que seleciona; da *amígdala*, que dá relevância afetiva; e do *córtex pré-frontal*, que impede interferências e modifica o foco da atenção, quando apropriado.[1] Portanto, a atenção é uma função bastante difusa, envolvendo áreas corticais e subcorticais.

Exame

- **Subtrações seriadas:** 100 − 7 = 93 − 7 = 86 − 7 = 79 − 7 = 72 − 7 = 65 (o normal é não cometer erro algum).
- *Span* **de dígitos:** solicita-se ao indivíduo que repita uma série de números na ordem direta (média de acertos: sete números) e indireta (média de acertos: cinco números).
- **Persistência motora:** protruir a língua por 20 segundos, manter os braços estendidos por 20 segundos ou olhar para extremos por 10 segundos.
- **Extinção sensorial:** realizar a estimulação sensitiva simultânea das mãos enquanto o indivíduo, com os olhos fechados, deverá identificar os dois estímulos concomitantes (função parietal).
- **Cancelamento:** o indivíduo deverá traçar uma linha única de traços distribuídos aleatoriamente em uma folha (observa-se hemineglicência em lesões no hemisfério contralateral).[1,5,6]

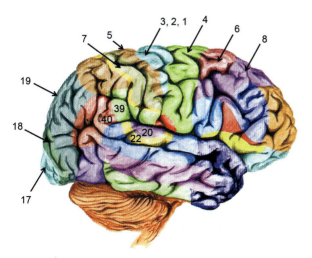

Figura 61.1 Áreas de Brodmann.[8,11] (Ilustração de Luís Eduardo Salles.)

- **Trilhas:**
  - A: traçar uma sequência de pontos numerados.
  - B: traçar uma sequência de pontos numerados, alternando com letras.[7]

LINGUAGEM

Linguagem é a habilidade de expressar pensamentos, de comunicar-se simbolicamente através da palavra falada, da escrita ou de gestos. Uma série de regiões corticais interconectadas do hemisfério dominante constitui a rede neural responsável por elementos da linguagem. A área de Broca (áreas 45, 46), no opérculo frontal, e a área de Wernicke (área 22), no terço posterior do giro temporal superior, conectam-se com áreas de associação motora (responsável pela fluência da linguagem) e sensitiva (responsável pela compreensão da linguagem), respectivamente, além de se interconectarem através do fascículo arqueado (áreas 39, 40), o que possibilita a repetição[8] (Figura 61.2).

Exame

Os elementos essenciais da linguagem são: fluência, compreensão, repetição, nomeação, leitura e escrita, testados como mostra o Quadro 61.1.

Os distúrbios adquiridos da linguagem (falada ou escrita) causados por lesões cerebrais denominam-se *afasias*. De acordo com a área afetada, observam-se sinais distintos (Quadro 61.2).[6,8] Os distúrbios do cálculo (*acalculia*) provavelmente estão bastante relacionados com a afasia.[5]

A etapa final na expressão da linguagem consiste na *fala*: atividade motora mediada pelos nervos cranianos e suas conexões supranucleares.[1,5,6]

Os distúrbios da fala incluem as *disartrias*, causadas por fraqueza (alteração do neurônio motor superior ou inferior) ou incoordenação dos músculos da articulação da palavra (alteração cerebelar); as *disfonias*, decorrentes de fraqueza na musculação da laringe ou do palato mole (alteração dos núcleos ou nervos cranianos IX, X); e *dislalias*, caracterizadas por troca de letras em razão de distúrbios na aquisição da articulação.[6]

Quadro 61.1 Avaliação da linguagem[1,5,6]

Característica da linguagem	Teste
Fluência – capacidade de produzir linguagem espontaneamente	**Animais:** listar o máximo de animais em um minuto (média de 13 animais), ou o máximo de **palavras** que se iniciem com as letras F, A e S (média de 32 palavras no total); escrever uma **frase**. Observar velocidade e abundância da produção verbal, presença de pausas para encontrar palavras, parafasias (substituição de palavras ou partes de palavras que modificam seu sentido) e neologismos
Compreensão – capacidade de reconhecer palavras e expressões, compreendê-las e interpretá-las	Obedecer a **comando simples**: "levante a mão", "olhe meu dedo"; ou mais **complexo**: contar uma breve história e fazer uma pergunta; solicitar que realize uma sequência de comandos
Repetição – capacidade de repetir palavras ou expressões oralmente	Repetir frases como "sem eira nem beira", "nem aqui, nem ali, nem lá"
Nomeação – capacidade de nomear um objeto	Apontar para objetos e pedir para nomeá-los
Leitura – capacidade de reconhecer símbolos escritos	Ler uma frase e fazer o que está escrito. Por exemplo: "feche os olhos"
Escrita – capacidade de comunicar-se por símbolos escritos	Solicitar que o indivíduo escreva uma frase ou seu nome

MEMÓRIA

Consiste na capacidade de registrar, armazenar e recuperar informações.[5] A memória fornece a base de informações que confere ao indivíduo sua identidade única, a partir do conjunto de experiências passadas, e organiza a evocação de fatos relevantes para sua identidade cultural. A evocação consciente (ou pré-consciente) de fatos e experiências passadas molda condutas e decisões no presente com repercussão no seu futuro.[1] As funções de memória podem ser divididas, de acordo com seus aspectos temporais, em: *memória imediata*, também chamada *working memory*; *memória recente* (orientação no tempo e no espaço, informações adquiridas em minutos, horas ou dias); ou *memória remota* (evocar fatos passados). Dependem da capacidade de *registrar* a informação, que pode se dar por várias modalidades sensitivas e depende em grande escala da *atenção*; do *armazenamento* (hipocampo, sistema límbico, córtices sensoriais associativos, regiões pré-frontais) pelo qual as informações selecionadas são aprendidas ou memorizadas, reforçadas pela repetição e pelo significado emocional, sendo distribuídas difusamente em áreas de associação do córtex cerebral; e *recuperação*, que é a capacidade de acessar informações aprendidas previamente.[1,5]

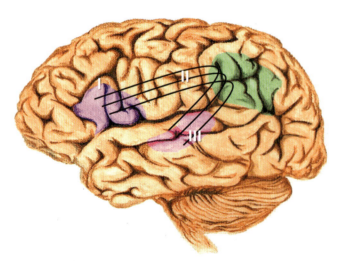

Figura 61.2 Áreas da linguagem: I – Broca, II – fascículo arqueado, III – área de Wernicke.[5,8,9] (Ilustração de Luís Eduardo Salles.)

Quadro 61.2 Tipos de afasia[9]*

	Afasia de Broca	Afasia de Wernicke	Afasia de condução
Localização	Lobo frontal esquerdo	Temporoparietal esquerda	Temporal esquerdo ou parietal inferior esquerdo (área perissilviana)
Fluência	Não fluente Gaguejante Parafasias Com esforço Sem gramática	Logorreia Frases sem sentido Jargões Neologismos	Fluente, mas pode ser hesitante; parafasias percebidas e corrigidas
Nomeação	Prejudicada	Anormal Anomias	Ocasionalmente nomes errados
Compreensão	Intacta	Muito prejudicada	Levemente anormal
Repetição	Prejudicada	Prejudicada	Muito prejudicada
Leitura	Prejudicada	Prejudicada	Frequentemente prejudicada
Escrita	Descuidada Sem gramática Erros de ortografia	Caligrafia normal Erros ortográficos Parafasias Inadequações	Erros ocasionais de ortografia
Achados frequentes	Hemiparesia direita Apraxia direita Hemiparestesia direita Depressão	Quadrantoanopsia superior direita Apraxia direita	Discreta hemiparesia direita Negligência do lado direito Hemianopsia direita Apraxia bilateral

*A afasia global ocorre em lesões extensas nas áreas da linguagem e se manifesta como afasia não fluente, com dificuldade de compreensão, expressão e repetição. Afasias transcorticais lembram as de Broca, de Wernicke e global, mas a repetição está preservada.

Exame

- **Memória imediata:** os mesmos testes de atenção, assim como repetir três palavras ditas pelo examinador. A capacidade de repetir implica que o material foi registrado.[1,5,6]
- **Memória recente:** falar três palavras sem relação uma com a outra, avisando que irá solicitá-las mais tarde. Após 5 a 10 minutos de distração, devem ser solicitadas. Esse teste avalia a capacidade de aprendizado.
- **Memória remota:** pedir ao paciente que lembre um evento autobiográfico ou histórico.[1]

Testes de *orientação* no tempo (dia da semana, do mês, mês, ano, hora), no espaço (local onde se encontra, rua, bairro, cidade, estado) ou na pessoa (nome, idade, endereço) também avaliam a memória recente.

Um distúrbio da memória (*amnésia*) pode ser um déficit isolado ou uma característica da disfunção cognitiva global. Nos estados confusionais agudos (*delirium*), a memória imediata está comprometida em virtude da alteração da atenção. Como o registro fica prejudicado, há incapacidade de aprender um material novo (memória recente alterada). Na demência, a atenção é normal e os problemas com a memória recente, e em menor grau com a memória remota, geralmente predominam. Na amnésia anterógrada, o indivíduo apresenta dificuldade de recordar o que ocorreu após um evento, mantendo recordações do que aconteceu antes do evento. Na amnésia retrógrada, o agente causal do déficit de memória recente também afeta a sedimentação e a evocação dos acontecimentos imediatamente anteriores ao início do evento.[6] A amnésia psicogênica caracteriza-se por comprometimento de memórias carregadas de afeto e menos de fatos objetivos. A perda isolada da identidade pessoal (esquecer o próprio nome) é patognomônica de transtorno psicogênico.[5] O comprometimento bilateral do hipocampo leva à amnésia anterógrada (incapacidade de armazenar novas informações), enquanto o comprometimento bilateral da amígdala ocasiona prejuízo na associação de novos estímulos com informações prévias relacionadas com situações de perigo. Ambas as situações podem decorrer de uma encefalite herpética.[1]

PRAXIAS E GNOSIAS

Praxia é a capacidade de realizar movimentos propositados e deliberados, previamente aprendidos, enquanto *apraxia* consiste na perda dessa capacidade sem que exista déficit motor, sensitivo, de coordenação ou de compreensão da linguagem.[1,6,10] É importante verificar se o paciente percebe o erro ou se não toma conhecimento. No primeiro caso, o defeito está na execução do plano e no segundo, em sua elaboração.[8] Áreas de associação motoras são responsáveis por essa função e estão próximas da área de projeção motora, assim como áreas de associação sensitiva parietais (área 40)[1,6,8] (Quadro 61.3).

Gnosia é a capacidade de *reconhecer*. Pressupõe-se que tenha havido experiências anteriores capazes de criar um conjunto de conhecimentos que possam ser acessados, possibilitando a identificação de estímulos recebidos do ambiente. Essa função permite que o indivíduo reconheça objetos, faces, cores, símbolos, em cada uma das modalidades sensitivas. É necessário que a sensibilidade esteja preservada.[1,8] As funções gnósicas dependem da integridade das áreas de associação secundárias corticais, que interpretam os estímulos vindos de uma área sensitiva primária. A área somestésica secundária que interpreta estímulos sensoriais de tato corresponde às áreas

Quadro 61.3 Tipos de apraxia[1,6,8,10]			
Tipos de apraxia	Conceito	Testes	Localização
Apraxia ideomotora	Falha na execução de atos sob comando verbal, porém executa o ato automaticamente (memória procedural)	Pede-se que o indivíduo franza a testa, abra a boca, feche os olhos, finja que escova os dentes ou penteie o cabelo	Área 40 e área 4 do hemisfério dominante
Apraxia ideatória	Perda da habilidade para planejar a execução de um ato complexo, porém permanece a capacidade de imitar gestos; incapacidade de usar o objeto adequadamente	Realizar a sequência de atos necessária para acender um cigarro	Área 40 e áreas 4 e 6 do hemisfério dominante
Apraxia construtiva	Incapacidade de formar uma construção no espaço	Cópia de figuras geométricas; desenhar um relógio; fazer uma casa com palitos de fósforo	Lobo parietal do hemisfério não dominante
Apraxia para vestir-se	Não consegue relacionar peças do vestiário com partes do corpo	Vestir uma blusa ou casaco	Lobo parietal do hemisfério não dominante*

* Pode acompanhar: apraxia construtiva, hemianopsia contralateral e heminegligência.

5 e 7 de Brodmann. As áreas visuais secundárias correspondem às áreas 18, 19, 20, 21 e 37 de Brodmann e são responsáveis por decodificar estímulos visuais. A interpretação de estímulos auditivos se dá na área auditiva secundária, que corresponde à área 22 de Brodmann (Figura 61.1). Lesões nas áreas associativas sensoriais levam às agnosias.[8,11]

Tipos de agnosia

Agnosias táteis

As agnosias táteis se caracterizam pela dificuldade em reconhecer objetos pelo tato (*astereognosia*), apesar de reconhecê-lo por meio de outras modalidades sensoriais.

- **Agrafestesia:** incapacidade de reconhecer números ou letras desenhados na pele do indivíduo.
- **Somatoagnosia:** distúrbio da imagem corporal, havendo desconhecimento de um lado ou de partes do corpo.
- **Anosognosia:** incapacidade de reconhecer o próprio déficit, levando à negligência da parte afetada. A percepção do esquema corporal depende de áreas terciárias supramodais (mais de um tipo de modalidade sensorial) que recebem informações das áreas secundárias. A área temporoparietal correspondente às áreas 39 e 40 de Brodmann é conhecida como área do esquema corporal.
- **Membro fantasma:** consiste na ilusão da existência de um membro, ou segmento deste, amputado; é a noção central desse membro como constituinte do esquema corporal.
- **Ausência de discriminação de dois pontos:** incapacidade de identificar o estímulo tátil de dois pontos separados, quando simultâneos.
- **Agnosia digital:** incapacidade de reconhecer os dedos.[1,5,8]

Testes

- Colocar objetos na mão do indivíduo com os olhos fechados e pedir que reconheça.
- Teste de discriminação de dois pontos.
- Reconhecimento de letras desenhadas na pele de um indivíduo com os olhos fechados.[1]

Agnosias visuais

As agnosias visuais consiste na incapacidade de reconhecer, descrever ou nomear objetos visualmente. O indivíduo tem dificuldade em nomear (*anomia*), bem como descrever a função de um objeto.

- **Acromatopsia central:** incapacidade de reconhecer cores.
- **Prosopagnosia:** dificuldade em reconhecer faces.
- **Simultanagnosia:** impossibilidade de unificar uma cena ou objeto, sendo o paciente capaz de identificar isoladamente seus constituintes.
- **Alexia (cegueira verbal):** dificuldade de identificar símbolos representados por letras, levando à incapacidade de leitura.[1,5,8,12]

Testes

- Pedir que nomeie objetos que lhe são mostrados (relógio, caneta).
- Reconhecimento de faces famosas.
- Reconhecimento de cores.
- Leitura de uma frase.
- Reconhecimento de uma cena de aniversário.[1]

Agnosias auditivas

O indivíduo com ignosia auditiva é incapaz de reconher sons.

- **Agnosia verbal auditiva para sons não linguísticos:** incapacidade de reconhecer o significado do som (de animais, sinos, foguetes).
- **Surdez verbal:** incapacidade de compreender a linguagem verbal e repetir ou escrever palavras ditadas, porém a fala espontânea, a escrita e a leitura estão preservadas (lesão do hemisfério esquerdo).
- **Amusia:** dificuldade de compreensão de sons musicais, e a lesão encontra-se no hemisfério direito.

Teste

- Reconhecer sons de campainha, sino e moedas caindo.[1,8,11]

FUNÇÕES EXECUTIVAS

As funções executivas incluem a capacidade de formular um objetivo, planejar e executar o plano de modo eficiente, monitorar e corrigir-se de modo espontâneo e confiável.[12] A área terciária pré-frontal é a principal região responsável por essas funções e mantém conexões complexas com o tálamo, o sistema límbico e as áreas de associação corticais multimodais, integrando e analisando estímulos, visando à escolha (estratégia) de um movimento direcionado a um objetivo (conduta).[1,9,11]

Diversas funções compõem essa categoria:

- **Abstração:** possibilita a realização de associações complexas entre objetos e conceitos, organizá-las em temas comuns e interpretá-las para além de seu significado literal.[1]
  - **Testes:** *semelhanças:* uma maçã e uma laranja são semelhantes porque são frutas. Qual a semelhança entre um leão e um cachorro? (A resposta adequada seria: são animais.) *Diferenças:* a diferença entre o açúcar e o vinagre é que o primeiro é doce e o outro é azedo. Qual a diferença entre roubo e engano? (O primeiro é proposital.)[13] *Interpretação de provérbios:* "Quem não tem cão caça com gato" (fazer o que é possível); "água mole em pedra dura tanto bate até que fura" (persistência).[14]
- *Insight:* capacidade de acessar informações sobre si e sobre seu papel na condução de suas circunstâncias de vida. O *insight* é avaliado durante a anamnese, observando como o indivíduo descreve seu problema, suas causas e consequências, assim como alternativas para lidar com ele.[1]
- **Julgamento e solução de problemas:** capacidade de integrar conhecimentos a respeito de si, do ambiente e do contexto em que está inserido, resultando em comportamentos adequados a cada situação.
  - **Testes:** perguntar o que faria se encontrasse um envelope caído ao solo, endereçado e selado; o que faria se visse fumaça saindo da casa do vizinho.[1,13,14]
- **Programação:** capacidade de planejar e executar uma sequência de movimentos.
  - **Testes:** punho, borda, palma da mão alternadamente.[15]
- **Alternância de sequências:** capacidade de alternar entre diferentes esquemas conceituais na dependência do contexto. Para que uma nova ação se inicie, é necessário inibir a que está sendo executada. Testa a capacidade de flexibilidade mental e de evitar a perseveração.
  - **Testes:** pedir ao paciente que siga copiando a sequência de figuras (um triângulo seguido por um quadrado) em um papel.[1,5]
- **Sensibilidade à interferência:** capacidade de adequar-se a instruções conflitantes.
  - **Teste:** "bata duas vezes quando eu bater uma"; "bata duas vezes quando eu bater duas". Realizar a seguinte série: 1-1-2-1-2-2-2-1-1-2.[15]
- **Inibição:** capacidade de inibir uma ação.
  - **Teste:** "*Go-no-go:* bata uma vez quando eu bater uma vez, e não bata quando eu bater duas vezes". Realizar a seguinte série: 1-1-2-1-2-2-2-1-1-2.[15]

Lesões no córtex pré-frontal podem levar à perda de interação social normal, acompanhada de alteração da personalidade e liberação de instintos animais (primitivos); perda do reforço interno pessoal, do julgamento; incapacidade de modificar comportamentos a despeito de efeitos potencialmente danosos ou embaraçosos de suas ações; tendência a repetir comportamentos automáticos que não resultam em ações conclusivas; apatia e distúrbios emocionais, como comportamento agressivo, impulsivo e incontrolável.[9]

ORGANIZAÇÃO DAS FUNÇÕES CORTICAIS

De modo extremamente esquemático, seria possível organizar as diferentes funções encefálicas da seguinte maneira: os estímulos chegam ao tálamo a partir do tronco encefálico provenientes da medula e dos nervos cranianos; o tálamo, também chamado de *cérebro reptiliano*, poderá emitir uma resposta reflexa imediata, caso os estímulos sejam perigosos (por exemplo, uma explosão perto do indivíduo); caso contrário, os impulsos serão direcionados ao sitema límbico, conhecido como *cérebro mamífero*. O hipocampo armazenará a vivência atual (memória de trabalho) e checará com as áreas secundárias corticais (córtex somestésico, córtex parietotemporo-occipital) se já foi vivida antes; com a amígdala, buscará o significado emocional do já vivenciado; com o hipotálamo, informações instintivas (fome, sede, calor, sexo); e com a área septal e o *accumbens*, informações de prazer ou desprazer. Caso se trate de uma experiência nova e relevante, será direcionada ao córtex pré-frontal, conhecido como *cérebro primata-humano*, que irá trabalhar os dados com medidas racionais, decidindo pela conduta mais adequada. Caso se trate de uma vivência antiga, o estímulo poderá retornar do sistema límbico ao tálamo e deste ao córtex préfrontal com mais energia para reanálise dos dados e para a decisão sobre a repetição de condutas, optando pela manutenção ou mudança de estratégia. O neocórtex frontal, através do tálamo, pode focar outras regiões corticais em busca de dados (memórias de longo prazo e procedurais), visando à regência da conduta a ser tomada. O subtálamo, o cerebelo e os núcleos da base são responsáveis pela integração, organização e sequenciamento de impulsos relacionados com comportamentos semiautomáticos.[16]

Referências

1. Palmini ALF. Exame do estado mental. In: Nunes ML, Marrone ACH (eds.) Semiologia neurológica. Porto Alegre: Edipucrs, 2002:251-78.
2. Luria AR. Linguagem e desenvolvimento intelectual na criança. Porto Alegre: Artes Médicas, 1985.
3. Kandel ER, Schwartz JH, Jessel TM. Fundamentos da neurociência e do comportamento. Rio de janeiro: Prentice-Hall do Brasil, 1997:505-17.
4. Tabaquim MLM. Avaliação neuropsicológica dos distúrbios de aprendizagem. In: Ciasca SM (ed.) Distúrbios de aprendizagem: proposta de avaliação interdisciplinar. São Paulo: Casa do Psicólogo, 2003:91-110.
5. Greenberg DA, Aminoff MJ, Sinon RP. Neurologia clínica. 5. ed. Porto Alegre: Artmed, 2006.

6. Jardim LB. Exame neurológico. In: Barros E, Albuquerque GC, Pinheiro CTS, Czepielewski HA (eds.) Exame clínico: consulta rápida. 2. ed. Porto Alegre: Artmed, 2008.
7. Bolfer COM. Avaliação neuropsicológica das funções executivas e da atenção em crianças com transtorno do déficit de atenção/hiperatividade (TDAH)[dissertação]. São Paulo: Faculdade de Medicina da Universidade de São Paulo, 2009.
8. Tolosa APM, Canelas HM. Propedêutica neurológica. São Paulo: Fundo Editorial Procienx, 1969.
9. Hreib KK. Avaliação cognitiva e da linguagem. In: Jones Jr HR. Neurologia de Netter. Porto Alegre: Artmed, 2006.
10. Spillane J. Exame neurológico na prática clínica de Bickerstalt (ed.) Porto Alegre: Artmed, 1998.
11. Machado ABM. Neuroanatomia funcional. 2. ed. São Paulo: Atheneu, 2006.
12. Tranel D. Neuroanatomia funcional de uma perspectiva neuropsicológica. In: Yudofsky SC, Hales RE (eds.) Compêndio de neuropsiquiatria. Porto Alegre: Artes Médicas, 1996:47-66.
13. Morris JC. The Clinical Dementia Rating (CDR): Current version and scoring rules. Neurology 1993; 43:2412-4.
14. Chaves ML, Izquierdo IA. Differential diagnosis between dementia and depression: a study of efficiency increment. Acta Neurologica Scandinavica 1992; 85(6):378-82.
15. Beato RG, Nitrini R, Formigoni AP, Caramelli P. Brazilian version of the Frontal Assessment Battery (FAB): preliminary data on administration to healthy elderly. Dement Neuropsychol 2007; 1(1):59-65.
16. Caixeta M, Costa FCO, Caixeta L, Nobrega M, Hanna M. Neuropsicologia dos transtornos mentais. São Paulo: Artes Médicas, 2007.

Nervos Cranianos

CAPÍTULO 62

Arlete Hilbig • *Angela Zanonatto*

INTRODUÇÃO

O exame dos nervos cranianos (NC) pode ser encarado, de maneira mais simples, como o exame da cabeça, pois as funções desses nervos estão relacionadas com a região cefálica. Assim, serão examinados o nariz (I), os olhos (II, III, IV, VI), a face (V, VII), as orelhas (VIII), a boca, o palato e a faringe (IX, X; língua, XII) e o pescoço (XI). É necessário considerar a anatomia e a função – sensitiva, motora, autonômica – de cada NC para melhor interpretação dos achados do exame. Durante o exame neurológico, os NC são examinados na sequência, sendo o resumo apresentado no Quadro 62.1.

Quando são encontradas anormalidades nos NC, deve ser lembrado que elas podem ocorrer por lesões: (1) específicas do nervo ou (2) de seu núcleo (geralmente no tronco encefálico), (3) nas vias centrais que se comunicam com o núcleo ou (4) em doenças generalizadas dos nervos ou músculos. Nas lesões do sistema nervoso central (SNC), a presença de alterações dos NC é muito útil na localização, pois os núcleos são marcadores do nível de lesão (mesencéfalo, ponte ou bulbo) (Figura 62.1). Algumas situações envolvem mais de um NC em seu trajeto na base do crânio e podem sugerir uma localização anatômica específica. Uma breve descrição das síndromes mais prevalentes será apresentada no final do capítulo.

NERVO OLFATÓRIO

Anatomia

Os receptores estão localizados na porção mais alta da cavidade nasal, e neurônios bipolares enviam prolongamentos que atravessam a lâmina crivosa do etmoide até o bulbo olfatório e fazem sinapse com o segundo neurônio que projeta, via trato olfatório, para o lobo temporal medial.

Exame

Verificar se a cavidade nasal está livre e solicitar ao paciente que mantenha os olhos fechados. Testar uma narina de cada vez, utilizando substâncias não irritativas com odor familiar (café, chocolate, baunilha etc.), e solicitar ao paciente que as identifique. Existem baterias de testes específicos para avaliação do olfato, as quais são utilizadas quando é necessária uma avaliação mais acurada.[1]

Quadro 62.1 Resumo do exame dos nervos cranianos		
Nervo craniano	**Teste clínico**	**Sintomas e alterações**
I – Olfatório	Testar olfato em cada narina com odores familiares	Hiposmia/anosmia
II – Óptico	Acuidade visual, campos visuais, EFO, reflexo fotomotor (aferente)	Redução da acuidade visual, escotomas, hemianopsia/quadrantanopsia, anisocoria
III – Oculomotor	Movimentação ocular, abertura das pálpebras, reflexo fotomotor (eferente)	Diplopia, desvio lateral do globo ocular, ptose palpebral, midríase, ausência do reflexo fotomotor
IV – Troclear	Motilidade ocular	Diplopia vertical, desvio compensatório da cabeça
V – Trigêmeo	Sensibilidade facial, reflexo corneano, força da musculatura da mastigação	Redução da sensibilidade da face, ausência do reflexo corneano, paresia da musculatura da mastigação
VI – Abducente	Motilidade ocular	Diplopia, desvio medial do globo ocular
VII – Facial	Movimento de enrugamento da testa, fechar olhos, movimentos da boca – mímica facial	Fraqueza da musculatura mímica
VIII – Vestibulococlear	Acuidade auditiva, teste de equilíbrio, reflexos oculocefálicos ou teste calórico	Redução da audição/surdez, nistagmo, vertigem
IX e **X** – Glossofaríngeo e vago	Movimentos do palato, fonação, reflexo do vômito, paladar na porção posterior da língua	Fraqueza/ausência de movimentação do palato e da musculatura da deglutição, disfagia, disartria
XI – Acessório	Rotação da cabeça, flexão do pescoço, elevação dos ombros	Fraqueza dos músculos esternocleidomastóideo e trapézio
XII – Hipoglosso	Movimentação da língua	Atrofia, fraqueza da língua, disartria, disfagia

EFO: exame de fundo de olho.

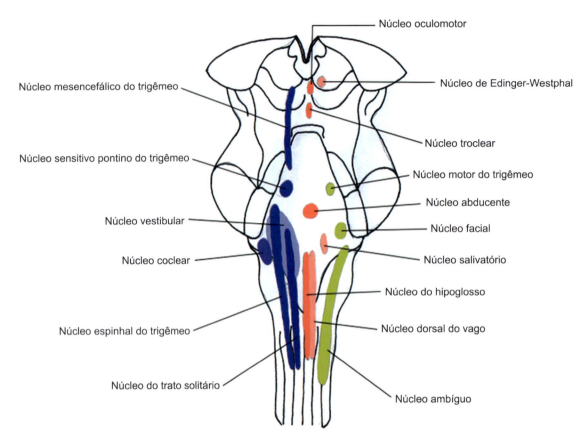

▼ Figura 62.1 Núcleos motores, sensitivos e autonômicos do tronco encefálico que originam nervos cranianos. (Ilustração de Fernanda Chede Nunes.)

Anormalidades

Congestão nasal é causa mais frequente de *hiposmia* ou *anosmia* (redução ou perda do olfato). Também pode ocorrer por traumatismo craniano, com ruptura dos filamentos olfatórios, ou tumor na base do crânio, envolvendo a goteira olfatória. Com a idade ocorre redução relativa do olfato, e hipo/anosmia pode estar associada a doenças neurodegenerativas, como doença de Parkinson e doença de Alzheimer.[2]

NERVO ÓPTICO

Anatomia (Figura 62.2)

A informação visual é captada por receptores da retina (cones e bastonetes) e transmitida para a camada de células ganglionares, cujos axônios formam o nervo óptico. O nervo óptico estende-se da retina ao quiasma óptico, situado sobre a glândula hipófise. Nessa topografia, fibras provenientes das retinas nasais de cada lado cruzam para seguir através do trato óptico contralateral, enquanto fibras provenientes das retinas temporais se mantêm do mesmo lado. Os tratos ópticos contêm fibras aferentes destinadas ao córtex visual e à via do reflexo pupilar luminoso parassimpático. Imediatamente antes da chegada aos corpos geniculados laterais, as fibras aferentes pupilares deixam os tratos ópticos e se dirigem à área pré-tectal do mesencéfalo. Já as fibras aferentes visuais fazem sinapse, no corpo geniculado lateral, com neurônios de segunda ordem, cujos axônios darão origem às radiações ópticas, que terminarão no córtex visual

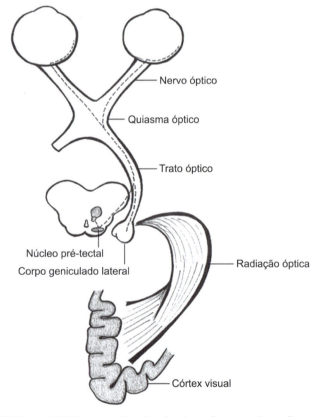

▼ Figura 62.2 Anatomia das vias visuais e reflexos pupilares. (Ilustração de Fábio Girardi.)

primário (calcarino) dos lobos occipitais.[3] As fibras responsáveis pelo reflexo pupilar luminoso se dirigem aos núcleos pré-tectais e são enviadas para os núcleos de Edinger-Westphal, de onde partem axônios que, através do nervo oculomotor (III NC), chegam ao gânglio ciliar, no interior da órbita. Do gânglio ciliar partem fibras que se destinam à inervação da musculatura que promove a constrição pupilar (miose).[3,4] Cada núcleo pré-tectal envia fibras para ambos os núcleos de Edinger-Westphal, promovendo a constrição das duas pupilas simultaneamente.

Exame

O exame do nervo óptico consiste em quatro etapas: avaliação da acuidade visual, campos visuais, respostas pupilares e exame do fundo de olho.

Acuidade visual

Caso o paciente necessite de óculos ou lentes de contato, deve usá-los durante o exame. Utilizam-se gráficos constituídos por letras, figuras ou números, que ficam progressivamente menores. Cada olho é avaliado individualmente, devendo ser ocluído o olho que não está sendo examinado. A acuidade é dada pela linha em que mais da metade dos caracteres é lida corretamente. O mais conhecido é o gráfico de Snellen, que deve ser colocado a 6 metros do paciente, mas, para facilitar o exame à beira do leito, podem ser usados cartões adaptados para perto, como o cartão de Rosenbaum, mantido a aproximadamente 35cm.[3,5] Se o paciente não consegue ler nem mesmo os maiores caracteres do cartão, pode-se alternativamente solicitar que conte dedos e descreva se a mão está em movimento, ou identificar se o paciente percebe um foco de luz voltado para a pupila.[3,5]

Campos visuais

O campo visual é o limite da visão periférica, ou seja, o limite da área em que um objeto pode ser enxergado enquanto o olhar permanece fixo em um ponto. O examinador deve posicionar-se à distância de meio metro do paciente com os olhos no mesmo nível, esticar seus braços e fazer movimentos de pequena amplitude com os dedos de uma das mãos na periferia do campo visual, solicitando ao paciente que aponte qual dos dedos se movimentou. Alternativamente, pode-se pedir ao paciente que conte os dedos que ele enxerga. Estímulos devem ser aplicados em cada quadrante individualmente (superior e inferior, direito e esquerdo) e, posteriormente, deve-se realizar estimulação bilateral simultânea, que é necessária para detecção de defeitos sutis, manifestos unicamente pela ausência de percepção de um dos estímulos. Técnicas mais precisas comparam as dimensões do campo do paciente com as do examinador (campimetria por confrontação). Com o mesmo posicionamento sugerido no teste anterior, e com os olhos fixos nos do examinador, paciente e examinador ocluem um dos olhos (se o paciente ocluir o direito, o examinador deve ocluir o olho esquerdo), avaliando-se o olho descoberto. O paciente, então, sinaliza o momento em que visualiza um alvo trazido ao centro do campo visual a partir de extremidades diversas:

este deve aparecer para as duas pessoas simultaneamente em todas as partes do campo, exceto temporalmente, onde o examinador deve desenvolver uma impressão da extensão de um campo normal.[3,5] Se qualquer anormalidade for detectada, testes mais acurados estarão indicados.

Exame das pupilas

Com o paciente mantendo os olhos fixos em um alvo distante à sua frente (para evitar a ocorrência do reflexo de acomodação), em condições de iluminação ambiente, devem ser observados tamanho, forma e simetria das pupilas. Normalmente, as pupilas são centradas na íris, redondas, de contornos regulares e exibem o mesmo diâmetro (*isocoria*). Em seguida, avaliam-se as respostas reflexas à luz (reflexo luminoso direto e consensual) e o reflexo de acomodação. Para avaliar o reflexo luminoso, solicita-se ao paciente que fixe o olhar à distância e incide-se um foco luminoso obliquamente em um dos olhos. Deve-se testar cada olho individualmente. A resposta normal consiste na constrição pupilar rápida da pupila iluminada (reflexo direto) e, simultaneamente, da pupila contralateral (reflexo consensual). As duas pupilas devem apresentar respostas idênticas, a despeito da iluminação de apenas uma delas. Para avaliar o reflexo de acomodação (reflexo de proximidade), o examinador solicita ao paciente que mantenha os olhos voltados para um ponto distante e, em seguida, olhe para a ponta de seu próprio nariz ou para o dedo do examinador colocado abaixo do nível do nariz (grande parte das pessoas tem maior facilidade de convergência olhando para baixo). É útil que o examinador eleve as pálpebras do paciente para que as pupilas possam ser facilmente observadas. Durante a convergência ocular, ambas as pupilas devem contrair-se simultaneamente.

Além desse exame, existem testes pupilares voltados para a avaliação de alterações patológicas específicas, como o teste da luz alternante, para pesquisa de defeito pupilar aferente (DPA). Um DPA indica lesão parcial de um nervo óptico (por exemplo, neurite óptica) ou comprometimento significativo da retina de um olho em relação ao outro. O teste deve ser realizado em um quarto semiescurecido, com o paciente fixando os olhos em um alvo distante. Um foco de luz deve ser alternadamente movido de um olho para o outro, a cada 1 a 4 segundos, na mesma frequência. A resposta normal à oscilação da luz consiste em constrição da pupila estimulada (resposta direta), bem como na constrição da outra pupila (resposta consensual), com subsequente dilatação leve de ambas as pupilas ao mesmo tempo (enquanto a luz troca de olho), e nova constrição pupilar (quando a luz incide no outro olho). Quando a pupila do olho normal, em uma pessoa com DPA, é estimulada, ela contrai juntamente com a pupila do olho afetado. Contudo, quando a luz incide sobre o olho afetado, ambas as pupilas se dilatam graças à lentidão ou à incapacidade de transmitir a informação da luminosidade. Quando cada pupila é estimulada, devem ser avaliados a velocidade, o grau de contração da pupila e o grau de escape pupilar (redilatação) entre os dois olhos. Qualquer diferença entre as repostas indica assimetria na via aferente e define a presença de DPA.[3,5]

Fundoscopia

O nervo óptico é o único NC que pode ser visualizado diretamente. Sempre que possível, as pupilas devem ser dilatadas para facilitar a visualização das estruturas importantes. O examinador deve examinar o olho esquerdo do paciente, utilizando o oftalmoscópio em seu olho direito e vice-versa. As áreas de interesse primordial são o disco, a mácula e as artérias. O disco óptico é geralmente oval, de tonalidade amarelada ou rosada, e com margem nasal ligeiramente turva, quando comparada à temporal. É plano, bem delimitado em relação à retina circunvizinha, e apresenta uma ligeira depressão central de tonalidade um pouco menos rosada, conhecida como cálice fisiológico. Para localizar o disco óptico, uma técnica útil consiste em acompanhar um vaso sanguíneo da retina até o disco (os vasos sanguíneos partem ou convergem para o disco óptico). A mácula é uma área mais escura do que a retina circunvizinha situada temporalmente e ligeiramente abaixo do disco. Por vezes, é mais fácil visualizá-la quando o paciente olha diretamente para a luz.[4,5]

Anormalidades

Os transtornos do sistema visual podem ser divididos em pré-quiasmáticos, quiasmáticos e retroquiasmáticos.

De maneira geral, defeitos pré-quiasmáticos envolvem o nervo óptico e se manifestam clinicamente como perda de visão monocular, comprometimento da visão de cores, defeito pupilar aferente e escotoma visual. Um escotoma é uma área de visão comprometida no campo com visão circunvizinha normal.[3] Os transtornos do disco óptico são denominados *papilopatias* e podem afetar a cor e a aparência do disco, que se torna esbranquiçado ou pálido (na atrofia óptica), ou avermelhado com contornos mal definidos (no edema de papila). O edema do disco relacionado com a hipertensão intracraniana é denominado *papiledema*. Em outras situações, dá-se preferência à expressão "edema do disco".[3]

Os defeitos de campos visuais que envolvem ambos os olhos e acometem campos correspondentes, como campo visual nasal esquerdo e temporal direito (ambos responsáveis pela acuidade visual do hemicampo direito), são denominados defeitos *homônimos*; se ocorrem em campos não correspondentes, são denominados *heterônimos*.

Lesões quiasmáticas causam defeitos heterônimos. É mais comum a hemianopsia heterônima bitemporal, ou visão "em corredor" ou em "túnel", por comprometimento das fibras nasais que cruzam no quiasma (por exemplo, em tumores de hipófise com extensão suprasselar). Por fim, lesões retroquiasmáticas cursam com hemianopsia homônima contralateral (campo nasal homolateral e temporal contralateral). Em ambas as situações, a acuidade visual e a percepção de cores nos campos preservados estão normais, bem como o aspecto do disco óptico.[3]

III, IV E VI NC – EXAME DA MOVIMENTAÇÃO OCULAR

O objetivo primário da movimentação ocular (MO) é que a imagem observada caia no mesmo ponto em ambas as má-culas e seja visualizada como única. Portanto, os movimentos dos dois olhos devem ser sincrônicos ou conjugados e os músculos extraoculares trabalham em duplas emparelhadas: quando se deseja olhar lateralmente para a direita, os músculos reto lateral direito e reto medial esquerdo devem ser contraídos simultaneamente. Para a ocorrência do olhar conjugado, centros localizados nos hemisférios cerebrais, cerebelo e tronco encefálico atuam sobre os núcleos do III, IV e VI nervos cranianos, que por sua vez são responsáveis pela inervação da musculatura ocular extrínseca.[5,6]

Anormalidades na movimentação ocular podem ocorrer graças a transtornos dos músculos oculares extrínsecos, nervos motores oculares e seus núcleos, conexões internucleares e vias de controle supranuclear. Neste capítulo serão apresentados os transtornos decorrentes de disfunção dos nervos motores oculares (III, IV e VI). O controle dos movimentos conjugados será examinado no Capítulo 83.

Anatomia

Nervo oculomotor (III)

O núcleo do nervo oculomotor está localizado junto à substância cinzenta periaquedutal do mesencéfalo, no nível dos colículos superiores. Consiste em múltiplos subnúcleos responsáveis pela inervação dos músculos: reto superior, reto medial, reto inferior, oblíquo inferior, constritor pupilar (miose) e elevador da pálpebra. Os subnúcleos em geral inervam o músculo ipsilateral, com exceção do responsável pelo músculo reto superior, que irá inervar o músculo contralateral. Com relação à elevação das pálpebras, em vez de dois subnúcleos pareados, estes estão fusionados em um único núcleo central. O III nervo emerge na fossa interpeduncular, na superfície anterior do mesencéfalo, logo acima da ponte. Dirige-se anteriormente e passa entre as artérias cerebelar superior e cerebral posterior, seguindo paralelamente à artéria comunicante posterior e podendo ser comprimido por aneurismas dessa artéria. Segue em direção ao seio cavernoso, passando pela borda livre da tenda do cerebelo, medialmente ao lobo temporal (onde pode sofrer compressão por hérnia de úncus). Em seguida, entra no seio cavernoso, onde se situa em relação de proximidade com o IV e o VI NC, a artéria carótida e o V NC (primeira e segunda divisões). Na porção anterior do seio cavernoso, separa-se em uma divisão superior e outra inferior, que passam para a órbita através da fissura orbitária superior. A divisão superior é responsável pela inervação do músculo elevador da pálpebra e do reto superior; a divisão inferior é responsável pelos músculos reto inferior, reto medial e oblíquo inferior e carreia as fibras parassimpáticas que inervam a pupila e o corpo ciliar.[5,6]

Um aspecto importante, referente à anatomia do nervo, é que suas fibras parassimpáticas se situam na porção mais superficial ou externa do nervo. Desse modo, compressões externas alteram inicialmente o controle pupilar, ocasionando midríase, enquanto lesões que afetam predominantemente sua porção central, como nas isquemias do nervo, podem comprometer apenas a musculatura ocular extrínseca, sem afetar as pupilas.[5,6]

Nervo troclear (IV)

O mais fino dos nervos cranianos, é o único a se exteriorizar posteriormente. Seu núcleo está localizado no mesencéfalo, no nível do colículo inferior, caudal ao núcleo do III NC. Após exteriorização no tronco encefálico, os IV NC se cruzam e se dirigem anteriormente, indo em direção ao seio cavernoso, onde transitam próximo ao III NC. Deixam o seio cavernoso e penetram a fissura orbitária superior, entrando na órbita para inervar o músculo oblíquo superior.[6]

Nervo abducente (VI)

Seu núcleo está localizado na ponte e é circundado por fibras do nervo facial. Exterioriza-se anteriormente, na junção bulbopontina, e ascende pelo clívus, dirigindo-se ao seio cavernoso, onde se situa inferior e medial ao III NC e lateral à artéria carótida interna. O VI NC é o único nervo que permanece livre na luz do seio; os demais passam através de sua parede. Por fim, atravessa a fissura orbitária superior e penetra a órbita para inervar o músculo reto lateral.[6]

Exame

Para o exame dos nervos motores oculares, solicita-se ao paciente que persiga um alvo, como o dedo indicador do examinador, com o olhar. O examinador deve traçar lentamente uma grande letra H para que o paciente acompanhe. Dessa maneira, o olhar passa pelas posições fundamentais determinadas pela ação da musculatura ocular extrínseca (Figura 62.3). Os movimentos dos olhos devem permanecer uniformes e conjugados durante todo o exame.[6,8]

Anormalidades

Uma vez que exista comprometimento da movimentação de um(s) músculo(s), os eixos visuais de ambos os olhos não mais estarão paralelos, surgindo, desse modo, o sintoma de *diplopia* (visão dupla). A Figura 62.4 traz uma visão esquemática das manifestações de lesão nos nervos envolvidos na movimentação ocular.

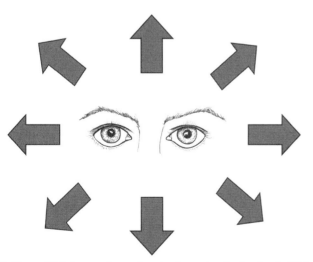

▼ Figura 62.3 Exame da movimentação ocular. (Ilustração de Fábio Girardi.)

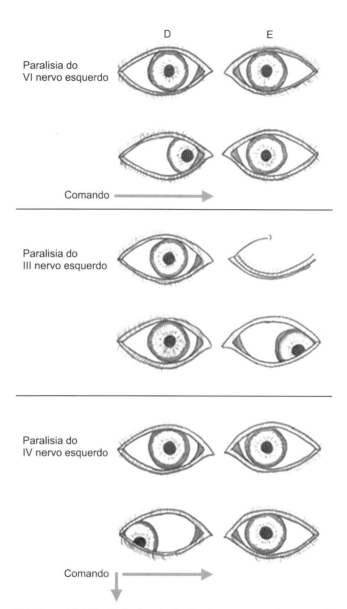

▼ Figura 62.4 Manifestações das lesões dos nervos cranianos envolvidos na motricidade ocular. (Ilustração de Rafael Puppe Geiger.)

Nervo oculomotor

Na paralisia completa, o olho encontra-se desviado inferolateralmente, com a pupila dilatada e ptose palpebral. Lesões incompletas são mais comuns e podem envolver o controle parassimpático pupilar (ocasionando midríase), ptose palpebral variável e combinações de envolvimento dos músculos reto lateral, reto superior, reto inferior e oblíquo inferior (Figura 62.4).

Paralisias isoladas do III NC podem ocorrer graças a doença isquêmica (frequente em pacientes hipertensos e diabéticos), compressão externa por aneurisma, traumatismo e lesões no interior do seio cavernoso.[6,7]

Nas isquemias, as fibras centrais são mais afetadas, em detrimento das fibras mais externas, vascularizadas por vasos meníngeos. Desse modo, habitualmente poupam as respostas pupilares (fraqueza muscular sem midríase ou alteração do reflexo fotomotor). Essas paralisias costumam se resolver espontaneamente.[6,7] Se existe envolvimento inicial ou isolado da pupila, este achado fala a favor de um processo compressivo externo, como aneurisma da artéria comunicante posterior, que passa muito próximo ao nervo. Em pacientes com aumento da pressão intracraniana, a herniação do úncus através da tenda do cerebelo pode comprimir o III NC, uni ou bilateralmente, determinando midríase e perda dos reflexos pupilares.[6]

Nervo troclear

Por ser um nervo delgado e com longo trajeto intracraniano, é muito suscetível a lesões traumáticas, sendo esta a principal etiologia das lesões isoladas, não raro com envolvimento bilateral. Outras causas comuns incluem doença microvascular, lesão congênita e lesão idiopática. No caso de disfunção desse nervo, o paciente costuma queixar-se de diplopia vertical e, para corrigir essa alteração, ele inclina a cabeça para o lado contralateral, para minimizar a necessidade de intorção do olho, função do músculo oblíquo superior. A diplopia agrava-se ao inclinar a cabeça ipsilateralmente, uma vez que a necessidade de intorção do olho para acomodar uma imagem à frente é máxima nessa posição. Além da impossibilidade de intorção do olho, o acometimento do nervo troclear ocasiona, também, hipertropia desse olho em relação ao outro (posição mais elevada).[6-8]

Nervo abducente

Paralisias do VI NC são muito comuns. Neoplasias, traumatismos e neuropatias microvasculares são as etiologias mais frequentes. Até 25% dos casos permanecem sem etiologia determinada.[6] Graças ao longo trajeto do VI NC no espaço subaracnóideo, paralisias bilaterais podem ocorrer em casos de aumento da pressão intracraniana, quando a pressão aumentada força as fixações do tronco cerebral inferiormente, provocando distensão dos nervos sobre a extremidade petrosa do osso temporal.

V NC – NERVO TRIGÊMEO

Anatomia

Apresenta três divisões: oftálmico (V1), maxilar (V2) e mandibular (V3). As fibras sensitivas convergem para o gânglio trigeminal, localizado junto à porção petrosa do osso temporal, e daí se dirigem para os núcleos sensitivos, no tronco encefálico (TE). É formado por quatro núcleos distribuídos no TE: o núcleo sensitivo principal e o motor localizam-se na ponte; o núcleo do trato espinhal estende-se ao bulbo e à porção superior da medula; e o núcleo do trato mesencefálico vai em direção ao mesencéfalo. As fibras motoras para os músculos da mastigação trafegam pela porção mandibular.

Exame

- **Sensibilidade da face:** com o paciente de olhos fechados, o examinador pergunta se ele sente e se a sensação é igual dos dois lados da face ao toque leve com algodão, gaze ou pincel (sensibilidade tátil), e depois com uma agulha romba (sensibilidade dolorosa), nos três ramos do V NC (oftálmico, maxilar e mandibular).

- **Músculos da mastigação:** inspecionar trofismo e simetria dos músculos da mastigação e palpar os músculos enquanto o paciente fecha com força e movimenta a mandíbula.
- **Reflexo corneano:** pedir para o paciente olhar para cima e tocar levemente na córnea com a ponta de um algodão ou gaze; a resposta normal consiste no fechamento bilateral das pálpebras; o V nervo é a via aferente e o VII nervo, a eferente desse reflexo.
- **Reflexo mandibular:** solicita-se ao paciente que fique com a mandíbula relaxada (boca levemente aberta) e percute-se a região do mento, com a interposição do dedo indicador do examinador; na resposta normal, pode-se sentir o leve o fechamento da mandíbula.
- **Anormalidades:** a perda da sensibilidade em uma hemiface ocorre por lesões do gânglio ou núcleo sensitivo (por exemplo, herpes zoster, meningite, sarcoidose). Lesão em um dos ramos geralmente está associada a seu trajeto intracraniano (por exemplo, V1: alterações no seio cavernoso; V2: trauma; V3: tumores da base do crânio). Podem ser encontradas áreas de gatilho para dor nas neuralgias do V NC, que acometem com mais frequência V2 e V3.[9,10] Pode-se encontrar ainda atrofia dos músculos da mastigação (temporal e masseter) na esclerose lateral amiotrófica (ELA) e distrofias musculares (miotônica ou fascioescapuloumeral).

VII NC – NERVO FACIAL

Anatomia

Suas fibras partem do núcleo, localizado na ponte, e fazem uma alça envolvendo o núcleo do VI nervo craniano. Emerge lateralmente na junção entre bulbo e ponte e, juntamente com o VIII NC, penetra o meato acústico interno, passa pelo interior do osso temporal e se exterioriza no crânio pelo forame estilomastóideo, penetrando a glândula parótida e dando seus ramos terminais. Ao longo de seu trajeto, dá ramo para o músculo estapédio e fibras parassimpáticas para glândulas salivares e lacrimais, além de receber fibras gustativas dos dois terços anteriores da língua, via corda do tímpano.[11] O controle central (via corticonuclear) da musculatura da porção superior da face é bilateral, enquanto a porção inferior é controlada somente pelo hemisfério contralateral (Figura 62.5).

Exame

O examinador solicita ao paciente que realize movimentos faciais, como elevar os supercílios e enrugar a testa, cerrar as pálpebras, mostrar os dentes, assobiar e contrair o platisma, e observa a simetria das contrações musculares.

Anormalidades

As alterações determinam perda de força na hemiface contralateral, nas lesões centrais, e ipsilateral, nas lesões periféricas. É importante observar se a perda de força no terço superior e nos dois terços inferiores da face é da mesma magnitude para determinar se a lesão é provavelmente central ou periférica (Quadro 62.2 e Figura 62.5).

Capítulo 62 • Nervos Cranianos 457

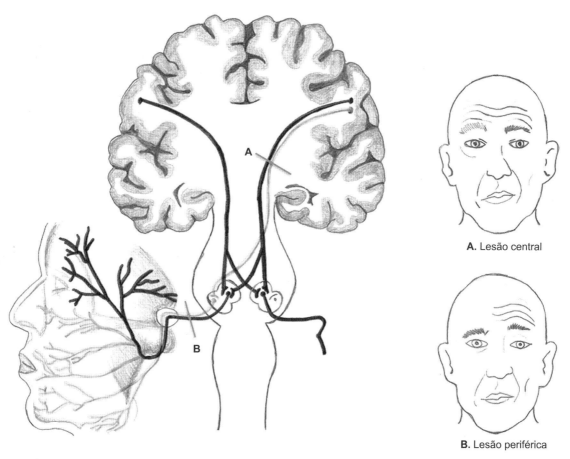

A. Lesão central

B. Lesão periférica

▼ **Figura 62.5** Diagrama da inervação da face. A figura mostra as manifestações: (A) da lesão nas vias centrais, com envolvimento preferencial dos dois terços inferiores da face contralateral; e (B) no nervo periférico, com envolvimento de toda a musculatura ipsilateral. (Ilustração de Fernanda Chede Nunes.)

Quadro 62.2 Principais manifestações e etiologias na paralisia facial		
Localização da lesão	Manifestações	Causas
Lesão do neurônio motor inferior – paralisia facial periférica Lesão do nervo facial ou de seu núcleo (ponte)	Assimetria facial com: (1) redução (ou perda) de força da musculatura de toda a hemiface ipsilateral (2) hiperacusia* (3) perda da gustação dos dois terços anteriores da língua* (4) redução da função glandular lacrimal* Presença do *sinal de Bell*: o globo ocular se eleva quando o paciente tenta fechar olho *Lagoftalmo*: queda da pálpebra inferior por fraqueza	**Nervo facial** Paralisia de Bell Lesões herpéticas – síndrome de Ramsey Hunt Tumores do ângulo pontocerebelar (geralmente com lesão do VIII NC) Tumores de parótida **Núcleo** AVE Processos expansivos
	Paralisia facial bilateral Fácies inexpressiva, dificuldade de fechamento de ambos os olhos	Síndrome de Guillain-Barré Sarcoidose Miastenia grave Miopatias
Lesão do neurônio motor superior – paralisia facial central	Fraqueza na hemiface contralateral, mais marcada na porção inferior. Enrugamento da testa e fechamento das pálpebras relativamente preservados	AVE hemisférico** Doença desmielinizante Tumores
	Bilateral	ELA Paralisia pseudobulbar

*Nas lesões proximais ao forame e ao estilomastóideo.
**Com frequência, associado à hemiparesia ipsilateral.

Paralisia facial periférica

Em caso de lesão do núcleo ou do nervo, há perda de força em toda a hemiface ipsilateral (porções superior e inferior). Caracteriza-se por rugas da testa apagadas, dificuldade ou incapacidade de fechar o olho, apagamento do sulco nasogeniano, queda da comissura labial e desvio da boca para o lado não lesionado. Pode haver hiperacusia por perda da função do músculo estapédio. Nas lesões distais ao forame estilomastóideo, a sensibilidade gustatória e a função glandular estão preservadas. Não se deve esquecer que pode ocorrer lesão bilateral do VII NC. Nesses casos, a face pode ser simétrica, mas o paciente parece inexpressivo.

Nas paralisias periféricas, deve-se sempre examinar o conduto auditivo externo, para verificar se existem vesículas sugestivas de herpes zoster (síndrome de Ramsay Hunt). A paralisia de Bell é uma condição idiopática com paralisia aguda do VII NC.[5,9,12]

Paralisia facial central

Nesse caso, as vias que partem do córtex em direção ao núcleo (corticonucleares), sofrem lesão, e não o núcleo ou o nervo, e a perda de força é contralateral (veja a Figura 62.5). Como a porção superior da face tem inervação bilateral, a fraqueza é mais marcada na porção inferior, se comparada à porção superior. O enrugamento da testa e o fechamento das pálpebras estão relativamente preservados.

VIII NC – NERVO VESTIBULOCOCLEAR (AUDIÇÃO/EQUILÍBRIO)

Anatomia

Trata-se de um nervo sensitivo com informações sobre equilíbrio e audição, cujos receptores estão, respectivamente, no labirinto e na cóclea, localizados na orelha interna. A raiz vestibular é responsável pelo equilíbrio e leva informações sobre a movimentação da cabeça para os núcleos vestibulares, localizados na transição bulbopontina. O reflexo vestíbulo-ocular gera movimentos conjugados dos olhos durante os movimentos da cabeça e, assim, mantém a fixação do olhar, preservando a fixação macular. A raiz coclear carrega estímulos auditivos a partir da cóclea para núcleos cocleares, na porção inferior da ponte. O VIII NC penetra o crânio através do meato acústico interno e o encéfalo no ângulo pontocerebelar, junto ao VII NC.

Exame da audição

Acuidade auditiva

Deve-se verificar se há redução da acuidade auditiva por meio da diminuição gradativa da intensidade da voz natural do examinador, da voz cochichada ou do atrito suave das polpas digitais próximo à orelha do paciente. Uma aferição mais acurada pode ser feita por meio de audiometria. Na presença de redução unilateral da audição (hipoacusia), as provas de Rinne e Weber auxiliam a diferenciação entre origem neurossensorial e de condução.

Prova de Rinne

Compara a condução óssea com a condução aérea. Após acionar o diapasão, o examinador o coloca sobre a mastoide do paciente e solicita que ele informe quando não estiver mais ouvindo o estímulo; nesse momento, deve colocar o aparelho próximo ao conduto auditivo. A prova é normal se o paciente ainda percebe o estímulo junto à orelha, demonstrando condução aérea maior do que a óssea. Se houver hipoacusia de condução, o estímulo não será mais identificado junto ao conduto auditivo, pois a condução óssea será maior.

Prova de Weber

Consiste em colocar o diapasão acionado sobre o vértex e perguntar onde é percebido o estímulo. A percepção normal está localizada sobre o vértex ou de maneira igual nos dois lados do crânio. Quando existe deslocamento do estímulo para algum dos lados (Weber lateralizado), é sinal de que há diferença entre os lados. Na *hipoacusia de condução*, o estímulo se desloca para o lado comprometido, pois a condução óssea é melhor. Na *hipoacusia neurossensorial*, é desviado para o lado normal, pois tanto a condução óssea como a aérea estarão reduzidas no lado lesionado.

Anormalidades

Hipoacusia de condução pode ocorrer por obstrução da orelha externa ou lesão da orelha média. Hipoacusia neurossensorial ocorre com maior frequência por lesão da cóclea (otoesclerose, lesão induzida por medicamentos ou trauma acústico) ou, com menos frequência, do VIII NC (meningite, neurinoma de acústico) e, raramente, por lesões do núcleo (vascular ou desmielinizante).

Exame do equilíbrio

Os testes para função vestibular geralmente são realizados com testes para outras funções, quando se observa em conjunto o equilíbrio:

- Exame da marcha e teste de Romberg (veja o Capítulo 63).
- Exame da movimentação ocular.

IX E X NC – NERVOS GLOSSOFARÍNGEO E VAGO

Anatomia

Os nervos IX e X mantêm relação anatômica e funcional e, por isso, geralmente são testados em conjunto. Ambos desempenham funções sensitiva, motora e autonômica. O IX NC é principalmente sensitivo – sensibilidade da faringe, porção superior da laringe, sensibilidade e gustação da porção posterior da língua – mas também inerva o músculo estilofaríngeo e envia fibras parassimpáticas para glândulas parótidas. O vago é o principal nervo para a musculatura da faringe, do palato mole e da laringe, sendo fundamental para fonação e deglutição. Ele também leva inervação parassimpática para as cavidades torácica e abdominal. Ambos têm origem em núcleos bulbares e deixam o crânio através do forame jugular, em estreita relação com a veia jugular. O nervo vago desce junto à bainha carotídea em direção ao tórax e ao abdome. As lesões envolvendo esses nervos, seus núcleos ou vias a eles relacionadas frequentemente se manifestam por meio de *disfagia* e *disfonia*.

Exame

Fala e deglutição

Observa-se se há alguma alteração da voz (rouquidão) ou dificuldade para tossir; observa-se a deglutição (oferecendo um copo d'água) e identifica-se a presença de tosse ou engasgos.

Exame do palato

O examinador solicita ao paciente que abra a boca e observa a simetria do palato mole e o posicionamento da úvula. Pede então ao paciente, ainda com a boca aberta, que diga "ahh" e observa a simetria na elevação do palato.

Reflexo do vômito

O examinador estimula, com um abaixador de língua, o palato mole, a base língua ou a orofaringe de um lado e, em seguida, do outro. Na reação normal ocorrem retração e elevação do palato mole e da faringe simetricamente, com sensação desagradável de náusea.

Anormalidades

A lesão do X NC de um lado determina desvio contralateral da úvula durante a elevação do palato mole, com ausência de elevação do lado lesionado (sinal da cortina). Pode ser causado por lesões bulbares como acidente vascular encefálico (AVE) (síndrome de Wallenberg – veja o Capítulo 67) ou tumores envolvendo a base do crânio ou o espaço retroparotídeo (geralmente associados a lesão do IX e XI NC). Lesões do nervo recorrente à esquerda, causando paralisia laríngea, podem estar associadas a lesões intratorácicas envolvendo o mediastino.

Lesão bilateral causa redução bilateral da elevação do palato, com ausência de reflexo do vômito. Pode ocorrer por *paralisia bulbar*, como na ELA (forma bulbar), geralmente com anormalidades na língua – atrofia e fasciculações; ou na *paralisia pseudobulbar*, quando existem lesões bilaterais das vias supranucleares (lesão frontal bilateral), como nas doenças vasculares encefálicas ou esclerose múltipla, por exemplo. Nesses casos, a voz é anasalada e pode haver regurgitação e disfagia. A miastenia grave também pode manifestar-se com sintomas bulbares.

XI NC – NERVO ACESSÓRIO

Anatomia

O nervo acessório, de acordo com sua localização, pode ser dividido em espinhal com origem no corno anterior da medula, de C1 a C5, com fibras que ascendem e penetram o crânio pelo forame magno para unir-se às fibras da porção craniana.

As fibras se unem e deixam o crânio pelo forame jugular. O XI NC faz a inervação motora dos músculos esternocleidomastóideo e trapézio, que participam na movimentação do pescoço.

Exame

Devem ser observadas alterações de trofismo e testada a força dos m*úsculos trapézio e esternocleidomastóideo:* o examinador solicita ao paciente que rode a cabeça lateralmente e eleve os ombros contra a resistência do examinador.

Anormalidades

Lesões isoladas desse nervo são incomuns. Pode ser lesionado em procedimento cirúrgico, por invasão tumoral ou por traumatismo direto.

XII NC – NERVO HIPOGLOSSO

Anatomia

O XII NC tem origem no núcleo do hipoglosso, localizado no bulbo, e se exterioriza do crânio através do forame do hipoglosso. Trata-se de um nervo exclusivamente motor para a musculatura da língua.

Exame

O examinador solicita ao paciente que abra a boca e observa a língua em repouso, procurando por alterações tróficas, movimentos anormais ou assimetrias. Pede ao paciente que coloque a língua para fora, observando eventuais desvios, e movimente-a de um lado para o outro. Testa a força, solicitando ao paciente que empurre a língua contra a bochecha pelo lado interno da cavidade oral, enquanto faz resistência com os dedos externamente na bochecha.

Anormalidades

Lesão unilateral leva à atrofia da língua do lado lesionado, acompanhada ou não de fasciculações, e desvio para o mesmo lado, quando é realizada sua protrusão. Pode ocorrer por processos expansivos ou infecções envolvendo a base do crânio. Lesões bilaterais determinam atrofia da língua, com ou sem fasciculações, ocasionando disartria e disfagia inicial. As anormalidades podem ser causadas por ELA, siringobulbia, tumores envolvendo o forame magno e meningite da base.

SÍNDROMES ENVOLVENDO MAIS DE UM NERVO CRANIANO

Ao se deparar com alterações de mais de um NC, uma multiplicidade de etiologias deve ser considerada. É importante identificar se a alteração se deve a lesão em algum local onde esses nervos estão próximos, levando a uma síndrome específica. No Quadro 62.3 estão descritas as síndromes mais prevalentes dos NC. A etiologia pode ser ainda uma doença sistêmica, envolvendo vários nervos e/ou músculos.

Quadro 62.3 Síndromes dos nervos cranianos		
Nervos cranianos envolvidos	**Localização**	**Causas mais frequentes**
III, IV, VI (oftalmoplegia unilateral) com ou sem envolvimento da primeira porção do V (V1)	Seio cavernoso ou fissura orbitária	Aneurisma, trombose de seio cavernoso, tumores do seio ou sela, lesões granulomatosas, tumor ósseo invasivo
V, VI	Ápice da porção petrosa do osso temporal	Tumores ósseos, processo inflamatório
VII, VIII	Meato acústico interno/ângulo pontocerebelar (às vezes acompanha V e IX)	Neurinoma ou meningeoma do VIII NC
IX, X, XI	Forame jugular	Tumores
IX, X, XI, XII, às vezes com síndrome de Horner	Espaço retroparotídeo	Tumores da parótida, lesões granulomatosas, compressão por linfonodos aumentados

Referências

1. Hummel T, Kobal G, Gudziol H, Mackay-Sim A. Normative data for "Sniffin' Sticks" including tests of odor identification, odor discrimination, and olfactory thresholds: an upgrade based on a group of more than 3,000 subjects. Eur Arch Otorhinolaryngol 2007; 264:237-43.
2. Christen-Zaech S, Kraftsik R, Pillevuit O et al. Early olfactory involvement in Alzheimer's disease. Can J Neurol Sci 2003; 30(1):20-5.
3. Campbell WW. O nervo óptico. In: Campbell WW, DeJong. O exame neurológico. Rio de Janeiro: Guanabara Koogan, 2007:99-125.
4. Patten J. As pupilas e suas reações. In: Patten J (ed.) Diagnóstico diferencial em neurologia, Rio de Janeiro: Revinter, 2000:5-13.
5. Fuller G. Neurological examination made easy. New York: Churchill Livingstone, 1993.
6. Campbell WW. Os nervos motores oculares. In: Campbell WW, DeJong. O exame neurológico. Rio de Janeiro: Guanabara Koogan, 2007:126-61.
7. Eggenberger ER. Diplopia – History and examination. In: Continuum lifelong learning in neurology – Neuro-ophtalmology. Philadelphia: Lippincott Williams & Wilkins, 2009: 121-7.
8. McGee S. Nerves of the eye muscles (III, IV and VI): approach to diplopia. In: McGee S (ed.) Evidence-based physical diagnosis. Philadelphia: Saunders, 2001:683-701.
9. Ropper AH, Samuels MA. Adams and Victor's principles of neurology. 9. ed. McGraw-Hill Inc., 2009.
10. Nunes ML, Marrone ACH (eds.) Semiologia neurológica. Porto Alegre: Edipucrs, 2002.
11. Fitzgerald MJT, Folan-Curran J. Clinical neuroanatomy and related neuroscience. 4. ed. WB Saunders.
12. Douglas G, Nicol F, Robertson C. Macleod's clinical examination. 12. ed. Elsevier, 2009.

Exame da Motricidade

CAPÍTULO 63

Arlete Hilbig • Carlos Roberto de Mello Rieder

INTRODUÇÃO

Extensas áreas do sistema nervoso (SN) estão envolvidas no controle da motricidade, e seu exame torna possível inferir sobre lesões em localizações específicas, que determinam padrões de alterações motoras distintas. A movimentação normal depende de plenos funcionamento e integração de funções motora e sensitiva, além da integridade de músculos e articulações. Portanto, alterações da motricidade, especialmente da marcha e da coordenação, podem também estar relacionadas com lesões em outros sistemas.

Para o exame do sistema motor são necessárias a inspeção e a palpação dos músculos. Portanto, o paciente deve estar com um mínimo de vestimenta que mantenha seu conforto, mas que possibilite que o examinador observe a musculatura. É fundamental a comparação das características examinadas no mesmo indivíduo (entre direita e esquerda, proximal e distal), permanecendo atento a eventuais assimetrias. A avaliação sistematizada facilita muito a identificação das diferentes síndromes.

As características a observar durante o exame são: (1) exame da marcha e equilíbrio; (2) trofismo; (3) tônus; (4) força muscular; (5) reflexos; (6) coordenação; (7) e presença de movimentos anormais.

Inicia-se o exame observando a movimentação espontânea do paciente como, por exemplo, seus movimentos durante a entrevista, durante a marcha, ao dirigir-se à mesa de exame e ao retirar a roupa para ser examinado. Deve-se ficar atento à presença de *movimentos anormais* e *postura específica* ou *deformidade* durante a movimentação espontânea e a marcha, bem como à redução de movimentação espontânea, tanto global como localizada. Alterações de força, equilíbrio e coordenação podem ser identificadas nessa fase. As alterações do equilíbrio podem, algumas vezes, impossibilitar que o paciente fique em pé (*astasia*) ou deambule (*abasia*). Além disso, deve-se verificar se existe algum padrão distinto de marcha (veja *Exame da marcha*).

TROFISMO

Trofismo consiste em volume ou massa muscular observado à inspeção. A palpação auxilia essa avaliação. Se existe *atrofia* (redução de volume) ou *hipertrofia*, devem ser anotadas a localização e a simetria. Na inspeção, deve-se procurar também por *fasciculações*, que são contrações irregulares e arrítmicas de fibras musculares, sem determinar deslocamento do segmento, e decorrem da ativação de unidades motoras isoladas durante o repouso. Mais bem visualizadas em músculos como deltoide e quadríceps, podem ser desencadeadas pela leve percussão do músculo. Costumam ocorrer nas lesões do neurônio motor inferior (NMI), juntamente com atrofia muscular. Além das lesões do NMI, pode haver atrofia nas doenças musculares (sem fasciculações) e nas doenças sistêmicas e/ou neurológicas crônicas por desuso (generalizada e simétrica). As lesões do NMS não costumam apresentar atrofia importante.

TÔNUS

O tônus é avaliado pelo grau de resistência sentida pelo observador durante o movimento passivo das articulações, levando em conta a amplitude do movimento e o balanço passivo. É fundamental o relaxamento durante as manobras e, com essa finalidade, é bastante útil conversar com o paciente sobre assuntos diversos durante o exame ou dirigir sua atenção para outra tarefa, como dizer os meses do ano, dias da semana ou números de 100 para baixo, consecutivamente.

Na presença de *hipotonia*, a resistência ao movimento estará reduzida e o movimento será mais amplo; uma marcada redução do tônus é denominada *flacidez*. A hipotonia pode ser um sinal de lesão do NMI, mas também pode estar presente em lesões cerebelares e na fase inicial de lesões do NMS. No caso de *hipertonia*, pode haver aumento súbito da resistência no início do movimento passivo, característica das lesões do neurônio motor superior (*espasticidade*), ou aumento da resistência durante todo o movimento (*rigidez*), às vezes acompanhado de interrupções transitórias, dando a sensação de "roda denteada", que acompanha as síndromes parkinsonianas.

A espasticidade causa aumento de resistência, que é velocidade-dependente, sendo mais bem observada com movimento rápido, enquanto a rigidez pode ser apreciada com movimento passivo lento. A espasticidade é caracterizada por hipertonia que predomina na musculatura flexora e pronadora no membro superior e extensora no membro inferior. Na rigidez, a hipertonia envolve músculos flexores e extensores na mesma proporção. Em algumas situações, pode parecer que o paciente se opõe a todas as tentativas de movimentação (*paratonia)*, o que pode ocorrer especialmente em pacientes com extensa lesão frontal bilateral (por exemplo, doença vascular ou demência).

O estiramento súbito de músculo hipertônico pode produzir uma contração reflexa que se mantém enquanto persiste o estiramento, denominada *clônus*. Na realidade, esse é um sinal de aumento dos reflexos, mas está descrito aqui porque muitas vezes é durante a movimentação passiva que o examinador se depara com esse achado. Pode ser demonstrado com maior facilidade na dorsiflexão do pé e no movimento brusco da patela para baixo. Tem grande valor quando é sustentado (inesgotável) e está acompanhado de outros sinais de lesão da via motora.

Exame

- **Membro superior (MS):** dar a mão ao paciente, como se fosse cumprimentá-lo, e realizar pronação/supinação do antebraço, flexão/extensão do cotovelo e circundução do punho e do ombro.
- **Membro inferior (MI):** com o paciente deitado, inicialmente rolar o MI; em seguida, colocar a mão abaixo do joelho e proceder à movimentação rápida para cima (flexionando joelho), observando a amplitude do movimento do MI e a movimentação do pé; movimentar o quadril e executar flexão/extensão do joelho, dorsiflexão/flexão plantar/inversão/eversão do tornozelo, observando a amplitude do movimento.

FORÇA MUSCULAR

A força muscular deve ser testada de maneira sistemática em todos os grupos musculares em exame de rastreio e, se necessário, os músculos devem ser testados isoladamente. Para avaliação quantitativa, útil para seguimento e quando mais de um examinador está envolvido na avaliação do paciente, deve ser graduada de acordo com a escala recomendada pelo Medical Research Council[1] (Quadro 63.1).

Denomina-se *paresia* a redução da força muscular (fraqueza) e *plegia*, a ausência completa de força (grau zero). As lesões que determinam redução de força muscular envolvem: (1) o neurônio motor superior (NMS – lesão central); (2) NMI (e seus prolongamentos – lesão periférica); (3) doenças musculares (miopatias); e (4) doenças da junção neuromuscular. A distribuição e as características associadas determinam padrões semiológicos diversos, dependendo da localização (Quadros 63.2 e 63.5).

A distribuição da perda de força é uma característica de grande auxílio para estabelecer o diagnóstico topográfico (Quadro 63.2). Lesões do NMS geralmente envolvem muitos grupos musculares, podendo determinar monoparesia ou hemiparesia, tetraparesia ou paraparesia, dependendo da localização da

Quadro 63.2 Distribuição de perda de força		
Denominação	**Área de fraqueza**	**Localização**
Monoparesia/ plegia	Um único segmento (MS ou MI)	1. NMS 2. NMI: raiz, plexo, nervo*
Hemiparesia/ plegia	Um dimídio (D/E) – pode ser *completa* (face+MS+MI) ou *incompleta*; *proporcionada* (mesmo grau de fraqueza na face, MS e MI) ou *desproporcionada* – predomínio facial, braquial ou crural	1. NMS: cérebro (córtex, subcortical, cápsula interna) ou tronco encefálico; raramente em lesão medular alta unilateral**
Paraparesia/ plegia	Ambos os MMSS***	1. NMS: lesão medular (torácica/lombar) bilateral; raramente com tumor parassagital 2. NMI: polirradiculopatias, neuropatia periférica
Tetraparesia/ plegia	Quatro extremidades (MMSS e MMII)	1. NMS: lesão medular (cervical) ou tronco encefálico bilateral** 2. NMI: polirradiculopatias, neuropatia periférica* 3. Miopatia*

MMSS: membros superiores; MMII: membros inferiores.
*Veja síndromes para diagnóstico diferencial.
**Sintomas e sinais associados auxiliam a localização.
***Também pode ser utilizada com fraqueza de ambos MMSS, mas, neste caso, é necessário especificar. Se é mencionado apenas paraparesia, relaciona-se com MMII.

lesão. Lesões do NMI podem causar fraqueza em um único músculo ou grupo de músculos específico, relacionada com a distribuição anatômica de uma raiz, nervo ou plexo e acompanhada de sintomas sensitivos, exceto nas lesões do corno anterior da medula.[2] As doenças musculares e da junção neuromuscular, com maior frequência, causam perda de força proximal e simétrica, sem alterações sensitivas (exceto dor à palpação, que pode estar presente na polimiosite), enquanto nas doenças do SN (NMS e/ou NMI) a paresia costuma ser mais distal e pode ser simétrica ou assimétrica.

A força é testada por meio de manobras *contra a resistência* imposta pelo examinador e *deficitárias* (posição forçada contra gravidade), as quais são mais sensíveis.[3]

Exame

Compara-se a força do paciente entre dois lados e com a força do examinador. No MS, o paciente é solicitado a fazer força contra a resistência do examinador para abdução e adução do MS, flexão e extensão do cotovelo, extensão e flexão dos dedos, abdução e extensão dos dedos e do polegar. A manobra deficitária consiste em manter os braços estendi-

Quadro 63.1 Escala de avaliação de força muscular[1]	
0	Sem contrações musculares visíveis (plegia)
1	Contração muscular visível ou palpável, mas sem deslocamento
2	Deslocamento do segmento se o efeito da gravidade é eliminado
3	Movimenta-se contra a gravidade, mas não consegue vencer nenhuma resistência adicional
4	Movimenta-se contra resistência, porém mais fraco do que o esperado
5	Força normal

dos à frente do corpo com as palmas viradas para cima, dedos abduzidos e olhos fechados durante 1 minuto (manobra dos braços estendidos).[3-5] Com paresia por lesão do NMS, existem progressivas pronação, flexão do cotovelo e dos dedos e queda do MS afetado; se a fraqueza é de predomínio proximal, há queda do MS em bloco[6] (Figura 63.1*A*). Em lesões cerebelares, pode haver elevação ou abdução do lado afetado e, em caso de alteração do senso de posição, os dedos podem ficar em movimento para cima e para baixo (pseudoatetose).[6,7]

No MI, testam-se a flexão e a extensão do quadril e do joelho, a dorsiflexão/flexão plantar/inversão/eversão do pé e a extensão/flexão dos dedos. As manobras deficitárias para MI são: (1) Mingazzini (musculatura anterior – Figura 63.1*B*) – posiciona-se o paciente em decúbito dorsal com flexão de 90 graus do MI sobre a bacia e flexão de 90 graus do joelho; (2) Barré (musculatura posterior – Figura 63.1*C*) – com o paciente deitado em decúbito ventral, mantém a flexão de 90 graus da perna sobre a coxa (Barré) ou de 60 graus (Barré sensibilizado).[2,3]

O exame de músculos individuais está além do objetivo deste livro devendo ser consultada referência complementar.[5-7]

REFLEXOS
Profundos ou miotáticos

São desencadeados pelo estiramento súbito do músculo pela percussão do tendão, realizada pelo examinador com um martelo de reflexos. Nesse caso, ocorrem estimulação dos receptores (fusos musculares e órgãos tendíneos) e integração medular em segmentos específicos (ou tronco encefálico, no caso da face), seguidas de contração do músculo que sofreu estiramento. A área a ser estimulada e a resposta esperada para cada reflexo são bastante estereotipadas[2,6] (Quadro 63.3). Alterações dos reflexos profundos demonstram uma localização precisa, especialmente em lesões medulares e de raízes, pois a integração de cada reflexo corresponde a um ou alguns segmentos medulares. Os reflexos miotáticos podem ser axiais (da face e do tronco) ou apendiculares (MS e MI).

A interpretação dos reflexos profundos deve levar em consideração a simetria e a presença de outros sinais associados indicativos de lesão. Existem variações individuais e, dependendo do estado de consciência e da colaboração do paciente, podem ser encontrados reflexos mais ou menos vivos, porém sempre simétricos. Os reflexos podem ser classificados de 0 a 4: 0 – abolidos; 1 – hiporreflexia; 2 – normal; 3 – hiper-reflexia; 4 – clônus presente.[2,6]

Fica caracterizada *hiper-reflexia* quando a resposta é rápida, ampla, com aumento do número de movimentos obtidos (resposta policinética) e há aumento da área estimulada capaz de desencadear o reflexo (área reflexógena) – por exemplo, um estímulo aplicado ao tendão do músculo bíceps determina flexão dos dedos, além da esperada flexão do antebraço. A hiper-reflexia indica lesão do neurônio motor superior acima do nível do reflexo, pois, nessa situação, ocorre perda dos sistemas inibidores com manutenção dos sistemas facilitadores, que atuam sobre neurônios do corno anterior da medula. A lesão pode ser na via corticoespinhal, no nível da medula, tronco encefálico ou cérebro. Os reflexos podem parecer aumentados

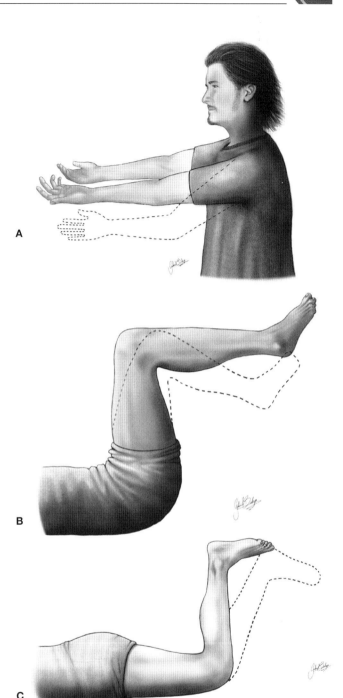

Figura 63.1 Manobras deficitárias. A Membro superior. B e C Membro inferior. (Ilustração de Gabriel Siebiger.)

em algumas pessoas, especialmente quando ansiosas, mas geralmente o são de maneira simétrica e generalizada, além de não existirem outros sinais de lesão do NMS.[5,7,8]

Hiporreflexia ou *arreflexia* podem estar presentes quando o NMI ou seu prolongamento (raiz, plexo, nervo) estão envolvidos, como nas doenças do corno anterior da medula ou nas neuropatias periféricas, estando eventualmente presentes nas miopatias por fraqueza do músculo efetuador, e na síndrome cerebelar. Em caso de lesão cerebelar, pode ser identificado (especialmente testando reflexo patelar com paciente sentado) ainda um *reflexo pendular* (de vai e volta).

\multicolumn{4}{l}{Quadro 63.3 Características dos principais reflexos miotáticos fásicos nos MMSS e MMII*}
Reflexo	Técnica	Resultado esperado	Inervação segmentar
Bicipital	Antebraço em semiflexão, palpar tendão bicipital na fossa cubital e percutir com martelo sobre o dedo do examinador	Flexão do antebraço e contração visível do bíceps	C5-6
Supinador (braquiorradial/ estilorradial)	Posição em semipronação; palpar processo estilóideo do rádio e percutir neste locar sobre o dedo do examinador	Contração do braquiorradial com flexão do cotovelo e leve pronação; pode ocorrer leve flexão dos dedos	C5-6
Tricipital	Braço em abdução de 90 graus apoiado pela mão do examinador; percutir tendão do tríceps	Contração do tríceps e extensão do antebraço	C6-7
Flexor dos dedos	Com mão relaxada e dedos levemente fletidos, percutir a face palmar das falanges com interposição do 2º e 3º dedos do examinador	Flexão da falange distal de todos os dedos	C6-T1
Patelar	Paciente sentado com MMII pendentes, percutir sobre ligamento patelar	Extensão da perna por contração do quadríceps	L2-4
Aquileu	Sentado ou deitado, fazer leve oposição plantar com a mão e percutir sobre o tendão aquileu	Flexão plantar do pé com contração do tríceps	L5-S2

*São descritas as técnicas mais utilizadas.

Exame

A obtenção dos reflexos miotáticos depende de posicionamento adequado e relaxamento do paciente, além da aplicação do estímulo no local correto (Quadro 63.3):

- **Axiais da face:** glabelar, orbicular dos lábios, mandibular (veja *Nervos cranianos*).
- **Membro superior** (Figura 63.2*A* e *C*): reflexo bicipital, tricipital, estilorradial (braquiorradial) e flexor dos dedos.
- **Membro inferior** (Figura 63.3*A* e *B*): patelar, aquileu.

Reflexos superficiais

São aqueles que ocorrem por estimulação cutânea, desencadeando movimento específico. O *reflexo cutâneo plantar* provavelmente é o que mais auxilia a localização de lesões.[5-8]

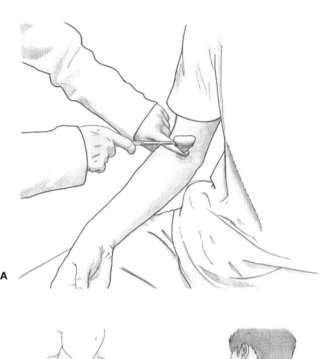
A

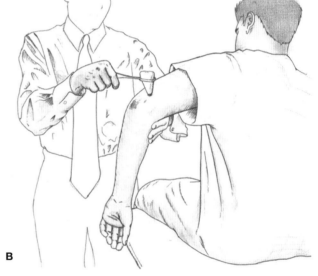
B

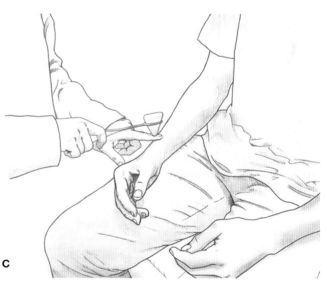
C

▼ **Figura 63.2** Reflexos miotáticos do membro superior. **A** Bicipital. **B** Tricipital. **C** Estilorradial. (Ilustração de Érico Pereira Cadore.)

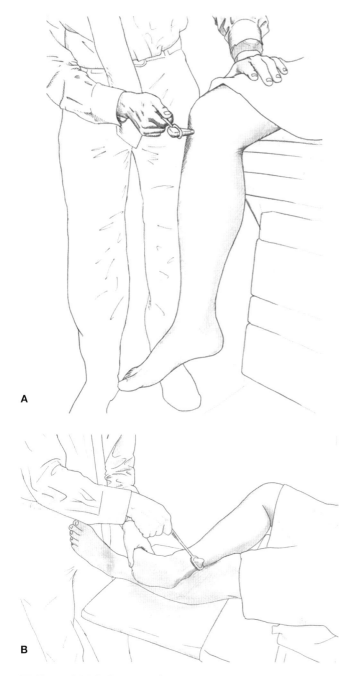

Figura 63.3 Reflexos miotáticos do membro inferior. A Patelar. B Aquileu. (Ilustração de Érico Pereira Cadore.)

Exame

O examinador deve explicar previamente ao paciente que vai "arranhar" ou "fazer cócegas" na planta do pé; realiza, então, estimulação da porção lateral da face plantar, de posterior para anterior até a base do hálux, com objeto rombo (geralmente se utiliza o cabo do martelo – Figura 63.4A e B).

A resposta normal do reflexo cutâneo plantar é a flexão do hálux e dos dedos, que ocorre em adultos e crianças após o início da marcha. A presença de extensão do hálux é um sinal de lesão do NMS, denominado *sinal de Babinski*. Bebês normais, antes de iniciarem a deambulação, apresentam resposta

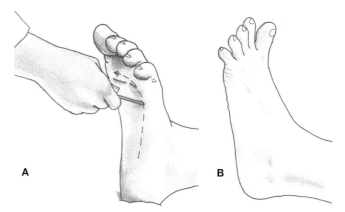

Figura 63.4 Reflexo cutaneoplantar. A Estímulo. B Sinal de Babinski. (Ilustração de Érico Pereira Cadore.)

semelhante. Às vezes, não é possível desencadear uma resposta e diz-se, então, que a planta é "muda", o que nem sempre indica lesão. É importante observar se existe assimetria e repetir o reflexo em mais de uma ocasião em caso de dúvida ou se não houver resposta. Uma resposta extensora deve ser reprodutível. Sinais adicionais de lesão do NMS (hipertonia, hiper-reflexia etc.) auxiliam a interpretação.

Em lesões extensas da via piramidal, pode ocorrer um *reflexo de retirada*, quando a estimulação da planta do pé (ou mesmo estímulos menores) desencadeia, além da extensão do hálux, dorsiflexão do tornozelo e flexão da perna sobre a coxa e da coxa sobre a bacia. Esse reflexo é mais comumente encontrado nas lesões medulares.

COORDENAÇÃO

A coordenação e o equilíbrio são funções que dependem especialmente da integração dos sistemas sensitivo e daqueles que elaboram e controlam os movimentos. Informações sensitivas, enviadas a partir de receptores proprioceptivos nos músculos e articulações (sensibilidade cineticopostural), e também a partir do labirinto (sistema vestibular), são integradas predominantemente no cerebelo que, além de auxiliar o planejamento do movimento, utiliza a retroalimentação sensitiva para corrigir eventuais movimentos "errados" manter a postura ereta e o equilíbrio tanto estático como dinâmico (marcha). A visão auxilia nessas funções, e as alterações sensitivas se acentuam consideravelmente com olhos fechados. O cerebelo trabalha de maneira integrada com áreas pré-frontais e motoras frontais para planejamento e execução de movimentos.

Denomina-se *ataxia* a perda da coordenação (incoordenação); se for por alteração proprioceptiva, é denominada *ataxia sensitiva*. A presença de fraqueza vai dificultar os testes de coordenação, e o exame deve ser interpretado com cautela nesses casos.[2,5]

A observação inicial do paciente é provavelmente a etapa mais importante para identificação de possíveis alterações da coordenação e do equilíbrio. Para facilitar a compreensão, o exame da coordenação (descrito a seguir) e o do equilíbrio (avaliado juntamente com a marcha) serão discutidos separadamente.

Exame

- **Membro superior** (manobra índex-nariz – Figura 63.5*A*): com o MS elevado no nível de ombro, abduzido e estendido, procede-se à flexão do antebraço até encostar a ponta do dedo na ponta do nariz e, depois, estende-se novamente (alternativamente, toca-se a ponta do nariz e depois a ponta do dedo do examinador, que deve manter-se a um braço de distância do paciente para que realize a extensão completa do MS – tem a vantagem de poder modificar a posição do alvo, detectando alterações discretas).
- **Membro inferior** (manobra calcanhar-joelho – Figura 63.5*B*): coloca-se o calcanhar no joelho contralateral, escorrega-se sobre a tíbia até alcançar o hálux e retorna-se ao ponto inicial. As manobras devem ser realizadas de ambos os lados e de olhos abertos e fechados, pelo menos duas a três vezes de cada lado. Observam-se a harmonia e a precisão dos movimentos. Devem ser testado movimentos alternados repetidos – diadococinesia: solicita-se ao paciente que coloque as mãos sobre as coxas, inicialmente com as palmas para cima e depois para baixo, alternadamente.

Nas lesões cerebelares hemisféricas, a coordenação apendicular está prejudicada. Ocorrem *dismetria*, o paciente "erra" o alvo (parando antes ou ultrapassando), e decomposição do movimento (interrupções rápidas durante o movimento), do lado da lesão. Pode estar presente um tremor de ação durante ou no final do movimento. Os movimentos alternados repetitivos estão prejudicados, lentos, desorganizados e irregulares – *disdiadococinesia*. O equilíbrio está prejudicado, com tendência à queda em direção ao hemisfério comprometido.

EXAME DA MARCHA E EQUILÍBRIO

Observa-se o paciente na posição em pé e durante a marcha. Se ele não consegue ficar em pé, observa-se o equilíbrio sentado. Alterações importantes do equilíbrio podem impedir até mesmo a posição sentada, sendo necessário realizar o restante do exame com paciente deitado.

Durante a marcha, observam-se a fluidez do movimento, a altura e a distância do passo, a distância entre os pés e movimentos alternados dos membros superiores. Verificam-se a capacidade de manter uma linha reta e a facilidade de mudar de direção e parar. Por meio da observação, é possível identificar alguns tipos característicos de marcha, descritos no Quadro 63.4.

Após a marcha, realiza-se o *teste de Romberg*, em que o paciente deve manter-se em pé, com pés unidos e braços ao longo do corpo, primeiro com olhos abertos e depois fechados. O examinador deve ficar ao lado do paciente e estar preparado para auxiliá-lo em caso de queda. Observa-se a presença de balanço anormal, tremor e tendência à queda. Esse teste é considerado positivo (presença de sinal de Romberg) quando há queda ou aumento da base de sustentação na tentativa de manter o equilíbrio assim que o paciente fecha os olhos. Sua presença está relacionada com a perda da função proprioceptiva (ataxia sensitiva). Nas lesões cerebelares que envolvem a porção central (vérmis), há distúrbio do equilíbrio com dificuldade de ficar em pé e aumento da base de sustentação,

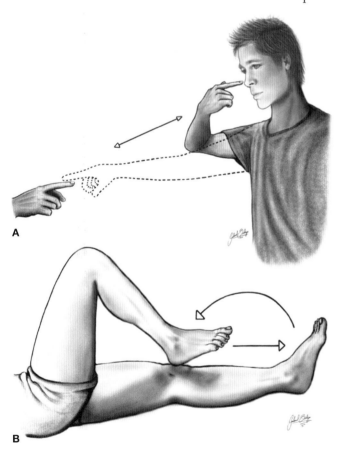

Figura 63.5 Manobras para coordenação. A Índex-nariz. B Calcanhar-joelho. (Ilustração de Gabriel Siebiger.)

Quadro 63.4 Alguns tipos de marcha
1. **Marcha hemiplégica** (ceifante): o paciente arrasta o MI, mantido em extensão em função da espasticidade, de trás para diante, descrevendo um semicírculo com o MI. Significa lesão de NMS contralateral. Geralmente acompanha postura em flexão do MS do mesmo lado
2. **Marcha em tesoura:** o paciente aduz MMII em extensão durante a marcha, cruzando-os a cada passo. Indica lesão de NMS bilateral, geralmente medular ou hemisférica
3. **Marcha parkinsoniana:** o paciente caminha com passos curtos e "arrastando pés", com reduzida elevação; a postura tende à flexão do tronco e dos MMSS e MMII; existe redução ou perda dos movimentos associados dos MMSS
4. **Marcha atáxica:** dificuldade de equilíbrio com tendência a quedas (uni ou bilateral); aumento da base de sustentação (pés afastados) e incapacidade de andar em linha reta, semelhante à intoxicação alcoólica. Significa lesão cerebelar
5. **Marcha tabética** (ataxia sensitiva): o paciente caminha olhando para o chão e eleva exageradamente os pés durante o passo, com base alargada. Dificuldade maior com olhos fechados. Significa alteração da sensibilidade profunda por lesão cordonal posterior
6. **Marcha anserina:** rotação exagerada da pelve, acompanhada de movimentos compensatórios do tronco e lordose severa. É vista nas miopatias

tanto com olhos abertos como fechados (geralmente a dificuldade aumenta com os olhos fechados). Nas lesões cerebelares hemisféricas e vestibulares unilaterais, pode-se observar queda para o lado da lesão.

SÍNDROMES MOTORAS

Síndromes que cursam com fraqueza como manifestação predominante

As características principais dessas síndromes estão listadas no Quadro 63.5. É importante salientar que a síndrome pode ser incompleta (quando nem todos os sinais estão presentes) e que a presença de sinais/sintomas associados ao comprometimento motor vai auxiliar a localização mais precisa das lesões.

Síndrome piramidal ou do NMS

Caracteriza-se por perda de força, acompanhada de hipertonia eletiva (espasticidade), envolvendo especialmente músculos flexores e pronadores do MS e extensores do MI, hiper-reflexia e sinal de Babinski. Pode-se identificar postura característica, com manutenção de flexão e pronação do MS e extensão do MI durante o repouso. Durante a marcha, essa postura faz com que o paciente descreva um semicírculo com o MI espástico (*marcha ceifante*). Os sinais clínicos de lesão do NMS vão depender da velocidade de instalação da lesão. As lesões que se desenvolvem lentamente (por exemplo, tumor) cursam com espasticidade associada à fraqueza desde o início. As lesões agudas (acidente vascular encefálico ou traumatismo raquimedular, por exemplo) podem inicialmente manifestar-se por fraqueza acompanhada de hipotonia e hiporreflexia, com a espasticidade surgindo somente dias ou semanas após o evento.[6-8] A distribuição da perda de força, os sintomas associados e a presença de RCP extensor vão sugerir o diagnóstico de lesão central na fase inicial.

Síndrome periférica ou do NMI

Caracteriza-se por perda de força, acompanhada de atrofia, fasciculações, hipotonia e hipo ou arreflexia; o RCP é mudo

ou flexor. Ocorre nas lesões do corno anterior da medula, raiz motora ou nervo periférico. Os sinais associados vão auxiliar o diagnóstico topográfico.

Na presença de uma combinação de sinais de comprometimento do NMS e do NMI, a causa deve ser doença envolvendo a medula espinhal, em que ambos os neurônios motores estão presentes. As causas podem ser mielopatia (lesão restrita a um ou mais segmentos medulares de etiologia variada), geralmente acompanhada de alterações sensitivas, ou esclerose lateral amiotrófica (ELA), uma doença degenerativa que envolve o neurônio motor e se manifesta exclusivamente por alterações motoras. A presença expressiva de fasciculações sugere diagnóstico de ELA.

Doença muscular (miopatias)

Fraqueza geralmente proximal e simétrica, com ou sem atrofia, pode ocasionar hipotonia e hipo ou arreflexia. Pode estar acompanhada de disfagia e fraqueza da musculatura da nuca.

Doença da junção neuromuscular

Fraqueza flutuante que piora com esforço ou movimento repetitivo (fadiga), tônus normal ou diminuído, reflexos normais. A presença de diplopia e ptose palpebral reforça a suspeita diagnóstica.

Síndromes que cursam com outras alterações do movimento, sem fraqueza

Síndrome cerebelar

A principal característica dessa síndrome é a presença de movimentos incoordenados (ataxia), com dismetria, decomposição dos movimentos e disdiadococinesia. Nistagmo, disartria (com fala lenta, arrastada e irregular em volume e ritmo – *fala ebriosa*), tremor cinético e hipotonia podem estar presentes em combinações variadas. Ataxia da marcha é característica, com dificuldade de equilíbrio e aumento da base de sustentação.

Quadro 63.5 Síndromes que cursam com perda de força como sinal predominante						
Síndrome	Trofismo	Tônus	Distribuição da fraqueza	Reflexos profundos	RCP	Sinais adicionais
Piramidal (NMS)#	Normal ou levemente reduzido	Aumentado (espasticidade) MS: flexo/pronação MI: extensão	Monoparesia, hemiparesia, tetraparesia ou paraparesia	Hiper-reflexia	Extensor	
Periférica (NMI)	Atrofia	Hipotonia	Território de raízes, plexo ou nervos isolados*	Hipo ou arreflexia	Flexor	Fasciculações
Muscular (miopatia)	Atrofia (proximal)	Hipotonia	Musculatura proximal	Hipo ou arreflexia	Flexor	
Junção neuromuscular	Normal	Normal ou reduzido	Proximal	Normal	Flexor	Fraqueza flutuante** Diplopia, ptose palpebral

RCP: reflexo cutaneoplantar.

Os sinais clínicos dependem do tempo de instalação dos sintomas. Consulte o texto.

*Geralmente com sintomas sensitivos associados, exceto nas lesões de corno anterior da medula; pode apresentar envolvimento distal e simétrico nas polineuropatias.

**Piora com esforço ou movimento repetitivo (fadiga).

As manifestações clínicas vão depender do território envolvido:

- Lesões nos hemisférios cerebelares determinam ataxia apendicular ipsilateral, hipotonia e tendência à queda para o lado da lesão durante a marcha. Na manobra dos braços estendidos, encontra-se desvio do MS para o lado afetado (abdução). Nistagmo pode estar presente, direcionado para o lado da lesão.
- Lesões envolvendo o vérmis rostral (causadas por ingestão crônica de álcool, por exemplo) causam dificuldade de equilíbrio, com quedas para a frente e para trás, às vezes impossibilitando a deambulação, ataxia dos membros inferiores e da marcha, geralmente sem ou com pouco envolvimento dos membros superiores; a presença de nistagmo e disartria é incomum.[7,8]
- Lesões pancerebelares manifestam-se pela presença de sintomas de lesão hemisférica bilateral e de vérmis.

Síndrome parkinsoniana

O paciente apresenta pelo menos dois dos seguintes sintomas: bradicinesia, hipertonia do tipo rigidez e tremor de repouso. Trata-se de uma manifestação de disfunção envolvendo os núcleos da base e está descrita no Capítulo 106.

Presença de movimentos anormais

Veja o Capítulo 106.

Referências

1. Medical Research Council. Aids to the examination of the peripheral neurous system. London: Bailiere Tindal, 1986.
2. Nunes ML, Marrone AC. Semiologia neurológica. Porto Alegre: Edipucrs, 2002.
3. Fuller G. Neurological examination made easy. 3. ed. London: Elsevier, 2004.
4. Douglas G, Nicol F, Robertson C. Macleod's clinical examination. 12. Ed. London: Elsevier, 2009.
5. Tolosa APM, Canelas HM. Propedêutica neurológica. São Paulo: Fundo Editorial Procienx, 1969.
6. Blumenfeld H. Neuroanatomy through clinical cases. Sunderland, MA: Sinauer Associates, Inc, 2002.
7. Ropper AH, Samuels, MA. Adams and Victor's principles of neurology. 9. ed. McGraw Hill Inc, 2009.
8. Biller J. Practical neurology. 4. ed. Philadelphia, USA: Lippincott Williams & Wilkins, 2012.

Sensibilidade

CAPÍTULO 64

Liselotte Menke Barea

INTRODUÇÃO

O sistema sensitivo é o responsável pelas interações do indivíduo com o ambiente. A ativação desse sistema inicia por impulsos originados de estímulos adequados nos receptores ou terminações nervosas, os quais são transmitidos pelos nervos aferentes sensitivos para centros superiores através de tratos de fibras, fazendo parte de uma ação reflexa ou tornando-se conscientes (veja o Capítulo 59). É importante lembrar as relações funcionais das fibras nervosas de diferentes tamanhos e velocidades de condução (Tabela 64.1).

As fibras do grupo A são as mais grossas e mais predipostas à anoxia e à pressão. As fibras do grupo B são interoceptivas e integram os neurônios pré-sinápticos do sistema nervoso autônomo. As fibras do grupo C, amielínicas e finas, são responsáveis pela transmissão dolorosa lenta (dor em queimação lenta e tardia). Neste capítulo será abordado apenas o exame da sensibilidade geral, pois as sensações especiais da olfação, visão, gustação, audição e vestibulares serão tratadas nos capítulos referentes aos nervos cranianos.

Inicialmente, também é imperiosa a definição de alguns termos de uso comum na prática clínica diária:

- **Analgesia:** perda da sensação dolorosa.
- **Anestesia:** desaparecimento de uma modalidade sensorial, em geral utilizada para denominar a perda da sensibilidade tátil.
- **Alodinia:** percepção de um estímulo não doloroso como doloroso e de forte intensidade.
- **Disestesia:** sensação distorcida e desagradável por estímulo inócuo.

- **Hiper ou hipoestesia:** aumento ou diminuição da intensidade e/ou da duração sensorial devido a um estímulo.
- **Hiper ou hipoalgesia:** aumento ou diminuição do limiar cutâneo para um estímulo doloroso.
- **Hiperpatia:** o limiar para estímulos dolorosos é alto, mas estímulos fracos e repetitivos podem desencadear dor violenta.
- **Parestesia:** sintoma no qual o paciente refere sensação espontânea de dor, formigamento e queimação.
- **Estereognosia:** capacidade de reconhecer objetos oferecidos à palpação, por sua forma, tamanho e textura, sem auxílio da visão.
- **Grafoestesia:** capacidade de reconhecer símbolos (letras, figuras geométricas) pelo tato.

Ao avaliarmos pacientes, como, por exemplo, um homem de 67 anos de idade, hipertenso, diabético e dislipidêmico, com queixa de formigamento no hemicorpo direito de instalação súbita, e uma mulher de 62 anos de idade, diabética e alcoolista, com queixa de formigamento nos pés há 6 meses, apesar do elemento comum entre ambos – "formigamento" – após o exame da sensibilidade desses pacientes concluiremos que apresentam patologias diferentes. O conhecimento neuroanatômico das vias sensitivas permite ao examinador localizar a topografia da lesão neurológica que determina o déficit sensitivo (veja o Capítulo 59).

O exame da sensibilidade é um dos mais trabalhosos e demorados do exame neurológico. O ambiente para realização do exame deve ser tranquilo, com temperatura amena. O paciente deve estar atento e colaborativo, despido suficientemente, e de olhos fechados. A pesquisa deve ser metódica e comparativa, e deve-se ter em mente uma imagem da inervação segmentar da área a ser examinada e da extensão dos dermátomos (áreas da pele inervadas por segmentos específicos da medula, suas raízes ou gânglios da raiz dorsal – Figura 64.1).

A alteração encontrada deve ser demarcada no mapa de dermátomos/nervos sensitivos. Algumas condições, como distúrbios psíquicos, baixo nível sociocultural, alteração da consciência, cansaço e impaciência do examinador, podem induzir o erro e prejudicar o exame do paciente.

Neste capítulo será descrita a avaliação da sensibilidade geral superficial (que compreende tato, dor e temperatura), da sensibilidade profunda, que compreende a batiestesia ou cinético-postural (senso de posição), a palestesia, ou vibratória, e a barestesia, ou dor profunda.

Tabela 64.1 Relações funcionais das fibras nervosas de diferentes tamanhos e velocidades de condução

Tipo de fibra	Diâmetro/Velocidade	Função
A (mielínicas) alfa	16µ/6 a 120m/s	Propriocepção, vibração
beta	10µ	Calor, tato
gama	6µ	Calor, tato
delta	1 a 2µ	Dor rápida
B (mielínicas)	3µ	Vegetativas eferentes
C (amielínicas)	0,5 a 2µ/0,5 a 2m/s	Dor lenta

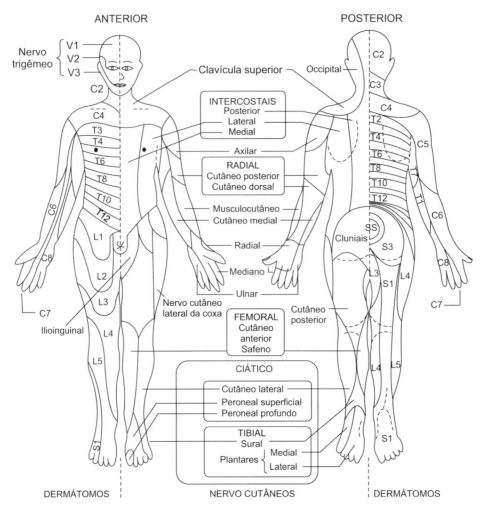

Figura 64.1 Esquema dos dermátomos segmentares sensitivos e áreas supridas pelos nervos periféricos, anterior e posterior.

SENSIBILIDADE TÁTIL E DOLOROSA

Para pesquisa da sensibilidade tátil geral usa-se algodão seco, gaze ou pincel. O estímulo deve ser leve, para não estimular os receptores relacionados com a pressão, que podem estar preservados. Para pesquisa da sensibilidade dolorosa utiliza-se uma agulha de costura, alfinete ou palito de madeira, os quais devem ser descartados após o uso como material infectante. O estímulo deve ter sempre a mesma intensidade, e o paciente responderá se o sente ou não, avaliando-se a qualidade, a intensidade e a localização do estímulo.

SENSIBILIDADE TÉRMICA

A sensibilidade térmica deve ser pesquisada com tubos de ensaio, um contendo água fria (10 a 15ºC) e um contendo água quente (40 a 45ºC). As alterações da sensibilidade térmica são chamadas de termoanestesia, termo-hipoestesia ou termo-hiperestesia. Em geral, quando há perda de um tipo de sensibilidade térmica, esta é acompanhada pela perda do outro tipo.

SENSIBILIDADE PROPRIOCEPTIVA OU PROFUNDA

Os principais receptores para a sensibilidade profunda são os fusos intramusculares e o órgão tendinoso de Golgi, localizados nas articulações, músculos e tendões, relacionados com a noção de posição segmentar, e os corpúsculos de Pacini, presentes nos ossos e na pele e associados à sensibilidades barestésica e palestésica. O diâmetro das fibras tipo A mielínicas, relacionadas com esses receptores, é médio (15mm); esses receptores são de alta velocidade (100m/s) e vão dar origem aos feixes do funículo posterior da medula, os fascículos de grácil e cuneiforme (Tabela 64.1).

SENSIBILIDADE VIBRATÓRIA OU PALESTÉSICA

A sensibilidade vibratória (palestesia) deve ser pesquisada por meio de um diapasão de 128Hz, colocado sobre as proeminências ósseas.

O examinador deve comparar o limiar de percepção do paciente com seu próprio e com os dermátomos simétricos do hemicorpo contralateral do paciente. É importante lembrar que no paciente idoso há uma progressiva dificuldade em reconhecer o senso de vibração, principalmente nos membros inferiores; já na criança com idade inferior a 4 anos, esta modalidade e também as outras formas de sensibilidade profunda não devem ser pesquisadas em virtude da falta de maturação completa dessas vias. Nos pacientes com doenças das colunas posteriores, a sensibilidade vibratória se altera mais precocemente nos membros inferiores do que nos superiores.

SENSIBILIDADE CINÉTICO-POSTURAL OU DE POSIÇÃO SEGMENTAR

A avaliação dessa sensibilidade deve ser feita com o paciente de olhos fechados, solicitando que ele indique a posição de um segmento de seu corpo deslocado passivamente pelo examinador. Esses segmentos são, em geral, o hálux e o polegar, os quais devem ser segurados pelas bordas laterais, para que o paciente não perceba a movimentação para cima e para baixo através da pressão dos dedos do examinador. Se os sensos de mobilização estiverem comprometidos nos dedos, investigação poderá ser ampliada, examinando-se as articulações maiores de braços e pernas.

SENSIBILIDADE À PRESSÃO – BARESTESIA

A pesquisa é feita mediante compressão manual ou digital exercida pelo examinador sobre os diversos segmentos corporais, especialmente das massas musculares, de maneira metódica e comparativa.

SENSIBILIDADE TÁTIL EPICRÍTICA

A *discriminação espacial ou a noção de distância entre dois pontos* se caracteriza pela capacidade de reconhecer estímulos cutâneos simultâneos e se constitui no substrato neurofisiológico da escrita para cegos desenvolvida por Louis Braille. É pesquisada com o compasso de Weber (com duas extremidades rombas, para não estimular as fibras dolorosas), por meio do qual o paciente será submetido a estímulos duplos ou únicos, de modo irregular, e será anotada a distância mínima entre dois pontos. Na ponta da língua, é considerada normal a percepção de distância de 1mm; na região da face, 1,2mm; nas polpas digitais, 2 a 8mm; nas palmas das mãos, 8 a 12 mm; e no dorso das mãos, 20 a 30mm. Em tórax, dorso, braços, antebraços e membros inferiores, essas distâncias são bem maiores, chegando a atingir de 40 a 70mm. A discriminação entre dois pontos depende da integridade do tato, mas, se este estiver normal e não houver disfunção dos cordões posteriores, a alteração dessa forma de sensibilidade sugere lesão parietal.

SENSIBILIDADES COMBINADAS

A *sensibilidade grafoestésica* é a capacidade de reconhecer letras, números e figuras geométricas desenhadas sobre a pele com ponta romba na palma da mão, na face anterior do antebraço, na coxa ou na perna. Envolve percepção tátil, discriminação e localização cutânea. A perda dessa sensibilidade (agrafoestesia), estando preservada a sensibilidade periférica, sugere a presença de lesão cortical parietal .

A *sensibilidade estereognósica* é a capacidade de reconhecer um objeto (forma e tamanho), oferecido à palpação, sem auxílio visual. A incapacidade de reconhecimento, na ausência de déficit motor ou sensitivo superficial significativo, sugere a presença de lesão do córtex parietal.

LOCALIZAÇÃO DOS DISTÚRBIOS SENSITIVOS

Os objetivos do exame da sensibilidade são: (1) demonstrar os limites de qualquer área de sensibilidade anormal e (2) estabelecer as formas de sensibilidade envolvidas nessa área. Além de constatar as alterações sensitivas, deve-se ter um bom conhecimento anatômico das vias sensoriais, dermátomos e territórios de inervação dos nervos periféricos para entender onde se situa a lesão e comparar os achados com padrões conhecidos de anormalidades sensitivas.

Na *lesão de um nervo periférico ou craniano*, existe anestesia/hipoestesia no território cutâneo de sua distribuição. O diagnóstico de uma neuropatia é feito a partir da distribuição da fraqueza e da perda sensitiva; assim, em caso de comprometimento de um único nervo – *mononeuropatia* – causada principalmente por traumatismo direto, compressão ou vasculites; de vários nervos independentes – *mononeuropatia múltipla* – decorrente de diabetes ou poliarterites; ou em uma distribuição distal e simétrica (em bota e luva) – *polineuropatia* – de causas metabólicas ou genéticas. Nestas, se o déficit compromete a palestesia e a noção de posição segmentar associada à queixa de dormência, há comprometimento de fibras grossas; se há queixa de dor/queimação e déficit termoalgésico, o comprometimento é de fibras finas. Se há comprometimento de todas as modalidades sensitivas abaixo de determinado ponto – *nível sensitivo* – a lesão é decorrente de transecção medular (veja o Capítulo 67). Se o nível sensitivo se refere apenas à termoanalgesia com preservação da propriocepção (dissociação siringomiélica), é provável o acometimento da metade anterior da medula – síndrome da artéria espinhal anterior. Se o nível é apenas proprioceptivo com preservação da termoalgesia (dissociação tabética), a lesão deve ser cordonal posterior. Se há perda da sensibilidade termoalgésica contralateral e da propriocepção e força muscular homolateral à lesão, o quadro é de hemissecção medular – síndrome de Brown-Séquard. Se a sensibilidade da hemiface estiver comprometida de um lado e o corpo de outro lado, a lesão se localiza no tronco encefálico.

Se todas as formas de sensibilidade estiverem comprometidas em todo o hemicorpo, inclusive na face, a lesão provavelmente é talâmica (nesse caso, é comum haver dor espontânea e hiperpatia). Se há hipoestesia contralateral à lesão com predomínio braquiofacial, o acometimento é do córtex cerebral – giro pós-central.

Bibliografia

Blumenfeld H. Neuroanatomy through clinical cases. Sunderland, MA: Sinauer Associates, Inc, 2002.

Campbell WW (ed.) De Jong's The neurologic examination. 6. ed. Philadelphia: J. B. Lippincott, 2005.

Fitzgerald MJT, Folan-Curran J. Clinical neuroanatomy and related neuroscience. 4. ed. Spain: Elsevier Science, 2002.

Kandel ER, Scwartz JH, Jessell TM. Principles of neural science. 4. ed. United States of America: The McGraw-Hill Companies, 2000.

Machado ABM. Neuroanatomia funcional. 2. ed. São Paulo: Atheneu, 1998.

Tolosa APM, Canelas HM. Sensibilidade. In: Propedêutica Neurológica: temas essenciais. São Paulo: Sarvier, 1975.

Sinais Meningorradiculares

CAPÍTULO 65

Marlise de Castro Ribeiro

INTRODUÇÃO

O sistema nervoso central está coberto por três lâminas meníngeas: dura-máter, aracnoide e pia-máter. As duas últimas estão separadas pelo espaço subaracnóideo, que contém liquor em seu interior. Processos infecciosos, inflamatórios, vasculares ou neoplásicos que alterem a pia-aracnoide podem causar meningismo. Além disso, a presença de medicamentos, material de contraste e anestésicos também pode causar irritação meníngea. Entre os sintomas mais comuns estão cefaleia, dor no pescoço, irritabilidade, fotofobia, náuseas e vômitos. Ao exame físico, pode-se observar a presença de sinais de irritação meníngea. A positividade desses testes propedêuticos para detecção de irritação meningorradicular é variável e depende de certos fatores, como a intensidade do processo patológico e a idade do paciente.[1,2]

SINAIS DE IRRITAÇÃO MENÍNGEA

Rigidez de nuca

Sinal mais conhecido, é frequentemente encontrado em pacientes com irritação meníngea. As causas mais comuns de rigidez de nuca são as meningites (virais e bacterianas) e a hemorragia subaracnóidea. Mais raramente, doenças granulomatosas, carcinomatose meníngea ou meningite fúngica podem acarretar esse sinal. A rigidez de nuca está extremamente associada às meningites, porém, em casos muito graves, em pacientes comatosos, pode não ser encontrada, assim como em lactentes, que não costumam apresentar rigidez de nuca em vigência de processos patológicos meníngeos.

Em algumas situações, deve-se ter cuidado com a presença de rigidez de nuca, como, por exemplo, os parkinsonianos, que podem apresentar pescoço mais rígido, assim como portadores de espondilose cervical grave. É importante ressaltar que faringites graves, com linfadenopatia cervical, também podem apresentar certa rigidez cervical, principalmente ao se iniciar a flexão do pescoço. Em indivíduos adultos, a sensibilidade desse teste é de cerca de 30%, enquanto a especificidade é de 68%.[1-3]

Para a pesquisa do sinal, o paciente deve estar deitado em decúbito dorsal. O examinador coloca suas mãos atrás da cabeça do paciente e executa movimentos sutis, rotatórios, como o sinal de não, e trazendo a cabeça até o peito. Por meio desses movimentos, o examinador poderá sentir a rigidez e o tônus do pescoço e observar se há flexão das pernas sobre o quadril ou do joelho (Figura 65.1).

Sinal de Kernig

O sinal de Kernig (Figura 65.2), quando presente, indica meningismo, mas também pode estar presente em casos de irritação de raízes nervosas lombossacrais ou do plexo sacral.

Ao examinar o paciente, este deve estar em decúbito dorsal. Flexiona-se a perna contra o quadril, com o joelho também flexionado. Nessa posição, tenta-se estender o joelho. O procedimento é realizado com ambos os membros inferiores.

A resistência à extensão dos joelhos indica irritação meníngea. A resistência unilateral pode caracterizar radiculopatia, principalmente se não houver rigidez de nuca associada. Em adultos, a sensibilidade desse teste é de 5% e a especificidade, de 95%.[3,4]

Sinal de Brudzinski

Consiste na presença de flexão do joelho e do quadril, ao ser realizada a flexão do pescoço. Ocasionalmente há, também, flexão dos braços. Pode estar ausente em um hemicorpo, nas situações em que há irritação meníngea e hemiplegia simultâneas. Sua sensibilidade e especificidade são, respectivamente, de 5% e 95%.[3]

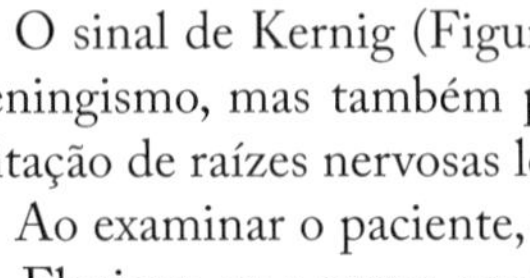

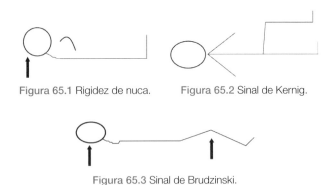

Figura 65.1 Rigidez de nuca. 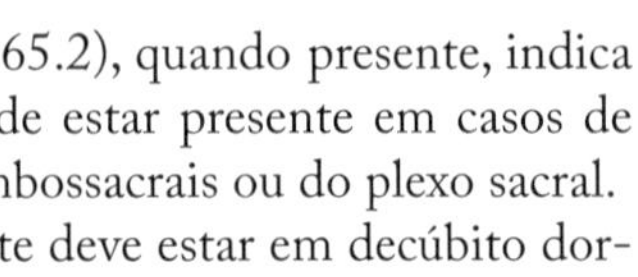   Figura 65.2 Sinal de Kernig.

Figura 65.3 Sinal de Brudzinski.

Referências

1. Burk J. Bacterial infections. In: Roland LP, Pedley TA. Merrit's neurology. 12. ed. Philadelphia: Lippincott, Williams & Wilkins, 126-30.
2. Fuller G. Neurological examination made easy. 5. ed. Churchill Livingstone.
3. Wiebers DO, Dale AJD, Kokmen, Swanson JW. Clinical examinations for selected neurologic problems. In: Mayo Clinical Examinations in Neurology. 7. ed. Mosby.
4. Thomas KE, Hasbun R, Jekel J et al. Clin Infect Dis 2002; 35:46-52.

Roteiro para o Exame Neurológico

CAPÍTULO 66

Arlete Hilbig

INTRODUÇÃO

Para aqueles que se iniciam na prática clínica, este capítulo apresenta uma sugestão de rotina para realização do exame neurológico (EN). Procurou-se privilegiar a realização do exame de maneira prática e sucinta, mas completa. A técnica de exame encontra-se descrita nos capítulos anteriores, sendo aqui apenas sugerido o ordenamento a ser seguido. Inclui também a sequência de abordagem diagnóstica que vai orientar a investigação.

Cabe salientar que não existe uma "rotina correta" para a execução do EN. A experiência e a preferência individual ditam a rotina mais conveniente para cada profissional. O exame é pautado pela entrevista e será mais minucioso na área relacionada com a queixa do paciente, sem desprezar a investigação das diferentes funções do sistema nervoso (SN).

OBSERVAÇÃO DO NÍVEL DE CONSCIÊNCIA E DA ATENÇÃO

Em caso de alteração, ficam prejudicados a realização da entrevista com o paciente, a avaliação cognitiva e os testes envolvendo sensibilidade geral e especial, pois são dependentes da colaboração do examinado. O restante do exame deve ser realizado considerando a capacidade de cooperação para julgamento das alterações.

AVALIAÇÃO DAS FUNÇÕES COGNITIVAS

Com o paciente alerta e atento, a entrevista é realizada, observando-se eventuais alterações das funções cognitivas: linguagem, orientação, psiquismo, memória, humor etc. Se houver queixa por parte do paciente ou familiar, ou qualquer indício de alteração de funções cognitivas durante a entrevista, procede-se a uma avaliação formal mais detalhada, com testes específicos.

OBSERVAÇÃO DE FÁCIES, ATITUDE E POSTURA

Ainda durante a entrevista, deve ser observado se a fácies é típica de alguma doença específica e se existe alguma atitude, postura ou presença de movimentos anormais.

EXAME DA MARCHA

Durante a manobra, observam-se o *equilíbrio dinâmico* e o *estático* por meio do teste de Romberg.

EXAME DOS NERVOS CRANIANOS

Com o paciente sentado, inicia-se o exame dos nervos cranianos:

- **Teste do olfato** (I).
- **Exame dos olhos:** observa-se a simetria das fendas palpebrais (III, VII); verificam-se a acuidade visual (II), os campos visuais (II), a movimentação ocular (III, IV, VI) e a presença de nistagmo (VIII); testam-se o reflexo corneano (V, VII) e o reflexo fotomotor (II, III); e realiza-se exame de fundo de olho (II).
- **Exame da face:** pesquisam-se a sensibilidade face (V), os músculos da mastigação (V) e os músculos da mímica (VII).
- **Exame das orelhas:** testa-se a audição (VIII) e realizam-se os testes de Rinne e de Weber.
- **Exame da boca:** exame estático e dinâmico do palato (IX, X); testa-se o reflexo do vômito (IX, X); exame estático e dinâmico da língua (XII).
- **Exame da musculatura do pescoço:** testa-se a força dos músculos esternocleidomastóideo e trapézio (XI).

EXAME DA MOTRICIDADE DOS MEMBROS SUPERIORES

Com o paciente ainda sentado:

- Observam-se o trofismo e a presença de fasciculações.
- Testa-se o tônus.
- Testa-se a força (manobras contra resistência e deficitária).
- Testa-se a coordenação (manobra índex-nariz).
- Testam-se os reflexos profundos (bicipital, tricipital, estilorradial, flexor dos dedos).

EXAME DA MOTRICIDADE DOS MEMBROS INFERIORES

Com o paciente deitado:

- Observam-se o trofismo e a presença de fasciculações.
- Testa-se o tônus.
- Testa-se a força (manobras contra resistência, Mingazzini e Barré).
- Testa-se a coordenação (manobra calcanhar-joelho).
- Testam-se os reflexos profundos (patelar, aquileu).
- Testa-se o reflexo cutaneoplantar.

TESTE DA SENSIBILIDADE PROFUNDA

Cinestesia e sensibilidade vibratória nos membros superiores e inferiores.

TESTE DA SENSIBILIDADE SUPERFICIAL

No teste da sensibilidade superficial – tátil e dolorosa – observa-se a distribuição dos dermátomos nos membros superiores, no tronco e nos membros inferiores (MMII). Testa-se de distal para proximal e da área afetada para área normal, procurando estabelecer os limites da região afetada. No caso de redução de sensibilidade nos MMII, testa-se de inferior para superior, tentando determinar um nível sensitivo.

O exame da sensibilidade depende muito da atenção do paciente. Se existe queixa sensitiva, é melhor iniciar pelo exame da sensibilidade. Repete-se o exame em outra ocasião, em caso de incongruência ou dúvidas.

SINAIS MENÍNGEOS

Verifica-se a presença de sinais meníngeos.

COMO DESCREVER O EXAME NEUROLÓGICO

Descrever achados anormais em ordem lógica: (1) nível de consciência; (2) psiquismo e funções cognitivas; (3) fácies, atitude e presença de posturas anormais; (4) marcha e equilíbrio; (5) nervos cranianos; (6) motricidade; (7) sensibilidade; e (8) presença de sinais meníngeos.

Não é necessário descrever todos os itens normais, embora a descrição auxilie a obtenção de uma rotina para quem está iniciando.

Com a conclusão da história e do exame neurológico do paciente, procura-se estabelecer os seguintes diagnósticos:

1. Diagnóstico sindrômico.
2. Diagnóstico topográfico.
3. Diagnóstico etiológico.

Os diagnósticos sindrômico e topográfico, juntamente com a história do paciente, possibilitarão a seleção de hipóteses etiológicas mais prováveis, que servem de guia para uma investigação coerente. O objetivo final é firmar um diagnóstico etiológico e planejar a conduta mais adequada a ser tomada em cada situação, incluindo a pronta reabilitação funcional.

Bibliografia

Blumenfeld H. Neuroanatomy through clinical cases. Sunderland, MA: Sinauer Associates, Inc, 2002.

Fuller G. Neurological examination made easy. 3. ed. London: Elsevier, 2004.

Nunes ML, Marrone AC. Semiologia neurológica. Porto Alegre: Edipucrs, 2002.

Ropper AH, Samuels MA. Adams and Victor's principles of neurology. 9. ed. McGraw Hill Inc, 2009.

Tolosa APM, Canelas HM. Propedêutica neurológica. São Paulo: Fundo Editorial Procienx, 1969.

Quadros Sindrômicos

CAPÍTULO 67

Arlete Hilbig • *Alexandre Balzano Maulaz*

INTRODUÇÃO

Neste capítulo serão descritas as síndromes neurológicas mais prevalentes na prática clínica. Esses quadros sindrômicos não estão relacionados com etiologias específicas, mas com a localização da doença no sistema nervoso. Em virtude da alta prevalência das doenças vasculares encefálicas e da necessidade de sua identificação imediata, são privilegiadas as síndromes neurovasculares na descrição das síndromes envolvendo o encéfalo.

SÍNDROMES MEDULARES

As lesões envolvendo a medula espinhal geralmente afetam vias motoras, sensitivas e autonômicas. A suspeita de lesão aguda da medula espinhal é uma emergência médica, pois o tratamento imediato é fundamental para a preservação funcional. As causas mais frequentes de anormalidades envolvendo a medula espinhal estão descritas no Quadro 67.1, enquanto a Figura 67.1 traz uma representação esquemática das síndromes medulares.

Lesão medular transversa

Nesse caso, todas as vias motoras e sensitivas são parcial ou completamente interrompidas, determinando perda sensitiva e motora abaixo do nível da lesão. Com frequência, existe um nível sensitivo correspondente, embora, algumas vezes, a lesão possa ser mais alta. As causas mais frequentes incluem: trauma, mielite transversa, esclerose múltipla e tumores.

Hemissecção medular – Síndrome de Brown-Séquard

Em razão do comprometimento do feixe corticoespinhal, encontra-se perda de força por lesão do neurônio motor superior (NMS – síndrome piramidal) ipsilateral, além de perda da sensibilidade profunda (que não cruza a medula) abaixo do nível da lesão; há perda da sensibilidade superficial (tátil e dolorosa) contralateral, pois esta cruza a medula no segmento em que chega (ou próximo). Muitas vezes, a síndrome é incompleta, mas a presença de dissociação sensitiva é característica. As causas mais comuns são: traumatismos penetrantes, compressão lateral por tumores e esclerose múltipla.

Síndrome medular central

Causada por lesões que determinam alargamento do canal central com formação de uma cavidade (siringomielia). Existe lesão das fibras espinotalâmicas que cruzam a região central da medula, o que determina uma perda sensitiva "suspensa" da dor e da temperatura, sem envolvimento da sensibilidade profunda. A distribuição é em "capa" ou "echarpe", pois geralmente ocorre em segmentos cervicais ou torácicos altos. Lesões mais extensas podem envolver o corno anterior da medula, causando manifestações no neurônio motor inferior (NMI) no nível dos segmentos afetados, e ocasionalmente pode existir envolvimento do trato corticoespinhal, ocasionando manifestações do tipo NMS abaixo do nível da lesão. As causas mais frequentes são: traumatismo medular, siringomielia pós-traumática e tumores espinhais.

Síndrome cordonal posterior

Ocorre envolvimento dos cordões posteriores da medula, por onde transita a sensibilidade profunda (cinestesia, vibratória), determinando perda dessas formas de sensibilidade, manifestada por ataxia sensitiva. As lesões extensas costumam envolver também os tratos corticoespinhais, com manifestações tipo NMS abaixo da lesão. As causas mais comuns são: trauma, compressão extrínseca por tumor localizado posteriormente, deficiência de vitamina B_{12} e sífilis terciária (*tabes dorsalis*).

Quadro 67.1 Causas de lesão medular[4,5]	
Trauma ou compressão mecânica	**Neoplasias**
Contusão	Metástase epidural
Compressão	Carcinomatose meníngea
Hérnia de disco	Ependimoma
Alterações degenerativas da	Meningeoma
coluna vertebral	Neurinoma
Abscesso epidural	Hemangioblastoma
	Astrocitoma
Vascular	**Mielite inflamatória**
Infarto	Esclerose múltipla
Malformações vasculares	Lúpus
Hematoma epidural	Pós-infecciosa
Mielite infecciosa	**Deficiência nutricional**
Viral, incluindo HIV	Vitaminas B_{12} e E
Sífilis terciária	
Doença de Lyme	
Paraparesia espástica tropical	
Esquistossomose	

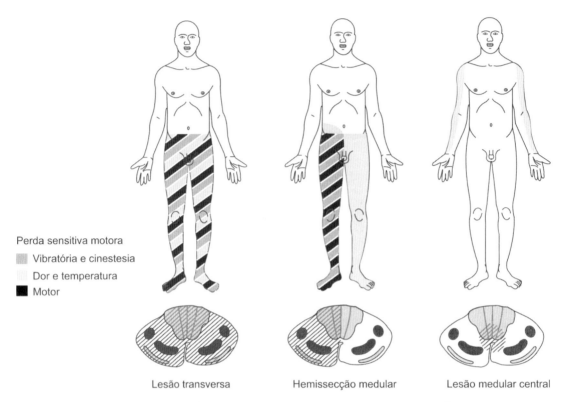

Figura 67.1 Síndromes medulares. (Adaptada de Blumenfeld, 2002.[4])

Síndrome espinhal anterior

Existe envolvimento das vias anterolaterais, com perda da sensibilidade tátil e dolorosa abaixo da lesão, e das células do corno anterior, com fraqueza do tipo NMI no nível da lesão. Lesões extensas determinam disfunção dos tratos corticoespinhais, com manifestações do tipo NMS abaixo do nível da lesão. Incontinência urinária e hipotensão arterial (em repouso ou em ortostase) são comuns. As causas mais frequentes são: infarto da artéria espinhal anterior, trauma e esclerose múltipla.

SÍNDROMES DO TRONCO ENCEFÁLICO

As lesões do tronco encefálico (TE) podem comprometer vias ascendentes e descendentes que por aí transitam, núcleos dos nervos cranianos, núcleos e feixes próprios do TE, além de fascículos de associação. Uma característica importante dessas síndromes é a presença de sinais de comprometimento de nervos cranianos ipsilaterais à lesão, por envolvimento de seus núcleos, e sinais de comprometimento contralateral de tratos longos, por envolvimento dos tratos corticoespinhal e sensitivos que cruzam a medula ou o bulbo. Por esse motivo, as síndromes do TE são denominadas *síndromes alternas*.

O suprimento sanguíneo das estruturas da fossa posterior (TE e cerebelo) é feito pelo sistema vertebrobasilar, que dá origem a múltiplos ramos penetrantes (vascularização de estruturas profundas) e ramos circunferenciais longos e curtos. Esse sistema está sujeito a mecanismos como embolia e trombose, que podem envolver artérias circunferenciais e penetrantes. Sinais de alerta de doença vascular, envolvendo o TE e o cerebelo, devem ser de conhecimento de todos os profissionais de saúde e da população em geral, pois lesões do TE são responsáveis por alto grau de mortalidade e morbidade, necessitando intervenção precoce. Os sinais mais frequentes de alerta para isquemia vertebrobasilar são: vertigem, diplopia, alterações do olhar conjugado, distúrbios visuais, ataxia e desequilíbrio, disartria, disfagia, tetraparesia, parestesias (especialmente bilateral e perioral) e redução do nível de consciência.

O Quadro 67.2 descreve as síndromes que envolvem territórios específicos da circulação posterior, lembrando que as síndromes estão relacionadas com uma determinada localização da lesão e podem ocorrer com etiologias diversas, além da vascular. As síndromes vasculares mais frequentes são a síndrome bulbar lateral (síndrome de Wallenberg) e as da base da ponte; as demais são incomuns. É frequente a presença de síndromes incompletas.

Além dessas síndromes específicas, infartos de circulação posterior podem envolver múltiplos territórios, como nos casos de trombose basilar, geralmente com infartos catastróficos e envolvimento bilateral, manifestando múltiplas anormalidades de nervos cranianos, sinais de tratos longos e coma, tipicamente com mau prognóstico. As manifestações do infarto de topo de basilar estão descritas no Quadro 67.3.

SÍNDROMES HEMISFÉRICAS

O reconhecimento das síndromes clássicas produzidas por infartos nos territórios das artérias cerebrais anterior (ACA), média (ACM) e posterior (ACP) tem papel fundamental na avaliação de pacientes com doença vascular aguda.

Capítulo 67 • Quadros Sindrômicos

Quadro 67.2 Síndromes do tronco encefálico – território vertebrobasilar

Síndromes bulbares

Localização	Características clínicas e estruturas anatômicas envolvidas
Síndrome bulbar lateral (Wallenberg)	**Ipsilateral**: ataxia, com vertigem e nistagmo (núcleo vestibular e PCI); redução da dor e da temperatura na face (núcleo e trato trigeminal); síndrome de Horner (fibras simpáticas descendentes); disfagia (núcleo ambíguo); redução da gustação (núcleo solitário) **Contralateral:** redução da dor e da temperatura do corpo (trato espinotalâmico)
Síndrome bulbar medial	**Ipsilateral:** fraqueza da língua (núcleo hipoglosso) **Contralateral:** fraqueza dos membros superiores e inferiores (trato piramidal); redução da sensibilidade vibratória e cinestesia (lemnisco medial)

Síndromes pontinas

Síndrome medial*	**Ipsilateral:** fraqueza de face (núcleo VII); diplopia com fraqueza abducente e do olhar conjugado lateral (núcleo VI) **Contralateral:** hemiparesia e disartria (tratos corticoespinhal e corticobulbar)
Síndrome lateral	**Ipsilateral:** ataxia (PCM); vertigem e nistagmo (nervo vestibular); redução da dor e da temperatura da face (núcleo e trato V); síndrome de Horner (fibras simpáticas) **Contralateral:** redução da dor e da temperatura do hemicorpo (trato espinotalâmico)

Síndromes mesencefálicas

Síndromes da base (e base/tegmento)**	**Ipsilateral:** paralisia do nervo oculomotor (núcleo III) **Contralateral:** hemiparesia (trato corticoespinhal) e/ou ataxia, tremor e movimentos involuntários (núcleo *rubro*, substância *nigra* e PCS)

PCI: pedúnculo cerebelar inferior; PCM: pedúnculo cerebelar médio; PCS: pedúnculo cerebelar superior.

*Os sintomas podem variar, dependendo da extensão do comprometimento da ponte, envolvendo um ou ambos os nervos cranianos – VI e VII – e, eventualmente, lemnisco medial com perda da sensibilidade profunda contralateral.

**Pode haver envolvimento predominante do tegmento, com ataxia sem hemiparesia, ou envolvimento mais extenso, com hemiparesia e/ou ataxia e movimentos involuntários. Acometimento mais dorsal no mesencéfalo causa redução do nível de consciência por envolvimento da formação reticular.

Quadro 67.3 Principais síndromes neurovasculares envolvendo hemisférios cerebrais

Território	Divisão	Manifestações clínicas
Artéria cerebral média	Superior*	**Esquerda:** hemiparesia tipo NMS à D – face, MS e MI; afasia não fluente (Broca) **Direita:** hemiparesia tipo NMS à E – face, MS e MI; heminegligência E
	Inferior*	**Esquerdo:** afasia fluente (Wernicke); hemianopsia D; confusão; pode haver discreta fraqueza à D, mas sinais motores geralmente estão ausentes **Direita:** importante heminegligência; hemianopsia E; a força é normal, mas pode haver redução da movimentação em função de heminegligência; com frequência existe olhar preferencial para D
	Território** profundo	**Esquerda:** hemiparesia tipo NMS à D pura (lacuna) **Direita:** hemiparesia tipo NMS à E pura (lacuna)
	Origem	**Esquerda:** combinação das três divisões, com hemiplegia D, hemianestesia D, hemianopsia homônima D e afasia global; geralmente com desvio conjugado para E **Direita:** combinação das três divisões, com hemiplegia E, hemianestesia E, hemianopsia homônima E e importante heminegligência, geralmente com desvio conjugado para D
Artéria cerebral anterior	Esquerda	Fraqueza tipo NMS no MI D; perda sensitiva tipo cortical à D, alterações comportamentais do tipo frontal, reflexo de preensão e heminegligência E podem estar presentes
	Direita	Fraqueza tipo NMS no MI E; perda sensitiva tipo cortical à E, alterações comportamentais do tipo frontal e afasia transcortical, reflexo de preensão e heminegligência E podem estar presentes
Artéria cerebral posterior***	Esquerda	Hemianopsia homônima D. Extensão para esplênio do corpo caloso pode causar alexia sem agrafia. Grandes infartos podem determinar afasia, hemiparesia e perda da sensibilidade à D
	Direita	Hemianopsia homônima E. Grandes infartos podem causar hemiparesia e perda da sensibilidade à E
Artéria basilar	Topo de basilar#	Distúrbio visual bilateral (córtex visual); distúrbios de memória (tálamo bilateral); anormalidades de movimentação ocular (núcleo III); sonolência, delírio ou alucinações visuais vívidas (alucinose peduncular); ataxia (cerebelo); manifestações de trato corticoespinhal, se presentes, são leves

NMS: neurônio motor superior; MI: membro inferior; MS: membro superior; D: direita; E: esquerda.

*Em alguns casos, pode haver perda sensitiva tipo cortical na face e no MS contralateral.

**Infartos mais extensos podem manifestar anormalidades corticais.

***Infartos extensos podem causar hemiplegia contralateral.

#Geralmente por êmbolo alojado na porção distal da artéria.

Eventos isquêmicos são mais comuns no território da ACM e podem envolver sua divisão superior, inferior ou território profundo. Em oclusões proximais, há sinais de lesão em todas as três regiões. A sintomatologia vai depender do hemisfério envolvido, pois, como descrito no Capítulo 61, existe especialização hemisférica de áreas de associação. Infartos extensos de ACM frequentemente se apresentam com olhar preferencial (desvio conjugado do olhar) para o lado da lesão, na fase aguda. Pode ocorrer manifestação de mais de um território e/ou síndromes parciais e sobrepostas. Pequenos infartos que obstruem ramos penetrantes causam lacunas (síndromes lacunares). Alguns pacientes com parada cardíaca ou outras causas de hipotensão sistêmica podem desenvolver isquemia em regiões fronteiriças das três artérias cerebrais. O infarto nessa área manifesta-se como agnosia visual e paresia braquial proximal bilateral, também chamada *síndrome do homem dentro de um barril*.

Apesar de não ser um sintoma hemisférico, a isquemia retiniana é uma manifestação de alerta de doença carotídea extracraniana e usualmente antecede sintomas da ACM. Caracteriza-se por início abrupto de cegueira monocular transitória (menos de 15 minutos), denominada *amaurose fugaz*.

As principais manifestações de comprometimento agudo da ACM, ACA e ACP estão descritas no Quadro 67.3. São também descritas as manifestações de infarto de topo de basilar, que apresenta sinais de envolvimento de estruturas supra e infratentoriais.

SÍNDROMES PERIFÉRICAS

As doenças envolvendo os nervos são denominadas neuropatias. A patologia pode acometer o axônio, a bainha de mielina, ou ambos, e pode afetar fibras de grande ou pequeno diâmetro. Em geral, essas síndromes afetam fibras sensitivas e motoras do nervo, embora possa existir predomínio de uma ou de outra, dependendo da etiologia.

Quanto à localização, denominam-se *mononeuropatias* as lesões de um nervo isolado; na *mononeuropatia múltipla*, ocorre o envolvimento de mais de um nervo específico, e *polineuropatia* consiste envolvimento generalizado dos nervos. As lesões dos corpos neurais (corno anterior da medula ou gânglio sensitivo) são denominadas *neuronopatias*. Em caso de envolvimento do plexo, são chamadas *plexopatias*. Quando a neuropatia afeta a raiz do nervo espinhal, é denominada *radiculopatia*.

É fundamental o conhecimento anatômico das funções sensitivas e motoras de cada raiz e nervo para o diagnóstico correto das lesões que envolvem essas estruturas. Esta discussão está além do objetivo deste capítulo, sendo sugerida a consulta de bibliografia especializada.[2,4-6]

Bibliografia

Biller J. Practical neurology. 4. ed. Philadelphia, USA: Lippincott Williams & Wilkins, 2012.

Blumenfeld H. Neuroanatomy through clinical cases. Sunderland, MA: Sinauer Associates, Inc, 2002.

Caplan LR, Hurst JW, Chimowitz MC. Clinical neurocardiology. New York: Marcel Dekker Inc, 1999.

Fuller G. Neurological examination made Easy. 3. ed. London: Elsevier, 2004.

Nunes ML, Marrone AC. Semiologia neurológica. Porto Alegre: Edipucrs, 2002.

Ropper AH, Samuels MA. Adams and Victor's principles of neurology. 9. ed. McGraw Hill Inc, 2009.

Tolosa APM, Canelas HM. Propedêutica neurológica. São Paulo: Fundo Editorial Procienx, 1969.

SEÇÃO XIII

Situações Especiais

Semiologia do Idoso

CAPÍTULO 68

Eduardo Garcia • *Roberta Borges* • *Débora Felicio Costas* • *Adriana Sayuri Matsudo Nakamatsu*

INTRODUÇÃO

A Organização Pan-Americana de Saúde (OPAS) define envelhecimento como "um processo sequencial, individual, acumulativo, irreversível, universal, não patológico, de deterioração de um organismo maduro, próprio a todos os membros de uma espécie, de maneira que o tempo o torne menos capaz de fazer frente ao estresse do meio ambiente e, portanto, aumente sua possibilidade de morte". Em outras palavras, o envelhecimento consiste na diminuição natural e progressiva da reserva funcional, determinada pela combinação de fatores intrínsecos genéticos, socioculturais e estilos de vida.[1]

A Organização Mundial da Saúde (OMS) considera idoso todo indivíduo com 65 anos ou mais de idade em países desenvolvidos, enquanto em países em desenvolvimento a idade limite é reduzida a 60 anos. No Brasil, toda pessoa maior de 60 anos de idade é considerada idosa do ponto de vista legal.[2]

Espera-se que em 2025 o Brasil seja o sexto país do mundo em número de idosos. De acordo com o Censo Demográfico (IBGE, 2010), a representatividade de pessoas com mais de 65 anos de idade é de 7,4%, contra 4,8% em 1991 e 2,7% em 1960.[3] A expectativa média de vida aumentou acentuadamente no país, chegando atualmente a 73,4 anos. Esse aumento da expectativa de vida e o envelhecimento populacional constituem um desafio às políticas públicas de saúde para que seja possível oferecer condições de vida saudável e com qualidade a esse segmento populacional.[4,5]

Com os dados demonstrados, conclui-se que os profissionais da saúde estarão atendendo cada vez mais pacientes idosos e deverão, portanto, estar preparados para reconhecer as alterações causadas pelo envelhecimento fisiológico, as particularidades da apresentação das doenças mais comuns do idoso, assim como as peculiaridades de seu exame físico. Cabe destacar que, na abordagem ao paciente com idade avançada, é importante valorizar aspectos não tão corriqueiramente avaliados em pacientes mais jovens, como envelhecimento saudável, avaliação funcional, promoção de saúde e segurança a longo prazo, mobilização familiar e apoios social e comunitário, além da preservação da independência e autonomia.[6,7]

Este capítulo destaca as peculiaridades mais relevantes na anamnese e no exame clínico da população idosa e pretende que o leitor desenvolva um conjunto diferenciado de conhecimentos e habilidades clínicas para um melhor cuidado do idoso. As avaliações mais específicas de cada sistema serão pormenorizadas em outros capítulos deste livro.

ANAMNESE

A avaliação do idoso costuma ser diferente daquela orientada para pacientes mais novos. O foco na consulta geriátrica deve estar no envelhecimento saudável, na necessidade de compreender e mobilizar a família, no apoio social e comunitário, na avaliação funcional e na promoção da saúde e segurança do idoso, assim como na compreensão adequada das queixas em seu contexto de envelhecimento humano. Transmita respeito e paciência durante a consulta, adapte seu conteúdo e seu andamento e faça ajustes no ambiente. Seguem sugestões de adaptações que podem ser feitas na condução da anamnese no idoso.

No consultório

O ambiente da consulta é importante para uma anamnese bem-sucedida; por isso, devem ser feitas adaptações que acompanhem as alterações fisiológicas do envelhecimento, como as que ocorrem na regulação da temperatura e os déficits auditivo e visual, de modo a proporcionar bem-estar ao paciente idoso.

Um ambiente bem iluminado permite que a pessoa mais velha enxergue melhor a expressão facial e os gestos do médico. Assim, as luzes devem ser mais intensas, ajudando a compensar as modificações no cristalino características do envelhecimento. A temperatura do consultório não deve estar nem muito alta nem muito baixa, proporcionando mais conforto ao paciente. Indivíduos muito idosos apresentam dificuldades para controlar a temperatura corporal ou têm seu estado de saúde agravado com os extremos da temperatura.[8] É necessário que o ambiente seja silencioso, sem distrações ou barulhos, favorecendo uma boa comunicação. No hospital, deve-se lembrar de desligar rádios e televisões para iniciar a conversa com o paciente. Cadeiras com assento mais alto, banco mais alto e com braços, e a ausência de degraus no consultório podem facilitar o acesso do paciente idoso.

No conteúdo e no andamento da consulta

Muitas vezes, é necessário alterar o formato tradicional das consultas quando o paciente é idoso. As pessoas mais velhas têm muitas recordações do passado, e as experiências prévias geralmente são compartilhadas na consulta. Isso ocorre principalmente com o idoso frágil e solitário, que aproveita a consulta para expressar suas preocupações e receber atenção. É importante que o médico se mostre atencioso e apoie a expressão dos sentimentos dolorosos ou de alegria e realizações do idoso, o que por si só pode ser terapêutico.

O tempo da consulta não pode ser prolongado, devendo haver equilíbrio entre as necessidades da avaliação dos problemas e a resistência e o possível cansaço do paciente. Para que o paciente tenha tempo suficiente para seu relato, evitando que fique exausto, podem ser adotadas algumas estratégias, como usar instrumentos objetivos de rastreamento (informações de prontuário, relatos de membros da família e de cuidadores e consultas domiciliares) e dividir a avaliação inicial em mais de uma consulta.

Desvendar os sintomas apresentados pelo idoso e sua queixa principal

Na consulta geriátrica, a coleta da anamnese exige agudeza do clínico, pois o paciente pode subnotificar os sintomas, a apresentação das doenças pode ser diferente, os sintomas podem mascarar uma síndrome geriátrica, ou o paciente pode ter uma disfunção cognitiva.

Muitos pacientes mais velhos superestimam sua saúde, mesmo apresentando doença ou incapacitação progressivas. Há aqueles que têm relutância em relatar seus sintomas por medo, constrangimento ou para evitar as despesas médicas ou desconfortos do diagnóstico e do tratamento. Outros não valorizam sintomas, acreditando que fazem parte da velhice, ou se esquecem de relatá-los ao médico. Para evitar que algum sinal ou sintoma passe despercebido, reduzindo o risco de diagnóstico tardio, podem ser utilizadas algumas manobras:

- Iniciar a consulta com perguntas abertas, do tipo: "como posso ajudá-lo hoje?"
- Realizar perguntas mais direcionadas.
- Utilizar instrumentos de rastreamento de saúde.
- Conversar com membros da família e cuidadores, principalmente se forem identificados distúrbios mentais ou cognitivos no paciente. Quando a queixa principal do paciente difere daquela dada por seus acompanhantes, as duas informações devem ser valorizadas, mesmo que o paciente tenha algum déficit cognitivo, pois o que incomoda o paciente pode não ser o mesmo problema que preocupa seus familiares.

Algumas doenças se manifestam de maneira diferente nos idosos. Em caso de quadros infecciosos, é menor a probabilidade de apresentarem febre. Em caso de infarto do miocárdio, quanto maior a idade, mais diminuem os relatos de dor torácica, e as queixas de faltar de ar, síncope e confusão são mais comuns. No hipertireoidismo, é maior a tendência de apresentarem anorexia e fibrilação atrial, enquanto intolerância ao calor, aumento da sudorese e hiper-reflexia são mais raros. No hipotireoidismo, fadiga e fraqueza são sintomas comuns, mas inespecíficos, e é pouco comum encontrar calafrios, parestesias, ganho de peso e cólicas.

ASPECTOS IMPRESCINDÍVEIS NA AVALIAÇÃO DO IDOSO
Atividades da vida diária

A avaliação funcional dos idosos, especialmente os que apresentam doenças crônicas, é essencial para a tomada de decisões terapêuticas e fornece uma referência adequada para futuras avaliações clínicas.[9] O comprometimento da funcionalidade prejudica a qualidade de vida do idoso e de sua família, pode causar vulnerabilidade e dependência e elevar custos para a comunidade e para o sistema de saúde.

Cabe questioná-lo sobre habilidades básicas de autocuidado (Quadro 68.1) e sobre a capacidade de desempenhar funções de níveis mais altos (Quadro 68.2).

Quadro 68.1 Escala de Atividades Básicas da Vida Diária (Katz)

1	**BANHO** I: não recebe assistência A: assistência para uma parte do corpo D: não toma banho sozinho
2	**VESTUÁRIO** I: veste-se sem assistência A: assistência para amarrar sapatos D: assistência para vestir-se
3	**HIGIENE PESSOAL** I: vai ao banheiro sem assistência A: recebe assistência para ir ao banheiro D: não vai ao banheiro para eliminações fisiológicas
4	**TRANSFERÊNCIA** I: deita, levanta e senta sem assistência A: deita, levanta e senta com assistência D: não levanta da cama
5	**CONTINÊNCIA** I: controle esfincteriano completo A: acidentes ocasionais D: supervisão, uso de cateter ou incontinente
6	**ALIMENTAÇÃO** I: sem assistência A: assistência para cortar carne/manteiga no pão D: com assistência, ou sondas, ou fluidos EV

I: independência; A: dependência parcial; D: dependência total.

Quadro 68.2 Escala de Atividades Instrumentais de Vida Diária (Lawton)

Atividades	3 (sem ajuda)	2 (ajuda parcial)	1 (não consegue)
Usar o telefone			
Ir a um lugar distante			
Fazer compras			
Preparar as próprias refeições			
Trabalhos domésticos			
Trabalhos manuais/reparos na casa			
Lavar e passar roupas			
Manuseio de medicação			
Cuidar das finanças			

Pontuação: 9: totalmente dependente; 10 a 15: dependência grave; 16 a 20: dependência moderada; 21 a 25: dependência leve; 25 a 27: independente.

Pode-se optar por iniciar a avaliação com uma solicitação aberta – por exemplo, "descreva-me um dia típico seu" – e logo aprofundar a respeito de atividades mais específicas, questionando sobre alterações na rotina ao longo dos anos, se necessita de alguma ajuda e, em caso afirmativo, quem pode e está disposto a ajudar.[10]

Medicamentos

Em torno de 30% das pessoas com mais de 65 anos de idade usam mais de oito medicamentos prescritos por dia. Reação adversa a medicamentos é a causa de 3% a 24% de todas as admissões hospitalares de idosos, sendo um terço dos casos considerado grave. O risco de reações adversas a medicamentos é aumentado na população idosa devido às alterações farmacodinâmicas na distribuição, no metabolismo e na eliminação dos fármacos inerentes ao envelhecimento.[11]

Durante a consulta, convém questionar com detalhes o uso de medicamentos, colhendo nome, dose, frequência e indicação de cada um, o tempo de início de uso e a correlação com o surgimento de novos sintomas. Incluir os medicamentos vendidos sem prescrição, vitaminas e suplementos nutricionais. Avaliar a real necessidade e a eficácia dos medicamentos em uso, a adesão aos tratamentos, o uso inapropriado de medicamentos e possíveis interações medicamentosas. O diagnóstico de reações adversas a medicamentos é difícil, mas deve ser considerado um diagnóstico diferencial de qualquer novo sintoma, sinal ou alteração de exame laboratorial, principalmente nos pacientes idosos polimedicados.

Nutrição

O idoso é particularmente propenso a problemas nutricionais devido a fatores relacionados com alterações fisiológicas e socioambientais, presença de doença crônica, polifarmácia, problemas na mastigação e deglutição, depressão e alterações da mobilidade. Assim, é importante questionar sobre sua dieta e avaliar seu risco nutricional.[12]

Realize medidas antropométricas – peso e altura, índice de massa corporal (Tabela 68.1), circunferência de panturrilha (Quadro 68.3) – e uma miniavaliação nutricional (Quadro 68.4). Convém lembrar que a desnutrição na população idosa correlaciona-se com grande número de complicações, como

Tabela 68.1 Pontos de corte estabelecidos para idosos	
IMC	**Diagnóstico nutricional**
≤ 22	Baixo peso
> 22 e < 27	Eutrófico
≥ 27	Sobrepeso

IMC: índice de massa corporal.
Fonte: Lipschitz DA. Screening for nutritional status in the elderly. Primary Care 1994; 21(1):55-67.

Quadro 68.3 Circunferência da panturrilha
Medida sensível da massa muscular em idosos
Medir na perna esquerda, com uma fita métrica inelástica, na parte mais protuberante
Se > 31cm, será considerada adequada para homens e mulheres

Quadro 68.4 Miniavaliação nutricional (MAN®) – Versão de Triagem
A) Nos últimos 3 meses houve diminuição da ingesta alimentar devido a perda de apetite, problemas digestivos ou dificuldade para mastigar ou deglutir? 0 = diminuição grave da ingesta 1 = diminuição moderada da ingesta 2 = sem diminuição da ingesta
B) Perda de peso nos últimos 3 meses 0 = superior a 3 quilos 1 = não sabe informar 2 = entre 1 e 3 quilos 3 = sem perda de peso
C) Mobilidade 0 = restrito ao leito ou à cadeira de rodas 1 = deambula, mas não é capaz de sair de casa 2 = normal
D) Passou por algum estresse psicológico ou doença aguda nos últimos 3 meses? 0 = sim 2 = não
E) Problemas neuropsicológicos 0 = demência ou depressão graves 1 = demência ligeira 2 = sem problemas psicológicos
F) Índice de Massa Corporal (IMC = peso [kg]/estatura [m²]) 0 = IMC < 19 1 = 19 ≤ IMC < 21 2 = 21 ≤ IMC < 23 3 = IMC ≥ 23
Pontuação da triagem (subtotal, máximo de 14 pontos) 12 a 14 pontos: estado nutricional normal 8 a 11 pontos: sob risco de desnutrição 0 a 7 pontos: desnutrido

maior suscetibilidade para infecção, dificuldade de cicatrização de feridas, insuficiência cardíaca, falência respiratória, diminuição da síntese hepática de proteínas e diminuição da filtração glomerular, entre outras.[13]

Dor

O paciente idoso deve ser indagado sobre a presença de dor em todas as consultas, a qual é uma queixa frequente, porém, muitas vezes, os pacientes podem optar por omitir o sintoma por medo de novos exames, novos diagnósticos ou progressão de doença já conhecida.

Avaliam-se as características da dor, assim como seu efeito na qualidade de vida e funcionalidade. Em pacientes com declínio cognitivo grave, contatar os cuidadores para obter uma história relevante, uma vez que, no paciente idoso, confusão, inquietação, cansaço ou irritabilidade podem ser manifestações clínicas de quadros álgicos.

Tabagismo e álcool

Cabe investigar o uso de álcool e tabaco. Aconselhar o abandono do tabagismo, o que reduz significativamente o risco de doenças malignas, cardiovasculares e pulmonares. Detectar e tratar uso excessivo e/ou dependência de álcool no idoso é importante para reduzir as interações adversas com medicamentos, a incidência de enfermidades agudas relacionadas com o consumo de álcool e as exacerbações de patologias crônicas causadas pelo alcoolismo. Alguns sinais clínicos merecem atenção, como disfunção cognitiva, alterações no humor, diminuição do apetite, negligência na higiene, alterações no sono, quedas e hipertensão arterial refratária ao tratamento, entre outros. Atentar principalmente para os idosos com dor, luto recente, dependência funcional, depressão ou história familiar de transtornos por álcool.

Visão e audição

Problemas auditivos e/ou visuais são frequentes na população idosa, o que compromete a qualidade de vida e a funcionalidade do paciente idoso. Convém fazer uma avaliação sensorial com testes objetivos: a visão com uma cartela e a audição com o teste do sussurro. Avaliar subjetivamente, questionando se há dificuldade para enxergar e/ou escutar. Idosos com dificuldade para enxergar a médias distâncias apresentam risco maior de quedas, e perdas sensoriais podem contribuir para o isolamento social. A redução da acuidade auditiva e visual potencializa a evolução de déficit cognitivo no idoso, reduz a plasticidade neuronal e limita a sociabilidade.[14]

Segurança domiciliar

O processo de envelhecimento e algumas comorbidades associadas podem ocasionar limitação de movimentos, comprometimento da acuidade visual e, consequentemente, maior risco de acidentes. A U.S. Consumer Product Safety Commision estimou em 2012 que quase 1,5 milhão de idosos com mais de 65 anos de idade sofreram acidentes em ambientes domiciliares, jardins e pátios, sendo 60% dos casos relacionados com quedas.

Desse modo, é importante incentivar idosos, familiares e cuidadores na promoção de medidas de prevenção de acidentes nas casas de idosos, dentre as quais destacamos:

- Iluminação adequada de ambientes, principalmente escadas, caminhos e passarelas.
- Sinalização nos degraus e nos corrimãos dos dois lados em escadas.
- Alarmes de fumaça e planos de resgate em caso de incêndio.
- Prender tapetes com fitas adesivas ou antiderrapantes na parte de baixo.
- Colocar quinas protegidas nas mesas e manter tampos bem fixados.
- Adaptar banheiros com barras de apoio e piso antiderrapante.
- Manter facas e produtos de limpeza longe do alcance.

As modificações ambientais devem ser implantadas a partir de uma avaliação das pessoas que utilizarão aquele local, prevendo não somente as alterações para as necessidades atuais, como também aquelas estimadas para o futuro.[15]

Depressão

Os idosos têm risco maior de apresentar doenças como depressão e demência. A depressão na velhice, com frequência, manifesta-se de maneira atípica, o que dificulta seu reconhecimento.

O diagnóstico da depressão passa por várias etapas: anamnese detalhada com o paciente e familiares ou cuidadores, exame psiquiátrico minucioso, exame clínico geral, avaliação neurológica, identificação de efeitos adversos de medicamentos e exames laboratoriais e de neuroimagem. Estes são procedimentos preciosos para diagnóstico da depressão, intervenção psicofarmacológica e prognóstico, especialmente em virtude da maior prevalência de comorbidades e do maior risco de morte. Aborda-se o paciente perguntando: "é muito frequente o(a) senhor(a) se sentir triste ou deprimido(a)?"

Além do sintoma comum de tristeza, a depressão costuma estar acompanhada por queixas somáticas, hipocondria, baixa autoestima, sentimentos de inutilidade, humor disfórico, tendência autodepreciativa, alteração do sono e do apetite, ideação paranoide e pensamento recorrente de suicídio. Atentar para o risco de suicídio, que é maior em homens, e outras comorbidades psiquiátricas, fazendo encaminhamentos quando necessários.[16]

Alguns estudos sugerem que 50% dos pacientes com depressão evoluem para quadro demencial no período de 5 anos.[17-18] A comorbidade de depressão e demência contribui para o comprometimento das capacidades funcionais do idoso. Assim, a não identificação e o não tratamento da depressão contribuem para o agravamento de eventuais doenças orgânicas que acometem o paciente, aumentando a morbidade e o risco de morte.

Demência e disfunção cognitiva leve

A demência pode ser caracterizada como uma síndrome adquirida de perda de memória e de função em pelo menos outro domínio cognitivo como linguagem, função visuoespacial ou função executiva suficiente para interferir no funcionamento social ou ocupacional de uma pessoa alerta. Sua prevalência aumenta drasticamente com a idade, dobrando a cada década após os 60 anos e sendo mais comum em mulheres.

As possíveis causas de demência incluem as doenças degenerativas, principalmente a doença de Alzheimer, além de demência frontotemporal, demência de corpos de Lewi e doença de Parkinson. Pode também estar associada a causas metabólicas (deficiências vitamínicas, como de vitamina B_{12}, folato, tiamina, niacina), endocrinopatias (p. ex., hipotireoidismo, hiperparatireoidismo) e distúrbios metabólicos crônicos (p. ex., uremia), disfunções cardíacas, hidrocefalia de pressão normal, tumor primário ou metastático, demência do pugilista e hematoma subdural. Inclua na pesquisa diagnóstica doenças infecciosas como doença do Prion, AIDS, sífilis, meningoencefalites (p. ex., criptocócica, tuberculosa, fúngica), neurocisticercose e sarcoidose. Também é necessário realizar o diagnóstico diferencial com *delirium*, depressão, transtorno factício, esquizofrenia e retardamento mental, entre outros.

O diagnóstico é estabelecido por meio da história do paciente, história familiar, análise laboratorial (hemograma, eletrólitos, glicemia, ureia e creatinina, provas de função tireoidiana e hepática, sorologia para lues, nível sérico de vitamina B_{12}) e exames de imagem (eletrocardiograma, rdiografia de tórax, tomografia ou ressonância do cérebro). Pode-se fazer o rastreamento de idosos com fatores de risco para demência por meio do miniexame do estado mental (Quadro 68.5). Fatores de proteção já comprovados contra a doença incluem alto nível educacional e a prática de atividades de lazer a longo prazo, exercícios que estão ligados ao aprimoramento da reserva cognitiva.[19-20]

A doença de Alzheimer é uma enfermidade progressiva, que cursa com uma aceleração da perda neuronal. A maioria dos casos cursa com declínio gradual ao longo de 8 a 12 anos. Os familiares e cuidadores devem ser orientados quanto aos possíveis sintomas específicos da doença, como caminhar sem propósito, delírios, alucinações, apatia e deterioração cognitiva progressiva.

Maus-tratos

A OMS define maus-tratos na terceira idade como ato único ou repetido, ou ainda como ausência de ação apropriada que cause dano, sofrimento ou angústia e que ocorra dentro de um relacionamento de confiança. No Brasil, 27% das internações (de um total de 93 mil idosos) são decorrentes de violências e agressões.[21] Os principais locais em que ocorre esse tipo de violência são instituições de longa permanência, domicílios, transportes públicos e centros de acolhimento de idosos durante o dia.

Quadro 68.5 Miniexame do estado mental (MEEM)
Orientação temporal
Dia da semana (1 ponto)   Dia do mês (1 ponto)   Mês (1 ponto)   Ano (1 ponto)   Hora aproximada (1 ponto)
Orientação espacial
Local genérico (residência, hospital) (1 ponto)   Local específico (andar) (1 ponto)   Bairro ou rua aproximada (1 ponto)   Cidade (1 ponto)   Estado (1 ponto)
Memória de fixação
Repetir "vaso", "carro", "tijolo" (1 ponto para cada palavra repetida – 5 tentativas no máximo)
Atenção e cálculo
Subtração: 100 – 7 sucessivamente por 5 vezes   (1 ponto para cada acerto)
Memória de evocação
Lembrar as três palavras repetidas no item memória de fixação   (1 ponto para cada palavra)
Linguagem
Nomear objetos: relógio e caneta (1 ponto para cada acerto)   Repetir: nem aqui, nem ali, nem lá (1 ponto)   Seguir o comando verbal: pegue o papel com a mão direita, dobre ao meio e coloque no chão (3 pontos)   Ler e seguir comando escrito: feche os olhos (1 ponto)   Escrever uma frase (1 ponto)
Praxia construtiva
Copiar o desenho (1 ponto)   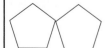
Total de 30 pontos
Notas de corte: 18 para analfabetos; 21 para pessoas com 1 a 3 anos de escolaridade; 24 para pessoas com 4 a 7 anos de escolaridade; 26 para pessoas com mais mais de 7 anos de escolaridade.

Notas de corte segundo Brucki et al.

Dentre os fatores responsáveis pelos maus-tratos, podem ser destacados: uso excessivo de álcool e drogas, ambiente familiar pouco comunicativo e afetivo e histórico de agressividade nas relações com familiares. Deve-se avaliar também o nível de estresse e a exaustão física e emocional provenientes dos cuidados dispensados, principalmente em casos de doença crônica e incapacidade funcional do idoso. Comportamentos disruptivos e repentinos, como agitação ou rebaixamentos de consciência, delírios e agressividade, manifestados em doenças e distúrbios neurológicos e comportamentais, podem favorecer uma relação conflituosa e a sobrecarga dos cuidadores, predispondo ao risco de violência.

Avaliar o paciente minuciosamente por meio de exame físico. Observar aspectos de higiene, vestimentas e lesões características, como hematomas, lacerações, fraturas e avaliação mental. A história clínica, social e familiar deve ser obtida de maneira cuidadosa e individualizada. Atentar para o fato de que as lesões podem não ser recentes, pois a cicatrização no idoso é lentificada em razão de menor vascularização, menor regeneração e maior atrofia dos tecidos, podendo permanecer por meses. No entanto, quando provocadas, surgem com rapidez.

Além da violência física, outra forma de maus-tratos é a negligência, que pode ser caracterizada por administração insuficiente ou excessiva de medicamentos, provocando descompensações e quadros como hipertensão e diabetes ou, até mesmo, intoxicação grave. Perda de peso e desnutrição também são indicadores.

O medo de represália do agressor, da quebra dos laços familiares e da perda de autonomia e do local onde reside (geralmente o mesmo que o do agressor) faz com que a vítima não busque medidas legais ou suporte social. O artigo 230 da Constituição Federal descreve: "A família, a sociedade e o Estado têm o dever de amparar pessoas idosas, assegurando sua participação na comunidade, defendendo sua dignidade e bem-estar e garantindo-lhes o direito a vida." A Lei 8.842, que dispõe sobre a Política Nacional do Idoso e cria o Conselho Nacional do Idoso, em seu capítulo IV, define que é dever de todo cidadão denunciar maus-tratos ou negligência a essas pessoas. Desse modo, identificar e evitar os maus-tratos é vital para garantir um melhor tratamento e a qualidade de vida dos idosos.[22]

Imunizações

Na entrevista com o paciente idoso, é importante verificar se a vacinação está em dia. O calendário de vacinas para adultos recomendado pelo Ministério da Saúde e suas particularidades são apresentados no Quadro 68.6.

Seguem algumas particularidades para a vacinação do idoso:

- **Vacina febre amarela (atenuada):** indicada aos residentes ou viajantes para as áreas com recomendação da vacina. *Precaução:* a aplicação da vacina em pessoas a partir dos 60 anos de idade depende da avaliação do risco da doença e do benefício da vacina.
- **Vacina influenza sazonal (fracionada, inativada):** oferecida anualmente durante a Campanha Nacional de Vacinação do Idoso.
- **Vacina pneumocócica 23-valente (polissacarídica):** administra-se uma dose durante a Campanha Nacional de

Quadro 68.6 Calendário de vacinação do adulto e do idoso – Portal do Ministério da Saúde			
Idade	Vacina	Dose	Doenças evitadas
20 a 59 anos	**Hepatite B** (grupos vulneráveis)	3 doses	Hepatite B
	Dupla tipo adulto (dT)	1 dose a cada 10 anos	Difteria e tétano
	Tríplice viral (SCR)	Dose única	Sarampo, caxumba e rubéola
60 anos ou mais	**Hepatite B** (grupos vulneráveis)	3 doses	Hepatite B
	Dupla tipo adulto (dT)	1 dose a cada 10 anos	Difteria e tétano
	Influenza sazonal	Dose anual	Influenza sazonal ou gripe
	Pneumocócica 23-valente (Pn23)	Dose única	Infecções causadas por pneumococo
	Febre amarela	1 dose a cada 10 anos	Febre amarela

Vacinação do Idoso nos indivíduos de 60 anos ou mais que vivem em instituições fechadas, como casas geriátricas, hospitais, asilos, casas de repouso, com apenas um reforço 5 anos após a dose inicial.

EXAME FÍSICO

O exame físico inicia com a entrada do paciente no consultório. A inspeção deve ser geral, observando seu estado aparente de saúde, sua locomoção, seu humor e afeto, sua higiene e vestimentas. Em seguida, deve-se determinar seus sinais vitais.

Sinais vitais

Determinar a pressão arterial, usando as técnicas recomendadas, conforme descrito no Capítulo 23. Mensurar a pressão arterial em ambos os braços, considerando o valor mais alto encontrado. Avaliar se há hipertensão sistólica e alargamento da pressão de pulso, o qual é definido como a pressão sistólica menos a pressão diastólica. Como a labilidade da pressão arterial aumenta com a idade, muitas vezes são necessárias várias mensurações para evitar o falso diagnóstico de hipertensão arterial e a desnecessária introdução de medicamentos. Com o envelhecimento, a aorta e as grandes artérias tornam-se ateroscleróticas e rígidas, o que provoca aumento da pressão arterial sistólica e da resistência vascular periférica, enquanto a pressão arterial diastólica decresce, alargando a pressão de pulso.

Hipotensão postural ocorre em 10% a 20% dos idosos e é caracterizada como uma queda brusca da pressão arterial ao se levantar da posição sentada ou deitada. Por isso, é importante pesquisar a pressão arterial em duas posições: em decúbito dorsal, após o paciente repousar por até 10 minutos e, depois, em posição ortostática, nos 3 minutos seguintes. A queda da pressão arterial sistólica ≥ 20mmHg ou da pressão arterial diastólica ≥ 10mmHg define a hipotensão postural.

A pseudo-hipertensão decorre do aumento da resistência vascular periférica devido ao endurecimeto da parede arterial, que promove pressão arterial falsamente muito elevada, em geral em idosos. A pseudo-hipertensão é detectada em manobra de palpação, identificando o sinal de Osler, que consiste na palpação da artéria radial durante a insuflação máxima do manguito, que não consegue vencer a resistência da parede arterial endurecida.[23]

Caso determinar a frequência e ritmo cardíacos pelo pulso radial, contando o pulso por um período de 60 segundos. A frequência cardíaca em repouso não se altera nos idosos, porém a resposta ao estresse fisiológico está diminuída, pois há decréscimo das células marca-passo localizadas no nódulo sinoatrial. Alterações de ritmo cardíaco, como ectopias atriais ou ventriculares, são comuns nos idosos. Nesses casos, apenas a ausculta cardíaca fornecerá uma medida mais exata da frequência cardíaca.

A frequência respiratória não se altera com o envelhecimento. Convém ficar atento caso esteja acima de 24 movimentos respiratórios por minuto. Taquipneia pode preceder o diagnóstico clínico de infecção respiratória em até 3 a 4 dias.

Deve-se pesquisar a temperatura e lembrar que idosos têm maior suscetibilidade à hipotermia.

Sistema dermatológico

Inspecionar a pele, analisando alterações fisiológicas do envelhecimento, como diminuição da espessura, perda do tecido elástico e do turgor, enrugamento da pele e diminuição da secreção sebácea e da vascularização da derme. A pele nos idosos apresenta-se mais enrugada, mais flácida, pálida, opaca e frágil, podendo estar ressecada, com descamação, áspera e pruriginosa.

Pesquisar alterações na coloração da pele. Podem ser identificadas placas despigmentadas ou pseudocicatrizes e máculas purpuráceas vívidas, bem demarcadas, que desaparecem em algumas semanas, denominadas púrpuras actínicas. Essas manchas são provocadas por extravasamento de sangue através de capilares com pouca sustentação, espalhados no interior da derme. Devem ser identificadas alterações decorrentes da exposição ao sol, como lentigos actínicos e ceratoses actínicas.

Examinando as unhas, encontram-se perda do brilho, acentuação das estrias longitudinais e maior tendência a rachaduras ao trauma, as quais são características típicas do envelhecimento normal.

Algumas lesões benignas comuns na velhice incluem comedões ou cravos na região da face, angiomas em cereja, que muitas vezes aparecem no início da vida adulta, e ceratoses seborreicas, que consistem em lesões amarelas elevadas com aspecto gorduroso e aveludado ou verrucoide.

Em idosos restritos ao leito, é importante inspecionar cuidadosamente, buscando identificar lesões ou ulcerações, como escaras de decúbito. As localizações mais comuns de úlceras por pressão são no sacro, quadril, calcanhares e maléolos.

Cabeça e pescoço

Avaliar cuidadosamente a cabeça e o pescoço. Inspecionar as pálpebras, a órbita óssea e o olho. Pesquisar a presença de ptose senil e de xantelasma, que pode ser indicativo de hiperlipidemia; verificar se existe ectrópio (eversão palpebral) ou entrópio (inversão palpebral) nas pálpebras inferiores; avaliar a mucosa ocular, identificando palidez, que pode ser indicativo de anemia; e observar se a esclerótica apresenta cor amarelada, indicando icterícia, ou arco senil, que é um anel esbranquiçado benigno em torno do limbo. Com o envelhecimento, a gordura que protege os olhos na órbita óssea pode atrofiar, havendo retração do globo ocular. A pele das sobrancelhas enruga-se, podendo pender em pregas frouxas. Há enfraquecimento dos músculos elevadores das pálpebras e relaxamento da pele, levando à ptose senil. As córneas perdem o brilho e também ocorre menor produção de secreções lacrimais, fazendo com que muitos idosos se queixem de ressecamento ocular.

Deve-se testar o reflexo pupilar. A pupila no idoso é menor e pode existir divergência de tamanho entre as duas. O tempo de acomodação e relaxamento aumenta com o envelhecimento, porém preserva-se a reação pupilar à luz. Testar a movimentação ocular, verificando se há alterações dos movimentos extraoculares, o que pode indicar alguma patologia neurológica. No entanto, aproximadamente um terço dos idosos apresenta deficiência do desvio conjugado do olhar para cima sem apresentar doença neurológica.

Usando a carta de Snellen, deve ser testada a acuidade visual, observando se há presbiopia, que corresponde à perda de visão para perto, secundária à diminuição da elasticidade do cristalino devido ao envelhecimento. A acuidade visual é mantida constante entre os 20 e os 50 anos de idade, quando começa a diminuir gradualmente até os 70 anos e depois dessa idade decai rapidamente. Desde a infância, o cristalino perde gradualmente sua elasticidade e os olhos ficam cada vez menos capazes de acomodar e focar em objetos próximos.

Inspecionar o cristalino, buscando opacificações. O envelhecimento altera o cristalino e aumenta o risco de cataratas, glaucoma e degeneração macular. O espessamento e o amarelamento do cristalino prejudicam a passagem de luz para a retina; assim, as pessoas precisam de mais luz para ler e executar trabalhos mais delicados. A cada 10 indivíduos com mais de 60 anos de idade, um é acometido pelas cataratas, e essa proporção aumenta para uma a cada três pessoas com mais de 80 anos de idade. Como o cristalino continua a crescer com o passar dos anos, ele pode empurrar a íris para a frente e estreitar o ângulo entre a íris e a córnea, aumentando o risco de glaucoma de ângulo fechado.

No exame de fundo de olho, avaliam-se o aspecto das artérias, a relação escavação/disco e se há presença de papiledema. Nos idosos, o fundo de olho perde o brilho e os reflexos luminosos, e as artérias têm aspecto estreitado, mais pálido e reto. A relação escavação/disco aumentada sugere glaucoma de ângulo aberto, provocado por neuropatia óptica. O papiledema é raramente observado em lesões expansivas intracerebrais no idoso. Sua detecção nessa faixa etária é muitas vezes prejudicada pela coexistência de catarata e dilatação inadequada das pupilas. Assim, a ausência de papiledema não exclui lesão intracraniana no idoso.

Testar a audição, usando o teste do sussurro, no qual o examinador, a uma distância de 30 centímetros, fora do campo visual do paciente, sussurra uma pergunta simples em cada orelha, como: "qual é o seu nome?" Os testes de Rinne e de Weber não têm papel significativo nos idosos, pois sua confiabilidade depende da cognição e da cooperação dos pacientes. A acuidade auditiva costuma diminuir com a idade. As perdas iniciadas no adulto jovem envolvem os ruídos de tonalidade aguda e a faixa sonora da fala humana e têm significância funcional relativamente pequena. Com o passar dos anos, a perda auditiva se amplia para sons em faixas de médias a inferiores. Essa perda auditiva associada com a idade, chamada de presbiacusia, normalmente se acentua após os 50 anos. Deve-se pesquisar a presença de cera nos canais auditivos, cuja retirada pode melhorar significativamente a audição.

Inspecionar a cavidade oral, avaliando hálito, aparência da mucosa gengival, cáries, mobilidade dentária e quantidade de saliva. Observar com atenção para identificar lesões como úlceras traumáticas secundárias a dentaduras e a procedimentos odontológicos, aftas e estomatites. Recomenda-se solicitar ao paciente que retire as próteses dentárias para identificação de possíveis feridas causadas por elas. A redução das secreções salivares e do paladar acompanha o envelhecimento. Além de medicamentos, muitas doenças e a desidratação contribuem para essas alterações. A redução do paladar está associada à redução do olfato e à diminuição da sensibilidade a gostos amargos e ao sal. Os dentes podem desgastar-se, sofrer abrasões e ser perdidos por cáries dentárias com o passar dos anos. Nos idosos, o fechamento excessivo da boca pode provocar maceração da pele nos cantos da boca, quadro denominado queilite angular, e as pontes ósseas das mandíbulas são gradualmente reabsorvidas.

No pescoço, realizar a palpação da tireoide, para identificar bócio ou nódulos, e dos linfonodos. Avaliar também a movimentação cervical. O bócio difuso é incomum no idoso. Se está presente, é decorrente de doença de Graves, tireoidite, efeito de medicamento ou linfoma. O bócio multinodular é mais prevalente, frequentemente secundário a doença benigna. A presença de linfonodos cervicais palpáveis diminui gradualmente com a idade; por outro lado, as glândulas submandibulares ficam mais fáceis de palpar.

Tórax e pulmões

Com o passar do tempo, a parede torácica fica mais rígida, os pulmões diminuem sua retração elástica e os músculos respiratórios têm sua força minimizada. Assim, no exame do idoso, cabe atentar para a lentificação da velocidade de expiração e de esforço máximo, tendo sempre em mente as doenças mais comuns nessa faixa etária.

Observar se há alterações esqueléticas, como aumento do diâmetro anteroposterior do tórax ("tórax em barril") e cifose, a qual é muitas vezes secundária à osteoporose com fraturas em mulheres idosas.

A retração do tórax pode estar relacionada com comprometimento pulmonar crônico e, no idoso, deve-se suspeitar de fibrose pulmonar, atelectasias ou processos pleurais. Já a tiragem é manifestação de obstrução de via respiratória, devendo-se pesquisar doença pulmonar obstrutiva crônica, tumores e broncoestenoses. Nos pacientes acamados, atentar para o fato de a obstrução não ser causada por prótese dentária ou alimento nas vias aéreas superiores.

A expansão do tórax é frequentemente limitada em idosos e nem sempre oferece maiores informações. Deve-se observar se o paciente apresenta sinais de esforço respiratório: uso de musculatura acessória, cianose, respiração com lábios semicerrados, uso de pontos de ancoragem e dispneia a pequenos esforços.

A frequência respiratória deve ser sempre avaliada e, quando se apresentar > 24rpm, é indicativa de taquipneia, sugestiva de infecção em idosos. Estertores finos na base do pulmão são frequentes e nem sempre indicam pneumonia. Para confirmação deve-se realizar radiografia de tórax, tendo em mente que alterações na imagem podem persistir até 72 horas após o início do quadro.

Sistema cardiovascular

A manifestação de sintomas cardinais em idosos difere da população jovem: muitas vezes, quadros de insuficiência cardíaca cursam com quadros confusionais agudos, quedas, imobilidade e perda funcional, enquanto o infarto agudo do miocárdio pode manifestar-se como *delirium*. Desse modo, é importante analisar o idoso em todos os aspectos, suspeitando de cada um dos achados para a formulação do diagnóstico.

A pressão arterial deve ser medida em ambos os braços. A pressão nos idosos tende a ser mais lábil, devido ao comprometimento dos reflexos barorreceptores, sendo necessárias pelo menos três medidas antes de ser fechado o diagnóstico de hipertensão. Em casos de hipertensão sistólica isolada e alargamento da pressão de pulso, investigar hipertrofia ventricular esquerda. Avaliar se há hipotensão postural, causa importante de mortalidade e morbidade, podendo precipitar quedas, síncope, infarto agudo do miocárdio e acidentes vasculares encefálicos.

Inspecionar pulsos venosos e tortuosidade da artéria carótida. A aorta aterosclerótica afeta a drenagem para o átrio direito e promove aumento da pressão das veias jugulares e tortuosidade da artéria carótida direita.

A palpação do *ictus* nem sempre é específica devido ao aumento do diâmetro anteroposterior e do tecido conjuntivo do miocárdio e do volume pulmonar residual, além de atrofia das fibras miocárdicas. Na insuficiência cardíaca, no entanto, podemos encontrar um *ictus cordis* difuso.

Idosos comumente apresentam sopro sistólico aórtico, decorrente do espessamento das bases das cúspides aórticas. O processo de fibrose e calcificação pode atingir tanto a valva aórtica (estenose aórtica) como a mitral (regurgitação mitral). A insuficiência mitral, cujo sopro é holossistólico, pode se tornar patológica à medida que aumenta a sobrecarga de volume no ventrículo esquerdo. As duas patologias ocasionam aumento do risco de morbidade e mortalidade cardiovascular. Um achado importante na estenose aórtica é o retardo nos pulsos braquial e radial, quando palpados simultaneamente.

A terceira bulha (B_3), fisiológica em crianças e adultos jovens, após os 40 anos de idade é sugestiva de insuficiência cardíaca congestiva por sobrecarga de volume do ventrículo esquerdo. Em contrapartida, a quarta bulha (B_4), rara em pacientes jovens, é fisiológica em idosos, relacionada com a redução de complacência e enchimento ventricular e acompanha, com frequência, a hipertensão.

Mamas e axilas

Palpar as mamas cuidadosamente, procurando massas e nodulações, e pesquisar linfonodomegalia axilar.

Em mulheres adultas normais, a mama pode ser macia, como também granular, nodular ou irregular. A textura desigual corresponde a uma nodularidade fisiológica, que pode ser bilateral e palpável em toda a extensão ou em parte da mama. Com o avanço da idade, a mama feminina tende a diminuir de tamanho devido à atrofia do tecido glandular e sua substituição por tecido gorduroso. Em geral, as mamas ficam flácidas e mais pendulares. Os pelos axilares são reduzidos nos idosos.

Abdome

Convém efetuar o exame comum do abdome. Verificar se há sopros na aorta, nas artérias renais e nas femorais, os quais são encontrados em caso de doença aterosclerótica. Durante a palpação, observar se há massas pulsáteis e tentar avaliar a largura da aorta. Considerar a existência de aneurisma de aorta, principalmente, em idosos do sexo masculino, tabagistas e com doença coronariana.

Em virtude de anormalidades na caixa torácica, o fígado pode ser palpável, sem que esse achado indique necessariamente doença. Atenção: o abdome agudo em idosos pode apresentar-se sem rigidez intensa da parede abdominal, devido à fraqueza da parede e à distensão de alças intestinais verificadas na peritonite.

Sistema vascular periférico

Os pulsos devem ser palpados com atenção. Redução ou ausência dos pulsos pode indicar oclusão arterial. Uma minoria dos pacientes com doença vascular periférica apresenta sintomas de claudicação.

Avaliar a existência de edema. Em idosos, a causa mais frequente de edema em membros inferiores é a imobilidade associada à precariedade na drenagem venosa, não sendo, portanto, sinal confiável de insuficiência cardíaca em idosos.

Genitália masculina e feminina, reto e próstata

Com o envelhecimento, aparentemente o interesse sexual no homem permanece o mesmo, apesar de a frequência de relações sexuais diminuir. Ocorrem muitas alterações fisiológicas, reduzindo os níveis de testosterona. O tamanho do pênis diminui e as ereções se tornam mais dependentes de estímulos táteis e respondem menos a estímulos eróticos. Os pelos pubianos podem diminuir e ficar grisalhos. Metade dos homens mais velhos apresenta disfunção erétil ou é incapaz de ter ereção.

A proliferação do tecido epitelial e estromal da próstata nos homens, denominada hiperplasia prostática benigna, inicia-se na terceira década de vida, continua até a sétima década de vida e depois atinge um platô. Os sintomas dessa proliferação somente são notados em metade dos homens com aumento prostático. Os sintomas de hesitação urinária, gotejamento e esvaziamento incompleto devem ser questionados e podem ser associados a outras causas, como doença concomitante, medicações ou anormalidades do trato urinário.

Examinar o pênis, afastando o prepúcio, palpar a bolsa escrotal, examinando testículo e epidídimo, e prosseguir com o exame retal, com atenção para massas retais ou massas e nodularidades da próstata.

A função ovariana nas mulheres começa a diminuir na quinta década de vida. Em geral, os ciclos menstruais se interrompem entre os 45 e os 52 anos de idade. Como o estímulo do estrogênio diminui, muitas mulheres apresentam fogachos nesse período. Outros sintomas acompanham essa alteração fisiológica: rubor, sudorese, palpitações, calafrios, ansiedade, mudanças de humor e do padrão do sono, ressecamento vaginal, incontinência de urgência ou dispareunia. As alterações vulvovaginais mais comuns consistem em escassez dos pelos pubianos, que se tornam grisalhos, diminuição dos lábios e do clitóris e perda da lubrificação. No exame, pesquisar essas alterações relacionadas com a menopausa. Pode haver relaxamento dos ligamentos suspensores e anexos, útero e bexiga. Procurar massas nos pequenos e grandes lábios, a fim de identificar condilomas, fibromas, leiomiomas e cistos sebáceos.

Avaliar a presença de eritema vulvar – eritema com lesões satélites geralmente resulta de infecção por *Candida*, enquanto eritema com ulceração ou centro necrótico associa-se a carcinoma.

No exame especular, deve-se inspecionar as paredes vaginais e do colo do útero, observando se há muco cervical ou secreção vaginal ou cervical. Secreção vaginal pode acompanhar vaginite ou cervicite. Para a coleta de células endocervicais para o exame citopatológico usam-se uma espátula de madeira e uma escova endocervical. Após a retirada do espéculo é importante pedir à paciente que realize a manobra de Valsalva para facilitar a detecção de prolapso uterino, cistocele, uretrocele ou retocele. Com as duas mãos, deve-se verificar a mobilidade do colo, a qual é limitada em caso de inflamação, doença maligna ou aderência cirúrgica, e identificar massas uterinas.

No exame retal, é relevante pesquisar irregularidades uterinas e de anexos através da parede retal anterior e a presença de massas.

EXAME NEUROLÓGICO

Um bom exame neurológico é indispensável durante a avaliação clínica do idoso. O envelhecimento pode afetar todos os componentes do sistema nervoso, desde as condições mentais até as funções motora e sensitiva e os reflexos. O cérebro envelhece e apresenta alterações como redução do volume cerebral e da quantidade de células no córtex cerebral. Na terceira idade, as pessoas processam dados mais lentamente e demoram mais para processar ideias novas. As respostas motoras podem ficar mais lentas, e pode haver prejuízo na capacidade de desempenhar tarefas complexas. Além disso, os idosos apresentam maior suscetibilidade para o *delirium*, que pode ser o primeiro indício de infecção ou problemas com medicamentos, por exemplo.

Avaliar a motricidade, observando o trofismo, o tônus muscular e a força, sempre comparando o lado esquerdo com o direito, os membros superiores com os inferiores e os grupos proximais com os distais. Graduar a força (Quadro 68.8). Com o envelhecimento, há uma tendência ao declínio da motricidade, com perda da força e da velocidade dos movimentos, usualmente de maneira simétrica.

Observar o idoso caminhar, atentando para as características dos passos, sua velocidade, e se há alargamento da base ou dificuldade para realizar o movimento. O exame da marcha pode apontar alterações musculoesqueléticas, sensitivas, motoras, vestibulares, cerebelares, cognitivas e visuais. Para uma avaliação objetiva, realizar o teste *Get-up and go* (Quadro 68.9). Cabe lembrar que anormalidades de marcha e equilíbrio estão relacionadas com o risco de quedas.

Os tremores devem ser avaliados com atenção, uma vez que apresentam várias etiologias. Alguns idosos podem desenvolver um tremor essencial benigno na cabeça, nas mandíbulas, nos lábios ou nas mãos, o qual deve ser diferenciado do tremor típico do parkinsonismo (Quadro 68.10). Ao contrário dos tremores parkinsonianos, esses tremores são mais rápidos, desaparecem com o repouso e não há rigidez articular associada. Na doença de Parkinson, a rigidez tende a ser inicialmente assimétrica com predomínio nos membros. Vale lembrar que diversos medicamentos podem causar parkinsonismo secundário.

É importante testar os reflexos que, de modo geral, são menos intensos. No exame dos reflexos tendinosos, o reflexo aquileu encontra-se comumente abolido na ausência de enfermidade.[10] O avanço da idade pode afetar os sentidos e os reflexos vibratórios, podendo ser observados:

- Perda parcial ou total da sensibilidade vibratória de pés e tornozelos.
- Redução da propriocepção.
- Diminuição ou perda dos reflexos abdominais e do vômito.
- Diminuição ou desaparecimento simétricos dos reflexos patelares.

Quadro 68.8 Escala de força motora	
0	Sem contração – paralisia total
1	Contração muscular sem movimentação
2	Movimento ativo com eliminação da gravidade
3	Movimento ativo contra gravidade
4	Movimento ativo contra resistência
5	Força normal

Quadro 68.9 Teste *Get-up and go*

Peça ao paciente que se levante de uma cadeira sem braços, caminhe por 3 metros, retorne e se sente na cadeira novamente. Se o tempo gasto for inferior a 20 segundos, é considerado normal; quando acima de 30 segundos, indica risco aumentado para quedas e dependência funcional

Seção XIII • Situações Especiais

Quadro 68.10 Distinção entre os principais tipos de tremor no idoso

Doença de Parkinson	Tremor essencial	Tremor cerebelar
Afeta as mãos: alternando movimentos de adução-abdução, assim como queixo, língua e membros inferiores	Tremor fino, rápido, com as mãos estiradas. Também em membros inferiores, voz e língua	Intencional, uni ou bilateral e postural. Em membros superiores e, menos comumente, em membros inferiores, cabeça e tronco
Reduz/desaparece: postura, movimento e durante o sono	Postural ou cinético, bilateral, simétrico em mãos e antebraços	Secundário a acidentes vasculares encefálicos, esclerose múltipla, tumores primários e metastáticos do cerebelo ou uso de drogas
Exacerba com estresse	Caráter hereditário	Não ocorre no repouso
Tratamento: levodopa, agonistas dopaminérgicos, amantadina ou anticolinérgicos	Tratamento: betabloqueadores (propranolol)	Tratamento: clonazepam, amantadina e isoniazida

Se outras anormalidades acompanharem essas mudanças, ou se as alterações de reflexo e atrofias forem assimétricas, devem ser investigadas condições patológicas, e não apenas as alterações associadas a processos fisiológicos do envelhecimento. A avaliação da sensibilidade superficial nos idosos é limitada por sua cooperação e função cognitiva. A avaliação da sensibilidade profunda também é de pouco significado, particularmente nos membros inferiores.

Muitos idosos pontuam bem no exame de condições mentais, mas podem apresentar disfunções específicas, principalmente com o avançar da idade. O esquecimento é uma queixa muito comum no paciente idoso e se refere à dificuldade de relembrar nomes de pessoas, objetos ou de determinados acontecimentos específicos. Quando esse fenômeno é identificado, é importante avaliar se esse esquecimento é considerado "benigno" ou se pode estar relacionado com alguma condição patológica, como a doença de Alzheimer.

Não se deve esquecer de avaliar a linguagem, a cognição, a memória e o humor. Podem ser utilizados testes simples de rastreio, como, por exemplo, a Escala de Depressão Geriátrica de Yesavage (Quadro 68.11).[24] O idoso deve ser indagado a

Quadro 68.11 Escala de Depressão Geriátrica de Yesavage – Versão Reduzida (GDS-15)

1) Você está satisfeito com sua vida?
2) Você deixou de lado muitas de suas atividades e interesses?
3) Você sente que sua vida está vazia?
4) Você se sente aborrecido com frequência?
5) Você está de bom humor na maioria das vezes?
6) Você teme que algo de ruim lhe aconteça?
7) Você se sente feliz na maioria das vezes?
8) Você se sente frequentemente desamparado?
9) Você prefere permanecer em casa do que sair e fazer coisas novas?
10) Você sente que tem mais problemas de memória do que antes?
11) Você pensa que é maravilhoso estar vivo?
12) Você se sente inútil?
13) Você se sente cheio de energia?
14) Você sente que sua situação é sem esperança?
15) Você pensa que a maioria das pessoas está melhor do que você?

Pontuação: 5 ou mais pontos correspondem à suspeita de depressão; ≥ 11, suspeita de depressão grave.

respeito de seu sono. Algumas alterações fisiológicas do sono em pessoas da terceira idade incluem maior período de latência do sono, maior número de despertares noturnos, despertar precoce pela manhã, menor tempo de duração total e menor eficiência do sono. Além disso, problemas psicossociais, polifarmácia e presença de comorbidades podem ser causa de queixas relacionadas com o sono.

A não ser pelas peculiaridades apresentadas previamente, o restante do exame neurológico segue o roteiro do exame físico do adulto, como descrito na Seção XII.

Sistema musculoesquelético

Examinar as articulações, músculos e ossos, conforme descrito na Seção X, considerando que no doente idoso a inatividade e a imobilidade, condições frequentes, podem acarretar complicações graves, como úlceras de pressão e trombose venosa profunda. Atente para a presença de deformidade articular, redução de mobilidade ou dor à movimentação.

Realizar a inspeção, tentando encontrar alguma deformidade articular ou muscular, e avalie a mobilidade dos membros inferiores, observando sua velocidade de marcha. Além disso, cabe perguntar ao paciente se ele é capaz de executar trabalhos moderados no ambiente domiciliar, se consegue fazer compras, se tem capacidade de chegar a lugares caminhando e se consegue tomar banho sozinho sem dificuldades e se vestir. Se for identificada alguma deformidade, algum déficit significativo de mobilidade ou dor à movimentação, deve-se realizar um exame mais minucioso, utilizando manobras do exame das articulações.

Alterações musculoesqueléticas acontecem durante toda a vida adulta. Após a maturidade, tem início uma sutil perda de altura; desse modo, percebe-se nos idosos uma evidente diminuição do comprimento. Essa diminuição ocorre no tronco, devido ao afinamento dos discos vertebrais e à diminuição e ao colapso ocasionados pela osteoporose das vértebras, e pode ser acentuada pela flexão dos joelhos e quadris. Além disso, as alterações nos discos e nos corpos vertebrais contribuem para a cifose do envelhecimento e aumentam o diâmetro anteroposterior do tórax. Assim, as extremidades dos idosos parecem ser mais longas proporcionalmente ao tronco durante a inspeção. Com o aumento da idade, há redução do volume e da potência dos músculos esqueléticos e os ligamentos perdem parte de sua força tênsil, podendo haver redução da amplitude de movimentos nos idosos.[25]

As mãos dos pacientes geralmente chamam muita atenção. A maioria das alterações se refere a sinais de osteoartrose, que consistem em alargamento das articulações interfalangianas e dedos em "fuso". Pode-se notar desvio ulnar discreto dos dedos devido à frouxidão ligamentar. Quando as alterações se estendem para as articulações metacarpofalangianas e o punho, deve-se suspeitar de outras doenças reumatológicas. É difícil valorizar a redução de partes moles em mãos e da musculatura interóssea devido à perda normal de massa muscular do idoso.

Idosos frequentemente se queixam de dores nos ombros; assim, merecem atenção sua mobilidade e a presença de crepitação e pontos dolorosos. Dores em joelhos também são comuns, geralmente associadas à osteoartrose nessas articulações, principalmente em pessoas obesas. A coluna vertebral deve ser avaliada com muita atenção. Avaliar se há acentuação das curvaturas da coluna, indicando possível encunhamento patológico das vértebras. É indispensável procurar no dorso pontos dolorosos à compressão.

A evolução normal do tecido ósseo ao longo da vida leva a uma osteopenia considerada normal em idade mais avançada. Desse modo, o idoso está mais predisposto a fraturas, mesmo diante de traumas considerados mais leves. Fraturas espontâneas são necessariamente patológicas e vinculadas a doenças características dos idosos, como a osteoporose.

Com o avanço da idade, a velocidade e a agilidade dos movimentos e das reações reduzem. As mãos se tornam mais magras e os músculos dos braços e das pernas se atrofiam. O idoso tende a ter uma atitude em flexão, sua marcha se altera e ele passa a afastar os pés para facilitar o equilíbrio. Seus passos são mais curtos e menos seguros. Assim, as quedas ocorrem com mais facilidade.

CONSIDERAÇÕES FINAIS

A condução da anamnese e do exame físico no idoso segue a mesma prerrogativa da semiologia tradicional do adulto. Detalhes na maneira de conduzir a anamnese, respeitando a condição e as limitações próprias da idade, fazem a diferença para um bom e atento examinador. Conhecer a biologia do envelhecimento e saber diferenciar achados de exame físico ligados a doenças ou ao envelhecimento natural também são requisitos necessários para quem se propõe a examinar pacientes idosos. Habilidade, conhecimento e paciência são ingredientes para o sucesso desse empreendimento.

Referências

1. World Health Organization. Envelhecimento ativo: uma política de saúde. Tradução Suzana Gontijo. Brasília: Organização Pan-Americana de Saúde, 2005.
2. Baldoni AO, Pereira LRL. O impacto do envelhecimento populacional brasileiro para o sistema de saúde sob a óptica da farmacoepidemiologia: uma revisão narrativa. Rev Ciênc Farm Básica Apl 2011; 32(3):313-21.
3. IBGE. Censo Demográfico 2010. Disponível em: http://www.ibge.gov.br. Acesso em: 15 out. 2013.
4. Aguiar AC, Motta LB. Novas competências profissionais em saúde e o envelhecimento populacional brasileiro: integralidade, interdisciplinaridade e intersetorialidade. Ciência & Saúde Coletiva, Rio de Janeiro mar./abr., 2007; 12(2).
5. Carvalho JA, Wong LLR. O rápido processo de envelhecimento populacional do Brasil: sérios desafios para as políticas públicas. R bras Est Pop, São Paulo, jan./jun. 2006; 23(1):5-26.
6. Freitas EV et al. Tratado de geriatria e gerontologia. 2. ed. Rio de Janeiro: Guanabara Koogan, 2006.
7. Filho ETC, Netto MP. Geriatria: fundamentos, clínica e terapêutica. 2. ed. São Paulo: Editora Atheneu, 2005.
8. Porto CC. Semiologia médica. 6. ed. Rio de Janeiro: Guanabara Koogan, 2009.
9. Júnior CMP, Reichenheim ME. Uma revisão sobre instrumentos de avaliação do estado funcional do idoso. Cad Saúde Pública, Rio de Janeiro, jan-fev 2005; 21(1):7-19.
10. Bickley LS, Szilagyi PG. Bates: Propedêutica Médica. 10ª ed. Rio de Janeiro: Guanabara Koogan, 2010.
11. Filho WJ, Passarelli MCG. Reações adversas a medicamentos em idosos: como prevê-las? Einstein 2007; 5(3):246-51.
12. Lipschitz DA. Screening for nutritional status in the elderly. Primary Care 1994; 21(1):55-67.
13. Andrade KL, Valença JM. Desnutrição associada à depressão em idosos hospitalizados. Geriatria & Gerontologia 2011; 5(1):14-8.
14. Dalacorte RR, Marcolin D, Schneider RH. Avaliação funcional de idosos. Scientia Medica, Porto Alegre, jan./mar. 2008; 18(1):4-9.
15. Silva HM. Elaboração de manual de prevenção de acidentes e primeiros socorros para cuidadores de idosos. Universidade Federal do Rio Grande do Sul- Escola de Enfermagem. Porto Alegre, 2010.
16. Kaplan HI, Sadock BJ, Grebb JA. Compêndio de psiquiatria: ciências do comportamento e psiquiatria clínica. 7. ed. Porto Alegre: Artmed, 2003.
17. Alexopoulos G, Meyers BS, Young RC, Mattis S, Kakuma T. The course of geriatric depression with "reversible dementia": a controlled study. Am J Psychiatry 1993; 150:1693-9.
18. Raskind MA. The clinical interface of depression and dementia. Journal of Clinical Psychiatry 59(Suppl. 10):9-12.
19. Aprahamian I et al. Rastreio cognitivo em idosos para o clínico. Revista Brasileira Clínica Médica 2008; 6:254-9.
20. Brucki SM, Caramelli P, Nitrini R et al. Suggestions for utilization of the mini-mental state examination in Brazil. Arq Neuropsiquiatr 2003; 61:777-81.
21. Sousa DJ et al. Maus-tratos contra idosos: atualização dos estudos brasileiros. Rev Bras Geriatr Gerontol Rio de Janeiro, ago. 2010; 13(2).
22. Brasil. Envelhecimento e saúde da pessoa idosa. Ministério da Saúde, Secretaria de Atenção à Saúde, Departamento de Atenção Básica. Brasília: Ministério da Saúde, 2006.192p.
23. Freitas EV et al. Peculiaridades na abordagem do idoso hipertenso. Revista da SOCERJ – Out/Nov/Dez 2002.
24. Dalacorte RR, Ferrari JF. Uso da Escala de Depressão Geriátrica de Yesavage para avaliar a prevalência de depressão em idosos hospitalizados. Scientia Medica, Porto Alegre, 2007; 17(1):3-8.
25. Cunha UGV, Melo RA, Valle EA. Peculiaridades do exame físico do idoso. Rev Med Minas Gerais 2011; 21(2):181-5.

Semiologia do Paciente Crítico

CAPÍTULO 69

Sérgio de Vasconcellos Baldisserotto • Roselaine Pinheiro de Oliveira
Fernanda da Silva Bettega • Anelise Schaeffer da Silveira • Carla Flores Braga

INTRODUÇÃO

O ambiente nas Unidades de Terapia Intensiva (UTI), com todo seu aparato tecnológico, passa para a maioria das pessoas a falsa ideia de segurança. As Figuras 69.1 e 69.2 ilustram a complexidade que pode ser encontrada ao se abordar um paciente na UTI.

Máquinas de diálise, aparelhos de ventilação mecânica, cateteres, drenos, bombas de infusão, monitores multiparamétricos, aparatos sofisticados como equipamentos de oxigenação de membrana extracorpórea (ECMO), sons de bipes e curvas coloridas podem facilmente atuar como elementos que fazem com que os médicos se apoiem mais sobre dados de monitorização do que no exame clínico para expressar o estado de saúde do paciente. Quando questionados sobre como está o paciente, é comum obtermos de médicos respostas como: "...nora a 20, PEEP de 12, FiO_2 0,6...", e assim por diante, como se esses dados, sujeitos a toda a sorte de leituras, erros e interpretações, pudessem traduzir o real estado de um paciente grave. Por outro lado, é frequente encontrarmos médicos que não emitem parecer sobre o estado do doente até que o examinem, nos mesmos moldes e com a mesma semiotécnica tradicional que se aplica a pacientes não críticos.

Não propomos aqui que se abra mão da ajuda que os aparatos eletrônicos de monitorização e suporte avançado de vida nos possam fornecer. Trata-se apenas de colocarmos a tecno-

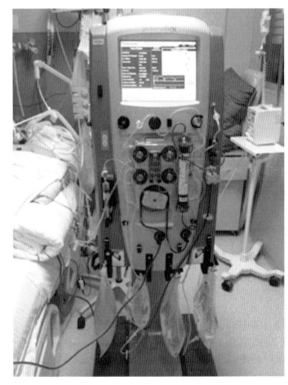

Figura 69.2 UTI com equipamento de hemodiafiltração venovenosa contínua. (Acervo de Sérgio Baldisserotto.)

logia disponível na perspectiva de elemento de apoio e não no centro do cuidado desses pacientes.

A essência de uma UTI reside em sua capacidade de monitorização e implementação de suporte avançado de vida. O conceito de monitorização tem várias dimensões, devendo a dimensão clínica, fornecida pelos dados de anamnese e exame clínico minucioso e repetitivo do doente, ter preservada sua superioridade hierárquica sobre todas as demais.

Um ventilador alarmando limite superior de pressão, por exemplo, não nos dá a informação fornecida pela observação de alteração da expansão do tórax e ausculta pulmonar, sugerindo a presença de um pneumotórax que, se não suspeitado pelo exame clínico, nos conduzirá a uma parada cardíaca e provável óbito do paciente. Os princípios de semiotécnica aplicados aos pacientes internados na UTI são os mesmos aplicados aos não gravemente enfermos. Se algo alarma, o paciente deve ser examinado.

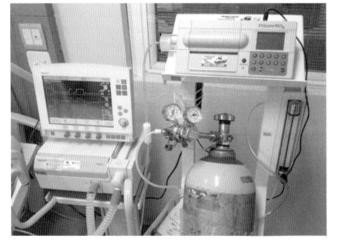

Figura 69.1 UTI com ventilador com equipamento para ventilação com óxido nítrico. (Acervo do autor.)

Ao contrário do que possa parecer, em virtude da frequente incapacidade de comunicação dos pacientes dentro de uma UTI, é necessário que o médico tenha um senso clínico disciplinado e extremamente aguçado para detecção antecipada de situações de alto risco impostas pela interação entre paciente, aparato de monitorização, suporte e a doença de base. O suporte utilizado pode, com frequência, induzir ou exacerbar alterações na fisiologia de um paciente com mecanismos de homeostase já comprometidos associados a graves alterações nos processos de compensação fisiológica impostas pela doença aguda, comorbidades preexistentes e terapêutica utilizada. Lembremos, por exemplo, o impacto hemodinâmico da ventilação mecânica com pressão positiva.[1-3]

A complexidade imposta pela situação clínica limítrofe desses doentes e pelo aparato utilizado no tratamento torna necessária a sistematização das avaliações clínicas e do registro destas com intuito de aumentar a segurança do paciente, melhorar a comunicação entre a equipe assistente e manter a coesão do plano terapêutico durante as trocas de plantonistas. Atualmente, essa sistematização é obtida mediante a utilização de *checklists* e evoluções estruturadas na rotina da maioria das unidades.[4-9]

Neste capítulo abordamos as peculiaridades do exame clínico do paciente crítico com ênfase nas especificidades desses pacientes, na interação entre paciente e aparato tecnológico utilizado na UTI, bem como na sistematização do registro dessas avaliações em prontuário com a utilização de *checklists*.

CIRCULANDO POR UMA UNIDADE DE TERAPIA INTENSIVA

Ao nos aproximarmos do leito de um paciente na UTI e seu entorno, é imprescindível a observação das normas de controle de infecção padronizadas e específicas aplicadas ao ambiente e ao paciente.

Higiene das mãos

Infecções nosocomiais acometem de 5% a 15% dos pacientes hospitalizados e podem ocasionar complicações em 25% a 33% dos pacientes admitidos em UTI.[10]

A higiene das mãos é a ação primária para reduzir a infecção associada aos cuidados de saúde e a transmissão cruzada de patógenos resistentes aos antibióticos.[11]

Para a transmissão de paciente a paciente por intermédio de profissionais da saúde são necessárias cinco etapas sequenciais:

1. Microrganismos estão presentes na pele do paciente ou foram depositados em objetos de seu entorno.
2. Os microrganismos devem ser transferidos para as mãos dos trabalhadores de saúde.
3. Os microrganismos devem ser capazes de sobreviver nas mãos dos trabalhadores de saúde por, pelo menos, alguns minutos.
4. A lavagem das mãos ou a antissepsia das mãos pelo profissional de saúde deve ser inadequada ou totalmente omitida, ou o agente utilizado para a higiene das mãos deve ser inadequado.

5. A mão contaminada do cuidador deve entrar em contato direto com outro paciente ou com um objeto em contato direto com este.[11]

Higiene das mãos refere-se à lavagem das mãos com sabão e água ou ao uso de géis ou espumas à base de álcool que não exigem a utilização de água. A higiene das mãos é a medida mais importante para reduzir a transmissão de microrganismos de uma pessoa para outra ou de um local para outro no mesmo paciente. O principal problema com a higiene das mãos é a frouxidão da prática, e não a escassez de bons produtos.[12]

A campanha "Salve Vidas: Limpe suas Mãos" é liderada pela Organização Mundial da Saúde (OMS) como parte de um grande esforço global para prevenção de infecções nosocomiais.[13-15] Ela inclui os "Meus Cinco Momentos para Higiene das Mãos", que definem os principais momentos em que os profissionais de saúde devem realizar a higiene das mãos:

1. Antes de tocar no paciente.
2. Antes de procedimentos limpos e assépticos.
3. Após a exposição a fluido corporal e situações de risco.
4. Depois de tocar em um paciente.
5. Depois de tocar no ambiente do paciente.

A Figura 69.3, material de divulgação de várias agências governamentais e da OMS, ilustra as orientações sobre a lavagem das mãos.

No passado, a adesão à lavagem das mãos raramente ultrapassava os 45%, mesmo sob condições de estudo, e até mesmo em UTI.[16-19] Felizmente, programas agressivos de adesão têm sido bem-sucedidos em algumas instituições. Infelizmente, a técnica adequada muitas vezes não é obedecida quando a lavagem das mãos é realizada. Em um relato, por exemplo, a média do tempo de lavagem foi normalmente inferior a 10 segundos, em comparação com os 15 a 30 segundos recomendados.[16] A importância da duração da lavagem das mãos foi ilustrada em um estudo no qual enterococos resistentes à vancomicina (ERV) foram inoculados em mãos de voluntários saudáveis.[20] Uma lavagem de mãos de 30 segundos com água e sabão era necessária para erradicar completamente os enterococos, enquanto uma lavagem de 5 segundos somente com água praticamente não produzia nenhum benefício.

A maior parte da microflora residente nas mãos é encontrada nas regiões periungueal e subungueal. Quando as unhas estão compridas ou são utilizadas unhas artificiais, há aumento da colonização periungueal por uma variedade de patógenos; portanto, cuidado especial deve ser tomado com a região periungueal durante a higiene das mãos.[21] Os Centers for Disease Control (CDC) proíbem o uso de unhas compridas e artificiais por profissionais que trabalham em áreas de alto risco como UTI.[12]

Tanto o uso de água e sabão como o de soluções alcoólicas são aceitos para higienização das mãos. Os CDC recomendam o uso rotineiro de água e sabão, mas existem poucas evidências de sua superioridade sobre outras soluções.[12,22] Embora as soluções alcoólicas apresentem algumas vantagens sobre

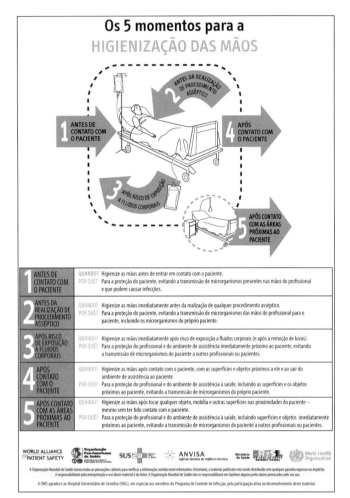

Figura 69.3 Poster oficial da campanha de higienização das mãos. (ANVISA/Ministério da Saúde/OMS.)

o uso de água e sabão, como maior rapidez da higienização, maior facilidade na técnica de higienização e melhora de adesão ao procedimento,[19,23,24] é importante lembrar que soluções alcoólicas não devem ser utilizadas quando a prevenção de colite por *Clostridium difficile* for uma preocupação.[23] As soluções alcoólicas não são ativas contra bactérias formadoras de esporos.

As Figuras 69.4 e 69.5 demonstram, respectivamente, a técnica de higienização das mãos com água/sabão e com soluções alcoólicas conforme recomendação da Agência Nacional de Vigilância Sanitária (ANVISA).

Como norma, deve existir na UTI um sistema de sinalização com orientações específicas sobre o tipo de isolamento aplicado a cada paciente internado: padrão, contato, gotícula, aérea ou associações. O Quadro 69.1 resume o Sistema de Precauções de Isolamento conforme orientações dos CDC.[22]

Atualmente, a expressão infecção hospitalar tem sido substituída por *infecção relacionada com a assistência à saúde* (IRAS – *health care-associated infection* na língua inglesa). Essa mudança abrange não só a infecção adquirida no hospital, mas também aquela relacionada com procedimentos realizados em ambulatório, durante cuidados domiciliares, e a infecção ocupacional adquirida por profissionais da saúde.

ANAMNESE DO PACIENTE CRÍTICO

A obtenção da história do paciente crítico impõe uma abordagem clínica diferente daquela utilizada em pacientes conscientes, atendidos em ambiente ambulatorial. Esses pacientes geralmente se originam de outros setores do hospital, como unidades de emergência, enfermarias ou centro cirúrgico. O atendimento direto do paciente na UTI representa uma situação de exceção. Os pacientes da UTI geralmente se encontram inconscientes em virtude da doença de base ou de sedação já implementada, ou são incapazes de se comunicar adequadamente em razão da apresentação da doença de base no momento da admissão. Em geral, uma história já foi coletada nos outros setores de origem do paciente; na maioria das vezes, as informações foram fornecidas por um familiar, um amigo ou acompanhante, pela equipe de remoção, pela polícia, ou pela equipe assistente do doente, quando este se encontrava internado em enfermaria.

Na admissão do paciente na unidade, geralmente um ou mais diagnósticos, no mínimo sindrômicos, já foram elaborados. Cabe à equipe da UTI questionar esses diagnósticos a partir de uma postura de revisão completa das informações disponíveis, bem como dos registros de prontuário do paciente. Essa postura de questionamento e revisão completa do caso, revisando prontuário e entrevistando novamente a família, pode fornecer informações novas, sugerindo novos diagnósticos e aumentando as chances de sucesso no tratamento do paciente. Aceitam-se, portanto, as informações obtidas na passagem do paciente como verdade provisória, que necessita de revisão, confirmação e complementação diagnóstica.

Aspectos importantes da história incluem o curso temporal da doença desde a internação hospitalar, intervenções terapêuticas já implementadas e sua resposta clínica, a gravidade das comorbidades do paciente e a qualidade de vida relacionada com a saúde antes da internação. Essas informações darão pistas sobre a reserva fisiológica do paciente e como esta irá interagir com a gravidade da doença aguda atual. Além de prover informações sobre como manejar a doença atual, esses dados podem ser decisivos na avaliação prognóstica da doença, bem como auxiliar a tomada de decisão quanto à limitação terapêutica e às medidas de terminalidade e conforto de final de vida. Por exemplo, um paciente portador de doença pulmonar obstrutiva crônica (DPOC) grave, estádio IV D, em oxigenoterapia domiciliar, pode facilmente, por problemas menores, necessitar suporte ventilatório invasivo e, a partir desse ponto, seu desmame da ventilação mecânica se tornar impossível.

A história também deveria expor questões relativas às atitudes e crenças do paciente relacionadas com o final da vida e a doação de órgãos. História similar deve ser obtida para avaliação dos valores e crenças dos cuidadores e familiares. Essas informações podem ser extremamente úteis no manejo dos familiares ou responsáveis legais do paciente em um futuro próximo, quando uma evolução desfavorável ocorrer ou quando a equipe assistente acreditar que intervenções curativas não são mais apropriadas.

O momento da primeira conversa com a família de um paciente recém-admitido na UTI é uma oportunidade única, também, para o estabelecimento da relação que se seguirá en-

Capítulo 69 • Semiologia do Paciente Crítico

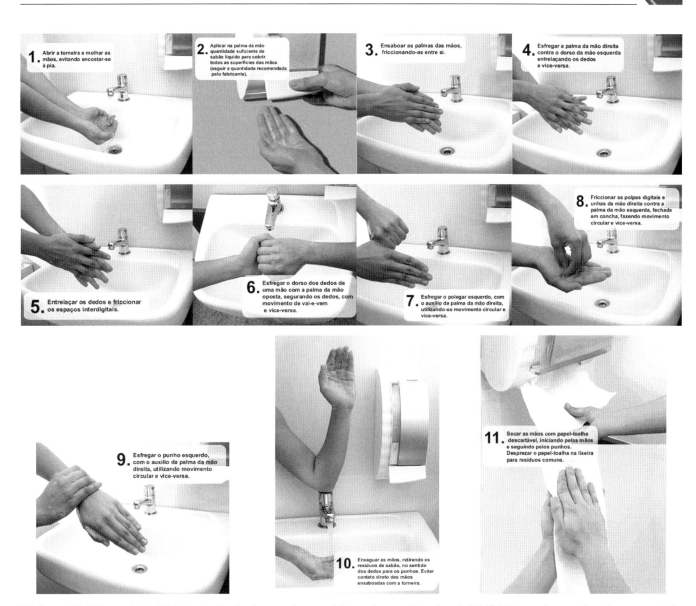

Figura 69.4 Etapas de 1 a 11: higienização simples com água e sabão conforme orientações da ANVISA. Tempo de procedimento recomendado de 40 a 60 segundos. (Disponível em: http://www.anvisa.gov.br/hotsite/higienizacao_maos/conteudo/c_tecnicas.htm#1.)

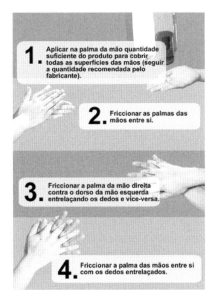
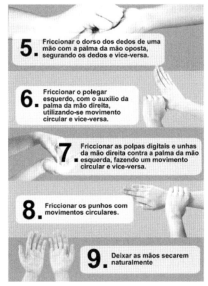

Figura 69.5 Etapas de 1 a 9: fricção antisséptica das mãos com preparações alcoólicas conforme orientações da ANVISA. Tempo de procedimento recomendado de 20 a 30 segundos. (Disponível em: http://www.anvisa.gov.br/hotsite/higienizacao_maos/conteudo/c_tecnicas.htm#1.)

Quadro 69.1 Sistema de Precauções de Isolamento conforme orientações dos Centers for Disease Control and Prevention (CDC)		
Tipo de precaução	**Paciente selecionado**	**Especificações principais**
Padrão	Todos os pacientes	A lavagem das mãos antes e depois de cada contato com o paciente* Luvas, avental, óculos de proteção, conforme exigido Eliminação ou limpeza segura de instrumentos e roupas Etiqueta ao tossir: pacientes e visitantes devem cobrir o nariz ou a boca ao tossir, descartar imediatamente lenços utilizados e higienizar as mãos após o contato com secreções respiratórias
Contato	Colonização de qualquer sítio corporal com bactéria multirresistente Infecções entéricas Escabiose Impetigo Abscessos e úlceras de pressão não limitados	Além das precauções padrões: Lavar as mãos com água e sabão antes e depois de sair do quarto do paciente Quarto privado preferível; agrupamento permitido, se necessário Luvas exigidas no momento de entrar na sala. Mudar de luvas após contato com secreções contaminadas Jaleco descartável necessário se a roupa pode entrar em contato com as superfícies do paciente ou do meio ambiente, ou se o paciente tem diarreia Minimizar o risco de contaminação do meio ambiente durante o transporte do paciente (p. ex., o paciente pode ser colocado em um jaleco estéril) Itens não críticos (termômetros estetoscópios etc.) devem ser de uso para cada paciente
Gotícula	Suspeita ou confirmação de: *Neisseria meningitidis* *Haemophilus influenzae* tipo B *Mycoplasma pneumoniae* *Bordetella pertussis* Difteria Praga pneumônica Influenza Rubéola Sarampo Adenovírus Parvovírus B19 Vírus sincicial respiratório	Além das precauções padrões: Quarto privado preferido; agrupamento permitido se for necessário Usar uma máscara no perímetro de 1 metro do paciente Colocar máscara no paciente durante o transporte Etiqueta ao tossir: pacientes e visitantes devem cobrir o nariz ou a boca ao tossir, descartar imediatamente lenços utilizados e higienizar as mãos após o contato com secreções respiratórias
Aérea	Suspeita ou confirmação de: Tuberculose Varicela Sarampo Varíola Síndrome respiratória aguda grave (coronavírus)	Além das precauções padrões: Colocar o paciente em uma SIIA (sala de isolamento para infecções transmitidas pelo ar – um quarto de pressão negativa monitorizado com, pelo menos, 6 a 12 renovações de ar por hora) Quartos de escape devem ser adequadamente eliminados para o exterior ou com passagem através de um HEPA (*High-Efficiency da Particulate Aerator*) antes da recirculação dentro do hospital Um respirador certificado deve ser usado ao se entrar no quarto de um paciente com diagnóstico ou suspeita de tuberculose. Indivíduos suscetíveis não devem entrar na sala de pacientes com sarampo ou varicela confirmados ou suspeitos O transporte do paciente deve ser minimizado; o paciente deve receber máscara se o transporte dentro do hospital é inevitável Etiqueta ao tossir: pacientes e visitantes devem cobrir o nariz ou a boca ao tossir, descartar imediatamente lenços utilizados e higienizar as mãos após o contato com secreções respiratórias

tre os membros da família e a equipe da UTI. Nesse momento, espera-se do profissional de saúde uma postura humana, sensível, acolhedora, empática e, acima de tudo, sincera.

Mesmo diante de um prognóstico claramente desfavorável, com provável evolução para o óbito, devemos dar garantias à família de que o melhor está sendo feito pelo paciente, mesmo que as ações tenham intuito de eliminar o sofrimento e não de cura. Jamais devemos deixar a família e o paciente com a sensação de que nada mais há a ser feito. Devemos sempre manter a esperança do paciente e de sua família. Nessa perspectiva de manutenção da esperança, para nos mantermos honestos, mesmo diante de um quadro inequivocamente letal, devemos estabelecer metas terapêuticas claras e que possam ser alcançadas junto ao paciente e/ou seus cuidadores. Esses encontros necessitam um ambiente adequado, onde possam ser preservadas a privacidade e a confidencialidade do paciente e de seus familiares, bem como para que as emoções que surjam nesse cenário se manifestem sem o constrangimento público dos envolvidos. Essas conversas exigem do médico tempo e disponibilidade para escutar e um profissional de mente aberta que aceite e respeite a diversidade de valores individuais que encontrará.

Em resumo, a anamnese de um paciente crítico é complexa, não estando circunscrita a aspectos unicamente referentes aos diagnósticos atuais. É essencial uma abordagem mais ampla na avaliação da condição de saúde do paciente antes da internação na UTI, no curso da doença, desde a admissão hospitalar até o momento da avaliação atual, e a partir do prognóstico imposto pela(s) doença(s) de base. O Quadro 69.2 sintetiza os principais aspectos a serem avaliados na anamnese de um paciente crítico.

Quadro 69.2 Principais componentes da anamnese em terapia intensiva
Comorbidades preexistentes e capacidade funcional na comunidade
História médica pregressa e cirurgias prévias
Medicações e intervenções pré-admissão na UTI
História da doença atual pré-admissão na UTI
História da evolução hospitalar, incluindo curso clínico na UTI, quando for o caso
História dos eventos do turno anterior para assegurar a continuidade nas passagens de plantão
História das crenças e desejos do paciente e cuidadores referentes a decisões de final de vida

EXAME FÍSICO E EVOLUÇÃO DO PACIENTE EM UTI

Antes de nos aproximarmos do paciente, é importante obtermos informações sobre seu estado de saúde com o enfermeiro e o técnico de enfermagem encarregados dos cuidados naquele turno. Em geral, valiosas informações, atualizadas e objetivas, são obtidas nessa primeira conversa sucinta (por exemplo, a diurese do paciente diminuiu nas últimas 6 horas, somente 100mL, ou o paciente estava estável, mas instabilizou há pouco e foi necessário iniciar vasopressores ou, ainda, o paciente foi extubado há 2 horas e está tolerando bem ventilação espontânea).

Ao nos colocarmos ao pé da cama de um paciente de UTI, tem início o exame físico. Com a simples imagem do entorno do paciente inicia-se um exercício de dedução: número de bombas de infusão, tipo de medicações utilizadas, tipo de monitorização, dispositivos de manutenção da vida, drenos e posição do paciente dão uma ideia inicial da gravidade e, algumas vezes, até do diagnóstico provável (Figura 69.6).

O exame físico na UTI exige inicialmente um exercício de observação desse cenário na tentativa de formular algumas possibilidades diagnósticas (por exemplo, pacientes jovens na UTI têm como causas mais comuns de internação traumatismos, envenenamentos, intoxicações exógenas, infecções graves, complicações periparto ou asma). Determinados padrões e ajustes de ventilação mecânica também fornecem informações iniciais

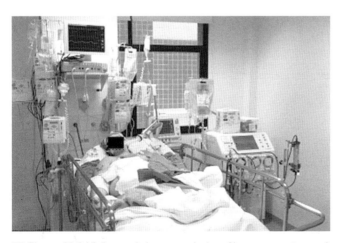

Figura 69.6 Visão geral de um paciente crítico e seu entorno. A monitorização, o número de bombas de infusão, a máquina de diálise e o ventilador fornecem uma ideia da gravidade do paciente, mesmo sem sabermos detalhes do caso.

importantes. A capacidade de diagnóstico a partir dessa primeira impressão, dada pela avaliação inicial do cenário, aumenta com a experiência ao longo do tempo.

Apesar de a primeira impressão ser muito importante e útil, em razão da agilidade que promove, a complexidade imposta pela gravidade da doença e sofisticados aparatos de monitorização e suporte faz com que o exame desses pacientes, muitas vezes com a capacidade de comunicação comprometida, precise ser feito de maneira estruturada, sob a pena de deixarmos de checar algo importante. Essa limitação torna mandatória a necessidade de busca ativa rotineira, disciplinada, organizada e repetitiva da condição clínica do paciente sob nossos cuidados. O registro dessas avaliações também deve ser feito de modo sistematizado e padronizado entre os membros da equipe da unidade. Evoluções estruturadas e *checklists* melhoram a comunicação dentro da equipe, a manutenção do plano terapêutico e a segurança do paciente.[5,8,9,25,26]

Diferentemente do formato tradicional de registro do exame físico em pacientes fora da UTI, na UTI são descritas, junto com o exame físico estruturado por sistemas, informações pertinentes sobre monitorização, parâmetros e agentes utilizados que têm relação direta com o sistema avaliado (por exemplo, quando descrevemos o exame físico do aparelho respiratório, descrevemos parâmetros de ventilação mecânica utilizados e achados da última radiografia de tórax realizada e gasometria arterial.) Essa subversão da maneira tradicional de evolução tem como objetivo agrupar, de modo organizado, importantes informações pertinentes ao sistema avaliado, facilitando a compreensão de possíveis interações entre as variáveis relatadas e a expressão clínica observada.

EVOLUÇÃO ESTRUTURADA DO PACIENTE CRÍTICO

A seguir, apresentamos na forma de quadros, seguidos de texto explicativo, uma sugestão de estrutura de evolução diária para pacientes críticos. A estrutura de evolução foi dividida em 18 áreas distintas, apresentada no texto em forma de quadros, com as informações que julgamos importantes em cada área.

Área I – Identificação, índices prognósticos e dados antropométricos
Nome, idade, data de internação hospitalar, data de internação na UTI, reinternação na UTI, unidade de origem do paciente. SAPS III e APACHE II; SOFA diário
Peso atual, altura, peso predito, peso ajustado

Além dos dados de identificação usuais, descrevemos as datas e os locais de internação do paciente antes da admissão atual na UTI. Esses dados podem ser relevantes para o rastreamento microbiológico de controle de infecção e influir nas opções terapêuticas futuras.

Além disso, descrevemos os escores preditores de mortalidade do paciente, obtidos a partir de variáveis clínicas e laboratoriais na admissão do paciente, e escores diários de disfunção orgânica padronizados na UTI.

A legislação brasileira exige que todas as equipes de UTI acompanhem e monitorizem seus índices de mortalidade, comparando a mortalidade média predita por índices prognósticos padronizados com a mortalidade observada em cada UTI. Cabe ressaltar que esses índices foram desenvolvidos para medir o risco de morte em grupos de pacientes internados, e não para predizer o prognóstico individual. Esses índices são úteis para medir o desempenho da unidade quanto ao grupo de pacientes atendidos e não para direcionar condutas no paciente individualmente. Em nosso exemplo, utilizamos como índices prognósticos o *Acute Physiology and Chronic Health Evaluation II* (APACHE II) e o *Simplified Acute Physiology Score III* (SAP SIII). Algumas unidades utilizam o *Mortality Probability Model* (MPM) como índice preditor de mortalidade.[27,28]

No cálculo do APACHE II devem ser utilizados os piores valores observados nas primeiras 24 horas de admissão do paciente na UTI. São avaliadas 12 variáveis fisiológicas. O escore máximo que pode ser obtido é 71, e quanto maior o escore, maior a probabilidade de óbito. Ao final, o principal diagnóstico que levou o indivíduo à UTI é adicionado ao escore e o valor é calculado para predição da mortalidade.[29] O motivo de internação na UTI é uma variável importante no cálculo mesmo quando as condições crônicas de saúde do paciente e as variáveis fisiológicas são similares. Atualmente, o APACHE encontra-se em sua quarta versão.[30,31] O APACHE II pode ser calculado *on line* no seguinte endereço: http://www.sfar.org/scores2/apache22.html.

Diferentemente do APACHE II, as variáveis mensuradas no SAPS III são anotadas no momento da admissão do indivíduo durante a primeira hora na UTI. O SAPS III utiliza 20 variáveis de fácil obtenção. Metade do valor de predição do índice deriva de informações avaliadas antes da admissão na UTI. As variáveis são divididas em três partes: variáveis demográficas, motivos de admissão na UTI e variáveis fisiológicas. A menor pontuação teórica possível é 16 e a maior, 217. Quanto maior o escore, maior a probabilidade de óbito.[32-34] Na América do Sul, o índice foi calibrado com valor de 1,3, ou seja, a relação entre a mortalidade observada e a esperada é de 1,3.[35,36] A calculadora do SAPS III pode ser obtida no seguinte endereço eletrônico: http://www.saps3.org/resources-downloads/user-agreement/downloads/.

O escore *Sequential Organ Failure Assessment* (SOFA) consiste em um índice preditor de disfunção orgânica desenvolvido em 1994, durante uma conferência de consenso.[37] Assim como outros índices desse tipo, como o *Logistic Orgam Disfunction System* (LODS)[38] e o *Multiple Organ Disfunction Score (MODS)*,[39] o SOFA serve para descrever a evolução das disfunções orgânicas ao longo do tempo e não para predizer a mortalidade. No SOFA, seis sistemas orgânicos são avaliados: respiratório, cardiovascular, renal, hepático, neurológico e coagulação. Confere-se uma pontuação para a disfunção de 0 (função normal) a 4 (pior disfunção possível) para cada sistema avaliado e somam-se os pontos dos seis sistemas. Portanto, a pontuação total pode variar de 0 a 24. O SOFA é calculado diariamente, utilizando-se o pior valor observado para cada sistema, e deve ser descrito no seu valor total e na pontuação atribuída a cada sistema (por exemplo, SOFA = 13 [pulmonar = 3, hematológico = 0, hepático = 2, cardiovascular = 4, neurológico = 4]). Em estudo de análise prospectiva, um SOFA total máximo $\geq$ 15 apresentou mortalidade de 90%.[40] Modificações no SOFA ao longo do tempo também guardam correlação com o prognóstico. Um aumento do SOFA após a admissão na UTI foi preditor de pelo menos 50% de mortalidade, enquanto uma diminuição do escore esteve associada a 27% de mortalidade.[41] A Tabela 69.1 descreve o cálculo do SOFA.

Os dados de altura, peso atual, altura e peso predito são importantes para o cálculo da dose das medicações, taxas de infusão de fármacos e também para o cálculo do volume de ar corrente ajustado na ventilação mecânica. Segundo as Diretrizes Brasileiras de Ventilação Mecânica de 2013, são recomendadas as seguintes equações para cálculo de peso predito:[42-44]

| Homens: 50 + 0,91 x (altura em cm – 152,4) |
| Mulheres: 45,5 + 0,91 x (altura em cm – 152,4) |

| **Área II – Lista de problemas preexistentes** |
| Diagnósticos prévios, condições preexistentes. |

Tabela 69.1 Escore SOFA – *Sequential Organ Failure Assessment*[37]

Pulmonar PaO_2/FIO_2 (mmHg)	> 400	$\leq$ 400	$\leq$ 300	$\leq$ 200 com suporte ventilatório	$\leq$ 100 com suporte ventilatório
Hematológico Plaquetas × $10^3/mm^3$	> 150	$\leq$ 150	$\leq$ 100	$\leq$ 50	$\leq$ 20
Hepático Bilirrubina (mg/dL)	< 1,2	1,2 a 1,9	2,0 a 5,9	6,0 a 11,9	> 12
Cardiovascular Hipotensão	PAM normal	PAM < 70	Dopamina $\leq$ 5 ou dobutamina em qualquer dose	Dopamina > 5 ou epi $\leq$ 0,1 ou noradrenalina $\leq$ 0,1	Dopamina > 15 ou epi > 0,1 ou noradrenalina > 0,1
Neurológico* Escala de coma de Glasgow	15	13 a 14	10 a 12	6 a 9	< 6
Renal Creatinina (mg/dL)	< 1,2	1,2 a 1,9	2,0 a 3,4	3,5 a 4,9 ou < 500mL/dia	> 5,0 ou < 200mL/dia

*Glasgow com sedação: utilizar cimo referência o último Glasgow avaliável antes de sedar.
**Semecxames do dia: utilizar como referência o último resultado disponível na data mais próxima.
PAM: pressão arterial média.

Nesse campo são listadas as comorbidades do paciente, bem como procedimentos relevantes realizados no passado (por exemplo, *diabetes mellitus*, hipotireoidismo em tratamento, cardiopatia isquêmica, cateterismo com *stent* farmacológico implantado em outubro de 2013).

Essa lista é muito importante porque, como descrito previamente, o estado de saúde pré-mórbido pode condicionar a reserva fisiológica do indivíduo, sua resposta terapêutica e o prognóstico.

Área III – Lista de problemas atuais na UTI
Diagnósticos e problemas atuais na UTI. Distúrbios eletrolíticos, síndromes clínicas, diagnósticos específicos.

Nesse campo são inseridas as condições clínicas relacionadas diretamente com a admissão do paciente na UTI e os problemas atuais.

Inicialmente, descrições de quadros sindrômicos são apropriadas nesse espaço (por exemplo, sepse grave, choque séptico, síndrome do desconforto respiratório agudo [SDRA], síndrome coronariana aguda, insuficiência renal, síndrome de disfunção de múltiplos órgãos e sistemas, e assim por diante).

Com a evolução e o aprimoramento do diagnóstico, devemos tornar essa descrição mais específica (por exemplo, choque séptico com foco urinário, pielonefrite grave ou SDRA por pneumonia aspirativa).

Também são listados distúrbios eletrolíticos e de equilíbrio ácido-básico relevantes (por exemplo, hipernatremia, Na: 158mEq/L, em correção, hipopotassemia, acidose metabólica grave).

Da mesma maneira são listadas intercorrências relevantes (por exemplo, pneumotórax drenado à esquerda, parada cardiorrespiratória com duração de 15 minutos, falha de extubação, e assim por diante).

Essa parte da lista é atualizada diariamente para facilitar o acesso rápido ao quadro atual do paciente em caso de necessidade.

Área IV – Uso de antimicrobianos e resultados de culturas
Data de início e fim de cada medicamento e resultados positivos de exames culturais, bem como pendência de resultados de cultura. **NÃO EXCLUIR HISTÓRICO DE ANTIMICROBIANOS UTILIZADOS**

A prevalência elevada de pacientes com quadros infecciosos na UTI, o quadro crescente de resistência bacteriana e o uso de múltiplos fármacos tornam mandatória a manutenção de um histórico organizado dos medicamentos utilizados, com data de início e término de tratamento, bem como o resultado de exames culturais positivos e eventuais pendências de culturas que estejam sendo aguardadas.

Esse campo serve para monitorarmos se a terapia antimicrobiana utilizada é empírica ou dirigida, nos permite escalonar ou desescalonar esquemas terapêuticos, limitar o tempo de tratamento e prever eventuais efeitos colaterais de fármacos utilizados. Essa organização facilita muito a discussão de casos e o acompanhamento do serviço de controle de infecção.

Área V – Dados subjetivos
Dor (caracterizar), dispneia, fome e sede. Campo livre para outras manifestações relevantes feitas pelo paciente. Sem interação com o examinador?

Avaliação da dor no doente crítico

Eventualmente, no campo relacionado com dados subjetivos são inseridas impressões subjetivas relevantes dos membros da equipe de enfermagem (por exemplo, o paciente parece estar com dor, tosse com frequência e aparenta desconforto).

A dor é umas das queixas mais prevalentes entre os pacientes que sobrevivem a uma internação em UTI.[45] Estudos indicam que 50% a 80% dos pacientes de UTI têm dor enquanto internados[46] e que, surpreendentemente, a prevalência de dor em UTI clínica é igual à encontrada em UTI cirúrgica.[47] Os pacientes gravemente enfermos apresentam quadros de dor com mais facilidade do que os indivíduos saudáveis – 30% a 50% dos pacientes de UTI sentem dor em repouso, sem a presença de estímulo nociceptivo.[48] Essa hipernocicepção é atribuída à imobilização e à inflamação sistêmica desses indivíduos.[47] Além de ferimentos e feridas cirúrgicas, muitos outros elementos podem ocasionar dor na UTI, como tubo orotraqueal, sondas, drenos, imobilização, fisioterapia e alternância de decúbito.

A avaliação sistemática e objetiva da dor deve fazer parte da rotina de toda UTI.[49] Muitas vezes, os profissionais de saúde confundem sedação com analgesia.[50] Cabe lembrar que os benzodiazepínicos e o propofol não têm nenhum efeito analgésico, e o paciente pode estar sedado e com dor.

As escalas para avaliação da dor podem ser a visual numérica ou a analógica.[51] (Figura 69.7); no entanto, a *Critical Care Pain Observation Tool* (Quadro 69.3) e a *Behavioral Pain Scale* foram os instrumentos criados e validados especificamente para auxiliar a avaliação da dor no paciente de UTI.[52-55]

Um bom controle da dor é considerado um escore de 0 ou 1, seja na escala analógica numérica ou visual, seja na *Critical Care Pain Observation Tool*. Na *Behavioral Pain Scale*, 1 corresponde à ausência de dor, de 1 a 5, à analgesia adequada, e 12, à dor máxima.

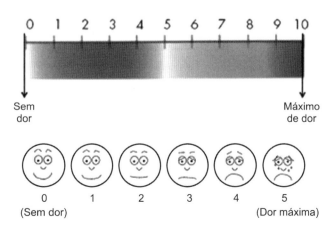

Figura 69.7 Escala visual numérica e analógica para avaliação da dor.[51]

Seção XIII • Situações Especiais

Quadro 69.3 *Critical Care Pain Observation Tool* (CPOT)[52]

Indicador	Escore		Descrição
Expressão facial	Natural	0	Sem tensão muscular observada
	Tensa	1	Expressão carregada, tensão muscular, olhos fechados com contração ou qualquer outra mudança (abertura ocular ou lacrimejamento durante procedimentos dolorosos)
	Fácies de desconforto	2	Todos os movimentos prévios mais fechamento das pálpebras com tensão (pode haver abertura da boca ou mordedura do tubo orotraqueal [TOT])
Movimentos do corpo	Ausência ou posição normal do corpo	0	Não há movimento algum (não significa necessariamente ausência de dor) ou posição normal (movimentos que não busquem o local da dor ou não realizados com propósito de proteção)
	Proteção	1	Movimentos lentos e cuidadosos, tocando ou esfregando o local doloroso, solicitando atenção por meio de movimentos
	Agitação/inquietação	2	Tracionando TOT, tentando sentar no leito, não obedecendo a comandos, tentando agredir a equipe ou sair da cama
Tolerância ao ventilador (entubados) OU verbalização (extubados)	Tolerando a ventilação mecânica	0	Alarmes não disparam, ventilação fácil
	Tossindo, porém tolerando	1	Tossindo; alarmes disparam, porém param espontaneamente
	Competindo com ventilador	2	Assincronia: não permite ventilar, alarmes disparam frequentemente
	Fala em tom normal ou sem fala	0	Fala em tom normal ou sem fala
	Suspirando e gemendo	1	Suspirando e gemendo
	Chorando e soluçando	2	Chorando e soluçando
Tensão muscular (flexão e extensão passiva dos membros superiores em repouso ou na mudança de decúbito)	Flácido	0	Sem resistência aos movimentos passivos
	Tenso, rígido	1	Resistência aos movimentos passivos
	Muito tenso e rígido	2	Resistência importante aos movimentos passivos ou incapacidade de completá-los

---

> **Área VI – Neurológico**
>
> **Descrever:** pupilas (oftalmoproteção), sinais de irritação meníngea, déficits focais, força (polineuropatia/miopatia), convulsões e outros achados
> **Sem sedação:** descrever Glasgow, RASS e CAM-ICU (busca ativa)
> **Sedado:** sedativo, dose, regime, pausando? Somente RASS
> **Analgesia:** analgésico, dose, regime, quantificação da dor (se possível)
> **Bloqueio neuromuscular:** bloqueador, dose, regime e indicação de uso

O exame neurológico periódico é essencial, sendo o modo mais completo e tradicional de monitorização neurológica. O uso de sedativos e a entubação traqueal, com frequência, inviabilizam a realização de um exame neurológico adequado. Sempre que possível, os sedativos devem ser interrompidos para avaliação neurológica do paciente.

Avaliação oftalmológica do paciente grave

Na avaliação das pupilas, são consideradas a simetria e a resposta à luz – qualquer assimetria > 1mm é considerada anormal, até que se prove o contrário. Dependendo do caso – traumatismo cranioencefálico, por exemplo – a avaliação de pupilas deve ser feita de hora em hora. Ausência de fotorreação ou assimetria pode acontecer em virtude de lesão nas seguintes estruturas:

- Órbita, globo ocular e seu conteúdo.
- Nervo óptico.
- Mesencéfalo e tronco cerebral.
- Cadeia simpática cervical.
- III par craniano.

Anisocoria com fotorreatividade unilateral, embora também possa ocorrer em casos de convulsões focais, deve ser primariamente considerada resultante de lesão expansiva intracraniana ou herniação uncal com compressão ipsilateral do III par craniano (Figura 69.8). Essa situação demanda investigação imagética de emergência para diagnóstico e medidas para redução da pressão intracraniana. Anisocoria com fotorreatividade bilateral pode ocorrer na síndrome de Horner.

Midríase bilateral fotorreativa pode resultar do uso de medicamentos (anticolinérgicos, estimulantes do sistema nervoso central [SNC] ou agonistas adrenérgicos) ou de *status* epiléptico não convulsivo, enquanto midríase não reativa é um sinal de lesão cerebral difusa ou compressão de tronco cerebral (por exemplo, lesão expansiva cerebral). Outras situações podem ocasionar midríase na UTI, como hipotensão grave, abstinência de opioides, uso de outras substâncias e álcool e morte encefálica (Figura 69.9).

Pupilas médias e reativas podem resultar de encefalopatia metabólica e intoxicação por sedativos ou bloqueadores neuromusculares, enquanto pupilas médias e não reativas podem resultar de falência hepática aguda, encefalopatia pós-anóxica ou morte encefálica (Figura 69.10).

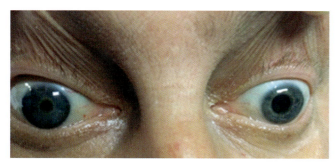

Figura 69.8 Paciente com traumatismo cranioencefálico com marcada anisocoria – pupila D < E. (Acervo de Sérgio Baldisserotto.)

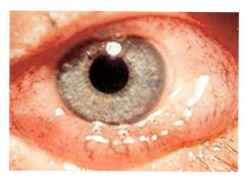

Figura 69.12 "Olho de ventilador" ou quemose. Pronunciado edema da conjuntiva.

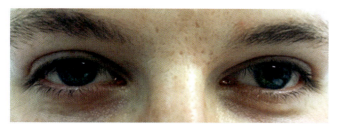

Figura 69.9 Paciente com midríase fixa bilateral.

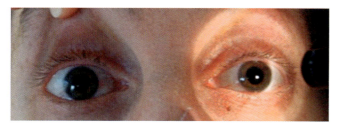

Figura 69.10 Paciente com pupilas médias fixas. (Acervo de Sérgio Baldisserotto.)

Miose bilateral pode ser causada por medicamentos, intoxicação por opioides (pupilas reativas) ou lesões de ponte (miose não reativa) (Figura 69.11).

No exame ocular, deve-se avaliar ainda a capacidade de oclusão ocular com produção adequada de lágrima. Os paciente sedados e com bloqueio neuromuscular geralmente necessitam de algum tipo de oftalmoproteção.[56-61]

Edema da conjuntiva ou quemose (Figura 69.12), também chamado "olho de ventilador", é uma complicação comum e potencialmente grave em pacientes de UTI, decorrente dos efeitos fisiológicos adversos da ventilação mecânica. A ventilação com pressão positiva e a fixação apertada de tubo orotraqueal podem ocasionar aumento da pressão venosa jugular, comprometendo o retorno venoso das estruturas oculares. Isso leva à apreensão de líquido nos tecidos perioculares e à quemose. Além disso, pacientes criticamente doentes estão, com frequência, sujeitos a sobrecarga de líquidos, desequilíbrios eletrolíticos, aumento da permeabilidade capilar e a uma pressão oncótica baixa, secundária à hipoproteinemia. Todos esses fatores estão associados a períodos prolongados de imobilização, particularmente na posição de pronação, para melhorar a ventilação-perfusão, podendo resultar em edema conjuntival grave (incidência 9% a 80% nos pacientes críticos).[58]

A quebra dos mecanismos fisiológicos de proteção do olho predispõe a danos à superfície ocular. Ceratopatia de exposição é relatada em 3,6% a 60% dos pacientes internados em UTI, com pico de incidência entre o segundo e o sétimo dia de internação.[58] Um estudo prospectivo identificou ceratopatia de exposição em 37% dos pacientes em ventilação mecânica.[62] Sedativos e bloqueadores neuromusculares são comumente usados na UTI para facilitar o manejo de pacientes em ventilação mecânica. Esses agentes inibem a contração ativa do músculo orbicular dos olhos, resultando em fechamento palpebral incompleto (lagoftalmo), exposição da córnea e ressecamento. A ceratopatia de exposição é caracterizada por erosões microepiteliais puntiformes superficiais, mais comumente envolvendo o terço inferior da córnea exposta, as quais podem coalescer em lesões maiores macroepiteliais (Figura 69.13). Sem um epitélio intacto, o paciente está mais suscetível à aceratite microbiana, o que pode conduzir a ulceração da córnea, perfuração e formação de cicatriz, causando a perda visual permanente.[58]

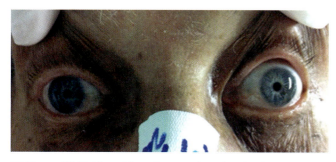

Figura 69.11 Miose bilateral em paciente intoxicado por opioide. (Acervo de Sérgio Baldisserotto.)

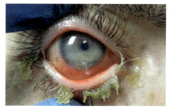 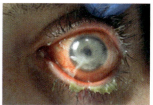

Figura 69.13 Ceratopatia de exposição contaminada. Exame demonstrando blefarite, hiperemia conjuntival mais proeminente inferiormente, secreção mucopurulenta conjuntival e grandes defeitos epiteliais da córnea inferior. (Disponível em: http://webeye.ophth.uiowa.edu/eyeforum/cases.)

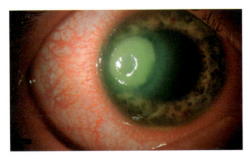

Figura 69.14 Ceratite por *Pseudomonas*. (Universidade de Iowa: Eye Rounds Online Atlas of Ophthalmology, RandyVerdick. Disponível em: http://webeye.ophth.uiowa.edu/eyeforum/atlas/pages/pseudomonas-keratitis-34.html.)

A literatura disponível sobre ceratite microbiana (Figura 69.14) é limitada e está voltada para a etiologia e a prevenção. No entanto, a verdadeira incidência de ceratite microbiana na UTI adulta é desconhecida. Os pacientes criticamente doentes estão particularmente em risco de desenvolver ceratite microbiana secundária a ceratopatia de exposição e imunossupressão. A ventilação com pressão positiva induz retenção de líquidos e quemose conjuntival, predispondo a contaminação bacteriana. Além disso, a UTI apresenta um ambiente de alto risco para infecção por bactérias resistentes aos antibióticos, como resultados de uso generalizado de múltiplos antibióticos.

O organismo infeccioso mais comum é a *Pseudomonas aeruginosa*, que é particularmente virulenta e causa uma infecção devastadora, de início súbito e rápida progressão.[58,63-65]

Avaliação da sedação na UTI

Com relação à sedação utilizada na UTI, é importante a descrição dos medicamentos, doses e regime de administração, se contínuo ou intermitente, ou se com interrupção diária da sedação.

Em virtude dos vários tipos de diluição de fármacos utilizados em diferentes unidades, o mais apropriado é a descrição da dose administrada em mg/kg/h ou μg/kg/h, e não da taxa de infusão em mL/h.

Do ponto de vista estratégico, os analgésicos são os medicamentos prescritos inicialmente e os últimos a serem retirados da prescrição do paciente. O uso de sedativos, por sua vez, deve ser criterioso na UTI. É imprescindível o uso de protocolos com metas bem estabelecidas e metodologia de monitorização da sedação.[49,66] A interrupção diária da sedação está associada a melhores desfechos nos pacientes de UTI: menos tempo de permanência na UTI e no hospital, menor mortalidade, maior segurança do paciente, menor número de dias de ventilação mecânica, menor tempo para desmame da ventilação mecânica, menor incidência de pneumonia associada à ventilação mecânica e menor incidência de polineuropatia do paciente crítico.[66-70] As formas de monitoramento da analgesia no paciente crítico foram descritas. A sedação deve ter objetivos bem claros e metas bem estabelecidas. Atualmente, o instrumento mais utilizado para mensuração objetiva do grau de sedação dos paciente em UTI é a *Richmond Agitation Sedation Scale* (RASS) (Quadro 69.4).[49,71,72] A *Sedation Agitation Scale* (SAS)[73] também tem seu uso recomendado pelas diretrizes atuais.[49] Preconiza-se uma meta de pontuação na RASS de 0 a −2 como ideal para o paciente em UTI.

Quadro 69.4 Escala RASS – *Richmond Agitation Sedation Scale*[71]		
Escore	Definição	Descrição
+ 4	Combativo	Extremamente combativo/violento. Perigo para a equipe
+ 3	Muito agitado	Puxa/remove drenos e cateteres. Agressivo
+ 2	Agitado	Movimentos sem propósito. Assincrônico com ventilador
+ 1	Inquieto	Ansioso, mas sem movimentos agressivos/violentos
0	Alerta e quieto	
− 1	Obnubilado	Acordado, faz contato visual (> 10 segundos) ao chamado
− 2	Sedação leve	Faz contato visual (< 10 segundos) ao chamado
− 3	Sedação moderada	Faz movimentos quando chamado. Sem contato visual
− 4	Sedação profunda	Não responde ao chamado. Movimenta-se com estímulo físico
− 5	Irresponsivo	Sem resposta ao chamado ou à estimulação física

Instruções

1. Observe o paciente: alerta e calmo (escore 0).
2. Inquieto ou agitado (escores de +1 a +4): pontue conforme a escala.
3. Não alerta: chame o paciente em voz alta pelo nome e peça que dirija o olhar para o examinador. Repita o chamado uma vez, se necessário, e avalie a resposta conforme a escala (escores de −1 a −3).
4. Se não responde ao chamado: promova estímulo físico, sacudindo o ombro do paciente ou esfregando o esterno. Avalie a resposta (escore −4 ou −5).

Avaliação de *delirium* na UTI

Delirium e agitação são bastante prevalentes em UTI, porém com frequência subdiagnosticados.[74-76] *Delirium* é definido pelo *Manual Diagnóstico e Estatístico dos Transtornos Mentais* (DSM-IV) como distúrbio de consciência, desenvolvido agudamente, com variação ao longo de períodos curtos de tempo, associado a desatenção, prejuízos da cognição e distúrbios da percepção.

A prevalência de *delirium* em pacientes de UTI, principalmente entre indivíduos em ventilação mecânica e idosos, varia de 20% a 80%.[77] Cerca de dois terços dos casos não são identificados e tampouco tratados.[75] A presença de *delirium* está relacionada com vários desfechos negativos: aumento de permanência na UTI e no hospital, aumento de custo e aumento da mortalidade hospitalar.[78] Cada dia adicional com *delirium* aumenta a mortalidade em 10%.[79] O *delirium* pode ser classificado, de acordo com seu comportamento psicomotor, em hipoativo, caracterizado por diminuição da atividade física e mental, ou hiperativo, caracterizado por combatividade e agitação.[80] O tipo hipoativo é mais frequente e mais subdiagnosticado, pois chama menos a atenção e está associado a pior prognóstico.[81,82] Em razão do subdiagnóstico e das repercussões do *delirium* no paciente crítico, devemos realizar busca ativa em todo paciente crítico com RASS superior a –4 (–3 a +4).

A frequente incapacidade de comunicação verbal nas UTI levou ao desenvolvimento de métodos diferentes dos convencionais para o diagnóstico de *delirium* em pacientes críticos. Os dois instrumentos mais comumente utilizados em UTI são o *Confusion Assessment Method for Intensive Care Unit* (CAM-ICU) e o *Intensive Care Delirium Screening Checklist* ICDSC.[77,83] O CAM-ICU mostra sensibilidade e valores preditivos negativos superiores (64% e 83%) aos do ICDSC (43% e 75%). O ICDSC mostra especificidade e valor preditivo positivo mais elevados do que o CAM-ICU (95% e 82% *versus* 88% e 72%, respectivamente).[84] Para o diagnóstico de *delirium* é necessária a associação da monitorização da sedação às escalas de *delirium*. Pacientes com RASS de –4 e –5 não são testados com o CAM-ICU. O *delirium* é diagnosticado pelo CAM-ICU quando o paciente apresenta as seguintes características: alteração de início súbito e/ou curso flutuante do estado mental, somada a falta de atenção e nível de consciência alterado ou presença isolada de pensamento desorganizado. Na Figura 69.15 é apresentado o algoritmo de aplicação do CAM-ICU.

Fatores ambientais podem desencadear *delirium*, como estresse pelo desconhecimento do ambiente, perda de contato com familiares, mudança constante dos profissionais que prestam assistência, cuidados ou procedimentos mal explicados, alarmes e iluminação excessiva durante a noite.

Redução prévia da cognição, histórico de depressão, demência, epilepsia, doença crítica, insônia e idade avançada também são fatores de risco.[85]

Os benzodiazepínicos e agentes com efeito colinérgico podem estar relacionados com o surgimento de *delirium*, principalmente em idosos.[86,87]

Vários são os fatores de risco para *delirium*. No Quadro 69.5 são apresentados os principais fatores de risco para *delirium*, classificados em fatores predisponentes e fatores desencadeantes.

Avaliação da força no paciente grave

A avaliação da força no paciente crítico é fundamental, uma vez que a prevalência de fraqueza muscular é de cerca de 25% nos pacientes internados e submetidos a ventilação mecânica por pelo menos 7 dias.[88] Trata-se de uma síndrome

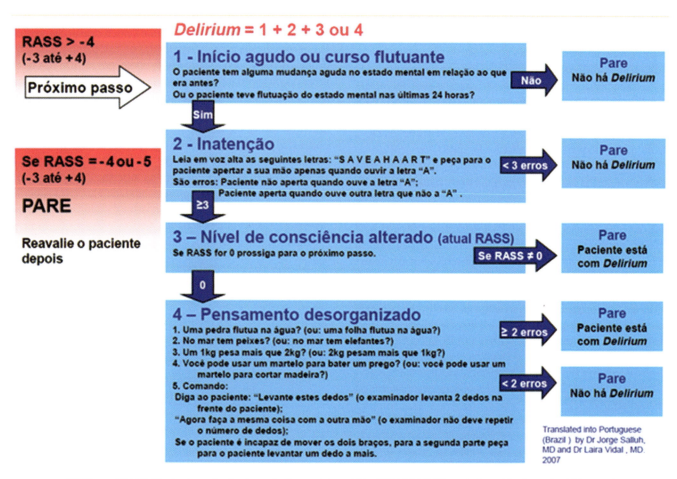

▼ **Figura 69.15** Método de avaliação da confusão mental em UTI – CAM-ICU.[77] (Disponível em: http://www.icudelirium.org.)

Quadro 69.5 Fatores de risco para *delirium*

Fatores predisponentes

Idade avançada (> 65 anos)	Deficiência cognitiva
Deficiência sensorial	Comorbidades
História prévia de *delirium*	Dependência funcional

Fatores precipitantes

Abstinência de drogas (álcool, nicotina e substâncias ilícitas)	Doença neurológica primária (acidente vascular encefálico, hemorragia intracraniana, meningite e encefalite)
Sedativos	
Medicações com atividade anticolinérgica (atropina, benzodiazepínicos, anti-histamínicos, antidepressivos tricíclicos, fenobarbital)	Dor
	Doença renal ou hepática
	Polifarmácia (interação medicamentosa)
	Opioides
Dispositivos de monitorização invasiva	Contenção mecânica e imobilidade
Distúrbios metabólicos	Múltiplos procedimentos (médicos e de enfermagem)
Doenças intercorrentes (infecções, complicações iatrogênicas, doença aguda grave, anemia, desidratação, *status* nutricional ruim, fratura ou trauma, infecção por HIV)	Distúrbio do ciclo sono-vigília
	Hipoxemia
	Cirurgias múltiplas
	Estresse emocional
	Grandes cirurgias (cardíacas e ortopédicas)
Internação na UTI	

clínica multifatorial que cursa com diminuição generalizada da força muscular, dificultando a retirada da ventilação mecânica, momento no qual se suspeita desse diagnóstico.[89] Pode ser causada por doenças preexistentes, doenças sem diagnóstico prévio e com início recente, ou pode estar relacionada com doença grave. As causas mais comuns são a polineuropatia do doente grave (PDG) e a miopatia do doente grave (MDG), sendo muito frequente a associação das duas.

A MDG, também conhecida como miopatia quadriplégica aguda ou miopatia de filamento grosso, é a forma mais comum de miopatia na UTI. O principal fator de risco para MDG consiste no uso de glicocorticoides durante a internação na UTI. Parece haver associação entre a gravidade da doença, a dose de corticoide utilizada e a ocorrência de MDG. Outros fatores de risco são: uso de bloqueadores neuromusculares, hiperglicemia, hipertireoidismo e, provavelmente, a síndrome de resposta inflamatória sistêmica (SIRS).[90-93] Clinicamente, a MDG surge vários dias após o início da corticoterapia e se caracteriza por quadriparesia flácida que afeta mais a musculatura proximal do que a distal, acompanhada de falha na retirada da ventilação mecânica. Embora o comprometimento facial seja comum, o comprometimento da musculatura extraocular é raro. A sensibilidade deve estar preservada, e os reflexos tendinosos profundos podem estar normais ou atenuados.[89,94-98]

As principais características diagnósticas de MDG são:

- Amplitudes nervosas sensoriais > 80% do limite inferior da normalidade em dois ou mais nervos, em estudos de condução nervosa.

- Eletromiografia com potenciais de unidades motoras curtos, de baixa amplitude, com recrutamento total normal ou precoce, com ou sem potenciais de fibrilação.
- Ausência de resposta decremental na estimulação nervosa repetitiva.
- Achados histopatológicos de miopatia com perda de miosina.

Dão suporte ao diagnóstico de MDG:

- Amplitudes motoras < 80% do limite inferior da normalidade em dois ou mais nervos, sem bloqueio de condução, em estudos de condução nervosa.
- Elevação da creatinofosfocinase sérica (mais bem avaliada na primeira semana de doença).
- Inexcitabilidade muscular com estimulação muscular direta.

A MDG geralmente é reversível em semanas ou meses, mas leva a aumento da permanência na UTI e no hospital. A prevenção de MDG deve ser a meta primária. O manejo da MDG envolve a interrupção do uso de corticoides, o tratamento agressivo de condições associadas, a prevenção de complicações como eventos tromboembólicos venosos, controle glicêmico e reabilitação.[97,99-104]

A polineuropatia do doente grave (PDG) é a segunda condição neuromuscular comumente adquirida na UTI. Sepse é o principal fator de risco, sendo a PDG considerada uma expressão neurológica da SIRS.[90,94,105,106] Embora os mecanismos de lesão axonal não sejam completamente compreendidos, acredita-se que lesões na microcirculação axonal em nervos distais estejam envolvidas na fisiopatologia da síndrome. A inativação dos canais de sódio, que ocorre nas fases precoces da sepse, pode ocasionar refratariedade na excitação nervosa em nervos estruturalmente intactos.[107-109] A PDG geralmente ocorre após 1 ou 2 semanas de permanência do indivíduo na UTI, muitas vezes com quadro clínico sobreposto ao de MDG e com dificuldade no desmame da ventilação mecânica. A PDG caracteriza-se por fraqueza muscular e atrofia de extremidades, redução ou ausência de reflexos tendinosos profundos e perda de sensibilidade periférica superficial e profunda com preservação relativa da função dos nervos cranianos. Os seguintes achados eletrofisiológicos favorecem o diagnóstico de PDG:[110]

- Amplitudes de nervo sensitivo ou motor < 80% do limite inferior da normalidade em dois ou mais nervos em estudos de condução nervosa.
- Ausência de bloqueio de condução ou prolongamento de ondas F.
- Eletromiografia com redução no recrutamento de potenciais de unidades motoras normais (fase precoce) seguidos de potenciais de fibrilação e redução do recrutamento de potenciais de unidades motoras de longa duração e grande amplitude (fase tardia).
- Ausência de resposta decremental com estimulação nervosa repetitiva.

Proteína liquórica e dosagem sérica de creatinofosfocinase normais fortalecem o diagnóstico de PDG.

Na PDG com comprometimento nervoso de leve a moderado, a recuperação ocorre em semanas ou meses, embora alterações eletromiográficas possam ser detectadas anos depois. Os pacientes com PDG grave, por sua vez, podem permanecer quadriplégicos indefinidamente.[111] Assim como o da MDG, o tratamento da PDG é de suporte, envolvendo manejo agressivo da sepse, prevenção de complicações e reabilitação.

Como já citado, a combinação de MDG/PDG é comum, sendo denominado polineuromiopatia do doente grave. Nesses casos, pode ser necessária biópsia de músculo para confirmação da miopatia.

Área VII – Cardiovascular, hemodinâmica e perfusão

Frequência cardíaca: ΔFC nas últimas 6h, ritmo observado no monitor
Pressão arterial: PAMi/PNI, intervalos de ΔPAS; ΔPAD; ΔPAMi nas 6h
Agentes vasoativos: fármaco, dose, regime, taxa de infusão e tendência (aumentando, estável ou reduzindo)
Ausculta cardíaca: descrição padrão
Perfusão periférica: descrever enchimento capilar em segundos
Pulsos: checar presença, simetria e intensidade. Turgência jugular?
Variáveis hemodinâmicas: ΔPP, PVC, PCP, débito cardíaco (monitorização)
Chocados: resultado de lactato, SvO_2, déficit de base, BNP, troponina e enzimas conforme indicado

---

Monitorização da pressão arterial no paciente grave

Uma das principais medidas realizadas na prática clínica, a medida da PA quase nunca é realizada da maneira adequada. Em estudos com médicos generalistas, especialistas, cirurgiões e enfermeiros, nenhum dos examinados mediu a PA adequadamente.[112,113] Em um desses estudos, somente 3% dos clínicos gerais e 2% dos enfermeiros obtiveram medidas confiáveis da PA.[113] Apesar dessa constatação, a medida indireta da PA permanece como a base para o diagnóstico de hipertensão arterial sistêmica.

A falta de acurácia do método auscultatório indireto é ainda mais preocupante em pacientes hemodinamicamente instáveis. A principal fonte de erro para a medida indireta (auscultatória e oscilométrica) é o tamanho inadequado do manguito utilizado. A relação ideal consiste em que a área inflável do manguito tenha um comprimento que corresponda a 80% da circunferência do braço (medido a meia distância entre o cotovelo e o ombro) e que a largura seja equivalente a 40% dessa circunferência.[114] Quando o manguito for menor do que o recomendado, a medida obtida será falsamente elevada. Erros de medida são menos importantes quando o manguito é excessivamente grande em relação à circunferência do braço. A American Heart Association publicou um consenso sobre a medida indireta da PA.[114]

Atualmente, o método auscultatório de medida da PA, desenvolvido em 1904 pelo cirurgião russo Nicolai Korotkoff,[115] foi substituído na maioria dos hospitais pelo método oscilométrico, introduzido na década de 1970. No método oscilométrico, mudanças nas pressões pulsáteis que aparecem durante a compressão e a descompressão arterial são registradas eletronicamente, para determinação das pressões sistólica, diastólica e média. A medida mais acurada fornecida pelo método oscilométrico é a pressão arterial média (PAM), que corresponde ao ponto onde as pressões pulsáteis alcançam amplitude máxima. A PAM medida pelo método oscilométrico geralmente está dentro de uma variação de 5mmHg em relação à medida de pressão intra-arterial. Contudo, em pacientes com artérias não complacentes (idosos e pacientes com doença arterial periférica), a PAM oscilométrica pode ser até 40% menor do que a PAM invasiva. A medida da pressão diastólica pelo método oscilatório é mais problemática, pois as pulsações arteriais não desaparecem no ponto da pressão diastólica, sendo difícil determinar quando a pressão diastólica ocorre em relação às pressões de oscilação do manguito.[114,116]

A discrepância entre as medidas invasiva e indireta (auscultatória e oscilométrica) da PA em pacientes graves é ilustrada por dois estudos.[117,118] Todas as pressões auscultatórias diferiram em mais de 10mmHg, sendo a discrepância > 20mmHg em três quartos das medidas (PA auscultatória sempre menor do que a intra-arterial).[117] A discrepância das medidas oscilométricas foi inaceitável (> 10mmHg) em 61% dos casos.[118] Como uma medida confiável da PA é essencial para o manejo correto de choque, a medida intra-arterial é uma recomendação de consenso.

A medida direta (invasiva) da PA envolve a canulação de uma artéria, geralmente radial, braquial, axilar ou femoral. À medida que a onda de pressão se afasta da aorta, ela se modifica: a pressão sistólica se eleva, mas a PAM não se modifica (Figura 69.16).

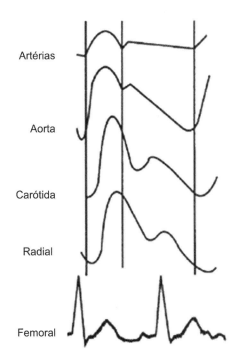

Figura 69.16 Modificações na curva de pressão invasiva em diferentes artérias. Amplificação da pressão sistólica.

Os componentes da curva de PA invasiva são demonstrados na Figura 69.17. Os valores normais da PAM se situam entre 70 e 105mmHg.

Essa amplificação sistólica é decorrente da reflexão retrógrada de ondas de pressão que encontram bifurcações ou vasos estreitos. A amplificação da pressão sistólica por ondas refletidas é o mecanismo de hipertensão sistólica no idoso. Como a amplificação sistólica resulta de ondas de pressão retrógradas, ela não produz fluxo sanguíneo sistêmico. A PAM representa uma média da pressão ao longo do tempo nas principais artérias, sendo a principal força motriz do fluxo sanguíneo. A PAM é medida eletronicamente como a área sob a curva de PA dividida pelo tempo de duração do ciclo cardíaco.[119] PAM é determinada pela seguinte equação:

PAM = (débito cardíaco × resistência vascular sistêmica) + pressão de átrio direito

Os determinantes da PAM são a base dos três tipos gerais de choque: pressão de átrio direito baixa no choque hipovolêmico, débito cardíaco baixo no choque cardiogênico e resistência vascular periférica baixa no choque distributivo (séptico). Portanto, o manejo dos estados de choque envolve a monitorização, de preferência intra-arterial, da PAM. Uma PAM ≥ 65mmHg é uma meta geralmente aceita.[119,120]

A interpretação das mudanças vistas na curva de PA invasiva em relação às modificações na pressão intratorácica (Figura 69.18), na inspiração e expiração, pode fornecer informações sobre a responsividade do paciente em choque à reposição volêmica.[2,121] Uma variação da pressão de pulso (ΔPP) > 13%, em pacientes com ritmo sinusal, em ventilação mecânica com volume corrente ajustado em mL/kg de peso predito, se correlaciona com a fluido-responsividade do paciente chocado.[122]

Ressaltamos que a ΔPP representa fluido-responsividade e não fluido-necessidade, só podendo ser calculada em pacientes sob ventilação mecânica com ritmo sinusal nas condições já especificadas. A Figura 69.19 ilustra a fórmula de cálculo da ΔPP.

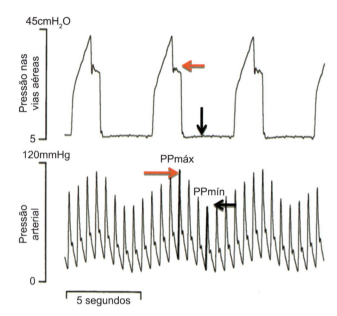

▼ Figura 69.18 Gráfico superior: curva pressão-tempo em ventilação volume-controlada. Gráfico inferior: monitorização simultânea da PA invasiva, mostrando a variabilidade da pressão de pulso na inspiração e na expiração. A pressão de pulso (pressão sistólica – pressão diastólica) é máxima (PPmáx) no final da inspiração (seta vermelha) e mínima (seta preta) (PPmín) três batimentos cardíacos após, na fase expiratória. (Michard & Tebul.[123])

$$\Delta PP\ (\%) = 100 \times \frac{(PPmáx - PPmín)}{(PPmáx + PPmín)/2}$$

Figura 69.19 Cálculo da variação da pressão de pulso (PP). (PPmáx: pressão de pulso máxima; PPmín: pressão de pulso mínima.[123])

Após a inserção de cateter de monitorização invasiva da PA, é mandatória a revisão frequente da perfusão do leito arterial perfundido pelo vaso canulado. Podem ocorrer complicações isquêmicas graves em decorrência de oclusão arterial aguda não diagnosticada, levando à necessidade de amputação (Figura 69.20).

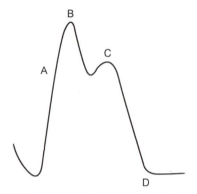

▼ Figura 69.17 Componentes da curva de pressão arterial invasiva. Onda A: extremidade anacrótica, representa a sístole ventricular; ponto B: ponto de leitura da pressão sistólica (a seta corresponde à incisura dicrótica, fase final da ejeção ventricular esquerda – fechamento da valva aórtica). Segue-se o início da diástole com uma pequena onda, chamada onda dicrótica (ponto C); ponto D: ponto de leitura da pressão diastólica.

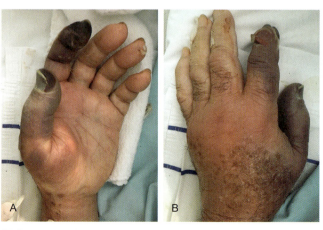

▼ Figura 69.20 Isquemia crítica dos dedos como complicação de monitorização invasiva da PA em artéria radial.

Avaliação clínica da perfusão periférica

O choque é caracterizado por alterações heterogêneas da microcirculação que podem contribuir para hipoperfusão dos órgãos e, finalmente, para a morte.[124,125] Um objetivo importante da monitorização hemodinâmica é a detecção precoce de perfusão tecidual e oxigenação inadequadas para instituição da terapia imediata e orientação da reanimação, evitando lesão orgânica. No entanto, a identificação dessas alterações à beira do leito permanece desafiadora.[126]

A exploração da perfusão periférica mediante a análise da pele representa uma abordagem clínica promissora para o estudo da perfusão tecidual semiquantitativa. A pele pálida sudorética durante choque séptico foi descrita há mais de 50 anos.[127] Altemeier e colaboradores relataram, em 1956, que pacientes sépticos com pele úmida e fria tinham um mau prognóstico.[128] Várias ferramentas foram desenvolvidas para quantificar de maneira mais objetiva essas alterações cutâneas periféricas. Joly e Weil propuseram medir a temperatura da pele e a diferença entre a temperatura central e a do hálux.[129] A diferença entre a temperatura central e a periférica elevada seria um marcador do comprometimento da circulação periférica. Mais recentemente, foi desenvolvido um escore clínico de moteamento da pele baseado na extensão da área moteada ao redor da área do joelho. Descobriu-se que a extensão da área moteada (Figura 69.21), avaliada 6 horas após a reanimação inicial, seria um forte fator preditivo de mortalidade em 14 dias durante o choque séptico.[130]

O tempo de enchimento capilar (TEC) é um parâmetro clínico interessante. O TEC mede o tempo necessário para que a ponta de um dedo, geralmente o indicador, recupere a coloração normal por enchimento capilar distal, após um período de compressão (Figura 69.22). Trata-se de uma ferramenta atraente por ser de fácil aprendizado e uso à beira do leito. Embora não haja evidência clara nem consenso na literatura com relação aos valores normais do TEC, alguns relatos sugerem o limite superior em 2 segundos para crianças e adultos jovens; o limite superior normal do TEC para adultos deve ser de até 3 segundos, e o limite para uma pessoa idosa deverá ser alterado para 4,5 segundos.[131,132] Em UTI, consideramos que o TEC deva ser < 3 segundos, enquanto para pacientes vítimas de trauma o limite normal é de 2 segundos.

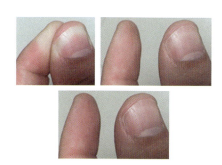

▼ Figura 69.22 Enchimento capilar normal < 3 segundos. (Acervo de Sérgio Baldisserotto.)

Uma série de estudos observacionais tem enfatizado a relevância do TEC na triagem inicial de crianças gravemente enfermas que sofrem de doenças infecciosas, como pneumonia, gastroenterite e malária.[133,134] Em pacientes não selecionados para cuidados intensivos pediátricos e adultos, o TEC está relacionado com a perfusão tecidual e a disfunção orgânica avaliada pelo nível de lactato sérico e o escore SOFA.[133-135] Hernandez e cols. relataram que, em uma população com sepse grave ou choque séptico, um TEC < 4 segundos 6 horas após a ressuscitação inicial foi associado à normalização do nível de lactato arterial 24 horas depois.[136] Após a ressuscitação inicial do choque séptico, esse parâmetro é um forte preditor de mortalidade em 14 dias.[137] Apesar desses achados descritos, o TEC é um parâmetro clínico de baixa reprodutibilidade em voluntários normais, com concordância de pobre a moderada interobservadores, que, embora mantenha correlação com avaliações objetivas da perfusão tecidual periférica, deve ser utilizado clinicamente com cautela.[138,139]

A avaliação da simetria perfusional é indispensável (Figura 69.23). Muitas vezes, esse aspecto pode ser negligenciado quando o paciente está coberto ou com as extremidades envoltas em curativos e ataduras.

Além do exame físico, normalmente são avaliados outros indicadores indiretos de perfusão tecidual coletados em exames laboratoriais, como nível de lactato sérico, saturação venosa central de O_2 ($SvcO_2$) ou saturação venosa mista de O_2 (SvO_2).

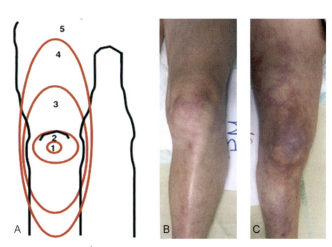

▼ Figura 69.21 Índice de moteamento do joelho. A Representação esquemática do escore de pontuação de acordo com a área moteada. B Paciente com escore 2. C Paciente com escore 4.[130]

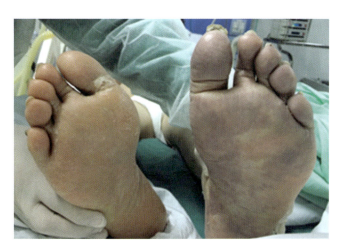

▼ Figura 69.23 Avaliação da perfusão em paciente com oclusão arterial aguda em membro inferior esquerdo secundária a monitorização arterial invasiva. (Acervo de Sérgio Baldisserotto.)

Área VIII – Sistema respiratório e suporte ventilatório
Exame clínico: descrição padrão de inspeção, palpação e ausculta: simetria de ausculta, de expansão, enfisema subcutâneo, ventilação paradoxal e sincronia **Secreção:** quantidade e características **Ventilação:** espontânea ou com suporte ventilatório **Tubo e traqueostomia:** posição, pressão do balonete, vazamentos e patência TOT **Ventilação não invasiva:** data de início, modo, mecânica, adaptação e resposta **Ventilação invasiva:** início, modo, monitorização da mecânica ventilatória, ventilação sincrônica ou assincrônica, relação PaO_2/FiO_2, SpO_2 **Recrutamento:** ventilação em decúbito ventral (posição PRONA) e outras manobras de recrutamento alveolar máximo **Obrigatório:** teste de aptidão diário para redução de suporte ventilatório diário

Exame físico do paciente entubado

Uma das primeiras e mais importantes checagens a serem realizadas no paciente de UTI consiste na avaliação de permeabilidade das vias aéreas em pacientes entubados, posicionamento traqueal do tubo, fixação correta da prótese, pressão adequada do balonete e ausência de entubação seletiva.

Normalmente, no adulto, o tubo orotraqueal deve estar inserido até uma distância de 21cm para mulheres e 23cm para homens, medido no canto da boca do paciente, até que seja realizada uma radiografia.[140] A profundidade de posicionamento adequado do TOT, determinada após avaliação radiológica, deve ser documentada no prontuário do paciente.

Movimentação do tubo e perda de posicionamento ocorrem com frequência na UTI em consequência de fixação inadequada, tosse, aspiração de secreções e mobilização do paciente. Apesar dessa possibilidade, radiografias diária de tórax com a finalidade de checagem de posição de TOT não estão recomendadas.[141,142] Uma inspeção externa nos oferece rapidamente uma noção se o tubo está muito introduzido, colocando o paciente em risco de entubação seletiva, ou se o tubo esta muito exteriorizado, colocando o paciente em risco de entubação involuntária (Figuras 69.24 e 69.25). Radiografias podem ser solicitadas conforme indicação clínica.

Apesar das informações provenientes da inspeção externa, a confirmação definitiva da profundidade correta do tubo é dada pela avaliação radiológica e pela ausculta torácica. O TOT deve ter sua ponta posicionada entre 2 e 6cm acima da carina traqueal[140,143,144] (Figura 69.26).

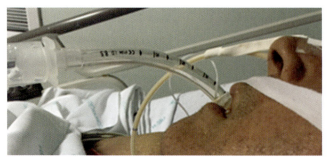

◥ **Figura 69.24** Inspeção de tubo orotraqueal (TOT) posicionado adequadamente na marca de 22cm. (Acervo de Sérgio Baldisserotto.)

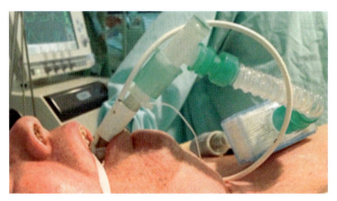

◥ **Figura 69.25** Inspeção de TOT inadvertidamente muito introduzido. (Acervo de Sérgio Baldisserotto.)

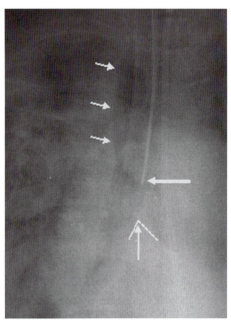

◥ **Figura 69.26** Detalhe de radiografia de tórax mostrando a relação da ponta do TOT com a carina traqueal e a área do balonete insuflado. (Acervo de Sérgio Baldisserotto.)

Cabe ressaltar que a radiografia de tórax mostra somente a profundidade de posicionamento do TOT. A confirmação de posição esofágica ou traqueal do TOT se dá primariamente com detector de CO_2 ou obturador esofágico e secundariamente com método auscultatório, com a ausculta de cinco pontos.[145]

A pressão do balonete (*cuff*) do TOT deve ser aferida diariamente. Em geral, aceita-se que seja mantida entre 18 e 25cmH$_2$O. Pressões < 18cmH$_2$O estão relacionadas com vazamentos e aumento dos casos de pneumonia associados à ventilação mecânica, enquanto que pressões > 25cmH$_2$O estão associadas a lesão isquêmica de mucosa traqueal e estenose subglótica tardia.[146,147] Algumas vezes, pressões acima do limite são necessárias para evitar vazamentos (Figur 69.27).

A incidência de vazamento do tubo em UTI varia de 5,9% a 11%.[148] O diagnóstico de vazamento é estabelecido ao se escutar um borbulhar ou escape aéreo, que ocorre na fase inspiratória, acompanhado de queda do volume corrente inspiratório prescrito na ventilação mecânica.

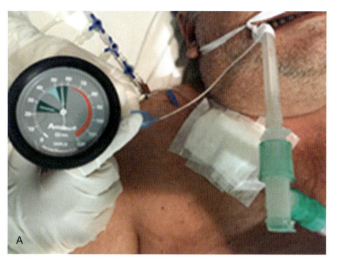 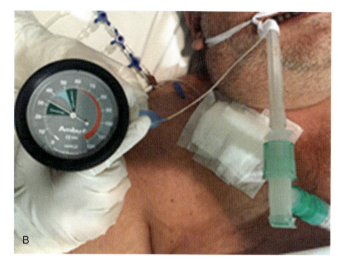

▼ **Figuras 69.27A e B** Ajuste da pressão do balonete com manômetro destinado a essa finalidade. Pressão inicial de 55cmH$_2$O. Menor pressão final que evita vazamento de 34cmH$_2$O. Limite superior ideal de 25cmH$_2$O. (Acervo de Sérgio Baldisserotto.)

A fixação do tubo também deve ser checada. Excesso de tensão pode causar compressão de estruturas vasculares, dificultando o retorno venoso e a perfusão arterial (Figura 69.28).

A presença de pneumotórax deve ser sempre excluída. Muito comum em terapia intensiva, suspeita-se da ocorrência de pneumotórax em 10% dos pacientes em ventilação mecânica.[149] A suspeita geralmente ocorre quando alarmes de ventilação mecânica disparam ou em caso de instabilidade hemodinâmica. Novamente a máxima: "quando o ventilador dispara o alarme, o paciente deve ser examinado." Assimetria na ausculta ao exame clínico nem sempre está presente ou pode ser de difícil detecção. Algumas vezes, a suspeita é levantada pela presença de enfisema subcutâneo (Figura 69.29). Ao contrário do que ocorre com o paciente sem suporte ventilatório, o pneumotórax em paciente em ventilação mecânica deve ser sempre considerado hipertensivo e ser sempre drenado (Figura 69.30). O diagnóstico de pneumotórax pode ser facilmente confirmado por meio de ultrassonografia pulmonar à beira do leito.[150]

Outra anotação relevante diz respeito às características e à quantidade de secreção aspirada no TOT (Figura 69.31). Esses parâmetros são utilizados rotineiramente na tomada de decisões e na avaliação de complicações infecciosas relacionadas com o suporte ventilatório.[151,152]

O Quadro 69.6 resume as variáveis que devem ser anotadas na evolução de um paciente em ventilação mecânica invasiva nos três modos mais frequentemente utilizados na prática clínica.

Essa evolução deve seguir uma sequência lógica entre as variáveis descritas para facilitar sua compreensão. Em geral, além da ventilação, são relatados dados gasométricos coletados para os ajustes prescritos. Após modificações nos ajustes de ventilação, reavaliações gasométricas devem ser feitas após 20 minutos.

As manobras de recrutamento alveolar, como ventilação prona (Figura 69.33), devem ser descritas com seus horários de início e resposta gasométrica. Da mesma maneira, manobras para titulação da pressão expiratória final positiva (PEEP) devem ter descritos seus valores e a resposta clínica.

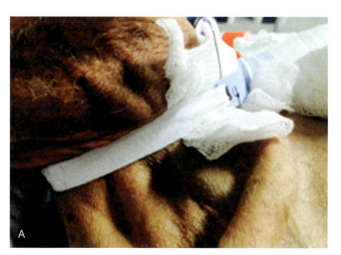 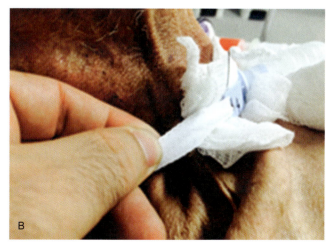

▼ **Figura 69.28A** Fixação inadequada de cânula de traqueostomia, causando estase venosa e turgência jugular. **B** Efeito da descompressão do fixador no retorno venoso. (Acervo de Sérgio Baldisserotto.)

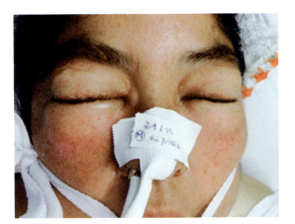

◤ **Figura 69.29** Paciente com edema palpebral bilateral secundário a enfisema subcutâneo. (Acervo de Sérgio Baldisserotto.)

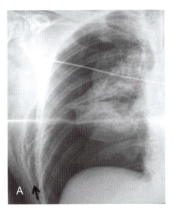 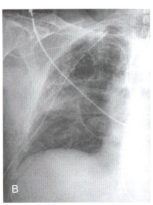

◤ **Figura 69.30A** Pneumotórax hipertensivo à direita com enfisema subcutâneo (seta). **B** Mesmo paciente após colocação de dreno torácico. (Acervo de Sérgio Baldisserotto.)

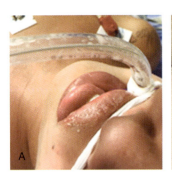 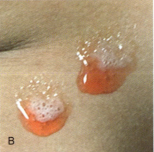

◤ **Figura 69.31** Secreção hialina hemática aerada de edema agudo de pulmão em paciente puérpera em ventilação mecânica. (Acervo de Sérgio Baldisserotto.)

DEZ PONTOS-CHAVE PARA UMA VENTILAÇÃO MECÂNICA SEGURA

Recomendações do Comitê de Insuficiência Respiratória e Ventilação Mecânica

1 Lavar as mãos e/ou utilizar gel-alcoólico antes e após contato com o paciente.

2 Utilizar inicialmente ventilação mecânica não invasiva, quando não contraindicada, nos pacientes com insuficiência respiratória aguda, avaliando a resposta em até 2 horas. Proceder à intubação orotraqueal nos casos de falha.

3 Manter cabeceira elevada a 30-45°, exceto se contraindicado.

4 Utilizar mínima sedação necessária; buscar ativamente pacientes que apresentem os critérios para realizar o teste de respiração espontânea (TRE) visando à retirada da ventilação evasiva.

5 Fazer limpeza oral mecânica e usar clorexidina 0,12% de maneira rotineira.

6 Controlar a pressão do balão do tubo endotraqueal a cada 8 horas e manter abaixo de 22mmHg, observada a ausência de vazamento de ar.

7 Utilizar volume corrente inicial de 6mL/kg de peso predito (para altura e sexo) para todos os pacientes em ventilação mecânica invasiva. Procurar sempre manter uma pressão de distensão de até 15cmH$_2$O (pressão delta controlada e pressão de platô menos a PEEP no modo volume controlado). Procurar titular a PEEP ideal.

8 Utilizar a mínima fração inspirada de oxigênio (FiO$_2$) para manter a saturação periférica de oxigênio (SpO$_2$) entre 93% e 97%.

9 Utilizar aquecedores e umidificadores passivos. Nos pacientes portadores de secreção espessa, utilizar umidificação ativa.

10 Avaliar presença de hipovolemia, pneumotórax, auto-PEEP, falência de ventrículo direito e infecção em casos de hipotensão associada ao uso da ventilação com pressão positiva.

◤ **Figura 69.32** Os dez pontos-chave da ventilação mecânica segura conforme orientações da AMIB. (Disponível em: http://www.amib.org.br.)

Quadro 69.6 Evolução da ventilação mecânica do paciente em suporte ventilatório invasivo		
Ventilação A/C-volume	Ventilação A/C-pressão	Ventilação em pressão de suporte
VAC (mL e mL/kg de peso predito), FR (realizada/ajustada), VM (L/min), fluxo (L/min), relação I:E realizada, Ppico(cmH$_2$O), Pplatô (cmH$_2$O), Pdistensão (cmH$_2$O), PEEP (cmH$_2$O), APEEP (cmH$_2$O), FiO$_2$, SpO$_2$, ventilação sincrônica ou assincrônica (curvas), PaO$_2$/FiO$_2$, SpO$_2$. Checar ajustes de alarmes do ventilador	Pressão sobre PEEP, VAC (mL e mL/kg de peso predito), FR (realizada/ajustada), VM (L/min), tempo inspiratório, relação I:E realizada, PEEP (cmH$_2$O), APEEP (cmH$_2$O), FiO$_2$, PaO$_2$/FiO$_2$, SpO$_2$, ventilação sincrônica ou assincrônica. Checar ajustes de alarmes do ventilador	Pressão sobre PEEP, VAC (mL e mL/kg de peso predito), FR (realizada), VM (L/min), percentual de ciclagem (%), relação I:E realizada, PEEP (cmH$_2$O), APEEP (cmH$_2$O), FiO$_2$, PaO$_2$/FiO$_2$, SpO$_2$, ventilação sincrônica ou assincrônica. Checar ajustes de alarmes do ventilador

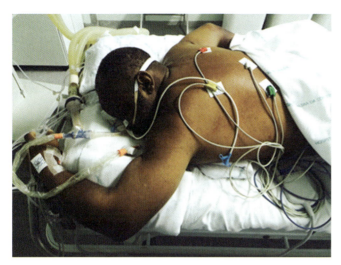

Figura 69.33 Paciente com SDRA em ventilação prona. (Acervo de Sérgio Baldisserotto.)

Especial atenção deve ser dada à manutenção de uma estratégia segura de ventilação mecânica que minimize o potencial desenvolvimento de lesão induzida por ela.[42,43,153-156] A AMIB recomenda os dez pontos a serem observados na ventilação mecânica segura (Figura 69.32).

Área IX – Sistema digestório
Status nutricional: se sem nutrição, justificar (PO, instabilidade hemodinâmica)
Via de nutrição: VO, enteral: SNE, jejunostomia, gastrostomia
Se com SNE: checar posição de SNE na última radiografia disponível
Aporte nutricional: pleno, não pleno
Complicações da nutrição: diarreia, distúrbios metabólicos etc.
Evacuações: presentes ou ausentes, número de evacuações
Exame físico do abdome: inspeção, palpação e ausculta
Pós-operatório de laparotomia: descrever aspecto da(s) FO(s), drenos e drenagens, reportar presença de compressas na cavidade
Se em monitorização de pressão intra-abdominal (PIA): descrever variação dos valores mensurados

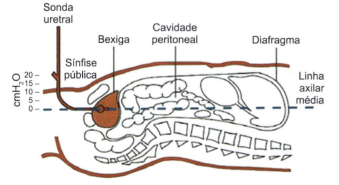

Figura 69.34 Técnica de medida da PIA: final da expiração, posição supina completa, ausência de contrações musculares abdominais, instilar 25mL de solução salina estéril intravesical com calibração do zero na linha axilar média, aguardar 3 minutos para relaxamento do músculo detrusor da bexiga. (Retirada de: UTI – Manual prático de terapia intensiva. 11. ed., 2014.)

Avaliação da pressão intra-abdominal no paciente crítico

A síndrome compartimental abdominal (SCA) consiste na disfunção de órgãos causada por hipertensão intra-abdominal. Pode ser subdiagnosticada porque afeta, principalmente, pacientes já muito doentes e cuja disfunção orgânica pode ser incorretamente atribuída à progressão da doença primária. Como o tratamento pode melhorar a disfunção de órgãos, é importante que o diagnóstico seja considerado na presença de fatores de risco para SCA.[157]

A PIA normal em pacientes críticos varia de 5 a 7mmHg (1mmHg = 1,36cmH$_2$O). Valores consistentemente aumentados (> 20mmHg) estão associados a disfunções orgânicas.

Hipertensão intra-abdominal (HIA) é definida como uma PIA > 12mmHg na ausência de disfunções orgânicas. A HIA pode ser classificada como hiperaguda (risos, tosse, Valsalva), aguda (trauma, hemorragia intra-abdominal), subaguda ou crônica (obesidade, gestação). A HIA pode ser graduada em grau I – de 12 a 15mmHg, grau II – 16 a 20mmHg, grau 3 – de 21 a 25mmHg e grau 4 – > 25mmHg.

A SCA refere-se a uma PIA > 20mmHg associada ao surgimento de nova disfunção orgânica. Contudo, para fins clínicos, a SCA é mais bem definida como nova disfunção orgânica induzida pela HIA, sem um limite estrito de pressão intra-abdominal, uma vez que nenhuma pressão intra-abdominal pode previsivelmente diagnosticar SCA em todos os pacientes.[158-161]

Os principais fatores de risco e mecanismos envolvidos relacionados com HIA e SCA estão descritos no Quadro 69.7. A monitorização sistemática da PIA deve estar indicada: quando dois ou mais fatores de risco para HIA/SCA estiverem presentes; em pacientes em ventilação mecânica com disfunção orgânica; em caso de distensão abdominal associada a sinais de SCA (oligúria, hipoxia, hipotensão, aumento da pressão intracraniana, acidose, isquemia mesentérica); em caso de reposição volêmica agressiva (choque). A técnica de medida da PIA está ilustrada na Figura 69.34.

Quadro 69.7 Fatores de risco e mecanismos para hipertensão intra-abdominal e síndrome compartimental abdominal
Diminuição da complacência da parede abdominal
Obesidade extrema Cirurgia abdominal com fechamento sob pressão Politrauma ou grande queimado Ventilação mecânica em posição prona
Aumento do conteúdo intraluminal
Gastroparesia Íleo
Aumento do conteúdo intra-abdominal
Hemoperitônio/pneumoperitônio Ascite Cirurgia de controle de danos (compressas na cavidade)
Vazamento capilar
Acidose (pH < 7,2) Hipotensão Hipotermia (temperatura central < 33°C) Politransfusão (> 10U de sangue ou derivados em 24h) Coagulopatia Infusão maciça de fluidos (> 5L/24h) Pancreatite Sepse

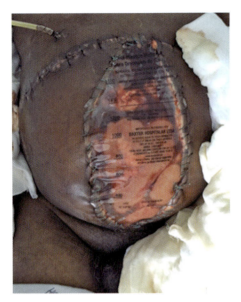

Figura 69.35 Paciente com síndrome compartimental abdominal submetido a descompressão cirúrgica do abdome.

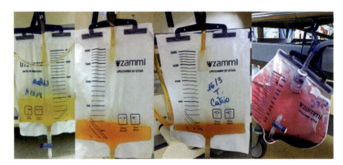

Figura 69.36 Da esquerda para a direita, urina progressivamente mais concentrada. Na última imagem à direita, característica da urina de paciente tratado com hidroxicobalamina (antídoto para intoxicação por cianeto).

O tratamento da HIA/SCA graus 3 e 4 envolve laparotomia descompressiva (Figura 69.35) e, no grau 2 associado a disfunção orgânica, deve-se avaliar da relação risco-benefício da laparotomia. O manejo clínico envolve estratégias para melhorar a complacência da parede abdominal: sedação e analgesia, bloqueadores neuromusculares, evitar cabeceira muito elevada, evacuar conteúdo intraluminal (aspiração nasogástrica, descompressão retal, uso de medicamentos procinéticos), evacuação de coleções abdominais (paracentese, drenagem percutânea) e correção de balanço hídrico (diuréticos, hemodiálise e ultrafiltração).

lesão renal aguda (urina concentrada e de pequeno volume), rabdomiólise com mioglobinúria (urina concentrada com coloração vermelho-acastanhada) ou ainda coloração por uso de medicamentos específicos (Figura 69.36).

Embora o controle rígido do balanço hídrico seja essencial para maioria dos pacientes em UTI, o uso de sondas vesicais de demora está associado a maior incidência de infecções urinárias nosocomiais. Portanto, é mandatória uma reflexão diária quqnto à real necessidade de manutenção desses dispositivos, os quais, sempre que possível, devem ser removidos precocemente.[168]

Área X – Sistema renal

Aspecto da urina: descrever características da coloração da urina quando for o caso (colúria, mioglobinúria)
Diurese: descrever o volume de diurese total em 24h e nas últimas 6h. Na impossibilidade de balanço hídrico (diurese não medida), relatar
Balanço hídrico: descrever balanço hídrico (BH) total de 24h, contabilizando eventuais perdas em terapia substitutiva renal e tendência do BH (negativando, equilibrado ou positivando)
Função renal: descrever evolução da função renal, distúrbios eletrolíticos e desequilíbrios ácido-básicos, quando presentes
Medicações ajustadas para função renal: sim ou não
Necessidade de manutenção de sonda vesical de demora: sim ou não
Terapia substitutiva renal (TSR): caso presente, descrever tipo (HDC, HDC estendida, HDFVVC), regime dialítico, sistema de anticoagulação empregado e controles pertinentes (KTTP) para heparina e Ca iônico pré e pós-capilar para citrato, taxa de UF e eventuais complicações relacionadas com a TSR

Espera-se uma diurese entre 0,5 e 1mL/kg/h no paciente crítico. Um volume de diurese < 0,5mL/kg/h, sustentado por mais de 6 horas, é definido como oligúria.[162-165] Alguns cenários, como poliúria com eliminação de urina pouco concentrada, são comuns em situação de morte encefálica e na presença de diabetes insípido neurogênico.[166,167] Em outros casos, a inspeção da urina na bolsa coletora pode sugerir evolução para

Área XI – Sistema endocrinológico

Controle glicêmico: anotar o número de medidas de glicemia realizadas e o intervalo entre os controles
Administração de insulina: anotar doses administradas, tipo de insulina e via de administração
Hormônios tireoidianos: anotar dose e via de hormônios administrados
Insuficiência suprarrenal: anotar suspeita de insuficiência adrenal e corticoides utilizados no manejo
Diabetes insípidos: anotar suspeita e conduta
Secreção inapropriada de ADH (SIADH): anotar suspeita e conduta

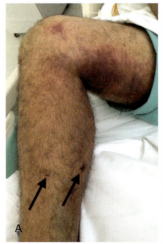 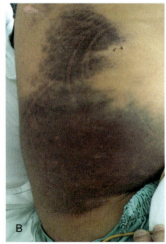

Figura 69.37 Alterações cutâneas secundárias à alteração da coagulação em paciente vítima de acidente ofídico botrópico. A Imagem com sítio de inoculação (setas) do veneno acompanhado de equimoses na coxa. B Extensa equimose em região glútea do mesmo paciente. (Acervo de Sérgio Baldisserotto.)

Controle glicêmico no paciente crítico

A hiperglicemia é evento comum entre os pacientes internados em UTI, independentemente do diagnóstico prévio de diabetes, estando associada a maior morbimortalidade nos pacientes não diabéticos.[169-171]

A hiperglicemia de estresse consiste na elevação dos níveis glicêmicos na presença de doença aguda, não havendo consenso sobre os valores que definem essa entidade (os valores variam de 140 a 200mg/dL).

Hipoglicemia é definida como glicemia < 70mg/dL, sendo glicemias < 40mg/dL consideradas hipoglicemias graves. São fatores de risco para hipoglicemia: insuficiência renal, interrupção de aporte calórico sem ajuste na infusão da insulina, sepse com uso de agentes vasoativos, insulinoterapia e terapia renal substitutiva com fluido de reposição à base de bicarbonato.[171]

O alvo do controle glicêmico geralmente se situa entre 100 e 150mg/dL. Glicemias > 150mg/dL indicam necessidade de uso de insulina. Em geral, duas glicemias consecutivas > 180 ou 200mg/dL são o gatilho para tratamento da hiperglicemia do estresse com insulinoterapia contínua em bomba de infusão.[169-172]

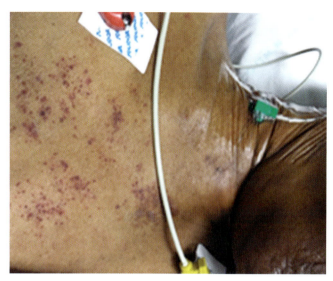

Figura 69.38 Alterações cutâneas – petéquias no tronco de paciente plaquetopênico. (Acervo de Sérgio Baldisserotto.)

Área XIII – Sistema hematológico/imunológico

Hematócrito e hemoglobina: anotar valores e variações em relação a controles anteriores
Leucograma: anotar presença de formas jovens
Coagulograma: anotar tempo de protrombina, TTPA, fibrinogênio e produtos de degradação da fibrina
Medicações que alteram a crase sanguínea: anotar medicação, dose, via de administração, exames de controle relacionados e necessidade de ajuste de dose
Profilaxia de trombose venosa: anotar tipo de profilaxia empregada
Terapia transfusional: descrever hemoderivado administrado e dose

---

Área XIV – Sistema cutâneo tegumentar

Úlceras de pressão: sítio e classificação
Presença de sinais de infecção
Estratégia de prevenção de úlceras de pressão utilizada
Infecções de pele e outras lesões cutâneas específicas
Infecções de ferida operatória

Área XV – Infecção e dispositivos invasivos

Curva térmica: descrever variação entre máxima e mínima no período
Níveis séricos e curva de tendência da proteína C reativa e/ou procalcitonina
Esquema antimicrobiano em uso, resultado de culturas ou culturas em andamento
Posicionamento de tubos, drenos e cateteres; posição, fixação, data e presença de sinais de infecção de cateteres venosos e arteriais; checar ritmo de gotejamento dos medicamentos e funcionamento das bombas de infusão

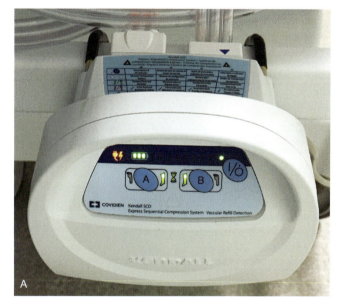
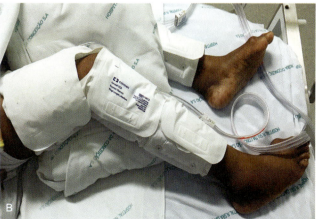

Figura 69.39A e B Equipamento de compressão pneumática intermitente utilizado para profilaxia mecânica de trombose venosa profunda/embolia pulmonar. (Acervo de Sérgio Baldisserotto.)

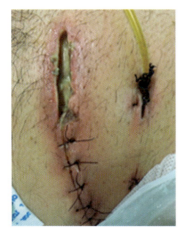
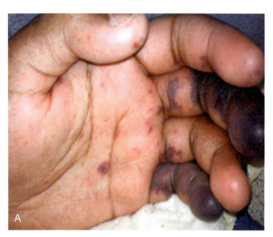
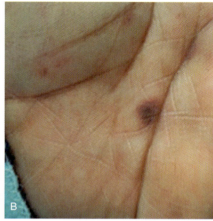

▼ **Figura 69.40** Infecção de ferida operatória. Eritema, edema, hiperemia e secreção purulenta em ferida operatória. (Acervo de Sérgio Baldisserotto.)

▼ **Figura 69.41A e B** Paciente com meningite meningocócica e embolização séptica distal. (Acervo de Sérgio Baldisserotto.)

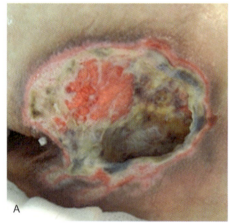
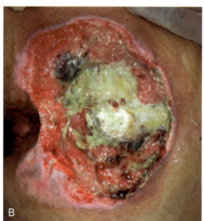
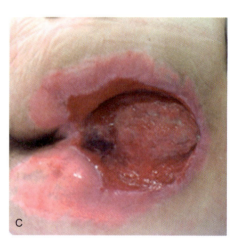

▼ **Figura 69.42A a C** Evolução de grave úlcera de pressão sacral em tratamento. (Acervo de Sérgio Baldisserotto.)

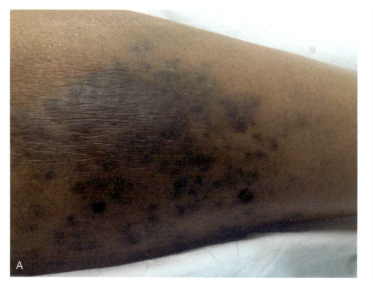
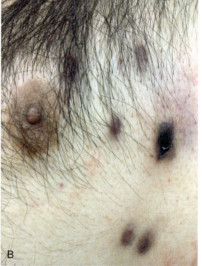

▼ **Figura 69.43A e B** Lesões cutâneas violáceas em paciente com sarcoma de Kaposi disseminado, secundário à AIDS. (Acervo de Sérgio Baldisserotto.)

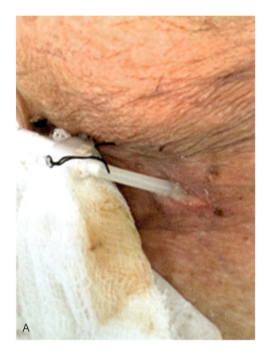
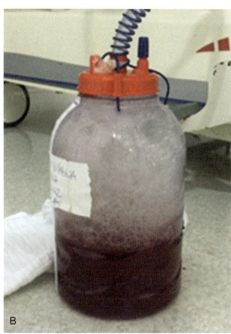

▼ Figuras 69.44A Infecção em sítio de inserção de cateter venoso central. B Dreno de tórax com grande escape aéreo.

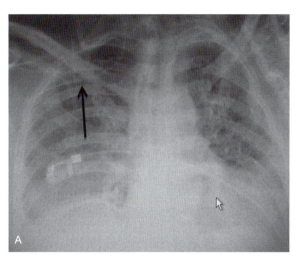
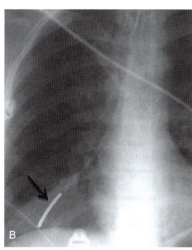

▼ Figuras 69.45A Cateter venoso central inserido em veia jugular interna direita migrado para veia braquial (seta). B Sonda nasoentérica inserida no pulmão com consolidação adjacente (seta).

Febre em terapia intensiva

A febre é definida como a temperatura que excede a variação diária normal de cada indivíduo. Esta é uma definição com utilidade clínica prática. As recomendações atuais para definição de febre na UTI são as seguintes:[173]

- Temperatura corporal de 38,3°C ou mais representa febre e necessita investigação.
- O limar abaixo de 38°C ou mais pode ser utilizado em pacientes imunodeprimidos, especialmente neutropênicos.

Ao contrário da hipertermia, que resulta de uma regulação anormal da temperatura, a febre é uma condição em que o sistema termorregulatório está intacto, mas operando com ajuste mais alto.[174] A temperatura elevada serve para amplificar a função imunológica e inibir a replicação viral e bacteriana, indicando que a febre pode ser uma resposta adaptativa que ajuda o hospedeiro na defesa contra infecção.[175,176]

As infecções são responsáveis por apenas 50% dos quadros de febre encontrados na UTI. Dentre as causas não infecciosas comuns destacam-se: síndrome de resposta inflamatória sistêmica (SRIS), febre pós-operatória precoce, embolia pulmonar e transfusões de plaquetas. Como causas não infecciosas menos frequentes podem ser citadas: febre relacionada com medicamentos, insuficiência suprarrenal e febre iatrogênica.[173,177]

Fontes potenciais de febre em UTI incluem: sinusite, transfusões sanguíneas, infecções de corrente sanguínea relacionadas com cateteres, drogas, infecção de sítio cirúrgico, pneumonia, embolia pulmonar, infarto agudo do miocárdio, endocardite, colecistite acalculosa, translocação bacteriana intestinal, isquemia mesentérica, infecção por *Clostridium difficile*, infecções urinárias e trombose venosa profunda.[173,177]

Área XVI – Bioética e psicossocial

Qualidade da comunicação com o paciente e/ou a família
Ciência do paciente e/ou da família sobre: estado de saúde, prognóstico e plano terapêutico
Concordância ou discordância da família com relação ao plano terapêutico estabelecido
Limites terapêuticos acordados entre família e equipe da UTI
Posição da família e do paciente com relação à doação de órgãos em caso de morte encefálica
Diretiva antecipada de cuidados por parte do paciente
Ordem de não reanimação
Medidas de conforto e terminalidade
Liberalidade ou limitação da visitação do paciente
Acompanhamento psicológico do paciente e dos familiares
Presente situações de litígio com a equipe?

Área XVII – Impressão geral da evolução do paciente

Análise sistemática buscando estabelecer conexões entre os problemas encontrados a partir de justificativas fisiopatológicas
Avaliação global sobre a evolução do paciente por parte do examinador: em deterioração clínica, estabilizado ou melhora clínica

Área XVIII – Conduta, plano terapêutico e pendências

Descrição do plano terapêutico para o paciente, bem como pendências que devem ser checadas pela equipe assistente. Área crucial para manutenção da coesão do plano terapêutico entre a equipe multidisciplinar assistente

CONSIDERAÇÕES FINAIS

A avaliação do paciente criticamente enfermo é extensa e complexa, envolvendo várias dimensões do conhecimento médico. É imprescindível, portanto, a sistematização da rotina com o objetivo de aumentar a segurança dos pacientes e melhorar a comunicação e a coesão terapêutica, com foco em desfechos favoráveis adequados para a gravidade e o prognóstico dos indivíduos.

PERSPECTIVAS FUTURAS

A informatização da rotina estruturada com automatismos de importação de dados da prescrição eletrônica, das planilhas de enfermagem e dos equipamentos de suporte de vida direto para evolução do paciente tornará a rotina – hoje complexa e demorada – mais fácil e de rápida execução, mais segura, com dados mais confiáveis, diminuindo a chance de erros e aumentando a segurança do paciente.

Referências

1. Jellinek H, Krenn H, Oczenski W, Veit F, Schwarz S, Fitzgerald RD. Influence of positive airway pressure on the pressure gradient for venous return in humans. J Appl Physiol 2000; 88(3):926-32.
2. Michard F, Boussat S, Chemla D et al. Relation between respiratory changes in arterial pulse pressure and fluid responsiveness in septic patients with acute circulatory failure. American Journal of Respiratory and Critical Care Medicine. 2000; 162(1):134-8.
3. Nielsen J, Østergaard M, Kjaergaard J et al. Lung recruitment maneuver depresses central hemodynamics in patients following cardiac surgery. Intensive Care Medicine. 2005; 31(9):1189-94.
4. Garrouste-Orgeas M, Valentin A. What's new for patient safety in the ICU? Intensive Care Medicine. 2013; 39(10):1829-31.
5. Idahosa O, Kahn JM. Beyond checklists: using clinician prompts to achieve meaningful ICU quality improvement. Crit Care 2012; 16(1):305.
6. Karalapillai D, Baldwin I, Dunnachie G et al. Improving communication of the daily care plan in a teaching hospital intensive care unit. Crit Care Resusc 2013; 15(2):97-102.
7. Lane D, Ferri M, Lemaire J, McLaughlin K, Stelfox HT. A systematic review of evidence-informed practices for patient care rounds in the ICU*. Critical Care Medicine. 2013; 41(8):2015-29.
8. Newkirk M, Pamplin JC, Kuwamoto R, Allen DA, Chung KK. Checklists change communication about key elements of patient care. J Trauma Acute Care Surg 2012; 73(2 Suppl 1):S75-82.
9. Centofanti JE, Duan EH, Hoad NC et al. Use of a daily goals checklist for morning ICU rounds: a mixed-methods study. Critical Care Medicine. 2014; 42(8):1797-803.
10. Eggimann P, Pittet D. Infection control in the ICU. Chest 2001; 120(6):2059-93.
11. Pittet D, Allegranzi B, Sax H et al. Evidence-based model for hand transmission during patient care and the role of improved practices. The Lancet Infectious Diseases 2006; 6(10):641-52.
12. Boyce JM, Pittet D, Healthcare Infection Control Practices Advisory C, Force HSAIHHT. Guideline for Hand Hygiene in Health-Care Settings. Recommendations of the Healthcare Infection Control Practices Advisory Committee and the HICPAC/SHEA/APIC/IDSA Hand Hygiene Task Force. Society for Healthcare Epidemiology of America/Association for Professionals in Infection Control/Infectious Diseases Society of America. MMWR Recommendations and reports: Morbidity and Mortality Weekly Report Recommendations and Reports/ Centers for Disease Control 2002; 51(RR-16):1-45, quiz CE1-4.
13. Kilpatrick C. Save lives: clean your hands. A global call for action at the point of care. American Journal of Infection Control 2009; 37(4):261-2.
14. Storr JA, Engineer C, Allan V. Save Lives: Clean Your Hands: a WHO patient safety initiative for 2009. World Hospitals and Health Services: The Official Journal of the International Hospital Federation 2009; 45(1):23-5.
15. Kilpatrick C, Pittet D. Who Save Lives: Clean Your Hands global annual campaign. A call for action: 5 May 2011. Infection. 2011; 39(2):93-5.
16. Quraishi ZA, McGuckin M, Blais FX. Duration of handwashing in intensive care units: a descriptive study. American Journal of Infection Control 1984; 12(2):83-7.
17. Pittet D, Mourouga P, Perneger TV. Compliance with handwashing in a teaching hospital. Infection Control Program. Annals of Internal Medicine 1999; 130(2):126-30.
18. Harbarth S. Handwashing-the Semmelweis lesson misunderstood? Clinical Infectious Diseases : an official publication of the Infectious Diseases Society of America 2000; 30(6):990-1.
19. Voss A, Widmer AF. No time for handwashing!? Handwashing versus alcoholic rub: can we afford 100% compliance? Infection Control and Hospital Epidemiology 1997; 18(3):205-8.
20. Noskin GA, Stosor V, Cooper I, Peterson LR. Recovery of vancomycin-resistant enterococci on fingertips and environmental surfaces. Infection Control and Hospital Epidemiology 1995; 16(10):577-81.

21. Pottinger J, Burns S, Manske C. Bacterial carriage by artificial versus natural nails. American Journal of Infection Control 1989; 17(6):340-4.

22. Siegel J, Rhinehart E, Jackson M, Chiarello L. 2007 Guideline for Isolation Precautions: Preventing Transmission of Infectious Agents in Healthcare Settings 2007 16/02/2015:[226 p.]. Available from: http://www.cdc.gov/hicpac/pdf/isolation/Isolation2007.pdf.

23. Gordin FM, Schultz ME, Huber RA, Gill JA. Reduction in nosocomial transmission of drug-resistant bacteria after introduction of an alcohol-based handrub. Infection Control and Hospital Epidemiology 2005; 26(7):650-3.

24. Pittet D, Hugonnet S, Harbarth S et al. Effectiveness of a hospital-wide programme to improve compliance with hand hygiene. Infection Control Programme. Lancet 2000; 356(9238):1307-12.

25. Dubose J, Teixeira PG, Inaba K et al. Measurable outcomes of quality improvement using a daily quality rounds checklist: one-year analysis in a trauma intensive care unit with sustained ventilator-associated pneumonia reduction. J Trauma 2010; 69(4):855-60.

26. Weiss CH, Dibardino D, Rho J, Sung N, Collander B, Wunderink RG. A clinical trial comparing physician prompting with an unprompted automated electronic checklist to reduce empirical antibiotic utilization. Critical Care Medicine. 2013; 41(11):2563-9.

27. Lemeshow S, Teres D, Klar J, Avrunin JS, Gehlbach SH, Rapoport J. Mortality Probability Models (MPM II) based on an international cohort of intensive care unit patients. JAMA: the journal of the American Medical Association 1993; 270(20):2478-86.

28. Lemeshow S, Teres D, Pastides H, Avrunin JS, Steingrub JS. A method for predicting survival and mortality of ICU patients using objectively derived weights. Critical Care Medicine. 1985; 13(7):519-25.

29. Knaus WA, Draper EA, Wagner DP, Zimmerman JE. APACHE II: a severity of disease classification system. Critical Care Medicine 1985; 13(10):818-29.

30. Zimmerman JE, Kramer AA, McNair DS, Malila FM. Acute Physiology and Chronic Health Evaluation (APACHE) IV: hospital mortality assessment for today's critically ill patients. Critical Care Medicine. 2006; 34(5):1297-310.

31. Knaus WA, Wagner DP, Draper EA et al. The APACHE III prognostic system. Risk prediction of hospital mortality for critically ill hospitalized adults. Chest 1991; 100(6):1619-36.

32. Le Gall JR, Lemeshow S, Saulnier F. A new Simplified Acute Physiology Score (SAPS II) based on a European/North American multicenter study. JAMA: the journal of the American Medical Association 1993; 270(24):2957-63.

33. Le Gall JR, Loirat P, Alperovitch A et al. A simplified acute physiology score for ICU patients. Critical Care Medicine 1984; 12(11):975-7.

34. Moreno RP, Metnitz PG, Almeida E et al. SAPS 3 – From evaluation of the patient to evaluation of the intensive care unit. Part 2: Development of a prognostic model for hospital mortality at ICU admission. Intensive Care Medicine. 2005; 31(10):1345-55.

35. Soares M, Salluh JI. Validation of the SAPS 3 admission prognostic model in patients with cancer in need of intensive care. Intensive Care Medicine. 2006; 32(11):1839-44.

36. Silva Junior JM, Malbouisson LM, Nuevo HL et al. Applicability of the simplified acute physiology score (SAPS 3) in Brazilian hospitals. Rev Bras Anestesiol 2010; 60(1):20-31.

37. Vincent JL, Moreno R, Takala J et al. The SOFA (Sepsis-related Organ Failure Assessment) score to describe organ dysfunction/failure. On behalf of the Working Group on Sepsis-Related Problems of the European Society of Intensive Care Medicine. Intensive Care Medicine 1996; 22(7):707-10.

38. Le Gall JR, Klar J, Lemeshow S et al. The Logistic Organ Dysfunction system. A new way to assess organ dysfunction in the intensive care unit. ICU Scoring Group. JAMA: the journal of the American Medical Association 1996; 276(10):802-10.

39. Marshall JC, Cook DJ, Christou NV, Bernard GR, Sprung CL, Sibbald WJ. Multiple organ dysfunction score: a reliable descriptor of a complex clinical outcome. Critical Care Medicine. 1995; 23(10):1638-52.

40. Vincent JL, de Mendonça A, Cantraine F et al. Use of the SOFA score to assess the incidence of organ dysfunction/failure in intensive care units: results of a multicenter, prospective study. Working group on "sepsis-related problems" of the European Society of Intensive Care Medicine. Critical Care Medicine. 1998; 26(11):1793-800.

41. Ferreira FL, Bota DP, Bross A, Mélot C, Vincent JL. Serial evaluation of the SOFA score to predict outcome in critically ill patients. JAMA: the journal of the American Medical Association 2001; 286(14):1754-8.

42. Barbas CS, Isola AM, Farias AM et al. Brazilian recommendations of mechanical ventilation 2013. Part I. Revista Brasileira de Terapia Intensiva. 2014; 26(2):89-121.

43. Barbas CS, Isola AM et al. Brazilian recommendations of mechanical ventilation 2013. Part 2. Revista Brasileira de Terapia Intensiva 2014; 26(3):215-39.

44. Ventilation with lower tidal volumes as compared with traditional tidal volumes for acute lung injury and the acute respiratory distress syndrome. The Acute Respiratory Distress Syndrome Network. The New England Journal of Medicine. 2000; 342(18):1301-8.

45. Rotondi AJ, Chelluri L, Sirio C et al. Patients' recollections of stressful experiences while receiving prolonged mechanical ventilation in an intensive care unit. Critical Care Medicine. 2002; 30(4):746-52.

46. Granja C, Lopes A, Moreira S et al. Patients' recollections of experiences in the intensive care unit may affect their quality of life. Crit Care 2005; 9(2):R96-109.

47. Chanques G, Sebbane M, Barbotte E, Viel E, Eledjam JJ, Jaber S. A prospective study of pain at rest: incidence and characteristics of an unrecognized symptom in surgical and trauma versus medical intensive care unit patients. Anesthesiology 2007; 107(5):858-60.

48. Payen JF, Chanques G, Mantz J et al. Current practices in sedation and analgesia for mechanically ventilated critically ill patients: a prospective multicenter patient-based study. Anesthesiology 2007; 106(4):687-95; quiz 891-2.

49. Barr J, Fraser GL, Puntillo K et al. Clinical practice guidelines for the management of pain, agitation, and delirium in adult patients in the intensive care unit. Critical Care Medicine. 2013; 41(1):263-306.

50. Loper KA, Butler S, Nessly M, Wild L. Paralyzed with pain: the need for education. Pain 1989; 37(3):315-6.

51. Ahlers SJ, van Gulik L, van der Veen AM et al. Comparison of different pain scoring systems in critically ill patients in a general ICU. Crit Care 2008; 12(1):R15.

52. Gelinas C, Fillion L, Puntillo KA, Viens C, Fortier M. Validation of the critical-care pain observation tool in adult patients. American Journal of Critical Care : an official publi-

cation, American Association of Critical-Care Nurses 2006; 15(4):420-7.

53. Aissaoui Y, Zeggwagh AA, Zekraoui A, Abidi K, Abouqal R. Validation of a behavioral pain scale in critically ill, sedated, and mechanically ventilated patients. Anesthesia and Analgesia 2005; 101(5):1470-6.

54. Morete MC, Mofatto SC, Pereira CA, Silva AP, Odierna MT. Translation and cultural adaptation of the Brazilian Portuguese version of the Behavioral Pain Scale. Revista Brasileira de Terapia Intensiva. 2014; 26(4):373-8.

55. Navarro-Colom M, Sendra-Lluis MA, Castillo-Masa AM, Robleda G. [Intraobserver reliability and internal consistency of the Behavioral Pain Scale in mechanically-ventilated patients]. Enfermeria intensiva/Sociedad Espanola de Enfermeria Intensiva y Unidades Coronarias 2015; 26(1):24-31.

56. Alansari MA, Hijazi MH, Maghrabi KA. Making a difference in eye care of the critically ill patients. Journal of Intensive Care Medicine 2013.

57. Ezra DG, Lewis G, Healy M, Coombes A. Preventing exposure keratopathy in the critically ill: a prospective study comparing eye care regimes. The British Journal of Ophthalmology 2005; 89(8):1068-9.

58. Grixti A, Sadri M, Edgar J, Datta AV. Common ocular surface disorders in patients in intensive care units. Ocul Surf 2012; 10(1):26-42.

59. Jammal H, Khader Y, Shihadeh W, Ababneh L, Aljizawi G, Al Qasem A. Exposure keratopathy in sedated and ventilated patients. J Crit Care 2012; 27(6):537-41.

60. McHugh J, Alexander P, Kalhoro A, Ionides A. Screening for ocular surface disease in the intensive care unit. Eye (Lond) 2008; 22(12):1465-8.

61. Suresh P, Mercieca F, Morton A, Tullo AB. Eye care for the critically ill. Intensive Care Medicine. 2000; 26(2):162-6.

62. Dawson D. Development of a new eye care guideline for critically ill patients. Intensive Crit Care Nurs 2005; 21(2):119-22.

63. Hilton E, Adams AA, Uliss A, Lesser ML, Samuels S, Lowy FD. Nosocomial bacterial eye infections in intensive-care units. Lancet 1983; 1(8337):1318-20.

64. Kirwan JF, Potamitis T, el-Kasaby H, Hope-Ross MW, Sutton GA. Microbial keratitis in intensive care. BMJ 1997; 314(7078): 433-4.

65. Mela EK, Drimtzias EG, Christofidou MK, Filos KS, Anastassiou ED, Gartaganis SP. Ocular surface bacterial colonisation in sedated intensive care unit patients. Anaesth Intensive Care 2010; 38(1):190-3.

66. Jackson DL, Proudfoot CW, Cann KF, Walsh T. A systematic review of the impact of sedation practice in the ICU on resource use, costs and patient safety. Crit Care 2010; 14(2):R59.

67. Mehta S, Burry L, Cook D et al. Daily sedation interruption in mechanically ventilated critically ill patients cared for with a sedation protocol: a randomized controlled trial. JAMA: the journal of the American Medical Association 2012; 308(19): 1985-92.

68. Hughes CG, Girard TD, Pandharipande PP. Daily sedation interruption versus targeted light sedation strategies in ICU patients. Critical Care Medicine. 2013; 41(9 Suppl 1):S39-45.

69. Burry L, Rose L, McCullagh IJ, Fergusson DA, Ferguson ND, Mehta S. Daily sedation interruption versus no daily sedation interruption for critically ill adult patients requiring invasive mechanical ventilation. Cochrane Database Syst Rev 2014; 7:CD009176.

70. Nassar Junior AP, Park M. Daily sedative interruption versus intermittent sedation in mechanically ventilated critically ill patients: a randomized trial. Ann Intensive Care 2014; 4:14.

71. Sessler CN, Gosnell MS, Grap MJ et al. The Richmond Agitation-Sedation Scale: validity and reliability in adult intensive care unit patients. American Journal of Respiratory and Critical Care Medicine 2002; 166(10):1338-44.

72. Ely EW, Truman B, Shintani A et al. Monitoring sedation status over time in ICU patients: reliability and validity of the Richmond Agitation-Sedation Scale (RASS). JAMA: the journal of the American Medical Association 2003; 289(22): 2983-91.

73. Riker RR, Picard JT, Fraser GL. Prospective evaluation of the Sedation-Agitation Scale for adult critically ill patients. Critical Care Medicine 1999; 27(7):1325-9.

74. Cavallazzi R, Saad M, Marik PE. Delirium in the ICU: an overview. Ann Intensive Care 2012; 2(1):49.

75. Ely EW, Stephens RK, Jackson JC et al. Current opinions regarding the importance, diagnosis, and management of delirium in the intensive care unit: a survey of 912 healthcare professionals. Critical Care Medicine 2004; 32(1):106-12.

76. Ouimet S, Kavanagh BP, Gottfried SB, Skrobik Y. Incidence, risk factors and consequences of ICU delirium. Intensive Care Medicine 2007; 33(1):66-73.

77. Ely EW, Margolin R, Francis J et al. Evaluation of delirium in critically ill patients: validation of the Confusion Assessment Method for the Intensive Care Unit (CAM-ICU). Critical Care Medicine 2001; 29(7):1370-9.

78. Ely EW, Shintani A, Truman B et al. Delirium as a predictor of mortality in mechanically ventilated patients in the intensive care unit. JAMA: the journal of the American Medical Association 2004; 291(14):1753-62.

79. Pisani MA, Kong SY, Kasl SV, Murphy TE, Araujo KL, Van Ness PH. Days of delirium are associated with 1-year mortality in an older intensive care unit population. American Journal of Respiratory and Critical Care Medicine 2009; 180(11):1092-7.

80. Meagher DJ, Trzepacz PT. Motoric subtypes of delirium. Seminars in Clinical Neuropsychiatry 2000; 5(2):75-85.

81. Kiely DK, Jones RN, Bergmann MA, Marcantonio ER. Association between psychomotor activity delirium subtypes and mortality among newly admitted post-acute facility patients. The journals of gerontology Series A, Biological Sciences and Medical Sciences. 2007; 62(2):174-9.

82. Meagher DJ, O'Hanlon D, O'Mahony E, Casey PR, Trzepacz PT. Relationship between symptoms and motoric subtype of delirium. The Journal of Neuropsychiatry and Clinical Neurosciences 2000; 12(1):51-6.

83. Bergeron N, Dubois MJ, Dumont M, Dial S, Skrobik Y. Intensive Care Delirium Screening Checklist: evaluation of a new screening tool. Intensive Care Medicine 2001; 27(5):859-64.

84. van Eijk MM, van Marum RJ, Klijn IA, de Wit N, Kesecioglu J, Slooter AJ. Comparison of delirium assessment tools in a mixed intensive care unit. Critical Care Medicine 2009; 37(6):1881-5.

85. Dubois MJ, Bergeron N, Dumont M, Dial S, Skrobik Y. Delirium in an intensive care unit: a study of risk factors. Intensive Care Medicine 2001; 27(8):1297-304.

86. Karlsson I. Drugs that induce delirium. Dementia and Geriatric Cognitive Disorders 1999; 10(5):412-5.

87. Golinger RC, Peet T, Tune LE. Association of elevated plasma anticholinergic activity with delirium in surgical patients. The American Journal of Psychiatry 1987; 144(9):1218-20.

88. De Jonghe B, Sharshar T, Lefaucheur JP et al. Paresis acquired in the intensive care unit: a prospective multicenter study. JAMA: the journal of the American Medical Association 2002; 288(22):2859-67.

89. Fan E, Cheek F, Chlan L et al. An official American Thoracic Society Clinical Practice guideline: the diagnosis of intensive care unit-acquired weakness in adults. American Journal of Respiratory and Critical Care Medicine 2014; 190(12):1437-46.

90. Garnacho-Montero J, Amaya-Villar R, Garcia-Garmendia JL, Madrazo-Osuna J, Ortiz-Leyba C. Effect of critical illness polyneuropathy on the withdrawal from mechanical ventilation and the length of stay in septic patients. Critical Care Medicine 2005; 33(2):349-54.

91. Douglass JA, Tuxen DV, Horne M et al. Myopathy in severe asthma. The American Review of Respiratory Disease 1992; 146(2):517-9.

92. Bolton CF. Muscle weakness and difficulty in weaning from the ventilator in the critical care unit. Chest 1994; 106(1):1-2.

93. Amaya-Villar R, Garnacho-Montero J, Garcia-Garmendia JL et al. Steroid-induced myopathy in patients intubated due to exacerbation of chronic obstructive pulmonary disease. Intensive Care Medicine 2005; 31(1):157-61.

94. Latronico N, Rasulo FA. Presentation and management of ICU myopathy and neuropathy. Curr Opin Crit Care 2010; 16(2):123-7.

95. Lacomis D. Electrophysiology of neuromuscular disorders in critical illness. Muscle & Nerve 2013; 47(3):452-63.

96. Lacomis D, Giuliani MJ, Van Cott A, Kramer DJ. Acute myopathy of intensive care: clinical, electromyographic, and pathological aspects. Annals of Neurology 1996; 40(4):645-54.

97. Hermans G, De Jonghe B, Bruyninckx F, Van den Berghe G. Clinical review: Critical illness polyneuropathy and myopathy. Crit Care 2008; 12(6):238.

98. Apostolakis E, Papakonstantinou NA, Baikoussis NG, Papadopoulos G. Intensive care unit-related generalized neuromuscular weakness due to critical illness polyneuropathy/myopathy in critically ill patients. Journal of Anesthesia 2015; 29(1):112-21.

99. Novak P, Vidmar G, Kuret Z, Bizovicar N. Rehabilitation of critical illness polyneuropathy and myopathy patients: an observational study. International journal of rehabilitation research Internationale Zeitschrift fur Rehabilitationsforschung Revue internationale de recherches de readaptation. 2011; 34(4):336-42.

100. Hermans G, Schrooten M, Van Damme P et al. Benefits of intensive insulin therapy on neuromuscular complications in routine daily critical care practice: a retrospective study. Crit Care 2009; 13(1):R5.

101. Hermans G, De Jonghe B, Bruyninckx F, Van den Berghe G. Interventions for preventing critical illness polyneuropathy and critical illness myopathy. Cochrane Database Syst Rev 2009(1):CD006832.

102. Yosef-Brauner O, Adi N, Ben Shahar T, Yehezkel E, Carmeli E. Effect of physical therapy on muscle strength, respiratory muscles and functional parameters in patients with intensive care unit-acquired weakness. The Clinical Respiratory Journal 2015; 9(1):1-6.

103. Hermans G, Van Mechelen H, Clerckx B et al. Acute outcomes and 1-year mortality of intensive care unit-acquired weakness. A cohort study and propensity-matched analysis. American Journal of Respiratory and Critical Care Medicine. 2014; 190(4):410-20.

104. Connolly B, Thompson A, Douiri A, Moxham J, Hart N. Exercise-based rehabilitation after hospital discharge for survivors of critical illness with intensive care unit-acquired weakness: A pilot feasibility trial. J Crit Care 2015.

105. Sander HW, Golden M, Danon MJ. Quadriplegic areflexic ICU illness: selective thick filament loss and normal nerve histology. Muscle & Nerve 2002; 26(4):499-505.

106. Latronico N, Bolton CF. Critical illness polyneuropathy and myopathy: a major cause of muscle weakness and paralysis. The Lancet Neurology 2011; 10(10):931-41.

107. Latronico N, Peli E, Botteri M. Critical illness myopathy and neuropathy. Curr Opin Crit Care 2005; 11(2):126-32.

108. Bolton CF. Neuromuscular complications of sepsis. Intensive Care Medicine 1993; 19 Suppl 2:S58-63.

109. Bolton CF. Neuromuscular abnormalities in critically ill patients. Intensive Care Medicine. 1993; 19(6):309-10.

110. Bolton CF. Neuromuscular manifestations of critical illness. Muscle & Nerve 2005; 32(2):140-63.

111. Latronico N, Shehu I, Seghelini E. Neuromuscular sequelae of critical illness. Curr Opin Crit Care 2005; 11(4):381-90.

112. McKay DW, Campbell NR, Parab LS, Chockalingam A, Fodor JG. Clinical assessment of blood pressure. Journal of Human Hypertension 1990; 4(6):639-45.

113. Villegas I, Arias IC, Botero A, Escobar A. Evaluation of the technique used by health-care workers for taking blood pressure. Hypertension 1995; 26(6 Pt 2):1204-6.

114. Pickering TG, Hall JE, Appel LJ et al. Recommendations for blood pressure measurement in humans and experimental animals: Part 1: blood pressure measurement in humans: a statement for professionals from the Subcommittee of Professional and Public Education of the American Heart Association Council on High Blood Pressure Research. Hypertension 2005; 45(1):142-61.

115. Shevchenko YL, Tsitlik JE. 90th Anniversary of the development by Nikolai S. Korotkoff of the auscultatory method of measuring blood pressure. Circulation 1996; 94(2):116-8.

116. van Montfrans GA. Oscillometric blood pressure measurement: progress and problems. Blood Pressure Monitoring 2001; 6(6):287-90.

117. Cohn JN. Blood pressure measurement in shock. Mechanism of inaccuracy in ausculatory and palpatory methods. JAMA: the journal of the American Medical Association 1967; 199(13): 118-22.

118. Bur A, Hirschl MM, Herkner H et al. Accuracy of oscillometric blood pressure measurement according to the relation between cuff size and upper-arm circumference in critically ill patients. Critical Care Medicine 2000; 28(2):371-6.

119. Augusto JF, Teboul JL, Radermacher P, Asfar P. Interpretation of blood pressure signal: physiological bases, clinical relevance, and objectives during shock states. Intensive Care Medicine 2011; 37(3):411-9.

120. Shapiro DS, Loiacono LA. Mean arterial pressure: therapeutic goals and pharmacologic support. Critical Care Clinics 2010; 26(2):285-93, table of contents.

121. Jardin F, Brun-Ney D, Cazaux P, Dubourg O, Hardy A, Bourdarias JP. Relation between transpulmonary pressure and right ventricular isovolumetric pressure change during respiratory support. Cathet Cardiovasc Diagn 1989; 16(4):215-20.

122. De Backer D, Heenen S, Piagnerelli M, Koch M, Vincent JL. Pulse pressure variations to predict fluid responsiveness: influence of tidal volume. Intensive Care Medicine 2005; 31(4): 517-23.

123. Michard F, Teboul JL. Using heart-lung interactions to assess fluid responsiveness during mechanical ventilation. Crit Care 2000; 4(5):282-9.

124. Ait-Oufella H, Maury E, Lehoux S, Guidet B, Offenstadt G. The endothelium: physiological functions and role in microcirculatory failure during severe sepsis. Intensive Care Medicine 2010; 36(8):1286-98.

125. De Backer D, Donadello K, Sakr Y et al. Microcirculatory alterations in patients with severe sepsis: impact of time of assessment and relationship with outcome. Critical Care Medicine 2013; 41(3):791-9.

126. De Backer D, Ospina-Tascon G, Salgado D, Favory R, Creteur J, Vincent JL. Monitoring the microcirculation in the critically ill patient: current methods and future approaches. Intensive Care Medicine 2010; 36(11):1813-25.

127. Vic-Dupont V, Coulaud J, Carbon C. Le choc au cours des infections (signes et etiologies). Les journees de réanimation de l'Hôpital Claude Bernard 1968.

128. Altemeier WA, Cole W. Septic shock. Ann Surg 1956; 143(5):600-7.

129. Joly HR, Weil MH. Temperature of the great toe as an indication of the severity of shock. Circulation 1969; 39(1):131-8.

130. Ait-Oufella H, Lemoinne S, Boelle PY et al. Mottling score predicts survival in septic shock. Intensive Care Medicine 2011; 37(5):801-7.

131. Schriger DL, Baraff L. Defining normal capillary refill: variation with age, sex, and temperature. Ann Emerg Med 1988; 17(9):932-5.

132. Lima A, Bakker J. Noninvasive monitoring of peripheral perfusion. Intensive Care Medicine 2005; 31(10):1316-26.

133. Tibby SM, Hatherill M, Murdoch IA. Capillary refill and core-peripheral temperature gap as indicators of haemodynamic status in paediatric intensive care patients. Archives of Disease in Childhood 1999; 80(2):163-6.

134. Evans JA, May J, Ansong D et al. Capillary refill time as an independent prognostic indicator in severe and complicated malaria. The Journal of Pediatrics 2006; 149(5):676-81.

135. Lima A, Jansen TC, van Bommel J, Ince C, Bakker J. The prognostic value of the subjective assessment of peripheral perfusion in critically ill patients. Critical Care Medicine 2009; 37(3):934-8.

136. Hernandez G, Pedreros C, Veas E et al. Evolution of peripheral vs metabolic perfusion parameters during septic shock resuscitation. A clinical-physiologic study. J Crit Care 2012; 27(3):283-8.

137. Ait-Oufella H, Bige N, Boelle PY et al. Capillary refill time exploration during septic shock. Intensive Care Medicine 2014; 40(7):958-64.

138. Espinoza ED, Welsh S, Dubin A. Lack of agreement between different observers and methods in the measurement of capillary refill time in healthy volunteers: an observational study. Revista Brasileira de Terapia Intensiva 2014; 26(3):269-76.

139. Brabrand M, Hosbond S, Folkestad L. Capillary refill time: a study of interobserver reliability among nurses and nurse assistants. Eur J Emerg Med 2011; 18(1):46-9.

140. Sitzwohl C, Langheinrich A, Schober A et al. Endobronchial intubation detected by insertion depth of endotracheal tube, bilateral auscultation, or observation of chest movements: randomised trial. BMJ 2010; 341:c5943.

141. Krivopal M, Shlobin OA, Schwartzstein RM. Utility of daily routine portable chest radiographs in mechanically ventilated patients in the medical ICU. Chest 2003; 123(5):1607-14.

142. Hejblum G, Chalumeau-Lemoine L, Ioos V et al. Comparison of routine and on-demand prescription of chest radiographs in mechanically ventilated adults: a multicentre, cluster-randomised, two-period crossover study. Lancet 2009; 374(9702):1687-93.

143. Gray P, Sullivan G, Ostryzniuk P, McEwen TA, Rigby M, Roberts DE. Value of postprocedural chest radiographs in the adult intensive care unit. Critical Care Medicine 1992; 20(11):1513-8.

144. Lotano R, Gerber D, Aseron C, Santarelli R, Pratter M. Utility of postintubation chest radiographs in the intensive care unit. Crit Care 2000; 4(1):50-3.

145. Neumar RW, Otto CW, Link MS et al. Part 8: adult advanced cardiovascular life support: 2010 American Heart Association Guidelines for Cardiopulmonary Resuscitation and Emergency Cardiovascular Care. Circulation 2010; 122(18 Suppl 3):S729-67.

146. Rello J, Sonora R, Jubert P, Artigas A, Rue M, Valles J. Pneumonia in intubated patients: role of respiratory airway care. American Journal of Respiratory and Critical Care Medicine 1996; 154(1):111-5.

147. Guyton DC, Barlow MR, Besselievre TR. Influence of airway pressure on minimum occlusive endotracheal tube cuff pressure. Critical Care Medicine 1997; 25(1):91-4.

148. Stauffer JL, Olson DE, Petty TL. Complications and consequences of endotracheal intubation and tracheotomy. A prospective study of 150 critically ill adult patients. The American Journal of Medicine 1981; 70(1):65-76.

149. Rankine JJ, Thomas AN, Fluechter D. Diagnosis of pneumothorax in critically ill adults. Postgrad Med J 2000; 76(897): 399-404.

150. Vezzani A, Brusasco C, Palermo S, Launo C, Mergoni M, Corradi F. Ultrasound localization of central vein catheter and detection of postprocedural pneumothorax: an alternative to chest radiography. Critical Care Medicine 2010; 38(2):533-8.

151. El Solh AA, Akinnusi ME, Pineda LA, Mankowski CR. Diagnostic yield of quantitative endotracheal aspirates in patients with severe nursing home-acquired pneumonia. Crit Care 2007; 11(3):R57.

152. American Thoracic S, Infectious Diseases Society of A. Guidelines for the management of adults with hospital-acquired, ventilator-associated, and healthcare-associated pneumonia. American Journal of Respiratory and Critical Care Medicine 2005; 171(4):388-416.

153. Eichacker PQ, Gerstenberger EP, Banks SM, Cui X, Natanson C. Meta-analysis of acute lung injury and acute respiratory distress syndrome trials testing low tidal volumes. American Journal of Respiratory and Critical Care Medicine. 2002; 166(11):1510-4.

154. Abroug F, Ouanes-Besbes L, Dachraoui F, Ouanes I, Brochard L. An updated study-level meta-analysis of randomised controlled trials on proning in ARDS and acute lung injury. Crit Care 2011; 15(1):R6.

155. Ranieri VM, Rubenfeld GD, Thompson BT et al. Acute respiratory distress syndrome: the Berlin Definition. JAMA: the journal of the American Medical Association 2012; 307(23):2526-33.

156. Amato MB, Meade MO, Slutsky AS et al. Driving pressure and survival in the acute respiratory distress syndrome. The New England Journal of Medicine 2015; 372(8):747-55.

157. Malbrain ML, Cheatham ML, Kirkpatrick A et al. Results from the International Conference of Experts on Intra-abdominal Hypertension and Abdominal Compartment Syndrome. I. Definitions. Intensive Care Medicine 2006; 32(11):1722-32.

158. Dalfino L, Tullo L, Donadio I, Malcangi V, Brienza N. Intra-abdominal hypertension and acute renal failure in critically ill patients. Intensive Care Medicine 2008; 34(4):707-13.

159. Horoz OO, Yildizdas D, Asilioglu N et al. The prevalence of and factors associated with intra-abdominal hypertension on admission Day in critically Ill pediatric patients: A multicenter study. J Crit Care 2015.

160. Malbrain ML, Deeren D, De Potter TJ. Intra-abdominal hypertension in the critically ill: it is time to pay attention. Curr Opin Crit Care 2005; 11(2):156-71.

161. Ortiz-Diaz E, Lan CK. Intra-abdominal hypertension in medical critically ill patients: a narrative review. Shock 2014; 41(3):175-80.

162. Brochard L, Abroug F, Brenner M et al. An Official ATS/ERS/ESICM/SCCM/SRLF Statement: Prevention and Management of Acute Renal Failure in the ICU Patient: an international consensus conference in intensive care medicine. American Journal of Respiratory and Critical Care Medicine 2010; 181(10):1128-55.

163. Dennen P, Douglas IS, Anderson R. Acute kidney injury in the intensive care unit: an update and primer for the intensivist. Critical Care Medicine 2010; 38(1):261-75.

164. Schneider J, Khemani R, Grushkin C, Bart R. Serum creatinine as stratified in the RIFLE score for acute kidney injury is associated with mortality and length of stay for children in the pediatric intensive care unit. Critical Care Medicine. 2010; 38(3):933-9.

165. Ad-hoc working group of E, Fliser D, Laville M, Covic A, Fouque D, Vanholder R, et al. A European Renal Best Practice (ERBP) position statement on the Kidney Disease Improving Global Outcomes (KDIGO) clinical practice guidelines on acute kidney injury: part 1: definitions, conservative management and contrast-induced nephropathy. Nephrology, Dialysis, Transplantation: official publication of the European Dialysis and Transplant Association-European Renal Association 2012; 27(12):4263-72.

166. Garofeanu CG, Weir M, Rosas-Arellano MP, Henson G, Garg AX, Clark WF. Causes of reversible nephrogenic diabetes insipidus: a systematic review. Am J Kidney Dis 2005; 45(4):626-37.

167. Makaryus AN, McFarlane SI. Diabetes insipidus: diagnosis and treatment of a complex disease. Cleveland Clinic Journal of Medicine 2006; 73(1):65-71.

168. Leone M, Albanese J, Garnier F et al. Risk factors of nosocomial catheter-associated urinary tract infection in a polyvalent intensive care unit. Intensive Care Medicine 2003; 29(7): 1077-80.

169. Glucose Control in Critically Ill Patients. New England Journal of Medicine 2009; 361(1):89-92.

170. Kavanagh BP, McCowen KC. Glycemic Control in the ICU. New England Journal of Medicine 2010; 363(26):2540-6.

171. Jacobi J, Bircher N, Krinsley J et al. Guidelines for the use of an insulin infusion for the management of hyperglycemia in critically ill patients. Critical Care Medicine 2012; 40(12):3251-76.

172. Qaseem A, Humphrey LL, Chou R, Snow V, Shekelle P. Use of intensive insulin therapy for the management of glycemic control in hospitalized patients: a clinical practice guideline from the American College of Physicians. Annals of Internal Medicine 2011; 154(4):260-7.

173. O'Grady NP, Barie PS, Bartlett JG et al. Guidelines for evaluation of new fever in critically ill adult patients: 2008 update from the American College of Critical Care Medicine and the Infectious Diseases Society of America. Critical Care Medicine 2008; 36(4):1330-49.

174. Saper CB, Breder CD. The neurologic basis of fever. The New England Journal of Medicine 1994; 330(26):1880-6.

175. Kluger MJ, Kozak W, Conn CA, Leon LR, Soszynski D. The adaptive value of fever. Infectious Disease Clinics of North America 1996; 10(1):1-20.

176. Peres Bota D, Lopes Ferreira F, Melot C, Vincent JL. Body temperature alterations in the critically ill. Intensive Care Medicine 2004; 30(5):811-6.

177. Commichau C, Scarmeas N, Mayer SA. Risk factors for fever in the neurologic intensive care unit. Neurology 2003; 60(5): 837-41.

SEÇÃO XIV

Sinais, Sintomas e Síndromes

CAPÍTULO 70

Abdome Agudo

Paulo Roberto Ott Fontes • *Uirá Fernandes Teixeira*

INTRODUÇÃO

O abdome agudo (AA) é uma síndrome clínica caracterizada por dor abdominal, que se apresenta de modo súbito ou progressivo, exigindo diagnóstico e tratamento imediatos por assistência médica especializada.[1] Manifesta-se por meio de um espectro de sinais e sintomas, muitas vezes inespecíficos, sejam esses locais ou sistêmicos, o que pode ocasionar atraso na terapêutica adequada.[2]

A dor abdominal representa de 5% a 10% das consultas em serviços de emergência.[3] Apesar da disponibilidade atual de métodos diagnósticos sofisticados, a dor abdominal inespecífica ainda está presente em grande parcela dos pacientes atendidos e liberados das emergências hospitalares.[4] Continua representando um desafio para cirurgiões e médicos emergencistas, já que, na maioria dos casos, o diagnóstico diferencial é vasto, variando de condições benignas a situações graves, que ameaçam a vida.

ETIOLOGIA

A elaboração diagnóstica deve ser ordenada e ampla. Uma anamnese cuidadosa, aliada a um exame físico bem feito, sugere o diagnóstico na grande maioria dos pacientes,[5] ajudando ainda a selecionar os exames complementares necessários para melhor definição do caso. É preciso decidir, em tempo hábil, quais pacientes precisarão de internação hospitalar e quais poderão ser liberados com segurança e, principalmente, definir quem irá necessitar de intervenção cirúrgica.[6] Consequentemente, a avaliação precoce, por um cirurgião experiente, representa um ponto fundamental no manejo de pacientes com AA.

O diagnóstico diferencial dos pacientes com abdome agudo é extenso, englobando inúmeros sistemas orgânicos. Habitualmente é classificado em quatro grandes grupos: inflamatório (com ou sem componente de perfuração de víscera), obstrutivo, hemorrágico e isquêmico, os quais não são fixos, podendo uma síndrome clínica apresentar caraterísticas de um ou outro grupo. As causas principais de AA estão listadas no Quadro 70.1.

É importante salientar que muitos distúrbios externos ao trato gastrointestinal simulam o abdome agudo, podendo confundir o diagnóstico etiológico e culminar em retardos na terapêutica adequada (Quadro 70.2).[6]

ACHADOS CLÍNICOS

Em virtude da complexa rede sensorial que inerva a cavidade abdominal, a localização exata da dor torna-se, muitas

---

Quadro 70.1 Principais causas de abdome agudo

Inflamatório: apendicite aguda, colecistite/colangite aguda, diverticulite, abscessos abdominais, pancreatite aguda, doença inflamatória intestinal, hepatite aguda, gastroenterite aguda, doença inflamatória pélvica, peritonites

Perfurativo: úlcera péptica, ruptura de esôfago, neoplasias gastrointestinais, perfuração dos cólons, parasitas intestinais

Hemorrágico: gravidez ectópica, ruptura de aneurismas abdominais, cistos hemorrágicos de ovário, ruptura espontânea de fígado/baço, trauma

Obstrutivo: neoplasias gastrointestinais, hérnias, aderências pós-cirúrgicas, doenças inflamatórias intestinais, parasitas intestinais, íleo biliar, volvo, corpos estranhos, intussuscepção intestinal, fecaloma

Isquêmico: colite isquêmica, isquemia mesentérica, infarto esplênico, torção de cisto ovariano

---

Quadro 70.2 Causas que simulam abdome agudo

Infarto do miocárdio	Leucemia aguda
Pericardite aguda	Herpes zoster
Pneumonia de lobo inferior	Cetoacidose diabética
Pneumotórax	Porfiria
Infarto pulmonar	Intoxicação por chumbo
Embolia pulmonar	Endometriose
Crise falcêmica	Nefrolitíase

---

vezes, difícil. Emergem, basicamente, dois padrões, representados pela dor visceral e a parietal. A primeira exibe modelo mais vago, visto que é desencadeada por estímulos de distensão, isquemia ou inflamação, geralmente sendo referida na linha média. A dor parietal é de localização mais precisa, sendo consequência da irritação do peritônio parietal.[7]

O conhecimento da anatomia topográfica é, por isso, ponto fundamental para o profissional que presta atendimento a esse perfil de paciente. À medida que a dor se torna típica, os órgãos regionais habitualmente representam as causas principais de AA daquele sítio específico. Por exemplo, dor em hipocôndrio direito faz pensar primeiramente em causas hepatobiliares, gastroduodenais ou de cólon direito.

O entendimento das vias de inervação abdominal, todavia, jamais deve ser esquecido. Dessa maneira, é importante lembrar que nervos aferentes viscerais podem produzir dor referida em sítios topográficos diferentes do órgão acometido. O caso típico é a apendicite aguda, que inicialmente provoca dor periumbilical, em decorrência da ativação nervosa aferente que acompanha a artéria mesentérica superior.[7]

A avaliação inicia-se com uma história clínica bem feita. A dor abdominal deve ser investigada em relação à sua forma de aparecimento (súbita ou insidiosa), intensidade, localização, duração, periodicidade (constante ou intermitente), irradiação, fatores de acalmia ou piora e sinais e sintomas associados.

Uma anamnese cuidadosa pode levar à descoberta de cirurgias prévias, quadros semelhantes anteriores, uso de medicações e comorbidades. Além disso, cabe lembrar que algumas patologias são mais frequentes em determinados sexo e faixa etária, e também em certas ocupações profissionais e regiões geográficas.

Em seguida, passa-se para inspeção, ausculta, percussão e palpação abdominal. Cada um desses itens apresenta uma pista importante para a elucidação diagnóstica e jamais deverá ser menosprezado. Serão comentados adiante no contexto dos variados quadros clínicos.

Causas inflamatórias mais comuns

A causa mais comum de AA inflamatório cirúrgico é a apendicite aguda.[8] A dor abdominal, inicialmente periumbilical ou epigástrica, migra para a fossa ilíaca direita (FID), à medida que o peritônio parietal é acometido. Habitualmente precede a anorexia, sendo este um sintoma muito comum. Além disso, associa-se, muitas vezes, a náuseas e vômitos e não melhora após a evacuação.[9] A inspeção pode ser normal ou revelar leve distensão abdominal. A ausculta pode ser normal ou evidenciar diminuição ou ausência de ruídos hidroaéreos, em casos de peritonites ou abscessos cavitários. À percussão, constata-se o som timpânico característico em casos de distensão gasosa, a qual pode ser dolorosa em casos de peritonite.

A palpação revela sinais característicos na maioria dos casos. Em uma linha imaginária traçada entre a espinha ilíaca direita e o umbigo, em seu terço lateral, localiza-se o ponto de Mc Burney (Figura 70.1), região de maior intensidade da dor em pacientes com apendicite.[10] Principalmente nesse ponto, uma palpação profunda, seguida de descompressão súbita, poderá causar dor em pacientes com irritação peritoneal, caracterizando o sinal de Blumberg.[11]

Pressão aplicada na fossa ilíaca esquerda (FIE), sobre o trajeto colônico, poderá provocar distensão gasosa do ceco e causar dor em FID, evidência conhecida como sinal de Rovsing.[12] Em pacientes nos quais a localização do apêndice é adjacente ao músculo psoas, uma hiperextensão do quadril direito com o paciente em decúbito lateral esquerdo provocará dor, referida como sinal do psoas positivo.[9] Em decúbito dorsal com o quadril fletido, uma rotação interna do quadril direito também desencadeará dor em alguns pacientes, o que é conhecido como sinal do obturador. Esses dois últimos sinais, em geral, estão presentes em casos de apêndice retrocecal ad-

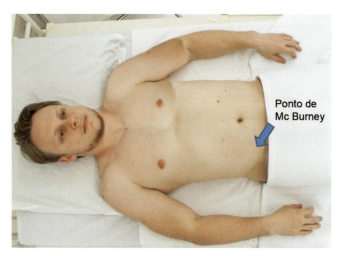

Figura 70.1 Abdome com marcação da linha imaginária entre umbigo e espinha ilíaca direita e marcação do ponto de Mc Burney.

jacente à musculatura pélvica referida.[10] Cabe lembrar ainda do sinal de Lennander (dissociação axilorretal), que representa a diferença entre a temperatura axilar e a retal > 1ºC, significando inflamação pélvica e/ou intra-abdominal.

Estudos revelam que a apresentação típica da apendicite aguda, com dor periumbilical que posteriormente migra para FID, está presente em aproximadamente 66% dos casos.[13] Entretanto, quando esse quadro típico ocorre, a acurácia do diagnóstico clínico tem sido estimada em cerca de 95%,[12] o que ressalta a importância de uma história clínica com exame físico apurado. Alguns autores defendem que a apendicite clássica é um diagnóstico clínico que não exige exame de imagem confirmatório.[10]

Pacientes com colecistite aguda geralmente referem dor em epigástrio ou hipocôndrio direito, associada a náuseas, vômitos e febre. A ausência de dor nesses locais é rara, fato observado em menos de 25% dos pacientes.[14] Episódios anteriores de cólica biliar podem ajudar a elucidar o diagnóstico. Estima-se que 75% dos pacientes que desenvolvem colecistite aguda têm história prévia de cólica biliar.[15] Dor mais intensa, constante, com duração superior a 6 horas, auxilia a diferenciação entre cólica biliar e colecistite aguda, algumas vezes, nesta última, sendo referida em ombro direito em virtude da irritação diafragmática.[14] Em decúbito dorsal, o paciente é solicitado a executar uma inspiração profunda, enquanto o examinador comprime o hipocôndrio direito, provocando dor local e interrupção da inspiração. Representa o sinal de Murphy, presente em aproximadamente 65% dos adultos com colecistite aguda.[16]

Dor de forte intensidade, de início abrupto, em andar superior do abdome, algumas vezes irradiando-se para o dorso, é forte indício de pancreatite aguda, principalmente se o paciente é sabidamente portador de colelitíase ou passou por libação alcoólica, as principais causas de pancreatite aguda, respondendo por mais de 80% dos casos em alguns estudos.[17] A palpação abdominal não é muito característica, mas a inspeção, em casos de pancreatite necro-hemorrágica, poderá revelar equimoses em região periumbilical, em flancos e na base do pênis, representando os sinais de Cullen, Gray-Turner e

Fox, respectivamente. Esses sinais são muito raros, presentes em menos de 3% dos casos,[18] mas refletem casos graves de pancreatite, os quais são responsáveis por taxas de mortalidade que variam de 15% a 20%.[19]

A dor em andar inferior do abdome, habitualmente em FIE, associada à febre, deverá levantar a hipótese de diverticulite colônica, já que o cólon sigmoide representa o segmento colônico mais acometido.[20] O paciente poderá apresentar dor localizada ou mesmo peritonite difusa em casos de perfuração intestinal. Cabe lembrar que a doença diverticular dos cólons aumenta de incidência com a idade, já que divertículos estão presentes em cerca de 66% dos pacientes aos 80 anos de idade.[21]

Perfuração intestinal

O AA causado por perfuração visceral caracteriza-se por dor abdominal súbita e intensa. O paciente acometido, muitas vezes, consegue relatar o momento exato de início da dor.[22] A topografia varia de acordo com o órgão afetado, podendo ser em abdome superior, nos casos de úlceras gastroduodenais, ou inferior, nas perfurações de cólon sigmoide e reto.

A história médica pode evidenciar uso crônico de medicações anti-inflamatórias não esteroides ou mesmo a reconhecida presença de úlceras pépticas. Alterações do hábito intestinal, aliadas à presença de divertículos intestinais, fazem lembrar que a perfuração destes deve fazer parte do diagnóstico diferencial. Alguns pacientes foram submetidos a exames endoscópicos, estando sujeitos a intercorrências relacionadas com os procedimentos.[23] Vale ressaltar que a perfuração intestinal, muitas vezes, representa a manifestação inicial das neoplasias que acometem o trato digestório, e esse diagnóstico deve ser sempre excluído.

A presença de ar livre na cavidade peritoneal, o pneumoperitônio, pode ser constatada à radiografia de tórax.[24] No exame físico abdominal, pode-se constatar perda da macicez hepática à percussão da região do fígado em decorrência do acúmulo de ar naquele local, o que traduz o sinal de Jobert.

Abdome hemorrágico

O extravasamento de sangue na cavidade abdominal pode provocar dor mesmo quando em volumes pequenos. Toda mulher em idade fértil que comparece à emergência queixando-se de dor abdominal deve ser investigada quanto à possibilidade de gravidez, e uma gestação tubária rota deve fazer parte da lista de diagnósticos possíveis.[6] A dor geralmente se localiza em hipogástrio, sendo mais intensa no lado direito ou esquerdo conforme a tuba acometida.

A ruptura de aneurisma abdominal representa caso grave e potencialmente letal, para o qual o diagnóstico deve ser rápido e a terapêutica instituída o mais rápido possível.[2] Em geral, os pacientes manifestam hipotensão, taquicardia, pulsos filiformes e sudorese, conforme o grau de choque. O exame abdominal poderá evidenciar massa pulsátil à palpação com sopros audíveis à ausculta da região acometida.[25]

Todo paciente vítima de trauma, seja este contuso ou penetrante, deve passar por cuidadoso exame abdominal. A própria cinemática do trauma fornece indícios para possíveis lesões. A inspeção do abdome pode evidenciar equimoses ou soluções de continuidade na pele. A palpação pode mostrar crepitação das últimas costelas, podendo representar fratura e sugerir lesões em fígado e/ou baço.[26] Cabe salientar que a trajetória dos projéteis de arma de fogo é variável, não sendo possível excluir lesões orgânicas apenas pela avaliação de orifícios de entrada e saída na pele.[26]

Obstrução intestinal

O paciente com AA obstrutivo inicialmente apresenta dor abdominal intermitente, tipo cólica, representada pelo peristaltismo intestinal na tentativa de vencer o local da obstrução. Nas obstruções altas, de estômago e intestino delgado, náuseas e vômitos costumam ser mais precoces, diferentemente das obstruções de cólon e reto. Nestas últimas, a interrupção da eliminação de gases e fezes, além da distensão abdominal, é sintoma mais marcante.[27]

A história pode revelar episódios prévios de cólica biliar ou colecistite recente, com possibilidade de migração de cálculo para o intestino delgado e sua impactação no íleo terminal, o conhecido íleo biliar.[28] Além disso, práticas sexuais pouco usuais podem sugerir a presença de corpos estranhos empalados. Mais uma vez, não se deve subestimar a história clínica, lembrando que alguns sintomas têm elevado valor preditivo positivo para o diagnóstico, como a presença de constipação intestinal no espectro da obstrução intestinal.[6]

A inspeção do abdome pode, muitas vezes, sugerir ou firmar o diagnóstico. A presença de cicatrizes pode levantar a hipótese de aderências (ou bridas), causa mais comum de obstruções do intestino delgado, respondendo por 75% dos casos[29] (Figura 70.2). Hérnias encarceradas também podem ser constatadas, sendo representadas por abaulamentos visíveis na parede abdominal ou região inguinal/crural.[2] Estas são a segunda causa mais comum de obstrução do intestino delgado, presentes em cerca de 25% das vezes[30] (Figura 70.3). Convém lembrar que abaulamentos na região umbilical, endurecidos, também podem representar implantes neoplásicos de tumores gastrointestinais (sinal da Irmã Maria José).[31] De fato, a neoplasia de cólon é a causa mais comum de obstrução do intestino grosso.[32] Além disso, a distensão abdominal e, algumas

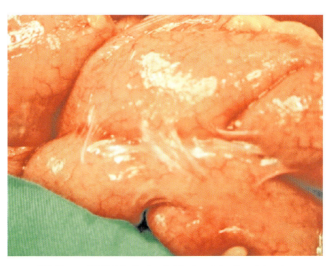

▼ Figura 70.2 Aderências (bridas) no intestino delgado.

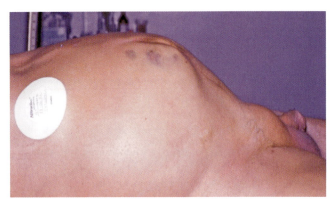

Figura 70.3 Obstrução intestinal causada por hérnia inguinal encarcerada à direita.

vezes, o peristaltismo visível aumentam a probabilidade de se estar diante de um AA obstrutivo.[33]

Na ausculta, pode-se constatar, em casos iniciais, aumento dos ruídos hidroaéreos, algumas vezes referidos por "timbres metálicos", representando a tentativa de vencer a obstrução. Com a evolução do quadro os ruídos tendem a diminuir ou mesmo desaparecer.[34]

A percussão, em casos de distensão gasosa, irá revelar o som timpânico característico. À palpação, podem ser evidenciadas massas abdominais e presença de ascite. A crepitação, percebida à compressão de uma massa abdominal quando se reduz a pressão, pode sugerir tratar-se de fecaloma, o conhecido sinal de Gersuny. A pesquisa de hérnias (inclusive incisionais) e o toque retal podem identificar lesões neoplásicas e a presença ou não de fezes e/ou sangramentos, além de corpos estranhos em casos de empalamento.[6]

Abdome isquêmico

O diagnóstico do AA isquêmico talvez seja o mais difícil. Representa situações graves, cujo atraso pode levar a quadros irreversíveis. Entretanto, manifesta-se com sinais e sintomas muitas vezes vagos, sem achados característicos ao exame físico.[35] É necessário, assim, que o médico pense sempre nessa possibilidade.

Nos casos de isquemia mesentérica, a anamnese pode revelar tratar-se de pacientes hipertensos, dislipidêmicos, diabéticos ou portadores de doença aterosclerótica, alguns com arritmias cardíacas, como fibrilação atrial, possível fonte de êmbolos para a circulação mesentérica.[35] Pode haver dor abdominal crônica pós-alimentar, o que pode representar angina mesentérica, sugerindo algum grau de obstrução vascular prévia.[10]

O exame físico, na fase inicial, apresenta uma dissociação com a queixa de dor abdominal, ou seja, os pacientes queixam-se de dor abdominal, em geral periumbilical, de forte intensidade, com pouca repercussão no exame do abdome.[36] Com o progredir do quadro, pode advir necrose ou mesmo perfuração intestinal, com acentuação da dor abdominal e presença de peritonite[10] (Figura 70.4).

É preciso ter em mente que pacientes graves, geralmente acompanhados em unidades de terapia intensiva, fazendo uso de doses elevadas de vasopressor, podem apresentar isquemia

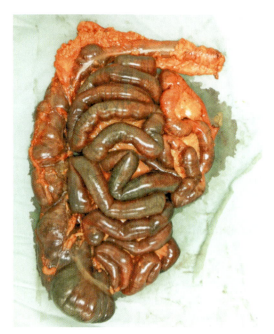

Figura 70.4 Necrose de intestino delgado, cólon direito e segmento de transverso por embolia da artéria mesentérica superior.

mesentérica não orgânica, representada por baixa perfusão intestinal em decorrência do baixo fluxo sanguíneo na circulação esplâncnica, sem doença primária dos vasos mesentéricos. Deve ser lembrado que, mesmo na ausência de necrose e/ou perfuração, esses pacientes geralmente evoluem para um quadro séptico em vista da translocação bacteriana que ocorre no intestino mal-perfundido.

CONSIDERAÇÕES FINAIS

O ato de ouvir o paciente, dando o devido valor a suas queixas, sua história clínica e seus sintomas, é fator relevante para o diagnóstico. O médico deve atuar como um investigador, buscando as informações necessárias para alcançar um desfecho satisfatório, sem menosprezar o exame físico e os sinais que o paciente possa apresentar. Em tempos de aprimoramento tecnológico, os exames outrora complementares tornaram-se indevidamente primordiais, onerando o sistema de saúde e preterindo as etapas básicas do raciocínio diagnóstico.

É preciso que o médico resgate os princípios básicos de uma boa prática e que uma boa anamnese e um exame físico bem feito sejam os alicerces para se exercer a medicina com maestria e segurança. Acreditamos ser esse o contexto no qual se deva inserir o ensino da semiologia abdominal.

Referências

1. Feres O, Parra RS. Abdômen agudo. Medicina (Ribeirão Preto) 2008; 41(4):410-6.
2. Durai R, Hoque H, Ng P. The acute abdomen – commonly missed and mis-diagnosed conditions: review. WebmedCentral Surgery 2010; 1(10):WMC001036.
3. Kamin RA, Nowicki TA, Courtney DS, Powers RD. Pearls and pitfalls in the emergency department evaluation of abdominal pain. Emerg Med Clin North Am 2003; 21(1):61-72.

4. Brewer BJ, Golden GT, Hitch DC et al. Abdominal pain. An analysis of 1,000 consecutive cases in a university hospital emergency room. Am J Surg 1967; 131:219-23.
5. Silen W. Pitfalls to avoid when evaluating severe abdominal pain. J Crit Illness 1992; 7(5):685-9.
6. Cartwright SL, Knudson MP. Evaluation of acute abdominal pain in adults. Am Fam Physician 2008; 77(7):971-8.
7. Owings MF, Kozak LJ. Ambulatory and inpatient procedures in the United States, 1996. Vital and Health Statistics, series 13. National Health Survey 1998; 139:26.
8. Irvin TT. Abdominal pain: a surgical audit of 1190 emergency admissions. Br J Surg 1989; 76:1121-5.
9. Wagner JM, McKinney WP, Carpenter JL. Does this patient have appendicitis? JAMA 1996; 276(19):1589-94.
10. Flasar MH, Goldberg E. Acute abdominal pain. Med Clin N Am 2006; 90:481-503.
11. Mcgee S. Evidence-based physical diagnosis. 3. ed. Philadelphia (PA): Elsevier Saunders, 2012.
12. Graffeo CS, Counselman FL. Appendicitis. Emerg Med Clin North Am 1996; 14(4):653-71.
13. Paulson EK, Kalady MF, Pappas TN. Suspected appendicitis. N Engl J Med 2003; 348(3):236-42.
14. Trowbridge RL, Rutkowski NK, Shojania KG. Does this patient have acute cholecystitis? JAMA 2003; 289(1):80-6.
15. Raine PA, Gunn AA. Acute cholecystitis. Br J Surg 1975; 62(9):697-700.
16. Adedeji OA, McAdam WA. Murphy's sign, acute cholecystitis and elderly people. J R Coll Surg Edinb 1996; 41(2):88-9.
17. Kadakia SC. Biliary tract emergencies. Med Clin North Am 1993; 77(5):1015-36.
18. Dickson AP, Imrie CW. The incidence and prognosis of body wall ecchymosis in acute pancreatitis. Surg Gynecol Obstet 1984; 159:343-7.
19. Banks PA. Practice guidelines in acute pancreatitis. Am J Gastroenterol 1997; 92(3):377-86.
20. Staniland JR, Ditchburn J, De Dombal FT. Clinical presentation of acute abdomen: study of 600 patients. Br Med J 1972; 3:393-8.
21. Freeman SR, McNally PR. Diverticulitis. Med Clin North Am 1993; 77(5):1149-67.
22. Al-Musawi D, Thompson J. The important signs in acute abdominal pain. Practitioner 2000; 244:312-4, 316-8, 320.
23. Damone LJ, Rantis PC, Vernava A et al. Colonoscopic perforations: Etiology, diagnosis, and management. Dis Colon Rectum 1996; 39:1308-14.
24. Murtagh J. Acute abdominal pain: a diagnostic approach. Aus Fam Physician 1994; 23:358-61, 364-74.
25. Moll FL, Powell JT, Fraedrich G et al. Management of abdominal aortic aneurysms: clinical practice guidelines of the European Society for Vascular Surgery. Eur J Vasc Endovasc Surg 2011; 41:1-58.
26. Isenhour JL, Marx J. Advances in abdominal trauma. Emerg Med Clin N Am 2007; 25:713-33.
27. Jackson PG, Raiji M. Evaluation and management of intestinal obstruction. Am Fam Physician 2011; 83(2):159-65.
28. Zaliekas J, Munson L. Complications of gallstones: the Mirizzi syndrome, gallstone ileus, gallstone pancreatitis, complications of "lost" gallstones. Surg Clin North Am 2008; 88:1345-68.
29. Bizer LS, Liebling RW, Delany HM et al. Small bowel obstruction: the role of nonoperative treatment in simple intestinal obstruction and predictive criteria for strangulation obstruction. Surgery 1981; 89(4):407-13.
30. Mucha P Jr. Small intestinal obstruction. Surg Clin North Am 1987; 67(3):597-620.
31. Powell FC, Cooper AJ, Massa MC et al. Sister Mary Joseph's nodule: a clinical and histologic study. J Am Acad Dermatol 1984; 10:610-5.
32. Kahi CJ, Rex DR. Bowel obstruction and pseudo-obstruction. Gastroenterol Clin North Am 2003; 32(4):1229-47.
33. Böhner H, Yang Z, Franke C et al. Simple data from history and physical examination help to exclude bowel obstruction and to avoid radiographic studies in patients with acute abdominal pain. Eur J Surg 1998; 164:777-84.
34. Karnath B, Mileski W. Acute abdominal pain. Hospital Physician 2002; 38(11):45-50.
35. Ravipati M, Katragadda S, Go B, Zarling E. Acute mesenteric ischemia: a diagnostic challenge in clinical practice. Practical Gastro 2011; 8:35-43.
36. Sanson TG, O'Keefe KP. Evaluation of abdominal pain in the elderly. Emerg Med Clin North Am 1996; 14:615-27.

CAPÍTULO 71

Acromegalia

Fabíola Costenaro • *Carolina Garcia Soares Leães* • *Miriam da Costa Oliveira*

INTRODUÇÃO

A acromegalia foi descrita inicialmente em 1886, por Pierre Marie. O termo acromegalia é derivado das palavras gregas *akro,* que significa extremidade, e *megas,* grande.[1] Trata-se de doença rara, decorrente do excesso de hormônio do crescimento (GH, do inglês *growth hormone*)) e do consequente excesso de produção de fator de crescimento semelhante à insulina (IGF-1) pelo fígado. A média de idade ao diagnóstico é de 40 a 45 anos, com distribuição semelhante entre os sexos,[1] embora casos de acromegalia familiar costumem ocorrer em idades mais precoces. Apresenta incidência de três a quatro casos e prevalência de 40 a 70 casos por milhão de habitantes.[2] Essas estimativas podem ser subestimadas devido à progressão lenta da doença, resultando em atraso de 10 a 12 anos entre o início das manifestações clínicas e o diagnóstico.[3] A mortalidade de pacientes com acromegalia ativa é 1,7 vez maior que a da população geral, podendo ser reduzida com o controle da doença.[4]

ACHADOS CLÍNICOS

Em mais de 95% dos casos, a acromegalia é decorrente de tumor hipofisário secretor de GH, o somatotropinoma (Quadro 71.1). Em torno de 75% dos casos, o somatotropinoma tem > 1cm, ou seja, trata-se de um macroadenoma, e, dessa maneira, pode causar sintomas de lesão ocupadora de espaço, como cefaleia (60% dos casos), defeitos de campo visual (10% dos casos), especialmente hemianopsia bitemporal, ou paralisia de pares cranianos. Em especial, a cefaleia costuma ser intensa na acromegalia, e outros fatores, além do efeito mecânico intracraniano, podem estar envolvidos.[3]

Muitos dos efeitos da acromegalia decorrem do excesso de produção de IGF-1. O impacto somático desse excesso é manifestado pelo crescimento excessivo de uma série de tecidos, como cartilaginoso, ósseo, conjuntivo, epiderme e mucosas. Até a adolescência o GH estimula o crescimento longitudinal; dessa maneira, quando a hipersecreção de GH ocorre antes do fechamento da cartilagem de crescimento, resulta em alta estatura excessiva: o gigantismo.[1,3]

Os efeitos metabólicos do GH englobam o antagonismo à insulina, o estímulo à síntese proteica e a interferência na lipogênese/lipólise.[3,6] O IGF-1 estimula especialmente a síntese proteica e a proliferação celular.[1,6]

Como as alterações clínicas ocorrem de maneira lenta e gradual, geralmente o paciente ou seus familiares não percebem as mudanças físicas. A suspeita da acromegalia muitas vezes ocorre em consultas com clínicos gerais, cardiologistas, dermatologistas, ortopedistas ou dentistas, quando os pacientes procuram atendimento por outras manifestações clínicas, não necessariamente relacionadas com a doença.

Uma ferramenta interessante para o diagnóstico consiste em solicitar que o paciente traga uma fotografia antiga para avaliar se houve mudanças físicas ao longo do tempo.

O Quadro 71.2 e a Figura 71.1 demonstram as manifestações clínicas da acromegalia.

A presença de *skin tags* (papiloma cutâneo – Figura 71.2) remete ao diagnóstico de polipose colônica, sendo necessária a realização de colonoscopia para avaliação. Outro importante motivo para realização de colonoscopia ao diagnóstico é a possível associação de acromegalia com risco aumentado de câncer de cólon.[7]

Aproximadamente 40% dos pacientes acromegálicos são hipertensos, e seu diagnóstico precoce é importante para auxiliar a prevenção da miocardiopatia acromegálica.[7]

Quadro 71.1 Etiologia	
Produção hipofisária de GH (98%)	**Produção excessiva de GHRH (< 1%)**
Adenoma hipofisário (95%)	**Central**
Densamente granulado (30%)	Tumor hipotalâmico
Esparsamente granulado (30%)	(hamartoma,
Células produtoras de GH	ganglioneuroma, coristoma)
e PRL (25%)	
Células	**Periférico**
mamossomatotróficas (10%)	Carcinoide brônquico
Células pluri-hormonais*	Tumores pancreáticos
Stem-cells acidófilas*	Carcinoma pulmonar de
	pequenas células
	Adenoma de suprarrenal
Carcinoma hipofisário*	Carcinoma medular de tireoide
	Feocromocitoma
Tumor ectópico*	
Seio esfenoidal	
Seio parafaríngeo	**Produção ectópica de GH**
	(< 1%)
Síndromes familiares*	Tumores de ilhotas
Neoplasia endócrina múltipla	pancreáticas
tipo 1	
Síndrome de McCune-Albright	
Síndrome de Carney	
Acromegalia familiar (FIPA)	

*< 1%.

GH: hormônio do crescimento; PRL: prolactina; FIPA: adenoma hipofisário familiar isolado; GHRH: hormônio liberador do hormônio do crescimento.
Adaptado da referência 5.

Quadro 71.2 Manifestações clínicas da acromegalia

Efeitos locais do tumor
- Defeito de campo visual
- Alteração em nervos cranianos
- Cefaleia

Efeitos sistêmicos
- Crescimento excessivo de extremidades e de partes moles

Sistema musculoesquelético
- Gigantismo
- Hipertrofia dos ossos da face
- Prognatismo
- Má oclusão mandibular
- Artralgias e artrites
- Síndrome do túnel do carpo
- Acroparestesias
- Miopatia proximal

Sistema gastrointestinal
- Pólipos colônicos

Pele
- Hiperidrose
- Pele oleosa
- *Skin tags*

Sistema cardiovascular
- Hipertrofia ventricular esquerda
- Hipertrofia septal assimétrica
- Miocardiopatia
- Hipertensão
- Insuficiência cardíaca

Visceromegalia
- Língua
- Tireoide
- Glândulas salivares
- Fígado
- Baço
- Rim
- Próstata

Sistema respiratório
- Distúrbios do sono
- Apneia do sono
- Narcolepsia

Alterações endócrinas e metabólicas
- Irregularidades menstruais
- Galactorreia
- ↓ da libido, impotência, ↓ de SHBG
- Neoplasia endócrina múltipla tipo 1
- Intolerância à glicose/DM
- Hipertrigliceridemia
- Hipercalciúria
- ↑ 1,25-(OH) D_3
- Hiporreninemia
- ↑ da aldosterona
- ↓ de TBG

Skin tags: papiloma cutâneo; SHBG: globulina carreadora de esteroides sexuais; DM: *diabetes mellitus*; 1,25-(OH) vitamina D_3: calcitriol; TBG: globulina carreadora de tiroxina.
Fonte: adaptado das referências 1 e 5.

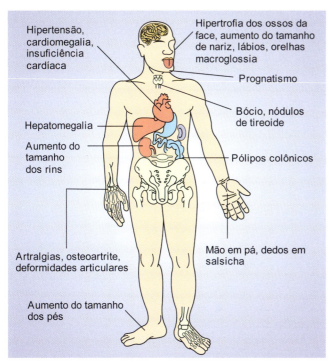

Figura 71.1 Sinais e sintomas de acromegalia.

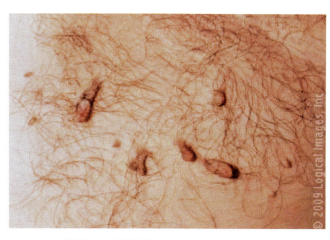

Figura 71.2 *Skin tags* em região torácica.

É importante uma anamnese sobre a qualidade do sono, tendo em vista a alta prevalência de apneia do sono (em torno de 70%) associada à acromegalia, em grande parte devido às mudanças morfológicas da via respiratória alta.[1,7]

O hipogonadismo também deve ser avaliado nos pacientes acromegálicos, e está presente em 50% dos casos,[7] manifestando-se clinicamente por diminuição dos pelos corporais, ginecomastia e diminuição da potência sexual e da libido. Pode ser decorrente do hipogonadismo central ou da cossecreção de prolactina pelo somatotropinoma.

Em geral, os pacientes referem aumento do número dos sapatos e do chapéu e a necessidade de aumentar o tamanho do anel ou da aliança. O aumento da circunferência falângica pode ser mensurado objetivamente com o uso do aneleiro (Figura 71.3), e o controle da doença costuma levar à redução do diâmetro dos dedos.[7]

As manifestações musculoesqueléticas da acromegalia ocasionam importante morbidade, deformidade e piora da qualidade de vida do paciente. Os sintomas articulares são frequentes nos acromegálicos, chegando a afetar 70% dos pacientes no momento do diagnóstico e sendo debilitante em 30% dos casos.[8,9] Entre as afecções musculoesqueléticas,

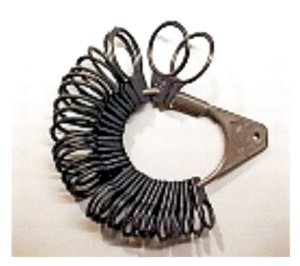

Figura 71.3 Aneleiro.

as mais prevalentes são artropatia, síndrome do túnel do carpo, miopatia proximal e fibromialgia. A artropatia na acromegalia pode afetar tanto o esqueleto axial como as articulações periféricas e pode ser uma das manifestações mais precoces da doença. As articulações mais frequentemente envolvidas são as da coluna, ombros, joelhos, mãos e tornozelos. Precocemente, os níveis elevados de GH/IGF-1 estimulam a hiperfunção e a proliferação dos condrócitos com depósito de matriz cartilaginosa e aumento inicial do espaço articular, além de crescimento excessivo das estruturas periarticulares, como o tecido conjuntivo. Com a progressão da doença surgem pequenas fissuras na superfície da cartilagem, o que ocasiona regeneração fibrocartilaginosa, tornando-a calcificada e dando origem a osteófitos. O tratamento da acromegalia pode reverter o dano articular apenas nas fases iniciais da artropatia.[8] As mudanças radiológicas das articulações periféricas são encontradas em 50% dos pacientes. Entretanto, não há correlação entre a presença de anormalidades radiológicas e as manifestações clínicas da artropatia acromegálica, exceto quando o dano articular for muito intenso, secundário à acromegalia não controlada de longa data (Quadro 71.3).[10]

Quadro 71.3 Alterações radiológicas da acromegalia
Aumento do diâmetro do espaço articular: fase inicial
Redução do diâmetro do espaço articular: fase tardia
Tofos nas falanges distais
Osteofitose
Cistos subcondrais
Aumento do corpo vertebral
Hipertrofia de tecidos moles periarticulares

Fonte: adaptado da referência 7.

DIAGNÓSTICO DIFERENCIAL

Resistência insulínica grave, paquidermoperiostose, síndrome de Aschers, síndrome de neuromas múltiplos, uso de medicamentos (fenitoína, minoxidil), hipotireoidismo e aparência facial acromegaloide constituem a lista de situações que fazem parte do diagnóstico diferencial.[11]

Referências

1. Melmed S, Kleinberg D. Pituitary masses and tumors. In: Melmed S, Polomsky KS, Larson PR, Kronenberg MH (eds.) Williams textbook of endocrinology. Philadelphia: Elsevier, 2011:262-76.
2. Holdaway IM, Rajasoorya C. Epidemiology of acromegaly. Pituitary 1999; 2:29-41.
3. Melmed S. Acromegaly. In: DeGroot LJ, Jameson LJ (eds.) Endocrinology. Philadelphia: Saunders, 2006:411-28.
4. Holdaway IM, Bolland MJ, Gamble GD. A meta-analysis of the effect of lowering serum levels of GH and IGF-I on mortality in acromegaly. Eur J Endocrinol 2008; 159(2):89-95.
5. Melmed S. Medical progress acromegaly. N Engl J Med 2006; 355(24):2558-73.
6. Moller N, Jorgensen JO. Effects of growth hormone on glucose, lipid, and protein metabolism in human subjects. Endocr Rev 2009; 30(2):152-77.
7. Melmed S, Casanueva FF, Klibanski A et al. A consensus on the diagnosis and treatment of acromegaly complications. Pituitary 2013; 16(3):294-302.
8. Killinger Z, Kužma M, Sterančáková L, Payer J. Osteoarticular changes in acromegaly. Int J Endocrinol 2012; 2012:839282.
9. Scarpa R, De Brasi D, Pivonello R et al. Acromegalic axial arthropathy: a clinical case-control study. J Clin Endocrinol Metab 2004; 89(2):598-603.
10. Chipman JJ, Attanasio AF, Birkett MA, Bates PC, Webb S, Lamberts SW. The safety profile of GH replacement therapy in adults. Clin Endocrinol (Oxf) 1997; 46(4):473-81.
11. Ghazi A, Khosla S, Becker K. Acromegaloid facial appearance: case report and literature review. Case Rep Endocrinol 2013; 2013:970306.

CAPÍTULO 72

Anemias

Sérgio Roithmann

INTRODUÇÃO

Anemia não é uma doença. Anemia é uma síndrome clínica. Não tem sentido a sentença: "tratar uma anemia." O que tem sentido é detectar uma anemia, determinar a causa da anemia e então tratar a causa dessa anemia. As manifestações clínicas da anemia tendem a ser semelhantes independentemente de sua causa, mas podem ser obtidas pistas da história e do exame físico para seu diagnóstico diferencial. Uma vez levantada a suspeita de anemia pelo quadro clínico do paciente, o hemograma é o elemento essencial para conduzir ao diagnóstico.

DEFINIÇÃO DE ANEMIA

Anemia consiste na diminuição da massa eritrocitária do indivíduo. Do ponto de vista funcional, caracteriza-se pela diminuição da taxa de hemoglobina e consequente hipoxia tecidual, em razão da baixa capacidade do sangue de transportar oxigênio. Os sinais e sintomas de anemia estão associados, principalmente, às manifestações de hipoxia tecidual e à tentativa de compensação do sistema cardiovascular. Os níveis de hemoglobina (Hb) sérico para definição de anemia variam, mas pode-se, de modo arbitrário, definir anemia em homens como uma taxa de Hb < 13g/dL e, nas mulheres, < 12g/dL.[1] Crianças tendem a apresentar taxas menores de Hb até a puberdade.

ETIOLOGIA

As causas mais comuns de anemia são apresentadas no Quadro 72.1.

ACHADOS CLÍNICOS

A gravidade dos sinais e sintomas de anemia varia muito de paciente para paciente. Para uma mesma taxa de Hb, pode-se ter um paciente assintomático e outro muito sintomático. O tempo de instalação, a reserva cardiovascular e a idade são elementos determinantes para a gravidade dos sintomas em diferentes pacientes. Por exemplo, um paciente que se apresenta com taxa de Hb muito baixa e sem sintomas deve ter uma anemia de instalação muito lenta. Um exemplo típico é a anemia dos pacientes com insuficiência renal crônica.[2]

Os sinais e sintomas de anemia associados a hipoxemia do sistema cardiovascular incluem dispneia aos esforços, taquicar-

Quadro 72.1 Causas de anemia

Mecanismo	Causas mais frequentes
Redução da produção de hemácias ou glóbulos vermelhos	Deficiência de ferro, vitamina B_{12}, folato Doenças da medula: aplasia, mielodisplasia, infiltração neoplásica Supressão da medula: medicamentos, quimioterapia, radiação Deficiência hormonal: hipotireoidismo, hipogonadismo, insuficiência renal crônica Doenças crônicas inflamatórias
Destruição das hemácias ou glóbulos vermelhos	Anemias hemolíticas hereditárias: esferocitose, anemia falciforme, talassemia Anemias hemolíticas adquiridas: doenças autoimunes, malária, púrpura trombocitopênica trombótica, síndrome hemolítico-urêmica, medicamentos, infecções
Perda de sangue	Sangramento: trauma, melena, hematêmese, metrorragia Sangramento oculto: úlcera péptica, neoplasias do trato gastrointestinal Sangramento induzido: testes diagnósticos, hemodiálise, doação excessiva de sangue

dia, palpitações e em casos mais graves, ou em pacientes previamente cardiopatas, sintomas de insuficiência cardíaca franca ou angina de peito. O estado de hipercinese circulatória pode produzir um sopro de ejeção anorgânico.

Sintomas de hipoxemia do sistema nervoso central podem incluir fadiga, depressão, diminuição da capacidade cognitiva, irritabilidade, cefaleia, tonturas, lipotimia, escotomas e insônia.

Fadiga e dores em membros inferiores estão associados a hipoxemia muscular.

A diminuição da hemoglobina circulante e a redistribuição do fluxo sanguíneo podem resultar em palidez de pele, membranas mucosas e conjuntivas. A palidez cutânea pode ser mais bem avaliada pela comparação da coloração da palma da mão e do leito ungueal do paciente com a do examinador. A detecção de palidez da conjuntiva palpebral inferior consiste em comparar a coloração em sua parte anterior com a posterior. Pacientes anêmicos têm a borda anterior tão pálida como o aspecto posterior, enquanto indivíduos normais têm a borda anterior mais vermelha. A acurácia dos achados clínicos para o diagnóstico de anemia é muito variável em função dos diferentes estudos.[3] A palidez conjuntival tem uma razão de verossimilhança [RV]) de 16,7, comparada com a RV da palidez do leito ungueal, que é de 1,7.[4] O achado de palidez em qualquer sítio tem sensibilidade de 22% a 77% e especificidade de 66% a 92%.[3-8] Quando avaliada com critérios definidos, o exame da palidez conjuntival tem boa concordância interobservador.[4] Na prática clínica, o achado de palidez (principalmente conjuntival) acrescenta informação ao processo de decisão diagnóstica e justifica a confirmação de suspeita de anemia pelo hemograma. Por outro lado, a ausência de palidez no exame físico não possibilita a exclusão do diagnóstico de anemia.

A redistribuição do fluxo sanguíneo pode ocasionar sintomas gastrointestinais, como anorexia e náusea.

Os sintomas de anemia são similares independentemente do tipo e da causa da anemia. No entanto, algumas pistas clínicas podem ser sugeridas em função das diferentes causas.

Pacientes com anemia carencial por deficiência de ferro podem apresentar manifestações epiteliais – coiloníquia, estomatite angular, glossite (língua lisa) e alteração do hábito alimentar (pica). Em caso de carência de ferro, devem ser procuradas evidências de sangramento crônico (ginecológico, digestivo).

Pacientes com anemia por deficiência de vitamina B_{12} e folato podem também apresentar manifestações epiteliais (glossite, estomatite angular), enquanto pacientes com deficiência de vitamina B_{12} podem ter manifestações neurológicas por mielopatia.

Quadro 72.2 História do paciente e diagnóstico de anemia

Informação da anamnese	Possível causa da anemia
Idade de início	Doença herdada ou adquirida
Duração da doença (hemogramas prévios)	Doença aguda ou crônica
Terapia prévia (ferro ou vitaminas, transfusões)	Ajuda na correta interpretação dos exames a serem avaliados
Perda crônica de sangue (avaliar história menstrual, sintomas gastrointestinais, cor das fezes)	Anemia ferropênica
Icterícia, urina escura	Anemia hemolítica
História nutricional (consumo de alimentos de origem animal, álcool)	Deficiência de ferro ou vitamina B_{12}
História familiar, origem étnica	Doenças hereditárias, talassemia, anemia falciforme
Doenças subjacentes	Anemia de doença inflamatória crônica, doença hepática, renal, hipotireoidismo

Quadro 72.3 Sinais ao exame físico e diagnóstico de anemia

Sinal ao exame físico	Doença associada
Icterícia	Anemias hemolíticas
Língua lisa	Anemia perniciosa, deficiência grave de ferro
Petéquias	Anemia megaloblástica, aplasia de medula, neoplasias
Úlceras cutâneas	Anemia falciforme
Linfonodomegalias	Doenças virais, leucemias, linfomas
Esplenomegalia	Mononucleose, linfomas, leucemias, hiperesplenismo, mielofibrose
Ascite	Doença hepática
Sinais de mielopatia (distúrbio de marcha, perda de sensibilidade nos membros inferiores)	Anemia perniciosa
Ausência de reflexos tendinosos	Hipotireoidismo

A presença de icterícia em paciente anêmico pode indicar uma síndrome hemolítica.

A etnia do paciente pode aumentar a suspeita de um quadro de talassemia (descendentes de regiões vizinhas ao Mediterrâneo) ou de anemia falciforme (em afrodescendentes).

A presença de doença sistêmica – renal, hepática, endócrina (tireoide) – deve ser procurada.

Os Quadros 72.2 e 72.3 exibem os sinais e sintomas indicativos de origem específica de um quadro de anemia.

Referências

1. WHO, UNICEF, UNU. Iron deficiency anemia: assessment, prevention and control, a guide for programme managers. Geneva, World Health Organization, 2001. Disponível em: http://www.who.int/nutrition/publications/micronutrientes/anaemia_iron_deficiency/WHO_NHD_01.3/en/index.html.
2. Desforges JF. Anemia in uremia. Arch Intern Med 1970; 126(5):808-11.
3. McGee S. Evidence-based physical diagnosis. Philadelphia: Elsevier Saunders, 2012: 74.
4. Sheth T, Choudhry N, Bowes M, Detsky A. The relation of conjunctival pallor to the presence of anemia. J Gen Intern Med 1997; 12:102-6.
5. Gjorup T, Bugge PM, Hendriksen C, Jensen AM. A critical evaluation of the clinical diagnosis of anemia. Am J Epidemiol 1986; 124:657-65.
6. Nardone DA, Roth KM, Mazur DJ, McAfee JH. Usefulness of physical examination in detecting the presence or absence of anemia. Arch Intern Med 1990; 150:201-4.
7. Stoltzfus RJ, Edward-Raj A, Dreyfuss ML et al. Clinical pallor is useful to detect severe anemia in populations where anemia is prevalent and severe. J Nutr 1999; 129:1675-81.
8. Kalantri A, Karambelkar M, Joshi R, Kalantri S, Jajoo U. Accuracy and reliability of pallor for detecting anemia: a hospital-based diagnostic accuracy study. PLoS ONE 2010; 5:1-6.

Alopecias

CAPÍTULO 73

Rodrigo Pereira Duquia • Ana Elisa Kiszewski Bau • Renan Rangel Bonamigo

INTRODUÇÃO

Alopecia significa queda de cabelo, que pode ocorrer na cabeça ou em outras partes do corpo. Sua importância pode ser compreendida no âmbito psicológico, com diminuição da qualidade de vida em situações crônicas e/ou intensas, e no âmbito clínico, pois doenças locais e sistêmicas que ocasionam importante morbidade podem estar relacionadas com a alopecia. As alopecias podem ser divididas em dois grandes grupos, as alopecias cicatriciais e as não cicatriciais.

ETIOLOGIA

O Quadro 73.1 sintetiza a etiologia das alopecias.

ACHADOS CLÍNICOS

Alopecias cicatriciais[1-3]

As alopecias cicatriciais são ocasionadas por doenças que destroem o folículo piloso, levando à formação de tecido cicatricial com consequente queda permanente de cabelo. Essa destruição se deve a um processo inflamatório no folículo piloso, que pode ser constituído de linfócitos, neutrófilos ou ambos (inflamação mista).

As alopecias cicatriciais podem apresentar sintomas locais, como prurido, dor, endurecimento da pele do couro cabeludo e sensação de queimação local. A queda pode ocorrer de maneira abrupta ou gradual. A suspeita clínica de alopecia cicatricial deve resultar em biópsia do couro cabeludo no local em que são identificadas alterações. A suspeita clínica pode ser constituída por enfraquecimento do fio, identificado pela tração capilar, ou por achados na pele, como eritema, dor, prurido ou alteração ao redor do folículo capilar. A histopatologia define o diagnóstico de alopecia cicatricial e costuma auxiliar a identificação da etiologia da alopecia.

São exemplos de alopecias cicatriciais:[2,4,5]

- Líquen plano pilar.
- Lúpus crônico discoide (Figura 73.1).
- Alopecia fibrosante frontal.
- Pseudopelada de Brocq.
- Esclerodermia.
- Foliculite decalvante.

Alopecias não cicatriciais

São as alopecias que resultam de perda capilar não decorrentes da evolução para fibrose dérmica. Os três tipos de alopecias não cicatriciais mais frequentes são a alopecia androgenética (Figura 73.2), a alopecia *areata* (Figura 73.3) e a alopecia por tração (Figura 73.4).

Alopecia mais frequente no país,[6,7] a alopecia androgenética é lenta e progressiva, e inicia após a puberdade. Embora seja considerada fisiológica, pode apresentar implicações psicossociais em alguns indivíduos. O diagnóstico é clínico. Nesse tipo de alopecia, os cabelos se tornam mais finos ("miniaturização" capilar); especificamente nos homens, ocorre maior perda capilar na região frontal e no vértex da cabeça, onde é

Quadro 73.1 Causas de alopecia	
Alopecias não cicatriciais	**Alopecias cicatriciais**
Androgenética	Lúpus crônico discoide
Areata	Líquen plano pilar
Tração	Fibrosante frontal
Sífilis secundária	Pseudopelada de Brocq
Lúpus sistêmico	Esclerodermia
Eflúvio telógeno	Foliculite decalvante

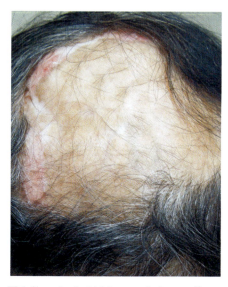

Figura 73.1 Alopecia cicatricial em paciente com lúpus crônico discoide. Observe a área de eritema e a cicatriz na periferia da alopecia.

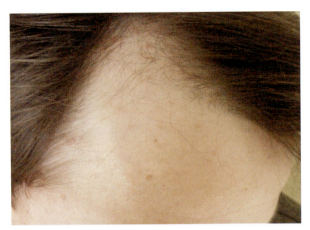

Figura 73.2 Alopecia androgenética. Observe a retração da linha de implantação capilar na região frontotemporal.

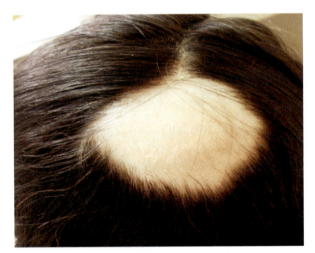

Figura 73.3 Lesão arredondada, bem delimitada, com alguns pelos brancos no centro, típico de alopecia *areata*.

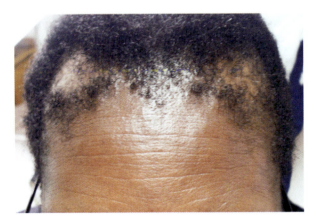

Figura 73.4 Paciente com o hábito de tracionar o cabelo para trás. Esse hábito produz o que chamamos de alopecia por tração.

maior a concentração de receptores andrógenos, que estão entre os principais responsáveis pela alopecia androgenética. Já nas mulheres, a apresentação é diferente. A rarefação capilar é difusa nas regiões frontoparietais, geralmente sem formar áreas importantes de alopecia.

A alopecia *areata* é doença frequente, que acomete em torno de 2% da população.[8,9] Os indivíduos acometidos apresentam áreas localizadas ou generalizadas de alopecia. A queda de cabelo ou pelos ocorre em áreas caracteristicamente redondas ou ovais, sem sinais de inflamação ou atrofia da pele. Mais raramente, a alopecia *areata* pode apresentar um padrão de alopecia difusa. Acomete, principalmente, o couro cabeludo ou a barba, mas pode ocorrer em qualquer região do corpo. A etiologia é desconhecida, mas fatores genéticos, imunológicos e emocionais estão implicados em sua etiopatogenia. Caracteristicamente, os pacientes referem perda de cabelos e pelos em áreas circulares ou ovais de maneira abrupta e centrífuga. A pele no local da queda capilar é lisa e brilhante. O prognóstico é variável, havendo um percentual elevado de pacientes que obtêm repilação total das áreas alopécicas. Durante a repilação, os cabelos são brancos, voltando à cor normal com o passar do tempo. Eventualmente, a alopecia *areata* pode evoluir para alopecia total (perda de todos os pelos do couro cabeludo) e universal (perda completa de pelos em todo tegumento).

A alopecia de tração é uma alopecia não cicatricial muito comum e pode apresentar diversos graus de intensidade.[10,11] Com frequência, é encontrada em negros, por terem o hábito de fazer tranças e tracionar os fios posteriormente. A tração contínua pode enfraquecer a raiz dos pelos, ocasionando diminuição de sua densidade nos locais de tração.

Referências

1. Ohyama M. Primary cicatricial alopecia: recent advances in understanding and management. J Dermatol 2012 Jan; 39(1):18-26.
2. Karnik P, Stenn K. Cicatricial Alopecia Symposium 2011: Lipids, inflammation and stem cells. J Invest Dermatol 2012 Jun; 132(6): 1529-31.
3. Somani N, Bergfeld WF. Cicatricial alopecia: classification and histopathology. Dermatologic Therapy 2008 Jul-Aug; 21(4):221-37.
4. Dogra S, Sarangal R. What's new in cicatricial alopecia? Indian J Dermatol, Vener Leprol 2013 Sep-Oct; 79(5):576-90.
5. Filbrandt R, Rufaut N, Jones L, Sinclair R. Primary cicatricial alopecia: diagnosis and treatment. CMAJ Canadian Medical Association Journal = Journal de L'Association Medicale Canadienne 2013 May 27.
6. Amoretti A, Laydner H, Bergfeld W. Androgenetic alopecia and risk of prostate cancer: a systematic review and meta-analysis. Journal of the American Academy of Dermatology 2013 Jun; 68(6):937-43.
7. Kaliyadan F, Nambiar A, Vijayaraghavan S. Androgenetic alopecia: an update. Indian J Dermatol, Venereol Leprol 2013 Sep-Oct; 79(5):613-25.
8. Bujan MM, Bocian M, Cervini AB, Pierini AM. [Alopecia areata]. Archivos argentinos de pediatria. 2013 Oct; 111(5):455-6.
9. Ito T, Shimada S, Mori T, Tokura Y. Alopecia areata possibly induced by autoimmune reaction in a patient with human T-cell lymphotropic virus-1-associated myelopathy. J Dermatol 2013 May; 40(5):399-401.
10. Heath CR, Taylor SC. Alopecia in an ophiasis pattern: traction alopecia versus alopecia areata. Cutis 2012 May; 89(5):213-6.
11. Ahdout J, Mirmirani P. Weft hair extensions causing a distinctive horseshoe pattern of traction alopecia. Journal of the American Academy of Dermatology 2012 Dec; 67(6):e294-5.

CAPÍTULO 74

Artrites e Artropatias

Nilton Brandão da Silva

INTRODUÇÃO

Osteoartrite, também chamada de doença articular degenerativa, refere-se à condição clínica caracterizada pela degeneração da cartilagem articular e da estrutura óssea adjacente, sem etiologia única conhecida, mas decorrente de diversos fatores que interagem, ocasionando graus variados de dano articular. Entre os fatores associados estão idade, obesidade, fatores genéticos, microtraumatismos repetitivos do osso subcondral, alterações do tônus muscular nas articulações por neuropatia e fatores decorrentes das doenças de deposição na matriz cartilaginosa (por exemplo, hematocromatose, ocronose, doença de Wilson, cristais).[1]

As lesões descritas causam danos aos condrócitos e levam a degradação e destruição progressiva da matriz cartilaginosa; como consequência, ocorre perda da elasticidade, ocasionando erosões e perda da cartilagem. Acomete, mais frequentemente, pessoas de meia-idade, principalmente mulheres na pós-menopausa, e caracteriza-se, inicialmente, pelo envolvimento das articulações interfalangianas distais e proximais do carpo atingindo, progressivamente, as articulações dos joelhos, coxofemorais, primeiros metatarsianos e coluna cervical, entre outras.[1,2]

Os sintomas principais variam conforme as articulações envolvidas e a gravidade da doença, predominando dor local, que piora com a atividade e alivia com o repouso, sensação de rigidez articular após períodos de inatividade e sensibilidade moderada nos locais acometidos. Ao exame, pode-se perceber crepitação ao movimentar a articulação, aumento e alargamento da estrutura articular, com ou sem derrame articular, nodulações nas interfalangianas e deformidades com a evolução da doença.

Artrites referem-se às doenças inflamatórias agudas e/ou crônicas, de causas desconhecidas (como nas reumáticas) ou conhecidas (artrites infecciosas e gota),[1,2] que atingem as estruturas articulares e as extra-articulares adjacentes e que podem, também, estar associadas a manifestações sistêmicas da doença inflamatória. Nesse grupo de doenças, podem ser encontradas diferentes entidades clínicas.

A etiologia das artrites reumáticas é desconhecida e não costuma ser atribuída a nenhum fator isolado conhecido; entretanto, a ocorrência de estímulos antigênicos diversos, que interagem com respostas imunes geneticamente estabelecidas do hospedeiro, determina uma sinovite que pode se perpetuar nos processos crônicos ou ser limitada nos agudos. Essas respostas imunes frequentemente se associam aos haploides HLA-A e HLA-B dos complexos de histocompatibilidade, geneticamente codificados.[1-3] A lesão articular na artrite reumatoide, por exemplo, inicia por inflamação da membrana sinovial e progride para uma reação proliferativa (*pannus*), que termina por deformar e destruir a cartilagem e o osso adjacentes. O tipo de resposta imune é importante para determinação do tipo, da intensidade e da cronicidade da lesão. No caso do lúpus eritematoso sistêmico (LES), existe uma doença imunológica crônica com envolvimento multissistêmico de diversos órgãos, por onde circulam complexos imunes e autoanticorpos que causam lesão tecidual e disfunção orgânica sistêmica, além da artrite.

As artrites infecciosas são causadas por patógenos (bactéria, fungo ou vírus) que atingem a articulação por diversas vias: hematogênica, contiguidade com processos infecciosas ou por inoculação (contágio) direta, como por procedimentos cirúrgicos ou traumáticos. As artrites por cristais são decorrentes da deposição de cristais, como os de urato na gota ou de pirofosfato de cálcio nos distúrbios metabólicos, nas articulações e nos tecidos extra-articulares, causando inflamação da membrana sinovial, das cartilagens e dos tecidos moles.

ETIOLOGIA

As causas mais comuns de artrites estão descritas no Quadro 74.1.

ACHADOS CLÍNICOS

Dores articulares e musculares são causas frequentes de consulta médica. A avaliação diagnóstica tem como base fundamental a anamnese detalhada e o exame físico, onde se busca a presença ou não de um componente inflamatório desde o início da avaliação clínica. Como exemplo, no caso das artrites soronegativas, estas podem ser elucidadas somente pelos dados da anamnese e do exame físico. A escolha dos exames complementares precisa ser focada nos elementos da anamnese e do exame físico, evitando o uso indiscriminado de testes laboratoriais, que devem ser realizados unicamente com a intenção de confirmar as hipóteses clínicas mais prováveis. Na presença de artrite inflamatória, o diagnóstico precoce possibilita, também, um tratamento precoce, o que irá favorecer a evolução e os des-

Quadro 74.1 Causas de doença articular		
	Monoarticular	**Poliarticular**
Processos agudos/ explosivos inflamatórios	Artrites sépticas Artrite microcristalina Artrite Espondilopatias	Artrite viral Artrite reumatoide Polimialgia reumática/ arterite de CG Artrite microcristalina Artrite séptica
Processos subagudos/ crônicos	Artrites infecciosas atípicas Artrite de Lyme Espondiloartropatias Artrite reumatoide	Artrite reumatoide Espondiloartropatias Lúpus eritematoso sistêmico Polimialgia reumática/ arterite de CG
Processos não inflamatórios subagudos/ crônicos	Osteoartrites Doença articular degenerativa Tendinites/bursites Trauma/lesão por uso Envolvimento de nervos Articulação de Charcot	Osteoartrites Doença degenerativa articular Tendinites/bursites Descondicionamento Fibromialgia Hipermobilidade

CG: células gigantes.

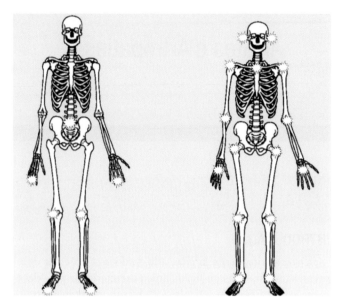

Figura 74.1 Distribuição do acometimento articular.

fechos clínicos. O quadro clínico irá diferir conforme a síndrome clínica correspondente, como será visto mais adiante neste capítulo.

Anamnese

São importantes os dados demográficos do paciente: idade, sexo, etnicidade e história familiar. Deve-se investigar o número e a localização das articulações envolvidas (padrão mono ou poliarticular), o modo de início (aguda, contínua ou progressiva) e as características do envolvimento articular que possibilitem prover indícios da etiologia da artrite. Sintomas que durem mais de 6 semanas são considerados crônicos. Outros elementos da história avaliam se o envolvimento articular foi simultâneo ou não, localizado ou migratório, se há simetria ou assimetria do acometimento articular, se é periférico ou mais axial. A presença de rigidez matinal costuma ser indício de processo inflamatório; rigidez e incapacidade ao final do dia ou após atividade física falam mais a favor de processo degenerativo. A dor lombar insidiosa em paciente com história familiar semelhante sugere a presença de espondiloartropatia.

Sintomas sistêmicos devem ser investigados, como presença de febre, sinais de infecção sistêmica e presença de doenças sistêmicas concomitantes, *diabetes mellitus*, doenças e sintomas digestivos, intestinais, urinários, renais, respiratórios ou evidência de imunossupressão, entre outros.

Exame físico

O exame das articulações consiste em verificar a presença de sinovite (Figura 74.1),[1] a distribuição da dor e dos sinais de artrite, a mobilidade da articulação e deformidades da estrutura articular. No exame da coluna vertebral, testam-se pontos dolorosos, deformidades e alterações do eixo vertebral, a restrição de movimentos da flexão e a extensão anterior e lateral da coluna. Avaliam-se a presença de alterações na pele, como psoríase, eritema nodoso, púrpura, alopecia, lesões discoides, *rash* cutâneo, esclerodermia (rigidez) da pele no rosto e nas mãos, a presença do fenômeno de Raynaud, calcinose, nódulos e tofos subcutâneos, pesquisa de linfadenopatia, alterações, atrofia, contraturas e fraqueza muscular e manifestações de mononeurite, derrame pleural ou pericárdico.

Questões úteis para o raciocínio diagnóstico

Na avaliação clínica

Procura-se estabelecer, inicialmente, a fisiopatologia das artrites/artroses como processos de natureza inflamatória ou não inflamatória. Alguns aspectos podem auxiliar essa diferenciação clínica:

- **Inflamatória:**
  - Apresenta-se com sintomas ou sinais articulares de inflamação articular, como eritema, calor local e sensibilidade aumentada, e edema local, como nas sinovites (Figura 74.2).
  - Rigidez matinal que melhora com a atividade.
  - Sintomas frequentemente espontâneos, com início agudo ou subagudo e associados a manifestações sistêmicas.
- **Não inflamatória:**
  - Presença de deformidades estruturais que pioram ao final do dia e com a atividade.
  - Secundária a traumatismos/lesão ou ao uso excessivo ou repetitivo da articulação afetada.
  - Frequentemente insidiosa e com manifestações sistêmicas limitadas ou infrequentes.

A investigação de processo inflamatório inclui a pesquisa de marcadores de doença inflamatória no soro, sorologias de resposta imune, exame do líquido sinovial e exames de imagem:

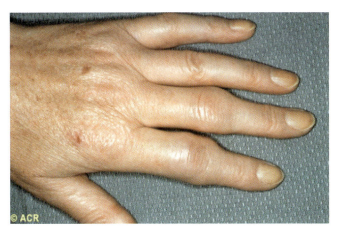

Figura 74.2 Sintomas e sinais de sinovite: artralgias, rigidez articular, fraqueza, perda de função, sensibilidade local, eritema, calor local, edema e movimentação articular limitada.

- **Marcadores de "resposta de fase aguda" anormais:** velocidade de sedimentação globular (VSG); proteína C reativa (PCR), complemento, haptoglobina, ferritina, trombocitose e anemia de doença crônica são exames sensíveis para a presença de doença inflamatória, mas inespecíficos para determinação do diagnóstico sindrômico ou da doença.
- **Sorologias:** podem ou não ser anormais: fator reumatoide (FR), anticorpos anti-CCP, anticorpos antinucleares (FAN) e subsorologias, pesquisa de parvovírus e doença de Lyme.
- **Aspiração do líquido sinovial:** leucócitos > 2.000/mm^3, microbiologia, análise dos cristais.
- **Imagética:** radiografias: osteopenia, erosões, estreitamento do espaço articular; ressonância nuclear magnética (RNM): efusões, sinovite, erosões, edema ósseo; ultrassonografia (US): efusões, sinovite, erosões, cristais/tofos.

Anatomia

Avalia-se a distribuição do acometimento articular (dor e alterações estruturais) mono ou poliarticular em pequenas e grandes articulações.

Na Figura 74.1 são demonstradas as diferenças na distribuição do acometimento articular na osteoartrite degenerativa (OD) à esquerda (acometimento distal e axial) e na artrite reumatoide (AR) à direita (poliarticular, simétrico de pequenas e grandes articulações e mais difuso, causando deformidades).

Critérios do American College of Rheumatology (ACR)[2] e da European League Against Rheumatism (EULAR)[3] de 2010 para a classificação da AR são úteis para identificar e distinguir AR em estágio precoce de pacientes com outras doenças reumáticas.

A classificação atual para definição de AR é baseada na presença de sinovite em pelo menos uma articulação, utilizando um escore de pelo menos 6 pontos entre 10 possíveis em quatro critérios:

1. **Número e localização de articulações envolvidas:**
   - 2 a 10 articulações maiores (ombros, cotovelos, quadril, joelhos, tornozelos) = 1 ponto;
   - 1 a 3 articulações menores (metacarpofalangianas e metatarsofalangianas proximais, polegar e punhos) = 2 pontos;
   - 4 a 10 articulações menores = 3 pontos;
   - mais de 10 articulações (incluindo pelo menos 1 menor) = 5 pontos.
2. **Sorologias anormais (FR ou anti-CCP):**
   - positivo baixo (acima do limite normal) = 2 pontos.
   - positivo elevado (> 3 vezes o normal) = 3 pontos.
3. **Marcadores de fase aguda (VSG, PCR) acima do normal** = 1 ponto.
4. **Duração dos sintomas ≥ 6 semanas** = 1 ponto.

Além desses critérios, a presença de erosões em exame de imagem pode ser adicionada como característica.

Avaliação da cronologia

Deve-se avaliar se a doença é aguda/explosiva (se desenvolve em horas ou dias), subaguda (semanas) ou crônica/insidiosa (em mais de 6 semanas, meses ou anos).

Testes reumatológicos utilizados na investigação das doenças articulares

- **Proteína C reativa:** teste barato e útil para diferenciar doenças inflamatórias de não inflamatórias. Marcador de fase aguda produzido pelo fígado, tem sua síntese derivada pela interleucina 6 (IL-6). É um indicador não específico de inflamação sistêmica, embora mais específico do que a VSG. Está elevada em múltiplas síndromes reumáticas: AR, espondiloartropatias, polimialgia reumática, arterite de células gigantes, vasculites e doença cristalina. Por outro lado, está também elevada em muitas outras situações não reumáticas, como doenças infecciosas, malignidades, obesidade abdominal, sendo indicador de risco cardíaco.
- **Fator reumatoide (FR):** na AR, 60% a 70% dos pacientes são soropositivos por ocasião do diagnóstico, 5% a 10% terão soroconversão em algum momento da evolução e os outros 25% permanecerão soronegativos. O FR está associado a uma artrite reumatoide mais agressiva e à presença de doença extra-articular. Os títulos do FR não indicam a tendência de atividade da doença.

  FR falso-positivos podem estar presentes em outras doenças do tecido conjuntivo, como síndrome de Sjögren, LES, e também em infecção por vírus da hepatite C, infecção crônica com crioglogulinemia, endocardite bacteriana subaguda, osteomielites, malignidade e doenças linfoproliferativas, eventualmente em idosos.
- **Anticorpos anti-CCP (antipeptídeos proteicos citrulinados) e AR:** têm sensibilidade semelhante à do FR na AR, mas com especificidade aumentada; tem alto valor preditivo positivo para o desenvolvimento de AR em pacientes com artrite indiferenciada precoce. O papel patogênico do anticorpo é controverso.

- **Anticorpos antinucleares (FAN):** apresentam subespécies que são detectadas diferentemente em várias doenças reumáticas:
  - Anti-DNA é específico para o LES e é preditor da doença.
  - Anti-Smith tem alta especificidade para LES.
  - Anti-Ro/SSA são mais úteis na síndrome de Sjögren e no lúpus cutâneo e neonatal.
  - Anti-RNP – LES e síndrome CREST (síndrome mista em que coexistem calcinose, Raynaud, disfunção esofágica, esclerodactilia, telangiectasia).
  - Anti-histona – LES induzido por medicamentos com boa sensibilidade e especificidade pobre.
  - Anticorpos antinucleares *multiplex* – testes novos e mais baratos, além de práticos, para detectar FAN.
  - Anticorpos anticitoplasmáticos antineutrofílicos ANCA: c-ANCA (PR3) e p-ANCA (MPO). Anticorpos associados às vasculites: granulomatoses com poliangiites (Wegener); vasculites induzidas por cocaína associada a levamisol, geralmente indistinguíveis clinicamente da granulomatose de Wegener.

Diagnóstico diferencial das doenças reumáticas

Em muitas condições não inflamatórias, como fibromialgia, a anamnese e o exame físico são suficientes para estabelecer o diagnóstico e reavaliações frequentes são mais eficazes do que a realização de múltiplos testes:

- **Osteoartrites ou lesões pós-traumáticas:** radiografias simples são úteis para estabelecer a presença estrutural de doença, sendo os exames de imagem mais avançados (RNM) indicados quando existe a possibilidade de lesões complexas ou destrutivas.[4]
- **Artrite reumatoide:** existem sintomas constitucionais, como perda de peso, dor generalizada, anorexia e fadiga. As queixas articulares se apresentam com rigidez articular matinal e dor articular nas articulações afetadas, que pioram com o movimento, e sinais inflamatórios locais que limitam a mobilização articular metacarpiana e interfalangiana proximal, punhos, joelhos e metatarsos e falanges dos pés. São características as manifestações de envolvimento poliarticular, bilateral e simétricas. O padrão é agudo e insidioso, gradativo (de semanas a meses), caracterizado por fases episódicas ou sustentadas. Manifestações extra-articulares podem mostrar nódulos subcutâneos, secura e esclerites nos olhos e sinais de vasculites na pele, nos vasos sinoviais e em nervos periféricos, causando neurite motora e sensitiva. Sorologias úteis: FR, anti-CCP, FAN; na presença de inflamação: VSG, PCR, aspirados de líquido sinovial; radiografia simples e testes avançados de imagem, US, RNM.[1,2]
- **Espondiloartropatias:** representam um grupo de artrites inflamatórias distintas da AR. São frequentes as manifestações axiais esqueléticas da coluna vertebral, como nas articulações sacroilíacas e nas artrites oligoarticular e assimétricas e nas entesites de tendões e ligamentos, junto à sua inserção óssea (nas osteocondrites, tendão aqui-

leu, fasciite plantar). Como manifestações extra-articulares, pode haver conjuntivites, uveíte anterior, aortite, uretrites e prostatite. As sorologias geralmente são negativas, sendo os exames de imagem mais úteis, como os da coluna com a presença de sindesmófitos e erosões em quadril, sacroilíacas e ombros. Fatores genéticos podem ser identificados pela presença do HLA-B27. Algumas apresentações específicas das espondoartrites são: espondilite anquilosante, síndrome de Reiter, artrite psoriática e artropatias enteropáticas (associadas à doença de Crohn e à colite ulcerativa).
- **Polimialgia reumática:** doença de etiologia desconhecida que afeta mais pacientes idosos e é caracterizada por rigidez das articulações dos ombros, quadril e VSG elevado. As dores ocorrem no pescoço, nos ombros, nos peitorais, na região lombar e nas coxas. Há rigidez matinal e dificuldade em sair do leito. Podem ocorrer mal-estar, perda ponderal, depressão e febrícula, sugerindo processo inflamatório. Os sinais clínicos são escassos: sinovites em articulações periféricas distais e dores musculares ao movimento. Existe relação próxima com a arterite de células gigantes, o que sempre leva ao exame das artérias temporais. Exames úteis: VSG elevado, sorologias de atividade reumática negativas, PCR e marcadores de fase aguda – considerar biópsia da artéria temporal.
- **Lúpus eritematoso sistêmico:** cursa com manifestações sistêmicas graves, além de artralgias e artrites sem deformidades: sintomas de fadiga, perda de peso, febre, manifestações cutâneas, como *rash* e eritema facial, e lesões discoides da pele, alopecia, fotossensibilidade, acometimento do sistema nervoso central com psicose, problemas cognitivos, convulsões, paresias e déficit motor intenso, além de neuropatia periférica. Serosites são frequentes, como pericardite e pleurites, além de miocardite, endocardite, vasculites do trato gastrointestinal e glomerulonefrites proliferativas. O laboratório mostra anemia, alterações da coagulação sanguínea com anticorpos antifosfolipídios, anticorpos antinucleares como FAN por imunofluorescência tradicional, anti-dsDNA, ant-Sm, anti-Ro, anti-La, anti-RNP, depressão do complemento, exame de urina para proteína e sangue; VSG e PCR podem não ser úteis.[5]
- **Vasculites:** apresentam-se com a tríade clássica da vasculite associada à ANCA (acometimento renal através de glomerulonefrite com crecentes; pulmonar, com alveolite, nódulos, hemorragias e fibrose; e das vias aéreas – síndrome HEET – esclerite, pseudotumor orbitário, sinusite refratária, úlceras penetrantes e colapso da cartilagem nasal, traqueomalacia e perda auditiva e neurossensorial). Outros sinais incluem asma, eosinofilia (granulomatose eosinifílica), vasculite do sistema nervoso central (SNC) e mononeurite periférica *multiplex*, vasculite gastrointestinal que atinge intestino, apêndice e vesícula biliar, cutânea, com quadro de púrpura e tromboembolismo venoso. Sorologias: FAN, ANCA, anti-GBM, hepatite C, HIV, crioglobulinas, complemento, rastreamento toxicológico, VSG, PCR e marcadores de fase aguda. Exame de urina para proteína e sangue. Exames de imagem dos órgãos afetados e biópsia de tecido afetado.

- **Gota:** os pacientes têm hiperuricemia e deposição de uratos nas articulações e nos tecidos extra-articulares. A elevação do acido úrico no sangue pode ser de causa primária em razão de defeitos enzimáticos, geralmente hereditários, do metabolismo do ácido úrico, ou de causa secundária, decorrente de doenças mieloproliferativas e linfoproliferativas, anemias hemolíticas, quimioterapia do câncer e uso excessivo de álcool. A apresentação clínica pode se dar por meio de ataques agudos de artrite gotosa em homens de meia-idade e em mulheres na menopausa. O quadro mais comum consiste em artrite monoarticular, geralmente da articulação do primeiro metatarsofalangiano (denominada podagra), com manifestações inflamatórias locais intensas, que podem envolver tecidos moles e celulite com febre. O quadro controlado se resolve em poucos dias ou em 1 semana. O acometimento poliarticular é mais raro, porém pode ocorrer. Os exames solicitados são: uricemia elevada, aspirado articular sinovial com demonstração de cristais e neutrófilos com microscopia por luz polarizada; radiografia e US podem ser úteis no diagnóstico diferencial
- **Artrite reumatoide juvenil – doença de Still:** artrite inflamatória crônica que se inicia na infância; nesses casos, a artrite pode estar presente em uma ou mais articulações por mais de 6 meses, desde que outras doenças reumáticas possam ser excluídas, sendo importantes, para o prognóstico a presença ou não de manifestações sistêmicas e o número de articulações acometidas. No início do quadro pode haver febre e *rash* macropapular, que precedem por semanas ou meses o quadro de artrite. Pode haver linfadenopatia, hepatoesplenomegalia e pleuropericardites, além de miocardite, que pode evoluir como mau prognóstico para insuficiência cardíaca. Exames alterados são VSG, leucocitose e trombocitose. Sorologias para FR e FAN podem estar normais. A artrite pode ser poliarticular ou pauciarticular com dores articulares sem sinais inflamatórios evidentes no início do quadro, o que pode promover dificuldades para o reconhecimento da doença.
- **Esclerodermia:** doença do tecido conjuntivo com obliteração de pequenos vasos (fenômeno de Raynaud, telangiectasias), calcificações subcutâneas, fibrose e espessamento da pele, esclerodactilia e envolvimento de órgãos internos, como pulmões, coração, rins e trato gastrointestinal. Exames úteis são a capilaroscopia das unhas, anti-Scl70, anticorpo anticentrômero, tomografia computadorizada, US e teste de função pulmonar.
- **Síndrome de Sjögren:** também denominada síndrome *sicca*, em virtude da presença de xerostomia, cerotoconjuntivite *sicca* e alargamento das glândulas salivares, causado por infiltração linfocitária dos canais lacrimais e salivares. Com frequência, está associada a outras doenças reumáticas, como AR, LES ou esclerose sistêmica. O sintoma mais comum consiste em secura dos olhos e da boca, além de manifestações sistêmicas tipo fenômeno de Raynaud, infecções pulmonares recorrentes, disfagia, parotidites, gastrite, cirrose, pancreatite, nefrites, alterações sanguíneas e tireoidite. Exames úteis: pesquisa anti-Ro (SS-A), anti-La, FR e imunoglobulinas.
- **Polimiosites e miopatia inflamatória:** inflamação idiopática dos músculos, causando fraqueza muscular, aumento das enzimas musculares e alterações eletromiográficas típicas de lesão muscular nos grupos atingidos. Quando associadas a *rashes* cutâneos, são denominadas dermatomiosites. Podem estar associadas a doenças malignas (pulmão, trato digestório, ovários). Exames úteis: enzimas musculares CPK e aldolase, anticorpos-Jo1, anti-PM-Scl, eletromiografia, biópsia muscular e testes de função pulmonar.
- **Artrite viral aguda:** é causada por infecção viral aguda, em que vários vírus, como rubéola, parvovírus, hepatite B e hepatite C, alfavírus e HTLV-I, podem causar síndrome febril com poliartrite ou oligoartrite associada, cujo quadro clínico é frequentemente de curta duração, podendo permanecer por dias ou semanas. A identificação se dá pela sorologia específica do vírus causador.
- **Outras doenças do tecido conjuntivo com manifestações de artropatias inflamatórias:** doença de Still do adulto, tenossinovite idiopática, sarcoidose, artrite infecciosa atípica por *Mycobacteria* e fungos, malignidades como sarcoma e leucemia e artropatia paraneoplásica.

Referências

1. Klareskog L, Catrina AL, Paget S. Rheumatoid arthritis. Lancet 2009; 373:659.
2. Aletaha D, Neogi T, Silman AJ et al. 2010 Rheumatoid arthritis classification criteria: an American College of Rheumatology/ European League Against Rheumatism collaborative initiative. Arthritis Rheum 2010; 62:2560.
3. 2010 ACR/EULAR classification criteria for rheumatoid arthritis. Disponível em: http://www.rheumatology.org/practice clinical/classification/Ra/Ra 2010.
4. Tolvanen A. Reactive arthritis. In: Klippel, Dieppe (eds.) Rheumatology, London: Mosby, 1994:491.
5. Cronin ME. Musculoskeletal manfestations of systemic lupus erithematosus. Rheum Dis Clin North Am 1998; 14:99.

CAPÍTULO 75

Cefaleia

Liselotte Menke Barea • *Fernando Kowacs*

INTRODUÇÃO

O termo cefaleia significa, tão-somente, dor de cabeça, um sintoma tão comum que, quando leve e esporádico, chega a ser encarado por muitos como uma ocorrência normal da vida. Se a dor tem o papel de alertar sobre um dano real ou potencial ao organismo,[1] o segmento cefálico parece contar com um sistema de proteção extremamente sensível – ativado não apenas por patologias estruturais do sistema nervoso central (SNC) ou do esplancnocrânio, mas também por disfunções metabólicas ou infecções sistêmicas. Nos pacientes acometidos pelas chamadas cefaleias primárias, crises autolimitadas de dor de cabeça podem ser desencadeadas por estímulos corriqueiros, como, por exemplo, falta ou excesso de sono, ou até mesmo surgir espontaneamente.

Ao se defrontar com um paciente que se queixa de cefaleia, o médico deve realizar uma anamnese sistemática. O registro da história clínica em itens predefinidos, que serão detalhados a seguir, mesmo não eliminando a necessidade do exame físico, permite, na maioria das vezes, o reconhecimento das principais categorias diagnósticas,[2] o que pode evitar a indicação de exames complementares desnecessários e a prescrição de tratamentos inadequados.[3]

É importante, principalmente no caso das cefaleias recorrentes, que a anamnese explore as categorias diagnósticas contidas na Classificação Internacional das Cefaleias (ICHD), cuja terceira edição foi publicada em 2013,[4] que privilegia a duração das crises, as características da dor (localização, intensidade, qualidade e presença ou ausência de piora relacionada com a atividade física rotineira) e a concomitância de fenômenos como náusea, vômitos, intolerância a estímulos sensoriais como luz, sons e odores, além de fenômenos autonômicos cranianos, como hiperemia conjuntival, lacrimejamento, ptose palpebral e outros. O modo de instalação da cefaleia também é fundamental para o diagnóstico diferencial adequado.

Apesar da primazia da anamnese na abordagem diagnóstica das cefaleias, o exame físico geral e o exame neurológico devem ser sempre realizados como meio de afastar transtornos neurológicos ou sistêmicos subjacentes. No caso das cefaleias primárias, no entanto, na maioria das vezes não modificam a impressão diagnóstica obtida por meio da anamnese sistemática.

ETIOLOGIA

Os Quadros 75.1 e 75.2 mostram, de maneira simplificada, as categorias diagnósticas das cefaleias primárias (Quadro 75.1) e secundárias, além das neuropatias cranianas dolorosas (Quadro 75.2), de acordo com a ICHD3-beta.

ACHADOS CLÍNICOS

Permitir que o paciente fale livremente sobre o motivo que o fez procurar atendimento é boa prática médica, pois possibilita a elaboração de uma ideia inicial sobre seu problema e auxilia o estabelecimento de uma boa relação médico-paciente. Na anamnese da cefaleia, no entanto, após alguns minutos de entrevista livre, é necessário que a história clínica seja ativamente tomada, pois, como visto anteriormente, dela vai depender, em grande parte, o diagnóstico. Se existe mais

Quadro 75.1 Cefaleias primárias			
Migrânea (enxaqueca)	**Cefaleia do tipo tensional**	**Cefaleias trigeminoautonômicas**	**Outras cefaleias primárias**
Migrânea sem aura	Cefaleia do tipo tensional episódica infrequente	Cefaleia em salvas	Cefaleia primária da tosse
Migrânea com aura		Hemicrania paroxística	Cefaleia primária do exercício
Migrânea crônica	Cefaleia do tipo tensional episódica frequente	Crises de cefaleia neuralgiforme unilateral de curta duração (SUNCT e SUNA)	Cefaleia primária associada à atividade sexual
Complicações da migrânea	Cefaleia do tipo tensional crônica		Cefaleia primária em trovoada
Síndromes episódicas que podem estar associadas à migrânea	Cefaleia do tipo tensional provável	Hemicrania contínua	Cefaleia por estímulo frio
Migrânea provável		Cefaleia trigeminoautonômica provável	Cefaleia por compressão externa
			Cefaleia primária em facada
			Cefaleia numular
			Cefaleia hípnica
			Cefaleia persistente e diária desde o início

Quadro 75.2 Cefaleias secundárias e neuropatias cranianas dolorosas
Cefaleias secundárias
Cefaleia atribuída a trauma e/ou lesão cefálica e/ou cervical
Cefaleia atribuída a doença vascular encefálica e/ou cervical
Cefaleia atribuída a transtorno intracraniano não vascular
Cefaleia atribuída a uma substância ou sua retirada
Cefaleia atribuída a infecção
Cefaleia atribuída a transtorno da homeostase
Cefaleia ou dor facial atribuída a transtorno do crânio, pescoço, olhos, orelhas, nariz, seios paranasais, dentes, boca ou outra estrutura facial ou cervical
Cefaleia atribuída a transtorno psiquiátrico
Neuropatias cranianas e outras dores faciais
Neuralgia trigeminal
Neuralgia glossofaríngea
Neuralgia do nervo intermédio
Neuralgia occipital
Neurite óptica
Cefaleia atribuída a paralisia isquêmica de nervo oculomotor
Síndrome de Tolosa-Hunt
Síndrome oculossimpática paratrigeminal (síndrome de Raeder)
Neuropatia oftalmoplégica dolorosa recorrente
Síndrome da ardência bucal (*burning mouth syndrome*)
Dor facial persistente idiopática

de um tipo de cefaleia, cada um deles deve ser caracterizado e registrado. A anamnese sistemática da cefaleia deve incluir os seguintes itens:

- **Perfil epidemiológico do paciente (idade e sexo), idade no início dos sintomas e tempo transcorrido desde a instalação do quadro:** a idade de início dos sintomas varia para as diferentes cefaleias primárias. A migrânea frequentemente se inicia na infância, na adolescência ou na terceira década de vida, havendo diminuição marcada de sua incidência após os 40 anos de idade. Além disso, a partir da puberdade, a prevalência da migrânea entre as mulheres chega a ser três vezes maior que entre os homens, diferença que diminui após o término do período reprodutivo. A cefaleia em salvas, por sua vez, muito raramente se inicia na infância, sendo a terceira década de vida o período mais comum de estreia da doença. A cefaleia do tipo tensional também tem seu pico de prevalência na fase de adulto jovem, mas pode iniciar em qualquer época da vida. O surgimento de uma nova cefaleia após os 50 anos de idade aponta para a possibilidade de cefaleia secundária, como aquela causada pela arterite de células gigantes, tornando obrigatória a investigação complementar. A cefaleia hípnica, no entanto, é uma cefaleia primária cuja instalação tipicamente se dá após essa idade. Independentemente da idade de início do quadro de cefaleia, a possibilidade de uma cefaleia secundária diminui quanto maior for o período transcorrido entre a apresentação do quadro e o momento da consulta – a existência de uma patologia subjacente grave e progressiva torna-se pouco provável quando a cefaleia em questão vem se apresentando de modo estereotipado e regular por vários anos. Por outro lado, uma primeira crise de migrânea ou de cefaleia primária associada à atividade sexual, por exemplo, pode sugerir, enganosamente, a existência de uma patologia neurológica estrutural subjacente.

- **Forma de instalação, duração e distribuição temporal da(s) crise(s):** essas informações devem ser obtidas de maneira detalhada, pois são de importância fundamental tanto no diagnóstico de várias cefaleias secundárias como na diferenciação entre as cefaleias primárias. A cefaleia de instalação *abrupta*, assim definida quando a dor passa de inexistente à máxima em um período de até 1 minuto, é chamada habitualmente de cefaleia em trovoada (*thunderclap headache*) e, com grande frequência, ocorre como manifestação secundária a várias patologias cranianas ou cervicais. Nas crises das cefaleias primárias, a instalação da dor pode ocorrer com maior ou menor rapidez, mas o padrão em trovoada é raramente observado. Algumas cefaleias trigeminoautonômicas, como a síndrome SUNCT/SUNA, assim como a neuralgia do trigêmeo, também atingem intensidade máxima em instantes, mas a curtíssima duração da dor, somada a outras características típicas, as tornam bastante diferentes das cefaleias do tipo *thunderclap*. A Figura 75.1 mostra diferentes padrões de evolução temporal observados em indivíduos com cefaleia.

- **Desencadeantes das crises:** muitos pacientes migranosos relatam que podem apresentar crises de dor de cabeça desencadeadas por fatores como falta ou excesso de sono, jejum prolongado ou menstruação, entre outros. A Tabela 75.1, adaptada de Zagami e Bahra,[5] mostra vários desencadeantes e a porcentagem de pacientes migranosos que os relatam. É importante ter em mente que não se trata de fatores causadores da doença, mas apenas de precipitantes que, em indivíduos biologicamente predispostos, agem como o catalisador da crise migranosa por meio de mecanismos ainda pouco esclarecidos. Crises de cefaleia em salvas podem ser desencadeadas – apenas durante o período sintomático da doença – pela ingestão de álcool, mesmo em quantidades ínfimas, ou pela aspiração de vapores de combustíveis, como querosene. Ao contrário das crises de migrânea desenca-

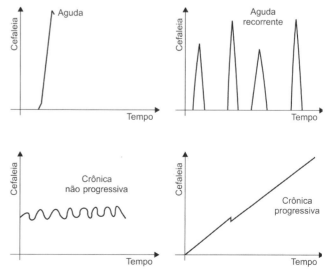

Figura 75.1 Padrões de evolução temporal da cefaleia.

Tabela 75.1 Desencadeantes das crises migranosas

Estresse	38% a 67%
Alimentos específicos	12% a 45%
Bebidas alcoólicas	11% a 52%
Alterações climáticas	7% a 43%
Menstruação	24% a 62%
Estímulos sensoriais	12% a 47%
Fadiga	16% a 19%
Atrasar refeição	40%
Outros	Relaxamento após estresse, privação ou excesso de sono, alterações posturais

deadas pelo álcool, as quais se iniciam várias horas após a ingesta dessa substância, as crises de cefaleia em salvas iniciam-se poucos instantes após a ingesta de álcool. No caso da cefaleia do tipo tensional, o estresse e a privação de sono são os principais desencadeantes. Na neuralgia trigeminal, os paroxismos de dor são precipitados por toques na face e pelos atos de falar, mastigar e escovar os dentes. Dores de cabeça que se iniciam quando o indivíduo assume a posição ortostática, e que são aliviadas logo depois do retorno ao decúbito, indicam a hipotensão liquórica (pós-punção dural ou por fístula liquórica espontânea) como causa provável.

- **Características da dor:**
  - **Localização:** é importante definir se a dor é habitualmente unilateral ou bilateral, sua localização preferencial (orbital, frontal, temporal ou occipital) e se existe irradiação da dor para outra região.
  - **Intensidade:** de acordo com a ICHD3-beta, a cefaleia deve ser categorizada como de intensidade *fraca*, *moderada* ou *forte*, de acordo com sua consequência funcional, ou seja, se não chega a interferir com as atividades habituais do paciente (*fraca ou grau 1*); se limita, mas não impede essas atividades (*moderada ou grau 2*); ou se o incapacita (*forte ou grau 3*). A dor da cefaleia em salvas pode ser descrita como muito forte ou excruciante. (A escala analógica visual, habitualmente empregada na área de medicina paliativa e da dor, pode ser utilizada, mas seu uso impede a obtenção do diagnóstico por meio da ICHD3-beta, além de não fornecer uma estimativa da repercussão funcional da dor.)
  - **Qualidade:** basicamente, a dor pode ser descrita pelo paciente como latejante (pulsátil), constante ou lancinante, em choque. A presença ou ausência de dor pulsátil é uma das características mais úteis na diferenciação entre migrânea e cefaleia do tipo tensional e, como a noção de dor pulsátil/latejante pode variar de indivíduo para indivíduo, frequentemente é necessário explicar ao paciente que a dor é considerada pulsátil se piora a cada sístole ("batida do coração"). Eventualmente, a dor pode ser descrita como superficial, afetando o escalpo, mas, na maioria das vezes, é sentida dentro do crânio ou das órbitas.

- **Piora com a atividade física:** a piora da dor causada pelo ato de curvar-se, pela manobra de Valsalva ou pela movimentação da cabeça ou do corpo deve ser registrada, pois pode estar presente em vários tipos de cefaleia e é um fator particularmente útil no diagnóstico da cefaleia migranosa.

- **Fatores de alívio ou de agravamento da cefaleia e dos sintomas associados:** nesse caso, não se trata de inquirir sobre os desencadeantes das crises de cefaleia (abordados anteriormente), mas de atitudes ou situações que aumentam ou reduzem a intensidade da dor e dos demais sintomas durante as crises de cefaleia. Nessa situação, a atitude preferida por grande parte dos migranosos é o repouso, principalmente em ambiente escuro e silencioso. A compressão das artérias temporais superficiais e a aplicação de compressas mornas ou frias na região temporal também podem proporcionar alívio temporário da dor. Alguns pacientes relatam que as crises migranosas cedem após episódios de vômito ou sono profundo. Ao contrário do que acontece na migrânea, as crises de cefaleia do tipo tensional podem ser aliviadas pela atividade física leve ou pela ingestão de bebida alcoólica. Durante as crises de cefaleia em salvas, por outro lado, a atitude típica é de inquietude motora, tão frequente (70% a 93% dos casos) que passou a fazer parte do conjunto de critérios diagnósticos da segunda edição da ICHD.[6,7] Os pacientes balançam o corpo para a frente e para trás, caminham rapidamente de maneira aleatória e chegam ao extremo de bater com a cabeça na parede – embora essas atitudes não pareçam trazer qualquer tipo de alívio da dor. Dentre as cefaleias secundárias, a cefaleia por hipotensão liquórica, como descrito previamente, é aliviada rápida e completamente com o decúbito. Já as cefaleias secundárias à hipertensão intracraniana – tanto causada por uma lesão expansiva como por transtornos do sistema venoso cerebral ou pela chamada hipertensão intracraniana idiopática – tendem a piorar com o decúbito e com a manobra de Valsalva ou com o ato de tossir, curvar-se ou abaixar a cabeça (não esquecer que os sintomas da crise migranosa também pioram com manobras que dificultem o retorno venoso do segmento cefálico, como estas).

- **Presença de fenômenos associados à dor, como náusea e/ou vômitos, intolerância aos estímulos sensoriais e sinais autonômicos cranianos:** veja o Quadro 75.3.

- **Aura migranosa:** presente em cerca de 15% dos pacientes migranosos, a aura migranosa típica é descrita na ICHD3-beta da seguinte maneira: "consiste em sintomas visuais e/ou sensitivos e/ou de fala/linguagem, mas sem perda de força, e é caracterizada por desenvolvimento gradual, duração de cada sintoma não maior que 1 hora, uma mistura de componentes positivos e negativos e reversibilidade completa."[4] Os sintomas da aura migranosa típica são visuais, sensitivos ou disfásicos e instalam-se em 5 ou mais minutos, durando, cada um deles, até 60 minutos, e sendo seguidos – ou acompanhados – por cefaleia, nem sempre de características migranosas. Quando diferentes tipos de aura ocorrem em uma crise, a primeira a apresentar-se é a aura visual (que também é a mais comum, presente em mais de 90% dos casos). A seguir, iniciam-se os sintomas da aura sensitiva e da aura

Quadro 75.3 Fenômenos associados às crises de cefaleia	
Fenômeno associado	Comentário
Náuseas e/ou vômitos	Tipicamente presentes nas crises de migrânea (náuseas em cerca de 90% e vômitos em cerca de 50%) e ausentes na cefaleia do tipo tensional, podem acompanhar as crises de cefaleia em salvas em cerca de um quarto (vômitos) até metade dos pacientes (náusea). Alguns pacientes com migrânea relatam diarreia durante as crises
Intolerância aos estímulos sensoriais (fotofobia, fonofobia, osmofobia)	Tipicamente presentes na migrânea, podem ocorrer isoladamente nas crises de cefaleia do tipo tensional (na forma episódica pode estar presente fotofobia *ou* fonofobia; na forma crônica, fotofobia *ou* fonologia *ou* náusea leve). Apesar de não fazerem parte dos critérios diagnósticos da cefaleia em salvas, fotofobia e/ou fonofobia são encontradas, durante as crises, em quase metade dos pacientes
Sinais autonômicos cranianos	Lacrimejamento (nove em cada dez pacientes), hiperemia conjuntival, congestão nasal, rinorreia, ptose ou edema da pálpebra ou da face (cerca de três quartos dos pacientes), *todos ipsilaterais à dor*, ocorrem na maioria dos pacientes com cefaleia em salvas. Sudorese frontal ou facial e miose, também ipsilaterais à dor, ocorrem em menos da metade desses pacientes Pacientes migranosos, particularmente aqueles com crises intensas, podem apresentar fenômenos autonômicos cranianos, que, neste caso, costumam ser bilaterais

disfásica, nesta ordem. A aura visual caracteriza-se por uma sequência de fenômenos positivos (linhas em ziguezague e cintilações), seguidos por fenômenos negativos (escotoma). Esses sintomas são unilaterais e costumam iniciar na periferia do campo visual, aumentando gradualmente de tamanho durante o período de instalação. As linhas em ziguezague são chamadas de *espectros em fortificação*, por lembrarem o formato das muralhas de algumas cidades medievais (Figura 75-2[8]). A *Visual Aura Rating Scale* (veja adiante) tem boas sensibilidade e especificidade para o diagnóstico de aura visual, porém ainda não foi validada no Brasil.[9] Os sintomas sensitivos unilaterais, presentes em pouco menos da metade dos casos, também se dividem em positivos e negativos: sensações descritas habitualmente como *formigamento* e *dormência*, respectivamente, que costumam iniciar na ponta dos dedos da mão (quirodáctilos) e na região perioral ipsilateral, constituindo a chamada *síndrome quiro-oral*. Os sintomas alastram-se do mesmo modo gradual que na aura visual, podendo, menos frequentemente, atingir o membro inferior e o tronco. Os sintomas relacionados com a linguagem, que incluem parafasias, anomia, redução na produção da fala e, raramente, afasia de compreensão, são menos frequentes, afetando cerca de 20% dos pacientes com migrânea com aura. Na *migrânea hemiplégica*, classificada separadamente da migrânea com aura típica e caracterizada pela presença de déficit motor unilateral ou, menos frequentemente, bilateral, a aura sensitiva está presente em praticamente todos os casos, enquanto a aura disfásica chega a atingir cerca de 80% dos indivíduos acometidos.[10] Além da migrânea com aura típica e da migrânea hemiplégica, outros dois tipos muito raros de migrânea com aura são descritos na ICHD3-beta: a migrânea com aura relacionada com o tronco cerebral e a migrânea retiniana. Na primeira, a aura manifesta-se por meio de sintomas como disartria, vertigem, zumbido, hipoacusia, diplopia, ataxia ou diminuição do nível da consciência; na segunda, com fenômenos positivos e/ou negativos monoculares totalmente reversíveis (é importante lembrar que, muitas vezes, os pacientes descrevem um sintoma como afetando um dos olhos, quando, na verdade, um dos *campos visuais* está comprometido).

- **Sintomas premonitórios e de resolução:** em pouco mais da metade dos migranosos (60%), alguns sintomas podem ocorrer de algumas horas até 2 dias antes do início da crise de cefaleia. Esses pacientes podem relatar sintomas como humor depressivo, dificuldade de concentração, sonolência e fadiga, podendo ocorrer também irritabilidade, inquietação, hiperatividade e sensação de euforia, além de outros sintomas, como hiperosmia, fotofobia, fonofobia, disfasia, bocejos, rigidez cervical, anorexia ou compulsões alimentares (por doces, principalmente), sensação de frio, sede, diarreia ou constipação intestinal e poliúria ou retenção de fluidos.[5,11] Em um estudo prospectivo, no qual foram empregados dispositivos eletrônicos para o registro dos sintomas premonitórios, os sintomas premonitórios mais frequentes foram cansaço (72,5%), dificuldade de concentração (51,1%), rigidez cervical (49,7%), fotofobia (48,8%), intolerância/irritabilidade (38,6%), fonofobia (38,4%) e visão borrada (28,0%), bocejos (27,8%) e sede (26,0%). Outros sintomas ocorreram em menos de 25% dos pacientes,

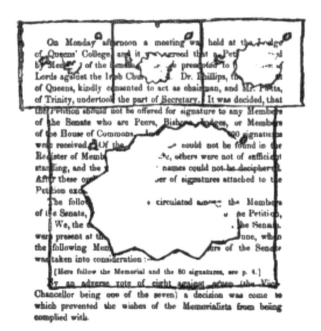

▼ Figura 75.2 Aura visual: progressão de espectro em fortificação e escoma em ilustração publicada em 1904 por Gowers.

mas alguns deles – como dificuldade com a fala e com a leitura e emotividade – foram os que melhor previram a ocorrência das crises.[12] É importante destacar que vários desses sintomas podem permanecer durante toda a crise, até mesmo por algum tempo depois do alívio dos sintomas principais, durante a chamada fase de resolução da crise.

- **História familiar:** deve ser pesquisada a existência de familiares acometidos por cefaleias recorrentes de padrão semelhante àquele apresentado pelo paciente. Apesar de a informação obtida ser na maior parte dos casos indireta, muitas vezes é possível formular uma hipótese diagnóstica robusta sobre a cefaleia de um ou mais familiar do paciente. Isso é particularmente verdadeiro – e útil – no caso da migrânea, apesar de a história familiar positiva não estar entre os critérios diagnósticos da ICHD.

O exame físico geral é indispensável, pois, como descrito anteriormente, muitas vezes a cefaleia é secundária a uma doença sistêmica ou neurológica.

Sinais vitais

- **Temperatura:** a febre, quando presente, sugere infecção sistêmica viral, meningite, encefalite ou abscesso cerebral, podendo também ser manifestação de inúmeras doenças sistêmicas. No entanto, em pacientes pediátricos ou idosos, as infecções do SNC podem cursar sem febre.
- **Pulso:** a cefaleia do tipo tensional costuma ocorrer em pacientes ansiosos, que podem apresentar-se taquicárdicos.
- **Pressão arterial:** a hipertensão arterial sistêmica (HAS) crônica não costuma se acompanhar de cefaleia; esta ocorre quando há aumento súbito da pressão, como aquele causado por feocromocitoma (quando se associa a náuseas, vômitos, palidez, sudorese e taquicardia de maneira episódica e de predomínio matinal), ou quando o paciente apresenta um pico hipertensivo, configurando um quadro de encefalopatia hipertensiva. Deve-se sempre ter em mente que a HAS é o principal fator de risco para acidente vascular encefálico (AVE) hemorrágico. No AVE isquêmico, a cefaleia ocorre em apenas 20% a 30% dos casos, mais frequentemente naqueles envolvendo a circulação posterior.[13,14]
- **Respiração:** os pacientes que sofrem de insuficiência respiratória crônica costumam apresentar hipercapnia, com consequente vasodilatação cerebral, aumento da pressão intracraniana e cefaleia.

Exame físico geral

O exame físico geral do paciente com cefaleia deve iniciar pela avaliação do nível geral de conforto e de atividade.

- **Peso:** a concomitância de obesidade e cefaleia pode sinalizar a existência de hipertensão intracraniana idiopática (pseudotumor cerebral), principalmente se acompanhada de déficit visual e paresia do VI nervo craniano. Já o emagrecimento pode sinalizar neoplasia, infecção crônica, AIDS ou arterite de células gigantes.
- **Cabeça e face:** a sensibilidade excessiva do escalpo é uma manifestação característica da arterite de células gigantes (na qual se observa, também, o espessamento da artéria temporal), da migrânea, do hematoma subdural e da neuralgia pós-herpética. Os quadros de rinossinusite aguda caracterizam-se por cefaleia aguda, febre, gota pós-nasal e sensibilidade à compressão da região dos seios da face. A disfunção da articulação temporomandibular é acompanhada por dor local, crepitação e limitação da abertura da boca. A presença de *trigger points* na face, quando acompanhada de dor em choque de curta duração, sugere neuralgia do trigêmeo, sendo o segundo ramo o mais acometido. A dor à digitopressão dos nervos occipitais maiores (Figura 75.3) pode ocorrer em pacientes com migrânea, cefaleia em salvas ou neuralgia occipital.
- **Nariz:** congestão nasal e rinorreia podem ocorrer na crise de cefaleia em salvas e na sinusite, sendo unilaterais na primeira.
- **Sistema musculoesquelético:** mialgias e artralgias podem acompanhar polimialgia reumática e arterite de células gigantes.
- **Olhos:** lacrimejamento, hiperemia conjuntival, síndrome de Horner e edema palpebral, todos unilaterais, ocorrem na crise de cefaleia em salvas. Dor e tensão excessiva à compressão dos olhos sugerem glaucoma, enquanto proptose e/ou sopro orbitário podem sinalizar a presença de malformação arteriovenosa cerebral (MAV) do tipo fístula carotidocavernosa.
- **Coração e pulmões:** os abscessos cerebrais podem estar associados a cardiopatias congênitas e ter cianose e sopro cardíaco como sinais associados.
- **Pele:** presença de *rash* cutâneo pode sugerir meningite meningocócica, vasculite ou doença de Lyme. Já vesículas na região frontotemporal ou no pavilhão auricular, acompanhadas de dor e disestesia, fazem parte do quadro clínico do herpes zoster. Edema e celulite periorbitários podem sugerir abscesso intracraniano ou trombose de seio caver-

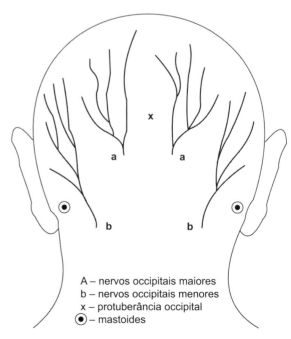

Figura 75.3 Localização dos nervos occipitais maiores.

noso. Angiomas na distribuição trigeminal podem estar associados a MAV intracranianas, que, quando sangram, produzem cefaleia aguda. Manchas hipocrômicas ou "café com leite" são estigmas das síndromes neurocutâneas, que podem produzir cefaleia quando associadas a tumores intracranianos.

- **Pescoço:** a contratura dos músculos cervicais pode estar presente nos quadros de cefaleia do tipo tensional, migrânea e doença degenerativa cervical. *Trigger points* na nuca podem acompanhar a neuralgia do occipital maior e a cefaleia cervicogênica.

Exame neurológico

- **Estado mental:** confusão mental, ou qualquer alteração do nível da consciência, associadas a cefaleia aguda de instalação abrupta ("em trovoada"), sugere hemorragia subaracnóidea.
- **Sistema motor e sensitivo:** qualquer déficit neurológico focal de força muscular e/ou sensibilidade, ou ataxia, associado a cefaleia de instalação aguda ou subaguda, demanda investigação complementar de neuroimagem para exclusão de patologia intracraniana evolutiva subjacente.
- **Nervos cranianos:** o comprometimento de nervos cranianos não só sugere a presença de patologia evolutiva intracraniana como também auxilia sua localização. O papiledema é o grande norteador do diagnóstico de aumento da pressão intracraniana e pode ser observado nos processos expansivos intracranianos, pseudotumor cerebral ou encefalopatia hipertensiva. Na neurite óptica, também se constata a diminuição da acuidade visual e da discriminação de cores. Na HAS são características as hemorragias retinianas sub-hialóideas. A paralisia completa do terceiro nervo, com midríase, é sugestiva de aneurisma da artéria comunicante posterior. A paralisia da musculatura extraocular associada a cefaleia periorbitária de instalação subaguda pode ocorrer na síndrome de Tolosa-Hunt. No caso de síndrome de Horner (ptose, miose e anidrose facial unilaterais) associada a déficit focal sensorimotor, a hipótese de dissecção arterial carotídea ser considerada.
- **Sinais meníngeos:** a presença de sinais meníngeos (rigidez de nuca, sinais de Kernig e de Brudzinski) indica irritação meningorradicular, característica da hemorragia subaracnóidea e das meningites tanto agudas como subagudas ou crônicas.

SINTOMAS E SINAIS DE ALERTA

Embora, na maioria das vezes, a dor de cabeça represente tão-somente o sintoma mais proeminente das cefaleias primárias, ela pode ser o principal – quando não o único – sintoma de doenças graves ou potencialmente graves do SNC ou da circulação que o serve. Se o diagnóstico correto das cefaleias primárias permite reduzir seu impacto mediante tratamento correto e a tranquilização do paciente, o pronto diagnóstico das cefaleias secundárias pode, por sua vez, evitar a morbidade e a mortalidade associadas ao transtorno subjacente.[15] Alguns sintomas e sinais sugerem a presença de cefaleia secundária e tornam obrigatória a investigação complementar:

- A "primeira ou pior cefaleia" experimentada pelo paciente, principalmente de início súbito ou explosivo (atinge seu pico de intensidade em menos de 1 minuto).
- Evolução subaguda com aumento contínuo da intensidade e/ou da frequência.
- Cefaleia de início tardio (dos 40 aos 50 anos) ou cefaleia nova em paciente imunodeprimido (AIDS, neoplasia sistêmica etc.).
- Ocorrência recente de convulsão ou traumatismo de crânio ou da coluna cervical, incluindo manipulação cervical (risco de dissecção das artérias carótidas ou vertebrais).
- Presença de anormalidades focais ao exame neurológico, incluindo sinais de irritação meníngea, como sinal de Kernig, sinal de Brudzinski e rigidez de nuca, ou de hipertensão intracraniana, como papiledema, redução da acuidade visual e depressão do nível de consciência.
- Alteração significativa do padrão da cefaleia ou surgimento de uma nova cefaleia, em paciente com migrânea ou outra cefaleia primária prévia.
- Cefaleia *desencadeada* por exercício físico, manobra de Valsalva, tosse ou atividade sexual. Deve ser lembrado que esses fatores *pioram* a dor da migrânea, quando esta já está instalada. O *desencadeamento* de cefaleia por algum deles, por outro lado, torna necessário o afastamento de causas estruturais, vasculares ou não, para que então possa ser feito o diagnóstico de cefaleia primária da tosse, do exercício físico ou relacionada com a atividade sexual, por exemplo.
- Outros: cefaleia que desperta o paciente à noite, em razão do risco de processo expansivo intracraniano; cefaleia que piora em ortostatismo e alivia em decúbito, em razão do risco de hipotensão liquórica (pós-punção dural ou por fístula liquórica espontânea), e cefaleia com unilateralidade fixa ou localização unicamente occipital (particularmente em crianças), também em virtude do risco de lesão expansiva intracraniana.

Exames complementares

Quando se faz necessária a diferenciação entre as cefaleias secundárias a lesões estruturais e as cefaleias primárias, os exames mais úteis são os de neuroimagem, em especial a *tomografia computadorizada (TC)* de crânio e a *ressonância nuclear magnética (RNM)* de crânio. As técnicas de *angiotomografia computadorizada* e *angiorressônância magnética* tornaram menos invasivo e arriscado o estudo da circulação arterial e venosa craniocervical, muitas vezes importante nesse contexto clínico. A *radiografia de crânio*, por sua vez, não deve ser empregada na avaliação do paciente com queixa principal de cefaleia, tanto aguda como recorrente, por ter baixíssima sensibilidade para patologias estruturais intracranianas e porque, mesmo quando mostra alguma alteração estrutural, não elimina a necessidade de investigação adicional com um dos métodos citados anteriormente.

A TC e a RNM não são exames excludentes, e, apesar da maior riqueza de detalhes obtida com a RNM, a TC mostra-se superior em algumas situações, especialmente na investigação das cefaleias agudas. Em alguns casos, indica-se angiotomografia ou angiorressonância cerebral – ou mesmo a angiografia cerebral por subtração digital, obtida por meio de cateterismo arterial (Quadro 75.4).

A realização de punção lombar – para medida da pressão liquórica, análise da composição do líquido cefalorraquidiano (LCR) e pesquisa de microrganismos – é mandatória em algumas situações clínicas, como na cefaleia de instalação abrupta, quando a suspeita de hemorragia subaracnóidea não é totalmente afastada por exames de imagem normais. No caso de pacientes que se apresentam com estado confusional, febre e sinais de irritação meníngea – com ou sem cefaleia – a realização da punção liquórica é necessária para afastar o diagnóstico de infeção intracraniana, preferencialmente depois de uma TC, útil para descartar lesão intracraniana com efeito expansivo (o que contraindica a punção liquórica em virtude do risco de herniação cerebral).

O eletroencefalograma não deve ser utilizado na investigação rotineira da cefaleia, por ter desempenho muito inferior ao dos exames de neuroimagem na pesquisa das cefaleias secundárias. Além disso, não fornece subsídios para o diagnóstico diferencial das cefaleias primárias. Exceções são situações como as auras migradoras atípicas ou as cefaleias acompanhadas por perda breve da consciência, quando é necessário afastar fenômenos epileptiformes.[17-19]

Exames laboratoriais hematológicos, bioquímicos e toxicológicos podem ser necessários em situações em que há suspeita de cefaleia secundária. Destacam-se o hemograma (anemia, infecções sistêmicas), VSG (neoplasia, arterite de células gigantes), provas de função tireoidiana, fator antinuclear (vasculites) e testagem para HIV e sífilis.[19,20]

Quadro 75.4 Métodos diagnósticos preferenciais em contextos clínicos específicos		
Contexto clínico	Possível patologia subjacente	Método(s) preferencial(s)
Cefaleia pós-traumatismo craniano	Contusão cerebral Hematoma subdural Hematoma extradural	Tomografia computadorizada de crânio
Cefaleia associada a febre, sinais de irritação meningorradicular e sinais de hipertensão intracraniana	Infecção do sistema nervoso central	
Cefaleia progressiva ou cefaleia persistente diária desde a instalação	Lesão expansiva intracraniana	Ressonância nuclear magnética de crânio
Cefaleia nova em paciente com neoplasia sistêmica, positividade para HIV ou idade ≥ 50 anos.	Lesão expansiva intracraniana Meningite carcinomatosa Infecção do sistema nervoso central	
Cefaleia acompanhada de crises epilépticas ou anormalidades ao exame neurológico	Lesão expansiva intracraniana	
Cefaleia desencadeada por tosse ou manobra de Valsalva	Malformação de Chiari ou outras anormalidades da junção craniocervical	
Cefaleia dependente da postura	Cefaleia por hipotensão liquórica (pós-punção dural ou por fístula liquórica espontânea)	
Cefaleia associada a papiledema com neuroimagem afastando processo expansivo intracraniano	Hipertensão intracraniana idiopática	Punção liquórica
Cefaleia associada a febre, sinais de irritação meningorradicular e sinais de hipertensão intracraniana	Infecção do sistema nervoso central	
Cefaleia de instalação abrupta (padrão *thunderclap*)	Hemorragia subaracnóidea por ruptura de aneurisma sacular Ruptura de malformação arteriovenosa Trombose venosa cerebral Dissecção arterial cervical Apoplexia pituitária Hematoma retroclival Síndrome da vasoconstrição cerebral reversível benigna AVE isquêmico Crise hipertensiva Cisto coloide do III ventrículo Infecção intracraniana Cefaleias primárias (em trovoada, da tosse, do exercício e relacionada com a atividade sexual)	Tomografia computadorizada de crânio Ressonância nuclear magnética de crânio Angiografia cerebral Punção liquórica

Referências

1. IASP Taxonomy: IASP Task Force on Taxonomy. 2014. Consultado em 18/02/14 Disponível em: http://www.iasp-pain.org/Education/Content.aspx?ItemNumber=1698&navItemNumber=576#Pain.
2. Maranhão-Filho P. A anamnese das cefaléias. Migrâneas & Cefaléias 2006; 9(1):18-22.
3. Lance JW, Goadsby PJ. Mechanism and management of headache. 7. ed. Philadelphia: Elsevier, 2005.
4. Headache Classification Committee of the International Headache Society. The International Classification of Headache Disorders. 3. ed. (beta version). Cephalalgia 2013; 33(9): 629-808.
5. Zagami AS, Bahra A. Symptomatology of migraines without aura. In: Olesen J, Goadsby PJ, Ramadan NM, Tfelt-Hansen P, Welch KMA (edits.) The headaches. 3. ed. Philadelphia: Lippincott Williams & Wilkins, 2006:399-405.
6. Nesbitt AD, Goadsby PJ. Cluster headache. BMJ 2012; 344:e2407.
7. Headache Classification Subcommittee of the International Headache Society. The International Classification of Headache Disorders: 2. ed. Cephalalgia 2004; 24 Suppl 1:9-160.
8. Schott GD. Exploring the visual hallucinations of migraine aura: the tacit contribution of illustration. Brain: a journal of neurology 2007; 130(Pt 6):1690-703.
9. Eriksen MK, Thomsen LL, Olesen J. The Visual Aura Rating Scale (VARS) for migraine aura diagnosis. Cephalalgia: an international journal of headache 2005; 25(10):801-10.
10. Russell MB, Ducros A. Sporadic and familial hemiplegic migraine: pathophysiological mechanisms, clinical characteristics, diagnosis, and management. Lancet Neurology 2011; 10(5):457-70.
11. Giffin NJ, Ruggiero L, Lipton RB et al. Premonitory symptoms in migraine: an electronic diary study. Neurology 2003; 60(6):935-40.
12. Arboix A, Massons J, Oliveres M, Arribas MP, Titus F. Headache in acute cerebrovascular disease: a prospective clinical study in 240 patients. Cephalalgia: an international journal of headache 1994; 14(1):37-40.
13. Searls DE, Pazdera L, Korbel E, Vysata O, Caplan LR. Symptoms and signs of posterior circulation ischemia in the New England Medical Center posterior circulation registry. Archives of Neurology 2012; 69(3):346-51.
14. Olesen J, Dodick D. The history and examination of headache patients. In: Olesen J, Goadsby PJ, Ramadan NM, Tfelt-Hansen P, Welch KM (eds.) The headaches. 3. ed. Philadelphia: Lippincott Williams & Wilkins, 2006:43-54.
15. Schwedt TJ, Matharu MS, Dodick DW. Thunderclap headache. Lancet Neurol 2006; 5(7):621-31.
16. Ducros A, Bousser MG. Thunderclap headache. BMJ 2013; 346:e8557.
17. Silberstein SD. Practice parameter: evidence-based guidelines for migraine headache (an evidence-based review): report of the Quality Standards Subcommittee of the American Academy of Neurology. Neurology 2000; 55(6):754-62.
18. Practice parameter: the electroencephalogram in the evaluation of headache (summary statement). Report of the Quality Standards Subcommittee of the American Academy of Neurology. Neurology 1995; 45(7):1411-3.
19. Evans RW. Diagnostic testing for migraine and other primary headaches. Neurologic Clinics 2009; 27(2):393-415.
20. Silberstein SD, Lipton RB, Goadsby PJ. Headache in clinical practice. 2. ed. London: Martin Dunitz Ltd., 2002.

CAPÍTULO 76

Constipação Intestinal

Talita Vila Martins • *José Vinícius Cruz*

INTRODUÇÃO

A era moderna trouxe incontáveis facilidades ao ser humano. No entanto, essa modernidade também acarretou mudanças nos hábitos de vida. Do ponto de vista dietético, o ser humano passou a consumir alimentos industrializados e, consequentemente, menor quantidade de fibras, proteínas e carboidratos naturais. Além disso, o sedentarismo e o estresse também contribuíram para o surgimento de algumas síndromes, entre elas a constipação intestinal.[1]

Durante muitos anos, não havia uma definição única para constipação intestinal. Trabalhos científicos definiam constipação com base na frequência evacuatória (geralmente, menos de três evacuações por semana) a partir de pesquisas que mostravam um hábito intestinal entre três vezes por semana e três vezes ao dia em 90% da população ocidental. A abordagem quantitativa da constipação já era motivo para discussão, uma vez que pacientes referiam, além de alterações na frequência evacuatória, sintomas como evacuação incompleta, fezes endurecidas, esforço evacuatório excessivo etc. Essas não uniformidades só foram resolvidas com a elaboração de consensos sobre constipação, entre eles os critérios de Roma, os quais estabeleceram definições cada vez mais especializadas sobre constipação funcional, que atualmente são as mais aceitas e utilizadas por todos os centros.[2]

Os critérios de Roma III (2005) são apresentados no Quadro 76.1.

A constipação intestinal é mais comum em idosos, mulheres e indivíduos de condição social menos favorecida. Presente em 2% a 27% da população norte-americana, é mais prevalente do que hipertensão, cefaleia, obesidade e diabetes. O acometimento é maior em indivíduos com mais de 65 anos de idade e em menores de 4 anos. Entre os pacientes em regime hospitalar, o sintoma também é prevalente, principalmente por supressão do desejo evacuatório, falta de privacidade e dificuldade de acesso ou ausência de banheiros.[2]

ETIOLOGIA

É essencial diferenciar um distúrbio da evacuação, também chamado de obstrução de saída, da constipação resultante de trânsito lento ou de outras causas. Em estudo realizado em um centro terciário, 50% de 70 pacientes com constipação grave e que não respondiam ao tratamento se apresentavam com evacuação prejudicada, enquanto os restantes sofriam de constipação associada a trânsito normal (também chamada de constipação funcional) ou com demora no trânsito colônico (também denominada constipação com trânsito lento).[3]

A causa mais frequente de constipação funcional é o erro dietético, ou seja, uma dieta pobre em resíduos, principalmente quando associada a vida sedentária, evidenciada por meio de uma anamnese cuidadosa em 90% dos casos, como ocorre em pessoas mais idosas. Entre os mais jovens, a constipação é mais continuamente atribuída a distúrbios da motilidade do cólon, seja espasmo, como na síndrome do intestino irritável, seja inércia, pelo hábito de ignorar repetidamente a urgência de evacuar.[4]

As fibras alimentares têm capacidade hidrofílica, atuando na retenção de água e no aumento do peso do bolo fecal, o que culmina em seu amolecimento. O bolo fecal oferece estímulo mecânico ao peristaltismo intestinal, aumentando a progressão fecal e a frequência das evacuações. Recomenda-se a ingesta de cerca de 1g de fibra vegetal para cada 10kg de peso por dia, mas sabe-se que um adulto ingere, em média, apenas 12g ao dia.[1]

O sedentarismo e a inibição repetida do reflexo evacuatório também influenciam a frequência evacuatória. Sabe-se que a contratilidade colônica é maior quando o indivíduo está em movimento, o que se soma ao fato de o sedentarismo desencadear o enfraquecimento da musculatura abdominal e pélvica e alterar a dinâmica evacuatória normal. O ato de negligenciar o reflexo da defecação, por sua vez, resulta na alteração dos mecanismos sensitivos, de modo que a chegada de mais fezes

---

Quadro 76.1 Critérios de Roma III

Presença dos sintomas por pelo menos 3 meses nos 6 meses prévios

Dois ou mais dos seguintes:

- Frequência evacuatória < 3 vezes por semana
- Esforço evacuatório no mínimo em 25% das evacuações
- Fezes endurecidas ou em cíbalos em mais de 25% das defecações
- Sensação de evacuação incompleta em mais de 25% das vezes
- Sensação de obstrução ou bloqueio anorretal em mais de 25% das evacuações
- Manobras manuais para facilitar mais de 25% das evacuações

Perda de fezes raramente está presente com uso de laxantes

Critérios insuficientes para o diagnóstico da síndrome do intestino irritável

ou de ondas propulsoras torna-se incapaz de deflagrar uma adequada sensação de evacuar.[1]

Os fármacos que podem causar constipação incluem aqueles com propriedades anticolinérgicas, como antidepressivos e antipsicóticos, além dos opioides, antiácidos contendo alumínio e cálcio, sucralfato, suplementação de ferro e antagonistas do cálcio.[4] Outro ponto de extrema importância refere-se ao uso excessivo de laxativos, pois, com o esvaziamento total dos cólons, serão necessários vários dias para o acúmulo suficiente de fezes para nova defecação, além do prejuízo do tônus e peristaltismo colônicos, tornando necessária nova dose de laxativo e criando um círculo vicioso.[1]

Outras causas, menos frequentes, incluem a doença de Chagas e a doença de Hirschsprung, nas quais existe alteração em arquitetura e função dos plexos nervosos mioentérico e submucoso, que culmina com constipação, podendo evoluir para fecaloma e volvo intestinal. Entre as doenças intestinais e anais, devem ser lembradas as que promovem obstruções, como hérnias, volvos, neoplasias benignas e malignas, as doenças inflamatórias intestinais, tuberculose, invaginações e doença diverticular, e as condições dolorosas, como abscessos e fissuras, que desencadeiam espasmos esfincterianos. Também estão no grupo das causas menos comuns o acidente vascular encefálico, as lesões medulares, a esclerodermia, a endometriose, a esclerose múltipla e a amiloidose.[4]

As patologias endócrinas e metabólicas, como diabetes, hipotireoidismo, hipercalcemia e hipopotassemia, apresentam a constipação como parte de seus quadros clínicos. A constipação também é comum em síndromes febris, durante a gestação e em condições psicogênicas, como ansiedade, depressão e somatização.[4]

As principais causas de constipação estão apresentadas no Quadro 76.2.[5]

ACHADOS CLÍNICOS

A anamnese bem conduzida é essencial para o diagnóstico do tipo de constipação e conduz o médico aos exames complementares porventura necessários.[2] A constipação intestinal deve ser avaliada por meio de, pelo menos, cinco parâmetros: número de evacuações, consistência, tamanho e peso das fezes, tempo de trânsito e fatores associados.[1]

A maioria dos indivíduos de países ocidentais evacua, em média, uma vez por dia a três vezes por semana, sendo essa frequência considerada normal, desde que assintomática. As fezes normais são semissólidas, pastosas e de formato cilín-

Quadro 76.2 Causas de constipação intestinal		
Problema	**Mecanismo**	**Contexto e sintomas associados**
Atividades e hábitos de vida		
Momento ou ambiente inadequado para evacuar	Ignorar a sensação de plenitude retal inibe o reflexo evacuatório	Esquemas rígidos, ambiente pouco familiar, repouso no leito
Dieta pobre em fibra	Redução do bolo fecal	Outros fatores, como debilidade e agentes constipantes, podem contribuir
Síndrome do intestino irritável	Distúrbio comum da motilidade intestinal	Evacuações pequenas e duras, frequentemente com muco. Períodos de diarreia. Dor abdominal em cólica. Estresse pode agravar o problema
Obstrução mecânica		
Câncer colorretal	Estreitamento progressivo da luz	Modificação nos hábitos intestinais; frequentemente diarreia, dor abdominal e sangramento. No caso do reto, tenesmo e fezes em fita
Impactação fecal	Massa fecal grande, firme e imóvel, geralmente no reto (fecaloma)	Plenitude retal, dor abdominal e diarreia eliminada em torno da impactação. Comum em pacientes idosos, debilitados e confinados ao leito
Outras lesões obstrutivas (diverticulite, volvo, hérnia, intussuscepção)	Estreitamento ou obstrução completa do intestino	Dor abdominal em cólica, distensão abdominal e, na intussuscepção, frequentemente fezes do tipo "geleia de framboesa ou groselha"
Lesões anais dolorosas	A dor pode causar espasmo do esfíncter externo e inibição voluntária do reflexo evacuatório	Fissuras anais, hemorroidas dolorosas, abscessos perirretais
Medicamentos	Diversos mecanismos	Opiáceos, anticolinérgicos, antiácidos que contenham cálcio ou alumínio e muitos outros
Distúrbios neurológicos	Interferência com inervação autônoma do intestino	Lesões medulares, esclerose múltipla, doença de Hirschsprung e outras afecções
Afecções metabólicas	Interferência com a motilidade intestinal	Gravidez, hipotireoidismo, hipercalcemia

drico, podendo adquirir aspecto de cíbalos nos constipados. A escala de Bristol (Figura 76.1) é ferramenta útil para determinação do formato e da consistência das fezes, que muitas vezes não são bem caracterizadas pelo paciente. As fezes de indivíduos não constipados pesam, em média, 100 a 200g/dia, sendo considerados constipados aqueles que evacuam menos de 100g/dia. A cor das fezes costuma ser acastanhada, tornando-se mais escuras e ressecadas em caso de obstrução.[1]

É importante observar atentamente os dados de identificação, como a idade, pois a constipação é mais frequente em idosos, os quais executam menos atividade física, têm músculos mais frágeis e apresentam dificuldade de mastigação, alimentação e digestão. O gênero também é um dado valioso, sendo as mulheres mais afetadas, assim como a procedência, principalmente em caso de suspeita de doença de Chagas e parasitoses.[1]

Os hábitos de vida, a prática de exercícios, a profissão, o consumo de fibras, a história patológica pregressa (passado de neoplasias), o uso de medicações, o tempo de evolução e os sintomas relacionados são dados a serem investigados para distinção entre doença crônica e funcional ou orgânica a ser investigada.[1]

Os sintomas incluem dor abdominal, geralmente em cólica, de intensidade variável, desconforto, dolorimento abdominal difuso, flatulência e borborigmo, podendo acompanhar fadiga e mal-estar geral. Queixas anorretais e sintomas gerais associados, como febre, astenia e emagrecimento, mesmo que não referidos espontaneamente, devem ser indagados. Dor epigástrica imprecisa, sem relação com alimentação, pirose, refluxo gastroesofágico e eructações podem sugerir doença péptica ou vesicular; no entanto, a sintomatologia melhora após o tratamento.[1]

Ao exame físico, pode haver dor abdominal, mais frequentemente em quadrantes inferiores do abdome, como consequência da distensão gasosa ou de contrações espásticas da musculatura colônica. Em outras ocasiões, ocorre sensação de aperto precordial semelhante à encontrada na insuficiência coronariana, devido à presença de gases no ângulo esplênico do cólon, porém sem achados de alteração hemodinâmica. A palpação abdominal pode revelar fecalomas e massas. O exame anal, com inspeção e toque retal, é fundamental para descartar lesões baixas.[1]

No diagnóstico diferencial das constipações, se impõe o discernimento entre doenças colônicas funcionais e orgânicas. Além de anamnese e exame clínico detalhados, os sinais e

Tipo 01		Pedaços separados, duros como amendoim
Tipo 02		Forma de salsicha, mas segmentada
Tipo 03		Forma de salsicha, mas com fendas na superfície
Tipo 04		Forma de salsicha ou cobra, lisa e mole
Tipo 05		Pedaços moles, mas contornos nítidos
Tipo 06		Pedaços aerados, contornos esgarçados
Tipo 07		Aquosa, sem peças sólidas

◥ Figura 76.1 Escala de Bristol.

sintomas de alarme, como anemia, emagrecimento e queda do estado geral, devem ser identificados em busca de causas por vezes graves, as quais, se tratadas precocemente, costumam apresentar evolução menos agressiva.

Referências

1. Chehter EZ. Constipação intestinal. In: Benseñor IM, Atta JA, Martins MA (eds.) Semiologia clínica. São Paulo: Sarvier, 2002:349-54.
2. Amaral SS. Constipação intestinal – incidência, fisiopatologia e aspectos clínicos. In: Campos FGCM, Regadas FSP, Pinho M (eds.) Tratado de coloproctologia. São Paulo: Atheneu, 2012:943-6.
3. Camilleri M. Distúrbios da motilidade gastrintestinal. In: Goldman L, Ausiello D (eds.) Cecil tratado de medicina interna. Rio de Janeiro: Elsevier, 2005:925-32.
4. Zimmer PM, Berger CB. Problemas digestivos baixos. In: Duncan BB (ed.) Medicina ambulatorial: condutas de atenção primária baseada em evidências. Porto Alegre: Artmed, 2004:1201-8.
5. Bickley LS, Hoekelman RA. Bates propedêutica médica. 7. ed. Rio de Janeiro: Guanabara Koogan, 2001.

Crises Epilépticas

CAPÍTULO
77

Fernando Gustavo Stelzer

INTRODUÇÃO

Epilepsia não é uma única doença. As epilepsias constituem um grupo de síndromes e de doenças, com grande variedade de manifestações clínicas, inclusive crises epilépticas, e diferentes etiologias. Uma grande diversidade de síndromes e doenças epilépticas já foi bem definida, e o diagnóstico preciso de cada condição é fundamental para o tratamento apropriado e a determinação do prognóstico.

De acordo com a ILAE (Liga Internacional contra Epilepsia), crise epiléptica é atualmente definida como a "ocorrência transitória de sinais e/ou de sintomas devidos à atividade neuronal anormalmente excessiva ou sincrônica no encéfalo".[1] Este conceito traz três elementos fundamentais: (1) transitoriedade (as manifestações têm início e término determinados, geralmente de breve duração); (2) manifestações clínicas típicas; e (3) originadas em sincronia anormalmente elevada no encéfalo.[2]

Epilepsia é definida como uma "condição do encéfalo caracterizada pela predisposição persistente de gerar crises epilépticas e pelas consequências neurobiológicas, cognitivas, psicológicas e sociais desta condição".[1] Desse modo, para o diagnóstico de epilepsia não são necessárias duas ou mais crises, como anteriormente considerado:[3] basta um único episódio de crise epiléptica, não provocado, associado a uma patologia encefálica associada a alto risco de recorrência de novos episódios, como, por exemplo, acidente vascular encefálico (AVE) e neoplasias do sistema nervoso central (SNC).

Entretanto, crises epilépticas também podem ser sinais de outras patologias, não necessariamente de epilepsia. Crises epilépticas provocadas, ou seja, relacionadas com uma situação clínica reversível, como crises epilépticas febris, eclâmpsia, crises associadas a intoxicação ou abstinência de álcool e substâncias (recreativas ou de uso terapêutico, como antibióticos, teofilina, antipsicóticos e antidepressivos) ou a alterações metabólicas (Tabela 77.1), não são consideradas epilepsia.[4] Nesses casos, não há indicação de tratamento com agentes antiepilépticos.

ETIOLOGIA

Uma vez tenha sido estabelecido que o evento foi realmente uma crise epiléptica, deve-se tentar definir sua etiologia e, se possível ou indicado, diagnosticar a síndrome ou constelação epiléptica. Essa não é uma tarefa simples e, continuamente, o papel do médico generalista resume-se à exclusão de anormalidades estruturais encefálicas ou doenças sistêmicas

Tabela 77.1 Valores propostos para crises epilépticas associadas a alterações metabólicas

Parâmetro	Resultado
Glicemia	< 36mg/dL ou > 450mg/dL associada a cetoacidose
Sódio sérico	< 115mg/dL
Cálcio sérico	< 5,0mg/dL
Magnésio sérico	< 0,8mg/dL
Ureia	> 100mg/dL
Creatinina	> 10,0mg/dL

Fonte: retirada da referência 4.

relacionadas com a crise epiléptica, cabendo ao médico neurologista o diagnóstico mais específico. Em relação à etiologia, as epilepsias são classificadas em:[5]

- **Epilepsias genéticas:** esse conceito inclui síndromes que são, ao que tudo indica, resultado direto de uma causa genética conhecida ou presumida, nas quais as crises epilépticas constituem um sinal fundamental. O conhecimento da alteração genética pode ser decorrente de estudos moleculares ou evidência de estudos familiares.
- **Epilepsias estruturais ou metabólicas:** esse grupo inclui epilepsias secundárias a lesões ou condições estruturais ou metabólicas, associadas a aumento do risco para desenvolvimento de epilepsia. Podem incluir doenças adquiridas (como AVE, traumatismo craniano, infecções do SNC ou doenças degenerativas, como doença de Alzheimer) ou genéticas (como erros inatos de metabolismo, esclerose tuberosa ou malformações do desenvolvimento encefálico).
- **Epilepsias de causa desconhecida:** esse grupo representa cerca de um terço ou mais dos diagnósticos.

ACHADOS CLÍNICOS

O diagnóstico de crises epilépticas, na grande maioria dos casos, é estabelecido somente com base na descrição clínica do evento pelo paciente, em casos em que não há comprometimento da consciência, ou por testemunhas nem sempre presentes ao atendimento. Os dados que devem ser avaliados incluem:

- Idade do paciente.
- Detalhes de todos os eventos observados, com especial atenção à sequência de manifestações, desde seu início.

- As circunstâncias em que ocorreu.
- Duração do evento: considera-se a duração das manifestações da crise epiléptica.
- Distribuição circadiana: momento do dia (ao despertar, em vigília, durante o sono).
- Posição (sentada, deitada, em pé).
- Fatores desencadeantes e facilitadores: hiperventilação, luzes piscando, uso de álcool e/ou drogas, abstinência de sono, estresse psicológico e físico, leitura.
- Sintomas e condições concomitantes (como febre, infecções sistêmicas ou do SNC, traumatismos, desidratação, hipertensão arterial).
- História médica pessoal, incluindo antecedente de AVE, traumatismo craniano, doença de Alzheimer etc.
- História familiar de epilepsia.

O registro de um evento por câmeras de vídeo ou por celulares facilita muito a compreensão do médico, tornando possível que este "testemunhe" o evento e possa caracterizar melhor sua natureza. Portanto, na medida do possível, os familiares e acompanhantes devem ser encorajados a filmar os eventos.

Ao se avaliar um paciente com queixas de eventos paroxísticos, deve-se, basicamente, responder três perguntas fundamentais:[2]

1. Trata-se realmente de uma crise epiléptica?
2. Qual o(s) tipo(s) de crise(s) epiléptica(s)?
3. Qual a etiologia da crise epiléptica, epilepsia ou síndrome epiléptica?

Trata-se realmente de uma crise epiléptica?

No diagnóstico diferencial de crises epilépticas (Quadro 77.1) estão incluídas todas as causas de comprometimento da consciência, alteração do estado mental, quedas e fenômenos sensitivos e motores transitórios que podem simular seus sinais e sintomas. Muitas vezes, mesmo neurologistas experientes no tratamento de crises epilépticas enfrentam dificuldades para determinar o diagnóstico satisfatório, em razão da dificuldade de informações fornecidas, apresentações atípicas ou outros sinais e sintomas presentes que mascaram as manifestações.

Qual o tipo de crise epiléptica?

A classificação e a nomenclatura de crises epilépticas e de epilepsias vêm sofrendo inúmeras modificações nos últimos 15 anos, inclusive com o reconhecimento de novos padrões semiológicos.[6-8] Ainda não existe um consenso quanto à classificação, sendo adotada atualmente a de 1981,[9] que se encontra descrita, com modificações,[10] no Quadro 77.2.

Tradicionalmente, a classificação de crises epilépticas baseia-se na dicotomia entre crises focais e generalizadas. Crises epilépticas generalizadas são aquelas que têm origem em algum ponto ou que rapidamente envolvem circuitos neuronais bilateralmente distribuídos, incluindo, portanto, ambos os hemisférios cerebrais, enquanto crises epilépticas focais são aquelas originadas em circuitos neuronais limitados a um hemisfério.[10] O termo focal não implica necessariamente que a região epileptogênica seja limitada a uma área bem limitada

Quadro 77.1 Diagnóstico diferencial de crises epilépticas
Comportamento de autogratificação (masturbação infantil)
Refluxo gastroesofágico em crianças (síndrome de Sandifer)
Vômito cíclico e paroxístico na infância
Crises anóxicas reflexas (crises de perda de fôlego)
Mioclonias não epilépticas (mioclonia benigna da infância, mioclonias do sono)
Síncopes reflexas (síncope neurocardiogênica, relacionada com micção, tosse ou manobra de Valsalva, ortostática ou sensibilidade carotídea)
Síndrome do QT longo
Crises não epilépticas psicogênicas
Estados dissociativos
Transtorno de controle de impulsos
Crises de ansiedade e pânico
Quadro psicótico
Maneirismos motores, tiques e estereotipias
Distúrbios do movimento (coreoatetose, distonia, tremores, hemiplegia alternante, ataxia)
Amnésia global transitória
Acidente vascular isquêmico transitório
Migrânea e suas variantes
Narcolepsia com cataplexia
Mioclonia do sono
Distúrbios do movimento relacionados com o sono e parassonias (movimentos periódicos dos membros inferiores em sono, distúrbio do comportamento do sono REM, terror noturno, sonambulismo)

Fontes: retirado das referências 2 e 6.

Quadro 77.2 Semiologia de crises epilépticas
Crises epilépticas generalizadas
Crises tônico-clônicas
Crises de ausência
Ausência típica
Ausência atípica
Ausência com manifestações especiais
Ausência mioclônica
Mioclonias palpebrais
Crises mioclônicas
Mioclônicas
Mioclônico-atônicas
Mioclônico-tônicas
Crises clônicas
Crises tônicas
Crises atônicas
Crises epilépticas focais
Crises parciais simples: sem comprometimento da consciência
Com sinais motores
Com sintomas somatossensitivos ou sensitivos especiais
Com sinais e sintomas autonômicos
Com sintomas psíquicos
Crises parciais complexas: com comprometimento da consciência
Sem automatismos (comprometimento isolado da consciência)
Com automatismos
Evoluindo para crise convulsiva bilateral (com manifestações clônicas, tônicas ou tônico-clônicas) – esta expressão substitui a designação de "secundariamente generalizada"
Não classificadas
Espasmos epilépticos

Fonte: modificado das referências 10 e 11.

do encéfalo, bem como a palavra generalizado não implica o envolvimento de todo o encéfalo no processo epileptogênico.[8]

Crises epilépticas generalizadas

Crises epilépticas tônico-clônicas generalizadas

As manifestações clínicas podem ser separadas em dois componentes distintos, observados clinicamente:[2,11]

- **Fase tônica:** há contração tônica de toda a musculatura esquelética, acompanhada de desvio ocular para cima (*sursum vergens*) e dilatação pupilar, com abertura ocular. A contração tônica dos músculos mastigatórios faz com que a boca permaneça rígida. Os membros superiores mantêm-se elevados e abduzidos, com cotovelos semifletidos, com flexão dos punhos e pronação das mãos, e os inferiores em flexão, abdução e rotação externa. Esse espasmo flexor breve (fase de emprostótono) é seguido por um período mais prolongado de extensão tônica (fase de opistótono), caracterizada por fechamento forçado da boca. A contração da musculatura torácica força o ar pela glote fechada, resultando no "grito epiléptico". Os membros superiores tornam-se, então, semifletidos e abduzidos com os antebraços parcialmente cruzados em direção ao tórax e os inferiores aduzidos, estendidos e fixos em rotação externa, com extensão dos pés e dos artelhos, podendo ser observado sinal de Babinski espontâneo. Ocorrem alterações autonômicas, como aumento da frequência cardíaca, da pressão arterial e da pressão intravesical. Há apneia com sudorese e queda da resistência cutânea e cianose. A fase tônica pode ser breve, com duração de 1 a 3 segundos, ou até 20 segundos.
- **Fase clônica:** a transição para a fase clônica é gradual e anunciada pelo chamado "período vibratório intermediário" com tremor difuso. Seguem-se abalos clônicos flexores, repetitivos, simétricos e sincrônicos da face, do tronco e dos membros, que duram de 30 segundos a 1 ou 2 minutos, com diminuição progressiva de sua frequência. Essa alternância entre contração e atonia provoca respiração irregular, eventualmente associada a sons guturais. A salivação é profusa nesse estágio e, se associada a ausência de deglutição e padrão respiratório irregular, poderá haver formação de espuma na boca.

No período pós-ictal, o paciente permanecerá não responsivo e com hipotonia muscular generalizada, com respiração ruidosa (secreções nas vias aéreas superiores e na boca), tornando a respiração mais ruidosa. Pode haver incontinência urinária ou, mais raramente, fecal e ejaculação. Os reflexos pupilares e cutâneos podem estar ausentes; os reflexos tendinosos estão tipicamente exaltados; poderá haver resposta extensora ao reflexo cutaneoplantar. Após a recuperação completa do evento, o paciente não se lembrará do ocorrido.[2]

Crises generalizadas de ausência

As manifestações motoras não são uma característica predominante, o que as define é o comprometimento paroxístico da consciência, de início e término súbitos. Manifestam-se por comprometimento abrupto da consciência, geralmente associado a parada comportamental e olhar parado, com interrupção das atividades anteriormente em andamento.[2,11,12]

As crises de ausência são classificadas em típicas ou atípicas. As crises de ausência típicas são as mais comuns, com comprometimento da consciência, com início e término bem definidos. O indivíduo imediatamente retoma as atividades anteriormente realizadas, sem manifestações pós-ictais. As crises podem ser desencadeadas pela hiperventilação. São associadas à epilepsia generalizada idiopática (EGI), como epilepsia de ausência infantil e juvenil e epilepsia mioclônica juvenil.[2,11-13]

Por outro lado, crises de ausência atípicas, clinicamente menos comuns, têm início e término menos evidentes e mais graduais, com comprometimento variável da consciência, respondem pobremente ao tratamento e são seguidamente associadas a comprometimento neurológico e cognitivo, com duração quase sempre superior a 10 segundos. As ausências atípicas tendem a ser associadas à epilepsia com crises mioclônico-atônicas e encefalopatias epilépticas, como a síndrome de Lennox-Gastaut e a encefalopatia epiléptica com ponta-onda contínua durante o sono.[2,11-13]

Deve-se ter cuidado para não confundir o termo ausência, usado pelos pacientes e por seus acompanhantes para descrever crises epilépticas nas quais há comprometimento da consciência, mas poucas manifestações motoras, com crises focais complexas, de semiologia, fisiopatologia e tratamento muito distintos. O Quadro 77.3 resume as principais diferenças entre elas.

Crises generalizadas de mioclonia palpebral

Manifestam-se por rápidas contrações das pálpebras ao fechamento dos olhos, com rápido piscamento, acompanhado de desvio ocular para cima, de duração breve, em torno de 3 a 6 segundos, muito frequente, ocorrendo várias vezes ao dia. Essas contrações são precipitadas por fechamento ocular ou por fotoestímulo. Pode não haver comprometimento da consciência.[2,9] Ocorre em associação a epilepsia mioclônica juvenil, EGI com crises tônico-clônicas isoladas, epilepsia de ausência juvenil, epilepsia do lobo occipital idiopática (fotossensível) e síndrome de Jeavons.[2,14]

Crises de ausência mioclônicas

As mioclonias constrangem o paciente que, ciente delas, tende a se segurar, tendo a impressão de controlar a intensidade dos abalos.[8] Do ponto de vista clínico, o grau de comprometimento da consciência é variável, podendo ser observados desde comprometimento completo até discreta interrupção do contato com o meio. Esse padrão semiológico está relacionado com a epilepsia com ausências mioclônicas.[2,8]

Crises epilépticas mioclônicas generalizadas

Por definição, mioclonia é uma contração breve (< 100ms), súbita, única ou múltipla, de um músculo ou grupo muscular de topografia variada (axial, membro proximal ou distal).[15] Clinicamente, a mioclonia assemelha-se a um choque, é muito

Quadro 77.3 Diferenciação entre crises de ausência típicas e crises parciais complexas		
Critério	Crises de ausência típicas	Crises focais complexas
História familiar	Em até 40%	Somente em ELT e ELF familiar
Duração	Geralmente < 30 segundos	Geralmente > 1 minuto
Frequência diária	Regra	Rara
Auras e sinais focais	Raros	Frequentes
Automatismos simples	Frequentes	Frequentes
Automatismos complexos	Raros	Frequentes
Alucinações e ilusões	Raras	Frequentes
Mioclonias faciais e fechamento ocular	Frequentes	Raros
Início e término súbitos	Regra	Frequentes
Sintomas pós-ictais	Raros	Frequentes
Induzida pela hiperventilação	Frequente (~90%)	Raro
EEG	Complexo ponta-onda generalizado 3 a 4Hz	Paroxismos epileptiformes focais; ondas lentas focais, interictais
EEG normal, se não tratado	Muito raro	Frequente

ELT: epilepsia de lobo temporal; ELF: epilepsia de lobo frontal.
Fonte: modificado da referência 2.

breve e não associada à alteração da consciência.[12] A maioria das mioclonias é provocada por contração muscular abrupta (mioclonia positiva). Raramente, é observada interrupção de uma atividade em andamento, o que se denomina mioclonia negativa (semelhante ao asterixe).[15,16]

Crises mioclônicas podem ocorrer em diversas epilepsias distintas, como EGI, epilepsias mioclônicas progressivas, síndrome de Dravet, encefalopatia mioclônica precoce, bem como em epilepsias decorrentes de doenças metabólicas.[2,11] Além dessas, deve-se sempre ter em mente que mioclonias podem ser fisiológicas, como, por exemplo, as mioclonias de sono, que ocorrem no início do sono em indivíduos normais e que são muito frequentes.

Crises epilépticas tônicas generalizadas

Caracterizam-se pelo aumento sustentado da contração muscular, com duração de segundos a minutos.[15] Não são observadas contrações clônicas. Crises tônicas são tipicamente descritas em associação à síndrome de Lennox-Gastaut e à epilepsia com crises mioclônico-atônicas.[8]

Em geral, as crises tônicas têm início e término abruptos, podendo ser assimétricas ou simétricas. Poderá haver desvio ocular ou cefálico associado. Durante uma crise tônica, há contração muscular da face e a respiração é interrompida, com cianose. Essas crises duram, em geral, de 10 a 15 segundos até 1 minuto. A perda da consciência ocorre com frequência e sua recuperação é rápida.[2,11]

Crises epilépticas clônicas generalizadas

Clonias são mioclônus regularmente repetitivos, envolvendo o mesmo grupo muscular, com frequência de 2 a 3Hz, e prolongados.[15] As crises generalizadas clônicas são eventos rítmicos rápidos, de duração inferior a 100ms, com frequência de 1 a 3Hz, ocorrendo a intervalos mais ou menos regula-res, associadas, ou não, a comprometimento da consciência.[2,8] Crises epilépticas clônicas generalizadas são muitas vezes sintomáticas e não se relacionam com nenhuma síndrome epiléptica específica.[2]

Crises epilépticas atônicas generalizadas

São definidas como episódios caracterizados por perda ou diminuição súbita do tônus muscular, não precedidas de manifestações tônicas ou mioclônicas, durando ≥ 1 a 2 segundos.[15] Crises atônicas tipicamente ocorrem na epilepsia com crises mioclônico-atônicas e na síndrome de Lennox-Gastaut.[2]

Crise astática (ou *drop attack*) é uma expressão que designa que a perda da postura ereta pode ser decorrente de mecanismos diversos, incluindo atonia, mioclonia ou crise tônica.[15]

Crises atônicas podem, muitas vezes, ocorrer em sequência a uma crise mioclônica, compondo o que se chama de crises mioclônico-atônicas. Esse padrão semiológico é definido como crises epilépticas nas quais a atonia é precedida por uma contração mioclônica.[2,11,13]

Crises epilépticas focais

Crises epilépticas focais têm origem em um foco ou zona epileptogênica cortical, e eventualmente subcortical, com manifestações assimétricas e dependentes da região de origem. Por foco ou zona epileptogênica entende-se um circuito neuronal em uma área circunscrita do encéfalo, onde as crises epilépticas têm origem. Este não está necessariamente relacionado com uma lesão estrutural que possa ser identificada em exames de imagem.[2,10]

A classificação de crises focais baseia-se no comprometimento da consciência. Entende-se por comprometimento da consciência a incapacidade de responder normalmente aos estímulos externos em virtude de comprometimento de percepção ou da capacidade de resposta.[2,9,12,17] Assim, as crises sem comprometimento da consciência são denominadas crises focais simples e aquelas com comprometimento da consciência, focais complexas.[9]

Crises focais simples com sintomas sensitivo-sensoriais

Conhecidas como auras, podem preceder uma crise epiléptica de outras semiologias ou ocorrer de maneira isolada. São definidas como manifestações subjetivas, não detectáveis por um observador, que incluem parestesias, dor ou sensações viscerais, ou, ainda, manifestações sensitivas especiais, com manifestações auditivas, visuais ou gustativas.[11,12,15]

As principais auras podem ser classificadas como:[15]

- **Elementares:** manifesta-se por um fenômeno único, de uma modalidade sensitiva primária:
  - **Somatossensitivas:** sensações de formigamento, choque elétrico, dor, sensação de movimento ou desejo de mover.
  - **Visuais:** consistem em visão de luzes piscando ou de *flashes*, manchas, padrões simples, escotomas ou amaurose.
  - **Auditivas:** sons de tambor ou buzina ou tons puros.
  - **Olfatórias:** sensação de odor, geralmente desagradável.
  - **Gustativas:** incluem gostos ácidos, azedos, amargos, salgados, doces ou metálicos.
  - **Epigástricas:** sensação de desconforto abdominal, incluindo náuseas, sensação de "barriga vazia ou cheia", aperto abdominal, borboletas, mal-estar e dor. A sensação pode ter evolução ascendente para o tórax ou o pescoço.
  - **Cefálicas:** sensação na cabeça que pode ser descrita como "cabeça vazia ou leve", cefaleia ou zumbidos.
  - **Autonômicas:** sensação consistente com ativação do sistema nervoso autônomo, incluindo vômitos, palidez e rubor faciais, sudorese, piloereção, dilatação pupilar e incontinência urinária e fecal.
- **Experienciais:** compostas de fenômenos afetivos, mnemônicos ou percepções compostas, sozinhos ou em combinação. Podem incluir sensação de despersonalização:
  - **Afetivas:** os componentes incluem medo, depressão, alegria ou, muito raramente, raiva.
  - **Mnemônicas:** refletem dismnésia ictal, como sensação de familiaridade (*déjà vu* ou *déjà vécu*) ou de desconhecimento (*jamais vu* ou *jamais vécu*).
  - **Alucinatórias:** criação de percepções complexas, sem correspondente no ambiente, envolvendo fenômenos visuais, auditivos, somatossensitivos, olfatórios e gustativos.
  - **Ilusórias:** consistem em alteração de uma percepção do ambiente, envolvendo componente visual, auditivo ou olfativo.

Crises focais simples com sinais motores

A atividade motora em uma crise focal pode consistir em diferentes formas de movimento, incluindo contração tônica, abalos clônicos, tônico-clônicos, distônicos (contração mantida tanto da musculatura agonista como antagonista que, quando prolongada, pode produzir posturas anormais), mioclônicos, posturais e versivos (desvio lateral ou rotação mantida e for-

çada do olhar conjugado, da cabeça e/ou do tronco). Marcha jacksoniana indica a progressão de contrações clônicas ao longo de partes do corpo, com início, em geral, mais distal e acometimento de regiões proximais, unilateralmente. Crises motoras focais inibitórias manifestam-se por sinais negativos, como fraqueza, sem qualquer atividade motora as antecedendo.[12,15]

Crises focais complexas

Há comprometimento da consciência perceptível, muitas vezes associado a comportamentos automáticos, denominados automatismos. Duram de 30 segundos a diversos minutos e são frequentemente seguidas por sonolência, letargia e confusão mental, com amnésia do evento.[2,15] Por automatismo entende-se uma atividade motora mais ou menos coordenada, involuntária, repetitiva, geralmente ocorrendo com comprometimento cognitivo e associada a amnésia do evento, que lembra ações voluntárias e pode consistir em continuação inapropriada de uma atividade em andamento antes do início da crise epiléptica. Exemplos de automatismos incluem: (1) oroalimentares (beijar, lamber os lábios, mastigar, ranger os dentes, engolir); (2) miméticos (expressões faciais que simulam uma emoção, muitas vezes de medo); (3) manuais ou pedais (movimentos de sacudir, manipular objetos etc.); (4) hipercinéticos (movimentos balísticos irregulares e sequenciais, como pedalar, movimentos pélvicos, de rolar o corpo etc.).[15]

Entre as formas mais frequentes de crises parciais complexas identificadas na prática clínica estão aquelas com origem no lobo temporal mesial, muitas vezes associadas à esclerose hipocampal. Podem iniciar-se como crise focal simples, com sensações de *déjà vu*, aura epigástrica ("borboletas" no estômago, sensação de elevador ou de descer uma montanha russa) ou aura olfatória. Medo também pode ocorrer. Em seguida, há comprometimento da consciência e de arresponsividade, seguido de discreto desvio ipsilateral da cabeça e automatismos oroalimentares. Automatismos unilaterais, ipsilaterais ao lado de início da crise epiléptica, podem ser observados em um dos membros superiores. Do lado contrário à zona epileptogênica, o paciente poderá apresentar postura distônica do membro superior. Da mesma maneira, pode ser observada dilatação pupilar unilateral, ipsilateral à zona epileptogênica. Em geral, o episódio dura entre 60 e 90 segundos.[2,11]

Crises epilépticas com forma de início desconhecida

Os espasmos epilépticos consistem em flexão, extensão ou extensão-flexão da musculatura predominantemente proximal dos membros e do tronco, mais prolongada do que uma mioclonia, porém menos do que uma crise tônica (ou seja, em torno de 1 segundo). Em geral, ocorrem em séries de eventos.[13]

Os espasmos epilépticos relacionam-se, predominantemente, com a síndrome de West, uma síndrome eletroclínica, típica da infância, com início aos 6 meses, em média, que se manifesta, além do padrão semiológico típico, inúmeras vezes ao dia, eventualmente em séries, por eletroencefalograma com hipsarritmia e atraso no desenvolvimento neuropsicomotor.[2,11,18,19]

Referências

1. Fisher RS, Boas WE, Blume W et al. Epileptic seizure and epilepsy: definitions proposed by the International League Against Epilepsy (ILAE) and the International Bureau for Epilepsy (IBE). Epilepsia 2005; 46 (4):470-2.
2. Panayiotopoulos CP. A clinical guide to epileptic syndromes and their treatment. Revised 2nd edition. Londres: Springer, 2010:664.
3. Commission on Epidemiology and Prognosis, ILAE. Guidelines for epidemiological studies on epilepsy. Epilepsia 1993; 34:592-6.
4. Beghi E, Carpio A, Forsgren L et al. Recommendation for a definition of an acute symptomatic seizure. Epilepsia 2010; 51(4):671-5.
5. Berg AT, Scheffer IE. New concepts in classification of the epilepsies: entering the 21st century. Epilepsia 2011; 52(6):1058-62.
6. Engel J Jr. Classifications of the International League Against Epilepsy: time for reappraisal. Epilepsia 1998; 39:1014-7.
7. Engel J Jr. A proposal diagnostic scheme for people with epileptic seizures and with epilepsy: report of the ILAE Task Force on Classification and Terminology. Epilepsia 2001; 42:796-803.
8. Engel J Jr. Report of the ILAE Classification Core Group. Epilepsia 2006; 47 (9):1558-68.
9. Commission on Classification and Terminology of the ILAE. Proposal for revised clinical and eletroencephalographic classification of epileptic seizures. Epilepsia 1981; 22:489-501.
10. Berg AT, Berkovic SF, Brodie MJ et al. Revised terminology and concepts for organization of seizures and epilepsies: report of the ILAE Commission on Classification and Terminology, 2005-2009. Epilepsia 2010; 51(4):676-85.
11. Yacubian EMV, Garzon E. Semiologia das crises epilépticas. São Paulo: Lemos Editorial, 2003:71.
12. Fletcher JJ, Bleck TP, Young GB. Seizures and impairment of consciousness. Handbook of Clinical Neurology 2008; 90(3):230-46.
13. Hughes JR. Absence seizures: a review of recent reports with new concepts. Epilepsy & Behavior, 2009; 15:404-12.
14. Striano S, Capovilla G, Sofia V et al. Eyelid myoclonia with absences (Jeavons syndrome): a well-defined idiopathic generalized epilepsy syndrome or a spectrum of photosensitive conditions? Epilepsia 2009; 50(Suppl. 5):15-9.
15. Blume WT, Lüders HO, Mizhari E et al. Glossary of descriptive terminology for ictal semiology: report of the ILAE Task Force on Classification and Terminology. Epilepsia 2001; 42(9):1212-8.
16. Tufenjjian K, Lüders HO. Seizure semiology: its value and limitations in localizing the epileptogenic zone. J Clin Neurol 2012; 8:243-50.
17. Blumenfeld H. Impaired consciousness in epilepsy. Lancet Neurology 2012; 11:814-26.
18. Hrachovy RA, Frost JD. Infantile epileptic encephalopaty with hypsarrytmia (infantile spasm – West Syndrome). Journal of Clinical Neurophysiology 2003; 20 (6):408-25.
19. Pellock JM, Hrachovy RA, Shinnar S et al. Infantile spasms: A U.S. Consensus Report. Epilepsia 2010; 51(10):2175-89.

Desnutrição

CAPÍTULO 78

Maria José Borsatto Zanella • *Jacqueline Rizzolli*

INTRODUÇÃO

A nutrição adequada é essencial para a saúde e a prevenção e controle das doenças.[1] Os estados de deficiência ou excessos nutricionais ocorrem quando a ingestão de nutrientes não está em equilíbrio com as necessidades metabólicas. Quando essas se desenvolvem, são feitas adaptações para se atingir um novo estado de equilíbrio, sem qualquer perda significativa da função fisiológica. Quando crônicas, o organismo se adapta à alteração do suprimento de nutrientes mediante a redução de sua função ou por alteração nos compartimentos corporais afetados. O estado nutricional do indivíduo é determinado pela presença ou ausência dessas adaptações.[2] O estado nutricional normal representa uma relação saudável entre ingestão e necessidade de nutrientes. A perda do balanço entre esses dois processos pode levar à desnutrição, manifestada por alterações no metabolismo intermediário, na função orgânica e na composição corporal.[3]

A expressão *desnutrição proteico-calórica* (DPC) tem sido usada para descrever síndromes de deficiência de macronutrientes, que inclui *kwashiorkor*, marasmo e nanismo nutricional em crianças e caquexia associada a doenças e danos em crianças e adultos.[3] Em países em desenvolvimento, tanto o *kwashiorkor*, causado por deficiência proteica, como o marasmo, causado pela combinação de deficiências proteica e energética, permanecem como problemas de saúde. Em países desenvolvidos, a DPC é mais comum em decorrência de outras doenças.[4]

Lactentes, crianças, gestantes, indivíduos com baixa renda, hospitalizados e idosos têm maior risco de se tornarem desnutridos. A desnutrição pode resultar em prejuízo do crescimento e desenvolvimento, diminuição da resistência às infecções, demora na cicatrizarão de feridas e evolução desfavorável em doenças ou traumas, com aumento da morbidade e da mortalidade.[5] Em hospitais universitários nos EUA, estima-se que 25% dos pacientes tenham algum tipo de desnutrição, atrofia generalizada ou depleção de proteínas. Observa-se desnutrição importante em até 10% dos idosos que residem em casas geriátricas, e mais de 50% dos idosos que recebem alta após internações hospitalares prolongadas sofrem de algum grau de desnutrição.[6]

A desnutrição e a sarcopenia em idosos são associadas a desfechos adversos significativos, causando aumento de morbidade, mortalidade, reinternações hospitalares e custos gerais com a saúde. Essas alterações, muitas vezes, são subdiagnosti-

cadas e não são adequadamente manejadas pelos profissionais da saúde que acompanham esses pacientes.[7]

A DPC afeta muitos sistemas orgânicos. Encontra-se perda de peso corporal, assim como dos depósitos de tecido adiposo e de massa muscular e esquelética. Perda de 5% a 10% de peso é usualmente bem tolerada, sem perda da função fisiológica. Perda de 35% a 40% do peso corporal resulta em morte. Quando a desnutrição progride, ocorre a disfunção orgânica. A síntese hepática de proteínas diminui e ocorre a depleção dos níveis dessas enzimas. O débito cardíaco e a contratilidade do coração diminuem e o eletrocardiograma pode mostrar baixa voltagem. A função respiratória é afetada, inicialmente, por cansaço e atrofia dos músculos da respiração, levando à redução da capacidade vital. No trato gastrointestinal (TGI) ocorrem atrofia da mucosa e perda das vilosidades do intestino delgado, resultando em má absorção. Alterações na função imune são prevalentes, com diminuição do número e da função dos linfócitos B. Piora de atividade de complemento, da função dos granulócitos e das barreiras anatômicas torna a infecção mais prevalente.[4]

A Tabela 78.1 mostra a classificação da DPC em adultos de acordo com a Organização Mundial da Saúde (1995).[3]

ETIOLOGIA

Embora as causas de desnutrição sejam múltiplas, seis se destacam para redução significativa e não intencional de peso em adultos, principalmente em idosos (Quadro 78.1):

1. **Anorexia:** redução do aporte de alimentos decorrente de inapetência. Em idosos, é esperada uma redução de até 30% da ingestão calórica pelos homens e 20% pelas mulheres (anorexia fisiológica do idoso). Em geral, é associada a redução do paladar e do olfato, depressão, uso de medicamentos, tabagismo e doenças debilitantes, entre outros.

Tabela 78.1 Classificação da DPC em adultos pelo índice de massa corporal (IMC) e o respectivo risco de comorbidade, conforme a Organização Mundial da Saúde (1995)

IMC (kg/m²)	Estado nutricional	Risco de comorbidade
18,5 a 24,9	Normal	–
17 a 18,4	Desnutrição leve	Baixo
15 a 16,9	Desnutrição moderada	Moderado
< 15	Desnutrição grave	Alto

Quadro 78.1 Principais causas de desnutrição proteico-calórica (DPC) em adultos[1,2,4]	
Anorexia	Neoplasia, síndrome de imunodeficiência adquirida, quimioterapia, radioterapia, ansiedade, depressão, doença terminal, idosos, medicamentos, diminuição de olfato ou paladar
Metabólicas	Hipertireoidismo, febre, queimados, trauma, sepse
Má absorção	Doenças hepáticas, renais, alcoolismo, *diabetes mellitus*, insuficiência pancreática, doença celíaca, síndrome do intestino curto, mucosite, doença inflamatória intestinal
Mecânicas	Disfagia, dificuldade de mastigação, dentição defeituosa, dificuldade de locomoção
Socioeconômicas	Recursos limitados, solidão, abandono, maus-tratos
Hospitalar	Jejum prolongado, dieta restritiva

2. **Caquexia:** caracteriza-se por quadros mais graves de emagrecimento com perda de massa muscular e dos depósitos de gordura. Em geral, está associada a doenças graves com produção de citocinas proinflamatórias, levando a anorexia associada a aumento da taxa de metabolismo basal, queda nos níveis de albumina e níveis altos de marcadores inflamatórios, como a proteína C reativa.
3. **Má absorção:** alteração na absorção de nutrientes pela mucosa intestinal. As causas mais comuns em idosos são intolerância ao glúten, insuficiência pancreática e verminoses.
4. **Hipermetabolismo:** as causas mais comuns são o hipertireoidismo, que no idoso pode manifestar-se apenas com perda de peso e aumento de frequência cardíaca (hipertireoidismo apático), e o feocromocitoma, que se manifesta por hipertensão arterial sistêmica de difícil controle.
5. **Desidratação:** mais frequente em pessoas com sequelas neurológicas com dificuldade de deambulação e comunicação.
6. **Sarcopenia:** perda de massa muscular e de força muscular que tende a ocorrer progressivamente na idade adulta e é intensificada após os 65 anos de idade, com redução de 1% ao ano, agravada na presença de doenças consumptivas, como alguns tipos de câncer, Alzheimer e AIDS, entre outros.[6]

ACHADOS CLÍNICOS

A DPC apresenta-se por meio de diversas manifestações clínicas, que variam de acordo com a intensidade e o tempo de privação nutricional, a idade do paciente, as condições clínicas prévias e a associação a outras doenças.[1]

A avaliação nutricional proteico-calórica, por meio da propedêutica, é eficaz para detecção da desnutrição nesses pacientes, e seu resultado deve ser considerado ao se estabelecerem o diagnóstico e a conduta no tratamento das doenças de base.

Da propedêutica constam a anamnese e o exame físico direcionado, que levam em conta vários aspectos do quadro clínico, como aspecto da fisionomia, estado de humor, emagrecimento, alterações no apetite, alterações musculares, perda de tecido adiposo e edema.[1]

Quanto à história clínica, as seguintes questões são relevantes:

- Alteração no peso do paciente, com enfoque na perda total, em quanto tempo e o quanto perdeu nas últimas 2 semanas, e se a perda foi contínua ou intermitente.
- Alteração da ingestão de alimentos relativa ao padrão usual do paciente, como duração e modificação quantitativa ou no tipo de dieta.
- Presença de sintomas gastrointestinais significativos.
- Avaliação da capacidade funcional do paciente, como dificuldade para executar atividades do cotidiano e acesso à alimentação.[1]

Os seguintes achados podem ser encontrados no exame físico:

- **Fácies:** o paciente com desnutrição aguda (Figura 78.1) parece exausto, cansado e não consegue manter os olhos abertos por muito tempo por fraqueza dos músculos palpebrais. O paciente com desnutrição crônica (Figura 78.2) parece deprimido e triste, e prefere ficar quieto.
- **Sinais de anemia:** palidez das mucosas conjuntiva (Figura 78.3), labial, cutânea (Figura 78.4) e das regiões palmoplantares (pardos e negros – Figura 78.5). A proteína é essencial à produção adequada da hemoglobina e das hemácias. Em virtude da redução das hemácias e da deman-

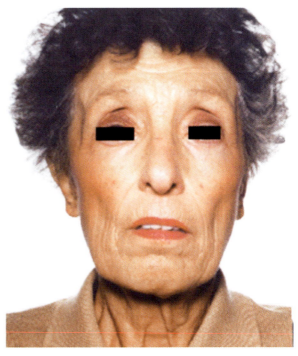

Figura 78.1 Fácies em caso de desnutrição aguda.

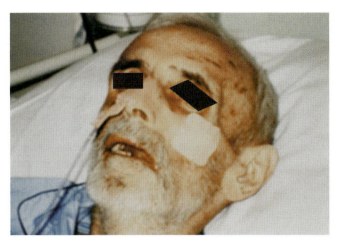

Figura 78.2 Fácies em caso de desnutrição crônica.

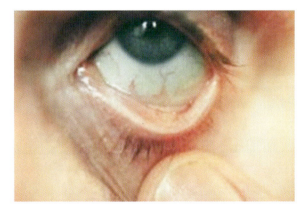

Figura 78.3 Palidez conjuntival.

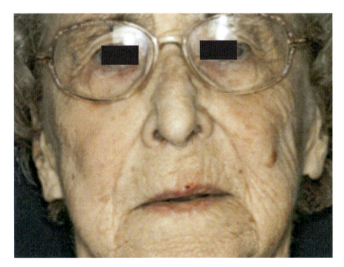

Figura 78.4 Palidez cutânea.

- **Elasticidade diminuída da pele:** quando se pinça uma prega cutânea com polegar e o indicador.
- **Análise da musculatura temporal e da bola adiposa de Bichat:** significa que o paciente parou de usar a mastigação como fonte principal de ingestão alimentar. A perda da bola de Bichat bilateralmente relaciona-se com redução prolongada da reserva calórica (Figura 78.6).
- **Alterações na cavidade oral:** língua saburrosa (Figura 78.7) ou branca indica falta de mastigação.
- **Observação da massa muscular:** pode ocorrer atrofia das regiões supra e infraclaviculares (Figura 78.8), retração intercostal, atrofia da musculatura paravertebral, bicipital, tricipital e da musculatura do pinçamento (atrofia interóssea – Figura 78.9). A perda de massa muscular é mais bem avaliada pela palpação da musculatura de deltoide e do quadríceps.

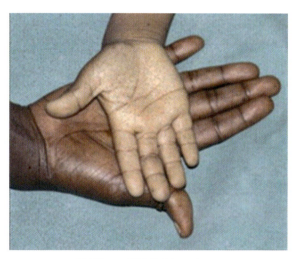

Figura 78.5 Palidez palmar.

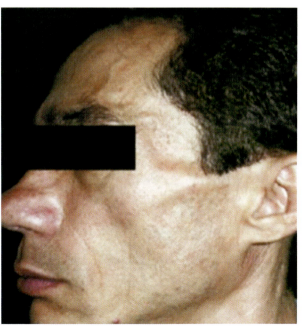

Figura 78.6 Atrofia temporal e bola de Bichat.

da de oxigênio na DPC, são necessárias menos hemácias para oxigenação dos tecidos. Como o volume de sangue permanece o mesmo, a quantidade reduzida de hemácias pode mimetizar a anemia por deficiência de ferro, mas é uma anemia fisiológica. Essa anemia decorrente da DPC pode ser complicada por deficiências de ferro e de outros nutrientes e associar-se a infecções e má absorção.

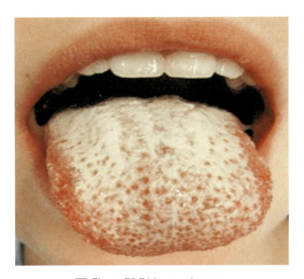

Figura 78.7 Língua saburrosa.

- **Perda de gordura do tecido subcutâneo (SC):** pode ser avaliada pela inspeção e palpação da prega cutânea do tríceps e do bíceps, pela visualização dos arcos costais na linha media axilar no nível das últimas costelas, pela visualização dos tendões das áreas interósseas e palmares das mãos e pela visualização das clavículas com aparência retangular dos ombros. Outra possibilidade é a medida da espessura das dobras subcutâneas por meio de adipômetro, que reflete a espessura da pele e do tecido adiposo SC em locais específicos do corpo. Trata-se de um método relativamente simples, de baixo custo e não invasivo para estimativa da gordura corporal.
- **Inspeção de abdome:** abdome escavado revela desnutrição crônica (Figura 78.10).
- **Exame dos membros inferiores:** atrofia da musculatura da coxa, principalmente da parte interna, e das panturrilhas (Figura 78.11).

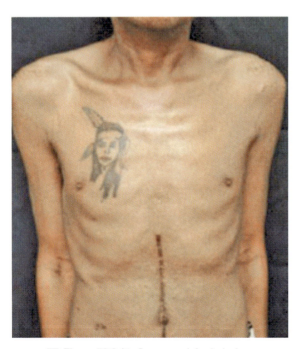

Figura 78.8 Atrofia supra e infraclavicular.

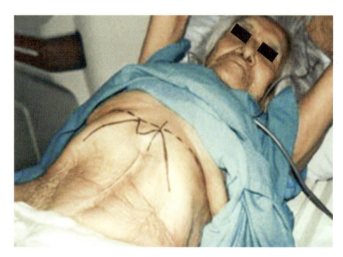

Figura 78.10 Abdome escavado.

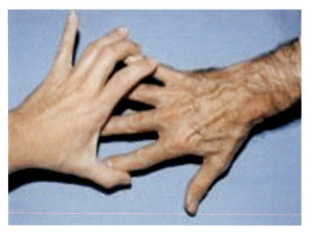

Figura 78.9 Atrofia interóssea (musculatura do pinçamento).

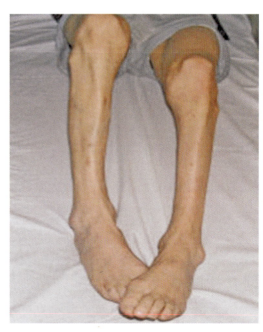

Figura 78.11 Atrofia de membros inferiores.

- **Pesquisa de edema:** relacionada com a presença de hipoalbuminemia, sua pesquisa deve ser feita mediante suave e contínua pressão na face anterior da perna, contra a estrutura óssea. A formação de cacifo pode ser observada quando a depressão tecidual demora a voltar ao normal. Em caso de paciente acamado, pesquisa-se a região lombossacral. A presença de edema na região do tornozelo e na região sacral em acamados traduz a presença de líquido no espaço extravascular (Figura 78.12).
- **Alterações tróficas na pele, fâneros e pelos:** relacionadas com hipovitaminoses com deficiências de zinco, ferro, proteínas e ácido fólico (Figuras 78.13 e 78.14).[1,8,9]

Pacientes de alto risco para síndrome de desnutrição-sarcopenia costumam apresentar, pelo menos, quatro dos cinco critérios listados a seguir:[7]

- História recente de redução do apetite que resultou em diminuição significativa do consumo de alimentos.
- Perda não intencional de 3kg ou mais nos últimos 3 meses.
- Massa muscular reduzida (diagnosticada por tomografia computadorizada, ressonância nuclear magnética, densitometria ou bioimpedância).
- Redução na velocidade de marcha (menos de 0,8m/s).
- Redução da força de preensão manual.

DIAGNÓSTICO DIFERENCIAL

Como ressaltado previamente, em países industrializados, a DPC é mais frequentemente secundária a outras doenças. O Quadro 78.2 mostra como diferenciar a DPC do tipo *kwashiorkor* e a do tipo marasmo em adultos.[4]

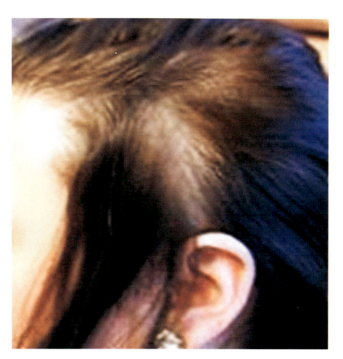

Figura 78.13 Rarefação capilar.

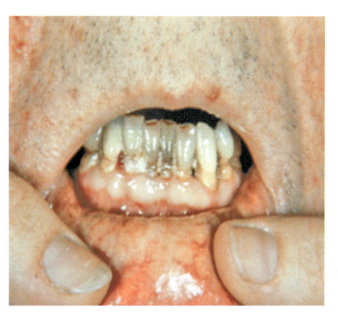

Figura 78.14 Lesões labiais e gengivais (escorbuto).

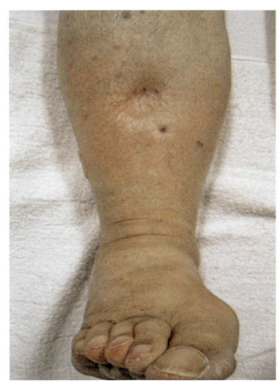

Figura 78.12 Edema (hipoalbuminemia).

Quadro 78.2 Diagnóstico diferencial da desnutrição

Tipo	Causa	Associação	Doenças
Kwashiorkor	Ingestão inadequada de proteínas	Doenças hipermetabólicas agudas	Trauma, queimados, sepse
Marasmo	Ingestão inadequada de calorias	Doenças crônicas	DPOC, ICC, neoplasia, AIDS

DPOC: doença pulmonar obstrutiva crônica; ICC: insuficiência cardíaca congestiva; AIDS: síndrome de imunodeficiência adquirida.

Referências

1. Duarte ACG, Castellani CMF, Borges VLS, Nóbrega MTC. Propedêutica nutricional. In: Duarte AC, Castellani FR eds. Semiologia nutricional. Rio de Janeiro: Axcel Books, 2002: 1-16.
2. Hammond K. Avaliação: dados clínicos e de dietética. In: Mahan LK, Escott-Stump S (eds.) Krause alimentos, nutrição e dietoterapia. Rio de Janeiro: Saunders, 2010:383-410.
3. Klein S. Protein-energy malnutrition. In: Goldman L, Schafer AI (eds.) Goldman's Cecil Medicine. 24. ed. Philadelphia, PA: Saunders Elsevier, 2011.
4. Baron RB. Nutritional disorders. In: Stephen J, Mc Phee SJ, Papadakis MA (eds.) Current medical diagnosis and treatment. United States of America. The McGraw-Hill Companies, 2012:3678-82.
5. Rhee LQ, Wellman NS, Castellanos VH, Himburg SP. Continued need for increased emphasis on aging in dietetics education. J Am Diet Assoc 2004; 104(4):645-9.
6. Morley JE. Undernutrition in older adults. Fam Pract 2012; 29(suppl.1):89-93.
7. Vandewoude MFJ, Alish CJ, Hegazi RA. Malnutrition-sarcopenia syndrome: Is this the future of nutrition screening and assessment for older adults? J Aging Res 2012; 2012:651-70.
8. Duarte ACG (ed.) Semiologia imunológica nutricional. Rio de Janeiro: Axcel Books, 2003:89-106.
9. Spivak JL. Iron and the anemia of chronic disease. Oncology (Williston Park) 2002; 9(Suppl 10):25-33.

CAPÍTULO 79

Diarreia

Dimas Alexandre Kliemann • *Cezar Vinícius Würdig Riche* • *Cristiane Valle Tovo*

INTRODUÇÃO

A diarreia está entra as queixas mais comumente relatadas por pacientes, seja ao clínico internista, seja ao médico da atenção primária, além de ser motivo frequente de encaminhamento a um gastroenterologista.[1] A doença diarreica é um problema mundial, com diferenças significativas quanto à sua variação regional, prevalência de patógenos específicos, disponibilidade de meios diagnósticos e tratamentos, além do nível de medidas preventivas alcançadas.[2]

A diarreia aguda é a segunda principal causa de morte no mundo,[2] sendo particularmente problemática para idosos e crianças com até 5 anos de idade, nas quais ainda é a principal causa de morte.[3,4] Considerando dados de epidemiologia dos EUA, estima-se em 211 a 375 milhões o número de episódios de doenças diarreicas por ano, resultando em 73 milhões de consultas médicas, 1,8 milhão de hospitalizações e 3.100 óbitos ao ano.[2]

Por outro lado, a observação de pacientes com diarreia crônica sugere ser este um problema que interfere na qualidade de vida. Há pacientes incapazes de manter seus empregos em virtude dos transtornos relacionados com essa doença, além do constrangimento social que pode ser ocasionado por essa patologia, sendo difícil estimar seu real impacto econômico.[5] A prevalência precisa da diarreia crônica é incerta. De acordo com alguns trabalhos, sua prevalência em crianças pode variar de 3% a 20%,[5] havendo uma lacuna ainda maior de informações quando se considera sua prevalência em adultos.

A frequência normal das evacuações de fezes pode variar de três vezes por semana até três vezes ao dia,[6,7] sem que isso seja considerado, por si só, uma alteração do hábito intestinal. Considerando esse conceito da frequência normal de evacuações, a diarreia é definida como aumento da frequência, diminuição na consistência (aumento da fluidez) ou aumento no volume líquido das fezes diárias.[8] A diminuição da consistência das fezes e o aumento na frequência das evacuações diárias têm sido usados para definir diarreia com a finalidade de investigação epidemiológica. Alguns pacientes podem referir queixas de desconforto abdominal ou a sensação de urgência para evacuar.[2]

Assim, a caracterização da diarreia deve ser baseada no padrão do hábito intestinal do indivíduo, mas, objetivamente, é definida como a eliminação de fezes com peso ou volume > 200g ou 200mL em 24 horas.[9] Esse valor deve ser utilizado para avaliação de adultos e crianças, mas as evacuações de lactentes pré-escolares costumam pesar < 10g/kg/dia.[10]

Outros distúrbios devem ser diferenciados de diarreia, como a incontinência fecal, definida como a liberação involuntária de conteúdo retal,[8,10,11] e a pseudodiarreia, que consiste no aumento da frequência de defecação sem alteração em sua consistência ou uma eliminação diária < 200g de fezes.[10,11]

A impactação de fezes no reto pode ocasionar confusão com o diagnóstico de constipação intestinal e diarreia, uma vez que a maior massa fecal não seria expelida, mas somente um fluxo de fezes líquidas e secreção,[12] ocorrendo, principalmente, em pacientes com demência ou psicose.[10]

Disenteria consiste na presença de sangue ou muco em evacuações diarreicas,[13] as quais costumam estar assaociadas a tenesmo (dor ao evacuar).

ETIOLOGIA

É importante reconhecer a diarreia como um sinal ou sintoma, não uma doença, a qual pode ser causada por várias condições.[8] Para essa compreensão, a diarreia pode ser classificada clinicamente de várias maneiras, de acordo com o tempo (aguda, persistente ou crônica), o volume (pequeno ou grande), a fisiopatologia (secretória, osmótica, inflamatória ou funcional), a epidemiologia (comunitária, hospitalar ou viajante) ou as características das fezes (aquosas, gordurosas ou inflamatórias).[1,2,11]

ACHADOS CLÍNICOS

A definição e a classificação apropriadas da diarreia constituem um primeiro passo essencial na abordagem do paciente visando à definição diagnóstica e às suas opções terapêuticas.[14] Neste capítulo, por motivos didáticos, serão abordados aspectos de tempo de evolução e fisiopatologia e, a partir dessa classificação, sua subdivisão em secretória, osmótica, exsudativa (ou inflamatória), iatrogênica e motora.

Quando se considera o tempo de duração da diarreia, a aguda é aquela que apresenta uma evolução inferior a 2 semanas. Já a diarreia persistente tem duração de 2 a 4 semanas e, por sua vez, a diarreia é considerada crônica ao cursar por um período superior a 4 semanas de duração.[2,15]

Diarreia aguda

A diarreia aguda pode ocorrer em diferentes cenários e, assim, alterar suas características epidemiológicas: pode ser originária da comunidade, relacionada com o cuidado em saúde ou, ainda, com viagens.[15] Devem ser consideradas, também, as diferenças epidemiológicas existentes entre nações desenvolvidas e países em desenvolvimento.

Na avaliação de um paciente com diarreia aguda adquirida na comunidade em países desenvolvidos, os principais agentes etiológicos são virais, correspondendo a pelo menos 30% a 40% desses episódios.[16] Entretanto, nas nações em desenvolvimento, bactérias e protozoários ainda são os agentes mais comuns. As precárias condições de saneamento e higiene relacionadas com esse cenário facilitam a transmissão desses agentes e de parasitas intestinais.[17,18]

A diarreia nosocomial é definida por seu aparecimento após o terceiro dia de hospitalização e não está relacionada com o tempo de incubação quando da admissão do paciente. Pode estar associada ao uso de antibióticos, outras medicações ou dieta enteral.[15] À semelhança da diarreia adquirida na comunidade, alimentos contaminados, disseminação pessoa a pessoa e quimioterápicos também podem estar relacionados.

A diarreia do viajante é acompanhada por um sinal ou sintoma de infecção entérica, incluindo cólicas abdominais ou dor, meteorismo intestinal, náuseas ou vômitos, febre, fezes com muco ou sangue e tenesmo.[19] Uma variedade de fatores relacionados com o hospedeiro (idade, genética, acidez gástrica), ambientais ou tempo de permanência podem predispor à diarreia do viajante.[20]

Diarreia persistente

As etiologias infecciosas costumam predominar como causa da diarreia persistente, sendo suas etiologias variáveis de acordo com a região, o histórico de viagem e a função imune do paciente acometido. Esse quadro pode estar associado a morbidade significativa em virtude da má absorção de nutrientes que pode estar associada à diarreia.[15]

Diarreia crônica

A prevalência precisa da diarreia crônica é desconhecida e, para adultos, existe uma carência de dados internacionais confiáveis.[5] As principais causas de diarreia crônica parecem depender do *status* socioeconômico da população estudada. Em países desenvolvidos, as causas mais frequentes são síndrome do intestino irritável, doença inflamatória intestinal, síndrome de má absorção, infecções crônicas e a diarreia idiopática inflamatória.[21] Nos países em desenvolvimento, infecções crônicas por bactérias, micobactérias e parasitoses intestinais costumam ser mais prevalentes, não se excluindo a existência de desordens funcionais ou doenças inflamatórias.[21] A diarreia crônica pode ser um preditor independente que representa redução da qualidade de vida do paciente.[5]

FISIOPATOLOGIA

Para compreensão do mecanismo da diarreia é necessário conhecer o funcionamento normal do intestino e os mecanismos envolvendo fluidos e solutos. Após a ingestão do alimento, seu volume é aumentado pelas secreções gástrica,

pancreática, biliar e duodenal, atingindo uma osmolaridade aproximadamente isotônica à sérica após sua passagem pelo duodeno. Ao seguir pelo jejuno em direção ao cólon, a concentração de Na^+ se mantém constante no lúmen intestinal, mas o Cl^- é reabsorvido e o bicarbonato (HCO_3^-) é liberado em concentrações similares. Ao atingir o cólon, o Na^+ é reabsorvido juntamente com os fluidos e o K^+ é secretado. As concentrações de ânions mudam drasticamente no cólon devido à degradação não de carboidratos pelas bactérias.

A cada 24 horas, de 8 a 10 litros de fluidos atingem o duodeno, sendo 2 litros provenientes da dieta (os demais originários da saliva, dos sucos gástrico, hepático e pancreático e das secreções intestinais). O intestino delgado absorve de 8 a 9 litros desses fluidos, restando 1,5 litro ao cólon, que o absorve quase que por completo, restando, aproximadamente, 100mL.[3] A diarreia pode resultar do aumento da secreção pelo intestino delgado se exceder a capacidade absortiva do cólon (4 litros) ou se o cólon foi incapaz de absorver até mesmo o 1,5 litro que normalmente resultaria do intestino delgado.[3]

Diarreia secretória

A fisiopatologia básica da diarreia secretória é decorrente da secreção inapropriada de íons cloreto e bicarbonato ou da inibição da absorção de sódio.[22] O aumento da secreção intestinal ou a redução da absorção resulta em uma diarreia aquosa de grande volume com "*gap* osmótico" normal. Nesse mecanismo há pouca diferença na apresentação das fezes mesmo durante o jejum, além de desidratação e distúrbios eletrolíticos, que podem estar associados.[23]

Diarreia infecciosa

As causas mais comuns de diarreia secretória são as infecciosas,[22] sendo os patógenos que usualmente acometem o intestino delgado os agentes etiológicos mais frequentes. Eles aderem à mucosa, alterando o processo de absorção e secreção do enterócito, produzindo secreção ativa sem causar grande inflamação intestinal ou destruição da mucosa.[24] Um dos principais mecanismos é a ação de enterotoxinas, que promovem aumento da atividade do AMP e do GMP cíclicos ou da concentração de cálcio intracelular, o que inibe as trocas de Na^+ H^+ e estimula a secreção de cloro no intestino delgado.[24]

Diarreia não infecciosa

A diarreia secretória também pode ter sua origem a partir de desordens neuroendócrinas, como tumores secretores ou síndromes sistêmicas,[24] sendo esses neurotransmissores e outros moduladores potentes estimuladores da secreção intestinal. A má absorção de ácidos graxos e sais biliares também pode ocasionar diarreia secretória. Isso ocorre quando não são absorvidos no íleo terminal, estimulando a secreção colônica.[24] Outros mecanismos que podem estar associados a esse tipo de diarreia são o supercrescimento bacteriano e as doenças inflamatórias intestinais, ao acometerem o intestino delgado, promovendo *down regulation* da absorção do intestino grosso e estimulação da secreção colônica.[1]

Diarreia osmótica

Ao deixarem o cólon, sob circunstâncias normais, as fezes têm osmolaridade semelhante à sérica (aproximadamente 290mosm/kg) e os principais íons responsáveis são Na^+, K^+, HCO_3^- e Cl^-.[23] Entretanto, a diarreia osmótica é decorrente da ingestão de solutos não absorvíveis ou da incapacidade dos enterócitos em absorver os solutos pouco absorvíveis.[24] A força osmótica dos solutos não absorvidos ocasiona o carreamento de água e íons secundários para a luz intestinal, resultando em diarreia.[24] Desse modo, pacientes com má absorção intestinal também podem apresentar diarreia osmótica, e os nutrientes não absorvidos atuam como o soluto carreador de água.[25] Uma vez que essa diarreia é desencadeada pela ingestão de soluto, o paciente costuma apresentar melhora do quadro com o jejum.

Diarreia inflamatória

Uma variedade das síndromes diarreicas é causada por múltiplos mecanismos, incluindo inflamação e exsudação da mucosa intestinal, efeito de citocinas inflamatórias, atividade do sistema nervoso entérico e estímulos secretórios.[26] A diarreia inflamatória pode resultar, então, de várias etiologias, tanto infecciosas como por doenças inflamatórias intestinais.[15,23] A maioria dos patógenos causadores de diarreia inflamatória o faz causando danos à mucosa ou por estimulação da secreção intestinal (enterotoxinas).

As doenças inflamatórias intestinais estão entre as causas mais comuns e mais importantes de diarreia inflamatória. Apesar de outros mecanismos (secretório e osmótico) estarem envolvidos, a inflamação da mucosa e a ativação secundária de mediadores inflamatórios desenvolvem um papel importante nessas doenças.[27] Os mediadores inflamatórios desencadeados promovem *down regulation* do transporte iônico no cólon e no intestino delgado, ocasionando a má absorção de sais.[1]

Diarreia iatrogênica

Diarreia iatrogênica é uma classificação adicional utilizada para fins didáticos, pois, ao ser classificada como tal, não se considera seu mecanismo fisiopatológico, já que, conforme a intervenção clínica ou cirúrgica realizada, diferentes mecanismos podem estar relacionados. Quando associada à realização de um procedimento cirúrgico, o mecanismo pode variar conforme o segmento operado ou de acordo com o tamanho da ressecção realizada.[23] Uma possibilidade é a de síndrome disabsortiva, quando são realizadas ressecções > 100cm.

Outros mecanismos podem estar relacionados quando a causa da diarreia está relacionada com o uso de medicações. Assim, pode ocorrer alteração da flora intestinal devido ao uso de antimicrobianos com maior poder oncótico, enquanto outras podem promover diarreia secretória. Outra possibilidade é a diarreia relacionada com o uso de quimioterápicos, que promoveriam redução na taxa de proliferação dos enterócitos.[26]

Diarreia motora

A fisiopatologia da diarreia motora (ou funcional) pode estar associada tanto ao aumento da motilidade intestinal como a múltiplos mecanismos (como na síndrome do intestino irritável). A alteração do trânsito colônico, nesses casos, também pode estar associada à hipersensibilidade do reto.[28] A síndrome do intestino irritável é a causa mais comum de diarreia crônica em adultos jovens, devendo ser considerada em pacientes com dor abdominal em baixo-ventre e hábito intestinal alterado sem evidência de doença orgânica grave.[23]

O aumento da motilidade pode diminuir o tempo de contato do conteúdo do lúmen intestinal com o epitélio, reduzindo a absorção e resultando em diarreia secretória. Isso pode ocorrer em pacientes com *diabetes mellitus*, amiloidose e diarreia pós-prandial.[26] No entanto, o trânsito lentificado, como pode ocorrer no diabético e na esclerodermia, pode estar associado a supercrescimento bacteriano, resultando em má absorção e esteatorreia.[23]

AVALIAÇÃO DO PACIENTE

Anamnese

Como salientado previamente, na abordagem inicial do paciente com diarreia, principalmente na crônica, é primordial a coleta detalhada de sua história médica. As perguntas devem enfocar discriminação da diarreia e sua duração, assim como deve ser questionada a relação da diarreia com alimentação, jejum ou demais sintomas associados.[14,29] Embora o diagnóstico específico raramente seja obtido diretamente pela anamnese, a partir dessas informações será possível estabelecer a classificação clínica e os diagnósticos diferenciais apresentados pelo paciente.[5]

Exame físico

Nos pacientes que apresentam diarreia, o exame físico muitas vezes não auxilia a determinação da causa, mas é eficaz em determinar a gravidade da doença, principalmente em pacientes pediátricos,[5,29] nos quais devem ser procurados sinais de desidratação.

No exame do abdome, devem ser explorados ruídos hidroaéreos, distensão abdominal, regiões de sensibilidade e a presença de massas ou visceromegalias.

Durante o exame físico completo, deve-se atentar para a possível manifestação cutânea de doenças sistêmicas com acometimento do trato gastrointestinal, além de alterações em períneo e no próprio toque retal.[29] A presença de linfonodos palpáveis também pode ser sugestiva da etiologia, devendo-se atentar para as possibilidades da síndrome da imunodeficiência adquirida (AIDS) ou linfomas.[29]

DIAGNÓSTICO DIFERENCIAL

O diagnóstico diferencial da diarreia deve iniciar com a avaliação temporal, considerando-a aguda, persistente ou crônica. É importante reconhecer a existência de sobreposição dos mecanismos fisiopatológicos em um mesmo quadro, devendo-se atentar para isso segundo a apresentação clínica do paciente e as características das fezes. Ao se considerar a necessidade de exames complementares, a avaliação das fezes é mandatória durante a investigação.

Devem ser salientadas as variações de agentes etiológicos ou mecanismos patológicos conforme a epidemiologia local, além de suas variações no paciente imunossuprimido.

Durante a avaliação do paciente com AIDS e diarreia, o diagnóstico diferencial deve ser mais amplo, contemplando também os patógenos oportunistas.[30] A diarreia talvez seja a queixa mais comum no paciente com AIDS. Nos países em desenvolvimento, quase 100% desses pacientes vão apresentar essa queixa em algum momento de suas vidas.[31] Essa perspectiva melhora, com redução para aproximadamente 50% nos países desenvolvidos.[32] Além da depleção do sistema imune ocasionada pelo HIV, o vírus também ocasiona enteropatia, promovendo atrofia parcial das vilosidades intestinais e subsequente má absorção.[33] Deve-se atentar para o fato de que a diarreia crônica em pacientes com HIV também é uma condição definidora de AIDS, conforme os critérios adotados pela Organização Mundial da Saúde (OMS).

Os agentes de infecções oportunistas mais comumente relacionadas com a diarreia nos pacientes com HIV são: citomegalovírus, *Cryptosporidium*, microsporidioses e infecções associadas a *Mycobacterium avium complex* (MAC).[30] Esses agentes e outras infecções costumam estar mais associados do que outras condições, como sarcoma de Kaposi ou linfomas.[30]

FLUXOS DE INVESTIGAÇÃO

O fluxo de investigação das diarreias agudas e crônicas pode ser observado nas Figuras 79.1 e 79.2, respectivamente.

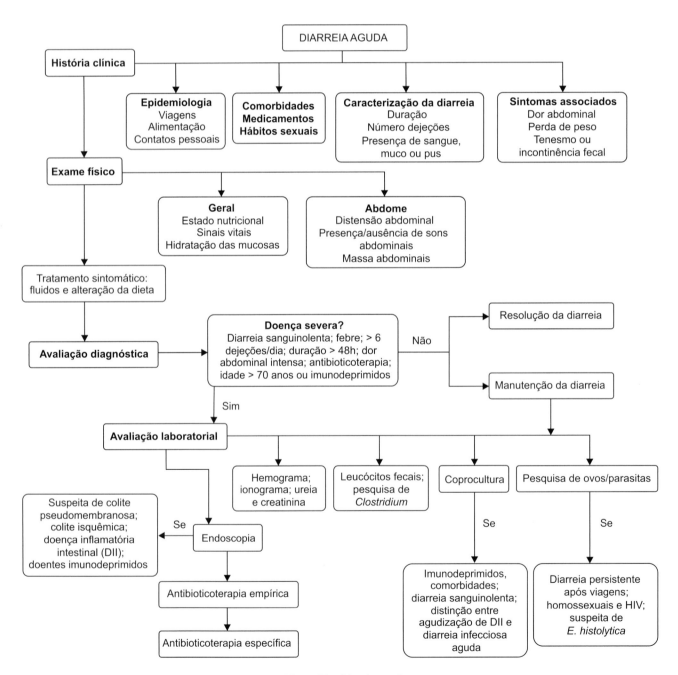

Figura 79.1 Diarreia aguda.

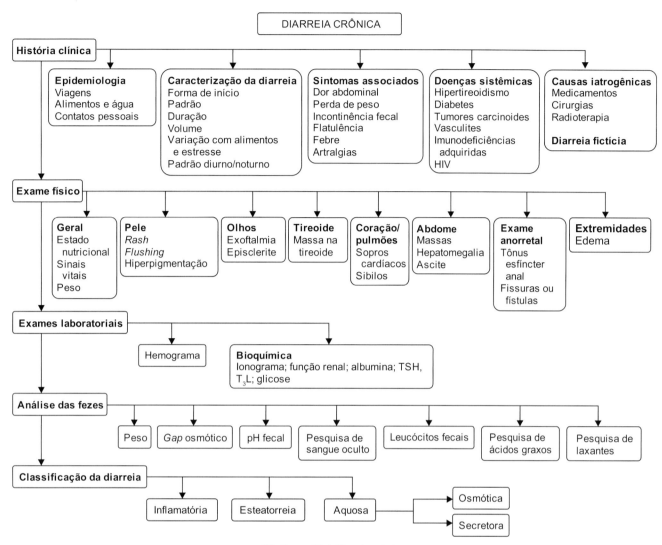

Figura 79.1 Diarreia crônica.

Referências

1. Navaneethan U, Giannella RA. Definition, epidemiology, pathophysiology, clinical classification, and differential diagnosis of diarrhea. In: Guandalini S, Vaziri H eds. Diarrhea, clinical gastroenterology. New York: Human Press, 2011:1-31.
2. Guerrant RL, Van Gilder T, Steiner TS et al. Practice guidelines for the management of infectious diarrhea. Clin Infect Dis 2001; 32:331-51.
3. Semrad CE. Approach to the patient with diarrhea and malabsorption. In: Goldman's Cecil medicine. Philadelphia: Saunders Elsevier, 2012:895-912.
4. Bryce J, Boschi-Pinto C, Shibuya K et al. WHO estimates of the causes of death in children. Lancet 2005; 365:1147-52.
5. Fine KD, Schiller LR. AGA Technical review on the evaluation and management of chronic diarrhea. Gastroenterology 1999; 166:1464-86.
6. Talley NJ, Weaver AF, Zinsmeister AR, Melton LJ 3rd. Self-reported diarrhea: what does it mean? Am J Gastroenterol 1994; 89:1160-4.
7. Sandler RS, Drossman DA. Bowel habits in young adults not seeking health care. Dig Dis Sci 1987; 32:841-5.
8. Sweetser S. Evaluating the patient with diarrhea: a case-based approach. Mayo Clin Proc 2012; 87:596-602.
9. Davies GJ, Crowder M, Reid B, Dickerson JW. Bowel function measurements of individuals with different eating patterns. Gut 1986; 27:164-9.
10. Powell DW. Approch to the patient with diarrhea. In: Yamada T, Alpers DH (eds.) Principles of clinical gastroenterology. Oxford: Blackwell Publishing, 2008:304-59.
11. Camilleri M, Murray JA. Diarrhea and constipation. In: Longo DL, Fauci AS (eds.) Harrison's gastroenterology and hepatology. New York: McGraw-Hill, 2010:42-57.
12. Schiller LR. Diarrhea and malabsorption in the elderly. Gastroenterol Clin N Am 2009; 38:481-502.
13. Pfeiffer ML, DuPont HL, Ochoa TJ. The patient presenting with acute dysentery – A systematic review. J Inf 2012; 64:374-86.
14. Schiller LR, Sellin JH. Approach to a patient with symptoms and sings: diarrhea. In: Sleisenger and Fordtran's gastrointestinal and liver disease. Philadelphia: Saunders Elsevier, 2010:159-89.
15. Pawlowski SW, Warren CA, Guerrant R. Diagnosis and treatment of acute or persistent diarrhea. Gastroenterology 2009; 136:1874-86.

16. Musher DM, Musher BL. Contagious acute gastrointestinal infectious. N Eng J Med 2004; 351:2417-28.

17. Ross AGP, Olds GR, Cripps AW et al. Enteropathogens and chronic illness in retourning travelers. N Eng J Med 2013; 368:1817-25.

18. Karanis P, Kourenti C, Smith H. Waterborne transmission of protozoan parasites: a worldwide review of outbreaks and lessons learned. J Water Health 2007; 5:1-38.

19. Steffen R. Epidemiology of traveler's diarrhea. Clin Infec Dis 2005; 41:S536-S540.

20. Van De Winkel K, Van den Daele A, Van Gompel A, Van den Ende J. Factors influencing standard pretravel health advice – a study in Belgium. J Travel Med 2007; 14:288-96.

21. Afzalpurkar RG, Schiller LR, Little KH, Santangelo WC, Fordtran JS. The self-limited nature of chronic idiopathic diarrhea. N Engl J Med 1992; 327:1849-52.

22. Schiller LR. Secretory diarrhea. Curr Gastroenterol Rep 1999; 1:389.

23. Mcquaid KR. Symptoms and signs of gastrointestinal disease. In: Current medical diagnosis and treatment. New York: McGraw-Hill, 2013:564-86.

24. Field M. Intestinal ion transport and the pathophysiology of diarrhea. J Clin Invest 2003; 111:931-43.

25. Hammer HF, Fine KD, Santa Ana CA et al. Carbohydrate malabsorption: its measurement and its contribution to diarrhea. J Clin Invest 1990; 86:1936.

26. Schiller LR, Sellin JH. Diarrhea. In: Feldman M, Friedman LS, Brandt LJ (eds.) Sleisenger and Fordtran's gastrointestinal and liver disease: pathophysiology, diagnosis, management. Philadelphia: Saunders Elsevier; 2006:159-86.

27. Navaneethan U, Giannella RA. Mechanisms of infectious diarrhea. Nat Clin Pract Gastroenterol Hepatol 2008; 5:637-47.

28. Drossman DA, Camilleri M, Mayer EA, Whitehead WE. AGA technical review on irritable bowel syndrome. Gastroenterology 2002; 123:2108-31.

29. Amaratunge C, Sellin JH. Evaluation of patients with diarrhea and timing of referral. In: Guandalini S, Vaziri H (eds.) Diarrhea, clinical gastroenterology. New York: Human Press, 2011:431-42.

30. Ball SC. Diarrhea in patient with AIDS. AIDS Read 2002; 12:380-1.

31. Colebunders R, Francis H, Mann JM et al. Persistent diarrhea, strongly associated with HIV infection in Kinshasa, Zaire. Am J Gastroenterol 1987; 82:859-64.

32. Cohen JC, West AB, Bini EJ. Infectious diarrhea in human immunodeficiency virus. Gastroenterol Clin North Am 2001; 30:637-64.

33. Craig RM, Carlson S, Ehrenpreis E. Acquired immunodeficiency syndrome enteropathy: a perspective. Compr Ther 1995; 21:184-8.

CAPÍTULO 80

Disfagia

Gabriela Perdomo Coral • *Cristiane Valle Tovo*

INTRODUÇÃO

O termo disfagia subentende a dificuldade de deglutição dos alimentos sólidos e/ou líquidos. O paciente percebe que há um impedimento à passagem do material deglutido em algum ponto entre o esterno e o apêndice xifoide e, geralmente, o local de sensação de interrupção da descida do alimento corresponde ao ponto onde o trânsito está interrompido.

Considerada um sintoma comum, a disfagia é observada em 5% a 8% dos pacientes com mais de 50 anos de idade.[1]

Nos casos em que a dificuldade é a de iniciar a deglutição, a disfagia geralmente é orofaríngea. A dificuldade é sentida no nível da boca ou da faringe. Ocorre, principalmente, com líquidos, associando-se frequentemente a engasgos em razão da passagem do alimento para as vias aéreas.[2]

A disfagia esofágica é sentida no esôfago médio e distal e será o foco deste capítulo.

ETIOLOGIA

No Quadro 80.1 encontram-se as causas mais frequentes de disfagia esofágica.[3]

ACHADOS CLÍNICOS

A obtenção de uma história clínica detalhada é fundamental, podendo elucidar o local e a causa provável da disfagia

Quadro 80.1 Causas mais frequentes de disfagia esofágica
Motoras
Esofagopatia chagásica
Acalasia idiopática
Espasmo difuso esofágico
Esclerose sistêmica
Esôfago em "quebra-nozes"
Esfíncter esofágico inferior hipertenso
Distúrbios não específicos da motilidade esofágica
Lesões mecânicas
Estenose péptica
Anel de Schatzki
Carcinoma de esôfago
Corpo estranho
Tumores benignos
Miscelânea
Esofagite eosinofílica
Estenose cáustica

em até 80% dos casos.[4] Além disso, a disfagia é um sintoma de alarme com valor preditivo alto para presença de doença.[5] Por exemplo, a incidência de carcinoma de esôfago nos pacientes com queixa de disfagia é de 4% a 15%.[5,6] Os dados da história clínica que sugerem câncer de esôfago são: pacientes idosos, sintomas de curta duração (inicio < 3 meses), rapidez de progressão da doença, disfagia pior para sólidos e perda de peso. Os dados que sugerem estenose péptica são encontrados em pacientes idosos com tempo de doença prolongado (geralmente > 26 semanas).

Os três sintomas cardinais da disfagia por alteração na motilidade esofágica são: disfagia para sólidos e líquidos, dor torácica e regurgitação.

Os principais aspectos a serem investigados na obtenção da anamnese são:

Identificação do paciente

O gênero e a idade do paciente contribuem para o diagnóstico diferencial das principais causas de disfagia.

Pacientes do sexo masculino têm risco aumentado de neoplasia de esôfago. Em estudo recente, foi demonstrado risco aumentado na ordem de 3,3 vezes em relação a esse diagnóstico entre as mulheres. Nesse mesmo estudo, ter menos de 60 anos de idade reduziu o risco de diagnóstico de câncer em 47,1%, comparado ao de pacientes com mais de 73 anos.[7]

A esofagite eosinofílica também predomina em homens, com média de idade entre 20 e 40 anos.[8,9]

Por outro lado, a acalasia, uma das causas mais comuns de disfagia por alteração da motilidade esofágica, afeta ambos os sexos e pode acometer todas as faixas etárias.[10] Com relação a esse diagnóstico, a procedência do paciente é importante. A doença de Chagas é uma das causas mais comuns de acalasia secundária, sendo endêmica em algumas regiões.[11]

Localização da disfagia

Em geral, a lesão estará no nível ou abaixo da localização percebida pelo paciente. Pode-se classificar a disfagia em faríngea (ou alta) e esofágica. Na faríngea, os pacientes têm dificuldade em iniciar a deglutição e apontam a área cervical como a localização do problema. Também podem referir outros sintomas associados, como engasgo, fala anasalada, tosse e regurgitação nasal.[2] A disfagia baixa sugere disfagia esofágica, com provável localização no esôfago baixo ou distal.

Tipo de alimento

Determinar se a disfagia é para sólidos, líquidos ou ambos ajuda a distinguir as anormalidades estruturais das motoras. Disfagia somente para sólidos sugere obstrução mecânica, como estenose péptica, carcinoma de esôfago ou anel de Schatzki. Quando progressiva, as principais hipóteses são estenose péptica e carcinoma.[7]

Por outro lado, a disfagia para sólidos é o sintoma mais comum da esofagite eosinofílica do adulto.[8,9]

Disfagia tanto para sólidos como para líquidos geralmente está relacionada com alteração na motilidade esofágica (por exemplo, acalasia e espasmo difuso esofágico). Essa suspeita é reforçada quando há dor torácica associada.[12]

Determinar se é permanente ou intermitente

A disfagia intermitente é encontrada, principalmente, nos distúrbios motores do esôfago, sendo mais comum nos pacientes com espasmo esofágico, esôfago em "quebra-nozes" e esfíncter inferior hipertenso.[10,12]

Tempo de duração dos sintomas

A disfagia lentamente progressiva, de longa data, principalmente se associada à pirose, tem como causa mais provável a estenose péptica. No estudo de Murray e cols., a estenose péptica foi associada à presença desse sintoma por mais de 26 semanas.[7]

Disfagia de longa data, intermitente, não progressiva e exclusiva para sólidos é indicativa de lesão estrutural fixa, como anel de Schatzki ou doença de Plummer-Vinson.[13]

Por outro lado, história recente de disfagia favorece o diagnóstico de neoplasia. Estudo que avaliou 2.000 pacientes com disfagia demonstrou que o tempo de duração desse sintoma foi o fator preditivo de maior impacto para o diagnóstico de câncer de esôfago. Disfagia há menos de 8 semanas aumentou em 9,6 vezes o risco desse diagnóstico.[7]

Outros sintomas associados

Perda de peso é um fator preditivo importante para o diagnóstico de carcinoma, mas também pode estar presente na acalasia.[7,14]

Pirose e dor torácica sugerem, com frequência, a doença do refluxo gastroesofágico, a qual pode resultar em estenose péptica. Dor torácica também pode estar presente na esofagite eosinifílica, na acalasia e no espasmo esofágico.[4,9]

Com frequência, pacientes com esofagite eosinofílica têm história de asma, rinite ou alergia alimentar associada.[9]

Regurgitação durante as refeições, bem como regurgitações espontâneas entre as refeições ou à noite, é altamente sugestiva de acalasia.[14]

Hábitos

Os pacientes tabagistas e os que abusam de bebida alcoólica têm risco aumentado de câncer de esôfago.[15]

Outros

História de fenômeno de Raynaud pode sugerir o diagnóstico de esclerodermia.[4]

História de depressão e de doença psiquiátrica pode sugerir ingestão de soda cáustica.[16]

EXAME FÍSICO

O exame físico dos pacientes com disfagia esofágica geralmente é normal. Por outro lado, os pacientes com câncer de esôfago podem apresentar linfadenopatia cervical e/ou supraclavicular.

Alguns pacientes com esclerodermia podem apresentar síndrome de Raynaud.[17]

TESTES DIAGNÓSTICOS

Após a história clínica e o exame físico, o médico tem condições de direcionar o exame complementar. Na disfagia, os principais métodos diagnósticos são o estudo radiológico contrastado do esôfago, a endoscopia digestiva alta e a manometria esofágica.

O estudo radiológico contrastado do esôfago pode ser bastante útil e característico em doenças motoras como espasmo difuso do esôfago e acalasia. Além disso, é útil para identificar divertículos, anéis, estenoses e tumores.[4]

A endoscopia digestiva alta está indicada em praticamente todos os pacientes com disfagia. Lesão vegetante que obstrui a luz do órgão sugere o diagnóstico de neoplasia. Nas estenoses esofágicas, os principais diagnósticos são a estenose péptica e o câncer de esôfago. A esofagite eosinofílica geralmente apresenta aspecto de múltiplos anéis. Além disso, esse método diagnóstico possibilita a obtenção de biópsias para confirmação por exame anatomopatológico.

Quando a endoscopia é normal, ou quando a história clínica sugere distúrbio motor esofágico, a manometria é a melhor técnica para confirmação do diagnóstico. A manometria diferencia os principais distúrbios motores. Na acalasia, há ausência de movimentos peristálticos no corpo esofágico e falha no relaxamento do esfíncter esofágico inferior em resposta à deglutição. No espasmo difuso, há incoordenação dos movimentos peristálticos no corpo do esôfago. O esôfago em "quebra-nozes" está associado à hipercontratilidade esofágica.[10]

Referências

1. Lindgren S, Janzon L. Prevalence of swallowing complaints and clinical findings among 50-79-year-old men and women in a urban population. Dysphagia 1991; 6:187-92.
2. Ramsey DJC, Smithard DG, Kalra L. Early assessments of dysphagia and aspiration risk in acute stroke patients. Stroke 2003; 34:1252-7.
3. Mincis M. Introdução ao estudo do paciente em gastroenterologia. In: Mincis M (ed.) Gastroenterologia & hepatologia: diagnóstico e tratamento. 4. ed. São Paulo: Casa Leitura Médica, 2008:1-9.
4. Cook IJ. Diagnostic evaluation of dysphagia. Nature Clinical Practice Gastroenterology &Hepatology 2008; 5:393-403.
5. Kapoor N, Bassi A, Sturgess R, Bodger K. Predictive value of alarm features in a rapid acess upper gastrointestinal cancer service. Gut 2005; 54:40-5.

6. Spahos T, Hindmarsh A, Cameron E et al. Endoscopy waiting times and impact of the two week wait scheme on diagnosis and outcome of upper gastrointestinal cancer. Postgrad Med J 2005; 81:728-30.

7. Murray IA, Palmer J, Waters C, Dalton HR. Predictive value of symptoms and demographics in diagnosing malignancy or peptic stricture. World J Gastroenterol 2012; 18(32):4357-62.

8. Potter JW, Saeion K, Staff D et al. Eosinophilic esophagitis in adults: an emerging problem with unique esophageal features. Gastrointestinal Endosc 2004; 59:355-61.

9. Lee JH, Kim MJ, Kim J-H et al. Clinical analysis of primary eosinophilic esophagitis. J Neurogastroenterol Motil 2013; 19:204-9.

10. Spechler SJ, Castell DO. Classification of oesophageal motility abnormalities. Gut 2001; 49:145-51.

11. De Oliveira RB, Rezende Filho J, Dantas RO, Iazigi N. The spectrum of esophageal motor disorders in Chagas disease. Am J Gastroenterol 1995; 90:119-24.

12. Domingues GR, Lemme EMO. Diagnóstico diferencial dos distúrbios motores esofagianos pelas características da disfagia. Arq Gastroenterol 2011; 38:14-8.

13. Lee GS, Craig PI, Freiman JS, de Carle D, Cook IJ. Intermittent dysphagia for solids associated with multiringed esophagus: clinical features and response to dilatation. Dysphagia 2007; 22:55-62.

14. Howard P, Maher L, Pryde A, Cameron EW, Heading RC. Five year prospective study of the incidence, clinical features, and diagnosis of acalasia in Edinburgh. Gut 1992; 33:1011-5.

15. Sakata K, Hoshiyama Y, Morioka S et al. Smoking, alcohol drinking and esophageal cancer: findings from the JACC Study. J Epidemiol 2005; 15:S212-219.

16. Andreollo NA, Lopes LR, Tercioti V, Brandalise NA, Leonardi LS. O esôfago de Barrett associado à estenose cáustica do esôfago. Arq Gastroenterol 2003; 40:148-51.

17. Ebert EC. Esophageal disease in scleroderma. J Clin Gastroenterol 2006; 40(9)769-75.

Disfonias

CAPÍTULO 81

Geraldo Druck Sant'Anna • *Samantha Castro* • *Augusto Berton Bettiol*

INTRODUÇÃO

Definidas como qualquer perturbação da voz,[1] as disfonias podem ser de etiologia orgânica, funcional ou psíquica. Trata-se de um distúrbio da comunicação que pode ocasionar prejuízo nas atividades diárias pessoais e laborais do indivíduo.

ETIOLOGIA

As disfonias podem ser diferenciadas por sua etiologia: orgânicas, funcionais e orgânico-funcionais (Quadro 81.1).[1-3]

A classificação vocal pode ser realizada após uma anamnese bem coletada quanto às queixas do paciente e seu histórico – hábitos, atividade profissional, lazer – e depois de um exame otorrinolaringológico direcionado.[4]

Disfonias orgânicas

Independem do uso da voz e decorrem de lesão/alteração na laringe: paralisias de laringe, carcinomas, doença do refluxo laringofaríngeo (em consequência do refluxo gastroesofágico), papilomatose, doenças neurológicas, fibrose de pregas vocais e algumas doenças psiquiátricas.

Disfonias funcionais

Relacionadas com a utilização da voz, podem ser subdivididas em disfuncionais e funcionais estruturais.

As disfonias disfuncionais são decorrentes da sobrecarga na atividade vocal sem alterações orgânicas que justifiquem a disfonia. Ocorrem por desequilíbrios da função do aparelho fonador consequentes à maneira como o indivíduo utiliza a voz. Os distúrbios podem ocorrer por transtornos de:

- **Aquisição:** crianças que convivem com pais/familiares que falam alto e profissionais que fazem uso intenso da voz sem preparo adequado (dubladores, locutores, cantores).
- **Personalidade:** pessoas agitadas e agressivas, que transferem para a fala seu estado emocional. Pessoas inseguras e tímidas também podem apresentar disfonia ou afonia psicogênica em virtude do medo de falar, em consequência de um bloqueio da voz.

As disfonias funcionais estruturais são decorrentes de variações anatômicas não ideais para a fonação usual:

- Alterações estruturais laríngeas: alterações estruturais mínimas e pequenas alterações de configuração da laringe, como assimetrias, cisto e sulco vocal, e microdiafragma.
- Alterações estruturais do sistema respiratório.
- Alterações estruturais das cavidades anexas.
- Discretos distúrbios do movimento das estruturas do aparelho fonador.

Disfonias organofuncionais

Caracterizam-se por apresentar alterações orgânicas na laringe consequentes ou influenciadas pelo abuso vocal. São os nódulos, edemas, granulomas e pólipos.

ACHADOS CLÍNICOS
Anamnese

A avaliação clínica inicial exige a caracterização detalhada da disfonia. Deve-se atentar para sintomas de malignidade[3,5] – *red flags* (Quadro 81.2).

Quadro 81.1 Classificação da disfonia		
Classificação	**Mecanismo**	**Exemplos**
Disfonias orgânicas	Independentemente do uso da voz	Paralisias de laringe, carcinomas, papilomatose, doenças neurológicas, fibrose de pregas vocais, doenças psiquiátricas
Disfonias funcionais	Disfuncionais – sobrecarga na atividade vocal Estruturais – variações anatômicas não ideais	Uso intenso da voz, convivência com pessoas que falam alto, personalidade agitada, agressiva, tímida Assimetrias de laringe, cisto vocal
Disfonias organofuncionais	Alterações orgânicas consequentes/influenciadas pelo abuso vocal	Nódulos, edema, granulomas, pólipos

Quadro 81.2 Sinais de alerta (*red flags*)
Tosse importante
Hemoptise
Dispneia
Estridor
Dor unilateral de ouvido ou no pescoço
Odinofagia
Disfagia
Perda de peso inexplicável

A anamnese deve incluir:[3]

- Duração dos sintomas.
- Tempo de instalação (aguda ou progressiva).
- Fatores desencadeantes e de alívio.
- Outros sintomas de cabeça e pescoço (disfagia, otalgia, sangramento, tosse).
- História de tabagismo e alcoolismo.
- História de doença do refluxo gastroesofágico (DRGE) ou rinossinusite.
- História médica pregressa (HMP) de cirurgias do pescoço, base do crânio ou tórax.
- História de trauma ou entubação endotraqueal.
- Profissão e *hobbies*.
- Outras comorbidades que podem afetar a voz (artrite reumatoide, lúpus eritematoso sistêmico [LES], Parkinson etc.).

O exame físico deve ser completo, consistindo em rinoscopia, oroscopia e exame da região cervical e da laringe.[6] Realizam-se, também, exame dos nervos cranianos e avaliação respiratória.[5] É importante manter-se atento aos sinais e sintomas comentados na anamnese e que possam revelar doenças sistêmicas com manifestação na voz, como Parkinson (sinais de parkinsonismo), esclerose lateral amiotrófica, esclerose múltipla, tremor, história de tuberculose e doenças reumáticas.[5]

O médico deve avaliar as condições da produção vocal mediante análise perceptiva da voz. A produção da fala envolve três mecanismos: vibração das pregas vocais, seguida de ressonância e da articulação desse som. A contribuição da laringe com a vibração irá depender da atividade neuromuscular e de forças aerodinâmicas. Essas regulam o fluxo de ar expiratório por meio da abertura e do fechamento da glote. Após a passagem do ar, a elasticidade das pregas vocais e o efeito de Bernoulli promovem o fechamento glótico. A elasticidade é responsável pelo grau de tensão, massa e estiramento da prega vocal, possibilitando o retorno à posição inicial após a passagem do ar. O efeito de Bernoulli ocasiona uma sucção das pregas vocais, quando estão em abdução, agindo na mucosa da prega vocal e provocando o fechamento da glote.

O examinador dispõe de recursos específicos para avaliação da fonte sonora, utilizando vogais em vez de fonemas para detectar informações vibratórias da laringe. A fonação normal depende de uma estrutura anatômica e vibrátil adequada, permitindo movimentos muco-ondulatórios das pregas vocais.

Adota-se o "i" para a emissão tensa e o "a" para a emissão relaxada.

O uso do "i" promove um sinal de melhor qualidade, com mais projeção e menos dissipação de energia com o decorrer do tempo. A maior tensão da musculatura laríngea favorece a produção e a manutenção de sons mais harmônicos, enriquecendo o sinal. A vogal "a", por sua vez, possibilita um relaxamento e pouca atividade muscular.

Quando o paciente emite a vogal "i", é possível avaliar suas características vocais, obtendo informações subjetivas, porém fundamentais, para o conhecimento da voz.

O controle neuromuscular tem a função de alterar os seguintes aspectos vocais que mantêm as características da voz: *loudness*, *pitch* e qualidade vocal.

O *loudness* pode ser definido como intensidade sonora – forte ou fraca – identificando a habilidade individual em combinar mecanismos responsáveis pela geração de energia na fala.

A determinação do *pitch* é um bom parâmetro para identificação da frequência fundamental, que varia de 65 a 260Hz no homem adulto. Por meio da atividade do músculo cricotireóideo – encurtamento ou relaxamento – é possível perceber as modificações na frequência durante a fonação.

A qualidade vocal é individual e única e depende das características do trato vocal, determinando o timbre. Este sofre a influência da percepção, combinando os antes citados *loudness* e *pitch*.

A voz pode ser avaliada por meio de escalas bastante elaboradas, como a RASAT(2002): rouquidão, aspereza, soprosidade, astenia e tensão. A RASAT se baseia na escala GBRAS, criada pelo Comitê para Testes de Função Fonatória da Sociedade Japonesa de Logopedia e Foniatria (1969). A graduação de acordo com o envolvimento vocal também pode ser definida em quatro níveis: normal (0), leve (1), moderado (2) e intenso (3).

Exame da laringe

Laringoscopia indireta

Exame inicial e de fácil execução na investigação de afecções laríngeas, pode ser realizada no consultório médico com o paciente acordado. São necessários uma fonte de luz e um espelho laríngeo (ou de Garcia), que contém um cabo longo e tem inclinação de cerca de 45 graus. Introduz-se o aparelho na cavidade bucal em direção à úvula e descola-se o aparelho em sentido anteroposterior, promovendo a visualização das estruturas laríngeas.

Após o exame inicial, pode-se proceder ao exame de laringoscopia por meio de instrumentos guiados por vídeo.

Laringoscopia com telelaringoscópio

Consiste em um aparelho de fibra óptica com angulações de 70 ou 90 graus que é introduzido pela cavidade oral com o paciente preferencialmente sentado. Pede-se ao paciente que emita o som de vogais para avaliação da laringe.

Laringoscopia com fibronasolaringoscópio

Introduz-se o fibroscópio (flexível) pela fossa nasal, guiado por controle visual, por meio de um monitor de vídeo. Ao chegar à rinofaringe, o examinador deve pedir ao paciente que inspire e angular o endoscópio, para que possa visualizar as estruturas da laringe.

Estroboscopia (e videoestroboscopia)[7,8]

Método descrito nos anos de 1960, por Schonharl que, por já saber que os movimentos das cordas vocais são muito velozes e por isso não conseguem ser percebidos pelo olho humano, desenvolveu uma técnica em que a vibração das cordas vocais é o gatilho para acionar uma luz estroboscópica (iluminação breve e intermitente). A captação dessa vibração torna-se visível virtualmente, dando a impressão de que a movimentação é um filme em câmera lenta; assim, possibilita a identificação de anormalidades nas cordas vocais durante a fonação.

Imagem de alta velocidade[7,8]

Exame que se utiliza do endoscópio, aliado a um sistema de captação de imagem que permite que sejam percebidas pequenas variações na vibração das cordas vocais. Capta imagens muito rápidas e as torna visíveis ao olho humano.

Eletroneuromiografia da laringe[3]

Avalia a integridade funcional do sistema neuromuscular da laringe. Consiste na captação de potenciais de ação muscular por meio de eletrodos inseridos na musculatura.

Diagnóstico diferencial[1-3,5]

As afecções que causam disfonias podem ser divididas em diferentes grupos. Essa classificação auxilia a definição da etiologia por meio da clínica e dos achados dos exames físico e de imagem.

Afecções infecciosas – Laringites

Podem ser divididas em agudas ou crônicas conforme a duração. São definidas como processos inflamatórios da mucosa laríngea que acarretam perturbação vocal devido à agressão ao aparelho fonador. O quadro agudo costuma ser autolimitado, com resolução em 1 semana. Nos casos crônicos iniciais, o tratamento clínico, com afastamento da exposição ao agente irritativo, pode solucionar a patologia, porém, em casos mais avançados, a biópsia pode ser necessária para o diagnóstico.

Nos casos agudos, as principais causas são:

- **Laringite catarral aguda:** é a mais comum, geralmente após um quadro de infecção de via aérea. A queixa principal consiste na sensação de constrição e desconforto na laringe, acompanhada de tosse, que evolui para alteração vocal, geralmente rouquidão. Pode ser decorrente de quadro viral ou bacteriano, e o prognóstico costuma ser bom, com melhora após 48 horas.
- **Laringotraqueíte ou crupe viral:** a etiologia é, mais comumente, viral e causa sintomas auditivos devido ao desenvolvimento de edema subglótico na área da cartilagem cricóidea. Desenvolvem-se os seguintes sintomas: infecção das vias aéreas, com febre, congestão nasal e rinorreia. A tosse costuma ser classicamente descrita como "latido de cachorro".
- **Epiglotite:** pode ser denominada supraglotite, pois acomete a epiglote, as aritenoides e as pregas ariepiglóticas. O principal agente etiológico é o *Haemophilus influenzae* do tipo B (com

a vacinação, esse quadro praticamente desapareceu). Trata-se de uma das formas mais graves de laringite aguda, ocasionando importante dor de garganta, disfagia, dispneia, roquidão e adenopatia cervical. Pode evoluir com agravamento do estado geral e estridor laríngeo. O diagnóstico pode ser confirmado com laringoscopia direta.
- **Crupe espasmódico:** comum em crianças, manifesta-se com dispneia de início súbito, geralmente à noite, de intensidade variável. Ocorre um espasmo glótico de etiologia não bem definida.
- **Laringite alérgica:** a clínica varia desde tosse seca com rouquidão até edema laríngeo intenso, causando dispneia.

Nos casos crônicos, inespecíficos, o examinador deve ficar atento ao risco de transformação maligna. As principais causas de laringites crônicas estão relacionadas com o consumo excessivo de álcool e cigarro, alergia respiratória e uso de esteroides inalatórios. A DRGE e a infecção pelo papilomavírus humano (HPV) serão descritas em outros tópicos.

As laringites específicas se caracterizam por aparecimento de lesão granulomatosa, uma reação ao processo inflamatório crônico. Podem ser subdivididas em bacterianas, fúngicas ou parasitárias.

As laringites bacterianas incluem:

- Tuberculose.
- Sífilis.
- Hanseníase.

As doenças fúngicas costumam ocorrer em pacientes com algum comprometimento da imunidade e incluem:

- Paracoccidioidomicose.
- Candidose.
- Histoplasmose.

A doença mais frequentemente relacionada com a laringite crônica causada por parasitas é a leishmaniose tegumentar americana.

Afecções inflamatórias

- **Edema de Reinke:** caracterizado por edema bilateral da camada superficial da lâmina própria, também é chamado cordite polipoide ou degeneração polipoide da prega vocal. A patologia tem relação com o tabagismo e é típica do sexo feminino, entre a quarta e a quinta década de vida. Pode agravar-se com o uso demasiado da voz e a presença de DRGE. O paciente queixa-se de rouquidão, uma disfonia lentamente progressiva. A voz apresenta-se com *pitch* baixo e aveludada. A procura do médico é motivada pela dificuldade de comunicação no meio profissional e social, e as mulheres referem constrangimento, principalmente quando confundidas ao usar o telefone. A laringoscopia indireta apresenta-se como exame conclusivo. É importante avaliar, nesses pacientes, a coexistência de lesões epiteliais decorrentes da exposição ao cigarro. A relação de edema de Reinke com lesões epiteliais ou carcinoma ainda é controversa.

- **Doença do refluxo gastroesofágico (DRGE):** essa afecção pode causar alteração na laringe, configurando o refluxo faringolaríngeo. Pode estar associada a sintomas gástricos ou apresentar-se como sintoma atípico, causando tosse crônica, disfonia e sensação de corpo estranho na laringe. Estima-se que 5% a 20% da população mundial apresentam complicações extraesofágicas da DRGE. O exame físico não apresenta, na maioria da vezes, nenhuma alteração. Por meio da laringoscopia, os achados mais comuns são hiperemia de comissura posterior (86%), edema de comissura posterior (65,7%) e espessamento interaritenoide (51,8%).[1] Esses achados são comumente descritos como paquidermia posterior.

Lesões fonotraumáticas

- **Nódulo de prega vocal:** consiste em espessamento/protuberância bilateral na borda livre das pregas vocais, mais comumente na junção dos terços anterior e médio. O aspecto é normalmente branco, opaco e firme, podendo ser fibroso ou edematoso, dependendo da cronicidade do quadro. Tem origem em um distúrbio funcional da laringe por aumento da tensão laríngea. À histologia, percebe-se aumento de eritrócitos devido ao edema resultante da pressão intravascular aumentada, por aumento da vibração e variação dos fluidos na prega vocal. A patogênese sofre influência dos seguintes fatores: fenda posterior, zona de colisão limitada e vibração suficiente para ocasionar a lesão. Entre os adultos, os nódulos ocorrem mais frequentemente nas mulheres; em crianças, são mais prevalentes nas do sexo masculino. Crianças do sexo masculino tendem a abusar mais da voz, devido às suas atividades recreativas de maior intensidade. Na clínica, observa-se disfonia relacionada com o uso vocal, que piora no decorrer do dia. A voz apresenta-se áspera, soprosa e por vezes com quebra da sonoridade, mais evidentes no final da emissão. À laringoscopia, visualiza-se o espessamento, sendo comum a associação com fenda glótica fonatória triangular médio-posterior.
- **Pólipo:** é uma lesão inflamatória, geralmente unilateral das pregas vocais (PV), também decorrente do abuso vocal. Pode ser angiomatoso, fibroso ou edematoso. No interior, há exsudato de fibrina em meio a fibroblastos e vasos neoformados. Acomete mais profundamente a lâmina própria, poupando o ligamento vocal. Consiste em uma lesão mais vascularizada do que o nódulo. Apresenta-se como lesão de coloração translúcida a vermelha. É incomum em crianças. Histologicamente, é decorrente de sangramento na camada superficial da lâmina própria com edema e proliferação de fibroblastos. O quadro clínico caracteriza-se por disfonia de início súbito relacionada com o uso vocal intenso, em geral bem definido, reconhecido pelo paciente. A voz apresenta-se rouca, soprosa, às vezes áspera e, infrequentemente, diplofônica. É importante ressaltar que essa alteração pode aparecer como reação secundária a uma lesão preexistente.
- **Granuloma:** divide-se em específico eu inespecífico. São específicas as lesões que fazem parte de patologias bem definidas, como tuberculose, paracoccidioidomicose, blastomicose, histoplasmose e granulomatose de Wegener. São inespecíficos massas de tamanho variável, podendo ser lisas, bi ou multiloculadas, em geral unilaterais, de coloração esbranquiçada, amarelada ou mesmo avermelhada, mais frequentes no sexo masculino. O paciente pode queixar-se de disfonia, porém os sintomas relatados com mais frequência são sensação de corpo estranho, dor e ardência cervical, principalmente à fonação. São causadas por entubação traumática, refluxo gastroesofágico (granuloma ácido) ou granuloma de contato.

Alterações estruturais mínimas

São variações da constituição da laringe de caráter anatômico, podendo ter relação com o uso da voz. Podem ou não ocasionar modificações na voz. Podem ser classificadas em: assimetrias, variações da proporção glótica e alterações de cobertura das pregas vocais. Histologicamente, ocorre uma desorganização da lâmina própria com impacto na maleabilidade do tecido conjuntivo frouxo. Em relação à vibração das pregas vocais, ocorrem redução na propriedade de deformação da mucosa, diminuição do movimento ondulatório e necessidade de maior pressão supraglótica para mobilizar a estrutura que se encontra mais rígida.

As alterações podem ser classificadas em cinco tipos:

- **Sulco vocal:** consiste em uma lesão em fenda na prega vocal, do tipo estria ou bolsa. O tipo estria apresenta-se como uma depressão ao longo do eixo longitudinal das PV com uma borda ou lábio superior e outra(o) inferior. Em geral, é bilateral e assimétrico, de extensão e profundidade variadas. Denomina-se estria maior quando os lábios não se tocam – borda inferior mais espessa e borda superior mais flexível. Na estria menor, ocorre invaginação do epitélio, criando uma pequena cavidade virtual, mais comumente diagnosticada durante a cirurgia de laringe com laringoscopia direta. No tipo bolsa, observa-se uma depressão profunda na PV, deixando uma cavidade em seu interior. Os lábios se tocam, e pode haver abaulamento no terço médio da prega. Raramente, há associação com fenda glótica.
- **Cisto:** lesão com conteúdo cístico delimitada por epitélio, pode ser dividida em epidermoide e cisto de retenção. O cisto epidermoide caracteriza-se por ser uma formação nodular branco-amarelada no interior da PV. Geralmente unilateral e localizado na lâmina própria, quando ocorre em espaços mais profundos, acarreta maior interferência na voz. É considerado uma lesão congênita. O cisto de retenção é uma lesão de origem mucoide, adquirida, não classificado com alterações estruturais mínimas.
- **Microdiafragma:** consiste em uma membrana fina e transparente que une as duas porções anteriores das PV. Favorece o aparecimento de nódulo (em razão da diminuição da área livre da porção intermembranácea da PV ou do esforço da adaptação, que geraria tensão e maior trauma fonatório).
- **Ponte de mucosa:** fita de mucosa paralela à borda livre da PV. Em geral, procede-se à sua remoção quando ocasiona

danos às PV e não é localizada na borda livre. Quando localizada na face vestibular, geralmente não há impacto na voz.

- **Vasculodisgenesia:** consiste em vasos dilatados que não conservam a direção e as características normais, sendo tortuosos e variando ou reduzindo bruscamente de calibre. Normalmente, não afeta a voz, mas, em pacientes que fazem uso profissional da voz, pode haver maior ação inflamatória perante o esforço, facilitando a ocorrência de cordite ou predispondo a episódios repetitivos de hematoma submucoso.

Causas neurológicas

Outro grupo de afecções que podem apresentar alterações fonatórias é constituído pelas patologias do sistema nervoso. É necessária a interação do sistema nervoso central com o órgão efetor para que haja um correto funcionamento do trato vocal. Os movimentos musculares do trato fonatório devem ter velocidade, força, coordenação e sincronia ajustadas para que a emissão seja compatível com as condições orgânicas e emocionais:

- **Parkinsonismo:** a doença ocorre devido à degeneração da via nigroestriatal, ocasionando déficit de dopamina nos núcleos da base. Pode haver comprometimento das funções fonatórias e respiratórias e, em alguns casos, alteração da deglutição. A voz apresenta características monótonas com intervalos de silêncio inapropriados durante a emissão. Também ocorrem soprosidade e, algumas vezes, tremor. À laringoscopia, pode-se observar arqueamento das PV durante a fonação, com formação de fenda fusiforme anteroposterior e auxílio da supraglote. A adução e a abdução das pregas verdadeiras podem estar lentificadas. A eletromiografia pode auxiliar o diagnóstico diferencial com outras doenças.
- **Tremor essencial:** as alterações vocais podem aparecer com a intensificação da doença. O início dos sintomas é lento, podendo haver tensão na voz e interrupções fonatórias. À laringoscopia, observa-se adução e abdução rítmica das pregas vocais com redução da tensão devido à ativação recíproca da musculatura antagonista durante a fonação.
- **Coreia:** o acometimento do trato vocal ocorre globalmente, com prejuízo na articulação da palavra e na emissão dos fonemas, levando à produção de grunhidos e sons inteligíveis. A análise acústica da voz mostra quedas abruptas da frequência com interrupções fonatórias e lentificação na transição dos movimentos articulatórios. A laringoscopia exibe movimentos irregulares das PV durante a respiração e a fonação.
- **Miastenia grave:** afecção autoimune causada pela destruição dos receptores nicotínicos da acetilcolina na junção neuromuscular. Ocorre diminuição na eficiência da transmissão do impulso elétrico, resultando em fraqueza da região afetada. A laringe pode apresentar fadiga vocal com redução da resistência e voz soprosa ou rouca intermitentemente. A laringoscopia pode mostrar arqueamento das pregas ou até adução incompleta das PV, nos casos

mais graves. Pode haver dificuldade no *clearance* glótico com presença de saliva nos recessos piriformes.

- **Esclerose lateral amiotrófica:** consiste em doença progressiva que envolve tanto os neurônios inferiores como os neurônios motores superiores. A voz pode apresentar mudanças na qualidade com asperez, soprosidade, diminuição da intensidade e instabilidade. Ocorre alteração da mobilidade das PV com redução da força de coaptação glótica, diminuição da tensão das cordas vocais e redução da efetividade da tosse.

O exame essencial para o diagnóstico e a correta avaliação consiste na nasofibrolaringoscopia com visualização das cordas vocais falsas e verdadeiras, epiglote, seio piriforme e valécula.[1] A visualização da anatomia e sua fisiologia é o padrão-ouro para o esclarecimento da etiologia e está indicada para todos os pacientes que apresentarem disfonia.[9] Se realizada sem anestesia, possibilita a observação do funcionamento das estruturas laríngeas durante a respiração e a fonação. Se for necessária uma investigação mais aprofundada, uma estrobovideolaringoscopia poderá ser realizada para avaliação da qualidade vibratória das cordas vocais. Exames de imagem (radiografia, tomografia computadorizada [TC] e ressonância nuclear magnética [RNM]) não substituem a visualização da laringe,[1] porém podem servir como informação complementar (quando mostram tumores e alterações anatômicas).

Causas hormonais

Algumas síndromes são ocasionadas pela modificação dos níveis de hormônios sexuais no organismo e estão mais comumente presentes no sexo feminino. A síndrome vocal pré--menstrual caracteriza-se por fadiga e diminuição da potência vocal em razão de edema das PV. A síndrome vocal da menopausa, de clínica semelhante, se deve à maior oferta de androgênios aos receptores hormonais, ocasionando espessamento do epitélio, diminuição da tonicidade muscular e alteração do contorno da borda livre das PV.

À estroboscopia, visualiza-se redução da amplitude de vibração durante a fonação e assimetria na fase de vibração. A exploração dinâmica e acústica das PV pode revelar:

- Perda dos extremos na extensão vocal e dos formantes nas notas altas.
- Diminuição da intensidade vocal.
- Soprosidade na emissão em virtude do arqueamento das PV em consequência de atrofia da massa do músculo tireoaritenóideo.

Trata-se do mesmo mecanismo encontrado no hiperandrogenismo, podendo, nesse caso, haver fibrose, e outras alterações estruturais no tecido conjuntivo da laringe podem ocorrer com o uso prolongado do hormônio, sem apresentar anormalidades à laringoscopia.

Outras afecções que podem cursar com queixas disfônicas são as que acometem a glândula tireoide. No hipotireoidismo, 77% dos pacientes podem apresentar esse sintoma/sinal.

As alterações características são fadiga vocal e aumento no timbre da voz, podendo ocorrer mesmo nos casos subclínicos. Já nos casos de hiperfunção da glândula (hipertireoidismo) ou aumento dos níveis hormonais(tireotoxicose), os sintomas tendem a apresentar-se nos casos avançados, incluindo mudança no ritmo da fala, voz mais intensa e tremofonia.

Neoplasia

Mais comum em homens, o câncer de laringe é uma doença que acomete pacientes na meia-idade e vem aumentando em incidência ao longo dos anos, devido ao aumento da exposição aos fatores de risco. O subtipo mais comum é o carcinoma epidermoide.

Alcoolismo e tabagismo têm relação direta com essa afecção, e seu efeito sinérgico de interação aumenta em cerca de quatro vezes o risco em relação a um desses fatores isoladamente.

Outros fatores externos podem predispor à neoplasia de laringe, como irradiação, refluxo gastroesofágico, herpesvírus, papilomavírus humano e imunossupressão. Algumas ocupações profissionais – locais em que se utilizam metais, amianto e produtos têxteis – levam ao aumento do risco de câncer.

Miscelânea

- **Paralisia vocal:** o exame essencial para esse diagnóstico é o que possibilita a visualização direta da laringe em movimento, como a laringoscopia com fibra óptica flexível. De acordo com a posição assumida pela PV paralisada em relação à proximidade com a linha sagital mediana, as paralisias podem ser classificadas em medianas, paramedianas e laterais. Em geral, observa-se medialização da prega vestibular contralateral à lesão, em razão da tentativa de compensar o fechamento glótico.[1] As etiologias mais frequentes são: idiopática, iatrogênicas (secundárias a procedimentos cirúrgicos na região cervical – tireoidectomia – ou torácica) ou traumáticas (ferimentos por arma branca ou de fogo e acidentes automobilísticos). Uma avaliação com eletromiografia confirma o diagnóstico e ajuda a determinar os nervos envolvidos e seu grau de comprometimento.
- **Doenças articulares que comumente apresentam acometimento laríngeo:**
  - **Artrite reumatoide:** doença inflamatória crônica que acomete as articulações e também pode ocasionar déficits em outros órgãos. Apresenta-se na forma de nó-

dulos reumatoides e por comprometimento do nível articular. Os sintomas laríngeos iniciais consistem em disfonia e queixas respiratórias lentamente progressivas. Além do acometimento inflamatório das articulações, pode haver degeneração muscular e nervosa. Disfagia e estridor laríngeo podem ser queixas relevantes. Na investigação, realizam-se nasofibrolaringoscopia e TC, por meio das quais se pode avaliar a presença de erosões ou luxações.
  - **Policondrite recidivante:** inflamação de caráter recorrente nas cartilagens e no tecido conjuntivo, acomete mais frequentemente as cartilagens nasais, o pavilhão auricular e os anéis traqueais. Ocorre destruição das cartilagens com estreitamento laríngeo e traqueal, ocasionando sintomas de estridor, tosse e dispneia. A TC e a RNM são sensíveis para avaliação do diagnóstico e da evolução do quadro.
  - **Espondilite anquilosante:** consiste em acometimento da coluna vertebral. As queixas laríngeas podem ocorrer com anos de evolução da doença, devido à inflamação crônica das cartilagens cricoaritenóideas e, eventualmente, anquilose local, ocasionando limitação da mobilidade e déficit de sua função.

Referências

1. Neto SC, de Mello Júnior JF, Martins RHG, Selaimen S. Tratado de otorrinolaringologia e cirurgia cervicofacial. São Paulo: Roca, 2. ed.
2. Da Costa SS, Cruz OLM, De Oliveira JAA. Otorrinolaringologia: princípios e prática. Porto Alegre: Artmed, 2006.
3. Brunch JM, Kamani DV. Hoarseness in adults. UpToDate, 2014. Disponível em: < http://www.uptodate.com/contents/hoarseness-in-adults>. Acesso em: 20/08/2014.
4. Porto CC. Semiologia médica. Rio de Janeiro: Guanabara Koogan, 2005.
5. Rosa AAA, Soares JLMF, Barros E. Sintomas e sinais na prática médica: consulta rápida. Porto Alegre: Artmed, 2006.
6. Syed I, Daniels E, Bleach NR. Hoarse voice in adults: an evidence-based approach to the 12 minute consultation. Clin Otolaryngol 2009 Feb; 34(1):54-8.
7. Rosen CA. Stroboscopy as a research instrument: development of a perceptual evaluation tool. Laryngoscope 115: March 2005.
8. Olthoff A, Woywod C, Kruse E. Stroboscopy versus high-Speed Glottography: a comparative study. Laryngoscope 117: June 2007.
9. Schwartz SR, Cohen SM, Dailey SH, Clinical practice guideline: hoarseness (dysphonia) Otolaryngol Head Neck Surg. 2009 Sep; 141(3 Suppl 2):S1-S31.

CAPÍTULO 82

Dispneia e Cianose

Mara Rúbia André Alves de Lima • *Paulo José Zimermann Teixeira*

DISPNEIA

A dispneia pode ser definida como uma experiência subjetiva (sintoma) e/ou objetiva (sinal) de desconforto ao respirar. Subjetivamente, pode ser identificada mediante o relato do paciente de dificuldade para respirar. A sensação de dispneia é influenciada por muitos fatores, de modo que a carga de trabalho respiratório, as limitações provocadas nas atividades do paciente e a própria percepção da dispneia variam de um indivíduo para outro. A dispneia também pode ser identificada objetivamente pelo médico, mediante inspeção dos movimentos respiratórios, uso de musculatura acessória da respiração ou necessidade de oxigenoterapia pelo paciente.

Além disso, mesmo na ausência de moléstias, pessoas normais podem apresentar dispneia após esforços físicos, mas a intensidade do exercício capaz de causar dispneia varia com a idade, o sexo, a massa corporal, o estado de treinamento físico, a altitude e a motivação emocional.[1]

A respiração é fisiologicamente controlada por respostas involuntárias do tronco encefálico e por respostas voluntárias corticais. A resposta motora que controla os músculos da respiração para expandirem a caixa torácica e inflarem os pulmões é finamente regulada por aferência de receptores, que incluem quimiorreceptores centrais, encontrados na medula, e quimiorreceptores periféricos, encontrados nos corpos carotídeo e aórtico. Uma vez que os quimiorreceptores centrais da medula são sensíveis à concentração de CO_2, mas os quimiorreceptores periféricos dos corpos carotídeo e aórtico respondem à queda da concentração de O_2, a dispneia pode ser produzida por hipercapnia e por hipoxemia.

A dispneia é uma das manifestações clínicas que mais frequentemente levam os pacientes a procurarem cuidados médicos e pode estar associada a doenças graves, respiratórias ou cardiovasculares, entre outras, sendo um fator preditivo independente de mortalidade e, portanto, um critério a ser utilizado na triagem de pacientes prioritários para cuidados médicos de emergência.

A percepção da dispneia depende do trabalho respiratório, da relação entre a resposta motora e a resposta aferente e da reserva respiratória. Apesar das várias tentativas, ainda há muitos pontos a serem esclarecidos quanto à correlação entre a sensação da dispneia e os parâmetros fisiológicos da respiração. Alguns pacientes percebem a dispneia somente após apresentarem um grau avançado de limitação em suas atividades diárias, principalmente em caso de doenças crônicas. Na doença pulmonar obstrutiva crônica (DPOC), por exemplo, segundo a teoria da adaptação temporal, períodos prolongados de estimulação levam a uma diminuição da percepção do próprio estímulo.[2] Por meio de investigação rotineira da dispneia, portanto, o médico tem a chance de detectá-la, antes mesmo que o paciente a valorize como sintoma e, assim, reduzir as chances de um diagnóstico tardio.

Etiologia

Diversas doenças podem se manifestar com dispneia (Quadro 82.1), desencadeada por diferentes mecanismos, uma vez que sua fisiopatologia é multifatorial. Esses mecanismos subjacentes à dispneia incluem o aumento do esforço para respirar, as limitações mecânicas no trato respiratório e a percepção dessas alterações pelo indivíduo; no entanto, muitas doenças se associam a mais de um desses mecanismos. Na asma, há aumento do esforço respiratório para elevar a ventilação alveolar (V_A), que está reduzida em virtude, principalmente, de estreitamento do calibre das vias aéreas; mas também ocorre uma redução funcional pulmonar relacionada com a presença de hiperisuflação, que por sua vez é secundária ao aprisionamento aéreo, reduzindo a ventilação voluntária máxima (VVM). Adicionalmente, no paciente asmático, pode haver uma percepção alterada pelos receptores brônquicos e outros efeitos corticais consequentes à ansiedade.

Quadro 82.1 Etiologia da dispneia
DPOC (bronquite crônica e enfisema pulmonar)
Asma brônquica
Pneumonia
Pneumotórax
Derrame pleural
Embolia pulmonar aguda
Pneumopatias intersticiais
Insuficiência cardíaca esquerda
Fraturas de arcos costais
Hérnias diafragmáticas
Miopatias graves
Doenças neurológicas com alteração do ritmo respiratório
Síndromes anêmicas
Dispneia psicogênica ou síndrome de hiperventilação

DPOC: doença pulmonar obstrutiva crônica.

Achados clínicos

A dispneia é uma manifestação clínica que exige muita atenção durante a anamnese e o exame físico, demandando uma boa comunicação entre o médico e o paciente. Alguns pacientes referem claramente que sentem falta de ar, mas outros descrevem um cansaço desproporcional às atividades físicas e outros relatam uma sensação de fôlego curto. A caracterização semiológica da dispneia inclui os seguintes passos:

Investigação da presença de dispneia

Apesar de reconhecida objetivamente pelo examinador, a dispneia poderá ser negada pelo paciente, ainda que ele esteja hospitalizado por insuficiência respiratória descompensada, se encontre com saturação periférica de oxigênio ($SatO_2$) diminuída ou esteja, até mesmo, recebendo oxigênio suplementar. Esse paradoxo entre a percepção objetiva da dispneia, durante a inspeção, e a resposta negativa do paciente pode ser entendido sob diversos prismas.

Primeiro, quando se trata de um paciente com insuficiência respiratória crônica, a pessoa doente pode ter se adaptado, ao longo de muitas décadas, a uma redução gradual de suas atividades físicas e, assim, responder especificamente com base em como está percebendo seu esforço para respirar no preciso momento em que o médico a está entrevistando. Nessa circunstância, o paciente não estaria considerando, por exemplo, que está impossibilitado de se levantar do leito ou dar alguns poucos passos, em virtude da dificuldade para respirar que esses pequenos esforços desencadeariam. Por outro lado, geralmente, na dispneia de instalação aguda, como no pneumotórax, o paciente perceberá com mais facilidade o aparecimento da dificuldade respiratória.

Segundo, em caso de constatação da dispneia, todo o contexto do paciente deve ser interpretado pelo médico dentro de seu processo de raciocínio diagnóstico, buscando melhorar ao máximo a qualidade da comunicação durante a anamnese. É possível que o paciente com insuficiência respiratória crônica responda negativamente se lhe for indagado se ele tem "falta de ar", mas responda positivamente se lhe for perguntado: "tem alguma dificuldade para respirar?"; "sente o peito apertado ou pesado para respirar?"; "sente a respiração curta?"; "o ar parece que não faz toda a volta dentro do peito, quando respira?";"tem a sensação de estar se afogando?". A pergunta também pode ser feita de forma indireta, como: "deixou de executar alguma atividade, que fazia antes, devido à dificuldade para respirar?"

Duração

De acordo com o tempo de evolução e de agravamento da dispneia, é possível, até mesmo, tecer hipóteses diagnósticas quanto à sua etiologia. Em geral, a dispneia dos pacientes com DPOC tem evolução arrastada do sintoma, demorando décadas para progredir de uma dispneia inicialmente percebida somente quando o paciente realiza grandes esforços, como praticar esportes aeróbicos, correr ou andar rapidamente em um terreno em aclive, para uma dispneia percebida durante a realização de esforços menores, como andar em um terreno plano ou subir poucos lances de escada. No paciente com insuficiência cardíaca, geralmente, a dispneia evolui dos grandes para os pequenos esforços ou o repouso em um período de tempo bem mais curto e inferior a uma década.

Fatores desencadeantes e/ou agravantes

A *dispneia de esforço*, como o nome sugere, ocorre durante uma atividade física. Deve ser investigado se a dispneia aparece durante um esforço pequeno, médio ou grande, sendo importante correlacionar o esforço de acordo com os hábitos físicos prévios do paciente. A dispneia de esforço é comum em caso de insuficiência do ventrículo esquerdo com edema pulmonar agudo.

Denomina-se *dispneia de decúbito* aquela que ocorre quando o paciente assume o decúbito dorsal com a cabeceira baixa.

A *dispneia paroxística noturna* se caracteriza por uma crise intensa de sufocação, tosse e opressão torácica, que despertam o paciente quando está dormindo com a cabeceira baixa, aliviando com a ortopneia. Pode haver também redução do calibre brônquico secundária à congestão da mucosa brônquica e sibilos, caracterizando a "asma cardíaca".

A dispneia pode surgir após a exposição a fatores ambientais, ocupacionais ou não. Pacientes portadores de hiper-reatividade brônquica e asma brônquica podem apresentar dispneia ou piora do quadro quando em contato com alérgenos inaláveis e com cheiros fortes. Em outros casos de exposição ambiental, a dispneia pode ser uma manifestação de asma ocupacional ou asma relacionada com o trabalho, ou de uma síndrome das vias aéreas reativas.

Fatores atenuantes

Deve ser investigado se o paciente adota um decúbito preferencial para aliviar a dificuldade respiratória, referindo ortopneia, platipneia ou trepopneia.

Na *ortopneia*, a dispneia aparece quando o paciente deita com a cabeceira baixa, sendo atenuada na posição ortostática (sentado ou de pé) ou com a elevação do tórax em relação aos membros inferiores (elevação dos travesseiros). O paciente com insuficiência cardíaca deita, adormece e acorda com dispneia, a qual é aliviada quando ele se senta no leito ou se levanta, ficando em ortostatismo. O paciente com dispneia por doença respiratória crônica também prefere ficar em ortostatismo mas, além disso, precisa fixar os membros superiores como pontos de ancoragem, o que o ajuda a usar a musculatura acessória da respiração na tentativa de aliviar a dispneia.

Na *platipneia*, a dispneia se atenua no decúbito horizontal e aparece ou piora quando a pessoa assume a posição ortostática. Ocorre na pericardite, na presença de *shunts* direita-esquerda pelo forame oval ou por aumento de pressões em câmaras direitas secundário a situações de hipertensão pulmonar. Também pode aparecer quando há *shunts* intrapulmonares congênitos (doença de Osler-Weber-Rendu) ou adquiridos (cirrose, traumatismo, esquistossomose etc.). A platipneia pode se acompanhar de ortodeoxia, que consiste na queda da saturação de oxigênio no ortostatismo, estando essa concomitância de manifestações clínicas presente na síndrome hepatopulmonar.

Na *trepopneia*, a dispneia pode ser atenuada ou desaparecer quando a pessoa adota um decúbito lateral e surge ou piora no decúbito lateral oposto. São exemplos de doenças que cursam com trepopneia; derrame pleural e paralisia diafragmática unilateral.[3]

Intensidade

É fundamental que o médico interprete a intensidade da dispneia do paciente para tomar decisões que podem incluir a realização de intervenções de emergência. Pode ser perguntado: "consegue subir uma escada?" ou "qual a distância que consegue caminhar sem sentir desconforto para respirar?". O médico fará uma análise comparativa da capacidade atual do paciente de realizar esforços físicos em relação às atividades físicas prévias dessa mesma pessoa. Se o paciente que procura cuidados médicos por dispneia era um atleta que jogava futebol todos os dias, ele poderá informar que se preocupa por conseguir jogar apenas uma partida de futebol semanalmente. Um paciente previamente sedentário poderá demorar mais tempo para perceber sua limitação aos exercícios físicos, até que surja a limitação para trocar de roupa, tomar banho ou caminhar em terreno plano. Também se deve solicitar ao paciente com dispneia que se compare com outras pessoas de sua faixa etária e saudáveis para ver se seu desempenho físico se iguala ao delas.

Tentando reduzir as dificuldades da caracterização semiológica da dispneia, vários instrumentos uni e multidimensionais têm sido utilizados. Os mais utilizados são as escalas da New York Heart Association (dispneia aos grandes, moderados, pequenos esforços e em repouso) e a do Medical Research Council (MRC) (Quadro 82.2). Existem, ainda, a escala analógica visual, a escala modificada de Borg para avaliar a dispneia em testes de exercício e as chamadas escalas multidimensionais que avaliam o impacto da dispneia nas atividades de vida diária (*The Baseline/Transitional Dyspnea Index* – BDI/ TDI; Questionário de doença respiratória crônica – CRQ). O BDI mede o grau de redução das atividades de vida diária imposta pela dispneia, enquanto o TDI mede a mudança da dispneia em comparação com o basal, quando se procede a alguma intervenção, como uso de medicação broncodilatadora ou de reabilitação pulmonar, um tipo de tratamento multidisciplinar que melhora o condicionamento físico, reduzindo a dispneia em pacientes com doença respiratória crônica.[4]

Quadro 82.2 Escala de dispneia do Medical Research Council (MRC)	
Grau de dispneia	Atividade desencadeante
0	Dispneia durante exercício físico intenso
1	Dispneia ao caminhar rápido, subir escadas ou ladeira
2	Necessidade de descansar quando caminha na velocidade costumeira ou caminhar mais devagar do que outras pessoas da mesma faixa etária
3	Necessidade de parar por falta de ar ao caminhar em torno de 100m ou após poucos minutos de caminhada no plano
4	Restrição para sair de casa ou necessidade de ajuda para trocar de roupa ou tomar banho

Outras manifestações clínicas associadas

Dentre as manifestações clínicas que podem estar associadas à dispneia encontram-se sibilância ou chiado no peito, estridor ou cornagem e cianose. Além disso, também pode ocorrer taquipneia (frequência respiratporia elevada) ou hiperpneia (amplitude respiratória aumentada).

A *sibilância* ou chiado no peito consiste em sons musicais agudos que aparecem, principalmente, na expiração e que podem ser ouvidos, dependendo de sua intensidade, apenas pelo próprio paciente ou por outras pessoas que estão próximas a ele, mesmo com o ouvido desarmado. Está relacionada com a passagem do ar por vias aéreas obstruídas e com diâmetro diminuído, como ocorre na asma, na DPOC (enfisema e bronquite crônica), nas bronquiectasias, nas bronquiolites de várias etiologias (principalmente nos pacientes pediátricos) e na insuficiência cardíaca esquerda. A sibilância pode ocorrer, também, nos pacientes com aspiração de corpo estranho para a árvore respiratória (principalmente nos pacientes pediátricos), na tuberculose, nas neoplasias brônquicas e na embolia pulmonar (por liberação local de substâncias broncoconstritoras).

O médico tem a responsabilidade de perguntar à pessoa que procura seus cuidados se ela percebe a sibilância. Dependendo da procedência, a pessoa poderá descrever de diferentes maneiras a sibilância, como, por exemplo, estar com o peito "cheio de gatos miando", estar com "o peito chiando como uma chaleira de água fervente" ou ainda estar com "chiado de gaivotas" no peito. Na presença de sibilância, deve-se seguir investigando a que horas a sibilância ocorre e quais os fatores associados, sejam fatores agravantes (como o exercício, por exemplo), sejam fatores atenuantes (como o repouso ou o uso de um broncodilatador de efeito rápido por via inalatória). No exame físico do tórax, os sibilos poderão ser auscultados com o estetoscópio. Também pode ser solicitado ao paciente que execute uma manobra de expiração forçada, em caso de suspeita, a partir da anamnese, de que ele apresente sibilância, a qual não foi observada pelo médico durante a ausculta respiratória. Após a manobra de expiração forçada, podem ser percebidos leves chiados no peito, com ou sem a utilização de estetoscópio.

O *estridor* ou cornagem pode ser definido como um som grave de maior intensidade e predominantemente inspiratório, que indica a presença de obstrução alta das vias aéreas, em geral no nível da laringe ou da traqueia. O paciente costuma estender a cabeça, tentando vencer a obstrução e, assim, conseguir tornar patente a via aérea. Pode ser de aparecimento rápido ou gradual. Quando de instalação rápida, o estridor costuma ser indicativo de uma situação de maior gravidade, colocando a vida do paciente em risco, se não for recuperada a permeabilidade das vias aéreas; nessas circunstâncias, devem ser consideradas as hipóteses diagnósticas de laringite, difteria, edema de glote e aspiração de corpo estranho. Quando o estridor é de instalação gradual, pode se associar a neoplasias de traqueia ou doenças inflamatórias, entre outras.

CIANOSE

A cianose é definida como uma manifestação clínica na qual, semiologicamente, é percebida uma coloração escurecida, cinza-azulada ou arroxeada da pele e das mucosas, durante a inspeção geral do paciente. No paciente cianótico, a hemoglobina apresenta baixa saturação de oxigênio e a concentração de desoxiemoglobina (hemoglobina reduzida) atinge valores séricos > 5g/100mL. A cianose sinaliza para redução do oxigênio arterial, o que pode levar o paciente a apresentar risco de morte, necessitando de cuidados emergenciais.

Etiologia

A cianose pode ser classificada em quatro categorias, de acordo com o mecanismo pelo qual esteja ocorrendo.

Cianose central

A mais frequente, seu mecanismo consiste na oxigenação inadequada do sangue arterial com consequente aumento da concentração de hemoglobina reduzida, permanecendo a pele aquecida. Com a oxigenoterapia, a cianose central tende a melhorar ou desaparecer. O consumo de oxigênio nos capilares é normal e a hipoxemia se instala em decorrência das seguintes condições:

- **Curto circuito ou *shunt* venoarterial intracardíaco:** ocorre cianose devido à mistura de sangue venoso com sangue arterial (por exemplo, em pacientes com cardiopatias congênitas, como ducto arterial patente com inversão de fluxo e tetralogia de Fallot). Também é denominada cianose por doença intracardíaca com *shunt* direita-esquerda.
- **Redução da ventilação pulmonar:** ocorre desequilíbrio na relação ventilação-perfusão (V/Q), levando à hipoxemia arterial em decorrência do aporte insuficiente de oxigênio aos locais em que deveria se efetivar a hematose normal. A hipoventilação está presente em casos de doenças pulmonares obstrutivas, como DPOC e asma, diminuição da superfície respiratória das pneumonias, atelectasias e pneumotórax e diminuição da expansibilidade toracopulmonar (aumento extremo da frequência respiratória). A hipoventilação está presente, também, nas doenças pulmonares caracterizadas por redução da difusão do oxigênio através da membrana alvéolo-capilar, provocando diminuição da troca gasosa intrapulmonar, como, por exemplo, nas doenças pulmonares intersticiais difusas e na insuficiência ventricular esquerda com edema pulmonar.
- **Redução da tensão de oxigênio no ar inspirado:** acontece, por exemplo, nas grandes altitudes.

Cianose periférica

O mecanismo desse tipo de cianose consiste na retirada excessiva de oxigênio do sangue capilar. Mesmo que a saturação arterial de oxigênio esteja normal, a pele é fria e, portanto, não ocorre melhora dessa cianose com o uso de oxigênio, mas o uso de calor local ou massagem pode desfazer a coloração azulada. Ocorre cianose periférica quando a circulação sanguínea através de uma região é mais lenta em virtude dos seguintes mecanismos:

- **Fluxo sanguíneo diminuído por vasoconstrição periférica ou por redução do calibre dos vasos da microcirculação:** ocorre em caso de frio local, ansiedade e fenô-

meno de Raynaud. Não somente mãos e pés, mas também a extremidade do nariz fica cianótica, podendo ocorrer necrose da ponta do nariz.
- **Estase sanguínea venosa com fluxo sanguíneo retardado em vasos com calibre preservado:** como a que ocorre, por exemplo, em caso de baixo débito da insuficiência cardíaca.

Cianose mista

Consiste na combinação dos dois mecanismos anteriores. Na insuficiência cardíaca congestiva grave podem ocorrer edema pulmonar, que reduz a oxigenação do sangue, e estase venosa periférica, com aumento da retirada de oxigênio do sangue capilar.

Cianose por alteração da hemoglobina

Apresenta alterações bioquímicas, impedindo a fixação do oxigênio às suas moléculas carreadoras, nas hemácias. Ocorre nas metaemoglobinemias e sulfonoglobinemias provocadas por medicamentos (sulfas, nitritos, antimaláricos) ou por intoxicações exógenas.

Achados clínicos

A cianose pode ser subjetivamente classificada em leve, moderada ou grave, de acordo com a intensidade da cor azulada perceptível ao exame clínico. Também pode ser classificada, quanto à localização, em cianose generalizada ou universal (identificada em toda a superfície corporal, ainda que predomine em algumas regiões da pele e mucosas) e cianose localizada ou segmentar (percebida em segmentos delimitados do corpo).

A cianose deve ser pesquisada, principalmente, nas áreas distais dos membros superiores e inferiores, podendo ser detectada apenas nos leitos ungueais e nas polpas digitais. O rosto do paciente também deve ser examinado com cuidado, principalmente na ponta do nariz, nos lóbulos das orelhas, nas bochechas, nos lábios e na língua.

A cianose é mais bem percebida em pessoas com pele com pouca melanina. Em pacientes com coloração mais escura da pele, a percepção da cianose varia e as mucosas representam os locais mais informativos para sua pesquisa. A cianose não ocorre em intoxicações por monóxido de carbono nem em pacientes com anemia acentuada, mesmo que a concentração de oxigênio arterial seja extremamente baixa. Por outro lado, nos pacientes policitêmicos, o hematócrito elevado favorecerá a detecção mais precoce da cianose.

Referências

1. Corrêa da Silva LC. Principais manifestações das doenças pulmonares. In: Correa da Silva LC (ed.) Compêndio de pneumologia. São Paulo: Fundo Editorial Byk Procienx, 1981:80-2.
2. Tibério IFC. Dispnéia. In: Benseñor IM, Atta JA, Martins MA (eds.) São Paulo: Sarvier, 2002:405-16.
3. Silva Júnior JRR, Tarantino AB, Rabahim F et al. Exame clínico. In: Porto CC, Porto AL. Semiologia médica. 7. Ed. Rio de Janeiro: Guanabara Koogan, 2014:332-3.
4. Kohlman VC, Donesky-Cuenco D. Dyspnea: assessment and management. In: Hodgkin JE, Celli BR, Connors GL (eds.) Pulmonary rehabilitation. Guidelines to success. 4. ed. Mosby Elsevier, 2009:39-61.

Diplopia

CAPÍTULO 83

Angela Zanonato • *Arlete Hilbig*

INTRODUÇÃO

Diplopia significa percepção visual de duas imagens a partir de um único objeto. Pode ser classificada como: *binocular*, quando pode ser corrigida com o fechamento de qualquer um dos olhos; ou *monocular*, quando pode ser corrigida com o fechamento do olho afetado, mas que permanecerá caso o olho fechado seja o normal.[1,2]

DIPLOPIA MONOCULAR

Na diplopia monocular, apenas um dos olhos está doente. Em geral, é causada por um problema oftalmológico, podendo estar relacionada, também, com defeitos em óculos e lentes de contato.[1,2]

A segunda imagem aparece como uma sombra ou fantasma, às vezes se sobrepondo à imagem original, diferentemente das imagens claras e distintas visualizadas comumente na diplopia binocular.[3] Quando a diplopia monocular está relacionada com erros de refração, pode ser corrigida solicitando-se ao paciente que olhe através de uma perfuração em um cartão (*pin hole*) com o olho afetado. Nessa situação, a diplopia existe graças a irregularidades do meio óptico, que agem como pequenos prismas que causam divergências de alguns raios da fóvea. Ao olhar através da perfuração, que permite apenas a passagem de raios perpendiculares, os raios divergentes são bloqueados, solucionando-se o problema.[2]

DIPLOPIA BINOCULAR

Na diplopia binocular, o fechamento independente de um dos olhos ocasiona a correção da imagem dupla, mostrando ser resultado da falta de alinhamento do eixo visual de um olho em relação ao outro.[4] Quando os olhos estão desalinhados, a imagem do objeto visualizado cai na fóvea de um dos olhos e em uma localização extrafoveal no outro, ocasionando o sintoma de diplopia.[3] É importante ter em mente que o borramento visual que desaparece com a oclusão de um dos olhos também é sintoma de desalinhamento ocular.[4] A diplopia binocular pode ser classificada como horizontal, quando as imagens estão lado a lado, ou vertical, quando uma imagem se encontra em posição superior em relação à outra.

Alguns termos são utilizados para descrever os achados de pacientes com diplopia binocular:

- **Tropia:** desalinhamento ocular visível.
- **Foria:** desalinhamento ocular latente, evidenciado apenas após manobras específicas (*cover test* – veja adiante).
- **Heterotropia:** termo geral que indica que os eixos visuais não estão paralelos (sinônimo de estrabismo).
- **Esotropia:** significa que um dos olhos está deslocado medialmente em relação ao outro no sentido nasal.
- **Exotropia:** significa que um dos olhos está deslocado lateralmente em relação ao outro no sentido temporal.
- **Hipertropia:** significa que um dos olhos está deslocado para cima em relação ao outro.[2,5]

Neste capítulo será descrita apenas a avaliação da diplopia binocular.

ETIOLOGIA

Diplopia binocular frequentemente está relacionada com patologia neurológica e pode ocorrer por disfunção dos músculos extraoculares, junção neuromuscular, nervos cranianos (NC), núcleos dos NC e conexões internucleares e supranucleares.[4]

O Quadro 83.1 lista algumas causas de diplopia.

ACHADOS CLÍNICOS

Avaliação de diplopia binocular

A avaliação neurológica dos quadros de diplopia binocular tem como objetivo principal tentar localizar a lesão responsável pelo quadro dentro do sistema nervoso central (SNC) ou periférico.

Anamnese

Inicialmente, deve-se questionar se a diplopia é monocular ou binocular, encaminhando-se situações de diplopia monocular para avaliação oftalmológica.

Uma vez determinado que a diplopia é binocular, deve-se questionar se a separação das imagens se agrava em uma direção particular do olhar. As imagens costumam estar separadas ao máximo na direção de ação do músculo parético, como, por exemplo, quando se tenta visualizar um alvo lateralmente à direita com o músculo reto lateral direito parético.[4,5]

Quadro 83.1 Causas de diplopia	
Lesão de nervos cranianos (III, IV, VI)	
Central	Doença vascular
	Processos expansivos
	Infecções
	Distúrbios metabólicos
	Doença de Wernicke
	Doenças desmielinizantes
	Hidrocefalia
Periférica	Compressão (aneurisma, tumores e granulomas)
	Processos inflamatórios e infecciosos – meningites, sarcoidose
	Doença vascular
	Distúrbios metabólicos
	Traumatismo
	Hipertensão intracraniana
Doenças da órbita	
Trauma	
Infecções fúngicas (mucormicose)	
Tumor ou granuloma	
Pseudotumor	
Outras	
Miastenia grave	
Mononeuropatia diabética	
Distúrbios da tireoide	
Oftalmoplegia externa progressiva	
Distrofia oculofaríngea	

Outras questões mostram-se muito úteis na investigação topográfica e etiológica da diplopia:

- **Existe ptose associada?** Nessas condições, considerar primordialmente a possibilidade de envolvimento do III NC ou doença da junção neuromuscular.[2,5]
- **Existe flutuação dos sintomas ao longo do dia?** Diplopia que se agrava com o passar do dia ou durante atividades que exijam concentração visual, como leitura ou assistir à televisão, pode estar relacionada com doença da junção neuromuscular. Se o paciente apresenta ptose associada, cabe questionar se ela se agrava com o passar do dia.[2,5,6]
- **Existe modificação na aparência dos olhos, como se estivessem mais proeminentes, maiores ou mais "para fora" da órbita?** Proptose unilateral sugere um processo tanto na órbita como posterior a esta, devendo ser considerada a possibilidade de doença ocular tireoidiana.[2,6]
- **História de trauma facial?** Nessa situação, suspeitar de fratura orbitária.[2,6]
- **Existem outros sintomas ou sinais associados à diplopia?** Processos patológicos que acometem os núcleos de nervos cranianos podem estar associados à disfunção das estruturas adjacentes no tronco cerebral, ocasionando grande diversidade de sinais e sintomas neurológicos.[1,2,7] Envolvimento simultâneo do III, IV e VI NC, associado ou não à hipoestesia dos dois terços superiores da face, aponta para patologia do seio cavernoso.[7]

Exame físico

Inicialmente, deve-se observar se o desalinhamento dos olhos é clinicamente evidente. No caso dos desvios claramente visualizados (tropias), pode-se observar o sentido do desvio ocular e tentar determinar quais músculos se encontram paréticos. Deve-se também estar atento para qualquer posição anormal da cabeça: pacientes com diplopia irão frequentemente desviar a cabeça de modo a evitar a posição de maior agravo da diplopia.[1]

Em seguida, deve-se verificar se existe queda de uma ou de ambas as pálpebras (ptose palpebral – Figura 83.1). Em caso de dúvida, pode-se medir a distância entre a pálpebra superior e a inferior em uma linha que passa através do centro da pupila. Outros sinais importantes são retração palpebral e proptose (Figura 83.2), que sugerem doença orbitária. Proptose pode ser avaliada observando-se os olhos por cima da cabeça e notando a projeção anterior de um em relação

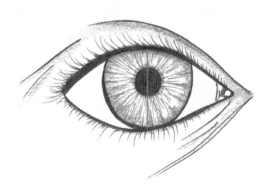

Figura 83.1 Medida da distância entre a pálpebra superior e a inferior, passando pelo centro da pupila. A comparação das medidas dos dois olhos é utilizada na avaliação de quadros de ptose discreta. (Ilustração de Fábio Muradás Girardi.)

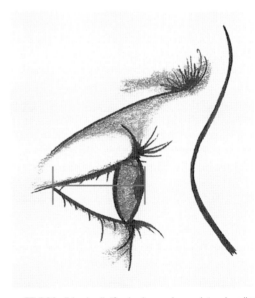

Figura 83.2 Medida da distância da comissura lateral ao limite mais anterior da córnea. A comparação das medidas dos dois lados é utilizada para avaliação de proptose. (Ilustração de Fábio Muradás Girardi.)

ao outro, ou medindo a distância da comissura lateral até o limite mais anterior da córnea nos dois olhos, enquanto se observa o paciente lateralmente:[1]

- **Cover test:** em algumas situações, o desvio não é evidente ou se manifesta episodicamente, causando sintomas transitórios (desvios latentes, forias). Nessas situações, o *cover test* deve ser considerado. Com o paciente fixando um alvo, o examinador cobre alternadamente um olho e depois o outro, descobrindo o olho anteriormente coberto e forçando o paciente a fixar o alvo. Qualquer desvio de movimento ocular percebido no olho descoberto indica desalinhamento ocular, sendo o movimento de refixação na direção oposta ao desvio.[1]
- **Teste das oito direções do olhar e convergência e avaliação das pupilas:** veja o Capítulo 62.
- **Avaliação das vias supranucleares de controle da movimentação ocular:** para a geração de todos os movimentos oculares, os núcleos dos NC recebem ordens de estruturas localizadas nos hemisférios cerebrais, cerebelo e tronco, conhecidas em conjunto como sistema motor ocular supranuclear. Esse sistema é composto, basicamente, por três vias que controlam três classes fundamentais de movimentos oculares: movimentos sacádicos, de seguimento e reflexo vestíbulo-ocular. *Movimentos sacádicos*, gerados nos lobos frontais, são movimentos oculares rápidos que visam à busca de um alvo de interesse. Uma vez localizado, abrimos mão de mecanismos que o mantenham fixo à mácula, mesmo quando nos deslocamos ou quando o próprio alvo se desloca, atuando aqui o sistema de seguimento. Além disso, nossa cabeça se encontra em constante movimento, de modo que os olhos devem se reposicionar a cada alteração de posição da cabeça para manter a imagem estável na mácula, orientados pelos movimentos oculocefálicos.[3,8]

Os movimentos sacádicos são avaliados solicitando-se ao paciente que olhe rapidamente para um alvo colocado à direita e, em seguida, para outro alvo, colocado à esquerda de seu campo visual (movimentos sacádicos horizontais), observando se a fixação visual é precisa, hipométrica (o movimento se encerra antes do alvo e necessita ser complementado por outro movimento para alcançá-lo) ou hipermétrica (o movimento ultrapassa o alvo). Da mesma maneira se deve proceder com um alvo colocado superior e inferiormente no campo visual (movimentos sacádicos verticais).[3,8]

Os *movimentos de seguimento* são gerados a partir de centros localizados na junção occipitotemporal. A avaliação é feita solicitando ao paciente que siga um alvo (por exemplo, um dedo) que se desloca horizontalmente para a direita e a esquerda a partir do centro do campo visual.[3,8]

Por fim, os *movimentos vestíbulo-oculares* são gerados por uma via que envolve os labirintos, núcleos vestibulares e cerebelo, e que produz movimentos conjugados iguais e em sentido oposto aos movimentos da cabeça. Para avaliá-los, o examinador solicita ao paciente que mantenha os olhos fixos em um alvo, enquanto roda passivamente a cabeça para os lados, para cima e para baixo. Normalmente,

o paciente deve ser capaz de manter o alvo fixo a despeito dos movimentos da cabeça. Qualquer desvio ocular do alvo com necessidade de movimento de refixação indica a existência de patologia.[3,8]

LOCALIZAÇÃO DAS LESÕES QUE DETERMINAM DIPLOPIA

Envolvimento de núcleos e nervos motores oculares

Nervo oculomotor (III)

Na paralisia completa do III NC, o olho permanece voltado inferolateralmente (exotrópico e hipotrópico), exibindo ptose palpebral intensa e pupila dilatada e não reagente à luz. Lesões incompletas são mais comuns e, quando existe envolvimento parcial, o examinador deve determinar se o padrão se enquadra no comprometimento da divisão superior (músculo elevador da pálpebra e reto superior) ou inferior (demais músculos), aumentando a suspeita de lesões no seio cavernoso.[6]

Lesões centrais

O padrão clássico de envolvimento nuclear inclui paralisia unilateral do III NC com ptose palpebral bilateral, sendo possível observar pupilas dilatadas e fraqueza do reto superior contralateral ocasionalmente. Paralisia de núcleo oculomotor sem ptose bilateral não pode ser uma paralisia nuclear, uma vez que ambos os músculos elevadores da pálpebra são inervados por um único subnúcleo dentro do complexo nuclear oculomotor. As patologias mais frequentemente relacionadas com lesão do núcleo oculomotor no mesencéfalo são as síndromes vasculares de topo da artéria basilar.[6]

Lesões periféricas

Aneurismas da artéria basilar ou da artéria comunicante posterior levam à paralisia dolorosa do nervo oculomotor com envolvimento pupilar mais frequentemente em jovens e adultos de meia-idade. O diagnóstico dessa situação é muito importante, uma vez que o atraso no tratamento pode levar à morte por ruptura do aneurisma em 20% a 70% dos casos.[6]

Paralisias isquêmicas do terceiro nervo são mais frequentes em pacientes idosos, hipertensos e diabéticos e se manifestam por meio da paralisia dolorosa aguda do III NC, que não envolve a pupila e que regride 1 a 2 meses após.[6]

Lesões cerebrais que exercem efeito de massa podem provocar herniação do úncus, comprimindo o III NC e causando disfunção pupilar inicialmente. Essa situação frequentemente ocorre em pacientes com depressão do nível de consciência. Com a progressão da herniação cerebral, ambos os nervos oculomotores podem ser envolvidos.[6]

Nervo troclear (IV)

Lesões desse nervo associam-se à diplopia vertical, agravada pela mirada para baixo, e se manifestam frequentemente por meio de visão turva ou de dificuldade em situações que exijam a mirada para baixo, como ler um livro ou descer escadas. O olho envolvido apresenta hipertropia e está rodado externamente (exciclotorção). O paciente tenta a correção ao inclinar a cabeça lateralmente para o lado contralateral ao lado da lesão.[6]

O teste de inclinação da cabeça de Bielschowsky consiste em inclinar lateralmente a cabeça para cada lado: a diplopia agrava-se com a inclinação para o lado ipsilateral à lesão e melhora com a inclinação para o lado contralateral.[6]

Lesões periféricas

O IV NC é delgado e apresenta um longo trajeto intracraniano, características que lhe conferem maior vulnerabilidade a lesões traumáticas. A etiologia mais comum das lesões que acometem o IV NC é o traumatismo cranioencefálico, não sendo raro o envolvimento bilateral do nervo. Na população pediátrica, paralisias congênitas também respondem por uma parcela grande dos casos. Aneurismas (artéria cerebelar superior) e neoplasias, geralmente localizadas dorsalmente ao mesencéfalo ou no seio cavernoso, respondem por um número menor de casos. As lesões do seio cavernoso frequentemente acometem outros NC que cruzam por essa região.[6,8]

Lesões centrais

Lesões centrais são contralaterais, uma vez que o oblíquo superior é inervado pelo núcleo troclear contralateral no mesencéfalo. Em virtude da proximidade com o fascículo longitudinal medial, localizado ventralmente ao núcleo troclear, a lesão desse núcleo pode estar associada à oftalmoplegia internuclear (veja mais adiante).[6]

Nervo abducente (VI)

O núcleo do nervo abducente exerce papel central no controle do olhar horizontal, dando origem tanto ao fascículo que forma o VI NC ipsilateral para inervação do reto lateral como a axônios que ascendem pelo fascículo longitudinal medial contralateral até o subnúcleo oculomotor do reto medial contralateral. Assim, todos os movimentos oculares conjugados horizontais são mediados pela ativação do núcleo do VI NC.[2]

Paralisia do VI NC causa diplopia horizontal que se agrava ao se olhar lateralmente para o lado da paralisia e ao se olhar para longe. Ao exame, observam-se limitação da abdução e esotropia do olho afetado na posição primária do olhar, que se agrava com a mirada para o lado da lesão.[2]

Lesões centrais

Lesões nucleares não causam paralisia isolada do VI NC, mas paralisia do olhar horizontal, comprometendo todos os movimentos conjugados para o lado da lesão. No caso de lesões isoladas do VI NC, estas devem ser fasciculares (axônios que deixaram o núcleo do VI NC, mas ainda trafegam pelo SNC e, quando o deixam, passam a ser denominados nervos) ou periféricas.[2]

Lesões periféricas

O VI NC é frequentemente acometido por distúrbios envolvendo a base do crânio e distúrbios liquóricos. Tumores do ângulo pontocerebelar podem danificar o VI, VII e VIII NC. Tumores da região do clívus, como cordomas e meningeomas, podem causar paralisia bilateral de VI NC ou a combinação de paralisia do VI e do XII NC.[2]

Inflamação e infiltração meníngeas, hipotensão e hipertensão intracraniana também podem acometer o VI NC, tanto uni como bilateralmente.[2]

Lesões do ápice petroso podem envolver o V e o VI NC, ocasionando dor ou hiperestesia facial, associada a paralisia do VI NC. A tríade formada por dor trigeminal, paralisia do VI NC e otite media ou mastoidite crônica é conhecida como síndrome de Gradenigo.[2]

Lesões do seio cavernoso também podem afetar o VI NC sozinho ou em combinação com outros NC. Paralisia de VI NC associada à síndrome de Horner pode indicar lesão na ponte ou no seio cavernoso.[2]

Diplopia decorrente de oftalmoplegia internuclear

Oftalmoplegia internuclear reflete a disfunção do fascículo longitudinal medial (FLM), estrutura que contém axônios que se projetam a partir do núcleo do VI NC até o subnúcleo do reto medial contralateral, no complexo nuclear oculomotor. Como o FLM é uma estrutura par localizada medialmente, oftalmoplegia internuclear bilateral é comum. Lesões unilaterais causam lentidão ou impossibilidade de aduzir o olho na mirada lateral e nistagmo espasmódico do olho abduzido contralateral.[6]

Noventa e sete por cento dos pacientes com oftalmoplegia internuclear bilateral sofrem de esclerose múltipla. O acometimento unilateral apresenta muitas causas, sendo esclerose múltipla e lesões vasculares as mais comuns.[6]

Diplopia decorrente de disfunção da junção neuromuscular e causas mecânicas

Doença da junção neuromuscular

doenças da junção neuromuscular podem mimetizar qualquer causa de diplopia indolor sem envolvimento pupilar. Sinais e sintomas oculares são a primeira manifestação da miastenia grave em 70% dos casos. Variação nos achados de exames realizados em momentos distintos é característica da miastenia grave e pode ser um dado diagnóstico importante. Como exemplo, pode ser citada a ptose alternante, ora predominantemente no olho direito, ora no esquerdo.[7]

O achado de fraqueza do músculo orbicular do olho associada a ptose e anormalidades oculomotoras auxilia a diferenciação entre miastenia grave e paralisia do nervo oculomotor, uma vez que a última não envolve a musculatura orbicular do olho. Para avaliação da força dos músculos orbiculares, solicita-se ao paciente que mantenha forçadamente os olhos cerrados, enquanto o examinador tenta abri-los.[7]

As pálpebras, comumente afetadas, apresentam sinais clínicos de alta sensibilidade. O mais conhecido desses sinais é o sinal de retração palpebral de Cogan, elicitado fazendo-se o paciente, mantendo a cabeça em linha reta com o tronco, olhar para baixo por poucos segundos e então retornar o olhar rapidamente para a posição primária (voltado para a frente). Observa-se, então, retração exagerada da pálpebra superior (1 a 2mm a mais), que retorna à sua posição normal em seguida, enquanto se mantêm os olhos voltados para a frente. Esse é um sinal comum e sensível de miastenia grave com envolvimento ocular, mas carece de especificidade, sendo visto em diversas outras patologias.[7]

Ptose fatigável, ou seja, ptose que se acentua com a manutenção do olhar voltado para cima, também é vista frequentemente na miastenia.[7]

De acordo com a lei de Herring, igual inervação é enviada para ambos os músculos elevadores da pálpebra. Nessa circunstância, a elevação manual da pálpebra com ptose diminuiria o "fardo da ptose" sobre os elevadores da pálpebra, resultando em redução do sinal para ambos os olhos e queda da pálpebra contralateral.[7]

A colocação de uma pedra de gelo sobre a pálpebra com ptose por 1 a 2 minutos e repouso com os olhos fechados por 10 a 30 minutos frequentemente produzem melhora dramática na ptose, sendo testes úteis para o diagnóstico.[7]

Doença ocular tireoidiana (DOT)

A causa não traumática mais comum de envolvimento da musculatura extraocular, ocasionando diplopia mecânica, é a DOT, frequentemente associada a hipertireoidismo, mas que pode ocorrer em situações de hipotireoidismo e, até mesmo, de eutireoidismo, seguindo frequentemente curso independente da doença tireoidiana subjacente. Caracteriza-se por infiltrado inflamatório dos músculos oculares extrínsecos e estruturas da órbita e apresenta-se clinicamente com proptose indolor, oftalmoparesia restritiva e retração palpebral. É importante enfatizar que todos os pacientes que apresentam proptose devem ser submetidos a exame de imagem para avaliação das órbitas.[7]

Envolvimento supranuclear

Raramente causa diplopia.[3] Muitas desordens neurológicas afetam simetricamente os sistemas supranucleares de controle da movimentação ocular. Diplopia binocular irá ocorrer apenas quando os olhos forem afetados de maneira diferente, sendo também mais comum quando o déficit tem início agudo, como nas lesões isquêmicas. As lesões supranucleares causadoras de diplopia geralmente estão associadas ao comprometimento de alguma categoria de movimento ocular, como sácades verticais ou sácades horizontais, por exemplo.[4]

Referências

1. Eggenberger ER. Diplopia – History and examination. In: Continuum lifelong learning in neurology – Neuro-ophtalmology. Philadelphia: Lippincott Williams & Wilkins, 2009:121-7.
2. McGee S. Nerves of the eye muscles (III, IV and VI): approach to diplopia. In: McGee S (ed.) Evidence-based physical diagnosis. Philadelphia: Saunders, 2001:683-701
3. Rucker JC. Diplopia – Supranuclear and nuclear causes. In: Continuum lifelong learning in neurology – Neuro-ophtalmology. Philadelphia: Lippincott Williams & Wilkins, 2009:150-67.
4. Rucker JC. Oculomotor disorders. Seminars in Neurology 2007; (27):244-156.
5. Friedman DI. Pearls: diplopia. Seminars in Neurology 2010; 30(1):54-65.
6. Barton JSJ. Ocular motor nerves and internuclear causes. In: Miller AE (ed.) Continuum lifelong learning in neurology – Neuro-ophtalmology. Philadelphia: Lippincott Williams & Wilkins, 2009:168-87.
7. Eggenberger ER, Calvert PC. Neuromuscular junction and mechanical causes of diplopia. In: Miller AE (ed.) Continuum lifelong learning in neurology – Neuro-ophtalmology. Philadelphia: Lippincott Williams & Wilkins, 2009:188-99.
8. Fuller G. Eye movements. In: Fuller G (ed.) Neurological examination made easy. New York: Churchill Livingstone, 1993:73-81.

CAPÍTULO 84

Dor Abdominal

Claudio Augusto Marroni

INTRODUÇÃO

A dor abdominal é uma das causas mais frequentes de atendimento médico na prática clínica. Pode estar relacionada com situações banais, autolimitadas e de resolução espontânea ou representar uma expressão de catástrofe abdominal.

Em 1921, Sir Zachary Cope afirmava que a melhor solução para a resolução de uma situação abdominal seria que: "o primeiro princípio consiste em procurar por todos os meios que se chegue ao diagnóstico seguro e completo." Isidor Radvin, em 1965, disse: "a experiência no diagnóstico das enfermidades abdominais agudas não tem substitutivos." Depreende-se daí que a semiologia e a propedêutica, bem conduzidas, são fundamentais na avaliação da dor abdominal.

A dor abdominal pode apresentar-se com características clínicas clássicas e que sugerem uma doença típica, cujo diagnóstico preciso não necessita de exames complementares sofisticados; entretanto, em virtude da variabilidade de situações etiológicas, da diversidade de pacientes e das características ambientais, em outros casos pode ser extremamente difícil estabelecer um diagnóstico preciso em bases clínicas.

Na vigência de dor abdominal, é imperioso um raciocínio preliminar para que o médico possa decidir, com os elementos clínicos, se o paciente está acometido de abdome clínico ou cirúrgico. Essa dúvida perene é um fator de extrema importância, em muitas situações, para o prognóstico do paciente. Protelar uma cirurgia abdominal quando a doença é cirúrgica ocasionará, como consequência, aumento na morbimortalidade. Indicar cirurgia quando a doença é clínica trará repercussões graves, difíceis de tratar, dispendiosas, desgastantes, sequelas e, até mesmo, a morte.

Esse é o dilema. O ideal seria impedir cirurgias desnecessárias.

O sintoma dor, de extrema importância nessas situações, é um indicador a ser valorizado na elaboração diagnóstica para a terapêutica correta.

A avaliação da dor e a determinação do que a origina pressupõem a elaboração de uma história cuidadosa e um exame físico preciso. Avaliar os achados, conhecer os mecanismos básicos das doenças intra-abdominais e extra-abdominais e saber da existência da dor referida são elementos fundamentais para correção da conduta.

A localização da dor, seu modo de início, sua intensidade e modificações, sua duração e suas relações com fatores desencadeantes ou que a aliviam são importantes na formulação diagnóstica.

A localização da dor, o grau de defesa ou contratura muscular, a presença de rebote ou não, as modificações do padrão respiratório, as alterações que a posição corporal ocasiona, a presença ou não de ruídos hidroaéreos e as alterações da sensibilidade cutânea são dados muito importantes, que devem ser bem avaliados e mais bem interpretados.

Um maior número de casos avaliados aumenta a experiência e torna maior o número de acertos; ao mesmo tempo, os erros cometidos, sem dúvida, serão sempre mais fácil e precocemente reconhecidos, corrigindo a trajetória e impedindo a reincidência.

A propedêutica médica, cada vez mais sofisticada e extensa, é de auxílio valioso e importante na avaliação complementar dos pacientes com dor abdominal, embora não seja o objeto desta revisão.

A avaliação correta da dor abdominal, sua localização e a precisão com que é discriminada implicam o conhecimento da inervação das estruturas intra-abdominais, do peritônio parietal e visceral e da própria parede abdominal.

Para que a dor ocorra são necessários um estímulo, um aparelho receptor, um aparelho condutor, um aparelho integrador desse estímulo e uma via inversa com a resposta.[1]

A parede abdominal é inervada pelos seis últimos nervos intercostais e pelo ramo ílio-hipogástrico do primeiro nervo lombar.

O peritônio parietal tem suprimento nervoso similar e a dor, originando-se em qualquer área intra-abdominal, pode ser localizada com razoável precisão pelo paciente.

Os músculos retroperitoneais, incluindo o psoas maior, o quadrado lombar e o sacroespinhal, são inervados pelas quatro primeiras raízes intercostais e podem ser estimulados por desordens abdominais ou retroperitoneais, resultando em uma dor normalmente bem localizada.

O peritônio visceral, e as estruturas que inclui, é inervado por fibras aferentes, cerebroespinhais e do simpático esplâncnico de T5 a L3, e os impulsos dolorosos que viajam por essas vias são pobremente localizados, o que origina a grande diversidade de dores intra-abdominais.[1]

O tubo digestório, do esôfago ao ânus, é insensível aos tipos de estímulos que produzem dor em estruturas somáticas.

Biópsias da mucosa podem ser obtidas de qualquer segmento do trato digestório, sem dor. O trato digestório pode ser cortado, esmagado ou queimado, sem que isso origine dor.

Por outro lado, se o trato digestório é distendido ou a camada muscular sofre contração intensa, a dor aparece. O estímulo primário à dor das vísceras ocas é a tensão sobre as fibras musculares.

Um número muito grande de lesões diferentes do trato digestório, como úlceras penetrantes, tumores que obstruem o lume, inflamações ou irritações químicas, pode induzir distensão do tubo ou espasmos que serão percebidos como dor.

A tração do mesentério ou a distensão da cápsula dos órgãos maciços, como fígado, baço ou rins, pode produzir dor.

Os impulsos dolorosos, iniciando-se nas vísceras, podem ativar aferentes somáticos do mesmo ou de segmentos neurais adjacentes, fazendo com que no segmento afetado sejam encontrados espasmo muscular e hiperalgesia.

No abdome com dor, há mais de um mecanismo básico implicado:[2,3]

- Aumento da tensão na parede das vísceras.
- Tensão na cápsula de órgãos sólidos.
- Inflamação da superfície peritoneal ou de estruturas retroperitoneais.
- Isquemia do trato digestório.

O menor estímulo capaz de ser percebido como dor pode ser chamado de limiar de sensibilidade dolorosa e é variável de pessoa para pessoa.

Parece haver uma conotação racial, cultural e intelectual para as variações do limiar de sensibilidade dolorosa. Além disso, em uma mesma pessoa o limiar de sensibilidade dolorosa pode se mostrar diferente em períodos de tempo distintos, variando com a atenção ou a distração, que podem aumentá-lo ou diminuí-lo. Na prática, hipnose, sugestão e analgésicos têm as mesmas propriedades de modificação do limiar. Apreensão, ansiedade e antecipação da dor podem fazer com que o limiar diminua e o paciente sofra mais.

De maneira geral, os processos inflamatórios diminuem o limiar de sensibilidade dolorosa, pois influem na vasodilatação e liberação de mediadores químicos e enzimáticos que atuam nos quimiorreceptores relacionados com o processo.

A reação à dor é um capítulo interessante e individualizado. Trata-se de uma percepção e, como tal, está sujeita a influências como associação de ideias, pressentimentos e medo. As experiências vivenciadas pelos pacientes e suas relações com situações consideradas boas ou más, a transposição de episódio semelhante e de suas consequências, modificam a percepção e o significado do fenômeno atual.

A dor subjetiva, e a reação a ela, não é necessariamente um paralelo fiel da intensidade do estímulo. Por isso, além da análise da dor e de suas características, deve ser analisado o portador da dor.

A dor se estabelece em um indivíduo que, para o médico, apresenta uma problemática que deve ser avaliada globalmente.

A diferenciação psíquica, emocional, intelectual, parece influenciar o limiar de "excitabilidade" do indivíduo, fazendo-o sofrer mais ou menos com uma "dor padrão".

Outro aspecto importante seria o da percepção da dor, e a conotação inconsciente de gravidade que representa, o que influiria na exteriorização das queixas do paciente.

Na prática, observam-se pacientes que apresentam dor em decorrência de situações clinicocirúrgicas graves (infarto do miocárdio, pancreatite aguda, embolia, perfuração de víscera oca etc.) e que se queixam da dor, analisam-na e procuram não fazer qualquer esforço ou a gasto de energia a mais do que o estritamente necessário para as respostas e a comunicação. Têm medo do aumento da dor e do agravamento do quadro, não se movem, não gritam, respiram pouco, e percebe-se seu pavor.

Ao contrário, pacientes com dor menos intensa e decorrente de situações de menor gravidade (cólicas intestinais) ou de desordens fisiológicas, ao serem examinados, apresentam um quadro exuberante, florido, chamativo, histriônico. Gritam, choram, pulam. A exceção ocorre na cólica renal, que provoca dor intensa, contínua e que causa grande inquietude e necessidade de movimentação para o paciente.

ETIOLOGIA

Inúmeras são as causas de dor abdominal, devendo ser consideradas causas extra-abdominais no diagnóstico diferencial. Alguns exemplos podem ser observados no Quadro 84.1

Quadro 84.1 Causas de dor abdominal	
Infecciosa/inflamatória	Apendicite aguda, pancreatite aguda, colecistite aguda, doença inflamatória pélvica, diverticulite, gastroenterite
Vascular	Trombose mesentérica, aneurisma de aorta abdominal
Obstrutiva	Aderências intestinais, fecaloma, hérnias
Funcional	Síndrome do intestino irritável
Outras causas do trato digestório	Úlcera péptica, hepatite aguda, doença inflamatória intestinal, traumatismo abdominal, neoplasias
Ginecológica	Gravidez tubária rota, cisto de ovário roto ou torcido
Renal	Cólica renal
Extra-abdominais	**Pulmonares:** pneumonia, tromboembolismo pulmonar, pneumotórax **Cardíacas:** infarto agudo do miocárdio, endocardite, insuficiência cardíaca **Metabólicas:** uremia, diabetes, porfiria cutânea **Hematológicas:** anemia falciforme, anemia hemolítica, púrpura, leucemia **Infecções:** herpes zoster, osteomielite, febre tifoide **Neurológica:** epilepsia, radiculite **Miscelânea:** contusão muscular, hematomas, doenças psiquiátricas

ACHADOS CLÍNICOS

Toda a dor tem de ser avaliada da maneira mais completa possível. Para isso, deve ser seguido um roteiro de arguição correto, preciso e integral, e devem ser consideradas as características que se seguem:

Tempo e modo de início

- A dor é suficientemente intensa para acordar o paciente ou não deixá-lo dormir?
- A dor modifica suas atividades habituais?
- O início é súbito e intenso, violento, podendo sugerir perfuração de víscera oca ou oclusão vascular?
- A dor é gradual, progredindo lentamente, variável no tempo, sugerindo uma obstrução ou inflamação do tubo digestório? A duração da dor é curta ou longa?

As dores de curta duração, mais ou menos intensas, podem ser decorrentes de cólicas abdominais. As dores de longa duração podem ser ocasionadas por "cólicas biliares ou renais" ou processos inflamatórios ou infecciosos do peritônio ou de partes moles, ou ainda por processos isquêmicos das vísceras.

Localização, área de máxima intensidade e irradiações

Localização

- **A dor epigástrica pode estar relacionada com estruturas inervadas de T6 a T8:** poderá ser proveniente do estômago, do duodeno, do pâncreas, do fígado, das via biliares e de parte do peritônio parietal.
- **A dor periumbilical está relacionada com estruturas inervadas de T9 a T10:** intestino delgado, apêndice cecal, ureter (alto), testículos e ovários podem ser a origem da dor.
- **A dor hipogástrica está relacionada com estruturas inervadas por T11 e T12:** cólon, bexiga, ureter (baixo), útero e anexos podem estar implicados na origem da dor.

Área de máxima intensidade

A dor de uma úlcera péptica perfurada usualmente se inicia no abdome superior, enquanto a dor de gravidez ectópica se inicia no abdome inferior. Com o passar do tempo, em ambas as circunstâncias, a dor começa a se tornar mais difusa e difícil de localizar.

A valorização da cronologia dos sintomas, de maneira adequada e precoce, é fundamental para o raciocínio clínico.

O início súbito de dor importante, sentida em uma grande área, é altamente sugestivo de peritonite difusa secundária à ruptura de víscera oca.

Irradiações

A irradiação de uma dor dependerá das estruturas que foram atingidas e da inervação que apresentam. A dor referida poderá ocorrer por reflexo viscerossensitivo ou peritoniocutâneo.

A área para a qual a dor se irradia pode ter valor diagnóstico. Uma dor epigástrica que se irradia para o ombro direito e a região torácica posterior direita pode ser mais frequentemente decorrente das vias biliares do que uma dor epigástrica com irradiação para o quadrante inferior direito, que poderá ser de uma apendicite aguda.

O exemplo característico é a dor abdominal alta que apresenta irradiação cervical. Nessas circunstâncias, pode-se pensar em comprometimento do centro frênico do diafragma. Várias doenças, acima e abaixo do diafragma, poderiam dar origem a essa dor.

Tipos de dor

A dor pode ser de três tipos:[1]

- **Picante:** a dor picante seria aquela semelhante à dor desencadeada pela tração de um ou dois pelos da pele do dorso da mão, abruptamente e com força. Essa dor decorre de alterações na raiz nervosa e é uma dor superficial, de pele.
- **Urente:** a dor urente seria semelhante à desencadeada pela tração de um punhado de pelos da pele do dorso da mão, abruptamente e com força. Essa dor pode decorrer de alterações na raiz nervosa ou de reações inflamatórias de certas vísceras, como esôfago e estômago.
- **Dolente:** a dor dolente seria semelhante à resultante da preensão exercida na musculatura do primeiro espaço interdigital da mão, com o polegar e o indicador da outra mão, em garra e com força. Essa dor é mais profunda, fundamentalmente visceral. Decorre de alterações inflamatórias, isquêmicas ou da modificação de tensões nos órgãos.

Esses três tipos de dor são fundamentais. As variantes podem ser debitadas às informações mais ou menos precisas do paciente ou à comparação com possíveis experiências prévias dolorosas.

A dor em cólica é uma dor que depende da víscera oca. Apresenta como característica início progressivo, mais ou menos rápido, atingindo um platô, onde permanece por alguns minutos, e inicia descenso de intensidade mais lento do que a ascensão, podendo desaparecer ou permanecer como uma sensação de "dolorimento". Dura alguns minutos, raramente ultrapassando 15 a 20 minutos.

Erroneamente denominadas cólicas – as "cólicas" biliar e renal – na realidade são dores paroxísticas, constantes, intensas e de longa duração. São assim chamadas por problemas tradicionais e de uso comum, o que é muito difícil de ser contornado em razão da disseminação de seu uso.

No abdome, a dor visceral poderia ter três comportamentos relacionados com os mecanismos básicos que os originam:[1]

- Dor visceral verdadeira.
- Dor referida ou somática, decorrente de reflexo viscerossensitivo.
- Dor referida em decorrência do reflexo peritoniocutâneo de Morley.

Dor visceral verdadeira

A dor visceral verdadeira se inicia por estímulos que atuam nas terminações nervosas das vísceras: distensão ou contração. O estímulo é transmitido via fibra visceral aferente, acompanhando o simpático. O nervo cerebroespinhal não precisa participar. A simpatectomia poderia ser de auxílio, a menos que a dor provenha do fundo uterino (sacral) ou do terço distal do esôfago, traqueia e brônquios (torácica). Poderá ser bem localizada, se o estímulo for intenso; caso contrário, será difusa. As características gerais são: difusa, intensa, profunda, em geral situada na porção média do abdome. Com frequência, é decorrente dos desarranjos funcionais do tubo digestório, com exagero da atividade motora fisiológica. É o que ocorre em uma das situações mais frequentes com que o médico se depara na prática clínica diária, a síndrome do intestino irritável. A dor visceral é causada por impulsos que correm pelas fibras aferentes viscerais (sem a participação dos nervos somáticos).

Dor referida (fibras viscerais aferentes e fibras cerebroespinhais)

Após o estímulo, a via aferente conta com a participação de nervos esplâncnicos e de nervos cerebroespinhais. No corno posterior da medula, há uma vizinhança estreita entre as fibras viscerais aferentes, que têm ramos simpáticos, e os nervos cerebroespinhais, que têm relação com os dermatomas somáticos. A sensação de dor é referida às áreas superficiais do corpo que são inervadas pelos nervos somáticos relacionados com aquele segmento da medula. A explicação seria que as fibras que chegam à medula pelas raízes nervosas são cutâneas e viscerais e fazem conexão com um segundo neurônio no corno posterior. O número de fibras que chegam é maior do que o número de segundos neurônios. Assim, uma ou mais fibras aferentes cutâneas ou viscerais têm de fazer sinapse com o mesmo segundo neurônio. O impulso que se inicia em uma víscera chega ao córtex cerebral, e o estímulo pode ser de um dos neurônios cutâneos, os quais são mais numerosos, mais grossos e mais bem condicionados à dor do que os neurônios viscerais. A anestesia subcutânea com xilocaína, no dermatoma correspondente ao órgão que está dando origem à dor, faz cessá-la por bloqueio do estímulo aferente da pele. A dor assim aliviada pode, por vezes, permanecer com características diferentes no local correspondente à víscera. Este seria o componente visceral puro da dor. A dor referida é aguda, nítida, epicrítica e bem localizada. Em geral, é mais lateralizada do que mediana. Pode haver hiperalgesia e reação muscular associadas. Verdadeiramente, a dor referida é mais frequentemente o resultado de uma inflamação do que de um simples desarranjo fisiológico.

Dor referida em virtude do reflexo peritoniocutâneo de Morley

As fibras aferentes viscerais que acompanham o simpático não participam desse processo. Apenas os nervos somáticos ou cerebroespinhais estão envolvidos. As terminações dos nervos cerebroespinhais estão localizadas no peritônio parietal, na raiz do mesentério e na parede posterior do abdome. Quando uma terminação de nervo cerebroespinhal do peritônio ou tecido subperitoneal está irritada, a dor se referirá à correspondente área segmentar da pele. Esse tipo de dor ocorre, mais frequentemente, como resultado da inflamação do peritônio parietal ou do mesentério em decorrência da peritonite. Com frequência, essa dor está associada à contratura da musculatura da parede abdominal subjacente.

Intensidade

A dor pode ser de pequena, média ou grande intensidade. Essa gradação tem muito de subjetivo e depende do limiar de sensibilidade dolorosa dos pacientes. A dor de pequena intensidade é a que o paciente refere, mas se sua atenção for desviada para qualquer fato corriqueiro, para a execução de alguma tarefa, ou simplesmente distração, ele a esquece. Trata-se de uma dor que não obriga a modificação dos hábitos; com frequência, é funcional e de longa duração. A dor de média intensidade pode ser decorrente de problemas orgânicos ou funcionais, pode ter duração variável, mas não muito longa, e, em geral, não depende de doença aguda. A dor de grande intensidade, na maioria das vezes, é de natureza orgânica e frequentemente depende de doença aguda que exige tratamento médico imediato (clínico ou cirúrgico); muitas vezes, o paciente apresenta risco de morte; a duração da dor é variável, dependendo da doença que a origina e, em virtude de sua intensidade, determina que se tomem providências terapêuticas imediatas.

Relações com as funções

Sempre é importante ter em mente a possível relação da dor com a função do órgão que lhe pode dar origem, o que se denomina ritmo da dor. O início da dor pode estar relacionado com alimentação, evacuação, micção, exercício, respiração, ciclo menstrual ou posicionamento corporal.

Achados concomitantes

Náuseas e vômitos, no quadro doloroso, não têm significado muito preciso quanto ao diagnóstico, pois são manifestações inespecíficas decorrentes de reflexos nervosos e que são desencadeadas pelos mais diversos estímulos, que podem ou não ter relação com o aparelho digestório. Toda dor intensa pode desencadear uma série de reações vegetativas, como sudorese, palidez, tonturas, náuseas e vômitos, que independem de sua localização e podem depender de sua intensidade, do limiar de excitabilidade e do grau de diferenciação psíquica e emocional do paciente.

As náuseas e os vômitos podem ocorrer da mesma maneira em um paciente que tenha uma luxação, fratura na perna, pancreatite aguda, encefalite ou meningite, infarto do miocárdio ou úlcera péptica. Nas situações de doenças do trato digestório, principalmente as altas, a característica do vômito pode ser de auxílio diagnóstico, principalmente hematêmese, vômito de estase ou vômito fecaloide.

A dor abdominal aguda que se acompanha de enterorragia maciça pode sugerir colite isquêmica ou diverticulite/diverticulose do cólon. Em pacientes urêmicos com dor abdominal e hemorragia abundante, achados de abdome agudo podem sugerir enterocolite urêmica dependente de vasculite necrosante. A febre com dor abdominal aguda sugere doença inflamatória ou infecciosa, e a localização da dor pode ser importante no diagnóstico.

Dor epigástrica com irradiação para a fossa ilíaca direita, com hipertermia discreta, sugere apendicite aguda. Dor hipogástrica com irradiação para as fossas ilíacas e temperatura elevada lembra pelviperitonite. Dor na fossa ilíaca esquerda, ou flanco esquerdo, com reação peritoneal, febre e alteração do hábito intestinal, indica diverticulite do sigmoide. Dor abdominal alta com calafrios pode ser cólica biliar. A dor abdominal alta que se acompanha de colúria e/ou icterícia conjuntival indica coledocolitíase, e se a dor persistir mais tempo deve-se, obrigatoriamente, lembrar de pancreatite aguda biliar.[4]

Traumatismos prévios

A história de traumatismo abdominal deve ser avaliada com muito cuidado, nos mínimos detalhes, e realizada cuidadosa observação nas horas subsequentes. Na dor abdominal dc origcm traumática, provocada ou espontânea, principalmente se há ruptura de órgãos abdominais, poderão não acontecer, inicialmente, repercussões sistêmicas. Eventualmente, ocorrem lesões mínimas, que terão repercussão nos dias posteriores ao trauma.

OBJETIVAÇÃO DA DOR – EXAME FÍSICO

"Os dedos sensíveis sabem ver."
A. Okinczyc (1839-1886)

Ao lado dos dados subjetivos relacionados com a história do paciente, devem ser encontrados os fatos objetivos do exame físico. A riqueza dos achados vai depender da acurácia da procura.

Sinais sistêmicos

A febre é um sinal muito importante e pode estar relacionada com processos infecciosos ou inflamatórios que comprometam o peritônio ou órgãos intraperitoneais.[2,3]

Febre moderada ocorre em casos de apendicite aguda, pancreatite aguda e trombose mesentérica.

Febre elevada pode ocorrer na colecistite aguda, na pelviperitonite ou na peritonite generalizada.

As artralgias/artrites concomitantes podem ser decorrentes de lúpus eritematoso sistêmico, hepatite viral aguda, retocolite ulcerativa inespecífica, doença de Whipple ou gonococcia.[3,4]

Os gânglios linfáticos aumentados e disseminados podem ser devidos a linfomas e outras neoplasias, linfáticas ou não, ou à mononucleose infecciosa.

A icterícia pode ocorrer por obstrução das vias biliares, hepatite viral aguda, crise hemolítica ou descompensação da cirrose.[3,4]

Sinais locais

Os achados físicos mais consistentes estão no próprio abdome.

Inspeção

Abdome aumentado de volume, distendido, pode ocorrer em diversas situações:[3-6]

- **Ascite:** cirrose, carcinomatose peritoneal, tuberculose peritoneal.
- **Meteorismo/distensão gasosa:** íleo adinâmico, obstrução intestinal, aerofagia.
- **Massa sólida:** grandes tumores de ovário, útero, retroperitônio, gestação.
- **Obesidade**.

Movimento respiratório abdominal ausente ou diminuído pode significar alterações inflamatórias que comprometam o abdome superior e o peritônio parietal diafragmático, como abscesso subfrênico, colecistite aguda, úlcera péptica perfurada, peritonite etc.

A tosse pode desencadear dor abdominal, indicando irritação peritoneal.

A protrusão da cicatriz umbilical pode significar ascite ou hérnia umbilical protrusa, cncarccrada ou estrangulada. A protrusão de outras hérnias da parede, epigástricas, inguinais ou crurais, tem o mesmo significado.

Sufusões hemorrágicas nos flancos ou periumbilicais podem estar relacionadas com pancreatite aguda hemorrágica, gravidez ectópica rota ou hemorragia retroperitoneal.

Abaulamentos localizadaos podem decorrer de tumores intra-abdominais ou retroperitoneais.

As cicatrizes abdominais podem nos fazer pensar em oclusão intestinal por bridas.

Palpação

A palpação superficial serve para detectar hipersensibilidade, dor, defesa ou contratura abdominal.

A hipersensibilidade pode depender de dor referida por reflexo viscerocutâneo ou por comprometimento da raiz nervosa por doença da coluna ou muscular. A dor decorre de doença que compromete a parede abdominal e as estruturas viscerais ou retroperitoneais. À palpação, podem ser encontrados graus variados de hipertonia muscular.

A contração muscular pode ser voluntária, quando o paciente sabe que vai ser palpada a região onde diz ter a dor, e por isso se defende voluntariamente. Quando o examinador distrai ou capta a confiança do paciente e, ao mesmo tempo, palpa suavemente o abdome, é possível verificar que a contração muscular voluntária diminui muito ou desaparece. Trata-se de defesa voluntária.

A contratura, ao contrário, decorre do reflexo peritoniocutâneo de Morley, independe da vontade ou do medo da dor que a palpação desencadeia e depende da reação peritoneal ocasionada pela doença abdominal, e não se desfaz com a distração ou captação de confiança.

A defesa e a contratura podem ser etapas variáveis de um mesmo processo no tempo (evolutivas) e no espaço (diferentes regiões do abdome).[7]

- Decorrem de uma manobra antálgica do organismo.
- Revelam a existência de um processo inflamatório peritoneal; podem traduzir sua intensidade e localização.

- Podem não revelar paralelismo entre a intensidade e os achados objetivos da dor.
- Deve haver comprometimento do peritônio parietal anterior ou lateral para ocorrer defesa e/ou contratura. Nos processos que comprometem o peritônio posterior ou pélvico, as alterações abdominais são pouco intensas.

Em sua evolução, podem ser detectados três tipos de hipertonia na musculatura abdominal:[7]

- **Vigilância:** voluntária, antálgica, controlável e eliminável.
- **Defesa:** reflexa e não pode ser simulada.
- **Contratura:** reflexa, desencadeada por estímulos mínimos.

Quando a parede abdominal se encontra rígida, escavada, sem movimentos respiratórios e, à palpação, há sensação de dureza de madeira, ocorre o "ventre em tábua".

A defesa e a contratura podem variar no tempo e no espaço, se diluem nas zonas vizinhas e se modificam com o tempo.

Não se deve esquecer que, em certas circunstâncias, essas manifestações físicas abdominais podem depender de alterações extra-abdominais, como pleurites, infarto do miocárdio ou pericardites.

Percussão

O abdome contém quantidade variável de gases intraviscerais, que promovem, à percussão, ruído perceptível, timpânico, diretamente relacionado com a quantidade de ar dentro do lume das vísceras ocas. O aumento da quantidade de gases abdominais é denominado meteorismo. Nas situações de aerofagia, a distensão abdominal pode ser muito intensa e o meteorismo acentuado, com ruídos hidroaéreos presentes e, às vezes, aumentados; o meteorismo pode ocorrer nas oclusões intestinais e é acompanhado de ruídos hidroaéreos mais frequentes e aumentados; no íleo adinâmico, há meteorismo variável e silêncio abdominal.

O ar pode ser detectado na cavidade peritoneal, livre, e decorre, em geral, de ruptura de víscera oca, mais frequentemente estômago ou cólon. O ar tende a se localizar nas porções mais elevadas do abdome, com o paciente na posição de decúbito dorsal, na região periumbilical, ou na posição supina, nas regiões infradiafragmáticas. A percussão do abdome poderá revelar timpanismo acentuado; entretanto, deve-se procurar, na percussão, a ausência de macicez hepática na região do quadrante superior direito e na subcostal direita.

Ausculta abdominal

Nas situações abdominais agudas, a ausculta abdominal pode ser um elemento importante na diferenciação de doenças que provoquem essa situação.

O que importa, nessas circunstâncias, é a presença dos ruídos hidroaéreos e a modificação de sua frequência, intensidade, timbre, ou sua ausência.

O aumento da frequência e da intensidade dos ruídos hidroaéreos sugere dificuldades de fluxo entérico normal, com a possibilidade de suboclusão intestinal de etiologia variada; quando os ruídos se apresentam com timbre metálico e mais frequentes, devem ser considerados a oclusão intestinal completa e o prenúncio de lesão tecidual isquêmica secundária.

A ausência de ruídos hidroaéreos – "o silêncio abdominal" – leva ao íleo adinâmico, situação abdominal reflexa, considerada uma reação de proteção abdominal secundária às inúmeras situações abdominais ou extra-abdominais. Ocorre no pós-operatório imediato, nas doenças abdominais agudas, como colecistite aguda, pancreatite aguda e trombose mesentérica, e é componente mediato das peritonites difusas secundárias à ruptura de vísceras ocas ou de infecções intraperitoneais.

O íleo adinâmico reflexo pode ocorrer secundariamente às situações extra-abdominais, como cólica renal, infarto agudo do miocárdio, dores intensas não abdominais ou politraumatismos.

A ausculta de sopros abdominais na área da aorta ou das ilíacas pode sugerir aneurismas que estejam em fase de expansão e iminente ruptura.

A propedêutica abdominal para investigação complementar da dor abdominal é extremamente variada, numerosa, atual e desenvolvida, fundamentalmente na área da imagética.

Não é propósito desta revisão avaliar e explorar os exames de imagem em suas mais variadas características; entretanto, sua citação é importante para o conhecimento dos exames complementares que auxiliam o estabelecimento do diagnóstico preciso da causa da dor abdominal.

O estudo radiológico simples de abdome e tórax está entre os primeiros a serem solicitados, assim como a ecografia abdominal total, a tomografia computadorizada de abdome e tórax, a ressonância nuclear magnética abdominal e torácica, a colangiorressonância, a endoscopia digestiva alta e baixa, a colangiopancreatografia endoscópica retrógrada e os estudos angiográficos por tomografia, ressonância ou arteriografia.[5]

Referências

1. Glasgow RE, Hauvihuel SJ. Acute abdominal pain. In: Feldman M, Friedman LS, Brandt LJ (eds.). Sleisenger and Fordtran gastrointestinal and liver disease. 8. ed. Philadelphia: Saunders/Elsevier, 2006:87.
2. MacBryde CM. Signs and symptoms. 4. ed. Philadelphia: Lippincott, 1964.
3. Harvey AM, Bordley HIJ. Differential diagnosis: the interpretation of clinical evidence. 2. ed. Philadelphia: Saundres, 1970.
4. Hefferson EW, Reaves LE. Considerations in the diagnosis of abdominal pain. Med Clin North Am 1966; 50:439-47.
5. Marroni CA, Nunes CCA, Genro CHH. Dor abdominal aguda: considerações clínico-radiológicas. Rev Med ATM 1975; 10:135-73.
6. Pollock JH. Gaseous digestive conditions. Springfield, EUA: Charles C Thomas, 1967.
7. Roth JLA. Enfermedades de ordem médica que simulan abdômen agudo. In: Hawthorne HR et al. (eds.) Abdômen agudo: lesiones de urgencia del tubo digestivo. México: Interamericana, 1969:16-22.

CAPÍTULO 85

Dor Lombar

Rosana Mussoi Bruno • Cynthia Keitel da Silva • Gisele Meinerz

INTRODUÇÃO

A dor lombar é um dos principais motivos de consulta médica nos EUA.[1-3] Estima-se que mais de 70% da população irão apresentar dor lombar limitante que impeça as atividades em algum momento da vida.[1] O risco é aumentado em algumas atividades laborais, principalmente nas que envolvem levantamento de peso, permanecer longos períodos em ortostase e movimentos repetitivos de torque, além de fatores psicossociais, como monotonia da atividade e insatisfação com o trabalho.[1]

É importante ressaltar que a maioria dos casos de dor lombar aguda tem resolução espontânea, com 90% dos pacientes retornando a suas atividades em curto espaço de tempo.[2]

A dor lombar pode ser classificada como aguda (com duração inferior a 3 meses) ou crônica (com duração superior a 12 semanas).[3] Pode ter origem no esqueleto axial (vértebras, músculos, tendões, ligamentos, discos intervertebrais), nas raízes nervosas, ser sintoma de doença sistêmica ou ser referida de patologia visceral intra-abdominal ou pélvica.[1,3]

Os fatores de risco, o tratamento e o prognóstico são diferentes para cada etiologia, e a avaliação inicial deve ser direcionada para o afastamento de uma patologia medular grave que necessite de intervenção rápida, incluindo trauma, infecção e tumor.[3]

ETIOLOGIA

A dor de origem mecânica explica a maior parte dos casos de dor lombar.[1,4] Entre as principais causas, estão:[1,3,4]

- **Alterações congênitas ou degenerativas da coluna lombar:** a estenose do canal lombar causa claudicação neurogênica, ou seja, dor lombar e em nádega/membro inferior, que piora ao caminhar ou permanecer em pé e é aliviada ao se sentar.

  A espondilose é uma condição em que ocorrem desgaste, abaulamento e protrusão do disco intervertebral, geralmente acompanhada por osteófitos, hipertrofia ligamentar e, por vezes, fratura de facetas e subluxação de vértebras. As causas são, possivelmente, ressecamento do disco relacionada com a idade e perda da elasticidade do ânulo fibroso. A fratura das facetas interarticulares, causando instabilidade da coluna, é denominada espondilólise. Quando ocorre deslizamento sagital de uma vértebra sobre a outra, usa-se o termo espondilolistese.[1]

Outras: espinha bífida oculta (procurar manchas com pelos na região sacra) e síndrome da cauda equina.

- **Traumas:** contraturas e distensões musculares, fraturas vertebrais, associadas a história compatível.
- **Acometimento discal:** hérnias, abscessos, hematomas e tumores. Apesar da impressão popular, o acometimento discal primário e sua protrusão são responsáveis por apenas 5% dos casos de dor lombar, sendo as doenças degenerativas muito mais prevalentes.[1]
- **Doenças articulares:** osteoartrose, espondilite anquilosante e espondilite psoriática. Atentar para sinais inflamatórios locais, como aumento de temperatura, hiperemia, edema e limitação funcional, e para sinais sistêmicos, como febre e emagrecimento, além de lesões cutâneas.
- **Neoplasias:** causam dor principalmente à noite, a qual não é aliviada em repouso. Podem acometer primariamente as estruturas da coluna lombar ou causar compressão extrínseca. Exemplos são mieloma múltiplo, carcinomas metastáticos (mama, pulmão, próstata, rim, tireoide), linfomas e leucemias, além de tumores vertebrais, retroperitoneais ou medulares.
- **Infecções:** osteomielite e abscesso espinhal. A aracnoidite causa dor difusa e crônica, geralmente após manipulação do espaço intratecal.[1] Em geral, são acompanhadas por sinais e sintomas sistêmicos, como febre, emagrecimento e comprometimento do estado geral.
- **Osteoporose e osteoesclerose:** presentes, principalmente, em mulheres idosas e em usuários crônicos de corticoides.
- **Herpes zoster:** pode ocasionar dor aguda antes mesmo do aparecimento do *rash* cutâneo e das vesículas, sempre seguindo a distribuição de um dermátomo.[1]
- **Crises vasoclusivas:** na anemia falciforme, podem causar dor lombar tanto por osteonecrose como por dor referida de acometimento visceral.[1]
- **Dor visceral referida:** pode ter origem nas mais diversas estruturas abdominais ou torácicas.
- **Trato digestório:** úlceras pépticas ou tumores gástricos ou duodenais (quando há extensão retroperitoneal), doenças das vias biliares, doenças pancreáticas, colites, diverticulite e tumores colônicos. Avaliar sintomas associados, como náuseas e vômitos, alterações do hábito intestinal e relação dos sintomas com a alimentação.
- **Doenças cardíacas e pericárdicas:** miocardite e pericardite. A dor pode ser descrita como opressiva, acometendo

tanto o tórax anterior como o posterior. Observar alterações na ausculta cardíaca, como atrito pericárdico ou abafamento de bulhas, turgência jugular e adoção de posição antálgica, fletindo o tórax, ou decúbito ventral.

- **Doenças pulmonares e pleurais:** pneumonias e derrame pleural. A dor geralmente se intensifica com a inspiração profunda, associada ou não a sintomas respiratórios, como tosse e dispneia.
- **Aparelho urinário:** pielonefrite, litíase renoureteral, abscesso perinefrético e necrose de papila renal. São causas frequentes de dor lombar devido à posição anatômica dos rins. A dor geralmente ocorre quando há inflamação e distensão da cápsula renal, é do tipo em cólica, e se localiza nos flancos e no ângulo costovertebral, sendo intensificada com a manobra de punhopercussão lombar do lado afetado. Alterações na bexiga e na próstata podem causar dor na região sacral.
- **Patologias ginecológicas:** podem ser causa de dor lombar quando há acometimento dos ligamentos uterossacrais, como em caso de endometriose, gestação ectópica e doença inflamatória pélvica.
- **Outras:** hemorragias/tumores retroperitoneais, irritação do músculo psoas e aneurisma de aorta abdominal (procurar massa palpável no exame abdominal). A dor referida usualmente não se altera com o movimento da coluna.[1,3,4]
- **Doenças psiquiátricas:** para ganho financeiro, afastamento de trabalho, uso excessivo de substâncias e ansiedade. Cerca de 20% a 50% dos pacientes com quadro de depressão referem dor lombar, que geralmente é difusa e descrita de maneira emocional negativa.[1]

ACHADOS CLÍNICOS

Anamnese

A queixa de dor lombar deve ser avaliada a partir de sua localização, característica (pontada, facada, peso, queimação), extensão, irradiação, alterações de força e/ou de sensibilidade, fatores desencadeantes, de alívio ou de agravo, horário de aparecimento, tempo desde a instalação, duração dos episódios e sintomas associados.[5]

A dor lombar pode ser localizada, irradiada ou referida.

A dor localizada é decorrente da distensão de estruturas que comprimem ou irritam as terminações nervosas na região anatômica em que se origina.

A dor irradiada estende-se a locais diferentes de sua origem, como, por exemplo, as nádegas ou a face posterior das coxas, ou, mais raramente, a região abaixo dos joelhos.[1,3]

Chama-se dor referida aquela que se origina em outras estruturas, geralmente órgãos internos, e que se traduz em dor lombar. As áreas de dor referida geralmente têm a mesma origem embriológica e a mesma distribuição nervosa sensorial.[1,3]

A dor de origem mecânica costuma ser exacerbada por movimentos como torção, flexão, extensão e agachamento, enquanto a dor referida independe da atividade.[1,3,4]

A dor de origem radicular ocorre na distribuição de dermátomos e pode ser acompanhada por outros sintomas de compressão de raiz nervosa, como alterações de sensibilidade, perda de força, seguindo a distribuição do nervo afetado, e reflexos reduzidos.[1,3] A fraqueza de todo um membro ou de mais de um membro, alteração de sensibilidade de um hemicorpo, sintomas autonômicos e aumento de reflexos não são característicos de doença medular, devendo ser realizada uma avaliação neurológica complementar.[1]

Deve-se atentar para a dor que acorda o paciente, que é constante e não se altera com a posição ou que tem caráter progressivo.[1,3]

Na revisão de sistemas, devem ser procurados elementos que auxiliem o diagnóstico diferencial. Sintomas como emagrecimento e febre inexplicados, anestesia em sela, déficit neurológico progressivo e perda de controle esfincteriano devem sempre ser valorizados.[2,3]

Pesquisar sintomas como tosse, secreção respiratória, hemoptise, dispneia (falta de ar), seja em repouso, seja relacionada com os esforços ou com a posição adotada, palpitações e dor que se acentua durante a inspiração profunda.[4] Pneumonias que acometem a base pulmonar podem ser causa de dor referida abdominal ou dorsal.

Questionar sobre alterações do hábito intestinal, como modificação na frequência das evacuações e em sua consistência (constipação intestinal, diarreia), coloração e odor das fezes (melena, acolia fecal), presença de sangue, muco ou pus, incontinência fecal, tenesmo, inapetência, disfagia, dispepsia, flatulência, eructações, além de náuseas e vômitos, incluindo o aspecto de seu conteúdo (alimentos não digeridos, sangue, bile).[4]

Por sua localização anatômica, as condições que acometem os rins estão entre os grandes diferenciais de dor lombar, muitas vezes sendo negligenciadas e maldiagnosticadas. Indagar sobre alterações como disúria (dor durante a micção ou dificuldade em iniciá-la), alterações na cor (colúria, hematúria), odor, aspecto (pus, espuma), frequência (polaciúria) e quantidade de diurese (oligúria, poliúria), urgência urinária, incontinência urinária, tenesmo vesical, sensação de esvaziamento vesical incompleto, hesitação e alteração do jato urinário (em homens).[5] Questionar sobre história de eliminação de cálculos urinários e de infecção urinária e valorizar história familiar de litíase.

As doenças geniturinárias também devem ser lembradas, devendo-se questionar sobre alterações menstruais em mulheres, secreção vaginal e uretral e dor durante a relação sexual.

Devem ser investigadas condições associadas e pregressas, como diabetes, doenças vasculares (varizes, claudicação intermitente), antecedentes de trauma, antecedentes de neoplasias, uso excessivo de substâncias e tabagismo, infecção crônica, imunossupressão, osteoporose e outras alterações sistêmicas.[1,3,5]

Exame físico

A inspeção dorsal deve ser realizada com o paciente em posição ereta e despido, com os pés alinhados e os braços pendentes ao longo do corpo. Deve-se avaliar o alinhamento da coluna e suas curvaturas naturais, contraturas, adoção de posição antálgica e simetria dos ombros e do quadril.[4,5] O exame físico torácico e abdominal é de extrema importância na avaliação da dor lombar, não devendo ser negligenciado.

A pele deve ser avaliada em busca de manchas (café com leite, vinho do porto), lesões (escoriações e equimoses, manchas, vesículas), nodulações (lipomas, neurofibromatose) e cicatrizes (cirúrgicas ou traumáticas).[4,5] A musculatura deve ser observada à procura de fasciculações e atrofias.[1] Observar a existência de retrações intercostais durante a inspiração, a simetria da expansão pulmonar e o uso de musculatura acessória.[5]

A palpação dos processos espinhosos deve ser focada para localizar pontos dolorosos, depressões e saliências. A palpação da musculatura serve para identificar contraturas, nódulos, tumorações e pontos dolorosos (gatilhos).[5] A palpação abdominal deve avaliar a presença de visceromegalias, massas, contraturas e impulsões sistólicas que possam auxiliar a elaboração de hipóteses diagnósticas. Dor à palpação dos quadrantes superiores pode sinalizar acometimento hepático ou biliar, gástrico, pancreático, esplênico ou de cólon transverso. Os rins são de palpação mais difícil, exigindo manobra específica e um biotipo adequado (veja a seguir). O rim esquerdo normal raramente é palpável, enquanto o rim direito pode ser palpado em pacientes magros e colaborativos. Rins palpáveis devem chamar a atenção para aumento de seu tamanho, como em caso de hidronefrose, cistos, tumores e na doença renal policística (neste caso, aumento bilateral). Dor nos quadrantes inferiores sugere acometimento dos cólons ascendente, descendente e sigmoide, bexiga (globo vesical aumentado por retenção urinária), útero e ovários. Dor à descompressão súbita indica irritação peritoneal, chamando a atenção para causas de abdome agudo cirúrgico.[4]

Dor provocada pela percussão leve dos processos espinhosos deve ser valorizada e sugere um processo focal, como fratura, neoplasia ou infecção.[1] Aumento do timpanismo abdominal sinaliza a possibilidade de distensão gasosa intestinal ou de ruptura visceral; macicez em flancos e macicez móvel sinalizam a presença de ascite; macicez na topografia esplênica sugere aumento dessa víscera, e dor difusa à percussão pode indicar patologia abdominal grave e cirúrgica. A percussão torácica pode auxiliar a identificação de áreas de consolidação (macicez) ou de pneumotórax (hipertimpanismo).[4]

A ausculta torácica deve ser focada na identificação de ruídos adventícios pulmonares, fonese de bulhas cardíacas, atrito pericárdico e pleural, sopros cardíacos e sopros cervicais. A ausculta abdominal avalia a presença ou ausência de ruídos hidroaéreos e sopros viscerais.[4]

Devem ser avaliados, ainda, a amplitude de movimentos e a força nos membros inferiores, alterações de marcha, alterações de sensibilidade, reflexos e desencadeamento de dor ao movimentar os membros que possam sinalizar comprometimento radicular.[5]

Algumas manobras semiológicas importantes são descritas a seguir:

- **Teste de elevação do membro inferior:**[1,3,5,6] elevação passiva do membro inferior com o joelho em extensão provoca dor no membro afetado – anotar o grau de flexão do quadril em que os sintomas aparecem (< 70 graus). Desencadeamento de dor apenas na coluna ou no quadril é considerado teste negativo.[6] Esse teste tem sensibilidade elevada, mas baixa especificidade. Pode ser sensibilizado pela dorsiflexão passiva do tornozelo ou flexão ativa da coluna cervical, indicando irritação de raiz nervosa.[1,4,6] A especificidade pode ser aumentada pelo teste da dor cruzada, ou seja, dor no lado afetado em razão da elevação da perna do lado não afetado.[2] O teste pode ser repetido com o paciente sentado, confirmando a irritação de raiz nervosa. Um resultado negativo com o paciente sentado, mas positivo com ele deitado, pode sugerir a existência de alteração anatômica na posição da raiz nervosa ou de componente não orgânico.[5] Um teste positivo pode ser chamado de sinal de Lasègue, como descrito em 1881 por Forst, em homenagem ao médico francês Charles Lasègue[6] (Figura 85.1).
- **Teste de Kernig:**[5] com o paciente na posição supina, quadril e joelhos fletidos, a dor é desencadeada pela extensão do joelho e aliviada pela flexão[4] (Figura 85.2).
- **Manobra de Adams:**[5] para avaliar escoliose. Com a flexão anterior do tronco, a saliência da musculatura paravertebral (giba) do lado da convexidade da curva torna-se mais proeminente.

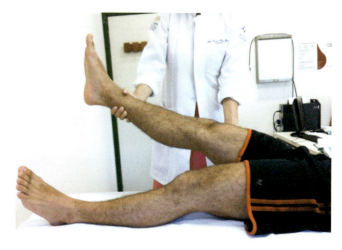

Figura 85.1 Sinal de Lasègue.

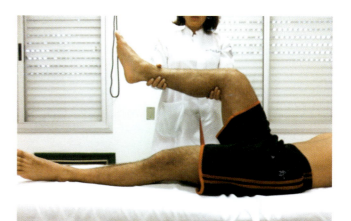

Figura 85.2 Teste de Kernig.

- **Teste de Schober modificado:**[5] delimita-se um espaço de 15cm na coluna lombar, sendo 10cm acima e 5cm abaixo de L5, e, com a flexão máxima do tronco, deve ocorrer aumento na distância entre os pontos de pelo menos 6cm.
- **Manobra para palpação renal:**[4] com o paciente em decúbito dorsal, coloca-se uma mão apoiada no dorso abaixo da última costela, empurrando para a frente, e com a outra mão posicionada abaixo do rebordo costal pode-se tentar sentir, com a ponta dos dedos, a movimentação do rim durante a inspiração profunda. A mesma manobra, realizada no lado esquerdo, é usada para palpação do baço (Figura 85.3).
- **Manobra de punhopercussão lombar:**[5] com uma das mãos aberta, apoiada sobre o angulo costovertebral, e a outra fechada em punho, bate-se levemente com a face ulnar da mão fechada. A dor desencadeada por essa manobra é sugestiva de pielonefrite, mas pode ter causa musculoesquelética (Figura 85.4).

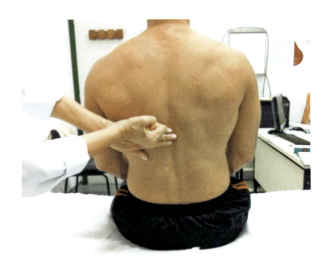

Figura 85.4 Manobra de punhopercussão lombar.

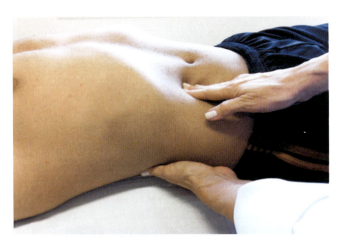

Figura 85.3 Manobra para palpação renal.

Referências

1. Barbano RL. Mechanical and other lesions of the spine, nerve roots, and spinal cord. In: Goldman L, Schaffer AI (eds.) Cecil's medicine. 24. ed. Philadelphia: Elsevier Saunders, 2012:2258-69.
2. Litin SC, Mauck KF. General internal medicine. In: Ghosh AK (ed.) Mayo Clinic internal medicine review. Rochester: Mayo Clinic Scientific Press, 2008:329-60.
3. Engstrom JW. Back and neck pain. In: Fauci AS, Braunwald E, Kasper DL, Hauser SL (eds.) Harrison's principles of internal medicine. 17. ed. New York: McGraw Hill, 2008:107-17.
4. Bickley LS, Szilagyi PG, Bates B. Bates' guide to physical examination and history taking. 11. ed. Philadelphia: Wolters Kluwer Health/Lippincott Williams & Wilkins, 2013.
5. Delfino HLA. Coluna lombar. In: Filho TEPB, Lech O (eds.). Exame físico em ortopedia. São Paulo: Sarvier, 2002:37-75.
6. McGee S. Disorders of the nerve roots, plexuses, and peripheral nerves. In: McGee S (ed.) Evidence-based physical diagnosis. 3. ed. Philadelphia: Elsevier Saunders, 2012:593-609

Dor Torácica

CAPÍTULO 86

Mara Rúbia André Alves de Lima • Adalberto Sperb Rubin • Eric Schwellberger Barbosa • Daniel Luccas Arenas

INTRODUÇÃO

A dor torácica pode ser definida como uma percepção de dor ou desconforto localizada entre a mandíbula e a cicatriz umbilical, incluindo os membros superiores e o dorso. Com frequência, é o motivo para a procura de cuidados médicos, tanto em serviços de emergência como em atendimentos ambulatoriais, pois os pacientes a associam a doenças de alta mortalidade, principalmente pulmonares e cardiovasculares, dentre as quais se destacam a pneumonia e o infarto agudo do miocárdio (IAM) Durante a elaboração diagnóstica, a dor torácica, bem como as dores em outras localizações, deve ser contextualizada pelo médico não apenas quanto à sensação de dor propriamente dita, que é um estado elementar de consciência universal, mas também pela reação desencadeada pela dor em cada paciente. A reação à dor, um dos mecanismos de defesa mais fundamentais da vida humana, é individualizada e influenciada por múltiplos fatores, que abrangem desde as funções cognitivas até o grau de ameaça que a dor representa para cada pessoa.[1]

No tórax, a pleura parietal (apical, lateral ou costal e diafragmática), o coração, o pericárdio, os grandes vasos, os grossos brônquios, a traqueia, o esôfago, o timo e os gânglios linfáticos mediastinais têm inervação sensitiva dolorosa. A dor torácica pode ser originária da inflamação de qualquer uma dessas estruturas portadoras de sensibilidade dolorosa, mas não se origina do pulmão, dos brônquios intrapulmonares ou da pleura visceral, que são desprovidos de receptores dolorosos.

Além disso, a parede torácica, representada pelos músculos, fáscias musculares, costelas, junções condrocostais e raízes nervosas, também deve ser considerada para a formulação de hipóteses diagnósticas em um paciente que procure cuidados médicos por estar apresentando dor torácica.

ETIOLOGIA

Várias classificações para a dor torácica encontram-se disponíveis, utilizando diferentes critérios de agrupamento. Neste capítulo, a classificação da dor torácica será fundamentada em três grupos que apresentam características relevantes para o diagnóstico diferencial com base nos achados semiológicos. A etiologia da dor torácica será apresentada de acordo com sua classificação em dor pleural ou ventilatório-dependente, dor mediastinal e dor parietal (Quadro 86.1).[2]

Dor pleural ou ventilatório-dependente

Reação inflamatória e distensão secundária à aderência dos folhetos pleurais são os estímulos que causam a dor pleural, o que a torna dependente da amplitude dos movimentos torácicos respiratórios. Uma vez que a característica ventilatório--dependente da dor pleural poderia ocorrer também nas dores parietais, uma cuidadosa análise semiológica se faz necessária. A dor pleural costuma ser atenuada ou mesmo desaparecer com a interrupção respiratória, e a palpação da parede torácica produz apenas um dolorimento surdo no local. Quando a dor é parietal, o paciente refere dor espontânea com piora da intensidade à palpação do tórax e que não desaparece com a interrupção do ato de respirar.

A dor pleural apical é percebida nas regiões cervicais laterais ou nos ombros. A dor pleural lateral ou costal, até a sétima costela, é sempre sentida, no tórax, em uma área localizada acima da região comprometida. À altura da oitava costela em sentido caudal, a dor pleural lateral e também a dor das regiões periféricas do diafragma podem ser referidas até o abdome e as fossas ilíacas. A dor ventilatório-dependente ori-

Quadro 86.1 Etiologia da dor torácica de acordo com a origem da dor		
Dor pleural	**Dor mediastinal**	**Dor parietal**
Pneumonia com comprometimento inflamatório pleural; pneumotórax; derrame pleural de natureza inflamatória; infarto pulmonar; invasão neoplásica da pleura; pericardite com comprometimento adjacente da pleura	Origem cardíaca: infarto agudo do miocárdio, angina instável, angina estável, angina de Prinzmetal Origem pericárdica: pericardites (infecciosa, autoimune, neoplásica), derrame pericárdico, pneumopericárdio Outras: dissecção da aorta, traqueobronquites agudas, doença do refluxo gastroesofágico (DRGE), neoplasias mediastinais	Doenças infecciosas respiratórias; traumatismos torácicos; inflamação costocondral; doenças da coluna vertebral; herpes zoster

ginada das zonas centrais do diafragma é referida às porções laterais do pescoço e às zonas superiores dos ombros, através dos nervos frênicos.

A dor ventilatório-dependente ocorre, principalmente, nos pacientes com diagnósticos de pneumonia com comprometimento inflamatório pleural, pneumotórax, derrame pleural de natureza inflamatória (no Brasil, principalmente secundário à tuberculose pleural), infarto pulmonar, invasão neoplásica da pleura ou, até mesmo, em casos de pericardite com comprometimento adjacente da pleura.

Nas *pneumonias*, a dor torácica surge como uma pontada – essa qualidade da dor da pneumonia, na região Sul do Brasil, dá origem ao nome popular da doença. Quando os pacientes relatam que foram diagnosticados com "pontada" no pulmão, isso pode significar, portanto, que apresentaram uma pneumonia; alguns pacientes, além disso, também acrescentam que a pontada foi "dupla", o que indicaria a interpretação *do paciente* de que houve o acometimento de ambos os pulmões. É importante que o médico considere que esse acometimento bilateral está mais relacionado com a gravidade atribuída pelo próprio paciente a seu quadro clínico. Poderá ou não ser comprovado objetivamente, no exame físico ou na avaliação de um exame de imagens do tórax, se ocorreu uma pneumonia bilateral.

Nas *pleurites ou pleurisias*, a dor costuma ser aguda, intensa e em pontada, como na pneumonia, sendo facilmente localizada pelo paciente, e geralmente não se irradia. Em geral, essa dor é acompanhada e agravada por tosse seca, que o paciente evita. Em alguns casos, o decúbito sobre o lado da dor, reduzindo os movimentos respiratórios, atenua essa dor. Com a evolução da doença, podem ocorrer a atenuação e o desaparecimento da dor com surgimento de dispneia, fazendo suspeitar da instalação de derrame pleural.

Hipócrates já ensinava que um paciente que apresentasse dor torácica, febre e tosse com expectoração poderia estar com um quadro clínico de pneumonia, enquanto outro paciente que apresentasse dor torácica, febre e tosse seca poderia ter o diagnóstico de pleurisia.

Na *embolia pulmonar acompanhada de infarto pulmonar*, aparece dor torácica espontânea, súbita, dolente, contínua e associada a dispneia, tosse e hemoptise, na vigência de fatores de risco como períodos de imobilização após cirurgia ou viagem longa, neoplasia, gestação ou alterações da coagulação sanguínea. Em comparação com a dor intensa do IAM, a dor do infarto pulmonar pode ser considerada menos intensa, de ocorrência menos frequente, e pode, até mesmo, não ser a queixa principal do paciente, que reclama mais da dificuldade de respirar e, principalmente, de uma sensação de morte iminente, naqueles casos mais graves de obstrução de um vaso pulmonar calibroso ou de comprometimento embólico de uma extensão vascular pulmonar ampla.

O *pneumotórax* causa uma dor intensa, súbita e localizada, como uma "punhalada". Facilita a suspeita diagnóstica de pneumotórax o relato de um traumatismo do tórax ou a realização de algum procedimento diagnóstico ou terapêutico invasivo, como punção para investigação de derrame pleural, punção pulmonar transcutânea, fibrobroncoscopia com biópsia transbrônquica e punção de veia subclávia ou em pós-operatório de cirurgias torácicas.

Mesmo quando não há relato de traumatismo nem de procedimento invasivo torácico, pode ocorrer um pneumotórax espontâneo. O paciente com pneumotórax espontâneo geralmente é do sexo masculino, com idade entre 20 e 30 anos, fumante, previamente assintomático, e que relata dor súbita, aguda, intensa e descrita como uma "punhalada". A dor pode ser acompanhada de dispneia, dependendo da pressão na cavidade pleural, que poderá provocar, também, o deslocamento contralateral do mediastino, nos casos mais graves. Às vezes, o paciente poderá informar que realizou esforço físico intenso, como empurrar um automóvel, precedendo o pneumotórax espontâneo. Esse tipo de pneumotórax espontâneo pode estar relacionado com bolhas subpleurais que se rompem e com a tuberculose.

No entanto, outros fatores de risco para o pneumotórax não têm relação com traumatismo, como aquele por bolhas de enfisema pulmonar, pneumonia estafilocócica acompanhada de áreas escavadas ou crises graves de asma, nas quais, além do pneumotórax, também pode ser constatada a ocorrência de pneumomediastino espontâneo. Além disso, doenças císticas pulmonares, como linfangioliomiomatose e granulomatose de células de Langerhans, também têm como característica a ocorrência de pneumotórax durante sua evolução.[3]

Dor mediastinal

Pode ser provocada por estímulos no coração, pericárdio, grandes vasos, brônquios principais, traqueia, esôfago, timo ou gânglios linfáticos.

A *dor de origem cardíaca* é geralmente dolente, relatada pelo paciente como uma dor compressiva, em aperto ou, ocasionalmente, em queimação, sendo provocada por isquemia miocárdica resultante de desequilíbrio entre a demanda e a oferta de oxigênio, na presença, principalmente, de estreitamento das artérias coronárias por aterosclerose ou vasoespasmo. A origem isquêmica miocárdica dessa dor é suspeitada, principalmente, por seus fatores agravantes (exercício, emoção, alimentação e frio), que aumentam a frequência da contração miocárdica, e pelos fatores atenuantes (repouso e uso de nitratos vasodilatadores coronarianos). Pode ser de intensidade leve, moderada ou grave. Sua localização mais frequente é retroesternal, podendo irradiar-se desde a mastoide e a mandíbula ou dorso até o abdome superior do lado esquerdo, além do braço esquerdo e do hemitórax direito. Ajuda no diagnóstico diferencial lembrar que na isquemia miocárdica o paciente localiza a dor movimentando a mão aberta ou o punho cerrado sobre uma região mais extensa do tórax (sinal de Levine). Como regra, a dor por angina de peito tem duração aproximada de 2 a 5 minutos. O diagnóstico de infarto do miocárdio deve ser considerado quando essa dor aparece em repouso, persiste por 20 minutos ou mais de 1 hora e é acompanhada de náuseas, vômitos, sudorese, fraqueza, ansiedade ou sensação de iminência da morte, não apresentando melhora no repouso ou com o uso de nitratos. Uma duração de no máximo 15 minutos, sem comprovação de isquemia miocárdica, poderia leva a pensar em um fator causal emocional da dor, segundo alguns autores, porém esse deve ser um diagnóstico de exclusão. Outra etiologia de dor de origem cardíaca é a angina de Prinzmetal, que consiste em um vasoespasmo coronariano que ocorre, geralmente, durante o sono.

A *dor de origem pericárdica* é dolente e de localização retroesternal, referindo-se para regiões supraclavicular, cervical bilateral e ombro, especialmente à esquerda. A rotação do tronco, a deglutição e o decúbito dorsal, além da inspiração profunda e da tosse, são fatores que precipitam a dor de origem pericárdica. É aliviada pela inclinação anterior do tronco (posição genupeitoral ou de prece maometana). Tem longa duração e associa-se, frequentemente, a febre, dispneia, mialgias e fadiga. Pode ser causada por pericardite (infecciosa, autoimune, neoplásica), derrame pericárdico ou pneumopericárdio.

Uma dor semelhante à da isquemia miocárdica é a da *dissecção de um aneurisma da aorta*, diferindo da dor de origem cardíaca pelo início súbito, a rapidez com que atinge a intensidade máxima, a característica lancinante e a irradiação da face ventral para a dorsal do tórax.

As *traqueobronquites agudas* ocorrem, geralmente, durante uma infecção viral aguda traqueobrônquica, com inflamação da traqueia e dos brônquios principais que se manifesta clinicamente por dor esternal alta ou paraesternal, em queimação, de intensidade leve a moderada e que se associa, principalmente, a tosse seca intensa e irritativa.

A *doença do refluxo gastroesofágico (DRGE)* associada à hérnia hiatal deslizante pode provocar dor dolente retroesternal, muito semelhante à dor anginosa, mas sem conexão entre o desencadeamento da dor e a realização de atividades físicas. Além disso, a irradiação para o pescoço, em vez de para os ombros e os braços, a provocação pela inclinação do tronco para a frente e pelo decúbito dorsal com a cabeceira baixa, a associação com pirose e o alívio com a ingestão de substâncias alcalinas constituem critérios que ajudam a determinar a origem esofágica da dor. O paciente faz com a mão um movimento vertical, que vai e volta do pescoço ao epigástrio, sugerindo dor associada a azia ou pirose. A azia é uma dor mediastinal urente e de origem esofágica, associada à ingestão de alimentos ou à postura, acompanhada de tosse e sensação de gosto amargo, e que é aliviada com terapêutica antiácida.

As neoplasias malignas e de crescimento rápido localizadas no *timo* e nos *gânglios linfáticos mediastinais* podem produzir dor torácica dolente, surda, de baixa intensidade e de localização retroesternal ou em áreas adjacentes.[2]

Dor parietal

A dor torácica parietal é uma dor de caráter dolente que costuma ser bilateral, simétrica e percebida difusamente pelo paciente. A dor torácica parietal está presente em casos de doenças infecciosas respiratórias, traumatismos torácicos, inflamação costocondral e doenças da coluna vertebral. Pode apresentar características difíceis de distinguir da dor pleural ventilatório-dependente, agravando-se com a movimentação da caixa torácica durante o ato de tossir e com outros movimentos do tronco. Quando ocorre hiperestesia à palpação dos músculos, a dor parietal é agravada pela palpação da parede

torácica, o que exige cuidado e bom senso redobrados em sua utilização com finalidade diagnóstica.

Para o diagnóstico diferencial, é importante lembrar que, na maioria dos casos de dor pleural ou ventilatório-dependente, a dor é superficial, bem localizada, com pouca ou nenhuma hiperestesia à palpação, isto é, a palpação da parede torácica não piora a dor produzida naturalmente. Além disso, não há piora da dor com os movimentos do tronco, e o paciente diminui voluntariamente seus movimentos ventilatórios no hemitórax afetado a fim de atenuar a dor pleural.

Na *infecção respiratória aguda* viral ou por *Mycoplasma*, por exemplo, a tosse seca irritativa de grande intensidade e que se prolonga por 24 horas pode se acompanhar de dor parietal. Episódios prolongados de tosse intensa podem provocar, inclusive, fraturas costais, agravando muito a dor, mas essa não é uma complicação comum da tosse.

As *fraturas de costelas* secundárias a lesões traumáticas dos ossos causam dor torácica. Vale lembrar que pacientes com diagnóstico de etilismo podem não recordar do traumatismo que levou à fratura costal. Também podem ocorrer fraturas patológicas de costelas, sem traumatismos prévios, geralmente por lesões neoplásicas metastáticas osteolíticas nos arcos costais.

Uma dor torácica dolente, mas de grande intensidade, ventilatório-dependente e acompanhada de hiperestesia, pode surgir nas junções costocondrais das quatro primeiras costelas de cada lado e corresponder a uma costocondrite. A dor da *costocondrite* pode cronificar, gerando angústia e limitando as atividades habituais do paciente até que seja reduzida. Deve ser pesquisada, na palpação, a presença de infiltração fusiforme dos tecidos subcutâneos (síndrome de Tietze).

Pessoas com *doenças vertebrais*, como hérnia de disco, lesão neoplásica ou doença do canal medular, que ocasionem pressão ou irritação inflamatória de uma raiz nervosa posterior, apresentam dores radiculares, geralmente dolentes com exacerbações urentes, relacionadas com a postura e, nesses casos, a percussão ou a palpação dos processos espinhosos revela hiperestesia. Outro exemplo bastante frequente de dor torácica parietal radicular é representado pela infecção de uma raiz nervosa sensitiva por herpes zoster, a qual tem uma fase pré-eruptiva e uma fase eruptiva. Na fase pré-eruptiva, ocorrem hiperestesia e radiculalgia torácica com dor urente intensa no dermátomo correspondente ao nervo sensitivo acometido, simulando um infarto do miocárdio. Na fase seguinte, surgem erupções cutâneas eritematovesiculares no tórax, acompanhando a direção do espaço intercostal ao longo do trajeto do nervo acometido.

Fisgada precordial

A fisgada precordial é uma dor bastante comum, aguda e rápida, podendo ser intensa e caracteristicamente bem localizada pelo paciente, que aponta com o dedo a região torácica anterior, referindo que a dor é percebida em um ponto na parede do tórax. Não é acompanhada de angústia. Pode ser agravada pela respiração e o paciente interrompe o movimento respiratório para evitar o agravamento da dor. A retomada forçada da respiração, ainda que a dor piore, e, em alguns casos, uma correção da postura levam ao alívio da fisgada precordial em poucos minutos. Seu mecanismo ainda é desconhecido, porém, até o momento, acredita-se que esteja associada a um espasmo muscular e que não tenha relação com distúrbios emocionais. A importância da identificação da fisgada precordial reside no diagnóstico diferencial com outras doenças torácicas de consequências mais graves, como angina ou IAM.[2]

ACHADOS CLÍNICOS

A anamnese que deve ser feita no paciente que procura cuidados médicos queixando-se de dor, seja em que localização for, representa um dos conjuntos mais clássicos de perguntas da semiologia e, por isso, um dos que mais se prestam para finalidades pedagógicas teóricas, além de representar as primeiras perguntas que os estudantes de medicina fazem aos pacientes ao se iniciarem na semiologia. O médico que vai cuidar de uma pessoa que apresenta dor torácica tem a responsabilidade de fazer, entre outras, as seguintes perguntas: o paciente sente algum desconforto ou dor no peito ou nas

costas? Se sentir dor, onde está localizada essa dor? Como é essa dor? O que aumenta e o que alivia esse sintoma? Quando a dor começou? Em que momento e com que frequência a dor é sentida?

Classicamente, a avaliação da dor torácica deve incluir o detalhamento de sua localização e irradiação, sua intensidade, seus fatores agravantes, a duração e a cronologia em relação a outros sintomas associados à dor, o momento de início da dor, os fatores atenuantes e também a qualidade da dor, que pode ser em queimação, em pontada, em aperto ou compressiva, entre outras. No caso da dor torácica, a descrição feita pelo paciente deve ser analisada minuciosamente, buscando-se o diagnóstico diferencial em relação às afecções anteriormente descritas neste capítulo, para a classificação da dor torácica como dor pleural ou ventilatório-dependente, dor mediastinal e dor parietal (Quadro 86.2).

No exame físico, a presença de macicez à percussão do tórax e estertores finos na ausculta pulmonar sugere o diagnóstico de consolidação pulmonar, podendo representar uma pneumonia. A macicez à percussão também está presente nos derrames pleurais, assim como o alívio da dor em decúbito ipsilateral no

Quadro 86.2 Caracterização semiológica da dor torácica

	Dor pleural	Dor mediastinal	Dor parietal
Caráter	Pontada, fisgada	Origem cardíaca: compressiva, em aperto, queimação Origem pericárdica: dolente	Dolente
Localização e irradiação	Pleural apical: regiões cervicais laterais ou nos ombros Pleura lateral: sempre no tórax em área acima da região comprometida Oitava costela em sentido caudal: pode ser referida ao abdome, até mesmo às fossas ilíacas Zonas centrais do diafragma: referida às porções laterais do pescoço e às zonas superiores dos ombros	Origem cardíaca: retroesternal, mastoide e mandíbula até o abdome superior do lado esquerdo, incluindo o braço esquerdo e o hemitórax direito Origem pericárdica: retroesternal, referida para regiões supraclavicular, cervical bilateral e ombro, especialmente à esquerda Dissecção da aorta: retroesternal, irradiando-se para o dorso Traqueobronquite aguda: esternal alta, paraesternal	Difusa, bilateral, simétrica
Início	Variável	Dissecção da aorta: súbito Demais: variável	Variável
Duração	Até a resolução da etiologia	Variável	Variável
Intensidade	Variável	Infarto agudo do miocárdio e dissecção da aorta: extrema (pode ser a pior dor que o paciente já sentiu) Traqueobronquite aguda e DRGE: leve a moderada Demais: variável	Variável
Fatores agravantes	Movimento ventilatório (ventilatório-dependente)	Origem cardíaca: exercícios, emoção, frio, alimentação Origem pericárdica: rotação do tronco e à deglutição, inspiração profunda, tosse, decúbito dorsal DRGE: alimentação, decúbito dorsal	Movimentos do tórax, palpação da caixa torácica Doenças vertebrais: percussão ou palpação dos processos espinhosos
Fatores atenuantes	Interrupção da ventilação	Origem cardíaca: repouso, nitratos Origem pericárdica: inclinação anterior do tronco DRGE: antiácidos	Imobilidade
Manifestações associadas	Taquipneia (pela ventilação superficial)	Origem cardíaca: náuseas, vômitos, sudorese, dispneia, fraqueza, sensação iminente de morte Origem pericárdica: febre, dispneia, mialgias, fadiga Traqueobronquite aguda: tosse intensa DRGE: sensação de gosto amargo, tosse	Herpes zoster: erupções cutâneas eritematovesiculares Costocondrite: infiltração fusiforme dos tecidos subcutâneos

derrame pleural e, à ausculta, abolição do murmúrio vesicular na área de projeção do derrame. Já a constatação de um som timpânico à percussão torácica com ausência de murmúrio vesicular à ausculta pulmonar sugere pneumotórax.

Em muitos casos, o próprio paciente não consegue precisar a sensação de dor de maneira satisfatória, e a confirmação da origem da dor deve levar em consideração as demais manifestações clínicas. Além disso, os exames de imagem também serão necessários, na maioria das vezes, para confirmação diagnóstica da etiologia da dor torácica.[4]

Vale a pena salientar dois aspectos a fim de auxiliar os estudantes nos seus primeiros passos na semiologia médica e que representam os primeiros degraus para o processo diagnóstico. O primeiro aspecto diz respeito ao fato de que o conjunto clássico de características semiológicas da dor não é superponível a outros sintomas da grande gama de queixas que motivam uma consulta médica. Supor que as mesmas perguntas feitas ao paciente com dor também poderiam ser feitas em presença de outros sintomas representa um equívoco a ser evitado. O segundo aspecto a ser destacado é que, ainda que a existência de uma lista clássica de perguntas sobre a dor possa parecer didaticamente mais simples, a caracterização clínica da dor exige muita atenção e detalhamento por parte do estudante e muita orientação por parte do professor. A percepção da dor é subjetiva, individual e complexa, dependendo de múltiplos fatores próprios de cada paciente e de suas circunstâncias. Por isso, a investigação semiológica da dor pelo médico carrega em si o fascínio e os desafios da medicina, buscando o equilíbrio entre a ciência e a arte. Não basta fazer as perguntas que caracterizam a dor torácica, sendo também fundamental que o paciente e seu contexto sejam observados com cuidado, que haja uma efetiva comunicação e que o médico faça tudo o que for possível para tratar adequadamente seu paciente.[5]

Referências

1. Polanczyk CA. Dor torácica. In: Duncan BB (ed.) Medicina ambulatorial: condutas de atenção primária baseadas em evidências. 4. ed. Porto Alegre: Artmed, 2013:788-97.
2. Porto NS. Dor torácica. In: Corrêa da Silva LC (ed.) Compêndio de pneumologia. São Paulo: Fundo Editorial Bik-Procienx, 1981:82-8.
3. Bickley LS, Szilagyi PG. Bates propedêutica médica. 8. ed. Rio de Janeiro: Guanabara Koogan, 2005.
4. Friedmann AA. Dor torácica. In: Benseñor IM (ed.) Semiologia clínica. 1. ed. São Paulo: Sarvier, 2002:513-21.
5. Porto CC, Vilela Fiho O, Carneiro DSD. Dor. In: Porto & Porto – semiologia médica. 7. ed. Rio de Janeiro: Guanabara Koogan, 2013:67-80.

Eczemas

CAPÍTULO 87

Renan Rangel Bonamigo • Magda Blessmann Weber • Ana Elisa Kiszewski Bau

INTRODUÇÃO

Os processos inflamatórios cutâneos, denominados dermatites, ocasionam número elevado de consultas médicas, e a principal forma clínica dessas afecções é o eczema. Conceitualmente, os eczemas são caracterizados por apresentar eritema, vesiculação, exsudação, crostas, escamas e liquenificação. O sintoma clínico mais comum é a presença de *prurido* em graus variados, o qual, no entanto, é geralmente perturbador.[1]

FASES DO ECZEMA

Os eczemas podem se apresentar em três fases:

- **Fase aguda:** base eritematosa; predominam o edema, as vesículas e a exsudação.
- **Fase subaguda:** base eritematosa, com pouco edema e ainda algumas vesículas e exsudação, e já com crostas.
- **Fase crônica:** a base eritematosa cede lugar à coloração acastanhada ou violácea e há crostas, mas principalmente escamas e liquenificação.[1]

Em todas as fases, o prurido pode ser intenso, e podem ser percebidas erosões por coçadura.

ETIOLOGIA

Há diferentes tipos de eczemas, a depender de suas etiologias. Os mais importantes, em virtude da frequência de acometimento, são o eczema de contato, o atópico, o disidrótico, o de estase, o seborreico e o líquen simples crônico. No Quadro 87.1 estão descritas as principais etiologias associadas aos eczemas.

ACHADOS CLÍNICOS

Eczema de contato

Entre as várias causas de dermatites eczematosas, a dermatite de contato pode ser considerada o representante semiológico com maior capacidade para demonstração das três fases do eczema (Figuras 87.1 e 87.2).

As dermatites de contato eczematosas, ou simplesmente eczemas de contato, podem ser desencadeadas por mecanismos irritativos ou alérgicos.

A história de exposição ao contactante e a topografia das lesões constituem a base para o diagnóstico. Em geral, as exposições aos contactantes podem ser subdivididas em ocupacionais e não ocupacionais e, portanto, muitas vezes o eczema de contato tem implicâncias trabalhistas e sociais importantes, além da questão clínica e de qualidade de vida.[2,3]

A principal causa de eczema de contato alérgico na população em geral é o sulfato de níquel, sendo muitas vezes necessária a utilização dos testes de contato para confirmação diagnóstica.[3]

Quadro 87.1 Causas dos principais eczemas

Causas	Eczemas
Contactantes irritativos/alérgicos	Contato
Base atópica genética e multifatoriedade ambiental	Atópico
Antígenos a distância, metais, estresse, calor	Disidrótico
Insuficiência venosa e hipertensão capilar dérmica	Estase
Ácidos graxos irritativos e proliferação fúngica comensal	Seborreico
Xerose intensa	Esteatósico
Coçadura intensa e crônica	Líquen simples crônico

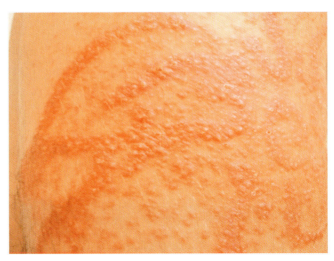

Figura 87.1 Dermatite de contato (eczema agudo por acidente com organismo marinho).

Capítulo 87 • Eczemas   605

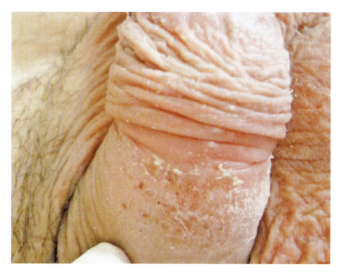

Figura 87.2 Dermatite de contato (eczema subagudo por lubrificante genital).

Eczema atópico

A dermatite atópica, ou eczema atópico, doença crônica, poligênica e que se associa a rinite e asma, apresenta, entre seus achados, um quadro de eczema que tende a exibir características subaguda e crônica. A faixa etária (crianças, adultos jovens), a topografia clássica (região malar, cervical, fossas antecubitais e poplíteas), o ressecamento difuso, a ceratose pilar em terço superior e extensor de extremidades, a prega dupla infrapalpebral (sinal de Dennie-Morgan) e o intenso prurido (sinais de escoriação são muito comumente observados) são importantes para a consideração desse diagnóstico.[4]

Inserido no espectro dos achados cutâneos da dermatite atópica, o *eczema numular ou discoide* é uma das lesões encontradas, caracteristicamente, com aspecto de placa arredondada, em "moeda", com eritema, microvesiculação, escamas e crostas, principalmente em jovens e adultos, com preferência topográfica por extremidades inferiores e sobre a área xerótica (Figura 87.3).[4]

Eczema disidrótico

A disidrose ou eczema disidrótico, também conhecido pelo termo *pompholyx*, tem como principal achado semiológico a formação de pequenas vesículas hialinas nas laterais dos dedos das mãos e dos pés, as quais também podem ser encontradas nas áreas de palmas e solas. Eventualmente, apresentam base eritematosa, costumam ser pruriginosas e, na evolução do quadro, surge descamação. Podem ocorrer infecções bacterianas secundárias com pústulas e crostas melicéricas (cor de mel) (Figura 87.4). É marcante a característica recorrente da dermatose.[1,5]

As causas relacionáveis incluem as modificações do estado emocional, temperaturas quentes e úmidas, o contato com determinadas substâncias, como sulfato de níquel, e a hipersensibilidade antigênica a dermatófitos à distância, em geral com infecção fúngica dos pés e eczema disidrótico nas mãos (essas lesões são denominadas, então, dermatofítides). Os pacientes atópicos parecem apresentar maior predisposição para o desenvolvimento de quadros disidróticos.[1,5]

Eczema de estase

A dermatite ou eczema de estase, que ocorre tipicamente em pacientes com insuficiência venosa crônica por hipertensão venosa capilar e extravasamento plasmático dérmico, exibe manifestações das três fases do eczema, mas particularmente da fase subaguda. Complicações como infecção bacteriana, dermatite de contato por produtos usados no manejo e o desenvolvimento de ulcerações da área da estase podem surgir na evolução desse tipo de eczema.[1]

Eczema seborreico

A dermatite seborreica, ou eczema seborreico, apresenta-se com lesões maculares ou em placas, eritematosas e com escamas untuosas, facilmente destacáveis, que se diferenciam da psoríase pelo tipo de escama não prateada e ausência do sinal do orvalho sanguíneo (Figura 87.5). Com prurido discreto a moderado, não apresenta vesículas, e o termo eczema poderia ser considerado inadequado; porém, por vezes, é estudada nesse

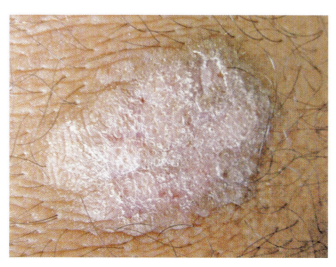

Figura 87.3 Eczema numular.

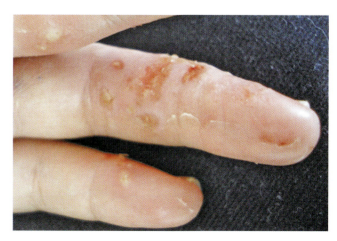

Figura 87.4 Eczema agudo com microvesiculação hialina, disidrótica, e contaminação bacteriana secundária (pústulas e crostas melicéricas).

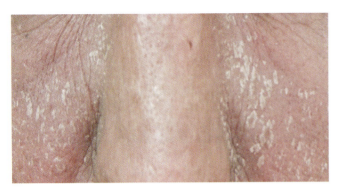

▼ Figura 87.5 Dermatite (eczema seborreico) na face.

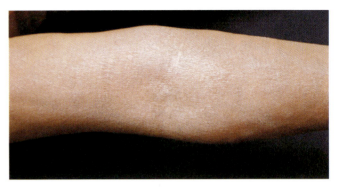

▼ Figura 87.6 Líquen simples crônico.

capítulo da dermatologia (atualmente, na maioria dos textos, a dermatite seborreica pode ser descrita entre as doenças eritematoescamosas). As topografias típicas são o couro cabeludo, as regiões retroauriculares, paranasais, sobrancelhas, pré-esternal, axilares, umbilical, inguinais, interglútea e genitoanal.

Afeta desde o recém-nascido até o idoso, sendo mais extensa e intensa em pacientes imunodeprimidos, etilistas e com doenças neurológicas e psiquiátricas. A secreção de um composto de ácidos graxos irritativos e a colonização por fungos comensais (*Malasseziae*) estão na base da patogênese da doença.[6]

Líquen simples crônico

A cronificação dos eczemas, com evidência de liquenificação (elevação da pele ocasionada por hiperplasia epitelial, acentuação de linhas naturais da pele, sinais de escoriação por prurido intenso e crônico) e escoriação, pode levar ao denominado líquen simples crônico, que representa o estágio final de muitos tipos de eczemas (Figura 87.6).[1]

Referências

1. Weber NB, Bonamigo RR. Dermatites eczematosas e reações cutâneas medicamentosas. In: Duncan B, Schmidt MI, Giugliani ERJ, Duncan MS, Giugliani C (eds.) Medicina ambulatorial: condutas de atenção primária baseadas em evidências. Porto Alegre: ArtMed, 2013:1708-20.
2. Usantine RP, Riojas M. Diagnosis and management of contact dermatitis. Am Fam Physician 2010; 82(3):249-55.
3. Brutti CS, Bonamigo RR, Cappelletti T, Martins-Costa GM, Menegat APS. Occupational and non-occupational allergic contact dermatitis and quality of life: a prospective study. Anais Brasileiros de Dermatologia 2013; 88:670-1.
4. Bieber T. Atopic dermatitis. Ann Dermatol 2010; 22(2): 125-7.
5. Duarte IG, Proença NG, Dullius E. Dermatites eczematosas das mãos. An Bras Dermatol 1990; 65(5):239-43.
6. Romiti R, Margno L. Dermatoses eritematoescamosas. In: Belda Jr W, Di Chiacchio N, Criado PR (eds.) Tratado de dermatologia. São Paulo: Atheneu, 2010:147-71.

CAPÍTULO 88

Edema

Rosana Mussoi Bruno • *João Carlos Goldani*

INTRODUÇÃO

Edema é o resultado de um acúmulo anormal ou expansão do líquido extracelular no interstício, isto é, extravascular. A origem do líquido é o intravascular com composição semelhante à do plasma.

A formação do edema ocorre quando há desequílibrio nas forças de Starling responsáveis por manter a distribuição do líquido corporal nos compartimentos extracelular e intersticial. A pressão hidrostática intravascular e a pressão oncótica intersticial promovem o movimento do líquido do intravascular para o interstício. A pressão oncótica intravascular, determinada pela presença das proteínas plasmáticas, e a pressão hidrostática intersticial (denominada pressão tecidual) promovem a entrada de líquido no intravascular. A consequência dessas forças é o movimento de água e solutos nos capilares arteriais. O fluido retorna do interstício para o sistema vascular através dos capilares venosos e dos vasos linfáticos. O fluxo entre esses compartimentos é grande e, em casos de obstrução linfática ou mudança no gradiente de pressão hidrostática ou oncótica, ocorre acúmulo de líquido, provocando edema no interstício ou em uma cavidade.[1]

A passagem de fluido ultrafiltrado do plasma para o interstício decorrente da alteração das forças de Starling é denominada *transudação*.[2] Os edemas decorrentes de obstrução venosa, insuficiência cardíaca e edema pulmonar cardiogênico são transudatos. Outro tipo de edema ocorre por aumento da permeabilidade dos capilares a determinados solutos, como as proteínas, em um mecanismo de *exsudação*. O edema observado em queimaduras, trauma ou abscessos é formado por um exsudato.

O edema pode ser *localizado*, como em uma inflamação, ou *generalizado*, como na insuficiência cardíaca.

O *edema localizado* se refere a um rompimento local da microcirculação em uma área do corpo como, por exemplo, um edema no tornozelo, que pode ter origem em uma insuficiência venosa, ou um linfedema por obstrução linfática. Nesse caso, não há um mecanismo de retenção de sódio envolvido.

O *edema generalizado* se refere a um acúmulo de líquido intersticial, geralmente de grandes proporções, até que seja detectado no exame físico. O peso corporal pode aumentar até 10% antes que o edema se torne depressível, isto é, visível. O mecanismo desse tipo de edema envolve a retenção de sódio e água, mesmo na ausência de doença renal, como na cirrose hepática e na insu-

ficiência cardíaca congestiva. A retenção renal de sódio é apenas uma resposta renal a um distúrbio hemodinâmico determinado por alguma doença de base. Doenças renais podem se manifestar com edema, como síndrome nefrótica, glomerulonefrites e insuficiência renal.[3]

O termo *anasarca*, proveniente do grego ("mais carne") se refere a um edema generalizado, maciço, de grandes proporções. O edema generalizado se distribui pelo corpo conforme as condições locais e de gravidade. Assim, em pacientes que deambulam, pode acumular-se em membros inferiores ou, nos acamados, na região sacral. A baixa pressão tecidual nas regiões periorbitária e escrotal pode determinar o edema nessas áreas.

Outro tipo particular de edema é o que leva ao acúmulo de líquido em cavidades. Alterações microvasculares específicas podem levar à *ascite*, termo que se refere a um acúmulo de líquido na cavidade peritoneal, ou a *derrame ou efusão pleural*, quando ocorre na cavidade pleural ou pericárdica.

Uma forma rara de edema generalizado é o *edema idiopático*, que afeta basicamente mulheres e tem um mecanismo não bem definido.

O *linfedema generalizado* é ainda mais raro e ocorre em doenças congênitas ou adquiridas dos vasos linfáticos na ausência de doença renal, hepática ou cardíaca.

O termo *lipema* se refere à deposição de gordura subcutânea nas pernas, poupando os pés, não forma cacifo e ocorre em mulheres obesas.[4]

Dois tipos de edema podem ser encontrados: duro ou mole. Essa característica é observada ao se realizar pressão digital de pelo menos 5 segundos na área afetada. Quando ocorre uma depressão, denominada cacifo, o edema é considerado mole e sua intensidade é descrita em cruzes (+, ++, +++, ++++). Dependendo do biotipo do paciente, será necessário um acúmulo de mais de 3 a 5 litros de líquido para haver manifestação visível, porém poderão estar presentes sintomas mais precoces, como noctúria, dispneia progressiva, dispneia paroxística noturna, tosse, redução da diurese e aumento rápido de peso. O *edema mole* (Figura 88.1) é encontrado em casos de insuficiência cardíaca, cirrose e síndrome nefrótica.

O *edema duro* se caracteriza por não haver formação de cacifo após a compressão digital da área edemaciada. Embora na fase inicial possa haver edema mole, a obstrução crônica dos vasos linfáticos ou venosos e o mixedema desencadeiam fibrose do tecido subcutâneo, o que determina o aumento da matriz intersticial, levando a um edema duro.

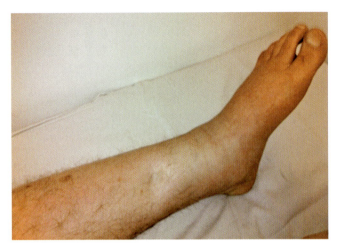

Fig. 88.1 Exemplo de edema mole.

ETIOLOGIA (Quadro 88.1)

Quadro 88.1 Causa de edema generalizado
1. Enfermidades renais
A. Glomerulonefrite aguda B. Síndrome nefrótica C. Insuficiência renal aguda D. Insuficiência renal crônica
2. Insuficiência cardíaca
A. Baixo débito B. Alto débito (anemia, beribéri, tireotoxicose, sepse etc.)
3. Enfermidades hepáticas
A. Cirrose B. Obstrução da drenagem hepática venosa
4. Enfermidades restritas às mulheres
A. Gravidez B. Toxemia gravídica C. Síndrome da tensão pré-menstrual D. Edema cíclico idiopático
5. Enfermidades vasculares

A. Fístulas arteriovenosas
B. Obstrução das veias do tórax
    Veia cava inferior
    Veia cava superior

6. Distúrbios endócrinos
A. Hipotireoidismo B. Excesso de mineralocorticoides C. *Diabetes mellitus*
7. Medicamentos
A. Estrogênios, anticoncepcionais orais B. Agentes anti-hipertensivos
8. Miscelânea
A. Hipopotassemia crônica B. Anemia crônica C. Edema nutricional D. Síndrome da permeabilidade capilar aumentada

Fonte: baseado na referência 5.

ACHADOS CLÍNICOS

História e exame físico

Várias doenças que causam insuficiência cardíaca, cirrose e síndrome nefrótica são discutidas em outros capítulos deste livro.

A história é extremamente relevante, e algumas questões que devem ser abordadas para a obtenção de indícios da causa do edema:

- Há alguma história de doença coronariana, hipertensão, alcoolismo? Há alguma substância que possa causar doença cardíaca, renal ou hepática?
- Onde está localizado o edema? No caso de edema pulmonar, deve-se avaliar insuficiência cardíaca esquerda; em caso de ascite, pode tratar-se de hepatopatia; se o edema for apenas periférico, deve-se avaliar insuficiência cardíada direita, doença pericárdica, renal ou, ainda, processos locais venosos ou linfáticos. Pacientes com insuficiência cardíaca esquerda tipicamente apresentam congestão pulmonar, enquanto os afetados em ambos os ventrículos geralmente apresentam, também, edema periférico, em função do retorno venoso comprometido.
- O edema é fixo ou intermitente? Edema intermitente é observado na fase pré-menstrual, e os demais geralmente são fixos, mas podem, por gravidade, reduzir-se ao acordar e aumentar ao longo do dia ou à deambulação. O exame físico pode auxiliar o diagnóstico do edema quando se observa sua distribuição, que vai indicar quais capilares estão com suas forças hemodinâmicas alteradas, como está a pressão venosa central e se há edema pulmonar (Quadro 88.2).

Edema pulmonar

A queixa básica desses pacientes é de dispneia e ortopneia. Em caso de dor precordial associada, pode haver infarto agudo do miocárdio, causando insuficiência cardíaca aguda e edema pulmonar. No exame físico, o paciente pode encontrar-se diaforético e podem ser observados taquipneia e crepitantes úmidos, podendo haver galope (B3) e sopro cardíaco. O qua-

Quadro 88.2 Achados no exame físico			
Doença	Edema pulmonar	Pressão venosa central	Ascite ou edema pedioso
Insuficiência cardíaca esquerda	+	variável	–
Insuficiência cardíaca direita	–	↑	+
Cirrose	–	normal/↓	+
Doença renal	váriavel	↑	+
Síndrome nefrótica	–	variável	+
Edema idiopático	–	normal/↓	+
Insuficiência venosa	–	normal	+ pode ser assimétrico

Fonte: adaptado da referência 6.

dro clínico pode assemelhar-se a uma embolia pulmonar; por isso, a radiografia de tórax é importante para confirmação do edema.

Embora as causas mais comuns de edema pulmonar sejam as doenças cardíacas, doenças renais, como glomerulonefrites ou insuficiência renal, cursam com retenção primária renal de sódio ou pode haver, ainda, aumento da permeabilidade capilar, nos quadros de síndrome da angústia respiratória aguda (SARA) (Figura 88.2). Se o diagnóstico ainda não estiver firmado a partir da história, do exame físico e dos dados de laboratório, a medida da pressão capilar pulmonar poderá ser útil. Nos casos de sobrecarga de volume, como na insuficiência cardíaca, ou retenção primária de sódio, ela costuma ser > 18mmHg e normal nos casos de SARA.

A cirrose não complicada, por sua vez, não está associada a edema pulmonar. A obstrução de sinusoides intra-hepáticos ocasiona aumento nas pressões venosas e capilares proximais à veia hepática. A redução na resistência vascular sistêmica nesses pacientes faz com que apresentem volume reduzido na circulação cardiopulmonar.

Na hipoalbuminemia severa por outras causas, como desnutrição, ou observa-se edema periférica, mas não edema pulmonar.

Edema periférico

O edema periférico não causa risco grave como o edema pulmonar, mas ocasiona um efeito cosmético indesejado e desconforto ao paciente. O edema periférico manifesta-se por edema em membros inferiores, dificultando a deambulação, podendo se tornar tenso e, em casos graves, até mesmo romper a pele, com formação de flictenas, provocar dermatites de estase e facilitar a infecção local. Os pacientes com síndrome nefrótica podem apresentar importante edema periorbitário em virtude da baixa pressão tecidual na área dos olhos. O edema periférico é normalmente detectado pela presença do cacifo, descrito anteriormente. Como o edema se localiza em áreas determinadas pela gravidade, o local preferencial são os membros inferiores, mas, no caso de pacientes acamados, pode acumular-se na região sacral. O edema que não forma cacifo sugere obstrução linfática ou hipotireoidismo. Como o sistema de graduação em + é subjetivo, ele é útil para lembrar ao médico as mudanças, por exemplo, após tratamento diurético, mas como isso varia com a postura, a documentação da variação de peso diária é um parâmetro mais objetivo para monitorização da resposta ao tratamento.

Ascite

O acúmulo de líquido livre no abdome está associado à distensão abdominal, com a percussão indicando macicez móvel (veja exame físico do aparelho digestório ou abdome). Mesmo nos casos de cirrose hepática, quando a ascite é muito tensa, os pacientes podem apresentar dispneia mediante a pressão exercida sobre o diafragma. Já nos casos de ascite por causa cardíaca, os pacientes apresentarão dispneia, além de turgência jugular.

Distribuição do edema e pressão venosa central

A distribuição do edema e a estimativa da pressão venosa central podem ajudar a estabelecer o diagnóstico diferencial de insuficiência cardíaca, cirrose, retenção primária de sódio e síndrome nefrótica (veja o Quadro 88.2). Isso se torna particularmente importante naqueles pacientes com insuficiência cardíaca direita, em que a doença cardíaca pode levar à cirrose hepática e à hipoalbuminemia, e que raramente podem apresentar quadro de síndrome nefrótica. Deve ser empregada a técnica correta da medida da pressão venosa central.

Insuficiência cardíaca e doença pericárdica

Os pacientes com insuficiência cardíaca direita apresentam edema periférico e, nos casos mais avançados, anasarca com ascite e edema de parede abdominal. Nos casos de insuficiência cardíaca esquerda ou doença pulmonar associada, a dispneia está presente. Na insuficiência cardíaca, o edema se deve ao aumento na pressão venosa antes de o sangue chegar ao lado direito do coração, elevando as pressões em átrio direito e veia subclávia. Essas pressões podem ser estimadas pela pressão da veia jugular ou pela medida direta da pressão venosa central por meio de um cateter.

Cirrose

Os pacientes com cirrose podem apresentar ascite e edema de membros inferiores devido ao aumento na pressão venosa abaixo do fígado doente. Por isso, as pressões acima da veia hepática, incluindo a jugular e a do átrio direito, são reduzidas ou normais, exceto naqueles pacientes com ascite tão volumosa e tensa que provoca pressão sobre o diafragma, aumentando a pressão intratorácica. Nesses casos, a remoção do líquido logo resulta em redução na pressão venosa central. A presença dos outros sinais de hipertensão porta, como circulação venosa proeminente na parede abdominal e esplenomegalia, sugere doença hepática primária. No entanto, deve-se ter em mente que a insuficiência cardíaca direita pode provocar doença hepática, determinando os mesmos achados.

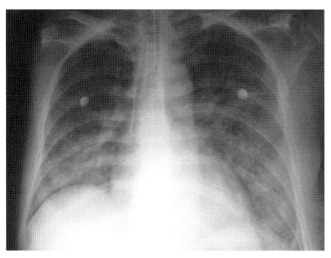

Fig. 88.2 Exemplo de edema pulmonar por SARA.

Retenção renal de sódio

Os achados físicos na retenção primária renal de sódio são semelhantes aos encontrados na insuficiência cardíaca dos dois ventrículos, isto é, edema periférico e edema pulmonar, e a pressão venosa central está elevada, pois esses pacientes apresentam expansão de volume. Outros dados, como urinálise alterada e redução da função renal com elevação da creatinina sérica, ajudam a diferenciar a doença renal primária da insuficiência cardíaca. No entanto, a insuficiência cardíaca pode levar à redução na taxa de filtração gomerular e causar proteinúria; por isso, o diagnóstico correto muitas vezes é estabelecido após remoção de líquido e avaliação da função cardíaca.

Síndrome nefrótica

O quadro característico é o de edema periférico progressivo em poucos dias. Pode haver ascite e, nos casos graves, edema periorbitário. O mecanismo principal do edema é a retenção de sódio em razão de doença renal subjacente; em caso de hipoalbuminemia grave, também contribui a redução no gradiente de pressão oncótica transcapilar. A pressão venosa central pode ser normal ou aumentada na síndrome nefrótica. O diagnóstico é confirmado pela presença de proteinúria maciça, tipicamente > 3,5g/dia, basicamente albumina, e pela hipoalbuminemia. Pode haver lipidúria no exame qualitativo de urina, e é frequente hiperlipidemia, em virtude do aumento da síntese hepática de lipoproteína e redução na depuração de triglicerídeos.

Edema idiopático

Também denominado edema cíclico ou ortostático, ou síndrome da retenção de líquido, acomete mulheres antes da menopausa e pode apresentar um espectro de sinais, que vai de edema pré-menstrual até grande retenção de líquido, com as mulheres acometidas relatando ganho de peso durante o dia, o que não é observado em mulheres normais. O edema se manifesta como se elas fossem depletadas de volume ao ficar em pé, o que é agravado pelo uso de diuréticos. O resultado é um edema periférico com pressão venosa central normal ou baixa, não ocorrendo edema pulmonar.[7]

Os critérios de McKendry para edema idiopático são: edema não compressível na face, tronco e membros superiores, não relacionados com o período menstrual; ganho de peso em torno de 1kg durante uma terça parte dos dias; ou mais de 2kg em algum dia da semana; história de diabetes, recém-nascidos grandes, hipoglicemia ou abortamentos; história familiar de diabetes e recém-nascidos grandes; instabilidade emocional ou temperamento ansioso; sobrepeso; e idade de início entre 20 e 60 anos. Cada item tem uma pontuação prederminada, e um escore de 15 ou mais (máximo de 30) estabelece o diagnóstico de edema idiopático.[8]

Importante salientar que esse é um diagnóstico de exclusão a ser considerado, principalmente, em mulheres em idade menstrual com albumina sérica normal, pressão venosa jugular normal e sem evidência de doença cardíaca, hepática ou renal.

Edema induzido por medicamentos

Um grande número de medicamentos pode induzir edema, e esse diagnóstico deve ser suspeitado quando o paciente relata o uso dessas medicações. As mais comuns incluem:

- Vasodilatadores como minoxidil, diazóxido e nifedipina, provavelmente por ativarem o sistema renina-angiotensina-aldosterona e o sistema nervoso simpático, estimulando a retenção de sódio.
- Tiazolidinedionas, como pioglitazona e roziglitazona, que estimulam a reabsorção de sódio nas células dos túbulos coletores renais. O edema é mais provável em pacientes com doença cardíaca associada.
- Anti-inflamatórios não esteroides podem acentuar o edema de pacientes com cirrose ou insuficiência cardíaca em razão do aumento na reabsorção de sódio que ocorre em resposta à inibição das prostaglandinas vasodilatadoras renais.

Edema unilateral

Pode desenvolver-se, mais frequentemente, como resultado de insuficiência venosa ou trombose e quando há obstrução da drenagem linfática, causando linfedema.

Insuficiência ou trombose venosa

A insuficiência venosa é causa comum de edema, que pode ser uni ou bilateral. Pode ser consequência de síndrome pós-trombótica, após episódio de tromboflebite. A história de insuficiência venosa, sem evidências de outras causas de edema, sugere o diagnóstico. A trombose venosa profunda deve ser sempre considerada na presença de início agudo de edema unilateral. A pressão venosa central é normal, e há pobre resposta aos diuréticos.

Edema localizado em membro superior pode ocorrer em casos de trombose, que pode ser espontânea ou desencadeada pelo uso de cateteres endovenosos. O edema pode ser visível ou ser descrito como dedos "estufados" ou que algum anel começou a apertar.

O escore de Wells estratifica a probabilidade (baixa, moderada e alta) de haver trombose venosa profunda na perna em razão da combinação de fatores de risco e sinais descritos na Tabela 88.1.

Linfedema

Pode ser primário (alteração congênita dos vasos linfáticos) ou secundário (lesão dos linfáticos por radiação, cirurgia ou infecções recorrentes) (Figura 88.3).

O linfedema primário afeta dez vezes mais as mulheres do que os homens, geralmente antes dos 40 anos de idade, e pode ser bilateral em metade dos casos. O lindefedema secundário afeta ambos os sexos em qualquer idade, é geralmente unilateral e costuma ter uma origem clara pela história. Nos braços,

Tabela 88.1 Escore de Wells de probabilidade pré-teste para trombose venosa profunda

Clínica	Pontos
Fatores de risco	
Câncer ativo	1
Paralisia, paresia ou imobilização recente de membro inferior	1
Restrito ao leito > 3 dias ou cirurgia de grande porte no último mês	1
Sinais	
Dor localizada no trajeto do sistema venoso profundo	1
Edema de todo o membro inferior	1
Edema assimétrico da panturrilha (> 3cm abaixo da tuberosidade tibial)	1
Edema com cacifo, assimétrico	1
Veias superficiais colaterais	1
Diagnóstico alternativo	
Outro diagnóstico mais provável do que trombose venosa profunda	−2

Escore: alta probabilidade com 3 ou mais pontos, moderada com 1 ou 2 pontos e baixa com 0 ou menos pontos.[9]

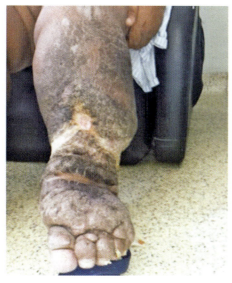

Fig. 88.3 Exemplo de linfedema crônico.

a causa mais comum é o câncer de mama, tanto em virtude do tumor como por sequela de radioterapia. Nas pernas, o comprometimento dos linfáticos ocorre mais comumente por mestástase de câncer de próstata nos homens e por linfoma nas mulheres.[10]

No entanto, a filariose é a causa mais comum no restante do mundo. Tipicamente, o edema é limitado a um membro superior ou inferior, e a característica mais marcante é a presença de espessamento subcutâneo manifestado por fibrose cutânea, descrita como pele em "casca de laranja". O sinal de Stemmer consiste na impossibilidade de se conseguir formar uma prega de pele ao tentar essa manobra com o polegar e o indicador em pinça.

Referências

1. Reed RK, Lidén A, Rubin K. Edema and fluid dynamics in connective tissue. J Mol Cel Cardiol 2010; 48:518-23.
2. Starling EH. On the absortion of fluids from the connective tissue space. J Physiol 1896; 19:312-26.
3. Siddall EC, Radhakrishnan J. The pathophysiology of edema formation in the nephrotic syndrome. Kidney International 2012; 82:635-42.
4. Warren AG, Janz BA, Borud LJ, Slavin SA. Evaluation and management of the fat leg syndrome. Plast Reconstr Surg 2007; 119:9e-15e.
5. Riella MC, Pachaly MA, Riella LV. Metabolismo do sódio e fisiopatologia do edema. In: Riella MC (ed.) Princípios de nefrologia e distúrbios hidroeletrolíticos. Rio de Janeiro: Guanabara Koogan, 2003:150-61.
6. Sterns RH. Clinical manifestations and diagnosis of edema in adults. UpToDate 2013. Disponível em: www.uptodate.com/online. Acesso em 26/01/2014.
7. Kay A, Davis CL. Idiopathic edema. Am J Kidney Diseases 1999; 34(3):405-23.
8. McKendry JB. Idiopathic edema. Can Nurse 1973; 69:41-3.
9. Wells OS, Anderson DR, Bormanis J et al. Valve of assessment of pretest probability of deep-vein thrombosis in clinical management. Lancet 1997; 350:1795-8.
10. Smith RD, Spittell JA, Schirger A. Secondary lymphedema of the leg: its characteristics and diagnostic implications. JAMA 1963; 185(2):80-2.

Exantemas

CAPÍTULO 89

Ana Elisa Kiszewski Bau • Rodrigo Pereira Duquia • Renan Rangel Bonamigo

INTRODUÇÃO

Exantema é uma erupção cutânea difusa, mais ou menos extensa, ao longo da superfície do corpo, que ocorre como consequência de uma doença aguda. O termo enantema designa a erupção que se manifesta na superfície das mucosas e, em geral, acompanha os exantemas, os quais podem ser classificados de acordo com o tipo de lesão dermatológica elementar que é encontrada: macular, papular, maculopapular (Figura 89.1), morbiliforme, urticariforme, vesicular, pustular e petequial.[1-3]

ETIOLOGIA

Quanto à etiologia, podem ser divididos em:

- Exantemas medicamentosos.
- Exantemas bacterianos.
- Exantemas virais.
- Exantemas paravirais.
- Exantemas sem agente etiológico definido (por exemplo, doença de Kawasaki).

O diagnóstico de um exantema dentro de uma das categorias descritas é de extrema importância, pois implica opções terapêuticas diferenciadas. A diversidade etiológica e a similaridade entre os exantemas inserem o tema entre os que provocam as maiores dificuldades diagnósticas na dermatologia.

ACHADOS CLÍNICOS

Exantemas medicamentosos

O exantema medicamentoso é a forma mais comum de apresentação das farmacodermias. Do ponto de vista morfológico, pode ser similar aos exantemas virais, podendo ser macular, papular, maculopapular, morbiliforme ou escalatiniforme. Tipicamente, tem início súbito, em geral entre 7 e 14 dias do início do uso do medicamento, podendo surgir até 1 ou 2 semanas após sua interrupção. Os sintomas sistêmicos são variáveis, e o prurido costuma ser frequente e de moderado a intenso. Os medicamentos mais envolvidos são as sulfas, os diuréticos, os anti-inflamatórios não esteroides (AINE), os hipoglicemiantes, as penicilinas, o ácido nalidíxico, o tiabendazol, a vidarabina, os hipotensores e os citostáticos.[3-5]

As reações exantemáticas medicamentosas podem surgir como quadros clínicos diferenciados, entre eles o eritema multiforme (lesões "em alvo ou íris"), a síndrome de Stevens-Johnson/

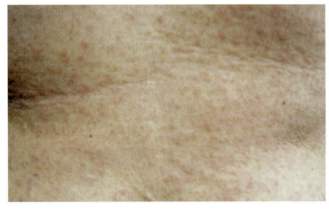

▼ **Figura 89.1** Exantema maculopapular (medicamentoso).

necrólise epidérmica tóxica (SSJ/NET), que são as formas mais graves de farmacodermias, com apoptose, necrose epidérmica e acometimento de mucosas. A pustulose exantemática generalizada aguda (PEGA) e a DRESS (reação medicamentosa com eosinofilia e sintomas sistêmicos) são potencialmente graves e podem ocasionar insuficiência hepática. Os critérios diagnósticos são descritos no Quadro 89.1.[4-7]

Um resumo dos achados da anamnese, do exame físico e dos exames laboratoriais entre DRESS, PEGA e SSJ/NET encontra-se listado no Quadro 89.2.

Exantemas bacterianos

Escarlatina

O agente etiológico é o *Streptococcus pyogenes* – *Streptococcus* beta-hemolítico do grupo A (GABHS), capaz de produzir exotoxinas estreptocócicas pirogênicas (SPE – A, B e C).

Quadro 89.1 Critérios diagnósticos para DRESS
1. Exantema em associação com fármaco
2. Alterações hematológicas
Eosinofilia 1.5×10⁹/L **ou** Presença de linfócitos atípicos
3. Envolvimento sistêmico
Adenopatias > 2cm em diâmetro **ou** Hepatite (↑valores das transaminases) **ou** Nefrite intersticial **ou** Pneumonite intersticial **ou** Cardite

Quadro 89.2 Diagnóstico diferencial entre DRESS, AGEP e SSJ/NET[8]

	DRESS	PEGA	SJS/NET
Início	2 a 6 semanas	48 horas	Exantema 1 a 3 semanas
Duração do exantema	Várias semanas	< 1 semana	1 a 3 semana
Febre	+++	+++	+++
Pápulas infiltradas	+++	++	+
Edema facial	+++	++	+
Pústulas	+	+++	Não
Bolhas	+	+	+++
Envolvimento das mucosas	Não	Não	+++
Histologia	Infiltrado linfocítico	Pústulas subcórneas	Necrose epidérmica
Linfadenopatia	+++	+	+
Hepatite	+++	++	++
Eosinofilia	+++	+	+

Ocorre após episódios de piodermite ou faringoamigdalite. A faixa etária mais acometida é entre os 3 e os 8 anos. O período de incubação varia de 2 a 5 dias. Podem ocorrer febre alta, cefaleia e dor abdominal. O exantema surge nos primeiros 2 dias com morfologia micropapular, folicular, eritematoso, confluente, áspero ao toque, disseminando-se pelo corpo inteiro. Evolui com descamação intensa. Língua em framboesa e palidez perilabial podem estar presentes. Os exames laboratoriais demonstram leucocitose com neutrófilos em formas jovens e posterior elevação sérica de anticorpos antiestreptolisina O (ASLO).[9]

Exantema escarlatiniforme por Staphylococcus aureus

Em geral, afeta crianças maiores de 5 anos. Inicia com impetigo bolhoso e evolui com erosões, lesões que se assemelham à queimadura de cigarro e áreas de eritema e exantema micropapular eritematoso descamativo que se disseminam por todos os segmentos corporais.[9]

Meningococcemia

O agente etiológico é a *Neisseria meningitidis,* com 13 sorogrupos identificados. A evolução é rápida e a mortalidade, elevada (40%). O contágio ocorre por meio da secreção respiratória (espirro, tosse) e da saliva. A maioria dos casos desenvolve meningite de modo concomitante e coma.[9]

Exantemas virais

Os exantemas virais têm morfologia variada: papular, maculopapular, morbiliforme, urticariforme, vesicular, pustular e petequial. A morfologia, progressão, distribuição, duração do exantema e intensidade da descamação variam de acordo com o vírus envolvido, assim como o período de incubação e a presença de enantema e sinais/sintomas associados. Por isso, na anamnese é importante perguntar sobre a existência de período prodrômico, comum nos exantemas virais, como febre e manifestações gastrointestinais, respiratórias e/ou neurológicas.

Além disso, outros fatores, como idade do paciente, história de exposição (contato), sazonalidade de certas infecções exantemáticas virais, epidemiologia local e história de imunizações, devem ser levados em conta na hora do diagnóstico. Nos exames complementares, o hemograma e o VSG são inespecíficos. A sorologia, o PCR e a cultura viral são específicos, mas o resultado é demorado, não sendo útil no manejo inicial da doença. A biópsia de pele pode ser realizada em caso de exantemas produzidos por vírus herpes (pois produz dano citopático viral).

Os exantemas virais produzidos pela família Herpesviridae causam febre e alterações no hemograma, como linfocitose e presença de linfócitos atípicos (> 10%), mas também podem ocasionar leucopenia, linfopenia e neutropenia em alguns casos. Os achados do exame físico estão resumidos no Quadro 89.3.

Os demais exantemas virais de importância e seus principais achados estão listados no Quadro 89.4.

Exantemas paravirais

O exantema pode estar relacionado com diferentes agentes etiológicos, entre eles vírus, ou representar uma reativação viral. As características do exantema se repetem apesar de serem produzidas por diferentes agentes etiológicos. O exantema não resulta de um efeito citopatogênico direto da ação do vírus, e a apresentação pode variar de acordo com a resposta do hospedeiro ao agente infeccioso. Os pródromos são inespecíficos: febre baixa, linfadenopatia, infecção de vias aéreas superiores, vômitos e diarreia. O exantema paraviral persiste por mais tempo do que os clássicos, durando 30 dias ou mais. Os exantemas paravirais e seus achados estão listados no Quadro 89.5.[10,11]

Exantema da doença de Kawasaki

A doença de Kawasaki é uma vasculite sistêmica de etiologia ainda desconhecida, descrita em 1967. O exantema na doença de Kawasaki costuma ser maculopapular, morbiliforme, escarlatiniforme, urticariforme e eritema multiforme-*like*. Surge entre o primeiro e o quinto dia de febre.[12,13]

Quadro 89.3 Doenças causadas pela família Herpesviridae[1-3]

Doença	Família herpesviridae	Exantema	Sinais e sintomas associados
Erupção variceliforme de Kaposi	Herpes 1	Vesicular	Eczemas anterior à instalação da erupção
Herpes simples congênito e neonatal	Herpes 2	Vesicular	Encefalite
Varicela por herpes zoster	Varicela zoster (herpes 3)	Maculovesicular, pustular	Pneumonite, encefalite, neuralgia
Mononucleose	Vírus Epstein-Barr (herpes 4)	Maculopapular, morbiliforme	Faringite, amigadalite, esplenomegalia, hepatomegalia,linfadenopatias
Mononucleose-like	Citomegalovírus (herpes 5)	Maculopapular, morbiliforme	Esplenomegalia,hepatomegalia, linfadenopatias,coriorretinite
Exantema súbito	Herpes 6 e 7	Maculopapular	Exantema inicia no tronco, após o fim da febre

Quadro 89.4 Exantemas virais mais comuns[1-3]

Doença (vírus)	Exantema	Sinais e sintomas associados
Sarampo (paramixovírus)	Morbiliforme	Febre alta, tosse, conjuntivite, manchas de Koplik
Rubéola (togavírus)	Maculopapular, morbiliforme	Adenopatia cervical, artralgia
Eritema infeccioso, (parvovírus B19)	Macular rendilhado, eritema malar	Costuma cursar sem pródromos
Doença mão-pé-boca (coxsackievírus A16, A5. A7, A9, A10, B2, B5 e enterovírus 71)	Vesicular acral	Lesões acrais e cavidade oral, diarreia, vômito
Dengue (arbovírus – DEN1,2,3,4)	Petequial, maculopapular, morbiliforme	Febre, cefaleia, dor retrorbitária, artralgia, mialgia
Enterovírus	Macular, maculopapular, vesicular	Manifestações gastrointestinais e/ou neurológicas
Vírus respiratórios (rhinovírus, adenovírus, parainfluenza, vírus sincicial respiratório e influenza)	Macular, maculopapular e petequial	Sintomas respiratórios
Retrovírus (HIV-1, HIV-2, HTLV-1 e 2)	Macular, maculopapular	Febre, linfadenopatias

Quadro 89.5 Exantemas paravirais[10,11]

Exantemas paravirais	Etiologia	Exantema	Sinais e sintomas associados
Síndrome de Gianotti-Crosti	Vírus: hepatite A, B ou C, vírus Epstein-Barr (EBV), citomegalovírus, vírus herpes 6, coxsackievírus A16, B4, B5, rotavírus, parvovírus B19, echovírus, adenovírus, rubéola, poliovírus, vírus parainfluenza, vírus sincicial respiratório, pós-vacinação (DPT, pólio, BCG, varicela, hepatite) Bactérias: *Bartonella henselae*, *Streptococcus* β-hemolítico, *Borrelia burgdorferi*, *Mycoplasma pneumoniae*	Papulovesicular acral	O exantema se inicia abruptamente Não afeta mucosas Prurido discreto Hepato/esplenomegalia, ↑ transaminases
Pseudoangiomatose eruptiva	Citomegalovírus, echovírus 25 e 32, EBV, coxsáckie	Papular-angiomatoso Distribuição generalizada em crianças e áreas expostas em adultos	Assintomático
Exantema unilateral laterotorácico	Parvovírus B19	Morbiliforme, unilateral, que inicia na axila e se estende centrifugamente	Manifestações gastrointestinais Prurido variável Não afeta mucosas
Síndrome de luvas e meias	Parvovírus B19 (50%), HIV, herpes 6, herpes 7, paramixovírus, citomegalovírus, EBV, HBV, rubéola e medicamentos	Papulopetequial acral, enantema	Presença de prurido, ardor, edema e eritema simétricos e bem delimitados no nível dos punhos e tornozelos
Pitiríase rósea	Provavelmente herpes 6 ou 7 (reativação viral)	Papular-descamativo, segue as linhas de Langer. Placa ovalada única antecede o exantema	Prurido discreto

Referências

1. Fölster-Holst R, Kreth HW. Viral exanthems in childhood-infectious (direct) exanthems. Part 1: Classic exanthems. J Dtsch Dermatol Ges 2009; 7(4):309-16.
2. Fölster-Holst R, Kreth HW. Viral exanthems in childhood-infectious (direct) exanthems. Part 2: Other viral exanthems. J Dtsch Dermatol Ges 2009; 7(5):414-9.
3. Drago F, Rampini E, Rebora A. Atypical exanthems: morphology and laboratory investigations may lead to an aetiological diagnosis in about 70% of cases. Br J Dermatol 2002; 147(2): 255-60.
4. Nigen S, Knowles SR, Shear NH. Drug eruptions: approaching the diagnosis of drug-induced skin diseases. J Drugs Dermatol 2003; 2(3):278-99.
5. Roujeau JC. Clinical heterogeneity of drug hypersensitivity. Toxicology 2005; 209(2):123-9.
6. Lobo I, Ferreira M, Velho G, Sanches M, Selores M. Erupção a fármaco com eosinofilia e sintomas sistémicos (síndrome DRESS). Acta Med Port 2008; 21:367-72.
7. Downey A, Jackson C, Harun N, Cooper A. Toxic epidermal necrolysis: review of pathogenesis and management. J Am Acad Dermatol 2012; 66(6):995-1003.
8. Schwartz RA, McDonough PH, Lee BW. Toxic epidermal necrolysis: Part II. Prognosis, sequelae, diagnosis, differential diagnosis, prevention, and treatment. J Am Acad Dermatol 2013; 69(2):187.e1-16.
9. Darmstadt GL, Galen WK, Fischer G. Bacterial infections. In: Schachner L, Hansen R (eds.) Pediatric dermatology. Philadelphia: Mosby (Elsevier), 2003: 989-1053.
10. Fölster-Holst R, Kreth HW. Viral exanthems in childhood. Part 3: Parainfectious exanthems and those associated with virus-drug interactions. J Dtsch Dermatol Ges 2009; 7(6):506-10.
11. Lipsker D, Saurat JH. A new concept: paraviral eruptions. Dermatology 2005; 211(4):309-11.
12. Yim D, Curtis N, Cheung M, Burgner D. An update on Kawasaki disease II: clinical features, diagnosis, treatment and outcomes. J Paediatr Child Health 2013; 49(8):614-23.
13. Yim D, Curtis N, Cheung M, Burgner D. Update on Kawasaki disease: epidemiology, aetiology and pathogenesis. J Paediatr Child Health 2013; 49(9):704-8.

CAPÍTULO 90

Febre

Nilton Brandão da Silva • Giovana Caroline Marx • Henrique Alencastro Puls
Ivan Sidney Batista Silva • Lenita Pereira Ferraz • Sérgio Pedro Hattge Junior

INTRODUÇÃO

A *febre* é um sintoma e um sinal que designa elevação da temperatura corporal acima da faixa de normalidade (> 37,5ºC axilar ou > 37,7ºC oral).[1] Muitas vezes, é incorretamente tratada como sinônimo de hipertermia. Entretanto, a regulação da temperatura corporal e a presença de febre são consequências de um processo complexo de resposta do centro termorregulador localizado no hipotálamo anterior, mediado pela produção de citocinas pirogênicas, como componentes da denominada "reação de fase aguda", uma resposta primária a um estímulo agressor exógeno ou endógeno que se caracteriza, entre outras respostas, pela elevação regulada da temperatura corporal.

Hipertermia consiste na elevação da temperatura corporal em decorrência da produção excessiva de calor ou da incapacidade de perdê-lo. Pode ser causada por exposição a locais e ambientes excessivamente quentes, lesão térmica, medicamentos ou roupas. Na hipertermia, não há alteração do chamado ponto de ajuste como na febre, conceito que será discutido a seguir.[2]

No Quadro 90.1 encontram-se as principais diferenças entre febre e hipertermia e como identificá-las clinicamente.

FISIOPATOGENIA DA FEBRE

A temperatura corporal pode ser considerada normal na aferição axilar com valores entre 35,5 e 37°C (veja o Capítulo 26) e se mantém em níveis constantes com uma variação média de até 0,6°C no ciclo circadiano. Apresenta pico mais elevado entre 18 e 22 horas, quando o metabolismo corporal é mais ativo, e valor mínimo entre 2 e 4 horas. Além disso, a temperatura corporal pode variar mediante a interferência de fatores como alimentação, exercícios físicos intensos, gravidez ou ovulação.[2]

O centro termorregulador encontra-se no hipotálamo e tem por função atuar na regulação do balanço entre os mecanismos de perda e de produção de calor. Essa regulação ocorre a partir da leitura do denominado ponto de ajuste (ou *set point*), que representa o valor, ou faixa de valores, no qual o hipotálamo se baseia para realizar a regulação da temperatura corporal. Em caso de variação anormal ou erro existente, ou seja, quando o valor da temperatura corporal difere do valor referido no ponto de ajuste, o organismo se utiliza dos mecanismos de perda ou de produção de calor, até que o ponto de ajuste seja atingido.[1]

Na febre, há elevação no ponto de ajuste, determinando o desencadeamento dos mecanismos de produção de calor a fim de que o novo ponto de ajuste seja atingido. Essa elevação pode ser causada pela presença de substâncias, denominadas pirógenos, que podem ser liberadas por toxinas bacterianas ou por substâncias circulantes (complexos imunes) produzidas por tecidos corporais inflamados ou em degeneração. Há evidências de que os pirógenos exógenos, ao agirem sobre as células fagocitárias, principalmente monócitos, promovem a síntese e a liberação de pirógenos endógenos.[1] Dentre os pirógenos endógenos, podem ser citados: interleucina-1 (IL-1, o mais importante), fator de necrose tumoral (TNF), alfa-1-interferon, interleucina-6 (IL-6) e interleucina-2 (IL-2).[2] Sugere-se que a ação dos pirógenos se dá pela liberação de prostaglandinas (principalmente da prostaglandina E_2), as quais atuam no hipotálamo, desencadeando a reação de febre (Figura 90.1). Desse modo, entende-se a ação de medicações antitérmicas (como ácido acetilsalicílico, paracetamol e dipirona) no tratamento dos casos de febre por agirem diretamente no bloqueio da síntese de prostagladinas, reduzindo, assim, a produção das citocinas com ação pirogênica e provocando diminuição ou cessação da febre.[1]

ETIOLOGIA

A compreensão dos fenômenos fisiopatogênicos envolvidos no complexo mecanismo de elevação da temperatura corporal possibilita inferir que a febre, de fato, apresente etiologia varia-

Quadro 90.1 Principais diferenças entre febre e hipertermia	
Febre	**Hipertermia**
Aumento regulado da temperatura	Aumento descontrolado da temperatura
Fisiológico: ajuste do núcleo termorregulador por pirogênios	Exposição a locais quentes, intermação, medicamentos, lesão hipotalâmica etc.
Responsiva a antitérmicos	Não responsiva a antitérmicos
Extremidades frias (mãos e pés)	Extremidades quentes (mãos e pés)
Ausência de sudorese	Aumento da sudorese
Sensação subjetiva de frio	Sensação subjetiva de calor
Tremores eventuais	Ausência de tremores
Taquicardia e taquipneia	

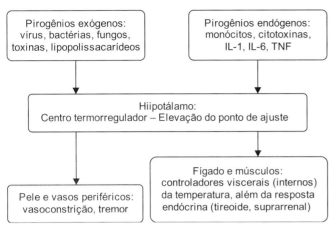

Figura 90.1 Fisiopatogenia da regulação térmica – Febre.

da, assim como são variados os estímulos endógenos e exógenos desencadeantes da resposta hipotalâmica. Na prática clínica, a maior parte dos estados febris tem origem no amplo capítulo das doenças infecciosas. Infecções por bactérias, rickéttsias, vírus, fungos e outros parasitas são causas comuns de febre. Há, contudo, inúmeros outros eventos e distúrbios também associados à lesão dos tecidos que não devem escapar à investigação etiológica da febre: lesões mecânicas dos tecidos, como nas intervenções cirúrgicas e nos traumas (por exemplo, por esmagamento de tecidos); neoplasias malignas; doenças hemolinfopoéticas; acidentes vasculares, incluindo infarto agudo do miocárdio, hemorragia ou trombose central e venosa; distúrbios dos mecanismos imunológicos ou doenças autoimunes, como colagenoses, vasculites e doença do soro; febre resultante da ação de medicamentos; e doenças do sistema nervoso central (SNC).[2]

Classificação da febre[2-4]

Duração total da síndrome febril

- **Aguda:** recente, com menos de 1 semana. Etiologia infecciosa, mais comumente viral, infecções das vias aéreas superiores, pneumonias, infecções urinárias e gastroenterite infecciosa.
- **Subaguda:** duração que se prolonga entre 1 e 3 semanas. Etiologia geralmente bacteriana – abscessos bacterianos, pielonefrites, malária e febre tifoide.
- **Crônica:** duração > 3 semanas. Causas infecciosas (HIV, tuberculose, micoses profundas) ou não infecciosas (neoplasias, vasculites).

Tipos de febre

- **Contínua:** temperatura elevada, sem interrupção, com pequenas variações diárias < 1ºC até o final da síndrome febril (por exemplo, pneumonia por gram-negativos, meningite bacteriana, pielonefrite).
- **Remitente:** temperatura elevada, com variações diárias de > 1ºC, sem retorno ao normal (por exemplo, endocardites, brucelose, febre tifoide).
- **Intermitente:** nesse padrão, a temperatura elevada volta aos níveis normais entre as exacerbações durante todo o processo. Dependendo dos intervalos de exacerbação (diário, a cada 48 ou 72 horas), é denominada cotidiana, terçã ou quartã (por exemplo, malária).
- **Séptica/irregular:** picos elevados intercalados com apirexia ou hipotermia (recém-nascidos), sem caráter cíclico (por exemplo, sepse, abscessos intracavitários, empiemas).
- **Recorrente/ondulante:** períodos mais prolongados de temperatura normal, com a duração de dias a semanas, seguidos por períodos de elevação da temperatura (por exemplo, linfoma [febre de Pel-Ebstein]), neoplasias, infecções por *Borrelia* sp.

Quanto ao término

- **Em crise:** desaparece subitamente, em geral com calafrios, sudorese profusa e prostração. Acesso malárico.
- **Em lise:** hipertermia desaparece gradativamente, dia a dia, até a temperatura normal.

Sintomas comuns da síndrome febril

Além de febre, podem ocorrer astenia, inapetência, taquicardia, taquipneia, mal-estar geral, calafrios, sudorese, cefaleia, oligúria, mialgias, artralgias, náuseas e vômitos.[2] Também podem estar associados outros sinais clínicos relacionados com o local de acometimento do processo infeccioso, o que facilita a determinação de sua causa: sopro cardíaco (endocardite), exantema e petéquias (doenças exantemáticas), linfadenopatia satélite ou difusa (sífilis, tuberculose), disenteria (infecções intestinais), tosse com escarro purulento (infecções respiratórias), disúria e polaciúria (infecções do trato urinário) etc.[4]

Dentre as apresentações clínicas de quadros febris, é importante reconhecer a presença de *sepse*, denominação dada à síndrome da resposta inflamatória sistêmica – cuja sigla em inglês é SIRS – em resposta a uma agressão infecciosa aguda ao organismo, anteriormente denominada septicemia. Pelo conjunto de sinais clínicos e de resultados laboratoriais que lhe são característicos, a sepse, assim descrita, é de fácil reconhecimento à beira do leito em situações agudas (Quadro 90.2).[5]

A definição atual de sepse segue os novos conceitos estabelecidos na Terceira Conferência Internacional de Consenso para Definição de Sepse.[6] A tendência atual aponta para o abandono do conceito de SIRS, tendo em vista sua baixa especificidade, e para a reformulação do conceito de sepse.

Segundo esses conceitos, a *sepse é definida como uma disfunção orgânica que ameaça a vida, causada pela desregulação da resposta do hospedeiro à infecção*. A disfunção orgânica pode ser identificada como uma modificação aguda no escore SOFA ≥ 2 pontos como consequência da infecção. Na aplicação operacional, o denominado escore SOFA (*Sequencial Sepsis related Organ Failure*

Quadro 90.2 Características da sepse
Febre > 38ºC ou hipotermia (< 36,0ºC)
Taquipneia (> 26mpm)
Taquicardia (> 100bpm)
Leucocitose (> 12.000/mm³ com mais de 10% de formas jovens ou < 4.000/mm³)

Assessment) avalia a presença das disfunções orgânicas dos tipos circulatórias, respiratórias, hepáticas, neurológicas e coagulativas no paciente com doença aguda e crítica, como no caso da sepse.

A sepse é a causa primária de morte por infecção, em especial se não reconhecida e tratada prontamente, e seu reconhecimento demanda uma atenção imediata. O que diferencia a sepse da infecção é a resposta aberrante e desregulada do hospedeiro e a presença da disfunção orgânica.

O *choque séptico* é um tipo de sepse no qual existem anormalidades circulatórias, celulares e metabólicas tão profundas que aumentam significativamente a mortalidade. No choque séptico, a hipotensão persistente exige o uso de vasopressores para manter a pressão arterial média > 65mmHg e o lactato sérico > 18mg/dL, apesar das medidas de ressuscitação com fluidos intravasculares; nesse caso, a mortalidade alcança níveis < 40%.

ACHADOS CLÍNICOS

- **Preditores de bacteriemia em pacientes febris:** febre acompanhada de calafrios (sinal de maior especificidade – 90%), taquipneia, cianose, confusão mental e/ou hipotensão.[5]
- **Pirexia extrema:** temperatura > 41,1ºC, de maneira sustentada, associada a pior prognóstico. Ocorre na sepse causada por patógenos gram-negativos e em problemas de desregulação central da temperatura, como hemorragia aguda subaracnóidea e intracraniana, insolação e hipertermia maligna por medicações, como, por exemplo, anestésicos e tranquilizantes.[6]
- **Frequência cardíaca (FC) e elevação da temperatura:** normalmente, um aumento de 0,6ºC dá temperatura corporal eleva a FC em 10bpm. Contudo, existem situações em que essa elevação de temperatura não aumenta a FC, caracterizando uma desproporção entre a elevação da temperatura e a FC, tipicamente descrita na febre tifoide, mas também podendo ser observada em casos de leptospirose, infecções por clamídia, rickéttsias, legionelose, febre por medicamentos e febre factícia. Portanto, pode ser um sinal que auxilia o reconhecimento etiológico.[5,7]
- **Recém-nascidos, idosos e pacientes na vigência de corticosteroides ou de anti-inflamatórios não esteroides (AINE):** podem ter infecção sem resposta febril. Nos idosos, é sinal de mau prognóstico, quando associada a confusão mental, alucinações e delírio. Nos recém-nascidos, a termogênese é menos regulada e variável conforme a temperatura ambiental, tendo maior propensão à perda de calor (hipotermia). A temperatura deve ser monitorizada frequentemente, sendo mais confiável pela via retal.
- **Tratamento da febre:** febre é também um mecanismo de defesa e sinal de alerta para agressões por agentes infecciosos ou doenças não infecciosas; portanto, trata-se de um sinal clínico importante para diagnóstico e monitoramento da doença.[5] Além disso, denota um mecanismo de defesa do hospedeiro contra infecções; por isso, nem sempre o uso de medicação antitérmica é indicado, pois pode mascarar um diagnóstico ainda não detectado ou a capacidade de resposta do hospedeiro.[8] No entanto, a febre pode ser nociva, principalmente se muito elevada, como > 41ºC, bem como em pacientes com funções cardíaca, cerebral ou respiratória

comprometidas. Nesses casos, deve ser imediatamente tratada em virtude de seus efeitos tóxicos (toxemia da febre) e deletérios, como hipermetabolismo decorrente de maior gasto metabólico e oxidativo, o que pode ocasionar descompensação nas situações supracitadas.[7] O uso de intervenções antipiréticas, assim como o alívio de sintomas, é justificado para estabilização do quadro clínico. Assim, também em recém-nascidos e crianças pequenas, a elevação da temperatura pode causar convulsões e exige tratamento imediato.[8]

É válido ressaltar que pacientes imunossuprimidos ou sob tratamento imunossupressor podem mascarar a presença de infecção na medida em que não apresentam febre na presença de processo infeccioso.[6]

Hipotermia

A hipotermia, por sua vez, caracteriza diminuição da temperatura corpórea < 35,5ºC, quando medida na axila, ou < 36ºC, quando aferida no reto. Pode ser classificada como leve (de 32 a 35ºC), moderada (30 a 32ºC) ou grave (< 30ºC).

As condições que causam hipotermia estão relacionadas com baixa produção de calor ou aumento de sua perda. Nesse sentido, os idosos, por terem maior dificuldade no controle da termorregulação, são mais suscetíveis à hipotermia.

No exame do paciente hipotérmico, as primeiras manifestações perceptíveis são vasoconstrição, palidez, tremores, taquicardia e elevação da pressão arterial. Outras respostas irão aparecer, dependendo da progressão do quadro e da diminuição da temperatura, como acidose metabólica, disfunções orgânicas e, em casos extremos, coma. A pele costuma parecer seca, fria e pálida, e pode ocorrer edema. As regiões mais suscetíveis a ulcerações cutâneas por congelamento são as extremidades e os dedos de mãos e pés, além do pavilhão auricular.[2]

As situações clínicas associadas à hipotermia incluem: congelamento, estados de choque circulatório avançado, doenças consumptivas, hipotireoidismo, coma diabético, politraumatismo, cirurgias cavitárias longas, hipotermia induzida por medicamentos e álcool e estágios terminais de doenças.[2]

Febre de origem obscura (FOO)

A definição clássica de FOO, elaborada por Petersdorf e Beeson, abrange os seguintes parâmetros: temperatura axilar > 38,3ºC, medida em várias ocasiões em um período de mais de 3 semanas, para a qual não se evidenciou um diagnóstico apesar de 1 semana de investigação em hospital.[9]

Nas últimas décadas, os médicos continuam a ser desafiados por febres de origem obscura relacionadas com novos padrões de doenças, definidas pela utilização de novas técnicas diagnósticas de investigação etiológica e exames de imagem, o que resultou em uma nova forma de classificação das febres de origem obscura e não mais estabelece um período restrito de 1 semana de avaliação intra-hospitalar para definir FOO. Atualmente, as febres de origem obscura são divididas em quatro grupos:[10,11]

- Clássica (conforme descrito previamente).
- Nosocomial.
- Neutropênicas.
- Associadas ao HIV.

Essa divisão estabelece estratégias e planejamentos de investigação especificados conforme o contexto do paciente, hospitalizado ou não.[8,12]

Casos classificados como nosocomiais referem-se aos pacientes com febre persistente, internados ou não em unidades de tratamento intensivo, sedados em ventilação mecânica, com cateteres intravasculares, urinários ou cavitários, submetidos a procedimentos cirúrgicos, com politraumatismo, transplante de órgãos, uso de próteses e em uso prolongado de antibióticos. Muitos desses pacientes cursam com quadros de febre por semanas, com ou sem sinais de sepse clínica.[8]

Nos pacientes com neutropenia e imunossuprimidos, as causas mais frequentes de febre são as bacteriemias e fungemias espontâneas no período da aplasia, quando a persistência do quadro febril dificulta a identificação de sua etiologia em mais de 50% dos casos. A febre também pode ter como causa a utilização de medicamentos (principalmente agentes imunossupressores), além de doenças orgânicas.[12]

Em pacientes com infecção por HIV e AIDS, com imunossupressão acentuada (CD4 < 800), a etiologia é infecciosa em 79% dos casos, maligna em 8% e desconhecida em 9%.[12]

Pode-se observar, na Figura 90.2, que o perfil etiológico da FOO vem mudando ao longo das décadas, paradoxalmente à introdução de novos testes diagnósticos (como os exames de imagem mais modernos) e novos recursos terapêuticos. O gráfico mostra que, nas últimas décadas, as situações sem diagnóstico determinado passaram de 10% para até 45% dos casos investigados.[13]

A distribuição etiológica clássica é classificada da seguinte maneira: doenças infecciosas, malignidade/neoplasias, doenças inflamatórias do tecido conjuntivo/não infecciosas e miscelânea.[13,14]

Estratégia diagnóstica para febre de origem obscura

A investigação para os casos de FOO busca identificar ou afastar as etiologias mais prevalentes para cada tipo de febre. Devem ser sempre valorizados os seguintes elementos:

- **História clínica:** existência de imunossupressão (por doença ou medicamento); uso de substâncias ilícitas; antibioticoterapia recente (pode predizer infecção por germe multirresistente); mudança de comportamento ou da capacidade cognitiva recente (suspeita de meningite granulomatosa); dor mandibular/auricular quando da abertura bucal (suspeita de arterite de células gigantes); noctúria e disúria (prostatite).[12]
- **Exame físico:** deve ser completo (de todos os sistemas), visando identificar alguma alteração como possível causa da febre.[12]
- **Contexto epidemiológico do paciente:** o ambiente onde vive/trabalha, história de viagens recentes, exposição frequente a animais.[12,15]

Deve-se proceder à monitorização de dados não específicos para o diagnóstico, como grau da temperatura, a natureza da curva de febre e a resposta a antipiréticos, lembrando que a febre pode estar atenuada em pacientes idosos, recém-nascidos e pacientes que tomam medicações (como AINE e imunossupressores).[12]

A investigação complementar deve incluir: hemograma, plaquetas, culturas (sangue, urina, escarro, cutânea, mucosas de líquidos corporais), avaliação da função hepática, dosagem de eletrólitos, sorologias de hepatites e viroses mais comuns, marcadores de doença inflamatória e colagenoses e exames de

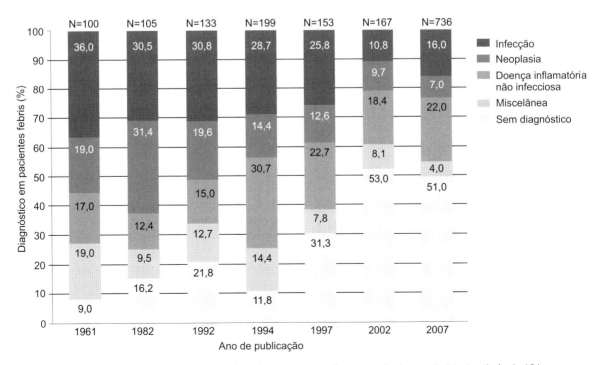

Figura 90.2 Perfil etiológico da FOO ao longo dos anos. (Imagem retirada e traduzida da referência 13.)

imagem (radiografia, tomografia, ressonância nuclear magnética e exame cintilográfico).[12]

Testes diagnósticos a serem incluídos, além dos citados, incluem: velocidade de hemossedimentação (VHS); proteína C reativa (PCR); lactato sérico, desidrogenase sérica; teste tuberculínico; anticorpo anti-HIV; carga viral (suspeita de doença viral); fator reumatoide; anticorpos antinucleares; eletroforese de proteínas séricas; ANCA (p e c); exames de imagem.[12]

Os exames de imagem, como a tomografia computadorizada, podem ser úteis para mostrar nódulos tumorais, abscessos profundos, viscerais e cavitários e processos granulomatosos.[12]

A medicina nuclear é útil para rastreamento de todo o corpo do paciente, como a cintilografia com gálio, que mapeia tecidos com atividade fagocitária e complementa o diagnóstico, quando executada com exames de imagem.[12]

Alguns testes mais específicos incluem: exame do liquor, para casos em que existe suspeita de acometimento do SNC; testes de biologia molecular, como PCR, para identificação de etiologias infecciosas e doenças inflamatórias; realização de biópsias de tecido para averiguação de lesões detectadas por imagens, como nódulos hepáticos, linfonodomegalias e abscessos viscerais.[12]

Referências

1. Guyton, AC, Hall JE. Temperatura corporal, regulação da temperatura e febre. In: Tratado de fisiologia médica. 12. ed. Rio de Janeiro: Elsevier, 2011:913-24.
2. Porto, CC. Semiologia médica. 6. ed. Rio de Janeiro: Guanabara Koogan, 2009.
3. Ogoina D. Fever, fever patterns and diseases called 'fever' – A review. Journal of Infection and Public Health 2011; 4:108-24.
4. Mackowiak PA. Concepts of fever. Arch Intern Med 1998; 158:1870-881.
5. McGee S. Evidence-based physical diagnosis. 3. ed. Philadelphia: Elsevier Saunders, 2012.
6. Singer M, Deutschman CS, Seymour CW et al. The Third International Consensus Definitions for Sepsis and Septic Shock (Sepsis-3). JAMA 2016; 315(8):801-10.
7. Goldman A. Goldman Cecil medicina. 24. ed. Rio de Janeiro: Elsevier, 2014.
8. Mandell GL, Bennet JE, Dolin R. Mandell, Douglas, and Bennett's, principles and practice of infectious diseases. 7. ed. New York: Churchill Livingstone, 2010.
9. Petersdorf RG, Beeson PB. Fever of unexplained origin: report on 100 cases. Medicine (Baltimore) 1961; 40:1.
10. Durack DT, Street AC. Fever of unknown origin: re-examined and redefined. In: Remington JS, Swartz MN (eds.) Current clinical topics in infectious diseases. Boston: Blackwell Science, 1991:35.
11. Konecny P, Davidson RN. Pyrexia of unknown origin in the 1990s: time to redefine. Br J Hosp Med 1996; 56:21.
12. Bor DH. Approach to the adult with fever of unkown origin. Disponível em: www.uptodate.com. Acessado em 12/09/2013.
13. Horowitz H. Fever of unknown origin or fever of too many origins? New Eng J Med, 2013; 368:3.
14. Vanderschueren S, Knockaert D, Adriaenssens T et al. From prolonged febrile illness to fever of unknown origin: the challenge continues. Arch Intern Med 2003; 163:1033.
15. Rosa A, Soares J, Barros E. Sinais e sintomas na prática médica: consulta rápida. Porto Alegre: Artmed, 2006.

CAPÍTULO 91

Hemoptise

Mara Rúbia André Alves de Lima • *Eduardo Garcia* • *Cátia Maria Scherer Hoppen*
Victória Bernardes Guimarães

INTRODUÇÃO

Hemoptise consiste na expectoração de sangue do trato respiratório, e o sangue eliminado pela boca passa através da glote e, portanto, é proveniente de um local abaixo das cordas vocais, abrangendo vias aéreas e pulmões. Trata-se de um sinal comum, inespecífico e alarmante, que engloba um grande número de possibilidades diagnósticas.

O sangue expectorado da árvore brônquica pode ser oriundo dos dois sistemas vasculares presentes no tecido pulmonar, ou seja, do sistema arterial brônquico e do sistema arterial pulmonar. Como o sistema arterial brônquico é de alta pressão, assemelhando-se à pressão arterial sistêmica, o sangramento dele originado tende a ser mais profuso. Pode ser associado a doença inflamatória pulmonar ou defeito no sistema arterial pulmonar com erosão, ou ao rompimento da parede do vaso, permitindo que o sangue irrompa pelo ramo arterial. Já a árvore arterial pulmonar é de baixa pressão e a hemoptise, nesse caso, apresenta menor volume de sangue em relação ao proveniente do sistema brônquico e pode ocorrer por necrose do vaso, causada por pneumonia necrosante ou neoplasia de pulmão.

ETIOLOGIA

Dentre os diagnósticos associados com hemoptise, podem ser mencionados os seguintes: tuberculose, bronquiectasias, pneumonias bacterianas, abscesso pulmonar, infecção fúngica invasiva, bronquite crônica, neoplasia, insuficiência ventricular esquerda, estenose mitral, embolia pulmonar, fístula broncovascular, distúrbios de coagulação e aspiração de corpo estranho, principalmente em crianças (Quadro 91.1).

ACHADOS CLÍNICOS

Ratificar se o paciente apresenta hemoptise

Iniciando a caracterização semiológica da hemoptise, é necessário confirmar *se o paciente apresenta mesmo hemoptise ou não*, investigando, por meio de uma anamnese meticulosa, de onde, mais provavelmente, estaria vindo o sangramento. Se o sangue for proveniente de um local abaixo das cordas vocais, trata-se de hemoptise. Os sangramentos provenientes da árvore brônquica inferior usualmente têm aspecto aerado e cor vermelha rutilante. Além disso, são precedidos e/ou acompanhados de tosse ou de outras queixas respiratórias, como dispneia e dor torácica.

Quadro 91.1 Etiologia da hemoptise
Tuberculose
Bronquiectasias
Pneumonias bacterianas
Abscesso pulmonar
Infecção fúngica invasiva
Bronquite crônica
Neoplasia
Insuficiência ventricular esquerda
Estenose mitral
Embolia pulmonar
Fístula broncovascular
Distúrbios de coagulação
Aspiração de corpo estranho (em crianças)

Quando a origem do sangramento estiver nas vias aéreas superiores (acima da glote), na boca, na faringe ou mesmo no trato gastrointestinal, o sangramento não será considerado hemoptise. Caso se confirme que a origem do sangramento está localizada na nasofaringe, recebe a denominação de *epistaxe*; se o sangramento tiver origem no trato gastrointestinal superior, receberá a denominação de *hematêmese*.

A história clínica do paciente com hematêmese geralmente é fonte de informações valiosas para sua diferenciação da hemoptise, uma vez que a primeira costuma ser precedida de náuseas e o paciente pode relatar que "vomitou sangue". Na hematêmese, o sangue eliminado tem um aspecto de borra de café, embora possa ser também sangue vivo; não é arejado e apresenta odor ácido, além de ser acompanhado de outras queixas e problemas do trato gastrointestinal, como azia, pirose, plenitude pós-prandial e antecedentes de úlcera péptica ou hepatopatia crônica com hipertensão portal e varizes esofagianas.

A epistaxe é definida como o sangramento proveniente da mucosa nasal.[1] Estima-se que 60% da população adulta já tenham apresentado pelo menos um episódio de epistaxe,[2] na maioria das vezes autolimitado e sem maiores consequências. A epistaxe pode ser ocasionada por fatores locais ou sistêmicos. Dentre os fatores sistêmicos, podem ser citadas hipertensão arterial (considerada a principal causa de epistaxe grave, que motiva internação hospitalar),[2] coagulopatias (hemofilias, doença de von Willebrand, hepatopatias) e doenças hematológicas, que cursam com alteração quantitativa ou qualitativa de plaquetas (aplasia medular, trombastenia de Glanzmann).[2] O uso de medicamentos anticoagulantes e antiagregantes plaquetários também pode ocasionar epistaxe.[2] Com frequência, o paciente não refere espontaneamente o uso recente de ácido acetilsalicílico ou outros antiagregantes plaquetários, cabendo ao médico indagar sobre sua ingestão.[2] Os fatores locais que levam à epistaxe com maior frequência são os seguintes: trauma (fraturas nasais ou manipulação digital), infecções de vias aéreas superiores, inalação de ar frio e seco (grande parte dos quadros de epistaxe ocorre durante o inverno),[2] quadros alérgicos nasais, introdução de corpos estranhos na fossa nasal, inalação de irritantes químicos (cocaína, vapores de metais pesados) e a presença de perfuração septal ou desvio de septo.[3,4] Denomina-se *pseudo-hemoptise* o sangramento com história de epistaxe e aspiração faríngea de material sanguinolento desde as vias aéreas superiores com posterior eliminação pela boca, mas com ausência de tosse ou de outras manifestações broncopulmonares.

Determinar o local de onde provém e o volume da hemoptise

Uma vez ratificada a hemoptise, inicia-se a pesquisa de alterações do aparelho respiratório, visando determinar as seguintes informações: o *local* de onde provém o sangramento, seja na árvore respiratória, seja nos alvéolos, e o *volume* de sangue eliminado. O local de origem e o volume de sangue eliminado serão fundamentais para a tomada de decisões quanto ao diagnóstico da doença que está se manifestando por hemoptise e quanto ao tratamento da hemoptise propriamente dita, e também da doença subjacente. Essa determinação exigirá a realização de exames complementares.

Identificação do local de origem da hemoptise

Hemoptise de origem alveolar

Quando a origem da hemoptise for alveolar, haverá ruptura capilar ou transudação alveolar de sangue, sem que haja solução de continuidade do endotélio. Isso se observa em doenças cardiovasculares, como na insuficiência ventricular esquerda com edema agudo de pulmão, na qual a hemoptise costuma ser acompanhada de expectoração espumosa rósea. No caso da estenose mitral, o sangramento costuma ser secundário à ruptura de cordões varicosos das veias brônquicas, formados pela hipertensão pulmonar resultante da patologia subjacente.

Hemoptise de origem na árvore brônquica

Nas hemoptises de origem na árvore brônquica ocorre a ruptura de vasos que poderiam ser previamente saudáveis ou anormais, como na vasculatura com deformidades estruturais secundárias ao processo inflamatório crônico e com neoformação vascular da parede brônquica deformada dos pacientes com bronquiectasias.

Quando a hemoptise tiver origem na árvore brônquica, as perguntas apresentadas no Quadro 91.2 deverão ser feitas ao paciente.

Quadro 91.2 Perguntas para avaliação da origem da hemoptise
Foi observada a presença de escarro com raias de sangue vivo?
A eliminação de sangue está relacionada com algum momento do dia, época do mês ou alguma atividade em especial?
Há quanto tempo ocorre o sangramento?
O sangramento é acompanhado da sensação de algum calor ou borbulhamento no peito? De que lado do tórax?
Há presença de tosse, falta de ar ou dor no peito?
O sangramento está relacionado com alguma posição específica?
Fez algum procedimento endoscópico de vias aéreas antes de apresentar hemoptise?

Escarro ou expectoração com raias de sangue também corresponde a uma hemoptise. Quando o paciente expectora um volume pequeno e mais denso de sangue, em estado gelatinoso semelhante ao escarro, essa manifestação clínica pode ser denominada "expectoração hemática", e o paciente pode descrever o sangramento como uma "bolota de sangue" ou referir que o sangue estava "endurecido". A descrição de sintomas como "coceira" ou "fervura" em um dos hemitórax pode definir o pulmão acometido.

A origem do sangramento pode ser sugerida semiologicamente de acordo com as características da expectoração. Por exemplo, expectoração com "cor de tijolo" pode indicar pneumonia pneumocócica, e a expectoração com raias de sangue, recobrindo grumos de muco, pode ser associada a bronquite aguda ou crônica, neoplasias malignas ou tuberculose. Não é normal que o paciente tabagista tenha escarro hemático apenas pelo fato de fumar cigarros, como alguns pacientes podem pensar erroneamente.

Outros dados, como idade, estado nutricional e comorbidades do paciente, também devem ser averiguados pelo médico, pois são relevantes para o estabelecimento do diagnóstico e a escolha da conduta terapêutica para a hemoptise. Por exemplo, a hemoptise que surge em um paciente jovem, com aparente bom estado geral ou relato de sudorese noturna, febrícula diária, emagrecimento e contato com pessoas em tratamento para doença pulmonar, deve levantar a suspeita de tuberculose e também exige a pesquisa de HIV. Já a hemoptise em um paciente que se encontra em período pós-operatório leva a pensar em embolia pulmonar. Em crianças, a hemoptise pode indicar pneumonia bacteriana, aspiração de corpo estranho, fibrose cística ou doenças cardíacas graves.[5]

Avaliação do volume de sangue eliminado

A avaliação do volume da hemoptise é difícil de ser realizada clinicamente e tem importância não apenas para a determinação da causa, mas da morbimortalidade e da urgência para o diagnóstico e para a tomada de decisões terapêuticas. A perda sanguínea é geralmente superestimada por paciente e médicos e, dependendo da urgência, deve-se tentar estimar o volume da perda em frasco graduado.[6] Em geral, a presença de sangue em qualquer material eliminado pelo organismo sinaliza um evento grave com risco de morte, gerando um grau de ansiedade proporcional a esses temores, e o volume da hemoptise pode ser superestimado. Deve ser buscada uma informação mais objetiva, perguntando ao paciente, por exemplo: "eliminou uma colher de sopa de sangue? Um copo? O que manchou com o sangue? Quanto sangue perdeu por dia, aproximadamente?".

A hemoptise pode ser classificada como *maciça* ou *não maciça*, de acordo o volume sanguíneo perdido, mas ainda não há uniformização para definição dessas categorias. Hemoptises não maciças podem significar perdas sanguínea < 200mL em 24 horas ou a expectoração de 100 a 600mL de sangue por dia.[7]

O sangue da hemoptise pode ser oriundo das duas circulações sanguíneas presentes no pulmão, a brônquica e a pulmonar. Em 90% dos casos, uma erosão ou ruptura da circulação brônquica é a fonte do sangue. Em virtude dos níveis tensionais sistêmicos das artérias brônquicas, que são responsáveis pela irrigação nutricional do parênquima pulmonar, essas hemoptises são mais graves e maciças, e o diagnóstico subjacente inclui bronquiectasias, tuberculose e fístulas arteriovenosas, entre outros.

Na hemoptise originada de ruptura das artérias pulmonares, o volume costuma ser menor em razão da pressão sanguínea mais baixa e da capacidade dos alvéolos de armazenarem o sangue, podendo aparecer em casos de abscessos pulmonares, pneumonias bacterianas, infarto pulmonar, carcinoma broncogênico, bronquite etc.

Ao contrário do que o paciente pode entender, o volume de sangue eliminado na hemoptise *não* é obrigatoriamente proporcional à gravidade do diagnóstico subjacente. Escarros hemáticos podem traduzir um carcinoma brônquico e uma hemoptise volumosa pode ser causada por doença inflamatória, como a tuberculose, que tem tratamento curativo, ou por bronquiectasias infectadas. O mesmo raciocínio é aplicável para o prognóstico, pois pode haver broncoespasmo grave em decorrência de pequeno volume sanguíneo extravasado.

Outros dados da anamnese que auxiliam o diagnóstico da hemoptise podem ser vistos no Quadro 91.3.[8]

Exame físico

Assim como a história do paciente, um exame físico preciso é capaz de direcionar a investigação da hemoptise. O exame físico deve abranger os sinais vitais e a saturação de oxigênio, avaliando-se o risco de morte, principalmente na presença de taquicardia, hipotensão ou saturação de oxigênio diminuída. Embora grandes volumes (> 600mL/dia) possam levar ao choque hipovolêmico, a hemoptise coloca o paciente em risco de morte em consequência da asfixia por inundação da via aérea por sangue e obstrução à passagem de ar. Por isso, a conduta diagnóstica deve ser rápida, e a terapêutica mais urgente consiste em *manter as vias aéreas patentes*. Alguns achados clínicos sugerem determinados diagnósticos, como se pode observar no Quadro 91.4.[8]

Quadro 91.3 Aspectos relevantes a serem investigados na anamnese

História clínica	Diagnóstico sugestivo
Uso de anticoagulante	Efeito do medicamento, distúrbio de coagulação
Associação com período menstrual	Endometriose pulmonar
Dispneia, fadiga, ortopneia, dispneia paroxística noturna, escarro róseo	Insuficiência cardíaca, disfunção do ventrículo esquerdo, estenose da valva mitral
Febre, tosse produtiva	Infecção do trato respiratório inferior, sinusite aguda, bronquite aguda, pneumonia, abscesso pulmonar
História de câncer de mama, cólon ou rim	Metástase pulmonar
História de doença crônica pulmonar, infecções recorrentes do trato respiratório inferior, tosse com escarro abundante e purulento	Bronquiectasia, abscesso pulmonar
HIV (vírus da imunodeficiência humana), imunossupressão	Neoplasia, tuberculose, sarcoma da Kaposi
Náusea, vômito, melena, etilismo, uso crônico de agentes anti-inflamatórios não esteroides	Gastrite, úlcera gástrica ou péptica, varizes esofagianas
Dor pleural	Infarto ou embolia pulmonar
Tabagismo	Bronquite aguda, bronquite crônica, câncer de pulmão, pneumonia
Viagem	Tuberculose, parasitas, agentes biológicos
Perda de peso importante	Enfisema, câncer de pulmão, tuberculose, bronquiectasia, abscesso pulmonar, HIV

Fonte: adaptado da referência 8.

Exames complementares

Além da investigação semiológica, na conduta diagnóstica em um paciente com hemoptise, a radiografia convencional do tórax, em projeções anteroposterior e perfil, é um exame que deve ser solicitado em caráter de urgência. Se o estudo radiológico convencional de tórax não for suficiente para sugerir a doença que está levando à hemoptise, também será necessária a realização de tomografia computadorizada (TC) de tórax. A TC promove melhor avaliação de bronquiectasias, lesões escavadas e tumorais, além de identificar adenomegalias mediastinais.

Mesmo com a detecção de alterações broncopulmonares nos exames de imagem do tórax compatíveis com a ocorrência de hemoptise, a realização de fibrobroncoscopia continua estando indicada, mesmo durante sangramento, para identificação do local de saída do sangue, averiguação da existência de lesões endobrônquicas e coleta de material para exames bacteriológicos, micológicos e a pesquisa de células malignas,

Quadro 91.4 Achados no exame físico do paciente com hemoptise

Sinal clínico	Hipóteses diagnósticas operacionais
Caquexia, síndrome de Cushing, hiperpigmentação, síndrome de Horner	Carcinoma broncogênico, carcinoma de pequenas células, outras neoplasias primárias de pulmão
Macicez à percussão, febre	Pneumonia
Febre, presença de material mucopurulento após drenagem nasal	Infecção aguda do aparelho respiratório superior, sinusite aguda
Febre, taquipneia, hipoxia, hipertrofia de músculos acessórios da respiração, tórax em barril, tiragem, ronco, som timpânico à percussão, abafamento dos sons cardíacos	Reagudização da bronquite crônica, neoplasia primária de pulmão, pneumonia
Fragilidade gengival	Doença granulomatosa de Wegener
Sopro cardíaco, *pectus excavatum*	Estenosa de valva mitral
Aumento de linfonodos, caquexia, tumor violáceo na pele	Sarcoma de Kaposi secundário à infecção por HIV
Taquicardia, taquipneia	Insuficiência cardíaca congestiva decorrente de disfunção ventricular ou grave estenose da valva mitral
Taquipneia, taquicardia, dispneia, atrito pleural, dor unilateral na perna, edema	Tromboembolismo pulmonar
Som timpânico em ápices pulmonares, caquexia	Tuberculose

Fonte: adaptado da referência 8.

entre outros.[9] Na presença de sangramentos volumosos que colocam em risco a vida do paciente por obstrução das vias respiratórias pelo sangue, a broncoscopia rígida e/ou a entubação orotraqueal são obrigatórias e emergenciais para manter permeáveis as vias aéreas do paciente.[10] Quando na fibrobroncoscopia for levantada a hipótese operacional de tumor carcinoide, a lesão tem contraindicação relativa de biópsia. O tumor carcinoide é muito vascularizado, sendo alta a proba-

bilidade de surgir hemoptise como complicação pós-procedimento. Um recurso a ser considerado, a fim de diferenciar a hemoptise das rinorragias, consiste na realização de rinoscopia anterior, que pode identificar sangramentos ou sangue coagulado dentro das fossas nasais.

Outros exames laboratoriais podem auxiliar o diagnóstico, incluindo o hemograma completo, com objetivo de avaliar o hematócrito, a contagem de plaquetas e a coagulação. Devido à possibilidade de síndromes pulmonares/renais, deve-se solicitar um exame de urina e provas de função renal. Se for caracterizada insuficiência renal aguda ou a presença de hemácias ou cilindros hemáticos, deve-se suspeitar de vasculite de pequenos vasos e proceder a um estudo de anticorpos, como o ANCA.[11] Se o paciente estiver produzindo escarro, exames bacterioscópicos com pesquisa de bacilos álcool-ácido-resistentes e bacteriológicos se fazem necessários.

Referências

1. Strong EB, Bell DA, Johnson LP, Jacobs JM. Intractable epistaxis: transantral ligation vs. embolization: efficacy review and cost analysis. Otolaryngol Head Neck Surg 1995; 113:674-78.
2. Dann L. Severe epistaxis. Aust Fam Physician 1994; 23(2):153-5.
3. Wurman LH, Sack JG, Flannery JV, Lipsman RA. The management of epistaxis. Am J Otolaryngol 1992; 13(4):193-209.
4. Kurien M, Raman R, Thomas K. Profuse epistaxis: an argument for conservative medical management. Singapore Med J 1993; 34:335-6.
5. Hirshberg B, Biran I, Glazer M, Kramer MR. Hemoptysis: etiology, evaluation, and outcome um a tertiary referral hospital. Chest 1997; 112:440-4.
6. Batra PS, Holinger LD. Etiology and management of pediatric hemoptysis. Arch Otolaryngol Head Neck Surg 2001; 129:137-382.
7. Aidé MA. Hemoptysis. J Bras Pneumol 2010; 36(3):278-80.
8. Bidwell JL, Pachner RW. Hemoptysis: diagnosis and management. American Family Physician 2005; 72:1253-60.
9. Batistella F, Thomasi DI, Haesbaert CM, Severo MD, Pomblum VJ. Hemoptise: etiologia, avaliação diagnóstica e tratamento. Saúde, Santa Maria, 2008; 34(2):25-34.
10. Guimarães CA. Massive hemoptysis. In: Pearson FG et al (eds.) Thoracic surgery. 2. ed. New York: Churchil Livingstone, 2002.
11. Fidder HH, Apter S, Langevitz P et al. Positive antineutrofil cytoplasmic antibodiesassociated vasculitis presenting lutth hemoptysis and a mediastinal mass. Chest 1999; 115(5):1473-5.

CAPÍTULO 92

Hemorragia do Aparelho Digestório

Júlio Carlos Pereira Lima • *Fernanda de Quadros Onófrio* • *Michele de Lemos Bonotto*

INTRODUÇÃO

A hemorragia digestiva (HD) é classificada em aguda ou manifesta, quando há exteriorização do sangramento através de hematêmese, melena ou hematoquezia, e em crônica ou oculta, quando a perda de sangue é paulatina, ocasionando anemia, como em alguns casos de tumores ou lesões vasculares. A HD é classificada, quanto à localização, em hemorragia digestiva alta (HDA), quando o sangramento se origina de lesão ao alcance do endoscópio (do esôfago à terceira porção duodenal); HD baixa (HDB), em caso de lesão ao alcance do colonoscópio – do ânus ao íleo distal; ou em HD média, quando originada do intestino delgado, em um ponto não alcançado pelas endoscopias alta e baixa, ou seja, somente diagnosticada pela cápsula endoscópica ou pelo enteroscópio.

ETIOLOGIA

No Quadro 92.1 estão expostas as causas mais prováveis de HD de acordo com a história clínica do paciente.

A HDA é causa frequente de internação hospitalar em todos os países, e sua etiologia variará de acordo com a população atendida, ou seja, serviços de referência em fígado atenderão mais pacientes com sangramento varicoso, bem como zonas com alta prevalência de esquistossomose. Apesar dessas variações epidemiológicas, as úlceras pépticas serão responsáveis por aproximadamente metade dos casos de HDA.

Além de causa comum de internação, a HDA também é causa frequente de mortalidade: de 5% a 10% nos sangramentos não varicosos e de 10% a 50% nos relacionados com complicação de hipertensão portal. As Tabelas 92.1 e 92.2 mostram as principais causas de HDA e HDB, respectivamente, com suas frequências.

ACHADOS CLÍNICOS

Hemorragia digestiva alta

Hematêmese significa vômito com sangue vivo ou coagulado, indicando sangramento recente ou em atividade, ou com sangue escuro, em borra de café, produto da degradação pelo ácido clorídrico, compatível com sangramento que ocorreu há horas. Hematêmese é consequência de sangramento por lesão proximal ao ângulo de Treitz.

Melena consiste em fezes negras, brilhantes e fétidas, resultantes da degradação enzimática e bacteriana da hemoglobina

Quadro 92.1 História clínica *versus* provável fonte de HD	
Fonte	**História clínica**
Câncer de esôfago	Disfagia
Laceração de Mallory-Weiss	Náuseas/vômitos/grande ingesta alcóolica
Varizes esofagogástricas ou gastropatia da hipertensão portal	Alcoolismo/cirrose/hipertensão portal
Úlcera de Cameron (intra-herniária)	Diagnóstico de grande hérnia hiatal
Angiodisplasias gástricas	Insuficiência renal crônica, Osler-Weber-Rendu
Úlcera péptica	Dor epigástrica prévia/uso de AINE
Fístula aortoentérica	Cirurgia arterial prévia
Ampola de Vater	Papilotomia recente/icterícia
Doença diverticular	Hematoquezia sem dor abdominal
Neoplasia de cólon	Alteração de hábito intestinal/ perda de peso/sangramento repetido
Doença inflamatória intestinal	Diarreia com sangue ou muco ou pus/dor abdominal crônica
Colite isquêmica	Doença cardiovascular prévia/ hematoquezia com dor
Fissura anal	Hematoquezia com dor ao evacuar
Hemorroidas	Sangue nas fezes
Pós-polipectomia	História de colonoscopia recente
Retite ou enterite actínica	História de radioterapia prévia
Angiodisplasias intestinais	Sangramento recorrente agudo ou crônico/idade > 70 anos/ doença cardiovascular
Úlcera de anastomose	Cirurgia prévia

e da hematina ao longo do intestino. Embora melena possa resultar de sangramento proveniente de lesão situada no ceco ou proximalmente a este, a grande maioria dos casos origina-se do trato gastrointestinal superior. A perda de 100mL de sangue do estômago já é capaz de produzir fezes melanóticas; entretanto, usualmente, são necessários de 400 a 500mL de sangue na luz para produção de melena franca. A manifestação ocorrerá, em média, de 8 a 10 horas após o evento hemorrágico.[1]

Tabela 92.1 Causas de HDA e suas frequências	
Causa	Frequência (%)
Úlcera péptica	45 a 60
Varizes esofagogástricas	10 a 25
Esofagite	5
Lesões agudas da mucosa	5 a 15
Mallory-Weiss	6
Lesões vasculares	5
Neoplasia	5 a 8
Outros/não identificado	< 7

Tabela 92.2 Causas de HDB grave e suas frequências	
Causa	Frequência (%)
Doença diverticular	20 a 50
Câncer/pólipos	5 a 30
Colites	5 a 20
Angiodisplasias	5 a 10
Doenças orificiais	< 5
Desconhecida	< 7

Hematêmese e/ou melena, até que se prove o contrário, significam HDA. Da mesma maneira, hematoquezia indica HDB, embora casos de sangramento maciço do trato superior com hipermotilidade gastrointestinal possam resultar em hematoquezia sem hematêmese ou melena.[1]

A avaliação da HDA é simples, consistindo em confirmação do evento hemorrágico, anamnese breve e focada em fatores de risco para sangramento, avaliação hemodinâmica seguida de reposição de volume, quando indicada, diagnóstico por endoscopia e terapêutica clínica e/ou endoscópica e, eventualmente, cirúrgica.

Anamnese

A aparência do sangue vomitado confere significado quanto ao tempo em que ocorreu a hemorragia, bem como sua magnitude e, consequentemente, o prognóstico: sangue vivo *versus* degradado. Muitas vezes, hematêmese significa sangramento de maior monta do que melena.

Os objetivos diagnósticos pré-endoscopia são: confirmar a presença de HDA, estimar a perda sanguínea/dano hemodinâmico e, finalmente, identificar a origem do sangramento.

Cerca de um quinto dos pacientes que acorrem a um serviço de emergência por HDA não apresenta sangramento do trato digestório. Apresentam, na realidade, vômitos escuros ou fezes avermelhadas por ingesta de beterraba, alimentos com ferro ou derivados de uva e vinho tinto. Também é comum sangramento nasal, da faringe ou mesmo hemoptise.

A anamnese deve ser dirigida para possíveis causas de HDA. Antecedentes de dor abdominal, uso de anti-inflamatórios e história familiar ou prévia de úlcera favorecem etiologia ulcerosa; náuseas e vômitos prévios ou grande ingesta alcoólica favorecem síndrome de Mallory-Weiss ou lesões agudas da mucosa; diagnóstico prévio de cirrose ou esquistossomose suscita o diagnóstico de ruptura de varizes de esôfago (VE); petéquias, púrpuras ou equimoses lembram o diagnóstico de distúrbio de crase sanguínea ou colagenoses.

Pacientes com tratamento prévio para aneurisma aórtico (cirúrgico ou endovascular) devem ser encarados como portadores de fístula aortodigestiva até que se prove o contrário.

Exame físico

O exame físico nos pacientes com HDA se resume, quase que totalmente, à procura de sinais de hepatopatia crônica: hepatoesplenomegalia, ascite, aranhas vasculares; a lesões de pele (púrpura de Henoch-Shönlein; telangiectasias na síndrome de Osler-Weber-Rendu), eventuais cicatrizes cirúrgicas no abdome ou massa abdominal.

Entretanto, a grande contribuição do exame físico reside na avaliação dos sinais vitais. Estes determinam a gravidade e, consequentemente, o prognóstico de um paciente com HD. A resposta hemodinâmica à perda sanguínea depende da velocidade e da magnitude do sangramento, bem como da idade e das comorbidades apresentadas pelo paciente.

HD grave é definida como aquela em que há hipotensão ortostática, queda de 2g/dL na hemoglobina ou necessidade de transfusão de duas unidades de concentrado de hemácias. Como regra geral, hipotensão ortostática ocorrerá em pacientes com pressão arterial sistólica (PAS) ≤ 100mmHg e frequência cardíaca ≥ 100bpm. Queda na PAS ≥ 10mmHg e aumento da frequência cardíaca ≥ 20bpm quando o paciente que estava em decúbito assume a posição ortostática com quaisquer níveis pressóricos prévios significa perda superior a 1 litro de sangue e é considerada HD grave.[2]

Após breve anamnese e exame físico, iniciam-se simultaneamente medidas propedêuticas (exames de sangue) e terapêuticas (venopunção e infusão de volume).

Exames subsidiários fundamentais

Hemograma, plaquetas, provas de função hepática, tempo de protrombina, tipagem sanguínea, eletrólitos, ureia e creatinina são os exames subsidiários fundamentais.

O nível de hematócrito/hemoglobina logo após a hemorragia não espelha a real perda sanguínea. Apenas após 48 a 72 horas com hemodiluição por fluidos provindos do extravascular, o hemograma refletirá a perda sanguínea real. Ureia e creatinina ajudam a verificar não só a hemoconcentração, dano renal em caso de choque, mas também a origem do sangramento em um paciente exclusivamente com melena, pois a ureia alcança níveis maiores que a creatinina em HDA devido à maior absorção de ureia em razão da degradação do sangue pelas bactérias intestinais.[1]

Fatores de risco para mortalidade

O principal fator de risco para mortalidade de uma HDA é o ressangramento, ou seja, um sangramento *de novo* após controle ou nova manifestação clínica após aparente cessação da HDA. Os fatores de risco endoscópicos são os que predizem melhor ressangramento.

O Quadro 92.2 exibe os principais fatores de risco para ressangramento.

Embora outros sistemas de averiguação de risco, como o de Blatchford,[5] sejam melhores preditores de maior risco de cirurgia ou ressangramento, o sistema de Rockall (Quadro 92.3) continua sendo o mais utilizado clinicamente. Nesse sistema, a pontuação é calculada a partir da idade do paciente, da presença ou ausência de choque e comorbidades, bem como de achados endoscópicos – quanto maior a pontuação, maior o risco de mortalidade.

Momento e papel da endoscopia na HDA

A endoscopia deve ser realizada entre 6 a 12 horas após a chegada do paciente ao hospital, de acordo com diversos fatores. Como enfatizado anteriormente, os primeiros passos na avaliação do paciente são breves anamnese e exame físico, com ênfase em sinais vitais, seguidos de acesso venoso. Apenas após a infusão de cristaloides ou coloides, em casos mais graves, deve ser iniciada a endoscopia digestiva alta (EDA). Idealmente, o paciente deve estar hemodinamicamente estável (FC ≤ 100bpm; PAS ≥ 100mmHg). Em caso de alteração do sensório, insuficiência respiratória, ou na vigência de hematêmese, a via aérea deve ser protegida por entubação endotraqueal.[6]

A EDA é fundamental na HDA, possibilitando tanto a definição da causa da hemorragia digestiva (e, consequentemente, seu tratamento) como a estratificação do risco de ressangramento (portanto, prognostica o episódio hemorrágico), indicando ainda o local de internação hospitalar (UTI vs. enfermaria) ou mesmo a alta hospitalar do paciente, como em casos de HDA em paciente hemodinamicamente estável e apresentando úlcera com base limpa ou com pontos negros.

No entanto, a maior contribuição da EDA deriva de sua capacidade terapêutica no tratamento de lesões sangrantes. Em pacientes com sangramento por úlcera, o sangramento cessará espontaneamente em cerca de 70% a 80% das vezes. O tratamento endoscópico com injeção de substâncias, cauterizações ou colocações de hemoclipes obterá hemostasia em 90% dos 20% a 30% de pacientes cujo episódio hemorrágico não cessou espontaneamente. Esses pacientes apresentam sangramento ativo em jato ou porejamento durante a endoscopia ou um vaso visível na base da úlcera. Desse modo, a endoscopia reduz a necessidade de cirurgia e transfusões e a mortalidade da HDA por úlcera péptica.[7]

Em pacientes com lacerações de Mallory-Weiss, lesões de Dieulafoy e angiodisplasias, embora menos estudadas, as técnicas endoscópicas também apresentam alta eficácia. Em cirróticos com sangramento varicoso, a terapia endoscópica também altera comprovadamente o prognóstico, com redução de mortalidade em pacientes tratados por ligadura elástica de varizes, preferencialmente, ou mesmo por escleroterapia.[4]

No sangramento de etiologia neoplásica, as técnicas endoscópicas apresentam baixa eficácia terapêutica, sendo o papel da endoscopia mais diagnóstico do que terapêutico.

A Figura 92.1 sugere um algoritmo para abordagem inicial da HDA grave.

Hemorragia digestiva baixa

A HDB é três vezes menos frequente do que a HDA e apresenta mortalidade duas a três vezes menor. Afeta indivíduos mais idosos e também cessa espontaneamente em 80% a 90% dos casos. Como referido anteriormente, cerca de 15% das fontes de hematoquezia derivam do trato gastrointestinal alto.[1,8,9]

Avaliação do paciente com HDB

Segue os mesmos princípios dos pacientes com HDA: avaliação da perda sanguínea, estado hemodinâmico e repo-

Quadro 92.2 Fatores de risco para ressangramento
Variáveis clínicas
Hematêmese com sangue vivo
Sangue vermelho no toque retal
Comorbidades (câncer, cardiopatia, IRC)
Cirrose
Função hepática em cirróticos (classificação de Child)
Choque à apresentação clínica
Sangramento iniciado dentro do hospital
Alteração do sensório
Idade ≥ 70 anos
Variáveis laboratoriais
Coagulopatia
Hemoglobina inicial ≤ 10g/dL
Variáveis à endoscopia
Sangramento varicoso
Úlcera péptica ≥ 2cm, parede posterior do bulbo alta na pequena curvatura
Estigmas de sangramento (sangramento ativo e vaso visível na base da úlcera)

Todas as variáveis citadas foram encontradas em pacientes com sangramento por varizes ou por úlcera péptica.
IRC: insuficiência renal crônica.

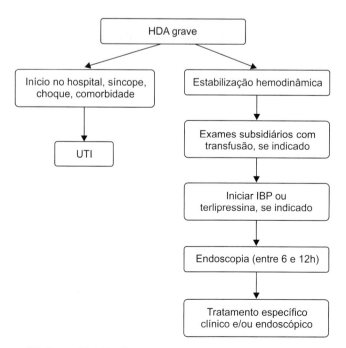

Figura 92.1 Algoritmo para abordagem inicial da HDA grave.

Quadro 92.3 Sistema de Rockall				
Pontuação variável	0	1	2	3
Idade	< 60	60 a 79	> 80	–
Avaliação hemodinâmica	–	FC > 100bpm PAS > 100mmHg	PAS < 100mmHg	–
Comorbidade	Sem	–	Cardiopatia isquêmica, ICC	IRC, hepatopatia, câncer
Diagnóstico	Mallory-Weiss	Outros	Câncer	–
Endoscopia	–	–	VE, sangramento ativo, vaso visível	–

ICC: insuficiência cardíaca congestiva.

sição de volume. Os principais critérios que orientam o diagnóstico de um paciente com HDB são:

- **Características do sangue:** auxilia a localização e a etiologia da HD. Sangue vivo indica origem no canal anal, reto ou sigmoide e aponta para neoplasia, pólipos, hemorroidas e fissura anal. Sangue coagulado deve se originar dos cólons, sendo mais comumente causado por doença diverticular, angiodisplasias ou tumores ou, mais raramente, de íleo-divertículo de Meckel, doença de Crohn ou lesão intestinal por anti-inflamatórios não esteroides (AINE).
- **Idade do paciente:** em jovens, deve-se pensar em doença inflamatória intestinal (DII), pólipos hiperplásicos ou divertículo de Meckel; em idosos, câncer, doença diverticular dos cólons ou angiodisplasias.
- **Relação entre sangramento e evacuação:** quando o sangramento ocorre concomitantemente à defecação, é causado, em geral, por patologias do canal anal e do reto; quando separado da evacuação (antes ou depois), é de origem colônica. Quando o sangramento é associado à diarreia, suscita DII e, quando associado a constipação intestinal, levanta a hipótese de tumores ou estenoses.

Fatores de risco para mortalidade na HDB

A exemplo da HDA, surgimento da HDB dentro do hospital, necessidade de transfusão sanguínea, recidiva hemorrágica após 24 horas de estabilidade, taquicardia, hipotensão postural, síncope, idade > 70 anos e duas ou mais comorbidades também são fatores de risco para mortalidade; somam-se a esses, dor abdominal e/ou dor à palpação do abdome (associada a colite isquêmica), uso de ácido acetilsalicílico (AAS) e sexo masculino. Sangramento por hemorroidas, fissura anal, DII e pólipos são associados a melhor prognóstico.[10,11]

A Figura 92.2 sugere um algoritmo para abordagem de paciente com hematoquezia grave.

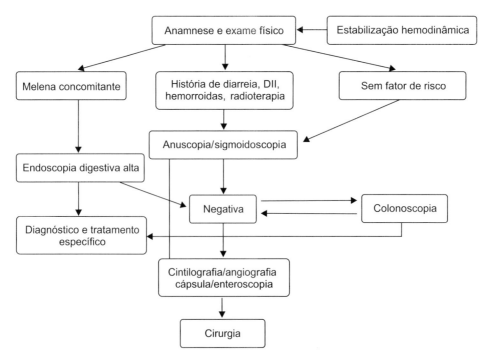

Figura 92.2 Algoritmo para abordagem da hematoquezia grave.

Hemorragia digestiva obscura

A HD obscura pode ser manifesta (quando há sangramento visível e não houve o diagnóstico da fonte de sangramento com endoscopias alta e baixa e radiografia de trânsito de delgado) ou oculta, quando a única manifestação clínica é anemia com perda de sangue oculto nas fezes e também não se chegou ao diagnóstico com o armamentário propedêutico citado anteriormente.[1,12]

Em aproximadamente 20% a 40% dos casos, o sítio de sangramento estava ao alcance das endoscopias alta e/ou baixa e não foi identificado, ou seja, houve erro diagnóstico.[1,12] Isso, em geral, ocorre em casos de lesões pequenas sob pregas mucosas (úlcera de Dieulafoy, angiectasias), hemorroidas internas, úlceras de Cameron, ou quando o paciente estava em estado de choque no momento da endoscopia e houve colabamento de vasos, como em alguns casos de sangramento por varizes esofagogástricas.

Os demais casos de HD obscura provêm do intestino delgado. Uma vez que esses sangramentos são, em geral, intermitentes, o emprego de cintilografia com hemácias marcadas e/ou angiografias tem valor limitado – esses exames só estabelecem o diagnóstico da origem da HD na vigência de sangramento. O exame de escolha para abordagem inicial do intestino delgado insiste na cápsula endoscópica e/ou enteroscopia, de acordo com a disponibilidade e a proficiência local.[11,12] As lesões de intestino delgado que podem levar à HD são úlceras por AINE, doença de Crohn, lesões vasculares, divertículos e neoplasias.[1]

Referências

1. Savides TJ, Jensen DM. Gastrointestinal bleeding In: Feldman: Sleisenger and Fordtran's gastrointestinal and liver disease. 9. ed. Philadelphia, PA: Saunders/Elsevier, 2010.
2. Cappell MS, Friedel D. Initial management of acute upper gastrointestinal bleeding: from initial evaluation up to gastrointestinal endoscopy. Med Clin N Am 2008; 92:491-509.
3. ASGE Guideline. The role of endoscopy in the management of acute non-variceal upper GI bleeding. Gastrointest Endosc 2012; 75:1132-8.
4. De Franchis R, Baveno V. Revising consensus in portal hypertension: report of the Baveno V consensus workshop on methodology of diagnosis and therapy in portal hypertension. J Hepatol 2010; 53:762-8.
5. Stanley AJ, Ashley D, Dalton HR et al. Outpatient management of patients with low-risk upper-gastrointestinal haemorrhage: multicentre validation and prospective evaluation. Lancet 2009; 373:42.
6. Fang HL. Paciente com hemorragia digestiva. In: Averbach M et al. (eds.) Endoscopia digestiva diagnóstico e tratamento – SOBED. Rio de Janeiro: Revinter, 2013: 559-65.
7. Laine L, McQuaid KR. Endoscopic therapy for bleeding ulcers: an evidence-based approach based on meta-analyses of randomized controlled trials. Clin Gastroenterol Hepatol 2009; 7(1):33-47.
8. Quilici FA, Cordeiro F. Hemorragia digestiva baixa. In: Condutas em Gastroenterologia. São Paulo: FBG, 2004:695-701.
9. Corrêa P, Teixeira CV. Hemorragia digestiva baixa. In: Averbach M et al (eds.) Endoscopia digestiva diagnóstico e tratamento – SOBED. Rio de Janeiro: Revinter, 2013:597-603.
10. Ghassemi KA, Jensen DM. Lower GI bleeding: epidemiology and management. Curr Gastroenterol Rep 2013; 15(7):333.
11. Guardiola J, Garcia-Iglesias P, Rodriguez-Moranta F et al. Management of acute lower gastrointestinal hemorrhage: position statement of the Catalan Society of Gastroenterology. Gastroenterol Hepatol 2013; 210-5705(13):11128-3.
12. Davila RE, Rajan E, Adler DG et al. ASGE Guideline: the role of endoscopy in the patient with lower GI bleeding. Gastrointest Endosc 2005; 62(5):656-60.

CAPÍTULO 93

Hipertensão Portal

Sirlei Dittrich • Fernanda Branco • Cristiane Valle Tovo

INTRODUÇÃO

O sistema portal inclui todas as veias que transportam sangue da porção abdominal do trato alimentar, do baço, do pâncreas e da vesícula biliar. A veia porta é formada pela união da veia mesentérica superior e veia esplênica, posteriormente à cabeça do pâncreas, mais ou menos no nível da segunda vértebra lombar. Penetra o fígado pelo hilo hepático através de dois ramos, um para cada lobo. A veia porta tem distribuição intra-hepática segmentar.[1]

A hipertensão portal (HP) é uma síndrome clínica frequente, caracterizada por aumento patológico na pressão venosa portal e formação de colaterais portossistêmicos, que desviam sangue portal para a circulação sistêmica. A HP é definida como uma elevação de pressão < 10mmHg na veia porta e seu território.[2]

Em qualquer sistema vascular, a pressão é o resultado do produto do fluxo sanguíneo e da resistência a esse fluxo. Esta é a lei de Ohm, traduzida pela equação $P = Q \times R$, onde P é a pressão em determinado sistema vascular, Q é o fluxo sanguíneo e R é a resistência vascular. Por sua vez, os fatores que influenciam a resistência vascular são inter-relacionados pela lei de Poiseuille na seguinte equação: $R = 8\mu L/\P r^4$, onde μ é o coeficiente de viscosidade do sangue, L é o comprimento do vaso e r é o raio do vaso. Como se vê pela equação, a alteração no raio do vaso é o principal fator a alterar a resistência vascular.[3]

A pressão no sistema portal segue as regras gerais anteriormente citadas e, portanto, pode elevar-se como resultado do aumento da resistência vascular, do fluxo sanguíneo portal ou de ambos.

Em indivíduos normais, o principal ponto de resistência ao fluxo sanguíneo portal é a microcirculação hepática. O fato de ser um grande leito vascular e ter uma pressão de perfusão baixa indica que, em situações normais, a resistência intra-hepática ao fluxo é muito pequena.[4]

O local de aumento da resistência vascular varia conforme a causa da HP. Assim, na trombose portal, o leito vascular intra-hepático está normal e a resistência está localizada apenas na veia porta.[4] Por outro lado, na cirrose, a resistência vascular encontra-se nos sinusoides hepáticos. Inicialmente, acreditava-se que essa resistência aumentada ao fluxo se devia simplesmente à fibrose e à distorção vascular decorrente da formação nodular, causando HP pós-sinusoidal. No entanto, mais recentemente, comprovou-se a existência de alterações no tônus vascular, oriundas da ação de substâncias vasoativas, como as endoteli-

nas, sobre os miofibroblastos, que envolvem vênulas terminais e que estão presentes nos septos fibrosos, contribuindo, assim, para a variação da resistência vascular intra-hepática.[5,6]

A circulação colateral, que se desenvolve nos pacientes com HP, pode ser responsável por até 90% do fluxo sanguíneo portal, influenciando, então, a resistência ao fluxo.[3] Os vasos colaterais abertos ou neoformados descomprimem parcialmente o sistema portal. No entanto, a pressão não diminui de maneira significativa. Essa falha na redução da pressão é explicada, em parte, pelo fato de que, embora a resistência vascular nas colaterais seja menor do que aquela oferecida pela vasculatura intra-hepática, ainda assim é superior à resistência portal observada em indivíduos normais. Ressalve-se que esses vasos contêm músculo liso em suas paredes e, portanto, também são suscetíveis à ação de substâncias vasoativas.[7-10]

O segundo fator importante para a manutenção da HP, nos pacientes com hepatopatia crônica, é o fluxo venoso portal aumentado, decorrente da circulação hiperdinâmica, observado em estágios mais avançados da cirrose e da HP. Esse estado de circulação hiperdinâmica é caracterizado por aumento do débito cardíaco, vasodilatação sistêmica e esplâncnica, bem como por aumento da volemia, fatores que agravam e perpetuam a hipertensão portal. Essa vasodilatação é produzida por substâncias vasoativas, fundamentalmente o óxido nítrico. Outras substâncias vasoativas, como o glucagon, as prostaglandinas, o fator de necrose tumoral alfa (TNF-α) e, talvez, o monóxido de carbono, também desempenham papel nesse mecanismo.[11] Entre outras substâncias envolvidas na circulação hiperdinâmica, tem sido dado destaque à adrenomedulina, um potente peptídeo vasodilatador, cuja produção é estimulada por citocinas, em particular o TNF-α, e os ácidos biliares, cujas propriedades vasoativas são responsáveis pela hiperemia intestinal pós-prandial.[12-14] Paralelamente à vasodilatação descrita, observa-se hipervolemia que contribui para o aumento do fluxo vascular.

ETIOLOGIA

A HP é classificada da seguinte maneira:[15]

- **Hipertensão portal pré-sinusoidal:**
  - Extra-hepática (por exemplo, trombose da veia porta).
  - Intra-hepática (por exemplo, esquistossomose).
- **Hipertensão portal sinusoidal** (por exemplo, cirrose).

- **Hipertensão portal pós-sinusoidal:**
  - Intra-hepática (por exemplo, cirrose, esteatose, hepatite aguda alcoólica).
  - Extra-hepática (por exemplo, síndrome de Budd-Chiari, insuficiência cardíaca congestiva, pericardite constritiva).

A localização da obstrução ao fluxo de acordo com as diferentes causas de hipertensão portal pode ser observada na Figura 93.1.

ACHADOS CLÍNICOS
Formação de colaterais

Na HP ocorrem estase, aumento do volume sanguíneo e elevação da pressão venosa, forçando o fluxo sanguíneo a fluir por colaterais que desviam o sangue diretamente do sistema porta para a circulação venosa, sem passar pelo fígado.

- **Vias de comunicação com a veia cava superior:**
  - **Circulação profunda:** através da veia gástrica direita e das gástricas curtas, alcança as veias esofagianas, de onde passa à veia ázigos, e daí para a veia cava superior, desenvolvendo as varizes de esôfago.
  - **Circulação superficial:** o fluxo dirige-se à parede abdominal através das veias paraumbilicais, alcançando as veias epigástricas superiores e as veias superficiais da parede abdominal.
- **Vias de comunicação com a veia cava inferior:**
  - **Circulação profunda:** a pressão venosa aumentada no território da veia mesentérica inferior direciona o fluxo para as veias retais médias inferiores, daí para a veia ilíaca interna e desta para a veia cava inferior, desenvolvendo plexos hemorroidários.
  - **Circulação superficial:** o fluxo dirige-se à parede abdominal através das veias paraumbilicais, alcançando as veias epigástricas inferiores a as veias superficiais da parede abdominal.

Diagnóstico da hipertensão portal
Anamnese

Alguns dados da história clínica podem auxiliar a detecção do possível agente etiológico envolvido na etiologia da hipertensão portal, como, em caso de hepatopatias crônicas, informação sobre o uso excessivo de álcool, contato com portadores dos vírus das hepatites B e C, antecedente de hepatite, transfusões de sangue e/ou derivados, cirurgias, *piercings*, tatuagens, procedência de locais considerados endêmicos para hepatite viral, uso de substâncias injetáveis e uso de agentes hepatotóxicos.

História de infecção umbilical, perinatal, sepse abdominal ou estados de hipercoagulabilidade podem indicar possível causa de hipertensão portal por obstrução da veia porta ou de veias hepáticas (trombose). Procedência de zona endêmica de esquistossomose pode sugerir a causa da hipertensão portal.

Nas duas últimas situações descritas, comumente se observam manifestações de hipertensão portal sem os estigmas de doença hepática crônica, que serão abordados a seguir.

História de aumento do volume abdominal que, por vezes, se torna tenso e doloroso em paciente com hepatopatia deve sempre alertar para a presença de ascite. Edema dos membros inferiores, em geral, está presente. Na anamnese, deve-se avaliar se ascite surgiu de modo agudo ou insidioso. Deve-se pesquisar a presença de dor, febre e perda de peso (sugerindo infecção bacteriana, tuberculose peritoneal ou carcinomatose peritoneal).[16]

O baço aumentado pode causar uma sensação vaga de desconforto no abdome superior esquerdo. Varizes esofágicas e gástricas podem sangrar com exteriorização de hematêmese (vômito com sangue vivo) e melena (fezes pretas como "carvão"). Sonolência, confusão mental, distúrbios do comportamento e alterações neurológicas podem estar relacionados com quadro de encefalopatia hepática.

Exame físico
Inspeção

Estigmas de doença hepática crônica podem estar presentes, como aranhas vasculares, eritema palmar, icterícia, ginecomastia, atrofia testicular e aumento do volume abdominal (ascite).

O aspecto do abdome na presença de ascite depende da quantidade do líquido contido na cavidade peritoneal, do grau de tonicidade dos músculos abdominais e da posição do paciente. Quando a ascite é volumosa, observa-se que a distância entre a cicatriz umbilical e a sínfise pubiana é menor do que aquela entre a cicatriz umbilical e o apêndice xifoide. Quando a ascite é de volume moderado, quando o paciente está em decúbito dorsal, o abdome tende a se alargar nos flancos, em consequência do alojamento da ascite nessas regiões, representando

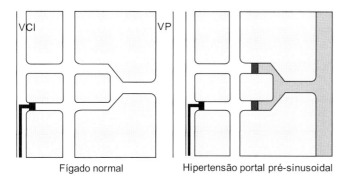
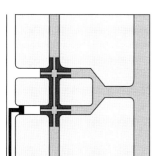
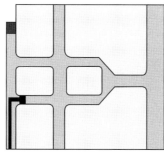

Figura 93.1 Localização da obstrução ao fluxo nas diferentes causas de hipertensão portal. (VCI: veia cava inferior; VP: veia porta.)

o chamado "ventre de batráquio". A cicatriz umbilical no abdome com ascite comumente plana, nos casos de grandes derrames peritoneais, pode apresentar-se proeminente, como em "dedo de luva". Deve-se pesquisar, ainda, edema escrotal e de membros inferiores, que pode estar associado a ascite.

Com o desenvolvimento da hipertensão portal, é possível visualizar, no abdome do paciente, a presença de circulação colateral, ou seja, vasos que comunicam diretamente a circulação sistêmica com o sistema portal (Figura 93.2):

- **Circulação colateral tipo porta:** pode aparecer, em alguns pacientes, a chamada "cabeça de medusa", um tipo de circulação colateral portal por distensão e ingurgitamento das veias paraumbilicais. Com a utilização da manobra dos dois dedos (comprimir uma veia em dois pontos com dois dedos e soltar um dos dedos para observar a direção do fluxo), pode-se notar uma direção de fluxo centrífuga, ou seja, que foge da cicatriz umbilical. Essas colaterais, quando atingem grande calibre, podem produzir um sopro característico, denominado sopro de Cruveilhier-Baumgarten.
- **Circulação colateral tipo cava superior:** o sangue deixa o sistema portal e se dirige à parede abdominal através das veias paraumbilicais e, por colaterais, chega às veias epigástricas superiores e às veias superficiais das paredes abdominal e torácica.
- **Circulação colateral tipo cava inferior:** o sangue deixa o sistema portal, dirigindo-se à parede abdominal através das veias paraumbilicais e, por colaterais, chega às veias epigástricas inferiores e às veias superficiais da parede abdominal.

Palpação
Palpação do fígado

Um fígado normal apresenta bordo inferior fino, consistência mole e superfície lisa, habitualmente palpável até 2cm abaixo do rebordo costal direito. Alterações provocadas pela cirrose correspondem a um bordo rombo com consistência aumentada ou endurecida e superfície nodular.

Palpação do baço

Na hipertensão portal, a veia esplênica torna-se congesta e, por conseguinte, o baço aumenta de volume (esplenomegalia). Em grandes esplenomegalias, o baço cresce obliquamente, em direção medial e inferior, às vezes ultrapassando a linha média do abdome.

Avaliação da ascite

A ascite representa um acúmulo de líquido em excesso na cavidade peritoneal e pode traduzir-se clinicamente por aumento do perímetro abdominal, embora em uma fase inicial possa ser identificada apenas por exames de imagem (ecografia). Por meio da palpação abdominal, pelo menos três sinais podem ser pesquisados: sinal do piparote (sinal da onda), positivo apenas para ascites de 5 litros ou mais; sinal do rechaço; e sinal da macicez móvel, positivo quando o volume de ascite é de 1.500mL ou mais. Linhas em crescente, de concavidade voltada para o epigástrio, representam os chamados semicírculos de Skoda. Nos cistos de ovário e nas retenções urinárias que se acompanham de bexigas muito distendidas ("bexigomas"), a percussão determina um crescente de concavidade para o hipogástrio, o que os diferencia da ascite (Figura 93.3).

Métodos diagnósticos não invasivos
Exames laboratoriais

Exames laboratoriais podem indicar a presença de cirrose, causa mais frequente de hipertensão portal, entre os quais: alargamento do tempo de protrombina, diminuição dos níveis de albumina, aumento dos níveis de bilirrubinas e, conforme mencionado, diminuição no número de plaquetas.

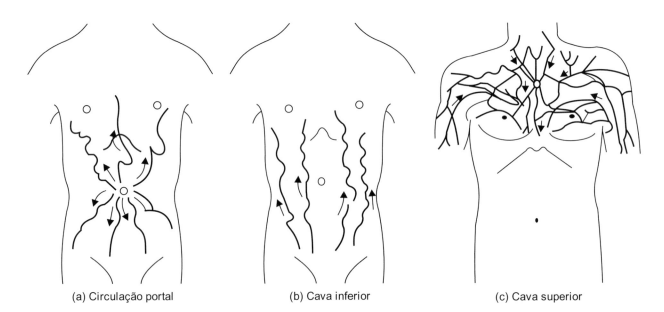

(a) Circulação portal   (b) Cava inferior   (c) Cava superior

▼ **Figura 93.2** Circulação colateral superficial – Localização e direção do fluxo sanguíneo abdominal na (a) circulação colateral tipo porta, (b) tipo cava inferior e (c) tipo cava superior.

Ultrassonografia (US) com Doppler

Por meio da US com Doppler é possível identificar os achados de hipertensão portal, bem como medir as velocidades do fluxo sanguíneo e os índices de resistência no interior dos vasos, achados que auxiliam o diagnóstico do aumento da pressão nos vasos do sistema portal.[20] Os diâmetros da veia porta e da veia esplênica podem estar aumentados acima dos valores normais de 12 e 9mm, respectivamente. Uma via comum de *shunt* portossistêmico consiste no aumento do calibre e do fluxo sanguíneo da veia gástrica esquerda e na recanalização da veia umbilical (Figura 93.4). Outro achado que pode servir de auxílio à US com Doppler no diagnóstico da hipertensão portal é a alteração do fluxo na veia hepática direita. Normalmente, o fluxo é trifásico mas, na cirrose, pode haver alteração para fluxo bifásico ou monofásico. Além disso, há autores que correlacionam a presença do fluxo monofásico na veia hepática direita com a gravidade da hipertensão portal. Por último, a esplenomegalia e a presença de circulação colateral periesplênica são facilmente diagnosticadas pela US com Doppler.[21]

Métodos diagnósticos invasivos

Medida do gradiente de pressão venosa hepática

O método indireto de medida utilizado, que reflete de maneira fidedigna a pressão venosa portal, é a pressão venosa hepática ocluída, uma vez que, ocluindo-se um ramo da veia hepática, a pressão medida será a do espaço sinusoidal.[22] Desenvolvida por Myers e Taylor, essa técnica tem sido a mais utilizada para este fim. Nesse método, o ponto de referência é a pressão venosa hepática livre, medida na junção da veia hepática com cava inferior ou na veia cava inferior. A medida da pressão venosa hepática ocluída e livre e do gradiente entre essas duas pressões, denominado GPVH, apesar de invasivo, é método seguro para avaliação da pressão portal e vem sendo utilizado há mais de 50 anos. Em indivíduos normais, o GPVH varia de 1 a 5mmHg, considerando-se que há hipertensão portal quando os níveis estão acima desses valores. Em pacientes hepatopatas crônicos, o GPVH pode variar de 10 a 30mmHg. A elevação do GPVH está relacionada

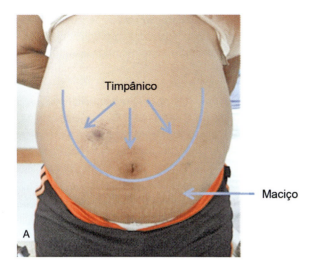

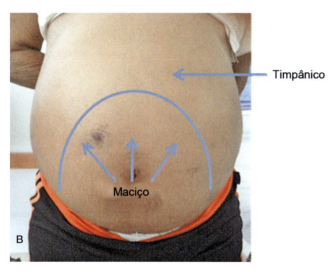

▼ Figura 93.3 Semicírculos de Skoda. A Curva de macicez em paciente com ascite. B Curva de macicez em paciente com cisto de ovário ou bexiga repleta.

Na tentativa de tornar a avaliação do paciente cirrótico cada vez menos invasiva, alguns autores têm desenvolvido estudos correlacionando a contagem sérica de plaquetas com a presença de varizes de esôfago. Esses estudos demonstraram que, quanto menor o número de plaquetas, mais calibrosas as varizes esofágicas e, consequentemente, maior o grau de hipertensão portal.[17]

Elastografia transitória

A elastografia transitória (TE) consiste em um método não invasivo que possibilita avaliação da fibrose hepática em pacientes com doença hepática crônica mediante a avaliação da rigidez do fígado. Uma boa correlação entre os valores de rigidez hepática e o gradiente de pressão venosa hepática (GPVH) tem sido verificada em vários estudos com GPVH ≥ 10mmHg. A correlação entre o aumento da rigidez hepática e a existência de varizes esofágicas também tem sido relatada.[18,19]

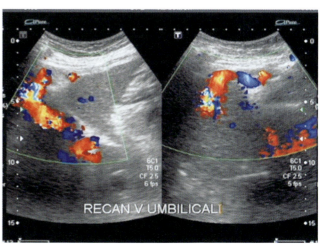

▼ Figura 93.4 Veia umbilical recanalizada.

com a presença de varizes de esôfago e, ademais, prognostica o maior risco de sangramento nos pacientes com gradiente > 12mmHg.[23] As limitações da utilização do GPVH na prática clínica são inerentes à sua natureza invasiva.

Exames endoscópicos

Endoscopia digestiva alta

A endoscopia digestiva alta é o exame padrão-ouro para o diagnóstico das varizes de esôfago (Figura 93.5). Os achados endoscópicos podem ser classificados de acordo com os seguintes critérios: grau I – varizes pequenas que colabam à insuflação de ar; grau II – varizes de médio calibre; grau III – varizes grandes. Os sinais da cor vermelha – *cherry red spots*, *red weal marking*, *haematocyst spot* – indicam risco iminente de sangramento por ruptura desses vasos.[24]

Outros achados endoscópicos que indicam hipertensão portal são: varizes gastroesofágicas (que se estendem ao longo da pequena curvatura ou ao fundo gástrico) e gastropatia hipertensiva (mucosa gástrica com padrão em mosaico).

Colonoscopia

Em doentes cirróticos, as varizes anorretais são relativamente comuns. As varizes retais representam colaterais portossistêmicos entre a veia retal superior, que drena na mesentérica inferior (circulação portal), e as veias retais média e inferior, que terminam na veia ilíaca interna (circulação sistêmica). Segundo as séries publicadas na literatura, a frequência das varizes anorretais na presença de hipertensão portal é muito variável. A prevalência varia entre 10% e 90%, dependendo da série estudada.[25] Em menos de 10% dos doentes as varizes anorretais complicam-se com hemorragia.

CONSIDERAÇÕES FINAIS

Conforme o exposto, quando há obstrução ao fluxo portal, o sangue começa a se acumular em leitos vasculares que normalmente drenam para a veia porta. A congestão contribui para a formação da ascite. O sequestro sanguíneo pelo baço causa esplenomegalia e hiperesplenismo com trombocitopenia. Um sistema circulatório colateral se desenvolve para descomprimir o sistema portal. O aumento do fluxo através de varizes esofagogástricas e retais pode levar à ruptura com hemorragia. Em razão da formação de colaterais, uma quantidade significativa de sangue portal é desviada do fígado. O sangue proveniente do intestino passa para a circulação colateral sem o necessário *clearance* pelo fígado, contribuindo para a encefalopatia hepática.

Esse conjunto de sinais e sintomas auxilia o diagnóstico e, algumas vezes, a etiologia da hipertensão portal.

Referências

1. Sherlock S, Dooley JS. The portal venous system and portal hypertension. In: Diseases of the liver and biliary system. 11. ed. Oxford: Blackwell, 2002:147-86.
2. Bosch J, Navasa M, Garcia-Pagan JC, DeLacy AM, Rodes J. Portal hypertension. Med Clin North Am 1989 Jul; 73(4):931-53.
3. Chojkier M, Groszmann RJ. Measurement of portal-systemic shunting in the rat by using gamma-labeled microspheres. Am J Physiol 1981 May; 240(5):G371-G375.
4. Gines A, Llach J, Calvet X, Bruix J, Arroyo V, Rodes J. Neck "ascites" after peritoneovenous shunt. J Clin Gastroenterol 1990 Jun; 12(3):347-9.
5. Bhathal PS, Grossman HJ. Reduction of the increased portal vascular resistance of the isolated perfused cirrhotic rat liver by vasodilators. J Hepatol 1985; 1(4):325-37.
6. Rockey D. The cellular pathogenesis of portal hypertension: stellate cell contractility, endothelin, and nitric oxide. Hepatology 1997 Jan; 25(1):2-5.
7. Bosch J, Groszmann RJ, Garcia-Pagan JC et al. Association of transdermal nitroglycerin to vasopressin infusion in the treatment of variceal hemorrhage: a placebo-controlled clinical trial. Hepatology 1989 Dec; 10(6):962-8.
8. Kravetz D, Bosch J, Arderiu MT et al. Effects of somatostatin on splanchnic hemodynamics and plasma glucagon in portal hypertensive rats. Am J Physiol 1988 Mar; 254(3 Pt 1):G322-G328.
9. Kroeger RJ, Groszmann RJ. Increased portal venous resistance hinders portal pressure reduction during the administration of beta-adrenergic blocking agents in a portal hypertensive model. Hepatology 1985 Jan; 5(1):97-101.
10. Pizcueta MP, de Lacy AM, Kravetz D, Bosch J, Rodes J. Propranolol decreases portal pressure without changing portocollateral resistance in cirrhotic rats. Hepatology 1989 Dec; 10(6):953-7.
11. Vorobioff J, Bredfeldt JE, Groszmann RJ. Hyperdynamic circulation in portal-hypertensive rat model: a primary factor for maintenance of chronic portal hypertension. Am J Physiol 1983 Jan; 244(1):G52-G57.
12. Chun TH, Itoh H, Ogawa Y et al. Shear stress augments expression of C-type natriuretic peptide and adrenomedullin. Hypertension 1997 Jun; 29(6):1296-302.
13. Horio T, Nishikimi T, Yoshihara F et al. Production and secretion of adrenomedullin in cultured rat cardiac myocytes and nonmyocytes: stimulation by interleukin-1beta and tumor necrosis factor-alpha. Endocrinology 1998 Nov; 139(11):4576-80.
14. Kvietys PR, McLendon JM, Granger DN. Postprandial intestinal hyperemia: role of bile salts in the ileum. Am J Physiol 1981 Dec; 241(6):G469-G477.
15. Merkel C, Bolognesi M, Bellon S et al. Prognostic usefulness of hepatic vein catheterization in patients with cirrhosis and esophageal varices. Gastroenterology 1992 Mar; 102(3):973-9.
16. Moore CM, Van Thiel DH. Cirrhotic ascites review: pathophysiology, diagnosis and management. World J Hepatol 2013 May 27; 5(5):251-63.

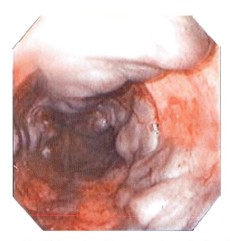

Figura 93.5 Varizes de esôfago na endoscopia digestiva alta.

17. Berzigotti A, Seijo S, Arena U et al. Elastography, spleen size, and platelet count identify portal hypertension in patients with compensated cirrhosis. Gastroenterology 2013 Jan; 144(1):102-11.

18. Piscaglia F, Marinelli S, Bota S et al. The role of ultrasound elastographic techniques in chronic liver disease: current status and future perspectives. Eur J Radiol 2013 Jul 23.

19. Stefanescu H, Grigorescu M, Lupsor M, Procopet B, Maniu A, Badea R. Spleen stiffness measurement using Fibroscan for the noninvasive assessment of esophageal varices in liver cirrhosis patients. J Gastroenterol Hepatol 2011 Jan; 26(1): 164-70.

20. Nicolau C, Bianchi L, Vilana R. Gray-scale ultrasound in hepatic cirrhosis and chronic hepatitis: diagnosis, screening, and intervention. Semin Ultrasound CT MR 2002 Feb; 23(1):3-18.

21. Baik SK, Kim JW, Kim HS et al. Recent variceal bleeding: Doppler US hepatic vein waveform in assessment of severity of portal hypertension and vasoactive drug response. Radiology 2006 Aug; 240(2):574-80.

22. Vorobioff JD, Groszmann RJ. Hepatic venous pressure gradient measurement in pre-primary and primary prophylaxis of variceal hemorrhage. Ann Hepatol 2013 Jan; 12(1):22-9.

23. Kim JN, Sohn KM, Kim MY et al. Relationship between the hepatic venous pressure gradient and first variceal hemorrhage in patients with cirrhosis: a multicenter retrospective study in Korea. Clin Mol Hepatol 2012 Dec18(4):391-6.

24. Boyer TD. Comment on use of non-invasive markers of portal hypertension and timing of screening endoscopy for gastroesophageal varices in patients with chronic liver disease. Hepatology 2013 Aug 1.

25. Sato T, Akaike J, Toyota J, Karino Y, Ohmura T. Clinicopathological features and treatment of ectopic varices with portal hypertension. Int J Hepatol 2011; 2011:960720.

CAPÍTULO 94

Hipertireoidismo

Ana Luiza Maia • *José Miguel Dora* • *Rafael Selbach Scheffel*

INTRODUÇÃO

O termo *hipertireoidismo* aplica-se às doenças caracterizadas por hiperfunção da glândula tireoide, enquanto o termo *tireotoxicose* se refere às manifestações clínicas e bioquímicas do excesso de hormônios em nível tissular, a despeito da etiologia.

A tireotoxicose é uma doença relativamente comum. Na Inglaterra, apresenta prevalência de 2% em mulheres e 0,2% em homens, enquanto nos EUA estima-se que a doença acomete 0,4% da população. Na Europa, apresenta uma incidência de 3/1.000 mulheres/ano, e o risco calculado de mulheres e homens desenvolverem hipertireoidismo em alguma fase de suas vidas é de 5% e 1%, respectivamente. A doença de Graves é a causa mais comum de tireotoxicose (60% a 80%), seguida por bócio multinodular tóxico (10% a 30%), adenoma tóxico (2% a 10%) e tireoidites.

O quadro clínico da tireotoxicose é o resultado final dos efeitos de quantidades excessivas dos hormônios tireoidianos, independentemente da causa. O aumento do metabolismo celular leva à produção de energia e ao aumento da termogênese com as manifestações clínicas de intolerância ao calor, sudorese e pele quente e úmida. O aumento do consumo de oxigênio com hipermetabolismo acarreta perda de peso e disfunção muscular. Observam-se aumento do inotropismo, da contratilidade e da frequência cardíaca e redução da resistência vascular periférica com consequente aumento do débito cardíaco. No hipertireoidismo prolongado e mais grave, essas alterações podem culminar em miocardiopatia com insuficiência cardíaca congestiva.

Em idosos, no entanto, o quadro clínico pode estar ausente ou ser discreto, manifestando-se por meio de arritmias cardíacas (fibrilação atrial) ou depressão (hipertireoidismo apatético).

ETIOLOGIA

A avaliação inicial do paciente com suspeita de hipertireoidismo deve incluir história clínica e exame físico completos. A história deve avaliar a presença de sintomas de tireotoxicose, história de excesso de exposição ao iodo (tireotoxicose induzida por iodo), gestação recente (tireoidite pós-parto) ou história familiar de doença tireoidiana autoimune (doença de Hashimoto ou doença de Graves). No exame físico, deve ser avaliada a presença de bócio (difuso ou nodular; sensível ou

Quadro 94.1 Causas de hipertireoidismo	
Descrição	**Mecanismo**
Doença de Graves	Estímulo tireoidiano anormal pelos anticorpos antirreceptor do TSH
Nódulo hiperfuncionante	Adenoma folicular autônomo; ativação mantida dos receptores do TSH
Bócio multinodular tóxico	Múltiplos nódulos autônomos funcionantes
Hashitoxicose	Doença tireoidiana auto-imune com sobreposição de doença de Graves e da doença de Hashimoto
Tireotoxicose de Jod-Basedow	Sobrecarga de iodo na presença de nódulos autônomos e doença de Graves
Hiperêmese gravídica	Ligação da hCG aos receptores do TSH
Mola hidatiforme	Ligação da hCG aos receptores do TSH
Coriocarcinoma	Ligação da hCG aos receptores do TSH
Adenoma hipofisário	Superprodução de TSH

TSH: hormônio tireotrófico; hCG: gonadotrofina coriônica humana.

doloroso), tremor, taquicardia, sinais oculares, alterações na pele e cabelos, além de outros sinais característicos.

Na tireotoxicose consequente à hiperfunção da tireoide (hipertireoidismo), a captação de radioiodo encontra-se elevada devido à ação de estimuladores tireoidianos não fisiológicos, como os anticorpos antirreceptor do TSH (doença de Graves) ou gonadotrofina coriônica humana (mola hidatiforme, coriocarcinoma), ou à presença em excesso do TSH (adenomas hipofisários). Hipertireoidismo também pode ocorrer como consequência de mutações no receptor do TSH, causando ativação contínua desse receptor e aparecimento de neoplasias que vão constituir os chamados adenomas tóxicos (Quadro 94.1).

Por outro lado, a tireotoxicose, na ausência de hiperfunção da glândula tireoide (Quadro 94.2), está associada a captação reduzida do radioiodo. A origem do excesso de hormônios tireoidianos pode ser exógena (tireotoxicose factícia), secundária ao extravasamento de hormônios preformados na tireoide (tireoidites) ou decorrente da produção ectópica de hormônios tireoidianos (*struma ovarii*, carcinoma folicular metastático).

Quadro 94.2 Causas de tireotoxicose na ausência de hipertireoidismo

Descrição	Mecanismo
Tireotoxicose factícia	Dose excessiva de medicações contendo hormônios tireoidianos
Tireoidite de De Quervain	Inflamação subaguda da tireoide com ruptura dos folículos e liberação dos hormônios tireoidianos
Tireoidite silenciosa ou pós-parto	Processo autoimune subagudo com infiltração linfocitária da tireoide, citotoxicidade mediada por anticorpos e descarga de hormônios tireoidianos na circulação
Struma ovarii	Tecido tireoidiano ectópico localizado em cisto dermoide de ovário
Tireoidite induzida por amiodarona	Destruição dos folículos com descarga dos hormônios tireoidianos na circulação
Carcinoma folicular metastático	Usualmente, carcinoma folicular causando produção excessiva e autônoma de hormônios tireoidianos

Causas de tireotoxicose

- **Doença de Graves (bócio difuso tóxico):** causa mais comum de hipertireoidimo em indivíduos jovens (20 a 50 anos). Em geral, o quadro clínico é exuberante, com sinais e sintomas característicos de tireotoxicose. A tireoide encontra-se difusamente aumentada, e a presença de sopro sobre a glândula tireoide é patognomônica dessa patologia. As outras manifestações clássicas da doença de Graves, oftalmopatia infiltrativa e mixedema pré-tibial, podem estar presentes em cerca de 30% e 5% dos casos, respectivamente.
- **Adenoma tóxico ou bócio multinodular tóxico:** mais comum em idosos, caracteriza-se pela presença de nódulo único ou múltiplos palpáveis; cintilografia da tireoide revela aumento de captação do ^{131}I nas áreas correspondentes aos nódulos. Em alguns casos, ocorre apenas elevação dos níveis de T3 (tireotoxicose por T3).
- **Mola hidatiforme/coriocarcinoma:** é causada por níveis séricos de hCG elevados.
- **Tireoidites subagudas:** são causas de tireotoxicose sem hipertireoidismo (não há aumento da produção de hormônios pela tireoide e sim liberação de hormônios já preformados). Podem ser classificadas em tireoidite subaguda ou viral (dor cervical, hipersensibilidade à palpação, elevação da velocidade de sedimentação globular), tireoidite silenciosa ou linfocítica (bócio indolor, de consistência firme e níveis elevados de anticorpos antitireoperoxidase [anti-TPO]), tireoidite pós-parto (ocorre nos 12 primeiros meses pós-parto; a tireoide é indolor e os anticorpos anti-TPO estão elevados).
- **Tireotoxicose factícia:** causada pela ingestão de tiroxina exógena. Apresenta como característica níveis séricos de tireoglobulina diminuídos.
- **Adenoma hipofisário secretor de TSH:** tumor hipofisário na tomografia computadorizada ou ressonância nuclear magnética.

- **Síndrome da resistência aos hormônios tireoidianos:** decorrente de mutações dos receptores dos hormônios tireoidianos, caracteriza-se por níveis de TSH, T4 e T3 aumentados com hipófise normal ao exame de imagem.

ACHADOS CLÍNICOS

Os principais sintomas e sinais da tireotoxicose, independentemente da causa, estão descritos no Quadro 94.3.

O achado considerado mais sensível para o diagnóstico de hipertireoidismo é a presença de bócio (sensibilidade de 93%). Por sua vez, os achados oculares (retração palpebral e *lid lag*) são considerados os mais específicos (especificidade de 99%). De maneira geral, os achados com maior *likehood ratio* (LR) para a presença de hipertireoidismo são retração palpebral (LR: 31,5), *lid lag* (LR: 17,6), tremor fino de extremidades (LR: 11,4), pele úmida e quente (LR: 6,7) e taquicardia (LR: 4,4).

O bócio está presente em 70% a 93% dos pacientes com hipertireoidismo. Em pacientes com doença de Graves e tireoidite, o bócio é caracteristicamente difuso e simétrico, mas apresenta-se nodular no bócio tóxico uninodular. A palpação da tireoide em busca da presença de bócio se torna mais precisa e sensível com a aquisição de experiência. A estimativa do tamanho por meio da palpação tende a subestimar bócios grandes e supraestimar glândulas pequenas.

A presença de sopro na tireoide é uma característica comum em pacientes com doença de Graves, porém também pode ser observada em pacientes idosos com bócio tóxico multinodular.

A doença de Graves apresenta duas manifestações características: a oftalmopatia e a dermatopatia. Essas duas manifestações estão relacionadas com o edema dos músculos extraoculares e do tecido subcutâneo, respectivamente, por acúmulo na matriz extracelular de glicosaminoglicanos secretados pelos fibroblastos em virtude da influência de citocinas por linfócitos locais.

A oftalmopatia da doença de Graves consiste em um conjunto de sinais e sintomas secundários à inflamação dos músculos extraoculares e tecidos conjuntivos e gordura da órbita ocular, estando presente em 25% a 50% dos pacientes. Carac-

Quadro 94.3 Sintomas e sinais de tireotoxicose

Sintomas	Sinais
Intolerância ao calor	Aumento da temperatura corporal, calor irradiante, hiperidrose
Fraqueza/fadiga	Fraqueza muscular
Palpitações	Taquicardia, fibrilação atrial
Disfagia	Tireomegalia
Nervosismo	Taquipneia
Perda de peso	Tremores
Rouquidão	Atrofia tenar e hipotenar
Queda de cabelos	Alopecia, cabelos finos e brilhantes
Alterações no ciclo menstrual	Oligomenorreia
Sensação de corpo estranho nos olhos	

teriza-se, clinicamente, por edema de pálpebra, limitação dos movimentos dos olhos, quemose e exoftalmia. Os sintomas podem ser descritos como sensação de areia nos olhos, desconforto ocular e diplopia. Outros achados oculares podem ser observados em pacientes com hipertireoidismo, com ou sem doença de Graves: *lid lag* (sinal de von Graefe) e retração palpebral (sinal de Dalrymple). O *lid lag* consiste na visualização da esclera branca entre a margem inferior superior da pálpebra superior e a parte superior da íris, quando o paciente olha para baixo. Esse sinal é decorrente do não acompanhamento do movimento do globo ocular pela pálpebra superior. A retração palpebral é caracterizada pela aparência arregalada dos olhos, secundária a aumento da fissura palpebral, com exposição da esclera acima da pupila. Além desses dois sinais, o paciente pode apresentar tremores das pálpebras. Acredita-se que esses sinais sejam secundários à hiperatividade simpática decorrente do excesso de hormônios tireoidianos.

A dermatopatia da doença de Graves (também chamada de mixedema pré-tibial) é uma desordem da pele e tecido subcutâneo que pode ser observada em pacientes com hipertireoidismo por doença de Graves, sendo caracterizada por edema não depressível na região pré-tibial e pela presença de placas ou nódulos, bilaterais, assimétricos, com coloração rosada ou roxo-amarronzada. Em geral, essas lesões têm localização pré-tibial. A acropatia relacionada com a doença de Graves é uma manifestação caracterizada por hipocratismo digital e neoformação óssea periosteal, podendo ou não estar associada à dermatopatia da doença de Graves. A pele do paciente com hipertireoidismo é frequentemente quente e úmida em virtude do aumento da circulação sanguínea. Outras alterações descritas são sudorese excessiva, onicólise (unhas de Plummer) e cabelos finos e quebradiços.

Os pacientes com hipertireoidismo estão sob risco maior de desenvolvimento de arritmias cardíacas, em especial fibrilação atrial. Além disso, especialmente em pacientes com hipertireoidismo mais grave e de longa duração, pode ser identificada insuficiência cardíaca congestiva. Outros achados do sistema cardiovascular incluem taquicardia, aumento da pressão de pulso e hipertensão sistólica. Dispneia pode ser uma dessas manifestações do sistema cardiovascular ou pode ser secundária a alterações do sistema respiratório (aumento do consumo de oxigênio, fraqueza da musculatura ventilatória), ou mesmo ser secundária à obstrução traqueal por um bócio volumoso.

A perda de peso comumente descrita pelos pacientes com hipertireoidismo é primariamente secundária ao aumento do metabolismo, mas também pode ser afetada pelo aumento da motilidade intestinal (que pode causar hiperdefecação) e má absorção.

Como o excesso dos hormônios tireoidianos acomete múltiplos sistemas e causa diversos sintomas, o diagnóstico diferencial é bastante amplo. Entre as possibilidades, estão doenças psiquiátricas (por exemplo, transtorno de ansiedade, pânico, mania), outras doenças que causam estado hipermetabólico (neoplasias, feocromocitoma), doenças cardiovasculares (arritmias) e excessos de outros hormônios (gestação, síndrome de Cushing).

Bibliografia

Dabon-Almirante CLM, Surks MI. Clinical and laboratory diagnosis of thyrotoxicosis. Endocrinol Metab Clin North Am 1998; 27:25-35.

McGee SR. Head and neck – The thyroid and its disorders. In: Evidence-based physical diagnosis. 2001:270-302.

Surks MI, Chopra IJ, Mariash CN, Nicoloff JT, Solomon DH. American Thyroid Association Guidelines for use of laboratory tests in thyroid disorders. JAMA 1990; 263:1529-32.

Utiger RD. The thyroid: physiology, thyrotoxicosis, hypothyroidism, and the painful thyroid. In: Fellig P, Baxter JD, Frohman LA (eds.) Endocrinology and Metabolism. 3. ed. New York: McGraw-Hill, 1995:435-519.

Wartofsky L. Hyperthyroidism. In: Korenman SG (ed.) Atlas of clinical endocrinology – Thyroid Diseases 1999; 1:81-6.

CAPÍTULO 95

Hipoacusia

Geraldo Druck Sant'Anna • Samantha Castro • Augusto Berton Bettiol

INTRODUÇÃO

A audição é um sentido que possibilita a comunicação entre as pessoas e a completa interação de um indivíduo em um meio. Sua perda total ou parcial ocasiona muitos prejuízos à vida profissional e social, à independência e à qualidade de vida em geral de quem é afetado.[1] Por isso, um diagnóstico precoce e correto, aliado a uma boa orientação e à integração dessas pessoas na sociedade, é de suma importância; consequentemente, o médico tem um papel fundamental na vida do paciente.

A perda auditiva (ou hipoacusia) pode ser definida como perda ou diminuição considerável do sentido da audição.[2] Segundo alguns estudos, 25% a 40% das pessoas com mais de 75 anos de idade são afetadas por esse sintoma, e esses percentuais chegam a ultrapassar os 80% entre os pacientes com mais de 85 anos de idade.[3]

Fisiologia da audição[4]

A fisiologia da audição é um tema bastante complexo, mas fundamental para o entendimento das patologias relacionadas. Sumariamente, o corpo humano traduz ondas sonoras do meio aéreo (captadas pelo pavilhão auditivo, o conduto externo, o tímpano e os ossículos) para o meio líquido da orelha interna. Esta, por meio dos órgãos de Corti localizados na cóclea, transforma essas vibrações em energia eletroquímica enviada ao sistema nervoso central (SNC), que as interpreta, transformando o som em mensagens compreensíveis.[5]

ETIOLOGIA

As perdas auditivas são definidas em termos absolutos a partir de um limiar preestabelecido (20 a 25dB). Quando os limiares se situam acima desse patamar, independentemente da frequência testada, serão expressos em termos numéricos simples (35, 45 ou 60dB) ou subclassificados de acordo com faixas de audibilidade.

A hipoacusia pode ser classificada em graus leve, moderado, intenso ou profundo. No grau leve, os limiares auditivos por via aérea se encontram entre 26 e 40dB; no moderado, variam de 41 a 70dB; no intenso, de 71 a 90dB; e no profundo, > 90dB.

Nos adultos, as principais causas de surdez são a presbiacusia (perda auditiva em idosos) e as perdas auditivas induzidas por ruído. Nas crianças, variam de etiologia genética/hereditária e as adquiridas.[6] As principais causas estão listadas no Quadro 95.1.[7]

Entre as peculiaridades de algumas causas de hipoacusia, podem ser citadas:

- **Surdez genética:** também chamada de hereditária, engloba as seguintes perdas: congênitas, progressivas, neurossensoriais, sindrômicas e não sindrômicas. As formas ditas sindrômicas contribuem com 30% dos casos de surdez em crianças e incluem: Waardenburg, neurofibromatose tipo 2, Usher, Sticker, Pendred, Lange-Nielsen e Alport. Já a forma não sindrômica ou isolada é a mais prevalente. A investigação diagnóstica, por meio de testes para mutações em genes específicos, pode auxiliar o aconselhamento genético. Aproximadamente 75% dos casos de perda auditiva sensorineural genética não sindrômica são autossômicos recessivos, 15% a 20% são autossômicos dominantes e 1% a 3% estão ligados ao cromossomo X. Como destacado por Van Laer e cols.,[8] alguns genes podem associar-se a ambas (dominante e recessiva). Pode ser vista alguma variação no fenótipo com base na localização e no tipo de mutação do gene, em fatores ambientais e efeitos modificadores de genes. Existem pelo menos 116 formas de surdez não sindrômica,[6] descritas como DFNA (dominante), DFNB (recessiva) e DFN (ligada ao X).

  A perda auditiva não sindrômica autossômica recessiva é geralmente pré-lingual e não progressiva, de grave a profunda. Mutações na conexina 26, DFNB1, no cro-

Quadro 95.1 Causas mais frequentes de hipoacusia[5,7]	
Neurossensorial	**Condutiva**
Genética	Otite média (aguda, com efusão, crônica)
Induzida por ruído ambiental ou crônico	Colesteatoma
Agentes ototóxicos	Otoesclerose
Presbiacusia	Perfuração timpânica
Cirurgia otológica	Otite externa
Doenças metabólicas e vasculares (HAS, tireopatias, dislipidemias etc.)	Cerúmen
Doença de Ménière	Trauma com obstrução do conduto externo
Doenças virais: rubéola, CMV, sífilis, meningites	

HAS: hipertensão arterial sistêmica; CMV: citomegalovírus.

mossomo 13, perfazem cerca de 30% da perda auditiva não sindrômica recessiva.

As formas autossômicas dominantes são mais provavelmente encontradas na surdez pós-lingual e apresentam maior variação em termos de frequência, distribuição e gravidade.[8]

- **Ototoxicidade:** afecção iatrogênica provocada por medicamentos que alteram a orelha interna. Pode afetar tanto o sistema coclear como o vestibular, ou ambos, ocasionando déficits na audição e no equilíbrio. Dentre os inúmeros grupos de agentes ototóxicos, os mais importantes são os antibióticos aminoglicosídeos. Sua ação provoca modificações na fisiologia da membrana e em sua permeabilidade, afetando a estrutura e a função dos cílios e, em seguida, da própria membrana (Quadro 95.2).

  Os pacientes apresentam labirintopatia periférica, podendo relatar sintomas de hipoacusia, zumbido e plenitude auditiva, vertigens, desequilíbrio, nistagmos e manifestações neurovegetativas, somados a antecedentes de tratamento com os medicamentos supracitados.

- **Perda auditiva induzida por ruído (PAIR):** consiste em perda auditiva de caráter insidioso em pacientes expostos a ruídos por longo período. Geralmente bilateral e simétrica, atinge as frequências de 3,4 e 6kHz nos primeiros 10 a 15 anos de exposição. Pode apresentar outros sintomas auditivos relacionados, bem como sintomas digestivos, cardiovasculares e, até mesmo, transtornos hormonais.

- **Surdez súbita (SS):** consiste em um diagnóstico sindrômico, podendo apresentar diversos diagnósticos etiológicos, entre os quais: infecciosa, vascular, ototóxica, traumatismo sonoro, hidropisia endolinfática (síndrome de Ménière), neurinoma do acústico, fístulas pós-estapedectomia e autoimune. As queixas principais são de sensação de surdez ou de orelha tampada, geralmente unilateral, de instalação súbita, podendo acontecer de maneira instantânea ou progredir em minutos, horas ou dias. Mais frequentemente é notada ao acordar, e a sensação pode variar de discreta a muito intensa. A audiometria tonal mostra perda neurossensorial com grau e curvas variados. Podem ser ascendentes, descendentes, planas ou em U. Além da história clínica e do exame otorrinolaringológico, investigação laboratorial e exames de imagem (TC e RNM) são necessários para a elucidação diagnóstica.

- **Otoesclerose:** é um processo patológico primário da cápsula ótica, raramente acometendo os ossículos auditivos, podendo ocasionar efeitos secundários ao sistema auditivo e ao sistema vestibular. Várias teorias são propostas em sua etiopatogênese, como enzimática, vascular, mecânica ou alteração do ligamento espiral. É primariamente uma afecção óssea, e seus efeitos na audição são secundários à extensão e à localização das lesões na cápsula ótica, bem como à atividade metabólica dessas lesões. O exame audiométrico geralmente mostra perda auditiva condutiva pura, por fixação ou impactação da platina do estribo, podendo, com a evolução da doença, apresentar um componente sensorineural, após invasão do endósteo coclear. Um exame de imagem, preferencialmente TC, deve ser solicitado para detecção desse tipo de perda, principalmente em vigência de história familiar positiva.

- **Presbiacusia:** causa mais comum de surdez progressiva. No Brasil, alcançou a prevalência de cerca de 36,1% dentre 625 indivíduos pesquisados.[4] A idade é importante fator de risco para a incidência e a progressão da perda auditiva, e estudos mostram diminuição contínua dos limiares de audibilidade com o avançar da idade, incluindo frequências importantes para a compreensão da fala nas faixas etárias mais elevadas (70 a 89 anos). Pode ser classificada em quatro tipos, de acordo com Schuknecht:[4] metabólica, sensorial, mecânica ou neural.

  O paciente costuma falar "eu escuto e não entendo". Ocorre dificuldade na compreensão da fala, intensificada pelo ruído competitivo. Há também dificuldade em entender a voz das mulheres e crianças (frequências mais agudas), conversar ao telefone, localizar a fonte sonora e escutar a campainha.

- **Trauma sonoro agudo:** ocasionado por ruído ambiental, tiro ou explosão. Os riscos auditivos dependem das características da fonte sonora e da propagação do sinal acústico entre a fonte e o receptor (distância), do meio da escuta (reflexões) e do uso eventual de equipamentos de proteção acústica. Os mecanismos lesionais diferem segundo o tipo de ruído:[4]

  - **Mecânicos:** quando os movimentos da membrana basilar são excessivos, provocando desprendimento dos cílios da membrana tectorial.

  - **Metabólicos:** consistem em mecanismos de fluxos de íons, isquemia e excitotoxicidade.

    Todos esses mecanismos lesionais conduzem à morte celular mais ou menos rapidamente por necrose ou apoptose, ocasionando, além da surdez, o aparecimento de zumbidos, que também perturbam o paciente.

- **Otite média crônica:** processo inflamatório da orelha média com duração superior a 3 meses. Apresenta-se com alterações à otoscopia, como perfurações, retrações, otorreia crônica e miringoesclerose. A avaliação audiométrica detecta uma disacusia condutiva de grau variável, dependente do tempo de evolução e da gravidade de cada caso. Pode ser dividida em não colesteatomatosa e colesteatomatosa. Neste último caso, subdivide-se em colesteatomas primário e secundário (adquirido). A história da doença revela características peculiares. No colesteatoma primário, o paciente refere, inicialmente, discreta diminuição da audição e otorreia crônica, de odor

Quadro 95.2 Causas de ototoxicidade[2,4]	
Antibióticos aminoglicosídeos	Estreptomicina, diidroestreptomicina, neomicina, canamicina, paramomicina, aminosidina, gentamicina, amicacina, tobramicina
Antibióticos não aminoglicosídeos	Eritromicina, cloranfenicol, ampicilina, minociclina, cefalosporina, polimixina B
Medicações não antibióticas	Desinfetantes (clorexidina, benzetônio, iodo, benzalcônio)
Medicações anti-inflamatórias	Salicilatos, ácido acetilsalicílico, quinino
Antineoplásicos	Cisplatina, vincristina

fétido. Pode haver a presença de pólipos no meato acústico externo, e normalmente existe perda auditiva. No colesteatoma secundário, além de secreção, há a presença de tecido de granulação abundante na orelha média e descamação à lavagem do conduto. Uma TC das orelhas e da mastoide é bastante elucidativa quanto à progressão da doença, podendo inferir se há ou não integridade da cadeia ossicular e auxiliar a programação de uma possível cirurgia para o tratamento.

ACHADOS CLÍNICOS

Diante de um paciente com hipoacusia, deve-se proceder a uma investigação completa (Figura 95.1), porém alguns tópicos não devem ser esquecidos, como duração e progressão do sintoma, se ocorre somente em locais barulhentos, presença de otalgia e/ou otorreia, traumatismo facial, infecções importantes prévias, cirurgia otológica prévia, sintomas associados, como vertigem e zumbido, história familiar de surdez, medicações em uso, cefaleia ou distúrbios visuais antes/durante/após os episódios de perda de audição e comorbidades (*diabetes mellitus*, tabagismo, coronariopatia, doenças autoimunes).

O exame inicial desses pacientes pode ser feito no consultório com o uso da voz e de um diapasão, o que oferece uma noção da etiologia do problema, da gravidade e se serão necessários outros testes. Não se pode esquecer de realizar uma boa otoscopia, com a qual são excluídas as causas provenientes das orelhas externa e média (perfuração timpânica, otite média e obstrução do conduto auditivo por tumor/cera/corpo estranho).

Testes de rastreamento (*screening*)

A realização de testes de *screening* é proposta em razão da alta frequência dessa doença na população e sua fácil e barata realização. Além disso, o diagnóstico precoce desse sintoma pode modificar a morbidade que poderá causar ao paciente.

Um desses testes é o teste do sussurro (*whispered voice test*). O médico fica atrás do paciente, à distância de um braço (para evitar a leitura labial), e sussurra uma combinação aleatória de três letras/números (por exemplo, 5, B, 6), ao mesmo tempo que tampa e pressiona a orelha do paciente.[9] O médico deve expirar calmamente antes de sussurrar, para produzir o sussurro o mais baixo possível.[10] Cabe ao paciente repetir a combinação. Caso erre algum elemento, é necessário trocar a combinação e realizar o teste novamente. O teste é considerado normal quando o paciente acerta três em seis tentativas. Testa-se uma orelha de cada vez. A sensibilidade desse teste é de 90% a 99% e a espe-

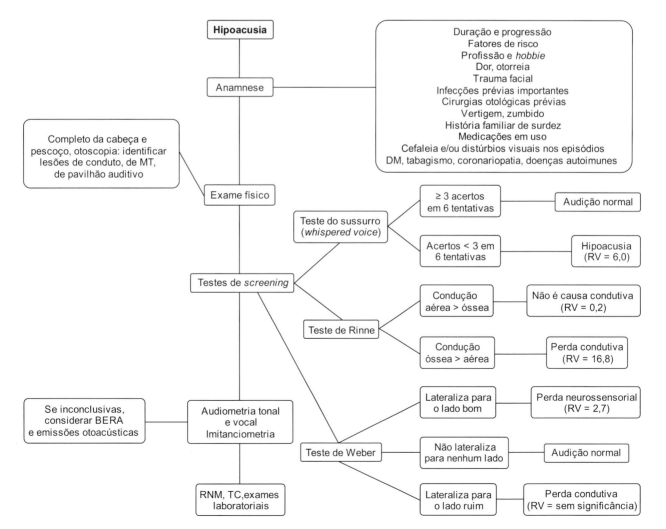

Figura 95.1 Fluxograma para avaliação da hipoacusia.[5,7]

cificidade, de 80% a 87%, com razão de verossimilhança (RV) positiva de 6,0 (considerando perda auditiva > 30dB).[9,10]

Dois testes muito consagrados são o de Weber e o de Rinne. O primeiro é feito com um diapasão de 512Hz,[11] colocado vibrando (sugere-se golpear o diapasão contra a região tenar da mão[9]) sobre o vértice da abóbada craniana. Normalmente, percebe-se uma vibração igual dos dois lados (Weber indiferente). Quando o teste é positivo, o paciente lateraliza o som. Em caso de distúrbio condutivo, a orelha surda escuta mais a vibração; já no neurossensorial, a orelha normal escuta melhor. Esse teste não tem acurácia tão boa, sendo encontrada significância estatística somente quando ele lateraliza para a orelha boa em caso de perda neurossensorial (RV positiva = 2,7).[9] O motivo é que muitos pacientes com perda auditiva unilateral, tanto condutiva como neurossensorial, escutam o diapasão na linha média.[12]

No teste de Rinne, o mesmo diapasão é posicionado vibrando no processo mastoide do paciente até que ele pare de escutar, quando então é aproximado do conduto auditivo do mesmo lado.[7,13] Normalmente, deve-se continuar escutando pela via aérea após a condução óssea ter cessado. Caso o paciente não escute nada pela via aérea, diz-se que tem a condução óssea maior que a aérea, caracterizando um distúrbio de condução. Esse teste apresenta boa acurácia para o diagnóstico de perda condutiva, tem um RV positiva de 16,8, quando o paciente não escuta, mais pela via aérea, sugerindo um *gap* aéreo-ósseo > 20dB.[9]

Ambos os testes apresentam duas grandes limitações: (1) não conseguem distinguir audição normal de perda neurossensorial bilateral; (2) não conseguem diferenciar perda condutiva pura de mista. Assim, são necessários testes adicionais (Tabela 95.1).[9]

O teste da orelhinha difere dos demais por ser realizado universalmente (ou seja, em toda a população com ou sem fatores de risco). Visa diagnosticar precocemente recém-nascidos com alguma deficiência auditiva, possibilitando o diagnóstico da perda auditiva antes do terceiro mês de vida e a intervenção antes dos 6 anos de idade. Recomenda-se que todos os recém-nascidos sejam submetidos à triagem auditiva neonatal até 1 mês de idade e todas as crianças com deficiência auditiva sejam identificadas antes dos 3 meses.[6] É consenso estabelecido pelo National Institutes of Health (NIH) que a triagem auditiva neonatal seja feita com as emissões otoacústicas evocadas (EOAE), método simples, de rápida realização, que pode ser aplicado durante o sono fisiológico e não exige sedação. Os casos negativos devem ser submetidos a segunda triagem confirmatória com o teste de potencial auditivo (BERA), teste de alta sensibilidade que não exige resposta voluntária.

Exames complementares

Audiometria[2,4]

Uma audiometria deve ser realizada para registrar, quantificar e confirmar a perda auditiva do paciente.

Limiares auditivos

Pressão sonora capaz de provocar qualquer sensação de audição, seja esta o limiar mínimo de audição (a menor intensidade sonora capaz de provocar sensação auditiva), seja o limiar de desconforto (a intensidade em que o indivíduo começa a sentir incômodo na presença do som).

Medição das vias aérea e óssea

Frequência consiste no número de vibrações que uma partícula é capaz de realizar em 1 segundo, ou seja, o número de ciclos por segundo (Hertz – Hz). A orelha humana pode ouvir sons que vão de 20 até 20.000Hz, com maior sensibilidade na faixa de frequência entre 1.000 e 4.000Hz.

A audiometria tonal mede a capacidade de o sistema auditivo detectar tons puros (sons que contêm somente uma única frequência). Os limiares auditivos são determinados mediante a apresentação do som por via aérea (VA), ou condução aérea, ou por via óssea (VO), ou condução óssea.

O exame de audiometria tonal por VA é realizado nas frequências entre 250 e 8.000Hz. Inicia-se o exame, com base no método de Carhart e Jerger, pela intensidade de 30dB. Se positivo, o examinador diminui a intensidade do estímulo em 10dB, apresentando-o em seguida. Caso seja novamente positivo, deve-se diminuir mais 10dB, repetindo o procedimento até o paciente não mais responder à estimulação. Nesse momento, o estímulo é aumentado de 5 em 5dB, até que três respostas positivas sejam obtidas em uma mesma intensidade.

No caso da medição por VO, os estímulos chegam à cóclea através de vibrador ósseo posicionado na fronte ou em qualquer região cefálica (preferencialmente na mastoide).

Audiograma

O resultado do audiograma é expresso por meio de duas curvas (com o eixo das ordenadas contendo o limiar auditivo [dB] e o das abscissas, as frequências sonoras [Hz]). Os limiares auditivos da orelha direita (OD) são marcados com a cor vermelha e os limiares da orelha esquerda (OE) com a cor azul. Para a VA da OD, utiliza-se o símbolo O; para a VA da OE, X. Os resultados da VO da OD são registrados com < e os da OE com >.

A partir desses dados é possível definir o tipo de perda auditiva mediante a comparação entre os limiares auditivos da VO e os limiares da VA (Tabela 95.2 e Figura 95.2).

Tabela 95.1 Testes auditivos*				
Achados+	Sensibilidade (%)	Especificidade (%)	RV +	RV –
Teste do sussurro alterado	90 a 99	80 a 87	6	0
Rinne, detectando PAC	60 a 90	95 a 98	16,8	0,2
Weber lateraliza para OB, detectando PANS	58	79	2,7	NS
Weber lateraliza para OR, detectando PAC	54	92	NS	0,5

*Padrão diagnóstico: para perda auditiva (teste do sussurro), limiar padrão puro > 30dB na audiometria; para PAC (teste de Rinne), *gap* aéreo-ósseo na audiometria ≥ 20dB.
Fonte: traduzido e adaptado de McGee S. Hearing. In: Mc Gee S. Evidende-based physical diagnosis. USA: Saunders, 2001:261-9.

Tabela 95.2 Resumo dos limiares audiométricos para diagnóstico das perdas auditivas[4]	
Perda condutiva	VA > 25dB NA e VO ≤ 25dB NA, com gap > 15dB
Perda neurossensorial	VA > 25dB NA e VO = VA ou gap de 5 a 10dB
Perda mista	VA > 25dB NA e VO ≥ 25dB NA, com gap > 15dB

A audiometria vocal afere o poder de discriminação auditiva do paciente em relação à voz humana (teste da inteligibilidade).[11] O resultado é expresso em porcentagem de palavras repetidas corretamente.

Imitanciometria[2,4]

A impedanciometria (ou imitanciometria) é uma técnica usada para avaliação funcional do aparelho de condução sonora (sistema tímpano-ossicular).[5] Essa técnica melhorou muito o diagnóstico das variações de mobilidade da membrana timpânica, de ruptura ou fixação da cadeia ossicular e da presença de derrames líquidos na caixa do tímpano, além da pesquisa do reflexo do músculo do estribo.[13] Consiste na aplicação de pressão positiva contra o tímpano e na avaliação de sua resposta, bem como das estruturas adjacentes, a essa pressão. As curvas podem ser divididas em três tipos básicos: A, B e C, seguidos das variações As, Ad e D (Figura 95.3):

- **Timpanograma tipo A:** a complacência da membrana timpânica ocorre à pressão atmosférica, identificada com o número zero no eixo X do timpanograma. Essa curva é observada em indivíduos com mobilidade normal da membrana timpânica e das estruturas da orelha média, com função tubária também normal.
- **Timpanograma As:** a complacência máxima é diminuída, mas ocorre à pressão atmosférica. Significa rigidez da membrana ou de estruturas da orelha média. Pode ser observado nos casos de otoesclerose, timpanoesclerose e espessamento da membrana.
- **Timpanograma Ad:** descreve elevada mobilidade das estruturas da orelha média. Costuma estar relacionado com a interrupção da cadeia ossicular ou membrana timpânica flácida.
- **Timpanograma tipo C:** a complacência acontece à pressão negativa ≤ 150daPA. O pico da curva está deslocado para o lado esquerdo do gráfico, indicando pressão negativa dentro da orelha média. É observado nos casos de disfunção tubária.
- **Timpanograma tipo D:** apresenta dois picos de admitância e se caracteriza por duas pontas de picos distintos (padrão W). À exceção dos neonatos, pode ser sempre considerado anormal.

Outros exames possíveis, mas não realizados de rotina, são o BERA (audiometria de tronco cerebral), que avalia a atividade elétrica neuronal das vias auditivas, desde o VIII par craniano até os centros auditivos do SNC, e as emissões otoacústicas, que são sinais sonoros emitidos pela orelha interna em resposta a um estímulo acústico.

Se a causa da hipoacusia não for identificada, prossegue-se a investigação da etiologia com exames de imagem (TC e RNM) e laboratoriais.

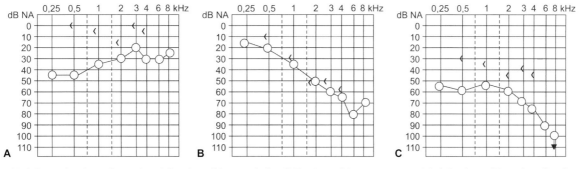

Figura 95.2 Exemplos de audiometrias. **A** Perda auditiva condutiva. **B** Perda auditiva neurossensorial. **C** Perda auditiva mista. (Da Costa, 2006.)

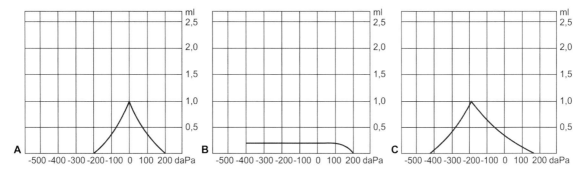

Figura 95.3 Exemplos de curvas timpanométricas. **A** Curva tipo A. **B** Curva tipo B. **C** Curva tipo C. (Da Costa, 2006.)

Referências

1. Yang Y, Longworth L, Brazier J. An assessment of validity and responsiveness of generic measures of health-related quality of life in hearing impairment. Qual Life Res 2013; 22: 2813-28.
2. Da Costa SS, Cruz OLM, De Oliveira JAA. Otorrinolaringologia: princípios e prática. Porto Alegre: Artmed, 2006.
3. Bagai A, Thavendiranathan P, Detsky AS. Does this patient have hearing impairment? JAMA 2006; 295(4):416-28.
4. Neto SC, de Mello Júnior JF, Martins RHG, Selaimen S. Tratado de otorrinolaringologia e cirurgia cervicofacial. 2. ed. São Paulo: Roca, 2011.
5. Da Silva DP, Da Costa SS. Perda auditiva. In: Rosa AAA, Soares JLMF, Barros E (eds.) Sintomas e sinais na prática médica: consulta rápida. Porto Alegre: Artmed, 2006:597-603.
6. de Nobrega M, Marone SAM, Sih T, Lubianca Neto JF, Bragagnolo S, Simões R. Perda auditiva na infância. Projeto Diretrizes, 2012.
7. Weber CP. Evaluation of hearing loss in adults. UpToDate, 2013. Disponível em: <http://www.uptodate.com/contents/evaluation-of-hearing-loss-in-adults>. Acesso em: 11/07/2013.
8. Antonio SAM. Genetic sensorineural hearing loss. Medscape, 2014. Disponível em: <http://emedicine.medscape.com/article/855875-overview>. Acesso em: 30/08/2014.
9. McGee S. Hearing. In: Mc Gee S (ed.) Evidende-based physical diagnosis. USA: Saunders, 2001:261-9.
10. Swan IRC, Browning GB. The whispered voice as a screening test for hearing impairment, J Roy Coll Gen Pract 1985; 35:197.
11. British Society of Audiology. Recommended procedure for Rinne and Weber tuning-fork tests. Br J Audiol 1987; 21:229-30.
12. Stankiewicz JA, Mowry HJ. Clinical accuracy of tunning fork tests. Laryngoscope 1979; 89:1956-73.
13. Hungria H. Ouvidos: exames complementares. In: Porto CC (ed.) Semiologia médica. Goiânia: Guanabara Koogan, 2005:258-9.
14. Guyton AC, Hall JE. The sense of hearing. In: Guyton AC, Hall JE (eds.) Textbook of medical physiology. Pennsylvania: Elsevier, 2006:651-62.

CAPÍTULO 96

Hipocratismo Digital

Mara Rúbia André Alves de Lima • *Ana Luiza Schneider Moreira* • *Eric Schwellberger Barbosa*
Daniel Luccas Arenas

INTRODUÇÃO

O hipocratismo digital (HD) caracteriza-se por aumento das partes moles das extremidades dos dedos e geralmente está associado a doença intratorácica grave. Os achados clássicos incluem a "unha em vidro de relógio" e o aumento do ângulo hiponiquial de implantação da base da unha, que atinge valores acima de 180 graus, quando o normal é de até 160 graus.

Uma das mais antigas manifestações clínicas de que se tem registro, o HD recebeu essa denominação em homenagem a Hipócrates, que o observou ao inspecionar os dedos de um paciente com doença pulmonar. O HD recebe muitas outras denominações, entre as quais baqueteamento digital, dedos em baqueta de tambor, "dedos hipocráticos", "dedos em bico de papagaio", dedos em clava (*clubbing*), dedos em cabeça de serpente e acropaquia. Essas várias denominações são importantes ao se realizar uma pesquisa de publicações sobre o assunto e refletem o cenário e a época de seu emprego, como a de "dedos em vidro de relógio", que passou a necessitar de explicação após o advento dos relógios digitais. Entretanto, todas têm o mesmo significado.

A fisiopatologia do HD ainda não é bem compreendida. No paciente com HD nas mãos e nos pés, observa-se aumento do volume da extremidade dos dedos com hipertrofia de tecido conjuntivo vascularizado das falanges distais.

O HD pode ser isolado ou associado à síndrome de osteoartropatia hipertrófica (OAPH),[1] ou síndrome de Bamberger-Marie, e é um valioso sinal clínico, usualmente indicando a presença de doença intratorácica pulmonar ou cardíaca (em sua maioria grave).

ETIOLOGIA

Embora existam casos de origem familiar, os quais são encarados como achados sem associação com doenças, o HD deve representar uma manifestação clínica de alerta para a presença de doença intratorácica pulmonar (Tabela 96.1) ou cardíaca. Dentre essas doenças, podem ser citados: câncer de pulmão (primário ou metastático), mesotelioma, doenças supurativas (abscesso pulmonar, empiema pleural, bronquiectasias), fibrose pulmonar, fibrose cística, doenças ocupacionais (asbestoses), malformação arteriovenosa pulmonar e também doenças cardíacas (cardiopatia cianótica congênita, endocardite, mixoma atrial).

Tabela 96.1 Hipocratismo digital – Ocorrência em diversas doenças pulmonares[4]

Doença	N	HD	%
Fibrose cística	94	76	80,0
Fibrose pulmonar usual	132	77	32,0
Abscesso pulmonar	187	60	32,0
Bronquiectasias	111	31	20,0
Câncer de pulmão	1.293	348	26,9
Paracoccidioidomicose	92	15	16,3
Tuberculose	249	32	13,0
DPOC	376	39*	10,3
Sarcoidose	138	4	2,9
Aspergilose broncopulmonar alérgica	124	3	2,4
Asma brônquica	212	0	0

DPOC: doença pulmonar obstrutiva crônica.
Em mais da metade desses casos, houve associação com bronquiectasias ou fibrose; em cinco pacientes, acabou sendo estabelecido o diagnóstico de câncer de pulmão.

O hipocratismo, menos frequentemente, pode ocorrer em doenças extratorácicas, como hepatopatia crônica (cirrose), doenças intestinais (enterite regional, colite ulcerativa) e da tireoide (Hashimoto), bem como em indivíduos infectados pelo HIV.[2] Mais recentemente, foi observado em pacientes com bronquiolite e comprometimento intersticial, geralmente grandes fumantes.[2,3]

A presença de OAPH tem significado mais restrito, geralmente associada a neoplasia intratorácica maligna. Tanto o HD como a OAPH podem ser hereditários, com características mendelianas dominantes e tendência familiar, não relacionados com doença subjacente detectável nesses casos.[5-7]

As causas tanto do HD como da OAPH são desconhecidas. Dentre as substâncias que têm sido alvo de maior consideração na patogenia do HD, destacam-se o fator de crescimento derivado das plaquetas (PDGF) e citocinas provenientes de megacariócitos e de êmbolos plaquetários que, na presença de *shunt* intrapulmonar, passariam à circulação sistêmica e chegariam às extremidades, levando ao aumento das partes moles subungueais.[8,9]

ACHADOS CLÍNICOS

O HD, na maioria das vezes, é simétrico, envolvendo todos os dedos das mãos e dos pés.[10,11]

Ocasionalmente, pode manifestar-se de modo assimétrico. Nesses casos, encontra-se associado a lesão de feixe vasculonervoso do membro afetado (por exemplo, traumatismo de membro superior, fístula arteriovenosa).[11,12]

O diagnóstico do HD não oferece dificuldades naqueles casos em que a presença do sinal é clinicamente óbvia (Figura 96.1), onde as alterações nas extremidades dos dedos são evidentes. Entretanto, pode não ser tão fácil quando as modificações são incipientes e pouco pronunciadas. Especialmente nesses casos, critérios objetivos de determinação mostram-se vantajosos, auxiliando o juízo clínico e possibilitando, ainda, que os dados fiquem registrados e armazenados para eventuais estudos comparativos ulteriores.

Não tem significado saber se o HD é mais ou menos acentuado. A importância está associada à presença ou à ausência do sinal (sua presença associa-se a pior prognóstico).

Dentre os critérios de avaliação objetiva do HD, os que têm se mostrado mais fidedignos são o ângulo ou sinal do perfil (AP) verificado em dedos indicadores ou polegares, o ângulo hiponiquial (AH) e a relação entre as espessuras falangiana distal e interfalangiana (EFD/EIF) nos dedos indicadores[13,14] (Figura 96.2).

Outros critérios que buscam tornar mais objetivo o diagnóstico do HD têm sido utilizados, como a determinação do volume da extremidade do dedo, do grau de curvatura da unha e da obliteração do ângulo do perfil ao serem contrapostos dedos (indicadores) de ambas as mãos (sinal de Schamroth – Figura 96.3).[15] A chamada manobra de Schamroth, descrita em 1976, é de simples execução, mas não há, até o momento, estudos sobre a sensibilidade e a especificidade do método. A técnica consiste em aproximação máxima da falange distal pela parte dorsal, na base ungueal dos dedos indicadores, e observação da formação de janela semelhante a um losango ou diamante em indivíduos normais ou da obliteração dessa janela nos casos de HD.

O HD também pode ser avaliado por meio da sombra do perfil do dedo indicador, a qual é obtida usando-se uma fonte vertical de luz que incide no dedo colocado sobre uma lâmina de vidro. Na imagem da sombra projetada em uma folha de papel é possível demarcar alguns pontos de referência, os quais são medidos com um transferidor.[16]

Não existe tratamento direto para o HD, devendo o médico focar-se no diagnóstico e tratamento da doença subjacente. A regressão, tanto do HD como da OAPH, tem sido registrada após tratamento efetivo da doença subjacente (Figura 96.4), observada, na maioria das vezes, após ressecção cirúrgica de câncer de pulmão.[17,18]

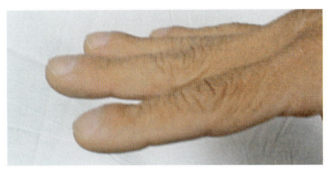

◥ **Figura 96.1** Hipocratismo digital evidente, observando-se aumento significativo de volume da extremidade dos dedos.

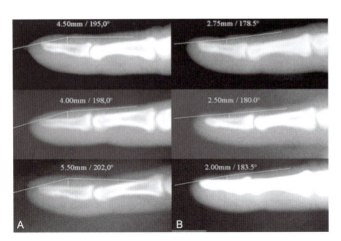

◥ **Figura 96.2** Valores da espessura das partes moles subungueais e do ângulo hiponiquial, determinados sobre imagens radiográficas em perfil de dedos indicadores. Casos de indivíduos com (**A**) e sem (**B**) a presença de hipocratismo.[14]

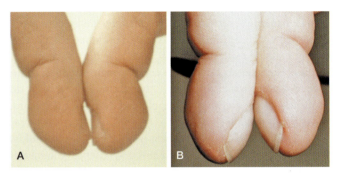

◥ **Figura 96.3** Dedos normais em aposição (**A**) e sinal de Schamroth (**B**).

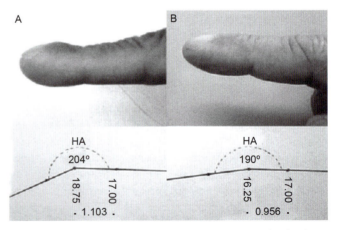

◥ **Figura 96.4 A** Hipocratismo digital em paciente portador de câncer de pulmão de tipo escamoso. **B** Apreciável regressão do sinal clínico 92 dias após a ressecção do tumor, com correspondente diminuição dos valores do ângulo hiponiquial e da relação entre as espessuras distal e proximal da extremidade do dedo.[17]

Na maioria dos casos, não há dor associada ao HD, exceto se associado à OAPH, a qual se deve à periostite. A OAPH manifesta-se, mais comumente, por HD, alterações osteoperiósticas e artralgias. Ocasionalmente, podem estar presentes, também, ginecomastia e fenômenos vasomotores.[5] A síndrome é, na maioria das vezes, adquirida e relacionada especialmente com a presença de neoplasia maligna intratorácica – carcinoma brônquico ou mesotelioma pleural – e, nesses casos, é considerada como uma síndrome paraneoplásica. Entretanto, também pode ser hereditária, quando é chamada de "primária" ou "idiopática". Ocasionalmente, espessamento maciço da pele pode acompanhar as alterações ósseas, sendo denominada *paquidermoperiostose*.[6,7]

Referências

1. Bamberger E. Sitzungsbericht der KK Gesellschaft der Ärzte in Wien von 8. März 1889. Wiener Klin Wochenschr 1889; 2:225-6.
2. Dever LL, Matta JS. Digital clubbing in HIV-infected patients: an observational study. AIDS Patient Care STDS 2009; 23:19-22.
3. Sadikot RT, Johnson J, Loyd JE, Christman JW. Respiratory bronchiolitis associated with severe dyspnea, exertional hypoxemia, and clubbing. Chest 2000; 117:282-5.
4. Moreira JS, Rubin AS, Silva LCC, Silva FAA, Hetzel JL. Clubbing: frequency in several pulmonary diseases. Eur Respir J 2000; 16(31):422.
5. Vandermergel X, Blocklet D, Decaux G. Periostitis and hypertrophic osteoarthropathy: etiologies and bone scan patterns in 115 cases. Eur J Intern Med 2004; 15:375-80.
6. Ooi A, Saad RA, Moorjani N et al. Effective symptomatic relief of hypertrophic pulmonary osteoarthropathy by video-assisted thoracic surgery truncal vagotomy. Ann Thorac Surg 2007; 83:684-5.
7. Brüner S, Frerichs O, Raute-Kreinsen O, Fansa H. Correction of finger clubbing in primary hypertrophic osteoarthropathy (Touraine-Solente-Gole syndrome). Handchir Mikrochir Plast Chir 2007; 39:135-8.
8. Martinez-Lavin M. Exploring the cause of the most ancient clinical sign of medicine: finger clubbing. Sem Arthritis Rheum 2007; 36:380-5.
9. Atkinson S, Fox SB. Vascular endothelial growth factor (VEGF)-A and platelet-derived growth factor (PDGF) play a central role in the pathogenesis of digital clubbing. J Pathol 2004; 203:721-8.
10. Bigler C. The morphology of clubbing. Am J Path 1958; 34:237-61.
11. Pyke DA. Finger clubbing. Validity as a physical sign. Lancet 1954; 2:352-4.
12. Regan BM, Tagg B, Thomson ML. Subjective assessment and objective measurement of finger clubbing. Lancet 1967; 1:530-2.
13. Spicknall KE, Zirwas MJ, English JC 3rd. Clubbing: an update on diagnosis, differential diagnosis, pathophysiology, and clinical relevance. J Am Acad Dermatol 2005; 52:1020-8.
14. Moreira ALS, Porto NS, Moreira JS, Ulbrich-Kulczynski JM, Irion K. Clubbed fingers: radiological evaluation of the nail bed thickness. Clin Anat 2008; 21:314-8.
15. Schamroth L. Personal experience. S Afr Med J 1976; 50:297-300.
16. Moreira JS, Porto NP, Moreira AS. Objective evaluation of clubbing on shadow images of index fingers. A study comparing pulmonary disease patients and normal individuals. J Bras Pneumol 2004; 30:126-33.
17. Moreira JS, Hass M, Moreira ALS, Fleck JF, Camargo JJP. Reversal of digital clubbing in surgically treated lung cancer patients. J Bras Pneumol 2008; 34:481-9.
18. Augarten A, Goldman R, Laufer J, *et al.* Reversal of digital clubbing after lung transplantation in cystic fibrosis patients: A clue to the pathogenesis of clubbing. Pediatr Pneumonol 2002; 34:378-80.

CAPÍTULO 97

Hipotireoidismo

Marcela Fontoura Ferrão • *Erika Laurini de Souza Meyer*

INTRODUÇÃO

A função da glândula tireoide é estimulada pelo hormônio tireotrófico (TSH), que é sintetizado e liberado pela adeno--hipófise. Por sua vez, os hormônios tireoidianos (T3 e T4) exercem efeito contrarregulatório direto nos níveis hipotalâmico e hipofisário. A diminuição na produção dos hormônios pela tireoide resulta no estímulo à síntese e à secreção de TSH pela hipófise. Por outro lado, um aumento nos níveis circulantes de T3 e T4 determinará a redução na liberação do TSH.[1-3]

O hipotireoidismo é uma síndrome clínica determinada pela deficiência na produção dos hormônios da tireoide. Laboratorialmente, caracteriza-se por níveis circulantes elevados de TSH e baixos de T4 livre. A gravidade da doença dependerá do grau de deficiência hormonal. No hipotireoidismo subclínico, o paciente raramente apresenta sinais e sintomas da doença, sendo diagnosticado somente por meio de exames laboratoriais que demonstram níveis séricos de TSH acima dos valores da normalidade e níveis de T4 livre normais.[1-5]

ETIOLOGIA

As principais causas de hipotireoidismo estão listadas no Quadro 97.1. O hipotireoidismo pode ser dividido em hipotireoidismo primário, central e periférico.

Hipotireoidismo primário ou tireoidiano

Forma mais comum, é decorrente da redução na produção hormonal por anormalidades intrínsecas da glândula tireoide. A tireoidite de Hashimoto (tireoidite linfocítica crônica) é a forma mais frequente nas regiões com ingestão suficiente de iodo.[1] A redução na secreção hormonal decorre de apoptose e destruição das células foliculares produtoras dos hormônios tireoidianos em razão da infiltração tecidual linfocitária associada a autoanticorpos tireoidianos circulantes.[1,3]

O hipotireoidismo primário é mais comum na raça branca e em mulheres a partir da quarta década de vida.[2-4] A frequência do hipotireoidismo aumenta com a idade, sendo comumente associado a outras doenças autoimunes e história familiar de tireoidopatias.[2-4,6] Em geral, o bócio tem dimensões moderadas e consistência firme, exibindo mobilidade livre durante a deglutição. A superfície é lisa ou lobulada, mas nódulos bem

Quadro 97.1 Principais causas de hipotireoidismo
Hipotireoidismo primário (tireoidiano)
Tireoidite autoimune crônica (tireoidite de Hashimoto) e tireoidites subaguda/silenciosa/pós-parto/induzida por citocinas
Cirurgia (tireoidectomia) e radiação ^{131}I e radiação externa
Infiltrativa e infecciosa
Defeitos congênitos na biossíntese hormonal (disormonogênese)
Deficiência ou excesso de iodo
Medicamentos: antitireoidianos (metimazol, propiltiouracil) e lítio
Hipotireoidismo secundário (central ou periférico)
Hipotireoidismo central
Tumores (hipófise, craniofaringioma, meningioma, metástases), trauma, doenças cerebrovasculares, infecções, doenças infiltrativas do sistema nervoso central, congênito, mutações genéticas do receptor do TRH, TSH ou Pit-1, medicamentoso (dopamina e glicocorticoides)
Hipotireoidismo periférico
Resistência tecidual aos hormônios tireoidianos, hemangioma infantil

definidos são incomuns. Ambos os lobos estão aumentados, mas a glândula pode estar assimétrica. O lobo piramidal pode estar também aumentado, e pode ocorrer compressão de estruturas adjacentes, como traqueia, esôfago e nervos laríngeos recorrentes. Clinicamente, o bócio não tratado permanece inalterado ou cresce gradualmente ao longo de muitos anos. Alguns pacientes com hipotireoidismo não apresentam bócio (hipotireoidismo atrófico), resultado final da destruição autoimune da tireoide.[1]

A presença dos anticorpos antitireoidianos no sangue, em especial os anticorpos antitireoperoxidase (anti-TPO), está associada ao hipotireoidismo por tireoidite crônica autoimune. No entanto, muitos pacientes com essa condição podem apresentar níveis hormonais dentro da normalidade. Níveis elevados de anti-TPO em pacientes com hipotireoidismo subclínico predizem a progressão para hipotireoidismo franco – 4,3% por ano com anti-TPO presente *vs.* 2,6% por ano em sua ausência.[4,6,7]

Em virtude da forte associação entre doenças autoimunes da tireoide e outras doenças autoimunes sistêmicas, é fundamental a pesquisa de *diabetes mellitus* tipo 1 (DM1), anemia perniciosa, insuficiência suprarrenal primária (doença de Addison), miastenia grave, doença celíaca, artrite reumatoide e lúpus eritematoso sistêmico (LES).[2,4,7]

Hipotireoidismo central

Decorrente de anormalidades em nível hipotalâmico e/ou hipofisário, que determinam a redução na síntese do TSH. As formas adquiridas mais comuns, principalmente em adultos, são secundárias a lesões tumorais nessa região e ao tratamento cirúrgico e/ou radioterápico dessas lesões.[2] A forma congênita vista em recém-nascidos ocorre por defeitos genéticos no estímulo ou na síntese do TSH, ou na estrutura desse hormônio, e é decorrente de defeitos em vários genes *homebox*, como POU1F1, PROP1 e HESX1.[2]

Hipotireoidismo periférico ou extratireoidiano

- **Hipotireoidismo consumptivo:** esta expressão é usada para designar uma causa rara de hipotireoidismo, que foi identificada em crianças com hemangiomas hepáticos ou tumores correlacionados. Há aumento da degradação do T4 pelas células tumorais, elevando significativamente a dose de reposição diária de levotiroxina.
- **Resistência ao hormônio tireoidiano (RHT):** doença rara, com padrão de herança autossômica dominante, ocorre mais comumente por mutação no gene TRβ, que interfere na capacidade do receptor de responder normalmente ao T3, geralmente em razão da redução de sua afinidade. Habitualmente, os pacientes com RHT são reconhecidos por causa do aumento da tireoide, que ocorre em cerca de dois terços dos casos. Comumente, os pacientes informam uma mistura peculiar de sintomas de hipertireoidismo e hipotireoidismo. Palpitações e taquicardia são mais comuns do que a redução na frequência cardíaca; contudo, os pacientes também podem exibir retardo no crescimento e na maturação do esqueleto.[1]

Hipotireoidismo congênito (HC)

O HC é a forma de hipotireoidismo que se manifesta ao nascimento. No Brasil, a prevalência de HC varia de 1:2.595 a 1:4.795 recém-nascidos vivos.[8] O HC pode decorrer de alterações primárias da tireoide ou centrais (hipófise/hipotálamo). As causas mais comuns de HC permanente são decorrentes dos defeitos na formação glandular durante a embriogênese, denominados disgenesias (ectopia, agenesia e hipoplasia glandular). Os defeitos na síntese hormonal, denominados disormonogênese, representam cerca de 15% dos casos de HC. Raramente, o HC decorre de hipotireoidismo central, síndrome de resistência ao hormônio tireoidiano, síndrome de resistência ao TSH e mutações no MCT8 (defeito no transporte de hormônio tireoidiano).[8]

O HC transitório pode ocorrer por ingestão excessiva (ou deficiente) de iodo pela mãe, ingestão materna de agentes antitireoidianos, passagem placentária de anticorpos maternos bloqueadores do receptor de TSH, mutações em heterozigose das enzimas relacionadas com a síntese hormonal (DUOX1 e DUOX2 ou THOX) e hemangiomas hepáticos de grandes dimensões.[8]

Na ausência de diagnóstico precoce e tratamento adequado, a maioria das crianças desenvolverá vários graus de deficiências neurológicas, motoras e de crescimento, incluindo o retardo mental irreversível (cretinismo).[8,9] O retardo do desenvolvimento mental e do crescimento, a marca característica do cretinismo, torna-se manifesto apenas no final da infância, quando o processo é irreversível. Desse modo, é fundamental a identificação precoce, que é possível mediante triagem populacional dos neonatos.

ACHADOS CLÍNICOS

Os sinais e sintomas do hipotireoidismo primário, geralmente por doença autoimune, evoluem de maneira insidiosa ao longo de vários anos. As manifestações clínicas se distribuem em ampla gama de sinais e sintomas, que podem se apresentar isoladamente ou em combinação e com intensidade diversa. A Tabela 97.1 exibe os sinais e sintomas relacionados com o hipotireoidismo.

Os sinais clínicos mais sugestivos de hipotireoidismo são: pele áspera, edema periorbitário que apaga a curva do osso malar (Figura 97.1), pele fria e retardo da fase de relaxamento do reflexo aquileu.[1]

A acurácia do exame físico no diagnóstico de hipotireoidismo sofre reflexo da inespecificidade dos achados físicos, que podem ser encontrados também em outras patologias não tireoidianas. A alteração no reflexo aquileu (hiporreflexia) tem

Tabela 97.1 Frequência dos sinais e sintomas relacionados com o hipotireoidismo

Sinais/sintomas	Frequência (%)	Sinais/sintomas	Frequência (%)
Pele seca	97	Déficit de memória	66
Pele áspera	97	Constipação intestinal	61
Letargia	97	Ganho de peso	59
Fala lenta	91	Queda de cabelos	52
Edema palpebral	90	Dispneia	55
Sensação de frio	90	Edema periférico	55
Diminuição do suor	89	Rouquidão ou afonia	52
Pele fria	83	Anorexia	45
Língua grossa	82	Nervosismo	35
Fraqueza	79	Menorragia	32
Edema facial	79	Palpitações	31
Cabelos ásperos	79	Surdez	30
Palidez cutânea	67	Dor precordial	25

Fonte: adaptada da referência 2.

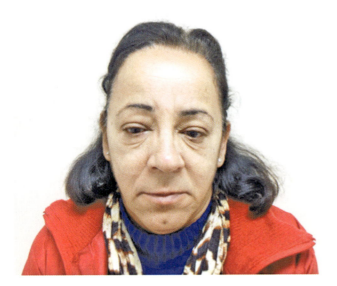

Figura 97.1 Paciente com hipotireoidismo e edema periorbitário.

Tabela 97.2 Sintomas com melhores taxas de probabilidade positiva para diagnóstico clínico de hipotireoidismo

Sintomas	Frequência (%)	Taxa de probabilidade (+TP) IC 95%
Voz mais grave	14	7,1 (2,0 a 24,7)
Voz rouca	21	5,2 (2,1 a 12,6)
Olhos inchados	36	4,0 (2,2 a 7,3)
Constipação intestinal	20	3,6 (1,6 a 6,1)
Intolerância ao frio	39	3,5 (2,0 a 6,0)
Memória fraca	39	2,6 (1,6 a 4,2)

Fonte: adaptada da referência 3.

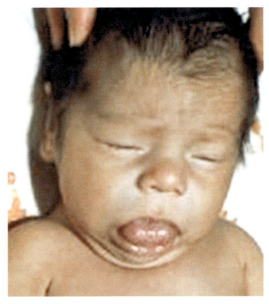

Figura 97.2 Recém-nascido com HC e macroglossia.

importante valor diagnóstico no hipotireoidismo.[3,6] Em adição, mulheres em idade fértil que apresentam distúrbios menstruais e/ou infertilidade devem ser investigadas por meio de exames laboratoriais para hipotireoidismo, assim como todos os pacientes com hipercolesterolemia.[3]

Em estudo transversal duplo-cego, que comparou os achados no exame físico com os níveis circulantes dos hormônios tireoidianos, evidenciou-se que bradicardia, retardo do reflexo aquileu e pele grossa são os achados que predizem melhor a presença de hipotireoidismo. A bradicardia foi o melhor preditor isolado, com valor preditivo positivo (VPP) de 46%, mesmo após a comparação com os três sinais agrupados. A sensibilidade e a especificidade para o diagnóstico de hipotireoidismo foram de 60,9% e 73,8% para pele espessa, 43,5% e 88,8% para bradicardia e de 86%, ambas, para diminuição do reflexo aquileu, respectivamente. A sensibilidade e a especificidade dos três achados associados foram de 60% e 84%, respectivamente.[10]

Outro estudo apresenta, como achados de maior sensibilidade diagnóstica de hipotireoidismo, diminuição do reflexo aquileu (77%) e pele seca (76%), enquanto os sintomas mais específicos são a lentificação dos movimentos (98,7%) e a hipoacusia (95%).[11,12]

Mais recentemente, as diretrizes sobre hipotireoidismo elaboradas pelo Departamento de Tireoide da Sociedade Brasileira de Endocrinologia e Metabologia definem os sintomas com melhores taxas de probabilidade positiva para o diagnóstico clínico de hipotireoidismo (Tabela 97.2).[3]

A maioria dos recém-nascidos com HC exibe pouca ou nenhuma manifestação clínica da doença ao nascimento, apresentando peso e estatura dentro da faixa da normalidade. A icterícia neonatal prolongada é um dos primeiros sinais clínicos. A criança sem diagnóstico apresentará letargia, movimentos lentos, choro rouco, engasgos frequentes, constipação intestinal, macroglossia (Figura 97.2), hérnia umbilical, fontanela ampla, hipotonia, pele seca, cabelos ralos e fácies típica com nariz em sela. Mais raramente, apresentam bócio palpável ao nascimento, o qual pode aparecer mais tardiamente.[8]

Na triagem de neonatos brasileiros, o HC estava associado a hérnia umbilical (48,9%), base nasal alargada (46,6%) e icterícia prolongada (44,4%), embora 20% dos casos não tenham apresentado nenhuma manifestação clínica.[8] No HC decorrente de hipopituitarismo, pode ocorrer hipoglicemia neonatal e, no sexo masculino, a presença de micropênis. Crianças com HC têm risco adicional de apresentar malformações cardíacas, renais, gastrointestinais e esqueléticas (10% *vs.* 3% nas crianças normais), e problemas auditivos ocorrem em até 20% das crianças acometidas.[8]

De modo geral, como muitos sinais e sintomas de hipotireoidismo, principalmente na fase inicial da doença, são pouco evidentes clinicamente e inespecíficos, a doença é diagnosticada com maior acurácia por meio da dosagem laboratorial de TSH e T4 e/ou através do rastreamento do HC em todos os recém-nascidos.[3,5,6]

Em caso de persistência dos sintomas de hipotireoidismo, apesar do tratamento adequado, outras comorbidades devem ser afastadas, tais como anemia e depressão. O Quadro 97.2 apresenta os principais diagnósticos diferenciais de hipotireoidismo com base em sintomas/sinais e resultados laboratoriais.[1-4,7]

Quadro 97.2 Manifestações do hipotireoidismo e principais diagnósticos diferenciais

Sistemas	Alterações	Diagnóstico diferencial
Alterações metabólicas	↑ colesterol LDL; ↑ triglicerídeos; HDL inalterado ou pouco baixo	Dislipidemia
Alterações endócrinas	↑ TRH ↑ PRL ↓ GH ↓ IGF-1 Hiporresponsividade do GH aos testes de estímulo	Hipopituitarismo Tropinoma
Manifestações psiquiátricas	Coma mixedematoso (mais grave); cefaleia, tontura, zumbido, astenia, adinamia, déficits cognitivos (mais comuns)	Depressão grave, distimias e outros transtornos de humor; demências; acidente vascular encefálico; déficit auditivo
Manifestações faciais e oftalmológicas	Edema facial e periorbitário, risco de glaucoma; madarose	Síndrome nefrótica, atopia, erisipela periorbitária
Pele e fâneros	Pele seca, descamativa e áspera	Psoríase
Sistema cardiovascular	Bradicardia, ↓ débito cardíaco, bulhas hipofonéticas, resistência vascular periférica aumentada, ↓ volume sanguíneo, permeabilidade capilar aumentada, dispneia	Insuficiência cardíaca de baixo débito
Sistema digestório	Anorexia, constipação intestinal e distensão gasosa; macroglossia; ascite mixedematosa; esteato-hepatite não alcoólica	Síndrome do intestino irritável, cirrose
Sistema respiratório	Respirações lentas e rasas; dispneia; derrame pleural, apneia do sono	Apneia do sono, distúrbio metabólico, insuficiência cardíaca
Sistema musculoesquelético	Fadiga muscular generalizada, mialgias e câimbras. Artralgias, derrames articulares, síndrome do túnel do carpo e pseudogota	Hipopotassemia, hipocalcemia, monoartrite infecciosa
Manifestações renais e distúrbios hidroeletrolíticos	↓ Fluxo sanguíneo renal ↓ TFG ↑ Cr ↑ Mg ↑ ácido úrico Proteinúria leve	Estenose de artéria renal bilateral; uso de anti-inflamatórios não esteroides; nefropatia hipertensiva; doenças glomerulares
Sistema reprodutivo	M: irregularidade menstrual, anovulação e infertilidade H: redução da libido, disfunção erétil e oligospermia	Hipogonadismo hipergonadotrófico, gestação/climatério, criptorquidia/varicocele, doença vascular
Sistema hematopoético	Anemia hipocrômica microcítica/normocítica/macrocítica	Deficiência de ferro e vitamina B_{12}, hemólise

Fonte: adaptada da referência 2.

Referências

1. Brent GA, Larsen PR, Davies TF. Williams tratado de endocrinologia. In: Kronenberg HM, Melmed S, Polonski KS, Larsen PR (eds.) Hipotireoidismo e tireoidites. 11. ed. Rio de Janeiro: Elsevier, 2010:318-46.
2. Freitas MC, Lima LHC. Endocrinologia clínica. In: Vilar L (editor responsável), Kater CE, Naves LA, Freitas MC, Bruno OD (editores associados). Diagnóstico e tratamento do hipotireoidismo. 5. ed. Rio de Janeiro: Guanabara Koogan, 2013: 297-309.
3. Sociedade Latino-Americana de Tireoide. Diretrizes clínicas práticas para o manejo do hipotireoidismo. Arq Bras Endocrinol Metab 2013; 57(4):265-91.
4. The American Association of Clinical Endocrinologists and American Thyroid Association. Clinical pratice guidelines for hypothyroidism in adults. Safety and performance guidelines. Endocr Prat 2012; 18(6):1-45.
5. Blondi B, Cooper DS. The clinical significance of subclinical thyroid dysfunction. Endocrine Reviews 2006; 29(1):76-131.
6. Sociedade Brasileira de Endocrinologia e Metabolismo, Sociedade Brasileira de Medicina de Família e Comunidade e Associação Brasileira de Psiquiatria. Hipotireoidismo: Diagnóstico. Diretrizes clínicas na saúde suplementar 2011: 1-18. Disponível em: http://www.projetodiretrizes.org.br/ans/diretrizes/hipotireoidismo-diagnostico.pdf.
7. Mariotti S, Caturegli P, Piccolo P et al. Antithyroid peroxidase autoantibodies in thyroid diseases. J Clin Endocrino. Metab 1990; 71:661.
8. Maciel LMZ, Kimura ET, Nogueira CR et al. Hipotireoidismo congênito: recomendações do Departamento de Tireoide da Sociedadade Brasileira de Endocrinologia e Metabolismo. Arq Bras Endocrinol Metab 2013; 57(3):184-92.
9. Srivastav A, Maisnam I, Dutta D, Mukhopaqhyay S, Chowdhury S. Cretinism revisited. Indian J Endicrinol Metab 2012; 16 Suppl 2:336-7.
10. Indra R, Patil SS, Joshi R, Kalantri SP. Acuracy of physical examination in the diagnosis of hypothyroidism: a cross-sectional, double-blind study. J Postgrad Med 2004; 50(1):7-10.
11. Kaltra S, Khandeval SK, Goyal A. Clinical scoring scales in thyroidology: a compendium. Indian J Endocrinol Metab 2011; 15 Suppl 2:89-94.
12. Watt T, Groenvold M, Rasmussen AK et al. Quality of life in patients with benign thyroid disords. A review. European J Endocrinol 2006; 154:501-10.

Hipovitaminoses

CAPÍTULO 98

André Borsatto Zanella • Lívia Silveira Mastella • Sérgio Lerias de Almeida

INTRODUÇÃO

As vitaminas são compostos orgânicos quimicamente não relacionados que são essenciais, em pequenas quantidades, para o funcionamento adequado do metabolismo intermediário. Como não são sintetizadas em quantidades adequadas pelos seres humanos (com exceção da vitamina D), devem ser ingeridas como parte de uma alimentação adequada para prevenir alterações metabólicas.[1,2]

As deficiências vitamínicas francas são, atualmente, raras nos países desenvolvidos em razão da abundância, da variedade e do acesso relativamente fácil à alimentação por grande parte da população. Por esse motivo, o conceito de deficiência vitamínica mudou desde a descoberta desses compostos químicos, tornando mais raras as síndromes clínicas clássicas de hipovitaminoses, as quais foram substituídas por efeitos sutis de ingestão inadequada de vitaminas em determinadas doenças crônicas.[2] Por esse motivo, populações especiais nas sociedades ocidentais são mais vulneráveis ao desenvolvimento de deficiências vitamínicas, como, por exemplo, idosos, pessoas com hábitos vegetarianos, imigrantes, pessoas muito pobres, alcoolistas, portadores de síndrome de má absorção, precária exposição à luz solar, história de cirurgia de *bypass* gástrico, portadores de erros inatos do metabolismo e pacientes submetidos à hemodiálise ou que recebem nutrição parenteral.[2] Além dessas situações, as catástrofes que promovem grandes deslocamentos populacionais, como guerras e desastres ambientais de grandes proporções, aumentam o risco de desnutrição calórico-proteica, bem como as clássicas deficiências de micronutrientes e vitaminas, como tiamina (beribéri), riboflavina, vitamina C (escorbuto) e ácido nicotínico (pelagra).[1]

As reservas corporais de vitaminas variam muito. Por exemplo, as reservas de vitamina A e B_{12} são enormes, fazendo com que um adulto possa levar mais de 1 ano para desenvolver o quadro clássico de deficiência dessas vitaminas após iniciada a deprivação. Por outro lado, as reservas de ácido fólico e tiamina podem depletar-se rapidamente, ao longo de algumas semanas após instalação de uma dieta carente dessas vitaminas.[1]

ETIOLOGIA

A seguir, serão apresentadas as características específicas de cada vitamina, um resumo das quais pode ser encontrado no Quadro 98.1.

ACHADOS CLÍNICOS

Vitamina A

Os carotenoides são as principais fontes de vitamina A na natureza, sendo o caroteno o que tem a maior atividade de provitamina A. Noventa por cento das reservas de vitamina A estão no fígado, as quais são secretadas sob a forma de retinol associada à proteína ligadora (RBP). A excreção se dá por via renal. O retinol também age no organismo através de seus metabólitos ativos: retinaldeído e ácido retinoico, os quais são essenciais para a visão e a morfogênese normal, respectivamente. A vitamina A também é essencial na utilização do ferro, na imunidade humoral e na manutenção do epitélio saudável.

A deficiência da vitamina A é incomum em adultos. A principal síndrome clínica é a xeroftalmia, uma condição caracterizada pela ausência de produção de lágrimas. Evolui com o aparecimento das manchas de Bitot (concentrados de ceratina localizados na conjuntiva – Figura 98.1) e, finalmente, a ceratomalacia (degeneração da córnea). A dificuldade de visão à noite e a cegueira noturna (nictalopia) também são sintomas da hipovitaminose A. Hiperceratose folicular é uma alteração característica, encontrada na pele, em que os folículos pilosos são obstruídos por ceratina, causando a impressão de "pele de ganso" (frinoderma). Alterações do desenvolvimento embriológico também podem ocorrer. Além disso, está relacionada com infecções como rubéola, em razão de alterações na imunidade humoral e celular.

- **Fontes alimentares:** peixes, fígado, ovos, produtos lácteos, vegetais verde-escuros, frutas amarelo-alaranjadas e óleo de fígado de bacalhau.
- **Fontes comerciais:** encontra-se disponível na forma esterificada (acetato, palmitato).

Vitamina D

Os precursores da vitamina D estão presentes nos animais (7-desidrocolesterol) e nas plantas (ergosterol), que precisam da radiação ultravioleta para sua transformação em vitamina D_3 (colecalciferol) e D_2 (ergocalciferol), respectivamente; em seguida, ocorre a conversão hepática na forma metabolicamente ativa, 25-hidroxicolecalciferol. A forma mais ativa da vitamina D, a 1,25 diidrocolecalciferol (calcitriol), é produzida pelo rim e age aumentando a absorção de cálcio e fosfato pelo intestino e a mobilização óssea, mediado pelo paratormônio (PTH).

Tabela 98.1 Características gerais das hipovitaminoses			
Nome	Causas	Valores	Síndrome
Vitamina A (retinol)	Má absorção de gorduras, infecções, alcoolismo, desnutrição, deficiência de zinco	20μg/dL (0,70 μmol/L)	Xeroftalmia Cegueira noturna
Vitamina D (calciferol)	Má absorção de gorduras, pouca exposição solar, idade avançada, pele escura, obesidade	20ng/mL (25-OH-vitamina D)	Raquitismo – crianças Osteomalacia – adultos
Vitamina E (tocoferol)	Má absorção de gorduras, prematuros, doença celíaca, abetalipoproteinemia, fibrose cística, deficiência familiar de vitamina E	<5μg/mL ou <0,8mg por grama de lipídios totais	
Vitamina K (hidroquinona)	Doença celíaca, doença de Crohn, obstrução de via biliar, ressecção intestinal, uso de antibióticos de largo espectro	Dosagem do TP (atividade <80%)	
B_1 (tiamina)	Alcoolismo, desnutrição, cirurgia bariátrica	Coeficiente da atividade da transquetolase >15% a 20% Tiamina sérica <20ng/dL	Beribéri, Wernicke e Korsakoff
B_2 (riboflavina)	Dieta inadequada, interação medicamentosa, alcoolismo e desnutrição	Atividade do coeficiente > 1,2 a 1,3	
B_3 (niacina)	Etilismo, interação medicamentosa, intestino curto, síndrome de Hartnup, síndrome carcinoide		Pelagra
B_6 (piridoxina)	Interação medicamentosa, etilismo	Piridóxico fosfato < 50ng/mL	
B_{12} (cobalamina)	Acloridria, ressecção gástrica ou ileal, HIV, dieta vegana	< 200pg/mL	
Ácido fólico	Má absorção, metotrexato, antiepilépticos	< 2,5μg/L	
C (ácido ascórbico)	Etilismo, tabagismo	< 0,1mg/dL	Escorbuto

Transportada ligada à proteína ligadora (DBP), é armazenada no fígado, na pele, nos ossos e no cérebro.

A deficiência de vitamina D ocasiona raquitismo nas crianças e osteomalacia nos adultos. As manifestações clínicas da osteomalacia não são específicas e incluem fraturas, dores ósseas generalizadas e localizadas, poliartralgias e fraqueza muscular proximal (Figura 98.2). O enfraquecimento ósseo provoca deformidades nos membros, na coluna, no tórax e na pélvis. As alterações radiográficas características são linhas hipotransparentes nos ossos (zonas de Looser). Estudos recentes têm relacionado cada vez mais a vitamina D com a manutenção da função normal de músculos, sistema imune, processos inflamatórios e diferenciação celular.

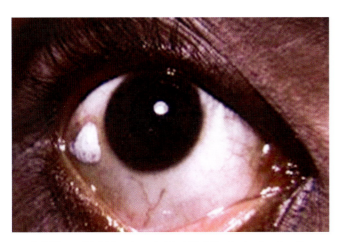

 Figura 98.1 Manchas de Bitot (deficiência de vitamina A).

- **Fontes naturais:** óleo de fígado de peixes (bacalhau e exposição solar.
- **Forma comercial:** vitamina D_2 – ergosterol de plantas irradiado.

Vitamina E

Está presente nos alimentos sob a forma de tocoferóis e tocotrienóis, mas a única forma considerada ativa no organismo é o α-tocoferol. Essa vitamina tem importante propriedade antioxidante e age em nível celular, protegendo as membranas da deterioração por meio de *scavengers* de radicais livres. A absorção intestinal é pouco eficiente (20% a 80%), e as reservas ficam no fígado e no tecido adiposo.

A deficiência de vitamina E é rara devido à grande disponibilidade dietética. Os sintomas estão relacionados com a degeneração neuronal dos grandes axônios, levando a neuropatia periférica, oftalmoplegia e destruição do corno posterior da medula. A neuropatia periférica é caracterizada, inicialmente, por arreflexia e progressão para marcha atáxica e redução de sensibilidade vibratória e proprioceptiva. Miopatia esquelética e anemia hemolítica leve também podem ser encontradas em casos de deficiência de vitamina E. As alterações neurológicas são normalmente irreversíveis, se não corrigida a deficiência precocemente. A deficiência também está relacionada com a retinopatia pigmentada, que apresenta como sintomas os escotomas visuais.

- **Fontes alimentares:** óleos vegetais, principalmente gérmen de trigo e girassol, e, em menor quantidade, frutas, vegetais e gorduras animais.

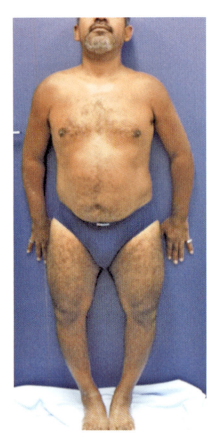

Figura 98.2 Osteomalacia.

Vitamina K

Existem duas formas naturais de vitamina K: filoquinona (fontes vegetais e animais) e menaquinona (sintetizada pela flora bacteriana), a qual não é armazenada no organismo.

Essa vitamina é necessária para a formação de proteínas como protrombina (fator II), fatores VII, IX e X, proteína C, proteína S, osteocalcina e proteínas da musculatura vascular lisa.

Medicações cumarínicas impedem a transformação da vitamina K em sua forma ativa, a hidroquinona, levando à hipocoagulabilidade sanguínea.

Os sintomas da deficiência estão relacionados com hemorragia: hematomas, sangramento mucoso, melena, hematúria etc. Nos adultos, a deficiência geralmente está relacionada com doenças crônicas do intestino delgado e obstrução da via biliar. O uso de antibióticos de largo espectro também pode propiciar a deficiência devido à redução das bactérias intestinais.

- **Fontes alimentares:** vegetais de folhas verdes (espinafre, couve), margarina, fígado e óleos vegetais (soja, oliva, canola).
- **Fonte comercial:** disponível na forma sintética – menadiona.

Vitamina B$_1$

A deficiência de vitamina B$_1$ (tiamina) faz com que as células não consigam metabolizar a glicose para promover energia. Como os neurônios são as células mais vulneráveis à falta de glicose, sintomas neurológicos são bastante comuns. Também por dificuldade na oxidação da glicose, ocorre acúmulo de piruvato e ácido lático, produzindo vasodilatação e aumento do débito cardíaco.[3,4]

Alimentos ricos em tiamina incluem leveduras, carne de porco e gado, legumes, grãos integrais e nozes.[5] Em alguns casos, a deficiência de tiamina pode ser precipitada por infusão endovenosa de glicose.[6]

Os sintomas iniciais incluem anorexia, câimbras, parestesias e irritabilidade.[1] Cefaleia, vômitos, convulsões e disfunção de nervos cranianos podem se desenvolver em bebês nascidos de mães desnutridas ou nutridos com alimentos pobres em tiamina.[4] No adulto, existem duas formas de apresentação:[6]

- **Beribéri seco:** envolvimento dos sistemas nervosos central (SNC) e periférico (SNP). O SNP é acometido por neuropatia sensitiva e motora simétrica com dor, parestesias e perda de reflexos. Os membros inferiores são geralmente mais afetados do que os superiores. O envolvimento do SNC pode resultar na encefalopatia de Wernicke (oftalmoplegia, ataxia e confusão) e na síndrome de Korsakoff (amnésia e confabulação)
- **Beribéri molhado:** insuficiência cardíaca de alto débito com dispneia, taquicardia, cardiomegalia e edema periférico e pulmonar.

Vitamina B$_2$

Vitamina importante no metabolismo dos lipídios, carboidratos e proteínas, exerce seu papel como coenzima respiratória.[1,5] Também desempenha um papel no metabolismo dos esteroides.[1]

Sua deficiência é rara em países desenvolvidos, geralmente ocorrendo em combinação com outras deficiências vitamínicas.[3,5,6] Suas principais fontes são leite e cereais.[1]

As manifestações clínicas afetam, principalmente, a língua e os lábios, apresentando-se como glossite, estomatite angular e queilose.[6] Os genitais podem ser afetados, bem como áreas ricas em glândulas sebáceas.[6] Os pacientes também podem apresentar fotofobia, lacrimejamento, fraqueza e anemia.[4,5]

Vitamina B$_3$

Sintetizada a partir do aminoácido triptofano, é componente essencial em reações de oxirredutase.[1,6]

Tem como principais fontes alimentos proteicos contendo triptofano, cereais e vegetais.[5,6] Desenvolve-se em apenas 8 semanas de dieta pobre em niacina e triptofano.[3] Na forma de ácido nicotínico, pode ser usada como tratamento de dislipidemia.[6]

Sua deficiência produz sintomas iniciais inespecíficos: anorexia, fraqueza, irritabilidade, glossite, estomatite e perda de peso.[5,6] É conhecida como a doença dos 3 D:[1,3]

- **Dermatite:** eritema semelhante à queimadura solar, de aparecimento simétrico nas áreas expostas ao sol, especialmente membros e pescoço (poupa a face). As lesões podem progredir para vesículas, exsudação e infecção secundária.
- **Diarreia:** associada a anorexia, náuseas, glossite e disfagia.
- **Demência:** insônia, irritabilidade, apatia, confusão, perda de memória, alucinações e psicose.

Vitamina B$_6$

Funciona como coenzima em múltiplas reações que envolvem gliconeogênese, neurotransmissores e metabolismo de aminoácidos.[4,6]

A deficiência de vitamina B é rara, tendo como principal causa o uso de substâncias que interferem em seu metabolismo, especialmente isoniazida e penicilamina.[3]

As principais fontes na alimentação são: legumes, nozes, trigo e carne.[1]

As manifestações de sua deficiência são: glossite, queilose, fraqueza e irritabilidade.[4] Quadros graves podem causar neuropatia periférica, anemia microcítica e convulsões.[4]

Vitamina B$_{12}$

A vitamina B$_{12}$ serve como cofator de duas reações importantes em humanos: na conversão de homocisteína para metionina e de ácido metilmalônico para succinil-CoA.[4] Esses passos são fundamentais para a síntese do DNA.[5,6]

A vitamina B$_{12}$ é proveniente da dieta e está presente em todos os alimentos de origem animal, especialmente fígado, rim, leite, ovos e queijos.[5,6]

As principais causas são: deficiência na dieta, anemia perniciosa e gastrectomia.[3,4,6]

Sua deficiência causa anemia de moderada a grave, de evolução lenta, podendo haver sintomas relacionados com essa anemia.[5,6] Nos casos mais avançados, pode haver leucopenia e trombocitopenia.[6] Outros sintomas são glossite, anorexia e diarreia.[6] Também pode estar presente um quadro neurológico, com parestesias, alterações da propriocepção (sinal de Romberg positivo), perda de memória e demência.[4-6]

O diagnóstico é estabelecido a partir dos níveis séricos diminuídos, geralmente < 170pg/mL.[4,6] Anemia com volume corpuscular médio elevado é característica da deficiência de vitamina B$_{12}$, também podendo haver elevação de desidrogenase lática e bilirrubina indireta.[6]

Ácido fólico

Uma coenzima importante do metabolismo de ácidos nucléicos,[4,6] o folato é essencial para a formação das células sanguíneas vermelhas e brancas na medula óssea e sua maturação.[5]

O folato está disponível em uma série de alimentos, como fígado, rim, feijão, espinafre, aspargos e brócolis.[5]

As causas de sua deficiência são baixa ingestão de vegetais, má absorção, gestação e uso de medicamentos (anticonvulsivantes e metotrexato).[3]

Os pacientes que apresentam fatores de risco para deficiência de folato são aqueles de baixo *status* socioeconômico e idosos institucionalizados.[5]

Sua deficiência é uma das mais comuns em humanos, resultando em alteração de crescimento, anemia megaloblástica, glossite e alterações do trato gastrointestinal.[5] A deficiência em gestantes pode ser responsável por alterações no fechamento do tubo neural nos fetos.[3]

Vitamina C

As ações da vitamina C incluem atividade antioxidante, promoção da absorção de ferro, síntese de carnitina, síntese de colágeno, conversão de dopamina em noradrenalina e síntese de vários hormônios.[1,3,5]

As fontes da dieta incluem frutas cítricas, vegetais verdes (especialmente brócolis), tomate, batata, morango e pimenta-verde.[1,5] O ácido ascórbico é facilmente absorvido no intestino delgado.[5]

A maioria dos casos de deficiência dessa vitamina se deve a dieta inadequada em populações mais pobres, idosos e pacientes com alcoolismo crônico.[1,5,6] Também estão em risco os pacientes com neoplasia, insuficiência renal crônica e tabagistas.[6]

As manifestações clínicas iniciais da deficiência de vitamina C são inespecíficas, tais como cansaço e fraqueza.[1,6] Nos estágios mais avançados, aparecem os sintomas do escorbuto: hemorragias perifoliculares, pápulas hiperceratóticas perifoliculares, petéquias, púrpura, sangramento gengival, perda de dentes, hemartrose e hemorragia subperiosteal.[1,3,5,6.] Anemia é comum, e também pode haver dificuldade de cicatrização.[6] Nas crianças, sua deficiência pode causar alteração no crescimento.[1] Os estágios mais avançados são caracterizados por edema, oligúria, neuropatia, hemorragia cerebral e morte.[6]

Em geral, o diagnóstico é estabelecido sob bases clínicas, principalmente em razão das lesões de pele.[6] Pode ser confirmado por níveis séricos de ácido ascórbico < 0,1mg/dL.[6]

Referências

1. Russel RM, Suter PM. Vitamin and trace mineral deficiency and exccess. In: Longo D, Kasper D, Jameson J, Fauci A, Hauser S, Loscalzo J (eds.) Harrison's principles of internal medicine. 18. ed. Boston: McGraw-Hill Professional, 2011: 594-605.

2. Fletcher RH, Fairfield KM. Vitamin supplementation in disease prevention. Up to date 2014. Disponível em: http//www.uptodate.com/online. Acesso em: 13/09/2014.

3. Colledge N, Walker B, Ralston S. Disease of vitamins and minerals. In: Colledge N, Walker B, Ralston S (eds.). Davidson's principles of medicine. 21. ed. Edinburgh: Churchill Livingstone, 2010: 125-9.

4. Koppel B. Nutritional and alcohol-related neurologic disorders. In: Goldman L, Schafer A (eds.) Cecil medicine. 24. ed. Philadelphia: Elsevier, 2012: 2382-5.

5. Mahan K, Arlin M. Vitamins. In: Mahan K, Arlin M (eds.) Food, Nutrition and Diet Therapy. 8. ed. Philadelphia: Sanders, 1992: 71-107.

6. McPhee S, Papadakis M. Nutritional disorders. In: McPhee S, Papadakis M (eds.) Current medical diagnosis and treatment. 53. ed. California: McGraw-Hill Professional, 2014: 1212-29.

7. USA – Institute of Medicine. Dietary Reference Intakes for Calcium and Vitamin D. Washington, 2010.

8. Sociedade Brasileira de Pediatria. Departamento Científico de Nutrologia da Sociedade Brasileira de Pediatria. Deficiência de vitamina A. Rio de Janeiro, 2007. Disponível em: http//www.sbp.com.br/img/manuais/manualalimdcnutrologia.pdf.

CAPÍTULO 99

Hirsutismo

Júlia Fernanda Semmelmann Pereira-Lima • *Juliana Pereira Passaglia* • *Carolina Garcia Soares Leães*

INTRODUÇÃO

Os pelos estão presentes em quase toda a superfície corporal, excetuando-se a pele dos lábios, das palmas das mãos e das solas dos pés.[1] Os termos *hirsutismo* e *hipertricose* designam um crescimento excessivo dos pelos corporais.[2] Para diferenciá-los, é necessário conhecer os dois tipos de pelos existentes no corpo humano.

Os pelos velares são curtos, finos, macios e, geralmente, não pigmentados. Cobrem a vasta maioria do corpo, estando presentes desde a infância.[1,2] O termo *lanugo* ou *lanugem* se refere aos pelos desse tipo que cobrem o recém-nascido e que tendem a cair espontaneamente após o nascimento ou nos primeiros meses de vida.[1] O crescimento do pelo velar é estimulado, principalmente, pelos hormônios tireoidianos e pelo hormônio do crescimento.[2]

Os pelos do tipo terminal são mais longos, grossos, firmes e pigmentados. Podem ser dependentes da ação androgênica ou não, como é o caso de cílios e sobrancelhas.[1,2] Em virtude da influência dos crescentes níveis de androgênios no período puberal, os pelos velares transformam-se em pelos terminais. Nas mulheres, essa conversão ocorre, principalmente, nas axilas e na região pubiana e, em menor intensidade, nas extremidades. Uma notável exceção é a região do couro cabeludo, onde, por estímulo androgênico, ocorre a involução do folículo piloso (alopecia androgênica).[2,3]

Hipertricose corresponde a um crescimento uniforme dos pelos velares, não associado a aumento da produção androgênica.[4] Pode ter origem racial, familiar, medicamentosa, metabólica ou nutricional, sendo encontrada em situações de desnutrição, anorexia nervosa, hipotireoidismo, porfiria, mucopolissacaridoses, dermatomiosite e em algumas síndromes genéticas.[4,5]

O *hirsutismo* é definido pelo crescimento excessivo de pelos terminais na mulher em regiões androgênio-dependentes tipicamente masculinas, como face, tórax, abdome, coxas, dorso e região lombossacra.[3,4] Afeta cerca de 5% a 15% das mulheres, de acordo com a definição e o escore de avaliação utilizados e com a população investigada.[2] Pode apresentar-se isoladamente ou estar associado a outros sinais clínicos de hiperandrogenemia, como acne, seborreia, oligomenorreia e infertilidade. Em casos mais intensos, pode ocorrer virilização, com hipertrofia de clitóris, aumento da massa muscular, alopecia e modificação da voz. Alterações metabólicas relacionadas com hiperinsulinemia e/ou resistência insulínica, como obesidade e acantose nigricante, também podem estar presentes, dependendo da etiologia do hirsutismo.[4,6]

A fisiopatologia do hirsutismo envolve, basicamente, a ação dos hormônios androgênicos sobre a pele, transformando os pelos velares em terminais. Essa ação ocorre na dependência dos níveis hormonais circulantes e da sensibilidade cutânea a esses hormônios.[4]

A sensibilidade do folículo piloso é determinada pela atividade da enzima 5α-redutase, que converte a testosterona em diidrotestosterona, e pelo número e a funcionalidade dos receptores androgênicos presentes.[6,7] Variações nos níveis de atividade dessa enzima ou nos receptores explicam por que mulheres com concentrações hormonais semelhantes podem apresentar diferentes padrões de crescimento e distribuição de pelos.[7]

Em mulheres, os androgênios têm origem ovariana (25% da testosterona, 50% da androstenediona e 10% da desidroepiandrosterona) e suprarrenal (25% da testosterona, 50% da androstenediona, 90% da desidroepiandrosterona e virtualmente 100% do sulfato de desidroepiandrosterona). O restante da testosterona origina-se da conversão periférica da androstenediona. A diidrotestosterona também tem origem periférica, pela ação da enzima supramencionada. A maioria absoluta desses hormônios circula ligada a proteínas; em condições normais, apenas 1% circula sob a forma livre e biologicamente ativa.[6]

Com base nesses achados, conclui-se, portanto, que o hirsutismo pode ser decorrente de uma elevação na produção androgênica ovariana e/ou suprarrenal, aumento na atividade da enzima 5α-redutase na pele ou, ainda, de alterações nas proteínas transportadoras dos hormônios sexuais (SHBG, do inglês *sex hormone-binding globulin*) ou em seus receptores, aumentando a biodisponibilidade desses hormônios.[4,6,7]

ETIOLOGIA

As causas de hirsutismo estão listadas nos Quadros 99.1 a 99.3.[8,9] A síndrome dos ovários policísticos (SOP) responde por cerca de 80% dos casos, seguida pela hiperandrogenemia idiopática (7%) e pelo hirsutismo idiopático (5%).[9] As demais causas são raras, sendo responsáveis, em conjunto, por 5% dos casos.

Quadro 99.1 Etiologia do hirsutismo

Causas ovarianas
Síndrome dos ovários policísticos (SOP)
Hipertecose (variante mais grave da SOP)
Tumores ovarianos virilizantes
Luteoma da gestação
Causas suprarrenais
Forma não clássica de hiperplasia congênita da suprarrenal (HCSR-NC)
Síndrome de Cushing
Tumores suprarrenais virilizantes
Hirsutismo idiopático
Resposta aumentada do folículo piloso aos androgênios
Outras causas
Medicamentos
Síndromes genéticas
Distúrbios da tireoide
Hiperprolactinemia
Acromegalia

Quadro 99.2 Medicamentos associados a hirsutismo e/ou hipertricose

Hirsutismo	Hipertricose
Bupropiona, carbamazepina, ácido valproico, clonazepam, danazol, metirapona, glicocorticoides, ciclosporina, diazóxido, estrogênios, fluoxetina, alfa-interferon, isotretinoína, lamotrigina, micofenolato, olanzapina, paroxetina, pregabalina, progestágenos, tacrolimus, venlafaxina, testosterona e outros esteroides anabolizantes	Ácido azelaico, cetirizina, citalopram, corticoides tópicos, ciclosporina, fenitoína, diazóxido, minoxidil, penicilamina

Quadro 99.3 Etiologia do hirsutismo e diagnóstico diferencial

Diagnóstico	Percentual de casos	Pontos-chave da investigação clínica e laboratorial (além do achado clínico de hirsutismo)
Síndrome dos ovários policísticos	72% a 82%	Irregularidade menstrual, infertilidade, ovários policísticos e/ou aumentados de tamanho à ecografia pélvica, obesidade central, resistência à insulina, acantose nigricante, acne e seborreia; início dos sintomas na puberdade; níveis normais a moderadamente elevados de androgênios
Hiperandrogenemia idiopática	6% a 15%	Ciclos menstruais regulares, ovários normais à ecografia; níveis elevados de androgênios; sem causas explicáveis
Hirsutismo idiopático	4% a 7%	Ciclos menstruais regulares, ovários normais à ecografia, níveis normais de androgênios; sem outras causas explicáveis
Hiperplasia da suprarrenal congênita	2% a 4%	História familiar de hiperplasia da suprarrenal; grupo étnico de risco (judeus Ashkenazi, hispânicos, eslavos); genitália ambígua ao nascimento na forma clássica; distúrbios menstruais, oligo/anovulação, infertilidade, acne e seborreia na forma tardia; níveis elevados de 17-hidroxiprogesterona basais ou após teste de estímulo com ACTH sintético
Tumores secretores de androgênios	0,2%	Hirsutismo de início abrupto e rápida progressão, sinais de virilização associados (clitoromegalia, voz mais grave, aumento da massa muscular, perda do contorno corporal feminino, atrofia mamária), massa pélvica ou abdominal palpável, níveis elevados a extremamente elevados de androgênios
Hirsutismo iatrogênico	Incomum	História de uso crônico de medicamentos associados ao hirsutismo (veja o Quadro 99.2)
Acromegalia	Raramente apresenta hirsutismo isolado	Fácies grosseira, com alargamento do nariz, protrusão frontal e prognatismo; aumento de partes moles de mãos e pés, hiperidrose, dores articulares, hipertensão arterial, intolerância à glicose; níveis elevados de GH e IGF-1 (*insulin-like growth factor*)
Síndrome de Cushing	Raramente apresenta hirsutismo isolado	Obesidade central, fácies em lua cheia, pletora facial, giba, estrias purpúricas, fraqueza muscular proximal, hiperpigmentação, equimoses, hipertensão arterial, intolerância à glicose; aumento da cortisolemia e da cortisolúria
Hiperprolactinemia	Raramente apresenta hirsutismo isolado	Galactorreia, amenorreia, infertilidade; diminuição da libido; aumento dos níveis de prolactina
Distúrbios da tireoide	Raramente apresenta hirsutismo isolado	Hipotireoidismo: intolerância ao frio, fadiga, pele seca, constipação intestinal, sonolência, perda de memória e baixa concentração, queda de cabelos, madarose, mixedema, ganho de peso, distúrbios menstruais, bradpsiquismo. Hipertireoidismo: intolerância ao calor, pele quente e úmida, taquicardia, hiperatividade, oligomenorreia, evacuações frequentes, emagrecimento, exoftalmia. Alterações nos testes de função da tireoide

ACTH: hormônio adrenocorticotrófico; GH: hormônio do crescimento.
Fonte: modificado de Bode D, Seehusen DA, Baird D. Hirsutism in women. Am Fam Physician 2012; 85(4):373-80.

O diagnóstico de hirsutismo idiopático deve ser atribuído apenas a pacientes com função ovulatória e níveis androgênicos normais. Essa condição é também conhecida por hirsutismo simples ou periférico.[7]

ACHADOS CLÍNICOS

A avaliação diagnóstica inicial do hirsutismo, bem como a solicitação de exames complementares, é norteada pela história clínica e pelo exame físico. Uma instalação lentamente progressiva, de início peripuberal, sugere SOP, forma não clássica da hiperplasia congênita da suprarrenal (HCSR-NC) ou hirsutismo idiopático. Por outro lado, quadros súbitos e rapidamente progressivos, principalmente se associados a sinais de virilização, sugerem a presença de tumor ovariano ou da suprarrenal em qualquer faixa etária.[10]

Na anamnese, devem ser abordados fatores importantes, como idade, raça e grupo étnico da paciente, a época do surgimento dos pelos, o modo de instalação (se progressivo ou abrupto) e a evolução do quadro (frequência das depilações), as características do ciclo menstrual, o uso de métodos anticoncepcionais e fertilidade, os antecedentes familiares e o uso de medicamentos.[5,10] Em mulheres asiáticas, o achado de hirsutismo é incomum, e mesmo quadros leves podem estar associados a excesso androgênico.[11]

Ao exame físico, deve-se avaliar a presença de obesidade e distribuição da gordura corporal, acantose nigricante, acne, seborreia, alopecia, hipertensão, galactorreia e estrias violáceas, além de sinais de virilização.[8,10] O aumento do tamanho do clitóris é bastante específico para identificação de excesso androgênico. A medida mais acurada para definição de clitoromegalia é dada pelo produto da largura pelo comprimento do clitóris (um resultado > 35mm² é anormal, se considerado um intervalo de confiança de 95%, e correlaciona-se estatisticamente com hiperandrogenemia).[6]

Uma avaliação quantitativa da presença e distribuição dos pelos corporais deve ser feita da maneira mais objetiva possível. Para tanto, podem ser utilizadas fotografias que, além do diagnóstico, também tornariam possíveis posteriores comparações acerca da eficácia dos métodos de tratamento. Outra opção consiste no uso de escores visuais padronizados para avaliação do hirsutismo.[2] Dentre esses, o mais conhecido é o escore de Ferriman e Gallwey[11] modificado (Figura 99.1), que atribui uma nota de 0 a 4 de acordo com a distribuição e a quantidade de pelos em nove regiões corporais.[6,8]

Considera-se hirsutismo leve um resultado entre 8 e 15 e hirsutismo de moderado a grave quando o escore é > 15 (Figura 99.2). Deve-se ter em mente que esse método é avaliador-dependente e que o paciente a ser examinado, idealmente, não deve ter se submetido a depilação ou outro procedimento para remoção dos pelos antes do exame.[12]

O Quadro 99.3 ilustra o diagnóstico diferencial do hirsutismo.

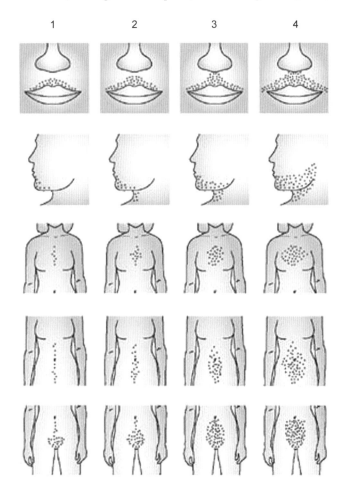

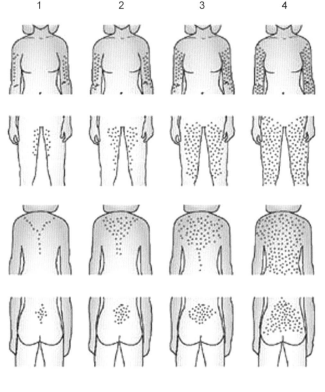

▼ **Figura 99.1** Escore de Ferriman e Gallwey[11] modificado. Cada uma das nove regiões é pontuada de 0 a 4. Escore 0 indica ausência de pelos terminais. O escore final é obtido pela soma das pontuações em cada área. Um resultado ≥ 6 a 8 geralmente define hirsutismo nas diferentes populações.[6,8]

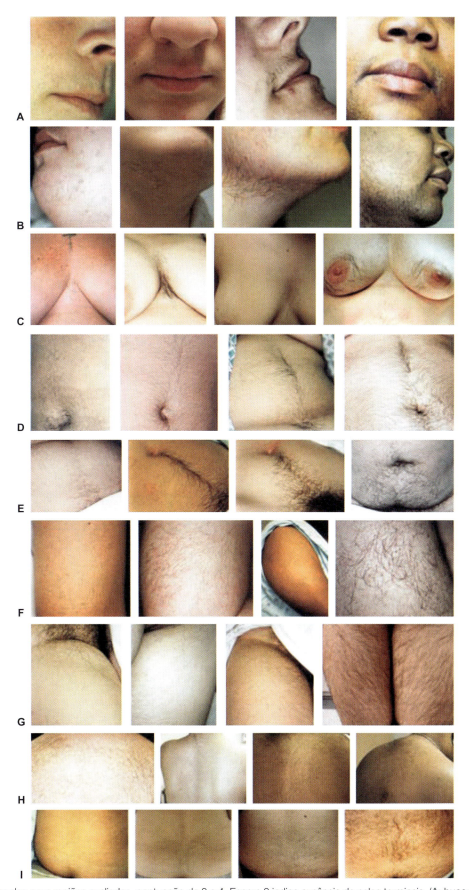

Figura 99.2 Imagens das nove regiões avaliadas, pontuação de 0 a 4. Escore 0 indica ausência de pelos terminais. (A: buço; B: mento; C: tórax; D: abdome superior; E: abdome inferior; F: braço; G: coxa; H: dorso; I: região lombossacra.) (Modificada de Yildiz BO, Bolour S, Woods K, Moore A, Azziz R. Visually scoring hirsutism. Hum Reprod Update 2010; 16(1):51-64.

Referências

1. Escobar-Morreale HF, Carmina E, Dewailly D et al. Epidemiology, diagnosis and management of hirsutism: a consensus statement by the Androgen Excess and the Polycystic Ovary Syndrome Society. Hum Reprod Update 2012; 18(2):146-70.
2. Yildiz BO, Bolour S, Woods K, Moore A, Azziz R. Visually scoring hirsutism. Hum Reprod Update 2010; 16(1):51-64.
3. Barth J. Manuseio do hirsutismo. In: Vilar L (ed.) Endocrinologia clínica. Rio de Janeiro: Guanabara Koogan, 2006: 905-19.
4. Spritzer PM. Diagnóstico etiológico do hirsutismo e implicações para o tratamento. Rev Bras Ginecol Obstet 2009; 31(1):41-7.
5. Blume-Peytavi U, Atkin S, Shapiro J et al. European Consensus on the evaluation of women presenting with excessive hair growth. Eur J Dermatol 2009; 19(6):597-602.
6. Bulun SE, Adashi EY. The physiology and pathology of the female reproductive axis. In: Kronenberg HM, Melmed S, Polonsky KS, Larsen PR (eds.) Williams textbook of endocrinology. Philadelphia: Saunders, 2008:541-614.
7. Azizz R, Carmina E, Sawaya ME. Idiopathic hirsutism. Endocrine Reviews 2000; 21(4):347-62.
8. Bode D, Seehusen DA, Baird D. Hirsutism in women. Am Fam Physician 2012; 85(4):373-80.
9. Azizz R, Sanchez LA, Knochenhauer ES et al. Androgen excess in women: experience with over 1000 consecutive patients. J Clin Endocrinol Metab 2004; 89(2):453-62.
10. Poy M, Spritzer PM. Hirsutismo. In: Gross JL, Silveiro SP (eds.) Rotinas diagnósticas em endocrinologia. Porto Alegre: Artmed, 2004:185-91.
11. Ferriman D, Gallwey JD. Clinical assessment of body hair growth in women. J Clin Endocrin Metab 1961; 21:1140-7.
12. Martin KA, Chang J, Ehrmann DA et al. Evaluation and treatment of hirsutism in premenopausal women: an Endocrine Society Clinical Practice Guideline. J Clin Endocrinol Metab 2008; 93(4):1105-20.

CAPÍTULO 100

Icterícia

Hugo Cheinquer • *Alexandre de Araujo*

INTRODUÇÃO

Icterícia consiste na coloração amarelada de escleras, membranas mucosas, pele e líquidos orgânicos causada pelo acúmulo de bilirrubinas. O comprometimento das escleras ajuda a diferenciar a icterícia de outras causas de pigmentação cutânea, como aquela provocada por depósito de melanina e a hipercarotenemia. Ao exame físico, observa-se icterícia quando os níveis de bilirrubina total estão > 2,5 a 3mg/dL, e o exame deve ser realizado, preferencialmente, em ambiente com luz natural. Todavia, somente 70% a 80% dos examinadores detectam icterícia com esses níveis de bilirrubinas. A sensibilidade aumenta para 83% e 96% com níveis de bilirrubinas > 10 e 15mg/dL, respectivamente.[1-4]

Resumo do metabolismo da bilirrubina (Figura 100.1)

Bilirrubina é o produto final da degradação do heme que, em sua maior parte, é derivado da degradação das hemácias (~80%), enquanto uma pequena fração é derivada da degradação de outras proteínas, como mioglobina, citocromo P-450 e de células da medula óssea imaturas. A partir do heme, forma-se a biliverdina, que é, então, transformada em bilirrubina. Esta é pouco solúvel em água, sendo transportada no plasma ligada à albumina e denominada bilirrubina não conjugada ou indireta. Ocorre o transporte até o fígado e a bilirrubina sofre glicuronidação, tornando-se bilirrubina conjugada ou direta, que é excretada na bile. As bactérias colônicas promovem hidrolização, gerando urobilinogênios e urobilinas, os quais são excretados nas fezes e na urina. A distribuição de bilirrubinas nos tecidos depende do tipo de pigmento predominante e de sua concentração. A bilirrubina conjugada penetra mais facilmente no tecido conjuntivo por ser hidrossolúvel, enquanto a bilirrubina não conjugada, por ser lipossolúvel, tem afinidade pelo tecido nervoso, podendo provocar *kernicterus* no recém-nascido por impregnação dos núcleos da base.[1,5]

As expressões bilirrubina direta e bilirrubina indireta são derivadas do método original de van den Bergh para mensuração de bilirrubinas. Esse método se baseia em uma reação da bilirrubina com o ácido sulfanílico diasotizado. A fração direta é identificada após 1 minuto da reação na ausência de álcool, enquanto o nível de bilirrubina total é detectado após 30 minutos da reação com álcool.[5]

ETIOLOGIA

Classificação (Quadro 100.1)

A icterícia pode ser classificada em três perfis distintos: pré-hepática, hepática ou colestática.

Na icterícia pré-hepática, há aumento da produção de bilirrubina por hemólise. Há predomínio de bilirrubina não conjugada ou indireta e não há elevação de aminotransferases ou de fosfatase alcalina. A bilirrubina indireta não pode ser detectada na urina, pois encontra-se ligada à albumina e não ultrapassa o glomérulo; portanto, não há colúria. Distúrbios hemolíticos causam menos de 2% de todas as icterícias.

Na icterícia hepática, pode haver diminuição da capacidade de conjugação, como nas síndromes congênitas de Gilbert ou de Crigler-Najjar, com elevação de bilirrubina indireta e ausência de colúria. No caso de lesão hepatocelular, pode haver comprometimento do transporte intracelular da bilirrubina até o polo biliar, formado pela junção de dois hepatócitos, provocando acúmulo de bilirrubina conjugada ou direta na circulação. Hepatites virais e hepatopatia alcoólica são as principais causas de icterícia hepatocelular. Nesse caso, podem ocorrer colúria e acolia, pois o acúmulo é por bilirrubina direta. Os exames laboratoriais que sugerem o padrão hepático com lesão hepatocelular incluem as aminotransferases e as provas de síntese proteica hepatocitária, incluindo protrombi-

Heme (hemácias, mioglobina, citocromo P-450)

↓

Biliverdina

↓

Bilirrubina não conjugada (indireta)

↓ *Liga-se à albumina, transporte até o fígado*

Bilirrubina conjugada (direta)

↓ *Através de glicuronidação no hepatócito*

Excreção biliar

↓ *Hidrolização por bactérias colônicas*

Urobilinogênios e urobilinas (eliminados nas fezes e urina)

◥ Figura 100.1 Metabolismo da bilirrubina.

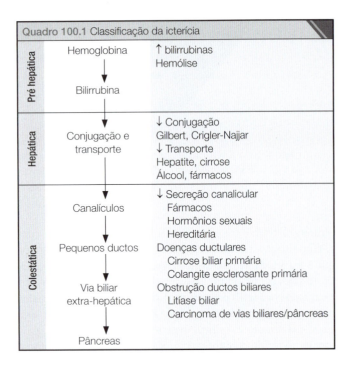

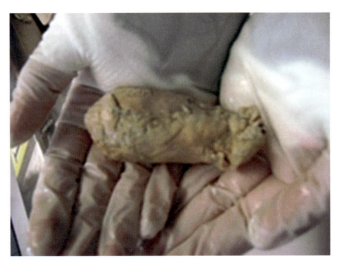

▼ Figura 100.3 Acolia.

na e albumina. Nas doenças congênitas de Rotor e de Dubin-Johnson, ocorre um distúrbio no transporte da bilirrubina já conjugada do interior dos hepatócitos para o interior dos ductos biliares. A prova de excreção da bromossulfaleína, de difícil obtenção na rotina, estabelece o diagnóstico. Essas doenças não são caracterizadas como colestase, pois apenas o fluxo de bilirrubina está dificultado, e não o da bile propriamente dita.

A icterícia colestática se caracteriza por dificuldade no fluxo biliar canalicular, desde os pequenos ductos biliares até a entrada da via biliar no duodeno. O distúrbio pode ser intra-hepático, envolvendo desde o polo biliar dos hepatócitos até o hilo hepático, ou pode estar relacionado com a obstrução dos ductos biliares extra-hepáticos, desde o hilo até a papila de Vater. Em ambos os casos, há predomínio de bilirrubina direta, podendo haver colúria, hipocolia ou acolia (Figuras 100.2 e 100.3).

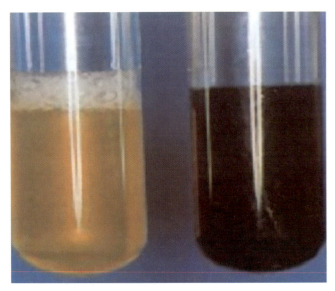

▼ Figura 100.2 Urina normal e colúria.

Prurido é típico dos casos de colestase, sendo causado pela deposição, nas terminações nervosas da pele, de substância pruriginosa até hoje não identificada.

Dentre as causas mais comuns de icterícia colestática intra-hepática, destacam-se as hepatites medicamentosas (principalmente por contraceptivos orais e clorpromazina), cirrose biliar primária, colestase intra-hepática benigna recorrente e colestase da gravidez.

Dentre as causas mais frequentes de colestase extra-hepática ou obstrutiva, destacam-se coledocolitíase, carcinoma de cabeça de pâncreas, colangiocarcinoma e colangite esclerosante primária. Na prática, é difícil diferenciar a colestase intra-hepática da extra-hepática apenas pelos exames físico e laboratorial.

Ambas as formas de colestase se caracterizam por elevação das enzimas colestáticas (fosfatase alcalina, gamaglutamil-transpeptidase, 5'nucleotidase e isoleucina aminopeptidase) em geral acima de três vezes o limite superior da normalidade. A demonstração de dilatação de via biliar por método de imagem (ecografia abdominal, colangiografia endoscópica retrógrada ou colangiorressonância magnética) indica a presença de icterícia colestática de padrão obstrutivo, em geral de localização extra-hepática.[1,3,6]

ACHADOS CLÍNICOS

Na avaliação de pacientes com icterícia, a história e o exame físico detalhados fornecem uma suspeita diagnóstica na maioria dos casos.

Icterícia fisiológica é comum em recém-nascidos. Seu pico ocorre em 2 a 5 dias após o nascimento e desaparece em 2 semanas. A conjugação hepática e o transporte da bilirrubina no hepatócito ocorrem com retardo no neonato. A icterícia é exacerbada por fatores que diminuem a função hepática, como hipoxia e hipoglicemia. A hiperbilirrubinemia não é fisiológica em caso de níveis > 5mg/dL no primeiro dia, > 10mg/dL no segundo dia ou > 12 a 13mg/dL em qualquer momento. Elevação de bilirrubina não conjugada no período perinatal pode ser complicada por encefalopatia – *kernicterus* – o que está relacionado com a passagem de bilirrubina livre pela barreira hematoencefálica. Ânions orgânicos, como salicilatos, sulfonamidas e ácidos graxos livres, competem pelos sítios de ligação da bilirrubina com a albumina e aumentam a chance de *kernicterus*, apesar de provocarem queda nos níveis séricos de bilirrubinas.[1]

Anemia hemolítica se apresenta, comumente, com palidez cutânea, taquicardia, fadiga e dispneia. A icterícia costuma ser leve, sem colúria ou acolia. Pode haver esplenomegalia, exceto nos casos de anemia falciforme. O exame laboratorial comprova o aumento de bilirrubina indireta, a anemia e a reticulocitose. Nesses casos, a bilirrubina direta costuma representar < 20% da bilirrubina total.[7] Na ausência de anemia, a ocorrência de icterícia de padrão hemolítico, sem colúria e acolia, sugere a síndrome de Gilbert. Esse distúrbio se caracteriza por icterícia intermitente e benigna secundária à elevação de bilirrubina não conjugada, sem bilirrubinúria, sem hemólise e sem outros sinais ou sintomas de doença hepática. O distúrbio ocorre por deficiência na enzima uridil difosfato glicuroniltransferase (UDPGT), responsável pela conjugação da bilirrubina com ácido glicurônico no interior dos hepatócitos. Sua incidência na população é de 3% a 7%, com predomínio em homens (2 a 7:1). A apresentação inicial costuma ocorrer em adultos jovens, podendo ser desencadeada por estresse físico, como, por exemplo, jejum prolongado. O exame físico revela icterícia leve, sem colúria ou acolia. Os níveis séricos de bilirrubina total são geralmente < 6mg/dL, com a bilirrubina direta representando não mais do que 20% da bilirrubina total. O prognóstico é excelente, apesar de não haver tratamento específico, sendo muito importante tranquilizar o paciente e evitar exames diagnósticos invasivos.[3]

Náuseas, anorexia, artralgias e febrícula, precedendo o quadro de icterícia, sugerem o período prodrômico típico das hepatites virais. Na história epidemiológica, devem ser averiguados contato com pessoas ictéricas, condições sanitárias no domicílio, trabalho e escola, entre outros, contatos sexuais, exposição parenteral ao sangue ou seus derivados, realização de tatuagens, colocação de *piercings*, uso de substâncias injetáveis, transfusões sanguíneas, viagem para áreas endêmicas e hábitos alimentares. A transmissão das hepatites A e E ocorre por via fecal-oral. A hepatite B pode ser transmitida, principalmente, por três vias: vertical (da mãe para o filho no período periparto), sexual e parenteral (através do contato com sangue ou derivados contaminados). A hepatite C é transmitida pelas vias vertical e parenteral. A transmissão sexual da hepatite C pode ocorrer em populações sob risco maior, geralmente associada a outras doenças sexualmente transmissíveis.

Alguns pacientes podem apresentar comprometimento hepático por vírus não hepatotrópicos, que envolvem o fígado como parte de processo sistêmico. Dentre os principais, destacam-se citomegalovírus, herpes simples e vírus Epstein-Barr, causador da mononucleose. Nesses casos, pode haver linfonodos palpáveis, *rash* cutâneo, lesões vesicocrostosas mucocutâneas, além de comprometimento articular, hematológico ou gastrointestinal. As aminotransferases costumam estar bastante elevadas nas hepatites agudas virais, em geral acima de cinco a dez vezes o valor superior da normalidade, sendo a aminotransferase da alanina (ALT) maior do que a do aspartato (AST).

Nos casos crônicos, a elevação é menor. Em pacientes com cirrose, a AST pode superar a ALT. Pacientes com elevação da bilirrubina e queda das aminotransferases, especialmente com queda simultânea da atividade da protrombina, podem ter evolução grave dita "fulminante". Esses pacientes costumam evoluir para encefalopatia hepática e coagulopatia graves, muitas vezes necessitando de transplante hepático.[2,3,6]

A profissão deve ser verificada devido ao risco de exposição ao álcool (trabalhadores de bares ou casas noturnas). Profissionais da saúde, por sua vez, estão mais sujeitos a acidentes com material biológico contaminado. Contato com animais pode levantar a possibilidade de zoonoses, como a leptospirose (associada principalmente a ratos), que pode cursar com forma grave ictérica, podendo haver dor muscular tipicamente nas panturrilhas e sufusão hemorrágica nas conjuntivas.[2]

Hepatite alcoólica ocorre em paciente com doença hepática alcoólica crônica que apresenta agudização devido ao uso excessivo de álcool. Além dos achados típicos de hepatopatia crônica, como eritema palmar, telangiectasias e ginecomastia, na hepatopatia alcoólica costumam ocorrer aumento das parótidas, contratura de Dupuytren (contratura da fáscia palmar) e manifestações de neuropatia periférica. Icterícia progressiva é a principal manifestação clínica de hepatite alcoólica sintomática. Outras manifestações associadas podem envolver febre, perda de peso e hepatomegalia dolorosa. Em casos graves, podem ocorrer descompensação da cirrose com ascite, encefalopatia hepática e hemorragia digestiva por varizes esofágicas. Pacientes com formas graves de hepatite alcoólica são propensos a infecção bacteriana e insuficiência renal aguda. Os exames laboratoriais indicam, geralmente, AST pelo menos duas vezes maior que a ALT, sendo ambas < 300UI/mL. Icterícia em paciente criticamente doente e hospitalizado costuma ser causada frequentemente por infecção sistêmica (sepse), choque hipovolêmico (isquemia) ou toxicidade medicamentosa. Os diferentes estigmas de doença hepática crônica estão resumidos na Figura 100.4.[2,3,6,8]

A história familiar de icterícia, hepatite e anemia é importante, podendo ser útil para diagnosticar hiperbilirrubinemia congênita, hepatite B com transmissão vertical e anemia hemolítica. Além disso, a colestase intra-hepática recorrente benigna costuma ser familiar. Pais consanguíneos aumentam a probabilidade de doenças congênitas, como, por exemplo, a doença de Wilson. Esse distúrbio hepático é infrequente e se caracteriza por acúmulo de cobre no fígado e em outros tecidos, devendo ser pelo menos considerado em todo paciente que apresente icterícia antes dos 35 anos de idade (Figura 100.5). A ceruloplasmina sérica costuma ser baixa, e pode haver anel de Kayser-Fleischer na periferia da íris, mais bem visualizado com lâmpada de fenda, especialmente nos pacientes com comprometimento hepático e neurológico simultâneo (Figura 100.6).[1,3]

A hemocromatose é outro exemplo de doença hereditária do fígado, caracterizada pelo acúmulo de ferro, principalmente, em tecido hepático, pâncreas e coração. Os pacientes costumam cursar, nas fases mais avançadas da doença, com cirrose, diabetes, artralgias e insuficiência cardíaca. A pele fica cinzenta por ativação dos melanócitos devido à sobrecarga de ferro tecidual.[1,3]

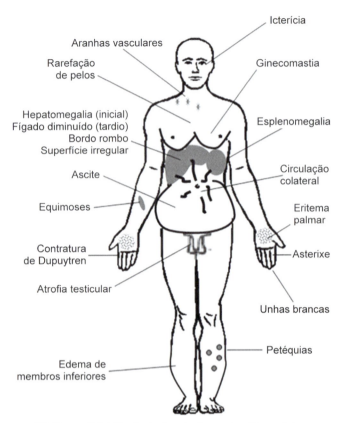

Figura 100.4 Manifestações de doença hepática crônica.

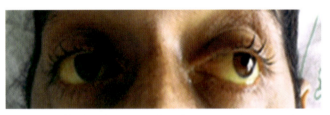

Figura 100.5 Icterícia em paciente jovem com cirrose por doença de Wilson.

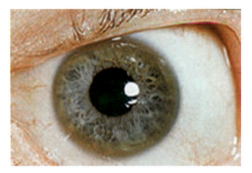

Figura 100.6 Anel de Kayser-Fleischer em paciente com doença de Wilson.

A "cólica biliar", quando associada a icterícia e colúria, sugere coledocolitíase. Apesar de sua nomenclatura, esse tipo de dor abdominal não é realmente uma cólica, pois a dor não costuma oscilar. A dor costuma começar no quadrante superior direito do abdome ou na região epigástrica e tem duração de algumas horas com aumento progressivo de intensidade,

até atingir um platô. Pode ocorrer irradiação para a região da escápula ou o ombro direito. Costuma ser acompanhada de náuseas e vômitos. A associação de febre com calafrios, dor abdominal e icterícia configura a tríade de Charcot e sugere o diagnóstico de colangite. Sua forma mais grave conta ainda com a adição de choque séptico e confusão mental, formando a chamada pêntade de Reynolds. Pode estar presente o sinal de Murphy, caracterizado por dor durante a inspiração profunda, quando o polegar do examinador se encontra fazendo pressão no ponto cístico (local onde a linha hemiclavicular cruza com o rebordo costal direito). Os fatores de risco para litíase biliar são: sexo feminino, idade > 40 anos, obesidade e múltiplas gestações, além de história familiar. O diagnóstico é estabelecido, usualmente, a partir de exames de imagem, incluindo a ecografia abdominal, a colangiorressonância magnética e/ou a colangiografia endoscópica retrógrada.[1,2,6,9]

O uso de medicamentos deve ser investigado em todos os pacientes ictéricos com o objetivo de identificar lesão hepática induzida por medicamentos. Lesão hepática idiossincrática ocorre com uso de fármacos em doses terapêuticas em 1/1.000 a 1/100.000 pacientes. O padrão da lesão varia de acordo com o fármaco ou com o grupo farmacológico, podendo ser hepatocelular, colestático, misto, vascular ou autoimune, entre outros. A reação idiossincrática se caracteriza por um período de latência de 5 a 90 dias após o início do medicamento, podendo ter evolução fatal se este não for suspenso imediatamente após o surgimento da icterícia. Ocorre mais frequentemente em mulheres e idosos, e as manifestações clínicas iniciais costumam ser inespecíficas. O aparecimento de icterícia está relacionado com pior prognóstico e pode indicar risco de evolução para insuficiência hepática grave, com coagulopatia e encefalopatia hepática. Clorpromazina, eritromicina e seus derivados e estrogênios são fármacos relacionados com lesão de padrão colestático. Lesão mista pode ser decorrente do uso de amoxicilina-clavulanato, carbamazepina, ervas ou chás, ciclosporina, metimazol e troglitazona. A isoniazida e a alfametildopa provocam dano hepatocelular semelhante à hepatite viral crônica. Amiodarona pode simular quadro de hepatite alcoólica. Tetraciclina pode provocar falência hepática mediada por dano mitocondrial com esteatose microvesicular. O paracetamol se constitui em um dos raros exemplos de toxina hepática direta, podendo provocar hepatite fulminante e morte por efeito dose-dependente, em geral > 7,0g/dia, associado a uso acidental por crianças ou tentativa de suicídio.[3,10]

Icterícia após cirurgia biliar sugere cálculo residual, lesão de via biliar ou hepatite medicamentosa. Icterícia progressiva com emagrecimento e dor persistente na região superior do abdome, acompanhada de postura antálgica com inclinação para a frente, pode indicar carcinoma de pâncreas.[3]

Icterícia colestática pode se desenvolver lentamente com história prévia de meses a anos de prurido. História de doença inflamatória intestinal, principalmente retocolite ulcerativa, associada a síndrome colestática em adultos jovens, principalmente do sexo masculino, sugere o diagnóstico de colangite esclerosante primária. Essa doença é autoimune e provoca estenoses e dilatações nas vias biliares intra e extra-hepáticas. Por outro lado, história de fadiga e prostração em mulher na quarta ou quinta década de vida, com surgimento de icterícia, colúria e prurido, sugere o diagnóstico de cirrose biliar primária. Essa doença também tem provável natureza autoimune, comprometendo a via biliar intra-hepática. O anticorpo antimitocôndria está presente em 95% dos casos.[1-3,6]

Na colestase crônica, há alterações cutâneas, entre as quais escoriações e cicatrizes por coçaduras, maior pigmentação de melanina, tornando a pele escurecida, baqueteamento digital, xantomas (pápulas esbranquiçadas devido ao acúmulo de colesterol) ou xantelasmas (xantomas nas pálpebras) e hiperceratose. A diminuição do fluxo biliar pode acarretar ainda deficiência na absorção de vitaminas lipossolúveis (A, D, E, K), levando à osteoporose e ao prolongamento do tempo de protrombina, entre outras manifestações.[1,2,10]

Petéquias e equimoses podem ser secundárias à plaquetopenia e ocorrer na cirrose. Além disso, outros sinais de hepatopatia crônica são aranhas vasculares, eritema palmar, ginecomastia e rarefação de pelos sexuais secundários. No exame abdominal, o fígado com cirrose se apresenta caracteristicamente reduzido, com bordo rombo, superfície irregular e consistência endurecida. Na cirrose alcoólica, em fase inicial, o fígado pode se apresentar aumentado por acúmulo de gordura (esteatose). A presença de ascite, esplenomegalia e circulação colateral abdominal sinaliza para hipertensão portal, que frequentemente é secundária à cirrose e se manifesta nas fases mais avançadas da doença (veja a Figura 100.4).[1-3,9]

No exame abdominal e na avaliação do fígado de paciente ictérico, hepatomegalia com fígado liso pode ser decorrente de obstrução biliar. O bordo hepático pode ser doloroso em caso de hepatite alcoólica, hepatite viral aguda, insuficiência cardíaca congestiva e colangite bacteriana. A presença de vesícula palpável em paciente ictérico caracteriza o sinal de Courvoisier-Terrier e indica carcinoma de cabeça do pâncreas.[2,3,9]

Alteração do estado mental pode ocorrer na encefalopatia hepática. O hálito hepático, também conhecido como *fetor hepaticus*, é sinal patognomônico dessa situação, caracterizado pelo hálito característico de pacientes com hepatopatia grave com *shunt* portossistêmico, ocasionado pela concentração elevada de dimetilsulfato. Em alguns casos, tem sido associado ao cheiro característico de palha molhada ou urina de rato.

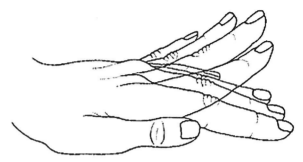

Figura 100.7 Asterixe ou *flapping* em paciente com encefalopatia hepática.

O movimento rápido das extremidades, tipo asas de borboleta, caracteriza o asterixe ou *flapping* e marca o estágio de encefalopatia hepática clinicamente detectável, com alteração da consciência. Esse reflexo é facilitado quando se pede ao paciente que faça uma hiperextensão do punho, abra bem os dedos da mão e feche os olhos, para que o estímulo do córtex visual não leve à interrupção consciente desse movimento involuntário (Figura 100.7). A presença de encefalopatia em paciente com icterícia, variando desde leve confusão mental até coma profundo, pode ocorrer em caso de insuficiência hepática aguda grave ou cirrose descompensada. As principais manifestações semiológicas que indicam insuficiência hepática são encefalopatia e coagulopatia.[2,3,6,9]

No exame físico do paciente ictérico, é relevante identificar o diagnóstico sindrômico de icterícia hepática ou colestática. A presença de eritema palmar, telangiectasias, circulação colateral abdominal e outros estigmas de hepatopatia crônica indica a ocorrência de cirrose, com algum grau de hipertensão portal e/ou insuficiência hepática (veja a Figura 100.4). Por outro lado, o sinal de Courvosier-Terrier, conforme mencionado anteriormente, sugere neoplasia de cabeça do pâncreas e icterícia colestática. Lesões de coçadura indicam prurido intenso. A Tabela 100.1 exibe a acurácia de alguns achados clínicos para o diagnóstico de icterícia de origem hepatocelular. A Figura 100.8 revisa a árvore de decisão para o diagnóstico diferencial das icterícias, com ênfase nas causas mais comuns encontradas na prática clínica rotineira.[1-4]

Tabela 100.1 Valores de alguns achados clínicos para o diagnóstico de icterícia hepatocelular				
Achado clínico	Sensibilidade (%)	Especificidade (%)	RV (+)	RV (−)
Emagrecimento	10 a 49	21 a 97	NS	NS
Aranhas vasculares	35 a 47	88 a 97	4,7	0,6
Eritema palmar	49	95	9,8	0,5
Circulação colateral abdominal	42	98	17,5	0,6
Ascite	44	90	4,4	0,6
Esplenomegalia	29 a 47	83 a 90	2,9	0,7

NS: não significativo; RV: razão de verossimilhança; RV(+): proporção de doentes com o teste positivo (sensibilidade) dividida pela proporção de não doentes com o teste positivo (1 − especificidade); RV(−): proporção de doentes com resultado negativo (1 − sensibilidade) dividida pela proporção de pessoas sem a doença com resultado negativo (especificidade).

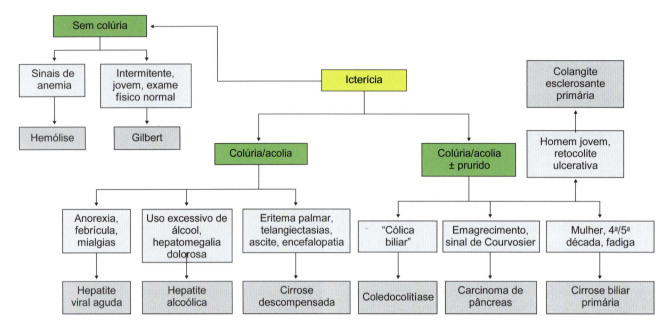

Figura 100.8 Diagnóstico diferencial de algumas das principais formas de icterícia, conforme a apresentação clínica.

Referências

1. Elias E. Jaundice and cholestasis. In: Dooley JS, Lok ASF, Burroughs AK, Heathcote EJ (eds.) Sherlock's diseases of the liver and biliary system. London: Wiley-Blackwell, 2011: 234-56.
2. Rosa H. Fígado e vias biliares. In: Porto CC (ed.) Semiologia médica. 3. ed. Rio de Janeiro: Guanabara Koogan, 1997: 547-70.
3. Greenberger NJ. History taking and physical examination for the patient with liver disease. In: Schiff ER, Sorrel MF, Maddrey WC (eds.) Schiff's diseases of the liver. 9. ed. Philadelphia: Lippincott Williams & Wilkins, 2003:3-16.
4. Jaundice. In: McGee S (ed.) Evidence-based physical diagnosis. Philadelphia: Saunders, 2001:79-89.
5. Crawford JM. Bilirubin metabolism and the pathophysiology of jaundice. In: Schiff ER, Sorrel MF, Maddrey WC (eds.) Schiff's diseases of the liver. 9. ed. Philadelphia: Lippincott Williams & Wilkins, 2003:167-220.
6. Análise dos sintomas – O aparelho gastrintestinal. In: Bickley LS, Hoekelman RA (eds.) Bates propedêutica médica. 7. ed. Rio de Janeiro: Guanabara Koogan, 2001:44-8.
7. Mistry PK, Jain D. Haematological disorders of the liver. In: Dooley JS, Lok ASF, Burroughs AK, Heathcote EJ (eds.). Sherlock's diseases of the liver and biliary system. 12. ed. London: Wiley-Blackwell 2011:48-69.
8. European Association for the Study of the Liver. EASL Clinical Practical Guidelines: management of alcoholic liver disease. J Hepatol 2012; (57):399-420.
9. Abdome – o fígado. In: Bickley LS, Hoekelman RA (eds.). Bates propedêutica médica. 7. ed. Rio de Janeiro: Guanabara Koogan, 2001:342-6.
10. Lee WM. Drug-induced hepatotoxicity. N Engl J Med 2003; 349:474-85.

Exame do Paciente em Insuficiência Cardíaca

CAPÍTULO
101

Marne de Freitas Gomes • *Ana Clara Garcia Silva* • *Priscila Helena Araújo Oliveira*

INTRODUÇÃO

Insuficiência cardíaca (IC) é uma síndrome clínica complexa, caracterizada pela inabilidade do coração em bombear o sangue a um volume que atenda as necessidades metabólicas dos tecidos, ou quando essa atividade é desempenhada a pressões e volumes diastólicos elevados.[1]

A redução na capacidade de bombeamento do sangue pode estar relacionada com um distúrbio primário da contratilidade miocárdica ou uma carga hemodinâmica excessiva imposta ao coração. Existem mecanismos que podem, a princípio, compensar a redução da capacidade de bombeamento e manter o paciente assintomático. Entretanto, cada mecanismo tem uma capacidade finita de manter o desempenho cardíaco e pode, com o passar do tempo, contribuir para a progressão da disfunção cardíaca e o aparecimento de sinais e sintomas.[2]

Os principais mecanismos de compensação existentes são o mecanismo de Frank-Starling, a ativação de sistemas neuro-humorais e o remodelamento cardíaco.[2]

O mecanismo de Frank-Starling corresponde ao aumento na força de contração dos miócitos devido à distensão do músculo cardíaco por um maior volume de sangue que chega ao coração. A distensão do miocárdio faz com que filamentos de actina e miosina fiquem em uma posição ideal para sua interação, o que favorece a contração. No entanto, se há aumento excessivo no volume de sangue e na distensão do miocárdio, a posição ideal entre os filamentos de actina e miosina deixa de existir e, desse modo, a contração é prejudicada.

Os sistemas neuro-humorais ativados são muitos, entre os quais há o sistema renina-angiotensina-aldosterona (SRAA) e o sistema nervoso simpático. O SRAA estimula a retenção de sal e água pelos rins e promove vasoconstrição periférica. Dessa maneira, a princípio, favorece o bombeamento de sangue em virtude do aumento do volume que chega ao coração. A longo prazo, a angiotensina II leva à hipertrofia de miócitos, apoptose, fibrose intersticial, remodelamento cardíaco e vascular e secreção de aldosterona, a qual, por sua vez, também contribui para o remodelamento cardíaco, a proliferação de fibroblastos e a deposição de colágeno. O sistema nervoso simpático, além de estimular a ativação do SRAA, leva ao aumento na frequência cardíaca na tentativa de manter o bombeamento adequado de sangue. No entanto, também aumenta o consumo de energia pelos miócitos, o que favorece o dano a essas células.

O remodelamento do miocárdio, ou seja, alteração na massa, no volume, na forma e na composição do miocárdio, decorre dos efeitos combinados da sobrecarga hemodinâmica e ativação dos sistemas neuro-humorais e ação de mediadores inflamatórios. Em um primeiro momento, o remodelamento do miocárdio auxilia a propulsão do sangue, mas, com o passar do tempo, pode levar à deformação do coração e à redução da eficiência do bombeamento de sangue para o organismo.

Em todo o mundo, a incidência e a prevalência da IC continuam a aumentar, associadas a taxas crescentes de mortalidade e hospitalização. A síndrome pode ser associada ao envelhecimento e influenciada por precursores, como dislipidemia, hipertensão, diabetes e obesidade. Aproximadamente 5,1 milhões de pessoas nos EUA têm manifestações clínicas de insuficiência cardíaca e a incidência aumenta com a idade, sendo de aproximadamente 20/1.000 pacientes-ano entre 65 e 69 anos de idade e > 80/1.000 pacientes-ano com 85 anos ou mais. O risco de desenvolver IC é de 20% entre os americanos a partir dos 40 anos de idade.[3] No Brasil, a IC ainda é responsável por grande impacto sobre o sistema de saúde: em 2003, cerca de um terço do total de internações no país ocorreu em virtude desse diagnóstico, e a taxa média de mortalidade oscilou entre 6% e 7% nos últimos anos.[4]

ETIOLOGIA

Veja o Quadro 101.1.

ACHADOS CLÍNICOS

Anamnese

Independentemente da situação do paciente, para que o raciocínio clínico tenha sucesso é necessário obter o máximo possível de informações. Todos os elementos que compõem a anamnese – identificação, hábitos de vida, antecedentes pessoais e familiares, condições culturais e socioeconômicas – são importantes para o entendimento do caso, o diagnóstico e a conduta.

No paciente com IC, particularmente, o aparecimento de manifestações clínicas depende de uma série de fatores, como idade, nível de comprometimento cardíaco, velocidade de desenvolvimento da síndrome, ativação de mecanismos compensatórios neuro-hormonais e remodelamento cardíaco.

Quadro 101.1 Causas de insuficiência cardíaca[6]
Função sistólica alterada (contrátil)
Lesão ou disfunção isquêmica
Infarto do miocárdio
Isquemia miocárdica persistente ou intermitente
Hipoperfusão (choque)
Sobrecarga crônica de pressão
Hipertensão
Doença valvar obstrutiva
Sobrecarga crônica de volume
Doença valvar regurgitante
Shunt intracardíaco esquerda-direita
Shunt extracardíaco
Miocardiopatia dilatada não isquêmica
Distúrbios familiares/genéticos
Lesão tóxica/induzida por fármacos
Necrose mediada pelo sistema imune
Agentes infecciosos
Distúrbios metabólicos
Processos infiltrativos
Condições idiopáticas
Função diastólica alterada (enchimento restrito; rigidez aumentada)
Hipertrofia miocárdica patológica
Primária (miocardiopatia hipertrófica)
Secundária (hipertensão)
Envelhecimento
Fibrose isquêmica
Miocardiopatia restritiva
Distúrbios infiltrativos (amiloidose, sarcoidose)
Doenças de estocagem (hemocromatose, anormalidades genéticas)
Distúrbios endomiocárdicos
Anormalidades mecânicas
Intracardíacas
Doença valvar obstrutiva
Doença valvar regurgitante
Shunts intracardíacos
Outras anormalidades congênitas
Extracardíacas
Obstrutivas (coarctação, estenose aórtica supravalvar)
Shunt esquerda-direita (forame oval patente)
Distúrbios da frequência e do ritmo
Bradiarritmias (disfunção do nó sinusal, anormalidades de condução)
Taquiarritmias (ritmos ineficazes, taquicardia crônica)
Cardiopatia pulmonar
Cor pulmonale
Distúrbios vasculares pulmonares
Estados de alto débito
Distúrbios metabólicos
Tireotoxicose
Distúrbios nutricionais (beribéri)
Requerimentos excessivos do fluxo sanguíneo
Anemia crônica
Shunt arteriovenoso sistêmico

A IC pode apresentar-se com uma variedade de sinais e sintomas, decorrentes, principalmente, da congestão venosa pulmonar e/ou sistêmica secundária à diminuição do débito cardíaco, associada à retenção renal de fluidos, o que aumenta o volume do líquido extracelular. Entre os sintomas da IC, estão incluídos: dispneia, fadiga, fraqueza, anorexia e alterações do sistema nervoso central. Durante a entrevista do paciente, é importante confirmar a presença desses sintomas e conhecer suas características.

Na fase inicial da IC, o paciente apresenta dispneia somente durante atividade física. Com a progressão da doença, a dispneia aparece em atividades cada vez menos exigentes, estando presente ao repouso nos pacientes em estágios mais avançados.[5]

A presença de tosse também deve ser questionada, a qual, nos pacientes com IC, é tida como "equivalente de dispneia", sendo uma consequência de edema pulmonar. Costuma ocorrer no turno da noite e ter como desencadeantes as mesmas situações da dispneia (exercícios físicos e posição de decúbito).[6]

A fraqueza e a fadiga, apesar de inespecíficas, são queixas comuns, que indicam a insuficiente perfusão da musculatura esquelética. A fadiga também pode ser uma resposta ao aumento das catecolaminas e nos níveis circulantes de citocinas, a distúrbios do sono e à ansiedade.[6]

Em consequência da congestão do fígado e do sistema venoso portal, anorexia e náuseas, associadas à dor e à plenitude abdominais, são sintomas frequentes. A congestão passiva do fígado pode levar à dor no quadrante superior direito e a uma discreta icterícia. Questionar sobre alterações de peso do paciente também é importante. Na IC crônica grave, pode ocorrer perda de peso crônica não intencional, levando a uma síndrome de caquexia cardíaca.[6]

Na IC avançada, a hipoperfusão cerebral pode causar prejuízos à memória, irritabilidade, duração limitada da atenção e alteração do estado mental.[6]

Exame físico

Os achados do exame físico variam conforme a gravidade do quadro do paciente e as causas da IC:

- **Estado geral e sinais vitais:** os pacientes com IC leve ou compensada podem apresentar bom estado geral. Pacientes com início súbito de IC importante ou com quadro avançado de IC apresentam mau estado geral. Os pacientes podem apresentar caquexia e redução do peso, mas não obrigatoriamente. A frequência cardíaca pode estar aumentada devido à estimulação pelo sistema nervoso simpático. A pressão arterial pode estar normal ou aumentada no início da IC, mas reduzida em caso de disfunção ventricular esquerda grave. Pode ocorrer convergência pressórica, isto é, aproximação dos valores das pressões sistólica e diastólica, em virtude da diminuição na força de contração do ventrículo esquerdo (redução da pressão sistólica) e aumento da resistência vascular periférica (aumento da pressão diastólica). Pode ocorrer algum aumento na frequência respiratória devido à ativação do sistema nervoso simpático e, com o avançar da doença, pode ser identificado o padrão respiratório de Cheyne-Stokes, caracterizado por hiperpneia (5 a 15 segundos de duração) alternada com apneia (5 a 20 segundos de duração).[7]

- **Exame do pescoço:** as técnicas utilizadas para determinação da pressão venosa jugular durante o exame físico são muitas, mas o essencial consiste em medir a distância vertical entre o átrio direito (localizado aproximadamente na interseção do quarto ou quinto espaço intercostal com a linha hemiclavicular) e o início da coluna de sangue observável na veia jugular interna. Pressão venosa jugular acima ou abaixo de 10cm corresponde à pressão capilar pulmonar acima ou abaixo de 22mmHg, respectivamente, com cerca de 80% de precisão.[7] Assim, a determinação da pressão venosa jugular consiste em um sinal valioso do exame físico para avaliação do volume intravascular, o que é importante para determinação, administração e ajuste terapêutico na IC.
- **Exame dos pulmões:** à inspeção, é possível constatar uma expansibilidade normal ou diminuída. Os achados à palpação e à percussão, em geral, não são expressivos. À ausculta pulmonar, podem ser detectados ruídos respiratórios adventícios, desde estertores finos nas bases pulmonares, relacionados com congestão pulmonar, até roncos, sibilos e estertores bolhosos difusos, em caso de edema agudo de pulmão.[2,8]
- **Exame do coração:** à inspeção e à palpação, é possível verificar a localização e a extensão do *ictus cordis*. Se há cardiomegalia, o *ictus cordis* pode estar deslocado, sendo necessárias três polpas digitais ou mais para medir sua extensão. À palpação e/ou à ausculta, pode ser detectada uma terceira bulha (B3) produzida pelas vibrações da parede ventricular subitamente distendida pela corrente sanguínea que penetra na cavidade durante o enchimento ventricular. A terceira bulha associada à taquicardia, ou galope protodiastólico, ocorre, principalmente, nos pacientes com sobrecarga de volume que tenham taquicardia e taquipneia. Uma quarta bulha (B4), decorrente do encontro do fluxo sanguíneo com a massa sanguínea presente no interior dos ventrículos ao final da diástole, pode ser palpável e/ou audível, principalmente, em pa-

cientes com disfunção diastólica. Podem ser encontrados sopros de insuficiência mitral e tricúspide em pacientes com IC avançada.[2,8]

- **Exame do abdome:** à inspeção, podem ser identificadas icterícia e distensão abdominal devido à ascite. Ambas são achados tardios, causados por disfunção hepática secundária à congestão do fígado. À percussão e à palpação, é possível verificar a presença de ascite e de hepatomegalia decorrente de congestão hepática. A palpação do fígado pode ser dolorosa, e a compressão do quadrante superior direito pode provocar refluxo hepatojugular.[2] O refluxo hepatojugular possibilita a diferenciação de uma hepatomegalia causada por IC de outras causas que provocam crescimento do fígado.
- **Exame das extremidades:** uma das principais manifestações da IC, o edema periférico é simétrico e postural, isto é, em pacientes que deambulam ocorre predominantemente nos tornozelos e na região pré-tibial; em pacientes restritos ao leito, ocorre nas regiões sacral e escrotal. As extremidades podem estar frias, pálidas ou cianóticas em razão da vasoconstrição periférica ocasionada pela ativação do sistema nervoso simpático e a hiperatividade adrenérgica.[8]

Classificação funcional da IC

Uma classificação funcional do comprometimento cardiovascular foi criada pela New York Heart Association (NYHA) e se baseia na relação entre os sintomas e a quantidade de esforço físico necessária para provocá-los. Em 1994, esse sistema de classificação foi revisto e passou a incluir uma segunda categoria, a avaliação objetiva. Por meio de dados obtidos de eletrocardiograma, testes de esforço, ecocardiograma e imagem radiológica, os pacientes foram divididos em grupos de A a D (Quadro 101.2).[9]

Trata-se de uma classificação útil para fins prognósticos, pois possibilita a comparação entre grupos de pacientes com IC e seus desfechos, bem como o acompanhamento do mesmo paciente em diferentes etapas da doença.

Quadro 101.2 Classificação funcional e avaliação objetiva da IC segundo a NYHA[9]	
Capacidade funcional	**Avaliação objetiva**
Classe I – Pacientes assintomáticos em suas atividades físicas cotidianas	A – Sem evidência objetiva de doença cardiovascular
Classe II – Pacientes assintomáticos em repouso. As atividades físicas cotidianas provocam fadiga, palpitação, dispneia ou angina	B – Evidência objetiva mínima de doença cardiovascular
Classe III – Pacientes assintomáticos em repouso, mas atividades mais leves do que as cotidianas provocam fadiga, palpitação, dispneia ou angina	C – Evidência objetiva moderada de doença cardiovascular
Classe IV – Pacientes com sintomas às menores atividades físicas e mesmo em repouso	D – Evidência objetiva grave de doença cardiovascular

Quadro 101.3 Critérios diagnósticos de Framingham[10]
Critérios maiores
Dispneia paroxística noturna Turgência jugular Estertores Cardiomegalia Edema agudo de pulmão Terceira bulha (galope de B3) Aumento da pressão venosa central (> 16cmH$_2$O no átrio direito) Tempo de circulação > 25s Refluxo hepatojugular Perda de peso > 4,5kg em 5 dias em resposta ao tratamento
Critérios menores
Edema bilateral em membros inferiores Tosse noturna Dispneia aos esforços ordinários Hepatomegalia Derrame pleural Diminuição da capacidade funcional em um terço da máxima registrada previamente Taquicardia (frequência > 120bpm)

Critérios diagnósticos

O estudo de Framingham propôs critérios maiores e menores (Quadro 101.3) para o diagnóstico de IC, os quais correspondem aos principais achados da história e do exame físico do paciente, sendo o diagnóstico, conforme esses critérios, essencialmente clínico. Segundo o estudo, para que seja estabelecido o diagnóstico de IC, o paciente deve apresentar dois critérios maiores ou um critério maior somado a dois critérios menores, simultaneamente. Os critérios de Framingham conferem maior especificidade ao diagnóstico de IC, porém são pouco sensíveis nos casos de IC moderada.[10]

Os critérios diagnósticos de Boston (Tabela 101.1) incluem dados da história, exame físico e radiografia de tórax do paciente e têm demonstrado desempenho diagnóstico semelhante ao de Framingham, quando prospectivamente validados.[10] O diagnóstico de IC com uma pontuação entre 8 e 12 pontos é classificado como "definitivo", "possível" com uma pontuação entre 5 e 7 pontos e "improvável" se a pontuação for de 4 ou menos pontos.

O diagnóstico diferencial encontra-se resumido no Quadro 101.4.

Tabela 101.1 Critérios diagnósticos de Boston[10]

Critério	Pontos
Categoria I: história	
Dispneia em repouso	4
Ortopneia	4
Dispneia paroxística noturna	3
Dispneia ao caminhar no plano	2
Dispneia ao subir escadas	1
Categoria II: exame físico	
Frequência cardíaca (FC) (1 ponto se FC de 91 a 110bpm; 2 pontos se FC > 110bpm)	1 ou 2
Turgência jugular (2 pontos se > 2cmH$_2$O; 3 pontos se > 6cmH$_2$O mais hepatomegalia e edema)	2 ou 3
Crepitantes pulmonares (1 ponto se restrito às bases; 2 pontos se mais do que apenas nas bases)	1 ou 2
Sibilos	3
Terceira bulha cardíaca	3
Categoria III: radiografia de tórax	**4**
Edema pulmonar alveolar	3
Edema pulmonar intersticial	3
Derrame pleural bilateral	3
Índice cardiotorácico > 0,50	3
Redistribuição de fluxo para lobos superiores	2

Quadro 101.4 Diagnósticos diferenciais de IC – com base na clínica

Obesidade	A obesidade é uma doença crônica que envolve fatores sociais, comportamentais, ambientais, culturais, psicológicos, metabólicos e genéticos. Caracteriza-se pelo acúmulo de gordura corporal resultante do desequilíbrio energético prolongado, que pode ser causado pelo excesso de consumo de calorias e/ou inatividade física.[11,12] Várias publicações mostram repercussões funcionais respiratórias consideráveis em pacientes obesos, tão mais intensas quanto maior o grau da obesidade. É evidente o aumento da prevalência do sintoma de dispneia entre esses pacientes, sendo também sua intensidade diretamente proporcional ao índice de massa corporal[13]
Doença respiratória	O sintoma clássico de doença respiratória é a tosse, que pode ser classificada em aguda (até 3 semanas de duração), subaguda (de 3 a 8 semanas) e crônica (se > 8 semanas). Pode ser ainda seca ou produtiva, podendo estar associada ou não a outra alteração. Outros sintomas presentes em pacientes com doença respiratória que coincidem com sintomas de pacientes com IC são dispneia, dor torácica e taquipneia[14]
Insuficiência venosa em membros inferiores	A insuficiência venosa crônica pode ser consequente a obstrução do retorno venoso, refluxo ou uma combinação de ambos. O exame clínico e os métodos diagnósticos complementares objetivam estabelecer quais dessas condições estão presentes. Ao exame físico, é comum a presença de edema depressível em membros inferiores, sendo maior na perna sintomática[15]
Edema de tornozelos induzido por fármacos ou retenção de fluidos	O edema causado por fármacos pode não estar relacionado com insuficiência cardíaca. Nos pacientes que utilizam bloqueadores dos canais de cálcio, por exemplo, na maioria das vezes o edema causado ocorre apenas nos tornozelos (mas há casos de edema pré-tibial).[16] A retenção de sódio e água e edema também têm efeitos colaterais dos AINE (anti-inflamatórios não esteroides), mas são habitualmente leves e subclínicos. A prevalência de edema sintomático com o uso de AINE é de 3% a 5%[17]
Depressão e/ou ansiedade	O transtorno misto de ansiedade e depressão inclui pacientes com sintomas de ansiedade e depressão sem que nenhum dos dois conjuntos de sintomas considerados separadamente seja suficientemente intenso a ponto de justificar um diagnóstico. Nesse transtorno, alguns sintomas autonômicos, como tremor, palpitação, boca seca e dor de estômago, podem estar presentes, mesmo que de maneira intermitente. Sua prevalência é de 4,1% em serviços de cuidados primários desse transtorno[18]
Anemia grave	São muitas as possíveis etiologias da anemia, o que torna variado o conjunto de sinais e sintomas que podem estar associados.[19] De modo geral, pacientes com anemia grave podem apresentar fadiga e prostração, o que a torna um diagnóstico diferencial da IC
Disfunção tireoidiana	Pacientes com hipotireoidismo acentuado podem apresentar edema periférico, dispneia e ganho de peso, além de edema pericárdico, ascite, hipertensão diastólica e sintomas psiquiátricos (p. ex., depressão). O quadro clínico de um paciente com hipotireoidismo pode lembrar o de um paciente com IC, e a anamnese e o exame físico bem feitos podem levantar informações importantes (p. ex., constipação, pele seca, menorragia, unhas quebradiças e cabelos mais finos em pacientes com hipotireoidismo) para realização do diagnóstico diferencial[20]
Estenose da artéria renal bilateral	A estenose da artéria renal bilateral leva à redução do fluxo sanguíneo nos rins, o que ativa o SRAA. Desse modo, ocorre acúmulo de sal e água, o que pode ocasionar congestão pulmonar, edema periférico e hipertensão arterial secundária[21]
Dano ao parênquima hepático ou renal	São muitos os mecanismos que podem promover dano ao parênquima hepático ou renal e, consequentemente, os quadros clínicos decorrentes de cada mecanismo podem variar. De modo geral, o dano hepático pode levar a dificuldade na circulação do sangue no fígado e congestão hepática, aparecimento de circulação colateral e hepatomegalia. O dano renal pode ocasionar ativação do SRAA, acúmulo de sal e água e congestão pulmonar, edema periférico e hipertensão arterial secundária. Dependendo do mecanismo que leva ao dano renal, a disfunção hemodinâmica resultante pode ser suficiente para ocasionar IC
Embolia pulmonar	A apresentação clínica da embolia pulmonar é geralmente inespecífica e os sinais e sintomas dependem, fundamentalmente, da localização e tamanho do trombo e do estado cardiorrespiratório prévio do paciente. Os achados clínicos nas embolias pequenas (submaciças) podem ser dor torácica, dor pleurítica, dispneia, taquipneia, tosse, hemoptise/hemoptoicos, taquicardia, febre, cianose e, nas embolias grandes (maciças), síncope, hipotensão arterial/choque, taquicardia, dispneia e cianose.[22] Alguns pacientes podem apresentar quadro semelhante ao dos pacientes com IC, com dispneia e taquipneia, o que faz da embolia pulmonar um importante diagnóstico diferencial da IC

Referências

1. Figueroa MS, Peters JI. Congestive heart failure: diagnosis, pathophysiology, therapy and implications for respiratory care. Respiratory Care 2006; 51(4):403-12.
2. Pereira EMC. Insuficiência cardíaca. 1. ed. Rio de Janeiro: Medbook, 2012.
3. 2013 ACCF/AHA Guideline for the Management of Heart Failure. A Report of the American College of Cardiology Foundation/American Heart Association Task, Force on Practice Guidelines.
4. DATASUS. Morbidade hospitalar do SUS. Ministério da Saúde – Sistema de informações hospitalares do SUS (SIH/SUS). Disponível em: http://www.datasus.gov.br.
5. Wang CS, FitzGerald JM, Schulzer M et al. Does this dyspneic patient in the emergency department have congestive heart failure? JAMA 2005; 294:1944-56.
6. Ausiello D, Cecil RL, Goldman HM. Cecil medicina. 23. ed. Vol. 1. Rio de Janeiro: Elsevier. 2009:410-9.
7. Leier CV, Chatterjee K. The physical examination in heart failure – Part I. Congestive Heart Failure 2007; 13:41-7.
8. Leier CV, Chatterjee K. The physical examination in heart failure – Part II. Congestive Heart Failure 2007; 13:99-104.
9. The Criteria Committee of the New York Heart Association. Nomeclature and Criteria for Diagnosis of Diseases of Heart and Great Vessels. 9. ed. Boston, Mass: Little, Brown & Co, 1994: 253-6.
10. Montera MW, Almeida RA, Tinoco EM et al. Sociedade Brasileira de Cardiologia. II Diretriz Brasileira de Insuficiência Cardíaca Aguda. Arq Bras Cardiol 2009; 93(3 supl.3):1-65.
11. Department of Health And Human Services. The surgeon general's call to action to prevent and decrease overweight and obesity. [Rock-ville, MD]: Department of Health and Human Services, Public Health Service, Office of the Surgeon General, 2001.
12. World Health Organization. Obesity: preventing and managing the global epidemic. Report of a WHO Consultation on Obesity. Geneva: WHO, 2000. (Technical Report Series, 894.)
13. Stirbulov R. Respiratory repercussions of obesity. J Bras Pneumol 2007; 33(1):vii-viii.
14. Brasil. Ministério da Saúde. Doenças respiratórias Crônicas. Série A. Normas e manuais técnicos. Cadernos de Atenção Básica, n. 25 Brasília – DF, 2010.
15. Sociedade Brasileira de Angiologia e Cirurgia Vascular. Projeto Diretrizes: insuficiência venosa crônica. 2002.
16. César LA. Mecanismos que levam ao edema com o uso de antagonistas dos canais de cálcio e condutas pediátricas nestes casos. Rev Bras Hipertens Abr/Jun 2000; 7(2).
17. Batlouni M. Nonsteroidal anti-inflammatory drugs: cardiovascular, cerebrovascular and renal effects. Arq Bras Cardiol 2010; 94(4):556-63.
18. Fleck M, Berlim M, Lafer B et al. Revision of the guidelines of the Brazilian Medical Association for the treatment of depression (Complete version). Rev Bras Psiquiatr 2009; 31(Supl I):S7-17.
19. Sociedade Brasileira de Hematologia e Hemoterapia. Projeto Diretrizes: anemia aplástica grave – tratamento. 2008.
20. Sociedade Brasileira de Endocrinologia e Metabologia. Projeto Diretrizes: hipotireoidismo. 2005.
21. Sociedade Brasileira de Cardiologia e Sociedade Brasileira de Nefrologia. Projeto Diretrizes: hipertensão arterial – situações especiais. 2002.
22. Sociedade Brasileira de Cardiologia. Diretriz de embolia pulmonar. Arquivos Brasileiros de Cardiologia Ago 2004; 83 (Supl I.)

CAPÍTULO 102

Exame do Paciente com Insuficiência Hepática

Ajacio Bandeira de Mello Brandão • *Guilherme Mariante Neto*

INTRODUÇÃO

Este capítulo sobre insuficiência hepática crônica irá abordar, basicamente, algumas manifestações clínicas da cirrose. Há capítulos prévios específicos sobre determinados temas também associados à cirrose, como ascite, que serão discutidos pontualmente nesta seção, quando necessário.

O termo cirrose é creditado a René Laënnec (1781-1826) e deriva do grego *kirrhos, que* significa laranja-amarelado, descrevendo a cor do fígado nas necropsias que, além disso, apresentava nódulos e superfície irregular. Hipócrates (460 a.C. -370 a.C.) já reconhecia o prognóstico adverso do "endurecimento" do fígado quando na presença de icterícia.[3] Sugere-se que o conceito morfológico e estático de cirrose deve ser redefinido, pois não refletiria adequadamente a complexidade de sua patogênese, que engloba um espectro patológico dinâmico, nem sempre implacavelmente progressivo, algumas vezes bidirecional, com implicações funcionais, hemodinâmicas e, consequentemente, prognósticas.[4]

Cirrose consiste em uma doença crônica, decorrente de destruição e regeneração das células hepáticas, ocasionando, anatomicamente, um processo difuso de fibrose e formação de nódulos, com consequente desorganização da arquitetura lobular e vascular, que representa a via final comum de lesão hepática crônica, independentemente dos diversos agentes etiológicos que a produzem.

ETIOLOGIA

As diversas causas de cirrose podem ser observadas no Quadro 102.1.[1,2]

ACHADOS CLÍNICOS

A cirrose comumente progride de maneira insidiosa, sem sinais e sintomas, por tempo variável, antes do desenvolvimento de insuficiência hepática terminal. Pacientes com cirrose compensada (ou seja, sem manifestações clínicas) tornam-se descompensados em uma taxa de 10% ao ano,[5] e o surgimento de complicações, como ascite, peritonite bacteriana espontânea (PBE), disfunção renal, infecções extraperitoneais, sepse, comprometimento hematológico, coagulopatia, encefalopatia hepática (EH), desnutrição, hiperesplenismo, distúrbios endócrinos, síndrome hepatopulmonar e miocardiopatia cirrótica, e o desenvolvimento de carcinoma hepatocelular (CHC)

Quadro 102.1 Causas de cirrose

Etiologia	Exemplos
Infecções	Hepatite C (VHC)
	Hepatite B (VHB)
	Hepatite D (VHD)
	Esquistossomose
	HIV (colangite esclerosante)
	Sífilis
Metabólicas/herança	Esteato-hepatite não alcoólica
	Doença de Wilson
	Hemocromatose
	Deficiência de alfa-1-antitripsina
	Fibrose cística
	Doença de depósito de glicogênio
	Tirosinemia
	Galactosemia
	Intolerância à frutose
	Mucopolissacaridose
	Porfiria
	Doença de Byler
	Abetalipoproteinemia
Doenças biliares	Obstrução intra-hepática
	Obstrução extra-hepática
Imunológica	Hepatite autoimune
	Cirrose biliar primária (CBP)
	Colangite esclerosante primária (CEP)
Vascular	Síndrome de Budd-Chiari
	Doença venoclusiva
	Insuficiência cardíaca (ICC)
	Telangiectasia hemorrágica hereditária
Drogas e toxinas	Álcool
	Amiodarona
	Dantrolene
	Halotano
	Isoniazida
	Metotrexato
	Metildopa
	Aflatoxina
	Diclofenaco
	Hipervitaminose A
Miscelânea	Desnutrição
	Sarcoidose
	Isquemia
	Doença enxerto *vs.* hospedeiro

Fonte: adaptado da referência 3.

definem sua descompensação.[6] A descompensação prenuncia mau prognóstico, estando associada, em geral, à sobrevida de 20% em 5 anos.[5] Cabe salientar que, na fase compensada, duas subpopulações são identificadas com base na presença ou ausência de varizes gastroesofágicas, cada uma com prognósticos distintos, e que a fase descompensada pode ser subclassificada em um estágio mais grave, definido por hemorragia por varizes recorrente, ascite refratária, hiponatremia e/ou síndrome hepatorrenal.[4]

As manifestações clínicas da cirrose variam de acordo com as diferentes formas e etiologias da doença e, para identificá-la, usa-se uma variedade de achados clínicos, em combinação com alterações em testes laboratoriais simples e amplamente disponíveis.[2,7]

Em geral, cerca de 80% dos pacientes queixam-se de fadiga, independentemente do diagnóstico, sendo particularmente prevalente nos pacientes com infecção pelo vírus C ou com cirrose biliar primária.[8]

No entanto, outros fatores associados à fadiga, como depressão, drogadição e hepatopatia avançada, devem ser considerados.

Por motivos ainda não completamente conhecidos, anorexia (falta de apetite), disgeusia (distorção ou diminuição do paladar) e disosmia (distorção ou diminuição do olfato) são sintomas comuns nas doenças hepáticas.[8]

Prurido consiste em importante sinal de doença hepática colestática (entendendo-se por colestase – dificuldade de excreção biliar). Tipicamente, é mais intenso à noite e afeta mais as extremidades do que o tronco.

Dor abdominal, especialmente no quadrante superior direito, pode refletir distensão da cápsula hepática, principalmente quando há rápido aumento do volume do órgão como, por exemplo, na insuficiência cardíaca, na oclusão das veias supra-hepáticas (síndrome de Budd-Chiari) ou na presença de neoplasia hepática primária ou metastática.

Já desconforto difuso e persistente, associado a aumento da circunferência abdominal, na maioria das vezes corresponde a ascite, PBE ou organomegalias.

Icterícia (coloração amarelada de pele e mucosas, resultante da deposição de pigmentos biliares), associada à colúria (coloração acastanhada da urina, secundária ao aumento da excreção de bilirrubina direta), geralmente indica afecção hepatobiliar.

Os pacientes, muitas vezes, percebem colúria antes de notarem a icterícia.

Esteatorreia é frequente, mesmo na ausência de pancreatite ou alcoolismo, e pode ser associada à redução na secreção de sais biliares.[5]

Diminuição de libido e da potência sexual é frequente nos homens, especialmente naqueles com cirrose alcoólica. As mulheres são geralmente inférteis, com menstruação irregular, diminuída ou ausente.

Câimbras ocorrem em muitas situações, incluindo a cirrose, sendo os mecanismos fisiopatológicos pouco conhecidos. Determinam importante diminuição da qualidade de vida.[9]

Em um cirrótico confuso, desorientado e com asterixe, facilmente se reconhece um quadro de EH. Contudo, sintomas mais sutis podem estar presentes e passar despercebidos: alterações na personalidade, olhar vago, falta de concentração e distúrbios do sono.

Nessas situações, os familiares podem fornecer informações relevantes e devem ser consultados.[10]

Histórico de sangramento digestivo e diátese hemorrágica (hematomas, epistaxe e sangramento gengival) também é comum.

É fundamental registrar eventos que tenham ocorrido anteriormente na vida do paciente. De especial interesse são: cronologia de aparecimento dos sintomas; uso de álcool, drogas, chás e medicamentos; cirurgias abdominais; intercorrências gestacionais; episódios prévios de icterícia; histórico de depressão ou de tentativas de suicídio; exposição a toxinas ocupacionais; fatores de risco para hepatites virais e imunossupressão.[8,10]

A história familiar pode apontar para afecções hepáticas herdadas, como a hemocromatose e a deficiência de alfa-1-antitripsina. Não se deve esquecer que a esteato-hepatite não alcoólica e doenças hepáticas de etiologia infecciosa, em especial a a hepatite pelo vírus B, podem ser reveladas a partir da história familiar.

Exame físico

Aparência, estado geral e nutricional devem ser registrados.

O estado nutricional pode ser estimado por meio de medidas antropométricas: índice de massa corporal (IMC), medidas de pregas e circunferência do braço. Desnutrição é um achado comum nas hepatopatias e de certo modo, de acordo com o escore de Child-Pugh, prediz menor sobrevida. Os depósitos de gordura e a massa muscular estão diminuídos em muitos desses pacientes, estando a depleção muscular associada à redução da síntese proteica.

O hálito hepático (*fetor hepaticus*) é adocicado e ligeiramente fecal, e tem sido comparado ao cheiro de um cadáver ou rato recém-abertos. É presumivelmente de origem intestinal, pois se torna menos intenso após a defecação ou o uso de antibióticos de amplo espectro. Pode ser sinal de diagnóstico útil em pacientes vistos pela primeira vez em coma (EH grau IV).

O exame de pele, mucosas e fâneros pode levantar pistas valiosas. Uma pele pálida pode indicar anemia. Icterícia, inicialmente vista com mais clareza na esclera, de preferência com luz natural (Figura 102.1), e no frênulo da língua, é sinal óbvio. Contudo, muitos corantes vegetais, principalmente carotenoides e licopeno (substâncias abundantes na cenoura, no tomate e no mamão) podem causar "pseudoicterícia".[8] A diferenciação pode ser feita quimicamente ou pela inspeção das escleras, poupadas da coloração amarelada nesses casos. Icterícia de longa data conduz a uma coloração cinzento-esverdeada do tegumento (Figura 102.1).

A cianose é mais frequentemente associada a doenças cardíacas ou pulmonares, que podem afetar o fígado secundariamente e provocar hepatomegalia e alterações nos testes de função hepática. Apesar disso, em um paciente sabidamente cirrótico, cianose deve levantar a possibilidade de síndrome hepatopulmonar. O vitiligo, descoloração irregular da pele em virtude da destruição

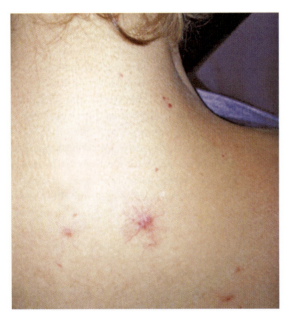

Figura 102.1 Aranhas vasculares.

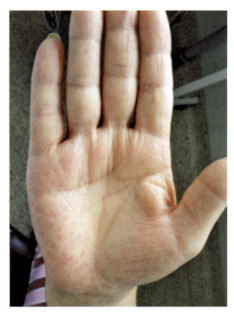

Figura 102.2 Eritema palmar.

local dos melanócitos, pode ser associado a doenças hepáticas autoimunes e ao vírus da hepatite C. Xantelasmas e escoriações sugerem colestase crônica, na maioria das vezes cirrose biliar primária. Aranhas vasculares (Figura 102.1) são lesões vasculares que medem de 1mm a 1cm, com uma arteríola central, da qual se irradia uma rede de capilares em forma de pernas de aranha. Tipicamente, desaparecem com a pressão aplicada por uma espátula transparente e são encontradas no território vascular da veia cava superior, acima da cintura. Essas lesões cutâneas provavelmente resultam da circulação hiperdinâmica e/ou de desequilíbrios hormonais (excesso de estrogênios). Salienta-se que são normalmente vistas na gravidez, quando os níveis de estrogênios circulantes estão bastante aumentados.[8]

Eritema palmar (Figura 102.2) não é tão frequentemente visto na cirrose como as aranhas vasculares. Nessa condição, as mãos são quentes e as palmas vermelho-brilhantes, especialmente nas regiões tenar, hipotenar e nas polpas dos dedos. As solas dos pés podem ser igualmente afetadas. Quando uma lâmina de vidro é pressionada contra a palma da mão, ela enrubesce em sincronia com a pulsação. Postula-se que a origem do fenômeno consiste na dilatação capilar, presumivelmente como consequência da circulação hiperdinâmica característica dos cirróticos. Contudo, não é achado exclusivo das doenças do fígado, e muitas pessoas normais apresentam rubor palmar familiar. Além disso, pode ser visto na artrite reumatoide, durante a gravidez e em doenças hematológicas malignas ou induzidas por determinados medicamentos.[8] Entretanto, o encontro de aranhas vasculares aumenta a probabilidade do diagnóstico de cirrose (*odds ratio*: 4,3; IC 95%: 2,4 a 6,2).[2]

A contratura de Dupuytren consiste em espessamento das fáscias palmar e digital, o que pode levar à contratura dos dedos.[7] Apesar de comum entre alcoolistas, essa manifestação não deve levar os pacientes a serem rotulados como alcoólatras, uma vez que é bastante comum em idosos, diabéticos e epilépticos. A inspeção ungueal pode revelar certas manifestações compatíveis com hepatopatia. A linha de Muehrcke – uma linha transversal branca na unha – foi inicialmente descrita na síndrome nefrótica, mas também pode ser vista na cirrose.[8] As unhas de Terry são caracterizadas pela descoloração branca do leito com uma faixa rósea distal; inicialmente descritas em cirróticos, também são encontradas na insuficiência cardíaca e, por conseguinte, provavelmente são manifestações da síndrome de circulação hiperdinâmica.[8] Coloração cinzenta ou azulada da lúnula pode sugerir sobrecarga de metais pesados (doença de Wilson, por exemplo). A leuconíquia caracteriza-se por unhas esbranquiçadas, relacionadas com hipoalbuminemia, e podem ser observadas em hepatopatas graves. Baqueteamento digital e osteoartropatia hipertrófica, sinais bem conhecidos dos pneumologistas, também podem ser vistos na cirrose e em doenças que cursam com hipertensão portal, especialmente em pacientes com fibrose cística e síndrome hepatopulmonar. Essas alterações podem ser devidas a plaquetas agregadas que atravessam *shunts* pulmonares arteriovenosos periféricos, obstruem capilares e liberam PDGF (*platelet derived growth factor*).[8]

Febre deve ser levada a sério em qualquer paciente com cirrose, porque as infecções são importantes causas de morte nessa população.[11] Redução da pressão arterial e frequência cardíaca elevada fazem parte da síndrome de circulação hiperdinâmica, característica do cirrótico.[10]

Com a diminuição da função hepática, uma hipertensão arterial preexistente muitas vezes desaparece. Por outro lado, o encontro de hipertensão arterial sistêmica, bem como IMC elevado, levanta a hipótese de síndrome metabólica e, consequentemente, esteato-hepatite não alcoólica.

A avaliação ocular, além de icterícia, mais raramente pode revelar um anel de Kayser-Fleischer, característico da doença de Wilson. Catarata em pacientes jovens deve levantar a possibilidade de galactosemia, xantomatose cerebrotendínea ou hiperferritinemia familiar. Retração palpebral é mais comum em cirróticos do que na população em geral. Aumento da glândula parótida pode ser visto em pacientes com cirrose alcoólica ou, ocasionalmente, em sarcoidose. Avaliação cardiopulmonar minuciosa é obrigatória. Dispneia e taquipneia são achados frequentes em doenças hepáticas avançadas, resultando da elevação e da compressão do diafragma por aumento das dimensões do fígado, ascite, ou pela presença de derrame pleural. A fibrose cística e a deficiência de alfa-1-antitripsina, obviamente, podem afetar tanto o pulmão como o fígado. Pacientes com doença hepática alcoólica muitas vezes fumam e também apresentam doença pulmonar obstrutiva crônica. A dispneia pode ser, também, um sinal de hipertensão portopulmonar. Sinais de insuficiência cardíaca ou de pericardite constritiva, causas frequentemente negligenciadas de ascite, devem ser pesquisados. Sinais de enfisema em jovens devem levantar a possibilidade de deficiência de alfa-1-antitripsina ou fibrose cística.

A inspeção abdominal pode revelar estrias como sinais de recente distensão em virtude de ascite, ganho de peso ou gravidez. Estrias também são identificadas em córtico-dependentes. Dilatação das veias abdominais (cabeça de medusa) indica hipertensão portal, particularmente se o fluxo segue na direção fisiológica, isto é, para cima, acima do umbigo, e para baixo, logo abaixo. Dilatação maciça das veias epigástricas, particularmente nas laterais do abdome, é indício de obstrução da veia cava. Nessa condição, o fluxo segue para cima em todo o sistema venoso, e há edema pronunciado de membros inferiores. Hérnia umbilical pode ser um indicador precoce da formação de ascite; se estiver associada a sopro venoso (síndrome de Cruveilhier-Baumgarten), indica recanalização da veia umbilical e hipertensão portal.[8] Hérnias inguinais devem ser procuradas, particularmente naqueles com ascite. Distensão dos flancos pode indicar a presença de ascite. Todo o abdome deve ser palpado, uma vez que massas podem ser indício de neoplasia hepática primária ou metastática.

Quanto à palpação, o fígado e o baço, inicialmente, devem ser procurados na área pélvica: pode-se não identificar hepatomegalia e/ou esplenomegalia se a palpação for iniciada um ou dois palmos abaixo do rebordo, como de costume. Um lobo de Riedel, variante da normalidade, pode ser facilmente perdido se as manobras de palpação não começarem na área pélvica, à direita da linha hemiclavicular.[8] A palpação do fígado cirrótico é razoavelmente fácil e pode fornecer informações a respeito de sua consistência e da presença de tumores ou cistos superficiais. De fato, ausência de hepatomegalia diminui muito a probabilidade do diagnóstico de cirrose.[2] Esplenomegalia, nesse contexto, geralmente indica hipertensão portal, e grandes baços muitas vezes são referidos pelo paciente como uma massa abdominal.

A ausculta de todo o abdome deve ser realizada para verificar se há ou não ruídos intestinais, sopros arteriais ou venosos e atritos. A prevalência de sopros arteriais é baixa nos carcinomas hepatocelulares; contudo, ao ouvi-los em um paciente com cirrose, são altas as chances de que os exames de imagem revelem neoplasia hepática. Ascite deve ser sempre pesquisada, embora quadros maciços sejam facilmente identificados na inspeção, não necessitando de exames de imagem. Em uma metanálise que avaliou a acurácia dos achados ao exame físico para a identificação de cirrose apontou que o encontro de ascite aumenta de modo importante a probabilidade do diagnóstico de cirrose (*odds ratio:* 7,2; IC 95%: 2,9 a 12).[2] Cabe salientar que a classificação prognóstica de Child-Pugh, ainda muito empregada, é baseada também na detecção clínica da ascite.

Edema pré-sacral e do tornozelo muitas vezes é observado em pacientes com hepatopatia avançada. As causas básicas são hipoalbuminemia e retenção de sódio.

Testículos pequenos devem levantar a hipótese de alcoolismo ou hemocromatose. Os homens podem apresentar rarefação ou distribuição normal de pelos (ginecoide) e alopecia corporal e axilar.

Ginecomastia (Figura 102.3) é vista frequentemente em pacientes que recebem espironolactona para tratamento da ascite.

Avaliação neurológica faz parte do exame físico. Déficits focais reversíveis podem ser encontrados em cerca de 15% dos pacientes em coma hepático (EH grau IV).[8] Asterixe – perda rítmica de tônus muscular que aparece como um movimento de bater de mãos – é achado comprovado de EH (Quadro 102.2).[7] É verificado com a elevação dos membros superiores e a concomitante dorsiflexão das mãos. Nos pacientes muito fracos, incapazes de elevar os membros, asterixe pode ser desencadeado solicitando-se ao paciente para levantar a língua.

Apesar de muitos desses achados de anamnese e exame clínico no cirrótico serem já consagrados, quando analisados estatisticamente, sob o criterioso crivo da medicina baseada em evidências, são pouco acurados. Na metanálise já citada,[2] foi observado que a história de diabetes e o encontro de ascite ao exame físico aumentaram a probabilidade diagnóstica de cirrose. Surpreendentemente, história de consumo de álcool não pareceu ter tanta utilidade, provavelmente porque o consumo em geral é muito comum e é pequena a proporção de alcoolistas que desenvolvem cirrose. Portanto, a impressão clínica levantada após anamnese e exame clínico bem executado deve ser valorizada.[2]

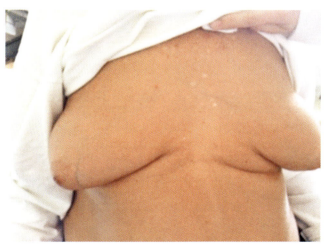

Figura 102.3 Ginecomastia.

Quadro 102.2 Classificação da encefalopatia hepática	
Grau	Manifestações
I	Inversão do padrão de sono, alterações do humor, confusão leve, erros matemáticos, ansiedade, irritabilidade, tremores e incoordenação motora
II	Mudanças de personalidade, comportamento inadequado, letargia, alterações na memória, desorientação no tempo e/ou no espaço, asterixe, ataxia, alteração do tônus muscular, resistência a movimentos passivos, disartria
III	Comportamento bizarro, confusão óbvia, *delirium*, sonolência, estupor, reflexos hiperativos, rigidez muscular, convulsões, sinal de Babinski
IV	Coma, sem resposta a estímulos dolorosos

Referências

1. Mariante-Neto G. A creatinina no escore MELD e sua influência na alocação de fígados para transplante de acordo com o sexo. Dissertação (mestrado) – Universidade Federal de Ciências da Saúde de Porto Alegre, Programa de Pós-Graduação em Medicina, 2011.
2. Udell JA, Wang CS, Tinmouth J et al. Does this patient with liver disease have cirrhosis? JAMA 2012; 307(8):832-42.
3. Guha IN, Iredale JP. Clinical and diagnostic aspects of cirrhosis. In: Rodés J, Benhamou JP, Blei AT, Reichen J, Rizzetto M (eds.) Textbook of hepatology: from basic science to clinical practice. 3. ed. Oxford, UK: Blackwell Publishing Ltd., 2007:607-19.
4. Garcia-Tsao G, Friedman S, Iredale J, Pinzani M. Now there are many (stages) where before there was one: In search of a pathophysiological classification of cirrhosis. Hepatology 2010; 51:1445-9.
5. Sherlock S, Dooley J. Diseases of the liver and biliary system. 11. ed. Oxford, UK: Blackwell Science, 2002.
6. Parise ER, Oliveira AC, Carvalho L. Cirrose hepática. In: Mattos AA, Dantas-Corrêa EB (eds.) Tratado de hepatologia. Rio de Janeiro: Roca, 2010:429-37.
7. Kowdley K. Manifestações clínicas da cirrose. In: Floch MH, Kowdley K, Pitchumoni CS, Floch NR, Rosenthal R, Scolapio J (eds.) Gastroenterologia de Netter. 1. ed. Porto Alegre: Artmed, 2007:721-39.
8. Reichen J. Signs and symptoms of liver disease. In: Rodés J, Benhamou JP, Blei AT, Reichen J, Rizzetto M (eds.) Textbook of hepatology: from basic science to clinical practice. 3. ed. Oxford, UK: Blackwell Publishing Ltd., 2007:443-50.
9. Mehta SS, Fallon MB. Muscle cramps in liver disease. Clin Gastroenterol and Hepatol 2013. Article in press.
10. Goldberg E, Chopra S. Acute liver failure in adults. Up to date. Last Literature Review Version July 2013; 16.2.
11. Mattos AA, Coral GP, Menti E, Valiatti F, Kramer C. Infecção bacteriana no paciente cirrótico. Arq Gastroenterol 2003; 40(1):11-5.

Insuficiência Respiratória

CAPÍTULO 103

Ana Luiza Schneider Moreira • Jackeline Larissa Mendes de Sousa • José da Silva Moreira

INTRODUÇÃO

A incapacidade do aparelho respiratório de manter suas funções básicas com aporte adequado de O_2 para o sangue circulante e retirar dele o CO_2 caracteriza a insuficiência respiratória.[1] Decorrem disso manifestações clínicas, entre as quais a dispneia e a cianose se encontram entre as mais expressivas. O papel da respiração é, assim, o de manter um adequado intercâmbio de gases, proporcionando oxigenação correta, bem como eliminação de CO_2, com manutenção do equilíbrio ácido-base.[2,3]

Dispneia é o sintoma caracterizado pela percepção da necessidade de esforço respiratório aumentado. A cianose é sinal clínico que se exprime mais comumente nos lábios e nas extremidades, como nos leitos ungueais, que assumem a coloração violácea, e se deve a uma taxa de hemoglobina reduzida nesses locais – > 5,0g/dL de sangue (Figura 103.1). Uma observação importante é que em indivíduos anêmicos – com baixas taxas de hemoglobina – pode haver importante hipoxemia sem cianose.

Em condições normais, com o indivíduo sadio próximo do nível do mar, respirando ar ambiente, a PaO_2 deve ser > 80mmHg. A variação da pressão atmosférica para menos, geralmente relacionada com a altitude, leva à diminuição da PaO_2 sem alteração da $PaCO_2$. O envelhecimento pulmonar normal, sem doença detectável, não costuma alterar de modo significativo essas medidas.[3]

A insuficiência respiratória (IR) é definida, basicamente, em termos bioquímicos: PaO_2 arterial < 60mmHg sem ou com $PaCO_2$ > 45mmHg (> 50mmHg ou variação > 10mmHg em relação à $PaCO_2$ basal em paciente com doença respiratória crônica). A curva de saturação da hemoglobina pelo oxigênio ilustra bem o ponto (60mmHg) a partir do qual pequena redução adicional da PaO_2 pode levar a importante queda na saturação com suas indesejáveis consequências (Figura 103.2).

A IR hipercápnica acompanha-se, muitas vezes, de acidose de tipo respiratório (pH e PaO_2 baixos, $PaCO_2$ e HCO_3 altos). Toda condição clínica com IR presente deve ser avaliada tão-somente após iniciada suplementação de O_2, a fim de corrigir a hipoxemia e evitar suas graves consequências.[1,4]

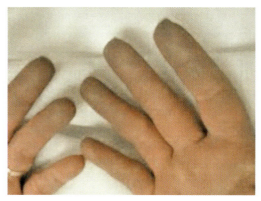

▼ Figura 103.1 Cianose.

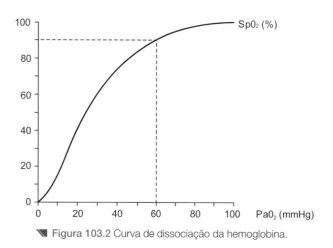

▼ Figura 103.2 Curva de dissociação da hemoglobina.

ETIOLOGIA

De acordo com a forma de apresentação, a IR pode ocorrer de maneira aguda ou crônica, ou ainda assintomática (fase latente), quando somente é detectada por provas de função pulmonar.

Na forma aguda, ocorre em curto período de tempo como episódio isolado na história natural de doença em indivíduo previamente hígido ou na agudização de doença pulmonar obstrutiva crônica (DPOC) (Quadro 103.1). Em geral, não há tempo para a deflagração de mecanismos compensadores, devendo ser considerada um processo reversível. Ao contrário, a forma crônica faz parte da evolução natural da doença de base, sendo considerada estabelecida, irreversível ou pouco reversível.[3,5]

A IR pode ser também classificada em ventilatória e alveolocapilar, o que facilita o entendimento de seus mecanismos causadores.[6,7]

Quadro 103.1 Causas de insuficiência respiratória aguda em adultos

Doenças das vias aéreas	Asma, exacerbação de DPOC, obstrução de faringe, laringe, traqueia, brônquio principal ou lobar por muco, edema, neoplasia ou corpo estranho
Doenças neuromusculares	Miastenia grave, síndrome de Guillain-Barré, polimiosite, poliomielite, intoxicação por organofosforado, botulismo, agentes com atividade na placa motora (bloqueio), lesão de medula, distúrbios eletrolíticos (hipopotassemia, hipofosfatemia)
Edema pulmonar	Disfunção de ventrículo esquerdo (infarto agudo do miocárdio, insuficiência cardíaca), estenose ou insuficiência mitral, aumento da permeabilidade capilar pulmonar, síndrome do desconforto respiratório agudo (SDRA)
Doenças parenquimatosas	Pneumonia, doenças intersticiais, síndromes hemorrágicas alveolares difusas, aspiração, contusão pulmonar
Doenças do sistema nervoso central (SNC)	Trauma, tumor, desordens vasculares, hipertensão intracraniana, infecção, agentes sedativos, hipnóticos, opioides ou anestésicos
Doenças de parede, diafragma ou pleura	Fraturas de arcos costais, tórax instável, pneumotórax, derrame pleural, ascite, distensão abdominal importante
Doenças vasculares pulmonares	Embolia pulmonar, embolia por líquido amniótico ou ar
Outras causas	Neurogênica, reexpansão, hipertireoidismo, medicamentos, síncopes

Insuficiência respiratória ventilatória

- **Insuficiência neuromuscular:** funcionamento inadequado de centros nervosos e da musculatura. Exemplos: anestesia geral, doses excessivas de morfina, depressão de centros respiratórios, traumatismo do sistema nervoso central, hipertensão intracraniana, lesões traumáticas medulares impedindo a passagem do impulso até a placa motora, neuropatia periférica, miastenia grave, botulismo, curare (bloqueio da placa motora) e dermatomiosite (músculos respiratórios comprometidos). O paciente com hipercapnia ou hipoxemia significativa que não demonstre elevação da frequência e não esteja usando musculatura acessória provavelmente tem distúrbio na regulação do impulso respiratório.
- **Insuficiência respiratória obstrutiva:** obstrução das vias aéreas. Exemplos: obstrução intrabrônquica por corpo estranho, secreção e compressão por neoplasias.
- **Insuficiência respiratória restritiva:** comprometimento parenquimatoso, com impossibilidade de distensão ou limitação aos movimentos torácicos. Exemplos: esclerodermia, obesidade, elevação diafragmática por alguma doença intra-abdominal (por limitação dos movimentos torácicos), pneumonia intersticial usual, estenose mitral e congestão pulmonar secundária à insuficiência cardíaca (por enrijecimento do parênquima).

Insuficiência alveolocapilar

- **Desequilíbrio entre ventilação e perfusão (distúrbio V/Q°):** decorrente de doenças que determinam *shunt*, mesmo que de maneira irregular, no pulmão ou por incapacidade de depuração de CO_2 do ar que chega aos alvéolos (insuficiência respiratória distributiva). Exemplos: embolia pulmonar, enfisema, colagenoses, compressões vasculares por neoplasias, derrame pleural ou pneumotórax, fístulas arteriovenosas e congestão.
- **Redução da permeabilidade das estruturas envolvidas nas trocas gasosas (insuficiência respiratória disfuncional):** exemplos: membrana hialina, transudatos e doenças que causam espessamento do interstício (fibrose pulmonar, edema). Essas alterações também causam distúrbio V/Q por efeito *shunt*.

ACHADOS CLÍNICOS

A dispneia é um sintoma subjetivo com mecanismos complexos, nem todos conhecidos, o que dificulta o manejo, a quantificação e seu reconhecimento. Acomete milhões de pessoas que apresentam situações de doenças pulmonares e cardíacas, neurológicas, metabólicas, tóxicas, traumáticas e psicogênicas.[3-5] As manifestações clínicas são consequentes à hipoxemia e à hipercapnia (Quadro 103.2).

É de extrema importância conhecer os antecedentes patológicos respiratórios (por exemplo, asma, DPOC), cardiológicos, hábitos tóxicos (drogas, tabagismo), doenças neuromusculares e imunossupressão, bem como investigar trauma, aspiração, fatores de risco para embolia pulmonar, estridor e hemoptise, além de identificar situações clínicas, indicadoras de gravidade (Quadro 103.3), que exigem a adoção de medidas imediatas, suporte ventilatório e oxigenação do paciente (Figura 103.3).

Na presença da fadiga diafragmática, a musculatura respiratória acessória será utilizada com consequentes tiragem subdiafragmática e intercostal (decorrente do uso da musculatura intercostal), tiragem de fúrcula (uso dos músculos escaleno e

Quadro 103.2 Sinais e sintomas de hipoxemia e de hipercapnia

Hipoxemia	Hipercapnia
Confusão mental	Sonolência
Inquietação, agitação	Desorientação progressiva
Taquicardia	Taquicardia
Hipertensão ou hipotensão	Hipertensão
Vasoconstrição periférica	Cefaleia
Agressividade	Aumento da sudorese
Cianose	Hiperemia de mucosas com ingurgitamento das veias da retina
Assemelha-se à intoxicação alcoólica	Assemelha-se à anestesia geral
Bradicardia (fase final), coma	Edema de papila, coma
Convulsão	Asterixe
Acidose lática	Vermelhidão cutânea

Quadro 103.3 Manifestações indicadoras de gravidade	
Alteração do nível de consciência	Cianose
Agitação	Sudorese profusa
Turgência jugular	Uso de musculatura acessória
Batimento de asa de nariz	Tiragem de fúrcula
Tiragem subdiafragmática e intercostal	Movimento paradoxal abdominal
Taquicardia	Taquipneia
Ausência de murmúrio vesicular unilateral	Sopros cardíacos
Pulso paradoxal	Instabilidade hemodinâmica

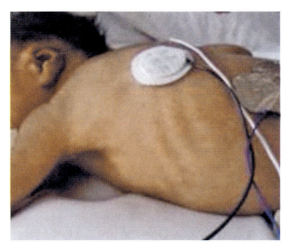

Figura 103.3 Tiragem intercostal.

esternocleidomastóideo) e batimento de asa de nariz. É importante atentar para o fato de que, ao serem observados movimento abdominal paradoxal, taquipneia progressiva e alteração do nível de consciência, o paciente encontra-se em iminência de parada respiratória.[4,6]

Estridor sugere a existência de obstrução da laringe ou de vias aéreas calibrosas.

A disfunção dos vasos pulmonares pode refletir-se por sinais de insuficiência ventricular direita, como pressões jugulares altas, hiperfonese ou retardo do componente pulmonar da segunda bulha cardíaca, elevação precordial à direita, terceira bulha cardíaca ou sopro de insuficiência tricúspide.[1,4]

Avaliação do paciente em insuficiência respiratória

- **Clínica:** é essencial o conhecimento clínico dos sinais e sintomas da insuficiência respiratória para que seja estabelecido o diagnóstico precoce e seja possível oferecer o tratamento oportuno.
- **Oximetria de pulso:** mede a saturação da hemoglobina pelo oxigênio ($SatO_2$ em %) que, em indivíduo hígido próximo do nível do mar, é de 97% ou mais. Saturação da hemoglobina < 90% corresponde a uma PaO_2 < 60mmHg.
- **Gasometria arterial:** é o exame mais completo, traduzindo as condições da oxigenação e do equilíbrio ácido-base do indivíduo. Mensura pH, PaO_2, $PaCO_2$, bicarbonato, excesso de bases e saturação de O_2 em sangue coletado por punção diretamente de uma artéria (Figura 103.4). Os níveis de hipoxemia e sua gravidade são vistos na Tabela 103.1. Para a $PaCO_2$, os valores considerados normais ficam entre 35 e 45mmHg. Importante: não há hipercapnia sem hipoventilação.
- **Exames laboratoriais:** distúrbios eletrolíticos contribuem para a fadiga muscular e devem ser identificados e corrigidos.
- **Exames de imagem do tórax:** radiografia simples e tomografia, quando possível (dificilmente realizada em pacientes sob ventilação mecânica).
- **Exame funcional:** espirometria.

Gradiente alveoloarterial de oxigênio

Uma ferramenta importante para se saber se a hipoxemia é decorrente da diminuição da ventilação alveolar ou da oxigenação do sangue é dada por:

$$P(A - a) = PAO_2 - PaO_2$$

Em condições normais de pressão e altitude, com o indivíduo respirando ar ambiente ($FiO_2 = 0,21$), obtém-se a fórmula simplificada:

$$P(A - a) = 130 - (PaO_2 + PaCO_2)$$

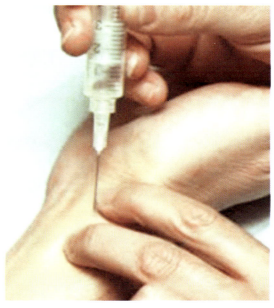

Figura 103.4 Coleta de sangue em artéria radial para gasometria.

Tabela 103.1 Graus de hipoxemia		
Grau de hipoxemia	PaO_2	Oxigenoterapia
Hipoxemia leve	60 a 80mmHg	Sem necessidade de O_2 suplementar
Hipoxemia moderada	60 a 40mmHg	O_2 suplementar (óculos ou cateter nasal)
Hipoxemia grave	≤ 40mmHg	Ventilação mecânica

O valor normal do gradiente é < 20. Um gradiente normal infere que a hipoxemia é decorrente exclusivamente da diminuição da pressão alveolar de O_2 e, portanto, de hipoventilação. Já um gradiente > 20 significa que há alterações no processo de oxigenação, as quais podem ou não estar associadas à hipoventilação alveolar.[4,7-9]

Referências

1. Craig L, Edward PI, Steven DS. Insuficiência ventilatória. In: Dennis LK et al (eds.) Harrison medicina interna. 16. ed. Rio de Janeiro: Mc Graw Hill, 2006:1664-8.
2. Barreto SSM, Fonseca JM. Insuficiência respiratória aguda. In: Barreto SSM, Vieira SRR, Pinheiro CTS (eds.). Rotinas em terapia intensiva. 3. ed. Porto Alegre: Artmed, 2001:104-13.
3. Bartter TC, Pratter MR, Irwin RS. Respiratory failure. Part I: A physiologic approach to managing respiratory failure. In: Irwin RS, Rippe JM (eds.) Intensive care medicine. 5. ed. Philadelphia: Lipincott William & Wilkins, 2003:485-9.
4. Herlon SM, Vladimir P, Maria CTD. Insuficiência ventilatória e ventilação invasiva. In: Herlon SM, Rodrigo ABN, Irineu TV (eds.) Emergências clínicas: abordagem prática. 8. ed. Barueri, SP: Manole, 2013:64-92.
5. David CM. Insuficiência respiratória – Aspectos gerais. In: David CM, Pinheiro CTS, Silva NB, Freddi NA, Neto AR (eds.) Medicina intensiva. Rio de Janeiro: Revinter, 2004:396-410.
6. Kaufman DA. Evaluation of hemodynamics and oxygen delivery. In: O'Donnel JM, Nácul FE (eds.) Surgical intensive care. Boston: Kluwer Academic Publishers, 2001:109-30.
7. Teixeira PZ, Hoher JA, Teixeira C. Insuficiência respiratória. In: Correa da Silva LC (ed.) Pneumologia – Princípios e prática. Porto Alegre: Artmed, 2012:885-9.
8. Rodrigues-Roisin R. Ventilation-perfusion relationships. In: Pinsky MR, Dhainaut J-F A (eds.) Pathophysiologic foundations of critical care. Baltimore: Williams & Wilkins, 1993: 389-413.
9. Nee PA et al. Critical care in the emergency department: acute respiratory failure. Emerg Med J 2011:94-7.

CAPÍTULO 104

Doenças da Língua

Eduardo Grossmann • Marcus Vinicius Martins Collares • Liogi Iwaki Filho

INTRODUÇÃO

A língua é um órgão muscular muito complexo, responsável pela fala, mastigação, sucção, deglutição e gustação. Mais detalhes anatomofisiológicos sobre a língua podem ser consultados no Capítulo 32.

ETIOLOGIA

O Quadro 104.1 lista as principais causas de doenças da língua.

ACHADOS CLÍNICOS

Macroglossia

A macroglossia consiste no aumento anormal da língua[1] em comparação com a boca e a região maxilomandibular.[2] Dependendo de suas dimensões, pode alterar a fala, a mastigação, a deglutição, a oclusão e o posicionamento dos dentes.[3] Pode ser congênita (Figura 104.1), presente nos portadores da síndrome de Down e em pacientes com hipotireoidismo, tuberculose, sarcoidose, amiloidose, mieloma

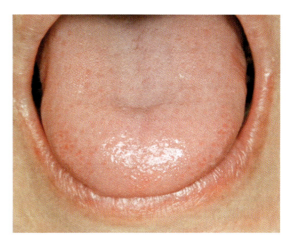

▼ Figura 104.1 Macroglossia.

múltipla, neurofibromatose, sífilis,[2] linfangioma, hemangioma e cretinismo,[4] ou pode ser decorrente de reação alérgica.[2] É importante definir um diagnóstico e avaliar o quanto esse crescimento pode ocasionar problemas estéticos e funcionais. Dependendo da patologia presente, das condições gerais e locais, da idade, do biotipo e dos anseios do paciente, a glossotomia pode estar indicada, a qual, quando bem indicada, produz pouca ou nenhuma alteração na gustação, na mobilidade e na sensibilidade da língua.[3]

Microglossia

Anomalia congênita extremamente rara, ocasiona dificuldade com a fala, a mastigação e a deglutição.[1,4]

Anquiloglossia

Trata-se de uma condição congênita causada por um frênulo lingual extremamente curto, que limita a protrusão da língua, assim como a amamentação e a fonação,[2] ou é ocasionada pela soldadura da língua ao soalho bucal (condição rara)[1] (Figura 104.2). Estudos randomizados demonstraram que, em crianças com problemas de amamentação em decorrência dessa condição, está indicada a frenectomia.[2,5,6]

Glossite romboide mediana

Caracterizada por uma superfície lisa, brilhante, eritematosa, de formato romboide, nitidamente circunscrita, assin-

Quadro 104.1 Causas de doenças da língua
Macroglossia
Microglossia
Anquiloglossia
Glossite romboide mediana
Glossite atrófica
Língua geográfica/glossite migratória
Hemangioma
Linfangioma
Lipoma de língua
Mucocele
Granuloma piogênico
Carcinoma
Estomatite aftosa recorrente
Glossodinia
Síndrome de Trotter
Líquen plano
Leucoplasia

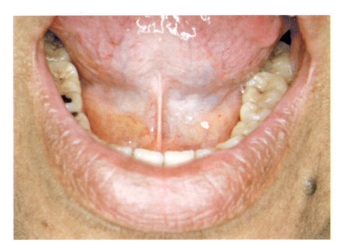

Figura 104.2 Anquiloglossia.

tomática, na linha média dorsal da língua (Figura 104.3) à frente das papilas caliciformes e do forame cego,[1,2] acomete três vezes mais homens do que mulheres, sendo uma condição assintomática; todavia, o paciente pode mencionar que queima ou produz prurido no dorso de sua língua. Frequentemente associada à infecção por cândida, produz uma resposta satisfatória a antifúngicos. Quando está presente uma inflamação da região do palato, deve-se considerar a hipótese de o indivíduo apresentar imunossupressão e, portanto, ser portador do vírus da imunodeficiência humana (HIV).[2] Caso contrário, não está indicado nenhum tratamento.[1]

Glossite atrófica

A língua se apresenta lisa, brilhante, com fundo vermelho ou rosa. A característica lisa é causada pela atrofia das papilas filiformes. A glossite atrófica é primariamente uma manifestação de condições subjacentes, normalmente associadas a deficiências nutricionais de ferro, ácido fólico, vitamina B_{12} e riboflavina. Outras etiologias incluem infecção sistêmica, como sífilis, infecção localizada, cândida, amiloidose, doença celíaca, desnutrição proteicocalórica, xerostomia desencadeada por alguns medicamentos e síndrome de Sjögren. A glossite atrófica causada por deficiência nutricional, muitas vezes, provoca uma sensação de dor na língua. O tratamento inclui a reposição dos nutrientes faltantes ou um tratamento dirigido à(s) condição(ões) subjacente(s).[2]

Língua negra pilosa

Doença benigna, caracterizada por hipertrofia anormal e descoloração das papilas filiformes da língua, é geralmente assintomática, mas ocasionalmente os pacientes podem queixar-se de prurido ou queimor da língua, náuseas, halitose e disgeusia. A cor preta tem sido usada para caracterizar essa condição historicamente; no entanto, a língua pode exibir outras colorações, como marrom, amarela e verde, junto à sua superfície dorsal. Como causas, têm sido implicados o consumo de álcool, má higiene bucal, o tabagismo e o uso de *crack* e cocaína. Somem-se a esses enxaguatórios bucais, radioterapia e medicamentos que causam xerostomia, como anticolinérgicos, anti-hipertensivos, antidepressivos e antibióticos, como penicilina e tetraciclina. O diagnóstico da língua negra pilosa baseia-se na mudança de coloração associada à hipertrofia das papilas filiformes. O tratamento é baseado na remoção do(s) agente(s) causal(is) por meio de uma adequada higiene bucal, principalmente da língua, com escova macia, associada à solução de peróxido de hidrogênio a 3% ou bicarbonato de sódio.[7]

Língua fissurada

Alteração congênita mais frequente da língua, que apresenta pequenas fissuras com relativa profundidade, variando de 2 a 6mm,[8] localizadas em sua face dorsal e geralmente simétricas, variando em número, dimensão e profundidade (Figura 104.4). Em geral, são assintomáticas, não necessitando de tratamento.[1] Contudo, se os alimentos e/ou bactérias penetrarem as fissuras, podem ocasionar um processo inflamatório. Nesse caso, recomenda-se a escovação delicada da língua.[2] A língua fissurada tem sido associada a síndrome

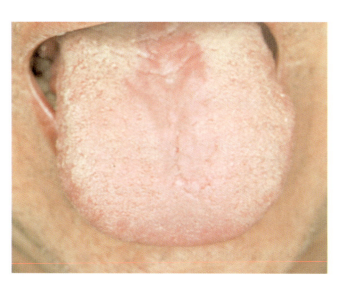

Figura 104.3 Glossite romboide mediana.

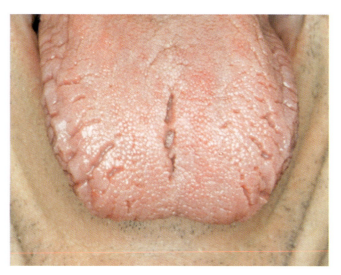

Figura 104.4 Língua fissurada.

de Down, acromegalia, psoríase e casos de síndrome de Sjögren. A síndrome de Melkersson-Rosenthal é uma síndrome neuromucocutânea rara, de etiologia obscura, caracterizada por uma tríade constituída de grave fissuração da língua, edema bucofacial, que ocorre com frequência, e paralisia do nervo facial.[9]

Língua geográfica/glossite migratória

Doença inflamatória de etiologia desconhecida que afeta o epitélio da língua. Há perda local de papilas filiformes, o que leva a lesões ulceradas, as quais mudam rapidamente de cor, tamanho e posição. Sua prevalência varia entre 0,28% e 14,4%.[2] Parece ocorrer mais comumente em crianças, e sua frequência diminui com a idade. Pesquisas têm mostrado que é cerca de duas vezes mais comum em mulheres. O diagnóstico é baseado na história e no exame clínico. Os resultados de exames laboratoriais de rotina, incluindo hemograma, velocidade de sedimentação, níveis de proteína C reativa e glicose, geralmente são normais. A biópsia e o exame histológico das lesões podem ajudar a tranquilizar os pacientes sobre a natureza benigna da doença. O diagnóstico diferencial inclui candidíase, psoríase, síndrome de Reiter, líquen plano, leucoplasia, lúpus eritematoso sistêmico e vírus do herpes simples. Pacientes que sofrem de língua geográfica não costumam necessitar de tratamento.[10]

Fibroma traumático

Lesão comum da cavidade bucal, pode ocorrer junto à gengiva, à bochecha, ao lábio, ao palato e à língua. Tem formato arredondado e cor rosa, mais clara do que a região em que está presente, por apresentar poucos vasos sanguíneos. É consistente à palpação, podendo ser séssil ou pediculado. Como pode ser difícil diferenciar essa lesão de outras neoplasias,[2] recomenda-se uma biópsia excisional, identificando e removendo o(s) fator(es) causal(is).[1,4]

Hemangioma

Neoplasia benigna de origem vascular, é classificado em capilar ou cavernoso e está presente na infância.[11] Clinicamente, apresenta coloração azulada ou vermelho-escura (Figura 104.5). Quando intraósseo, pode ter aspecto radiolúcido, sendo prudente uma punção local antes de ser iniciada a cirurgia propriamente dita. Ocorre com mais frequência em caucasianos do sexo feminino,[11] podendo envolver lábios, mucosa jugal, língua[12] e palato. Quando presente na língua, pode causar transtornos devido ao traumatismo provocado e à dificuldade na fala, na mastigação e na deglutição. Caso se rompa, pode produzir um importante sangramento, levando à obstrução das vias aéreas superiores, que devem ser manejadas o mais breve possível.[11] Nos de pequena dimensão, pode ser indicada excisão cirúrgica. Nos de grande porte, indica-se esclerose da lesão ou acompanhamento clínico.[1,4]

Linfangioma

Malformação congênita de tecido linfático, frequentemente localizada na região da cabeça e do pescoço, consiste em neoplasias benignas, hamartomas, com muitos canais linfáticos dilatados, demonstrando vários espaços císticos, e é considerada uma lesão de desenvolvimento, em vez de uma verdadeira neoplasia. Em geral, é diagnosticado na infância, desenvolvendo-se como massas lobuladas ou lesões císticas que têm predileção pela cabeça, pescoço, cavidade bucal, axila e abdome. Há muito poucos casos relatados na literatura em adultos. Pode surgir após cirurgia ou trauma. Sua etiologia não é totalmente compreendida, mas é provável que constitua grupos de sacos linfáticos que não conseguiram aderir ao sistema linfático durante o desenvolvimento. Na área da cabeça e do pescoço, a localização mais comum é a região submandibular, seguida pela glândula parótida. Na cavidade bucal, o linfangioma também pode incluir boca, gengiva, mucosa bucal, lábios e rebordo alveolar mandibular e, mais raramente, a língua junto a seu dorso (Figura 104.6). Quando ocorre nesse órgão muscular, pode acarretar problemas funcionais de alimentação, alteração na posição dos dentes, dificuldade res-

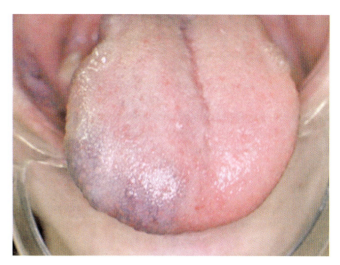

Figura 104.5 Hemangioma junto ao ápice da língua.

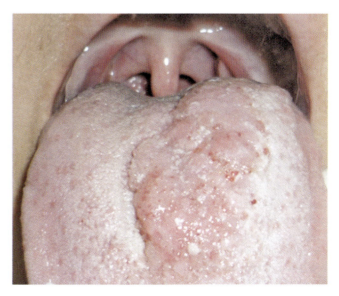

Figura 104.6 Linfangioma junto ao dorso da língua. (Cortesia do Dr. Hélder Antonio Rebelo Pontes.)

piratória e deformidades da mandíbula. Além de edema, há possível sangramento e dor. As terapêuticas incluem cirurgia, radioterapia, *laser*, escleroterapia[13] e radiofrequência. A cirurgia tem sido a principal forma de tratamento. Seus objetivos são: restaurar a respiração e a deglutição, preservar a sensibilidade da língua e a gustação e possibilitar dicção adequada e estética satisfatória. O diagnóstico definitivo será definido por meio da biópsia e do exame histopatológico.[14]

Lipoma de língua

Neoplasia benigna, de crescimento lento, composta por células adiposas, feixes colágenos e vasos.[1] Clinicamente, é pediculado, de aspecto gelatinoso e coloração amarelada, depressível à palpação quando ocorre nos lábios e na região jugal. Na língua, pode ter uma localização intermuscular ou intramuscular e junto à sua borda, o que pode alterar a morfologia desse órgão, tornando-o mais volumoso.[15] O diagnóstico clínico pode ser percebido quando se remove e coloca-se o material em um frasco com formol a 10%, permanecendo na superfície dessa substância.[1] O tratamento é cirúrgico e as recidivas são raras.[1,4]

Mucocele

A mucocele é um cisto originado de retenção ou extravasamento de saliva de uma glândula salivar. O local de maior prevalência é a região paramediana do lábio inferior. Na língua, quando presente, ocorre em sua face ventral e está relacionada com as glândulas salivares.[16,17] Sua etiologia está relacionada com a obstrução ou ruptura dos ductos excretores, produzindo o acúmulo de saliva. Aparece clinicamente como bolhas de coloração azulada, transparente ou amarelada, flutuantes à palpação e assintomáticas, variando de alguns milímetros a alguns centímetros. Normalmente, o tratamento é cirúrgico e consiste na remoção do cisto juntamente com a glândula envolvida, complementando a remoção de outras glândulas vizinhas que ficam visíveis no leito cirúrgico. Outra modalidade cirúrgica menos invasiva, indicada principalmente para crianças, é a micromarsupialização.[18]

Granuloma piogênico

Considerado um processo proliferativo não neoplásico que pode ocorrer na pele, na mucosa bucal e, com menor frequência, na língua,[19] sua causa é um traumatismo local de baixa intensidade, como cálculo ou placa bacteriana, fragmentos dentários, restaurações ou próteses maladaptadas, uso inadequado de fio dental ou palito de dentes, espaços protéticos, diastemas, aparatos ortodônticos e problemas periodontais. Na boca, o local mais prevalente é a gengiva inserida. Caracteriza-se clinicamente por uma pápula ou nódulo de base séssil ou pediculada, com superfície lisa ou lobulada e coloração rósea ou amarelada, quando está presente ulceração.[20] Em mulheres grávidas, quando ocorre, é conhecido como granuloma gravídico. Microscopicamente, apresenta-se como um tecido de granulação exuberante, contendo numerosos espaços vasculares revestidos por endotélio e proliferação excessiva de fibroblastos, onde o epitélio de revestimento da lesão, quando presente, é fino e atrófico ou, até mesmo, hiperplasiado. O tratamento consiste em remoção cirúrgica, eliminação do irritante local e controle clínico pós-operatório.[19,20]

Carcinoma

A grande maioria dos carcinomas intrabucais acomete a língua,[21] junto à sua superfície ventral e lateral posterior (Figura 104.7), e junto à sua base,[22,23] seguida do soalho da boca e da região retromolar.[24,25] Clinicamente, apresenta-se sob a forma de ulcerações superficiais, lesões endofíticas, infiltrativas e ulcerantes, que normalmente são indolores e podem apresentar odor fétido e/ou alteração da mobilidade da língua.[1,4] Essas neoplasias malignas acometem indivíduos do sexo masculino entre a sexta e a sétima década de vida. Os fatores etiológicos estão relacionados com fumo, álcool, má higiene local, fatores irritantes locais, como restaurações dentárias, prótese mal desenhadas com extremidades cortantes, fratura da coroa dental com a presença de pontas e presença do papilomavírus humano na região orofaríngea.[1,4,24,26]

Não é incomum que os pacientes com carcinoma da língua apresentem linfadenopatia da cadeia submandibular e/ou cervical.[1,4,24] Isso pode ser visto, clinicamente, quando a neoplasia assume grandes proporções ou pode ser descoberto à palpação dessas cadeias de linfonodos. Pode ainda estar relacionado com metástase da própria patologia ou ser decorrente de infecção secundária da neoplasia, que resulta em reação hiperplásica do tecido linfoide.[24] Exames de imagem, como ultrassonografia, tomografia computadorizada e por emissão de pósitrons e ressonância nuclear magnética, auxiliam sua detecção e estadiamento.[27] O diagnóstico definitivo é obtido por meio de biópsia e encaminhamento para exame anatomopatológico.[1,4,25] O tratamento pode consistir em radioterapia, quimioterapia, cirurgia ou na combinação desses métodos. O que determina a conduta é o tipo histológico, sua dimensão, localização(ões), condições locais e gerais,[1,2,24,25,27] e a decisão do próprio paciente e/ou de seus familiares quanto ao que será realizado.

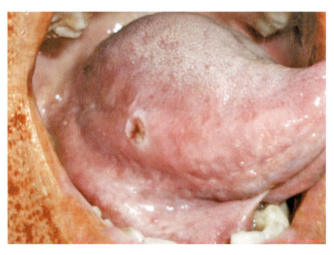

▼ Figura 104.7 Carcinoma de borda lateral e posterior da língua. (Cortesia do Dr. Hélder Antonio Rebelo Pontes.)

Estomatite aftosa recorrente

Consiste na condição ulcerativa mais comum da cavidade bucal. As úlceras ocorrem mais comumente nos lábios, na mucosa bucal, no ventre da língua, no soalho da boca e no palato mole. A dor é contínua, em queimação, e desproporcional ao tamanho das lesões. Essas podem ser únicas ou múltiplas, apresentando-se como ulceração amarelada com borda eritematosa. Sua etiologia é desconhecida; no entanto, fatores precipitantes incluem certos alimentos, traumatismos, estresse, hormônios e fatores nutricionais. O diagnóstico é elucidado pela história e pelo exame clínico. As lesões duram de 7 a 10 dias. O tratamento é sintomático com emprego de anestésicos tópicos, analgésico por via bucal e enxaguatórios bucais. Dependendo da extensão e da gravidade dos sintomas, pode-se lançar mão de esteroides tópicos para diminuir o desconforto.[28]

Neuralgia do trigêmeo envolvendo o nervo lingual

O nervo trigêmeo constitui o V par craniano. Apresenta um componente sensitivo, envolvendo sua primeira e segunda divisões. A terceira é mista, ou seja, apresenta tanto um componente motor como sensitivo.[29] Nesta se encontra um de seus ramos, o nervo lingual, que, por sua vez, recolhe a sensibilidade geral dos dois terços anteriores da língua, da gengiva lingual dos dentes inferiores e da mucosa sublingual.[30] Esse ramo pode ser lesionado a partir de um agente traumático,[31] como anestesia local durante um procedimento odontológico, a partir da extração de um terceiro molar inferior incluso e/ou impactado, pela presença de uma neoplasia na distribuição periférica desse ramo nervoso ou por desmielinização, produzindo um quadro clínico característico. A neuralgia do trigêmeo é a mais frequente das neuralgias faciais, apresentando-se como uma dor lancinante, em choque elétrico, limitada às regiões de inervação do V nervo craniano. Afeta, normalmente, indivíduos entre 50 e 70 anos de idade (em média, 50 anos), em sua maioria mulheres. O ataque da dor é repentino, desencadeado por um estímulo tátil em pontos conhecidos como gatilhos. A dor dura de segundos a minutos, podendo ocorrer várias vezes ao dia, sem alterações motoras na área afetada. A administração de anticonvulsivantes e/ou antidepressivos costuma eliminar normalmente a dor inicial. Há casos em que a resposta terapêutica é pobre ou se torna ineficaz ao longo do(s) mês(es) e/ou ano(s). Nesse caso, pode-se lançar de terapêutica neurocirúrgica, desde microcompressão do gânglio trigeminal, termocoagulação com radiofrequência, até descompressão microvascular da fossa trigeminal, entre outras.[32-45]

Neuralgia glossofaríngea

Similar à neuralgia trigeminal, a neuralgia glossofaríngea se diferencia pela localização e a distribuição da dor. Ocorre entre os 15 e os 85 anos de idade (em média, 50 anos). Apresenta-se como dor episódica, unilateral, do tipo em choque elétrico, lancinante e intensa. Os ataques são de curta duração, de 30 a 60 segundos, podendo se repetir por algumas horas.[36,40-42] É desencadeada por atos funcionais, como falar, mastigar e deglutir, devido à estimulação de pontos ou áreas-gatilho localizadas na distribuição anatômica do IX nervo craniano, ou seja, no terço posterior da língua, das tonsilas e mucosa da faringe.[30] Com frequência, o local de maior dor, referido pelo paciente, é abaixo do ângulo mandibular.[33-35,41,45-47] O tratamento varia desde o clínico, com emprego de anticonvulsivantes e/ou antidepressivos, até o neurocirúrgico.[45-47]

Glossodinia

Dor na língua, glossodinia ou glossopirose é uma dor em queimação que ocorre na língua, no palato, nos lábios e na cavidade bucal propriamente dita. É complexa e, ao mesmo tempo, controversa, em virtude de sua etiologia multifatorial. A causa pode ser local (xerostomia, estomatite, candidíase, odontalgia, periodontite), sistêmica (anemia perniciosa, anemia ferropriva, pelagra, arteriosclerose ou neuropatia diabética) ou psicológica (hipocondria, depressão ou cancerofobia). Muitos estudos têm enfatizado o envolvimento de fatores psicológicos, mas os mecanismos de processamento da dor não são totalmente compreendidos. O tratamento se torna mais complexo quando os sintomas não melhoram com a terapia inicial, como ajuste de uma prótese ou remoção de cárie dental, tártaro ou estomatites. Os exames laboratoriais que podem ser solicitados vão desde um hemograma completo, dosagem de zinco, cobre, ácido fólico e vitamina B_{12}, até um exame microbiológico para cândida. A terapia inclui a identificação de fatores locais e alterações sistêmicas que, quando identificadas, devem ser removidas. O tratamento consiste no emprego de anticonvulsivantes, antidepressivos ou tranquilizantes,[48] e na utilização de ácido alfalipólico, associado à terapia cognitivo-comportamental.[49]

Síndrome de Trotter

A síndrome de Trotter recebe essa denominação por ter sido descrita pela primeira vez por Wilfried Trotter, em 1911. Refere-se à presença de uma neoplasia maligna que infiltra a parede lateral da nasofaringe, mas sem interferir com o lúmen desta última. Quando isso ocorre, há surdez do lado envolvido, seguida de dor neuropática envolvendo a terceira divisão do nervo trigêmeo e diminuição ou imobilidade do palato mole por infiltração da neoplasia, envolvendo o tensor e o levantador do véu paladar.[50,51] Conforme aumenta a lesão, pode haver envolvimento do músculo pterigóideo medial, o que produz uma importante limitação para a abertura da boca.[52,53] O diagnóstico é estabelecido a partir da história do paciente, associada a tomadas radiológicas, como submento-vértice, posteroanterior oblíqua de face[47]e tomografia computadorizada.[53] O tratamento depende do tipo histológico, que normalmente é um carcinoma, da extensão e das condições locais e gerais do paciente. Pode-se empregar radioterapia e/ou cirurgia. Esta última modalidade de tratamento é demorada e mutilante.[53]

Líquen plano

O líquen plano é uma doença sistêmica de fundo autoimune mediada por linfócitos T, que atacam as células da camada basal do epitélio escamoso estratificado. Apresenta manifestação mucocutânea caracterizada, principalmente, pela presença de estrias esbranquiçadas, denominadas estrias de Wickham.[54,55] As formas mais comuns de apresentação são a reticular e a erosiva, porém pode se caracterizar sob as formas papular, atrófica, em placa ou bolhosa. Na boca, as áreas mais acometidas são a mucosa jugal e a gengiva inserida, mas pode ocorrer na língua (borda lateral e dorso) e no palato. Quando ocorre no dorso da língua, normalmente se apresenta em forma de placa. É considerada lesão com potencial maligno; portanto, é necessária biópsia incisional para avaliação da presença de displasias epiteliais. O tratamento consiste, principalmente, no uso de corticosteroide tópico, para os casos mais simples, e uso sistêmico para os mais complexos.[54,55] Por tratar-se de alteração autoimune, deve ser ressaltado que se trata de uma patologia que não tem cura, apenas controle clínico.

Leucoplasia

Definida como uma placa branca não raspável, que não se caracteriza como nenhuma outra lesão,[56] trata-se de lesão com potencial maligno que pode ocorrer em vários locais da boca, inclusive na língua.[56] Pode estar associada a fatores irritantes, como consumo de tabaco e álcool, traumatismo local, avitaminoses e candidíase. De 5% a 25% das leucoplasias podem apresentar displasia epitelial, e cerca de 5% podem sofrer transformação para carcinoma espinocelular.[57] Recomenda-se biópsia incisional para avaliação da presença de displasias. Na presença de alterações epiteliais, recomenda-se remoção cirúrgica total ou tratamento com medicação à base de retinoides para uso tópico ou sistêmico. Outros tratamentos possíveis são terapia fotodinâmica, cirurgia a *laser* e crioterapia.[1,57] Em caso de lesões sem displasias epiteliais, pode ser adotada conduta conservadora com acompanhamento clínico e eliminação dos irritantes locais.

Referências

1. Tommasi AF. Diagnóstico em patologia bucal. 2. ed. São Paulo: Artes Médicas, 1982.
2. Reamy BV, Derby R, Bunt CW. Common tongue conditions in primary care. Am Fam Physician 2010; 81(5):627-34.
3. Teixeira FAA, Teixeira Junior FAA, da Silva Freitas R, Alonso N. Macroglossia: revisão da literatura. Rev Bras Cir Craniomaxilofac 2010; 13(2):107-10.
4. Shafer WG, Hine MK, Levy BM. Tratado de patologia bucal. Rio de Janeiro: Guanabara Koogan, 1983.
5. Lalakea ML, Messner AH. Ankyloglossia: the adolescent and adult perspective. Otolaryngol Head Neck Surg 2002; 127:539-45.
6. Messner AH, Lalakea ML, Aby J, MacMahon J, Bair E. Ankyloglossia incidence and associated feeding difficulties. Arch Otolaryngol Head Neck Surg 2000; 126:36-9.
7. Khasawneh FA, Moti DF, Zorek JA. Linezolid-induced black hairy tongue: a case report. J Med Case Rep 2013; 7(1):46.
8. Kullaa-Mikkonen A, Tenovuo J, Sorvari T. Changes in composition of hole saliva in patients with fissured tongue. Scand J Dent Res 1985; 93(6):522-8.
9. Elias MK, Mateen FJ, Weiler CR. The Melkersson-Rosenthal syndrome: a retrospective study of biopsied cases. J Neurol 2013; 260(1):138-43.
10. Assimakopoulos D, Patrikakos G, Fotika C, Elisaf M. Benign migratory glossitis or geographic tongue: an enigmatic oral lesion. Am J Med 2002; 113(9):751-5.
11. Gallarreta FW, Pieroni KA, Mantovani CP, Silva FW, Nelson-Filho P, de Queiroz AM. Oral changes stemming from hemangioma of the tongue. Pediatr Dent 2013; 35(2):75-8.
12. Eski E, Koçlu EG, Aydın E, Güvenç IA, Uner H. Management of lingual hemangioma in a case with von Willebrand disease. Kulak Burun Bogaz Ihtis Derg 2013; 23(4):232-4.
13. Chakravarti A, Bhargava R. Lymphangioma circumscriptum of the tongue in children: successful treatment using intralesional bleomycin. Int J Pediatr Otorhinolaryngol 2013; 77(8): 1367-9.
14. Catalfamo L, Nava C, Lombardo G et al. Tongue lymphangioma in adult. J Craniofac Surg 2012; 23(6):1920-2.
15. Souza CG, Souza DO, de Souza Nunes T, de Araujo RPC. Tratamento de múltiplos lipomas de língua: relato de caso clínico. Ci Méd Biol 2010; 9(1):104-7.
16. Adachi P, Soubhia AM, Horikawa FK, Shinohara EH. Mucocele of the glands of Blandin-Nuhn – clinical, pathological, and therapeutical aspects. Oral Maxillofac Surg 2011; 15(1):11-3.
17. Santos Tde S, Filho PR, Piva MR, Khalil Karam F. Mucocele of the glands of Blandin-Nuhn after lingual frenectomy. J Craniofac Surg 2012; 23(6):657-8.
18. Piazzetta CM, Torres-Pereira C, Amenábar JM. Micro-marsupialization as an alternative treatment for mucocele in pediatric dentistry. Int J Paediatr Dent 2012; 22(5):318-23.
19. Croton E, Kale U. Midline pyogenic granuloma of the tongue: two case studies. Eur Arch Otorhinolaryngol 2003; 260(10):565-7.
20. Gordón-Núñez MA, de Vasconcelos Carvalho M, Benevenuto TG, Lopes MF, Silva LM, Galvão HC. Oral pyogenic granuloma: a retrospective analysis of 293 cases in a Brazilian population. J Oral Maxillofac Surg 2010; 68(9):2185-8.
21. Zhang T, Ord RA, Wei WI, Zhao J. Sublingual lymph node metastasis of early tongue cancer: report of two cases and review of the literature. Int J Oral Maxillofac Surg 2011; 40(6):597-600.
22. Michal M, Kacerovska D, Kazakov DV. Cribriform adenocarcinoma of the tongue and minor salivary glands: a review. Head Neck Pathol 2013; 7 (1):3-11.
23. Thavaraj S, Cobb A, Kalavrezos N, Beale T, Walker DM, Jay A. Carcinoma cuniculatum arising in the tongue. Head Neck Pathol 2012; 6(1):130-4.
24. dos Santos FS, Isper MG, Novo-Neto JP et al. Carcinoma epidermoide de língua: diagnóstico, tratamento e acompanhamento. Arq Ciênc Saúde 2010; 17(4):198-200.
25. Baskaran P, Mithra R, Sathyakumar M, Misra S. Adenoid cystic carcinoma of the mobile tongue: a rare case. Dent Res J 2012; 9(1):115-8.
26. Krane JF. Role of cytology in the diagnosis and management of HPV-associated head and neck carcinoma. Acta Cytol 2013; 57(2):117-26.
27. Coimbra F, Costa R, Lopes O et al. Carcinoma do bordo da língua em fase inicial. Apresentação de dois casos clínicos. Rev Port Estomatol Med Dent Cir Maxilofac 2011; 52:77-82.
28. Napenãs JJ. Intraoral pain disorders. Dent Clin N Am 2013; 57:429-447.
29. Grossmann E. Glossário de cabeça e pescoço. 1. ed. São Paulo: Quintessence, 2008.
30. Rizzolo RJC, Madeira MC. Anatomia facial com fundamentos de anatomia sistêmica geral. 2. ed. São Paulo: Sarvier, 2006.
31. Boffano P, Roccia F, Gallesio C. Lingual nerve deficit following mandibular third molar removal: review of the literature and

medicolegal considerations.Oral Surg Oral Med Oral Pathol Oral Radiol 2012; 113(3):10-8.

32. Roberts AM, Person P. Etiology and treatment of idiopathic trigeminal and atypical facial neuralgia. Oral Surg Oral Med Oral Pathol 1979; 48(4):298-308.

33. Benoliel R, Eliav E. Neuropathic orofacial pain. Oral Maxillofac Surg Clin North Am 2008; 20(2):237-54.

34. Okeson JP, de Leeuw R. Differential diagnosis of temporomandibular disorders and other orofacial pain disorders. Dent Clin North Am 2011; 55(1):105-20.

35. Linn J, Trantor I, Teo N et al. The differential diagnosis of toothache from other orofacial pains in clinical practice. Austral Dental J 2007; 52:(1):100-4.

36. Devor M, Amir R, Rappaport ZH. Pathophysiology of trigeminal neuralgia: the ignition hypothesis. Clin J Pain 2002; 18(1):4-13.

37. Teixeira MJ, Siqueira SRDT. Neuralgias do segmento facial. JBA 2003; 3(10):101-10.

38. Larsen A, Piepgras D, Chyatte D et al. Trigeminal neuralgia: diagnosis and medical and surgical management. JAAPA 2011; 24(7):20-5.

39. Karibe H, Goddard G, McNeill C et al. Comparison of patients with orofacial pain of different diagnostic categories. Cranio 2011; 29(2):138-43.

40. Hodaie M, Coello AF. Advances in the management of trigeminal neuralgia. J Neurosurg Sci 2013; 57(1):13-21.

41. Grossmann E, Cousen TB, Grossmann TK, Berzin F. Neuralgia inducing cavitational osteonecrosis. Rev Dor 2012; 13:156-64.

42. Grossmann E. Neuralgia trigeminal simulando a síndrome de dor e disfunção miofascial. Rev Dor 2004; 5(2):379-84.

43. Grossmann E , Martelete M. Trigeminal neuralgia (Tic Douloreux) mimicking toothache. Brazil Endodontc J 1998; 3(1):55-8.

44. Grossmann E, Collares MVM, Silva AL. Neuralgia trigeminal: relato de um caso com duração de vinte anos. Revista de Medicina ATM 1997; 3:199-201.

45. Grossmann E . O papel do cirurgião-dentista na clínica de dor. In: Castro AB (ed.). A clínica de dor, organização, funcionamento e bases científicas. Curitiba: Editora Maio, 2003:163-201.

46. Isbir CA. Treatment of a patient with glossopharyngeal neuralgia by the anterior tonsillar pillar method. Case Rep Neurol 2011; 21(3):27-31.

47. Grossmann E, de Paiva HJ, de Paiva AMFV. Dores bucofaciais: conceitos e terapêutica. 1. ed. São Paulo: Artes Médicas, 2013.

48. Yoshida H, Tsuji K, Sakata T, Nakagawa A, Morita S. Clinical study of tongue pain: serum zinc, vitamin B12, folic acid, and copper concentrations, and systemic disease. Br J Oral Maxillofac Surg 2010; 48(6):469-72.

49. Mock D, Chugh D. Burning mouth syndrome. Int J Oral Sci 2010; 2(1):1-4.

50. Asherson N. Trotter's syndrome and associated lesions. J Laryngol Otol 1951; 65(5):349-66.

51. Reiter S, Gavish A, Winocur E, Emodi-Perlman A, Eli I. Nasopharyngeal carcinoma mimicking a temporomandibular disorder: a case report. J Orofac Pain 2006; 20(1):74-81.

52. Olivier, RM. Trotter's syndrome: Report of a case. Oral Surg Oral Med Oral Pathol 1962; 15(5):527-30.

53. Flynn TR, Eisenberg E. Computerized tomography and Trotter's syndrome in the diagnosis of maxillofacial pain. Oral Surg, Oral Med Oral Pathol 1986; 61:440-7.

54. Ramírez P, Feito M, Sendagorta E, González-Beato M, De Lucas R. Childhood actinic lichen planus: successful treatment with antimalarials. Australas J Dermatol 2012; 53(1):10-3.

55. Usatine RP, Tinitigan M. Diagnosis and treatment of lichen planus. Am Fam Physician 2011; 84(1):53-60.

56. Montebugnoli L, Felicetti L, Cervellati F, Foschini MP. Glycogenic acanthosis presenting as leukoplakia on the tongue. BMJ Case Rep 2010; doi: 10.1136/bdr.01.2010.2634.

57. Lin HP, Chen HM, Cheng SJ, Yu CH, Chiang CP. Cryogun cryotherapy for oral leukoplakia. Head Neck 2012; 34(9):1306-11.

CAPÍTULO 105

Massas Cervicais

Geraldo Druck Sant'Anna • *Samantha Castro* • *Augusto Berton Bettiol*

INTRODUÇÃO

Os tumores na região cervical abrangem uma variedade de patologias, exigindo uma investigação cautelosa devido à complexidade das relações entre as estruturas e os órgãos existentes na anatomia cervical.[1]

É essencial a investigação da natureza da lesão a partir das manifestações clínicas, a fim de se descartar uma neoplasia maligna e oferecer um tratamento especializado para cada patologia.[2]

Os diagnósticos diferenciais são diversos, podendo ser de origem congênita, inflamatória/infecciosa, traumática, tumoral ou neoplásica, porém apresentam características específicas e histórias clínicas próprias, reduzindo a necessidade de testes adicionais na investigação inicial.

ANATOMIA DA REGIÃO CERVICAL[3]

Para facilitar a identificação das estruturas existentes, o pescoço pode ser dividido em trígonos. Visto lateralmente, apresenta o formato de um quadrilátero, descrito por Williams em 1989. Esse espaço pode ser subdividido em dois trígonos pelo músculo esternocleidomastóideo, anterior e posterior, e cada um desses em vários outros trígonos menores.

O trígono cervical anterior é delimitado pela borda anterior do esternocleidomastóideo, pela borda inferior da mandíbula e pela linha média cervical anterior, enquanto o posterior tem como limites a borda posterior do esternocleidomastóideo, a borda superior da clavícula e a borda anterior do trapézio.

O trígono anterior é subdividido em submandibular, carotídeo, submentoniano e muscular, enquanto o posterior é subdividido em apenas dois, supraclavicular e occipital.

A drenagem linfática é realizada por grupos de linfonodos. O Quadro 105.1 resume as cadeias linfonodais e as respectivas aferências.

ETIOLOGIA

Como a etiologia das massas cervicais é bastante variada, devem ser levados em consideração o padrão de crescimento, a localização e as características da massa. Os Quadros 105.2 a 105.4 resumem as principais etiologias.

ACHADOS CLÍNICOS

Na abordagem do paciente com queixas de massas cervicais, deve-se proceder à coleta de uma história clínica detalha-

Quadro 105.1 Cadeias linfonodais e suas aferências[3]	
Parotídeo (pré-auricular)	Região frontal do couro cabeludo e orelha externa
Submandibular	Nariz, cavidade oral e glândula submandibular
Submentoniano	Região mentoniana e cavidade oral anterior
Cervical posterior	Couro cabeludo e pele da região posterior e lateral da cabeça, pele da região posterior e lateral do pescoço
Jugulodigástrico	Cavidade oral (tonsilas palatinas) e região posterior de língua, faringe e região supraglótica
Cadeia jugular média	Dos linfonodos jugulodigástrico, submentoniano e submandibular diretamente para a cavidade oral, região supraglótica e orelha externa
Cadeia jugular inferior	Todos os grupos anteriores, direta ou indiretamente, e estruturas como laringe, traqueia, tireoide e esôfago
Supraclavicular	Membro superior ipsilateral – linfonodo supraclavicular – de Virchow

Quadro 105.2 Etiologia conforme o padrão de crescimento[2,5]	
Padrão de crescimento da massa cervical	**Provável diagnóstico**
Massa presente há anos, sem modificações	Neoplasias benignas (tumor benigno de glândula salivar, paragangliomas, tumor da bainha de nervos periféricos)
Massa com crescimento rápido	Processo infeccioso, linfomas de crescimento rápido
Massas que variam ao longo do tempo e aumentam com infecção de vias aéreas	Geralmente cistos congênitos

Quadro 105.3 Etiologia conforme a localização[2,5]	
Localização da massa cervical	**Provável etiologia**
Pré-auricular e ângulo da mandíbula	Representam tecido salivar ou linfoide no sistema parotídeo
Linha média	Tireoide ou origem maligna
Anterior ao músculo esternocleidomastóideo	Potencial maligno (principalmente se na região jugulodigástrica)
Triângulo posterior (esternocleidomastóideo, clavícula, trapézio)	Potencial maligno
Supraclavicular	Metástase maligna com origem abaixo da clavícula (pulmão, ginecológico, trato gastrointestinal)

Quadro 105.4 Etiologia conforme as características[2,5]	
Características da massa cervical	**Provável etiologia**
Discreta, móvel, firme ou *rubbery*, levemente macia	Linfonodos reativos
Dura, fixa	Malignidade
Isolada, assimétrica, macia, quente e eritematosa (pode ser flutuante)	Linfonodos infectados
Soft, *ballotable*, móveis	Cistos congênitos
Firme, posição lateral, move-se horizontalmente, mas não verticalmente	Indica envolvimento de bainha carotídea (tumor de corpo de carótida ou schwannoma do vago)
Pulsátil ou sopro audível	Lesão vascular
Imóvel, em linha média, eleva-se com a deglutição	Origem tireóidea

da, ao exame físico de cabeça e pescoço e aos demais exames complementares (laboratoriais e de imagem) (Figura 105.1).

Alguns pontos são necessários para elucidação diagnóstica. Condições como faixa etária, sexo, história médica pregressa, hábitos e sintomas associados são bastante relevantes na investigação.[1,4]

Em relação à idade, os pacientes com menos de 40 anos de idade tendem a apresentar afecções congênitas ou inflamatórias; por outro lado, nos maiores de 40 anos é importante descartar causa neoplásica.

O padrão de crescimento também auxilia o diagnóstico: lesões presentes por longo tempo e sem modificações sugerem patologias benignas. As tumorações que crescem agudamente sugerem causa inflamatória ou infecciosa. Outras características, como tamanho, presença de dor e associação com infecções respiratórias de via aérea superior, guiam o médico para patologias específicas,[3] bem como a exposição aos fatores mais frequentes (álcool, tabagismo, irradiação).

Exame físico

Após a anamnese inicial, procede-se ao exame físico geral, ao exame otorrinolaringológico locorregional e ao exame da massa propriamente dita.[1]

No exame geral, é possível suspeitar de patologias que acometem outros órgãos, como tuberculose, mononucleose, toxoplasmose e tumores do trato gastrointestinal.

O exame locorregional deve abranger a via aerodigestiva superior e a região cervical, mediante inspeção em busca de orifícios ou fístulas, posição mediana ou lateral da lesão e existência de linfonodos satélites, palpação, para determinação da mobilidade e presença de sinais inflamatórios, e ausculta, para detecção de possível fluxo vascular.

No exame da massa, sua localização pode ser uma pista em relação à origem da lesão (veja os Quadros 105.2 a 105.4). Por meio da palpação, identificam-se o número dessas, o tamanho, a consistência, a mobilidade e a presença ou não de sinais inflamatórios, flutuações, sopros ou frêmitos.[1,5]

A importância de um bom exame inicial reside na avaliação de achados preditores de carcinoma de tireoide. Segundo

McGee,[6] três achados favorecem fortemente a suspeita de que um bócio contém carcinoma: paralisia de corda vocal por visualização direta (razão de verossimilhança [RV] + = 42,2), adenopatia cervical (RV+ = 13,4) e bócio fixo aos tecidos adjacentes (RV+ = 9,7). Esses achados representam evidências parecidas quando se analisam nódulos de tireoide ao em vez de bócio, com RV+ de 12, 7,4 e 7,2, respectivamente.

Exames complementares

Os métodos auxiliares incluem, além de hemograma completo e sorologias, métodos por imagem e estudo anatomopatológico e genético, de acordo com as características de cada caso.[3]

Uma radiografia pode ser realizada para melhor esclarecimento da localização exata, da extensão das massas cervicais e da topografia dos órgãos ali existentes. A ultrassonografia (US) é o método de escolha para avaliação da morfologia, podendo diferenciar massas císticas de sólidas e permitindo, ainda, punções e biópsias.[1,3,5]

A tomografia computadorizada (TC) e a ressonância nuclear magnética (RNM) são exames mais completos, embora a TC seja o exame de escolha, pois avalia estruturas ósseas, componentes de partes moles, limites cirúrgicos e relações anatômicas, além de apresentar custo menor e ser mais rápida e confortável para o paciente.[3]

De indicações mais restritas, a sialografia pode ser utilizada em caso de suspeita de alteração das glândulas salivares.[3] Já a cintilografia é utilizada em caso de suspeita de doença tireóidea,[1] avaliando a funcionalidade da glândula e fornecendo dados relevantes quanto à fisiologia glandular.

Diagnóstico diferencial
Causas congênitas
Cisto tireoglosso

Localizado na linha média do pescoço, tem consistência cística e é móvel e indolor, com origem a partir da permanência do ducto tireoglosso após a migração da glândula tireoide para sua localização usual. É mais bem identificado por meio de US. Deve-se ter o cuidado de avaliar a funcionalidade da tireoide, pois ela pode ser o único tecido funcionante no indivíduo, e sua ressecção pode ocasionar sintomas de hipotireoidismo.

Laringocele

Dilatação anormal do sáculo laríngeo, pode cursar sem sintomas e o diagnóstico ser estabelecido por exame de imagem ou endoscopia. Quando sintomática, as queixas mais frequentes são abaulamento cervical, disfonia, sensação de corpo estranho e obstrução de via aérea.

Anomalias dos arcos branquiais

São os cistos, seios e fístulas. O cisto branquial é o mais comum, apresentando-se como tumor na região lateral do pescoço. Trata-se de uma massa não dolorosa, redonda, flutuante e lisa, sendo o segundo arco o mais frequentemente acometido. A TC cervical e a punção por agulha fina são os melhores

Seção XIV • Sinais, Sintomas e Síndrome

exames para investigação. Seios e fístulas ocorrem com maior frequência no período neonatal, com localização no trígono anterior. Exames adicionais geralmente são desnecessários.

Linfangioma

Consiste em uma malformação dos vasos linfáticos. Também é indolor e apresenta tamanhos variáveis. Na grande maioria dos casos, apresenta-se no trígono posterior do pescoço, e os exames indicados para avaliação são a US e a TC.

Causas inflamatórias

Podem ser de origem viral (HIV, EBV, CMV), bacteriana (tuberculose, doença da arranhadura do gato) ou granulomatosa (histoplasmose, actinomicose). Ocorre uma linfadenite na região cervical, a qual pode acometer ambos os trígonos, dependendo da etiologia. Deve-se proceder à investigação laboratorial e, algumas vezes, a testes de reatividade, sendo a biópsia excisional preferível durante a avaliação.

Diante de sinais flogísticos, deve-se suspeitar de abscesso cervical em razão de sua gravidade e necessidade de drenagem cirúrgica. A TC é o exame de escolha para esse diagnóstico.

Causas neoplásicas

Incluem glândulas salivares, linfoma e o lipoma.

Metástases

Em geral, são derivadas de neoplasias de células escamosas primárias do trato aerodigestivo.[7] Adultos que apresentarem uma nova massa cervical deverão submeter-se a uma investigação para exclusão desse tipo de neoplasia.[2] A localização da massa é importante, pois cada região cervical tem uma drenagem linfática específica, o que pode dar uma ideia do sítio primário do tumor. Por exemplo, massas do triângulo posterior estão relacionadas com carcinomas da nasofaringe e aquelas localizadas junto à cadeia jugular superior estão relacionadas com a cavidade oral, a orofaringe e a laringe. Se a massa for supraclavicular, deve-se pensar em metástase de carcinoma traqueobrônquico, de esôfago distal ou de estômago.[2,8] O diagnóstico é confirmado por meio de punção com agulha fina.

Tireoide

A maioria das massas cervicais localizadas na tireoide será benigna, mas deve-se sempre aventar a possibilidade de neoplasia maligna. A diferenciação é possível por meio de US e punção com agulha fina. A presença de disfonia e história de irradiação prévia aumenta a chance de malignidade.[9]

O tipo mais comum é o carcinoma bem diferenciado, que corresponde a 90% das neoplasias e é composto por dois subtipos: o carcinoma papilífero, predominante nas mulheres e que, em 80% dos casos, atinge apenas um lobo da glândula (a disseminação ocorre pela via linfática e apresenta melhor prognóstico), e o carcinoma folicular, um tumor de células foliculares cuja disseminação é hematogênica. Os demais, menos prevalentes, são o carcinoma medular, originário das células C, e o carcinoma anaplásico, o mais raro e agressivo.

Paratireoide

Somente 34% a 52% dos pacientes com esse tipo de tumor apresentarão massa cervical como um dos sintomas.[10] Os sintomas mais frequentes são derivados do hiperparatireoidismo (doenças ósseas, nefrolitíase, sintomas gastrointestinais).[11] Consiste em neoplasia rara, que progride lentamente e metastatiza para as vias linfática e hematogênica. A US e a RNM são os melhores exames para o diagnóstico.

Glândulas salivares

A localização mais frequente de tumor é a parótida (80% dos tumores são benignos),[12] mas na glândula submandibular é maior a chance de um tumor ser maligno (50% dos tumores são malignos).[2] A apresentação clínica geralmente é de uma massa indolor. Se houver sinais de acometimento nervoso (por exemplo, paralisia de nervo facial), as chances de malignidade aumentam.[13]

Linfoma

A presença de lesões cervicais é comum em crianças com linfoma de Hodgkin (aproximadamente 80% dos casos). Muitas vezes, trata-se de uma massa assintomática que só será diagnosticada por meio de exames anatomopatológicos ou de imagem. Quando um paciente apresenta febre, suor noturno, perda de peso (sintomas B) e linfonodomegalia difusa, aumenta a suspeita desse tipo de linfoma.[2]

Lipoma

Tumor benigno do tecido adiposo, é encontrado em qualquer região do pescoço, sendo geralmente indolor e de crescimento lento. Ao exame físico, é macio e móvel.[2]

Causas traumáticas

São lesões incomuns, possivelmente decorrentes de lesão em vasos, nervos ou da musculatura. São os hematomas, pseudoaneurismas e neuromas.

Outros diagnósticos

Devem ser lembrados os de origem nervosa e os odontogênicos:

- **Schwannoma ou neurinoma:** tumor neurogênico sólido que pode ocorrer em qualquer local da cabeça, mais comumente no espaço parafaríngeo. Quando ocorre no nervo vago, pode causar rouquidão ou paralisia de corda vocal e, se originário da cadeia simpática, pode causar síndrome de Horner (miose, ptose, enoftalmo e perda da sudorese do lado afetado). Ressonância magnética pode mostrar múltiplas áreas microcísticas ao redor da massa.
- **Neurofibromas:** mais comuns do que os neuromas, em indivíduos mais jovens, ocorrem na pele e nos tecidos moles.
- **Hemangiomas:** são os tumores cervicais mais comuns na infância. De origem vascular, por vezes congênita, são descritos como placas bem delimitadas, macias à palpação, vermelhas ou vinhosas. A grande maioria involui espontaneamente durante os primeiros anos de vida. Alguns po-

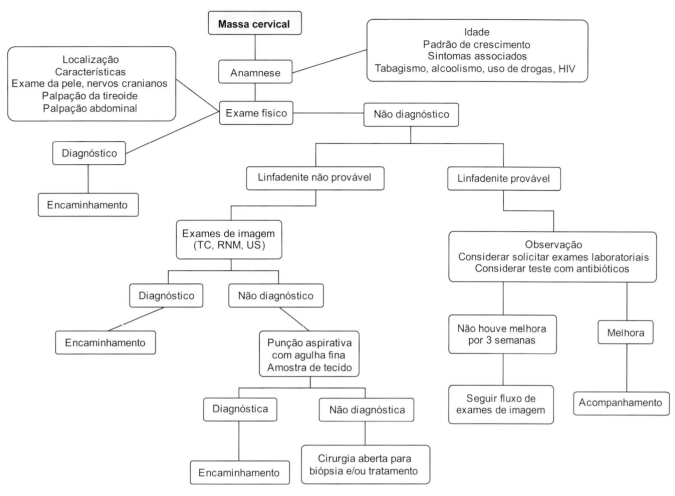

Figura 105.1 Fluxograma para avaliação de massa cervical. (Adaptada da referência 5).

dem ser malignos, como o angiossarcoma e o sarcoma de Kaposi.

- **Paragangliomas:** são tumores originários do sistema nervoso autônomo e geralmente localizados na bifurcação carotídea (60%), na região jugulotimpânica e, menos frequentemente, no nervo vago. A maioria é benigna e pode ser multicêntrica. Clinicamente, podem ocorrer disfunção vagal, disfagia por compressão e rouquidão. No exame físico, o tumor é móvel, lateral e pulsátil. Na investigação complementar, pode-se realizar US com Doppler, TC com contraste, angiorressonância e arteriografia para sua identificação.
- **Lesões odontogênicas:** derivadas de tecidos formadores dos elementos dentais e de suas estruturas periodontais, algumas são neoplasias verdadeiras e outras podem constituir malformações não neoplásicas, semelhantes a tumores. Para o diagnóstico são necessários anamnese, exames radiográficos e biópsia incisional ou excisional ou por punção aspirativa.

Referências

1. Kroef RG, Peruzzo A, Machado CB, Magalhães RC, Torres TG, Da Costa SS. Massas cervicais. In: Da Costa SS, Cruz OLM, De Oliveira JAA. Otorrinolaringologia: princípios e prática. Porto Alegre: Artmed, 2006:3068-82.
2. Emerick K, Lin D. Differential diagnosis of a neck mass. UpToDate, 2014. Disponível em: <http://www.uptodate.com/contents/differential-diagnosis-of-a-neck-mass>. Acesso em: 20/08/2014.
3. Neto SC, de Mello Júnior JF, Martins RHG, Selaimen S. Tratado de otorrinolaringologia e cirurgia cervicofacial. 2. ed.
4. Póvoa L. Tireóide: exame clínico. In: Porto CC (ed.). Semiologia médica. Rio de Janeiro: Guanabara Koogan, 2005:729-33.
5. Lin D, Deschler DG. Evaluation of a neck mass. UpToDate, 2014. Disponível em: <http://www.uptodate.com/contents/evaluation-of-a-neck-mass>. Acesso em: 20/08/2014.
6. McGee S. The thyroid and its disorders. In: Mc Gee S (ed.) Evidende-based physical diagnosis. USA: Saunders, 2001:270-302.
7. Gluckman JL, Robbins KT, Fried MP. Cervical metastatic squamous carcinoma of unknown or occult primary source. Head Neck 1990; 12(5):440.
8. Talmi YP, Hoffman HT, Horowitz Z et al. Patterns of metastases to the upper jugular lymph nodes (the "submuscular recess"). Head Neck 1998; 20(8):682.
9. Coleman SC, Smith JC, Burkey BB, Day TA, Page RN, Netterville JL. Long-standing lateral neck mass as the initial manifestation of well-differentiated thyroid carcinoma. Laryngoscope 2000; 110(2 Pt 1):204.

10. Fuleihan GEH, Arnold A. Parathyroid carcinoma. UpToDate, 2014. Disponível em: <http://www.uptodate.com/contents/parathyroid-carcinoma>. Acesso em: 11/10/2014.
11. Fuleihan GEH, Silverberg SJ. Clinical manifestations of primary hyperparathyroidism. Disponível em: <http://www.uptodate.com/contents/clinical-manifestations-of-primary-hyperparathyroidism>. Acesso em: 11/10/2014.
12. Pinkston JA, Cole P. Incidence rates of salivary gland tumors: results from a population-based study. Otolaryngol Head Neck Surg 1999; 120(6):834.
13. Laurie SA. Salivary gland tumors: epidemiology, diagnosis, evaluation and staging. Disponível em: <http://www.uptodate.com/contents/salivary-gland-tumors-epidemiology-diagnosis-evaluation-and-staging>. Acesso em: 11/10/2014.

CAPÍTULO 106

Movimentos Involuntários

Carlos Roberto de Mello Rieder • *Arlete Hilbig*

INTRODUÇÃO

Os distúrbios do movimento, também conhecidos como movimentos anormais, são manifestações neurológicas muito frequentes. O primeiro passo na avaliação de um movimento anormal consiste em sua identificação, mediante o reconhecimento de suas características, possibilitando o diagnóstico e a conduta terapêutica a scr instituída. Os movimentos anormais podem ser divididos em hipercinéticos (distúrbios com excesso de movimento) ou hipocinéticos (com pouco movimento).[8] O Quadro 106.1 mostra os principais movimentos anormais.

ETIOLOGIA (Quadro 106.1)

Quadro 106.1 Classificação dos distúrbios do movimento
Distúrbios do movimento hipercinéticos
Tremores
Coreias
Balismo
Distonias
Mioclonias
Tiques
Estereotipias
Distúrbios do movimento hipocinéticos
Distúrbios rígidos acinéticos ou parkinsonismo

ACHADOS CLÍNICOS

O diagnóstico etiológico dos distúrbios do movimento depende, inicialmente, da interpretação correta da fenomenologia. Neste capítulo são descritas as principais etiologias associadas a cada forma de movimento anormal.

Distúrbios do movimento hipercinéticos

Coreia e balismo

Coreia é definida como um movimento contínuo, não sustentado, aleatório e sem propósito, de velocidade variável, que parece fluir de um grupo muscular para outro, dando a impressão de uma dança. Consiste em movimentos imprevisíveis em relação a tempo, direção e distribuição. Esses movimentos podem se mesclar, de modo não perceptível, a movimentos propositados. Os movimentos balísticos são, muitas vezes, considerados uma forma de coreia proximal intensa e ampla. Movimentos coreicos podem ser a manifestação clínica de uma série de doenças (Quadro 106.2).[8-10,15]

Quadro 106.2 Causas comuns de coreia
Lesões estruturais dos núcleos da base
Acidente vascular encefálico
Neoplasias
Infecções: meningite bacteriana, encefalite, meningite tuberculosa, meningite asséptica, abscesso de infecção pelo HIV
Processos inflamatórios: lúpus eritematoso sistêmico, síndrome de anticorpos antifosfolipídio, doença de Behçet e angiite isolada do SNC
Medicamentosas
Discinesias tardias após uso de neurolépticos
Antiparkinsonianos
Anticonvulsivantes
Anticoncepcionais orais
Condições metabólicas
Doença de Wilson e outras degenerações hepatocerebrais
Hipertireoidismo
Hiperglicemia
Hipoglicemia
Distúrbios hidroeletrolíticos
Outras causas sistêmicas
Coreia de Sydenham: pós-infecção pelo estreptococo beta-hemolítico do grupo A
Policitemia *vera*
Coreia gravídica
Síndromes paraneoplásicas
Síndromes de coreia essencial
Coreia familiar benigna
Coreia senil
Coreias e coreoatetose paroxística
Doenças degenerativas
Doença de Huntington
Huntington-*like* 2
Neuroacantocitose
Atrofia dentatorrubral-palidoluisiana
Ataxias espinocerebelares
Neurodegeneração associada à deficiência de pantotenato cinase

Distonias

Distonia é um distúrbio neurológico caracterizado por contração muscular involuntária que ocasiona postura anormal, torção e movimentos repetitivos de uma parte do corpo. As posturas anormais podem ser dolorosas. Após o tremor e o parkinsonismo, a distonia é o distúrbio do movimento mais comum. Os movimentos involuntários geralmente se exacerbam durante períodos de estresse emocional e de tensão, diminuindo durante o relaxamento e geralmente desaparecendo durante o sono.[1,7]

As distonias são classificadas, quanto à distribuição de acometimento corporal, em focal, segmentar, generalizada, multifocal e hemidistonia (Quadro 106.3). Pacientes são considerados portadores de distonia idiopática quando não há uma causa subjacente identificada. Se a causa dos espasmos e posturas distônicas for identificada, ou caso ocorram em associação a outra doença neurológica, como as doenças de Parkinson, Huntington ou Wilson, é chamada de distonia secundária ou sintomática.[1]

As distonias são ditas focais quando acometem uma região limitada do corpo. Distonias segmentares referem-se aos casos em que são acometidos vários grupos musculares situados em regiões vizinhas. As distonias generalizadas referem-se aos casos em que ocorre envolvimento de uma perna e do tronco, ou de ambas as pernas e de qualquer outro segmento do corpo. São formas mais raras de distonias. Os primeiros sintomas ocorrem na infância ou na adolescência, geralmente na forma de contrações distônicas em um ou em ambos os pés.

As hemidistonias podem ter início em qualquer idade e acometem os músculos de um mesmo lado do corpo. As partes mais acometidas são os membros de um mesmo lado. São mais raras do que as formas focais ou segmentares e costumam estar associadas a lesões estruturais nos núcleos da base do lado oposto ao afetado.

Tiques

Tique é um movimento estereotipado, sem propósito, intermitente e arrítmico, frequentemente antecedido por urgência e necessidade de realizá-lo. Os tiques podem, em geral, ser suprimidos durante um período de tempo variável. A supressão transitória voluntária do movimento causa ansiedade e, quando liberado, ressurge com uma sensação de alívio. Essa liberação, após algum tempo de supressão, pode fazer com que o movimento surja com maior intensidade.

Os tiques são frequentemente exacerbados por situações de ansiedade e desaparecem durante o sono. Tiques transitórios benignos são comuns, especialmente em crianças com menos de 10 anos de idade. Grande parte dessas crianças apresenta remissão na idade adulta. O Quadro 106.4 mostra a classificação dos tiques. Fatores ambientais parecem influenciar o risco, a intensidade e o curso dos tiques. Fatores genéticos estão presentes em 75% dos casos.

A síndrome de Gilles de la Tourette, o tipo mais comum e mais grave de tique, é definida como distúrbio neurocomportamental que consiste em tiques motores e fônicos que mudam de caráter ao longo do tempo. Os sintomas têm início antes dos 21 anos e duram mais de 1 ano.[14]

Em média, os tiques fônicos começam 1 ou 2 anos após o início dos tiques motores. Os sintomas remitem até os 18 anos de idade em aproximadamente 75% dos casos. Os tiques aumentam em frequência e intensidade com o estresse, após exercício físico, agitação, fadiga e exposição a agentes dopaminérgicos, esteroides e estimulantes do sistema nervoso central (SNC). Indivíduos com tiques frequentemente apresentam alguns distúrbios do comportamento associados, principalmente, com déficit de atenção e hiperatividade (DAH – 50%) e transtorno obsessivo-compulsivo (30% a 50%).

Os tiques podem ser secundários, quando associados a situações como complicações perinatais, uso de drogas (cocaína ou esteroides anabolizantes) e algumas doenças neurodegenerativas (doença de Wilson, doença de Huntington etc.).

Mioclonias

A mioclonia é um distúrbio hipercinético que se manifesta como um movimento brusco, arrítmico, simples, breve e involuntário. A mioclonia é dita positiva quando causa contrações musculares com as características citadas, mas é chamada de negativa quando se manifesta por uma se-

Quadro 106.3 Classificação das distonias de acordo com a localização	
Classificação	**Descrição**
Focal	Afeta uma região isolada do corpo Olhos: blefaroespasmo Boca: distonia oromandibular Laringe: disfonia espasmódica Adutores: voz quebrada e forçada Abdutores: voz suspirosa Pescoço: distonia cervical Laterocolo Retrocolo Anterocolo Torcicolo Mão/braço: câimbra do escrivão
Segmentar	Envolve vários grupos musculares relacionados Cranial: duas ou mais regiões da cabeça e região cervical Axial: tronco e região cervical Braquial: um braço e ombro, ou ambos os braços, região cervical e tronco Crural: uma ou ambas as pernas e o tronco
Multifocal	Afeta duas ou mais partes não vizinhas do corpo
Generalizada	Combinação de distonia segmentar crural e qualquer outro segmento
Hemidistonia	Braço e perna ipsilateral

Quadro 106.4 Classificação dos tiques
Tiques motores simples: movimentos focais que envolvem um grupo de músculos, como piscar de olho, protrusão da língua, expressões faciais, levantar os ombros ou virar a cabeça
Tiques motores complexos: são movimentos coordenados ou de padrão sequencial que lembram um gesto normal. Exemplos incluem pular, sacudir a cabeça, fazer gestos obscenos (copropraxia) e imitação de gestos de outra pessoa (ecopraxia)
Tiques fônicos simples: são vocalizações, geralmente barulhos e sons sem sentido, elementares, como grunhidos, pigarro, tosse ou até sons de animais
Tiques fônicos complexos: compreendem sílabas sem significado, palavras ou frases (como dizer "cale a boca"), repetição de seus próprios dizeres, especialmente a última sílaba de uma palavra (palilalia), repetição de palavras ou frases ditas por outros (ecolalia) ou falar obscenidades sem razão ou provocação (coprolalia)
Tiques sensoriais: sensações geralmente desconfortáveis: pressão, cócegas, frio, calor ou parestesias que se localizam em certa parte do corpo e das quais se obtém alívio após a realização de um movimento voluntário da determinada área

Quadro 106.5 Classificação das mioclonias			
Cortical	**Cortical/subcortical**	**Subcortical/supraespinhal**	**Espinhal**

Pós-hipoxia
Induzida por drogas
Epilepsia parcial contínua
Alguns casos de asterixe
Epilepsia mioclônica progressiva
Ataxia mioclônica progressiva
Mioclonia em doenças neurodegenerativas com
  envolvimento cortical
	Epilepsia mioclônica primária
	  generalizada
		Mioclonia essencial;
		  mioclonia reticular reflexa
		Síndrome
		  opsoclônus-mioclônus
			Mioclonia
			  proprioespinhal
			Mioclonia espinhal
			  segmentar

quência de rápidas interrupções (inibição) durante uma dada atividade muscular voluntária. Algumas mioclonias podem ser desencadeadas por atividade muscular voluntária (mioclônus de ação) ou por estímulo externo, como o mioclônus estímulo-sensível.[16]

Diferentes causas de mioclonias e suas bases fisiopatológicas, de acordo com a origem do estímulo que ocasionou o distúrbio, são apresentadas no Quadro 106.5.

As mioclonias são heterogênias e estão frequentemente associadas a outros distúrbios do movimento. As mioclonias secundárias são mais comuns; as primárias são raras.

Tremores

Tremor, o distúrbio do movimento mais comum, é caracterizado por contrações involuntárias, rítmicas e alternadas de músculos agonistas/antagonistas. Tremores podem ocorrer em qualquer parte do corpo. O tremor pode ser classificado de acordo com a etiologia e a fenomenologia. Em termos fenomenológicos, pode ser classificado de acordo com a situação em que ocorre (repouso ou ação) (Quadro 106.6).

O tremor em uma parte do corpo que esteja completamente sustentada, sem efeito da gravidade, é conhecido como *tremor de repouso*, enquanto o tremor que ocorre durante a contração muscular voluntária é um *tremor de ação*. O tremor de ação pode ser classificado como *postural* (tremor em uma parte do corpo mantida em posição contra a gravidade), *isométrico* (contração muscular contra um objeto estacionário rígido) ou *cinético* (tremor que ocorra durante movimento voluntário).[4,5]

Várias condições clínicas podem causar tremores. O Quadro 106.7 exibe uma classificação dos tremores do ponto de vista etiológico. Uma série de observações clínicas pode auxiliar o diagnóstico etiológico dos tremores, e as principais são:

- Condições de ativação: se surge em repouso, postura, ação ou em tarefas específicas.
- Frequência do tremor: baixa, se < 4Hz; média, de 4 a 7Hz; ou alta, se > 7Hz.
- Localização corporal do tremor.

Quadro 106.6 Classificação fenomenológica dos tremores
Tremor de repouso
Tremor de ação
Postural Isométrico Cinético

Quadro 106.7 Classificação etiológica dos tremores	
Tremor fisiológico exacerbado	Tremor neuropático
Tremor essencial	Tremor Induzido por medicamentos
Tremor parkinsoniano	Tremor ortostático
Tremor distônico	Tremor da escrita
Tremor cerebelar	Tremor psicogênico
Tremor de Holmes	

- Presença de outras alterações ao exame neurológico: acinesia, rigidez, ataxia etc.
- Efeito do álcool e drogas.
- Doenças associadas.
- Presença de história familiar.

A seguir, serão discutidas as características semiológicas das principais formas de tremor do ponto de vista etiológico.

Tremor essencial

O tremor essencial clássico é um tremor bilateral, persistente, embora flutuante, e se caracteriza por ser um tremor postural ou cinético que envolve as mãos e os antebraços, podendo também haver tremor em outra parte do corpo (cabeça, mandíbula, voz). É usualmente simétrico, embora frequentemente possa apresentar pequena assimetria. Raramente, um tremor de repouso pode estar associado, especialmente nos casos mais avançados. Quando na extremidade superior, comumente consiste em movimentos de pronação-supinação e extensão-flexão. Pode propagar-se de maneira ascendente dos membros superiores para cabeça, face, lábios, sobrancelhas, voz, mandíbula, língua e queixo. O tremor da cabeça pode ser horizontal ("não-não") ou vertical ("sim-sim"); em raros casos, é rotatório. Ocasionalmente, o tremor pode propagar-se para as extremidades inferiores. Comumente apresenta uma frequência média de 4 a 7Hz, mas raramente registra-se frequência baixa (3Hz ou menos) ou alta (8Hz ou mais). As partes proximais do corpo são afetadas em frequências mais baixas, enquanto os segmentos distais são afetados em frequências mais altas. A frequência do tremor mantém relação inversa com a amplitude e a idade do paciente. Quanto mais idoso o indivíduo, menor a frequência e maior a amplitude.[4,5,13]

O tremor isolado de uma parte do corpo não caracteriza tremor essencial. Usualmente, quando isolados, são denominados de acordo com a localização (por exemplo, tremor primário da escrita, tremor isolado da voz, tremor isolado da cabeça).

O tremor essencial é igualmente prevalente entre os sexos e afeta todas as faixas etárias, sendo mais prevalente no idoso. Ocorre um pico de início bimodal na segunda e sexta décadas. Inicia-se insidiosamente e evolui lentamente. Cerca de 50% dos casos apresentam história familiar.

Embora o tremor essencial seja considerado uma doença monossintomática, sem manifestações da doença de Parkinson, de disfunção cerebelar ou outros sinais neurológicos, anormalidades da marcha e alguns sintomas parkinsonianos leves, como o tremor em repouso e a roda dentada sem rigidez (sinal de Froment), podem ser observados em alguns pacientes.

Algumas vezes, o tremor de voz pode ser confundido com disfonia laríngea espasmódica, em que a voz pode soar trêmula. No entanto, esta última tem um caráter rachado estrangulado (disfonia espasmódica adutora) ou uma qualidade soprada (disfonia espasmódica abdutora). Em alguns casos, um tremor de cabeça do tipo "não-não", devido a distonia cervical em paciente com poucas alterações posturais, pode ser confundido com um tremor de cabeça essencial.

Alguns sinais que sugerem outras formas de tremor que não tremor essencial são: tremor isolado da perna, distúrbio de marcha, bradicinesia, início súbito e rápido do tremor, uso de medicamentos que possam induzir o tremor e tremor isolado da cabeça com postura anormal como lateralização ou rotação da cabeça.[4,5]

As principais características que diferenciam o tremor essencial do tremor parkinsoniano estão apresentadas no Quadro 106.8. Em situações onde existam dúvidas diagnósticas entre tremor essencial e tremor parkinsoniano, a tomografia por emissão de fóton único (SPECT) com transportador de dopamina (DAT) pode ser útil em sua diferenciação. As concentrações do transportador de dopamina no estriado estão menores nos pacientes parkinsonianos do que em controles, ao passo que no tremor essencial não estariam alteradas.

Tremor fisiológico exacerbado

O tremor fisiológico ocorre normalmente em todas as pessoas e não costuma ser perceptível ou chamativo. Uma série de condições clínicas, como situações de estresse, ansiedade, abstinência alcoólica, fadiga, hipertermia, uso de cafeína, hipoglicemia, tireotoxicose e medicamentos (broncodilatadores, ácido valproico, lítio, neurolépticos, antidepressivos etc.), pode aumentar o tremor fisiológico. Esse tremor é denominado tremor fisiológico exacerbado. De modo geral, apresenta-se com frequência que varia de 8 a 12Hz.[5]

Tremor parkinsoniano

O tremor parkinsoniano típico é descrito como um tremor de repouso com frequência em torno de 4 a 8 ciclos por segundo e que pode ser suprimido no início de um movimento e desaparecer no sono. Tende a se exacerbar em situações de estresse e durante a marcha. Tarefas cognitivas podem também exacerbar o tremor parkinsoniano. Usualmente de início assimétrico, acomete mais frequentemente os membros superiores, seguidos dos membros inferiores. Tremor do mento pode surgir posteriormente. Diferentemente do tremor essencial, a doença

Quadro 106.8 Características dos tremores parkinsoniano e essencial	
Tremor parkinsoniano	**Tremor essencial**
Repouso	Postural
Unilateral/assimétrico	Simétrico ou com discreta assimetria
Pode acometer áreas localizadas do segmento cefálico	Pode acometer segmento cefálico
História familiar positiva em < 10% dos casos	Resposta positiva ao álcool
SPECT com alterações do sistema dopaminérgico	História familiar positiva em 30% a 40% dos casos
Responde a agentes dopaminérgicos e anticolinérgicos	SPECT sem alterações do sistema dopaminérgico
	Responde a betabloqueadores e primidona

de Parkinson manifesta outros sinais, como bradicinesia, marcha arrastada, instabilidade postural, fácies amímica, escrita micrográfica, tremor ao "contar moedas" e fala hipocinética. As manifestações hipocinéticas serão abordadas posteriormente neste capítulo.

A combinação de tremor de repouso com tremor de intenção e postural pode ser observada, frequentemente, em pacientes com doença de Parkinson. O tremor de ação na doença de Parkinson usualmente apresenta uma frequência que pode variar de 6 a 12 ciclos por segundo. O tremor parkinsoniano costuma ser suprimido no início da ação e pode retornar após um período de latência, durante a adoção de uma postura ou durante atividade voluntária. Esse tremor é denominado tremor reemergente.[5]

Tremor cerebelar

Classicamente, o tremor cerebelar é um tremor intencional, de frequência lenta (2 a 5Hz). Essa forma de tremor ocorre durante a ação, piorando em amplitude ao atingir um alvo. Algumas vezes não é rítmico. Desaparece durante o sono e o relaxamento completo. Além do tremor apendicular, pode ocorrer na forma de oscilação rítmica da cabeça e/ou do tronco, situação denominada titubeação. Outras alterações cerebelares usualmente estão presentes, como fala escandida, nistagmo, dismetria, ataxia e hipotonia.[5]

Tremor de Holmes

O tremor de Holmes, também denominado tremor rubral ou mesencefálico, é um tremor presente em repouso, ação e postura. Tem frequência baixa (< 4,5Hz). Em geral, piora quando a pessoa muda de uma posição de repouso para a postural e, às vezes, torna-se incapacitante na tentativa de realizar movimentos intencionais. Decorre de lesões que interrompem os tratos que compõem o circuito do triângulo de Guillian Mollaret (trato dentorrubro-olivar). As causas mais frequentes são acidentes vasculares encefálicos (AVE), tumores, infecções e traumatismos cranioencefálicos.[5,6]

Tremor ortostático

Caracteriza-se como um tremor de baixa amplitude e frequência de 14 a 18Hz, com localização nas pernas e no tronco, e que se inicia logo após o indivíduo adotar a posição ortostática. Melhora durante a marcha e com o repouso. Em geral, os pacientes se queixam de uma sensação de instabilidade durante a posição ortostática, embora raramente caiam.

Tremor distônico

Pacientes com distonia focal, quando apresentam tremor de ação no segmento acometido pela distonia, têm o tremor denominado "tremor distônico". Em geral, trata-se de um tremor com amplitude irregular e frequência variável. O tremor distônico apresenta uma direção predominante (por exemplo, o tremor de cabeça associado à distonia cervical se torna mais evidente quando o paciente faz um movimento contrário ao da distonia e reduz quando direcionado em favor da posição distônica). Truques sensoriais reduzem os movimentos distônicos (por exemplo, tocar o mento ou a região posterior da cabeça pode reduzir o tremor de cabeça).[5,7]

Tremor tarefa-específico

As formas de tremor tarefa-específico ou posição-específico ocorrem em situações específicas. O tremor da escrita é a forma mais comum e está presente somente durante a escrita, e não em outras situações ou tarefas. Alguns pacientes com tremor tarefa-específico podem ter distonia localizada associada (por exemplo, câimbra do escrivão com tremor). Outros exemplos de tremor tarefa-específico são os tremores dos músicos e atletas. Não está bem definido se esses tremores são variantes do tremor essencial, das distonias, ou se são uma entidade distinta. O tremor isolado de voz é outra condição que pode ser uma forma de distonia das cordas vocais ou uma variante do tremor essencial.

Tremor associado a neuropatia periférica

Trata-se de um tremor de frequência variável (3 a 10Hz), que ocorre durante a ação e a manutenção da postura, acometendo os membros afetados pela neuropatia. Usualmente, é decorrente de uma neuropatia desmielinizante que acomete vias proprioceptivas.[3]

Tremor psicogênico

O tremor psicogênico pode assumir várias formas e, em muitas ocasiões, pode ser de difícil diferenciação de outras formas de tremor. Não raramente, apresenta prognóstico reservado no que diz respeito à obtenção de alívio. Tanto o tremor psicogênico como o orgânico podem se exacerbar com o estado emocional do paciente, e ambos podem estar associados a doenças psiquiátricas. Costuma ter início abrupto, envolve mais de um membro e apresenta características muitas vezes bizarras e variáveis com o tempo. Costuma apresentar componentes de repouso, ação e postura. A localização e a direção do movimento podem se alterar durante o exame, com tendência a se exacerbar quando paciente é observado e reduzir durante manobras de distração. Em muitas ocasiões o examinador, ao tentar impedir a manifestação do tremor segurando o membro acometido, observa que outra parte do corpo não contida manifesta o tremor, geralmente com uma amplitude ainda maior do que a anterior (fenômeno do transbordamento). Como o diagnóstico de tremor psicogênico pode ser difícil, este muitas vezes é baseado na exclusão de outras causas.[8,11,12]

Tremor induzido por medicamentos

Os medicamentos podem ocasionar formas variáveis de tremores, dependendo da classe implicada. Alguns medicamentos, como lítio, broncodilatadores e antidepressivos, ocasionam tremores que, muitas vezes, são indistinguíveis do tremor essencial. Já os neurolépticos induzem, mais frequentemente, tremor com características parkinsonianas.

Distúrbios do movimento hipocinéticos

Caracterizadas pela presença de bradicinesia/acinesia, rigidez, tremor e instabilidade postural, as síndromes parkinsonianas são o modelo clássico dos distúrbios hipocinéticos. Conceitualmente, pelo menos dois desses componentes são necessários para a caracterização da síndrome, que é denominada "parkinsonismo". Está relacionada com redução da dopamina no estriado e pode ser ocasionada por diferentes situações clínicas.[2]

A doença de Parkinson, a forma mais comum de parkinsonismo, também é chamada de *parkinsonismo primário* ou *doença de Parkinson idiopática* (DPI). Deve ser diferenciada das outras formas de parkinsonismo, como *parkinsonismo secundário*, *parkinsonismo atípico* (síndromes parkinsonianas-*plus*) e outras doenças heredodegenerativas com manifestações parkinsonianas.

Entre as causas secundárias estão: medicamentos que interferem com o metabolismo cerebral da dopamina e cujo uso prolongado pode produzir parkinsonismo; AVE (multi-infarto); toxinas (intoxicações por monóxido de carbono, metanol, MPTP, manganês, cianeto etc.); e infecções do SNC.

Sintomas parkinsonianos podem também estar associados a outras doenças neurológicas distintas, como paralisia supranuclear progressiva, atrofia de múltiplos sistemas, degeneração estriatonigral, doença de Alzheimer, e/ou outras doenças degenerativas, como a doença de Huntington e a doença de Wilson.

A acinesia presente nas síndromes parkinsonianas é caracterizada por redução e lentidão de movimentos, na ausência de paralisia. A lentidão ocorre tanto na iniciação como na execução de atos motores voluntários e automáticos. Ocorre dificuldade na mudança de padrões motores. Esse tipo de desordem motora pode englobar ainda incapacidade de manter movimentos repetitivos, fatigabilidade anormal e dificuldade em realizar atos motores simultâneos. Com frequência, a acinesia é o sintoma mais incapacitante da doença de Parkinson. O termo bradicinesia refere-se mais especificamente à lentidão na execução de movimentos. Pacientes com síndromes parkinsonianas usualmente apresentam, também, redução da expressão facial (hipomimia), diminuição da expressão gestual corporal, incluindo diminuição ou ausência dos movimentos associados dos membros superiores durante a marcha (marcha em bloco), e redução da deglutição da saliva, levando a acúmulo e perda pela comissura labial (sialorreia).

As síndromes parkinsonianas podem estar acompanhadas de outros fenômenos motores. Festinação é o fenômeno conhecido pela aceleração involuntária na execução de movimentos automáticos, como uma aceleração involuntária da marcha. Episódios de acinesia súbita, conhecidos como congelamento (*freezing*), caracterizam-se pela perda abrupta da capacidade de iniciar ou sustentar uma atividade motora específica, mantendo-se as demais inalteradas. É observado, mais frequentemente, durante a marcha, acarretando hesitação para seu início. Essa acinesia súbita dos movimentos no início da marcha, prendendo os membros inferiores ao chão, pode ocasionar quedas. Os episódios de congelamento podem surgir quando o paciente se depara com um obstáculo real, como passar por espaços pequenos. Outras vezes, tarefas cognitivas ou emocionais podem desencadear esses episódios. Alguns estímulos sensoriais ou motores, como focar em marcas no chão e contar passadas, entre outros, podem auxiliar os pacientes durante os episódios de congelamento. Esse tipo de quadro motor tende a surgir com a progressão da doença. Um fenômeno inverso seria a cinesia paradoxal, na qual ocorre melhora abrupta do parkinsonismo de curta duração, quando sob forte emoção (por exemplo, acidente, susto etc.).

Quanto à rigidez nos quadros parkinsonianos, trata-se de uma hipertonia denominada plástica. A resistência à movimentação do membro afetado de modo intermitente configura o fenômeno da "roda denteada". Outra característica da hipertonia plástica consiste no acometimento preferencial da musculatura flexora, determinando alterações típicas da postura, com anteroflexão do tronco e semiflexão dos membros. Outro aspecto semiológico relacionado com a hipertonia plástica é a exacerbação dos reflexos tônicos segmentares. Esse fenômeno pode ser observado quando o examinador faz a flexão dorsal do pé do paciente. Essa movimentação desencadeia uma contração prolongada dos músculos envolvidos, levando à persistência dessa postura por algum tempo. A rigidez tipo "roda denteada" não é específica da doença de Parkinson, estando presente em uma variedade de outras doenças neurológicas.

O tremor característico das síndromes parkinsonianas já foi abordado previamente.

A instabilidade postural é decorrente da perda de reflexos de readaptação postural. Não ocorre no início da doença de Parkinson, sendo um achado comum com a progressão da doença. Em contraste, instabilidade postural e quedas são sintomas comuns da manifestação inicial da paralisia supranuclear progressiva.

Na fala, há comprometimento da fonação e da articulação das palavras, configurando um tipo de disartrofonia denominada hipocinética: ocorrem redução do volume da fala, que pode tornar-se apenas um sussurro, perda da melodia da voz, que se torna monótona, e distúrbios do ritmo, que podem consistir em episódios de hesitação inicial e cadência lenta, com pausas inadequadas, hesitações ou acelerações involuntárias semelhantes à festinação da marcha.

Embora os fenômenos motores constituam o grupo predominante de manifestações clínicas, vários sintomas não motores podem também acompanhar a doença de Parkinson, como alterações do olfato, depressão, distúrbios do sono, mudanças emocionais, distúrbios da fala, constipação intestinal, sialorreia e dificuldades de mastigação e deglutição, entre outros. A natureza, a intensidade e a progressão dos sintomas variam enormemente de um paciente para outro.

Referências

1. Albanese A, Lalli S. Update on dystonia. Curr Opin Neurol 2012 Aug; 25(4):483-90.
2. Baizabal-Carvallo JF, Jankovic J. Movement disorders in autoimmune diseases. Mov Disord 2012 Jul; 27(8):935-46.
3. Baron MS. Movement disorders in the older patient: differential diagnosis and general management. Cleve Clin J Med 2005 Oct; 72 Suppl 3:S38-51.
4. Benito-Leon J, Louis ED. Essential tremor: emerging views of a common disorder. Nat Clin Pract Neurol 2006 Dec; 2(12):666-78.
5. Borges V, Ferraz HB. Tremores. Rev Neurocienc 2006; 14(1): 043-047.
6. Dressler D, Benecke R. Diagnosis and management of acute movement disorders. J Neurol 2005 Nov; 252(11):1299-306.
7. Geyer HL, Bressman SB. The diagnosis of dystonia. Lancet Neurol 2006 Sep; 5(9):780-90.
8. Fahn S. Classification of movement disorders. Mov Disord 2011 May; 26(6):947-57.
9. Gold MM, Shifteh K, Bello JA, Lipton M, Kaufman DM, Brown AD. Chorea-acanthocytosis: a mimicker of Huntington disease case report and review of the literature. Neurologist 2006 Nov; 12(6):327-9.
10. Ha AD, Fung VS. Huntington's disease. Curr Opin Neurol 2012 Aug; 25(4):491-8.
11. Hallett M, Weiner WJ, Kompoliti K. Psychogenic movement disorders. Parkinsonism Relat Disord 2012 Jan; 18 Suppl 1:S155-7.
12. Hinson VK, Haren WB. Psychogenic movement disorders. Lancet Neurol 2006 Aug; 5(8):695-700.
13. Louis ED. Essential tremor. Handb Clin Neurol 2011; 100:433-48.
14. Singer HS. Tourette syndrome and other tic disorders. Handb Clin Neurol 2011; 100:641-57.
15. Troiano AR, Micheli FE, Alarcón F, Teive HA. Movement disorders in Latin America. Parkinsonism Relat Disord 2006 Apr; 12(3):125-38.
16. Vercueil L. Myoclonus and movement disorders. Neurophysiol Clin 2006 Sep-Dec; 36(5-6):327-31. Epub 2007 Jan 19.
17. Visser-Vandewalle V. DBS in tourette syndrome: rationale, current status and future prospects. Acta Neurochir Suppl 2007; 97(Pt 2):215-22.

CAPÍTULO 107

Nistagmo

Angela Zanonato • *Arlete Hilbig*

INTRODUÇÃO

Os movimentos oculares estão a serviço da visão e para uma visão binocular perfeita é necessário que eles sejam conjugados, de modo que o objeto de interesse seja projetado simultaneamente sobre a fóvea de ambos os olhos, uma vez que a fóvea é a área da retina com maior acuidade visual.[1] A imagem também deve manter-se fixa nas fóveas durante a eventual movimentação do objeto ou da cabeça (por exemplo, durante a locomoção).[2]

Os mecanismos que controlam os movimentos oculares são responsáveis pela *manutenção do olhar* estável no objeto de interesse e também pela *mudança do ângulo de visão* sempre que um novo objeto surge na periferia do campo visual ou quando se deseja mudar o objeto em foco, trazendo a imagem desse novo objeto para as fóveas. Quando se deseja manter a visão fixa em um alvo, essa mudança no ângulo de visão deve ser inibida.[3] Portanto, os movimentos oculares são de dois tipos principais: aqueles que estabilizam o ângulo do olhar e mantêm a imagem do objeto de interesse fixa na fóvea e aqueles que desviam o olhar mediante o redirecionamento da visão para um novo alvo.[3]

Movimentos oculares anormais podem ocorrer em virtude de: (1) inabilidade em manter a fixação ocular; (2) anormalidades nas influências inibitórias dos sistemas de controle motor ocular; (3) ou função vestibular assimétrica.[4]

Aqueles que impedem a fixação da imagem são de dois tipos principais: *nistagmo patológico* e *intrusões sacádicas*. A diferença essencial entre eles está no movimento inicial que desvia a linha de visão do objeto de interesse: no nistagmo observa-se um desvio inicial lento, enquanto nas intrusões sacádicas um movimento sacádico inicial rápido impede a fixação.[4]

Nistagmo pode ser definido como um movimento ocular repetitivo de vai e volta (horizontal, vertical, torcional ou uma combinação) que é iniciado por uma fase lenta. Pode apresentar duas fases lentas, sendo denominado *nistagmo pendular*, ou, mais comumente, alternar um desvio lento com uma fase de correção rápida no sentido contrário, sendo denominado *nistagmo espasmódico*. Embora o nistagmo seja descrito pela direção de sua fase rápida (por exemplo, nistagmo com batidas para a direita – fase rápida para a direita), é a fase lenta que reflete o distúrbio subjacente. Pode ser congênito ou adquirido, fisiológico ou patológico. São exemplos de nistagmo fisiológico os nistagmos vestibular e optocinético, fundamentais para manter a imagem fixa na retina durante os movimentos da cabeça e quando há deslocamento.[4]

ETIOLOGIA

Inicialmente, é necessário diferenciar se o nistagmo tem origem central ou periférica. O Quadro 107.1 apresenta as principais características para diferenciação desses dois tipos de nistagmo e sua etiologia mais provável.

Quadro 107.1 Características do nistagmo periférico *versus* central e suas causas principais		
Sintoma ou sinal	**Disfunção periférica**	**Disfunção central**
Vertigem	Intensa	Leve
Duração	Dias a semanas com melhora com o passar do tempo (pode ser recorrente)	Crônica
Zumbido ou perda auditiva	Comum	Ausentes
Nistagmo horizontal com componente torcional	Típico	Atípico
Nistagmo horizontal sem componente torcional	Raro	Pode estar presente
Nistagmo vertical ou torcional puro	Nunca	Típico
Fixação visual	Suprime o nistagmo	Sem interferência com o nistagmo
Causas comuns	Doenças que afetam o labirinto ou nervo: labirintopatia, doença de Ménière, trauma, tumores, causas tóxicas e metabólicas	Disfunção das vias vestibulares centrais: desmielinização, encefalites, lesão vascular, doenças neurodegenerativas, tumores, causas tóxicas e metabólicas

ACHADOS CLÍNICOS

Anamnese: questões importantes

O paciente apresenta sintomas visuais, como visão borrada ou oscilopsia?

Oscilopsia caracteriza-se pela ilusão de movimentação do ambiente e é um achado de formas adquiridas de nistagmo, estando geralmente ausente em pacientes com nistagmo congênito ou de início precoce na vida.[5]

Há quanto tempo o sintoma visual está presente?

Nistagmo congênito desenvolve-se nos primeiros meses de vida, sendo importante indagar sobre a ocorrência em outros membros da família, achado frequente nesses casos.[5]

Existe alguma interferência da fixação visual em um alvo na ocorrência do nistagmo?

Nistagmo decorrente de desequilíbrio vestibular periférico pode ser suprimido pela fixação visual, ressurgindo assim que a fixação é eliminada.[5]

Existem outros sintomas neurológicos associados?

Os pacientes devem ser questionados sobre sintomas como vertigem, perda auditiva, ataxia, parestesias ou paresias.[5]

Medicações em uso?

Uma variedade de medicamentos pode interferir com os sistemas de controle da movimentação ocular, ocasionando nistagmo.[5]

Exame físico

O primeiro momento do exame caracteriza-se pela inspeção, quando se observam, além da ocorrência do nistagmo na posição primária do olhar (olhos voltados para a frente), anormalidades pupilares, assimetrias palpebrais, desvios e tremor da cabeça. Em seguida, deve-se medir a acuidade visual do paciente e avaliar seus campos visuais e a percepção de cores. Prossegue-se com a avaliação das pupilas através do reflexo fotomotor direto e consensual, tendo em vista que alguns tipos de nistagmo podem ser decorrentes de anormalidades do nervo óptico, que se manifestam através de um defeito pupilar aferente (veja o Capítulo 115). Em seguida, realiza-se a oftalmoscopia, quando atrofia e anormalidades do nervo óptico devem ser observadas. Algumas formas de nistagmo de baixa amplitude podem ser visualizadas apenas quando se observa a retina do paciente com um oftalmoscópio.[4]

O próximo passo consiste em observar a fixação visual e a eventual ocorrência de nistagmo no olhar primário, com um alvo próximo, um alvo distante, nas posições excêntricas do olhar e durante a convergência. Para cada olho, observar o plano em que o nistagmo ocorre (horizontal, vertical, torcional ou misto). Avaliar individualmente as oscilações de cada olho e observar se a direção e a amplitude diferem. Quando a amplitude ou a velocidade das oscilações diferem em cada olho, denomina-se nistagmo dissociado. Quando a direção das oscilações difere em cada olho, denomina-se nistagmo desconjugado ou disjunto.[4]

Durante a fixação ocular, na posição primária, o examinador deve ocluir cada olho do paciente individualmente, de modo a estimular a manifestação de nistagmo latente. Algumas formas de nistagmo são intermitentes ou podem mudar de direção durante o exame, exigindo a observação sustentada por 2 a 3 minutos.[4,6]

É fundamental a avaliação da interferência da fixação visual no desencadeamento do nistagmo, uma vez que o nistagmo decorrente do desequilíbrio do sistema vestibular periférico por vezes é evidenciado somente em circunstâncias nas quais é eliminada a fixação. Para impedir a fixação, pode-se solicitar ao paciente que feche os olhos, observando-se, então, a movimentação das pálpebras ou palpando-se os globos oculares. Como o fechamento das pálpebras pode, por si só, inibir a ocorrência do nistagmo, é preferível avaliar os efeitos da remoção da fixação com os olhos abertos. Para tanto, existem dois métodos clínicos. O primeiro consiste em observar os olhos através de lentes de Frenzel, que impedem a fixação ocular e apresentam ao examinador uma imagem ampliada dos olhos do paciente. O segundo consiste em cobrir temporariamente o olho livre durante o exame de oftalmoscopia, em um quarto escuro, e observar a movimentação da retina através do oftalmoscópio.

A descrição da direção de movimentação dos olhos deve ser feita a partir do ponto de vista do paciente (por exemplo, nistagmo horizontal com batidas para a direita do paciente).

Por fim, a avaliação do nistagmo estará incompleta sem um exame sistemático de cada classe de movimentos oculares funcionais: reflexos vestibulares, segmento lento, sácades e vergência.

Abordagem fisiopatológica para diagnóstico de nistagmo

Em indivíduos saudáveis, três mecanismos colaboram para manter o olhar fixo e impedir o desvio da linha de visão de um objeto de interesse. Alterações desses mecanismos vão impedir a fixação do olhar e desencadear nistagmo:[4]

- **Reflexo vestíbulo-ocular:** através do qual os movimentos oculares compensam perturbações da cabeça de curta latência (movimentos rápidos), mantendo a visão clara durante atividades como a locomoção.
- **"Integrador neural dos movimentos oculares":** refere-se à habilidade cerebral de manter os olhos em posição excêntrica contra as forças elásticas dos ligamentos suspensores do globo ocular e músculos, que tendem a trazer o globo ocular para a posição central.
- **Fixação visual:** apresenta três componentes identificáveis: a supressão de sácades indesejadas (durante tarefas que exigem concentração visual em um alvo, como passar uma linha através de uma agulha), a habilidade de identificar rapidamente a movimentação do objeto na retina e desencadear um movimento lento ou sacádico compensatório, e o efeito a longo prazo das aferências visuais que monitoram as consequências dos movimentos oculares e continuamente "recalibram" o sistema para otimizar a estabilidade do olhar.

TIPOS DE NISTAGMO

Nistagmo decorrente de desequilíbrio vestibular

A atividade sustentada, igual e simétrica do sistema vestibular de cada lado mantém os olhos na posição primária, voltados diretamente para a frente. O desequilíbrio vestibular faz os olhos se desviarem para o lado menos ativo, pois o lado normal supera a atividade enfraquecida do lado hipoativo, criando a fase lenta do nistagmo vestibular. Em um paciente vigil, os campos oculares frontais detectam esse desvio indesejado e promovem um movimento rápido (sácade) para trazer os olhos de volta à posição primária, criando a fase rápida do nistagmo vestibular.[7]

Nistagmo vestibular periférico

Ocorre em virtude da disfunção aguda dos canais semicirculares, órgãos otolíticos (sáculo e utrículo) ou nervos vestibulares. O dano geralmente é unilateral, ou pelo menos assimétrico (com exceção dos casos de ototoxicidade sistêmica), desequilibrando as aferências vestibulares simétricas. Em geral, tem características horizontais e torcionais (quando o nistagmo apresenta fase inicial lenta para a direita, segue-se um movimento rápido horizontorrotacional no sentido horário e para a esquerda; quando a fase lenta se inicia para a esquerda, o movimento rápido apresenta sentido horizontorrotacional anti-horário e para a direita).[5]

Nistagmo vestibular periférico geralmente está associado ao sintoma de oscilopsia, que é suprimido pela fixação do olhar. Desse modo, o paciente apresenta nistagmo em momentos em que a fixação é suprimida, como, por exemplo, após a movimentação rápida da cabeça e no escuro. A fase aguda do nistagmo tipicamente dura dias e é seguida por melhora lenta em semanas ou meses, graças à adaptação cerebelar. Nistagmo vestibular periférico é mais pronunciado com o olhar desviado no sentido da fase rápida (sentido contrário ao sistema vestibular afetado). Dependendo da gravidade da lesão, o nistagmo pode ser evidente, também, na posição primária do olhar.[5]

O nistagmo vestibular periférico caracteristicamente desaparece com a fixação visual, podendo ser avaliado durante a oftalmoscopia direta mediante a cobertura temporária do olho que não está sendo examinado e o impedimento da fixação ocular. Observa-se, assim, movimento ocular através do oftalmoscópio.[5]

Nistagmo vestibular central

A disfunção vestibular central manifesta-se por meio de três tipos de nistagmo: nistagmo de batidas descendentes (*downbeat*), nistagmo de batidas ascendentes (*upbeat*) e nistagmo torcional. Estes são decorrentes da disfunção do vestibulocerebelo (flóculo, nódulo e vérmis) e de extensas conexões associadas dentro do tronco cerebral.[5]

Nistagmo de batidas descendentes (*downbeat*)

Consiste na forma mais comum de nistagmo vestibular central. A fisiopatogenia envolve o vestibulocerebelo e conexões, resultando em diminuição do sinal tônico enviado a partir dos canais semicirculares anteriores para os núcleos motores oculares (o reflexo vestíbulo-ocular vertical mantém conexões assimétricas para movimentos de mirada para cima e para baixo, diferentemente do disparo simétrico do reflexo vestíbulo-ocular horizontal). O nistagmo pode estar presente na posição primária, mas é tipicamente acentuado com os olhos voltados inferolateralmente (mirada lateral e para baixo) e frequentemente produz oscilopsia.[5]

Nistagmo de batidas ascendentes (*upbeat*)

Muito menos comum do que o *downbeat*, é iniciado por uma fase lenta anormal para baixo, seguida de um movimento de correção rápido para cima.[5]

Nistagmo torcional

Nistagmo torcional puro é indicativo de lesão central, geralmente lesão bulbar, e pode estar associado ao movimento de inclinação ocular persistente.[5]

Nistagmo alternante periódico (NAP)

Trata-se de uma forma de nistagmo espasmódico horizontal que previsivelmente oscila em direção (direita e esquerda), amplitude e frequência a cada 45 a 90 segundos. Como exemplo, observa-se fase lenta direcionada para a esquerda, que aumenta progressivamente sua amplitude e frequência durante 45 a 90 segundos e então declina, frequentemente sucedida por nistagmo de batidas descendentes ou nenhum nistagmo. Então, o nistagmo muda de direção, desenvolvendo uma fase lenta para a direita com um padrão em crescendo-decrescendo como o anterior, em um ciclo previsível. O NAP pode ser congênito ou adquirido. O exame breve pode levar à errônea conclusão de que o nistagmo é direcionado somente para um lado. Dessa maneira, todo nistagmo puramente horizontal e que está presente na posição primária exige observação pelo tempo mínimo de 2 minutos.[5]

O NAP resulta do envolvimento do nódulo e da úvula cerebelar, estruturas conhecidas por utilizar vias inibitórias de GABA-B para controlar nistagmo. A importância no reconhecimento do NAP decorre da localização característica das lesões que o produzem e de ser efetivamente tratada pelo agonista GABA-B baclofeno.[6]

Nistagmo de padrão combinado: vestibular periférico e central

Pacientes com grandes tumores do ângulo pontocerebelar (geralmente neurinomas do acústico ou meningiomas) podem desenvolver nistagmo de Bruns: nistagmo evocado pelo olhar, quando se olha para o lado da lesão, e nistagmo vestibular periférico, quando se olha para o lado contrário à lesão. O nistagmo vestibular periférico reflete disfunção no nervo vestibular ipsilateral, produzindo uma fase lenta inicial no sentido da lesão, de pequena amplitude, seguida de fase rápida na direção oposta, sendo esta última mais evidente à mirada no sentido contralateral. Com o aumento da lesão, ocorre envolvimento do tronco e do cerebelo ipsilaterais, desenvolvendo nistagmo evocado pelo olhar.[5]

Nistagmo que ocorre quando os olhos estão em posição excêntrica

Nistagmo evocado pelo olhar

Desenvolve-se graças à falha em manter os olhos fixos em posição excêntrica. Uma vez solicitado que se mantenham os olhos em posição excêntrica, estes retornam lentamente à linha média devido às propriedades mecânicas e elásticas dos músculos oculares dentro da órbita, que trazem os olhos à posição central de equilíbrio. Segue-se, a esse desvio lento, um movimento sacádico rápido, que leva o olhar novamente ao alvo excêntrico. Assim, a fase lenta do nistagmo sempre leva o olhar para a posição primária. Quanto mais excêntrica é a posição do olhar, ou seja, quanto mais o olhar é desviado na direção da fase rápida do nistagmo, mais aumentam a amplitude e a frequência do nistagmo.[5]

A estabilização do olhar em posição excêntrica é realizada pelo integrador neural, um grupo de estruturas responsáveis por garantir o nível de atividade neural adequado para manter a atividade muscular e garantir o olhar excêntrico contra as forças viscoelásticas da órbita. O flóculo e o nódulo do cerebelo fazem parte dessas estruturas. Além disso, o integrador responsável pela manutenção do olhar horizontal também inclui o núcleo prepósito do hipoglosso e o núcleo vestibular medial, enquanto o núcleo intersticial de Cajal contribui para a manutenção do olhar vertical.[5]

Nistagmo espasmódico simétrico, que ocorre nos extremos do olhar horizontal e desaparece ao trazer os olhos a uma posição menos excêntrica, é fisiológico e não apresenta relevância clínica.[6] Contudo, o nistagmo evocado pelo olhar sustentado ou assimétrico (ocorre após a mirada para apenas uma direção) indica patologia e exige melhor avaliação. Nistagmo evocado pelo olhar é frequentemente causado por intoxicações por etanol, anticonvulsivantes (tipicamente fenitoína), sedativos e hipnóticos. Quando assimétrico, implica lesão ipsilateral do tronco ou cerebelo, tipicamente de origem estrutural (lesão com efeito de massa, infarto, desmielinização).[5]

Nistagmo de recuperação

Associado ao nistagmo patológico evocado pelo olhar, é indicativo de doença cerebelar. Ocorre após um período de nistagmo evocado pelo olhar sustentado. Por exemplo, o nistagmo evocado pelo olhar para o lado esquerdo é caracterizado por uma fase lenta de retorno à linha média, seguida por uma sácade rápida que leva a mirada para a esquerda novamente. Após manter o nistagmo sustentado por 5 a 10 segundos através da mirada para a esquerda, é solicitado ao paciente que traga rapidamente os olhos para a posição primária e ali os mantenha nessa posição. Surge, então, um desvio lento para a esquerda, seguido por um movimento sacádico que traz os olhos novamente para a linha média, caracterizando o nistagmo de recuperação. O nistagmo de recuperação é tipicamente um fenômeno de curta duração, apresentando apenas alguns batimentos e dissipando-se em seguida.[5]

PADRÕES DE NISTAGMO DA INFÂNCIA

Nistagmo congênito (NC)

Evidenciado nos primeiros meses de vida, e geralmente associado a história familiar de NC, caracteriza-se por um nistagmo horizontal conjugado que permanece horizontal mesmo com o olhar para cima ou para baixo. O nistagmo pode mudar de espasmódico para pendular em diferentes posições do olhar. Raramente se acompanha de oscilopsia, mas frequentemente adota um desvio da cabeça de maneira a colocar os olhos em posição nula (posição do olhar na qual o nistagmo é mínimo) para maximizar a acuidade visual. Fixação visual à distância usualmente amplifica o nistagmo (diferente do nistagmo vestibular, que desaparece com a fixação visual), embora convergência e fixação visual para objetos próximos diminuam a amplitude do nistagmo. O NC desaparece durante o sono. Aproximadamente 15% dos pacientes apresentam estrabismo concomitantemente.[5]

NC pode ser associado a baixa acuidade visual, a qual pode estar relacionada com uma disfunção visual aferente. É importante detectar qualquer disfunção aferente, como defeito pupilar aferente relativo, anormalidades retinianas ou atrofia óptica.[5]

Nistagmo latente (NL)

Também aparece muito precocemente na vida e caracteriza-se por um nistagmo espasmódico horizontal, que está classicamente presente apenas com a visão monocular. Assim, os olhos estão estáveis até que um deles seja ocluído, eliminando a fixação binocular e produzindo nistagmo com a fase lenta direcionada no sentido do nariz e a fase rápida no sentido da orelha. A fase lenta imediatamente reverte sua direção quando se alterna o olho ocluído (a direção da fase lenta sempre se dá no sentido do nariz). NL é frequentemente percebido durante a oftalmoscopia, quando efetivamente se oclui um dos olhos. Está quase sempre associado à esotropia.[5] É um nistagmo benigno, que não necessita exame de imagem, devendo a criança ser encaminhada a um oftalmologista para avaliação de terapia para ambliopia.[5]

Nistagmo monocular da infância

Tipo raro, mas importante, de nistagmo, manifesta-se precocemente na vida e está associado a glioma da via visual anterior (nervo óptico e quiasma). Os movimentos oculares são de pequena amplitude, verticais ou elípticos, e o olho com nistagmo pode apresentar diminuição da acuidade visual, defeito pupilar aferente e atrofia óptica. Esse padrão de nistagmo deve ser sempre acompanhado de avaliação com exame de neuroimagem.[5]

Spasmus nutans

Distúrbio benigno, não associado a outras anormalidades neurológicas (exceto à possibilidade de estrabismo ou ambliopia), caracteriza-se por nistagmo pendular binocular intermitente, primariamente horizontal, de alta frequência e pequena amplitude, e que geralmente se desenvolve no primeiro ano de vida. Está associado às etnias afro-americana e hispânica, resolvendo-se espontaneamente após alguns anos (em geral, por volta dos 10 anos).[5]

OUTRAS FORMAS DE NISTAGMO

Nistagmo pendular adquirido

Nistagmo pendular é composto somente de fases lentas, nos planos horizontal, vertical ou torcional, frequentemente em combinação, resultando em ondas sob a forma elíptica. Os movimentos oculares podem ser conjugados ou desconjugados, e podem ser dissociados. É pobremente localizado e mais comumente visto em pacientes com esclerose múltipla, que frequentemente exibem formas assimétricas ou monoculares. Esse tipo de nistagmo também tem sido frequentemente associado à perda visual decorrente de neuropatia óptica, sendo maior a amplitude do nistagmo no olho com maior comprometimento da visão.[5]

Nistagmo em gangorra

É composto de oscilações desconjugadas: um olho eleva-se e realiza movimento de intorção enquanto o outro deprime-se e realiza movimento de extorção. Esse nistagmo é frequentemente pendular, de frequência lenta e amplitude similar entre os olhos. Embora possa ser congênito, é mais comumente adquirido e indica lesões parasselares (comumente tumores, como o craniofaringioma), sendo, por isso, também associado à hemianopsia bitemporal. A perda visual assimétrica pode produzir nistagmo de maior amplitude no olho com pior acuidade visual. Quando congênito, pode estar associado à ausência de quiasma.[5]

Nistagmo dissociado

Caracteriza-se pela diferença no tamanho das oscilações oculares entre os olhos. A forma mais comum de nistagmo dissociado é o nistagmo associado à abdução que ocorre em lesões do fascículo longitudinal medial, produzindo oftalmoplegia internuclear. Uma explicação para o nistagmo de abdução na oftalmoplegia internuclear está relacionada com a lei de Hering, segundo a qual igual inervação é fornecida para os pares de músculos oculares conjugados (por exemplo, reto medial esquerdo e reto lateral direito); como a inervação é aumentada para suprir a adução ipsilesional deficiente, o olho contralesional também recebe esse aumento de inervação, produzindo movimentação excessiva (sácade hipermétrica) no músculo reto lateral contralateral. Esta é seguida por uma fase lenta de retorno à posição primária, e então o ciclo se repete.[5]

Referências

1. Eggenberger ER. Diplopia – History and examination. In: Continuum, lifelong learning in neurology/neuro-ophtalmology. Philadelphia: Lippincott Williams & Wilkins, 2009:121-7.
2. Rucker JC, Buracchio T. Pearls and oysters of localization in ophtalmoparesis. Neurology 2007; 69:35-40.
3. Leight RJ, Zee DS. A survey of eye movements: characteristics and teleology. In: Leight RJ, Zee DS (eds.) The neurology of eye movements. New York: Oxford University Press, 2006:3-19.
4. Leight RJ, Zee DS. Diagnosis of nystagmus and saccadic intrusion. In: Leight RJ, Zee DS (eds.) The neurology of eye movements. New York: Oxford University Press, 2006:475-558.
5. Eggenberger ER. Nistagmus and other abnormal eye movements. In: Miller AE (ed.) Continuum, lifelong learning in neurology/neuro-ophtalmology. Philadelphia: Lippincott Williams & Wilkins, 2009:200-11.
6. Rucker JC. Oculomotor disorders. Seminars in Neurology 2007; 27:244-56.
7. Campbell WW. Os nervos motores oculares. In: Campbell WW (ed.) De Jong – O exame neurológico. Philadelphia: Lippincott Williams & Wilkins, 2005:126-61.

Nódulo de Mama

CAPÍTULO 108

Gustavo Py Gomes da Silveira

INTRODUÇÃO

O nódulo de mama é um achado comum e que causa muita preocupação às mulheres em virtude da importante prevalência do câncer de mama. A natureza de um nódulo de mama pode variar desde um simples problema funcional, passando por neoplasia benigna e chegando à possibilidade de se tratar de uma neoplasia maligna (Quadro 108.1).

A semiologia das mamas deverá ser minuciosa, incluindo desde um exame clínico com cuidados especiais em razão de sua mobilidade até o uso de meios diagnósticos complementares.

ACHADOS CLÍNICOS

Os meios clínicos de diagnóstico do nódulo de mama incluem a inspeção e a palpação. A investigação começa pela anamnese, com ênfase nos fatores que possam representar risco de câncer de mama: idade da paciente, idade da menarca, idade do primeiro parto, número de gestações, idade da menopausa (espontânea ou cirúrgica), tratamento hormonal, especialmente o uso de estrogênio e de progestogênios para distúrbios do climatério, radiações prévias sobre as mamas ou sobre o tórax, câncer de mama prévio, cirurgias sobre as mamas, história familiar de câncer de mama, de ovário ou de cólon (perguntando sobre a idade em que surgiu o tumor), ocorrência de doenças ou uso de agentes imunodepressores, em especial a síndrome de imunodeficiência adquirida (AIDS) e pacientes transplantadas.

O exame físico pode começar com a paciente deitada de costas e com o torso nu. Observam-se eventuais anormalidades nas mamas, inicialmente com os membros superiores ao longo do corpo, depois elevados acima da cabeça, quando são observadas modificações como retrações na pele, deformidade do mamilo, saliências e alterações de cor. Com a elevação dos peitorais, podem ser identificadas retrações na pele ou do próprio mamilo não observáveis na inspeção simples (Figuras 108.1 e 108.2).

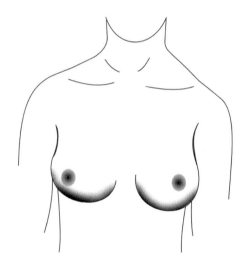

▼ **Figura 108.1** Inspeção inicial das mamas. (Reproduzida da referência 1.)

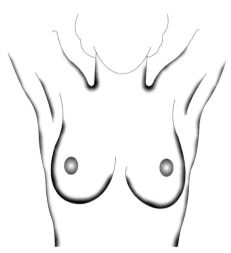

▼ **Figura 108.2** Inspeção após a elevação dos braços. (Reproduzida da referência 1.)

Quadro 108.1 Causas dos nódulos de mama
Câncer de mama
Cistos mamários
Fibroadenomas
Mamas fibrocísticas
Hamartoma
Sequelas de traumatismo na mama (hematoma ou esteatonecrose)
Papiloma intraductal
Lipoma
Mastite
Galactocele
Abscesso

Fonte: adaptado da referência 1.

Identificados e anotados os achados anormais, passa-se à etapa seguinte, a de palpação das mamas. A palpação deve ser suave: não tão leve que deixe passar despercebidas alterações mais profundas, nem tão pesada a ponto de retirar a plena sensibilidade dos dedos. Deve-se ter presente, durante a palpação, como é a estrutura dos ductos mamários (Figura 108.3).

Há duas maneiras preferidas de se proceder à palpação: correndo os dedos de modo radiado, no sentido dos ductos, da periferia para o centro, até completar todo o círculo, ou palpando sucessivamente, avançando em espiral das bordas das mamas para a aréola (Figura 108.4). Verifica-se a mobilidade das mamas sobre os planos profundos. Completa-se a palpação examinando o tecido mamário, comprimindo-o entre dois dedos ou entre as duas mãos espalmadas (Figura 108.5).

Em seguida, com a paciente deitada ou sentada, palpam-se as cadeias linfáticas: linfonodos axilares, supraclaviculares e cervicais (Figuras 108.6 e 108.7).

Alguns aspectos referentes à semiologia das mamas devem ser salientados. A palpação radiada, da periferia para o centro da mama, poderá provocar o surgimento de alguma secreção dos ductos. Em princípio, essas secreções só são valorizadas quando espontâneas, com a paciente notando a mancha na roupa. Essas secreções, em geral, não preocupam. O risco de câncer é pequeno (Tabela 108.1).[3]

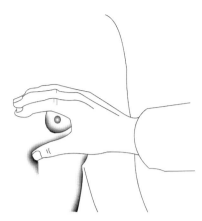

Figura 108.5 Palpação do tecido mamário. (Reproduzida da referência 1.)

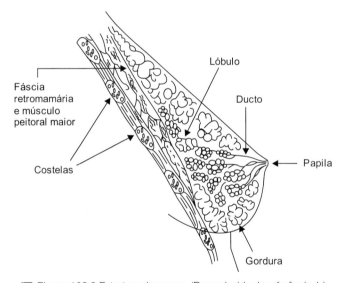

Figura 108.3 Estrutura da mama. (Reproduzida da referência 1.)

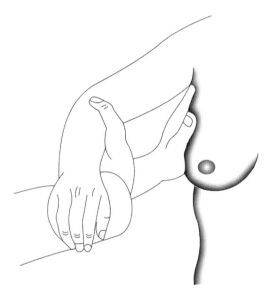

Figura 108.6 Palpação de linfonodos axilares. (Reproduzida da referência 1.)

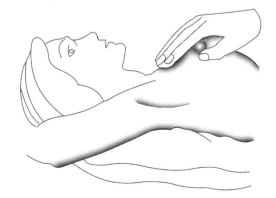

Figura 108.4 Técnica para palpação das mamas. (Reproduzida da referência 1.)

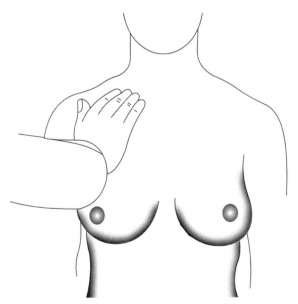

Figura 108.7 Palpação de linfonodos supraclaviculares. (Reproduzida da referência 1.)

Tabela 108.1 Tipo de descarga mamilar e risco de câncer de mama

Tipo de descarga	Nº de casos	Risco de câncer (%)
Serosa	2.690	0,16
Láctea	1.640	0,13
Purulenta	377	0,83
Sanguinolenta	598	3,96

Fonte: Gadd e Souba.[3]

Identificado um nódulo ou adensamento, pinçando a pele da região entre os dedos polegar e indicador, é possível identificar a presença de edema da pele localizado.

Cuidados especiais são exigidos no exame de mamas submetidas a intervenções cirúrgicas em sua estrutura, incluindo as mamoplastias redutoras, as suspensoras e as com prótese. Fibroses cicatriciais e sequelas de radioterapia podem perturbar a avaliação correta. As portadoras de prótese terão o tecido mamário examinado cuidadosamente sobre a prótese.[1]

O Professor João Gomes da Silveira, um examinador detalhista, costumava aplicar talco na pele da mama para tornar mais sensível a palpação.[2]

A partir do exame clínico das mamas será possível chegar a conclusões diagnósticas preliminares. Alguns achados irão suscitar suspeitas de algum tumor maligno ou alteração benigna (Quadro 108.2).

EXAMES COMPLEMENTARES

Completado o exame minucioso das mamas, podem ser necessários exames complementares, os quais são sempre usados como complemento do exame mais importante, que é o clínico.

Nos últimos 30 anos foi notável o desenvolvimento dos exames subsidiários das mamas. Os mais usados são a mamografia com suas variantes, a ultrassonografia, a ressonância nuclear magnética, a mamocintilografia e as punções tanto para diagnóstico citológico como para diagnóstico histológico.

A mamografia convencional e atualmente a digital são consideradas um exame útil para o estudo da estrutura da mama, especialmente das lipossubstituídas. As mamas densas, próprias das mulheres pré-menopáusicas, prejudicam as imagens e suscitam dúvidas que irão exigir outros exames complementares e, até mesmo, intervenções cirúrgicas. A mamografia tem sido usada no rastreamento do câncer de mama em mulheres com mais de 50 anos de idade, ou seja, pós-menopáusicas.[4] A mamografia é especialmente útil no diagnóstico de microcalcificações. Mais recentemente, surgiu a tomossíntese mamária, visando ao estudo radiológico mais acurado.

A ultrassonografia mamária é um exame que fornece boas informações, com a vantagem de não usar radiações ionizantes. Estuda bem mamas densas, o que torna o exame muito útil quando se quer esclarecer alguma dúvida quanto ao exame clínico em mulheres jovens.

Exame introduzido mais recentemente, a ressonância nuclear magnética das mamas promove boa visibilidade do tecido mamário, com a vantagem de também não usar radiações ionizantes. É útil na avaliação de mamas com prótese.

A mamocintilografia tem se mostrado útil na avaliação de lesões mamárias.

Exames que foram introduzidos no passado, como a termografia e a xeromamografia, foram abandonados em razão de sua baixa especificidade (o primeiro) e por uso excessivo de raios X (o segundo).

No Brasil, as punções de mama foram introduzidas na década de 1970, inicialmente a punção para diagnóstico citológico, dita punção com agulha fina ou PAAF (punção aspirativa com agulha fina).[5] O desenvolvimento da punção-biópsia de mama para diagnóstico histológico tirou muito espaço da PAAF. O diagnóstico citológico será sempre um diagnóstico intermediário, necessitando de confirmação histológica. Com a punção-biópsia tem-se a segurança diagnóstica quase com a mesma simplicidade ambulatorial da PAAF.[6]

A altíssima prevalência do câncer de mama e sua importante mortalidade exigem do médico atenção especial no exame clínico, com ou sem a solicitação de exames subsidiários. Como disse o Professor João Gomes da Silveira: "As mamas devem ser examinadas em todas as consultas, ginecológicas ou não, independentemente de quaisquer queixas."[1]

Quadro 108.2 Sugestões quanto à natureza dos achados clínicos

Achados	Sugerem malignidade	Sugerem benignidade
Nódulo duro	Único	Múltiplos
Ingurgitamento venoso	Unilateral	Bilateral
Desvio do mamilo	Unilateral	Bilateral
Erosão do mamilo	Unilateral	Bilateral
Retração da pele	Presente	Ausente
Fixação à parede torácica	Presente	Ausente
Pele em *peau d'orange*	Presente	Ausente
Descarga sanguinolenta	Sim	Papiloma tubular
Linfonodos palpáveis	Presentes	Ausentes
Tumor muito móvel	Não	Fibroadenoma
Massa tenra, renitente	Não	Cisto
Sinais inflamatórios	Fora do puerpério	Na lactação

Fonte: adaptado da referência 1.

Referências

1. Silveira JG. Semiologia das mamas: o exame físico. In: Silveira JG, Silveira GG, Berao VG (eds.) Curso de cancerologia aplicada à ginecologia. 1ª série. Porto Alegre: Metrópole, 1982:187-92.
2. Silveira GPG. A consulta ginecológica. In: Silveira GPG, Pessini SA, Silveira GGG (eds.) Ginecologia baseada em evidências. 3. ed. São Paulo: Atheneu, 2012:3-10.
3. Gadd MA, Souba WW. Evaluation and treatment of benign breast diseases. In: Bland KI, Copeland III EM (eds.) The breast – Comprehensive management of benign and malignant diseases 2. ed. Vol I. Philadelphia: WB Saunders, 1998:233-46.
4. INCa. Instituto Nacional do Câncer. Ministério da Saúde. Disponível em: www.inca.gov.br. Acesso em novembro de 2013.
5. Silveira JG. Exames complementares das mamas: a punção com agulha fina para investigação cito-patológica. In: Silveira JG, Silveira GG, Berao VG (eds.). Curso de cancerologia aplicada à ginecologia. 1ª série. Porto Alegre: Metrópole, 1982:193-7.
6. Silveira GPG. Câncer de mama. In: Silveira GPG, Pessini SA, Silveira GGG (eds.). Ginecologia baseada em evidências. 3. ed. São Paulo: Atheneu, 2012:533-62.

CAPÍTULO 109

Obstrução Nasal

Geraldo Druck Sant'Anna • *Samantha Castro* • *Augusto Berton Bettiol*

INTRODUÇÃO

Queixa muito comum na consulta otorrinolaringológica, a obstrução nasal pode ocorrer em todas as faixas etárias.[1] É importante ressaltar que a alteração da permeabilidade nasal pode prejudicar o funcionamento de órgãos vizinhos, como a ventilação dos seios paranasais, a orelha média, a orofaringe e a laringe.[2]

Vários são os fatores que ocasionam a sensação de entupimento nasal. Em alguns indivíduos, a queixa pode ser decorrente da alteração de decúbito, como ao deitar-se, o que aumenta o retorno venoso na vascularização interna do nariz. Entretanto, a variação da anatomia interna e externa e patologias inflamatórias ou com efeito de massa podem desencadear a queixa abordada neste capítulo.

A perviedade das fossas nasais depende, em grande parte, da retificação septal e do tamanho das conchas nasais.[3] Conhecendo a anatomofisiologia nasal normal e as causas e consequências da obstrução nasal, o médico pode associar as queixas do paciente aos métodos de avaliação clínica e laboratorial a fim de diagnosticar e tratar esse sintoma.

Anatomofisiologia[3]

A respiração nasal é hábito instintivo do ser humano. A passagem de ar pelo nariz, além de auxiliar o desenvolvimento de outros sistemas, promove o condicionamento e a modificação deste, a adequada função mucociliar e a sensação de olfato.

A área da válvula nasal é outro ponto importante a ser destacado. Formado pelo ângulo entre o borda caudal da cartilagem lateral superior e o septo, medialmente, esse local costuma ser o sítio mais comum de obstrução nasal em humanos, o que justifica a queixa de desvios septais anteriores. A dinâmica área da válvula nasal é composta por estruturas estáveis (septo nasal e osso piriforme), estruturas complacentes (cartilagens lateral superior e inferior – alar – e tecidos moles subjacentes) e tecido erétil (corpo cavernoso do septo nasal e cabeça da concha nasal inferior, cujo volume é determinado pelo conteúdo dos respectivos vasos de capacitância).

O nariz e seu comportamento dinâmico[3]

Descrito inicialmente por Kayser, em 1895, o ciclo fisiológico nasal consiste nas alterações espontâneas e recíprocas no fluxo aéreo nasal unilateral, associadas a vasodilatação e vasocons-

trição dos sinusoides venosos submucosos nasais, abundantes na concha nasal inferior. Evidências recentes questionam essa definição e propõem, atualmente, o uso da expressão *alterações não cíclicas da mucosa nasal*. A regulação do fluxo aéreo-nasal e as alterações associadas são devidas ao sistema nervoso autônomo.

Efeito da postura no fluxo nasal[3]

Quando o paciente se encontra na posição de decúbito dorsal, ocorre aumento do retorno venoso em até 8mmHg. A resistência na cavidade nasal, que fica para baixo, aumenta, tornando-a mais congesta e ocorrendo o contrário com a outra narina. A adição de outros fatores, como alteração estrutural (desvio de septo), pode ocasionar a sensação de obstrução nasal.

Estruturas anatômicas[3]

A concha nasal inferior é de fundamental importância na regulação do fluxo nasal, contribuindo para a resistência inspiratória, a conversão do fluxo de ar laminar para turbulento e como defesa nasal contra agressores externos.

ETIOLOGIA

As obstruções nasais podem ser listadas como fisiológicas ou não fisiológicas, ou de acordo com a idade do paciente.[1,3,4]

Os Quadros 109.1 e 109.2 mostram as principais causas de obstrução nasal.

ACHADOS CLÍNICOS

Anamnese completa e exame físico detalhado possibilitam a descoberta da maioria das etiologias da obstrução nasal. Deve-se questionar o paciente sobre a duração, a frequência e o horário do dia em que o sintoma ocorre,[5] se a obstrução é unilateral ou bilateral; fatores que precipitam e amenizam o sintoma;

Quadro 109.1 Etiologias da obstrução nasal[3]	
Fisiológicas	Ciclo nasal, alterações posturais, hormonais
Não fisiológicas	Inflamatórias, alterações estruturais, endócrinas ou metabólicas, tumores, alterações do fluxo aéreo

Quadro 109.2 Especificação das etiologias não fisiológicas[3]	
Inflamatórias	Rinite alérgica, rinites infecciosas, rinites não alérgicas, rinite atrófica, pólipos nasais, rinites granulomatosas
Alterações estruturais	Desvio de septo nasal, insuficiência primária ou secundária da válvula nasal, hipertrofia de conchas nasais, atresia de coanas, corpos estranhos, traumáticas
Endócrinas ou metabólicas	Gestação, uso de pílula anticoncepcional, hipotireoidismo
Tumores	Angiofibroma juvenil, papiloma invertido, adenocarcinoma, sarcoma, melanoma
Alterações do fluxo aéreo	Rinite atrófica, síndrome do nariz vazio, perfuração ampla do septo nasal
Outras	Alteração da percepção nasal, hipertrofia de adenoides, emocionais

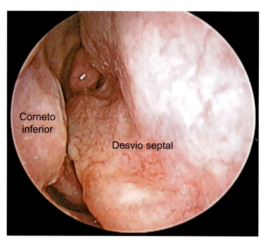

Figura 109.2 Rinoscopia com desvio septal. (Reproduzida da referência 2.)

tentativas de tratamento já realizadas; se o paciente fuma ou faz uso de alguma droga; se há história de atopia (principalmente respiratória) na família e medicamentos em uso.[1,5]

De acordo com Gendo e Larson,[6] perguntas como "os sintomas estão relacionados com a presença de animais?" ou "as árvores aumentam os sintomas?", juntamente com uma história familiar positiva para alergia, apresentam uma razão de verossimilhança positiva (RV+) que varia de 3 a 5 para cada um desses fatores. Em outras palavras, em caso de resposta positiva a qualquer uma dessas questões, as chances de o diagnóstico ser de rinite alérgica são três a cinco vezes maiores.

O exame físico consiste na avaliação otorrinolaringológica completa, com destaque para a rinoscopia.[2] Esse exame é feito mediante inspeção do nariz, observando se há desvios da linha média, o tamanho do nariz, se há fraturas ou abaulamentos, se a respiração é bucal ou oral, se há tiques alérgicos – coçar, fungar, caretas faciais; com a palpação, verifica-se se há dor e irregularidades cartilaginosas ou ósseas. Com a ajuda de um espéculo, para visualização da cavidade nasal, deve-se observar se há feridas, desvio de septo, úlceras ou presença de tumores,

a cor da mucosa, se há a presença de secreção e a situação do corneto inferior (Figuras 109.1 e 109.2).[5]

A partir das alterações na anamnese e no exame físico do paciente, é possível elaborar hipóteses diagnósticas. Alguns exemplos:[2]

- Localização unilateral (causas estruturais) ou bilateral (causas da mucosa).
- Tempo de evolução sazonal com variação dos sintomas ao longo do dia, nas diferentes estações do ano, sugere causa alérgica, assim como avaliação de gatilhos, como animais, exposição ao fumo, grandes metrópoles, animais e produtos químicos.
- Sintomas de rinossinusite: dor ou pressão facial, congestão nasal, rinorreia purulenta, cefaleia.
- Uso de substâncias intranasais, como cocaína; o uso excessivo de descongestionantes tópicos favorece rinite medicamentosa.
- Medicações orais que podem aumentar a sensação de obstrução nasal, como contraceptivos orais, antitireoidianos, anti-hipertensivos, antidepressivos e benzodiazepínicos.
- Trauma: história de trauma ou cirurgia nasal (principalmente rinoplastia).
- História médica pregressa: granulomatose de Wegener, fibrose cística, sarcoidose e sífilis.

Em neonatos, a atresia de coana é causa frequente de obstrução nasal, podendo ser uni ou bilateral, a qual é a única que apresenta risco grave de morte do recém-nascido.[3,7] Nesses casos, o diagnóstico é suspeitado quando não se consegue passar a sonda nasal logo após o nascimento. Em caso de defeito bilateral, a cirurgia é a opção mais adequada.

Uma causa importante de obstrução nasal em todas as faixas etárias é o resfriado comum, muito prevalente nas estações mais frias do ano. O diagnóstico diferencial consiste na presença de outros sintomas comuns ao resfriado (cefaleia, mialgia, coriza, espirros, tosse).

As rinites estão entre as principais causas de obstrução nasal.[1] Entre elas, a rinite alérgica exerce papel fundamental. O Quadro 109.3 ilustra os principais sinais e sintomas dessa doença.

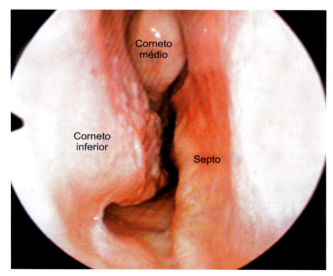

Figura 109.1 Rinoscopia normal. (Reproduzida da referência 2.)

Quadro 109.3 Escores de sinais e sintomas para avaliação de pacientes com rinite[3]*

Sintomas	Sinais
Espirros	0: ausente 1: 1 a 4 por dia/prurido ocasional 2: 5 a 10 por dia/prurido esporádico por 30 minutos 3: 11 ou mais/interfere com o sono e/ou a concentração
Coriza	0: ausente 1: limpeza 1 a 4 vezes ao dia 2: limpeza 5 a 10 vezes ao dia 3: limpeza constante
Obstrução nasal	0: ausente 1: pequena e não atrapalha 2: respiração bucal na maior parte do dia 3: não respira pelo nariz/interfere com o sono, olfato ou voz
Secreção retronasal	0: ausente 1: sensação de secreção na garganta 2: limpeza frequente da garganta 3: tosse e incômodo para falar
Cornetos – coloração	0: róseo 1: avermelhado/rosa pálido 2: vermelho/pálido 3: anêmico/azulado
Edema	0: ausente 1: hipertrofia de corneto inferior ou médio com pequeno bloqueio nasal 2: congestão comprometendo a respiração em uma ou em ambas as cavidades nasais 3: congestão impedindo a respiração em uma ou emambas as cavidades nasais
Secreção	0: ausente 1: a mucosa parece úmida 2: secreção visível em cornetos ou assoalho da cavidade nasal 3: profusa/drenando
Inflamação faríngea	0: normal 1: orofaringe discretamente vermelha 2: orofaringe vermelha e folículos linfoides aparentes 3: muco visível na parede posterior da orofaringe

*A pontuação serve para guiar a terapêutica inicial.

Excluídas as causas alérgicas de rinite, devem ser investigadas as rinites não alérgicas (Quadro 109.4).

A Figura 109.3 apresenta o fluxograma para avaliação da obstrução nasal.

Rinites não alérgicas não infecciosas

- **Fatores mecânicos:**
  - Desvio do septo, que pode ser traumático ou atraumático.
  - Hipertrofia adenoidiana.
  - Corpos estranhos nasais.
  - Atresia coanal.
- **Neoplasias:**
  - Benignas.
  - Malignas.
- **Granulomatoses.**
- **Sarcoidose.**

Quadro 109.4 Causas de rinite não alérgica[3]

Infecciosas	Viral Bacteriana Fúngica
Não infecciosas	Idiopática Irritativa Eosinofílica não alérgica Polipose nasal Sensibilidade ao AAS Ocupacional Gestacional Hormonal Medicamentosa Fármacos Gustativa Frio Discinesia ciliar Fibrose cística Granulomatose de Wegener Tumores

Outro diagnóstico diferencial importante é com a rinite atrófica, que consiste em patologia crônica, podendo ser classificada em simples, secundária ou ozenosa.[3] A fase simples, ou primária, apresenta atrofia moderada da mucosa, sem comprometer osso ou cartilagem. A secundária se exterioriza com crostas, porém sem fetidez, sendo comum após turbinectomias amplas, radioterapia da cavidade nasal ou granulomatoses. Na ozena, estão presentes escasso desenvolvimento do nariz, flacidez da cartilagem septal e achatamento do nariz externo, muitas vezes com sela. Em seguida, sobrevém o quadro clássico composto de atrofia osteomucosa, crostas e fetidez acentuada. Clinicamente, pode ser dividida em três graus:

- **Grau I:** queixas de obstrução nasal, secreção catarral amarelada e discreta anosmia. Ao exame físico, nota-se redução do volume dos cornetos.
- **Grau II:** crostas e mau cheiro.
- **Grau III:** conchas volumosas, além de anosmia.

Os exames laboratoriais não são essenciais para o diagnóstico, mas auxiliam o de doenças associadas:[3] no hemograma há eosinofilia, principalmente nos asmáticos e intolerantes ao ácido acelilsalicílico (AAS). O RAST faz parte da avaliação alergológica e possibilita a identificação dos pacientes atópicos, direcionando o tratamento adequado.

Polipose nasossinusal

Pode vir acompanhada de outros sintomas, como anosmia/hiposmia, dor facial e sinusites de repetição. A ocorrência de asma e a intolerância ao AAS (e a outras substâncias com reação cruzada, como dipirona, álcool e anti-inflamatórios não esteroides [AINE]) devem ser sempre investigadas, assim como sintomas de atopia nasal. Na rinoscopia anterior, e mais precisamente na nasofibrobroncoscopia flexível ou rígida, identifica-se a extensão da degeneração polipoide dentro da cavidade nasal. Para avaliação da extensão da doença nos seios paranasais, indica-se tomografia computadorizada (TC) de seios da face nos cortes axial, coronal e sagital. A ressonância nuclear magnética (RNM) não supera a avaliação da TC.

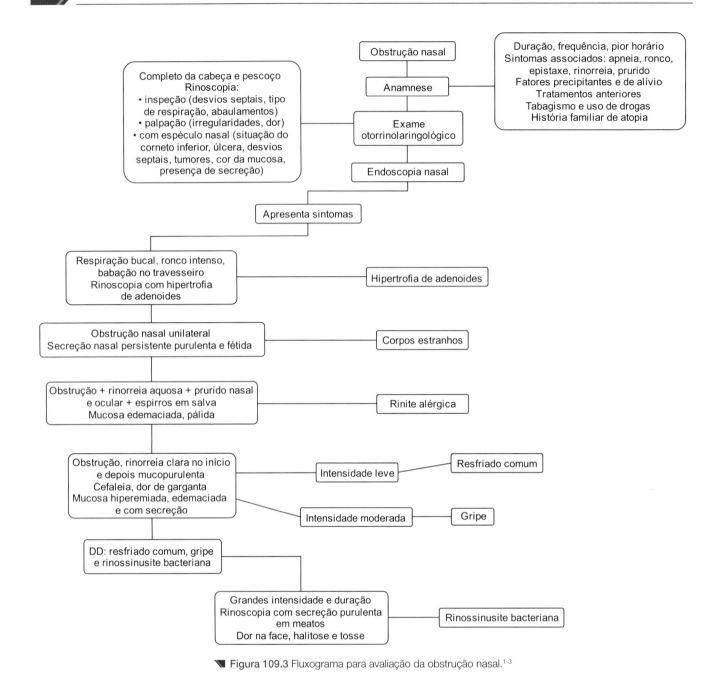

Figura 109.3 Fluxograma para avaliação da obstrução nasal.[1-3]

Papilomatose nasossinusal

Tumor benigno mais frequente do andar médio da face, apresenta-se mais comumente como unilateral, com rinorreia mucopurulenta e, dependendo da extensão do tumor, hiposmia e anosmia. Pode causar protuberância no vestíbulo nasal e, à rinoscopia anterior, percebe-se uma massa polipoide de superfície irregular. O exame de imagem mostra a extensão e a provável origem da lesão. No papiloma invertido, um dos subtipos, é mínimo o risco de malignidade.

Após a avaliação, uma endoscopia nasal poderá ser realizada, a qual promoverá uma visão da situação de toda a cavidade nasal, cornetos médio e superior, recessos esfenoetmoidal, rinofaringe, orofaringe, hipofaringe e laringe.[2]

Alguns testes específicos são empregados para diagnósticos mais difíceis e que não conseguem ser bem determinados com os exames iniciais. Os testes da permeabilidade nasal, como a rinomanometria computadorizada e a rinometria acústica, revelam a dinâmica e a anatomia da cavidade nasal, facilitando o entendimento da obstrução.[8] A radiografia vem perdendo espaço para a TC, mas ainda é bastante útil na avaliação da obstrução do *cavum* por adenoides. A TC é o padrão-ouro para dissecção anatômica da cavidade nasal e dos órgãos da vizinhança.[1,3] Deve ser lembrado que todos os exames realizados devem ser acoplados a um cenário da clínica do paciente. Testes alérgicos são importantes no diagnóstico diferencial das rinites, e exames como biópsia e testes de função do nariz são indicados individualmente, dependendo do quadro apresentado pelo paciente.[6]

Referências

1. Roithmann R, Chapnik J. Obstrução nasal: aspectos gerais. In: Da Costa SS, Cruz OLM, De Oliveira JAA. Otorrinolaringologia: princípios e prática. Porto Alegre: Artmed, 2006: 603-19.
2. Bhattacharyya N. Clinical presentation, diagnosis, and treatment of nasal obstruction. UpToDate, 2014. Disponível em: <http://www.uptodate.com/contents/clinical-presentation-diagnosis-and-treatment-of-nasal-obstruction>. Acesso em: 02/09/2014.
3. Neto SC, de Mello Júnior JF, Martins RHG, Selaimen S. Tratado de otorrinolaringologia e cirurgia cervicofacial. 2. ed.
4. Chandra RK, Patadia MO, Raviv J. Diagnosis of nasal airway obstruction. Otolaryngol Clin N Am 2009; 42:207-25.
5. Hungria H. Nariz e seios paranasais: exame clínico. In: Porto CC (ed.) Semiologia médica. Rio de Janeiro: Guanabara Koogan, 2005:266-8.
6. Gendo K, Larson EB. Evidence-based diagnostic strategies for evaluating suspected allergic rhinitis. Ann Intern Med 2004; 140: 278-89.
7. Jessen M, Malm L. Definition, prevalence and development of nasal obstruction. Allergy 1997; 52 (suppl 40):3-6.
8. Grymer LF, Hilberg O, Pedersen OF. Prediction of nasal obstruction based on clinical examination and acoustic rhinometry. Rhynology 1997; 35: 53-7.

CAPÍTULO 110

Diagnóstico Diferencial de Olho Vermelho

Ricardo Mörschbächer • *Cristiane Magno Nunes* • *Matheus Magalhães*

INTRODUÇÃO

Olho vermelho é uma queixa frequente em oftalmologia e na prática médica em geral. Um amplo espectro de doenças oculares pode se apresentar desse modo. A maioria dos casos é relativamente benigna. Entretanto, algumas desordens podem ameaçar a integridade do olho e a visão. Exame físico e anamnese são importantes para separar as etiologias benignas das causas com morbidade aumentada.

ETIOLOGIA

A inflamação da conjuntiva é, muitas vezes, a causa da hiperemia característica do olho vermelho. Esse distúrbio pode resultar da dilatação dos vasos da esclera ou da episclera. Também pode ser consequência de inflamação de estruturas oculares internas ou de estruturas anexas. Em serviços oftalmológicos de emergência, 75% dos casos se devem à conjuntivite, à abrasão de córnea ou à presença de corpos estranhos.

As principais etiologias do olho vermelho encontram-se listadas no Quadro 110.1.

ACHADOS CLÍNICOS

Anamnese

Uma história detalhada é fundamental para se tentar estabelecer a etiologia. É preciso determinar se o início dos sintomas foi abrupto ou progressivo (dias/horas), se houve contato com pessoas com olho vermelho, história de trauma, uso de colírios, cirurgia ocular recente ou uso de lentes de contato. Além disso, o paciente deve ser indagado sobre redução da acuidade visual, dor (descrever tipo), secreção (aquosa ou purulenta e quantidade), fotofobia, prurido e outros sintomas que possam estar envolvidos.

Exame físico

Inicialmente, deve-se medir a acuidade visual com uma tabela de optótipos para determinação se está normal ou diminuída. Verificar se o padrão de hiperemia é preferencialmente periférico (junto aos fórnices conjuntivais), se está maior próximo ao limbo ou se é localizado. Pesquisar a presença, a quantidade e o tipo da secreção, bem como opacidades de córnea, como úlceras ou irregularidades no epitélio corneano. A inspeção da câmara anterior pode evidenciar hipópio ou

Quadro 110.1 Principais causas de olho vermelho
Conjuntivite bacteriana
Conjuntivite viral
Conjuntivite alérgica
Conjuntivite tóxica
Corpo estranho/abrasão corneana
Úlcera de córnea
Ceratite herpética
Trauma por uso de lentes
Episclerite
Esclerite
Glaucoma agudo
Irite
Iridociclite (uveítes anteriores)
Hifema
Hemorragia subconjuntival
Olho seco
Lagoftalmo
Blefarite
Pterígio

hifema, além de mostrar sua profundidade. O exame pupilar também deve ser feito, verificando simetria e reação à luz. Devem ser pesquisadas possível proptose, má função palpebral e motilidade dos músculos extraoculares. Ainda faz parte do exame a pressão intraocular que, na falta de um tonômetro, pode ser estimada por meio de palpação bidigital e comparação com o olho contralateral.

Sintomas como baixa de visão ou visão borrada, dor intensa, fotofobia e halos coloridos geralmente indicam uma doença ocular séria.

Na presença de sinais como redução da acuidade visual, hiperemia pericerática (junto ao limbo), opacidade de córnea ou irregularidade de epitélio corneano, irregularidades pupilares, pressão intraocular aumentada e proptose, o paciente deve ser encaminhado para avaliação especializada.

CONJUNTIVITES AGUDAS

As conjuntivites agudas infecciosas, tanto bacterianas como virais, são altamente contagiosas e, por isso, a prevenção é fundamental. As conjuntivites virais são responsáveis por eventuais surtos epidêmicos.

As conjuntivites bacterianas apresentam secreção moderada de aspecto purulento, e seu diagnóstico preciso deve ser realizado por meio de raspados e cultura da secreção conjuntival. Os agentes etiológicos mais comuns são os cocos gram-positivos (*Staphylococcus aureus* e *S. epidermidis*, *Streptococcus pyogenes* e *S. pneumoniae*) e bastonetes gram-negativos (*Haemophilus*). O uso de colírio antibiótico tópico apropriado é o tratamento indicado. Quando a secreção é abundante e o quadro é grave, deve-se suspeitar de conjuntivite gonocócica, que deve ser prontamente diagnosticada e tratada da maneira correta em razão de sua alta morbidade (risco de perfuração corneana) (Figura 110.1).

As conjuntivites virais podem estar restritas à conjuntiva ou fazer parte de um quadro sistêmico associado a infecções virais de vias aéreas superiores, como faringite e febre. A secreção dessas conjuntivites é aquosa/mucoide, e a presença de linfadenopatia pré-auricular é um achado característico das conjuntivites virais agudas. O quadro geralmente dura de 1 a 2 semanas. Não há tratamento específico para vírus; portanto, procede-se ao tratamento sintomático para reduzir hiperemia e sintomas (compressas frias, colírios vasoconstritores e lágrimas artificiais) (Figura 110.2).

Dentre os outros tipos frequentes de conjuntivites não agudas, podem ser citadas as formas alérgicas e atópicas (que têm o prurido como o sintoma principal).

OUTRAS AFECÇÕES ASSOCIADAS A OLHO VERMELHO

- **Pterígio:** crescimento fibrovascular da conjuntiva sobre a córnea na área de fenda palpebral em forma de asa (Figura 110.3).
- **Blefarite:** inflamação crônica das margens palpebrais, caracterizada por vasos dilatados e hiperemia, poliose e madarose, que aumentam o risco de aparecimento de calázios e hordéolos. Pode estar associada a infecção estafilocócica (úlceras de margem e secreção gordurosa seca, formando colarete ao redor dos cílios), acne rosácea ou disfunção das glândulas de Meibômio. A forma seborreica apresenta secreção seca, do tipo caspa ciliar.
- **Hordéolo:** processo agudo supurativo das glândulas sebáceas ou dos folículos pilosos das pálpebras, conhecido popularmente como terçol. Doloroso, pode provocar edema e hiperemia palpebral (Figura 110.4).
- **Calázio:** inflamação crônica das glândulas de Meibômio da pálpebra, que pode ter origem espontânea ou se seguir a um hordéolo. Tem formato cístico (Figura 110.5).
- **Corpos estranhos oculares:** podem estar localizados na córnea ou na conjuntiva. Conjuntiva bulbar e fórnices devem ser examinados: mediante a eversão da pálpebra superior, examina-se a conjuntiva palpebral superior, sítio preferencial de corpos estranhos, que frequentemente provocam abrasão do epitélio corneano (Figuras 110.6 e 110.7).

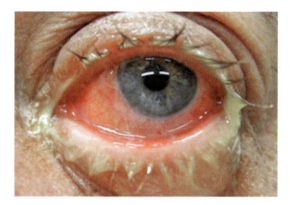

Figura 110.1 Conjuntivite bacteriana.

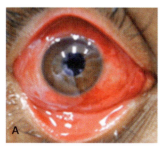

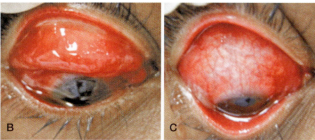

Figura 110.2A a C Conjuntivite adenoviral.

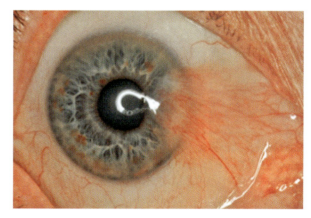

Figura 110.3 Pterígio.

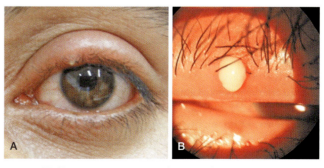

Figura 110.4A e B Hordéolo de pálpebra superior.

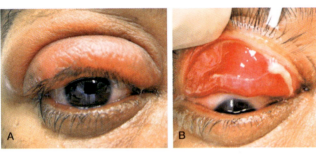

Figura 110.5A e B Calázio de fase aguda.

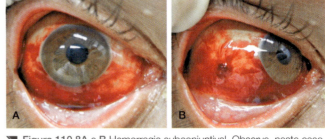

Figura 110.8A e B Hemorragia subconjuntival. Observe, neste caso, coágulo no ponto de sangramento.

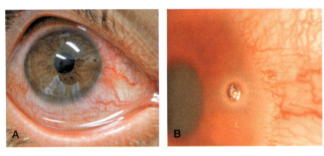

Figura 110.6A e B Corpo estranho metálico de córnea paralimbar.

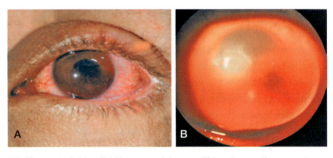

Figura 110.9A e B Hifema parcial secundário a traumatismo contuso.

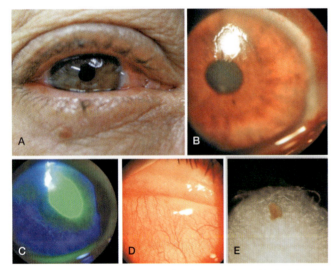

Figura 110.7A a E Corpo estranho de conjuntiva palpebral (madeira) de pálpebra superior direita com ceratite abrasiva.

- **Abrasão de córnea:** desepitelização corneana traumática por traumatismo direto ou por corpos estranhos na conjuntiva palpebral.
- **Hemorragia subconjuntival (hiposfagma):** sangramento no espaço virtual entre esclera e conjuntiva. Pode ocorrer por traumatismo contuso (até mesmo ao "coçar o olho"), aumento da pressão venosa (surto de tosse ou vômito) ou por pressão arterial sistêmica aumentada. Em casos recorrentes, deve ser pesquisada discrasia sanguínea (Figura 110.8).
- **Hifema:** sangramento na câmara anterior, geralmente secundário a traumatismo contuso por rompimento de um vaso iriano periférico. Quadro potencialmente grave, deve ser tratado por oftalmologista (Figura 110.9).

- **Esclerite/episclerite:** esclerite é a inflamação localizada da episclera. Situação pouco frequente, dolorosa, sem presença de secreção, a esclerite consiste na inflamação localizada ou difusa da esclera, localizada ou difusa, com dor, que pode ser intensa (Figura 110.10).
- **Glaucoma agudo:** forma pouco frequente de glaucoma, caracteriza-se pela oclusão completa do ângulo iridocorneano pela íris em semimidríase, em olhos com câmara anterior rasa, com dor intensa (Figura 110.11).

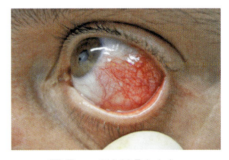

Figura 110.10 Episclerite.

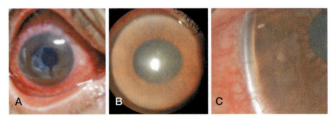

Figura 110.11A a C Glaucoma agudo. Pressão intraocular > 50mmHg, semimidríase paralítica, reflexo pupilar ausente, edema corneano e fechamento do ângulo iridocorneano. A íris está em contato com o endotélio corneano no ângulo.

- **Irite/iridociclite:** inflamação da íris e do corpo ciliar, cursa com miose e reação inflamatória de câmara anterior, podendo evoluir para aumento de pressão intraocular e hipópio (coleção de células inflamatórias na câmera anterior).
- **Ceratite herpética:** relativamente comum, causa úlceras dendríticas características no epitélio corneano.
- **Uso inadequado de lentes de contato:** o mau uso ou a má higiene de lentes de contato gelatinosas pode causar desde ceratite *punctata* leve, superficial, até infecções mais sérias de córnea, as quais podem reduzir a acuidade visual.
- **Doenças de anexos:** outras doenças palpebrais, obstrução lacrimal (dacriocistite aguda ou crônica) e doenças orbitárias (orbitopatia de Graves) podem ocasionar olho vermelho (Figura 110.12).
- **Úlceras de córnea:** perda da integridade do epitélio corneano, associada a infecção, pode provocar úlcera corneana e hiperemia ocular. Esse quadro grave deve ser prontamente tratado (Figura 110.13).
- **Função palpebral alterada:** o lagoftalmo pode provocar exposição corneana, o que pode levar a ceratite, úlcera e cegueira (Figura 110.14).

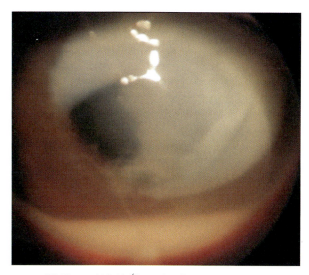

▼ Figura 110.13 Úlcera de córnea com hipópio.

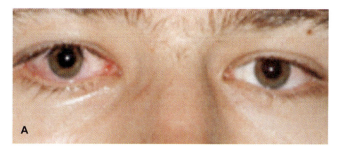

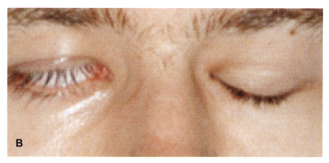

▼ Figura 110.14A e B Lagoftalmo de olho direito secundário a paralisia facial.

Entre os sinais e sintomas "de alarme" em pacientes com olho vermelho que devem chamar a atenção do clínico para pronto encaminhamento ao oftalmologista, podem ser citados: náuseas e vômitos (glaucoma agudo), fotofobia (ceratites, esclerites e uveítes), diminuição da acuidade visual, diplopia (celulite orbitária, fratura de órbita), história de trauma penetrante e presença de hipópio e hifema.

CAUSAS COMUNS NO DIAGNÓSTICO DIFERENCIAL DO OLHO VERMELHO

Várias etiologias são capazes de se apresentar inicialmente como olho vermelho. O Quadro 110.2 apresenta uma análise comparativa das etiologias comumente encontradas pelo médico na prática clínica.

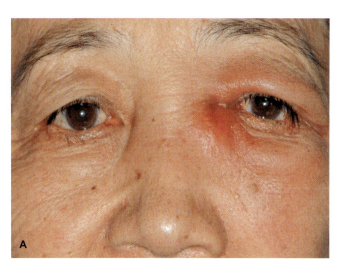

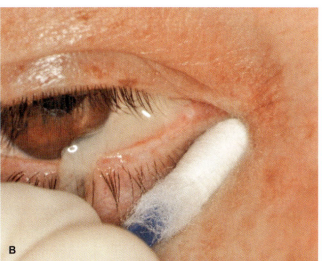

▼ Figura 110.12 A Dacriocistite aguda. B Dacriocistite crônica com expressão purulenta do saco lacrimal.

Seção XIV • Sinais, Sintomas e Síndromes

Quadro 110.2 Diagnóstico diferencial de causas comuns do olho vermelho

	Conjuntivite	Uveíte anterior	Glaucoma agudo	Infecção/trauma de córnea
Incidência	Muito frequente	Pouco frequente	Infrequente	Frequente
Secreção	Moderada/abundante Aquosa/purulenta	Ausente	Ausente	Escassa/aquosa ou purulenta
Acuidade visual	Normal	Altera-se com frequência	Alterada	Usualmente alterada
Padrão de hiperemia	Periférica/difusa	Pericerática	Pericerática	Pericerática
Dor	Sensação de corpo estranho	Moderada	Intensa	Moderada/intensa
Córnea	Transparente	Transparente	Turva (edema)	Altera-se dependendo da causa
Pupilas	Normal	Miose	Semimidríase paralítica	Normal ou miose
Reflexo pupilar	Normal	Diminuído	Ausente	Normal
Pressão intraocular	Normal	Normal (pode estar aumentada)	Elevada	Normal
Lateralidade	Uni ou bilateral	Unilateral	Unilateral	Unilateral

Bibliografia

Dart JK. Eye disease at a community health centre. BMJ 1986; 293: 1477-80. Disponível em: http://www.ncbi.nlm.nih.gov/pubmed/3099921.

Leibowitz HM. The red eye. N Engl J Med 2000; 343:345-51. Disponível em: http://www.ncbi.nlm.nih.gov/pubmed/10922425.

Jacobs DS. Evaluation of the red eye. UpToDate online, 2003. Disponível em: http://www.uptodateonline.com. Acessado em 12/12/13.

Jacobson DF. Red Eye. In: Henderson MC, Tierney LM, Smetana GW (eds.) The patient history: an evidence-based approach to differential diagnosis. 2. ed. USA: McGraw-Hill, 2012:150-2.

Magauran B. Conditions requiring emergency ophthalmologic consultation. Emerg Med Clin North Am 2008; 26:233-8. Disponível em: http://www.ncbi.nlm.nih.gov/pubmed/18249265?dopt=Abstract.

Mahmood AR, Narang AT. Diagnosis and management of the acute red eye. Emerg Med Clin North Am 2008; 26:35-55. Disponível em: http://www.ncbi.nlm.nih.gov/pubmed/18249256?dopt=Abstract.

CAPÍTULO 111

Olho – Manifestações nas Doenças Sistêmicas

Ricardo Mörschbächer • Cristiane Magno Nunes • Ariel Tavares • Juliana Dada

INTRODUÇÃO

Em virtude de sua estrutura complexa, formada por diferentes tipos de tecidos, o olho pode apresentar alterações em várias doenças sistêmicas. Muitas vezes, a manifestação ocular pode ser o primeiro sinal em algumas enfermidades, sendo fundamental esse conhecimento para que o diagnóstico e tratamento precoces dessas afecções sistêmicas levem à menor morbidade para os olhos e para a saúde do indivíduo.[1]

O exame de fundo de olho é empregado rotineiramente em pacientes hipertensos e diabéticos, tanto no momento do diagnóstico como para acompanhamento dessas doenças.

RETINOPATIA HIPERTENSIVA

A esclerose arteriolar é um processo fisiológico do envelhecimento, no qual ocorre remodelamento da parede vascular com aumento de colágeno. Esse processo é acelerado pela hipertensão sistêmica prolongada (pressão diastólica > 100mmHg). A vasoconstrição crônica promove, inicialmente, redução do calibre das arteríolas, diminuindo a relação do diâmetro veia:artéria (normalmente, 3:2). O espessamento da parede arteriolar provoca aumento na largura do reflexo luminoso dorsal desses vasos. Como a adventícia dos vasos retinianos é comum nos cruzamentos vasculares, a diminuição do calibre arteriolar pode provocar a tração da adventícia, mudando, também, a direção das veias, que podem estar elevadas ou deprimidas, podendo até formar um ângulo reto. Isso caracteriza o intercruzamento arteriovenoso (AV) patológico.

Com a progressão da esclerose arteriolar nas artérias retinianas, o reflexo luminoso dorsal vai aumentando em largura, até ocupar a maior parte da parede do vaso. Nesse ponto, as artérias podem apresentar um aspecto de "fio de cobre", exibindo uma coloração característica marrom-avermelhada. Com o aumento da esclerose, há o obscurecimento total do reflexo luminoso das arteríolas, promovendo um aspecto esbranquiçado, o que se denomina artéria em "fio de prata".

Pacientes com hipertensão arterial têm risco maior de desenvolvimento de oclusão de veia central e de ramo venoso de retina em razão da progressão dos estreitamentos venulares nos intercruzamentos, bem como obstrução de ramos arteriais.

Um aumento agudo intenso da pressão arterial (pressão sistólica > 200mmHg e pressão diastólica > 120mmHg) pode levar à necrose fibrinoide da parede da arteríola com exsudatos, além de microinfartos dos nervos retinianos, que origi-

nam os "exsudatos algodonosos". Também podem ocorrer hemorragias intrarretinianas superficiais, conhecidas como em "chama de vela". O extravasamento de plasma para a mácula pode acarretar edema e diminuição da visão.

Nos casos mais graves – hipertensão maligna – há progressão para edema do disco óptico, o que também pode prejudicar a visão. Nesses pacientes, se a pressão arterial for reduzida de modo abrupto, podem ocorrer isquemia do nervo óptico e perda permanente da visão.

Pacientes idosos possuem vasos arterioscleróticos que respondem pouco às variações pressóricas, raramente apresentando quadros floridos de retinopatia hipertensiva.[2,3]

A *classificação* de retinopatia hipertensiva mais difundida é a de Keith-Wagener. Apesar de amplamente utilizada, essa classificação tem pouca aplicação entre oftalmologistas, que preferem, além de descrever os achados, classificá-los como agudos e crônicos.[1] A classificação de Keith-Wagener (KW) apresenta quatro estágios:

* **Estágio I:** atenuação arteriolar leve com alargamento do reflexo luminoso dorsal (Figura 111.1).
* **Estágio II:** constrição arteriolar moderada associada a deflexão das veias nos cruzamentos arteriovenosos.
* **Estágio III:** arteríolas com aspecto de "fios de cobre" e "fios de prata", exsudatos duros, hemorragias em "chama de vela" e exsudatos algodonosos (Figuras 111.2 e 111.3).
* **Estágio IV:** alterações observadas no estágio III associadas a edema de papila (Figura 111.4).

RETINOPATIA DIABÉTICA

O diabetes pode ter várias complicações oculares, desde alterações refracionais e catarata, até neuropatia óptica, estrabismos paralíticos e glaucoma neovascular. A mais comum e principal complicação, entretanto, é a retinopatia diabética.[1]

A retinopatia diabética é causa frequente de cegueira e, atualmente, representa quase 25% dos casos de cegueira no mundo ocidental. Quanto maior o tempo da doença e quanto maior o descontrole glicêmico, maior a chance de seu desenvolvimento. O controle adequado do diabetes e da hipertensão arterial pode retardar o aparecimento da retinopatia diabética e de suas complicações. Entretanto, em um período de 20 anos, até 75% dos pacientes com diabetes insulino-dependente (tipo 1) apresentam algum grau de retinopatia, mesmo com controle glicêmico adequado. Pacientes com diabetes tipo 2 podem ter a doença

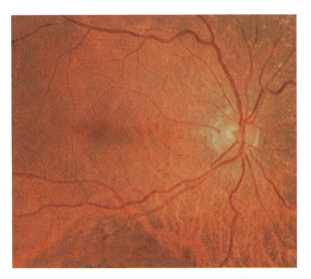

▼ Figura 111.1 Estreitamento arteriolar leve (KW 1).

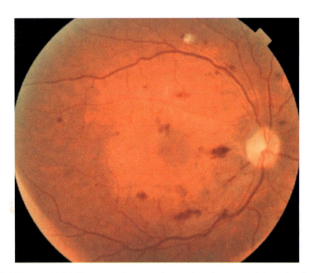

▼ Figura 111.2 Hemorragias em chama de vela e exsudatos algodonosos, além de alteração da relação de diâmetro veia:artéria aumentada (KW 3).

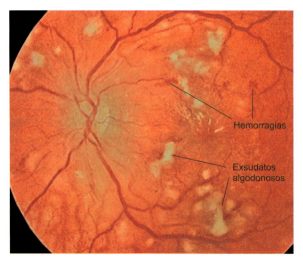

▼ Figura 111.3 Hemorragias com exsudatos duros e algodonosos e relação diâmetro veia:artéria aumentada (KW 3).

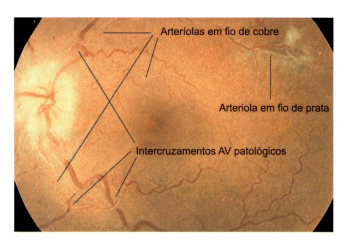

▼ Figura 111.4 Retinopatia hipertensiva com importante alteração da relação veia/artéria, intercruzamentos AV patológicos, arteríolas em "fio de cobre" e em "fio de prata", além de edema de papila (KW 4).

de longa data e apresentar retinopatia significativa no momento do diagnóstico. O acompanhamento oftalmológico deve ser feito a partir dos 3 anos de diagnóstico dos pacientes com o tipo 1 e desde o momento do diagnóstico nos pacientes com o tipo 2. O DCCT (*Diabetes Control and Complication Trial*) mostrou que o controle glicêmico intensivo reduz o risco de aparecimento de retinopatia e a progressão da retinopatia em pacientes com o tipo 1. O UKPDS (*United Kingdom Prospective Diabetes Study*) mostrou que o controle glicêmico intensivo e o controle da hipertensão arterial têm resultados semelhantes no controle da retinopatia em pacientes com o tipo 2.[2]

A retina é afetada pelo diabetes em estágios progressivos, dividindo-se em retinopatia diabética não proliferativa (ou retinopatia de base), mais comum nos diabéticos tipo 2, e proliferativa (com o aparecimento de neovasos). A retinopatia não proliferativa pode ser subclassificada em fase "pré-proliferativa", estágio que antecede imediatamente a fase proliferativa.

A retinopatia diabética não proliferativa é uma microangiopatia progressiva caracterizada por permeabilidade vascular anômala dos vasos retinianos, com a formação de microaneurismas, levando a edema/exsudação excessiva, com aumento da espessura retiniana. Quando o componente seroso dessa exsudação é reabsorvido, há formação de depósitos amarelos, conhecidos como "exsudatos duros". Outros achados dessa fase são as hemorragias puntiformes (*dot-and-blot*) em camadas profundas da retina e em "chama de vela", nas camadas superficiais. Em 5% a 15% dos pacientes encontra-se edema de mácula, a causa mais comum de baixa de acuidade visual (Figuras 111.5 e 111.6).[3]

A fase pré-proliferativa é um estágio mais avançado da retinopatia de base e se caracteriza pela oclusão de capilares, áreas isquêmicas, exsudatos algodonosos (infarto de fibras nervosas), aumento da tortuosidade vascular, aumento da atividade hemorrágica e proliferação de alterações microvasculares intrarretinianas. Áreas de isquemia retiniana promovem a liberação de fatores neoangiogênicos (Figura 111.7).[2]

A retinopatia proliferativa é caracterizada pelo surgimento de neovasos em resposta à liberação de fatores de crescimento vascular endotelial pelas áreas isquêmicas da retina. Esses neovasos surgem na interface entre retina e vítreo, em qualquer área da superfície da retina, na tentativa de suprir as áreas isquêmicas. Podem também ocorrer desde o nervo óptico até a íris, causando glaucoma neovascular, o qual é grave. Esses neovasos que são totalmente anômalos podem crescer para o vítreo, causando hemorragia vítrea, motivo da baixa de visão repentina nesses pacientes. Além disso, o tecido fibroconjuntivo que acompanha esses neovasos pode se contrair, ocasionando descolamento tracional da retina. As áreas isquêmicas da retina, bem como os neovasos, são tratadas com *laser*, com o qual são fotocoaguladas essas áreas alteradas (Figuras 111.8 a 111.10).[3]

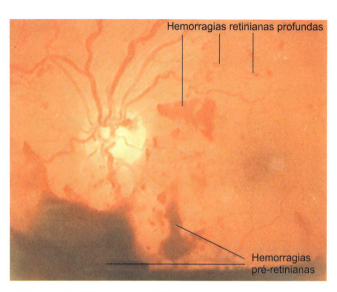

Figura 111.7 Retinopatia diabética com áreas de sangramento retinianas e pré-retinianas.

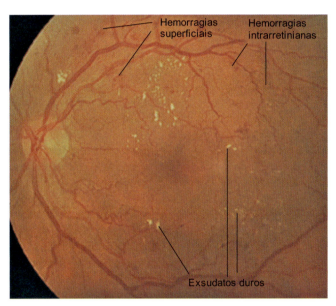

Figura 111.5 Retinopatia de base não proliferativa com exsudatos duros e hemorragias retinianas superficiais e profundas.

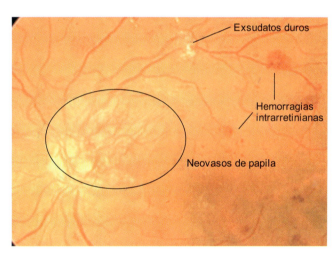

Figura 111.8 Retinopatia diabética proliferativa com neovasos de disco óptico.

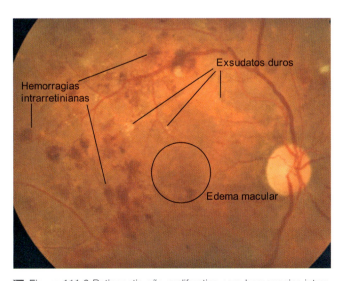

Figura 111.6 Retinopatia não proliferativa com hemorragias intrarretinianas com exsudatos duros e edema macular.

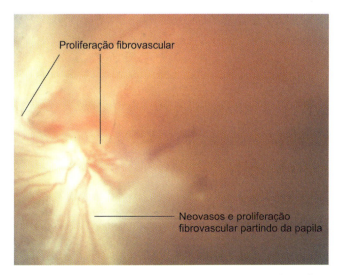

Figura 111.9 Retinopatia proliferativa com neovasos de papila e proliferação fibrovascular.

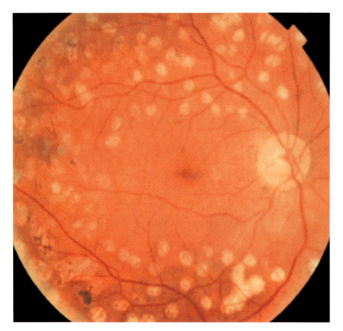

▼ Figura 111.10 Retinopatia diabética tratada com fotocoagulação a *laser* com argônio.

DOENÇAS VASCULARES

Doença oclusiva carotídea

A redução do gradiente de pressão arteriovenoso retiniano pode levar à isquemia ocular crônica. De modo agudo, os microêmbolos carotídeos podem atingir a retina, causando isquemia da artéria central da retina ou oclusão de ramo arterial. Se o êmbolo for pequeno, poderá progredir até ramos arteriolares terminais; esse achado tem o nome de placa de Hollenhorst (Figura 111.11).[3]

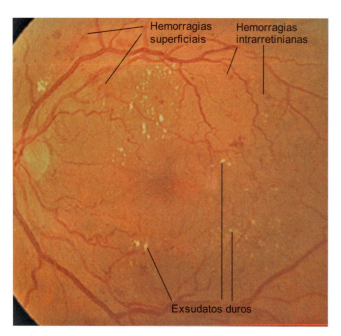

▼ Figura 111.11 Microêmbolo em arteríola retiniana, também conhecido como placa de Hollenhorst.

DOENÇAS ENDÓCRINAS E METABÓLICAS

Doença de Graves

A orbitopatia tireoidiana, ou orbitopatia de Graves, é de etiologia autoimune, sendo associada ao hipertireoidismo da doença de Graves em 50% dos casos. Embora mais frequente entre a segunda e a quinta década de vida, pode ocorrer em qualquer faixa etária; mais frequente em mulheres, o acometimento tende a ser mais grave nos homens.

A patogênese da orbitopatia de Graves é multifatorial e se divide em duas fases: inflamatória e cicatricial. Acredita-se que linfócitos T ativados, dirigidos contra as células foliculares tireoidianas, reconheçam e se liguem a antígenos semelhantes presentes nos tecidos orbitários. Os pacientes apresentam grau elevado de conversão periférica de células mononucleares em fibrócitos, contribuindo para a fisiopatologia da orbitopatia, pois se acumulam nos tecidos, além de estimularem a produção de citocinas inflamatórias, incluindo fator de necrose tumoral alfa (TNF-α) e interleucina 6 (IL-6). O acúmulo de glicosaminoglicanos, com sua característica hidrofílica, atrai água para os tecidos adiposo, conjuntivo e muscular, levando a grande aumento de volume do conteúdo orbitário.

Os sintomas oculares apresentados pelos pacientes são diversificados e incluem: dor, fotofobia, sensação de corpo estranho, lacrimejamento e diplopia.

No exame oftalmológico, o achado mais comumente encontrado é a retração palpebral, que pode ou não estar associada a exoftalmia. É comum a restrição à movimentação ocular, limitando, principalmente, a elevação dos olhos, por serem os músculos retos inferiores os mais comprometidos. É possível, encontrar ainda retardo da descida da pálpebra superior no olhar para baixo (*lid lag*), hiperemia e quemose (edema de conjuntiva). Casos mais graves podem provocar perda de visão por lesões de córnea por ceratite de exposição ou à compressão do nervo óptico pela musculatura extrínseca no ápice da órbita.[4]

EXAME OCULAR

Doenças infecciosas

Varicela zoster

Na primoinfecção pelo vírus varicela zoster, as manifestações oculares geralmente são leves, ocasionando pálpebras inchadas, conjuntivite e lesões vesiculares palpebrais. Na reativação viral, pode se manifestar através de herpes zoster oftálmico, provocando exantema virulento, conjuntivite, ceratite, episclerite e uveíte. Casos mais graves podem evoluir com necrose retiniana aguda.[1]

Síndrome da imunodeficiência adquirida (AIDS)

Aproximadamente 75% dos pacientes com AIDS apresentam algum tipo de manifestação oftalmológica, sendo as mais comuns: exsudatos algodonosos, retinite por citomegalovírus e sarcoma de Kaposi. Todo paciente com AIDS deve ser encaminhado para acompanhamento oftalmológico.

A microangiopatia retiniana pode ser encontrada em até 50% dos pacientes e é caracterizada por exsudatos algodonosos (infarto de nervos retinianos) associados ou não a hemorragias retinianas e microaneurismas, sendo geralmente assintomáticos.

A retinite por citomegalovírus afeta aproximadamente 40% dos pacientes com AIDS e sua presença, em geral, significa envolvimento sistêmico grave, sendo a principal causa de perda visual nesses pacientes. A retinite caracteriza-se por áreas de necrose hemorrágica setorial retiniana bem delimitadas e tem pior prognóstico quanto à sobrevida.

O sarcoma de Kaposi, definido como múltiplos tumores vasculares de pele, pode se manifestar como lesões azul-avermelhadas na pálpebra e na conjuntiva.

Outras infecções oportunistas, como herpes zoster oftálmico grave, podem ser encontradas. Além disso, a coroidite por *Pneumocystis carinii* pode ser importante sinal de disseminação sistêmica extrapulmonar desse agente infeccioso, caracterizando-se por lesões planas amareladas e bilaterais em 75% dos casos. A coroidite por criptococo está frequentemente associada à meningite e caracteriza-se por lesões assintomáticas com aspecto cremoso e sem associação com vitreíte. A retinite por *Toxoplasma gondii* na AIDS é mais grave, sendo bilateral, multifocal e frequentemente associada a comprometimento do sistema nervoso central (SNC).[1]

Sífilis

Infecção sexualmente transmitida pelo agente *Treponema pallidum*, a sífilis adquirida é doença sistêmica, a qual, quando não tratada, evolui em três estágios.

Na sífilis primária, o cancro ocular pode ocorrer na pálpebra e evolui da mesma maneira que a lesão genital. Iridociclite ocorre em 4% dos pacientes com sífilis secundária. As alterações neuro-oftalmológicas da sífilis terciária incluem alterações pupilares, lesões do nervo óptico (neurite retrobulbar), paralisia de músculos oculares inervados pelo III e VI pares cranianos e defeitos de campo visual por comprometimento de vias ópticas no cérebro.

Na sífilis congênita, a lesão ocular mais comum é a ceratite intersticial.

A possibilidade de a sífilis simular muitas desordens oculares pode levar a um diagnóstico incorreto e atrasar o início da terapia apropriada. Dessa maneira, a doença deve ser considerada em qualquer caso de inflamação intraocular que seja resistente à terapia convencional.[2]

Tuberculose

O comprometimento ocular ocorre em aproximadamente 1% a 2% dos pacientes com tuberculose, resultando da disseminação de focos sistêmicos. Entre as alterações oculares estão: formação de tubérculos nas pálpebras, conjuntivite, ceratite intersticial, uveíte anterior, esclerite, granuloma de coroide, uveíte posterior e vasculite retiniana. A iridoclite crônica é o achado mais frequente. Podem ocorrer abscessos retinianos "frios".

Na tuberculose miliar, podem ser vistos nódulos pequenos e amarelados na coroide.[3]

Hanseníase

Lesões oculares ocorrem em 50% dos pacientes, sendo mais comuns no tipo lepromatoso da doença, e são causadas por invasão direta da *Mycobacterium leprae*. Os principais sinais clínicos são lagoftalmo por paralisia do nervo facial, madarose, hiperemia conjuntival e ceratite, que pode evoluir para cegueira. A irite granulomatosa com lepromas ("pérolas na íris") é comum.[2]

Toxoplasmose

Doença causada pelo protozoário *Toxoplasma gondii*, que tem como hospedeiros definitivos os felinos.

A toxoplasmose congênita acomete recém-nascidos de mães que adquiriram a doença na gestação, principalmente durante o terceiro trimestre. A maioria dos casos é subclínica, e cicatrizes de coriorretinite sem atividade nos dois olhos podem ser descobertas mais tarde, por acaso, ou quando a criança se apresenta com deficiência visual.

A recorrência de infecção ocular antiga por toxoplasmose congênita é a causa mais comum de retinite infecciosa em indivíduos sem outras doenças sistêmicas e frequentemente ocorre entre os 10 e os 35 anos de idade, quando os cistos se rompem e liberam centenas de traquizoítas nas células retinianas normais.

A primeira lesão é uma retinite, e acredita-se que a reação inflamatória observada na coroide, na íris e nos vasos sanguíneos retinianos tenha origem imunológica e não seja resultado de uma infestação direta. A iridociclite associada é relativamente comum. A taxa de cicatrização depende da virulência do organismo, da competência do sistema imunológico do hospedeiro, do tamanho da lesão e do uso de antimicrobianos.

Na toxoplasmose adquirida, a retinocoroidite toxoplásmica pode, raramente, acompanhar a doença sistêmica.[1]

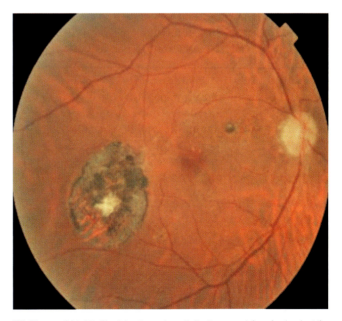

▼ **Figura 111.12** Cicatriz de coriorretinite temporal à mácula de três diâmetros papilares e lesão cicatricial pequena no feixe papilomacular, sugestivas de toxoplasmose.

Doenças genéticas

Doença de Wilson

Doença autossômica recessiva rara, caracteriza-se por uma desordem no metabolismo do cobre, ocorrendo deposição no fígado, no cérebro e em outros tecidos.

Na córnea, provoca uma pigmentação denominada anel de Kayser-Fleischer, que aparece como uma faixa verde ou acastanhada no nível da membrana de Descemet e pode ser visto através da lâmpada de fenda.

A doença é progressiva e, muitas vezes, leva ao óbito na quarta década de vida. Pode haver melhora clínica com tratamento do metabolismo anormal do cobre.[3]

Síndrome de Marfan

Síndrome rara, caracteriza-se pelo aumento do crescimento dos ossos longos, especialmente dos dedos das mãos e dos pés, e outras anomalias do desenvolvimento. A complicação ocular mais frequente é a subluxação do cristalino, em geral superior ou nasal, podendo haver a necessidade de removê-lo. Outras anomalias oculares menos comuns incluem erros refrativos graves, megalocórnea, catarata, colobomas uveais e glaucoma secundário.[2]

Osteogênese imperfeita

Síndrome autossômica dominante rara, caracteriza-se por fraturas múltiplas, em razão de ossos muito frágeis, e escleras azuladas, devido à espessura fina, fazendo aparecer a cor azul transmitida pelo trato uveal. A maioria dos casos não apresenta deficiência visual, mas alguns pacientes podem apresentar ceratocone, megalocórnea e opacidades corneanas ou lenticulares.[2]

Albinismo

O albinismo oculocutâneo, herdado por traços autossômicos recessivos, é constituído por um grupo heterogêneo de condições clínicas caracterizadas por redução generalizada ou ausência de melanina. Particularmente nos olhos, é possível encontrar redução da acuidade visual (geralmente 20/200), nistagmo e fóveas hipoplásicas. Íris hipopigmentadas e falta ou ausência de melanina no epitélio pigmentar retiniano produzem sintoma de fotobia, característico nesses pacientes.[1]

Doenças autoimunes

Lúpus eritematoso sistêmico

Doença caracterizada por envolvimento sistêmico difuso, incluindo lesões cutâneas "em borboleta", pericardite, fenômeno de Raynaud, comprometimento renal, artrite, anemia e sinais de doença do SNC.

Em relação aos olhos, quase todas as estruturas podem ser acometidas, mas predominam esclerite, conjuntivite e olho seco (em geral, 25%). As uveítes são raras e, na retina, podem ocorrer oclusões arteriolares por deposição de imunocomplexos com vasculite coroidal associada.[1]

Síndrome de Sjögren

Nessa síndrome, observa-se comprometimento poliglandular generalizado, resultando em secura dos olhos, da boca (xerostomia), da pele e das membranas mucosas. O aparecimento dos sintomas ocorre mais frequentemente entre a quarta e a sexta década de vida. Os principais anticorpos envolvidos são anti-Ro (SSA) e anti-La (SSB).

O comprometimento ocular é caracterizado por olho seco, relacionado com redução da produção de filme lacrimal (ceratoconjuntivite *sicca*). As alterações histopatológicas das glândulas lacrimais consistem em infiltração linfocítica e em plasmócitos, os quais são causadores de atrofia e de destruição das estruturas glandulares.[1]

Artrite reumatoide juvenil

Doença caracterizada por artrite inflamatória idiopática incomum, com duração de pelo menos 3 meses, que se desenvolve em crianças antes dos 16 anos de idade. A uveíte anterior crônica é a manifestação ocular mais importante nessa doença e é mais frequente na forma pauciarticular.[2]

Espondilite anquilosante

A espondilite anquilosante é caracterizada por artrite inflamatória crônica, idiopática, que envolve primariamente o esqueleto axial e atinge com maior frequência homens entre 16 e 40 anos de idade. Apresenta-se, normalmente, com evolução gradual de dor lombar e rigidez.

Entre as manifestações oculares está a irite aguda recorrente, presente em 30% dos pacientes. Os dois olhos raramente são envolvidos ao mesmo tempo, mas ambos são quase sempre afetados durante a doença em momentos diferentes. Apesar do alto risco de recorrência da uveíte, o prognóstico visual a longo prazo costuma ser bom.[2]

Doença de Reiter

Essa síndrome consiste em uma tríade que inclui uretrite, conjuntivite e artrite soronegativa, a qual acomete com maior frequência homens durante a terceira década de vida. Entre as manifestações oculares, encontram-se conjuntivite bilateral e mucopurulenta, irite aguda (20% dos pacientes) e ceratite.[1]

Doença de Behçet

Trata-se de uma desordem multissistêmica idiopática que afeta tipicamente homens jovens e se caracteriza pela tríade clínica de uveíte recidivante e úlceras orais e genitais. A lesão básica envolve uma vasculite obliterante provavelmente causada pela circulação anormal de imunocomplexos.

Aproximadamente 75% dos pacientes com a doença de Behçet desenvolvem inflamação intraocular, bilateral e recorrente, que pode predominar no segmento anterior ou posterior. O envolvimento do segmento anterior pode incluir a iridociclite aguda recorrente com desenvolvimento de hipópio transitório. O segmento posterior pode apresentar extravasamento vascular difuso, periflebite e retinite. Há propensão para a oclusões venosas microvasculares e infiltrados retinianos.[1]

Síndrome do anticorpo antifosfolipídio

Essa síndrome apresenta, como manifestações, tromboembolismo recorrente, perdas fetais múltiplas, livedo reticular, trombocitopenia e doença neurológica. Os principais anticorpos para o diagnóstico são anticoagulante lúpico e anticardiolipina. A perda visual ocorre por oclusão arterial ou venosa retiniana, ou por neuropatia óptica isquêmica.[2]

Dermatomiosite

Inflamação degenerativa subaguda dos músculos, pode envolver os músculos extraoculares. Podem ocorrer retinopatia com exsudatos algodonosos e hemorragias.[3]

Esclerodermia

Doença caracterizada por alterações do colágeno, envolvendo mucosas, ossos, músculos, pele e órgãos internos. No exame oftalmológico, podem ser encontrados acometimento das pálpebras e, menos comumente, irite, catarata e retinopatia.[1]

Poliarterite nodosa

Doença do colágeno que afeta todas as camadas de artérias de médio calibre, mais comumente em homens. As alterações oculares ocorrem em 20% dos pacientes, sendo mais comuns episclerite e esclerite, podendo haver ainda microvasculopatia retiniana, neuropatia óptica inflamatória e oftalmoplegia.[3]

Granulomatose de Wegener

Doença granulomatosa cujo diagnóstico é estabelecido por meio de três critérios: lesões granulomatosas necrosantes do trato respiratório, arterite necrosante generalizada e envolvimento renal com glomerulite necrosante.

Manifestações oculares comuns incluem proptose, ptose e oftalmoplegia. A vasculite pode atingir os vasos que irrigam as estruturas vasculares.[3]

Artrite reumatoide

Doença inflamatória crônica que afeta as membranas sinoviais de múltiplas articulações e órgãos internos e que acomete, principalmente, mulheres. Episclerite e esclerite são comuns, sendo esta última possível precursora de exacerbação da doença sistêmica.[2]

Arterite de células gigantes

Doença que acomete a camada íntima de artérias de médio calibre, principalmente em idosos. Os pacientes apresentam dor e espessamento no trajeto da artéria temporal. A neuropatia óptica isquêmica é comum, podendo haver, também, oclusão da artéria central da retina. O diagnóstico é confirmado por aumento na velocidade de hemossedimentação e pela biópsia de artéria temporal.[1]

OUTRAS CONDIÇÕES SISTÊMICAS

Eritema multiforme (síndrome de Stevens-Johnson)

Doença mucocutânea grave, ocorre por reação de hipersensibilidade a fármacos ou alimentos, sendo mais frequente em crianças. A manifestação oftalmológica mais comum é a conjuntivite membranosa, que pode ocasionar oclusão dos ductos das glândulas lacrimais. Nos casos graves, podem ocorrer úlceras de córnea, perfurações e panoftalmite, levando à perda da função visual. O tratamento é feito com corticoterapia sistêmica.[1]

Rosácea

Doença dermatológica de causa desconhecida, manifesta-se com hiperemia da face associada a lesões acneiformes e hipertrofia dos tecidos. É comum a ocorrência de blefarite crônica por infecção estafilocócica ou seborreia. Além disso, 5% dos pacientes podem apresentar ceratite.[1]

Síndrome de Vogt-Koyanagi-Harada

Síndrome caracterizada por alopecia, poliose, vitiligo e defeitos auditivos, associada a coroidite exsudativa e descolamento seroso da retina. O tratamento é feito com midriáticos e corticoterapia local e sistêmica, mas nem sempre a recuperação visual é completa.[1]

Medicamentos sistêmicos

Muitos fármacos administrados de modo sistêmico podem apresentar complicações oculares, como:

- **Amiodarona:** pode provocar depósitos pontilhados com padrão em vórtice na camada de células basais do epitélio corneano. A gravidade está relacionada com a dose total diária, raramente interferindo na visão. Os depósitos desaparecem com a interrupção do tratamento. Manifestações mais raras incluem a neuropatia óptica bilateral.
- **Anticolinérgicos:** embaçamento visual e dilatação das pupilas.
- **Cloranfenicol:** neurite óptica, principalmente em crianças, manifestando-se com embaçamento visual bilateral com escotomas centrais. Nem sempre reverte com a suspensão do medicamento.
- **Cloroquina:** opacidade difusa do epitélio corneano, causando embaçamento visual leve, reversível com a retirada do fármaco. Menos frequentemente pode provocar lesão retiniana macular, com perda de visão central.
- **Hidroclorotiazida:** xantopsia.
- **Corticosteroides:** tanto na forma local como sistêmica, podem provocar glaucoma crônico de ângulo aberto e catarata. Podem também causar e exacerbar ataques de ceratite por herpes simples.
- **Oxigênio:** em recém-nascidos prematuros, pode causar retinopatia da prematuridade, quando administrado em concentrações elevadas, provocando vasoconstrição das arteríolas periféricas e isquemia retiniana. Em adultos, a administração

de oxigênio hiperbárico pode ocasionar constrição das arteríolas retinianas.

- **Fenobarbital e fenitoína:** nistagmo e deficiência de convergência e acomodação por envolvimento oculomotor.
- **Fenotiazinas:** dilatação pupilar, retinopatia pigmentar e depósitos de pigmento sobre o endotélio corneano e a cápsula anterior do cristalino.
- **Tranquilizantes e sedativos:** podem diminuir a produção lacrimal, causando irritação ocular por ressecamento.[1]

Doença neoplásica

A doença neoplásica pode envolver o olho e as vias ópticas e os anexos oculares por disseminação direta, metástases ou mecanismos imunológicos. O tumor primário que mais frequentemente ocasiona metástase para o olho é o carcinoma de mama, em mulheres, e o carcinoma brônquico, em homens.[3]

Referências

1. Vaughan D, Asbury T, Riordan-Eva P. Oftalmologia geral. 17. ed. Porto Alegre: AMGH, 2011.
2. Harper RH. Basic ophthalmology. 9. ed. American Academy of Ophthalmology, 2010.
3. Bradford CA. Basic ophthalmology for medical students and primary care residents. 7. ed. USA: American Academy of Ophthalmology, 1999.
4. Höfling-Lima AL, Morales PH, Manso PG, Farah ME. Alterações oculares de doenças sistêmicas: retinopatia diabética e oftalmopatia de Graves/Systemic diseases with ocular involvement: diabetic retinopathy, Grave's disease. Rev Bras Med 2006; 63(5).

CAPÍTULO 112

Pirose e Regurgitação

Idílio Zamin Júnior • *Jorge Olavo Pitta Pinheiro* • *Cristiane Valle Tovo*

INTRODUÇÃO

A doença do refluxo gastroesofágico (DRGE) pode ser definida como um conjunto de manifestações clínicas e/ou alterações orgânicas decorrentes da ação lesiva provocada pelo fluxo retrógrado do conteúdo gástrico e duodenal para o esôfago e órgãos adjacentes.[1] A DRGE pode apresentar-se com amplo espectro de sintomas, esofagianos e/ou extraesofagianos, associados ou não a lesões teciduais. A expressão *esofagite de refluxo* (ER) descreve uma subsérie de pacientes com DRGE que apresentam evidências endoscópicas de inflamação da mucosa esofágica.[2]

A DRGE é uma das afecções mais frequentes na prática médica e certamente está entre as entidades mais comuns nos consultórios de gastroenterologia.

Além de sua elevada prevalência, a DRGE se caracteriza por apresentar-se de maneiras muito distintas, variando desde os sintomas ditos típicos, que são a pirose e a regurgitação, até sintomas respiratórios, como a tosse crônica. Principalmente devido a essa variedade de apresentações da DRGE, há dificuldade em estabelecer sua real prevalência. Uma revisão que incluiu 15 estudos epidemiológicos[3] observou a prevalência de DRGE com sintomas típicos em 10% a 20% da população ocidental. Em um estudo populacional realizado nos EUA,[4] 22% dos indivíduos questionados responderam que apresentaram pirose ou regurgitação no último mês, e esses sintomas foram considerados clinicamente relevantes (mais de duas vezes por semana) em 6% dos entrevistados.

ETIOLOGIA

Os principais fatores desencadeantes do refluxo gastroesofágico são os seguintes:

* Aumento da pressão intra-abdominal.
* Hérnia de hiato.
* Obesidade.
* Cafeína: café, refrigerantes "cola", chocolate, chimarrão, chá-preto.
* Alimentos gordurosos.
* Álcool.
* Tabagismo.
* Gravidez.

ACHADOS CLÍNICOS

As principais manifestações clínicas típicas da DRGE são a pirose e a regurgitação. A pirose, referida por muitos pacientes como azia, é definida como uma sensação de queimação retroesternal que pode se irradiar da região epigástrica para o manúbio do esterno, até a base do pescoço, e pode também atingir a garganta. Entende-se por regurgitação o retorno do conteúdo ácido, biliar ou de alimentos para a cavidade oral sem a participação da musculatura abdominal, o que a diferencia do vômito.

Durante a anamnese, deve-se identificar e caracterizar a pirose e/ou a regurgitação, bem com sua intensidade, frequência, duração e fatores desencadeantes. Também devem ser verificadas a evolução dos sintomas ao longo do tempo e a repercussão na qualidade de vida do paciente.

Disfagia

Disfagia significa dificuldade para a passagem da comida da boca para o estômago, e muitas vezes os pacientes informam que o alimento "para" ou "não desce". Quando ocorre em pacientes com DRGE, a disfagia pode ser secundária à esofagite de refluxo, mas também é um indicativo da ocorrência de complicação mais grave, como estenose esofágica.

Em pacientes com disfagia, é importante estabelecer algumas informações adicionais que serão de auxílio no diagnóstico diferencial, como: em que nível o alimento "tranca"; o tempo de evolução; se a disfagia é intermitente ou progressiva, e se é para sólidos ou líquidos.

Pacientes com história de disfagia progressiva geralmente apresentam uma causa mecânica (estenose), enquanto os pacientes com disfagia intermitente de longa data costumam apresentar distúrbios da motilidade esofágica.

Odinofagia

Odinofagia significa dor esofágica durante a deglutição, geralmente referida na região retroesternal. A odinofagia é rara na DRGE e sua presença sugere a ocorrência de úlcera esofágica. As causas mais comuns de odinofagia são as esofagites infecciosas, associadas a pílulas, ingestão de substâncias cáusticas e radioterapia.

A ausência de sintomas típicos não exclui o diagnóstico de DRGE, pois os pacientes podem apresentar apenas sintomas ditos atípicos. Os sintomas atípicos da DRGE são a dor torácica não cardíaca e os sintomas respiratórios e otorrinolaringológicos.

Os achados de disfagia, odinofagia, anemia, emagrecimento e hemorragia digestiva são considerados sinais de alarme para possíveis complicações da DRGE e são sempre indicações para a realização de exames complementares.[1]

DIAGNÓSTICO

O diagnóstico da DRGE pode ser sugerido pela anamnese, pois é consenso que os pacientes que apresentem sintomas típicos com frequência mínima de duas vezes por semana, durante 4 a 8 semanas, devem ser considerados possíveis portadores da DRGE.[5] No entanto, a intensidade e a frequência dos sintomas são fracos indicadores da presença e do grau da esofagite de refluxo.[6]

Embora o exame físico não forneça elementos para o diagnóstico da DRGE, sua importância deve ser salientada, pois pode oferecer dados sobre a existência de outras condições patológicas.

Nos pacientes com menos de 40 anos de idade e sintomas típicos da DRGE, pode ser realizado, como conduta inicial, o denominado teste terapêutico com o uso de inibidores da bomba de prótons (IBP) por 4 semanas.[7] A ocorrência de resposta sintomática satisfatória permite inferir o diagnóstico da DRGE.[5,7,8] Entretanto, alguns autores consideram que a resposta aos IBP não é critério para o diagnóstico da DRGE.[9] A esse respeito, uma metanálise que avaliou o teste terapêutico não observou boa correlação entre a resposta aos IBP e os achados objetivos da doença verificados na endoscopia digestiva e na pHmetria de 24 horas.[10]

Em relação aos exames complementares, a endoscopia digestiva alta (EDA) costuma ser o primeiro exame a ser realizado em pacientes com suspeita de DRGE e fornece informações muito úteis tanto para o diagnóstico como para o estadiamento e o manejo da doença, sendo considerado o método de escolha para o diagnóstico da DRGE.

As indicações para sua realização ainda são um tanto controversas, pois há autores que sugerem que todo paciente com suspeita de DRGE deve ser submetido ao exame, tanto para diagnóstico e estadiamento da doença, para exclusão de outras situações associadas, como para estabelecer um tratamento e projetar a evolução.[11] No entanto, os pacientes que apresentam um dos sinais de alarme, aqueles com sintomas atípicos e os que não respondem ao teste terapêutico ou apresentam recorrência devem ser submetidos à EDA.[11]

A ocorrência de ER durante a endoscopia confirma a DRGE com especificidade de 95%.[12,13] Na literatura, encontram-se disponíveis várias classificações endoscópicas para a ER. A mais utilizada é a de Los Angeles,[14] que classifica a esofagite do grau A ao D (Quadro 112.1 e Figuras 112.1 e 111.2). Cabe ressaltar que não há boa correlação entre a intensidade dos sintomas e a ocorrência de ER, bem como sua graduação.[1]

Vale destacar que um exame endoscópico normal não exclui a DRGE, pois 25% a 50% dos pacientes com sintomas típicos apresentam exame endoscópico normal,[1,2] e muitos são considerados como portadores da forma não erosiva da doença. Nesses casos, a realização de biópsia esofágica não auxilia o diagnóstico.[11] Por outro lado, o achado incidental de hérnia de hiato, durante o exame endoscópico, não deve ser necessariamente diagnóstico da DRGE.[1,2]

Quadro 112.1 Classificação de Los Angeles	
Classificação	Achados
Grau A	Uma ou mais erosões < 5mm
Grau B	Uma ou mais erosões > 5mm em sua maior extensão, não contínuas entre os ápices de duas pregas esofágicas
Grau C	Erosões contínuas (ou convergentes) entre os ápices de pelo menos duas pregas, envolvendo < 75% do órgão
Grau D	Erosões ocupando pelo menos 75% da circunferência do órgão

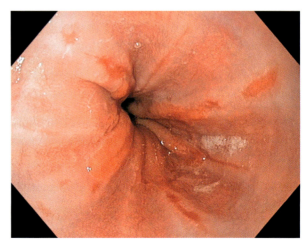

▼ Figura 112.1 Exemplo de esofagite grau B.

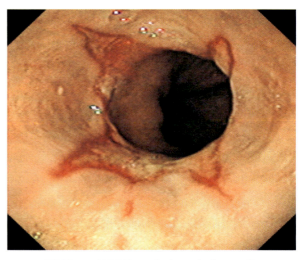

▼ Figura 112.2 Exemplo de esofagite grau D.

Em algumas situações, outros exames complementares estão indicados para o diagnóstico da DRGE, como a pHmetria de 24 horas e a manometria esofágica.

A pHmetria consiste na introdução, por via nasal, de um eletrodo no esôfago, posicionado a 5cm do esfíncter esofágico inferior, que monitoriza e registra as variações de pH esofágico por 24 horas.[15,16] Esse teste pode quantificar a exposição da mucosa esofágica ao ácido, diferenciando o refluxo fisiológico do patológico, bem como possibilita o estabelecimento de uma correlação entre os sintomas apresentados pelo paciente e os episódios de refluxo (índice de sintomas) (Figura 112.3).[15,16]

A pHmetria deve ser realizada rotineiramente, sem o uso de IBP, por um período de 7 dias, e sua principal indicação é para aqueles pacientes com sintomas típicos que apresentam exame endoscópico normal e que não respondem adequadamente ao tratamento.[16] Além disso, a pHmetria é a única maneira de diagnosticar a DRGE nos pacientes com sintomas atípicos que apresentam endoscopia normal.[16]

Entre as outras indicações da pHmetria, destacam-se a caracterização da posição preferencial de refluxo (ereta, supina ou combinada), pois sabe-se que os portadores de refluxo supino ou combinado são mais difíceis de tratar. Por fim, pode ser utilizada para a avaliação da eficácia de um tratamento clínico ou cirúrgico do refluxo.

A manometria esofágica tem a finalidade de estudar a atividade motora do órgão e a funcionalidade de seus esfíncteres por meio da análise das pressões intraluminares. O método propiciou melhor entendimento de vários fatores envolvidos na fisiopatogênese da DRGE, como as pressões e relaxamento do esfíncter esofágico inferior e a capacidade de clareamento do corpo esofágico.

As principais indicações clínicas da manometria em pacientes com DRGE são:[17]

- Antes da pHmetria, para identificar a posição do esfíncter esofágico inferior e efetuar a colocação correta do eletrodo de pH.
- Em pacientes candidatos a tratamento cirúrgico, principalmente com intuito de avaliar a peristalse esofágica no pré-operatório.
- Naqueles pacientes em que haja suspeita de afecção associada que comprometa a motilidade esofágica, como as colagenoses.

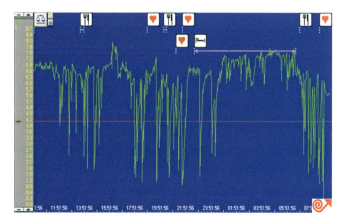

Figura 112.3 Gráfico de pHmetria. A linha vermelha representa o valor do pH de 4,0. Quando o traçado se encontra < 4,0, representa a ocorrência de um episódio de refluxo. Também podem ser observados os momentos das refeições e a posição do paciente (se deitado). Os corações significam sintomas (pirose) marcados pelo paciente durante o exame, permitindo a associação do sintoma à ocorrência de refluxo. No limite inferior, observa-se o marcador da hora para avaliar o momento da ocorrência do refluxo, bem como sua duração.

- Em pacientes que realizaram cirurgia para doença do refluxo e apresentam recidiva sintomática e/ou disfagia.

Apesar do arsenal propedêutico disponível, com exames complementares mais complexos, cabe salientar que, na maioria dos pacientes com sintomas típicos (pirose e regurgitação), o diagnóstico da DRGE pode ser estabelecido apenas com base na anamnese.

Referências

1. Vakil N, Van Zanten SV, Kahrilas P et al. The Montreal definition and classification of gastroesophageal reflx disease: a global evidence-based consensus. Am J Gastroenterol 2006; 101:1900.
2. Richter JE. Typical and atypical presentations of gastroesophageal reflux disease. The role of esophageal testing in diagnosis and management. Gastroenterol Clin North Am 1996; 25:75.
3. Dent J, El-Serag HB, Wallander MA, Johansson S. Epidemiology of gastro-oesophageal reflux disease: a systematic review. Gut 2005; 54:710.
4. Camilleri M, Dubois D, Coulie B et al. Prevalence and socioeconomic impact of upper gastrointestinal disorders in the United States: results of US Upper Gastrointestinal Study. Clin Gastroenterol Hepatol 2005; 3:543.
5. Dent J, Brun J, Fendrick A et al. An evidence based appraisal of reflux disease management. The Genval Workshop Report. Gut 1999; 44 (Suppl):S1-S16.
6. Spechler SJ, Goyal RK. Barrett's esophagus. N Engl J Med 1986; 315:362.
7. Katz, PO. Treatment of gastroesophageal reflux disease: use of algorithms to aid in management. Am J Gastroenterol 1999; 94(Suppl):S3-S10.
8. Thomson Ar, Chiba N, Armstrong D et al. The Second Canadian Gastroesophageal Reflux Disease Consensus: moving forward to new concepts. Can J Gastroenterol 1998; 12:551.
9. Bytzer P, Jones R, Vakil N et al. Limited ability of the proton-pump inhibitor test to identify patients with gastroesophageal reflux disease. Clin Gastroenterol Hepatol 2012; 10:1360.
10. Numans ME, Lau J, de Wit NJ, Bonis PA. Short-term treatment with proton-pump inhibitors as a test for gastroesophageal reflux disease: a meta-analysis of diagnostic test characteristics. Ann Intern Med 2004; 140:518.
11. Lichtenstein DR, Cash BD, Davila R et al. Role of endoscopy in the management of GERD. Gastrointestinal Endoscopy 2007; 66:219.
12. Moayyedi P, Talley N. Gastro-esophageal reflux disease. Lancet 2006; 367:2086.
13. Richter JE, Diagnostic tests for gastroesophageal reflux disease. Am J Med Sci 2003; 326:300.
14. Lundell LR, Dent J, Bennett JR et al. Endoscopic assessment of esophagitis: clinical and functional correlates and validation of the Los Angeles Classification. Gut 1999; 45:172.
15. Hirano I, Richter JE. Practice Parameters Committee of the American College of Gastroenterology. ACG practice guidelines: esophageal reflux testing. Am J Gastroenterol 2007; 102:668.
16. Kahrilas PJ, Quigley EM. Clinical esophageal pH recording: a technical review for practice guideline development. Gastroenterology 1996; 110:1982.
17. Kahrilas PJ, Shaheen NJ, Vaezi MF et al. American Gastroenterological Association Medical Position Statement on the management of gastroesophageal reflux disease. Gastroenterology 2008; 135:1383.

CAPÍTULO 113

Prostatismo – Sintomas do Trato Urinário Inferior (STUI)

Túlio Meyer Graziottin • *Moacyr Christopher Garces Gamarra Salem*

INTRODUÇÃO

Prostatismo, antigamente referido como sintomas miccionais obstrutivos ou irritativos em homens, é mais bem definido, atualmente, como sintomas do trato urinário inferior (STUI) e está presente tanto em homens como mulheres. Os STUI são didaticamente divididos em *irritativos* e *obstrutivos*, podendo apresentar-se de maneira isolada ou associados.[1]

A bexiga urinária tem a função de armazenamento, permitindo a micção somente nos momentos desejados. Resumidamente, a micção no ser humano acontece por um estímulo do sistema nervoso central, que promove contração no detrusor e relaxamento dos esfíncteres urinários. Causas anatômicas e funcionais podem produzir distúrbios miccionais, ocasionando sintomas miccionais e urinários.

Torna-se importante entender que os STUI são o reflexo de um distúrbio miccional ou de um problema no armazenamento da urina. No entanto, raramente é possível identificar sua causa somente pela história. Por exemplo, a diminuição da força do jato urinário em homens pode ser decorrente de obstrução na uretra prostática – por hiperplasia benigna da próstata (HBP) ou câncer da próstata localmente avançado –, estenose de uretra ou deficiência da contração do detrusor. A coleta correta da história, a realização de um exame físico completo e a utilização de exames complementares possibilitam um diagnóstico preciso e o tratamento adequado.

ETIOLOGIA

Os STUI são frequentemente relatados na história de pacientes masculinos e femininos. A HBP, doença muito prevalente em homens com mais de 50 anos de idade, e a síndrome da bexiga hiperativa e hiperatividade do detrusor, tanto em mulheres como em homens, são exemplos de doenças que se apresentam com esses sintomas (Quadro 113.1).[1,2]

Muitas doenças se apresentam com sintomas obstrutivos e irritativos.[3,4] Alguns pontos devem ser entendidos: (1) sintomas obstrutivos, como jato urinário fraco, podem ser decorrentes de obstrução anatômica ou funcional à eliminação da urina, mas também à perda da capacidade de contração do detrusor; (2) sintomas obstrutivos, principalmente em decorrência de obstrução anatômica e micções com altas pressões na bexiga, levam a alterações de hipertrofia no músculo liso detrusor e à ocorrência de sintomas irritativos; (3) a perda da capacidade adequada de armazenamento da urina na bexiga se traduz por sintomas irritativos; (4) a incapacidade de eliminação da urina por obstrução ou atonia do detrusor pode levar o paciente a apresentar sintomas obstrutivos e irritativos e incontinência paradoxal (retenção urinária aguda e incontinência por transbordamento).

Quadro 113.1 Causas de STUI em relação ao gênero e ao tipo de sintomas		
Sintoma	**Homens**	**Mulheres**
Obstrutivo	Hiperplasia prostática benigna (HBP) Atonia do detrusor Estenose de uretra Cálculo vesical Doenças neurológicas	Obstrução do colo vesical Cálculo vesical Atonia do detrusor Estenose de uretra Doenças neurológicas
Irritativo	Hiperatividade vesical Cistite Obstrução ao esvaziamento e diminuição da complacência do detrusor Doenças neurológicas	Hiperatividade vesical Cistite Obstrução ao esvaziamento e diminuição da complacência do detrusor Doenças neurológicas

ACHADOS CLÍNICOS[1,5]

Sintomas irritativos

- **Frequência urinária ou polaciúria:** o adulto urina de seis a oito vezes ao dia, com média aproximada de 300 a 400mL por micção, dependendo da ingestão hídrica, da temperatura e da atividade física. Esses sintomas podem ocorrer por aumento da produção de urina (poliúria) – por ingestão hídrica (*diabetes insipidus* e *mellitus*) – ou pela diminuição da capacidade funcional de armazenamento da urina pela bexiga – hiperatividade vesical com ou sem obstrução.
- **Noctúria:** é a polaciúria noturna. O adulto não urina regularmente mais do que duas vezes à noite. Se a noctúria é isolada (poliúria noturna), pode ser devida à redistribuição de líquidos em decúbito, como na insuficiência cardíaca congestiva.
- **Urgência:** consiste no forte desejo súbito de urinar, que não se consegue postergar. Pode ser seguida de incontinência (urgeincontinência). Ocorre em doenças da bexiga, como cistite, e na síndrome de bexiga hiperativa.

- **Disúria:** é a micção dolorosa e significa, na maioria das vezes, doença inflamatória do trato urinário, como cistite aguda bacteriana ou uretrite. Estrangúria é a dor no final da micção, mais bem explicada por uma doença inflamatória da bexiga.

Um aspecto a ser lembrado é que pacientes que têm sintomas irritativos podem ser portadores de carcinoma *in situ* da bexiga.

Sintomas obstrutivos

- **Diminuição da força do jato urinário:** a diminuição da força do jato costuma ocorrer de maneira gradual, sendo a HBP e a estenose de uretra as principais causas nos homens e a má abertura do colo vesical, nas mulheres. Significa que a eliminação da urina da bexiga está comprometida em graus variáveis. No entanto, não são apenas as alterações anatômicas que podem diminuir o jato, mas a falha do detrusor em se contrair adequadamente também pode contribuir.
- **Sensação de esvaziamento incompleto e resíduo miccional:** na maioria das vezes, indica obstrução grave, podendo evoluir para retenção urinária. Em outros casos, pode refletir a falta de contração do detrusor.
- **Esforço miccional:** no final da micção, o homem pode fazer a manobra de Valsalva para terminar de urinar, mas o aumento desse esforço pode ser indicação de obstrução. Na mulher, o relaxamento da musculatura perineal é mais importante para completar a micção.
- **Hesitação miccional:** consiste na demora em iniciar a micção e é decorrente da necessidade de vencer a inércia provocada pela obstrução.
- **Intermitência:** é a micção com jato urinário que inicia e se interrompe por disfunção do detrusor. Significa que o detrusor entra em fadiga e retoma a atividade, em decorrência da obstrução ao esvaziamento e da micção com altas pressões.

- **Gotejamento pós-miccional:** refere-se à perda de gotas de urina após o término da micção por obstrução ao esvaziamento da uretra após a micção (estenose da uretra), contração involuntária do detrusor ou alteração da anatomia da uretra prostática por HBP.
- **Jato dividido ou disperso:** a urina flui pela uretra de maneira anômala – sintoma comum em estenoses do meato uretral externo.
- **Incontinência urinária:** consiste na deficiência de contenção da urina na bexiga por problemas nos esfíncteres urinários (perda de urina por esforço), fístulas urinárias (fístulas vesicovaginais), diminuição da complacência do detrusor (urgeincontinência) ou transbordamento de urina (incontinência paradoxal por obstrução grave). A enurese é uma forma de incontinência que ocorre durante o sono, sendo mais comum em crianças.

Dois elementos auxiliam o diagnóstico e a classificação da gravidade dos sintomas de STUI e são utilizados na consulta urológica: o diário miccional e o Índice Internacional de Sintomas Prostáticos (IPSS).[6]

O diário miccional consiste em um inventário das micções e da ingestão hídrica do paciente e é preenchido no domicílio. Solicita-se ao paciente que meça e anote os horários e volumes das micções no período de 24 horas, a ingestão de líquidos, a ocorrência de urgência miccional e incontinência urinária e os fatores que as desencadearam.

Inicialmente desenvolvido para aferir os sintomas decorrentes do aumento da próstata,[1] o IPSS (Tabela 113.1) é um questionário em que a gravidade dos sintomas é medida e cuja pontuação pode variar de zero a 35. Os sintomas podem ser leves (0 a 7 pontos), moderados (8 a 19 pontos) e graves (20 a 35 pontos). Associa-se a esse índice uma questão de qualidade de vida. O IPSS é importante auxiliar no acompanhamento e no planejamento do tratamento dos pacientes.

Seção XIV • Sinais, Sintomas e Síndromes

Tabela 113.1 Índice Internacional de Sintomas Prostáticos (IPSS) e qualidade de vida

	Nenhuma	Menos de 1 vez em 5	Menos da metade das vezes	Metade das vezes	Mais da metade das vezes	Quase sempre	Seus pontos
Esvaziamento incompleto: Nas últimas 4 semanas, quantas vezes você teve a sensação de não esvaziar completamente a bexiga após terminar de urinar?	0	1	2	3	4	5	
Frequência: Nas últimas 4 semanas, quantas vezes você teve de urinar novamente, em menos de 2 horas, após ter terminado de urinar?	0	1	2	3	4	5	
Intermitência: Nas últimas 4 semanas, quantas vezes você percebeu que, ao urinar, parou e recomeçou várias vezes?	0	1	2	3	4	5	
Urgência: Nas últimas 4 semanas, você percebeu que foi difícil segurar a urina?	0	1	2	3	4	5	
Jato fraco: Nas últimas 4 semanas, você percebeu que seu jato urinário estava fraco?	0	1	2	3	4	5	
Esforço: Nas últimas 4 semanas, você teve de fazer esforço para começar a urinar?	0	1	2	3	4	5	
	Nenhuma	1 vez	2 vezes	3 vezes	4 vezes	5 ou mais vezes	
Noctúria: No último mês, quantas vezes você se levantou para urinar enquanto dormia, a partir do tempo em que você foi para a cama à noite até o tempo em que você se levantou pela manhã?	0	1	2	3	4	5	
							Total:

Interpretação: 0 a 7 pontos: sintomas leves; 8 a 19 pontos: sintomas moderados; 20 a 35 pontos: sintomas graves.

QUALIDADE DE VIDA EM RELAÇÃO AOS SINTOMAS URINÁRIOS

	Muito satisfeito	Satisfeito	Parcialmente satisfeito	Nem satisfeito nem insatisfeito	Muito insatisfeito	Infeliz	Muito infeliz
Se você tivesse de passar o resto de sua vida com os sintomas urinários atuais, do modo como está no momento, como você se sentiria sobre isso?	0	1	2	3	4	5	6

Referências

1. Gerber GS, Brendler CB. Evaluation of the urologic patient: history, physical examination, and urinalysis. In: Wein AJ, Kavoussi LR, Novick AC, Partin AW, Peters CA (eds.) Campbell-Walsh urology. 10. ed. Philadelphia, PA: Elsevier Saunders, 2012.
2. Oelke M, Bachmann A, Descazeaud A et al. EAU guidelines on the treatment and follow-up of non-neurogenic male lower urinary tract symptoms including benign prostatic obstruction. Eur Urol 2013 Jul; 64(1):118-40.
3. Blaivas JG. Pathophysiology and differential diagnosis of benign prostatic hypertrophy. Urology 1988 Dec; 32(6 Suppl):5-11.
4. Bushman W. Etiology, epidemiology, and natural history of benign prostatic hyperplasia. Urol Clin North Am 2009 Nov; 36(4):403-15.
5. Abrams P, Cardozo L, Fall M et al. The standardisation of terminology in lower urinary tract function: report from the standardisation sub-committee of the International Continence Society. Urology 2003 Jan; 61(1):37-49.
6. Thorner DA, Weiss JP. Benign prostatic hyperplasia: symptoms, symptom scores, and outcome measures. Urol Clin North Am 2009 Nov; 36(4):417-29.

CAPÍTULO 114

Prurido

Magda Blessmann Weber • Renan Rangel Bonamigo • Ana Elisa Kiszewski Bau

> *"Itch is an unpleasant sensation which evokes the desire to scratch."*
> Samuel Hafenreffer (1660)

INTRODUÇÃO

O prurido é um sintoma muito frequente, e a grande maioria dos indivíduos já o sentiu ao longo de suas vidas.[1] Também pode representar uma dermatose característica e ser o sintoma inicial de muitas doenças sistêmicas. Em alguns pacientes, apresenta-se de modo extremamente grave, podendo até mesmo desencadear o suicídio.[2,3]

Na dermatologia, o prurido é uma das queixas mais comuns nas consultas diárias, tanto de pacientes ambulatoriais como hospitalizados, mas a incidência e a prevalência como a queixa principal de uma consulta médica não são conhecidas e variam muito na literatura.[4,5]

Nas faixas etárias mais avançadas, parece haver maior prevalência não só em razão da xerose característica dessa população, mas também em virtude da maior quantidade de problemas sistêmicos que cursam com prurido.[6,7]

Em algumas doenças sistêmicas, a prevalência é muito alta, como nos pacientes em hemodiálise, com relatos de 90%. Nos portadores de colestase, esse sintoma pode estar presente em até 50% dos enfermos; naqueles com linfomas cutâneos de células T, em até 80%; com policitemia vera, em até 50%, e naqueles com linfomas de Hodgkin, está presente em até 30% dos casos.[3,8]

As causas e os mecanismos do prurido ainda não estão totalmente elucidados e somente nos últimos anos começaram a ser descobertos. Estudos sobre sua fisiopatologia, prevalência, incidência e impacto socioeconômico ainda devem ser conduzidos de modo a aumentar o conhecimento a respeito desse sintoma/doença.[1]

ETIOLOGIA E CLASSIFICAÇÃO

Classificação quanto ao tempo de duração do sintoma

- **Agudo:** por exemplo, nas picadas de insetos, é um mecanismo de alarme do sistema de defesa inato do organismo. Semelhante à dor, remove substâncias nocivas da pele.[1]
- **Crônico:** quando o sintoma permanece por mais de 6 meses sem resolução. Nessa fase, é um sintoma que necessita

investigação e tratamento adequados. O prurido crônico interfere na qualidade de vida do paciente, levando a perturbações no sono, ansiedade e problemas no trabalho e na vida social dos indivíduos.[1,9] Dentre os pacientes com prurido crônico, 42% referem interferência em suas atividades diárias.

Classificação clínica do prurido

A percepção do prurido pode ser variada, de acordo com as alterações neurofisiológicas e psicológicas que ocorrem. Os pacientes podem referir sensações diferentes para definir o prurido, entre as quais: cócegas, picada, formigamento, perfurante, beliscão e queimação. O prurido pode ser periférico (pruritoceptivo) ou central (neuropático, neurogênico e psicogênico). Essas categorias foram propostas com base na anatomia, na fisiopatologia e em fatores psicológicos do prurido.[2,10]

- **Prurido pruritoceptivo:** a forma mais encontrada, é produzido na pele tanto por alterações inflamatórias como por dano direto, geralmente com lesão dermatológica aparente. Alterações na barreira cutânea causadas pela idade podem também induzir esse tipo de prurido. É encontrado em casos de escabiose, urticária e picadas de insetos.[10]
- **Prurido neuropático:** dano aos neurônios sensitivos centrais ou periféricos, não necessariamente com lesão na pele, com lesão primária ou disfunção em qualquer ponto ao longo da via aferente do sistema nervoso. Como a localização do dano geralmente difere da localização do prurido, coçar torna-se inefetivo em aliviar o sintoma. Pode ser encontrado em casos de neuralgia pós-herpética, esclerose múltipla e tumores cerebrais.[10-12]
- **Prurido neurogênico:** tem origem central, mas sem lesão nas fibras nervosas. Ocorre por aumento na concentração de opioides endógenos, como na colestase, ou por administração de opioides exógenos.[10-12]
- **Prurido psicogênico:** associado a alterações psicológicas, é considerado um prurido de origem psiquiátrica. Apresenta-se na forma de um impulso exagerado para coçar a pele sem que haja lesões dermatológicas. Presente em doenças como parasitofobias, depressão, transtorno obsessivo-compulsivo (TOC), ansiedade, doenças somatoformes, mania e uso excessivo de substâncias psicoativas.[10,11]

ACHADOS CLÍNICOS

Para avaliação do paciente com prurido é fundamental uma história muito detalhada do paciente e de seu sintoma, além do exame físico completo. O primeiro passo na avaliação consiste em determinar se o prurido é de origem dermatológica ou decorrente de doença sistêmica.[13]

Nos pacientes com doença dermatológica pruriginosa, o diagnóstico e o manejo do prurido não apresentam problemas. Entretanto, nos indivíduos nos quais as lesões dermatológicas não estão presentes ou são secundárias ao ato de coçar, a investigação sistêmica deve ser bem detalhada.

A história clínica do paciente deve abordar história mórbida atual e pregressa detalhadas, buscando encontrar: sintomas de doenças sistêmicas; história familiar para fatores predisponentes a doenças sistêmicas; hábitos de higiene que ressequem a pele; uso de substâncias que desencadeiam prurido; profissão e hábitos do paciente; história psiquiátrica familiar e pessoal.

Em relação ao prurido, os pacientes devem ser indagados sobre a maneira como iniciou, episódios anteriores, período do dia em que mais coça, intermitência ou continuidade, tempo de duração, sensação que causa, gravidade, localização, relação com atividades diárias, fatores desencadeantes e percepção diante do sintoma.[14]

Para avaliação e mensuração deve ser lembrado que o prurido é um sintoma subjetivo e que só pode ser avaliado na totalidade pelo paciente. Entretanto, vários métodos de avaliação e medida têm sido desenvolvidos de modo a tornar possível uma melhor investigação tanto da etiologia como dos resultados terapêuticos.[14] Escalas analógicas visuais e a medida da atividade da coceira são empregadas para essa avaliação.

Na avaliação laboratorial dos pacientes, devem ser lembradas doenças sistêmicas que podem cursar com prurido. A história clínica do paciente deve orientar a solicitação desse exames. Dentre os exames mais solicitados, estão hemograma completo, plaquetas, ferritina e ferro sérico, glicemia de jejum, fezes, radiografia de tórax, avaliação das funções renal, hepática, tireoidiana e paratireoidiana, marcadores de hepatites B e C e anti-HIV.

Pacientes com prurido generalizado e que apresentam avaliação normal devem ser seguidos periodicamente, pois podem apresentar doença maligna ou outras doenças sistêmicas mais tarde, sendo o prurido o sintoma inicial.

Prurido nas doenças sistêmicas

Nas doenças sistêmicas, o prurido é geralmente simétrico, inicia de maneira insidiosa e não está relacionado com a intensidade da doença. Formas localizadas podem sofrer o processo de generalização com a evolução da doença de base.

No início do sintoma, muitos pacientes ficam sem o diagnóstico da doença de base, mas, em alguns, essa doença pode se manifestar bem mais tardiamente, como em casos de linfomas. Esses pacientes devem ser mantidos em constante vigilância e ser submetidos a exames periódicos.

Muitas são as hipóteses etiológicas para as várias formas de apresentação do prurido nas doenças sistêmicas, algumas ainda sem comprovação. Este é um dos motivos principais da dificuldade de tratamento desse sintoma e, não raro, sem solução definitiva para o paciente. O seguimento individual e uma boa relação médico-paciente são de fundamental importância no manejo desse sintoma muitas vezes extremamente debilitante e sem tratamento curativo.

No Quadro 114.1 encontram-se listadas as principais doenças sistêmicas que cursam com prurido e suas características.

Quadro 114.1 Doenças sistêmicas e prurido		
	Pacientes com	Características
Doença renal[15,16]	IRC Hemodiálise	Generalizado Intenso Persistente
Doença colestática[17-19]	Obstrução Inflamatória Metabólica	Inicia nos pés e nas mãos Antecede os sintomas colestáticos Paciente frisciona e não coça
Deficiência de ferro[20,21]	Anemia	Vulvar e anal Generalizado
Policitemia vera[20-22]		Sensação de picar Aparece por contato com água Mutação no jak2 617v
Doenças endocrinológicas[23-25]	Hipotireoidismo Hipertireoidismo Diabetes mellitus Tireotoxicose Hiperparatireoidismo	Generalizado
Neoplasias	Tumores sólidos Doença linfoproliferativa	Queimação Metade inferior do corpo Pode preceder em anos a doença
Psicogênico[26]	Depressão Ansiedade Quadros psicóticos	Lesões secundárias ao ato de coçar
Doenças neurológicas[27,28]	Esclerose múltipla Tumores cerebrais Notalgia parestésica Prurido braquiorradial	Localizado nas compressões Sistêmico

Referências

1. Metz M, Ständer S. Chronic prurirus – pathogenesis, clinical aspects and treatment. JEADV 2010; 24:1249-60.
2. Twycross R, Greaves MW, Handwerker H et al. Itch: scratching more than the surface. QJM 2003; 96(1):7-26.
3. Yosipovitch G, Greaves M, Schmelz M. Itch. The Lancet 2003; 361(feb 22):690-94.
4. Weisshaar E, Galgard F. Epidemiology of itch: adding to the burden of skin morbidity. Acta Derm Venereol 2009; 89:339-50.
5. Ständer S, Schäfer I, Phan NQ et al. Prevalence of chronic pruritus in Germany: results of a cross-sectional study in a sample working population of 11,730. Dermatology 2010; 221:229-35.

6. Misery L, Rahhali N, Duhamel A, Taieb C. Epidemiology of pruritus in France. Acta Derm Venereol 2012; 92:451-2.

7. Yalçin B, Tamer E, Toy GG, Oztas P, Hayran M, Alli N. The prevalence of skin diseases in the elderly: analysis of 4099 geriatric patients. Int J Dermatol 2006; 45:672-6.

8. Szepitowski JC, Schwartz RA. Uremic pruritus. Int J Dermatol 1998; 37:247-53.

9. Stander S, Weisshaar F, Metatang T et al. Clinical classification of itch: a position paper of the International Forum for the Study ig itch. Acta Derm Venereol 2007; 87:291-4.

10. Garibyan L, Rheingold CG, Lerner E. Understanding the pathophysiology of itch. Dermatol Ther 2013; 26(2):84-91.

11. Yosipovitch G, Samuel LS. Neuropathic and psychogenic itch. Dermatol Ther 2008; 21(1):32-41.

12 Oaklander AL. Common neuropathic itch syndromes. Acta Derm Venereol 2012; 92(2):118-25.

13. Yosipovitch G, Jeffrey D, Berhard D. Chronic pruritus. N Engl J Med 2013; 368(17):1625-34.

14. Yosipovitch G, Zucker I, Boner G, Gafter U, Shapira Y, David M. A questionnaire for the assessment of pruritus: validation in uremic patients. Acta Derm Venereol 2001; 81:108-11.

15. Szepitowski JC, Morita A, Tsuji T. Ultraviolet B induces mast cell apoptosis: a hypotetical mechanism of ultraviolet B treatment for uremic pruritus. Med Hypotheses 2002; 58(2):167-70.

16. Szepietowski JC, Schwarz RA. Uraemic pruritus. Int J Dermatol 1998; 37:247-53.

17. Bergasa NV. The pruritus of cholestasis. J Hepatol 2005; 43:1078-88.

18. Bergasa NV, Mehlman JK, Jones EA. Pruritus and fatigue in primary biliary cirrhosis. Baillieres Best Pract Res Clin Gastroenterol 2000; 14:643-55.

19. Jones E, Bergasa NV. The pruritus of colestasis. Hepatol 1999; 29:1003-6.

20. Diehn F, Tefferi A. Pruritus in polycytemia vera: prevalence, laboratory correlates and management. Br J Haematol 2001; 115(3):619-21.

21. Adams S. Iron deficiency, serum ferritin, generalized pruritus and systemic disease: a case control study. Br J Dermatol 1989; 121:15.

22. Pierre L, Bogani C, Guglielmelli P et al. The JAK2V617 mutation induces constitutive activation and agonist hypersensitivity in basophils from patients with polycythemia vera. Haematologica 2009; 94:1537-45.

23. Caravati CM Jr., Richardson DR, Wood BT, Cawley EP. Cutaneous manifestations of hyperthyroidism. South Med J 1969; 62:1127-30.

24. Neilly JB, Martin A, Simpson N, MacCuish AC. Pruritus in diabetes mellitus: investigation of prevalence and correlation with diabetes control. Diabetes Care 1986; 9:273-5.

25. Fruhstorfer H, Hermanns M, Latzke L. The effects of thermal stimulation on clinical and experimental itch. Pain 1969; 24:259-69.

26. Tey HL, Wallengren J, Yosipovitc G. Psychosomatic factors in pruritus. Clin Dermatol 2013; 31(1):31-40.

27. Savk O, Savk E. Investigation of spinal pathology in notalgia paresthetica. J Am Acad Dermatol 2005; 52:1085-7.

28. Marziniak M, Phan NQ, Raap U et al. Brachioradial pruritus as a result of cervical spine pathology: the results of a magnetic resonance tomography study. J Am Acad Dermatol 2011; 65:756-62.

Pupilas Anormais

CAPÍTULO 115

Angela Zanonato • Alexandre Balzano Maulaz

INTRODUÇÃO

As pupilas exercem a função de regular a quantidade de luz incidente na retina, assegurando visão ótima para as condições de iluminação do ambiente. Seu diâmetro é determinado pelo equilíbrio entre a *inervação simpática*, responsável por sua dilatação (midríase), e a *inervação parassimpática*, responsável por sua constrição (miose).[1]

Ambos os sistemas encontram-se continuamente ativados, e a própria intensidade luminosa estabelece o equilíbrio entre eles. O sistema nervoso parassimpático exerce atividade sobre um anel de fibras constritoras, dispostas de modo circular ao redor da íris (músculo esfíncter da íris), enquanto o sistema nervoso simpático atua sobre fibras arranjadas radialmente (músculo dilatador da íris). Esses dois grupos de fibras estão sempre em aposição, garantindo respostas pupilares rápidas[2] (Figura 115.1).

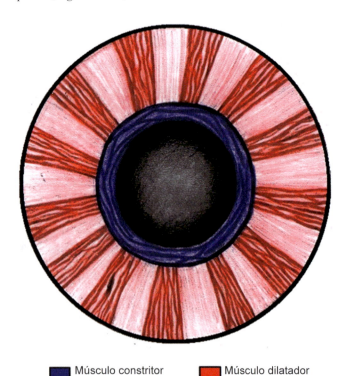

Figura 115.1 Músculo constritor da pupila, de inervação parassimpática, e dilatador da pupila, de inervação simpática. (Ilustração de Luiza Dalmáz Fitarelli.)

SISTEMA NERVOSO PARASSIMPÁTICO

A ativação do sistema nervoso parassimpático se dá, fundamentalmente, através da quantidade de iluminação do ambiente, sendo ativado em ambientes bem-iluminados e inibido em ambientes com pouca luz. A informação sobre a luminosidade do ambiente é captada pelas células ganglionares da retina e transmitida, em sequência, ao nervo e quiasma ópticos. No quiasma óptico, parte dos impulsos cruza para o lado contralateral e parte segue sua transmissão ipsilateral. A informação segue pelos tratos ópticos, deixando-os imediatamente antes de a via óptica alcançar os corpos geniculados laterais. Após deixarem os tratos ópticos, os axônios seguem para o mesencéfalo, onde fazem conexão com os núcleos pré-tectais. Cada núcleo pré-tectal, por sua vez, envia axônios para ambos os núcleos de Edinger-Westphal, estruturas situadas na substância cinzenta periaquedutal e responsáveis pela ativação da constrição pupilar. A porção da via neural parassimpática iniciada nas retinas até os núcleos de Edinger-Westphal é denominada alça aferente do reflexo pupilar luminoso. A alça eferente inicia-se no núcleo de Edinger-Westphal. Uma vez ativado, este envia o sinal para a constrição pupilar via terceiro nervo craniano até o gânglio ciliar, no interior da órbita, de onde partem fibras que inervam a musculatura pupilar.[1-3]

Observa-se, como salientado previamente, que a luz que atinge qualquer um dos olhos estimula inevitavelmente ambos os núcleos de Edinger-Westphal (cada núcleo pré-tectal envia axônios para ambos os núcleos de Edinger-Westphal) e provoca a constrição de ambas as pupilas. Essa é a base anatômica do reflexo luminoso consensual[1-3] (Figura 115.2).

É importante mencionar que as fibras parassimpáticas localizam-se em posição superficial do nervo oculomotor, recebendo suprimento sanguíneo a partir de vasos da pia-máter, diferentemente das porções centrais do nervo, responsáveis pela inervação da musculatura ocular extrínseca, que recebem aporte sanguíneo dos *vasa nervorum*, frequentemente envolvidos em disfunções isquêmicas. Graças a essa vascularização e topografia diferenciadas, em algumas situações observa-se paresia da musculatura ocular extrínseca sem alteração no formato da pupila e em sua responsividade à luz, como ocorre em processos isquêmicos que comprometem os *vasa nervorum* (disfunção comum em pacientes com *diabetes mellitus*). Por outro lado, se houver compressão do nervo, como ocorre em casos de aneurisma de artéria cerebral posterior, deficiência na constrição

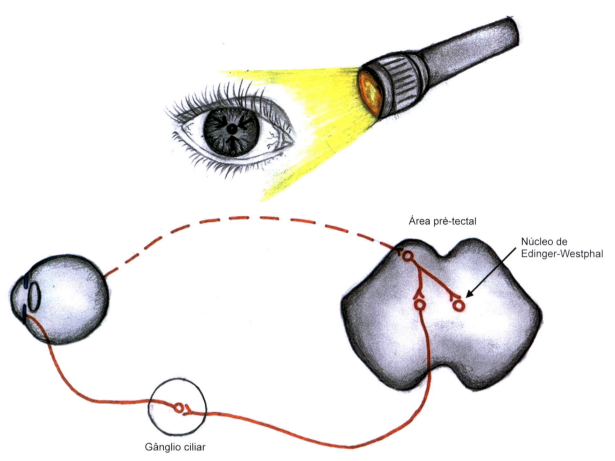

Figura 115.2 Via parassimpática, responsável pela constrição pupilar (miose). A luz incidindo em qualquer um dos olhos irá estimular ambos os núcleos de Edinger-Westphal, provocando miose bilateral. Essa é a base do reflexo luminoso consensual. (Ilustração de Luiza Dalmáz Fitarelli.)

pupilar e consequente midríase podem ser os primeiros sinais a surgir.[1]

Além da ativação mediada pela luz, os núcleos de Edinger-Westphal são também estimulados pela atividade dos núcleos oculomotores adjacentes a eles, mais especificamente pela porção desses núcleos que controla os músculos retos mediais e determina a convergência ocular. Dessa maneira, quando a informação para a convergência ocular, que parte de áreas corticais, chega aos núcleos oculomotores, os núcleos de Edinger-Westphal são estimulados, constringindo as pupilas. Essa é a base do reflexo de acomodação.[1,2]

SISTEMA NERVOSO SIMPÁTICO

A dilatação pupilar é de responsabilidade da inervação simpática, uma via neural separada da via parassimpática, composta por três neurônios. O primeiro neurônio localiza-se no hipotálamo e envia seu axônio até a substância cinzenta lateral na medula cervicotorácica, nos níveis de C8-T1, onde se localiza o segundo neurônio. O axônio do segundo neurônio deixa a medula através das raízes nervosas de C8 a T1 e se dirige para o gânglio cervical superior, onde está localizado o terceiro neurônio. O axônio do terceiro neurônio, por sua vez, deixa o gânglio cervical superior e segue para a cavidade craniana através da superfície da artéria carótida, enviando ramos para as fibras musculares pupilodilatadoras, vasos sanguíneos dos olhos (fibras vasomotoras) e músculos tarsais superiores e inferiores, auxiliando a abertura ocular, opondo-se à ação dos músculos orbiculares. Assim, lesões da via simpática podem estar associadas a miose, injeção conjuntival e à pseudoenoftalmia, graças à ptose da pálpebra superior e à elevação da pálpebra inferior, geradas pela fraqueza dos músculos tarsais, estreitando a fissura palpebral e dando a sensação de aprofundamento do globo ocular na órbita (Figura 115.3).

ETIOLOGIA

As causas de anormalidade das pupilas encontram-se listadas no Quadro 115.1.

ACHADOS CLÍNICOS

Considerações sobre pupilas anisocóricas fisiológicas, envelhecimento e *hippus*

- **Anisocoria fisiológica:** ocorre em aproximadamente 20% das pessoas normais, podendo manifestar-se transitoriamente.[5] Trata-se de anisocoria sem outros achados, como ptose palpebral, apresentando reflexos luminosos e de acomodação normais.[4,5] Normalmente, durante o olhar lateral

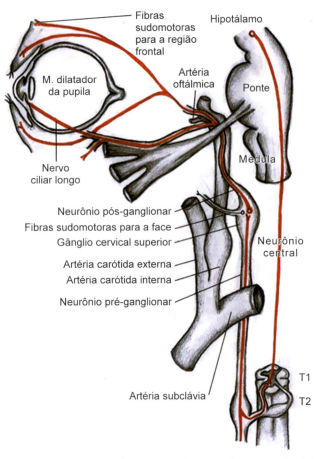

Figura 115.3 Via simpática, responsável pela dilatação pupilar (midríase). Composta por três neurônios, segue um longo trajeto pelo sistema nervoso. (Ilustração de Luiza Dalmáz Fitarelli.)

Quadro 115.1 Causas de pupilas anormais
Defeito de reação pupilar não associado à diminuição da visão
Síndrome de Horner
Pupilas de Marcus-Gunn
Pupila amaurótica
Pupilas pré-tectais
Pupilas de Argyll Robertson
Paralisia do III nervo
Pupilas tônicas
Lesão hipotalâmica
Síndrome de Holmes-Adie
Pupila amaurótica
Herniação do úncus
Meningite
Sarcoidose
Trauma
Tumores orbitários
Viroses
Isquemia
Diabetes
Síndrome de Guillain-Barré
Amiloidose
Síndrome paraneoplásica

extremo, a pupila do olho em abdução pode se dilatar, enquanto a pupila do olho em adução se contrai, sendo esse achado conhecido como fenômeno de Tournay.[5]

- **Alterações pupilares decorrentes da idade:** ao nascimento, as pupilas são pequenas e pouco reativas à luz. Tornam-se progressivamente maiores e mais reativas à luz com o passar dos anos, alcançando seu maior diâmetro em adolescentes e adultos jovens. Após esse período, e de acordo com o envelhecimento, apresentam declínio progressivo da responsividade ao estímulo luminoso.[4]
- *Hippus:* sob iluminação fixa, as pupilas estão em movimento contínuo, repetidamente dilatando e contraindo discretamente, de maneira sincrônica entre elas. Essa ondulação, chamada *hippus*, é mais proeminente em pacientes jovens e durante a exposição a luz forte. Embora fosse associado a diversas patologias no passado, hoje o *hippus* é reconhecido como um fenômeno fisiológico.[4]

Pupilas anormais

Pupilas normais apresentam o mesmo diâmetro, contornos regulares, variam de tamanho conforme a luminosidade do ambiente e exibem reflexos luminosos (direto e consensual) e de acomodação de modo idêntico nos dois lados. Por apresentarem o mesmo diâmetro, são ditas isocóricas, enquanto a presença e o comportamento idênticos do reflexo fotomotor nas duas pupilas levam a denominação de isofotorreagentes. Pupilas anisocóricas, ou seja, de diâmetros diferentes, devem ser sempre consideradas anormais, até que se prove o contrário. A exceção a essa regra é a anisocoria fisiológica, na qual as pupilas, mesmo de diâmetros diferentes, apresentam reflexos fotomotores e de acomodação normais.

Pupilas isocóricas também podem ser consideradas anormais, uma vez que não demonstrem o comportamento esperado diante da iluminação do ambiente (por exemplo, quando permanecem continuamente mióticas mesmo em ambientes com muita luz) e não apresentem os reflexos fotomotores e de acomodação, ou em caso de assimetria na resposta a esses reflexos.

Contornos irregulares também sinalizam para pupilas anormais na maior parte dos casos, embora se deva questionar a possibilidade de essa alteração ser de natureza congênita ou traumática.

Pupilas anisocóricas: qual é a anormal?

Em um paciente com pupilas desiguais, dois sinais adicionais podem ajudar a determinar qual é a anormal. O primeiro deles é a ptose palpebral, cuja presença sinaliza o lado afetado. Em situações em que a ptose palpebral é acompanhada de pupila miótica, pode-se estar diante da síndrome de Horner, patologia associada à disfunção do sistema nervoso simpático. Em contrapartida, quando associada a uma pupila dilatada, pode-se estar diante de lesão do III nervo craniano.[1]

O segundo sinal auxiliar para determinação da pupila patológica consiste na presença dos reflexos fotomotores e de acomodação, que serão normais na síndrome de Horner e comprometidos em uma lesão parcial de III nervo.[1]

A anisocoria em que não se evidencia ptose e os reflexos luminosos e de acomodação estão presentes é normalmente denominada anisocoria fisiológica. Entretanto, em situação de midríase sem ptose palpebral associada, em paciente consciente e com ausência de reflexos luminosos e de acomodação, deve-se suspeitar de alteração de cunho farmacológico (Quadro 115.2).[1]

Exemplos de alteração pupilar

Em caso de defeito de reação pupilar associado à diminuição de visão, a disfunção ocorre na porção aferente da via relacionada com o reflexo pupilar.

- **Pupila de Marcus-Gunn (defeito pupilar aferente):** descreve a lentificação de resposta de uma pupila ao estímulo luminoso direto em relação à resposta da pupila contralateral. A presença de defeito pupilar aferente, associada à diminuição da acuidade visual e ao aumento da mancha cega, é altamente sugestiva de disfunção do nervo óptico. Entretanto, se os dois nervos estiverem comprometidos, esse retardo na resposta luminosa será semelhante nos dois lados e, portanto, não será percebido.[5]
- **Pupila amaurótica (deaferentada):** quando ocorre lesão grave na retina, no nervo óptico ou em ambos, o olho acometido é completamente cego. A pupila não reage ao estímulo luminoso direto, bem como a pupila contralateral não apresenta reflexo consensual após estímulo do olho afetado. Isso ocorre porque a via está deaferentada, ou seja, a luz não chega até o núcleo de Edinger-Westphal para estimulá-lo. Se o olho contralateral for sadio e receber estímulo luminoso, o olho afetado apresentará miose (reflexo consensual). O importante é saber que, se uma pupila reagir ao reflexo fotomotor direto em um olho supostamente amaurótico, a perda visual ou é psicogênica ou é cortical.[5]
- **Defeito de reação pupilar não associado à diminuição de visão:** nessas situações, existe disfunção na porção eferente do arco reflexo pupilar. Pode estar relacionada com lesões do nervo oculomotor ou mesencéfalo; no último caso, graças ao envolvimento dos núcleos oculomotores e de Edinger-Westphal. De maneira geral, é possível afirmar que, se a dilatação pupilar estiver acompanhada de paresia muscular extrínseca ou ptose palpebral, a lesão é anterior ao gânglio ciliar (pré-ganglônica), enquanto midríase isolada pode estar associada a um processo pós-ganglionar ou, mais raramente, à compressão extrínseca do nervo, afetando apenas as fibras pupilares localizadas mais externamente.

Quadro 115.2 Medicações de ação sistêmica e local com influência sobre o tamanho pupilar[4]	
Midríase	**Miose**
Anticolinérgicos: atropina, homatropina, escopolamina	Colinomiméticos: pilocarpina, metacolina, muscarina, opiáceos
Simpaticomiméticos: adrenalina, noradrenalina, fenilefrina, hidroxianfetamina, cocaína	Inibidores da colinesterase: fisostigmina, neostigmina

- **Pupilas pré-tectais:** alterações na região pré-tectal mesencefálica ocasionam pupilas midriáticas ou em posição média, não responsivas à luz, mas que se contraem quando há convergência ocular (dissociação luz-acomodação). Em outras palavras, as pupilas podem não ter reação fotomotora (perda da porção eferente do arco reflexo), mas reagem à convergência devido à preservação dos centros superiores da acomodação acima do mesencéfalo. Usualmente, ambas as pupilas são acometidas, ainda que o tamanho e a resposta à luz possam ser assimétricos. Outros achados associados a lesões nessa topografia, como paresia do olhar para cima e retração palpebral (síndrome de Parinaud), podem estar presentes, facilitando o diagnóstico.
- **Pupilas de Argyll Robertson:** esse tipo também apresenta dissociação luz-acomodação, mas as pupilas tipicamente são mióticas e de contornos levemente irregulares. A pupila não reage ao reflexo fotomotor direto nem ao consensual. Esse tipo de pupila é altamente sugestivo de sífilis, embora não seja exclusiva, pois já foi documentada em casos com *diabetes mellitus*. A localização da lesão é incerta, mas pode resultar tanto de um distúrbio do reflexo luminoso entre a região pré-tectal e o núcleo de Edinger-Westphal como de uma lesão no gânglio ciliar.[6]
- **Paralisia do III nervo:** a pupila é dilatada e não reage à luz direta ou consensualmente nem à acomodação. O olho habitualmente exibe ptose palpebral e está abduzido em razão da ação preponderante do músculo reto lateral (VI nervo craniano). Em algumas raras ocasiões, no entanto, a midríase é a única manifestação. Em virtude de sua localização excêntrica nesse nervo, as fibras parassimpáticas ficam vulneráveis à compressão e à infiltração, como acontece em casos de meningite, compressão aneurismática e herniação do úncus cerebral.[5,6]
- **Pupilas tônicas:** os pacientes com pupila tônica vão frequentemente à consulta porque têm uma pupila parcialmente dilatada e assintomática, que não exibe respostas luminosas ou de convergência ao exame. Em 10% dos casos, o outro lado pode ser afetado meses ou anos depois. A origem desse tipo de anormalidade é uma degeneração no gânglio ciliar ou nos nervos ciliares curtos pós-ganglionares. A principal causa é uma doença de origem idiopática, associada à hiporreflexia, conhecida com síndrome de Holmes-Adie. Entretanto, processos oculares locais que afetam o gânglio ciliar também podem dar origem a esse quadro, como traumatismo, sarcoidose, doenças virais, isquemia e tumores orbitários. Outras doenças que se manifestam com disautonomia podem evidenciar esse tipo de pupila, como *diabetes mellitus*, atrofia de múltiplos sistemas, síndrome de Guillain-Barré, amiloidose, síndrome paraneoplásica etc.[6]
- **Bloqueio na junção neuromuscular:** os pacientes com botulismo, em que existe defeito na liberação da acetilcolina, podem desenvolver pupilas midriáticas bilateralmente e paresia da acomodação, com vários graus de oftalmoparesia. Em contrapartida, na miastenia grave, as pupilas não são afetadas, pois esta última reflete uma alteração no receptor nicotínico, e não muscarínico.
- **Síndrome de Horner:** representa uma lesão na via simpática, caracterizada por miose unilateral, anidrose facial e leve

abaixamento da pálpebra superior e elevação da inferior, resultando em pseudoenoftalmia. A pupila reage normalmente à luz e à acomodação. A diminuição da atividade simpática pode levar, também, à hiperemia conjuntival.[5,6]

Exame pupilar no coma

Os sinais pupilares são extremamente importantes na avaliação do paciente comatoso. O coma metabólico está mais associado a pupilas reativas e normais, quando comparado ao coma por lesão estrutural. Lesão hipotalâmica pode provocar pupilas mióticas, mas reativas à luz, por lesão da via simpática. Uma lesão mesencefálica pode levar à paralisia do III nervo com midríase e oftalmoplegia. Em caso de morte cerebral, inicialmente as pupilas estão em posição média ou dilatadas e não reativas à luz. Com o passar das horas, adquirem tamanho médio, permanecendo não fotorreagentes e mostrando um equilíbrio entre os sistemas simpático e parassimpático. Dilatação pupilar unilateral pode ser o primeiro sinal de herniação temporal por compressão do III nervo. Nas encefalopatias metabólicas, as pupilas podem ser pequenas, mas reagem ao estímulo luminoso.

Referências

1. Patten J. As pupilas e suas reações. In: Patten J (ed.) Diagnóstico diferencial em neurologia, Rio de Janeiro: Revinter, 2000:5-13.
2. Wolintz RJ. Isocoric pupil dysfunction. In: Miler AE (ed.) Continuum, lifelong learning in neurology. Philadelphia: Lippincott Williams & Wilkins, 2009:213-17.
3. Fitzgerald MJT, Forlan-Curran J. Brianstem III. Eye movements and pupillary control. In: Fitzgerald MJT, Forlan-Curran J (eds.) Clinical neuroanatomy and related neuroscience. Philadelphia: Sauders, 2002:529-53.
4. McGee S. The pupils. In: McGee S (ed.) Evidence-based physical diagnosis. Philadelphia: Saunders, 2001:229-51.
5. Campbell WW. Os nervos motores oculares. In: Campbell WW (ed.) DeJong – O exame neurológico. Rio de Janeiro: Guanabara Koogan, 2007:126-61.
6. Lui GT, Volpe NJ, Galetta SL. Pupillary disorders. In: Lui GT et al. (eds.) Neuro-ophtalmology: diagnosis and management. 2. ed. Philadelphia: Saunders, 2010.415-47.

Sepse

CAPÍTULO 116

Paulo Renato Petersen Behar

INTRODUÇÃO

Sepse é uma síndrome clínica complexa, de múltiplas e variadas apresentações e manifestações clínicas. Sua etiologia é também muito diversa. Pode ser de causa bacteriana, micobacteriana, fúngica, viral ou parasitária. Ainda hoje sua fisiopatogenia é compreendida apenas em parte, apesar de muito estudada.[1] Destacam-se a disfunção imune e a insuficiência bioenergética. A primeira é um pilar fundamental na síndrome da resposta inflamatória sistêmica (SRIS) e em suas consequências, tanto na disfunção orgânica como na suscetibilidade do indivíduo a infecções. A segunda, por disfunção mitocondrial e alterações microvasculares, é mecanismo fundamental no desenvolvimento da síndrome de disfunção de múltiplos órgãos (SDMO) e em suas consequências para o desenvolvimento da sepse.[2]

A sepse incide sobre todas as faixas etárias, raças e sexos, em pessoas hígidas, assim como em pacientes com doenças estabelecidas anteriormente, hospitalizados ou não. O número de casos registrados vem aumentando dramaticamente e está associado a custo elevado.[3,4] Nas unidades de terapia intensiva espalhadas pelo Brasil, a mediana do custo diário por paciente é de US$ 934,00, e a taxa de mortalidade geral é de 43,8%.[5] A mortalidade é elevada por vários motivos, como erro diagnóstico, diagnóstico tardio, idade avançada, origem hospitalar, presença de doenças de base e complicações.[6,7] Outro motivo importante é o curso imprevisível da síndrome, apesar de também poder acontecer sob a forma de um *continuum*,[8] o qual será detalhado a seguir.

Por se tratar de uma síndrome que engloba outras síndromes, são necessárias algumas definições de sepse. Até a década de 1990, termos como sepse, septicemia, síndrome séptica e choque séptico eram usados de modo intercambiável, tanto na assistência aos pacientes como na pesquisa. Em 1992 foi publicado um consenso de definições[9] que alcançou a hegemonia e permanece até hoje, com algumas modificações.[9-13]

No entanto, na assistência direta aos pacientes, essas definições, apesar de muito úteis, ainda são insuficientes. As definições do consenso[9,10,12,13] são pragmáticas, amplamente aceitas e utilizadas, e também muito sensíveis. Entretanto, apresentam como desvantagem sua pouca especificidade. Na prática clínica, outras informações são agregadas às definições do consenso, de modo que a triagem inicial que o consenso proporciona passa por um segundo crivo, onde a síndrome tem seu diagnóstico estabelecido ou excluído. O presente texto,

tendo por pano de fundo a máxima de que "a clínica é soberana", explora essas informações dos consensos, assim como outras informações clássicas, até que estudos venham complementar as informações que se encontram disponíveis no momento presente.

A definição de SRIS é importante por consistir na etapa inicial do diagnóstico de sepse. SRIS é uma síndrome clínica decorrente de resposta inflamatória desregulada a um insulto não infeccioso, como disfunção autoimune, pancreatite, vasculite, tromboembolismo, queimadura, cirurgia (pós-operatório) e politrauma,[2] ou a um insulto infeccioso. SRIS é definida como a presença de dois ou mais dos seguintes critérios: febre – temperatura corporal > 38°C ou < 36°C; taquicardia – frequência cardíaca > 90bpm; taquipneia – frequência respiratória > 20irpm ou $PaCO_2$ < 32mmHg; leucocitose ou leucopenia – leucograma com > 12.000 ou < 4.000 células/mm³ ou, ainda, > 10% de neutrófilos imaturos (formas jovens, bastões).

A SDMO, por sua vez, é uma disfunção orgânica progressiva em um paciente aguda e gravemente doente, de modo que a homeostase não possa ser mantida sem intervenção. Acontece na fase evolutiva final de doenças graves tanto do espectro da SRIS de outras causas como de sepse.[14]

Sepse é definida como a presença de infecção, suspeita ou documentada, somada a manifestações sistêmicas de inflamação (SRIS).[9,12] Trata-se de uma resposta desencadeada por qualquer microrganismo. A invasão da corrente sanguínea não é essencial, pois a inflamação local pode provocar disfunção orgânica à distância e hipotensão.[15] Em 2003 foi publicada uma expansão dos sinais e sintomas relacionados com a sepse,[16] ficando redefinida como infecção comprovada ou suspeita e alguns dos itens agrupados como variáveis gerais, inflamatórias, hemodinâmicas, de disfunções orgânicas e de perfusão tecidual. Parece ter havido uma mudança para uma abordagem mais clínica, mais qualitativa e livre, que volta a privilegiar o "olho clínico". Este é o pano de fundo da substituição dos termos "e dois ou mais dos seguintes critérios" por "e alguns dos seguintes". Foram expandidas as seguintes variáveis gerais: estado mental alterado, edema significativo ou balanço hídrico positivo (> 20mL/kg em 24 horas) e hiperglicemia (glicose plasmática > 120mg/dL na ausência de diabetes); as seguintes variáveis inflamatórias: proteína C reativa > 2 desvios padrões do valor normal e procalcitonina > 2 desvios padrões do valor normal; as seguintes variáveis hemodinâmicas: saturação venosa central > 70% e índice cardíaco > 3,5L/min/m².

As variáveis de disfunções orgânicas foram também detalhadas em 2003: hipoxemia arterial ($PaO_2/FiO_2 < 300$), oligúria aguda (débito urinário < 0,5mL/kg/h por > 2 horas), aumento da creatinina > 0,5mg/dL, alterações da coagulação (INR > 1,5 ou TTPA > 60s), íleo (ausência de ruídos hidroaéreos), plaquetopenia < 100.000/mm³ e hiperbilirrubinemia (bilirrubina total > 4mg/dL). As variáveis de perfusão tecidual são a hiperlactatemia > 1mmol/L e a presença de tempo de enchimento capilar lentificado ou livedo reticular.[16] Quando o paciente passa a apresentar esses achados, a síndrome passa a ser classificada como sepse grave.

Sepse grave é definida como sepse associada a disfunção orgânica induzida pela sepse ou hipoperfusão tecidual induzida pela sepse.[12] Hipoperfusão tecidual induzida pela sepse é definida como hipotensão induzida por infecção, lactato elevado ou oligúria.[12] A hipotensão é definida como pressão arterial (PA) sistólica < 90mmHg ou queda > 40mmHg do basal, na ausência de outras causas. As disfunções orgânicas incluem hipoxemia, insuficiência renal aguda, coagulopatia, plaquetopenia, íleo paralítico e hiperbilirrubinemia.

Outro modo de abordagem das disfunções dos órgãos ou sistemas[15] é referida a seguir:

- **Cardiovascular:** PA sistólica ≤ 90mmHg ou PA média ≤ 70mmHg que responde à administração hídrica endovenosa.
- **Renal:** diurese ≤ 0,5mL/kg/h por 1 hora mesmo após ressuscitação volêmica.
- **Respiratório:** $PaO_2/FiO_2 ≤ 250$ ou, se os pulmões forem os únicos órgãos comprometidos, ≤ 200.
- **Hematológico:** contagem de plaquetas ≤ 80.000/µL ou diminuição de 50% da contagem plaquetária de maior valor encontrada nos últimos 3 dias.
- **Acidose metabólica inexplicada:** pH ≤ 7,4 ou déficit alcalino ≥ 5,0mEq/L e nível de lactato plasmático > 1,5 vez o valor de limite superior fornecido pelo laboratório; ressuscitação volêmica adequada: pressão de artéria pulmonar ≥ 12mmHg ou pressão venosa central ≥ 8mmHg.

Choque séptico é definido como a hipotensão induzida pela sepse, que persiste apesar de reposição hídrica adequada.[12] Trata-se, portanto, de um tipo de choque distributivo, ou de vasodilatação. É uma das complicações da sepse e se define por: hipotensão (PA sistólica ≤ 90mmHg ou 40mmHg menor que o valor normal da PA do paciente) por ao menos 1 hora, apesar de ressuscitação volêmica adequada; ou necessidade de agentes vasopressores a fim de manter PA sistólica > 90mmHg ou PA média > 70mmHg. Essa hipotensão mantida é associada a sinais de hipoperfusão orgânica, como, por exemplo, hiperlactatemia, rebaixamento do nível de consciência e oligúria.

ETIOLOGIA

A etiologia das doenças e síndromes infecciosas, incluindo a sepse, depende muito da geografia e do tempo. Outro fator que expande muito a questão é que virtualmente qualquer microrganismo patogênico ou oportunista conhecido na microbiologia e na medicina tem o potencial de ser agente etiológico de sepse. Isso inclui bactérias, micobactérias, fungos, vírus e parasitas.[18] Entretanto, quando a literatura apresenta a etiologia de sepse, dirige-se usualmente a um senso mais estrito, que é o das bactérias de sepse hospitalar. Feitas essas considerações, a título ilustrativo, o Quadro 116.1 apresenta os patógenos mais frequentemente associados à sepse. Na assistência, entretanto, a epidemiologia local é mais importante e deve ser sempre considerada.

ACHADOS CLÍNICOS

Apesar de ser considerada um grave problema de saúde, não há exames disponíveis que confirmem o diagnóstico de sepse, o qual é clínico. Todavia, alguns poucos testes ajudam a descrever com exatidão este quadro clínico. Assim, a semiologia embasada em evidências é claramente necessária para tratar deste assunto. A pouca ênfase dada pelos livros-textos e as poucas pesquisas sobre a clínica da sepse atestam que a sepse é pouco reconhecida por médicos brasileiros.[21]

Quadro 116.1 Principais agentes etiológicos de sepse por sítio corporal e pela origem da aquisição

	Pulmões	Abdome	Pele/Partes moles	Trato urinário	Meninges
Principais patógenos adquiridos na comunidade [19]	*Streptococcus pneumoniae* *Haemophilus influenzae* *Legionella*	*Escherichia coli* *Bacteroides fragilis*	*Streptococcus pyogenes* *Staphylococcus aureus* Polimicrobianos	*E. coli* *Klebsiella* spp *Enterobacter* spp *Proteus* spp *Enterococcus*	*S. pneumoniae* *Neisseria meningitidis* *Listeria monocytogenes* *H. influenzae*
Principais patógenos adquiridos no hospital[20]	*S. aureus,* estafilococos coagulase-negativos, *Klebsiella* spp, *Acinetobacter* spp, *P. aeruginosa,* *Enterobacter* spp, *Candida* spp, *Enterococcus* spp, *Serratia* spp, *Proteus* spp				

É necessária a expansão da lista de sinais e sintomas de sepse para refletir a experiência clínica à beira de leito,[22] mas essa carência, descrita há uma década, ainda existe. Praticamente as mesmas definições prévias estão vigentes nos dias atuais.[17] Nesse cenário, o presente capítulo traduz um esforço de sistematização do quadro clínico da sepse, que é a principal ferramenta diagnóstica dessa condição que hoje se iguala ao infarto agudo do miocárdio em termos de mortalidade no Primeiro Mundo.[2] Com a finalidade de detalhar e expandir essa lista desejável de sinais e sintomas, um novo estudo sobre a clínica da sepse em suas primeiras 24 horas de apresentação encontra-se em andamento em Porto Alegre, no Rio Grande do Sul.[23,24]

Quadro clínico – Anamnese, sintomatologia e sinais encontrados no exame físico

Desconhecemos livros-textos de semiologia que dediquem uma seção às doenças infecciosas ou um capítulo à sepse, apesar da abundância de sinais e sintomas que essas doenças apresentam. E mesmo outros textos e artigos descrevem a clínica e a semiologia da sepse de modo muito sucinto ou disperso, não sistematizado. Os livros antigos de medicina descrevem melhor a patologia, a clínica e a semiologia. Por outro lado, os livros modernos priorizam a descrição da fisiopatogenia, dos métodos diagnósticos atuais e o tratamento. Recentemente, no entanto, tem-se observado o ressurgimento da medicina à beira do leito,[25,26] e o presente livro está muito bem adaptado a essa realidade.

Anamnese, exame físico e investigação rigorosos são essenciais para que se possa estabelecer o diagnóstico correto de qualquer doença infecciosa. Entretanto, sepse grave e choque são emergências médicas e, assim, a avaliação completa pode ter de ser postergada até a ressuscitação volêmica e o início do tratamento antibiótico empírico. Os objetivos da avaliação clínica são estabelecer o diagnóstico de sepse, estimar sua gravidade e prognóstico e também elucidar a causa subjacente. A apresentação clínica exata vai depender do sítio de infecção, da natureza do microrganismo infectante, da resposta do hospedeiro e de doenças coexistentes.[27]

Assim, inicialmente são apresentados os sinais e sintomas da sepse descritos em 1892:[28]

> Os sintomas de septicemia variam. Vinte e quatro horas ou mais depois de uma injúria ou cirurgia, um calafrio inicia um distúrbio constitucional. A febre se eleva rapidamente, alcançando 39,5 a 40°C. O pulso é rápido e, em casos graves, pode haver grande prostração. Sintomas neurológicos são comuns: cefaleia, agitação e *delirium*. A língua é seca. O quadro clínico é o de infecção grave. Há tecido necrótico infectado, que pode ser um coágulo sobre uma ferida, tecidos no útero após o parto, ou tecidos lesionados pela ação do frio ou do calor ou por substâncias químicas. A aparência clínica depende muito das toxinas absorvidas e da possibilidade de remover e lavar o foco infectado. Uma outra forma da doença é a septicemia progressiva, que não é apenas o resultado de substâncias produzidas no sítio primário da infecção.
>
> Os sintomas geralmente acontecem dentro de 24 horas, raramente mais tarde do que no terceiro ou quarto dia. Há calafrios com febre moderada no início, que gradualmente se eleva e é marcada por remissões diárias e eventualmente com intervalos. O pulso é pequeno e compressível, e pode alcançar a contagem de 120 ou mais. Distúrbios gastrointestinais são comuns, a língua é vermelha na margem e o dorso é seco e escuro. Pode haver *delirium* precoce e prostração mental leve ou marcada e apatia. Com a progressão da doença, pode aparecer palidez na face ou uma coloração amarelada. Hemorragias capilares não são incomuns. A aparência é sempre grave. Morte pode ocorrer dentro de 24 horas e, em casos fatais, a vida é raramente prolongada por mais de 7 ou 8 dias. Outra forma de septicemia, a piemia é caracterizada por calafrios recorrentes e febre intermitente com formação de abscessos em várias partes, todas resultantes da contaminação do sangue por bactérias a partir do foco de supuração. No caso de ferida infectada, antes do início dos sintomas característicos, pode haver sinais locais. O início da doença é marcado por rigores intensos durante os quais a febre sobe a 39,5 ou 40°C e, depois, é seguida por sudorese profusa. Esses calafrios são repetidos a intervalos diários ou de 48 horas, que podem apresentar febre baixa. O distúrbio constitucional é marcado e há perda do apetite, náusea e vômito e, com a progressão da doença, perda da musculatura. Eritema transitório não é incomum. Desenvolvem-se usualmente sintomas locais. Se os pulmões se tornam envolvidos, ocorrem dispneia e tosse. Os sinais físicos podem ser leves. É comum o envolvimento da pleura e do pericárdio. O tom de coloração da pele se modifica, sendo inicialmente pálida e branca e subsequentemente se tornando ictérica. O baço é aumentado, e pode haver dor em sua topografia, apontando para perisplenite a partir de embolia. Usualmente, em casos rápidos, um estado tifoide se desenvolve gradualmente, e o paciente morre comatoso.[28]

Rigores intensos equivalem a tremores violentos, calafrios importantes.

Essa descrição clássica é uma esplêndida oportunidade para exemplificar o que foi comentado anteriormente: o quadro clínico é complexo e variável. Atualmente, se acrescentarmos a etiologia, ficamos aptos a descrever mais diferenças ainda.[18] Por exemplo, o quadro clínico de sepse estafilocócica da comunidade, por *S. aureus* sensível à oxacilina (MSSA), pode ser muito diferente de uma sepse hospitalar por *Acinetobacter* sp.

A febre é muito frequente, mas em alguns casos pode haver hipotermia, sobretudo em recém-nascidos prematuros e em idosos com processo degenerativo do sistema nervoso central.[29]

As manifestações clínicas dependem muito das circunstâncias em que se instala o processo infeccioso. A doença de base, associada a procedimentos terapêuticos medicamentosos ou cirúrgicos, determinará apresentações diferentes, por vezes atípicas. Por isso, deve haver clareza na busca de uma sistematização, uma descrição que englobe boa parte desses diferentes quadros clínicos que, por sua vez, estão relacionados com diferentes doenças, como, por exemplo, sepse estafilocócica e sepse por *Pseudomonas aeruginosa*.[29]

Além do quadro de sepse propriamente dito e dos quadros de falências orgânicas associados, superpõe-se o quadro das doenças de base, que também devem, portanto, ser devidamente avaliadas.[29] A evolução para o choque é descrita mais adiante e a evolução para SDMO depende da gravidade da lesão inicial, do tempo para a instituição do tratamento adequado e do tempo da hipoperfusão orgânica.[29]

Anamnese e sintomatologia

Os sintomas que sugerem o início de sepse são frequentemente inespecíficos e incluem sudorese, calafrios ou tremores, sensação de falta de ar, náusea e vômito ou diarreia e cefaleia. Confusão é encontrada em 10% a 30% dos pacientes, especialmente em idosos, e encefalopatia relacionada com sepse está associada a um desfecho clínico mais sombrio.[27] Pode haver sintomas específicos de localização ou sinais que sugerem uma doença subjacente, como tosse, disúria ou meningismo, mas em muitos casos não há pistas. Dados epidemiológicos, já abordados anteriormente, são também importantes.[27] O Quadro 116.2 apresenta mais amplamente os sintomas, assim como os sinais e exames complementares da sepse.

Sinais ao exame físico

À semelhança do que acontece na anamnese, os sinais iniciam de modo sutil, discreto, como uma alteração do humor, e aumentam progressivamente no *continuum* da sepse. Com a progressão de sepse grave para choque séptico, ocorrem evidências crescentes de disfunção de órgãos, cujos sinais estão apresentados a seguir. É importante saber e lembrar que a sepse se apresenta em um quadro clínico evolutivo dinâmico e que é essencial a reavaliação frequente do paciente.[27]

O paciente característico com sepse é febril, taquipneico, taquicárdico, com periferia aquecida e um pulso arterial cheio e amplo, hipotenso, desorientado e oligúrico.[27] Chama a atenção a aparência toxêmica,[30] como pode ser observado na Figura 116.1 que, no contexto deste capítulo, qualifica o paciente como séptico. Os termos tóxico e toxêmico são descritores clínicos. São determinados com base na aparência do paciente observada por um clínico experimentado.[30] Apesar de essa determinação ser subjetiva, certos sinais e sintomas podem ser associados à toxicidade, como, por exemplo, sinais vitais alterados (febre alta, taquicardia e hipotensão arterial), sinais de hipoperfusão (choque), alterações do estado mental e inabilidade em manter a hidratação sem a administração de fluidos endovenosos.[30]

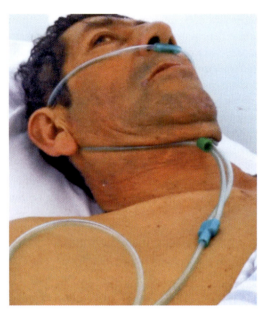

Figura 116.1 Paciente com aparência toxêmica, ictérico (pele e mucosa ocular), febril, taquicárdico, sudorético e com alteração aguda do estado mental (bradipsíquico, desorientado, com pouca atenção) por sepse estafilocócica por *S. aureus* sensível à meticilina.

Com um iminente colapso circulatório, o paciente pode desenvolver vasoconstrição periférica com extremidades frias e tempo de preenchimento capilar prolongado.[27]

Alguns pacientes, particularmente os idosos e os imunocomprometidos, têm uma apresentação mais sutil, sendo ne-

Quadro 116.2 Sinais, sintomas e exames laboratoriais relacionados com a sepse
Sintomas: prostração, irritabilidade, sonolência excessiva, agitação psicomotora, confusão mental, alucinações visuais ou auditivas, perturbações da memória, ansiedade, cefaleia, mal-estar, astenia, febre, arrepios, calafrios, rigores, sudorese, diminuição do apetite, náusea, vômito, diarreia, dor abdominal, mialgias, artralgias, oligúria, anúria, dispneia, tosse e outros sintomas relacionados com o foco infeccioso
Sinais: aparência toxêmica, estado geral comprometido, sonolência excessiva, agitação psicomotora, confusão mental, alucinações visuais ou auditivas, perturbações da memória, ansiedade, lentidão do pensamento, diminuição da atenção, desorientação, pensamento desorganizado, flutuações do nível de consciência, abertura ocular alterada, resposta verbal alterada, resposta motora alterada, escala de Glasgow com pontuação diminuída, astenia, hipoatividade, temperatura axilar > 38°C ou < 36°C, frequência cardíaca alterada (> 20, diminuída), pulso radial diminuído, frequência respiratória alterada (aumentada, diminuída), ritmo respiratório alterado, taquipneia, hiperpneia, respiração de Cheyne-Stokes, bradipneia, pressão arterial diminuída (< 90mmHg ou diminuição de 40mmHg), PA média diminuída (< 70mmHg), choque, tempo de enchimento capilar prolongado, livedo reticular (moteamento), edema substancial ou balanço hídrico positivo (> 20mL/kg/24h), cianose de extremidades, cianose generalizada, pele com palidez, pele quente, pele fria, lesões de pele variadas, pele ictérica, mucosas descoradas, mucosas secas, mucosas ictéricas, sangramentos, arrepios, calafrios, rigores/tremores, sudorese, mialgias, artralgias, crises convulsivas, estertores crepitantes, náusea, vômito, diarreia, hepatomegalia, esplenomegalia, íleo paralítico (adinâmico), distensão abdominal, dor abdominal, sinal de Giordano (punhopercussão lombar positiva), oligúria aguda (débito urinário < 0,5mL/kg/h por mais de 2 horas), anúria e outros sinais relacionados com o foco infeccioso
Exames laboratoriais e de imagem: leucócitos totais > 12.000 ou < 4.000, número de bastonetes aumentado, percentual de bastonetes > 10%, hemossedimentação (VHS) elevada, proteína C reativa > 2 desvios padrões do normal, procalcitonina alterada, hiperglicemia > 120mg/dL na ausência de diabetes, creatinina (aumento > 0,5mg/dL), RNI > 1,5, tempo de protrombina alterado, TTPA > 60s, plaquetas < 100.000, D-dímeros ou produtos de degradação da fibrina aumentados, fibrinogênio elevado, bilirrubina total aumentada (> 4mg/dL), bilirrubina indireta aumentada, bilirrubina direta aumentada, fosfatase alcalina aumentada, γGT aumentada, lactato aumentado (> 1mmol/L), oximetria alterada, saturação de O_2 diminuída, gasometria arterial (GA) alterada (hipoxemia e acidose metabólica), pH diminuído, PaO_2 diminuída, $PaCO_2$, excesso de base alterado, HCO_3 diminuído, $SatO_2$ diminuída, saturação venosa central > 70% e índice cardíaco > 3,5L/min/m²

cessário um alto índice de suspeição para reconhecer precocemente a doença.[27]

A maioria dos pacientes é febril, mas sepse grave pode apresentar-se com hipotermia. Um exame físico detalhado é vital, sendo importante examinar a pele e todas as feridas e também proceder a exame completo de orelhas, nariz e garganta, exames retal e vaginal e fundoscopia, pois esses sítios são frequentemente omitidos. No paciente hospitalizado, deve-se prestar atenção especial a cateteres endovenosos e intra-arteriais, insistir na exposição e no exame de todas as feridas e revisar cuidadosamente áreas de pressão, sítios frequentemente negligenciados.[27]

Em certas ocasiões, o exame físico estabelece diretamente o diagnóstico. Sinais úteis incluem o exantema purpúrico e a gangrena periférica da meningococcemia, os êmbolos periféricos da endocardite, o exantema eritematoso ou descamação do choque tóxico estafilocócico ou estreptocócico, o ectima gangrenoso (úlceras com necrose central) dos pacientes com neutropenia e bacteriemia por *P. aeruginosa*, e as lesões retinianas da endoftalmite por cândida. As lesões cutâneas decorrentes de infecção da pele, como alvos metastáticos ou de coagulopatia, são fundamentais para a suspeita precoce, podendo fornecer elementos indicativos importantes para o diagnóstico etiológico. As lesões petequeais ou as sufusões hemorrágicas, acompanhadas ou não de outros fenômenos hemorrágicos em outros órgãos, denunciam a existência de coagulopatia. Essas lesões podem adquirir um aspecto típico na doença meningocócica. Lesões necróticas com produção de gás e crepitação no subcutâneo sugerem a presença de microrganismos anaeróbios, como os clostrídios, entre outros. Outras lesões, como celulites ou reações eritematosas semelhantes às erisipelas, podem preceder os quadros de sepses causadas por gram-positivos, como os estafilococos ou estreptococos.[29] Livedo reticular[16] corresponde a um padrão de aspecto reticulado de pele descorada por edema das vênulas por obstrução dos capilares por trombos, sendo de cor azulada a parte que corresponde à trama da rede.

Sinais físicos focais podem ajudar a identificar o sítio de infecção (por exemplo, sensibilidade no ângulo renal, consolidação pulmonar, novo murmúrio cardíaco ou um achado de massa intra-abdominal).[27]

Se o paciente está hipotenso, outras causas de choque, como disfunção cardíaca (incluindo infarto do miocárdio e tamponamento cardíaco), hipovolemia e choque redistributivo de pancreatite, devem ser consideradas. Cabe lembrar que hipotensão em sepse é frequentemente multifatorial, e sepse pode complicar ou coexistir com outras causas de choque.[27]

A seguir, são detalhados achados importantes da sepse.

Disfunção cerebral

A disfunção cerebral da sepse ocorre precocemente, sendo totalmente reversível se o processo for controlado com sucesso. As causas dessa disfunção são pouco compreendidas e, entre elas, provavelmente podem ser citadas a invasão do tecido cerebral por microrganismos, a ação das toxinas bacterianas no cérebro e os efeitos metabólicos da sepse, como geração de falsos neurotransmissores. Outras falências orgânicas podem colaborar na gênese do coma, como a uremia decorrente da falência renal ou a hipoxemia que se segue à insuficiência respiratória. As lesões vasculares que ocorrem em outros órgãos, acompanhadas ou não de hipoperfusão e choque, também podem alterar o nível de consciência, levando ao coma.[29]

Hiperventilação

A hiperventilação ocorre precocemente e é caracterizada por aumento na frequência respiratória e na amplitude dos movimentos respiratórios. Concomitantemente, aparecem alterações do nível de consciência, ansiedade, agitação psicomotora e distúrbios de comportamento, podendo evoluir para quadros mais graves, como sonolência, torpor e coma.[29]

Alterações da temperatura corporal

A febre é bastante frequente, mas alguns casos podem apresentar hipotermia, sobretudo recém-nascidos prematuros e pacientes idosos que apresentam processo degenerativo do sistema nervoso central. O padrão de evolução da febre é variado, podendo ser acompanhado de calafrios e tremores. Os pacientes hipotérmicos no início do quadro tendem a evoluir com hipertermia durante o curso da doença. Por outro lado, pacientes com doenças graves de base que não apresentam temperatura > 37,5°C tendem a evoluir para choque e óbito.[29]

Hipotensão e evolução para o choque

A maior parte dos pacientes começa a apresentar episódios de hipotensão transitória, que podem ir se repetindo, com duração progressiva. Se a hipotensão não é revertida apesar de 1 hora de tratamento com reposição volêmica e inotrópicos, fica caracterizado o choque. Alguns pacientes podem apresentar-se no início da doença com quadros complicados por choque ou falências orgânicas sob formas fulminantes que podem evoluir em poucas horas para o óbito. O choque séptico é didaticamente dividido em choque quente ou hiperdinâmico, caracterizado por hipotensão, taquicardia e vasodilatação periférica, e choque frio ou hipodinâmico, caracterizado por palidez, vasoconstrição e anúria. Cerca de um terço dos casos inicia a sepse com choque, e a letalidade pode chegar à metade desses casos.[29]

Icterícia

A icterícia ocorre por diversos mecanismos: hemólise, colestase intra-hepática ou falência hepática. Pode ser uma manifestação precoce, geralmente acompanhada de hepatomegalia discreta.[29]

Comprometimento pulmonar

A insuficiência respiratória aguda é caracterizada por taquipneia, dispneia, tiragem intercostal e ausculta pulmonar com estertores crepitantes e subcrepitantes disseminados. Radiografias de tórax mostram infiltrados intersticiais com ou sem focos de consolidação por infecção pulmonar.[29]

A lesão pulmonar constituída por edema decorrente de aumento do líquido extravascular e hipertensão pulmonar leva a aumento da fração de *shunt* arteriovenoso pulmonar. A relação ventilação-perfusão diminui, e a relação espaço morto-volume corrente aumenta. A hipoxemia resultante é resistente às altas frações de oxigênio inspirado. Radiografias de tórax mostram infiltrado intersticial difuso bilateralmente. Esse quadro é conhecido como edema pulmonar não cardiogênico, pulmão de choque, síndrome da angústia respiratória do adulto (SARA) ou síndrome do desconforto respiratório do adulto (SDRA). Ocorre, geralmente, de 34 a 72 horas após o início da sepse ou choque séptico e é considerada uma disfunção orgânica precoce.[29] Pacientes que apresentam hipoxemia grave ($PaO_2 < 60mmHg$) que resiste à administração de oxigênio têm caracterizada a SDRA.[29]

Comprometimento renal

A insuficiência renal aguda (IRA) pode ocorrer por diversos mecanismos, incluindo fatores pré-renais, como hipoperfusão e isquemia ou vasoconstrição por mediadores humorais, e fatores renais propriamente ditos, ou seja, substâncias tóxicas bacterianas ou humorais que levam à necrose tubular aguda. A hipoperfusão renal pode, por si só, não ser suficiente para induzir lesões tubulares, mas, se acompanhada da presença de endotoxina, produz reduções significativas da função renal, agravando os efeitos da isquemia.[29] A IRA é uma complicação temível, principalmente em sua forma oligoanúrica, pois torna muito difícil a manipulação de líquidos e pode levar a procedimentos invasivos, como a hemofiltração contínua.[29]

Comprometimento hepático e esplênico

A disfunção hepática da sepse e da SDMO manifesta-se, geralmente, nas fases mais tardias, após a ocorrência de SARA e IRA. Observa-se infiltração perissinusoidal de polimorfonucleares no fígado, mesmo que o foco inicial da infecção esteja distante desse órgão.[29] A esplenomegalia não é comum no início da sepse, mas pode aparecer no decorrer da doença.[29]

Diagnóstico diferencial

Assim como os demais aspectos de sepse descritos anteriormente, o diagnóstico diferencial da sepse bacteriana é bastante abrangente e inclui todo o diagnóstico diferencial da síndrome da resposta inflamatória sistêmica, além do diagnóstico diferencial da sepse propriamente dita,[31] como mostrado no Quadro 116.3.

Quadro 116.3 Condições clínicas que se constituem em diagnóstico diferencial de sepse bacteriana	
Condições não infecciosas	**Condições infecciosas**
Embolia pulmonar	Doenças virais com SRIS
Infarto do miocárdio	(p. ex., influenza)
Pancreatite	Doenças fúngicas com SRIS
Cetoacidose diabética	(p. ex., candidíase sistêmica)
Lúpus eritematoso sistêmico	Doenças parasitárias com SRIS
Pseudoaneurisma ventricular	(p. ex., malária)
Aspiração maciça/atelectasia	Doença bacteriana de qualquer
Vasculite sistêmica	sítio anatômico (p. ex.,
Hipovolemia induzida por diurético	pneumonia)
Anafilaxia	Leptospirose
Traumatismo de medula espinhal	
Insuficiência suprarrenal	

Referências

1. Silva FP. Breve história das doenças infecciosas. In: Silva FP (ed.) Sepse. Barueri, SP: Manole, 2007:3-11.
2. De Azevedo LCP, Machado FR. Sepse. 1. ed. In: Mendes CL (ed.) São Paulo: Associação de Medicina Intensiva Brasileira, 2014. 245 p.
3. Martin GS, Mannino DM, Eaton S, Moss M. The epidemiology of sepsis in the United States from 1979 through 2000. N Engl J Med 2003 Apr 17; 348(16):1546-54.
4. Elixhauser A, Friedman B, Stranges E. Septicemia in U.S. Hospitals, 2009. In: Reuters T (ed.) HCUP Statistical Brief #122 ed. Rockville, MD: Agency for Healthcare Research and Quality, 2011.
5. Sogayar AM, Machado FR, Rea-Neto A et al. A multicentre, prospective study to evaluate costs of septic patients in Brazilian intensive care units. Pharmacoeconomics 2008; 26(5):425-34.
6. Silva E, Pedro Mde A, Sogayar AC et al. Brazilian Sepsis Epidemiological Study (BASES study). Crit Care 2004 Aug; 8(4):R251-60.
7. Bartlett JG. Sepsis. 2013 Last updated: January 3, 2012 [cited Aug 19, 2013]. In: Johns Hopkins Antibiotic (ABX) Guide [Internet]. Unbound Medicine, Inc.POC-IT Guides, [cited Aug 19, 2013]. Available from: http://www.hopkinsguides.com/hopkins/ub/view/Johns_Hopkins_ABX_Guide/540497/all/Sepsis_.
8. Rangel-Frausto MS, Pittet D, Costigan M, Hwang T, Davis CS, Wenzel RP. The natural history of the systemic inflammatory response syndrome (SIRS). A prospective study. JAMA 1995 Jan 11; 273(2):117-23.
9. Bone RC, Balk RA, Cerra FB et al. Definitions for sepsis and organ failure and guidelines for the use of innovative therapies in sepsis. The ACCP/SCCM Consensus Conference Committee. American College of Chest Physicians/Society of Critical Care Medicine. Chest 1992 Jun; 101(6):1644-55.
10. American College of Chest Physicians/Society of Critical Care Medicine Consensus Conference: definitions for sepsis and organ failure and guidelines for the use of innovative therapies in sepsis. Crit Care Med 1992 Jun; 20(6):864-74.
11. Silva E, Othero JB, Pinheiro C et al. Consenso Brasileiro de Sepse. Revista Brasileira de Terapia Intensiva AbrilJunho 2004; 16(2):96-256. Pt.
12. Dellinger RP, Levy MM, Rhodes A et al. Surviving sepsis campaign: international guidelines for management of severe sepsis and septic shock: 2012. Crit Care Med 2013 Feb; 41(2):580-637.
13. Dellinger RP, Levy MM, Rhodes A et al. Surviving Sepsis Campaign: international guidelines for management of severe sepsis and septic shock, 2012. Intensive Care Med 2013 Feb; 39(2):165-228.
14. Neviere R. Sepsis and the systemic inflammatory response syndrome: Definitions, epidemiology, and prognosis. 2013 [cited Aug 18, 2013]. In: UpToDate [Internet]. Wolters Kluver, [cited Aug 18, 2013]. Available from: http://www.uptodate.com/contents/sepsis-and-the-systemic-inflammatory-response-syndrome-definitions-epidemiology-and-prognosis.
15. Munford RS. Severe sepsis and septic shock. In: Longo D (ed.) Harrison's principles of internal medicine. 18. ed. McGraw-Hill, 2011:4012.
16. Levy MM, Fink MP, Marshall JC et al. 2001 SCCM/ESICM/ACCP/ATS/SIS International Sepsis Definitions Conference. Crit Care Med 2003 Apr; 31(4):1250-6.
17. Angus DC, van der Poll T. Severe sepsis and septic shock. New Engl J Med 2013; 369(9):840-51.

18. Gao H, Evans TW, Finney SJ. Bench-to-bedside review: sepsis, severe sepsis and septic shock – does the nature of the infecting organism matter? Crit Care 2008; 12(3):213.

19. Munford RS, Suffredini AF. Sepsis, severe sepsis, and septic shock. In: Mandell GL, Bennett JE, Dolin R (eds.) Mandell, Douglas and Bennett's principles and practice of infectious diseases. 7. ed. Philadelphia: Churchill Livingstone, 2010:987-1010.

20. Marra AR, Camargo LF, Pignatari AC et al. Nosocomial bloodstream infections in Brazilian hospitals: analysis of 2,563 cases from a prospective nationwide surveillance study. J Clin Microbiol. 2011 May; 49(5):1866-71.

21. Assuncao M, Akamine N, Cardoso GS et al. Survey on physicians' knowledge of sepsis: do they recognize it promptly? J Crit Care. 2010 Dec; 25(4):545-52.

22. Levy MM, Fink MP, Marshall JC et al. 2001 SCCM/ESICM/ACCP/ATS/SIS International Sepsis Definitions Conference. Intensive Care Med 2003 Apr; 29(4):530-8.

23. Taborda JGV. Parecer Consubstanciado do Comitê de Ética e Pesquisa sobre o Projeto de pesquisa: a apresentação clínica da sepse (versão 2). [Parecer]. In press 2013.

24. Braghini GK, Alves FD, Gonçalves LHM et al. Projeto de pesquisa: a apresentação clínica da sepse. [Projeto de Pesquisa]. In press 2013.

25. Verghese A, Charlton B, Cotter B, Kugler J. A history of physical examination texts and the conception of bedside diagnosis. Trans Am Clin Climatol Assoc 2011; 122:290-311.

26. Verghese A, Brady E, Kapur CC, Horwitz RI. The bedside evaluation: ritual and reason. Ann Intern Med 2011 Oct 18; 155(8):550-3.

27. Lynn WA. Sepsis. In: Cohen J, Opal SM, Powderly WG (eds.) Infectious diseases. 3. ed. Atlanta, CA:Mosby Elsevier, 2010:478-91.

28. Osler W. Septicæmia and piæmia. In: The principles and practice of medicine. New York: D. Appleton and Company, 1892:114-8.

29. Diament D, Lomar AV. Sepse. In: Veronesi R, Focaccia R (eds.) Veronesi: tratado de infectologia. 1. ed. São Paulo: Atheneu, 1996:864-82.

30. CDC. What is the difference between a "toxic" and "nontoxic" appearance? Atlanta, GA: CDC; 2008 [updated October 10, 2008; cited 2014 March 3, 2014]. Available from: http://www.bt.cdc.gov/agent/smallpox/vaccination/clineval/ - toxic.

31. Cunha BA, Bronze MS. Bacterial sepsis. Medscape [Internet]. 2011 April 20, 2014. Available from: http://emedicine.medscape.com/article/234587-overview - showall.

CAPÍTULO 117

Síndrome de Cushing

Carolina Garcia Soares Leães • Miriam da Costa Oliveira

INTRODUÇÃO

A síndrome de Cushing (SC) endógena é uma entidade rara (de dois a cinco novos casos por milhão de habitantes por ano), caracterizada por sinais e sintomas resultantes da exposição crônica a altos níveis de hormônios glicocorticoides.[1] Tem esse nome em reverência ao neurocirurgião americano Harvey Cushing, o primeiro a descrevê-la, em 1912, como uma "síndrome endocrinológica por mau funcionamento da glândula hipofisária".[2] A magnitude das manifestações clínicas correlaciona-se com a duração e a intensidade do hipercortisolismo e, devido à elevada morbimortalidade associada, esforços devem ser feitos para seu reconhecimento precoce.[1]

Sabe-se que pacientes com SC apresentam mortalidade de 3,8 a 5 vezes maior que a população em geral, especialmente por causas cardiovasculares (infarto do miocárdio, acidente cerebrovascular e tromboembolismo) ou infecciosas.[1] Seu diagnóstico costuma ser difícil nas fases mais brandas, pois não existe um sinal isolado que seja patognomônico da doença. Todavia, algumas manifestações clínicas são mais discriminatórias do que outras, especialmente se concomitantes, como estrias largas e violáceas, pletora facial, fraqueza muscular proximal, fragilidade capilar e osteoporose inexplicada. Com frequência, os pacientes apresentam algumas manifestações causadas por excesso de cortisol, mas que são comuns na população em geral, como obesidade (especialmente de distribuição central), depressão, *diabetes mellitus* ou irregularidade menstrual. A SC endógena tende a progredir com o tempo, e o acúmulo de novas manifestações características aumenta a probabilidade da presença do hipercortisolismo.[1,3]

ETIOLOGIA

A causa mais comum de SC é a exógena ou iatrogênica, decorrente da exposição excessiva e prolongada ao uso de glicocorticoides (orais, injetáveis, tópicos ou inalatórios) largamente empregados na prática clínica, especialmente em doenças respiratórias e autoimunes. A produção aumentada de hormônio adenocorticotrófico (ACTH) – as chamadas causas ACTH-dependentes – corresponde a cerca de 80% a 85% das etiologias endógenas. Entre essas causas, predominam os tumores hipofisários produtores de ACTH (80% dos casos), seguidos de tumores ectópicos (20%) produtores de ACTH (carcinoma brônquico, timoma, tumores de ilhota de pâncreas, carcinoma medular de tireoide, entre outros) ou, menos

frequentemente, da secreção de hormônio liberador de corticotrofina (CRH) por tumores não hipotalâmicos (tumores carcinoides).[1,4] Entre as causas ACTH-independentes, encontram-se os tumores (adenomas e carcinomas) ou, mais raramente, as hiperplasias e displasias suprarrenais, ocasionando excesso de produção de glicocorticoide.[4-6]

Cabe ressaltar que a denominação SC é usada para designar qualquer causa de hipercortisolismo, seja endógeno ou exógeno, enquanto a expressão *doença de Cushing* é usada para definir hipercortisolismo decorrente de adenoma hipofisário produtor de ACTH.[6]

Estados de pseudo-Cushing (PC) constituem um grupo heterogêneo de doenças em que ocorre hiperativação do eixo hipotálamo-hipófise-suprarrenal, com algumas características fenotípicas e laboratoriais semelhantes à SC, incluindo alcoolismo, obesidade central, depressão maior e síndrome de ovários policísticos.[7] Muitas vezes, para o estabelecimento do diagnóstico diferencial entre estados de PC e SC verdadeira é necessário identificar as doenças supramencionadas e observar o paciente para averiguar a melhora do quadro clínico após a resolução dessas causas.[6,7]

ACHADOS CLÍNICOS

Os dados de identificação já podem fornecer elementos que auxiliam a avaliação da causa da SC. Homens são três vezes mais acometidos por síndrome de ACTH ectópico e mulheres apresentam uma proporção de três a oito vezes maior de tumores hipofisários produtores de ACTH (doença de Cushing) e quatro a cinco vezes maior de tumores suprarrenais. Desconhece-se o motivo desse predomínio.[1,3,6]

Quanto à idade, a síndrome de ACTH ectópico é mais frequente em pacientes com mais de 50 anos de idade e a doença de Cushing em pacientes mais jovens (entre 25 e 45 anos). Os tumores suprarrenais, por sua vez, apresentam distribuição bimodal, com pequeno pico na primeira década de vida e pico maior aos 50 e aos 40 anos de idade para adenomas e carcinomas, respectivamente.[6]

Na anamnese, é primordial, na presença de estigmas de Cushing, a avaliação de uso de medicação contendo corticoide em sua formulação. Devem ser questionados, particularmente, cremes dermatológicos, fitoterápicos, ervas medicinais ou uso de injeção para tratamento de dores articulares, visto que os pacientes, muitas vezes, não os contabilizam como fármacos.

Além disso, o acetato de medroxiprogesterona é um derivado de progesterona sintético que tem grande atividade glicocorticoide e, em altas doses, pode se associar à SC exógena.[5,6]

O uso de álcool deve ser questionado e quantificado, visto que pode produzir uma síndrome de pseudo-Cushing, recomendando-se a interrupção do etilismo por algumas semanas para reavaliação do paciente.[7]

A manifestação clínica mais comum e frequentemente inicial da SC é a obesidade progressiva central, usualmente envolvendo face, pescoço, tronco e abdome. O acúmulo de gordura nas bochechas resulta na chamada fácies em "lua cheia" ou redonda, que pode, muitas vezes, impedir a visualização das orelhas quando o paciente é inspecionado de frente. O acúmulo de gordura na região dorsocervical ("giba de búfalo") e o preenchimento da fossa clavicular com gordura escondendo as clavículas são achados característicos.[3-5] A deposição de gordura retro-ocular pode levar ao aparecimento de exoftalmia em cerca de 5% dos pacientes.[6]

Alterações dermatológicas são comuns na SC, incluindo atrofia e adelgaçamento da pele, má cicatrização de feridas, fragilidade capilar com predisposição para equimoses, púrpuras e telangiectasias,[1-6] provavelmente por efeito inibitório do corticoide sobre a síntese do colágeno e da divisão celular epitelial.[9] A pele também tem maior suscetibilidade a infecções, mais comumente as fúngicas.[6,8] Pletora ou rubicundez facial (coloração avermelhada ou arroxeada nas bochechas) e estrias violáceas e largas (> 1cm – Figura 117.1) são achados mais discriminatórios para SC, e as últimas ocorrem com maior frequência em pacientes jovens, especialmente no abdome e nos flancos, embora mamas, quadris, coxas e braços possam ser acometidos.[1,3,9] Acantose nigricante (Figura 117.2) também pode estar presente ao redor do pescoço e axilas.[6]

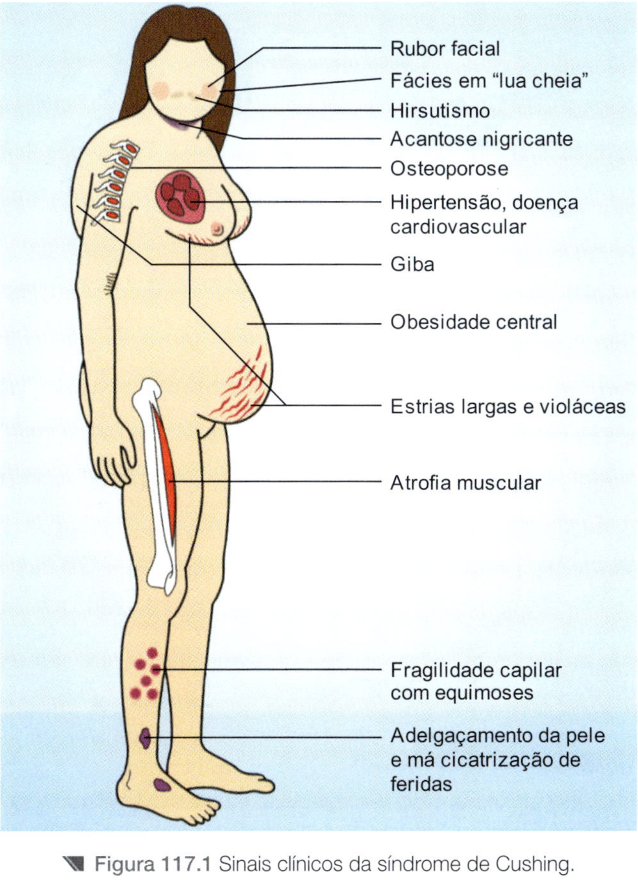

Semiologicamente, existe um achado no exame físico do paciente com SC que, quando presente, auxilia o diagnóstico etiológico da hiperprodução hormonal. Nos tumores produtores de ACTH, pode ocorrer hiperpigmentação cutânea difusa, especialmente em áreas de maior exposição solar, em decorrência da estimulação da produção da melatonina por ligação do ACTH aos receptores de hormônio estimulador dos melanócitos (MSHR). Nas patologias em que o ACTH está suprimido (ACTH-independentes ou causas suprarrenais), isso não ocorre.[4,6,8]

As extremidades geralmente são finas em virtude da hipotonia muscular ocasionada pelo estado de catabolismo induzido pelo hipercortisolismo no músculo esquelético. Os indivíduos referem dificuldade de subir degraus ou de se levantar de uma cadeira. Quando presente, esse achado auxilia a diferenciação entre obesidade central simples e SC.[3,5] A fraqueza muscular costuma ser indolor na SC e maior em idosos, não estando associada a alterações de sensibilidade, reflexos neuromusculares ou fasciculações.[9]

Hipertensão arterial é achado comum em SC, ocorrendo em 75% dos pacientes.[8,9] Os mecanismos supostamente envolvidos são: supressão dos sistemas vasodepressores (prostaglandinas), resposta pressórica exacerbada a substâncias vasoativas e ativação do sistema renina-angiotensina e de receptores mineralocorticoides.[6,9] Edema em membros inferiores pode estar presente, bem como hipopotassemia decorrente do efeito mineralocorticoide que determina a retenção de sódio e água[6,8] e a eliminação de potássio. Desse modo, a ocorrência de distúrbios metabólicos graves, como hipopotassemia associada a fraqueza muscular e fadiga intensas, deve chamar a atenção para SC por ACTH etópico.[4]

A frequência de irregularidade menstrual (oligomenorreia e amenorreia) é alta em mulheres com SC.[1,5,6] Em geral, há

▼ Figura 117.1 Sinais clínicos da síndrome de Cushing.

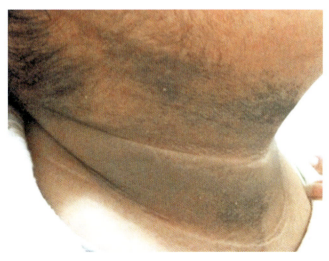

▼ Figura 117.2 Acantose nigricante em menina com doença de Cushing. Note o escurecimento aveludado da pele nas dobras cervicais.

infertilidade.[8] Sinais de excesso de produção de androgênios pelas suprarrenais também podem ser evidenciados na clínica e traduzidos por hirsutismo de diferentes graus, acne e oleosidade de pele, aumento da libido e virilização. Quando intensos, esses sinais são mais frequentemente vistos em mulheres com carcinomas suprarrenais em razão da hiperprodução de precursores androgênicos.[1,3,6]

Em dois terços dos pacientes encontram-se alterações psicológicas, variando de labilidade emocional a quadros de ansiedade e depressão mais graves, incluindo sintomas psicóticos e paranóicos.[8]

Neurologicamente, a SC está associada a insônia, alteração da memória, dificuldade de concentração e graus variados de alteração cognitiva.

O hipercortisolismo interfere negativamente na massa óssea, sendo osteoporose um achado comum na SC, na qual se observam redução de absorção intestinal de cálcio, redução da formação e aumento da reabsorção óssea, além de redução da reabsorção renal de cálcio. Fraturas patológicas podem ocorrer, acarretando dores ósseas intensas. Dor lombar é bastante comum na SC, associada a osteoporose, compressão vertebral, fraqueza muscular e postura lordótica reacional ao ganho rápido de peso.[6]

O aumento da reabsorção óssea e a redução da reabsorção renal de cálcio levam à hipercalciúria e, consequentemente, a nefrolitíase, poliúria e polidipsia, queixas menos frequentemente associadas à SC.[8,9]

A intolerância à glicose é comum na SC por estimulação da gliconeogênese pelo cortisol e pela resistência periférica à insulina induzida pela obesidade central.[6] *Diabetes mellitus* (DM) acomete 10% a 15% dos pacientes com SC. Em alguns pacientes, a presença de diabetes de difícil controle pode ser o único sinal de SC.[6,10-12]

Aumento do risco para eventos de tromboembolismo venoso é reportado na SC, chegando a 5,6 e 2,5 vezes no pós-operatório ou não associado ao pós-operatório, respectivamente.[6] Isso ocorre porque o hipercortisolismo leva a aumento dos fatores plasmáticos trombóticos, especialmente dos fatores VIII e de von Willebrand, e reduz a atividade fibrinolítica.[3,6]

Manifestações oftalmológicas, como catarata e aumento da pressão intraocular, podem ocorrer em SC endógena, mas são mais associadas à administração exógena de corticoides, especialmente tópicos.[8,9]

A Tabela 117.1 e o Quadro 117.1 mostram os sinais e sintomas mais associados à SC.

Em crianças, o achado mais sugestivo e precoce de hipersecreção de cortisol é a associação entre ganho de peso e redução da velocidade de crescimento (Figura 117.3). O hipercortisolismo inibe o crescimento por aumentar a liberação de somatostatina hipotalâmica e suprimir o receptor de hormônio de crescimento (GH) e a produção de fator de crescimento semelhante à insulina 1 (IGF-1). Em contraste, crianças com obesidade não associada à SC apresentam velocidade de crescimento acelerada e geralmente são maiores do que seus pares, presumivelmente em virtude do crônico hiperinsulinismo secundário.[2]

Tabela 117.1 Sinais e sintomas da síndrome de Cushing	
Sinais e sintomas	**Incidência reportada (%)**
Obesidade central	79 a 97
Pletora (rubor) facial	50 a 94
Intolerância à glicose	39 a 90
Fraqueza muscular proximal	29 a 90
Hipertensão arterial	74 a 87
Alterações psiquiátricas (depressão, labilidade emocional)	31 a 86
Fragilidade capilar	23 a 84
Hirsutismo	64 a 81
Oligo ou amenorreia	55 a 80
Impotência	55 a 80
Acne, oleosidade da pele	26 a 80
Giba de búfalo	34 a 75
Estrias cutâneas violáceas	51 a 71
Edema de tornozelos	28 a 60
Dor nas costas, colapso ou fratura vertebral	40 a 50
Poliúria e polidipsia	25 a 44
Nefrolitíase	15 a 19
Hiperpigmentação	4 a 16
Cefaleia	0 a 47
Exoftalmia	0 a 3
Infecções por *tinea versicolor*	0 a 30
Dor abdominal	0 a 21

Fonte: compilação de dados das referências 5, 6 e 9.

Na prática clínica, deve-se suspeitar e investigar SC em pacientes que apresentem:[1]

- Manifestações clínicas não usuais para a faixa etária, como osteoporose e hipertensão em jovens.
- Pacientes com múltiplos e progressivos sinais clínicos compatíveis com SC.
- Crianças com ganho de peso associado à redução na velocidade de crescimento.
- Pacientes portadores de incidentaloma suprarrenal.

Recentemente, a prevalência de SC passou a ser estimada em 2% a 5% dos pacientes com DM de difícil controle,[10-13] 3% em casos de osteoporose[14] e 9% dos pacientes com incidentaloma suprarrenal.[1,3] Por isso, alguns autores defendem a investigação de SC em pacientes com desordens clínicas causadas ou agravadas pelo hipercortisolismo, como DM de difícil controle.[10-12] Além disso, observa-se uma grande sobreposição fenotípica em mulheres com SC e com SOP, motivo pelo qual alguns autores defendem a exclusão de SC nesses casos (Tabela 117.2).[15-17]

Diagnóstico diferencial

Obesidade, síndrome metabólica, hiperandrogenismo e estados de pseudo-Cushing devem ser considerados no diagnóstico diferencial.

Capítulo 117 • Síndrome de Cushing

Quadro 117.1 Manifestações clínicas da síndrome de Cushing e condições relacionadas

Características clínicas que melhor discriminam síndrome de Cushing*		
Fraqueza muscular proximal	Pletora facial	Estrias violáceas e largas (> 1cm)
Em crianças: ganho de peso associado à redução da velocidade de crescimento	Atrofia cutânea	Fragilidade capilar
Manifestações clínicas de síndrome de Cushing que são comuns a outras condições na população em geral		
Depressão	Giba de búfalo	Hipertensão arterial
Fadiga	Face redonda, em lua cheia	Incidentaloma suprarrenal
Ganho de peso	Obesidade	Osteoporose
Dor nas costas	Preenchimento da fossa supraclavicular	Síndrome de ovários policísticos
Redução da concentração	Alterações menstruais	Diabetes mellitus tipo 2
Alteração da libido	Acne	Hipopotassemia
Insônia	Hirsutismo	Nefrolitíase
Irritabilidade	Má cicatrização da pele	Infecções de repetição
Ansiedade	Baixa estatura, virilização anormal	

Fonte: adaptado da referência 1.
*Especialmente se associadas ou cumulativas, descritas aleatoriamente.

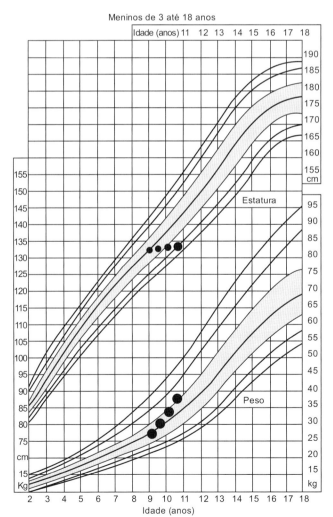

Figura 117.3 Curva de crescimento de um menino, ilustrando ganho de peso com desaceleração da velocidade de crescimento associados à SC.

Tabela 117.2 Frequência de SC em diferentes doenças

Autor, ano	Doença (n*)	Frequência de SC (%)
Reimondo et al., 2007[11]	DM recém-diagnosticado (99)	1
Mert et al., 2012[13]	Obesos com DM (148)	2,6
Mullan et al., 2010[10]	DM (201)	0
Chiodini et al., 2007[14]	Osteoporose (65)	4,8
Glintborg et al., 2004[17]	Hirsutismo (340)	< 1

*Número total de indivíduos.

Referências

1. Niemann LK, Biller BMK, Findling JW et al. Clinical practice guidelines for the diagnosis of Cushing's syndrome. J Clin Endocrinol Metab 2008; 93:1526-40.
2. Sperling MA. Pediatric endocrinology. 3. ed. Philadelphia: Saunders Elsevier, 2008.
3. Findling JW, Raff H. Clinical review: Cushing's syndrome: important issues in diagnosis and management. J Clin Endocrinol Metab 2006; 91(10):3746-53.
4. Rollin GAFS, Czepielewski MA. Síndrome de Cushing: é possível simplificar e padronizar sua abordagem diagnóstica? Arq Bras Endocrinol Metab 2003; 47(4):368-73.
5. Salgado LR, Boguszewski CL, Czepielewski MA. Hipófise: glândula fundamental em endocrinologia. São Paulo: Atheneu, 2013.
6. Nieman LK, Lacroix A, Martin KA. Epidemiology and clinical manifestations of Cushing syndrome. UptoDate 2013.
7. Romanholi DJPC, Salgado LR. Estados de pseudo-Cushing. Arq Bras Endocriol Metab 2007; 51(8):1303-8.

8. Porto CC. Semiologia médica. 6. ed. Rio de Janeiro: Guanabara Koogan, 2009.

9. McGee S. Evidence-based physical diagnosis. Philadelphia: Saunders, 2001.

10. Mullan K, Black N, Thiraviaraj A et al. Is there value in routine screening for Cushing's syndrome in patients with diabetes? J Clin Endocrinol Metab 2010; 95(5):2262-5.

11. Reimondo G, Pia A, Allasino B et al. Screening of Cushing's syndrome in adult patients with newly diagnosed diabetes mellitus. Clin Endocrinol 2007; 67:225-9.

12. Catargi B, Rigalleau V, Poussin A et al. Occult Cushing's syndrome in type-2 diabetes. J Clin Endocrinol Metab 2003; 88:5808-13.

13. Mert M, Temizel M, Erol S, Arman Y, Arslan K, Alakus F, Velioglu EA. Screening for Cushing's syndrome in obese type 2 diabetic patients and the predictive factors on the degree of serum cortisol suppression. Int J Diabetes Dev Ctries 2012; 32(4):199-202.

14. Chiodini J, Mascia ML, Carnevale V et al. Subclinical hypercortisolism among outpatients referred for osteoporosis. Ann Intern Med 2007; 147:541-8.

15. Kaltsas GA, Korbonits M, Isidori AM et al. How common are polycystic ovaries and the polycystic ovarian syndrome in women with Cushing's syndrome? Clin Endocrinol 2000; 53:493-500.

16. Putignano P, Bertolini M, Losa M, Cavagnini F. Screening for Cushing's syndrome in obese women with and without polycystic ovary syndrome. J Endocrinol Investig 2003; 26(6):539-44.

17. Glintborg D, Henriksen JE, Andersen M et al. Prevalence of endocrine diseases and abnormal glucose tolerance test in 340 caucasian premenopausal women with hirsutism as the referral diagnosis. Fertil Steril 2004; 82(6):1570-9.

CAPÍTULO 118

Síncope, Vertigem e Tontura

Nilton Brandão da Silva • *Giovana Caroline Marx* • *Henrique Alencastro Puls*
Ivan Sidney Batista Silva • *Lenita Pereira Ferraz* • *Sérgio Pedro Hattge Junior*

INTRODUÇÃO

Síncope, vertigem e tontura são apresentações clínicas prevalentes na prática médica, sendo necessário diferenciar bem suas características fisiopatogênicas, assim como destacar a importância clínica de cada uma delas.

Síncope consiste na perda transitória da consciência, causada por um episódio de hipoperfusão cerebral global e caracterizada por início rápido, duração curta e recuperação espontânea e completa.[1] Em alguns casos, o paciente pode perceber sintomas prodrômicos, como mal-estar, náusea, sudorese, fraqueza e perturbações visuais, que indicam que a síncope é iminente. Uma síncope típica dura em torno de 20 segundos, embora em alguns casos a perda de consciência possa acontecer por alguns minutos. Por definição, a recuperação de uma síncope é completa; no entanto, alguns pacientes sentem fadiga ou têm amnésia retrógrada após o episódio.

O termo tontura pode ser usado pelo paciente para descrever um grande número de sensações, as quais são divididas em quatro grandes grupos: (1) vertigem; (2) pré-síncope ou lipotimia; (3) desequilíbrio e (4) mal-estar.[2] Cada grupo direciona o raciocínio clínico para uma gama diferente de etiologias; portanto, o primeiro passo do exame clínico de um paciente com queixa de tontura deve ser identificar a qual grupo esse sintoma pertence. Vertigem é a tontura acompanhada pela sensação de movimento rotatório do próprio indivíduo ou do ambiente. Pré-síncope ou lipotimia é a sensação de desfalecimento iminente sem a ocorrência de perda de consciência, evidenciada pelos sintomas que ocorrem no período prodrômico da síncope. Desequilíbrio é um distúrbio da marcha que só acontece, portanto, quando o paciente tenta deambular, desaparecendo caso o paciente se sente ou deitar. A tontura associada a mal-estar é um sintoma de caracterização difícil, sugerido pela queixa de "cabeça leve" e frequentemente acompanhando quadros de ansiedade.

ETIOLOGIA

Veja a Tabela 118.1 e o Quadro 118.1.

ACHADOS CLÍNICOS

Síncope

Com frequência, a síncope que ocasiona perda transitória de consciência apresenta-se como um verdadeiro desafio

clínico ao médico. Nesse sentido, a avaliação clínica inicial é fundamental no processo de investigação etiológica da síncope, o que foi demonstrado em um estudo com 650 pacientes que procuraram o serviço de emergência com queixa de síncope.[3] A avaliação clínica inicial, incluindo massagem do seio carotídeo, eletrocardiograma e exames laboratoriais básicos, estabeleceu a causa de síncope em 69% dos casos. Por outro lado, entre os 67 pacientes que foram submetidos a testes complementares direcionados a uma suspeita clínica específica, o diagnóstico foi estabelecido em 73% dos casos. Dos 122 pacientes restantes cujas avaliações iniciais e testes orientados foram inconclusivos, uma extensa investigação cardiovascular estabeleceu a causa em apenas 25% dos casos.

Nas diretrizes da Sociedade Europeia de Cardiologia, a prevalência de causas que levam à perda transitória da consciência depende de fatores como o nível de atenção à saúde em que paciente é avaliado (nível de atenção primária, serviços de emergência ou unidades especializadas em síncope), sua faixa etária e as diferenças conceituais do diagnóstico – fatores que, sob determinado aspecto, limitam em parte a validade dos estudos epidemiológicos.[1] A Tabela 118.1 mostra a etiologia da síncope. Entretanto, os dados sobre o assunto apresentam variação conforme a faixa etária (por exemplo, em jovens são mais frequentes as causas de origem vasovagal e psicogênica, enquanto em idosos são mais comuns a síncope

Tabela 118.1 Etiologia da síncope

Causas	Prevalência
Desconhecida	40%
Não cardiovascular	29%
Vasovagal	12 a 37%
Psicogênica	0,7 a 30%
Hipotensão postural	10%
Medicamentos	3 a 11%
Situacional	2 a 8%
Hipoglicemia	2%
Cardiovascular	27%
Arritmias	3 a 12%
Valvular	7%
Neurológicas	4%
Convulsões	2 a 9%
Ataque isquêmico transitório	2%

Fonte: adaptada de Ball CM, Phillips RS. Acute medicine. Churchill-Livingstone, 2001.

por hipotensão postural ou a situacional), local de atendimento (atendimento em salas de emergência ou consultório médico) e se o serviço é especializado ou não.[4]

Síncope por causas cardíacas

Síncope por arritmias

As taquiarritmias, juntamente com as bradiarritmias, correspondem à segunda causa geral de todos os episódios sincopais.[4] Ocorrem mais em pessoas do sexo masculino e em idade avançada. Sua fisiopatologia resulta da redução abrupta do débito cardíaco em virtude da arritmia, gerando hipoperfusão cerebral.[5] Nesses casos, o eletrocardiograma simples é suficiente para auxiliar o diagnóstico, e, nos casos de dúvida, a investigação utiliza o teste de Holter/24 horas (monitorização eletrocardiográfica contínua). A indicação de estudo eletrofisiológico deve ser reservada para identificação de padrões de arritmias complexos, nos quais a etiologia não foi esclarecida nos testes anteriores:[4-6]

- **Taquiarritmias:** as taquiarritmias ventriculares são as causas mais comuns e incluem taquicardia ventricular e contrações ventriculares prematuras frequentes, pareadas ou multiformes.[5] A clínica é caracterizada por pródromo ausente ou muito curto (< 5 segundos) de palpitações.[5,6] A síndrome do QT longo (como *torsades de pointes* e a síndrome de Brugada) é exemplo de arritmia ventricular que pode levar a síncope e morte súbita; nesse caso, a história familiar de morte súbita é extremamente relevante.[5,6]

  As taquiarritmias supraventriculares podem levar à síncope, porém em frequência mais rara, e são subdivididas em taquicardia atrial/juncional, *flutter* atrial e fibrilação atrial.[4,5] Nessas situações, para ocorrer síncope é necessário que a frequência cardíaca esteja > 160bpm por período prolongado, ou, caso o paciente tenha uma cardiopatia subjacente, a frequência cardíaca esteja > 130bpm.[5]

- **Bradiarritmias:** inclui a disfunção do nó sinusal e o bloqueio atrioventricular (BAV).[2] O BAV total é a bradiarritmia que mais frequentemente se manifesta com síncope.[4]

Síncope por valvulopatias

Entre as doenças cardíacas valvulares, a síncope é mais comumente associada a estenose aórtica e estenose pulmonar graves, que causam obstrução ao fluxo de saída dos ventrículos com consequente redução do débito cardíaco. Na estenose aórtica grave (redução da abertura do anel aórtico < 1,0cm), a síncope também pode decorrer da insuficiência ventricular esquerda concomitante, do aumento abrupto na pressão ventricular, como, por exemplo, durante um esforço físico, ou por hipovolemia aguda.[4] Nesses casos, podem ser associados sintomas de dispneia, angina e diaforese.[5]

Síncope por infarto agudo do miocárdio

Pode ocorrer devido à lesão por isquemia ou necrose do sistema de condução, que irá ocasionar arritmias (taqui ou bradiarritmias). Nesses casos, o quadro clínico será de infarto associado à síncope.

Síncope por causas não cardíacas

Síncope vasovagal

Conhecida como desmaio comum, é a causa mais frequente de síncope, acometendo mais comumente indivíduos jovens e saudáveis. Ocorre em virtude de vasodilatação periférica súbita, principalmente nos músculos esqueléticos, devido ao estímulo do nervo vago (sistema nervoso autônomo parassimpático) e à inibição do tono simpático. Não há elevação compensatória do débito cardíaco e, consequentemente, observa-se tendência de queda na pressão arterial e na perfusão cerebral global.[1,7,8]

Pode ser desencadeada por situações como dor intensa, ambiente fechado e quente, emoção forte (como o medo) e posição ortostática prolongada. Muitas vezes, apresenta sintomas prodrômicos, como palidez, sudorese, fraqueza, tontura, bocejos, salivação, desconforto abdominal, náuseas, inquietação e mal-estar geral. Em geral, dura poucos segundos e tem como importante característica a rápida recuperação da consciência ao adotar o decúbito dorsal (deitar o paciente), embora alguns sintomas prodrômicos (náuseas, palidez e fraqueza) possam permanecer por algum tempo.[1,7,8]

Síncope situacional

Consiste em uma síncope reflexa associada a circunstâncias específicas, como acessos de tosse, micção difícil, esforço de defecação, deglutição e pós-exercício.[7] Assim como na síncope vasovagal, essa situação pode ser decorrente de uma resposta cardioinibitória e/ou vasodepressora.[9]

O diagnóstico é estabelecido, geralmente, a partir da história clínica. A síncope da tosse ocorre durante ou depois de acessos prolongados de tosse, sendo típica em homens com bronquite crônica ou doença pulmonar obstrutiva crônica. Não apresenta pródromos, a não ser a própria tosse, e tem recuperação imediata.[8,9] A síncope miccional acomete mais homens adultos ou idosos com sinais de prostatismo. Em geral, ocorre à noite, após a micção, com ausência de pródromos e recuperação imediata.[8,9] Os quadros associados à deglutição ocorrem durante a refeição no domicílio ou em locais públicos, levando à síncope com queda e leve perda de consciência, rapidamente revertida ao ser adotada a posição deitada.

Hipotensão postural

Também denominada hipotensão ortostática, é definida como diminuição anormal da pressão arterial (PA) sistólica ao se levantar subitamente ou permanecer por muito tempo em posição ortostática.[1,7] Muitos distúrbios podem causar hipotensão postural, havendo dois mecanismos principais para sua ocorrência:

- Falha do sistema autônomo (disautonomia), que não realiza a vasoconstrição simpática reflexa quando o indivíduo adota subitamente a posição ortostática, ocasionando retenção do sangue nos membros inferiores e, consequentemente, redução do retorno venoso, débito cardíaco e hipotensão. Entre as possíveis causas de disautonomia estão: disfunção autonômica pura, distúrbios que afetam o sistema nervoso autônomo, neuropatia diabética, uso de medicamentos (como anti-hipertensivos, vasodilatadores, antidepressivos e opioides) e repouso prolongado no leito.[8-10]

- Hipovolemia, em que há depleção importante por perda do volume circulante, causando redução de débito cardíaco e da PA.[7-9] As causas mais frequentes relacionadas com a depleção de volume são: vômitos, diarreia, hemorragias digestivas ou traumatismo, uso de diuréticos e insuficiência suprarrenal.[8-10]

Avalia-se a presença de hipotensão postural verificando a PA do paciente quando deitado ou sentado, logo após levantar-se e após 3 minutos nessa nova posição. Será considerada a ocorrência de hipotensão postural quando houver diminuição de 20mmHg na PA sistólica e/ou de 10mmHg na PA diastólica.[7,10] Seus principais sintomas são: fraqueza, vertigem, distúrbios visuais, pré-síncope e síncope.[7]

Hipotensão ortostática é causa de síncope em até 30% dos idosos, e o uso de medicamentos como anti-hipertensivos ou antidepressivos contribui, inúmeras vezes, para a síncope nesses pacientes.[9] A recuperação é imediata, ao se assumir o decúbito dorsal.[8]

Síncope do seio carotídeo

Condição mais rara e predominante em homens com 50 anos de idade ou mais, ocorre em razão da compressão dos barorreceptores do seio carotídeo (localizados logo acima da bifurcação da carótida comum, situada na altura da cartilagem tireoide), que desencadeiam uma resposta de diminuição da PA e bradicardia.[1,7,9] É tipicamente desencadeada pelo uso de colarinho apertado, pelo ato de se barbear ou ao girar a cabeça para um lado.[9] A síncope pode ser desencadeada sem manipulação mecânica, sendo diagnosticada a partir da massagem do seio carotídeo.[7] Os sintomas são tonturas, escurecimento visual, cefaleia e síncope.[1]

Hipoglicemia

Consiste em um distúrbio que pode ocasionar perda total da consciência, mas, por não haver alteração da perfusão cerebral global, é considerada um distúrbio semelhante à síncope.[7,8] Ocorre em virtude da queda do nível de glicose sérica, insuficiente para manter as necessidades básicas do metabolismo cerebral, o que pode ser causado por insulinoterapia ou por transtornos metabólicos. Dificilmente a hipoglicemia funcional decorrente do jejum prolongado causa perda de consciência. Tem como sintomas prodrômicos os da hipoglicemia típica: sudorese, tremor, palpitação, cefaleia, confusão mental e tonturas. Nesses casos, a recuperação da síncope é variável, dependendo da gravidade da situação e do tratamento.[1,8]

Síncope por causas neurológicas

Síncope cerebrovascular

Causa pouco comum de síncope, deve ser sempre considerada no diagnóstico diferencial. Comporta quatro etiologias principais:

- **Ataque isquêmico transitório (AIT):** nesses casos, a etiologia ateromatosa prevalece, com estreitamento e estenose progressiva dos vasos que irrigam o cérebro, intra ou extracerebrais, de onde também podem se desprender microêmbolos. O AIT dura menos de 24 horas (geralmente entre 2 e 15 minutos) e sua instalação é súbita. Os sintomas mais frequentes são alterações súbitas do comportamento, da atenção ou das funções motora e/ou sensitiva, podendo ou não estar associadas a quedas, ataxia, vertigem, zumbido, diplopia, disfagia, disartria, perda de movimento ou da coordenação motora e sintomas sensoriais.[5] O quadro caracteriza um tipo de acidente vascular encefálico, mas com reversão rápida em minutos ou, até mesmo, nas primeiras horas, com recuperação do sintoma ou da perda funcional.[11]

- **Insuficiência vertebrobasilar:** cerca de 20% dos eventos isquêmicos cerebrais envolvem a circulação posterior (vertebrobasilar) e se originam tanto nas artérias da região supra-aórtica cervical (que dão os ramos vertebrobasilares) como nas artérias intracranianas.[12] O quadro costuma ser associado à sensação de náusea, vertigem e desequilíbrio corporal e costuma ter reversão rápida.[12] No entanto, pode apresentar outros sintomas, mais focais, como nistagmo, alterações visuais, ataxia e disfunção respiratória.[5,12]

- **Síndrome do roubo da subclávia:** ocorre por estenose da artéria subclávia esquerda que, consequentemente, afeta o fluxo retrógrado na artéria vertebral, com subsequente hipoperfusão do tronco cerebral. O fator desencadeante é o exercício físico executado pelo membro superior da subclávia (geralmente o esquerdo). O exame físico revela diferença na aferição das pressões sanguíneas dos dois braços – há diminuição média de 45mmHg na pressão sistólica no braço com o vaso estenótico.[5]

- **Enxaqueca basilar:** rara variante da enxaqueca com aura clássica, sendo sua frequência maior em mulheres adolescentes.[13] Ocorre por contração da artéria basilar, e os sintomas são semelhantes aos retratados no caso de AIT vertebrobasilar.[5]

- **Doença de Takayasu:** caracteriza-se por uma panarterite inflamatória dos grandes vasos com predomínio das artérias do tronco supra-aórtico, incluindo as carótidas, levando ao estreitamento progressivo das artérias. A doença acomete mais comumente mulheres jovens (20 a 30 anos), sendo mais prevalente nas de origem asiática.[5] Tem como fatores precipitantes: exercício, adoção brusca da postura ortostática e movimentação da cabeça ou dos braços.[5] Entre os sintomas mais frequentes estão alteração da visão (sem reversão), confusão e síncope.[5] Exame físico revela pulsos braquiais diminuídos/ausentes com baixa PA em ambos os braços; a velocidade de sedimentação globular (VSG) e os demais marcadores de doença inflamatória estão moderadamente elevados na fase aguda da doença.[5] Outras condições clínicas neurológicas, também associadas aos quadros de perda brusca de consciência, podem simular síncope.

Convulsões

São definidas por estado de hiperatividade dos neurônios corticais que resulta em descargas elétricas anormais, excessivas, sincrônicas, cuja fisiopatologia se diferencia do quadro de síncope propriamente dito, ou seja, não é decorrente de hipoperfusão global do cérebro ou do tronco.[5,9] A convulsão é dividida em focal (um hemisfério cerebral) ou generalizada (os dois hemisférios), e ambas podem ou não apresentar aura ou sintomas pós-ictais (déficits focais, confusão).[14] A clínica, então, é variada, podendo apresentar alterações tônicas, alterações motoras (clônicas, movimentos sutis, como piscar de olhos), perda de consciência, por vezes longa, irresponsividade aos estímulos do ambiente, sialorreia, movimentos oculares e cianose, e geralmente não há palidez (diferentemente de alguns casos de síncope).[9,14]

Síncope psicogênica

Constitui diagnóstico de exclusão das demais causas neurológicas, em que a maioria dos pacientes é jovem ou tem história de distúrbios neuróticos de "conversão" psicogênica. Características sugestivas são a falta de pródromos, a possibilidade de chamar a atenção do interlocutor, posturas e movimentos bizarros, ausência de palidez e período prolongado de aparente falta de responsividade.[5]

Investigação complementar da síncope

A etiologia subjacente dos episódios de síncope pode ser identificada com a investigação inicial na maior parte dos casos.[15] Essa avaliação deve conter, no mínimo, anamnese, exame físico e eletrocardiograma.[1] Outros exames podem ser solicitados conforme a estratificação de risco a partir dos dados do exame clínico em conjunto com o resultado do eletrocardiograma.[1]

O eletrocardiograma é o exame inicial e pode identificar diversas causas para o episódio de síncope, como infarto agudo do miocárdio antigo, síndrome de Wolff-Parkinson-White, bloqueios AV, bloqueios de ramo, alterações no intervalo QT e síndrome de Brugada.[16] A monitorização ambulatorial do eletrocardiograma também pode ser feita.[1] Esse procedimento está indicado quando é alta a probabilidade pré-teste de identificação de uma arritmia associada a síncope. O padrão-ouro para o diagnóstico consiste na presença de uma correlação entre os sintomas e uma arritmia identificada no aparelho de monitorização.

O *Tilt-Test* está indicado quando o episódio está relacionado com a posição supina ou em caso de suspeita de um mecanismo reflexo ou síndrome vasovagal.[1] Esse exame é baseado no princípio do estresse ortostático, como aquele promovido ao se manter a postura ereta durante certo período, produzindo represamento venoso e provocando os sintomas de pré-síncope e síncope nos pacientes suscetíveis.[16] O teste é positivo quando provoca um episódio hipotensivo ou um episódio taquicárdico, acompanhado da reprodução dos sintomas do paciente.

A solicitação do ecocardiograma está indicada quando há suspeita de doença cardíaca como causa do sintoma.[16] Esse exame pode indicar o diagnóstico de diversas doenças cardíacas causadoras de síncope, como estenose aórtica grave, tumor obstrutivo (mixoma atrial), trombo atrial, tamponamento cardíaco, dissecção de aorta e anomalia congênita de artéria coronária.[1]

Distúrbios eletrolíticos têm um papel importante na gênese e no aumento do risco para arritmias cardíacas. Portanto,

é razoável que um perfil de eletrólitos, incluindo sódio, potássio e magnésio, seja solicitado durante a investigação inicial de um paciente com episódios de síncope.[16]

Exames neurológicos frequentemente são solicitados durante a investigação de pacientes com síncope, porém raramente são úteis para o diagnóstico.[17] O uso do eletroencefalograma está indicado quando a exclusão de um episódio de convulsão faz parte do raciocínio clínico. Outros exames neurológicos, como ecodoppler de carótidas, tomografia computadorizada e ressonância nuclear magnética, não são recomendados, a menos que a etiologia suspeitada para o episódio de perda transitória da consciência não seja síncope.

VERTIGEM

Na avaliação de um paciente com queixa de vertigem, é importante diferenciar o quadro de vertigem como síndrome periférica – quando as lesões têm origem dentro do labirinto ou do VIII nervo craniano – e como síndrome central, que inclui distúrbios localizados nas vias auditivas e/ou vestibulares da orelha média e/ou interna e suas várias conexões com outras estruturas do sistema nervoso central.[18]

Vertigem periférica

Costuma apresentar um quadro florido e intenso, caracterizado pela presença de uma tríade clássica de desvios tônicos (de olhos, corpo e braços) no mesmo sentido. Em geral, apresenta-se em crises com duração de segundos, minutos ou horas. É frequentemente acompanhada de perda de audição, zumbido e plenitude aural. Os sintomas podem se exacerbar com as mudanças de posição e, normalmente, os pacientes se sentem bem no período intercrises. No exame físico, há alteração do equilíbrio, mas o paciente é capaz de caminhar durante a fase aguda. O nistagmo, também presente, pode ser torcional ou horizontal e não muda de direção, além de ser suprimido pela fixação ocular.[8,18]

Vertigem de origem central

Raramente inclui uma história de crise vertiginosa típica rotatória e incapacitante; o paciente costuma relatar certo desequilíbrio ou desvio de marcha. No entanto, ocorre progressivamente o desenvolvimento de outros sintomas, como distúrbios visuais, disartria, déficits motores ou ataxia. A duração dos sintomas é ampliada de semanas a meses. Em relação ao equilíbrio, esses pacientes são incapazes de permanecer em pé ou dar um único passo antes de cair. O nistagmo pode ser vertical, horizontal ou torcional e muda de direção quando o paciente olha na direção da fase rápida.[8,18] O Quadro 118.1 apresenta dados que auxiliam a diferenciação dos vários tipos de vertigem.

O teste mais empregado no diagnóstico de vertigem é a manobra de Dix-Hallpike, na qual o paciente é colocado sentado na maca com a cabeça rodada 45 graus para o lado a ser testado. Deita-se o paciente rápida e passivamente, devendo sua cabeça ficar em cerca de 20 graus de hiperextensão. A manobra é positiva quando o paciente refere vertigem e o examinador pode observar o nistagmo.[18]

Capítulo 118 • Síncope, Vertigem e Tontura

Quadro 118.2 Vertigens periférica e central[8]

	Início	Duração e evolução	Audição	Zumbidos	Outras características
Vertigens periféricas					
Vertigem posicional benigna	Súbito, ao girar para o lado afetado ou ao inclinar a cabeça para cima	Alguns segundos a < 1 minuto, persiste por algumas semanas; pode apresentar recorrência	Não afetada	Ausentes	Por vezes, náuseas e vômitos; nistagmo
Neuronite vestibular (labirintite aguda)	Súbito, mesmo sem a rotação da cabeça	Horas até 2 semanas; pode recorrer em 12 a 18 meses	Não afetada	Ausentes	Náuseas, vômitos, nistagmo
Doença de Ménière	Súbito	Várias horas a > 1 dia, recorrente	Perda auditiva sensorineural – apresenta recorrência, progressão eventual	Presentes, flutuantes	Sensação de pressão ou plenitude na orelha afetada; náuseas, vômitos, nistagmo
Toxicidade medicamentosa	Insidioso ou agudo – ligada a diuréticos de alça, aminoglicosídeos, salicilatos, álcool	Pode ou não ser reversível; ocorre adaptação parcial	Pode estar comprometida	Podem estar presentes	Náuseas, vômitos; sintomas podem ser persistentes, principalmente na etiologia por aminoglicosídeos
Neuroma do acústico	Insidioso, por compressão do VIII NC, ramo vestibular	Variável	Comprometida, unilateral	Presentes	Pode comprometer V e VII NC
Vertigem central	Frequentemente súbito	Variáveis, porém contínuas em raras ocasiões	Não afetada	Ausentes	Acompanhada, em geral, por outros déficits do tronco cerebral – disartria, ataxia, déficits motores e sensoriais cruzados

NC: nervo craniano.

Referências

1. The Task Force for the Diagnosis and Management of Syncope, European Society of Cardiology, European Heart Rhythm Association et al. Guidelines for the diagnosis and management of syncope (version 2009). Eur Heart J 2009; 30:2631-71.
2. Ropper AH, Samuels MA. Deafness, dizziness, and disorders of equilibrium. In: Ropper AH, Samuels MA (eds.) Adams and Victor's principles of neurology. 9. ed. New York: McGraw-Hill, 2009.
3. Morillo CA, Eckberg DL, Ellenbogen KA et al. Vagal and sympathetic mechanisms in patients with orthostatic vasovagal syncope. Circulation 1997; 96:2509.
4. Bonow R, Mann D, Zipes D, Libby P. Braunwald – Tratado de doenças cardiovasculares. 8. ed. Rio de Janeiro: Elsevier, 2009.
5. Greenberg D, Simon R, Aminoff M. Neurologia clínica. 5. ed. Artmed, 2005.
6. Olshansky B. Evaluation of syncope in adults. Up To Date. Outubro de 2013 (acesso em 08/10/2013).
7. Porto CC. Semiologia médica. 6. ed. Rio de Janeiro: Guanabara Koogan, 2009.
8. Bickley LS, Szilagyi PG, Bates B. Propedêutica médica. 10. ed. Rio de Janeiro: Guanabara Koogan, 2010.
9. Fauci A, Braunwald E, Kasper D et al. Harrison – Medicina interna. 17. ed. Rio de Janeiro: McGraw-Hill, 2008.
10. Kaufmann H, Kaplan NM, Freeman R. Mechanisms, causes, and evaluation of orthostatic hypotension. Up To Date. Setembro de 2013 (acesso em 08/10/2013.)
11. Lastória S, Yoshida W, Rollo H et al. Doenças vasculares periféricas. 4. ed. Rio de Janeiro: Guanabara Koogan, 2008.
12. Caplan L. Posterior circulation cerebrovascular syndromes. Uptodate.com. Acessado em 28/11/2013.
13. Rowland, Lewis P. Tratado de neurologia. 12. ed. Rio de Janeiro: Guanabara Koogan, 2011.
14. IOM (Institute of Medicine). Epilepsy across the spectrum: Promoting health and understanding. Washington, DC: The National Academies Press, 2012.
15. Sarasin FP, Louis-Simonet M, Carballo D et al. Prospective evaluation of patients with syncope: a population-based study. Am J Med 2001; 111(3):177.
16. Carlson MD, Grubb BP. Chapter 48. Diagnosis and management of syncope. In: Fuster V, Walsh RA, Harrington RA (eds.) Hurst's the heart. 13. ed. New York: McGraw-Hill, 2011.
17. Pires LA, Ganji JR, Jarandila R, Steele R. Diagnostic patterns and temporal trends in the evaluation of adult patients hospitalized with syncope. Arch Intern Med 2001; 161(15):1889.
18. Costa SS, Cruz OLM, Oliveira JA. Otorrinolaringologia: princípios e prática. 2. ed. Porto Alegre: Artmed, 2006.

CAPÍTULO 119

Tamponamento Cardíaco

Nilton Brandão da Silva • Giovana Caroline Marx • Henrique Alencastro Puls
Ivan Sidney Batista Silva • Lenita Pereira Ferraz • Sérgio Pedro Hattge Junior

INTRODUÇÃO

Tamponamento cardíaco consiste na presença de líquido (fluido) sob pressão no saco pericárdico. Situação que implica risco aumentado de morte, é decorrente de diversas intercorrências clínicas, como traumatismo, sangramento por ruptura de vasos intrapericárdicos, infecções e congestão circulatória, entre outras. Desse modo, o tipo de fluido depende da etiologia que o produz, podendo ser exsudato, sangue, linfa ou transudatos.[1,2]

O tamponamento reflete a presença de três mecanismos: (1) preenchimento progressivo do saco pericárdico por fluido; (2) acúmulo do fluido em velocidade maior do que o aumento na capacidade de distensão do pericárdio; (3) disfunção cardíaca de tipo restritivo, em razão da limitação do enchimento diastólico ventricular. Esses mecanismos resultam em diminuição da complacência cardíaca e do enchimento ventricular diastólico, levando, consequentemente, à queda do débito cardíaco. Dessa maneira, a tentativa de compensação desse quadro inicia pela taquicardia, que, apesar de mantida persistentemente, não é suficiente para evitar a queda do rendimento cardíaco, que ocorre precoce e progressivamente.[3]

O fator mais importante no desenvolvimento do tamponamento cardíaco é a velocidade de acúmulo do fluido. Ainda que o pericárdio tenha a capacidade de se distender de maneira crônica, essa capacidade não está presente nos quadros agudos, como nos casos de traumatismo, em que quantidades menores de sangue ocasionam tamponamento rapidamente, enquanto em casos crônicos, como naqueles por tuberculose, a coleção grande de líquido (2L ou mais) pode ser tolerada antes que ocorra o tamponamento cardíaco.[4]

ETIOLOGIA

Diversas etiologias (Quadro 119.1) estão implicadas tanto no derrame pericárdico como no tamponamento cardíaco. Entre as etiologias mais comuns de tamponamento estão traumatismo e ruptura da parede livre do ventrículo esquerdo, causando hemopericárdio, pericardites agudas e neoplasias.[1,3,5] Derrames pericárdicos são comuns após cirurgias torácicas, mas raramente evoluem para tamponamento cardíaco.[6]

ACHADOS CLÍNICOS

O exame físico cuidadoso é passo fundamental na abordagem inicial ao paciente com suspeita de derrame pericár-

---

Quadro 119.1 Etiologia do tamponamento cardíaco[1,5,7,8]

Idiopática: usualmente se manifesta por pericardite aguda de causa não identificável

Infecciosa: viral (coxsackievírus, adenovírus, echovírus, citomegalovírus); bacteriana (*Pneumococcus, Staphylococcus, Streptococcus, Haemophilus, Neisseria, Chlamydia, Legionella,* Mycoplasma, *Borrelia burgdorferi*); micobactérias (*Mycobacterium tuberculosis, Mycobacterium avium-intracellulare*); fúngica (histoplasmose, arpergilose, blastomicose, coccidioidomicose, candidose); parasitas (toxoplasmose, *Echinococcus*, amebíase)

Imune/inflamatória: doenças reumáticas (lúpus eritematoso sistêmico, artrite reumatoide, vasculites, esclerodermia, doença mista do tecido conjuntivo); outras (granulomatose de Wegener, poliarterite nodosa, sarcoidose, doença inflamatória intestinal, doença de Behçet, febre reumática); pós-infarto agudo do miocárdio ou pós-cardiotomia ou pós-trauma (recente ou tardio [síndrome de Dressler]); induzido por medicamento (procainamida, hidralazina, isoniazida, ciclosporina, fenitoína, penicilina, minoxidil, heparina)

Induzido por radiação: manifesta-se como pericardite aguda

Hemopericárdio: traumatismo; ruptura de parede livre pós-infarto do miocárdio; instrumento e procedimento-relacionado (procedimentos coronarianos percutâneos, desfibriladores implantáveis, marca-passos, ablação pós-arritmia, defeito de fechamento septal pós-atrial, após recolocação/reparo valvar); aneurisma dissecante de aorta; traumatismo (fechado, penetrante, pós-ressuscitação cardiopulmonar)

Congênito: cistos

Metabólico: hipotireoidismo; uremia; síndrome de hiperestimulação ovariana; por colesterol (pericardite "dourada")

Neoplasias: metastática (câncer pulmonar ou de mama, linfoma de Hodgkin, leucemia, melanoma); primária (rabdomiossarcoma, teratoma, fibroma, lipoma, leiomioma, angioma); paraneoplásica

---

dico, uma vez que pode fornecer evidências de uma etiologia específica. Se o derrame pericárdico alcançar extensão suficiente para produzir o quadro de tamponamento cardíaco, a sensação de desconforto torácico, somada à dor pericárdica, prevalece no quadro clínico.[6] Dependendo da intensidade da redução do débito cardíaco e da geração do estado de choque, poderão aparecer taquipneia, sudorese, extremidades frias, cianose periférica e depressão do sensório.[7,8]

Os sinais clássicos do tamponamento cardíaco foram descritos em 1935 pelo cirurgião torácico Claude Schaeffer Beck.[9] A denominada tríade de Beck caracteriza-se por hipotensão arterial, turgência venosa jugular e hipofonese de bulhas cardíacas. Esses sinais combinam com os quadros de tamponamento agudo, em que a hemorragia intrapericárdica resulta do traumatismo ou da ruptura do miocárdio ou da aorta, ou, ainda, de procedimentos invasivos, diagnósticos ou terapêuticos. O quadro evolui rapidamente para choque cardiogênico com hipotensão arterial e exige intervenção imediata. No entanto, a descrição clássica nem sempre é observada quando o derrame pericárdico se instala lentamente, e os elementos da tríade de Beck podem não estar presentes. No tamponamento subagudo, o quadro é insidioso, podendo evoluir por dias ou semanas, sem sintomas iniciais, até que a pressão intrapericárdica atinja valores críticos.[6]

Entre os achados clínicos mais frequentes de tamponamento cardíaco nas principais publicações que avaliam a importância do quadro clínico, estão: taquicardia sinusal, pulso paradoxal e atrito pericárdico.[6]

Pulso paradoxal

Com base nos primeiros estudos hemodinâmicos, Adolf Kussmaul descreveu o pulso paradoxal como uma redução aparente do pulso radial, observada durante a inspiração de pacientes com tamponamento cardíaco.[10] A característica indissociável do pulso paradoxal é o descenso pressórico de grande amplitude (> 10mmHg) na fase inspiratória do ciclo respiratório, consagrado na literatura médica como o intervalo entre os primeiros sons de Korotkoff, percebidos somente durante a expiração na esfigmometria, até o momento em que os mesmos sons passam a ser constantes a cada batimento cardíaco no decurso do ciclo respiratório. O intervalo se deve à queda do débito cardíaco na fase inspiratória, na qual a pressão intrapleural negativa decorrente facilita o aumento do retorno venoso e o maior enchimento ventricular direito, que encontra dificuldade de expansão (menor complacência) devido à restrição imposta pela presença do derrame pericárdico volumoso.[11] Com os ventrículos confinados dentro do pericárdio, o septo interventricular acaba sendo deslocado na direção do ventrículo esquerdo, promovendo, assim, redução em seu enchimento ventricular e em seu volume de ejeção. No tamponamento cardíaco, a interdependência ventricular é acentuada porque a alta pressão verificada no pericárdio comprime o coração como um todo, de modo que, durante a inspiração, o enchimento ventricular esquerdo é dramaticamente restringido pelo enchimento do ventrículo direito.[11]

O fenômeno hemodinâmico costuma ser aferido com auxílio de um esfigmomanômetro durante a respiração lenta. Durante movimentos respiratórios normais, o examinador esvazia lentamente o manguito, enquanto ausculta os primeiros sons de Korotkoff. Inicialmente, esses sons são intermitentes e variam conforme a fase do ciclo respiratório, tornando-se audíveis com a expiração e inaudíveis com a inspiração. Ao prosseguir com o esvaziamento do manguito, os sons de Korotkoff tornam-se audíveis durante todo o ciclo respiratório. O examinador, então, registra a pressão arterial sistólica durante a expiração, que é representada pelos sons de Korotkoff inicialmente ouvidos, e a pressão arterial sistólica, durante a inspiração profunda.[6] O sinal de pulso paradoxal está presente quando a diferença entre o valor da pressão arterial sistólica na expiração e o da pressão arterial sistólica na inspiração é > 10mmHg (Figura 119.1).

Muitas condições podem mascarar a presença do pulso paradoxal, como hipotensão arterial, atrito pericárdico, regurgitação aórtica, defeitos do septo atrial e hipertrofia ventricular direita.[12] Do mesmo modo, outras condições clínicas podem se manifestar com pulso paradoxal, como exacerbação de doença pulmonar obstrutiva crônica (DPOC), *cor pulmonale* e insuficiência cardíaca congestiva, estenose mitral, embolia pulmonar maciça, choque hipovolêmico grave, obesidade e ascite.[4,12]

De qualquer modo, a inequívoca acurácia do pulso paradoxal no diagnóstico do tamponamento cardíaco foi demonstrada por Roy e cols.: a presença de um pulso paradoxal > 10mmHg aumenta a probabilidade de complicações hemodinâmicas associadas ao tamponamento cardíaco, ao passo que um pulso paradoxal de 10mmHg, ou menos, diminui essa probabilidade (Tabela 119.1).[6]

Outros achados semiológicos de tamponamento cardíaco

Durante a investigação diagnóstica, os sinais classicamente associados ao distúrbio hemodinâmico devem ser interpretados com ressalva, sendo necessárias suas correlações com os demais dados clínicos. É o que demonstra o artigo de Roy e cols. na série *The Rational Clinical Examination*, publicado no *JAMA*,[6] cuja relevância está assentada, justamente, na atribuição do real

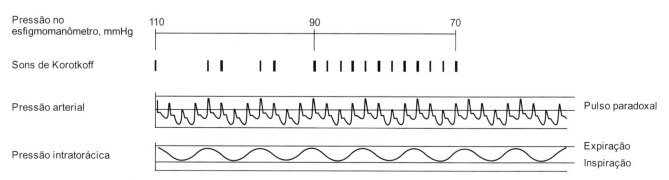

Figura 119.1 Demonstração do pulso paradoxal por meio da esfigmometria. No exemplo, os sons de Korotkoff são audíveis apenas na fase expiratória do ciclo respiratório, no intervalo de 20mmHg. Abaixo da PA de 90mmHg, os sons são audíveis nas duas fases do ciclo respiratório.

Tabela 119.1 Sensibilidade, especificidade e razão de verossimilhança positiva (RVP) e negativa (RVN) do pulso paradoxal no diagnóstico do tamponamento cardíaco

		Pulso paradoxal (mmHg)*	
		>12	>10
Sensibilidade (%)		98	98
Especificidade (%)		83	70
Valor preditivo (IC 95%)	Positivo	5,9 (2,4 a 14)	3,3 (1,8 a 6,3)
	Negativo	0,03 (0 a 0,21)	0,03 (0,01 a 0,24)

IC: intervalo de confiança.
*Medição utilizando um transdutor intra-arterial.
Fonte: traduzida e adaptada da referência 6.

Tabela 119.2 Sensibilidade do exame físico no diagnóstico do tamponamento cardíaco

Sinal	Sensibilidade agrupada (IC 95%)
Pulso paradoxal > 10mmHg	82 (72 a 92)
Taquicardia	77 (69 a 85)
Hipotensão	26 (16 a 36)
Abafamento das bulhas cardíacas	28 (21 a 35)
Turgência venosa jugular	76 (62 a 90)

IC: intervalo de confiança.
Fonte: traduzida e adaptada da referência 6.

valor semiológico dos achados clínicos, reposicionando a acurácia de cada sinal individualmente (Tabela 119.2). Entre outras conclusões, os autores reconhecem que o tamponamento cardíaco frequentemente causa turgência venosa jugular, ressalvando que a sensibilidade desse achado pode ser relativa, e não absoluta, em um cenário de choque hipovolêmico, pois não há sangue suficiente para causar o acúmulo na veia jugular. Raciocínio idêntico aplica-se ao diagnóstico apoiado na ausculta cardíaca. Neste particular, o examinador perceberá o abafamento das bulhas cardíacas, embora esse achado também possa ser observado nos pacientes com aumento do diâmetro torácico anteroposterior ou naqueles que apresentam DPOC.

No entanto, nem sempre o tamponamento cardíaco causa alterações específicas no exame físico. Nesses casos, deve-se fazer uso de ecocardiografia, um exame de alta sensibilidade, que é considerado o teste preferencial para a investigação.[13] Nos casos agudos de tamponamento cardíaco associado a choque cardiogênico, o raciocínio e o reconhecimento devem ser feitos rapidamente, já que há risco de vida e a necessidade de tratamento imediato com pericardiocentese de alívio.

Achados da investigação complementar

Tamponamento cardíaco está associado a uma variedade de anomalias que ocasionam alterações no eletrocardiograma, na radiografia de tórax e no ecocardiograma; por isso, pacientes que estejam sob essa suspeita devem ser avaliados pelos três exames.[5]

O eletrocardiograma no tamponamento cardíaco costuma mostrar taquicardia sinusal e baixa voltagem. Se há grande quantidade de líquido pericárdico, pode-se observar alternância elétrica no complexo QRS – com variações da onda R batimento a batimento – e outras ondas eletrográficas que refletem a oscilação do coração no líquido pericárdico.[5,14]

Na radiografia de tórax, pode-se observar aumento da área cardíaca em casos de tamponamento cardíaco lento; no tamponamento cardíaco agudo, não é comum encontrar cardiomegalia.[5]

A presença de derrame pericárdico ao ecocardiograma, acompanhada de colapso de câmara cardíaca, variação de fluxo (a velocidade de fluxo das válvulas tricúspide e pulmonar aumenta com a inspiração, enquanto a das válvulas mitral e aórtica diminui) ou dilatação da veia cava inferior, é altamente sugestiva de tamponamento cardíaco. No entanto, o diagnóstico só pode ser confirmado pela resposta clínica e hemodinâmica da drenagem do líquido pericárdico.[5,14]

Diagnóstico diferencial baseado na clínica

Ao se avaliar um paciente com sintomas que levam ao diagnóstico de tamponamento cardíaco, entre eles dispneia, dor torácica, fadiga, turgência jugular e pulso paradoxal, devem ser considerados os diagnósticos diferenciais, como a pericardite constritiva, que tem evolução lenta, o infarto agudo do miocárdio de ventrículo direito (IAMVD), uma situação aguda que pode levar ao choque cardiogênico, associado aos sinais de insuficiência cardíaca direita, e a miocardiopatia restritiva, que simula alguns dos sinais de tamponamento cardíaco. No Quadro 119.2 encontram-se as manifestações clínicas que podem auxiliar a diferenciação desses distúrbios semelhantes.[15]

Quadro 119.2 Manifestações clínicas no diagnóstico diferencial de tamponamento cardíaco

Características	Tamponamento	Pericardite constritiva	Miocardiopatia restritiva	IAMVD
Pulso paradoxal	Comum	Em geral ausente	Rara	Rara
Veias jugulares				
Deflexão *y* proeminente	Ausente	Em geral presente	Rara	Rara
Deflexão *x* proeminente	Presente	Em geral presente	Presente	Rara
Sinal de Kussmaul	Ausente	Presente	Ausente	Presente
Terceira bulha cardíaca	Ausente	Ausente	Raro	Pode estar presente

Fonte: traduzido e adaptado da referência 15.

Além disso, o diagnóstico diferencial pode variar de acordo com a cronicidade dos sintomas do paciente:

- **Tamponamento cardíaco agudo:** os pacientes geralmente apresentam hipotensão e turgência jugular. Diferenciar de IAMVD embolia pulmonar e dissecção aórtica. No IAMVD, haverá alterações eletrocardiográficas e enzimáticas compatíveis com infarto agudo; na embolia pulmonar estarão associados quadro agudo, dispneia, dessaturação, presença de trombose venosa profunda e angiograma pulmonar diagnóstico. Nenhuma das três afecções é associada ao pulso paradoxal.[5]
- **Tamponamento cardíaco subagudo:** os pacientes geralmente apresentam dispneia, fadiga, turgência jugular e edema. O diagnóstico diferencial é feito com pericardite constritiva (principal) e também com insuficiência cardíaca congestiva (ICC). Na pericardite constritiva e na ICC, o ecocardiograma tem importante papel para diferenciá-los.[5]

Referências

1. Spodick DH. Pericardial diseases. In: Braunwald E, Zipes DP, Libby P (eds.) Heart disease: a textbook of cardiovascular medicine. 6. ed. Vol. 2. Philadelphia: WB Saunders, 2001: 1823-76.
2. Hoit BD. Pericardial disease. In: Fuster V, Walsh RA, Harrington RA (eds.) Hurst's the heart. 13. ed. New York: McGraw-Hill, 2011.
3. Jouriles NJ. Pericardial and myocardial disease. In: Marx JA, Hockberger RS, Walls RM, Adams JG (eds.) Rosen's emergency medicine: concepts and clinical practice. 7. ed. Philadelphia: Mosby, Elsevier Inc. 2010:1054-68.
4. Spodick DH. Acute cardiac tamponade. N Engl J Med 2003; 349:684-90.
5. Hoith BD. Cardiac tamponade. Up to date acessado em 29/08/2013.
6. Roy CL, Minor MA, Brookhart MA, Choudhry NK. Does this patient with a pericardial effusion have cardiac tamponade? JAMA 2007; 297(16):1810-8.
7. Goldman L, Schafer AI. Goldman's Cecil medicine. 24. ed. Rio de Janeiro: Elsevier, 2011.
8. Martins MA, Carrilho EJ, Alves VAF, Castilho EA, Cerri GG. Clínica médica. Rio de Janeiro: Manole, 2009.
9. Beck C. Two cardiac compression triads. J Am Med Assoc 1935; 104:714-6.
10. Kussmaul A. Über schwielige Mediastino-Perikarditis und den paradoxen Puls. Berl Klin Wochenschr 1873; 10:433-5.
11. Fowler NO. Physiology of cardiac tamponade and pulsus paradoxus, I: mechanisms of pulsus paradoxus in cardiac tamponade. Mod Concepts Cardiovasc Dis 1978; 47:109-13.
12. Spodick DH. Pericarditis, pericardial effusion, cardiac tamponade, and constriction. Crit Care Clin 1989; 5:455-76.
13. Engel PJ. Echocardiography in pericardial disease. Cardiovasc Clin 1983; 13:181-200.
14. Sociedade Brasileira de Cardiologia. II Diretriz brasileira de insuficiência cardíaca aguda. Arq Bras Cardiol 2009; 93(3-spl. 3).
15. Longo D, Fauci A, Kasper D, Hauser S. Harrison's principles of internal medicine. 18. ed. McGraw-Hill Professional, 2011.

CAPÍTULO 120

Tosse e Expectoração

Mara Rúbia André Alves de Lima • *Elizabeth Araújo*

TOSSE

O termo tosse deriva do latim *tussis* e significa o ato de expelir o ar dos pulmões de maneira ruidosa e explosiva, atravessando os brônquios, a traqueia e a glote, de expressão involuntária, envolvendo um mecanismo reflexo, mas também pode ser um ato de controle voluntário.

A tosse é uma manifestação clínica de reconhecimento universal, ocupando o terceiro lugar entre as queixas dos pacientes que buscam cuidados em um ambulatório de clínica geral, e representa um achado semiológico complexo, que pode tanto ser um mecanismo de defesa como a causa de vários efeitos nocivos ao paciente.

É importante que o médico tenha em mente que a tosse não pode ser manejada como se fosse uma doença e que, uma vez sedado, estaria resolvido o problema do paciente. Ao contrário, a tosse já foi adjetivada como "sentinela dos pulmões" e precisa ser interpretada pelo médico como um sinal de alerta, análogo à febre, necessitando ser investigada sua etiologia (que pode estar relacionada com doenças broncopulmonares ou não) para que possa ser adequadamente tratada. É importante que o paciente tenha em mente que tossir nunca é normal, como acreditam erroneamente alguns tabagistas ou pacientes com outras doenças crônicas. Quanto mais precocemente as causas da tosse sejam identificadas, maiores serão as chances de um tratamento eficaz.

As alterações fisiopatológicas das doenças broncopulmonares podem se iniciar a partir da ação de um agente agressor inalado durante os movimentos ventilatórios ou aspirado sob forma sólida ou líquida, em geral a partir da boca (corpo estranho) ou das vias aéreas superiores (vírus, *Mycoplasma pneumoniae* e clamídias). Para prevenir a aspiração de corpo estranho, pneumonias ou abscessos pulmonares, existem três tipos de mecanismos de defesa do aparelho respiratório: mecanismos que dificultam a progressão do agente agressor, mecanismos que expulsam o agente agressor e mecanismos que destroem e depuram o agente agressor (Quadro 120.1). A tosse age expulsando o agente agressor, ao lado de outros mecanismos, como o ato reflexo de espirrar e a broncoconstrição; os atos voluntários de fungar, assoar, aspiração faríngea e pigarrear; a produção de muco e a depuração mucociliar e, ainda, a variação do comprimento brônquico durante os movimentos respiratórios de inspiração e expiração.[1]

Quadro 120.1 Mecanismos de defesa do aparelho respiratório	
1) Dificultar a progressão do agente agressor	
2) Expulsar o agente agressor	**TOSSE**, espirro, broncoconstrição, fungar, assoar, aspiração faríngea, pigarrear, produção de muco e depuração mucociliar, variação do comprimento brônquico
3) Destruir e depurar o agente agressor	

A tosse é um importante mecanismo de defesa *involuntário* e emergencial das vias respiratórias, que reagem à presença de irritantes ou de secreções com o objetivo de manter sua patência. Além disso, a tosse é um mecanismo de defesa que pode ser *voluntariamente* iniciado e repetido, evitando uma obstrução ao fluxo aéreo. O papel da tosse voluntária durante o período pós-operatório, de cirurgias torácicas mormente, e também durante a rotina diária de fisioterapia respiratória dos pacientes que apresentam bronquiectasias ilustra bem a importância da tosse como mecanismo de defesa voluntário, prevenindo a retenção de secreções brônquicas e as infecções broncopulmonares.

Enquanto mecanismo reflexo, a tosse é desencadeada quando receptores dos nervos aferentes são estimulados de modo independente ou associado. Os *estímulos da tosse* são das seguintes naturezas: *inflamatórios* (secreção, edema, hiperemia, muco, pus, sangue), *mecânicos* (corpos estranhos, poeira, pressão pleural alterada nos derrames pleurais, mudança súbita do calibre brônquico, a própria tosse se perpetua), *químicos* (gases irritantes), *osmóticos* e *térmicos* (excesso de calor ou frio).[2]

As áreas mais sensíveis aos estímulos da tosse, em virtude da localização de um número maior de receptores da tosse, são as mucosas da bifurcação da traqueia (carena) e da bifurcação dos brônquios (indo dos brônquios principais até os brônquios de segunda ordem). Além disso, encontram-se receptores de tosse também em localizações extrapulmonares, como laringe, cavidade nasal, seios maxilares (via nervo aferente trigêmeo), faringe (via nervo aferente glossofaríngeo), canal auditivo externo (via ramo auricular do vago ou nervo de Arnold), membrana timpânica, pleura (?), estômago (via nervo aferente vago), pericárdio, diafragma (via nervo aferente frênico) e esôfago. Os receptores de tosse não estão presentes nos alvéolos nem no parênquima pulmonar.

Além dos centros superiores envolvidos na tosse voluntária, o *trajeto nervoso* de estimulação e ativação dos mecanismos reflexos da tosse pode ser entendido da seguinte maneira:

- **Vias nervosas aferentes:** terminações nervosas estão localizadas entre as células colunares, chegando quase à camada ciliar do epitélio respiratório, e são mediadas pelo X nervo craniano ou vago, V nervo craniano ou trigêmeo, IX nervo craniano ou glossofaríngeo e pelo nervo frênico.
- **Centro da tosse:** localiza-se no bulbo, próximo ao centro respiratório, provavelmente.
- **Vias eferentes:** os nervos laríngeos inferiores ou recorrentes (ramos do vago), frênicos, espinhais e intercostais estimulam os músculos inspiratórios, glóticos e expiratórios.

A tosse apresenta quatro fases sucessivas: a fase inspiratória; a fase hipertensiva ou compressiva; a fase expiratória, expulsiva ou explosiva, e a fase de relaxamento. Na *fase inspiratória*, observa-se inspiração breve e profunda, com volume pulmonar entre a inspiração normal e a máxima. Na *fase hipertensiva ou compressiva*, a glote se fecha por aproximadamente 0,2s, em concomitância a uma contração dos músculos expiratórios que fazem a pressão intratorácica subir até 100mmHg, dilatando a árvore traqueobrônquica. A pressão da tosse varia com o sexo, a idade, a musculatura e o estado geral do paciente. Na *fase expiratória, expulsiva ou explosiva* há súbita abertura da glote, com queda súbita da pressão e produção do som característico da vibração do ar, que se movimenta em alta velocidade dentro das vias aéreas e expulsa materiais líquidos e sólidos que se encontrem no trajeto desse fluxo de ar no sentido da boca, a partir da qual serão expectorados ou deglutidos. Na fase seguinte, os músculos intercostais e abdominais *relaxam* e a pressão intratorácica se reduz.[2]

Etiologia

A etiologia da tosse será abordada de acordo com sua duração. As causas da tosse aguda (até 3 semanas) incluem também o risco de complicações e de morte (Quadro 120.2). As doenças que se manifestam com *tosse aguda e baixo risco de complicações e morte* incluem infecções virais das vias aéreas superiores (VAS), como resfriado comum, rinossinusite aguda, gripe, rinite, laringite e faringite, além de viroses das vias aéreas inferiores (VAI), com destaque para as traqueobronquites agudas. Outras causas são exposição a alérgenos e irritantes ambientais ou ocupacionais, exacerbações de doenças crônicas como asma, bronquiectasias, doença pulmonar obstrutiva crônica (DPOC) e rinossinusites crônicas, e ainda o uso de medicações como inibidores da enzima conversora da angiotensina (IECA) ou betabloqueadores adrenérgicos. As doenças que se manifestam com *tosse aguda* e com *alto risco de complicações, inclusive morte*, incluem pneumonias e viroses graves (gripe), crise grave de asma, exacerbação grave de DPOC, edema pulmonar por insuficiência ventricular esquerda (IVE), embolia pulmonar e uso de IECA.

As causas de *tosse subaguda* (3 a 8 semanas) se agrupam como tosse pós-infecciosa ou não infecciosa (Quadro 120.3). Na pós-infecciosa, geralmente há história recente de virose.

Quadro 120.2 Causas da tosse I		
Tosse aguda (até 3 semanas)	**Doenças com alto risco de complicações ou morte**	Pneumonia e viroses graves (gripe)
		Crise grave de asma
		Exacerbação grave de DPOC
		Edema pulmonar por insuficiência ventricular esquerda (IVE)
		Embolia pulmonar
		Uso de inibidores da enzima conversora da angiotensina (IECA)
	Doenças com baixo risco de complicações ou morte	Viroses das VAS (resfriado comum, rinossinusite aguda, gripe, rinite, laringite, e faringite)
		Viroses das VAI (traqueobronquites agudas)
		Exposição a alérgenos e irritantes ambientais ou ocupacionais
		Exacerbações de asma, bronquiectasias, DPOC e rinossinusites crônicas
		Uso de IECA ou de β-bloqueadores

Quadro 120.3 Causas da tosse II	
Tosse subaguda (3 a 8 semanas)	Pós-infecciosa (geralmente pós-viral) Não infecciosa: asma, síndrome das VAS, doença do refluxo gastroesofágico, bronquite eosinofílica e outras doenças broncopulmonares

Na tosse subaguda não infecciosa, podem ser incluídas asma, síndrome das VAS (síndrome das VAS), doença do refluxo gastroesofágico, bronquite eosinofílica e outras doenças broncopulmonares.

As causas principais de *tosse crônica* (> 8 semanas) abrangem amplo e variado conjunto de doenças, entre as quais se encontram tabagismo, tuberculose, carcinoma brônquico, bronquite crônica, bronquiectasias, abscesso pulmonar, asma, hiperatividade brônquica, refluxo gastroesofágico, síndrome da tosse crônica, aspiração de corpo estranho, fibrose pulmonar idiopática, insuficiência cardíaca esquerda, embolia pulmonar, abscesso pulmonar e coqueluche (Quadro 120.4).

Achados clínicos

A tosse é um sintoma, mas também um sinal. Por isso, faz parte tanto da entrevista médica como do exame físico. Caso o paciente não esteja tossindo no momento da avaliação clínica, o médico deve solicitar que tussa a fim de observar se a tosse é seca ou produtiva, além de averiguar a tonalidade da tosse. A anamnese e o exame físico representam a primeira etapa da investigação, sendo úteis no diagnóstico da tosse crônica em até

Quadro 120.4 Causas da tosse III	
Tosse crônica (> 8 semanas)	Tuberculose, carcinoma brônquico, corpo estranho, fibrose pulmonar, insuficiência cardíaca esquerda, embolia pulmonar, bronquite crônica, bronquiectasia, abscesso pulmonar, coqueluche, síndrome do gotejamento pós-nasal, bronquite eosinofílica não asmática, hiper-reatividade brônquica, asma, refluxo gastroesofágico

70% dos casos. Recomenda-se que sejam averiguados os achados clínicos a seguir apresentados:[3]

- **Duração:** deve ser perguntado ao paciente quando teve início a tosse, a qual é convencionalmente classificada em aguda, quando tem duração de menos de 3 semanas, subaguda, entre 3 e 8 semanas, ou crônica, quando dura mais de 8 semanas.
- **Intensidade:** é difícil caracterizar a intensidade da tosse objetivamente, recorrendo-se, em geral, à interpretação indireta de o quanto a tosse pode prejudicar a qualidade de vida do paciente. Em oposição à sua relevância como mecanismo de defesa do sistema respiratório, a tosse, principalmente a seca, pode ser nociva em algumas circunstâncias. A tosse pode ser nociva quando é muito intensa e irritativa, associando-se à dor torácica de localização superior e cervical anterior, na projeção da traqueia e dos grandes brônquios. Quando nociva, a tosse pode aumentar a pressão na árvore brônquica a ponto de causar hemorragia conjuntival, fratura de costela, hérnia inguinal, incontinência urinária e perda de consciência (*tosse-síncope*). Denomina-se *tosse quintosa* quando o sintoma é paroxístico, surgindo em acessos, geralmente durante a madrugada, impossibilitando o sono, com intervalos curtos de acalmia, acompanhado de vômitos e sensação de asfixia, levando à hipótese diagnóstica de coqueluche.

  Pessoas que utilizam profissionalmente a voz ficam impossibilitadas de trabalhar devido à tosse, seja ela seca ou úmida. Tossir pode levar à exclusão do convívio social tanto pelo temor, fundamentado ou não, de uma doença transmissível como pelo fato de a tosse poder ser incompatível com locais que exijam silêncio. É fortemente recomendado que, ao tossir, principalmente em público e em ambientes fechados, a pessoa procure formar uma barreira com a mão posicionada na frente da boca.
- **Período do dia em que é mais intensa:** deve ser indagado ao paciente: "com que frequência aparece a tosse ao longo das 24 horas?"; "qual é o ritmo da tosse?"; "quando a tosse incomoda mais?". A tosse produtiva matinal, que aparece cerca de 30 minutos após o paciente ter se levantado da cama, sugere síndrome do gotejamento pós-nasal. A tosse seca noturna ou que surge ao amanhecer sugere asma ou hiper-reatividade brônquica. A tosse noturna com ortopneia, no entanto, pode também sinalizar uma insuficiência cardíaca esquerda. Quando a tosse está associada ao ato de comer ou beber, pode ser relacionada com doença do esôfago superior. A tosse psicogênica tem um fator desencadeante emocional, não aparece durante o sono e é sempre um diagnóstico de exclusão, quando outras causas já foram cuidadosamente excluídas.
- **Tonalidade:** o médico precisa ouvir o paciente tossindo. A tosse rouca ou laríngea é sugestiva da laringite crônica, associada ou não ao tabagismo, e também aparece na paracoccidioidomicose. A tosse bitonal é associada a paralisia ou paresia de corda vocal por comprometimento do nervo laríngeo recorrente. Quando a tosse é evitada pelo paciente, devido à dor torácica ou abdominal, é denominada tosse reprimida, o que pode ocorrer em casos de pneumotórax espontâneo, fraturas de costela ou no pós-operatório de cirurgias torácicas ou abdominais.
- **Relação com decúbito:** deve ser indagado ao paciente: "existe uma posição em que a tosse melhora ou piora?". Quando a tosse com expectoração melhora em decúbito lateral, é sugerida a presença de abscesso pulmonar ou de bronquiectasias no lado escolhido para ficar no leito. A tosse que melhora com o ortostatismo pode ser indicativa de insuficiência cardíaca.
- **Presença ou não de expectoração:** deve ser indagado ao paciente se sai catarro junto com a tosse, e o médico precisa inspecionar com atenção o paciente tossindo, a fim de classificar a tosse como seca ou úmida. A *tosse improdutiva ou seca* não é acompanhada de secreções e causa irritação das vias respiratórias, sendo característica das pneumonias por *Mycoplasma* e por vírus, mas também podendo ser um sinal precoce de doença pulmonar intersticial. Quando a tosse seca é mais intensa à noite, em decúbito dorsal, e melhora em ortostatismo, pode ser causada por insuficiência ventricular esquerda com congestão pulmonar. Pode ter origem fora da árvore brônquica (por exemplo, no canal auditivo, na pleura ou no mediastino). Corpo estranho nas vias aéreas e uso de IECA também provocam esse tipo de tosse. A *tosse produtiva ou úmida* é acompanhada de secreção que é eliminada ou deglutida e *não* deve ser sedada, pois estaria impedindo a finalidade dessa tosse de remover secreções do trato respiratório. A caracterização da expectoração deve ser bem detalhada, colaborando na identificação da etiologia da tosse produtiva.
- **Tabagismo:** é imprescindível perguntar detalhadamente ao paciente sobre o tabagismo, que representa uma das principais causas de doenças que se expressam com tosse, como DPOC e carcinoma brônquico. Pergunta-se ao paciente se ele fuma ou já fumou e se convive com fumantes.
- **Presença de manifestações clínicas de VAS:** a tosse crônica produtiva faz o paciente temer que esteja apresentando uma doença pulmonar. No entanto, o pneumologista deve estar preparado para incluir, no diagnóstico diferencial dessa tosse, doenças de outros sistemas além do respiratório, principalmente nos indivíduos com mais de 15 anos de idade, não fumantes e com exame físico e exame de imagem do tórax normais. Nessa população – após a exclusão de outras causas epidemiologicamente relevantes de tosse crônica, como a tuberculose e o câncer de pulmão – a presença da *síndrome do gotejamento pós-nasal* (atualmente denominada *síndrome da tosse crônica das vias aéreas superiores secundária a doenças rinossinusais*) deve ser considerada,[5] principalmente quando ocorrerem, concomitantemente com a tosse, as seguintes manifestações clínicas das VAS: obstrução nasal, gotejamento pós-nasal ou rinorreia retronasal, sinal da aspiração faríngea, escarro em medalhões e sinal de pigarrear. Essa síndrome se refere a várias doenças, como infecções do trato respiratório superior (causadas, principalmente, por vírus, *Mycoplasma pneumoniae*, clamídias e *Bordetella pertussis*), rinite alérgica, rinite não alérgica perene (rinite vasomotora e rinite não alérgica com eosinofilia), rinossinusite bacteriana, rinossinu-

site alérgica fúngica, rinite secundária a alterações anatômicas, rinite por irritantes físico-químicos, rinite ocupacional, rinite medicamentosa e rinite da gestação. Essas doenças se manifestam através da tosse por um ou mais dos seguintes possíveis mecanismos:[6]

- A presença de rinorreia retronasal ou gotejamento pós-nasal de secreções irrita e/ou inflama a mucosa das vias aéreas (rinofaringe, laringe e traqueia), desencadeando tosse, geralmente com exacerbação noturna e associada a dor de garganta e rouquidão.
- Apesar da ausência de gotejamento pós-nasal, pode haver liberação de mediadores inflamatórios na mucosa nasossinusal inflamada, estimulando a mucosa traqueobrônquica e os reflexos nasopulmonares.
- Ocorre gotejamento pós-nasal indetectável clinicamente, mas capaz de irritar e/ou inflamar a mucosa das VAS e desencadear a tosse (Figura 120.1).

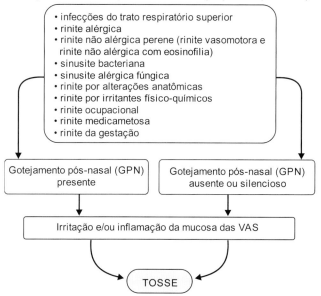

Figura 120.1 Possíveis mecanismos para entender a presença de tosse na síndrome do gotejamento pós-nasal.

Em um estudo com 110 pacientes com tosse produtiva por mais de 8 semanas e com pelo menos um tratamento clínico prévio sem sucesso,[7] 99 apresentavam rinossinusite e, desses, 92 eram atópicos (Figura 120.2).

- **Mudança nas características da tosse:** tão importante quanto o aparecimento é a mudança em alguma das características da tosse, a qual pode, por exemplo, levar à suspeita de um carcinoma brônquico ou de exacerbação de uma doença crônica.[4]

EXPECTORAÇÃO

A expectoração pode ser definida tanto como o ato de expectorar quanto como o produto expectorado ou escarro. Portanto, com a expectoração são eliminados, através da glote, diferentes materiais provenientes do sistema broncopulmonar, podendo haver posterior ingestão ou eliminação pela boca, no ato de tossir, de produtos como escarro, sangue, protozoários, moldes brônquicos, corpos estranhos etc. Expectoração também pode ser sinônimo de escarro, que tem sua origem no latim *screare*, significando secreção brônquica expelida durante o ato de expectorar. O escarro é um material muito valioso para o diagnóstico e a evolução do paciente, representando uma biópsia incruenta do sistema broncopulmonar. O escarro pode passar por análises bacteriológicas, micológicas, virais e citopatológicas, além da investigação de mediadores inflamatórios. Em algumas situações, quando o paciente não apresenta escarro, pode ser obtido escarro induzido pela inalação de soluções salinas hipertônicas.[8]

Etiologia

As causas mais comuns da tosse persistente crônica produtiva estão descritas na Figura 120.2.

Achados clínicos

A presença de expectoração nas síndromes brônquicas é o primeiro passo para diferenciá-las das síndromes pleurais. Uma vez presente, a *caracterização semiológica* da expectoração é obtida por meio da anamnese e do exame físico. Inclui os seguintes

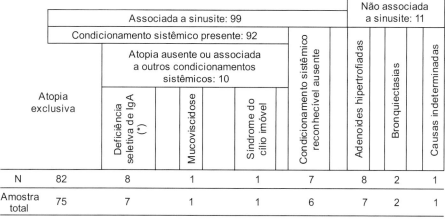

Figura 120.2 Etiopatogenia da tosse persistente crônica produtiva em 110 pacientes ambulatoriais.

(*) Entre os pacientes com deficiência seletiva de IgA, alguns apresentaram dados sugestivos de atopia.

itens: duração, volume expectorado em 24 horas, características reolíticas ou aspecto (coloração, viscosidade, transparência, odor), origem das secreções expectoradas e manifestações clínicas concomitantes e mudança das características da expectoração. Durante a consulta, é mandatório não apenas perguntar acerca da expectoração, mas também solicitar ao paciente que sempre que possível, em uma superfície branca (lenço de papel), colete uma amostra do produto expectorado, que será visualizada macroscopicamente pelo médico em local de boa luminosidade.[7] Idealmente, toda amostra de escarro deveria ser avaliada no laboratório, no mínimo, quanto à presença de agentes infecciosos, celularidade (neoplásica ou não) e mediadores inflamatórios.

- **Duração:** início agudo de expectoração corresponde a infecções virais do trato respiratório, afecções alérgicas ou agudização de condições crônicas, como asma brônquica e bronquite crônica. Infecções bacterianas, como as pneumonias, promovem a produção de expectoração de início insidioso, aumentando gradativamente de volume em um período de dias a semanas. Eliminação de escarro de maneira crônica, durante meses ou anos, ocorre na bronquite crônica, nas bronquiectasias e nas rinossinusites crônicas.

- **Volume expectorado em 24 horas:** a produção normal de muco pelo trato respiratório é de cerca 100mL/dia, os quais são automática e imperceptivelmente deglutidos. É importante avaliar o volume expectorado, perguntando o quanto o paciente expectorou nas últimas 24 horas ("Uma colher de chá? Uma colher de sopa? Meia xícara?"). Denomina-se vômica a eliminação copiosa de secreções através da glote, sendo as causas mais frequentes: abscesso pulmonar, empiema, mediastinites, tuberculose e abscesso subfrênico.[3]

- **Características reolíticas ou aspecto:** a visualização da expectoração possibilita a análise de sua coloração, viscosidade, transparência e odor, os quais dependem de sua composição. O aspecto torna possível classificar o escarro em seroso, mucoide ou mucoso, purulento, mucopurulento, hemático ou espumoso róseo. O *escarro seroso* é composto por poucas proteínas e células e por grande quantidade de água e eletrólitos; tem aspecto aquoso e translúcido, semelhante à água, e é típico de afecções virais ou alérgicas do trato respiratório. O *escarro mucoide ou mucoso* tem aspecto semelhante ao da clara de ovo crua, esbranquiçado e algo viscoso; encontra-se em pacientes com bronquite crônica e crise de asma brônquica. O *escarro purulento* tem muitos leucócitos e piócitos, sendo viscoso, amarelado ou esverdeado, com grumos de consistência aumentada, ocorrendo em pacientes com fibrose cística e infecção bacteriana. O odor fétido faz pensar em abscesso pulmonar por anaeróbios. Na crise de asma brônquica, devido à grande quantidade de eosinófilos na secreção, poderá haver escarro amarelado, sem infecção bacteriana. O *escarro mucopurulento* mostra características mucosas e purulentas associadas. O *escarro hemático* ou hemoptoico apresenta sangue, tanto em raias como em grumos, e pode ocorrer em casos de tuberculose pulmonar, neoplasia brônquica central e

tromboembolismo pulmonar. A *expectoração espumosa rósea* aparece no edema pulmonar agudo.[9]

- **Origem das secreções expectoradas e manifestações clínicas concomitantes:** doenças das VAI ou broncopulmonares associadas a aumento da produção e/ou alteração das propriedades das secreções traqueobrônquicas e também a aspiração e depósito de secreções na árvore respiratória podem desencadear *tosse produtiva*, que geralmente precede a expectoração.

  A produção alterada de secreções também ocorre em doenças das VAS que acometem fossas nasais, faringe e seios paranasais, principalmente nas rinites, rinossinusites e adenoidites. Além da tosse crônica e da expectoração, essas doenças se acompanham de outras manifestações clínicas, que incluem o *gotejamento pós-nasal (ou rinorreia retronasal)*, definido como a drenagem de secreções do nariz ou dos seios paranasais através da faringe; a eliminação de grumos numulares, denominada *escarro em medalhões*, e a manobra de *aspiração faríngea*, que precede os escarros em medalhões. A *obstrução nasal* pode ser ocasionada por secreções, edema de mucosa ou por corpo estranho, entre outros, e costuma preceder e acompanhar a rinite, a qual, por sua vez, precede e/ou acompanha a rinossinusite. A obstrução nasal crônica leva à respiração bucal, que se associa a queda nos níveis de oxigênio inspirado, ressecamento da mucosa da orofaringe e na hipofaringe, abobodamento do palato e alongamento do rosto. Quando a obstrução ocorre apenas em uma das narinas, deve-se investigar tumor, presença de corpo estranho ou desvio do septo nasal. A expectoração pode ser acompanhada ainda pelo *sinal de pigarrear*, que consiste na manobra de expelir secreções da hipofaringe e da laringe por meio de uma expiração forçada através da glote e das bandas supraglóticas, acompanhando-se de ruído característico e podendo ser observadas em acometimentos de VAI ou de VAS.[7] Rinorreia purulenta e obstrução nasal com dor facial, febre e cefaleia são mais sugestivas de rinossinusite aguda.

- **Mudança das características da expectoração:** é importante ressaltar que, com frequência, as características do escarro se modificam ao longo da evolução da doença, sendo essas mudanças muito importantes para indicar se a doença está ou não respondendo ao tratamento ou se o paciente se encontra em uma fase estável ou exacerbada de sua doença crônica respiratória. Em um paciente bronquítico crônico, por exemplo, a mudança de escarro mucoide para purulento, muitas vezes, sinaliza infecção. No paciente com bronquiectasias, durante a primeira limpeza das secreções brônquicas acumuladas durante o sono, identifica-se uma fase inicial de expectoração purulenta esverdeada, que se segue de expectoração mucopurulenta, uma outra fase mucosa e outra espumosa, sucessivas, ao longo de poucos minutos. Nos pacientes com pneumonia bacteriana alveoloductal, a expectoração inicial é inexistente ou escassa, mas com a evolução da doença ocorre aumento de volume do escarro, que muda da coloração amarelo-esverdeada para a cor de tijolo. Nas pneumonias virais com lesão intersticial, a expectoração é inexistente, e a tosse é seca.[10]

Referências

1. Andrade CF, Moreira JS. Mecanismos de defesa das vias aéreas. In: Corrêa da Silva LC (ed.) Pneumologia: princípios e prática. Porto Alegre: Artmed, 2012:48-57.
2. Corrêa da Silva LC, Palombini BC, Porto NS, Moreira JS. Principais manifestações das doenças pulmonares. In: Corrêa da Silva LC (ed.) Compêndio de pneumologia. São Paulo: Fundo Editorial Bik-Procienx, 1981:68-77.
3. Moreira AL, Moreira JS. Semiologia das doenças respiratórias. In: Corrêa da Silva LC (ed.) Pneumologia: princípios e prática. Porto Alegre: Artmed, 2012:59-61.
4. Alt DC, Ribeiro IOS, Gouveia MCMA, Villanova C. Tosse crônica. In: Corrêa da Silva LC (ed.) Pneumologia: princípios e prática. Porto Alegre: Artmed, 2012:755-63.
5. Pratter MR. Chronic upper airway cough syndrome secondary to rhinosinus diseases (previously referred to as postnasal drip syndrome): ACCP evidence-based clinical practice guidelines. Chest 2011; 129:63S-71S.
6. Araújo E. Rinossinusite. In: Corrêa da Silva LC (ed.) Pneumologia: princípios e prática. Porto Alegre: Artmed, 2012:734-40.
7. André Alves de Lima MR. Interação entre as vias aéreas inferiores e superiores. In: Corrêa da Silva LC (ed.) Pneumologia: princípios e prática. Porto Alegre: Artmed, 2012:725-33.
8. Silva Júnior JRL, Tarantino AB, Rabahi MF. Exame clínico. In: Porto CC, Porto AL (eds.) Semiologia médica. Rio de Janeiro: Guanabara Koogan, 2014:329-32.
9. II Diretrizes Brasileiras no Manejo da Tosse Crônica. J Bras Pneumol 2006; 32 Supl 6:S403-46.
10. Geppert EF. Tosse. In: Benseñor IM, Atta JA, Martins MA (eds.) Semiologia Clínica. São Paulo: Sarvier, 2002:395-400.

Doenças das Unhas

CAPÍTULO 121

Magda Blessmann Weber • Renan Rangel Bonamigo • Ana Elisa Kiszewski Bau

INTRODUÇÃO

O aparelho ungueal é formado pela lâmina ungueal e pelos tecidos que ficam ao redor e abaixo dessa lâmina (dobra proximal, matriz ungueal, leito ungueal, hiponíquio). Tem como funções a proteção da extremidade dos dedos, o aumento da discriminação sensorial, o aumento da destreza e a facilitação do ato de coçar; em alguns indivíduos, exerce a função de embelezamento.[1]

O exame das unhas deve ser feito com iluminação adequada, com o paciente sem meias e sem sapatos, e todos os cosméticos devem ser retirados. As unhas podem ser acometidas por muitas doenças dermatológicas e também podem apresentar alterações em caso de doenças sistêmicas.[1]

Para o exame das unhas, além do exame clínico, pode-se lançar mão de alguns exames, como:[2]

- **Histopatologia.**
- **Micologia:** a coleta é essencial para que o exame não apresente resultados falso-negativos.
- **Dermatoscopia:** utilizada no diagnóstico das lesões pigmentadas e também das vasculares.[3]
- **Capilaroscopia:** alterações dos capilares, em sua anatomia e diâmetro, na esclerose sistêmica, no lúpus eritematoso sistêmico (LES) e nas dermatomiosites.[4,5]
- **Radiologia:** exame das estruturas ósseas e pesquisa de tumores.

ETIOLOGIA

Veja o Quadro 121.1.

ACHADOS CLÍNICOS

As principais alterações das unhas que podem ser encontradas no exame geral do paciente são:[1,2,6-10]

- **Anoníquia ou microníquia:** ausência parcial ou total da unha, que pode ser congênita (geralmente por uso de medicamentos durante a gestação) ou adquirida (traumatismos ou isquemias nas extremidades).
- **Adelgaçamento ungueal:** diminuição da espessura da unha resultante de distúrbios que interferem na ceratinização da matriz ungueal proximal. Pacientes com amiloidose sistêmica podem apresentar essa alteração ungueal.
- **Coiloníquia:** unhas finas com aspecto de colher por eversão das bordas laterais. Pode ser de causa traumática ocupacional ou por deficiência de ferro, além de hemocromatose, hipotireoidismo e doença coronariana.
- **Distrofia canaliforme mediana de Heller:** sulco longitudinal mediano único associado a traumatismo autoinduzido ou idiopático (Figura 121.1).

Quadro 121.1 Anormalidades das unhas
Anoníquia ou microníquia
Adelgaçamento ungueal
Coiloníquia
Distrofia canaliforme mediana de Heller
Hemorragias
Hipocratismo digital
Linhas de Muehrcke
Linhas de Mees
Lúnula vermelha
Melanoníquia
Leuconíquia
Onicogrifose
Onicólise
Onicomadese
Paquioníquia
Pitting
Síndrome das unhas amarelas
Sulcos de Beau
Unhas de Lidsay
Unhas de Terry
Unhas em forma de bico de papagaio
Unhas em forma de contas

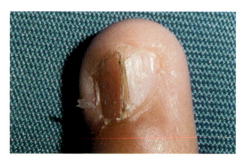

Figura 121.1 Distrofia canaliforme mediana de Heller.

- **Hemorragias:** sangramentos puntiformes dos capilares do leito ungueal, mais comuns na porção distal. Aparecem em pacientes que vivem em altitudes elevadas e em casos de amiloidose, síndrome antifosfolipídios, endocardite bacteriana, leucemias, vasculites e traumatismos. Hemorragias em "estilhas" ou "*splits* hemorágicos" são típicas de pequenos traumatismos.
- **Hipocratismo digital (*clubbing*):** aspecto bulboso dos dedos com crescimento e encurvamento excessivos da lâmina ungueal. Desencadeado por vasodilatação periférica secundária à hipoxia (doenças pulmonares), nas cardiopatias congênitas, neoplasias intratorácicas, doença intestinal inflamatória, neoplasias gastrointestinais e doenças hepáticas.
- **Linhas de Muehrcke:** faixas transversais brancas que não crescem para a extremidade distal e desaparecem quando pressionadas, são anormalidades vasculares do leito ungueal. Aparecem em pacientes com hipoalbuminemia grave e transplantados cardíacos.[11]
- **Linhas de Mees:** múltiplas linhas brancas transversais que não desaparecem à pressão e crescem distalmente com a unha. Ocorrem em casos de intoxicação por arsênico, envenenamento por monóxido de carbono, doença de Hodgkin, pneumonia, pelagra e quimioterapia.
- **Lúnula vermelha:** coloração difusa ou permeada, presente em doentes com artrite reumatoide clássica, lúpus eritematoso sistêmico (LES), insuficiência cardíaca, cirrose hepática, reticulossarcoma e intoxicação por monóxido de carbono.
- **Melanoníquia** (Figura 121.2): presença de melanina dentro da lâmina ungueal; geralmente se apresenta como uma faixa longitudinal. Pode ser racial ou causada por doenças inflamatórias das unhas, traumatismos, fármacos, doenças sistêmicas, nevos e melanoma ungueal (sinal de Hutchinson, quando o pigmento vai até as dobras ungueais proximais ou laterais).
- **Leuconíquia:** coloração esbranquiçada da unha, pode ocorrer por traumatismo, por onicomicose, ou pode ser idiopática (Figura 121.3).
- **Onicogrifose:** crescimento assimétrico, em que a parte medial da matriz cresce mais rápido do que a parte lateral. Unhas espessadas de coloração amarelo-acastanhada podem ser bastante longas, semelhantes a chifres. Comum em idosos que não cuidam das unhas e em casos de doença vascular periférica.

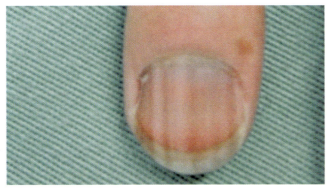

Figura 121.2 Melanoníquia.

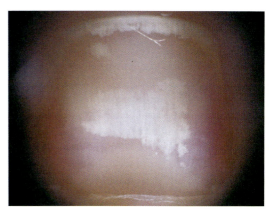

Figura 121.3 Leuconíquia.

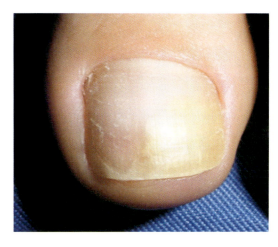

Figura 121.4 Onicólise.

- **Onicólise:** separação distal da lâmina ungueal de seu leito, ocorre por traumatismos, doenças infecciosas e tumorais das unhas, hipertireoidismo (unhas de Plummer), anemia ferropriva, porfirias e alterações circulatórias (Figura 121.4).
- **Onicomadese:** separação proximal da lâmina ungueal de seu leito; ocorre em casos de desnutrição, doenças febris agudas, doença de Kawasaki e quimioterapia.
- **Paquioníquia:** ocorre por traumatismo repetitivo, principalmente em indivíduos com deformidades ortopédicas, que praticam muito esporte, ou podem ser congênitas. A unha é espessada, de coloração amarelada ou cinzenta, curta e desprendida do leito ungueal.
- *Pitting:* pequenas depressões da superfície da unha. Comum na psoríase ungueal e na alopecia *areata*. Ocorre também em casos de síndrome de Reiter, LES e dermatomiosite.
- **Síndrome das unhas amarelas:** unhas endurecidas e amareladas; aparece em doentes com carcinoma hepático, doenças pulmonares, derrame pleural, artrite reumatoide, infecção pelo HIV e paraneoplasia.
- **Sulcos de Beau:** sulcos transversais por parada temporária do crescimento; ocorrem em qualquer doença grave sistêmica ou traumatismo local.
- **Unhas de Lidsay** (unhas meio a meio): porção proximal do leito ungueal esbranquiçada pelo edema e porção distal

de cor marrom; presente em 10% dos doentes renais crônicos e nos portadores de HIV.

- **Unhas de Terry:** coloração branca que acomete toda a unha, com faixa eritematosa distal; presente em até 80% dos pacientes com cirrose hepática.[12]
- **Unhas em forma de bico de papagaio:** limitam-se aos quirodátilos, nos quais a lâmina ungueal se encurva em torno da ponta do dedo. Sinal típico na esclerodermia sistêmica, quando a isquemia na região causa reabsorção óssea.
- **Unhas em forma de contas:** saliências finas longitudinais que representam um sinal fisiológico do envelhecimento das unhas.

Referências

1. Tosti A, Daniel CR, Piraccini BM, Lorizzo M. Atlas colorido das unhas. Rio de Janeiro: DiLivros, 2011.
2. Melo CLL, Rodrigues MM. Afecções das unhas. In: Rodrigues MM ed. Dermatologia do nascer ao envelhecer. Rio de Janeiro: Medbook, 2012:162-4.
3. Hasegawa M. Dermoscopy findings of nail fold capillaries in connective tissue diseases. J Dermatol 2011; 38(1):66-70.
4. Lambova S, Hermann W, Müller-Ladner U. Capillaroscopic pattern at the toes of systemic sclerosis patients: does it "tell" more than those of fingers? J Clin Rheumatol 2011; 17(6):311-4.
5. Riccieri V, Vasile M, Iannace N et al. Systemic sclerosis patients with and without pulmonary arterial hypertension: a nailfold capillaroscopy study. Rheumatology (Oxford) 2013; 52(8):1525-8.
6. Mendonça ICSM, Azulay RD. Afecções das unhas. In: Azulay & Azulay (eds.) Dermatologia. Rio de Janeiro: Guanabara Koogan, 2004:502-15.
7. Dupond AS, Magy N, Humbert P, Dupond JL. Nail manifestations of systemic diseases. Rev Prat 2000; 50(20):2236-40.
8. Patel LM, Lambert PJ, Gagna CE, Maghari A, Lambert WC. Cutaneous signs of systemic disease. Clin Dermatol 2011; 29(5):511-22.
9. Tully AS, Trayes KP, Studdiford JS. Evaluation of nail abnormalities. Am Fam Physician 2012; 85(8):779-87.
10. Singh G. Nails in systemic disease. Indian J Dermatol Venereol Leprol 2011; 77(6):646-51.
11. Chávez-López MA, Arce-Martínez FJ, Tello-Esparza A. Muehrcke lines associated to active rheumatoid arthritis. J Clin Rheumatol 2013; 19(1):30-1.
12. Baran B, Soyer OM, Karaca C. Terry's nail: an overlooked physical finding in cirrhosis. Hepatobiliary Pancreat Dis Int 2013; 12(1):109.

SEÇÃO XV

Promoção de Saúde e Aconselhamento

CAPÍTULO 122

Evidências e Recomendações

Cassiano Teixeira • Flávia Kessler Borges • Eduardo de Oliveira Fernandes

INTRODUÇÃO

Após a leitura dos capítulos anteriores, chegamos ao momento de aplicar seus ensinamentos na prática clínica diária. O reconhecimento dos sintomas e sinais semiológicos clássicos tem por objetivos a organização do pensamento diagnóstico e a aplicação dos conhecimentos adquiridos na prevenção e no tratamento das doenças.

A qualidade assistencial da saúde inclui dois elementos fundamentais: o tratamento adequado da doença atual e a adequação dos cuidados preventivos, visando diminuir o declínio da saúde futura. Além disso, os profissionais da saúde devem identificar os problemas e desenvolver estratégias preventivas de maneira eficiente dentro do contexto de uma prática clínica adequada e baseada na melhor evidência científica possível.

Quando nos encontramos nos consultórios, ambulatórios ou à beira do leito hospitalar, a definição do uso dos testes diagnósticos e a decisão de realizar ou não determinada recomendação seguem dois princípios prioritários: (1) iniciar com uma condição (sintoma ou doença) que ocasione grande carga de sofrimento aos pacientes; e (2) priorizar serviços de prevenção que tenham demonstrado eficácia em melhorar os resultados obtidos pelos pacientes (morte, qualidade de vida ou conforto). Nesse caminho, existem poucos fatores modificáveis capazes de produzir grande número de mortes e incapacidades nos indivíduos. Dados de estudos recentes demonstram claramente a tendência mundial de aumento da mortalidade na população adulta atribuível a doenças não comunicáveis. Os principais fatores de risco individuais modificáveis associados à mortalidade global são: hipertensão arterial sistêmica, tabagismo ativo e passivo, má alimentação, obesidade, hiperglicemia, sedentarismo, uso excessivo de álcool e dislipidemias.[1,2]

EXAME CLÍNICO PERIÓDICO DE SAÚDE

O exame periódico de saúde (EPS) consiste em uma ou mais visitas do paciente ao médico ou do médico ao paciente com intuito de avaliar o estado geral de saúde do paciente (diagnóstico de doenças) e identificar fatores de risco de doenças possivelmente preveníveis (identificação de fatores de risco).[3] O EPS diferencia-se do exame físico completo por incluir a realização de exames complementares, visando à identificação e à correção de fatores de risco para doenças potencialmente preveníveis.[3] O EPS, sob a égide dos dados epidemiológicos, é capaz de detectar essas alterações por meio: (1) da anamnese, como, por exemplo,

por meio de dados de identificação relacionados com a idade, os quais podem indicar risco de quedas e polifarmácia, de dados relacionados com o gênero, os quais podem indicar rastreamento de neoplasia de colo de útero em mulheres e de próstata em homens, ou de dados da história médica pregressa, os quais podem indicar a necessidade de imunizações ou tratamento do tabagismo; (2) do exame físico, mediante avaliação do risco cardiovascular por meio da mensuração da pressão arterial; e (3) da realização de exames complementares, visando ao rastreamento de neoplasias (mama, mediante realização de mamografia, ou colorretal, por meio da colonoscopia), do risco cardiovascular, por meio da dosagem do colesterol, e do rastreamento de *diabetes mellitus*, mediante dosagem da hemoglobina glicada.[2,3]

O EPS visa equilibrar as recomendações individualmente sugeridas pelo médico e a realização de testes e intervenções desnecessários. Ao promover o manejo clínico adequado das condições crônicas, proporcionar a educação do paciente quanto à sua saúde e preconizar uma adequada relação médico-paciente, o EPS provavelmente melhora os resultados clínicos do paciente a médio e longo prazo, bem como os resultados do ponto de vista da saúde pública. Em virtude de seu foco na prevenção e nas recomendações para a gestão de doenças crônicas, o EPS tem o potencial de afetar positivamente a saúde do paciente e reduzir os custos de cuidados individuais e coletivos com a saúde.[3] Não há definição sobre a peridiocidade do EPS, devendo a frequência das avaliações ser individualizada de acordo com a raça, o sexo, a idade e as comorbidades apresentadas pelo paciente. Em linhas gerais, é recomendada a cada 3 anos nos pacientes com menos de 50 anos de idade e anualmente naqueles com mais de 50 anos.

Uma extensa e primorosa revisão sitemática[1] demonstrou que tanto as atitudes tomadas pelos pacientes (por exemplo, perda de peso, controle da dieta, redução do tabagismo e do alcoolismo, entre outras) quanto o estado de saúde do paciente são melhoradas por meio do EPS. Os problemas mais prevalentes, seus fatores de risco e as intervenções possivelmente eficazes e recomendações (Quadro 122.1) serão discutidos no transcorrer deste capítulo. Portanto, os focos do EPS são a modificação do estilo de vida e o rastreamento de condições mórbidas prevalentes.[2]

Os princípios básicos da prevenção e do rastreio primário no adulto observam o sofrimento causado pela condição (morte, doença, morbidade ou insatisfação), a qualidade do teste de rastreamento (sensibilidade, especificidade, simplicidade, custo, segurança e aceitabilidade), a evidência demons-

Seção XV • Promoção de Saúde e Aconselhamento

Quadro 122.1 Recomendações de triagem populacional

Variável	População-alvo	Grau de recomendação
Doenças cardiovasculares		
Hipertensão arterial sistêmica (HAS)	Adultos ≥ 18 anos	A
Dislipidemia	Homens ≥ 35 anos Mulheres ≥ 45 anos	A
Modificação de hábitos alimentares	Adultos com risco elevado de doenças cardiovasculares	B
AAS na prevenção primária de doenças cardiovasculares	Homens de 45 a 79 anos Mulheres de 55 a 79 anos	B
Aneurisma de aorta abdominal	Homens fumantes de 65 a 75 anos	B
Neoplasias		
Cuidados com exposição solar (câncer de pele)	Indivíduos de pele clara entre 10 e 24 anos	B
Exame de Papanicolau a cada 3 anos (câncer de colo uterino)	Mulheres entre 21 e 65 anos com vida sexual ativa	A
Triagem para câncer de cólon e reto a cada 2 anos	Adultos de 50 a 75 anos	A
Depressão	Adultos em consulta médica	B
Diabetes mellitus tipo 2	Adultos com pressão arterial sistólica ≥ 135/80mmHg	B
Prevenção de quedas com exercícios físicos e suplementação de vitamina D	Adultos ≥ 65 anos que apresentem risco de queda	B
Problemas relacionados ao estilo de vida		
Aconselhamento dietético intensivo	Adultos com dislipidemia ou outro fator para doença arterial coronariana	B
Redução de peso	Adultos obesos	B
Cessação do tabagismo	Adultos fumantes	A
Infecções sexualmente transmissíveis		
Aconselhamento sexual	Adolescentes e adultos sexualmente ativos	B
Triagem para clamídia	Mulheres ≤ 25 anos sexualmente ativas com comportamento de risco	A
Triagem para gonorreia	Mulheres com comportamento de risco	B
Triagem para HIV	Mulheres grávidas e adultos entre 15 e 65 anos com comportamento de risco	A
Triagem para sífilis	Mulheres grávidas e adultos com comportamento de risco	A
Triagem para hepatite B	Mulheres grávidas	A
Triagem para hepatite C	Adultos com comportamento de risco	B
Uso excessivo de substâncias (álcool)	Adultos	B
Triagem para osteoporose	Mulheres ≥ 65 anos ou mais novas com risco de fratura óssea	B
Rastreio de violência familiar	Mulheres em idade fértil	B

AAS: ácido acetilsalicílico.
Graus de evidência: (A) boa evidência de que a intervenção melhora o resultado do paciente e oferece um real benefício; (B) evidência fraca de que a intervenção melhora o prognóstico do paciente e proporciona um real benefício.

trada em grandes ensaios clínicos randomizados e a opinião do paciente (decisão compartilhada).[4]

As recomendações específicas de rastreio de fatores de risco visam à detecção de fatores de risco para doença cardiovascular, algumas neoplasias, depressão, imunizações, prevenção de lesões físicas, doenças sexualmente transmissíveis (DST), uso abusivo de substâncias, estado da visão e da audição e avaliação do estilo de vida do indivíduo. Estes podem ser detectados primariamente pela anamnese e o exame físico, conforme descrito a seguir, e por alguns exames complementares.

Anamnese no exame clínico periódico de saúde

A anamnese deve ser completa, seguindo todos os passos já descritos nos capítulos anteriores, porém com o objetivo específico de identificação de fatores de risco:[4]

- Pesquisa de doenças crônicas e de fatores de risco cardiovasculares.
- Avaliação da dieta.
- Avaliação da atividade física.

- Descrição de hábitos (por exemplo, tabagismo, consumo de álcool, uso de substâncias ilícitas, principalmente as injetáveis).
- Descrição do comportamento sexual, pesquisando a possibilidade de DST, principalmente AIDS, e a possibilidade de gestação indesejada.
- História familiar de doenças cardiovasculares e neoplasias.
- Condições sanitárias de habitação.
- Imunizações.

Exame físico no exame clínico periódico de saúde

O exame físico deve ser completo e seguir necessariamente os preceitos previamente descritos nos capítulos anteriores, porém chama-se a atenção para certos pontos fundamentais:[3]

- Mensuração correta da pressão arterial (PA).
- Mensuração do peso (P) e da altura (A) para cálculo do índice de massa corporal (IMC): IMC = $P(kg)/A(m)^2$.
- Avaliação da acuidade auditiva.
- Avaliação da acuidade visual.
- Avaliação da qualidade da marcha.

Pesquisa de possíveis neoplasias assintomáticas

As neoplasias que traduzem maior morbimortalidade são as de pulmão, cólon e reto, próstata e mama, sendo a prevenção mais efetiva naquelas ligadas diretamente ao tabaco (orofaringe, bexiga, esôfago e pulmão).[3] Na pesquisa de neoplasias ocultas, em razão de sua incidência relacionar-se com a idade e a presença de determinados fatores de risco, recomendam-se o exame físico e o uso de exames complementares, conforme descritos adiante, de maneira individual.

Especificamente com relação ao rastreio de neoplasias, salientam-se seus possíveis malefícios quando incorretamente indicado: ansiedade do paciente por resultados falso-positivos de exames complementares, risco na realização de testes adicionais em pacientes com testes falso-positivos e diagnóstico de doenças tratáveis, porém clinicamente irrelevantes.[3] Portanto, a decisão quanto à realização do rastreio deve ser necessariamente compartilhada com o paciente.

Neoplasia de mama

A triagem para câncer de mama mediante a realização de mamografias é capaz de reduzir a mortalidade por câncer de mama em 20% a 35%, quando realizada em mulheres entre 50 e 75 anos de idade.[3,5] Apesar de todas as controvérsias, mamografias realizadas em mulheres entre os 40 e os 49 anos de idade parecem traduzir-se, também, em redução na mortalidade. A triagem bienal apresenta a mesma efetividade da realizada anualmente.[3] O autoexame e o exame clínico regular das mamas, em virtude de sua baixa sensibilidade (28% a 36%), não se têm mostrado eficazes na redução da mortalidade por câncer de mama, além de aumentarem a taxa de biópsias devido ao excesso de falso-positivos.[6] Um exame clínico regular das mamas positivo implica a necessidade de investigação mesmo quando a mamografia é negativa.[3] Recomenda-se, portanto, o

exame clínico regular das mamas, ao passo que o autoexame das mamas não é recomendado.[3]

Mulheres com forte história familiar de câncer de mama ou ovário deveriam ser encaminhadas para testes genéticos de BRCA-1 e BRCA-2.[3]

Neoplasia de colo de útero

O tratamento de lesões precursoras detectadas pelo exame ginecológico de rotina pode prevenir o câncer do colo do útero, assim como a vacinação contra o papilomavírus humano (HPV).[3]

Mulheres devem ser avaliadas a partir dos 21 anos de idade por meio de exame citológico (anual ou a cada 3 anos).[3] Em mulheres com mais de 30 anos de idade está recomendada a combinação de exame citológico com teste para HPV (a cada 5 anos a partir dos 30 anos de idade).[3,6] *Screening* realizado antes dos 21 anos de idade não se traduz em benefício clínico. Mulheres submetidas à histerectomia total por outros motivos que não o câncer cervical ou precursores de câncer cervical de alto grau não pecisam realizar *screening*, bem como mulheres com mais de 65 anos com exames negativos prévios.[3]

Neoplasia colorretal

O *screening* para câncer colorretal reduz a mortalidade pela doença e deve ser iniciado a partir dos 50 anos de idade. Não há indicação de avaliação de pacientes com mais de 85 anos.[3] Nos casos de pacientes com forte história familiar de câncer colorretal ou doenças precursoras familiares (por exemplo, polipose adenomatosa familiar, síndrome de Lynch, polipose juvenil e síndrome de Peutz-Jeghers), o *screening* deve ser iniciado antes dos 50 anos de idade.[3]

Em geral, a investigação é realizada por meio de endoscopia digestiva baixa (colonoscopia a cada 10 anos), mas também pode ser realizada por meio da pesquisa anual de sangue oculto nas fezes ou da associação de retossigmoidoscopia a cada 5 anos e pesquisa de sangue oculto nas fezes a cada 3 anos.[3,7] A remoção de pólipos do cólon por meio da colonoscopia de triagem pode prevenir o câncer de cólon e reto.[3]

Neoplasia de pulmão

Estima-se que evitar o início do vício ou cessar o consumo de tabaco poderia reduzir em até 90% a incidência e a mortalidade por câncer de pulmão. Recomenda-se a realização anual de tomografia computadorizada de tórax com baixa dose de radiação em pacientes entre 55 e 80 anos de idade e em fumantes ≥ 30 anos-maço atualmente ou que abandonaram o tabaco há menos de 15 anos. Deve-se interromper o *screening* se o indivíduo parou de fumar há mais de 15 anos ou se tiver expectativa de vida limitada.[3,8]

Neoplasia de próstata

A realização de *screening* para prevenção do câncer de próstata é controversa devido ao benefício mínimo evidenciado nos estudos previamente publicados.[3,9] Recomenda-se a participação ativa do paciente na discussão quanto à realização ou não das avaliações periódicas e, quando se decide pelo *screening*, a

Seção XV • Promoção de Saúde e Aconselhamento

mensuração do antígeno prostático específico (PSA) deve ser realizada a cada 2 ou 4 anos em pacientes entre 50 e 69 anos de idade com expectativa de vida igual ou maior que 10 anos.[3,9] Não se recomenda o exame retal digital na avaliação periódica.[3]

Melanoma

Embora o *screening* aumente o número de melanomas diagnosticados, não há reflexo na redução da morbimortalidade dos pacientes. Recomendam-se o uso de protetores solares, a redução da exposição solar no período do meio-dia e o não uso de bronzeamento artificial, principalmente em indivíduos de pele clara entre os 10 e os 24 anos de idade.[3,10] É recomendado aos clínicos que, quando examinam pacientes e evidenciam lesões de pele suspeitas, os encaminhe ao dermatologista, porém não se recomenda a avaliação de toda a pele em consultas médicas de rotina.[2,3]

Triagem da depressão

Recomenda-se o *screening* para depressão em todos os pacientes durante uma consulta médica de rotina. A elevada prevalência da doença deve ser pesquisada por meio de uma anamnese dirigida e bem estruturada.[3] Questões rápidas, visando à avaliação do humor e da anedonia, podem detectar pacientes candidatos a avaliações mais especializadas, como, por exemplo, "nas duas últimas semanas você tem se sentido para baixo, deprimido ou sem esperança?" e "nas duas últimas semanas você tem sentido pouco interesse ou prazer em fazer coisas?"[3,11]

Triagem para problemas relacionados com o uso excessivo de substâncias

O consumo exagerado de álcool ocorre em todas as idades e está associado a inúmeros problemas relacionados com a saúde (acidentes automobilísticos, suicídio, violência, hipertensão, distúrbios mentais e desenvolvimento de dependência alcoólica).[3] O *screening* de problemas relacionados com o álcool deve ser realizado por meio da anamnese, através de questionários curtos e dirigidos (AUDIT-C).[3]

Como o tabagismo é responsável por inúmeras doenças e mortes em todo o mundo, a investigação do uso e a recomendação para cessação do fumo são fortemente estimuladas em qualquer consulta médica.[3] Uma abordagem mais detalhada encontra-se descrita no tópico referente aos problemas cardiovasculares.

Todos os pacientes novos devem ser questionados sobre o uso de substâncias ilícitas. Usuários de substâncias injetáveis devem submeter-se à avaliação imunitária para hepatites B e C e vacinados contra hepatite B, caso não estejam imunes.[3]

Fatores de risco em idade avançada

A idade avançada caracteriza-se pela fragilidade funcional. Uma anamnese e exame físico cuidadosos devem atentar especialmente para as seguintes situações:

- **Polifarmácia:** uso de muitas medicações e seus efeitos colaterais, especialmente de medicamentos que interfiram

na cognição, se associem a tonturas e aumentem o risco de quedas.[2]

- **Risco elevado de quedas (fraturas ósseas):** marcha hesitante; fraqueza muscular, especialmente de membros inferiores e quadril; uso de ansiolíticos ou hipnóticos; presença de objetos que dificultem o trânsito e uso de calçados inadequados.[3] Mulheres ≥ 65 anos devem ser submetidas à densitometria óssea a cada 10 anos (ou antes, quando portadoras de fatores de risco – por exemplo, uso de corticosteroides). O uso de bisfosfonatos pode também reduzir a incidência de fraturas ósseas.

- **Perda auditiva e visual:** problemas de audição e visão são mais comuns em indivíduos mais idosos. Recomenda-se que indivíduos ≥ 65 anos sejam avaliados mesmo sem comprovação científica evidente do benefício da detecção da deficiência.[3] Não são recomendados questionamentos simples sobre dificuldades ocasionadas ou não por déficit visual ou auditivo, mas a aplicação de instrumentos com eficácia diagnóstica comprovada (por exemplo, cartão de Snellen para detecção de erros de refração visual e catarata avançada e inventário autoadministrado de deficiência auditiva para idosos, composto por 10 itens).[3]

- **Maus-tratos:** a forma de maus-tratos mais comum é a negligência em prover suporte às atividades que o idoso não consegue mais realizar. Há outras formas, como as violências física, psicológica e financeira. Os maus-tratos são mais comuns quando o cuidador sofre de dependência química ou de doenças psiquiátricas ou, ainda, quando a relação com o idoso era previamente conflituosa.[3]

Investigação de fatores de risco para doenças cardiovasculares

Por se tratar da principal causa de morte, a detecção precoce dos fatores de risco para doença arterial coronariana e cerebral é de fundamental importância em todas as pessoas com mais de 35 anos de idade. Atenção especial deve ser dada aos pacientes obesos e sedentários.[3]

Inúmeros modelos de risco multivariados estão presentes na literatura com intuito de predição do risco cardiovascular em indivíduos assintomáticos e aparentemente saudáveis.[12] Alguns desses modelos (por exemplo, escore de risco de Framingham, SCORE, QRISK, QRISK2 e escore de risco de Reinolds) encontram-se amplamente disponíveis na literatura médica e visam estimar o risco individual (em porcentagem) em um período de 10 anos, atribuindo pontos a fatores de risco como idade, nível de colesterol total e frações, tabagismo, nível de PA, gênero e presença de *diabetes mellitus* (DM), entre outros.[12]

Os fatores de risco modificáveis para doença cardiovascular são: dieta, tabagismo, hipertensão, dislipidemia, inatividade física, obesidade, DM e uso excessivo de álcool.[13] A seguir, são descritas peculiaridades de cada um deles:

- **Dieta saudável:** recomenda-se uma dieta rica em frutas e vegetais (dieta do Mediterrrâneo), fibras (cereais), ácidos graxos ômega-3 (peixes) e alimentos com baixo índice glicêmico e baixa carga glicêmica, além da preferência pelas gorduras monoinsaturadas em relação às saturadas ou aos ácidos graxos *trans*.[14]

- **Cessação do tabagismo:** o risco cardiovascular é proporcional à quantidade de cigarros consumidos. As principais causas de morte associadas ao fumo são: doença aterosclerótica, câncer de pulmão e doença pulmonar obstrutiva crônica (DPOC). Há associação, ainda, com infecções, diabetes tipo 2, osteoporose, disfunção erétil, diversos distúrbios gestacionais, doença péptica, doença periodontal e aumento de risco perioperatório.

  Quando interrompido o hábito do fumo, a redução desse risco inicia em poucos meses, porém alcança o *status* dos não fumantes somente após vários anos, como mostra o Quadro 122.2.[15]

  As intervenções terapêuticas indicadas consistem em aconselhamento e acompanhamento, assim como farmacoterapia (reposição nicotínica e uso de bupropiona ou vareniclina).

- **Controle da PA:** a hipertensão arterial sistêmica (HAS) é uma doença muito prevalente, cuja incidência aumenta conforme o evoluir da idade, e representa um dos principais fatores de risco para doença cardiovascular.[3,19] É um importante fator de risco para acidente vascular encefálico (AVE), infarto do miocárdio, insuficiência cardíaca, insuficiência renal, arteriopatia periférica obstrutiva, déficit cognitivo e morte precoce. O risco, tanto da doença arterial coronariana como do AVE, aumenta progressivamente quando a PA ultrapassa 115/75mmHg.[19]

  O controle pode ser feito mediante redução do peso, prática regular de exercícios, ingesta controlada de sal, interrupção do tabagismo e redução da ingesta exagerada de álcool e do uso de medicações anti-hipertensivas.[19]

  O uso de fármacos anti-hipertensivos está indicado: (a) na população em geral ≥ 60 anos em caso de pressão arterial sistólica (PAS) ≥ 150mmHg ou pressão arterial diastólica (PAD) ≥ 90mmHg, com alvo de PAS < 150mmHg e PAD < 90mmHg; (b) na população em geral < 60 anos se PAS ≥ 140mmHg ou PAD ≥ 90mmHg, com alvo de PAS < 140mmHg e PAD < 90mmHg; (c) na população > 18 anos portadora de diabetes ou insuficiência renal crônica se PAS ≥ 140mmHg ou PAD ≥ 90mmHg, com alvo de PAS < 140mmHg e PAD < 90mmHg. Ao se prescrever a medicação, deve-se preferir a ingesta única diária de medicações disponíveis gratuitamente, de nome genérico ou de baixo custo.

No acompanhamento, recomendam-se a mensuração da PA a cada 2 anos em caso de PAS < 120mmHg e PAS < 80mmHg e a medição anual em caso de PAS entre 120 e 139mmHg e PAD entre 80 e 89mmHg.

- **Controle da dislipidemia:** a avaliação dos níveis de colesterol em indivíduos saudáveis deve ser iniciada aos 35 anos de idade nos homens e aos 45 anos nas mulheres.[21] Quando são detectados níveis alterados, estão indicados: dieta restrita, realização de atividade física, perda de peso (se apropriada) e uso de medicações hipolipemiantes (se apropriado).

- **Atividade física:** há nítida redução da morbimortalidade cardiovascular nos pacientes que realizam atividade física moderada com regularidade. Recomenda-se atividade física moderada durante 150 minutos por semana (30 minutos, no mínimo, quatro vezes por semana).[13]

- **Perda de peso:** a obesidade aumenta outros fatores de risco cardiovasculares modificáveis (por exemplo, hipertensão arterial, dislipidemia e resistência insulínica). Recomenda-se a perda de peso aos pacientes com sobrepeso.[13] A definição de obesidade pode ser facilmente estabelecida por meio do cálculo do IMC (Tabela 122.1).

  Adultos com IMC > 25kg/m^2 e aumento da circunferência abdominal correlacionam-se com risco aumentado de HAS, DM e doença arterial coronariana. Deve-se medir a circunferência no nível das cristas ilíacas, de pé. Considera-se aumentada quando ≥ 102cm em homens e 88cm em mulheres. A obesidade está associada às seguintes condições: DM, HAS, dislipidemia, doenças cardíacas, AVE, apneia do sono e neoplasias. As possíveis intervenções terapêuticas incluem mudanças do estilo de vida (dieta e exercício), uso de fármacos e cirurgia bariátrica.

- **Controle glicêmico no diabetes:** muito prevalente, o DM aumenta o risco de danos micro e macrovasculares. Recomenda-se o *screening* em todos os pacientes com IMC ≥ 25kg/m^2 que tenham ≥ 1 fator de risco para diabetes (história familiar de DM em parentes de primeiro grau, inatividade física habitual, diabetes gestacional, hipertensão e dislipidemia).[23] Nos demais casos, recomenda-se o *screening* a partir dos 45 anos de idade.[23]

  O diagnóstico de DM tipos 1 e 2 torna possível a instituição de medidas preventivas contra complicações. O diagnóstico do DM tipo 1 é estabelecido, muitas vezes, logo após sua instalação, em razão da intensidade do quadro clínico. Já o DM tipo 2, embora possa ser suspeitado

Quadro 122.1 Benefício da cessação do tabagismo nas doenças cardiovasculares	
Síndromes coronarianas agudas[16]	Redução do risco de óbito (risco relativo) = 0,64 (IC 95%: 0,58 a 0,71)*
Morte súbita[17]	Redução do risco em 33%
Acidente vascular encefálico[18]	Redução total do risco em 2 a 4 anos após a cessação

*IC: intervalo de confiança.

Tabela 122.1 Classificação do índice de massa corporal	
	IMC
Abaixo do peso	< 18,5kg/m^2
Peso normal	18,5 a 24,9kg/m^2
Sobrepeso	25,0 a 29,9kg/m^2
Obesidade	≥ 30kg/m^2
Classe I	30,0 a 34,9kg/m^2
Classe II	35,0 a 39,9kg/m^2
Classe III	≥ 40kg/m^2

devido a sintomas como poliúria e polidipsia, frequentemente é diagnosticado por exames glicêmicos alterados. O controle glicêmico com dieta e medicações reduz o risco de complicações cardiovasculares, renais, retinianas e neuropáticas. Os pacientes com DM estão mais sujeitos a complicações oculares – refrativas e microvasculares retinianas – devendo, portanto, ser examinados regularmente. As complicações microcirculatórias retinianas podem ser minimizadas por fotocoagulação a *laser*.

Em resumo, do ponto de vista cardiovascular, quanto maior o risco, maior a necessidade de intervenção. Para pacientes com risco de moderado a elevado (risco ≥ 20% em 10 anos) três intervenções farmacológicas têm demonstrado promover redução significativa do risco: anti-hipertensivos, estatinas (redução do colesterol) e ácido acetilsalicílico (antiplaquetário).[12]

- **Aneurisma de aorta abdominal:** recomenda-se rastreio único com ecografia abdominal em homens tabagistas entre 65 e 75 anos de idade.[3,13]

Não se recomenda rastreio de estenose de artéria carótida com ecografia com Doppler colorido em indivíduos assintomáticos, bem como não se recomenda avaliação de doença arterial periférica com índice tornozelo-braquial (ITB) por ecografia com Doppler arterial.[3,13]

Pesquisa de doenças sexualmente transmissíveis

São fatores de risco a serem considerados: juventude (15 a 24 anos de idade), não ser casado, novo parceiro sexual nos últimos 2 meses, múltiplos parceiros, história prévia de DST, uso excessivo de substâncias ilícitas, viver em presídio ou abrigo de menores, encontrar parceiros através da Internet e contato com profissionais do sexo.

Os agentes infecciosos mais comuns, e que merecem investigação, são: HIV, gonorreia, hepatites B e C, clamídia, HPV, tricomoníase, sífilis e herpes simples 1 e 2.[4]

Recomendações de triagem:

- **Clamídia:** mulheres sexualmente ativas, entre 15 e 25 anos de idade, e mulheres com comportamento de risco.
- **Gonorreia:** mulheres sexualmente ativas entre 15 e 29 anos de idade.
- **Hepatite C:** usuários (ou parceiros) de substâncias injetáveis e indivíduos que tenham recebido hemoderivados antes de 1992.
- **HIV:** indivíduos entre 15 e 65 anos de idade, pessoas com comportamento de risco e gestantes.

Imunizações em adultos (20 a 59 anos) e idosos (mais de 60 anos)

De todas as terapias médicas capazes de reduzir a mortalidade dos indivíduos, a vacinação provavelmente foi a que obteve mais sucesso tanto em quantidade de pessoas atingidas no mundo inteiro como em qualidade (grande efeito terapêutico).[2] A imunização ativa (por vacina ou toxoide) é uma medida preventiva eficaz e de baixo custo; entretanto, a adesão dos adultos e idosos a essa estratégia ainda é muito reduzida. A maioria das imunizações é disponibilizada pelo Sistema Único de Saúde (SUS) por intermédio do Programa Nacional de Imunizações (PNI):

- **Influenza:** devem ser vacinados anualmente idosos (responsáveis por mais de 90% dos óbitos relacionados com a doença), gestantes ou mulheres no período gestacional ou puerperal, bem como doentes crônicos ou transplantados, profissionais da saúde, indígenas e pacientes institucionalizados.
- **Pneumococo:** deve ser realizada ao menos uma vez em indivíduos com mais de 60 anos de idade. Também é recomendada uma dose (ou duas) em adultos com menos de 60 anos de idade, quando portadores de algumas comorbidades (doenças cardíacas e pulmonares crônicas ou asplenia, insuficiência renal crônica ou imunossupressão).
- **Difteria, tétano e caxumba:** todos os indivíduos devem receber as três doses preconizadas, com repetição de uma dose nos adultos e idosos a cada 10 anos.
- **Febre amarela:** recomenda-se reforço a cada 10 anos em adultos jovens e idosos.
- **Tríplice viral (sarampo, caxumba e rubéola):** aplicada em dose única nos adultos de 20 a 49 anos de idade do sexo feminino e dos 20 aos 39 nos indivíduos do sexo masculino.
- **Varicelazoster:** indivíduos com mais de 60 anos de idade devem receber uma dose.
- **Hepatites:** adultos não imunes devem ser vacinados com duas doses para hepatite A e três doses para hepatite B (profissionais de saúde). Ainda não existe vacina para a hepatite C.
- **Papilomavírus humano:** os portadores devem ser vacinados até os 26 anos de idade (três doses).

CONSIDERAÇÕES FINAIS

A realização de um exame clínico estruturado e detalhado propícia ao médico a organização de seu raciocínio diagnóstico. Isso leva à formulação de hipóteses diagnósticas que, quando associadas à melhor evidência da literatura e à capacidade do profissional de ouvir e respeitar a opinião do paciente, conceituam a medicina baseada em evidências. A melhor evidência científica é encontrada em inúmeras diretrizes médicas com base em dados científicos e em livros-texto bem conceituados (Quadro 122.3). O que não se encontra descrito nesses locais é como se pode estabelecer uma boa relação médico-paciente, como obter uma história clínica de maneira respeitosa e abrangente e, finalmente, qual é o segredo para se tornar um bom médico para os pacientes e não para si próprio. O exame clínico periódico de saúde reúne todas essas ferramentas, aliando a sabedoria e a perspicácia médica à melhor evidência literária e avaliando fatores de risco para a prevenção de doenças.

Capítulo 122 • Evidências e Recomendações

Quadro 122.3 Recomendações de triagem em indivíduos com mais e com menos de 50 anos de idade

Rastreamento e prevenção < 50 anos	
Problema em saúde	**Intervenção preventiva efetiva**
Câncer	
Colo do útero	CP mulheres 21 a 65 anos, a cada 3 anos, se sexualmente ativas e se os resultados anteriores forem normais
Depressão	
	Breve triagem, acompanhamento em caso positivo e tratamento, se necessário
Traumatismo	
Acidentes automobilísticos	Rastreio para uso excessivo de álcool – aconselhamento e seguimento, se positivo
Violência doméstica	Manter-se alerta a sinais e sintomas precoces
Problemas relacionados com o estilo de vida	
Obesidade	Discutir problema com o(a) paciente(a) – orientação multidisciplinar
Atividade física	
Infecções sexualmente transmissíveis	
Clamídia	Mulheres sexualmente ativas de 15 a 25 anos; pacientes mais velhas previamente infectadas
Gonorreia	Mulheres jovens e sexualmente ativas em áreas de risco
HIV	Fator de risco individual ou assistência em cenários de alta prevalência
Uso excessivo de substâncias	
Tabaco	Perguntar, aconselhar, avaliar, auxiliar, organizar. Reposição de nicotina e bupropiona – seguimento
Álcool	Rastreio para uso excessivo – aconselhamento e seguimento, se positivo
Rastreamento e prevenção > 50 anos	
Doença cardiovascular	
IAV e AVE	Controle da DA
	Tratamento de dislipidemia
	Considerar AAS, especialmente em homens e mulheres de alto risco
	Aconselhamento para cessação do tabagismo
Aneurisma de aorta abdominal	Rastreamento único com ecografia para homens tabagistas entre 65 e 75 anos
Câncer	
Câncer de pulmão	Aconselhamento para cessação do tabagismo
Câncer colorretal	Rastreamento (decidir entre os testes)
Câncer de mama	Rastreamento por mamografia e exame clínico das mamas
Câncer de próstata	Discutir rastreamento (incluindo os benefícios incertos e os riscos evidentes)
Câncer de colo uterino	Citopatológico a cada 3 anos, salvo se houver anormalidades recentes
Depressão	
Diabetes	Rastreamento breve, seguimento se positivo, tratamento se necessário
Imunizações-doenças preveníveis	Alertar para sintomas: tratar fatores de risco em pessoas com diabetes
Influenza (50 anos ou mais)	Vacinação anual
Doença pneumocócica grave	Vacinação única
Herpes zoster (60 anos ou mais)	Vacinação única
Quedas e fraturas > 65 anos	Minimizar medicações psicotrópicas
	Encorajar atividades físicas
	Vitamina D
	Densitometria óssea para determinar tratamento medicamentoso
Acidentes automobilísticos	Rastreamento de uso de álcool; aconselhamento e seguimento, se positivo
Violência doméstica	Manter-se alerta a sinais e sintomas precoces
Problemas relacionados com o estilo de vida	
Obesidade	Discutir problema com o paciente; encaminhar para programas multidisciplinares
Atividade física	
Uso excessivo de substâncias	
Tabaco	Perguntar, aconselhar, avaliar, auxiliar, organizar. Reposição de nicotina e bupropiona – seguimento
Álcool	Rastreio para uso excessivo – aconselhamento e seguimento, se positivo
Problemas de visão (≥ 65 anos)	
	Rastreamento com tabela de Snellen; encaminhar se positivo
Problemas de audição (≥ 65 anos)	
	Rastreamento com HHIE-S, audioscópio, ou teste da voz sussurrada; encaminhar se positivo

Referências

1. Lim SS, Vos T, Flaxman AD et al. A comparative risk assessment of burden of disease and injury attributable to 67 risk factors and risk factor clusters in 21 regions, 1990-2010: a systematic analysis for the Global Burden of Disease Study 2010. Lancet 2012; 380:2224-60.
2. Ezzati M, Riboli E. Behavioral and dietary risk factors for non-communicable diseases. N Engl J Med 2013; 369(10):954-64.
3. Boulware LE, Barnes GJ, Wilson RF et al. Value of the periodic health evaluation. Evid Rep Technol Asses 2006; 136:1-134.
4. Harris R, Fletcher RH, Sokol HN. Overview of preventive medicine in adults. Up-to-Date 2013. Acesso em 17/12/2013.
5. Elmore JG, Armstrong K, Lehman CD, Fletcher SW. Screening for brest cancer. JAMA 2005; 293(10):1245-56.
6. Moyer VA, LeFevre ML, Siu AL et al. Screening for cervical cancer: U.S. Preventive Services Task Force recommendation statement. Ann Intern Med 2012; 156(12):880-91.
7. Holden DJ, Jonas DE, Porterfield DS, Reuland D, Harris R. Systematic review: enhancing the use and quality of colorectal cancer screening. Ann Intern Med 2010; 152(10):668-76.
8. Humphrey LL, Deffebach M, Pappas M et al. screening for lung cancer with low-dose computed tomography: a systematic review to update the U.S. Preventive Services Task Force Recommendation. Ann Inter Med 2013; 159(6):411-20.
9. Hoffman RM, Fletcher RH, O'Leary MP, Rind DM. Screening for prostate cancer. Up-to-Date 2013. Acesso em 19/09/2013.
10. Lin JS, Eder M, Weinmann S. Behavioral counseling to prevent skin cancer: a systematic review for the U.S. Preventive Services Task Force. Ann Intern Med 2011; 154(3):190-201.
11. Williams JW Jr, Noël PH, Cordes JA, Ramirez G, Pignone M. Is this patient clinically depressed? JAMA 2002; 287(9):1160-70.
12. Wilson PWF, Gersh BJ, Downey BC. Estimation of cardiovascular risk in an individual patient without known cardiovascular disease. Up-to-Date 2012. Acesso em 10/10/2013.
13. Hennekens CH, Lipman TO, Verheugt F, Saperia GM. Overview of primary prevention of coronary heart disease and stroke. Up-to-Date 2013. Acesso em 20/10/2013.
14. Colditz GA, Lipman TO, Rind DM. Healthy diet in adults. Up-to-Date 2013. Acesso em 20/10/2013.
15. Rubenfire M, Jackson E, Cannon CP, Downey BC. Cardiovascular risk of smoking and benefits of smoking cessation. Up-to-Date 2013. Acesso em 20/10/2013.
16. Critchley JA, Capewell S. Mortality risk reduction associated with smoking cessation in patients with coronary heart disease: a systematic review. JAMA 2003; 290(1):86-97.
17. Hurt RD, Weston SA, Ebbert JO et al. Myocardial infarction and sudden cardiac death in Olmsted County, Minnesota, before and after smoke-free workplace laws. Arch Intern Med 2012; 172(21):1635-41.
18. Kawachi I, Colditz GA, Stampfer MJ et al. Cessation and decreased risk of stroke in women. JAMA 1993; 269(2):232-6.
19. Kaplan NM, Bakris GL, Gersh BJ, Forman JP. Cardiovascular risks of hypertension. Up-to-Date 2012. Acesso em 20/10/2013.
20. James PA, Oparil S, Carter BL et al. 2014 Evidence-Based Guideline for the Management of High Blood Pressure in Adults Report From the Panel Members Appointed to the Eighth Joint National Committee (JNC 8). JAMA 2013 Dec 18. doi: 10.1001/jama.2013.284427.
21. Vijan S, Freeman MW, Rind DM. Screening for lipid disorders. Up-to-Date 2013. Acesso em 20/10/2013.
22. McCulloch DK, Nathan DM, Fletcher SW, Mulder JE. Screening for diabetes mellitus. Up-to-Date 2012. Acesso em 20/10/2013.

Glossário

Alice Costa Brito • Arlete Hilbig • Cristiane Valle Tovo • Cristina do Amaral Gazeta
Daniel Luccas Arenas • Erika Laurini de Souza Meyer • Larissa Vargas Cruz
Matheus Vanzin Fernandes • Nilton Brandão da Silva • Renan Rangel Bonamigo • Ricardo Mörschbächer
Sérgio Roithmann • Tainá Ramos Athayde • Waldo Mattos • Ygor Arzeno Ferrão

A

Abafamento de bulhas
Diminuição dos sons cardíacos normais.

Abasia
Incapacidade de caminhar.

Abdome agudo
Quadro de dor abdominal de início súbito e forte intensidade, que exige decisão rápida, clínica ou cirúrgica.

Abdome em avental
O tecido adiposo torna-se abundante e uma prega de tecido passa a encobrir a genitália externa.

Abdome em batráquio
Abdome com proeminências laterais sem que haja grande aumento do diâmetro anteroposterior.

Abdome escavado
Abdome com a parede retraída.

Abdome globoso
Abdome difusamente aumentado com predomínio do diâmetro anteroposterior.

Abscesso cutâneo
Coleção de pus na região dermo-hipodérmica ou subcutânea, circunscrita, proeminente ou não, de tamanho variável. A pele pode estar ruborizada e há calor, dor e flutuação.

Abscesso pulmonar
Massa inflamatória cuja porção central apresenta necrose de liquefação.

Abulia
Abolição completa da vontade.

Acantólise
Perda de adesão entre as células epidérmicas.

Acantose nigricante
Escurecimento e espessamento da pele de dobras e pregas cutâneas, especialmente nas axilas, virilhas e no pescoço. Achado relacionado com a obesidade e a resistência insulínica.

Aceleração do pensamento
Excitação dos processos psíquicos; as ideias se sucedem com rapidez maior do que o normal.

Acne
Doença cutânea da unidade pilossebácea, comum na adolescência. Caracteriza-se pelo aparecimento de comedos abertos e fechados, além de pápulas e, eventualmente, nódulos eritematosos, com ou sem pústulas.

Acrocianose
Coloração azulada da pele de caráter duradouro.

Acromegalia
Síndrome clínica provocada pela secreção excessiva do hormônio do crescimento na idade adulta.

Acromia
Veja *Leucodermias*.

Acropatia
Doença que acomete qualquer extremidade do corpo.

Acúfeno
Veja *Zumbidos*.

Acuidade auditiva
Capacidade de audição.

Acuidade visual
Capacidade visual de identificar o menor objeto à distância.

Acusia
Perda total da capacidade auditiva.

Afasia
Refere-se à perda da capacidade de comunicação através da linguagem falada e/ou escrita, podendo estar relacionada com incapacidade de compreensão (afasia de compreensão ou sensitiva) ou de expressão (afasia de expressão ou motora).

Afasia de Broca
Distúrbio manifestado pela incapacidade ou dificuldade de expressar-se pela linguagem falada e escrita, muitas vezes acompanhada por hemiparesia ou hemiplegia direita.

Afasia de Wernicke
Distúrbio da linguagem no qual o paciente apresenta incapacidade ou dificuldade de compreensão da linguagem falada e escrita.

Afetividade
Capacidade de experimentar emoções e sentimentos diante de determinadas situações.

Afonia
Ausência de voz.

Aftas
Lesões ulceradas na cavidade oral, circunscritas e dolorosas, únicas ou múltiplas, em geral recorrentes.

Agnatia
Anomalia facial caracterizada pela ausência congênita da mandíbula.

Agnosia
Perda da capacidade de reconhecimento. Subdivide-se de acordo com a manifestação.

Agnosia auditiva
Perda da capacidade de reconhecimento dos sons.

Agrafestesia
Incapacidade de reconhecer símbolos (letras, figuras geométricas) pelo tato.

Alexia
Incapacidade de reconhecer a linguagem escrita.

Alexitimia
Incapacidade de expressar afeto através de palavras.

Algiacusia
Dor produzida por um ruído intenso.

Alodinia
Mudança na percepção de estímulos. Existe uma sensação de dor com estímulo que, normalmente, não é doloroso.

Alopecia
Diminuição ou ausência de pelos em áreas onde normalmente estão presentes.

Alucinação
Formação de uma percepção auditiva, visual ou relacionada com outras modalidades sensoriais na ausência de qualquer estímulo sensorial real que a justifique.

Alucinose orgânica
Presença de alucinações persistentes ou recorrentes na ausência de comprometimento de outras funções psíquicas.

Amaurose
Perda total da visão.

Ambivalência afetiva
Coexistência de estados afetivos opostos e/ou incongruentes que se fazem presentes no mesmo momento.

Ambliopia
Redução ou perda da acuidade visual, de um ou de ambos os olhos, por alteração do desenvolvimento (ou adquirida precocemente) da via visual.

Amenorreia
Ausência de menstruação. Pode ser primária, quando não ocorrem a menarca (primeira menstruação) e o desenvolvimento dos caracteres sexuais secundários, ou secundária, quando a paciente relata não menstruar por mais de três ciclos consecutivos.

Ametropia
Vícios de refração em que a imagem não tenha seu foco na retina, ao contrário da emetropia, em que o foco está na retina. São eles: hipermetropia, miopia, astigmatismo e presbiopia.

Amnésia
Perda da memória. Pode ser permanente, transitória ou episódica.

Amnésia anterógrada
Incapacidade de recordar fatos sucedidos posteriormente a determinado ponto no tempo.

Amnésia lacunar
Incapacidade de recordar fatos ocorridos em um intervalo de tempo limitado.

Amusia
Forma de agnosia auditiva em que há perda ou prejuízo da capacidade de reconhecer e produzir música.

Anacusia
Também conhecida como cofose, consiste na perda total da capacidade auditiva.

Analgesia
Ausência de sensibilidade à dor.

Anasarca
Edema generalizado de grandes proporções que resulta de acumulação de líquido no tecido celular e nas cavidades orgânicas.

Andropausa
Fase da vida do homem caracterizada pela diminuição dos níveis de testosterona.

Anedonia
Incapacidade ou dificuldade de sentir prazer.

Anéis de Kayser-Fleischer
Anéis escuros (marrons ou verdes) que aparecem na circunferência da íris do olho em decorrência do acúmulo de cobre. Constituem um sinal da doença de Wilson.

Anemia
Diminuição da massa eritrocitária, definida como queda na concentração de hemoglobina < 13g/dL em homens, < 12g/dL em mulheres e < 11g/dL em gestantes e crianças entre 6 meses e 6 anos de idade. Ocorre por produção deficiente ou por perda ou destruição de hemácias. É classificada conforme a etiopatogenia e a morfologia dos eritrócitos (microcítica, normocítica e macrocítica).

Anemia falciforme
Anomalia hereditária da hemoglobina, causando alteração estrutural das hemácias, as quais podem assumir formato rígido com aspecto de foice, associada a diversos problemas sistêmicos, como ataques de dor, infecções e isquemia.

Anestesia
Perda da sensibilidade (incluindo a dor) por bloqueio temporário ou não.

Aneurisma
Dilatação focal patológica de uma artéria causada por alteração de sua parede muscular.

Angiloglossia
Fusão parcial ou total entre a língua e o soalho da boca.

Angioma
Mancha de cor vermelha, permanente, plana, que desaparece quase completamente por vitropressão forte, causada por neoformação de capilares da derme.

Ângulo de Louis
Ângulo formado pelas costelas inferiores em sua inserção no esterno.

Ângulo do perfil
Ângulo formado pela emersão da unha no dedo, o qual indica hipocratismo digital quando > 180 graus.

Ângulo hiponiquial
Ângulo da unha medido por referenciais obtidos em radiograma ou projeção da sombra do dedo, cujo aumento diagnostica hipocratismo digital.

Anidrose
Ausência na produção de suor.

Anisocitose
Desigualdade de tamanho das hemácias.

Anisocoria
Desigualdade de diâmetros pupilares entre ambos os olhos.

Anoníquia
Falta de unhas.

Anorexia
Diminuição da sensação de apetite.

Anorexia
Redução ou perda do apetite de maneira persistente.

Anorgasmia
Incapacidade de atingir o orgasmo durante o coito.

Anosmia
Perda da sensibilidade olfativa.

Ansiedade
Estado de humor desconfortável, inquietação interna desagradável.

Anúria
Ausência de produção de urina.

Apendicite
Processo inflamatório no apêndice intestinal.

Apneia
Suspensão voluntária ou involuntária da respiração. Quanto à duração mínima como critério definidor, existem diferentes propostas em situações clínicas distintas.

Apragmatismo
Incapacidade ou dificuldade de realizar atos objetivos e propositais.

Apraxia
Perda total ou parcial da habilidade de realizar atividade gestual sem alteração motora e/ou sensitiva.

Aprosexia
Atenção completamente abolida.

Aracnodactilia
Distúrbio do tecido conjuntivo associado a determinadas doenças e caracterizado por dedos anormalmente longos e curvos.

Ardência miccional
Sensação de dor urgente ao urinar.

Ardência ocular
Desconforto em queimação no olho.

Arritmia cardíaca
Alteração do ritmo cardíaco normal, com irregularidade da cadência/sequência dos ciclos/batimentos cardíacos, provocada por estímulos elétricos gerados a partir de focos ectópicos capazes de ocasionar a despolarização do sistema de condução intracardíaco.

Artralgia
Dor na articulação.

Artrite
Inflamação articular caracterizada por calor, rubor, dor, tumor (edema) e perda da função articular.

Artrite aguda
Artrite que dura até 3 meses.

Artrite crônica
Artrite que persiste por mais de 3 meses.

Artrite psoriásica
Artrite inflamatória crônica que afeta uma pequena parcela dos indivíduos portadores de psoríase.

Artrite reumatoide
Doença inflamatória de etiologia desconhecida, marcada por uma poliartrite simétrica periférica, geralmente levando a lesão articular e incapacidade física.

Ascite
Acúmulo de líquido na cavidade peritoneal além do volume fisiologicamente encontrado.

Aspermia
Ausência de sêmen na ejaculação.

Assincronia toracoabdominal
Movimentos simultâneos desencontrados de expansão do tórax e escavação do abdome, causados por fadiga do diafragma.

Glossário

Astasia
Incapacidade de manter-se em pé.

Astenia
Sensação de fraqueza, ou de falta de forças, sem perda da capacidade muscular.

Astereognosia
Incapacidade de reconhecer objetos oferecidos à palpação, por seu formato, tamanho e textura, sem auxílio da visão.

Astomia
Ausência da fenda bucal.

Ataxia
Incoordenação dos movimentos.

Atelectasia
Redução do volume do pulmão ou de parte dele.

Atenção
Processo psicológico no qual a atividade psíquica é concentrada sobre os estímulos que a solicitam.

Atetose
Movimento involuntário hipercinético lento, especialmente em dedos, mãos, cabeça e língua; muitas vezes acompanha coreia – coreoatetose.

Atrito pericárdico
Ruído rude estridente e superficial, mais audível no mesocárdio e no bordo esternal esquerdo, variando com a intensidade dos batimentos cardíacos e detectado na presença de pericardite.

Atrito pleural
Ruído irregular, mais intenso na inspiração, decorrente do atrito dos folhetos pleurais, semelhante ao barulho do "ranger de couro".

Atrofia
Diminuição da espessura e da consistência da pele devido à redução do número e do volume de seus elementos.

Atrofia muscular
Diminuição acentuada do volume muscular.

Ausências
Períodos breves de perda da consciência.

Autismo
Comportamento caracterizado pelo alheamento quanto ao mundo externo, manifestando-se por hipoatividade, estereotipias ou condutas bizarras.

Autofonia
Ressonância da própria voz no ouvido.

Azoospermia
Situação na qual nenhum espermatozoide é detectado no sêmen ejaculado.

B

B3 e B4
B3 – galope ventricular: bulha cardíaca acessória perceptível na protodiástole, na fase de enchimento rápido ventricular, pela vibração do fluxo sanguíneo no aparelho valvar e na parede do ventrículo. É sinal clínico valorizado nos casos de disfunção sistólica dos ventrículos.
B4 – galope pré-sistólico ou diastólico atrial: decorrente da contração atrial vigorosa em um ventrículo pouco complacente e mais rígido. Sinal clínico valorizado nos casos de disfunção diastólica dos ventrículos, embora possa ocorrer em crianças com coração normal.

Balismo
Sucessão de movimentos rápidos, aleatórios e involuntários que ocorrem geralmente na porção proximal dos membros, os quais se deslocam subitamente devido a contrações musculares de curta duração, mas muito energéticas.

Batimento de asas do nariz
Abertura acentuada das narinas durante a inspiração. Ocorre durante insuficiência respiratória.

Bexiga neurogênica
Disfunção da bexiga causada por lesão nervosa das raízes aferentes e eferentes que inervam o órgão.

Blefarite
Inflamação da margem palpebral.

Blefaroptose ou ptose palpebral
Queda da pálpebra superior.

Bócio
Aumento do volume da glândula tireoide. Poder ser um aumento global (bócio difuso) e/ou estar associado a nódulos (bócio nodular).

Bolha ou flictema
Elevação circunscrita da epiderme, junção ou subepiderme, contendo líquido seroso com dimensões > 1cm.

Borborigmos
Sons abdominais originários dos movimentos peristálticos audíveis sem o uso de estetoscópio.

Bradicardia
Frequência cardíaca < 60 pulsações por minuto em indivíduo adulto em repouso.

Bradipneia
Frequência respiratória < 12mpm.

Bromidrose
Suor com odor fétido, comumente relacionado com degradação bacteriana da ceratina nas regiões plantares e intertriginosas.

Broncofonia
Aumento da ressonância vocal caracterizado por um som mais intenso.

Bronquiectasia
Dilatação irreversível de uma porção da árvore brônquica.

Bulimia
Compulsão por comer.

Bursite
Inflamação das bursas ou bolsas sinoviais.

Bursite do olécrano
Inflamação da bursa do olécrano.

C

Cacosmia
Perversão do olfato que faz o indivíduo sentir mais odores.

Câimbras
Contrações involuntárias e dolorosas dos músculos esqueléticos.

Calafrios
Tremor muscular precedido de arrepios de frio na fase aguda de instalação de febre elevada.

Calcinose
Desenvolvimento de depósitos de cálcio no tecido subcutâneo.

Calosidade
Hiperceratose circunscrita em áreas de pressão ou fricção.

Calvície
Falta ou perda dos cabelos.

Capsulite
Inflamação da cápsula articular e dos tecidos adjacentes.

Capsulite adesiva
Processo inflamatório de toda a cápsula articular, que se torna espessada e retraída, impedindo a mobilidade normal.

Caquexia
Estado de extrema magreza que compromete o quadro clínico geral do paciente.

Caquexia cardíaca
Síndrome de desnutrição grave que ocorre em até 53% dos pacientes com insuficiência cardíaca congestiva grave de baixo débito.

Cardiomegalia
Aumento do volume e das dimensões do coração.

Caspa
Escamas que se formam no couro cabeludo em decorrência de estados seborreicos. Termo não médico.

Cefaleia
Dor de cabeça.

Cegueira
Perda completa da visão.

Cegueira cortical
Agnosia visual.

Celulite
Processo inflamatório do tecido celular subcutâneo e da derme, decorrente de infecção ou não, apresentando-se como área avermelhada com bordas pouco delimitadas.

Ceratofitoses
Infecções superficiais da camada córnea da pele, cujos agentes etiológicos podem ser fungos filamentosos e leveduras. Esses microrganismos não despertam alergia específica. São micoses superficiais ditas saprofitárias.

Ceratose (ou queratose)
Aumento da espessura da pele por espessamento da camada córnea.

Cervicalgia
Dor em região cervical.

Cetonúria
Presença de corpos cetônicos na urina.

Cianema
Cianose nas mucosas.

Cianose
Sinal ou sintoma caracterizado pela presença da coloração azul-arroxeada da pele, extremidades, leitos ungueais ou mucosas em virtude da presença de hemoglobina não saturada > 5%.

Ciatalgia
Dor no membro inferior devido a compressão ou irritação do nervo ciático.

Cicatriz
Sequela causada por proliferação de tecido fibroso, podendo ser atrófica, hipertrófica ou queloidiana.

Ciclotimia
Caracterizada por manifestações afetivas leves de natureza subdepressiva e hipomaníaca, oscilantes e alternadas durante longos períodos da vida.

Cifoescoliose
Deformidade óssea da coluna vertebral caracterizada pela curvatura acentuada com concavidade anterior da coluna torácica no plano sagital (cifose) e das curvaturas laterais no plano coronal (escoliose).

Cifose ou hipercifose
Curvatura acentuada com concavidade anterior na região torácica da coluna vertebral.

Circunferência abdominal
Medida antropométrica realizada logo acima da crista ilíaca, utilizando uma fita métrica. Está relacionada com a distribuição de gordura visceral e, portanto, está associada a distúrbios metabólicos.

Cirrose hepática
Remodelamento da citoarquitetura do parênquima hepático e presença de extensa fibrose tecidual.

Cisto cutâneo
Cavidade fechada, dermo-hipodérmica, envolta por epitélio com conteúdo líquido ou semissólido, podendo ser elevada ou não.

Cisto de Baker
Bolsa formada pela membrana sinovial da região poplítea, a qual pode invadir os planos musculares da panturrilha.

Cisto sinovial
Tumefação cística, arredondada, indolor, localizada ao longo das bainhas tendinosas ou das cápsulas articulares.

Claudicação dos membros inferiores
Dor e desconforto nas pernas desencadeados pelo exercício e aliviados com repouso, causando incapacidade da marcha progressiva, quando existe déficit circulatório arterial dos membros inferiores.

Claudicação intermitente
Dor nos membros inferiores, mais frequentemente nas panturrilhas, que surge ao caminhar e melhora com o repouso. É patognomônica de doença arterial obstrutiva.

Cleptomania
Compulsão por roubar.

Climatério
Período em que há declínio progressivo da função ovariana e que abrange a menopausa, a qual ocorre após a última menstruação espontânea.

Cliques
Sons gerados nas válvulas cardíacas com alterações estruturais, como estenoses ou frouxidão das valvas, breves, de curta duração e frequência elevada.

Cloroma
Massas tumorais extramedulares associadas à leucemia mieloide aguda e que, eventualmente, têm coloração esverdeada.

Coágulo sanguíneo
Massa sólida ou semissólida que é o produto final da coagulação no processo de hemostasia. Se estiver localizada dentro do vaso sanguíneo, é chamada de trombo.

Coagulopatia
Perturbação patológica da coagulação de sangue em virtude da falta de produção ou excesso de consumo de fatores plasmáticos que intervêm na coagulação.

Cofose
Veja *Anacusia*.

Coiloníquia
Unhas em formato de colher.

Colagenose
Grupo de afecções que modificam a substância fundamental do tecido conjuntivo sob a forma de degeneração e necrose fibrinoide. Exemplos: artrite reumatoide, lúpus eritematoso sistêmico, esclerose sistêmica progressiva, polimiosite.

Colangite
Infecção bacteriana do trato biliar, geralmente associada a uma síndrome obstrutiva.

Colecionismo
Acumulação patológica de objetos. (O termo "colecionismo" foi abolido no DSM-5 e substituído por "acumulação").

Colecistite aguda alitiásica
Inflamação aguda da vesícula biliar sem a presença de cálculos.

Coledocolitíase
Presença de cálculos no colédoco, resultando em obstrução parcial ou completa do fluxo biliar.

Colelitíase
Presença de cálculos na vesícula biliar.

Colestase
Diminuição ou interrupção do fluxo biliar.

Cólica
Dor aguda, intensa e oscilante causada por contração intensa da musculatura de víscera oca.

Cólica biliar
Dor de forte intensidade localizada em quadrante superior direito do abdome com eventual irradiação para regiões lombar e escapular direitas e epigástrio.

Colúria
Alteração na coloração da urina, que se encontra escura em razão da presença de pigmentos biliares na urina.

Comedo ou comedão
Acúmulo de corneócitos no infundíbulo folicular (cravo-branco) ou de ceratina e *sebum* em um folículo piloso dilatado (cravo-preto). Pode corresponder a lesão elementar da acne (grau 1).

Compulsão
Ato que o indivíduo é compelido a realizar com intuito de aliviar um desconforto subjetivo ou simplesmente pela sensação de "ter que fazer".

Conduta dramática
Comportamento caracterizado pelo exagero e a teatralidade.

Conduta regressiva
Atos coerentes com um estágio de desenvolvimento psíquico muito primitivo.

Confabulação
Lacunas de memória preenchidas com elementos de caráter imaginativo.

Congestão
Aumento local de volume de sangue nos vasos em determinado tecido.

Conjuntivite
Inflamação da conjuntiva.

Consolidação pulmonar
Processo no qual o ar do pulmão é substituído por um produto patológico.

Constipação intestinal
Diminuição da frequência das evacuações ou aumento da consistência das fezes.

Contratura de Dupuytren
Doença fibrosante da fáscia palmar que resulta em flexão fixa da mão, especialmente do quarto e quinto dedos.

Contratura de Volkmann
Fibrose e retração dos músculos com deformidades do pulso e dos dedos, que se fixam em flexão.

Coprolalia
Linguagem caracterizada pelo uso de palavras obscenas.

Coreia
Movimentos involuntários aleatórios, amplos.

Coriza
Eliminação de secreção hialina, mucoide ou mucopurulenta pelas narinas.

Cornagem
Ruído respiratório intenso e grave, semelhante ao som produzido quando se sopra um corno, decorrente da obstrução da via respiratória superior.

Corno cutâneo
Excrescência cutânea circunscrita e elevada, formada por ceratina.

Corrimento uretral
Presença de secreção que sai pelo meato da uretra.

Crepitação
Atrito audível ou palpável durante o movimento.

Crepitação articular
Ruído de crepitar produzido com a movimentação de uma articulação, sendo um sinal de comprometimento da cartilagem articular.

Criptorquidismo
Situação clínica na qual os testículos não migram espontaneamente para a bolsa escrotal, localizando-se na cavidade abdominal ou no canal inguinal.

Cristalúria
Presença de cristais na urina.

Cromatopsia
Transtorno da visão com alteração da percepção de cores. Quando a cor branca é percebida com tons azulados, ocorre cianopsia; com tons verdes, cloropsia; com tons vermelhos, eritropsia; com tons amarelos, xantopsia.

Cromidrose
Alteração da cor do suor observada nas axilas por ação das bactérias cromogênicas.

Crosta
Lesão elementar secundária que ocorre por ressecamento de exsudato, seja seroso, purulento (crosta melicérica) ou hemático (crosta hemática).

D

Dacrioadenite
Inflamação da glândula lacrimal principal.

Dacriocistite
Infecção do saco lacrimal por obstrução da via lacrimal de drenagem.

Dactilite
Aumento de volume de todo o dedo em razão de inflamação articular dos tendões (tenossinovite). Também é denominada "dedos em salsicha".

Dedo em gatilho
Processo inflamatório da bainha dos tendões flexores dos dedos, causando bloqueio na extensão ativa do dedo acometido. Captura ou retenção em flexão de um dedo quando o paciente o flexiona e estende.

Déficit de pulso
Quando persistentemente arrítmico e de intensidade variável, ocorre principalmente na fibrilação atrial, em que a palpação dos pulsos concomitante à ausculta cardíaca nem sempre apresenta correspondência a cada batimento (nem toda B1 auscultada corresponde ao pulso palpado).

Deformidade em abotoadura
Deformidade típica da artrite reumatoide, caracterizada por hiperflexão das interfalangianas proximais e hiperextensão das interfalangianas distais.

Deformidade em telescópio
Deformidade da artrite mutilante, caracterizada por encurtamento do dedo, resultando em dobras da pele periarticular.

Deformidade tipo pescoço de cisne
Deformidade típica da artrite reumatoide, caracterizada por hiperextensão das interfalangianas proximais e flexão das interfalangianas distais.

Delirium
Síndrome caracterizada pela alteração aguda do nível de consciência.

Demência
Síndrome caracterizada por deterioração cognitiva global na ausência de diminuição do nível de consciência. Ocorre comprometimento das memórias recente e remota, do pensamento abstrato, das funções corticais superiores e da capacidade de julgamento.

Densidade mineral óssea
Concentração de tecido ósseo em determinado volume de osso.

Depressão
Tristeza acentuada. Doença complexa acompanhada de inibição dos processos mentais e com comprometimento/acometimento de processos cognitivos, comportamentais e fisiológicos.

Dermatite de contato
Dermatose causada por substância exógena entrando em contato com a pele.

Dermatite lúpica
Classificada em lúpus eritematoso discoide, erupção cutânea sistêmica e lúpus eritematoso cutâneo subagudo.

Dermatite ocre
Hiperpigmentação acastanhada da pele, geralmente das pernas ou tornozelos, secundária à deposição de hemossiderina nos tecidos. Presente nos casos de insuficiência venosa avançada.

Dermatofitoses (tinhas ou "frieiras")
Micoses superficiais que ocorrem em pelos, unhas e pele, provocadas por fungos ceratinofílicos, chamados dermatófitos, que englobam os gêneros *Epidermophyton*, *Microsporum* e *Trycophyton*.

Dermatolipoesclerose
Espessamento e endurecimento da pele e do tecido celular subcutâneo perimaleolar causados por insuficiência venosa avançada.

Dermatoscopia
Inspeção da pele com microscópio manual com fonte luminosa acoplada (dermatoscópio).

Dermatotilexomania
Comportamento associado a arrancar ou cutucar a pele.

Dermatoviroses
Dermatoses causadas por vírus.

Dermatozoonoses
Toda e qualquer alteração tegumentar, ocasional ou permanente, desencadeada por protozoários, helmintos, insetos e celenterados.

Dermografismo
Resposta cutânea urticada provocada por atrito de lesão ou da pele normal com a extremidade romba de um objeto.

Derrame articular
Acúmulo de líquido em uma articulação, podendo ser composto por líquido sinovial ou líquido sinovial com sangue.

Derrame pleural
Acúmulo de líquido no espaço pleural.

Desagregação
Sucessão de ideias sem nenhuma conexão, resultando em discurso e/ou conduta incompreensíveis.

Desdobramento de B1
Ausculta individualizada e separada dos dois componentes (mitral e tricúspide) da primeira bulha cardíaca, quando o intervalo entre o fechamento das duas válvulas ocorre em momentos distintos.

Desdobramento de B2
Fisiológico: aparece ou aumenta com a inspiração e desaparece ou diminui com a expiração.
Fixo: desdobramento persistente de B2 que não se altera com a respiração. Ocorre por atraso no fechamento da valva pulmonar.
Paradoxal: reconhecido somente na expiração por doença cardíaca que antecipa o fechamento da valva pulmonar ou atrasa o fechamento da valva aórtica.

Deslocamento do *ictus*
Indica mudança lateralmente à esquerda da posição normal do *ictus cordis* por dilatação e/ou hipertrofia do ventrículo esquerdo ou por desvio lateral do mediastino.

Desnutrição
Condição clínica em que o paciente apresenta peso abaixo do normal, musculatura hipotrófica e escassez de tecido adiposo.

Desorientação amencial
Desorientação em virtude da turvação da consciência.

Desorientação amnésica
Desorientação em razão de um prejuízo de memória.

Desorientação apática
Desorientação secundária a desinteresse extremo; o indivíduo não apreende o mundo à sua volta.

Desorientação delirante
Desorientação secundária a pensamento delirante.

Desorientação oligofrênica
Desorientação secundária a déficit intelectual.

Despersonalização
Sentimento desagradável de estranheza e novidade relacionado consigo próprio.

Desrealização
Sentimento desagradável de estranheza e novidade relacionado com o mundo.

Dextrocardia
Anomalia em que o coração é posicionado em posição inversa, ocupando o hemitórax direito com seu eixo base-ápice orientado para a direita e inferiormente.

Diabetes insipidus
Forma mais rara de diabetes, determinada por distúrbios na síntese, secreção ou ação do hormônio antidiurético, que resulta em síndrome poliúrica.

Diabetes mellitus
Doença metabólica caracterizada, principalmente, por hiperglicemia, determinada pela redução na secreção e/ou ação periférica de insulina.

Diarreia
Aumento do número de evacuações acompanhado de diminuição da consistência das fezes.

Diástase dos retos abdominais
Separação dos músculos retos abdominais.

Difusão de pensamentos
Participação imediata de outras pessoas no conteúdo do pensamento.

Glossário

Diplopia
Visão dupla, horizontal ou vertical.

Dipsomania
Compulsão por ingestão de líquidos em geral.

Disacusia
Graus variados de perda da capacidade auditiva.

Disartria
Incapacidade de articular as palavras corretamente. Alteração da fala ou da palavra falada por alteração no sistema nervoso central ou periférico.

Discinesia
Termo que abrange todas as situações em que há movimentação involuntária.

Disco óptico
Local da retina onde os axônios das células ganglionares deixam o olho para compor o nervo óptico. É desprovido de cones e bastonetes, formando uma "mancha cega".

Discoria
Pupila com contorno irregular.

Discromatopsia
Distúrbios da percepção cromática.

Disdiadococinesia
Dificuldade em realizar movimentos rápidos alternados.

Disenteria
Evacuação diarreica de material piomucossanguinolento.

Disestesia
Distorção do estímulo sensitivo, especialmente o tato, com sensação desagradável.

Disfagia
Sensação de dificuldade de progressão da deglutição na fase esofágica em decorrência de disfunção ou obstáculo no nível do esôfago.

Disfonia
Alteração da voz em graus variáveis, a qual se torna rouca ou bitonal.

Disforia
Estado de ânimo depressivo, acompanhado de mau humor, amargura, irritabilidade e agressividade.

Disfunção erétil
Incapacidade de manter o pênis ereto para uma relação sexual satisfatória.

Dislipidemia
Desvio anormal no valor de uma ou mais frações lipídicas do sangue.

Dismenorreia
Dor pélvica ou desconforto no baixo-ventre que ocorre antes ou durante o período menstrual.

Dismetria
Distúrbio da medida do movimento; o paciente não consegue alcançar um alvo com precisão.

Dispareunia
Dor vaginal, persistente ou recorrente, durante o coito.

Dispneia
Consciência da necessidade de um esforço respiratório aumentado não decorrente de causa psicogênica.

Dispneia paroxística noturna
Dispneia súbita que ocorre após a pessoa se deitar, levando à necessidade de se levantar do leito e adotar a posição ortostática. Em geral, tem causa cardíaca, por aumento do retorno venoso ao coração direito, quando existe disfunção cardíaca esquerda.

Disprosexia
Qualquer alteração não especificada da atenção.

Disritmolalia
Perturbação no ritmo da fala.

Dissociação siringomiélica
Perda dissociada da sensibilidade, em que estão reduzidas as formas que se cruzam na medula e preservadas aquelas que se cruzam no bulbo. Em geral, acomete segmentos medulares mais altos.

Dissociação tabética
Perda dissociada da sensibilidade com redução da sensibilidade da coluna posterior e preservação das sensibilidades que cruzam a medula.

Distensão cervical
Decorrente de lesão dos músculos paravertebrais e ligamentos, associada ao espasmo da musculatura cervical e dorsal.

Distimia
Alteração não específica de rebaixamento do humor, mas de maneira leve e persistente.

Disúria
Dor em queimação e dificuldade durante e imediatamente após a micção.

Divertículo
Protrusão de mucosa através da parede intestinal, formando "bolsa" que pode ser encontrada em qualquer segmento do trato gastrointestinal.

Doença de Addison
Síndrome clínica decorrente da insuficiência suprarrenal primária.

Doença de Graves
Síndrome clínica caracterizada pela tríade de hipertireoidismo difuso, bócio, oftalmopatia e mixedema pré-tibial.

Doença de Sprengel
Escápula alta congênita.

Doença de von Willebrand
Doença de transmissão autossômica dominante que se caracteriza pelo déficit do fator de von Willebrand e do fator VIII da coagulação. Manifesta-se por hemorragias cutâneas e mucosas superficiais e tendência para a formação de hematomas.

Doença discal degenerativa
Desidratação do núcleo pulposo com consequente redução de seu volume e alterações no ânulo fibroso, que se distende lateralmente e se torna menos elástico.

Dor lombar, lombalgia, lumbago
Dor com localização lombar ou sacrolombar, uni ou bilateral. Quando existe irradiação da dor para a nádega e a face posterior da coxa, podendo se estender até o pé, é chamada lombociatalgia.

Dor mecânica
Resulta da utilização excessiva de uma estrutura anatômica normal ou reflete dor secundária a dano ou deformidade de uma estrutura.

Dor pélvica
Dor restrita à região anterior da pelve e do baixo-ventre.

Dor radicular
Desencadeada em situações que aumentam a pressão do canal vertebral.

Dor visceral referida
Dor profunda, mal localizada, referida para os dermátomos correspondentes na região dorsal.

DPOC
Doença pulmonar obstrutiva crônica.

Dromomania
Comportamento de andar a esmo; necessidade imperiosa de se deslocar.

Dupla orientação
Coexistência de orientação anormal e orientação normal.

E

Ecmésia
Intensa revivescência de lembranças anteriores.

Ecopraxia
Repetição automática dos movimentos de outra pessoa.

Ectrópio
Eversão da margem palpebral ("pálpebra virada para fora").

Eczemas
Dermatites caracterizadas pela presença de eritema, edema, infiltração, vesiculação, formação de crostas, escamas, liquenificação, além de um sintoma característico, o prurido.

Edema
Acúmulo anormal de líquido no compartimento extracelular intersticial ou nas cavidades corporais tanto devido ao aumento da pressão hidrostática, por diversas causas, como à insuficiência cardíaca, por redução da pressão oncótica do sangue na microcirculação ou por obstrução da circulação linfática.

Edema articular
Acúmulo anormal de líquido no interior da cavidade e na cápsula articular com aumento do volume da articulação.

Edema de papila
Edema do disco óptico.

Egofonia
Aumento da ressonância vocal caracterizado pela percepção do som com timbre metálico, semelhante ao "balido da cabra".

Ejaculação precoce
Incapacidade de controlar o processo de ejaculação.

Embolia
Obstrução súbita de um vaso por um produto patológico transportado pela circulação sanguínea, o qual pode ser um trombo, tecido adiposo, ar ou corpo estranho.

Embotamento afetivo
Diminuição da modulação afetiva; aparente incapacidade de sentir ou de expressar sentimentos.

Empastamento muscular
Rigidez muscular localizada, geralmente na panturrilha, causada por trombose venosa profunda.

Enantema
Eritema localizado nas mucosas.

Encefalopatia hepática
Quadro caracterizado por alterações comportamentais, inversão do ritmo do sono, tremores, asterixe e confusão mental, pode acontecer em hepatopatias graves.

Endoftalmite
Infecção intraocular.

Enfisema subcutâneo
Acúmulo de ar no tecido celular subcutâneo.

Enterorragia
Eliminação de sangue vivo pelo ânus.

Entesite
Inflamação das ênteses, que são as inscrições dos tendões nos ossos.

Entrópio
Inversão da margem palpebral ("pálpebra virada para dentro").

Epicondilite lateral
Tendinopatia da origem do extensor radial curto do carpo resultante do sobreuso do braço dominante por não atletas.

Epicondilite medial
Tendinose na origem flexora/pronadora do epicôndilo medial do úmero relacionada com atividades repetitivas.

Epífora (veja *Lacrimejamento*)
A epífora consiste na perda ou alteração da drenagem normal das lágrimas pelas vias lacrimais, geralmente em consequência de um processo inflamatório ou obstrutivo.

Epistaxe
Hemorragia proveniente da mucosa nasal.

Equimose
Lesão purpúrica em lençol, de dimensões maiores que a petéquia e a víbice.

Erisipela
Infecção bacteriana da derme com importante acometimento de linfáticos.

Eritema
Cor vermelha em consequência do afluxo maior de sangue devido à vasodilatação. Desaparece por pressão digital ou vitropressão.

Eritema periungueal
Coloração avermelhada da região em torno do leito da unha.

Eritroblastose
Presença excessiva de eritroblastos no sangue (eritroblastemia) ou formação exagerada de eritroblastos.

Eritrodermia
Eritema generalizado, crônico e persistente, que se acompanha frequentemente de descamação.

Eritrograma
Estudo da série vermelha (eritrócitos ou hemácias).

Erosão cutânea
Solução de continuidade do tegumento que acomete a epiderme e não deixa cicatriz.

Erotomia
Crença do indivíduo de que é amado por alguém, geralmente uma personalidade pública.

Eructação
Eliminação de ar pela boca.

Escala de Mallampati
Escala que define o grau das desproporções bucais.

Escama
Massa laminada, furfurácea, micácea ou foliácea, de dimensões variáveis e que se desprende da superfície cutânea; é decorrente da alteração da ceratinização.

Escara ou esfacelo
Lesão elementar secundária causada por necrose do tecido, limitada e de cor negra em seu estágio final.

Escarro em medalhão
Escarro denso mucopurulento que não se dissolve imediatamente após expectorado, frequente em pacientes com bronquiectasias infectadas.

Esclerodactilia
Esclerodermia limitada aos dedos, causando espessamento simétrico e rigidez cutânea, o que limita a mobilidade dos dedos.

Esclerose cutânea
Aumento da espessura da pele e aderência aos planos profundos por proliferação de colágeno.

Escoliose
Deformidade causada pelo desvio da coluna vertebral para a esquerda ou para a direita desde a linha média.

Escoriação
Solução de continuidade do tegumento que atinge a epiderme e tem perda de substância; é causada por mecanismo traumático.

Escotoma
Manchas no campo visual. Área de perda visual no campo visual.

Espaço de Traube
Área situada no hipocôndrio esquerdo, entre a sexta costela, a linha axilar anterior e o rebordo costal.

Espasmos musculares
Contração involuntária dos músculos.

Espirro
Expiração abrupta e violenta como mecanismo expulsivo de qualquer produto patológico das vias aéreas superiores.

Espirros em salva
Vários espirros em série.

Esplenomegalia
Aumento nas dimensões do baço, detectado ao exame físico ou em exame de imagem. O baço é considerado aumentado se tiver > 6cm de largura ou > 13,6cm de comprimento.

Espondilite anquilosante
Doença crônica, de etiologia desconhecida, que se caracteriza pelo comprometimento das articulações sacroilíacas e evolui para anquilose, artrite das articulações sinoviais da coluna vertebral e ossificação dos ligamentos vertebrais.

Espondilose
Doença degenerativa da coluna vertebral que cursa com degeneração do disco intervertebral e osteoartrose das articulações interapofisárias.

Estereognosia
Incapacidade do paciente de reconhecer dois objetos colocados em sua mão, quando lhe é suprimida a visão.

Estereotipia
Repetição de determinados movimentos sem objetivo aparente.

Esterilidade
Incapacidade de gerar filhos.

Esteroides sexuais
Hormônios que interagem com receptores de androgênios e estrogênios. Exercem efeitos no desenvolvimento e manutenção das características sexuais secundárias e na fertilidade.

Estomatite aftosa
Também denominada afta, consiste em lesões ulceradas na mucosa bucal com halo eritematoso e doloroso.

Estrabismo
Perda do alinhamento correto entre os olhos.

Estrangúria
Emissão lenta e dolorosa de urina por inflamação vesical.

Estrias de Beau
Linhas ou sulcos transversais causados por infecções periungueais ou doença renal ou hepática.

Estridor
Ruído intenso, semelhante ao grasnado, decorrente da obstrução da via respiratória proximal.

Euforia
Alegria exagerada, patológica, geralmente acompanhada de aceleração dos processos mentais e ideias de grandeza.

Exame de Addis
Exame quantitativo do sedimento urinário em condições padronizadas.

Exantema ou *rash* cutâneo
Eritema em áreas extensas, geralmente de aparecimento abrupto e com várias causas subjacentes. Pode ser morbiliforme (sarampo, rubéola, farmacodermias) ou escarlatiniforme (escarlatina).

Exoftalmia ou proptose
Protrusão anormal de um ou de ambos os globos oculares.

Expectoração
Eliminação de escarro em consequência do ato de tossir.

Glossário

Exulceração
Erosão mais profunda que atinge a derme papilar; na realidade, uma ulceração superficial.

F

Fácies basedowiana ou fácies hipertireóidea
Face expressando aparência assustada, com exoftalmia, olhos brilhantes e bócio visível, típica do hipertireoidismo.

Fácies cushingoide ou fácies em lua cheia
Face arredondada, com atenuação dos traços, pletora facial e acne. Típica da síndrome de Cushing, condição gerada pelo excesso endógeno ou exógeno de glicocorticoides.

Fácies de Hutchinson
Caracterizada pela ptose palpebral bilateral que obriga o paciente a franzir a testa e contrair o músculo frontal ao levantar a cabeça. Ocorre na miastenia grave e em miopatias dos músculos da pálpebra superior.

Fácies mixedematosa ou fácies hipotireóidea
Face que retrata uma fisionomia apática, com pele infiltrada, macroglossia e edema periorbitário. Típica do hipotireoidismo.

Fácies parkinsoniana
Expressão amímica, rosto inclinado para a frente e olhar fixo.

Fácies talassêmica
Alterações características da talassemia maior em indivíduos inadequadamente ou não tratados. Há alargamento e retificação dos ossos da fronte, protrusão das regiões malares e exposição gengival e dentária.

Fadiga
Cansaço, fraqueza ou incapacidade física de realizar esforços habituais.

Fala entrecortada
Caracteriza-se pela impossibilidade do paciente de formular uma frase sem uma pausa.

Fâneros
Anexos da pele – pelos e unhas.

Farmacodermias
Doenças tegumentares cutâneas e/ou mucosas, com ou sem sintomatologia sistêmica, causadas pelo uso de fármacos.

Fasciculação
Contrações involuntárias, breves e arrítmicas de um feixe muscular, sem deslocamento.

Febre
Elevação da temperatura corporal acima da faixa circadiana normal (temperatura axilar > 37°C) por reação fisiológica resultante de alteração no centro hipotalâmico termorregulador.

Febre reumática
Doença inflamatória sistêmica aguda que ocorre como sequela tardia de uma infecção das vias aéreas superiores pelo *Streptococcus pyogenes*.

Fenômeno (sinal) de Köebner
Aparecimento de lesões similares às da dermatose por trauma. Típico de doenças com forte presença de mecanismos imunológicos em suas patogêneses, como a psoríase e o líquen plano.

Fenômeno de Bell
Reflexo de elevação do olho durante o fechamento das pálpebras, sendo um mecanismo protetor da córnea.

Fenômeno de Kienboeck
Movimentos contrários do diafragma uni ou bilaterais, ou seja, as cúpulas se elevam na inspiração, o que pode ocorrer na paralesia frênica.

Fenômeno de Litten
Sombra projetada junto ao estreito torácico inferior ou epigástrio provocada pelo deslocamento do diafragma.

Fenômeno de Raynaud
Caracteriza-se por episódios reversíveis de vasoespasmos de extremidades, associados a palidez, seguidos por cianose e rubor de mãos e pés, que ocorrem, usualmente, após estresse ou exposição ao frio.

Feocromocitoma
Tumor derivado de células cromafins, que produzem, armazenam e secretam catecolaminas.

Fibrilação atrial
Arritmia supraventricular em que ocorre uma completa desorganização na atividade elétrica atrial, fazendo com que os átrios percam sua capacidade de contração, não gerando sístole atrial.

Fibromialgia
Distúrbio do processamento central dos estímulos álgicos. Manifesta-se clinicamente por dor musculoesquelética crônica generalizada, em geral acompanhada de alterações neuropsicológicas.

Fissura ou rágade
Solução de continuidade linear e estreita, superficial ou profunda, em que não há perda de substância.

Fístula
Pertuito cutâneo tubular conectado com foco profundo de supuração ou necrose, drenando essas substâncias para a superfície da pele.

Flatulência
Percepção subjetiva ou objetiva do aumento da eliminação de gases pelo ânus.

Floppy infant
Fraqueza muscular e hipotonia associada à criança miopata.

Fobia
Medo irracional de determinadas situações ou coisas que irrompem abruptamente na consciência, gerando ansiedade.

Fogachos
Ondas de calor que acometem mulheres na menopausa e no climatério.

Foliculite
Infecção que atinge o folículo pilossebáceo.

Fotodermatite
Alteração inflamatória da pele provocada pela exposição à radiação ultravioleta.

Fotofobia
Sensibilidade aumentada à luz.

Fototipos de Fitzpatrick
Tipos de pele classificados de acordo com sua reação à exposição à radiação solar. São definidos por seis tipos de pele (I-VI).

Frêmito brônquico
Sensação tátil vibratória provocada pela movimentação de secreções na via aérea central.

Frêmito cardiovascular
Sensação tátil do sopro.

Frêmito toracovocal
Vibração que acompanha a fonação percebida pela palpação do tórax.

Fuga de ideias
Aceleração do pensamento levada ao extremo.

Furúnculo
Infecção bacteriana da pele, iniciando-se pela unidade pilossebácea e se aprofundando em direção à derme reticular e à hipoderme, podendo ocasionar necrose do folículo pilossebáceo.

G

Gagueira
Alteração do ritmo da fala, que se torna interrompido. Pode ser fisiológica ou adquirida.

Galactorreia
Produção e secreção de leite fora dos períodos gestacional e puerperal.

Gangrena
Necrose maciça de um tecido, em geral por falta de irrigação sanguínea (trombose, embolia, aterosclerose), frequentemente complicada por infecção bacteriana.

Gastrite
Inflamação gástrica.

Gengivorragia
Sangramento gengival.

Genu valgum
Alteração da posição das articulações dos joelhos com a projeção destes para dentro da linha média do corpo, determinando concavidade das faces laterais das articulações.

Genu varum
Alteração da posição das articulações dos joelhos com a projeção destes para fora da linha média do corpo, determinando concavidade das faces mediais das articulações.

Geofagia
Ingestão de terra ou substâncias semelhantes, que pode estar associada a deficiência de minerais como o ferro.

Giba ou gibosidade
Acúmulo de gordura no tecido celular subcutâneo da região dorsal correspondente ao início da coluna torácica. Associada à síndrome de Cushing.

Glossário 787

Gigantismo
Condição clínica caracterizada pelo desenvolvimento físico anormalmente exagerado e causada pela excessiva secreção do hormônio do crescimento durante a fase de crescimento.

Ginecomastia
Crescimento glandular benigno da mama masculina.

Glicocorticoides
Hormônios esteroides que se ligam ao receptor do cortisol e desencadeiam efeitos similares.

Glicosúria
Presença de glicose na urina.

Glossite
Inflamação da língua.

Goma
Nódulo com evolução subaguda, que passa por quatro fases: infiltração, amolecimento, ulceração (fistulização) e reparação (cicatrização).

Gota
Transtorno metabólico caracterizado por hiperuricemia e crises recidivantes de artrite aguda.

H

Hálito urêmico
Hálito com odor de urina ou de ureia.

Halitose
Mau hálito. Sensação subjetiva de odor desagradável que emana da boca.

Hanseníase
Doença infectocontagiosa crônica que atinge, em especial, o tegumento cutaneomucoso e os nervos periféricos. Pode acarretar incapacidades físicas graves e ainda é alvo de preconceito social. É provocada pela *Mycobacterium leprae*.

Hemartrose
Sangue em articulações ou na cavidade sinovial.

Hematêmese
Vômito com sangue.

Hematócrito
Índice calculado em porcentagem, definido pelo volume de todas as hemácias de uma amostra sobre o volume total dessa amostra.

Hematoma
Coleção de sangue circunscrita, proeminente ou não e de tamanho variável, que pode atingir o tecido subcutâneo.

Hematoquezia
Evacuação de sangue misturado às fezes.

Hematúria
Presença de sangue na urina.

Hemeralopia
Cegueira diurna decorrente da função deficiente dos cones, caracterizada por adaptação insuficiente à luz intensa.

Hemianopsia
Perda da visão de metade do campo visual.

Hemocromatose
Aumento na quantidade de ferro no organismo.

Hemofilia
Perturbação hereditária familiar associada ao cromossomo sexual X, transmitida de maneira recessiva pelas mulheres unicamente aos filhos do sexo masculino. Caracteriza-se por atraso da coagulação, por déficit de fator VIII (hemofilia A) ou IX (hemofilia B) e consequentes hemorragias, que podem assumir um caráter muito grave ou mesmo mortal.

Hemoglobinopatia
Designação genérica das doenças hereditárias que se caracterizam pela presença no sangue de hemoglobinas anormais ou de hemoglobinas normais em quantidade excessiva.

Hemoglobinúria
Presença de hemoglobina ou de pigmentos sanguíneos na urina, que assume coloração avermelhada.

Hemólise
Destruição das hemácias por rompimento da membrana plasmática, resultando na liberação de hemoglobina.

Hemoptise
Eliminação, por meio de tosse, de sangue proveniente do trato respiratório, abaixo das cordas vocais.

Hemorragia
Perda visível de sangue. Costumeiramente não se aplica à perda menstrual isoladamente. Derramamento ou corrimento de sangue para fora de um vaso (artéria, veia, capilar).

Hemorragia digestiva
Passagem de sangue do continente intravascular para a luz do tubo gastrointestinal, sendo eliminado por vômito ou defecação.

Hemospermia
Presença de sangue no esperma.

Hemostasia
Conjunto dos processos fisiológicos que levam à interrupção de um sangramento, envolvendo reações do endotélio vascular, plaquetas e fatores de coagulação.

Hemotórax
Presença de sangue no espaço pleural.

Hepatimetria
Estimativa do comprimento dos lobos hepáticos.

Hepatite
Processo inflamatório caracterizado por necrose e/ou apoptose dos hepatócitos secundárias a diversas causas, como infecções virais, álcool, medicamentos e processos autoimunes, entre outras.

Hepatomegalia
Aumento do volume hepático. Em condições normais, a borda superior hepática encontra-se no quinto espaço intercostal direito, na altura da linha hemiclavicular.

Hérnia abdominal
Protrusão de uma estrutura através de um ponto de solução de continuidade da parede abdominal.

Hérnia de hiato
Protrusão do estômago, ou de parte dele, para uma região acima do diafragma.

Hérnia discal
Protrusão do núcleo pulposo através de soluções de continuidade das fibras do ânulo fibroso.

Hiato auscultatório
Desaparecimento dos sons de Korotkoff entre as fases I e II, o que pode ser observado durante a aferição da pressão arterial.

Hidrocefalia
Dilatação dos ventrículos cerebrais por acúmulo de liquor.

Hidrorreia
Corrimento nasal de natureza serosa, podendo ser de origem nasal ou cefálica.

Hifema
Sangramento na câmara anterior.

Hiperacusia
Sensação subjetiva de percepção de sons de volume normal como mais intensos.

Hiperaldosteronismo primário
Síndrome clínica decorrente da hipersecreção de aldosterona.

Hiperatividade
Aumento da atividade de maneira geral. Pode acontecer em quadros maníacos, agitações catatônicas e estados de ansiedade extrema.

Hiperbulia
Aumento da vontade.

Hipercalcemia
Aumento nos níveis séricos do cálcio.

Hipercapnia
Aumento da quantidade de CO_2 no sangue circulante.

Hipercromia
Mancha ou mácula de cor variável, causada pelo aumento da melanina ou depósito de outro pigmento.

Hiperemia
Aumento da quantidade de sangue circulante em um tecido ou órgão.

Hiperestesia
Aumento da intensidade da percepção dos estímulos sensitivos.

Hiperfonese de bulhas
Aumento de intensidade das bulhas cardíacas à ausculta.

Hiperglicemia
Aumento da glicose no sangue.

Hiperidrose
Aumento na produção de suor.

Hipermenorreia
Sangramento uterino prolongado (>8 dias) ou em quantidade excessiva (>80mL).

Hipermnésia
Aumento simples da memória, não sendo necessariamente um processo patológico.

Hiperosmia
Aumento da capacidade olfativa.

Hiperparatireoidismo
Distúrbio causado pela hipersecreção do hormônio da paratireoide (PTH). Causa aumento na concentração sérica do cálcio.

Hiperprosexia
Aumento generalizado da atenção.

Hipersensibilidade térmica
O paciente não tolera situações de temperatura amena, relatando sentir frio ou calor em temperaturas nas quais a maioria das pessoas se sente confortável.

Hipertenacidade
Atenção excessiva sobre determinado estímulo.

Hipertensão arterial
Pressão arterial sistólica $\geq$ 140mmHg e/ou diastólica $\geq$ 90mmHg em medidas de consultório. O diagnóstico deverá ser sempre validado por medidas repetidas, em condições ideais, em pelo menos três ocasiões.

Hipertireoidismo
Excesso de produção dos hormônios T3 e T4 pela tireoide; é uma causa de tireotoxicose.

Hipertricose
Os pelos geralmente estão distribuídos em áreas não sexuais.

Hipervigilância
Sensibilidade exagerada a estímulos novos.

Hipoacusia
Redução da capacidade auditiva.

Hipoatividade
Diminuição da atividade. Pode acontecer em quadros depressivos, nos estupores e em algumas formas de esquizofrenia.

Hipobulia
Diminuição da vontade.

Hipocalcemia
Redução nos níveis séricos do cálcio.

Hipocolia
Coloração esbranquiçada das fezes em consequência da diminuição de pigmentos biliares no conteúdo fecal.

Hipocondria
Crença de que sinais e sintomas físicos são indicativos de doença grave, mesmo sem evidência clínica que apoie essa crença.

Hipocratismo digital
Deformação distal dos dedos e unhas decorrente do aumento das partes moles.

Hipocromia
Veja *Leucodermias*.

Hipoestesia
Redução da intensidade da percepção dos estímulos sensitivos.

Hipoglicemia
Definida pela presença da tríade de Whipple: sintomas neuroglicopênicos (contusão, alterações de comportamento, coma), glicose sanguínea concomitante <40mg/dL e alívio dos sintomas após a administração de glicose.

Hipogonadismo
Alteração na função reprodutora dos ovários e testículos por diminuição na produção hormonal.

Hipoidrose
Diminuição na produção de suor.

Hipomenorreia
Sangramento menstrual escasso e de curta duração.

Hipoparatireoidismo
Distúrbio decorrente da hipossecreção ou ação deficiente do hormônio da paratireoide (PTH); causa redução na concentração sérica do cálcio.

Hipópio
Reação inflamatória na câmara anterior do olho com presença de leucócitos e fibrina.

Hipoprosexia
Diminuição global da potencialidade da atenção com rápida e exagerada fatigabilidade.

Hiposmia
Diminuição da capacidade olfativa.

Hipotenacidade
Dificuldade de manter-se fixado a um mesmo estímulo.

Hipotensão arterial
Pressão arterial sistólica $\leq$ 90mmHg e/ou diastólica $\leq$ 60mmHg.

Hipotensão postural
Queda $\geq$ 20mmHg na pressão sistólica ou $\geq$ 10mmHg na pressão distólica em um período de até 3 minutos após o paciente assumir a posição ereta.

Hipotireoidismo
Síndrome clínica decorrente da redução na secreção dos hormônios tireoidianos T3 e T4.

Hipovigilância
Diminuição da capacidade de atentar para novos estímulos.

Hipovolemia
Diminuição do volume sanguíneo.

Hipoxemia
Redução na saturação de oxigênio no sangue circulante.

Hipoxia
Baixo teor de oxigênio nos tecidos orgânicos.

Hirsutismo
Presença de pelos terminais na mulher em áreas anatômicas características de distribuição masculina, como acima dos lábios, no mento, em torno dos mamilos e ao longo da linha alba no abdome inferior, decorrente da ação dos androgênios circulantes sobre a pele.

Hormônios
Substâncias fisiologicamente ativas secretadas no sangue pelas glândulas endócrinas.

Humor
Disposição subjetiva duradoura, relacionada com o temperamento do indivíduo.

I

Icterícia
Coloração amarelada de pele, mucosas e escleróticas devido a aumento de bilirrubina no sangue > 2mg/dL (hiperbilirrubinemia).

Ictus cordis
Impulso apical ou choque da ponta, traduz o contato da porção anterior do ventrículo esquerdo com a parede torácica durante a fase de contração isovolumétrica do ciclo cardíaco.

Íleo espástico
Oclusão intestinal secundária a espasmo segmentar do intestino delgado ou cólon.

Íleo paralítico
Inibição da motilidade intestinal, resultando em distensão abdominal, vômitos e parada da eliminação de fezes e gases.

Ilusão
Síntese errônea da imagem perceptiva com deformação do objeto.

Ilusão de memória
Distorção de memória que leva o indivíduo a crer já ter visto (e, por consequência, já ter vivenciado) alguma coisa ou situação de fato desconhecida ou nova para si, paramnésia; "déjà vu". Desencadeia sentimentos e emoções sobre um fato ou local presente que faz com que o indivíduo tenha a estranha sensação de já ter presenciado a situação específica ou de já ter estado naquele determinado local, quando na realidade não aconteceu.

Ilusões visuais
Percepção visual de um objeto ausente.

Impetigo
Infecção cutânea contagiosa causada por bactérias piogênicas (em geral, estafilococos ou estreptococos) e caracterizada pela formação de vesiculopústulas, isoladas ou conglomeradas, que formam crostas espessas e amareladas e que, em geral, curam sem deixar cicatriz.

Inadequação afetiva
Incoerência entre a experiência afetiva e o estímulo que a desencadeou.

Incontinência fecal
Eliminação involuntária de fezes pelo ânus.

Incontinência paradoxal
Eliminação contínua de urina por gotas ou pequenas quantidades nos casos de retenção urinária.

Incontinência urinária
Perda involuntária da urina pela uretra.

Índice de massa corporal (IMC)
Calculado pela divisão da massa (em kg) pelo quadrado da altura (em metros).

Infiltração cutânea
Aumento da espessura e consistência da pele por hipercelularidade, com diminuição da visibilidade de seus sulcos normais.

Inibição do pensamento
Inibição dos processos psíquicos.

Inteligência
Totalidade das habilidades cognitivas do indivíduo.

Intensidade variável de B1
Primeira bulha com fonese variável de batimento para batimento. Pode ser encontrada em caso de tamponamento cardíaco, bloqueio atrioventricular (BAV) de segundo grau, fibrilação atrial, entre outros.

Intercepção
Interrupção súbita do discurso seguida por silêncio.

Intertrigo
Processo irritativo que pode produzir inflamação, produzido pela fricção repetida da pele, mais comumente visto em áreas de dobras (axilas, regiões inguinais, áreas inter e submamárias, espaços interdigitais).

Isocoria
Diâmetro pupilar igual em ambos os olhos.

Isquemia
Falta de suprimento sanguíneo de um tecido, levando a hipoxia.

ISR
Escala que mede a intensidade dos sons respiratórios.

Istmo de Krönig
Som ressonante obtido com a percussão sobre o ápice de cada pulmão, entre a macicez do pescoço e dos músculos do ombro.

J

Jargonofasia
Expressão na linguagem do pensamento desagregado.

K

Kwashiorkor
Forma de desnutrição caracterizada por deficiência predominantemente proteica.

L

Labilidade afetiva
Facilidade para mudanças no estado afetivo.

Lábio leporino
Lábio fendido, mais frequente no lábio superior.

Lacrimejamento
Também conhecido como epífora, condição que ocorre quando há produção excessiva de lágrima ou drenagem inadequada.

Lagoftalmia
Pálpebras não se fecham completamente.

Lagoftalmo
Defeito de fechamento parcial ou total das pálpebras.

Lesão em asa de borboleta
Lesão avermelhada e descamativa que surge nas laterais do nariz e se prolonga pela face, associada ao lúpus eritematoso sistêmico.

Lesões de Janeway
Placas ou máculas pouco dolorosas, hemorrágicas, com predileção pelas palmas das mãos e plantas dos pés. Embora não sejam patognomônicas de endocardite infecciosa, sua presença é muito sugestiva desse quadro.

Lesões elementares (eflorescências)
Toda alteração do tegumento determinada por fatores físicos, químicos, biológicos, psíquicos, imunológicos ou até mesmo desconhecidos e cujo reconhecimento possibilita a construção de hipóteses diagnósticas.

Leucemia
Neoplasia maligna das células progenitoras hematopoéticas, caracterizada por proliferação intensa e anormal das células do sangue, aguda ou crônica, caracterizada por distúrbios da proliferação e da diferenciação das células precursoras do sangue. Dependendo do tipo de célula envolvida e do tipo de alteração molecular, pode ser aguda ou crônica, mieloide ou linfoide.

Leucocitose
Aumento no número total de leucócitos no sangue.

Leucocoria
Pupila de coloração branca ou clara.

Leucodermia
Mancha ou mácula esbranquiçada causada pela diminuição (hipocromia) ou ausência (acromia) de melanina.

Leuconíquia
Manchas brancas nas unhas.

Leucopenia
Diminuição do número total de leucócitos no sangue.

Linfadenopatia
Linfonodos de tamanho, consistência ou quantidade anormais.

Linfedema
Edema não depressível (duro) em consequência de inflamação de vasos linfáticos.

Linfoadenomegalia
Linfonodos aumentados.

Linfocitose
Aumento do número de linfócitos no sangue.

Linfoma
Neoplasia dos precursores linfoides periféricos, que se originam principalmente nos linfonodos, mas também no timo e nos tecidos linfáticos extranodais, como baço, mucosas e sistema nervoso central.

Linfopenia
Diminuição do número de linfócitos no sangue.

Língua bífida
Língua totalmente fendida.

Língua escrotal
Veja *Língua fissurada*.

Língua fissurada
Também conhecida como língua escrotal, caracteriza-se por sulcos ou ranhuras no dorso na língua, irradiando-se a partir de um sulco na linha média.

Língua geográfica
Língua com áreas de descamação na superfície dorsal.

Língua pilosa
Língua com aspecto branco piloso na superfície dorsal devido ao alongamento das papilas filiformes.

Língua saburrosa
Língua que apresenta acúmulo de substância branco-acinzentada em sua superfície.

Linhas de Mees
Linha esbranquiçada transversa na lâmina ungueal, pode ser única ou múltipla. Pode significar intoxicação por medicamentos ou substâncias tóxicas, insuficiência cardíaca, septicemia, infecções parasitárias, insuficiência renal ou efeito de quimioterapia.

Líquen
Designação genérica de um grupo de doenças da pele, geralmente caracterizadas pela formação de pápulas e/ou placas, como é o caso do líquen plano ou do líquen simples.

Liquenificação
Espessamento do tegumento sem aderência aos planos profundos e com maior visualização da cor, sulcos e saliências naturais da pele, geralmente causado por coçadura crônica e hiperplasia epitelial.

Lividez
Mancha de cor lívida, do chumbo pálido ao azulado, de temperatura fria, por isquemia.

Lombalgia
Dor na região lombar ou lombossacra.

Lordose
Encurvamento da coluna vertebral, formando uma concavidade para trás.

Lúpus eritematoso cutâneo subagudo (LECS)
Manchas vermelhas e escamosas semelhantes à psoríase.

Lúpus eritematoso discoide (LED)
Lesões discoides circulares com margens eritematosas hiperpigmentadas, escamosas e elevadas e centros atróficos despigmentados.

Lúpus eritematoso sistêmico (LES)
Doença autoimune na qual órgãos e células sofrem dano inicialmente mediado por autoanticorpos e imunocomplexos ligados ao tecido.

M

Macicez
Som obtido à percussão, indicativo de ausência de ar nos tecidos subjacentes.

Macrodontia
Dentes de dimensões maiores que o normal.

Macroglossia
Crescimento da musculatura da língua, causando deslocamento dos dentes e dificuldade para pronunciar certas palavras. Pode ocorrer no hipotireoidismo congênito e na acromegalia.

Mácula cutânea
Alteração circunscrita na cor da pele, sem alteração de relevo, textura ou consistência, < 0,5cm de diâmetro. Pode ser pigmentar, vascular ou purpúrica.

Mácula ocular
Região da retina com maior densidade de cones, onde a visão é mais precisa.

Madarose
Perda de cílios ou dos supercílios.

Magreza
Significa que o paciente está abaixo do peso mínimo normal. Não indica necessariamente estado de desnutrição.

Mancha
Veja *Mácula cutânea*.

Mancha anêmica
Área esbranquiçada, permanente, determinada por agenesia vascular.

Manchas de Roth
Manchas hemorrágicas com centro branco, detectadas na retina por meio do exame de fundo de olho, que podem estar presentes em casos de endocardite bacteriana, leucemias, algumas formas de anemia e escorbuto.

Maneirismo
Movimento peculiar, exagerado e repetitivo de parte ou de partes específicas do corpo. Algumas vezes é ritualizado, bizarro, mas sem ser involuntário. Pode ter um propósito para quem observa. Comum em casos de quem faz (como alívio de alguma sensação corporal), mas aparenta não ter propósito para autismo e tiques ou em alguns transtornos psiquiátricos.

Mania
Caracterizada por alterações no humor, na cognição, na psicomotricidade e nas funções vegetativas. O indivíduo apresenta humor eufórico e irritável, aumento da energia e ativação psicomotora, aceleração de pensamentos e ideias de grandeza, que podem ser delirantes.

Manobra de Adson
Extensão e rotação da cabeça para o lado examinado durante inspiração profunda, sendo positiva quando se observa redução do pulso radial.

Manobra de Bragard
Dorsiflexão do pé; positiva quando exacerba os sintomas de ciatalgia.

Manobra de Fabere
Movimentos de flexão, abdução, rotação externa e extensão do quadril de maneira conjugada; positiva quando o paciente apresenta dor ou limitação de movimento no quadril e indica doença do quadril.

Manobra de Finkelstein
Dor à adução forçada do polegar com a mão fechada envolvendo o polegar.

Manobra de Hawkins
O examinador sustenta o ombro em abdução de 90 graus com o cotovelo fletido a 90 graus. Com a outra mão, segura o punho do membro examinado e faz uma rápida rotação interna.

Manobra de Müller
Inspiração forçada com a glote fechada, causando redução da pressão intratorácica.

Manobra de Osler
Consiste na insuflação do manguito utilizado para a medida da pressão arterial acima da pressão sistólica, quando, sob condições normais, não é mais possível identificar o pulso arterial à palpação. Se for possível palpar o pulso, o teste é positivo e indica rigidez arterial.

Manobra de Phalen
O paciente realiza flexão do punho a 90 graus por 60 segundos; se houver parestesia do primeiro até a metade radial do quarto dedo, é indicativo de síndrome do túnel do carpo.

Manobra de Rivero Carvallo
Ausculta cardíaca sob inspiração máxima, o que intensifica o sopro de insuficiência tricúspide e a estenose pulmonar.

Manobra de Spurling
Extensão e rotação conjuntas da cabeça com reprodução da dor radicular.

Manobra de Valsalva
Expiração forçada com a glote fechada, ocasionando aumento da pressão intratorácica.

Manobra de Yergason
Com o cotovelo fletido a 90 graus e o antebraço pronado, o paciente deve realizar uma supinação contra a resistência exercida pelo examinador. Se apresentar dor ao exercer pressão sobre a fossa bicipital na face anterior do úmero, é indicativo de tendinite bicipital.

Marasmo
Forma de desnutrição caracterizada por deficiência calórica e proteica.

Marcha anserina (de ganso)
Inclinação do tronco para um lado e para o outro durante a marcha, o que determina a semelhança à marcha de um ganso.

Megaloblasto
Precursores eritroides anormais na medula óssea de grande tamanho e alteração na cromatina nuclear, associados a anemias macrocíticas por deficiência de vitamina B_{12} ou folato.

Melanoma
Tumor maligno constituído por melanócitos com grande tendência para metastatização.

Melanoníquia
Estrias enegrecidas nas unhas.

Melanose ocular
Deposição de pigmento melanocítico em conjuntiva bulbar.

Melasma
Distúrbio pigmentar da pele caracterizado por manchas escuras na pele, em geral na face.

Melena
Eliminação pelo ânus de sangue digerido, caracterizando-se por fezes de cor preta, brilhantes e com odor forte.

Memória
Capacidade de adquirir, reter e utilizar secundariamente uma experiência.

Menopausa
Cessação das menstruações.

Menorragia
Fluxo menstrual excessivo com perda de sangue >80mL.

Miastenia
Fraqueza muscular por doença de transmissão neuromuscular de causa imune que afeta a junção neuromuscular. Os sinais de fraqueza muscular se acentuam com o exercício e melhoram com o repouso. Associada à ptose palpebral e à musculatura ocular, da mastigação, da face e da deglutição.

Micose
Designação genérica das doenças provocadas por fungos.

Microcórnea
Córnea de dimensões reduzidas.

Microdontia
Dentes de dimensões menores que o normal.

Microglossia
Língua pequena ou rudimentar.

Micrognatia
Hipoplasia da mandíbula ou do maxilar.

Microstomia
Fenda bucal de dimensões reduzidas.

Midríase
Aumento do diâmetro pupilar.

Mielodisplasia
Alteração na diferenciação de precursores hematopoéticos que resulta frequentemente em pancitopenia e pode evoluir para leucemia aguda.

Mieloma múltiplo
Neoplasia maligna originada da proliferação anormal de precursores de plasmócitos na medula óssea.

Milium (mílio)
Pequeno cisto de ceratina branco-amarelado e superficial na pele.

Mineralocorticoides
Hormônios esteroides com ação predominante no metabolismo do sal e da água, regulando a pressão arterial, o balanço de água corporal total e o balanço de potássio. O principal mineralocorticoide endógeno é a aldosterona.

Mioclonias
Contrações musculares involuntárias, breves, localizadas ou difusas, que acometem um músculo ou um grupo muscular.

Mioglobinúria
Presença de mioglobina na urina.

Miose
Redução do diâmetro pupilar.

Miosite
Miopatia inflamatória que causa degeneração progressiva dos tecidos musculares, afetando também os vasos sanguíneos.

Mixedema pré-tibial
Edema associado a lesões cutâneas brilhantes, vermelho-acastanhadas e rugosas, localizadas na face anterolateral da perna. A pele adquire um aspecto em casca de laranja. Manifestação rara da doença de Graves.

Glossário

Molde brônquico
Escarro expectorado que mantém o formato da estrutura de parte da árvore brônquica após sua eliminação.

Monoartrite
Artrite que acomete somente uma articulação.

Monocitose
Aumento do número de monócitos.

N

Nanismo
Distúrbio caracterizado pela baixa estatura, com manutenção ou não da proporção entre os segmentos corporais.

Nariz aquilino
Nariz em forma de bico de águia.

Nariz arrebitado
Nariz com a ponta voltada para cima.

Nariz em sela
Nariz com depressão na base.

Nariz grego
Nariz sem a depressão nasofrontal.

Náusea
Intenso enjoo que pode ou não preceder vômitos.

Nefrite lúpica
Envolvimento renal no lúpus eritematoso sistêmico, definido pela presença de proteinúria persistente > 500mg/dia e/ou pela presença de hematúria e/ou leucocitúria e/ou cilindros celulares no sedimento urinário, desde que outras causas de alterações na urinálise estejam afastadas.

Negativismo
Recusa do indivíduo em executar o que lhe é solicitado.

Neotimia
Experiência de sentimentos novos, geralmente desagradáveis, incompreensíveis para o indivíduo.

Neutrofilia
Aumento do número de neutrófilos no sangue.

Neutropenia
Diminuição do número de neutrófilos no sangue.

Nevo
Malformação congênita e circunscrita da pele com formato de mancha, pápula ou tumor. Há dois tipos principais: nevo melânico ou pigmentar e nevo vascular ou angioma.

Nictalopia
Dificuldade ou impossibilidade de enxergar no escuro (cegueira noturna) por função deficiente dos bastonetes.

Nictúria
Eliminação de um volume aumentado de urina durante a noite em relação ao período diurno.

Nistagmo
Movimentos involuntários, rítmicos e rápidos dos olhos.

Noctúria
Ato de urinar à noite.

Nodosidade ou tumor
Formação sólida, circunscrita, elevada ou não e com mais de 3cm. O termo tumor é usado, principalmente, para definir processo neoplásico.

Nódulo cutâneo
Elevação sólida circunscrita, endurecida, de localização dermo-hipodérmica, de dimensões variáveis, e que é mais palpável do que visível.

Nódulo de Sister Mary Joseph
Metástase para o umbigo de um carcinoma abdominal, principalmente de origem gástrica.

Nódulos de Bouchard
Expansão firme do osso recoberto por cartilagem, que se torna proeminente no dorso das articulações interfalangianas proximais; observado em osteoartrose das mãos.

Nódulos de Heberden
Expansão firme do osso recoberto por cartilagem, que se torna proeminente no dorso das articulações interfalangianas distais; observado em osteoartrose das mãos.

Nódulos de Osler
Pequenas lesões nodulares dolorosas, medindo entre 2 e 15mm, frequentemente múltiplas e evanescentes, podendo desaparecer em horas ou dias, geralmente localizadas nas polpas digitais e eminências tenares. Foram inicialmente descritos nos casos de endocardite infecciosa, embora não sejam patognomônicos desse quadro.

O

Obesidade
Acúmulo excessivo de gordura corporal. Corresponde ao índice de massa corporal > 30kg/m².

Obnubilação
Estado em que há comprometimento pouco intenso da consciência, mas observa-se prejuízo do estado de alerta.

Obsessão
Pensamentos ou imagens que surgem repentinamente na consciência, gerando ansiedade; são intermitentes e sem sentido para o indivíduo.

Odinofagia
Dor durante o ato de deglutição.

Olho seco
Diminuição da quantidade e/ou qualidade da lágrima.

Oligoartrite
Quando a artrite acomete até quatro articulações.

Oligomenorreia
Intervalo entre dois ciclos menstruais > 45 dias.

Oligúria
Diminuição na produção de urina a níveis < 400mL em 24 horas.

Onicodistrofia
Anomalia morfológica das unhas, em geral com espessamento irregular, lâminas não íntegras.

Onicofagia
Hábito de roer unhas.

Onicogrifose
Unhas encurvadas, imitando garras.

Onicólise
Descolamento da unha do leito ungueal.

Onicomicose
Infecção fúngica das unhas, em geral por *Epidermophyton, Tricophyton* ou *Candida*.

Onicorrexe
Fragmentação da borda livre da unha.

Oroscopia
Inspeção da cavidade bucal.

Ortopneia
Atitude voluntária específica na qual a posição ortostática melhora a dispneia.

Osteoartrose (osteoartrite)
Doença degenerativa da cartilagem articular.

Osteonecrose
Necrose óssea avascular.

Osteoporose
Distúrbio metabólico caracterizado por perda do conteúdo mineral e deterioração do tecido ósseo. Há predomínio da reabsorção sobre a formação óssea, resultando na diminuição da densidade do esqueleto.

Otalgia
Dor de ouvido por doença local ou referida.

Otorragia
Hemorragia através do canal auditivo.

Otorreia
Saída de líquidos de diversas naturezas pelo canal auditivo.

Otoscopia
Inspeção da cavidade auditiva.

P

Palidez
Tom esbranquiçado de pele e mucosas em virtude de redistribuição do fluxo sanguíneo, frequentemente associado a anemia.

Palpitações
Consciência e percepção dos batimentos cardíacos proeminentes.

Pancitopenia
Diminuição em número das três populações celulares (séries vermelha e branca e plaquetas).

Pancreatite
Processo inflamatório no pâncreas.

Paniculite
Sensibilidade dolorosa do tecido adiposo.

Pannus
Tecido inflamatório sinovial em proliferação.

Papiledema
Edema de papila (disco óptico), geralmente causado por aumento da pressão intracraniana.

Pápula
Elevação sólida e circunscrita da superfície da pele com < 0,5cm de diâmetro. Não deixa cicatriz ao involuir e pode ser causada por processos epidérmicos, dérmicos ou mistos.

Glossário

Paquioníquia
Lâmina ungueal espessada, também denominada hiperceratose ungueal.

Paralisia de Bell
Mononeuropatia do nervo facial (VII NC), idiopática.

Parapraxia
Determinado ato voluntário é executado de modo diferente do desejado.

Pararresposta
Resposta inadequada à pergunta, mas de algum modo relacionada com esta.

Paresia
Perda temporária ou permanente de parte da motricidade de um ou mais músculos do corpo.

Parestesia
Alteração da sensibilidade, ocasionando sensações anormais (formigamento, picada, queimadura) não causadas por estímulo exterior ao corpo.

Paroníquia
Inflamação periungueal.

Parosmia
Interpretação equivocada de um estímulo olfativo.

Parosmia
Percepção distorcida do olfato, a qual resulta na sensação de cheiros inexistentes ou desagradáveis.

Patomimia
Alterações intencionais da mímica com a finalidade de simular alguma enfermidade.

Pé plano ou calvo
Aumento da curvatura do arco interno do pé.

Pectorilóquia afônica
Ausculta-se com nitidez a voz "cochichada".

Pectorilóquia fônica
Ausculta-se com nitidez a voz "falada".

Pectus carinatum ou tórax em peito de pombo
Consiste na protrusão congênita ou adquirida do esterno.

Pectus excavatum ou tórax em funil
Consiste na depressão do esterno acompanhada da protrusão anterior das costelas.

Pênfigo
Conjunto de doenças cutâneas e/ou mucosas de patogênese autoimune, com tendência recidivante, caracterizadas pelo aparecimento de bolhas e/ou vesículas cheias de líquido seroso.

Pensamento demencial
Déficit adquirido na capacidade intelectual, gerando um pensamento empobrecido.

Pensamento mágico
Pensamento que não respeita as leis de tempo e espaço, sendo construído a partir da vontade e da necessidade interna do indivíduo.

Pêntade de Reynolds
Conjunto de sinais e sintomas associados à colangite tóxica: dor abdominal, icterícia, febre, choque séptico e confusão mental.

Percepção delirante
Delírio construído a partir de uma percepção real.

Periporite
Infecção das glândulas sudoríparas écrinas.

Peritonite aguda
Inflamação do peritônio, geralmente causada por bactérias.

Petéquia
Lesão purpúrica puntiforme.

Pigarro
Ato de "raspar" ruidosamente a garganta, objetivando clarear a voz.

Piodermites
Infecções da pele causadas por bactérias piogênicas.

Piromania
Compulsão por atear fogo.

Pirose
Sensação de queimação ascendente retroesternal.

Piúria
Presença de pús ou leucócitos na urina.

Placa cutânea
Lesão elevada, em platô, > 2cm de diâmetro, e que é formada, comumente, pela coalescência de pápulas.

Platipneia
Atitude voluntária específica na qual o decúbito dorsal melhora a dispneia.

Plegia
Perda completa da força muscular.

Pletora
Estado em que existe aumento do volume de sangue corporal ou em determinado órgão ou região do corpo.

Pneumotórax
Presença de ar no espaço pleural.

Pobreza ideativa
Grande pobreza de conteúdos, caracterizando um discurso monótono e empobrecido; ocorre em indivíduos com déficit intelectual.

Podagra
Inflamação da primeira articulação metatarsofalangiana, geralmente causada por gota.

Poiquilodermia
Área sem relevo, em geral extensa, caracterizada por atrofia epidérmica, telangiectasias e pigmentação melânica, comumente em área fotoexposta.

Polaciúria
Micções frequentes, sem aumento do volume urinário ou com pequenos volumes de urina.

Poliartrite
A artrite que acomete mais de cinco articulações.

Poliartrite intermitente
Tumefação dos tecidos moles e hipersensibilidade nas articulações, mais frequentemente nas mãos, punhos e joelhos.

Policitemia
Aumento anormal das células sanguíneas, o que pode representar um aumento real da massa eritrocitária ou uma redução do volume plasmático.

Polidipsia
Sede excessiva persistente; sinal característico de *diabetes mellitus* ou *insipidus*.

Polifagia
Fome excessiva e ingestão excessiva de alimentos; sinal associado ao *diabetes mellitus* descompensado.

Polimenorreia
Ciclos menstruais com intervalos < 24 dias.

Polimiosite
Miopatia inflamatória idiopática, caracterizada por desenvolvimento de um processo inflamatório não supurativo na musculatura esquelética, manifestando-se clinicamente por fraqueza muscular proximal e simétrica.

Poliose
Cílios esbranquiçados.

Poliúria
Volume urinário > 2.500mL/dia; comumente observado em pacientes com *diabetes mellitus* e *insipidus*.

Pontos de ancoragem
Atitude voluntária específica na qual o paciente eleva a posição dos ombros com o apoio dos braços.

Porfirinúria
Eliminação de porfirina ou seus precursores na urina.

Posição antálgica
Posição adotada pelo corpo ou por parte dele de modo a atenuar a dor.

Posição de cócoras (*squatting*)
Quando o paciente se senta sobre os calcanhares com as coxas e pernas fletidas. Provoca redução da intensidade na estenose subaórtica pós-miocardiopatia hipertrófica.

Presbiacusia
Declínio da audição em decorrência da idade avançada.

Preensão isométrica das mãos (*handgrip*)
Útil para aumentar a intensidade dos sopros da regurgitação mitral e da comunicação interventricular e reduzir o sopro da miocardiopatia hipertrófica.

Priapismo
Ereção persistente, dolorosa e prolongada, sem desejo sexual.

Proctalgia
Dor sentida na região anal.

Prognatismo mandibular
Caracteriza-se pela existência de uma mandíbula inferior extremamente pronunciada, deixando o lábio inferior significativamente afastado do superior.

Prolixidade
Demora para concluir o pensamento, falando muitas coisas desnecessárias, sem objetividade, tangenciando o tema central.

Propriocepção
Capacidade intrínseca de reconhecimento da posição, manutenção do equilíbrio postural, sensação de movimento e pressão sobre o corpo, sem utilizar a visão.

Proptose
Veja *Exoftalmia*.

Prosopoagnosia
Incapacidade de reconhecimento de faces.

Prova de Addison
Diminuição do pulso radial com elevação do membro (compressão da artéria braquial no nível do peitoral maior ou do escaleno).

Prova de Allen
As artérias radial e ulnar são comprimidas simultaneamente e o paciente é solicitado a abrir e fechar a mão várias vezes até que ocorra palidez. Observa-se a reperfusão após a descompressão de cada uma das artérias.

Prurido
Coceira ou "comichão", corresponde a uma sensação com diferentes graus de intensidade e desconforto, causada por doenças ou agentes irritantes, que levam o indivíduo a coçar-se à procura de alívio.

Prurido ocular
Sensação de coceira no olho.

Prurigo
Presença de pápulas com prurido.

Pseudoalucinação
Percepção de um objeto inexistente, acompanhada da consciência da irrealidade dessa percepção.

Pseudodemência
Alterações psicopatológicas e clínicas semelhantes à demência, mas decorrentes de transtorno psiquiátrico funcional.

Pseudogota
Monoartrite aguda autolimitada causada por depósito de cristais de pirofosfato diidratado de cálcio em cartilagem hialina ou fibrocartilagem.

Pseudologia fantástica
Criação fantasiosa de lembranças, acompanhada da crença de que elas são verdadeiras.

Psicose
Distúrbio caracterizado por distorção ou desorganização da capacidade mental e da resposta afetiva do indivíduo, assim como pela incapacidade de reconhecer a realidade, de se comunicar e relacionar com os outros de um modo adequado.

Psoríase
Dermatose inflamatória eritematoescamosa crônica, de etiologia genética e patogênese imunológica, com presença de eventos ou condições desencadeadoras ("gatilhos"). Caracteriza-se pelo aparecimento de placas avermelhadas, bem delimitadas, mais ou menos extensas, cobertas de escamas espessas, branco-prateadas e facilmente destacáveis.

Pterígio
Degeneração inflamatória triangular, geralmente da conjuntiva bulbar, que cresce sobre a córnea.

Puerilismo
Tendência a apresentar condutas afetivas características do período infantil.

Pulso alternante
Alternância de ondas de pulso amplas e fracas sob ritmo normal.

Pulso bigeminado
Ocorrência dos batimentos do pulso arterial em grupos de dois; em geral, é produzido por contração normal, seguida de contração prematura; nesse caso, a primeira onda de pulso é normal e a seguinte é precoce e menor.

Pulso *bisferiens*
Presença de dois batimentos de pulso por ciclo cardíaco, ambos ocorrendo durante a sístole.

Pulso célere ou em martelo d'água
Pulso de grande amplitude que aparece e some com rapidez.

Pulso com amplitude aumentada (*magnus celere*)
Pulso amplo de fácil palpação; ocorre em caso de insuficiência aórtica ou em situações de alto débito cardíaco (sepse, anemia, tireotoxicose).

Pulso filiforme
Pulso de pequena amplitude, o que dificulta sua percepção.

Pulso paradoxal
Acentuada queda inspiratória da amplitude do pulso.

Pulso *parvus et tardus*
Pulso arterial de amplitude reduzida e duração aumentada, que ocorre na estenose aórtica grave, por atenuação do volume sistólico em virtude da resistência ao esvaziamento ventricular causada pela válvula estenótica.

Punho em dorso de camelo
Deformidade do punho que acomete as metacarpofalangianas; típica da artrite reumatoide.

Punho-percussão lombar
Percussão com os punhos nas regiões logo abaixo dos ângulos costovertebrais, próximo à topografia dos rins. É positiva quando o paciente refere dor.

Pupila de Adie
Midríase, visão turva e ausência de resposta à luz, com apresentação unilateral, mais comum em mulheres.

Pupila de Argyll-Robertson
Miose e reflexos fotomotores reduzidos ou abolidos com resposta preservada a objetos próximos, tipicamente bilateral.

Pupila de Claude-Bernard-Horner
Miose com blefaroptose homolateral.

Pupila tóxica
Alterações das respostas da íris em decorrência do efeito de agentes farmacológicos.

Púrpura
Mancha vermelha que não desaparece mediante vitropressão; decorrente do extravasamento de hemácias na derme; em sua evolução, torna-se sucessivamente arroxeada, alaranjada e amarronzada (ferruginosa, como dermatite "ocre") devido à transformação da hemoglobina em hemossiderina.

Pústula
Elevação circunscrita, contendo líquido purulento em seu interior; pode ser séptica ou asséptica.

Q

Queilite angular
Inflamação do canto dos lábios que pode estar associada a deficiências nutricionais (vitamina B_{12}, folato ou ferro).

Queloide
Formação elevada por proliferação fibrosa da pele, pós-trauma, que não regride.

Quemose
Edema de conjuntiva.

Quiasma óptico
Local da via óptica onde existe cruzamento parcial das fibras visuais (NC II); localiza-se abaixo do hipotálamo.

Quilotórax
Presença de linfa no espaço pleural.

Raquitismo
Deficiência de vitamina D, causando distrofia óssea.

Refluxo hepatojugular
Distensão das veias jugulares quando compressão é aplicada na palpação hepática.

Regurgitação
Retorno involuntário do conteúdo alimentar deglutido, sem esforço e desacompanhado de náusea.

Relação cintura-quadril
Índice obtido pela divisão da circunferência da cintura (medida em um ponto médio abaixo dos arcos costais) e a circunferência do quadril (aferida no nível das espinhas ilíacas anteriores).

Respiração com lábios semicerrados
Consiste no fechamento parcial dos lábios somente durante a expiração.

Respiração de Cheyne-Stokes
Períodos de hiperventilação com volume corrente crescente/decrescente que se alternam com períodos de hipopneia e apneia; verificados nos casos de insuficiência circulatória cerebral e mau funcionamento do centro respiratório bulbar.

Respiração de Kussmaul
Respiração rápida e profunda que ocorre na presença de acidose.

Respiração suspirosa
Movimentos inspiratórios dé amplitude crescente, seguidos por expiração rápida.

Ressonância de Skoda
Som hiper-ressonante produzido pela precussão do tórax imediatamente acima dos derrames pleurais.

Retenção urinária
Incapacidade de esvaziar parcial ou completamente a bexiga.

Rigidez articular
Desconforto ou restrição ao iniciar o movimento após períodos de repouso de pelo menos 1 a 2 horas. Quando matinal, é típica da artrite reumatoide.

Glossário

Rigidez de nuca
Sinal de meningismo com presença de dor e restrição da flexão passiva do pescoço.

Rinolalia
Voz de timbre anasalado.

Rinoscopia
Inspeção da cavidade nasal.

Ritmo de Byot
Respiração com irregularidade imprevisível no padrão respiratório que ocorre em casos de depressão respiratória e lesão cerebral.

Ritmo de galope
Ocorre em casos de disfunção miocárdica por súbita desaceleração do fluxo sanguíneo ao penetrar nos ventrículos. Pode ser ventricular (associado à B3), atrial (B4) ou de soma (B3 + B4).

Rosário raquítico
Protuberâncias nas articulações condrocostais da caixa torácica em pacientes com raquitismo.

Rouquidão
Mudança do timbre da voz que traduz alteração na dinâmica das cordas vocais.

Rubor
Eritema rubro consequente à vasocongestão ativa ou arterial com aumento da temperatura.

Ruído de Lyan
Som protodiastólico semelhante a uma terceira bulha precoce.

Ruídos hidroaéreos (RHA)
Sons decorrentes dos movimentos peristálticos, audíveis com o uso do estetoscópio.

S

Sialorreia ou ptialismo ou polissialia
Salivação excessiva.

Sinal da flecha
Incapacidade de encostar o occipício na parede quando o paciente está em pé com os calcanhares junto à parede; encontrado em pacientes com espondilite anquilosante.

Sinal da gaveta
Em decúbito dorsal, o paciente deve flexionar o joelho a 90 graus e os pés devem ser fixados com o examinador sentado sobre eles, e tenta-se tracionar a tíbia anteriormente. Se o deslocamento for desproporcional em relação ao joelho contralateral, o teste é positivo e indica lesão do ligamento cruzado anterior.

Sinal da tecla
Percepção de flutuação patelar à compressão da patela; indica presença de derrame articular no joelho.

Sinal de Argyll-Roberton
Miose bilateral com abolição do reflexo fotomotor, mas preservação do reflexo de acomodação.

Sinal de Auspitz ou do orvalho sangrento
Aparecimento de ponteado hemorrágico por rompimento de vasos ectásicos da derme papilar quando se removem as escamas superficiais das placas de psoríase (a remoção das escamas origina o denominado sinal da vela e, depois, o sinal de Aupitz).

Sinal de Babinski
Extensão do hálux, podendo ou não ser acompanhada de abertura em leque dos dedos, em resposta ao reflexo cutaneoplantar. Em adultos e crianças após início da deambulação, indica lesão do primeiro neurônio motor (via corticoespinhal).

Sinal de Blumberg
Dor à descompressão súbita no ponto de McBurney.

Sinal de Brudzinski
Sinal de meningismo. A flexão passiva do pescoço, com o indivíduo deitado, provoca flexão involuntária dos quadris e joelhos.

Sinal de Campbell
Descida traqueal durante a inspiração.

Sinal de Chvostek
Contração dos músculos da face e do lábio superior quando é feita a percussão do nervo facial à frente do pavilhão auditivo; sinal de hipocalcemia.

Sinal de Cullen
Presença de coloração azulada ao redor do umbigo; indicativa de hemorragia retroperitoneal.

Sinal de Dahl
Manchas hipercrômicas na superfície anterior das coxas em decorrência da compressão constante pelas mãos; ocorre na síndrome de hiperaeração pulmonar.

Sinal de Dalrymple
Sinal relacionado com a oftalmopatia de Graves. Ocorre quando a fenda palpebral aumentada expõe a faixa da esclerótica ao redor da córnea.

Sinal de Darier
Fricção da lesão determina surgimento da urtica. Típica da urticária pigmentosa (forma de mastocitose), entre outras condições.

Sinal de DuBois
Encurtamento do quinto dedo, que ocorre na sífilis congênita, na síndrome de Down e em caso de malformação encefálica.

Sinal de Graefe
Sinal relacionado com a oftalmopatia de Graves. A pálpebra não acompanha os olhos ao olhar para baixo; conhecido como *lid lag*.

Sinal de Grey-Turner
Presença de equimose não traumática no abdome, localizada nos flancos.

Sinal de Hamman
Crepitações grosseiras sobre a região precordial decorrentes do movimento do ar junto ao pericárdio quando há enfisema mediastinal.

Sinal de Hoover
Retração do estreito torácico inferior durante a inspiração.

Sinal de Joubert
Desaparecimento da macicez hepática à percussão do hipocôndrio direito; um sinal de pneumoperitônio.

Sinal de Kernig
Sinal de meningismo, é examinado com o paciente deitado, com quadris e joelhos em 90 graus; quando o joelho é estendido, observam-se restrição e dor.

Sinal de Kocher
Aparência fixa e assustada dos olhos, relacionada com a oftalmopatia de Graves.

Sinal de Koplik
Pontilhado branco com halo eritematoso, com distribuição próximo à desembocadura do canal de Stenon, decorrente do sarampo.

Sinal de Kussmaul
Encontrado em situações em que há redução do enchimento ventricular direito, como na pericardite constritiva ou no tamponamento cardíaco. Consiste no aumento da turgência jugular ou das pulsações venosas durante a inspiração, concomitantemente à redução da intensidade do pulso arterial nessa fase do ciclo respiratório.

Sinal de Lasègue
Dor à elevação do membro inferior estendido até 60 graus na posição deitada.

Sinal de Lemos Torres
Abaulamento expiratório dos espaços intercostais que pode ocorrer no derrame pleural.

Sinal de Levine
O paciente fecha a mão, comprimindo-a sobre o tórax para caracterizar a dor da angina de peito.

Sinal de Lhermitte
Presença de parestesias em mãos e/ou pernas durante a flexão da região cervical forçada; sugestivo de mielopatia.

Sinal de Musset
Balanço da cabeça concomitante à pulsação arterial. Indica insuficiência aórtica.

Sinal de Moebius
Sinal relacionado com a oftalmopatia de Graves. Impossibilidade de manter a convergência ocular por disfunção dos músculos retos mediais.

Sinal de Murphy
Dor com parada brusca da inspiração, quando se coloca a mão direita sobre o gradil costal direito no ponto da borda lateral do músculo reto abdominal ou quando se palpa a borda inferior do fígado.

Sinal de Nikolsky
Descolamento epidérmico provocado por fricção na pele dos pênfigos, traduzindo a presença de acantólise, que ocorre por dano aos desmossomas.

Sinal de Oliver
Movimento traqueal que acompanha cada batimento cardíaco, o que pode ocorrer em caso de aneurisma de aorta.

Sinal de Pemberton
Achado associado ao bócio multinodular mergulhante, que determina obstrução da traqueia. A manobra é feita solicitando ao paciente que eleve os braços acima da cabeça. O sinal será positivo quando o paciente apresentar dispneia, pletora facial, distensão das veias do pescoço ou estridor.

Sinal de Rosenbach I
Fígado pulsátil, encontrado na insuficiência aórtica.

Sinal de Rosenbach II
Sinal relacionado com a oftalmopatia de Graves, consiste no tremor fino das pálpebras quando o paciente fecha os olhos, mesmo sem contração excessiva.

Sinal de Rovsing
Dor no quadrante inferior direito durante a palpação do quadrante inferior esquerdo.

Sinal de Sampaio
Bainha gelatinosa nas raízes dos cabelos, encontrada na pseudopelada e no lúpus eritematoso sistêmico. Indica atividade da doença.

Sinal de Shamroth
Apagamento da fenda em formato de chama de vela que se forma no espaço entre as unhas quando se encostam os dois polegares, indicando hipocratismo digital.

Sinal de Stellwag
Diminuição da movimentação palpebral espontânea.

Sinal de Trousseau
Flexão do punho, extensão das articulações interfalangianas e adução do polegar ("mão de parteira") após manobra em que o manguito é insuflado de 10 a 20mmHg acima da pressão sistólica e mantido por 2 a 3 minutos. Sinal de hipocalcemia.

Sinal de von Graefe
Atraso da pálpebra superior na descida do olhar, contrastando com avanço mais rápido na subida.

Sinal de Yergason
Dor quando se opõe resistência à flexão do antebraço em posição supina e com o cotovelo fletido a 90 graus. Avalia o tendão longo do bíceps.

Sinal de Zireli
Descamação observada pelo estiramento da pele na pitiríase *versicolor*.

Sinal do impacto
Flexão anterior passiva completa do membro superior com estabilização da escápula pela mão do examinador; indicado para o diagnóstico de tendinite do supraespinhoso.

Sinal do obturador
Dor hipogástrica enquanto o examinador flexiona a coxa direita do paciente com o joelho fletido e roda o membro inferior interna e externamente.

Sinal do psoas
Dor em quadrante inferior direito do abdome ao se estender a coxa direita previamente fletida.

Sinal do vasculejo
Ausculta do deslocamento do líquido de estase no estômago ao se promover movimento semelhante ao chacoalhar na região epigástrica.

Síncope
Interrupção súbita da consciência associada à perda do tônus muscular, com reversão rápida e espontânea.

Sindactilia
Anormalidade embriológica que resulta na união visível entre dois ou mais dedos das mãos ou dos pés.

Síndrome ansiosa
Ansiedade, dispneia, palpitações, dor ou desconforto torácico, sensação de sufocamento, sensação de desmaio, tontura, paresterias, desconforto abdominal e náuseas.

Síndrome da cauda equina
Compressão da porção inferior da medula espinhal e de suas raízes nervosas, geralmente por grande herniação central do disco intervertebral. Caracteriza-se por dor lombar aguda muito intensa, unilateral, com irradiação para as extremidades inferiores, disfunção esfincteriana, hipoestesia da região perineal e fraqueza dos membros inferiores.

Síndrome da ruminação
Regurgitação do alimento recentemente ingerido para a boca, seguida de remastigação e redeglutição.

Síndrome da secreção inapropriada do hormônio antidiurético
Síndrome clínica em que a excreção de água é parcialmente prejudicada em virtude da incapacidade de suprimir a secreção de hormônio antidiurético.

Síndrome da via aérea superior
Percepção de pigarro denso, escasso e constante na rinofaringe, indicando a origem rinossinusal da tosse.

Síndrome de Brown-Séquard
Conjunto de sintomas decorrente de lesão que acomete metade da medula espinhal (hemissecção medular). No lado lesionado há comprometimento da função motora e da propriocepção, ao mesmo tempo que há perda da sensibilidade protopática contralateral.

Síndrome de Claude-Bernard-Horner
Causada pelo bloqueio da inervação simpática, ocasionando ptose palpebral, miose e anidrose.

Síndrome de Cushing
Conjunto de sinais e sintomas resultantes da exposição crônica a níveis elevados de cortisol ou corticoides. Caracteriza-se por obesidade centrípeta, atrofia muscular nos membros, estrias largas e violáceas e fácies em lua cheia, dentre outros sinais.

Síndrome de Déjerine-Klumpke
Dor na face medial do braço causada pela invasão do plexo braquial por tumor do ápice pulmonar.

Síndrome de Ehlers-Danlos ou cútis elástica
Doença hereditária caracterizada por defeito na síntese do colágeno, causando aumento da elasticidade de vários tecidos.

Síndrome de má absorção
Qualquer estado em que ocorre diminuição da absorção de nutrientes, como gorduras, carboidratos ou proteínas.

Síndrome de Mallory-Weiss
Laceração do esôfago distal e do estômago proximal em resposta a vômitos vigorosos.

Síndrome de Marfan
Doença genética do tecido conjuntivo que causa defeitos na válvula aórtica, pneumotórax, catarata e anomalias musculoesqueléticas, como deformidade do esterno e aracnodactilia.

Síndrome de Pancoast
Síndrome que acompanha determinados tumores do ápice pulmonar, decorrente da evasão tumoral de determinadas estruturas, apresentando três componentes: síndrome de Claude-Bernard-Horner, síndrome de Déjerine-Klumpke e destruição de arcos costais.

Síndrome de Pierre Robin
Doença congênita caracterizada por retrognatia, glossoptose e fissura palatina.

Síndrome de Poland
Deformidade rara que afeta o tórax e se caracteriza pelo subdesenvolvimento ou a ausência do músculo peitoral maior em um lado do corpo.

Síndrome de Raynaud
Vasoconstrição involuntária dos vasos sanguíneos com redução do fluxo sanguíneo para a pele das extremidades, com cianose causada pela diminuição da oxigenação nos pequenos vasos sanguíneos da pele.

Síndrome de Sheehan
Hipopituitarismo pós-parto secundário à necrose hipofisária decorrente de hipotensão ou choque.

Síndrome de Sjögren
Doença autoimune crônica caracterizada por infiltração linfocítica das glândulas exócrinas, principalmente as salivares e lacrimais.

Síndrome de Stevens-Johnson
Síndrome grave caracterizada por lesões que lembram eritema polimorfo, com lesões cutâneas extensas e afecção das mucosas. Manifesta-se com lesões maculovesiculosas e bolhosas, que se rompem e ocasionam erosões e ulcerações. Acompanham anorexia, cefaleia e febre. Síndrome causada por reação de hipersensibilidade tipo IV com diversas etiologias, como infecções ou fármacos.

Síndrome de Wallenberg
Conjunto de sinais e sintomas causados por lesão na porção dorsolateral do bulbo; geralmente é causada por obstrução da artéria cerebelar posteroinferior.

Síndrome delirante-alucinatória
Paciente lúcido e orientado, ideias delirantes primárias, distúrbios de forma e alucinações. Humor ansioso ou indiferente.

Síndrome depressiva
Paciente lúcido e orientado, com atenção diminuída, pensamento depressivo e humor deprimido.

Síndrome dispéptica
Dor ou desconforto referido no epigástrio.

Síndrome do chicote
Decorrente de impactos indiretos traumáticos com mecanismo de aceleração-desaceleração, determinando transferência de força para a região cervical.

Síndrome do I neurônio motor ou síndrome piramidal
Decorrente da interrupção da via corticoespinhal, compreendendo sintomas deficitários e de liberação.

Síndrome do II neurônio motor
Decorrente de lesões no II neurônio da via motora localizadas no corno anterior da medula ou no núcleo dos nervos cranianos do tronco cerebral.

Síndrome do impacto
Ocorre quando o manguito rotador é comprimido contra as estruturas superiores do ombro: extremidade anterior do acrômio, ligamento coracoacromial, extremidade do processo coracoide e parte inferior da articulação acromioclavicular.

Síndrome do intestino irritável
Dor abdominal de localização inespecífica, acompanhada de alteração do hábito intestinal e distensão abdominal sem causa orgânica estabelecida.

Síndrome do túnel do carpo
Neuropatia de compressão que acomete o nervo mediano, podendo resultar em dor e parestesias do primeiro dedo até a metade radial do quarto dedo.

Síndrome dos ovários policísticos
Caracteriza-se pela presença de múltiplos cistos em ambos os ovários, provocando alteração no eixo córtex-hipotálamo-hipófise-ovário e causando alteração na secreção dos hormônios FSH e LH.

Síndrome hipercinética
Intensa inquietação ou agitação psicomotora. Paciente inabordável e logorreico.

Síndrome hipocinética
Paciente em mutismo, imóvel, podendo chegar ao estupor.

Síndrome maníaca
Pensamento maníaco, intensa inquietação psicomotora, humor eufórico ou irritado, ideias delirantes secundárias de grandeza e julgamento social prejudicado.

Síndrome metabólica
Associação de fatores de risco que contribuem para o desenvolvimento de doença cardiovascular e *diabetes mellitus* tipo 2. A obesidade abdominal e a resistência insulínica têm papel fundamental na gênese dessa síndrome.

Síndrome miofascial
Caracterizada por áreas hiperirritáveis (pontos-gatilho) dentro de uma banda de contratura muscular ou na fáscia muscular, que são dolorosas à compressão, podendo originar dor referida, sudorese, cianose e palidez.

Síndrome parkinsoniana
Síndrome extrapiramidal caracterizada por bradicinesia, tremor e rigidez.

Síndrome pós-flebítica
Edema crônico, frequentemente acompanhado de dermatite, ulcerações e varizes, causado por incompetência valvar venosa nos membros inferiores.

Síndrome pré-menstrual
Conjunto de sinais e sintomas que se manifestam na segunda metade do ciclo menstrual e se estendem até a menstruação. Os mais característicos são: cefaleia, nervosismo, irritação, dor no baixo-ventre e mastalgia.

Síndromes deficitárias
Decorrentes do desenvolvimento incompleto das funções intelectuais ou de seu posterior comprometimento.

Síndromes mieloproliferativas
Doenças clonais de células precursoras hematopoéticas, nas quais há proliferação descontrolada de uma ou mais séries mieloides (granulocítica, eritrocítica, megacariocítica) ou fibrose medular. As quatro doenças mais frequentemente resultantes são: leucemia mieloide crônica, policitemia *vera*, trombocitose essencial e mielofibrose.

Sinovite
Inflamação da membrana sinovial, tecido especializado que reveste a porção interna dos espaços articulares.

Siringomielia
Patologia caracterizada pela formação cística no interior da medula espinhal.

Sobrepeso
Aumento do peso corporal em estágio intermediário entre o peso normal e a obesidade. Corresponde ao índice de massa corporal entre 25 e 29kg/m².

Solilóquio
Comportamento de falar sozinho.

Soluço ou singulto
Reflexo que se manifesta por contração espasmódica e involuntária do diafragma, causando um ruído característico provocado pela passagem de ar pela glote.

Som respiratório normal
Anteriormente denominado murmúrio vesicular, é o som percebido à ausculta da região costal do tórax.

Sonolência
Estado de consciência em que o paciente é facilmente despertado mas, se cessado o estímulo, logo volta a dormir.

Sons de Korotkoff
Ruídos produzidos pelo fluxo turbulento do sangue pela artéria antes colabada pelo manguito insuflado.

Sopro anfórico
Percepção aumentada do som da via aérea central durante a ventilação em pacientes com pneumotórax.

Sopro cavitário
Som intenso que pode ocorrer em razão da circulação de ar dentro de uma grande cavidade pulmonar.

Sopro de Carey-Coombs-Grant
Sopro protomesodiastólico precedido de B3 que ocorre na insuficiência mitral decorrente de doença reumática aguda.

Sopro inocente
Presente em recém-nascidos por aumento da velocidade do fluxo sanguíneo, sem a existência de lesão cardíaca ou valvar.

Sopro contínuo
Audível tanto na sístole como na diástole, quando da persistência do canal arterial entre a aorta e a artéria pulmonar, após o nascimento; também chamado de sopro em maquinaria.

Sopro tubário
Som que se assemelha ao ruído obtido ao soprar um tubo oco; pode ocorrer em caso de consolidação pulmonar.

Sopro de Austin-Flint
Perceptível no ápex cardíaco em casos de insuficiência aórtica grave, em que o sopro de regurgitação aórtica gera hiperfluxo (junção simultânea do sangue vindo do átrio ao regurgitado a partir dessa valva), causando um *flutter* sobre o folheto anterior da mitral, o que determina retardo no fechamento desse folheto que se estende desde o terço médio da diástole até a pré-sístole.

Sopro de Graham-Steell
Sopro diastólico precoce na protodiástole, que ocorre por regurgitação da valva pulmonar secundária a hipertensão pulmonar; classificado entre os sopros inocentes.

Sopro de Carey-Coombs
Sopro mesodiastólico de hiperfluxo com frequência cardíaca aumentada, provocado pela coincidência da contração atrial (B4) com a fase de enchimento rápido da diástole (B3). A fusão dos dois sons (B4 e B3) provoca um sopro mesodiastólico que se confunde com o da estenose mitral.

Sopro de Still
Sopro mesossistólico suave, gerado no lado direito do coração, não está associado a doenças, mas ao aumento do fluxo sanguíneo e à vibração da valva pulmonar em crianças.

Sugestibilidade afetiva
Dificuldade de resistir às sugestões afetivas exteriores.

T

Talassemia
Anemia hereditária hemolítica decorrente de alterações moleculares das cadeias alfa ou beta da hemoglobina. Diferencia-se em duas formas: a talassemia maior (homozigotos), ou anemia de Cooley, e a talassemia menor (heterozigotos).

Taquicardia
Frequência cardíaca > 100 pulsações por minuto em indivíduo adulto em repouso.

Taquipneia
Frequência respiratória > 20mpm.

Tatuagem
Forma de pigmentação exógena limitada à pele que resulta da introdução de pigmentos insolúveis na derme.

Telangiectasia
Lesão filamentar, sinuosa e permanente, em virtude da presença de capilares dilatados na derme.

Tempo de enchimento capilar digital
Tempo de enchimento após pressão no leito ungueal, sendo anormal quando > 2 segundos.

Tenacidade
Capacidade de manter a atenção dirigida a um mesmo estímulo.

Tenacidade afetiva
Persistência anormal de sentimentos desagradáveis.

Tendinite calcária de ombro
Ocorre por deposição de sais de cálcio dentro dos tendões do manguito rotador.

Tenesmo
Dor espasmódica referida no perineo após evacuação diarreica ou evacuação de sangue.

Tenossinovite estenosante de De Quervain
Tenossinovite do primeiro compartimento osrteofibroso extensor do punho.

Tensão pré-menstrual
Conjunto de sintomas físicos e comportamentais que ocorrem na segunda metade do ciclo menstrual até a menstruação.

Teste de Adson
Palpação do pulso radial durante abdução, extensão e rotação externa, com rotação homolateral do pescoço. A redução do pulso é sugestiva de síndrome do desfiladeiro torácico.

Teste de Finkelstein
O paciente coloca o polegar na palma da mão, flexiona os dedos e promove desvio ulnar do punho. Se refere dor no primeiro compartimento extensor do punho, o teste é positivo e indicativo de tenossinovite de De Quervain.

Teste de Jobe
Realizado com o paciente em pé, com os braços em abdução de 90 graus e flexão de 30 graus, palmas da mão para fora. O examinador faz força para empurrar o braço para baixo, contra a resistência do paciente. Avalia a força do manguito rotador.

Teste de McMurray
Com o paciente deitado e os joelhos em flexão máxima, realizam-se rotação interna e externa e palpação simultânea dos joelhos. Presença de dor, com ou sem estalidos, indica comprometimento dos meniscos.

Teste de Neer
Elevação do braço > 60 graus; se o paciente referir dor, é sugestivo de síndrome do impacto.

Teste de Rinne
Exame clínico para avaliação da audição. Compara a percepção dos sons transmitidos pelo ar (audição aérea) com aqueles transmitidos através de ossos com o estímulo do diapasão sobre a mastoide (condução aérea). Em situações normais, a condução aérea é sempre melhor do que a óssea.

Teste de Romberg
Teste utilizado para avaliação da sensibilidade proprioceptiva que transita pelas colunas dorsais da medula. O indivíduo deve ficar em pé, com os pés unidos e os braços ao longo do corpo, e fechar os olhos. O teste é positivo quando há queda após fechamento dos olhos, indicando prejuízo da localização (sensibilidade cinético-postural).

Teste de Schimer
Avaliação funcional do volume da lágrima, realizada com tira de papel filtro.

Teste de Schober
Identifica limitação de movimento da coluna lombar em casos de espondiloartropatia soronegativa (EAS).

Teste de Spurling
O examinador coloca as mãos sobre a cabeça do paciente sentado, com o pecoço fletido lateralmente, e realiza compressão firme para baixo. Se o paciente referir piora dos sintomas radiculares na extremidade superior, o teste é positivo e indicativo de radiculopatia por compressão cervical.

Teste de Tinel
Percussão sobre a face flexora do punho. Se o paciente referir parestesia do primeiro até a metade radial do quarto dedo, é indicativo de síndrome do túnel do carpo.

Teste de Weber
Exame clínico para avaliar audição, especificamente a condução óssea, mediante o estímulo de um diapasão colocado sobre o vértex. O som deve ser conduzido igualmente para ambas as orelhas. Auxilia a diferenciação entre hipoacusia de condução e neurossensorial.

Tetania
Sintomas decorrentes de irritabilidade neuromuscular. Variam em intensidade, manifestando-se desde dormência perioral e parestesias até laringoespasmo e convulsões generalizadas. Manifestação de hipocalcemia.

Tíbia em sabre
Arqueamento da tíbia, em sua face anterior, com convexidade medial.

Tiragem
Retração exagerada e simétrica dos espaços intercostais durante a inspiração em decorrência da pressão pleural muito negativa.

Tireoidite
Inflamação da glândula tireoide. Pode ser aguda, subaguda ou crônica.

Tireotoxicose
Síndrome clínica decorrente da elevação dos níveis circulantes dos hormônios T3 e T4 devido à hipersecreção tireoidiana ou a outras causas, como, por exemplo, uso exógeno de hormônios tireoidianos.

Tontura
Sensação de instabilidade do equilíbrio e insegurança durante a marcha.

Tônus muscular
Estado de tensão constante em que estão mantidos os músculos, seja em repouso (tônus de postura), seja em atividade (tônus de ação).

Tórax cônico
Também conhecido como tórax em sino, caracteriza-se pelo alargamento da região inferior do tórax, lembrando um tronco de cone.

Tórax em tonel
Também conhecido como tórax globoso ou em barril, caracteriza-se pelo aumento do diâmetro anteroposterior.

Tórax infundibuliforme
Também conhecido como *pectus excavatum*, caracteriza-se por uma depressão na região inferior do esterno.

Tórax paralítico ou chato
Consiste no achatamento exagerado do diâmetro anteroposterior, tornando o tórax plano.

Tosse
Mecanismo expulsivo da via respiratória. Consiste na inspiração rápida e profunda, seguida de fechamento da glote e, por fim, de uma expiração forçada após súbita abertura da glote.

Transiluminação
Exame no qual se incide um foco de luz no escroto, no sentido anteroposterior.

Transtorno bipolar
Também conhecido como transtorno maníaco-depressivo, é caracterizado por alterações de humor manifestadas como episódios depressivos alternados com episódios de mania.

Transtorno de ansiedade generalizada
Manifestações de ansiedade oscilam ao longo do tempo, mas não ocorrem na forma de ataques nem se relacionam com situações determinadas. Os sintomas principais são ansiedade e preocupação excessiva com diferentes circunstâncias da vida, a maior parte dos dias, por pelo menos 6 meses.

Transtorno de ansiedade social
Medo acentuado e persistente de situações sociais ou de desempenho em que o indivíduo poderia sentir vergonha.

Glossário

Transtorno de estresse pós-traumático
Desenvolvimento de sintomas após a exposição a um estressor traumático extremo. Os sintomas são: revivescência do evento traumático, esquiva de estímulos associados ao trauma e sintomas persistentes de hiperexcitabilidade autonômica.

Transtorno de personalidade
Padrão persistente de comportamento que se desvia das expectativas culturais do indivíduo.

Transtorno depressivo maior
Definido como um ou mais episódios depressivos maiores, sem história de episódio maníaco.

Transtorno do pânico
A manifestação central é o ataque de pânico, caracterizado por um conjunto de manifestações de ansiedade de início súbito, com vários sintomas físicos e duração limitada de tempo.

Transtorno obsessivo-compulsivo
Presença de pensamentos obsessivos e/ou atos compulsivos recorrentes.

Trepopneia
Atitude voluntária específica na qual o decúbito lateral melhora a dispneia.

Tríade de Charcot
Presença de cólica biliar acompanhada de febre e icterícia; geralmente significa colangite bacteriana secundária à coledocolitíase.

Triângulo de Grocco
Zona triangular de macicez na região posterior do tórax contralateral em pacientes com derrames pleurais volumosos.

Tricofagia
Comportamento de comer os cabelos ou pelos.

Tricotilomania
Comportamento de arrancar os cabelos ou pelos.

Triquíase
Cílios invertidos voltados para a superfície ocular.

Trombocitopenia
Diminuição do número normal de plaquetas (< 150 mil) no sangue.

Trombocitose
Aumento do número de plaquetas (> 400 mil) no sangue.

Trombose
Formação de um trombo ou coágulo no interior de um vaso ou de uma cavidade cardíaca.

Tubérculo cutâneo
Elevação sólida, circunscrita, de localização dérmica e com mais de 0,5cm de diâmetro e cuja involução deixa cicatriz.

Turgência jugular
Ingurgitamento das veias jugulares decorrente de elevação na pressão venosa sistêmica.

U

Úlcera ou ulceração cutânea
Solução de continuidade mais profunda, com perda circunscrita de epitélio, derme e/ou hipoderme. Pode atingir até mesmo o músculo e o osso e deixa cicatriz.

Úlcera péptica gastroduodenal
Solução de continuidade na mucosa do estômago ou duodeno, que penetra na parede do tubo digestório.

Unhas de Mee
Faixas transversais brancas relacionadas a envenenamento por arsênico e à doença sistêmica aguda.

Unhas de Plummer
Descolamento das unhas do leito ungueal, denotando onicólise. Achado do hipertireoidismo.

Unhas de Terry
A metade proximal da unha é normal ou esbranquiçada. A porção distal pode ser acastanhada ou rósea. Ocorre nos indivíduos com cirrose hepática, AIDS, insuficiência cardíaca congestiva e *diabetes mellitus* severo.

Unhas em dedal
Depressões puntiformes na lâmina ungueal encontradas no LES.

Unhas em vidro de relógio
Convexidade exagerada nos dois sentidos.

Urgência urinária
Sensação de necessidade imediata de urinar.

Urtica ou ponfo urticariano
Elevação de formato irregular, coloração variável do róseo ao vermelho, pruriginosa, com duração efêmera. Resulta do extravasamento plasmático para a derme.

Uveíte
Inflamação da úvea, que é formada pela íris, corpo ciliar e coroide.

V

Vaginite
Dor, prurido, irritação ou desconforto da vagina por inflamação, irritação, alergia ou corpo estranho local.

Variz
Dilatação ou tortuosidade de uma veia.

Vegetação
Lesões sólidas e protuberantes produzidas por hipertrofia das papilas dérmicas e cones interpapilares. Podem ser verrucosas (secas) ou condilomatosas (úmidas).

Verbigeração
Repetição automática, estereotipada de uma palavra, sílaba ou som, de forma monótona e inadequada.

Vertigem
Sensação subjetiva de rotação causada por mudanças de posição da cabeça. Pode ser acompanhada de náuseas e vômitos.

Vesícula
Elevação circunscrita da epiderme, contendo líquido seroso citrino e com dimensões de até 1cm.

Víbice
Lesão purpúrica linear. Sempre de natureza traumática.

Vigilância
Capacidade de atentar para novos estímulos.

Vigília
Estado em que o paciente se encontra consciente de si e do mundo exterior.

Virilismo
Engrossamento da voz, hipertrofia muscular, calvície, hipertrofia do clitóris e outros sinais e sintomas decorrentes do aumento sérico dos androgênios nas mulheres.

Vitropressão
Compressão da pele com uma lâmina de vidro, provocando isquemia local.

Vômica
Eliminação abrupta, através da glote, de grande quantidade de pus ou líquido de outra natureza.

Vômito
Ejeção forçada pela boca de conteúdo do trato digestório superior.

X

Xantelasma
Placas amarelas de deposição lipídica localizadas no canto interno das pálpebras superiores e/ou inferiores.

Xantomas
Depósitos lipídicos na pele, de coloração amarelada, relacionados com hiperlipidemia de longa duração. Ocorrem frequentemente nos cotovelos, joelhos, mãos e pés.

Xerodermia
Xerose disseminada.

Xeroftalmia
O mesmo que xerose. Olho seco por deficiência na quantidade lagrimal.

Xerose ("pele seca")
Alteração cutânea comum que se apresenta como descamação superficial, resultado da desidratação cutânea.

Xerostomia
Boca seca.

Z

Zumbidos
Sensação subjetiva de diferentes tipos de ruídos, causados por estimulação anormal do ramo coclear do VIII nervo craniano. Também conhecidos por acúfenos.

Índice Remissivo

A

Abafamento de bulhas, 779
Abasia, 779
Abaulamento torácico localizado, 238
Abdome
- agudo, 525
- - achados clínicos, 525
- - causas inflamatórias mais comuns, 526
- - considerações, 528
- - definição, 779
- - etiologia, 525
- - obstrução intestinal, 527
- - perfuração intestinal, 527
- dor, 589
- - achados clínicos, 591
- - causas, 590
- - exame físico, 593
- em avental, 779
- em batráquio, 779
- escavado, 779
- exame, 316
- - alterações, 318
- - assimetrias, 317
- - ausculta, 318
- - batráquio, 317
- - considerações, 323
- - em avental, 317
- - escavado, 317
- - formas, 317
- - globoso, 317
- - hérnias, 333
- - idosos, 488
- - inspeção, 316
- - massas, 321
- - mulher, 431
- - palpação, 319
- - percussão, 322
- - peristaltismo, 317
- - peritonismo, 321
- - plano, 317
- - regiões topográficas, 316
- - ruídos
- - ruídos hidroaéreos, 318
- - sopros, 319
- globoso, 779
- hemorrágico, 527
- isquêmico, 528
Abertura piriforme, 181
Abolição do olfato, 187
Abrasão de córnea, 714
Abscesso
- cutâneo, 142, 779
- pulmonar, 779
Abulia, 88
- definição, 779

Acalculia, 446
Acantólise, 779
Acantose nigricante, 779
Aceleração do pensamento, 779
Ácido fólico, 655
Acinesia, 88
Acne, 779
Acrocianose, 779
Acromatopsia central, 448
Acromegalia, 530
- achados clínicos, 530
- definição, 779
- diagnóstico diferencial, 532
- etiologia, 530
- manifestações clínicas, 531
- sinais e sintomas, 531
Acromia, 779
Acrômio, 224
Acropatia, 779
Acúfeno, 779
Acuidade
- auditiva, 458
- - definição, 779
- visual, 453
- - avaliação, 178
- - definição, 779
Acumetria, 212
Acusia, 779
Adelgaçamento ungueal, 766
Adenoma tóxico, 637
Afasia, 106, 446, 779
- Broca, 447
- - definição, 779
- condução, 447
- Wernicke, 447
- - definição, 779
Afetividade, 779
Afeto, alterações, 88
Afonia, 106
- definição, 779
Aftas, 779
Agitação psicomotora, 61
Agnatia, 779
Agnosia, 448
- auditiva, 448, 779
- definição, 779
- digital, 448
- táteis, 448
- visual, 448
Agrafestesia, 448
- definição, 779
Agressividade, 61
Água corporal, 119
AIDS (síndrome da imunodeficiência adquirida), manifestações oftalmológicas, 720

Albinismo, 722
Álcool, abuso, idoso, 483
Alexia, 448
- definição, 779
Alexitimia, 779
Algiacusia, 779
Aliança terapêutica, 16
Alodinia, 118, 469, 779
Alomnésia, 88
Alopecias, 144, 535, 779
- *areata*, 536
- causas, 535
- cicatriciais, 535
- definição, 535
- não cicatriciais, 535
Alterações
- auditivas da infância, 207
- fonação, 189
- humor, 84
- - afeto, 88
- - atenção, 88
- - avaliação, 86
- - conação, 88
- - linguagem, 88
- - memória, 88
- - orientação, 88
- - pensamento, 88
- - sensopercepção, 88
- voz, 200
Altura (estatura), 127
Alucinação, 779
Alucinose orgânica, 780
Amaurose, 780
Ambivalência afetiva, 780
Ambliopia, 780
Amenorreia, 780
Ametropia, 780
Amnésia, 447
- anterógrada, 780
- definição, 780
- lacunar, 780
Amusia, 448, 780
Anacusia, 780
Analgesia, 469
- definição, 780
Anamnese, 47-54
- atitudes humanistas na relação com o paciente e/ou com seus acompanhantes, 59
- comunicação verbal e não verbal, 58
- definição, 55
- doenças e condições clínicas concomitantes, 50
- estrutura, 48
- estudante de medicina, 55
- fontes e confiabilidade das informações, 49

Índice Remissivo

- história
- - doença atual, 49
- história médica
- - familiar, 52
- - pregressa, 52
- identificação do paciente, 47
- início, 114
- laringe, 197
- medicações em uso concomitante, 50
- orelha, 206
- perfil psicossocial, 53
- queixa principal, 49
- relevância, 55
- revisão de sistemas, 50
- sugestão de roteiro, 47
- técnicas, 55
Anasarca, 607
- definição, 780
Andropausa, 780
Anedonia, 88
- definição, 780
Aneis de Kayser-Fleischer, 780
Anemias, 533
- achados clínicos, 533
- definição, 533, 780
- etiologia, 533
- falciforme, 780
Anestesia, 469
- definição, 780
Aneurisma, 780
Angiloglossia, 780
Angioma, 780
Ângulo
- hiponiquial, 780
- Louis, 780
- perfil, 780
Anidrose, 780
Anisocitose, 780
Anisocoria, 780
Anoníquia, 143, 766, 780
Anorexia, 88
- definição, 780
Anorgasmia, 780
Anosmia, 452, 780
Anosognosia, 448
Anquiloglossia, 681
Ansiedade, 63, 90
- avaliação do paciente, 93
- conceitos, 90
- condições médicas, 91
- crise, 91
- definição, 780
- doenças
- - cardiovasculares, 91
- - endócrinas, 91
- - gastrointestinais, 92
- - respiratórias, 92
- epidemiologia, 90
- estado flutuante, 91
- etiologia, 91
- manifestações clínicas, 90
- transtornos psiquiátricos, 92
- uso de substâncias ou síndromes de
  abstinência, 92
Antebraço, 346
Anúria, 780
Aparelho
- digestório, 311
- - cavidade oral, 311
- - esôfago, 312
- - estômago, 312

- - exame, 316
- - faringe, 311
- - intestino
- - - delgado, 313
- - - grosso, 314
- - órgãos anexos, 314
- lacrimal, avaliação, 172
Apatia, 88
Apendicite, 780
Apneia, 780
Apragmatismo, 780
Apraxia, 447
- construtiva, 448
- definição, 780
- ideatória, 448
- ideomotora, 448
- para vestir-se, 448
Aprosexia, 780
Aracnodactilia, 780
Arcos
- branquiais, anomalias, 689
- palatoglosso, 220
Ardência
- miccional, 780
- ocular, 780
Área
- Brodmann, 445
- Kiesselbach, 184
- linguagem, 446
Arquicerebelo, 440
Arreflexia, 463
Arritmia cardíaca, 780
- sinusal, 283
Artérias
- ausculta, 305
- carótidas, 223
- coronária, 267
- encefálicas, 441
- esfenopalatina, 184
- inspeção, 304
- labial superior, 184
- palatina maior, 184
- palpação, 304
Arterite de células gigantes, 723
Articulações, 339
- cartilaginosas, 339
- exame, 342
- femoropatelar, 380
- - exame, 385
- fibrosas, 339
- mobilização, 344
- sinoviais, 339
- temporomandibular, exame, 345
- tibiofibular, 382
- - exame, 386
Artralgia, 342
- definição, 780
Artrite, 342
- achados clínicos, 537
- aguda, 342, 780
- anamnese, 538
- anatomia, 539
- causas, 538
- crônica, 342, 780
- definição, 537, 780
- diagnóstico diferencial, 540
- exame físico, 538
- inflamatórias do joelho, 393
- monoarticular, 342
- oligoarticular, 342
- poliarticular, 342

- psoriásica, 780
- reumatoide, 342, 540, 780
- - juvenil, 541
- - - manifestações oculares, 722
- - - manifestações oculares, 723
- séptica do joelho, 392
- testes reumatológicos, 539
- viral aguda, 541
Artropatias, 537
Ascite, 329, 609
- achados clínicos, 329
- aspecto do líquido, 331
- curva de macicez, 329
- definição, 329, 780
- etiologia, 329
- exame físico, 329
- macicez móvel, 330
- paracentese abdominal, 330
- *puddle sign*, 330
- sinal do piparote, 329
Asma, *pulsus paradoxus*, 157
Aspermia, 780
Assincronia toracoabdominal, 239
- definição, 780
Astasia, 781
Astenia, 781
Astereognosia, 781
Asterixe, 108
Astomia, 781
Ataque isquêmico transitório, 753
Ataxia, 465
- definição, 781
Atelectasia, 255
- ausculta, 255
- definição, 781
- inspeção, 256
- percussão, 256
Atenção, 445
- alterações, 88
- definição, 781
- exame, 445, 473
Atetose, 108
- definição, 781
Atitude no leito, 107
- cócoras, 107
- genupeitoral, 107
- ortopneica, 107
- típica, 107
Atividade da vida diária, idoso, 483
Atrito
- pericárdico, 303, 781
- pleural, 781
Atrofia, 781
- muscular, 781
- pele, 141
Audição, 639
- idoso, 484
Audiograma, 642
Audiometria, 642
Aumento do olfato, 187
Ausculta
- abdome, 319
- abdominal, 594
- artérias, 305
- atelectasia, 256
- baço, 326
- consolidação pulmonar, 255
- coração, 271
- derrame pleural, 258
- fígado, 324
- pescoço, 227

Índice Remissivo

- pneumotórax, 260
- síndrome de hiperaeração pulmonar, 254
- tórax, 245
- veias, 308
Ausência, 781
- de discriminação de dois pontos, 448
Autismo, 781
Autofonia, 781
Axilas, idoso, 488
Azoospermia, 781

B

Baço, 326
- anatomia, 326
- ausculta, 326
- esplenomegalia, 328
- inspeção, 326
- palpação, 327, 632
- percussão, 326
Balismo, 693
- definição, 781
Batimento de asas do nariz, 239
- definição, 781
Beribéri, 124, 654
Bexiga, 421
- neurogênica, 781
Bilirrubina, metabolismo, 661
Bioética, 32
- achados incidentais, 37
- exames de incapazes, 38
- exames envolvendo pacientes menores de idade, 38
- participação de terceiros, 38
- registro em prontuário e fichas clínicas, 38
- semiologia, 35
Biotipo, 107
Blefarite, 713
- definição, 781
Blefaroptose, 781
Boca, 218
Bócio
- definição, 781
- difuso tóxico, 637
- multinodular tóxico, 637
Bolha, 142, 781
Bolsa escrotal, exame, 424
Borborigmos, 781
Borda
- infraorbitária, 181
- supraorbitária, 181
Bradiarritmias, síncope, 752
Bradicardia, 284, 781
- sinusal, 284
Bradilalia, 88
Bradipneia, 160, 781
Bromidrose, 781
Broncofonia, 250
- definição, 781
Bronquiectasia, 781
Bula etmoidal, 184
Bulbo
- ocular, avaliação, 172
- olfativo, 184
Bulhas cardíacas, 273
- primeira, 274
- quarta, 278
- segunda, 274
- terceira, 277
Bulimia, 781
Bursas, 339

Bursite, 781
- olécrano, 781

C

Cabeça
- anatomia, 167
- exame físico, 167
- idoso, avaliação, 487
- músculos, 168
Cabelos, exame, 144
Cacosmia, 187, 781
Câimbras, 781
Caixa torácica, 233
- nomenclatura para as regiões do tórax, 234
Calafrios, 781
Calázio, 713
Calcinose, 781
Calosidade, 781
Calvície, 781
Campo visual, 453
-avaliação, 175
Canal anal, 314
Câncer
- laringe, 198
Canície, 144
Capsulite, 781
- adesiva, 781
Caquexia, 124
- definição, 781
Carcinoma da língua, 684
Cardiomegalia, 781
Carotenoides, 652
Cartilagem
- cricóidea, 194
- nasal, 184
- tireóidea, 194
Carúncula sublingual, 219
Caspa, 781
Cavidade
- bucal, 217-222
- - exame, 221
- - porção inferior da língua, 219
- nasal, 182
- oral, 182
- - definição, 311
- timpânica, 205
Ceco, 314
Cefaleia, 542
- achados clínicos, 542
- aura migranosa, 544
- definição, 781
- desencadeantes das crises, 543
- dor, características, 544
- etiologia, 542
- exame
- - complementar, 547
- - físico, 546
- - neurológico, 547
- fatores de alívio ou de agravamento, 544
- fenômenos associados, 545
- forma de instalação, duração e distribuição temporal das crises, 543
- história familiar, 546
- perfil epidemiológico do paciente, 543
- primárias, 542
- secundárias, 543
- sinais vitais, 546
- sintomas e sinais de alerta, 547
Cegueira
- cortical, 781
- verbal, 448

Celulite, 781
Centro de desenvolvimento de habilidades cognitivas e sensoriais (CDHCS), 40
Ceratite herpética, 715
Ceratofitoses, 781
Ceratose, 142, 781
Cerebelo, 440
Cervicalgia, 781
Cetonúria, 781
Choque, 507
- séptico, 618, 743
Cianema, 781
Cianose, 110, 239
- achados clínicos, 583
- alteração da hemoglobina, 583
- central, 583
- definição, 582, 781
- mista, 583
- periférica, 583
Ciatalgia, 782
Cicatriz, 142
- definição, 782
Ciclo cardíaco, 268
Ciclotimia, 782
Cifoescoliose, 237
- definição, 782
Cifose, 782
Circuito de Papez, 84
Circulação colateral, 111
Circunferência, 128
- abdominal, 128, 782
- braço, 128
Cirrose, 672
- achados clínicos, 672
- causas, 672
- definição, 782
- edema, 609
- exame físico, 673
Cistos
- Baker, 782
- cutâneos, 141
- - definição, 782
- sinovial, 782
- tireoglosso, 689
Claudicação intermitente, 782
Clavícula, 224
- fratura, 369
Cleptomania, 782
Climatério, 782
Cliques, 782
Clônus, 462
Cloroma, 782
Coágulo sanguíneo, 782
Coagulopatia, 782
Cóclea, 205
Coiloníquia, 143, 766
- definição, 782
Colagenose, 782
Colangite, 782
Colecionismo, 782
Colecistite aguda alitiásica, 782
Colelitíase, 782
Colestase, 782
Cólica, 782
- biliar, 782
Cólon
- ascendente, 314
- descendente, 314
- transverso, 314
Colonoscopia, 634
Coloração da pele, alterações, 139

Índice Remissivo

Coluna vertebral, 340, 396-402
- articulações, 340
- cervical, 397
- - reflexos, testes, 397
- definição, 396
- estrutura, 340
- grupos musculares, 340
- inspeção, 396
- lombar, 400
- palpação, 396
- testes
- - dermátomos, 397
- - miótomos, 397
- torácica, 400
Colúria, 782
Coma, 106, 443
Comedo, 783
Comedões, 143
Compulsão, 782
Comunicação
- não verbal, 58
- verbal, 58
Conação, 88
Concentração, 445
Conduta
- dramática, 782
- regressiva, 782
Confabulação, 782
Confidencialidade, 34
Congestão, 782
Conjuntiva, 170
- avaliação, 172
Conjuntivite, 782
- aguda, 712, 716
Consciência, 443
- nível, 106, 443, 473
- percepção, 443
- vigilância, 443
Consolidação pulmonar, 254
- ausculta, 255
- definição, 782
- inspeção, 255
- palpação, 255
- percussão, 255
Constipação intestinal, 550
- achados clínicos, 551
- causas, 551
- definição, 782
- etiologia, 550
Contratura
- Dupuytren, 782
- Volkmann, 782
Convulsões, 108
- clônicas, 108
- definição, 753
- febril, 108
- tônicas, 108
Coordenação, 465
Coprolalia, 782
Coração, 265
- ápice, 265
- artérias, 267
- base, 265
- bulhas cardíacas, 273
- ciclo cardíaco, 268
- controle neuro-humoral, 268
- envoltórios, 266
- estrutura, 266
- exame do sistema vascular periférico, 304
- - pulsos
- - - arteriais, 304

- - venosos, 306
- exame físico cardiovascular, 270
- - ausculta, 271
- - inspeção, 270
- - palpação, 270
- - percussão, 271
- fisiologia, 268
- idoso, avaliação, 488
- localização, 265
- ritmos anormais, 280
- ruídos acessórios, 299
- sistema de condução, 267
- sopros, 286-299
- veias, 267
Coragem, 33
Cordões espermáticos, 420
Coreia, 108, 693
- definição, 782
Coriza, 782
Cornagem, 782
Córnea, 170
- avaliação, 174
- úlceras, 715
Corno cutâneo, 782
Coroide, 170
Corpos
- ciliar, olhos, 170
- estranhos oculares, 713
Corrimento
- nasal, 187
- uretral, 782
Córtex cerebral, 437
Cotovelo, 340
- articulações, 340
- estrutura óssea, 340
- grupos musculares, 340
Crânio, 167
Crepitação, 782
- articular, 783
Criptorquidismo, 782
Crise
- ansiedade, 91
- epilépticas, 553
- - achados clínicos, 553
- - atônicas generalizadas, 556
- - ausência mioclonais, 555
- - clônicas generalizadas, 556
- - diagnóstico diferencial, 554
- - etiologia, 553
- - focal, 556
- - forma de início desconhecida, 557
- - generalizada, 555
- - - ausência, 555
- - - mioclonia palpebral, 555
- - - mioclonais generalizadas, 555
- - tônicas generalizadas, 556
- - tônico-clônicas generalizadas, 555
Cristalino, olhos, 170
- avaliação, 174
Cristalúria, 782
Cromatopsia, 783
Cromidrose, 783
Crosta, 143, 783
Crupe
- espasmótico, 576
- viral, 576

D

Dacrioadenite, 783
Dacriocistite, 783
Dactilite, 783

Dedo em gatilho, 783
Deficiência de vitaminas, 122
- A, 122
- B1 ou tiamina, 124
- B3 ou niacina, 124
- C, 124
- D, 122
- K, 124
Déficit de pulso, 783
Deformidade
- abotoadura, 783
- tipo pescoço de cisne, 783
Deglutição, 311
Delirium, 95, 447
- avaliação do paciente, 96
- definição, 783
- diagnóstico, 95 , 98
- epidemiologia, 95
- escalas de avaliação, 97
- etiologia, 95
- exames complementares, 97
- fatores de risco, 95
- quadro clínico, 95
- UTI, avaliação, 502
Demência, 95
- avaliação do paciente, 98
- definição, 783
- diagnóstico, 98
- epidemiologia, 98
- escalas de avaliação, 99
- etiologia, 98
- exames complementares, 99
- fatores de risco, 98
- idoso, 484
Densidade mineral óssea, 783
Dentes, 311
Depressão, 63
- definição, 783
- idoso, 484
Dermatite, 137
- contato, 783
- lúpica, 783
- ocre, 783
Dermatofitoses, 783
Dermatolipoesclerose, 783
Dermatomiosite, manifestações
   oculares, 723
Dermatoscopia, 783
Dermatose, 137
Dermatotilexomania, 783
Dermatoviroses, 783
Derme, 137
Dermatozoonoses, 783
Dermografismo, 783
Derrame
- articular, joelho, 391
- pleural, 257
- - ausculta, 258
- - definição, 783
- - inspeção, 258
- - palpação, 258
- - percussão, 258
Desagregação, 783
Desdobramento de B1 e B2, 783
Desenvolvimento físico e sexual, 131
Deslocamento do ictus, 783
Desnutrição, 121, 783
- achados clínicos, 560
- calórico-proteica, 122
- definição, 559
- diagnóstico diferencial, 563

- etiologia, 559
- proteico-calórica, 559
Desorientação
- amencial, 783
- amnésica, 783
- apática, 783
- delirante, 783
- oligofrênica, 783
Despersonalização, 88, 783
Desrealização, 88, 783
Dextrocardia, 783
Diabetes
- *insipidus*, 783
- *mellitus*, 783
Diafragma, 233
Diagnóstico, 3-12
- agrupamento de informações e construção de algoritmos, 25
- anatomopatológico, 8
- científico, 7
- erros, 25
- estratégias, 24
- habilidade, 24
- medieval, 6
- mítico, 3
- objetivo (propósito), 24
- como proceder quando um teste produz um resultado quantitativo, 28
- processo, 20
- raciocínio hipotético-dedutivo, 25
- raciocínio probabilístico, 25
- racional (sistemas pré-hipocrático e hipocrático), 4
- reconhecimento de categorias e formas com características próprias, 25
- sistemas nosológicos, 8
Diarreia, 565
- achados clínicos, 565
- aguda, 565
- anamnese, 567
- crônica, 566
- definição, 783
- diagnóstico diferencial, 567
- etiologia, 565
- exame físico, 567
- fisiopatologia, 566
- fluxos de investigação, 568
- iatrogênica, 567
- infecciosa, 566
- inflamatória, 567
- motora, 567
- não infecciosa, 566
- osmótica, 567
- persistente, 566
- secretória, 566
Diascopia, 139
Diástase dos retos abdominais, 783
Difusão de pensamentos, 783
Digitopressão, 139
Diminuição da força do jato urinário, 729
Diplopia, 455, 784
- achados clínicos, 584
- binocular, 584
- decorrente de oftalmoplegia internuclear, 587
- definição, 584
- doença da junção neuromuscular, 587
- doença ocular tireoidiana, 588
- envolvimento supranuclear, 588
- etiologia, 584
- monocular, 584

- nervo
- - abducente, 587
- - oculomotor, 586
- - troclear, 586
Dipsomania, 784
Disacusia, 207, 784
Disartria, 106, 446
- definição, 784
Discinesias, 784
- facial, 109
Disco óptico, 784
- avaliação, 179
Discoria, 784
Discromatopsia, 784
Disdiadococinesia, 784
Disenteria, 784
Disestesia, 118, 469
- definição, 784
Disfagia, 198, 446, 571
- achados clínicos, 571, 574
- anamnese, 574
- causas, 571
- definição, 571, 574, 784
- diagnóstico diferencial, 576
- etiologia, 574
- exame
- - laringe, 575
- exame físico, 572
- funcional, 574
- orgânica, 574
- organofuncionais, 574
- testes diagnósticos, 572
Disfasia, 106
Disfonia, 106, 200
- definição, 784
Disforia, 784
Disfunção
- cerebral, 744
- cognitiva leve, idoso, 484
- erétil, 784
Dislalia, 106, 446
Dislipidemia, 784
Dismenorreia, 784
Dismetria, 784
Dispareunia, 784
Dispneia, 107, 189, 197, 580
- achados clínicos, 581
- definição, 784
- duração, 581
- etiologia, 580
- fatores
- - atenuantes, 581
- - desencadeantes ou agravantes, 581
- - intensidade, 582
- - investigação, 581
- manifestações clínicas, 582
- paroxística noturna, 784
Disprosexia, 784
Disritmolalia, 106, 784
Dissociação
- siringomiélica, 784
- tabética, 784
Distensão cervical, 784
Distimia, 784
Distonia, 109, 693
Distrofia canaliforme mediana de Heller, 766
Disúria, 729
- definição, 784
Divertículo, 784
Dobras cutâneas, 129

Doenças
- Addison, 784
- Behçet, manifestações oculares, 722
- cardiovasculares, ansiedade, 91
- discal degenerativa, 784
- endócrinas, ansiedade, 91
- gastrointestinais, ansiedade, 92
- Graves, 637
- - definição, 720
- - definição, 784
- Kawasaki, 613
- língua, 681
- - carcinoma, 684
- - estomatite aftosa recorrente, 685
- - fibroma traumático, 683
- - fissurada, 682
- - geográfica, 683
- - glossite atrófica, 682
- - glossite romboide mediana, 681
- - glossodinia, 685
- - granuloma piogênico, 684
- - hemangioma, 683
- - leucoplasia, 686
- - linfangioma, 683
- - lipoma, 684
- - líquen plano, 685
- - macroglossia, 681
- - microglossia, 681
- - mucocele, 684
- - negra pilosa, 682
- - neuralgia
- - - glossofaríngea, 685
- - - trigêmeo envolvendo o nervo lingual, 685
- - síndrome de Trotter, 685
- Ménière, 208, 755
- oclusiva carotídea, 720
- ocular tireoidiana, 588
- pulmonar obstrutiva crônica, 125
- refluxo gastroesofágico, 577, 601, 725
- - achados clínicos, 725
- - diagnóstico, 726
- - disfagia, 725
- - etiologia, 725
- - odinofagia, 725
- Reiter, manifestações oculares, 722
- respiratórias, ansiedade, 92
- Sprengel, 784
- Still, 541
- Takayasu, 753
- unhas, 766
- von Willebrand, 784
- Wilson, manifestações oculares, 722
Dor, 114
- abdominal, 589
- - achados clínicos, 591
- - achados concomitantes, 592
- - área de máxima intensidade, 591
- - etiologia, 590
- - exame físico, 593
- - intensidade, 592
- - irradiações, 591
- - localização, 591
- - referida, 592
- - relações com as funções, 592
- - tempo e modo de início, 591
- - tipos, 591
- - traumatismos pélvicos, 593
- - visceral verdadeira, 592
- abscesso subfrênico, 116
- cardíaca, 116
- comportamental, escala, 115

Índice Remissivo

- doente crítico (UTI), avaliação, 499
- esofágica, 116
- forte, 115
- gastroduodenal, 116
- hepática e biliar, 116
- idoso, 483
- ileojejunal e no cólon, 116
- irradiadas, 115
- joelho, 391
- laringe, 197
- leve, 115
- localizada, 115
- lombar, 595
- - anamnese, 596
- - definição, 784
- - etiologia, 595
- - exame físico, 596
- mecânica, 784
- mediastinal, 599
- - caráter, 602
- - definição, 600
- - duração, 602
- - fatores agravantes e atenuantes, 602
- - início, 602
- - intensidade, 602
- - localização e irradiação, 602
- - manifestações associadas, 602
- moderada, 115
- muito forte, 115
- nariz, 187
- origem pericárdica, 601
- orofacial, exame físico, 118
- ouvido, 206
- pancreática, 116
- parietal, 602
- - caráter, 602
- - duração, 602
- - fatores agravantes e atenuantes, 602
- - início, 602
- - intensidade, 602
- - localização e irradiação, 602
- - manifestações associadas, 602
- pélvica, 784
- pleural, 116, 599
- - caráter, 602
- - duração, 602
- - fatores agravantes e atenuantes, 602
- - início, 602
- - intensidade, 602
- - localização e irradiação, 602
- - manifestações associadas, 602
- radicular, 784
- referidas, 117
- renal, 116, 408
- sigmóidea e retal, 116
- torácica, 599
- - achados clínicos, 602
- - etiologia, 599
- ureteral, 116
- visceral referida, 784
Dromomania, 784
Duodeno, 313
Dupla orientação, 784

E

Eber, teste, 212
Ecmésia, 784
Ecopraxia, 784
Ectoscopia, 105
Ectrópio, 784

Eczema, 604
- atópico, 605
- contato, 604
- definição, 784
- disidrótico, 605
- estase, 605
- etiologia, 604
- fases, 604
- líquen simples crônico, 606
- seborreico, 605
Edema, 111, 607
- achados clínicos, 608
- articular, 784
- ascite, 609
- causas, 608
- cirrose, 609
- definição, 607, 784
- distribuição e pressão venosa central, 609
- doença pericárdica, 609
- duro, 111, 607
- idiopático, 610
- induzido por medicamentos, 610
- insuficiência cardíaca, 609
- linfedema, 610
- mole, 111, 607
- papila, 784
- periférico, 609
- pulmonar, 608
- Reinke, 200, 576
- renal, 409
- retenção renal de sódio, 610
- síndrome nefrótica, 610
- trombose venosa, 610
- unilateral, 610
Eflúvio, 144
Egofonia, 250, 784
Ejaculação precoce, 784
Elação, 88
Eletrografia transitória, 633
Eletromiografia laríngea, 203
Eletroneuromiografia da laringe, 576
Embolia, 784
- pulmonar acompanhada de infarto pulmonar, 600
Embotamento afetivo, 785
Eminência canina, 181
Empastamento muscular, 785
Emprostótono, 108
Enantema, 139, 785
Encéfalo, 437
Encefalopatia hepática, 785
Endoftalmite, 785
Endoscopia
- digestiva alta, 634
- nasal, 192
Enfisema subcutâneo, 243
- definição, 785
Enterorragia, 785
Entesite, 785
Entrópio, 785
Entubação (UTI), exame físico do paciente, 508
Enxaqueca basilar, 753
Epicondilite
- lateral, 785
- medial, 785
Epidemiologia clínica no ensino da semiologia, 17
Epidídimos, 420
Epífora, 785
Epiglote, 194

Epiglotite, 576
Episclera, 170
Episclerite, 714
Epistaxe, 188
- definição, 785
Equilíbrio, exame, 466
Equimoses, 140
- definição, 785
Equipamentos usados no exame físico, 104
- abaixador de língua, 104
- agulha e algodão, 104
- balança, 104
- diapasão, 104
- esfigmomanômetro, 104
- estetoscópio, 104
- fita métrica, 104
- haste milimetrada, 104
- lanterna, 104
- lupa, 104
- martelo de reflexo, 104
- oftalmoscópio, 104
- otoscópio, 104
- termômetro, 104
Erisipela, 785
Eritema, 785
- multiforme, 723
- puriungueal, 785
Eritroblastose, 785
Eritrodermia, 785
Eritrograma, 785
Erosão cutânea, 142
- definição, 785
Erotomia, 785
Erros diagnósticos, 25
Eructação, 785
Escala
- coma de Glasgow, 106
- Mallampati, 785
Escamas, 785
- cutânea, 143
Escara, 785
Escarlatina, 612
Escarro em medalhão, 785
Esclera, 170
Esclerite, 714
Esclerodactilia, 785
Esclerodermia, 541
- manifestações oculares, 723
Esclerose cutânea, 140
- definição, 785
Escoliose, 785
Escorbuto, 124
Escoriação, 142, 785
Escotoma, 785
Escroto, 420
Esfacelo, 785
Esforço miccional, 729
Esôfago, 182
- definição, 312
Esotropia, 584
Espaço de Traube, 785
Espasmos musculares, 785
Especificidade (diagnóstico), 26
Espinha nasal anterior, 181
Espirro, 187, 785
- em salva, 785
Esplenomegalia, 328
- definição, 785
Espondilite anquilosante, 785
- manifestações oculares, 722
Espondiloartrites, 343

Espondiloartropatias, 540
Espondilose, 785
Estado
- minimamente consciente, 444
- nutricional, 121
- - avaliação clínica, 121
- - caquexia, 124
- - deficiência de vitaminas, 122
- - - A, 122
- - - B1 ou tiamina, 124
- - - B3 ou niacina, 124
- - - C, 124
- - - D, 122
- - - K, 124
- - desnutrição calórico-proteica, 122
- vegetativo, 443
Estenose aórtica
- subvalvar, 291
- supravalvar, 292
- valvar, 291
Estereognosia, 469, 785
Estereotipia, 785
Esterilidade, 785
Esteroides sexuais, 785
Estertores
- finos, 248
- grossos, 249
Estetoscópio de Laennec, 9
Estômago, 312
Estomatite aftosa, 785
- recorrente, 685
Estrabismo, 785
Estrangúria, 785
Estrias de Beau, 785
Estridor, 199, 249, 582
- definição, 785
Estroboscopia, 576
Estupor, 88, 106
Euforia, 88
- definição, 785
Eupneico, 107
Exaltação afetiva, 88
Exame
- Addis, 785
- artérias, 304
- articulação temporomandibular, 345
- atenção, 445
- cabeça, 167
- cabelos, 144
- cavidade bucal, 221
- equilíbrio, 458
- físico, 103
- - articulações, 342
- - ascite, 329
- - ausculta, 104
- - avaliação cutânea, 109
- - avaliação nutricional, 122
- - baço, 326
- - biotipo, 107
- - considerações, 112
- - coração, 270
- - definição, 103
- - digital do reto, 427
- - dor abdominal, 593
- - ectoscopia, 105
- - equipamentos utilizados, 104
- - estado geral, 105
- - fácies, 106
- - fala e linguagem, 106
- - fígado, 324
- - genitália masculina, 421

- - idoso, 486
- - inspeção, 104
- - laringe, 201
- - marcha, 109
- - movimentos involuntários, 108
- - músculos, 342
- - nariz e seios paranasais, 190
- - nível de consciência, 106
- - orelha, 208
- - orientação no tempo e no espaço, 106
- - paciente com dor, 117
- - paciente em pé, 112
- - paciente em UTI, 497
- - paciente sentado, 112
- - padrão respiratório, 107
- - palpação, 104
- - percussão, 104
- - perenidade, 11
- - posição e atitude no leito, 107
- - preparação do ambiente, 103
- - preparo do estudante, 103
- - roteiro, 103, 105
- - semiotécnica, 104
- - sistema locomotor, 342
- linguagem, 446
- memória, 447
- motricidade, 461-468
- - coordenação, 465
- - força muscular, 462
- - marcha e equilíbrio, 466
- - reflexos, 463
- - síndromes, 467
- - tônus, 461
- - trofismo, 461
- nervo
- - olfatório, 451
- - óptico, 453
- neurológico, 473
- oftalmológico, 172
- - acuidade visual, 178
- - aparelho lacrimal, 172
- - bulbo ocular, 172
- - campo visual, avaliação, 175
- - conjuntiva, 172
- - córnea, 174
- - cristalino, 174
- - disco óptico ou pupila, 179
- - fundoscopia, 178
- - íris, 174
- - motilidade ocular extrínseca, 176
- - pálpebras, 172
- - pares cranianos, 177
- - pupila, 174
- - vasos retinianos, 180
- - visão de cores, 178
- ombro, 363
- palato, 459
- pâncreas, 322
- periódico de saúde, 771
- - anamnese, 772
- - depressão, triagem, 774
- - doenças, pesquisa
- - - cardiovasculares, 774
- - - sexualmente transmissíveis, 776
- - exame físico, 773
- - fatores de risco em idade avançada, 774
- - imunizações em adultos, 776
- - neoplasias, pesquisa, 773
- - - colo de útero, 773
- - - colorretal, 773
- - - mama, 773

- - - melanoma, 774
- - - próstata, 773
- - - pulmão, 773
- - uso excessivo de substâncias, triagem, 774
- psiquiátrico, 75
- - considerações, 83
- - dinâmica, 78
- - estado mental, 78
- - estrutura, 75
- - fases da primeira entrevista, 81
- - instrumentos, 75
- - roteiro, 77
- - variáveis que interferem, 76
- pupilas, 453
- unhas, 143
- urina, 413
- veias, 308
- vesícula biliar, 322
Exantema, 139
- bacterianos, 612
- definição, 612, 785
- doença de Kawasaki, 613
- etiologia, 612
- medicamentosos, 612
- paravirais, 613
- virais, 613
Exoftalmia, 785
Exotropia, 584
Expectoração, 763
- achados clínicos, 763
- aspecto, 764
- definição, 785
- duração, 764
- etiologia, 763
- mudança das características, 764
- origem, 764
- volume, 764
Expiração, 233
Exulceração, 142
- definição, 786

F
Fácies, 106
- acromegálica, 107
- basedowiana, 106, 786
- cushingoide ou de lua cheia, 106, 786
- etílica, 107
- hipertireóidea, 786
- hipocrática, 106
- hipotireóidea, 786
- Hutchinson, 786
- lua cheia, 786
- miastênica, 107
- mixedematosa, 786
- paralisia facial periférica, 107
- parkinsoniana, 106, 786
- renal, 106
- respirador oral, 188
- talassêmica, 786
Fadiga, 786
Fala, alterações, 106
- entrecortada, 239
- - definição, 786
Fâneros, 786
Faringe, 311
Farmacodermias, 786
Fasciculação, 786
Febre, 616
- achados clínicos, 618
- aguda, 617

Índice Remissivo

- contínua, 617
- crônica, 617
- definição, 616, 786
- etiologia, 616
- fisiopatogenia, 616
- hipotermia, 618
- intermitente, 617
- origem obscura, 618
- recorrente/ondulante, 617
- remitente, 617
- reumática, 786
- séptica/irregular, 617
- sintomas comuns, 617
- subaguda, 617
- terapia intensiva, 515
- término, 617
Fêmur, 380
Fenômeno
- Bell, 786
- Kienboeck, 786
- Koebner, 786
- Litten, 239, 786
- Raynaud, 786
Feocromocitoma, 92
- definição, 786
Fibrilação atrial, 283
- definição, 786
Fibroma traumático da língua, 683
Fibromialgia, 786
Fígado, 315
- anatomia funcional, 324
- ausculta, 324
- hepatomegalia, 326
- inspeção, 324
- morfologia hepática, 324
- palpação, 324, 632
- percussão, 324
Fisgada precordial, 601
Fissura, 786
- cutânea, 142
- orbitária, 181
- palatina, 190
Fístula cutânea, 143
- definição, 786
Flacidez, 461
Flapping, 108
Flatulência, 786
Flictema, 781
Floppy infant, 786
Flutter atrial, 281
Fobia, 786
- específica, 93
Fogachos, 786
Foliculite, 786
Fonação, 196
- alterações, 189
Forame
- infraorbitário, 181
- supraorbitário, 181
Força muscular, 462
Foria, 584
Fossa poplítea, 382
Fotodermatite, 786
Fotofobia, 786
Fototipos, 138
- Fitzpatrick, 786
Fóvea, 171
Fratura
- clavícula, 369
- joelho, 393
- úmero proximal, 370

Frêmito, 271
- brônquico, 243
- - definição, 786
- cardiovascular, 786
- pleural, 243
- toracovocal, 243, 786
Frênulo da língua, 219
Frequência
- cardíaca, 155
- - aferição, técnica, 155
- respiratória, 159
- urinária, 728
Fuga de ideias, 786
Funções cognitivas, 445
- atenção, 445
- avaliação, 473
- corticais, organização, 449
- executivas, 449
- gnosias, 447
- linguagem, 446
- memória, 446
- praxia, 447
Fundoscopia, 178, 454
Furúnculo, 786

G

Gagueira, 786
Galactorreia, 786
Galeno, 6
Gangrena, 786
Gastrite, 786
Gengivorragia, 786
Genitália
- feminina, 430
- - anamnese, 430
- - exame físico, 430
- idosos, avaliação, 488
- masculina, 419-429
- - abordagem semiológica das doenças urológicas, 421
- - anatomia, 419
- - bexiga, 421
- - cordões espermáticos, 420
- - epidídimos, 420
- - escroto, 420
- - exame físico, 421
- - - bolsa escrotal, testículos e anexos, 424
- - - digital do reto, 427
- - - massagem prostática, 429
- - - pênis, 422
- - fisiologia, 419
- - glândulas de Cowper, 421
- - pênis, 419
- - próstata, 421
- - testículos, 420
- - uretra, 421
- - vesículas seminais, 421
Genu
- *valgum*, 786
- *varum*, 786
Geofagia, 786
Giba, 786
Gigantismo, 787
Ginecomastia, 787
Glândulas
- Cowper, 421
- salivares, 182
- - massas, 690
- submandibulares, 223, 224

Glaucoma agudo, 714, 716
Glicemia, controle no paciente crítico (UTI), 513
Glicocorticoides, 787
Glicosúria, 787
Glômus carotídeo, 223
Glossite, 787
- atrófica, 682
- migratória, 683
- romboide mediana, 681
Glossodinia, 685
Glote, 195
Gnosias, 447
Goma, 142
- definição, 787
Gota, 342, 541
- definição, 787
Gotejamento pós-miccional, 729
Grafoestesia, 469
Granuloma piogênico, 684
Granulomatose de Wegener, manifestações oculares, 723

H

Hálito
- hepático, 673
- urêmico, 787
Halitose, 787
Hanseníase, 787
- manifestações oftalmológicas, 721
Hemangioma
- cervical, 690
- língua, 683
Hemartrose, 787
Hematêmese, 787
Hematócrito, 787
Hematoma, 142
- definição, 787
Hematoquezia, 787
Hematúria, 787
- microscópica isolada, 417
Hemeralopia, 787
Hemianopsia, 787
Hemocromatose, 787
Hemofilia, 787
Hemoglobinopatia, 787
Hemoglobinúria, 787
Hemólise, 787
Hemoptise, 621, 787
- achados clínicos, 621
- etiologia, 621
- exames
- - complementares, 623
- - físico, 623
Hemorragia, 787
- digestiva, 625-629
- - alta, 625
- - - anamnese, 626
- - - endoscopia, 627
- - - exames físico e subsidiários fundamentais, 626
- - - mortalidade, fatores de risco, 626
- - baixa, 627
- - - avaliação do paciente, 627
- - - mortalidade, fatores de risco, 628
- - definição, 787
- - etiologia, 625
- - obscura, 629
- subconjuntival, 714
- unhas, 767

Índice Remissivo

Hemospermia, 787
Hemostasia, 787
Hemotórax, 788
Hepatimetria, 788
Hepatite, 788
Hepatomegalia, 326
- definição, 788
Hérnia, 333
- abdominal, 333
- - definição, 787
- Amyand, 335
- discal, 787
- epigástrica, 334
- femoral, 334
- Garengeot, 335
- hiato, 787
- incisional, 334
- inguinocrural, 333
- Littre, 335
- lombar, 334
- Richter, 335
- Spiegel, 334
- umbilical, 334
Hesitação miccional, 729
Heterotropia, 584
Hiato
- auscultatório, 787
- semilunar, 184
Hidrocefalia, 787
Hidrorreia, 787
Hifema, 714
- definição, 787
Higiene das mãos na UTI, 493-495
Hiper-reflexia, 463
Hiperacusia, 787
Hiperaldosteronismo primário, 787
Hiperalgesia, 118, 469
Hiperandrogenemia idiopática, 657
Hiperatividade, 787
Hiperbulia, 787
Hipercalcemia, 787
Hipercapnia, 241
- definição, 787
Hipercifose, 782
Hipercinesia, 88
Hipercromia, 787
Hiperemia, 787
Hiperestesia, 88, 118, 469
- definição, 787
Hiperfagia, 88
Hiperfonese de bulhas, 787
Hiperglicemia, p787
- paciente crítico (UTI), 513
Hiperidrose, 787
Hipermenorreia, 787
Hipermnésia, 88, 787
Hiperosmia, 787
Hiperparatireoidismo, 92
- definição, 788
Hiperpatia, 469
Hiperplasia congênita da
    suprarrenal, 657
Hiperprolactinemia, 657
Hiperprosexia, 788
Hipersensibilidade térmica, 788
Hipersexualização, 88
Hipersonia, 88
Hipertenacidade, 88
- definição, 788
Hipertensão
- arterial, 788

- portal, 630-634
- - achados clínicos, 631
- - considerações, 634
- - diagnóstico, 631
- - - anamnese, 631
- - - colonoscopia, 634
- - - elastografia transitória, 633
- - - endoscopia digestiva alta, 634
- - - exame físico, 631
- - - exames laboratoriais, 632
- - - medida do gradiente de pressão venosa
    hepática, 633
- - - ultrassonografia com Doppler, 633
- - etiologia, 630
Hipertermia, 616
Hipertimia, 88
Hipertireoidismo, 636
- achados clínicos, 637
- definição, 788
- etiologia, 636
Hipertonia, 461
Hipertricose, 144, 656
- definição, 788
Hipertropia, 584
Hiperventilação, 743
Hipervigilância, 788
Hipoacusia, 639
- achados clínicos, 641
- condução, 458
- definição, 639, 788
- etiologia, 639
- fisiologia da audição, 639
- neurossensorial, 458
Hipoalgesia, 118, 469
Hipoatividade, 788
Hipobulia, 88, 788
Hipocalcemia, 788
Hipocinesia, 88
Hipocolia, 788
Hipocondria, 788
Hipócrates, 4
Hipocratismo digital, 241, 645, 767
- achados clínicos, 646
- definição, 645, 788
- etiologia, 645
Hipocromia, 788
Hipoestesia, 88, 118, 469
- definição, 788
Hipofaringe, 182
Hipoglicemia, 788
- pacientes críticos (UTI), 513
- síncope, 753
Hipogonadismo, 788
Hipoidrose, 788
Hipomenorreia, 788
Hipoparatireoidismo, 788
Hipópio, 788
Hipoprosexia, 88, 788
Hiporreflexia, 463
Hiposfagma, 714
Hiposmia, 452, 788
Hipotenacidade, 88, 788
Hipotensão
- arterial, 788
- postural, 752
- - definição, 788
Hipotermia, 618
Hipótese diagnóstica, 30
Hipotimia, 88
Hipotireoidismo, 648
- achados clínicos, 649

- central, 649
- congênito, 649
- consumptivo, 649
- definição, 788
- periférico ou extratireoidiano, 649
- primário, 648
Hipotomia, 461
Hipovigilância, 788
Hipovitaminose, 652
- achados clínicos, 652
- ácido fólico, 655
- etiologia, 652
- vitaminas
- - A, 652
- - B_1, 654
- - B_{12}, 655
- - B_2, 654
- - B_3, 654
- - B_6, 655
- - C, 655
- - D, 652
- - E, 653
- - K, 654
Hipovolemia, 788
Hipoxemia, 241
- definição, 788
Hipoxia, 788
Hirsutismo, 144, 656
- achados clínicos, 658
- definição, 788
- etiologia, 656
- idiopático, 657
História da doença atual, 49
Hordéolo, 713
Hormônios, 788
Hostilidade, 61
Humanismo médico, 59
Humildade, 33
Humor, 788
- alterações, 84
- - afeto, 88
- - atenção, 88
- - avaliação, 86
- - conação, 88
- - linguagem, 88
- - memória, 88
- - orientação, 88
- - pensamento, 88
- - sensopercepção, 88
- - transtornos, 85
- olhos, 171

I

Icterícia, 110, 661
- achados clínicos, 662
- definição, 788
- etiologia, 661
- sepse, 743
Ictus cordis, 271
- definição, 788
Ideação suicida, 63
Idoso, semiologia, 481-491
- anamnese, 481
- avaliação, 483
- - álcool, 483
- - atividades da vida diária, 482
- - audição, 484
- - demência e disfunção cognitiva leve, 484
- - depressão, 484
- - dor, 483
- - imunizações, 485

- - maus-tratos, 485
- - medicamentos, 483
- - nutrição, 483
- - segurança domiciliar, 484
- - tabagismo, 483
- - visão, 484
- exame
- - considerações, 491
- - físico, 486
- - - abdome, 488
- - - cabeça e pescoço, 487
- - - genitálias, reto e próstata, 488
- - - mamas e axilas, 488
- - - pele, 486
- - - sinais vitais, 486
- - - sistema cardiovascular, 488
- - - sistema vascular periférico, 488
- - - tórax e pulmões, 487
- - neurológico, 489
Íleo, 313
- espástico, 788
- paralítico, 788
Ilusão, 788
- memória, 788
- visual, 788
Imitanciometria, 643
Impetigo, 788
Imunizações, idoso, 485
Inadequação do afeto, 88
- definição, 788
Incontinência
- afetiva, 88
- fecal, 788
- urinária, 729
- - definição, 788
Índice
- massa corporal, 128, 788
- tornozelo-braço, 153
Infiltração cutânea, 141
- definição, 788
Inibição do pensamento, 788
Insight, 449
Insônia, 88
Inspeção
- abdome, 316
- artérias, 304
- atelectasia, 256
- baço, 326
- coluna vertebral, 396
- consolidação pulmonar, 255
- coração, 270
- derrame pleural, 258
- dor abdominal, 593
- fígado, 324
- joelho, 383
- nariz, 190
- olhos, 172
- orelhas, 209
- pescoço, 226
- pneumotórax, 260
- síndrome de hiperaeração
    pulmonar, 253
- sistema locomotor, 343
- tórax, 236
- veias, 308
Insuficiência
- cardíaca, 667
- - achados clínicos, 667
- - anamnese, 667
- - causas, 668
- - classificação funcional, 669

- - diagnóstico, 670
- - edema, 609
- - exame do paciente, 667
- - exame físico, 668
- hepática, 672
- - achados clínicos, 672
- - causas, 672
- - exame físico, 673
- neuromuscular, 678
- renal
- - aguda, 417
- - crônica, 418
- respiratória, 677
- - achados clínicos, 678
- - alveolocapilar, 678
- - avaliação do paciente, 679
- - etiologia, 677
- - obstrutiva, 678
- - restritiva, 678
- - ventilatória, 678
- vertebrobasilar, 753
Inteligência, 788
Intensidade variável de B1, 788
Intercepção, 789
Intertrigo, 789
Intestino
- delgado, 313
- grosso, 314
Iridociclite, 715
Íris, 170
- avaliação, 174
Irite, 715
Isocoria, 789
Isquemia, 789
ISR, 789
Istmo de Kronig, 789

J

Jargonofasia, 789
Jejuno, 313
Joelho, 341
- anatomia, 380
- articulações, 341
- - femoropatelar, 380
- - tibiofibular, 382
- artrites, 393
- - inflamatórias, 393
- - séptica, 392
- aumento de volume, 391
- biomecânica, 380
- criança, 392
- deformidade articular, 392
- derrame articular, 391
- dor, 391
- estrutura óssea, 341
- exame, 380
- - articulação
- - - femoropatelar, 385
- - - tibiofemoral, 386
- - complementares, 390
- - inspeção, 383
- - ligamentos, 387
- - manobras semiológicas, 385
- - palpação, 385
- - punção articular, 389
- falseios e instabilidade, 392
- fêmur, 380
- fossa poplítea, 382
- fraturas, 393
- grupos musculares, 342
- lesões ligamentares, 394

- luxações, 394
- tíbia, 381
Justiça, 33

K

Kwashiorkor, 122, 125, 559
- definição, 789

L

Labilidade afetiva, 88
- definição, 789
Lábio leporino, 789
Labirintite aguda, 755
Labirinto ósseo, 205
Laboratório de habilidades, 40
Laconismo, 88
Lacrimejamento, 789
Lagoftalmo, 789
Laringe, 182, 194-203
- alterações da voz (disfonias), 200
- anamnese, 197
- anatomia, 194
- câncer, 198
- cartilagem
- - aritenóidea, 194
- - corniculada, 194
- - cricóidea, 194
- - tireóidea, 194
- corte sagital, 194
- disfagia, 198
- dispneia, 197
- dor, 197
- edema de Reinke, 200
- epiglote, 194
- estridor, 199
- exame físico, 201
- fisiologia, 194
- fonação, 196
- músculo vocal, 194
- nódulos de pregas vocais, 200
- osso hióideo, 194
- papilomatose laríngea, 199
- paralisia das pregas vocais, 197
- pigarro, 198
- pólipos de pregas vocais, 200
- prega
- - vestibular, 194
- - vocal, 194
- proteção, 196
- refluxo gastrofaringolaríngeo, 199
- respiração, 196
- rima da glote, 194
- tosse, 198
- traqueia, 194
- tuberculose laríngea, 197
- vantrículo, 194
Laringites, 197, 576
- alérgica, 576
- catarral aguda, 576
Laringocele, 689
Laringoestroboscopia, 202
Laringomalacia, 199
Laringoscopia, 201, 202
- fibronasolaringoscópio, 575
- indireta, 575
- telelaringoscópio, 575
Laringotraqueíte, 576
Lentes de contato, uso
    inadequado, 715
Lesões
- asa de borboleta, 789

- cutâneas, 139
- - distribuição, 143
- - formato, 143
- - herpetiforme, 143
- - linear, 143
- - zosteriforme, 143
- elementares, 789
- Janeway, 789
Letargia, 106
Leucemia, 789
Leucocitose, 789
Leucocoria, 789
Leucodermia, 789
Leuconíquia, 143, 767, 789
Leucopenia, 789
Leucoplasia, 686
Ligamento cricotireóideo mediano, 194
Ligamentos, 334
Linfadenopatia, 789
Linfangioma, 690
- língua, 683
Linfedema, 610
- definição, 789
Linfoadenomegalia, 789
Linfocitose, 789
Linfoma, 789
- cervical, 690
Linfonodos, 145
- axilares, 145
- cadeias jugulares, 223
- cervicais, 145
- consistência, 147
- dor ou sensibilidade, 146
- exame, 145
- forma, 146
- localização, 147
- mobilidade, 147
- significado clínico, 146
- submandibulares, 145
- tamanho, 146
Linfopenia, 789
Língua, 219
- anquiloglossia, 681
- ápice, 219
- bífida, 789
- carcinoma, 684
- definição, 311, 681
- escrotal, 789
- estomatite aftosa recorrente, 685
- fibroma traumático, 683
- fissurada, 682, 789
- forame cego, 219
- geográfica, 683
- - definição, 789
- glossite
- - atrófica, 682
- - romboide mediana, 681
- glossodinia, 685
- granuloma piogênico, 684
- hemangioma, 683
- leucoplasia, 686
- linfangioma, 683
- lipoma, 684
- líquen plano, 685
- macroglossia, 681
- microglossia, 681
- mucocele, 684
- músculos
- - condroglosso, 20
- - estiloglosso, 220
- - genioglosso, 220

- - hioglosso, 220
- - intrínsecos, 219
- - negra pilosa, 682
- neuralgia
- - glossofaríngea, 685
- - trigêmeo envolvendo o nervo lingual, 685
- papilas, 219
- pilosa, 789
- síndrome de Trotter, 685
- saburrosa, 789
- sulcos, 219
- tonsila, 219
Linguagem, 446
- alterações, 88, 106
- exame, 446
Linhas
- Beau, 143
- Mees, 767
- - definição, 789
- Muehrcke, 767
Lipoma
- cervical, 690
- língua, 684
Líquen, 789
- plano, 685
- simples crônico, 606
Liquenificação, 141
- definição, 789
Líquido
- ascite, aspecto, 331
- extracelular, avaliação clínica do volume, 119
Lividez, 789
Lombalgia, 342
- definição, 789
Lordose, 789
Lumbago, 784
Lúnula vermelha, 767
Lúpus eritematoso
- cutâneo subagudo, 789
- discoide, 789
- sistêmico, 540
- - definição, 789
- - manifestações oculares, 723
Luto, 85
Luxação
- acromioclavicular, 369
- glenoumeral, 369
- joelho, 394
Luz de Wood, exame, 139

M
Macicez, 789
Macrodontia, 789
Macroglossia, 681
- definição, 789
Mácula, 171
- cutânea, 789
- ocular, 789
Madarose, 144
- definição, 790
Magreza, 790
Mamas
- exame, 431
- - idosos, 488
- nódulos, 704
- - achados clínicos, 704
- - exames complementares, 706
Manchas, 139
- anêmica, 140
- - definição, 790
- cianótica, 139

- eritematosa, 139
- lívida, 140
- pigmentares, 139
- Roth, 790
- vascular, 139
Mandíbula
- corpo, 224
- ramo, 224
Maneirismo, 790
Mania, 790
Manobra
- Adson, 790
- Bragard, 790
- Fabere, 790
- Hawkins, 790
- Müller, 790
- Osler, 790
- Phalen, 790
- Rivero Carvallo, 790
- Valsalva, 790
- Yergason, 790
Manúbrio esternal, 224
Mãos, 340, 346-362
- alterações vasculares, 361
- articulações, 340
- dedo em martelo, 350
- deformidade
- - botoeira, 350
- - pescoço de cisne, 349
- estrutura óssea, 340
- exame neurológico, 352
- extensão, 347
- flexão, 347
- força, avaliação, 353
- grupos musculares, 340
- lesões ligamentares, 351
- mobilidade articular, 346
- síndromes
- - canal de Guyon, 359
- - interósseo anterior, 357
- - nervo interósseo, 360
- - pronador, 357
- - túnel cubital, 358
- - túnel do carpo, 358
- testes
- - Bunnel-Finochietto, 349
- - contratura dos extensores, 349
- - enrugamento de O'Riain, 356
- - Finkelstein, 349
- - ninidrina, 356
- - percepção da temperatura, 355
- - *pinwheel*, 355
- - provocativos, 360
- - Reagan, 351
- - sensitivos, 353
- - Tinel, 354
- - vibração (diapasão), 355
- - Von Frey, 355
- - Watson, 351
- - Weber-Moberg, 356
Marasmo, 125
- definição, 790
Marcha, 109
- anserina, 109, 466
- atáxica, 466
- cerebelar, atáxica (ebriosa), 109
- claudicante, 109
- escarvante ou equina, 109
- espástica ou em tesoura, 109
- exame, 466, 473
- hemiplégica ou parética, 109, 466

- parkinsoniana, 109, 466
- pequenos passos, 109
- tabética, 466
- talonante, 109
- tesoura, 466
- vestibular, 109
Massagem prostática, 429
Massas
- abdominais, 321
- cervicais, 688-691
- - achados clínicos, 688
- - anomalias dos arcos branquiais, 689
- - causas inflamatórias, 690
- - cisto tireoglosso, 689
- - etiologia, 688
- - exame
- - - complementares, 689
- - - físico, 689
- - glândulas salivares, 690
- - hemangiomas, 690
- - laringocele, 689
- - lesões odontogênicas, 691
- - linfangioma, 690
- - linfoma, 690
- - lipoma, 690
- - metástases, 690
- - neurinoma, 690
- - neurofibromas, 690
- - paragangliomas, 691
- - paratireoide, 690
- - tireoide, 690
Maus-tratos, idoso, 485
Mediastino, avaliação da posição, 243
Medicações em uso concomitante, 50
Medicamentos, idoso, 483
Medicina
- bases no século XIX, 10
- hipocrática, 4
- hospitalar, 9
- pré-hipocrática, 4
Medidas antropométricas, 127
Megaloblasto, 790
Melancolia, 85
Melanoma, 790
Melanoníquia, 143, 767
- definição, 790
Melanose ocular, 790
Melasma, 790
Melena, 790
Membrana
- timpânica, 205
- tireóidea, 194
Membro fantasma, 448
Memória, 446
- definição, 790
- exame, 447
Memória, alterações, 88
Menopausa, 790
Menorragia, 790
Metabolismo da bilirrubina, 661
Miastenia, 790
Micção, distúrbios, 408
Micose, 790
Microcórnea, 790
Microdontia, 790
Microglossia, 681
- definição, 790
Micrognatia, 790
Microníquia, 143, 766
Microstomia, 790
Midríase, 790

Mielodisplasia, 790
Mieloma múltiplo, 790
Milium, 143, 790
Mineralocorticoides, 790
Mioclonias, 108, 694, 790
Mioglobinúria, 790
Miopatia inflamatória, 541
Mioquinias, 108
Miose, 790
Miosite, 790
Miringite bolhosa, 207
Mixedema pré-tibial, 790
Mobilidade articular, 344
Molde brônquico, 791
Monoartrite, 791
Monocitose, 791
Morte cerebral, 443
Motilidade ocular, avaliação, 176
Motricidade
- aspectos anatômicos e funcionais, 439
- exame, 461, 473
- - coordenação, 465
- - força muscular, 462
- - marcha e equilíbrio, 466
- - reflexos, 463
- - síndromes motoras, 467
- - tônus, 461
- - trofismo, 461
Movimentos involuntários, 108
- achados clínicos, 693
- balismo, 693
- coreia, 693
- definição, 693
- distonias, 693
- distúrbios do movimento
    hipocinéticos, 697
- etiologia, 693
- mioclonias, 694
- tiques, 694
- tremores, 695
- - associado a neuropatia periférica, 697
- - cerebelar, 696
- - distônico, 697
- - essencial, 695
- - fisiológico exacerbado, 696
- - Holmes, 696
- - induzido por medicamentos, 697
- - ortostático, 696
- - parkinsoniano, 696
- - psicogênico, 697
- - tarefa-específico, 697
Mucocele, 684
Mucosa
- gástrica, 313
- nasal, 183
Músculos
- abaixador do ângulo da boca
- - ação, 168
- - inserção, 168
- - origem, 168
- abaixador do lábio inferior
- - ação, 168
- - inserção, 168
- - origem, 168
- adutor curto, longo e magno, ação, 372
- bíceps femoral, ação, 372
- bucinador
- - ação, 168
- - inserção, 168
- - origem, 168
- constritor médio e inferior da cabeça, 224

- corrugador do supercílio
- - ação, 168
- - inserção, 168
- - origem, 168
- cricotireóideo, 194
- deltoide, 224
- digástrico, 224
- escaleno posterior, médio e anterior, 224
- esplênio, 224
- esterno-hióideo, 224
- esternotireóideo, 224
- estilo-hióideo, 224
- estiloglosso, 224
- extraoculares, 170
- glúteo mínimo, máximo e médio, ação, 372
- grácil, 372
- hioglosso, 224
- iliopsoas, ação, 372
- levantador da escápula, 224
- levantador da pálpebra, 171
- levantador do ângulo da boca
- - ação, 168
- - inserção, 168
- - origem, 168
- levantador do lábio superior
- - ação, 168
- - inserção, 168
- - origem, 168
- levantador do lábio superior e da
    asa nasal
- - ação, 168
- - inserção, 168
- - origem, 168
- longo da cabeça, 224
- masseter, 224
- - ação, 168
- - inserção, 168
- - origem, 168
- mastigação, 456
- mentual
- - ação, 168
- - inserção, 168
- - origem, 168
- milo-hióideo, 224
- nasal
- - ação, 168
- - inserção, 168
- - origem, 168
- obturador externo, ação, 372
- occipitofrontal
- - ação, 168
- - inserção, 168
- - origem, 168
- omo-hióideo, 224
- orbicular da boca
- - ação, 168
- - inserção, 168
- - origem, 168
- orbicular do olho
- - ação, 168
- - inserção, 168
- - origem, 168
- peitoral maior, 224
- platisma
- - ação, 168
- - inserção, 168
- - origem, 168
- prócero
- - ação, 168
- - inserção, 168
- - origem, 168

- pterigóideo lateral
- - ação, 168
- - inserção, 168
- - origem, 168
- pterigóideo medial
- - ação, 168
- - inserção, 168
- - origem, 168
- quadríceps, ação, 372
- risório
- - ação, 168
- - inserção, 168
- - origem, 168
- sartório, ação, 372
- semimembranoso, ação, 372
- semitendíneo, ação, 372
- temporal
- - ação, 168
- - inserção, 168
- - origem, 168
- tensor da fáscia-lata, 372
- tireo-hióideo, 224
- torácicos, avaliação, 242
- trapézio, 224
- zigomático maior
- - ação, 168
- - inserção, 168
- - origem, 168
- zigomático menor
- - ação, 168
- - inserção, 168
- - origem, 168

N
Nanismo, 791
Nariz, 181
- abolição do olfato, 187
- alterações da fonação, 189
- anamnese, 186
- ápice, 182
- aquilino, 791
- arrebitado, 791
- asa, 182
- aumento do olfato, 187
- cacosmia, 187
- columela, 182
- corrimento nasal, 187
- dispneia, 189
- dor, 186
- dorso, 182
- em sela, 791
- epistaxe, 188
- espirro, 187
- exame físico, 190
- - endoscopia nasal, 192
- - inspeção e palpação, 190
- - rinoscopia, 190, 191
- - transiluminação dos seios paranasais, 192
- externo, 181
- grego, 791
- narina, 182
- obstrução, 707
- obstrução nasal, 187
- parosmia, 187
- raiz, 182
- rinite alérgica, 187
- rinite atrófica, 187
- síndrome do respirador oral, 187
- sinusite, 186
Nasofaringe, 182
Náusea, 791

Nefrite lúpica, 791
Negativismo, 791
Neocerebelo, 440
Neotimia, 791
Nervo
- abducente, 455, 456
- - avaliação, 178, 213
- acessório, 459
- - anatomia, 459
- - anormalidades, 459
- - avaliação, 213
- - exame, 459
- cranianos, 451-460
- facial
- - anatomia, 456
- - anormalidades, 456
- - avaliação, 178, 213
- - exame, 456
- glossofaríngeo, 458
- - anatomia, 458
- - avaliação, 213
- hipoglosso
- - anatomia, 459
- - anormalidades, 459
- - avaliação, 213
- - exame, 459
- oculomotor, 451, 455
- - anatomia, 454
- - avaliação, 177, 213
- olfatório, 451
- - anatomia, 451
- - anormalidades, 452
- - avaliação, 213
- - exame, 451
- óptico, 451
- - anatomia, 452
- - anormalidades, 454
- - avaliação, 177, 213
- - exame, 453
- trigêmeo
- - anatomia, 456
- - avaliação, 178, 213
- - exame, 456
- troclear, 451, 456
- - avaliação, 177, 213
- - definição, 455
- vago, 458
- - anatomia, 458
- - avaliação, 213
- vestibulococlear, 458
- - anatomia, 458
- - avaliação, 213
- - exame
- - - audição, 458
- - - equilíbrio, 458
Neuralgia
- glossofaríngea, 685
- trigêmeo envolvendo o nervo lingual, 685
Neurinoma, cervical, 690
Neurite vestibular, 755
Neurofibroma, cervical, 690
Neuroma acústico, 755
Neurônio, 438
Neutrofilia, 791
Neutropenia, 791
Nevo, 791
Nictalopia, 791
Nictúria, 791
Nistagmo, 699
- alternadamente periódico, 701
- anamnese, 700

- batidas ascendentes, 701
- batidas descendentes, 702
- congênito, 702
- de recuperação, 702
- decorrente de desequilíbrio vestibular, 701
- definição, 791
- diagnóstico, abordagem fisiopatológica, 700
- dissociado, 703
- em gangorra, 703
- etiologia, 699
- evocado pelo olhar, 702
- exame físico, 700
- latente, 702
- monocular da infância, 702
- pendular adquirido, 703
- *spasmus nutans*, 702
- torcional, 701
- vestibular
- - central, 701
- - periférico, 701
- vestibular periférico e central, 701
Nível de consciência, 106, 473
Noctúria, 728
- definição, 791
Nodosidade, 791
Nódulos
- Bouchard, 791
- cutâneos, 141
- - definição, 791
- Heberden, 791
- mama, 704
- - achados clínicos, 704
- - causas, 705
- - exames complementares, 706
- Osler, 791
- prega vocal, 577
- pregas vocais, 200
- sister Mary Joseph, 791
- tórax, 243
Nutrição, idoso, 483

O
Obesidade, 791
Obnubilação, 791
Obsessão, 791
Obstrução
- intestinal, 527
- nasal, 188, 707
- - achados clínicos, 707
- - anatomofisiologia, 707
- - definição, 707
- - efeito da postura no fluxo nasal, 707
- - estruturas anatômicas, 707
- - etiologia, 707
- - nariz e seu comportamento dinâmico, 707
- - papilomatose nasossinusal, 711
- - polipose nasossinusal, 709
- - rinites não alérgicas não infecciosas, 709
Odinofagia, 725, 791
Olfato, alterações, 187
Olhos, 170-180
- albinismo, 722
- anatomia, 170
- arterite de células gigantes, 723
- artrite reumatoide, 723
- artrite reumatoide juvenil, 722
- conjuntiva, 170
- córnea, 170
- coroide, 170

- corpo ciliar, 170
- cristalino, 170
- dermatomiosite, 723
- doenças
- - Behçet, 722
- - Graves, 720
- - neoplásica, 724
- - oclusiva carotídea, 720
- - Reiter, 722
- - Wilson, 722
- episclera, 170
- esclera, 170
- esclerodermia, 723
- espondilite anquilosante, 722
- exame oftalmológico
- - acuidade visual, avaliação, 178
- - aparelho lacrimal, 172
- - bulbo ocular, 172
- - campo visual, avaliação, 175
- - conjuntiva, 172
- - córnea, 174
- - cristalino, 174
- - disco óptico ou papila, 179
- - fundoscopia, 178
- - inspeção, 172
- - íris, 174
- - motilidade ocular extrínseca, avaliação, 176
- - nervos
- - - abducente, 178
- - - facial, 178
- - - oculomotor, 177
- - - óptico, 177
- - - trigêmeo, 178
- - - troclear, 177
- - pálpebras, 172
- - pupila, 174
- - vasos retinianos, 180
- - visão de cores, avaliação, 178
- fóvea, 171
- granulomatose de Wegener, 723
- hanseníase, 721
- humor ou corpo vítreo, 171
- íris, 170
- lúpus eritematoso sistêmico, 722
- mácula, 171
- medicamentos causadores de
    complicações, 723
- músculos
- - extraoculares, 170
- - levantador da pálpebra, 71
- - osteogênese imperfeita, 722
- paciente em UTI, avaliação, 500
- poliarterite nodosa, 723
- retina, 171
- retinopatia
- - diabética, 717
- - hipertensiva, 717
- rosácea, 723
- seco, 791
- sífilis, 721
- síndrome
- - anticorpo antifosfolipídio, 723
- - imunodeficiência adquirida, 720
- - Marfan, 722
- - Sjögren, 722
- - Stevens-Johnson, 723
- - Vogt-Koyanagi-Harada, 723
- sistema lacrimal
- - drenagem, 171
- - secretor, 171
- toxoplasmose, 721

- tuberculose, 721
- úvea, 170
- varicela zoster, 720
- vermelho, 712
- - abrasão de córnea, 714
- - achados clínicos, 712
- - anamnese, 712
- - blefarite, 713
- - calázio, 713
- - causas, 712, 715
- - ceratite herpética, 715
- - conjuntivites agudas, 712
- - corpos estranhos oculares, 713
- - doenças de anexos, 715
- - esclerite, 714
- - etiologia, 712
- - exame físico, 712
- - função palpebral alterada, 715
- - glaucoma agudo, 714
- - hemorragia subconjuntival, 714
- - hifema, 714
- - hordéolo, 713
- - irite, 715
- - lentes de contato, 715
- - pterígio, 713
- - úlceras de córnea, 715
Oligoartrite, 791
Oligolalia, 88
Oligomenorreia, 791
Oligúria, 408
- definição, 791
Ombro, 339
- articulações
- - acromioclavicular, 368
- - glenoumeral, 368
- articulações, 339
- bursa subacromial, 368
- calcificação, 368
- capsulite adesiva, 368
- degeneração, 368
- estrutura óssea, 339
- exame, 363
- fratura
- - clavícula, 369
- - úmero proximal, 370
- grupos musculares, 339
- inflamação, 368
- luxação
- - acromioclavicular, 369
- - glenoumeral, 369
- osteoartrose umeroproximal, 371
- ruptura de manguito rotador, 368
- ruptura, 368
- úmero proximal, 368
Onicodistrofia, 143
- definição, 791
Onicofagia, 791
Onicogrifose, 143, 767, 791
Onicólise, 143, 767, 791
Onicomadese, 143, 767
Onicomalacia, 143
Onicomicose, 791
Onicorrexe, 143, 791
Opistótono, 108
Orelhas, 204-216
- anamnese, 206
- anatomia, 204
- bigorna, 205
- cartilagem, 204
- disacusias, 207
- dor de ouvido, 206

- estribo, 205
- exame físico, 208
- - acumetria, 212
- - inspeção, 209
- - otoneurológico, 213
- - otoscopia, 209
- - palpação, 208
- externa, 204
- fisiologia, 204
- interna, 205
- janela oval, 205
- martelo, 205
- meato acústico externo, 204, 205
- média, 204
- membrana timpânica, 204
- pavilhão auditivo, 204
- prurido, 207
- recesso epitimpânico, 205
- tontura, 207
- tuba auditiva, 205
- zumbido, 208
Orientação, 106
- alterações, 88
Orofaringe, 182
Oroscopia, 791
Ortopneia, 581, 791
Ortótono, 108
Osso
- hioide, 224
- hióideo, 194
- nasal, 181
Osteoartrite, 537, 540
- primária, 342
- secundária, 342
Osteoartrose, 791
- umeroproximal, 371
Osteogênese imperfeita, manifestações
    oculares, 722
Osteonecrose, 791
Osteoporose, 791
Otalgia, 791
Otite
- externa, 207, 209
- - fúngica, 207, 209
- média
- - aguda, 206, 209
- - com efusão, 210
- - crônica, 210, 640
Otoesclerose, 640
Otoneurologia, 213
Otorragia, 207
- definição, 791
Otorreia, 207
- definição, 791
Otoscopia, 209
Ototoxicidade, 207, 640
Ozena, 187

P
Paciente
- ansioso, 63
- deprimido, 63
- hostil, 61
- ideação suicida, 63
- psicótico, 63
- que chora, 63
- somatizador, 65
Palato, 184
- duro, 219
- mole, 219, 220

Índice Remissivo

Paleocerebelo, 440
Palidez, 109
- definição, 791
Palpação
- abdome, 319
- artérias, 304
- atelectasia, 256
- baço, 327, 632
- coluna vertebral, 396
- consolidação pulmonar, 255
- coração, 270
- derrame pleural, 258
- dor abdominal, 593
- fígado, 324, 632
- joelho, 385
- mamas, 705
- nariz, 190
- orelhas, 208
- pescoço, 227
- pneumotórax, 260
- síndrome de hiperaeração pulmonar, 253
- sistema locomotor, 344
- tórax, 242
- traqueal, 243
- veias, 308
Pálpebras, avaliação, 172
Palpitações, 791
Pancitopenia, 791
Pâncreas, 315
- exame, 322
Pancreatite, 791
Paniculite, 791
Pannus, 791
Papila
- incisiva, 219
- parotídea, 218
Papiledema, 454, 791
Papilomatose
- laríngea, 199
- nasossinusal, 710
Papilopatias, 454
Pápulas, 140
- definição, 791
Paquioníquia, 767
- definição, 792
Paracentese abdominal, 330
Paragangliomas, cervical, 691
Paralisia
- Bell, 792
- facial
- - central, 458
- - periférica, 458
- pregas vocais, 197
- vocal, 579
Parapraxia, 792
Pararresposta, 792
Paratimia, 88
Paratireoide, massas, 690
Paresia, 462
- definição, 792
Parestesia, 118, 469
- definição, 792
Paroníquia, 143
- definição, 792
Parosmia, 188
- definição, 792
Patomimia, 792
Pé, 341
- articulações, 341
- estrutura óssea, 341
- grupos musculares, 341

- plano, 792
Pectorilóquia, 250
- afônica, 792
- fônica, 792
Pectus
- carinatum, 237
- - definição, 792
- excavatum, 236
- - definição, 792
Pelagra, 124
Pele, 137
- alterações
- - coloração, 139
- - conteúdo líquido, 142
- - continuidade, 142
- - sólidas, 140
- atrofia, 141
- avaliação, 109
- - cianose, 110
- - circulação colateral, 111
- - edema, 111
- - icterícia, 110
- - palidez, 109
- bolha, 142
- camadas, 137
- ceratose, 142
- cicatriz, 142
- cistos, 141
- comedões, 143
- crosta, 143
- dermatite, 137
- dermatose, 137
- elasticidade, 138
- enantema, 139
- equimoses, 140
- erosão, 142
- escamas, 143
- escara, 143
- esclerose, 140
- escoriações, 142
- espessura, 138
- estudos de laboratório, 139
- exames instrumentais, 139
- exantema, 139
- exulceração, 142
- fissura, 142
- fístula, 143
- goma, 142
- idoso, avaliação, 486
- infiltração, 141
- lesões, 139, 143
- liquenificação, 141
- manchas, 139
- milium, 143
- mobilidade, 138
- morfologia das lesões, 138
- nódulos, 141
- pápulas, 140
- perdas teciduais, 143
- petéquias, 140
- placas, 140
- poiquiloderma, 143
- púrpuras, 140
- pústula, 142
- semiologia dermatológica, 137
- sensibilidade dolorosa, 138
- seropápula, 142
- sinais, 144
- telangiectasia, 139
- temperatura, 138
- textura, 138

- tubérculos, 142
- tumorações, 141
- túnel, 143
- turgor, 138
- úlceras, 142
- umidade, 138
- urtica, 142
- vegetação, 142
- vesícula, 142
- víbice, 140
Pelve, exame, 431
Pênfigo, 792
Pênis, 419
- exame, 422
Pensamento, alterações, 88
- demencial, 792
- mágico, 792
Pêntade de Reynolds, 792
Percepção, 443
- delirante, 792
Percussão
- abdome, 322
- atelectasia, 256
- baço, 326
- consolidação pulmonar, 255
- coração, 271
- derrame pleural, 258
- dor abdominal, 594
- fígado, 324
- hiperaeração pulmonar, 254
- pneumotórax, 260
- tórax, 243
Perda auditiva induzida por ruído, 640
Perfuração intestinal, 527
Perfusão periférica do paciente crítico (UTI),
      avaliação, 507
Periporite, 792
Peristaltismo, 317
Peritonismo, 321
Peritonite aguda, 792
Pescoço, 223-230
- anatomia, 223
- ausculta, 227
- idoso, avaliação, 487
- inspeção, 226
- palpação, 227
Peso corporal, 128
Petéquias, 140
- definição, 792
Pigarro, 198
- definição, 792
Piodermites, 792
Piromania, 792
Pirose, 725
- definição, 792
Pitting ungueal, 143, 767
Piúria, 792
Placa cutânea, 792
Platipneia, 581, 792
Plegia, 462
- definição, 792
Pletora, 792
Pleura, 234
Pleurisias, 600
Pleurites, 600
Pleurostótono, 108
Plexo braquial, 224
Pneumonias, 600
Pneumotórax, 258, 600
- ausculta, 260
- definição, 792

Índice Remissivo

- inspeção, 260
- palpação, 260
- percussão, 260
Pobreza ideativa, 792
Podagra, 792
Poiquilodermia, 143, 792
Polaciúria, 728
- definição, 792
Poliarterite, 792
- intermitente, 792
- nodosa, manifestações oculares, 723
Policitemia, 792
Polidipsia, 792
Polifagia, 792
Polimenorreia, 792
Polimialgia reumática, 540
Polimiosites, 541, 792
Poliose, 144
- definição, 792
Pólipo, pregas vocais, 200
Polipose nasossinusal, 709
Poliúria, 792
Pontos de ancoragem, 792
Porfinúria, 792
Posição antálgica, 792
Praxias, 447
Preensão isométrica, 792
Prega
- palatina, 219
- sublingual, 219
- vestibular, 194
- vocal, 194
- - nódulos, 200
- - paralisia, 197
- - pólipos, 200
Presbiacusia, 207, 640
- definição, 792
Pressão
- arterial, 151
- - aferição, 151
- - - instrumentos, 151
- - - paciente, fatores relacionados, 152
- - - técnica de medida, 152
- - automedida, 153
- - hiato auscultatório, 153
- - índice tornozelo-braço, 153
- - métodos adicionais, 153
- - monitorização
- - - ambulatorial, 153
- - - residencial, 153
- - paciente crítico (UTI), monitorização, 505
- intra-abdominal no paciente crítico (UTI), avaliação, 511
- venosa central, estimativa, 307
- venosa hepática, medidas do gradiente, 633
Prevalência, 26
Priapismo, 792
Probabilidade pré-teste, 26
Processo
- alveolar da maxila, 181
- estilóideo, 224
- frontal da maxila, 181
- mastóideo, 224
Proctalgia, 792
Prognatismo mandibular, 792
Prolixidade, 792
Prontuário médico, 38, 67
- aprendizagem da semiologia, 68
- baseado em problemas, 70
- definição, 67

- eletrônico *versus* em papel, 69
- história, 67
Propriocepção, 792
Proptose, 785
Prosopagnosia, 448
- definição, 793
Próstata, 421
- idoso, avaliação, 488
Prostatismo, 728
- achados clínicos, 728
- etiologia, 728
Proteinúria assintomática, 416
Protuberância
- frontal, 181
- mentoniana, 181
Prova
- Addison, 793
- Allen, 793
- Rinne, 458
- Weber, 458
Prudência, 33
Prurido, 731
- achados clínicos, 732
- agudo, 731
- crônico, 731
- deficiência de ferro, 732
- definição, 793
- doenças
- - colestática, 732
- - endocrinológicas, 732
- - neurológicas, 732
- - renal, 732
- - sistêmicas, 732
- neurogênico, 731
- neuropático, 731
- ocular, 793
- ouvido, 207
- policitemia *vera*, 732
- pruritoceptivo, 731
- psicogênico, 731
Pseudoalucinação, 793
Pseudogota, 793
Pseudo-hemoptise, 622
Pseudologia fantástica, 793
Psicose, 63
- definição, 793
Psoríase, 793
Pterígio, 713
- definição, 793
Puerilismo, 793
Pulmões, 233
- idoso, avaliação, 487
Pulsos
- alternante, 793
- amplitude aumentada, 793
- anormalidades, 156
- - choque hipovolêmico, 157
- - dicrótico, 157
- - hipercinético, 157
- arteriais
- - exame, 304
- - tipos, 306
- bigeminado, 793
- *bisferiens*, 793
- braquial, 304
- carotídeo, 304
- célere, 793
- femoral, 304
- filiforme, 793
- paradoxal, 793
- *parvus et tardus*, 793

- pedioso, 304
- poplíteo, 304
- radial, 304
- tibial, 304
- venosos, 306
- - alterações da morfologia normal, 307
- - jugular, morfologia, 307
Pulsus
- *alternans*, 157
- *bisferidens*, 157
- *paradoxus*, 156
- - revertido, 157
- *parvus* e *tardus*, 157
Punção articular, joelho, 389
Punhos, 340
- articulações, 340
- dorso de camelo, 793
- estrutura óssea, 340
- grupos musculares, 340
- percussão lombar, 793
Pupilas, 734
- Adie, 793
- alterações decorrentes da idade, 736
- amaurótica, 737
- anisocoria fisiológica, 735
- anisocóricas, 736
- anormais, 734
- Argyll-Robertson, 737, 793
- avaliação, 174, 179
- - Argyll-Robertson, 175
- bloqueio na junção neuromuscular, 737
- Claude-Bernard-Horner, 793
- coma, exame, 738
- defeito de reação pupilar não associado à diminuição de visão, 737
- exames, 453
- *hippus*, 736
- Marcus-Gunn, 737
- pré-tectais, 737
- síndrome de Horner, 737
- sistema nervoso
- - parassimpático, 734
- - simpático, 735
- tônicas, 737
- tóxica, 793
Púrpuras, 140
- definição, 793
Pústula, 142
- definição, 793

Q

Quadril, 340
- amplitudes de movimento, 373
- articulações, 340
- estrutura óssea, 340
- exame, 372
- grupos musculares, 340
- manobras
- - Barlow, 374
- - Ortolani, 374
- músculos, 372
- testes
- - bicicleta, 374
- - Craig, 378
- - Dobbs, 378
- - Drehmann, 374
- - Ely, 375
- - Faduri, 375
- - Gaenslen, 376
- - Galeazzi, 376

Índice Remissivo   815

- - Grava, 376
- - impacto anteroposterior e posteroinferior, 378
- - Öber, 376
- - Patrick, 377
- - pistão, 377
- - Thomas, 377
- - Trendelenburg, 374
Queilite angular, 793
Queixa principal, 49
Queloide, 793
Quemose, 793
Queratose, 781
Quiasma óptico, 793
Quilotórax, 793

R
Raciocínio probabilístico, 25
Rágade, 786
Ramo da mandíbula, 224
Raquitismo, 793
Rash cutâneo, 139
- definição, 785
Razão de probabilidade (LR), 27
Reflexo, exame
- aquileu, 400
- bicipital, 397
- braquiorradial, 398
- corneano, 456
- mandibular, 456
- profundos ou miotáticos, 463
- superficiais, 464
- tendão patelar, 400
- tricipital, 398
- vômito, 459
Refluxo
- gastrofaringolaríngeo, 199
- hepatojugular, 793
Região
- axilar, 235
- escapular, 235
- esternal, 235
- infraclavicular, 235
- infraescapular, 235
- inframamária, 235
- interescapulovertebral, 235
- mamária, 235
- olfatória, 184
- respiratória, 184
- supraclavicular, 235
- supraescapular, 235
- topográficas do abdome, 316
- tórax, 235
Registro em prontuário, 38
Regurgitação, 725
- definição, 793
Relação cintura-quadril, 793
Relação médico-paciente, 13
- aliança terapêutica, 16
- estudos de Balint, 13
- modelos, 15
- - colegial, 15
- - contratualista, 15
- - engenheiro ou informativo, 15
- - sacerdotal ou paternalista, 15
Respiração, 159
- avaliação, 159
- Biot, 160, 161
- bradipneia, 160
- Cheyne-Stokes, 160
- - definição, 793

- grunhidos, 161
- Kussmaul, 160
- - definição, 793
- lábios semicerrados, 238, 793
- normal, 160
- obstrutiva, 160, 161
- profundidade, 159
- ruidosa, 239
- suspirosa, 161
- - definição, 793
- taquipneia, 160
- traqueia, 196
- uso da musculatura acessória, 238
Ressonância
- Skoda, 793
- vocal, 250
Retenção
- renal de sódio, 610
- urinária, 793
Retina, 171
Retinopatia
- diabética, 717
- hipertensiva, 717
Reto, 314
- idoso, avaliação, 488
Rigidez
- afetiva, 88
- articular, 793
- nuca, 472, 794
Rinite
- alérgica, 187
- atrófica, 187
Rinolalia, 794
Rinorreia, 187
Rinoscopia
- anterior, 190
- definição, 794
- posterior, 192
Rinossinusite, 186
Rins, 407-418
- cor da urina, alterações, 408
- dor, 408
- edema, 409
- exame
- - clínico, 407
- - físico, 411
- - urina, 413
- hematúria microscópica isolada, 417
- hipertensão, 417
- história do paciente, 407
- - dietética, 410
- - factícia, 410
- - familiar, 411
- - ginecológica e obstétrica, 409
- - medicamentosa, 410
- - ocupacional, 411
- - pregressa, 409
- - queixa atual, 409
- - social, 411
- insuficiência renal
- - aguda, 417
- - crônica, 418
- micção, distúrbio, 408
- proteinúria assintomática, 416
- síndrome
- - nefrítica aguda, 417
- - nefrótica, 416
- volume de urina, distúrbios, 408
Ritmos
- Byot, 794

- cardíacos, 155
- - anormais, 280
- - definição, 280
- - semiotécnica, 281
- galope, 794
- respiratório, 160
Roncos, 249
Rosácea, manifestação ocular, 723
Rosário raquítico, 794
Rouquidão, 794
Rubor, 794
Ruídos
- abdominais hidroaéreos, 318
- cardíacos acessórios, 299
- - atrito pericárdico, 303
- - diastólicos, 301
- - pericárdico, 302
- - pneumomediastino, 303
- - pneumopericárdio, 303
- - sistólicos, 299
- - tumores intracardíacos, 302
- hidroaéreos, 794
- Lyan, 794
Ruptura de manguito rotador, 368

S
Screening, teste, 641
Secreção nasal, 187
- hialina, 187
- purulenta, 187
- sanguinolenta, 188
Sedação na UTI, avaliação, 502
Segurança domiciliar, idoso, 484
Seio
- carotídeo, 223
- paranasais, 185
- - anamnese, 186
- - esfenoidais, 184, 186
- - etmoidais, 186
- - frontais, 184, 185
- - maxilares, 185
- - transiluminação, 192
Semiologia e bioética, 35
Sensibilidade (sistema sensitivo), 469
- à pressão (barestesia), 471
- aspectos anatômicos e funcionais, 438
- cinético-postural, 471
- combinada, 471
- diagnóstico, 26
- localização dos distúrbios sensitivos, 471
- pele, testes, 139
- proprioceptiva ou profunda, 470
- tátil e dolorosa, 470
- tátil epicrítica, 471
- térmica, 470
- testes, 474
- vibratória ou palestésica, 470
Sepse, 739
- achados clínicos, 740
- alterações da temperatura corporal, 743
- anamnese, 741
- comprometimento
- - hepático e esplênico, 744
- - pulmonar, 743
- - renal, 744
- definição, 739
- diagnóstico diferencial, 744
- disfunção cerebral, 743
- etiologia, 740
- hiperventilação, 743

Índice Remissivo

- hipotensão e evolução para o choque, 743
- icterícia, 743
- quadro clínico, 741
- sintomatologia e sinais encontrados no exame físico, 741
Seropápula, 142
Sialorreia, 794
Sibilos, 249
- curto, 249
Sífilis, manifestações ofatlmológicas, 721
Sinais
- Argyll-Robertson, 794
- Auspitz, 794
- Babinski, 794
- Blumberg, 794
- Brudzinski, 472, 794
- Campbell, 794
- Chvostek, 794
- Cullen, 794
- Dahl, 794
- Dalrymple, 794
- Darier, 794
- DuBois, 794
- flecha, 794
- gaveta, 794
- Graefe, 794
- Grey-Turner, 794
- Hamman, 794
- Hoover, 794
- impacto, 795
- Joubert, 794
- Kernig, 472, 794
- Kocher, 794
- Koplik, 794
- Kussmaul, 794
- Lasègue, 794
- Lemos Torres, 794
- Levine, 794
- Lhermitte, 794
- Moebius, 794
- Murphy, 795
- Musste, 794
- Nikolsky, 794
- obturador, 795
- Oliver, 794
- Pemberton, 794
- psoas, 795
- Rosenbach I, 795
- Rosenbach II, 795
- Rovsing, 795
- Shamroth, 795
- sofrimento, 114
- Stellwag, 795
- tecla, 794
- Trousseau, 795
- vasculejo, 795
- vitais, idoso, 486
- Von Graefe, 795
- Yergason, 795
- Zireli, 795
Sinapses, 438
Síncope, 751
- arritmias, 752
- cerebrovascular, 753
- convulsões, 753
- definição, 795
- hipoglicemia, 753
- hipotensão postural, 752
- infarto agudo do miocárdio, 752
- investigação complementar, 754
- psicogênica, 754

- seio carotídeo, 753
- situacional, 752
- valvulopatias, 752
- vasovagal, 752
Sindactilia, 795
Síndrome
- abstinência, ansiedade, 92
- ansiosa, 795
- anticorpo antifosfolipídio, manifestações oculares, 723
- apneia obstrutiva do sono, 241
- atelectasia, 255
- - ausculta, 256
- - inspeção, 256
- - palpação, 256
- - percussão, 256
- Brown-Séquard, 475, 795
- bulbares, 477
- canal de Guyon, 359
- cativeiro, 444
- cauda equina, 795
- chicote, 796
- Claude-Bernard-Horner, 795
- consolidação pulmonar, 254
- - ausculta, 255
- - inspeção, 255
- - palpação, 255
- - percussão, 255
- cordomal posterior, 475
- Cushing, 657, 746
- - achados clínicos, 746
- - definição, 746, 795
- - diagnóstico diferencial, 748
- - etiologia, 746
- deficitárias, 796
- Déjerine-Klumpke, 795
- delirante-alucinatória, 795
- depressiva, 795
- disfunção de múltiplos órgãos, 739
- dispéptica, 796
- do I neurônio motor, 796
- Ehlers-Danlos, 795
- espinhal anterior, 476
- Gilles de la Tourette, 694
- hemisféricas, 476
- hiperaeração pulmonar, 252
- - ausculta, 254
- - inspeção, 253
- - palpação, 253
- - percussão, 254
- hipercinética, 796
- hipocinética, 796
- Horner, 175
- II neurônio motor, 796
- impacto, 796
- imunodeficiência adquirida, ver AIDS
- interósseo anterior, 357
- intestino irritável, 92, 796
- má absorção, 795
- Mallory-Weiss, 795
- maníaca, 796
- Marfan, 795
- - manifestações oculares, 722
- medular central, 475
- medulares, 475
- metabólica, 796
- mieloproliferativas, 796
- miofascial, 796
- nefrítica aguda, 417
- nefrótica, 416, 610
- neurovasculares, 477

- ovários policísticos, 657
- - definição, 796
- Pancoast, 795
- parkinsoniana, 796
- periféricas, 478
- Pierre Robin, 795
- pleural, 257
- pleuropulmonares, 252
- pós-flebítica, 796
- pré-menstrual, 796
- pronador, 357
- pupila tônica, 175
- Raynaud, 795
- respirador oral, 187
- resposta inflamatória sistêmica, 739
- roubo da subclávia, 753
- ruminação, 795
- secreção inapropriada do hormônio antidiurético, 795
- Sheehan, 795
- Sjögren, 541, 795
- - manifestações oculares, 722
- Stevens-Johnson, 795
- - manifestação ocular, 723
- tronco encefálico, 476
- Trotter, 685
- túnel
- - carpo, 358
- - - definição, 796
- - cubital, 358
- veia cava superior, 240
- via aérea superior, 795
- Vogt-Koyanagi-Harada, manifestação ocular, 723
- Wallenberg, 795
Sinovite, 796
Sintomas
- dermatológicos, 51
- garganta, 51
- gerais, 51
- nariz e seios paranasais, 51
- olhos, 51
- orelhas, 51
- psíquicos, 52
Sinusite, 186
Siringomielia, 796
Sistemas
- cardiovascular, anamnese, 51
- digestório, anamnese, 51
- endócrino, anamnese, 52
- ginecológico, anamnese, 52
- hemolinfopoético, anamnese, 52
- imunológico, anamnese, 52
- lacrimal
- - drenagem, 171
- - secretor, 171
- locomotor, 339
- - exame, 342
- musculoesquelético, 339
- - anamnese, 52
- - idoso, avaliação, 490
- nefrourinário, anamnese, 52
- nervoso, 437
- - central, 437
- - motricidade, aspectos anatômicos e funcionais, 439
- - periférico, 437
- - sensibilidade, aspectos anatômicos e funcionais, 438
- - vascularização, 440
- neurológico, anamnese, 52

- respiratório, anamnese, 51
- reumatológico, anamnese, 52
- urogenital masculino, anamnese, 52
Sobrepeso, 796
Solilóquio, 796
Soluço, 796
Som respiratório normal, 796
Somatoagnosia, 448
Sonolência, 106, 796
Sons pulmonares, 247
- anormais, 247
- atrito pleural, 250
- brônquico, 247
- contínuos, 249
- estertores
- - finos, 248
- - grossos, 249
- estridor, 249
- normal, 247
- ressonância vocal, 250
- roncos, 249
- sibilos, 249
- - curto, 249
- sinal de Hamman, 250
- sopros, 250
- traqueal, 247
- vazamento brônquico, 250
Sopro
- abdominal, 319
- anfórico, 796
- Austin-Flint, 796
- cardíacos, 272, 286-299
- - contínuos, 297
- - correlação das evidências, 287
- - diastólicos, 293
- - exercício, relação, 287
- - fase da respiração, relação, 287
- - holossistólicos, 287
- - - comunicação interventricular, 289
- - - regurgitação mitral, 288
- - - regurgitação tricúspide, 289
- - - regurgitação valvar, 288
- - inocentes, 298
- - intensidade, 286
- - irradiação, 286
- - localização, 286
- - mesodiastólicos, 295
- - mesossistólicos, 290
- - portossistólicos, 289
- - posição do paciente, relação, 287
- - protodiastólicos, 293
- - - regurgitação aórtica, 294
- - - regurgitação pulmonar, 295
- - sistólicos, 287
- - situação no ciclo cardíaco, 286
- - telediastólicos, 297
- - telessistólicos, 289
- - timbre e tonalidade, 287
- Carey-Coombs-Grant, 796
- cavitário, 796
- contínuo, 796
- Graham-Steell, 796
- inocente, 796
- Still, 796
- tubário, 796
Spasmus nutans, 702
Suicídio, 64
- ambivalência, 64
- como ajudar a pessoa sob risco, 64
- impulsividade, 64
- rigidez, 64

Sulco
- Beau, 767
- labiomentual, 218
- nasolabial, 218
Surdez
- genética, 639
- súbita, 640
- verbal, 448
Sutura intermaxilar, 219

T

Tabagismo, idoso, 483
Tálamo, 438
Talassemia, 796
Tamponamento cardíaco, 756
- achados clínicos, 756
- achados semiológicos, 757
- agudo, 759
- definição, 756
- diagnóstico diferencial, 758
- etiologia, 756
- investigação complementar, 758
- pulso paradoxal, 156, 757
- subagudo, 759
Taquiarritmias, síncope, 752
Taquicardias, 281
- atrial ectópica, 281
- atrial multifocal, 283
- manobras vagais na avaliação, 283
- reentrada nodal, 281
- sinusal, 281
- ventricular, 282
Taquilalia, 88
Taquipneia, 160
Tatuagem, 798
Telangiectasia, 139
- definição, 797
Temperança, 33
Temperatura corporal, 162
- aferição e semiótica, 162
- artéria pulmonar, 163
- axilar, 162
- esofágica, 163
- intravesical, 163
- monitorização, 163
- nasofaríngea, 163
- oral, 162
- retal, 162
- timpânica, 163
Tempo de enchimento capilar
    digital, 797
Tenacidade, 797
- afetiva, 797
Tendinite calcária de ombro, 797
Tendões, 339
Tenesmo, 797
Tenossinovite estenosante de
    De Quervain, 797
Tensão pré-menstrual, 797
Terminações do nervo olfativo, 184
Testes
- Adson, 797
- Finkelstein, 797
- Jobe, 797
- McMurray, 797
- Neer, 797
- Rinne, 212, 797
- Romberg, 797
- Schober, 797
- sensibilidade da pele, 139
- Spurling, 797

- Tinel, 797
- Weber, 212
Testículos, 420
- exame, 424
Tetania, 108, 797
Tíbia, 381
- em sabre, 797
Tiques, 694
Tiragem, 797
Tireoide, 225
- definição, 797
- massas, 690
Tireoidites subagudas, 637
Tireotoxicose, 636
- definição, 797
- factícia, 637
Tolerância, 33
Tontura, 207, 751
- definição, 797
Tônus muscular, 461, 797
Tórax, 233
- abaulamento, 238
- abaulamento dos espaços
    intercostais, 240
- atitute do paciente no leito,
    avaliação, 238
- ausculta, 245
- cicatriz, 240
- cifoescoliose, 237
- cifótico, 238
- cônico, 797
- em barril, 237
- - definição, 797
- em funil, 237
- em peito de pombo, 237
- expansibilidade, 240
- forma e configuração, 236
- idoso, avaliação, 487
- inspeção, 236
- músculos, avaliação, 242
- nódulos ou massas, 243
- palpação, 242
- paralítico ou chato, 237
- - definição, 797
- percussão, 243
- pontos de ancoragem, 238
- posição da laringe e traqueia, 240
- regiões, 234, 235
- sensibilidade da parede torácica, 242
- sinal de Dahl, 238
Tornozelo, 341
- articulações, 341
- estrutura óssea, 341
- grupos musculares, 341
Tosse, 198, 760
- achados clínicos, 761
- definição, 760, 797
- duração, 762
- etiologia, 761
- intensidade, 762
- manifestações clínicas de VAS, 762
- mudança nas características, 763
- períodos do dia, 762
- presença ou não de expectoração, 762
- relação com decúbito, 762
- tabagismo, 762
- tonalidade, 762
Toxicidade medicamentosa, 755
Toxoplasmose, manifestações
    oftalmológicas, 721
Transiluminação dos seios paranasais, 192

Índice Remissivo

Transtornos
- ansiedade
- - generalizada, 93
- - social, 93, 797
- ansiedade generalizada, 797
- audição, 207
- bipolar, 797
- depressivo maior, 798
- estresse pós-traumático, 798
- humor, 85
- obsessivo-compulsivo, 798
- pânico, 93
- - definição, 798
- personalidade, 798
- psiquiátricos, ansiedade, 92
Traqueia, 182, 194
Traqueobronquites agudas, 601
Traquioníquia, 143
Trauma sonoro agudo, 640
Tremores, 108, 695
- associado a neuropatia periférica, 697
- cerebelar, 696
- distônico, 697
- essencial, 695
- fisiológico exacerbado, 696
- Holmes, 696
- induzido por medicamentos, 697
- ortostático, 696
- parkinsoniano, 696
- psicogênico, 697
- tarefa-específico, 697
Trepopneia, 581
- definição, 798
Tríade de Charcot, 798
Triângulo
- cervical, 223
- de Grocco, 798
Tricofagia, 798
Tricotilomania, 798
Triquíase, 798
Trofismo, 462
Trombocitopenia, 798
Trombocitose, 798
Trombose venosa, 610
- definição, 798
Tronco encefálico, 437
Tropia, 584
Tubérculos, 142
- mentual, 181
Tuberculose
- laríngea, 197
- manifestações oculares, 721
Tumorações cutâneas, 141
Tumores secretores de androgênios, 657
Túnel cutâneo, 143
Turgência jugular, 240
- definição, 798

U
Úlceras
- córnea, 715
- cutânea, 142
- - definição, 798
- péptica gastroduodenal, 798
Unhas, 766
- adelgaçamento ungueal, 766
- amarelas, 767

- anoníquia, 767
- bico de papagaio, 768
- coiloníquia, 766
- distrofia canaliforme mediana de Heller, 766
- doença, 766
- exame, 143
- forma de contas, 768
- hemorragias, 767
- hipocrática, 143
- hipocratismo digital, 767
- leuconíquia, 767
- Lidsay, 767
- linhas
- - Mees, 767
- - Muehrcke, 767
- lúnula vermelha, 767
- Mee, 798
- melanoníquia, 767
- microníquia, 766
- onicogrifose, 767
- onicólise, 767
- onicomadese, 767
- paquioníquia, 767
- *pitting*, 767
- Plummer, 798
- sulcos de Beau, 767
- Terry, 768, 798
- vidro de relógio, 798
Uretra masculina, 421
Urgência urinária, 728
- definição, 798
Urologia, 419
Urtica, 142
- definição, 798
UTI, semiologia do paciente crítico, 492-516
- anamnese, 494
- considerações, 516
- controle glicêmico, 513
- *delirium*, avaliação, 502
- dor, avaliação, 499
- entubado, exame físico, 508
- evolução estruturada, 497
- exame físico, 497
- febre, 515
- força, avaliação, 503
- higiene das mãos, 493
- olhos, avaliação oftalmológica, 500
- perfusão periférica, avaliação, 507
- pressão arterial, monitorização, 505
- pressão intra-abdominal, avaliação, 511
- sedação, avaliação, 502
- sistema de precauções de isolamento, 496
Úvea, 170
Uveíte, 716
- definição, 798
Úvula, 220

V
Vaginite, 798
Varicela zoster, 720
Varizes, 111
- definição, 798
Vasculites, 540
Vasos retinianos, avaliação, 180
Vegetação, 142, 798
Veias, exame, 308
Ventilação mecânica segura, 510
Veracidade, 34

Verbigeração, 798
Verborragia, 88
Vertigem, 751
- central, 754
- - audição, 755
- - duração, 755
- - evolução, 755
- - início, 755
- - zumbidos, 755
- definição, 798
- periférica, 754
- posicional paroxística benigna, 208
- - audição, 755
- - duração, 755
- - evolução, 755
- - início, 755
- - zumbidos, 755
Vesícula, 142
- biliar, 314
- - exame, 322
- seminais, 421
Vestíbulo nasal, 184
Víbice, 140
- definição, 798
Vigilância, 443
- definição, 798
Vigília, 798
Violência, 61
Virilismo, 798
Visão
- cores, avaliação, 178
- idoso, 484
Vitaminas, 652
- A, 652
- B_1, 654
- B_{12}, 655
- B_2, 654
- B_3, 654
- B_6, 655
- C, 655
- D, 652
- deficiência, 122
- - A, 122
- - B_1 ou tiamina, 124
- - B_3 ou niacina, 124
- - C, 124
- - D, 122
- - K, 124
- E, 653
- K, 654
Vitropressão, 139, 798
Volume de líquido extracelular, avaliação clínica, 119
Vômica, 798
Vômito, 798
Voz, alterações, 200

X
Xantelasma, 798
Xantomas, 798
Xerodermia, 798
Xeroftalmia, 798
Xerose, 798
Xerostomia, 798

Z
Zumbido, 208
- definição, 798